U0599810

GUKEKUANGJIAGUDINGXUE

骨科框架固定学

李景煜　主编

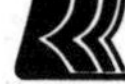

辽宁科学技术出版社

沈　阳

内容提要

本书分上、中、下三篇，共35章，插图计1400余幅。上篇为创伤骨折脱位概论，主要介绍了AO学派的长管状骨综合分类，骨折脱位的手法及器械复位方法，骨折愈合的新概念，促进骨折愈合的新方法等，并扼要地对骨折固定的三种学派（内固定学、外固定学、框架固定学）进行比较及评价。中篇为框架固定技术总论，重点介绍各种框架固定器的结构，几何穿针，弹性固定及在骨不连、骨缺损、骨延长、骨融合、开放感染骨折、断肢再植中的应用。下篇为框架固定技术各论，系统地介绍各部骨折，从临床实际出发，阐述了人体各部位应用解剖、生物力学、框架固定操作技术、注意事项、常用框架固定器的选用及术后并发症及其防治等。

本书突破传统骨科固定学的概念，吸收了多边学科专家们的新观点，系统全面地归纳总结了框架固定技术和理论。全书图文并茂，内容翔实，有理论和实际操作，实用性强，为临床骨科医师和创伤外科医师必备之书。

编委会名单

主　　编　李景煜

副 主 编　刘国平　勘武生　陈继革　郑国寿

主　　审　陈安民　王泰仪

编　　委　(以姓氏笔画为序)

王　波　广东东莞康华医院

王志鑫　湖北省武汉铁路医院

刘国平　北京大学附属深圳医院

李景煜　华中科技大学同济医学院附属同济医院

陈继革　华中科学大学同济医学院附属同济医院

陈少鹏　湖北省武汉联合医院

郑国寿　华中科技大学同济医学院附属同济医院

郑　琼　华中科技大学同济医学院附属普爱医院(武汉骨科医院)

胡军武　华中科技大学同济医学院附属同济医院

勘武生　华中科技大学同济医学院附属普爱医院(武汉骨科医院)

黄　珩　华中科技大学同济医学院附属普爱医院(武汉骨科医院)

龚　炜　华中科技大学同济医学院附属东莞医院

插图处理　李　珂　李晓白

编、审者简介

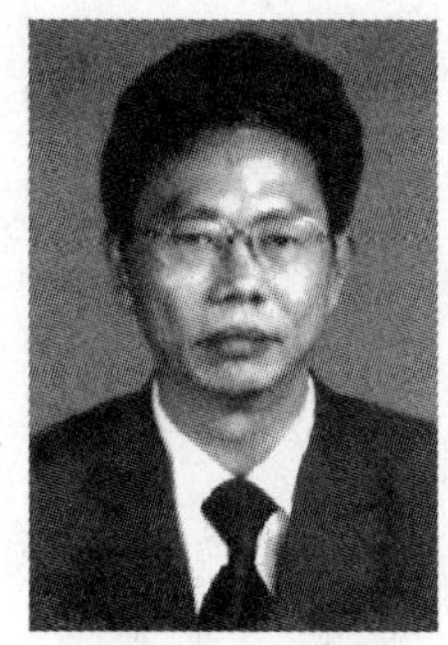
李景煜 主编

李景煜 男，汉族，1951年6月生，湖北武汉人，毕业于同济医科大学医疗系。现在华中科技大学同济医学院附属同济医院从事创伤外科临床医疗教学和科研工作。外科专业技术全面，能指导下级医师开展脑、胸、腹、泌尿及四肢、骨盆、脊柱外伤的各种手术，对多发损伤的抢救经验较丰富。2001年被录为中华名医。于20世纪80年代，撰写代表论文“甲状腺激素变化对急性严重损伤程度和预后的估价”。90年代初，前往德国海得堡大学矫形外科医院留学深造。1992年回国后，当年晋升为同济医院创伤外科副教授、副主任医师，开始致力于创伤骨科的临床研究，应用框架固定器治疗创伤骨折，积累了一些临床资料及操作经验、教训。于2001年在《临床外科杂志》发表“单侧钩槽式外固定器治疗开放性四肢骨折的探讨”，并载于《中华医学优秀学术成果文选》。在1999年出版的《实用骨折固定手册》一书中任副主编。2003年被聘为《中华医学实践杂志》专家编辑委员会常务编委。

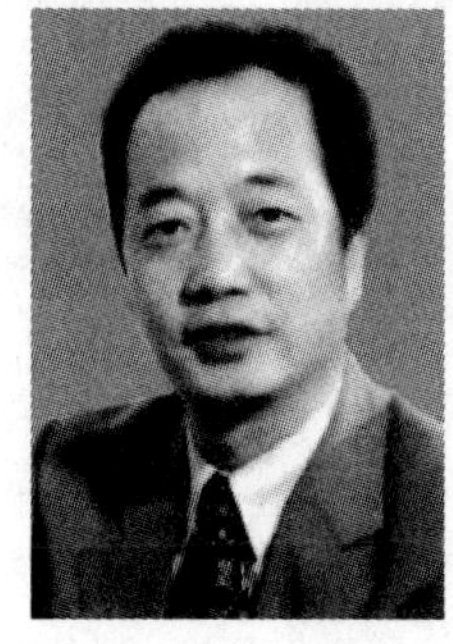
陈安民 主审

陈安民 1952年12月生，1990年获同济医科大学博士学位，1993~1995年在奥地利Innsbruck大学从事脊柱外科博士后研究。现任华中科技大学同济医学院附属同济医院骨科教授、主任医师、博士生导师、同济医院院长，中华创伤学会委员，中国生物医学工程学会人工关节委员会委员，湖北骨科学会常委、武汉市骨科学会副主任委员，《中华医学杂志》、《中华创伤杂志》等刊物编委。长期从事骨科临床和科研工作，发表有独立见解的论文30多篇，多年来致力于脊柱外科、人工关节、生物材料缓释体治疗骨髓炎、骨结核、骨肿瘤的研究，尤擅长于疑难脊柱病的诊治。20世纪80年代，在国内首创应用庆大霉素珠链、RFP-人工骨核治疗骨髓炎、骨结核。率先在湖北省内成功地开展了椎弓根螺钉技术、C-D器械矫正脊柱侧弯、脊柱截骨矫正驼背等难度较大的脊柱手术。先后赴奥地利、德国、美国和澳大利亚等多所大学及脊柱外科中心进行讲学和学术交流。曾获得全国发明银质奖及湖北省科技进步奖多项，1992年被授予“国务院有突出贡献的博士”、“卫生部有突出贡献的中青年专家”等荣誉称号，享受国务院颁发的政府特殊津贴。

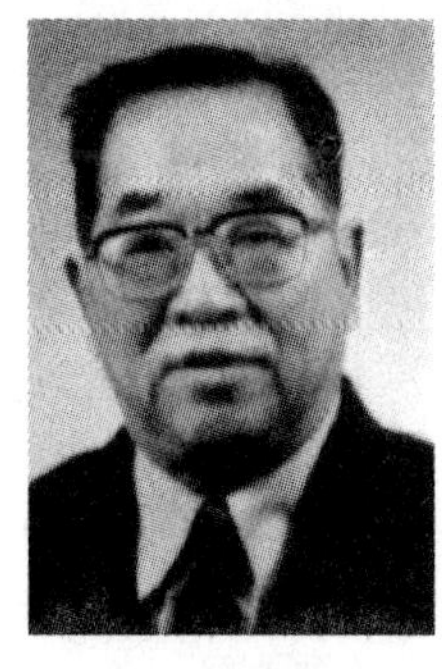
王泰仪 主审

王泰仪 1924年10月生，1950年毕业于上海同济大学医学院，毕业后留校从事骨科临床医疗、教学、培训及科研工作。现为华中科技大学同济医学院附属同济医院骨科教授、主任医师、博士生导师。多年来兼中国生物医学人工关节专业委员会副主任委员，中国生物医学工程学会人工器官委员会委员，中华创伤学会委员，中华矫形器学会委员，全国软组织疼痛研究会副主任委员，全国颈肩腰腿痛研究会常委及顾问，湖北省及武汉市骨科学会主任委员，湖北省假肢及矫形器学会理事长，湖北省颈肩腰腿痛研究会主任委员及专家组组长，湖北省生物医学工程学会常委，湖北省康复学会常委等。

从事骨科工作50余年，具有丰富的临床经验，曾获得全国发明奖银质奖及湖北省（武汉市）多项科研进步奖，享受国务院颁发的政府特殊津贴。

序 言

长期以来，骨折与脱位治疗多限于内固定及外固定两种学说，其中代表著作为我国学者编写的《实用骨科外固定学》和AO学派编写的《骨科内固定学》。然而，这两种方法未能适应所有创伤骨折治疗的需要。在20世纪70年代骨穿针复位框架固定技术受到重视，广泛应用于临床，而且发展速度迅速，已成为骨折治疗中常被选用的新方法，但缺乏一本全面而系统地阐述这种新方法的专著。由华中科技大学同济医学院附属同济医院李景煜副教授集众多同行们的宝贵经验，将骨穿针复位框架固定的理论和技术加以系统归纳和较全面的总结，主编为《骨科框架固定学》一书，及时地填补了这一空白，满足了广大骨科医师的迫切需求，确实值得庆贺！

“骨科框架固定学”应是独立的介于骨科内固定和外固定之间的第三种固定学说。在骨科临床中应有其独特的地位。此三大固定方法中各有优缺点，既可自成体系，又可互为补充。

“骨科框架固定学”主张应用骨穿针作为传力体，应用框架固定器巧妙地连接，将骨折局部进行固定，解决局部与整体、骨骼与肌肉、内因与外因的关系。保留上下关节动静结合的原则，主张应用弹性固定，达到固定中活动，活动中调节，无痛性锻炼，适应骨折断端生物应力刺激，有利于骨折的修复的过程，值得重视。

《骨科框架固定学》一书从临床实际应用出发，系统地介绍多部位的相应局部解剖、生物力学、框架固定操作技术及注意事项，并讨论框架固定器及骨穿针的选用、术后并发症及其防治等。是目前论述骨科框架固定技术的较全面而系统的专著。全书图文并茂，有理论也有具体实际操作，所以实用性强，是一本有价值的通用的参考书，乐于向广大临床骨科医师推荐此书作为临床必备读物。

衷心祝贺出版成功。同时也感谢编者的辛勤劳动及不懈努力，为我们提供了这本可供借鉴的专业参考书。

于2004年春

前　言

自人类有记载以来，自然灾害频繁出现、战争连绵不断，人们一直面临遭受严重损伤的威胁。尽管20世纪在创伤救治方面取得了可喜的进步，但伤亡人数却仍然不断上升。在我国，创伤在1957年是第九位死因，1975年居第七位，1995年升至第四位。每年因创伤致死的人数至少有10余万人，致伤者数百万。在20世纪初的美国，创伤是第七位死因，到60年代即升至为第四位，其中34岁以下的人群中创伤是第一位死因。从全球看，每年因创伤致死者约100余万，致伤者数千万人。更令人担忧的是，当今道路交通日益拥挤，车祸等意外事故发生骤增，数倍于既往，这场“马路战争”已波及全球，且越演越烈。专家们预测，21世纪中创伤人数可能成倍地增长，全世界每年将会有数千万创伤病人在呼救！

现代创伤的特点是呈成批性，伤员数量多，事故突发性强，抢救时间紧迫， 损伤严重而复杂，以多发损伤的伤员更为常见。因此，救治过程往往需要打破专科界限， 需要多个专科医师共同参与才能完成抢救工作。随着科学技术的进展，医学检测对临床医学标准的要求不断提高，对骨伤的治疗，要求应用客观的定性、定量标准作依据，而评定一个骨伤病人的治疗结果不单是功能的对位对线了……，骨伤病人已向我们提出了适于现代科技水平的更高要求。传统上骨科治疗骨折脱位， 仅只内固定、外固定两派技术，这一垄断局面已经动摇。以现代科学技术为手段，开展多学科合作，以敏锐的洞察力，不断探索科技上的新领域，突破原有医学定论，开创骨伤科的未来，更好地为骨伤病人解除痛苦，已是家庭和社会向骨伤科医师赋予的时代使命。由于内固定、外固定两种方法未能适应所有创伤骨折治疗的需要。于是，早已发明而后又被禁止使用的“骨穿针复位框架固定技术”治疗骨折的方法，20世纪70年代又重新受到重视。其发展速度之快，应用范围之广，已成为治疗骨折的常规而独特的方法。然而，至少迄今，尚缺乏一本较系统的骨科框架固定方面的专著，为了满足广大骨科医师的迫切需求，使迅速兴起的第三种骨科固定技术的专著《骨科框架固定学》得以在新世纪初问世，主编集大家的宝贵经验，将框架固定的理论和技术加以系统归纳和全面总结，这就是编者动笔前的初衷。

骨科框架固定技术最早始于19世纪中叶，法国的Malgaigne（1840年）在胫骨骨折的远近两断端穿入2枚大针，皮外的钉尾固定在金属带上，再用可调整周径的皮带连接进行调整，以调节骨折端的移位，这是世界上最早的骨穿针框架固定器的雏形。1902年，比利时的Lambotte研制了一种新型的单侧框架固定器系列，用于治疗股骨、胫腓骨、肱骨、桡尺骨、锁骨等长骨骨折。该框架固定器与目前广泛应用的框架固定器十分接近，因而，Lambotte有“框架固定器之父”之称。

在第一次和第二次世界大战期间，骨穿针框架固定技术在战地医疗抢救中得到广泛应用和推广，但由于当时的框架固定器简单粗糙、极不完善以及无法克服的技术难题，致使这种治疗方法又遭到非难，甚至下令禁止，因而又被废弃而夭折，以致使有些学者对其失去信心，放弃了对它的研究。但是，作为一种新生事物，它必然以其强大的生命力和璞玉成璧的魅力，吸引并鼓励着勇于创新的人们，随着骨穿针框架固定技术基础理论的发展，极大地推动了临床应用。1938年，Raoul Hoffmann发明了多平面球状关节框架固定器，能对骨折端实施挤压或牵伸。它既可以在三个平面（三维方向）上进行复位，还可用滑动伸缩杆对骨折端进行挤压式牵引，以增加固定的稳定性或恢复肢体的长度，直至当今仍有着深远的影响。

随后的近半个多世纪以来，特别是在近30年，出现了学科之间相互渗透，相互促进，打破了单一学科的格局。生物力学、骨力学、生物材料学、电生理学、传感及遥感技术、微电子技术和电子计算机在医学中的应用，使对骨愈合机理的认识得到深化。而许多种类的骨穿针框架固定器的相继发明，使骨穿针框架固定技术真正开始萌芽，在治疗骨折脱位方面有了自身应有的地位。骨穿针框架固定技术已经成为多发性骨折、合并严重软组织损伤的开放性骨折、感染性骨折、骨不连或感染性骨不连的首选治疗方法。

1976 年，我国发生了唐山大地震，整个唐山市几乎毁于一旦，为了及时抢救这突如其来的数以万计的骨伤病人，我国骨科医师大胆采用骨穿针框架固定技术，效果十分惊人。尤其是我国著名骨科专家黄克勤、孟和教授作了大量实验研究和临床研究，为我国的骨穿针框架固定技术的发展作出了巨大贡献。从那时起，品种繁多的框架固定器层出不穷，日新月异，临床应用更趋广泛。同时对框架固定器在工程学和生物力学方面进行了大量细致的系统研究，不论从设计制造及式样的改进，还是在功能的扩延方面都作了大量的工作。随着操作技术的经验积累，使得框架固定器日臻完善，不论实践和理论，还是实验研究方面都有重大突破。框架固定技术为骨科疾病的治疗又开拓了一条新途径，其应用目前已超出了治疗骨折及关节脱位的界线，在治疗骨折的牵伸延长、畸形矫正、骨不连接、骨病、小儿麻痹后遗症、断肢再植、脊柱侧弯等上都已显示出了它的生命力。框架固定技术强调固定中活动、活动中调节并能适应生理性机能，在无痛性锻炼中完成骨折的修复的整体疗法。通过有限的方法，严格的理论，分析框架固定器的静力与动力、应力与形变、外部作用力和内部应力之间的平衡，通过载药系统试验和传感器测定骨折的相对位移，评价骨折复位的相对稳定性；而计算机数据的处理，为框架固定器的骨针设计、临床应用、骨折的稳定性、功能锻炼和骨折愈合提供了科学依据；几何学的发展，又为寻求骨穿针框架固定与骨折相对稳定性能的进一步研究提供了条件，对相对位移与相对骨轴向位移、空间合力及矢状面骨折段的倾角等骨折固定稳定指标进行研究，为骨穿针框架固定技术开阔了道路。从此，框架固定器在骨科界受到了极大的重视，也使骨科医师对研究框架固定器提高了兴趣，同时开拓了研究者们的思路。

骨穿针框架固定技术按使用年代计算，要比 AO 内固定技术早 40 年，迄今已有 160 余年。在长期临床实践中，这一新技术几起几落，兴衰时起时伏。在漫长的一个多世纪中不断求索，尤其近半个世纪以来，确切地说近短短 30 余年，骨科学者在探索框架固定技术中付出了巨大的艰辛，各种新型骨科框架固定器层出不穷，不断问世，都记录着同行们的宝贵血汗，我国骨科穿针框架固定技术发展取得可喜的成就，并向一个崭新阶段推进。框架固定学理论体系已基本形成，临床应用日趋广泛迅速，并积累了大量成功临床经验，从此，骨穿针框架固定技术在骨科学中才真正确立了自身应有的地位。

“骨科框架固定学”是介于骨科内固定、外固定之间的第三种新型固定方法。理由是：1.该技术不同于内固定技术，因髓内针是纵形穿针，也不贯穿骨骼，而框架固定器技术不论是单边或双边骨穿针，也不论是单平面或多平面穿针，都必须贯穿骨骼。它也不同于开刀手术将钢板螺钉固定内置体内，而框架固定器技术是将固定针裸露在体外与框架相连接。2.该技术更不同于外固定技术，因外固定技术虽然也是将适当的固定材料放置在病人体外进行制动式固定。但无需骨穿针，属于真正无创固定技术。而框架固定器技术必需骨穿针，属于微创固定技术，但其固定的牢固性远远比外固定更为可靠。过去习惯把“骨科框架固定学”归为外固定学是不合理的。既然两者有明显区别，又在框架固定器加用“外”字，极易与传统的外固定技术（小夹板、石膏、支具和套具）相混淆。3.不论是外固定，还是内固定技术，都只有固定作用，在固定之前都必须先行手法复位，而框架固定器技术可在进行骨折复位的同时，完成复位与固定，把两者有机地结合在一起，可谓复位一毕，固定即始。把过去闭合或开放复位后，再行固定的两步，变成一步完成，也就是说框架固定器具有复位和固定的双重作用。4.框架固定技术可看成是内固定术钢板螺钉向体外的转移，在体外构形酷似建筑学框架结构。由此看来，笔者将其命名为“骨科框架固定学”及“框架固定器”更为恰当合理。此命名既能体现出其真正的内涵，又能显示出它既不同于内固定、也不同于外固定，而是介于内、外固定之间的第三种骨折固定方法。而且三种学派无创固定（外固定）、微创固定（框架固定）、有创固定（内固定），治疗骨折各有其自身的优点，也各自都存在自身的缺点，即各自自成体系，又互为补充。

“骨科框架固定学”克服避免了内固定、外固定的缺点，它兼并吸取了二者的优点，是一种值得推荐且很有前途的固定方法。与小夹板、石膏、支具和套具等外固定方法相比，它对骨骼及软组织有一定损伤，且固定可靠、稳定。而与内固定相比，则损伤甚微，无伤口感染的危险，在开放或感染性骨折时，若闭合复位固定不能奏效和无法固定，切开复位内固定又有感染之虑时，那么框架固定技术就可以作为手法复位外固定和手术切开内固定的补充。而且明显优于传统的内固定、外固定技术。骨折越复杂，越能发挥框架复位固定技术的优越性。这已受到骨科界极大重视，并广泛应用于骨折、骨不连、开放性骨折及肢体延长等，起到了过去内固定、外固定所不能达到的效果。尤其在近些年，国内外框架固定器的广泛应用并积累了丰富的临床经验，在理论上也奠定了一定基础，形成了治疗骨折的独立完整体系，已成为骨科治疗骨折脱位的常用方法之一，该技术虽起步较晚，但发展速度惊人，再加之病人痛苦小，病程大为缩短，疗效可靠，价格便宜，不需高深精密仪器设备，操作简单易学，几乎无危险性，可在广大基层医院普遍开展，是其他技术所不及的。骨科框架固定技术的形成是医学领域与边缘科学的广泛性结合、现代高新技术的应用和传统医学医疗手段不断完善和提高的结果，是近几十年来国内外发展较快的治疗骨折脱位及骨病的新兴方法。这一事业的发展取得可喜的成就，包含着许多专家和各级临床医院广大医师的辛勤劳动。事业每前进一步都有热心于研究骨科框架固定学的同行们的汗水，集大家的宝贵经验，这本骨科专著才得到完善而问世！

“骨科框架固定学”是骨科医学领域中治疗骨折的一大创举。创造这种新方法的最大突破无疑是骨穿针。以骨针作传力体，应用框架固定器巧妙地连接，将骨折局部进行固定，解决了局部与整体、骨骼与肌肉、内因与外因的关系。保留上下关节的动静结合的原则，主张应用弹性固定，突出固定中活动，活动中调节，无痛性锻炼，适应骨折断端生物应力刺激，有利完成骨折的修复的整体治疗。显然，用钢针将框架固定器的约束力直接传至断骨实体上去限制骨折广义移位的倾向力，要比靠软组织传递约束力显然要稳定可靠和有效得多。只有用骨针作传力体，才可能使框架固定器离开肢体表面，为软组织治疗创造足够的空间，这是用其他外固定方法无法实现的。

“骨科框架固定学”符合我国国情，至少有以下优点：1.病人容易接受。微创伤手术，并发症少，虽有侵入的性质，但远较直接置入内固定物对机体组织的创伤小得多，且仅只需在局麻下用数枚骨针穿入骨骼，拔除固定针也极为方便简单。而内固定术后需要再次手术才能取出内固定物，无疑对病人造成伤上加伤的痛苦。由于骨针（克氏针或斯氏针）在做固定时，穿入肢体所占的空间远较其他内固定物为小，因此，机体对异物反应也小。况且穿针部位多是在健康组织内进行，而手术内固定时，将内置物安置在已受损伤的骨折局部。因此，用此法治疗骨折时，只要强调无菌操作，多可不用抗生素，感染也很少发生。2.适应证广。开放感染性骨折与波及关节面的等复杂骨折属其最佳首选治疗方法，既能获得较好复位与固定，又可对创口观察和处理，又利于早期活动关节而避免关节僵硬。框架固定器的应用，目前已超出了治疗骨折的界限，在骨的牵伸延长、畸形矫正、骨不连接、骨缺损、骨病、小儿麻痹后遗症、断肢再植、脊柱侧弯等方面已显示出了它的生命力。3.能尽早下地，缩短病程。由于骨针通过肢体骨骼与框架固定器的牢固连接，形成几何不变体系。骨折整复后，只要治疗需要，可通过框架固定器上的伸缩螺母对骨折端作纵向加压或牵引；还可通过各种骨压板在远近骨折段，按其原有移位倾向的相反方向作横向的推挤性加压，从而使整复后的骨折肢体的上、下、前、后、内、外，处于一组平衡力系之中。经此固定之后，能较好地保持骨折端的相对稳定性。为观察固定后的稳定度，对闭合整复固定后的肢体，笔者曾在电视机的荧光屏下进行观察，也曾对手术病人在关闭伤口前直视观察，两者均证实骨折端是相当稳定的。该疗法使病程缩短，是就下床活动而言，改变了人们那种“伤筋动骨一百天”的传统观念。4.经济低廉。框架固定器的应用减轻了病人的经济负担，同手术内固定及保守疗法相比，手术费用的昂贵自不必说，而外固定受到局限且有固定不稳固也使病人苦不堪言。病人亦可佩戴框架固定器回家练功，从而又一定程度上降低了病人的经济费用。5.对医疗设备和技术条件要求不高。所需物质设备仅为框架固定器和无菌设备，技术条件仅为骨科基本知识及无菌操作技术，操作技术简便，只要具备 1~3 年外科临床经验，一定的力学常识，再进行短期的专门培训，即不难掌握此法。可在乡镇医院普及开展。至于要获得更满意的疗效，当然还有许多其他问题需要研究。6.利于功能锻炼。骨折后期合并症的处理是很棘手的，肌肉萎缩、关节僵硬、骨质疏松、骨折迟延愈合与不愈合等，有人称其为“骨折病”。即使骨折愈合了，由于肢体的废用时间较长，待其恢复到正常的功能，少则几个月，多则数年，这些并发症往往在处理上比骨折更难。经框架固定器治疗后，病人能早期进行下地练功，从而避免了一些肌肉群的废用性萎缩，促进局部血运，加快骨折愈合，同时也避免了长期卧床所造成的如褥疮、坠积性肺炎等一系列并发症。

本书将我国框架固定器与国外骨穿针固定装置进行了比较，两者最大的区别是：一是国外所用的固定骨针数量多（一般不少于 4 枚，多者可达 10 枚以上），直径粗（4.5mm 以上），因而框架固定装置也较笨重，且结构复杂。国内所用固定骨针比较细而少（一般都控制在骨骼直径的 17.5%左右，用框架固定器治疗骨干骨折，一般只需直径 3mm 以下 4 枚固定骨针），适合国人短而细骨骼；也大大减少了人为骨折。框架固定装置也较轻巧，结构简单轻便，病人可携带行走，从生物力学方面来看，结构较为合理。二是国外框架固定器价格昂贵，我国框架固定器价格十分低廉，一般病人在经济上均能承受；三是操作简单、容易掌握，复位及固定效果好，适合各大、中、小型医院及基层医院医师掌握应用。本书详细介绍了国内广泛实用的钩槽式框架固定器，比较适合国人体质。

骨科复位与固定技术是治疗骨折与脱位的精髓，始终是骨科医师研究的重点。过去治疗骨折，一直分为两大固定技术：1.开放手术复位内固定（有创固定）；2.闭合手法复位外固定（无创固定）。我国外固定技术历史悠久，尤其是不超过关节的小夹板固定更是闻名于世，原同济医科大学刘国平教授编写了《实用骨科外固定学》应是理所当然的。内固定技术始于国外，尤其是 AO 学派在该技术领域做出了巨大贡献，并编写了《骨科内固定学》，应是情理之中的。若与外固定学与内固定学两本专著相对应，至少迄今尚缺乏一本较系统《骨科框架固定学》专著，《骨科框架固定学》在千禧之年着手编写，于 21 世纪初问世，以独特的而崭新的技术帮助您，去迎接现代新伤情的挑战。

作为一本专著应力求全面系统，由于学术观点本身存在各种见解，再加之编者经验不足，水平有限，时间仓促，内容尚不全面，编排不够满意，存在不当、遗漏和见解不同等之处在所难免，恳切希望专家和同道们给予批评指正，以便再版时修订和补充。

本书引用了我国著名骨科专家黄克勤、孟和教授的实验研究和临床资料，丰富了本书的内容，在此深表谢意。本书得到华中科技大学同济医学院附属同济医院院长、骨科教授、博士生导师陈安民和我国著名骨科专家、博士生导师王泰仪教授的指导和帮助，他们为之认真审校并欣然写序，同时提出不少宝贵意见，在此表示由衷的感谢和敬意。同时，也为完成本书插图以及为本书出版而尽力的朋友表示真诚的谢意。

2004 年于华中科技大学同济医学院附属同济医院

目 录

上篇 创伤骨折脱位概论

中篇
框架固定技术总论

下篇 框架固定技术各论

GUKE KUANGJIAGUDINGXUE

骨科框架固定学

上篇

创伤骨折脱位概论

第一章 骨折的成因及分类

第一节 骨折的发病机理

一、骨折的定义

在外力作用下骨骼（骨或骨小梁）的完整性或连续性遭到破坏或中断时，称为骨折（fracture）。骨折常累及骨、软组织、关节、肌肉、肌腱、韧带、血管和神经，有时其他器官也可以同时受累。因此，骨折是机体的一种严重的损伤。

二、骨折的成因

骨折究竟是如何形成的呢？一般来说，是由于外力所致。外力作用于人体某个部位，由于人体运动系统本身的特点和受伤当时所存在的不同状态以及个体的差异而产生了各种不同的损伤。那么外力又是怎样通过人体内部的具体条件，最终造成了骨折或关节损伤，这就是创伤形成的机制。可见受伤情况和创伤机制实际上是造成损伤的外因和内因。两者应该是相互联系的，是一致的，把两者联系起来就是为了弄清外力是如何通过人体的内部条件造成损伤的。

（一）直接暴力

骨折发生在暴力直接作用部位。例如车轮撞击小腿，胫腓骨干在直接被撞击的部位发生骨折（图 1–1）。此类骨折多有局部皮肤软组织破损，创口由外向内，与骨折处相通，但骨折移位较少，软组织损伤较重，处理比较复杂，预后较差。

（二）间接暴力

暴力通过传导、杠杆或旋转作用，间接地使骨骼的远处发生骨折。例如走路滑倒时，以手掌撑地，根据跌倒时上肢与地面所成不同角度，可发生桡骨远端骨折、肱骨髁上骨折或锁骨骨折（图 1–2）。此类骨折大多伴有移位，骨折线以斜形及螺旋形为主，在脊柱上则多表现为楔形压缩或爆裂状，但软组织损伤轻，预后较佳。偶尔皮肤可发生穿破，创口由内向外，有时骨折端自行缩回，有时仍留在皮肤创口之外。

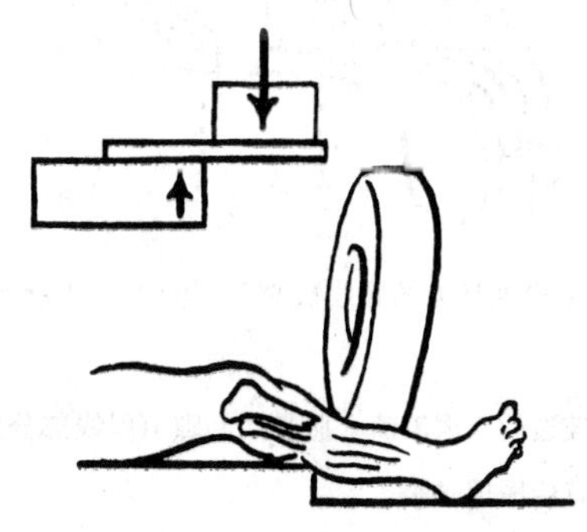

图 1–1 直接暴力引起骨折

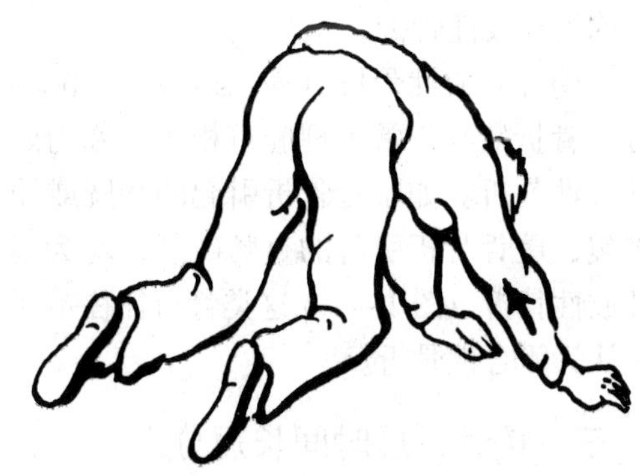

图 1–2 间接暴力引起骨折

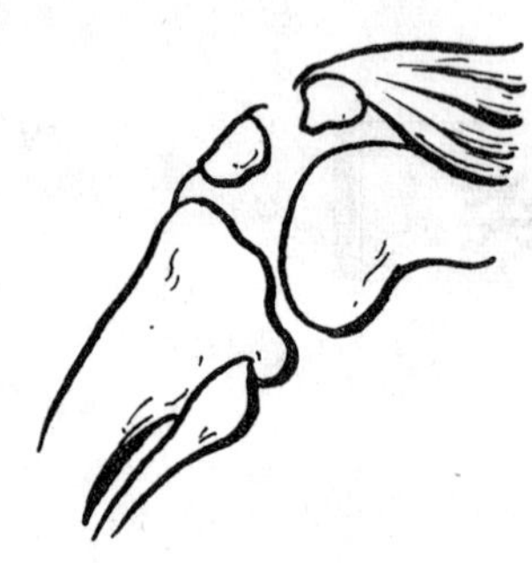

图 1-3 肌肉拉伤引起骨折

（三）肌肉牵拉力

不协调或急骤的肌肉突然猛烈收缩，可拉断肌肉附着处的骨质。例如骤然跪倒时，股四头肌猛烈收缩，可发生髌骨横形骨折（图 1-3）。此类骨折移位多较明显，处理容易，预后较好。

（四）积累性压应力

长期、反复多次、轻微的直接或间接积累性暴力可集中在骨骼的某一点上发生骨折，多因过多的远距离跑步或强行军，如第 2、3 跖骨及腓骨干下 1/3 的疲劳性骨折（fatigue-fracture）。骨折无移位，病理变化不明显，但愈合慢。

第二节 传统的骨折分类方法

著名骨科专家 Maurice E. Müller 曾经指出："任何一种分类只有在其考虑到了骨骼损伤的严重程度和可以用以作为治疗及疗效评价的基础时才具有实用价值。"

不同类型的骨折，需要不同方法的治疗，因此，进行骨折分类，是处理骨折的一个重要步骤。

一、按骨折致伤原因分类

1. 外伤性骨折（traumatic fracture）：指外界暴力或肌肉牵拉力作用引起的骨骼的连续性中断者。

2. 病理性骨折：系骨组织本身已存在病变，当遇到轻微外力，甚至无明显外伤情况下引起骨折者。

3. 疲劳性骨折（fatigue fracture）：由于骨组织长期承受过度的压应力，逐渐引起受力最大一侧的骨膜及骨小梁断裂，并渐而扩大波及整个断面者。

二、按骨折处与外界是否相通分类

1. 闭合性骨折（closed fracture）：骨折处皮肤或黏膜完整不与外界相通，称为闭合性骨折。

2. 开放性骨折（open fracture）：骨折附近处的皮肤与黏膜破裂，骨折端与外界相通，称为开放性骨折。

3. 隐性开放性骨折（recessed open fracture）：骨折端与正常生理腔道相通，称为隐性开放性骨折。如耻骨骨折引起的膀胱或尿道破裂，尾骨骨折引起的直肠破裂，均为隐性开放性骨折（图 1-4）。这类骨折往往被医生误认为闭合性骨折。

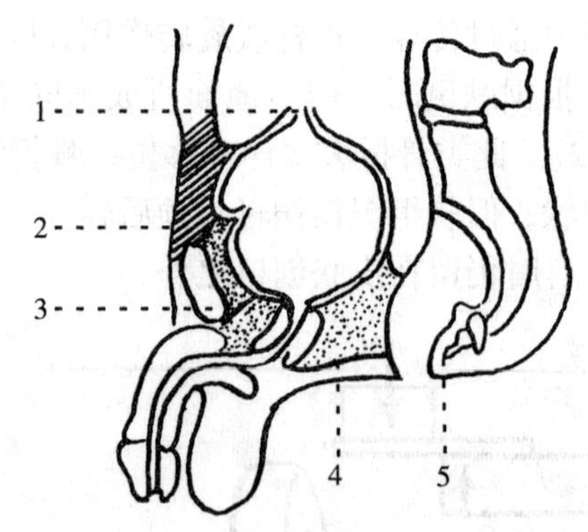

1.充盈的膀胱及覆盖其上的腹膜破裂后尿液可流入腹腔引起腹膜炎。
2.腹膜外膀胱破裂后，尿液流入耻骨后间隙（斜线部分）。
3.耻骨骨折伴有后尿道破裂。
4.尿外渗浸润耻骨后直肠前间隙（黑点部分）。
5.尾骨骨折可引起直肠破裂（thologic fracture）。

图 1-4 隐性开放性骨折

三、按骨折后时间长短分类

1. 新鲜骨折（fresh fracture）：骨折时间在 4 周以内者。

2. 陈旧性骨折（obsollete fracture）：骨折时间超过4周以上者。

四、按骨折严重程度分类

（一）不完全性骨折（incomplete fracture）

骨的完整性或连续性仅有部分中断。

1. 裂缝骨折（fissured fracture）：像瓷器上的裂纹，常见于颅骨、肩胛骨等处。

2. 青枝骨折（greenstick fracture）：多见于儿童，因儿童骨质较软韧，不易完全折断，如同青嫩树枝被折弯时相似。

（二）完全性骨折（complete fracture）

骨的完整性或连续性全部中断。管状骨骨折后，在X线片上可见骨折线，根据骨折线的方向可分为：

1. 横形骨折（radish fracture）：骨折线几乎与骨纵轴线相垂直或<30°者（图1–5A）。

2. 斜形骨折（oblique fracture）：骨折线与骨纵轴线斜交，其交角一般>30°（图1–5B）。

3. 螺旋骨折（spiral fracture）：骨折呈螺旋形，大多伴有旋转移位（图1–5C）。

4. 粉碎骨折（comminuted fracture）：骨碎裂成三块以上者称粉碎骨折（图1–5E），骨折线呈"T"形或"Y"形时，又称"T"形和"Y"形骨折（图1–5D）。

5. 骨骺骨折（epihysial fracture）：骨折线通过骨骺的骨折，骨骺的断面可带有数量不等的骨组织（图1–5F）。

6. 压缩骨折（pressure fracture）：松质骨因压缩而变形，如椎骨和跟骨骨折等（图1–5G）。

7. 嵌插骨折（impacted fracture）：骨折后，坚质骨嵌插入松质骨内，多发生在长管骨干骺端坚质骨与松质骨交界处（图1–5H）。如股骨颈和肱骨外科颈骨折等。

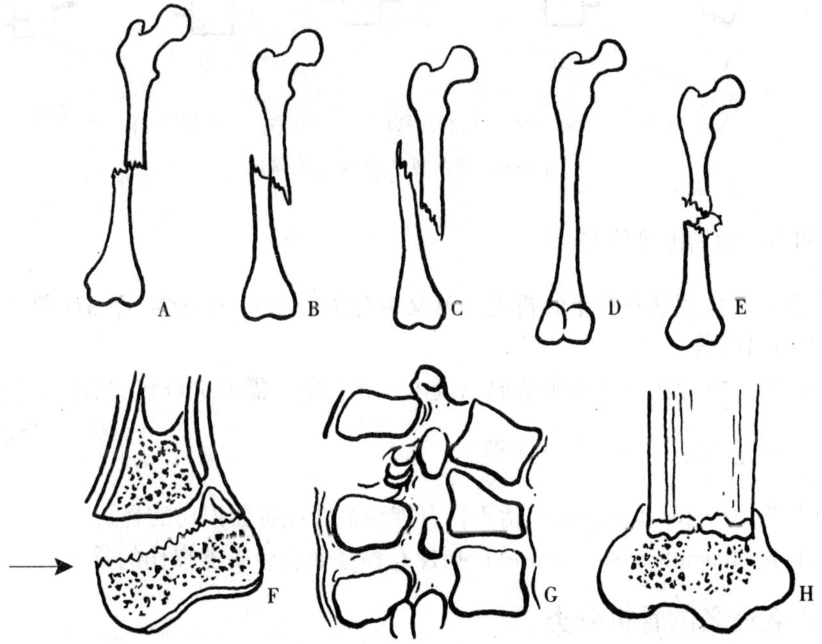

A. 横行骨折　B. 斜骨折　C. 螺旋骨折　D. "T" 形　E. 粉碎骨折　F. 骨骺骨折　G.压缩性骨折　H. 嵌插性骨折

图1–5　完全骨折

五、按骨折后是否稳定分类

1. 稳定骨折（stable fracture）：骨折端不易移位或复位固定后不易再发生移位者，如裂缝骨折、青枝骨折、嵌插骨折、横形骨折、压缩性骨折等。

2. 不稳定骨折（unstable fracture）：骨折端易移位或复位固定后易再移位者。如斜形骨折、螺旋骨折、粉碎骨折等。

六、按骨折段移位方式分类

1. 成角移位骨折（图 1-6A）：两骨折段之纵轴线交叉成角。以顶角的方向称为向前、向后、向内、向外成角。

2. 侧方移位骨折（图 1-6B）：远侧骨折端移向侧方。一般以近端为基准，以远段的移位方向称为向前、向后、向内或向外侧方移位。

3. 缩短移位骨折（图 1-6C）：骨折段互相重叠或嵌插，骨之长度因而缩短，又称重叠移位。

4. 分离移位骨折（图 1-6D）：骨折段在同纵轴上互相分离，形成间隙。

5. 旋转移位骨折（图 1-6E）：骨折段围绕骨之纵轴而旋转。

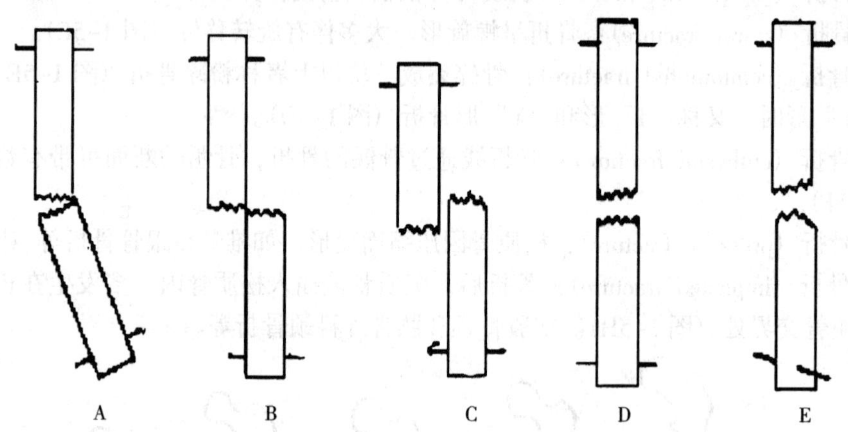

A. 成角移位　B. 侧方移位　C. 缩短移位　D. 分离移位　E. 旋转移位

图 1-6　骨折段五种不同的移位

七、按骨折的解剖部位分类

1. 骨干骨折：指长管状骨骨干骨折者，其又可分为上 1/3、中 1/3、下 1/3 等，亦可再延伸分出中上 1/3 及中下 1/3 等。

2. 关节内骨折：指骨折线波及关节面（囊内）之骨折。需要进行解剖对位，治疗较为复杂。

八、按骨折是否有合并损伤分类

1. 单纯性骨折（simple fracture）：指不伴有神经血管或脏器损伤的骨折。

2. 复杂性骨折（complicated fracture）：指伴有神经血管或脏器损伤的骨折。

九、按人名命名的骨折分类

1. Aviator 骨折：是一种水平压力造成的距骨骨折，在第一次世界大战期间被描述。

2. Barton 骨折：指桡骨远端背侧缘骨折合并腕关节半脱位者。

3. Re-Barton 骨折：指桡骨远端掌侧缘骨折合并腕关节半脱位者。

4. Bennett 骨折：第 1 掌骨基底的斜形骨折，掌骨近端形成轴向移位，掌侧边缘形成三角形的骨碎片并伴有掌腕关节脱位者。

5. Bosworth 骨折：腓骨远端骨折伴有胫骨嵴近端后外的碎骨片。

6. Boxer 骨折：第 5 掌骨颈骨折伴有掌骨头向掌侧的移位。

7. Burst 骨折：椎体轴向压力造成的骨折，骨折碎片通常发生向外侧的移位。可以发生在颈椎、胸椎或腰椎。

8. Chance 骨折：胸腰段椎体的分离性骨折，伴随脊髓、神经根、椎体的水平方向的崩裂骨折。

9. Chauffeur 骨折：桡骨干的斜形骨折，早期有机械性弯曲，进而通过逆性外力造成的斜形骨折。

10. Hutchlnson 骨折：同 Chauffeur 骨折。

11. Clay-shoveler 骨折：下颈椎或上胸椎脊椎序列的骨折。损伤是由于工人企图向上扔一满铁铲泥土，但是泥土粘住铁铲，引起一个突然的屈曲力量反作用于颈部引起的损伤。

12. Colles 骨折：桡骨远端骨折的一般术语，指骨折线位于桡骨下端 2.5cm 以内者，且其骨折远端向桡侧及背侧移位，可以有或没有尺骨干的骨折。

13. Cotton 骨折：是指伴有双踝及后踝的三踝骨折。

14. Die-punch 骨折：远端桡骨的关节内骨折，伴有月骨陷窝背侧表面的压迫。

15. Dupuytren 骨折：腓骨远端骨折伴有远端胫腓韧带断裂以及距骨侧方移位。

16. Duverney 骨折：髂骨翼的骨折，但没有骨盆环的分离移位。

17. Essex-Lopresti 骨折：桡骨颈骨折伴有远端桡尺关节分离。

18. Galeazzi 骨折：桡骨远端 1/3 骨折伴有下桡尺关节端半脱位。

19. Greenstick 骨折：儿童的不完全性骨折，伴有骨折的压力侧部分皮质和骨膜的连接。

20. Hangman 骨折：骨折通过第 2 颈椎椎体（轴位）的神经弓。

21. Hill-Sachs 骨折：后外侧肱骨头压缩性骨折，是由于前方关节盂移位或肱骨头碰撞前方关节盂边缘引起。

22. Holstein-Lewis 骨折：肱骨远端 1/3 骨折伴桡神经嵌压。

23. Chopart 骨折：骨折或移位累及足的 Chopart 关节。

24. Jefferson 骨折：寰椎环的压缩性骨折，骨折是由枢椎压缩性外力引起，骨折多发生在寰椎前侧后侧以及侧方小关节。

25. Jones 骨折：第 5 掌骨基底的骨折。

26. Lisfranc 骨折：骨折累及到足的跗骨关节。Lisfranc 骨折是一名叫 Napolenon 的外科医生发现，是他描述了创伤性足截肢通过足附骨关节水平。

27. Misonneuve 骨折：腓骨近端骨折伴内踝骨折及三角韧带断裂。

28. Malgaigne 骨折：不稳定性骨盆骨折伴有前方和后方的骨折线累及髋关节。

29. Mallet 骨折：指远节指间关节的屈曲畸形，是由附着远节指骨伸肌腱分离引起。也可由伸肌腱的直接损伤继发引起。或由远节指骨撕裂性骨折引起肌腱嵌入骨折端引起。

30. Monteggia 骨折：尺骨近端 1/3 骨折合并桡骨头半脱位。

31. Nightstick 骨折：直接外伤造成尺骨单骨折。

32. Posadas 骨折：经髁的肱骨骨折，伴有骨折碎块向前移位以及因双髁骨折造成尺桡骨的脱位。

33. Pott 骨折：腓骨外踝上 2~3cm 处的骨折，伴有三角韧带断裂以及距骨的半脱位。

34. Rolando 骨折：第 1 掌骨关节内的 Y 形骨折。

35. Segond 骨折：髂胫束附着处造成的胫骨外髁的撕脱性骨折。

36. Shepherd 骨折：距骨后结节的骨折。

37. Smith 骨折：骨折线部位与 Colles 骨折相同，但其远端移位方向则相反。桡骨远端骨折伴骨折远端向掌侧移位，也称为反 Colles 骨折。

38. Stieda 骨折：膝关节内侧副韧带附着处的内侧股骨髁的撕脱性骨折。

39. Straddle 骨折：双侧耻骨上下支骨折。

40. Teardrop 骨折：颈椎的屈曲性骨折或移位，伴随前方椎体三角形骨折以及后方韧带的撕裂，损伤较复杂而且不稳定。

41. Tillaux 骨折：在骨骺特定的闭合期胫骨远端骨骺外侧的骨折。胫骨的内侧骨骺已经融合。

42. Torus 骨折：儿童时期替代完全性骨折而形成的代偿性骨的压缩弯曲性骨折。

43. Walther 骨折：经过耻骨支并延伸到骶髂关节的髋臼骨折。髋臼的内侧面向内移位。

第三节 现代的骨折分类方法

一、AO 分类原则

AO 是"国际内固定学会（Arbeitsgemeinschaft fur Osteosynthesefragen）"的德文简称，其英译为"the Association for the Study of Internal Fixation"，英文简称是 ASIF，成立于 1985 年，主要研究骨科内固定，对框架固定器也有所研究。

AO 长管状骨综合分类法，为了便于计算机贮存和读取，AO 学派选用字母—数字代码系统来表示骨折的诊断。然而要想便于更好理解 AO 分类，很有必要先介绍有关型、组、亚组的描述中所涉及到的若干术语。

1. 简单骨折（simple fracture）：骨干或骨骺端单纯在周径上的破损或关节面上的单纯破损。骨干或干骺端的简单骨折常常是螺旋形、斜形或横断的。

2. 粉碎骨折（splintered fracture）：带有一块或多块内部完全分离的骨折块的骨折。在骨干或骨骺端部位，粉碎骨折包括楔形和复杂骨折，楔形和复杂这两个名词仅用于骨干或干骺端骨折。

3. 楔形骨折（pressure fractuer）：带有一块或多块内部骨折块的骨折。这种骨折复位后主骨有某些接触螺旋或弯曲楔形，可以是完整的或者是粉碎的。

4. 复杂骨折（complicated fracture）：带有一块或多块内部骨折块的骨折。这种骨折复位后远近端主骨没有接触。复杂骨折可以是螺旋的、多段或无规则的。"粉碎"一词不精确，不应使用。

5. 嵌插骨折（impacted fracture）：一种稳定的，常常是简单的干骺端或骨骺骨折。骨折的一端插入到另一端。

6. 关节外骨折（extra-articular fractures）：虽然可能是位于关节内，但未涉及到关节面的骨折。包括骨凸面及干骺端骨折。关节骨折涉及到关节面，又可将其进一步分为部分的和完全的。

7. 部分关节骨折（partial articular fractures）：骨折仅涉及到关节面，而关节面其他部分与骨干依然接触。常可见到下列情况：

（1）单纯劈裂型（pure split）：由剪式应力造成的骨折，劈裂的方向通常是纵向的。

（2）单纯压缩型（pure depression）：关节面单纯压缩而无劈裂的关节骨折，压缩可以是中心的，或是周边的。

（3）劈裂—压缩型（split-depression）：劈裂与压缩的结合，此时关节骨块常常分离。

（4）粉碎压缩型（multifragmentay sepression）：关节部分压缩，骨折块完全分离的骨折。

8. 完全关节骨折（complete articular fractures）：关节面破损而且与骨干完全分离，这类骨折

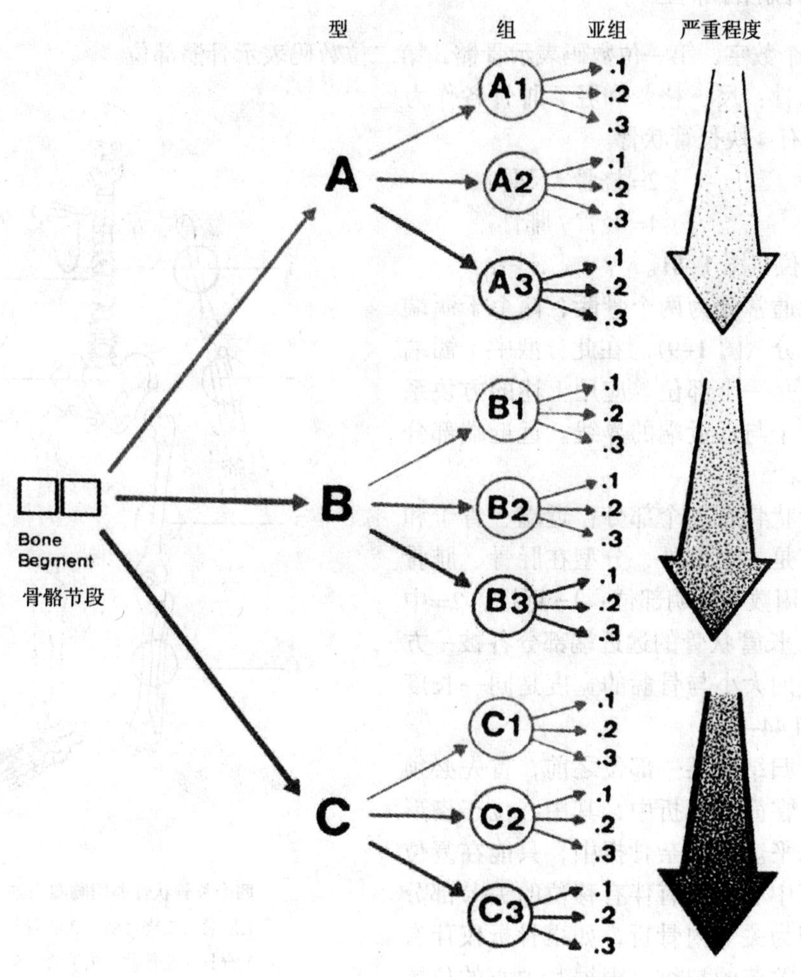

A、B、C. 表示三种类型。每型又分为三组：A1、A2、A3；B1、B2、B3；C1、C2、C3。每组又细分为三个亚组：以1、2、3表示。涂黑的箭头表示逐渐增加的严重程度。

图 1-7 AO 骨折分型原则的示意图

的严重程度取决于关节和干骺端是否简单骨折或是粉碎骨折。

此种骨折分类的基本原则：是以字母—数字代码来表示骨折的诊断分类。前两位数码代表骨折的部位，后三位数码代表骨折的形态特点（图 1-7）。将每一骨骼部分的各种骨折分为三类，然后将每类又分为三组及其亚组，其严重程度的分级，根据骨折形态的复杂性，对其治疗的难易及预后逐渐上升。

哪种类型？哪组？哪个亚组？这三个问题及对每个问题的三个可能的答案，便是此分型的关键所在。三种类型记为 A、B、C。每类分为三组：A1、A2、A3；B1、B2、B3；C1、C2、C3。这样便有九组。每组又细分为三个亚组：以 1、2、3 表示，每一部分有 27 个亚组，亚组又代表每组中的三种特性差异。涂黑的箭头表示逐渐增加的严重程度：A1 表示简单骨折，而且预后较好。而 C3 骨折则最为复杂，且预后也最差。因此，对于某一骨折分型之后，便可知其严重程度及可能最好治疗的指导。

二、骨折解剖部位

设计为两个数字，第一位数码表示骨骼，第二位数码表示骨骼部位。

1. 长管状骨：尺、桡骨和胫、腓骨各作为一个骨骼，便有4块长管状骨。

1= 肱骨　　2= 桡骨 / 尺骨

3= 股骨　　4= 胫骨 / 腓骨

2. 骨骼部位（图1–8）。

长管状骨通常分为两个骨骺，两个干骺端和一个骨干部分（图1–9）。在此分型中干骺端和骨骺被认为是一个部位。应用上述的方块系统便可确定骨干与远近端的界线。远近端部分由方块来划定。

每一长管状骨有三个部分：近端、骨干和远端。踝关节是一个例外，分型在胫骨、腓骨的第四部位。用数字标明部位：1= 近端，2= 中端，3= 远端。长管状骨的远近端部分各被一方块划定。方块的大小与骨骺的宽度是同一长度（例外：31– 和 44–）。

在将骨折归结于某一部位之前，首先必须确定其中心，在简单骨折中，其中心位于楔形最宽的部位水平。在复杂骨折中，只能在复位之后再确定其中心。所有伴有移位的关节部分的骨折都分型为关节内骨折，如果骨折仅伴有无移位的通向关节的裂纹，根据其中心的位置分型为干骺端或骨干骨折。

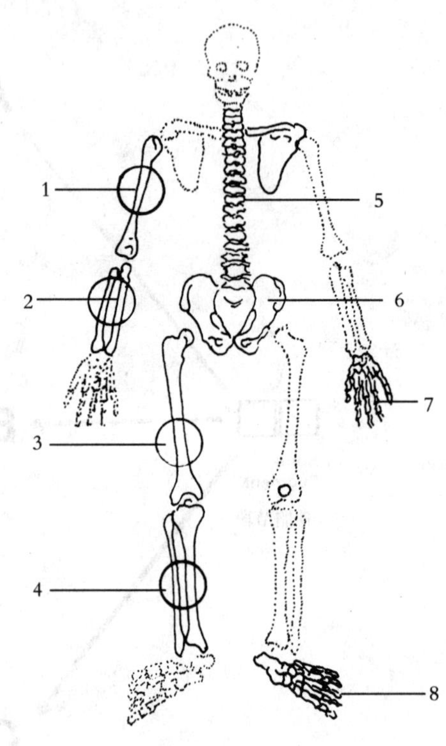

图1–8　所有骨骼或骨骼组的数字表示

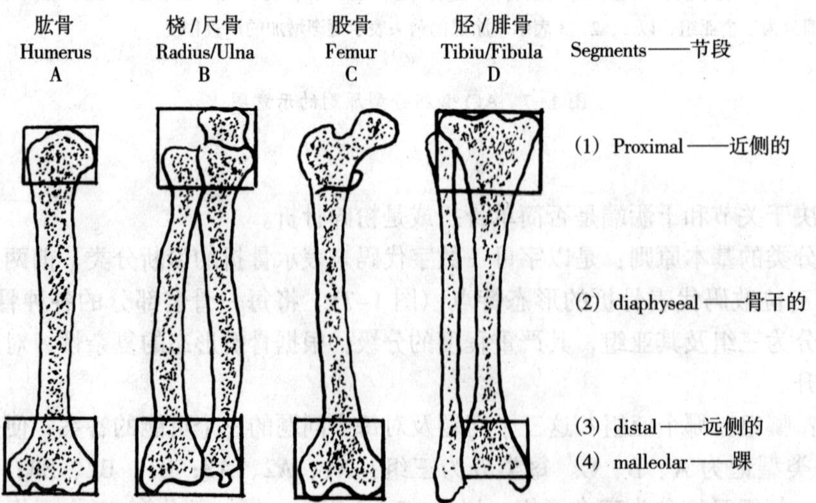

图1–9　四个长管状骨骼的各个部分

三、AO骨折类型

第三位数码代表型（以A、B、C表示），第四、五位数码代表组及亚组。

1. 骨干部分：所有骨干部位（见名词解释）的骨折都是既“简单”（A型）又“多段”。多段骨折即有“楔形”骨折（B型）又有“复杂”骨折（C型）（图1-10）。

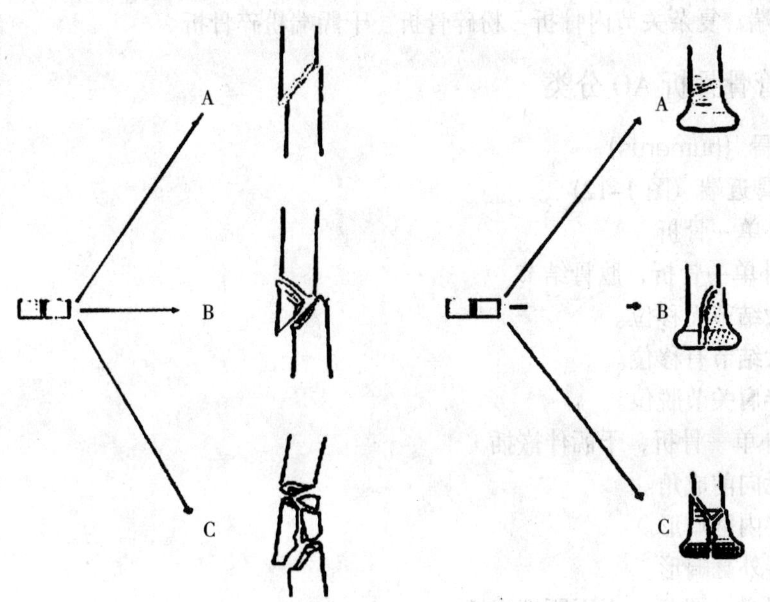

左：骨干骨折分型（A.简单 B.契形 C.复杂）
右：骨端骨折分型（A.关节外 B.部分关节内 C.复杂关节内）

图1-10　长管状骨骨干骨折分型

2. 远近端部分：在远近端部分即有“关节外”骨折（A型）又有“关节内”骨折。关节内骨折即有“部分关节内”（B型）又有“复杂关节内”（C型）骨折。

注意：有三个例外：肱骨近端（A.关节外单骨折，B.关节外双骨折，C.关节内），股骨近端（A.粗隆部分，B.股骨颈，C.股骨头）和踝关节部分（A.下胫腓联合下，B.横贯下胫腓联合，C.下胫腓联合上）。

四、AO诊断代码

要获得骨折的诊断，需结合解剖部位及其形态特征。对于“什么部位?”和“什么形态?”问题的回答是诊断的关键所在。为了便于计算机贮存和读取，可选用字母—数字代码系统来表示诊断。两个数字用于表示骨折部位，随后用一个字母和两个数字来表示骨折的形态特征（图1-11）。

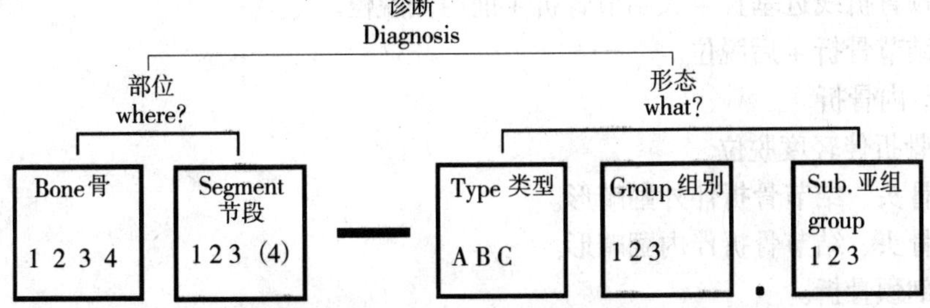

图1-11　字母—数字诊断代码（部位＋形态特征）

举例 1：干骺骨折的代码　32–B2.1

3　　2 – B　　2　　1

股骨　干骺端　楔形骨折　弯曲骨折　粗隆下

举例 2：骨干骨折的代码　33–C3.2

3　　3 – C　　3　　2

股骨　远端　复杂关节内骨折　粉碎骨折　干骺端粉碎骨折

五、长管骨骨折 AO 分类

（一）肱骨（humerus）

1. 11– 肱骨近端（图 1–12）

A= 关节外单一骨折

A1 关节外单一骨折，肱骨结节

（1）大结节无移位。

（2）大结节有移位。

（3）伴肩关节脱位。

A2 关节外单一骨折，干骺伴嵌插

（1）无向前成角。

（2）伴内翻畸形。

（3）伴外翻畸形。

A3 关节外单一骨折，无干骺端嵌插

（1）简单骨折伴成角。

（2）简单骨折伴横向移位。

（3）粉碎性骨折。

B= 关节外双处骨折

B1 关节外双处骨折伴干骺端嵌插

（1）外侧 + 大结节。

（2）内侧 + 小结节。

（3）后侧 + 大结节。

B2 关节外双处骨折不伴干骺端嵌插

（1）无骨骺骨折块旋转移位。

（2）骨骺骨折块旋转移位。

（3）干骺端粉碎骨折 + 大或小结节骨折。

B3 关节外双处骨折伴肩关节脱位

（1）经颈骨折线近垂直 + 大结节完整 + 前内侧脱位。

（2）经颈骨折线近垂直 + 大结节骨折 + 前内侧脱位。

（3）小结节骨折 + 后脱位。

C= 完全关节内骨折

C1 关节内骨折伴轻度脱位

（1）肱骨头、结节骨折伴外翻畸形。

（2）肱骨头、结节骨折伴内翻畸形。

（3）解剖颈骨折。

C2 关节内骨折嵌插伴骨折移位

（1）肱骨头、结节骨折伴外翻畸形。

（2）肱骨头、结节骨折伴内翻畸形。

（3）经头及结节骨折、伴内翻畸形。

C3 关节内骨折伴脱位

（1）解剖颈骨折。

（2）解剖颈和结节骨折。

（3）肱骨头结节粉碎骨折。

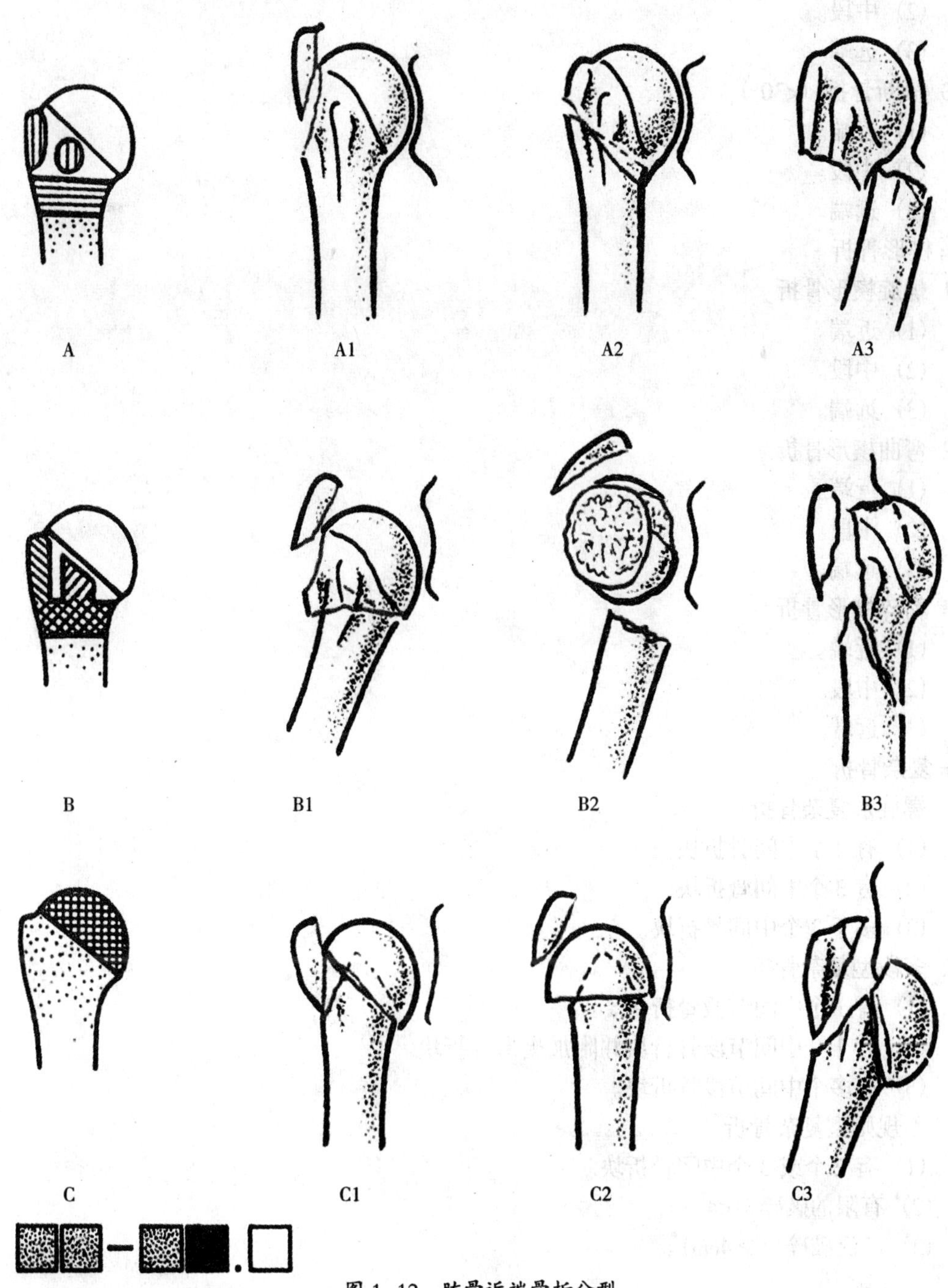

图 1-12　肱骨近端骨折分型

（引自 müller，1990 年）

2. 12- 肱骨干（图 1-13）

A= 简单骨折

A1 螺旋形

(1) 近端。

(2) 中段。

(3) 远端。

A2 斜形骨折（≥30°）

(1) 近端。

(2) 中段。

(3) 远端。

A3 横断骨折（<30°）

(1) 近端。

(2) 中段。

(3) 远端。

B= 楔形骨折

B1 螺旋楔形骨折

(1) 近端。

(2) 中段。

(3) 远端。

B2 弯曲楔形骨折

(1) 近端。

(2) 中段。

(3) 远端。

B3 粉碎楔形骨折

(1) 近端。

(2) 中段。

(3) 远端。

C= 复杂骨折

C1 螺旋形复杂骨折

(1) 有 2 个中间骨折块。

(2) 有 3 个中间骨折块。

(3) 多于 3 个中间骨折块。

C2 多段型复杂骨折

(1) 有 1 个中间节段骨折块。

(2) 有 1 个中间节段骨折块并附加楔形骨折块。

(3) 有多个中间节段骨折块。

C3 不规则型复杂骨折

(1) 有 2 个或 3 个中间骨折块。

(2) 有限的破碎（<4cm）。

(3) 广泛破碎（≥4cm）。

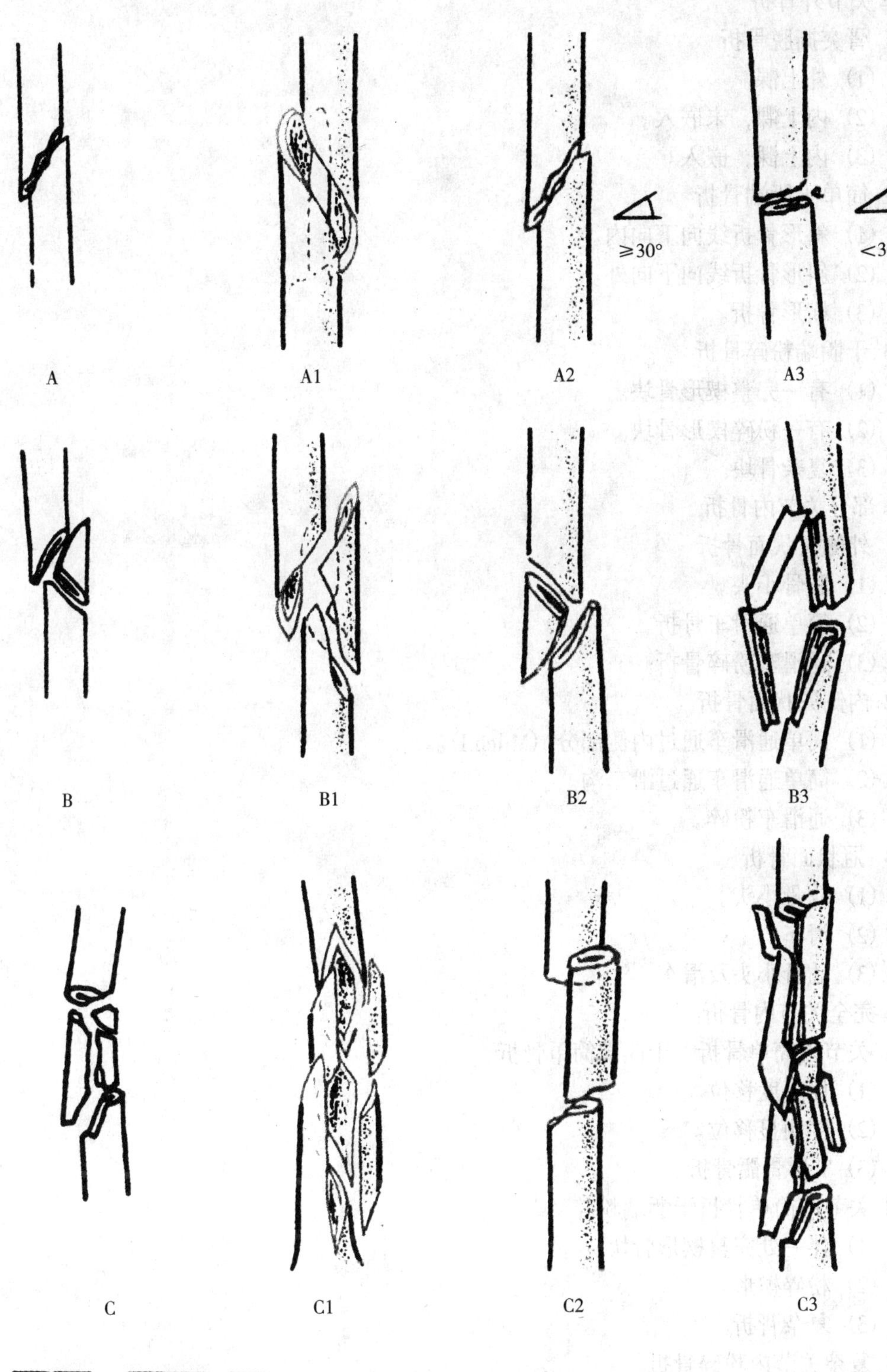

图 1-13　肱骨干骨折分型

（引自 müller，1990 年）

3.13- 肱骨远端（图 1-14）

A= 关节外骨折

A1 骨突撕脱骨折

(1) 外上髁。

(2) 内上髁，未嵌入。

(3) 内上髁，嵌入。

A2 简单干骺端骨折

(1) 斜形骨折线向下向内。

(2) 斜形骨折线向下向外。

(3) 横形骨折。

A3 干骺端粉碎骨折

(1) 有一完整楔形骨块。

(2) 有一粉碎楔形骨块。

(3) 复杂骨块。

B= 部分关节内骨折

B1 外侧矢状面骨折

(1) 肱骨小头。

(2) 简单通滑车骨折。

(3) 通滑车粉碎骨折。

B2 内侧矢状面骨折

(1) 简单通滑车通过内侧部分（Milch I）。

(2) 简单通滑车通过滑车沟。

(3) 通滑车粉碎。

B3 冠状面骨析

(1) 肱骨小头。

(2) 滑车。

(3) 肱骨小头及滑车。

C= 完全关节内骨折

C1 关节内简单骨折，干骺端简单骨折

(1) 伴轻度移位。

(2) 伴明显移位。

(3) T 形骨骺骨折。

C2 关节内简单骨折干骺端粉碎

(1) 伴一处完整楔形骨块。

(2) 粉碎楔形。

(3) 复杂骨折。

C3 复杂关节内粉碎骨折

(1) 干骺端简单。

(2) 干骺端楔形。

(3) 干骺端复杂。

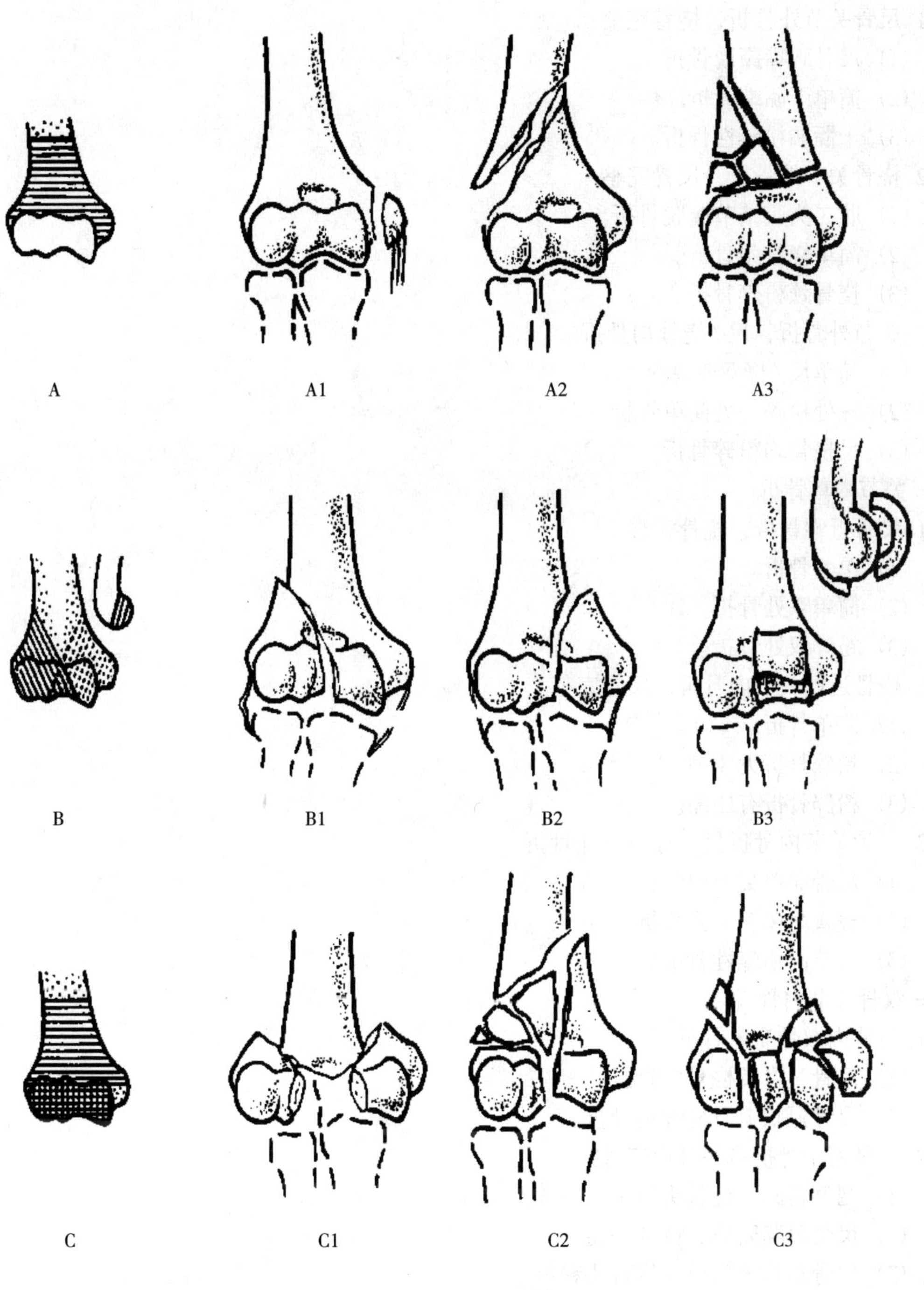

图 1-14　肱骨远端骨折分型

（引自 müller，1990 年）

(二) 桡 / 尺骨 (radius and ulna)

1.21- 桡 / 尺骨近端 (图 1-15)

A= 关节外骨折

A1 尺骨关节外骨折，桡骨完整

(1) 尺骨鹰嘴撕脱骨折。

(2) 简单干骺端骨折。

(3) 干骺端粉碎性骨折。

A2 桡骨关节外骨折，尺骨完整

(1) 肱二头肌结节撕脱骨折。

(2) 简单桡骨颈骨折。

(3) 桡骨颈粉碎骨折。

A3 关节外骨折，尺 / 桡骨均骨折

(1) 简单尺 / 桡双骨骨折。

(2) 一处粉碎一处简单骨折。

(3) 尺桡骨均粉碎骨折。

B= 关节内单骨折

B1 尺骨近端骨折，桡骨完整

(1) 单一骨折。

(2) 简单双处骨折。

(3) 粉碎双处骨折。

B2 桡骨近端关节内骨折，尺骨完整

(1) 简单骨折。

(2) 粉碎骨折无压缩。

(3) 粉碎骨折有压缩。

B3 一骨关节内骨折另一骨关节外骨折

(1) 尺骨简单关节内骨折。

(2) 桡骨简单关节内骨折。

(3) 关节内粉碎性骨折。

C= 双骨关节内骨折

C1 关节内双骨简单骨折

(1) 尺骨鹰嘴及桡骨头骨折。

(2) 尺骨冠状突及桡骨头骨折。

C2 一骨简单骨折另一骨粉碎骨折

(1) 鹰嘴粉碎，桡骨头简单。

(2) 尺骨鹰嘴简单，桡骨头粉碎。

(3) 尺骨冠状突简单，桡骨头粉碎。

C3 双骨粉碎骨折

(1) 每一个骨骼各有 3 个骨折块。

(2) 尺骨多于 3 个骨折块。

(3) 桡骨多于 3 个骨折块。

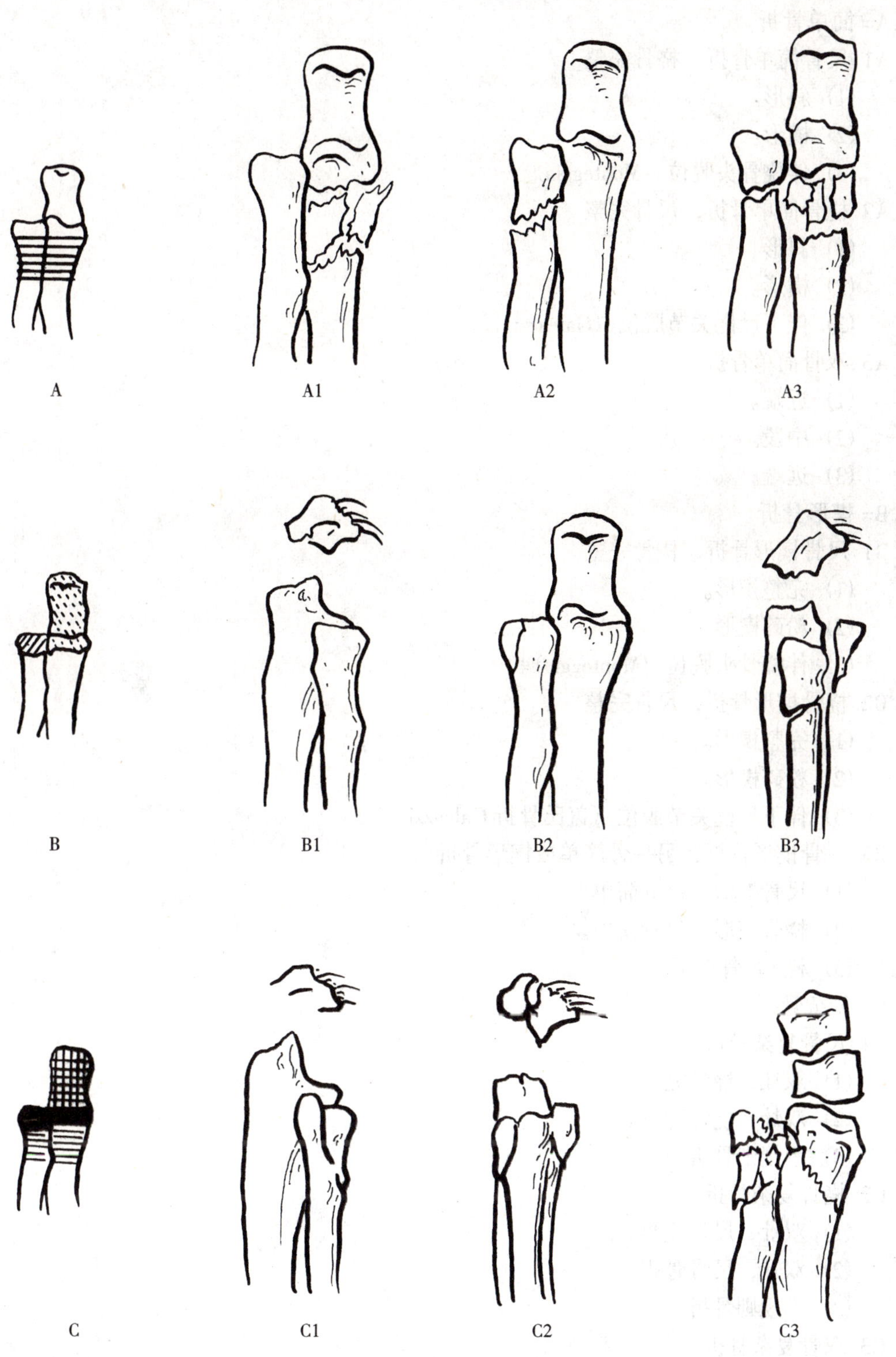

图 1-15　桡 / 尺骨近端骨折分型
（引自 müller，1990 年）

2.22- 桡 / 尺骨骨干（图 1-16）

A= 简单骨折

A1 尺骨简单骨折，桡骨完整

（1）斜形。

（2）横形。

（3）伴桡骨头脱位（Monteggia）。

A2 桡骨简单骨折，尺骨完整

（1）斜形。

（2）横形。

（3）伴下尺桡关节脱位（Galeazzi）。

A3 双骨简单骨折

（1）近端。

（2）中段。

（3）远端。

B= 楔形骨折

B1 尺骨楔形骨折，桡骨完整

（1）完整楔形。

（2）粉碎楔形。

（3）伴桡骨头脱位（Monteggia）。

B2 桡骨楔形骨折，尺骨完整

（1）完整楔形。

（2）粉碎楔形。

（3）伴下尺桡关节脱位（盖氏骨折 Galeazzi）。

B3 一骨楔形骨折，另一骨简单或楔形骨折

（1）尺骨楔形，桡骨简单。

（2）桡骨楔形，尺骨简单。

（3）桡 / 尺骨楔形。

C= 复杂骨折

C1 尺骨复杂骨折

（1）双灶，桡骨完整。

（2）双灶，桡骨骨折。

（3）不规则骨折。

C2 桡骨复杂骨折

（1）双灶，尺骨完整。

（2）双灶，尺骨骨折。

（3）不规则骨折。

C3 双骨复杂骨折

（1）双灶。

（2）一骨双灶，另一骨不规则骨折。

（3）不规则骨折。

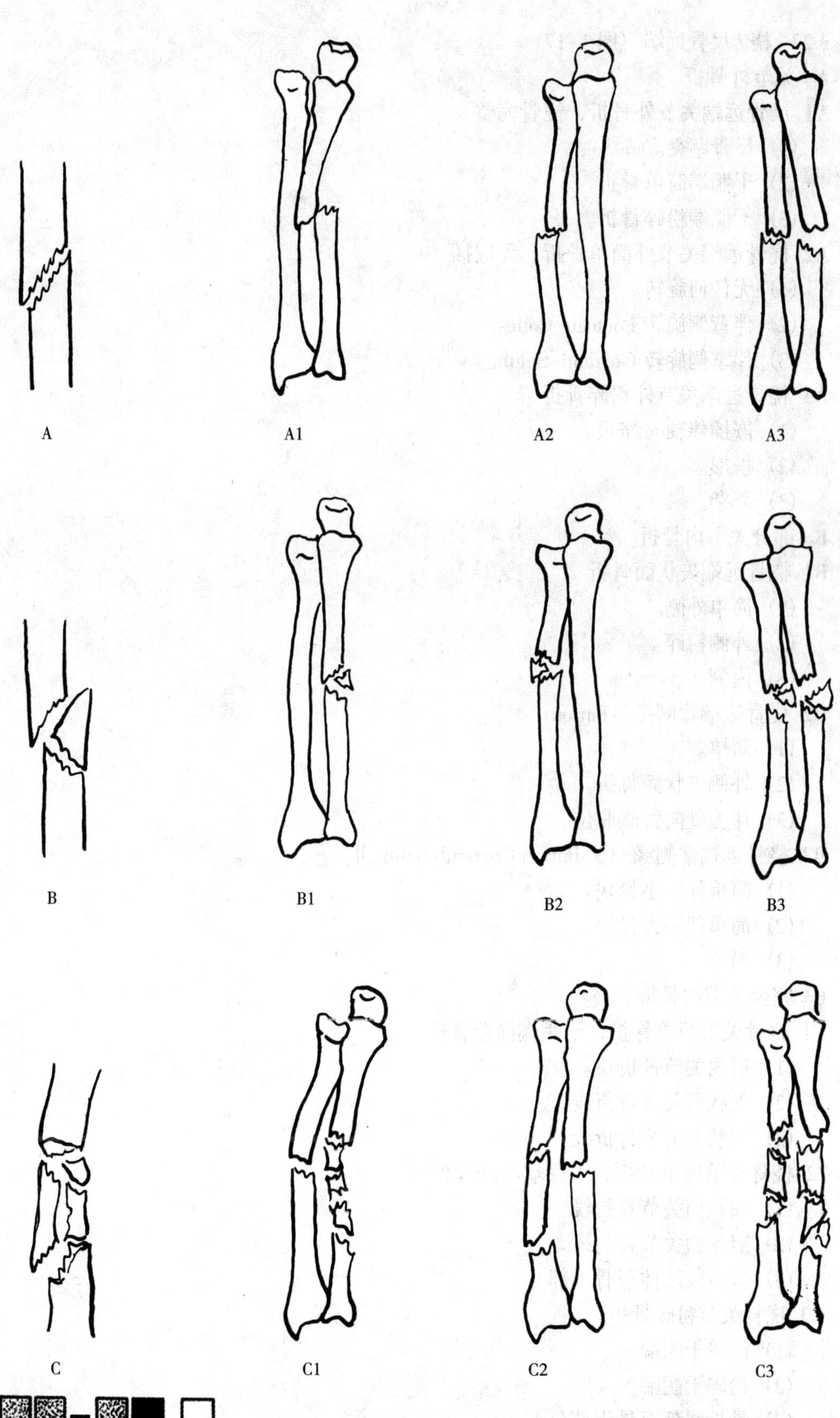

图 1-16　桡 / 尺骨骨干骨折分型
（引自 müller，1990 年）

3.23- 桡 / 尺骨远端（图 1-17）

A= 关节外骨折

A1 尺骨远端关节外骨折，桡骨完整

(1) 尺骨茎突。

(2) 干骺端简单骨折。

(3) 干骺端粉碎骨折。

A2 桡骨远端关节外简单骨折，无嵌插

(1) 无任何旋转。

(2) 伴背侧旋转 Pouteau-Colles。

(3) 伴掌侧旋转 Goyrand-Smith。

A3 桡骨远端关节外粉碎骨折

(1) 嵌插伴轴向缩短。

(2) 楔形。

(3) 复杂。

B= 部分关节内骨折

B1 桡骨远端矢状面骨折

(1) 简单外侧。

(2) 外侧粉碎。

(3) 内侧。

B2 桡骨远端背侧缘（Barton）

(1) 简单。

(2) 外侧矢状面骨折。

(3) 伴腕骨向背侧脱位。

B3 桡骨远端掌侧缘（反 Barton Goyrand-Smith Ⅱ）

(1) 简单伴一小骨块。

(2) 简单伴一大骨块。

(3) 粉碎。

C= 完全关节内骨折

C1 桡骨关节简单骨折，干骺端简单骨折

(1) 后内关节骨折块。

(2) 矢状面关节骨折线。

(3) 冠状面关节骨折线。

C2 桡骨关节简单骨折，干骺端粉碎骨折

(1) 矢状面关节骨折线。

(2) 冠状面关节骨折线。

(3) 骨折线延伸至骨干部分。

C3 桡骨关节粉碎骨折

(1) 简单干骺端。

(2) 粉碎干骺端。

(3) 骨折线延至骨干部分。

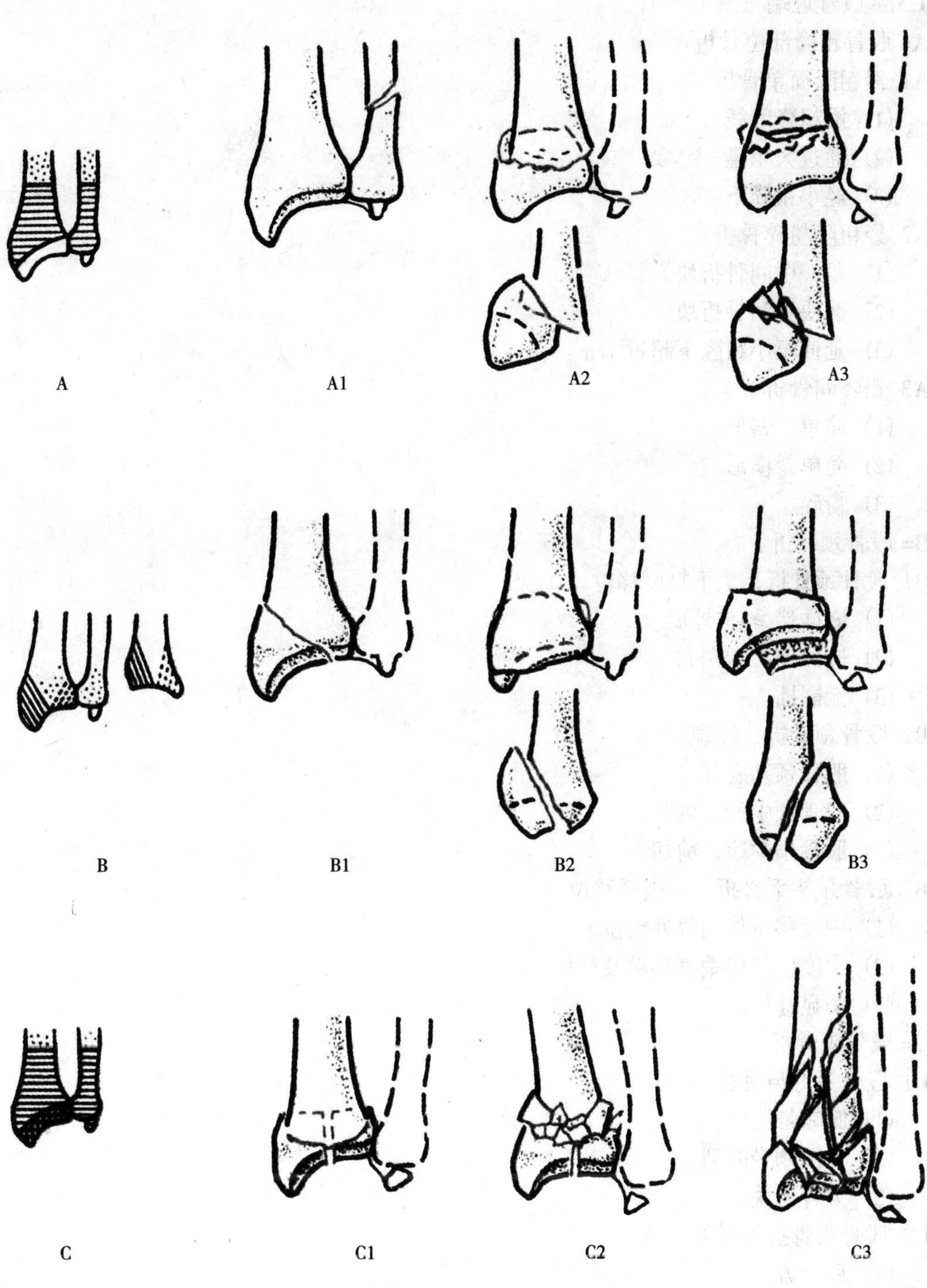

图 1-17 桡/尺骨远端骨折分型

（引自 müller，1990 年）

（三）股骨（femur）

1.31- 股骨近端（图 1-18）

A= 股骨粗隆部位骨折

A1 经粗隆简单骨折

（1）沿粗隆间线。

（2）通过大粗隆。

（3）经小粗隆下。

A2 经粗隆粉碎骨折

（1）单一中间骨折块。

（2）数块中间骨折块。

（3）延伸至小粗隆下超过 1cm。

A3 粗隆间骨折

（1）简单，斜形。

（2）简单，横形。

（3）粉碎。

B= 股骨颈骨折

B1 股骨颈骨折，头下轻度移位

（1）嵌插伴≥15°外展。

（2）嵌插伴 <15°外展。

（3）无嵌插。

B2 股骨颈骨折，经颈

（1）股骨颈基底部。

（2）股骨颈中段，内收。

（3）股骨颈中段，剪切。

B3 股骨颈头下骨折，无嵌插移位

（1）中度移位伴内收外旋位。

（2）中度位移伴垂直移动及外展。

（3）明显移位。

C= 股骨头骨折

C1 股骨头劈裂骨折

（1）圆韧带撕脱。

（2）伴圆韧带断裂。

（3）大骨折块。

C2 股骨头骨折伴压缩

（1）后上方。

（2）前上方。

（3）劈裂压缩。

C3 股骨头骨折合并股骨颈骨折

（1）劈裂及经颈骨折。

（2）劈裂及股骨颈头下骨折。

（3）压缩及股骨颈骨折。

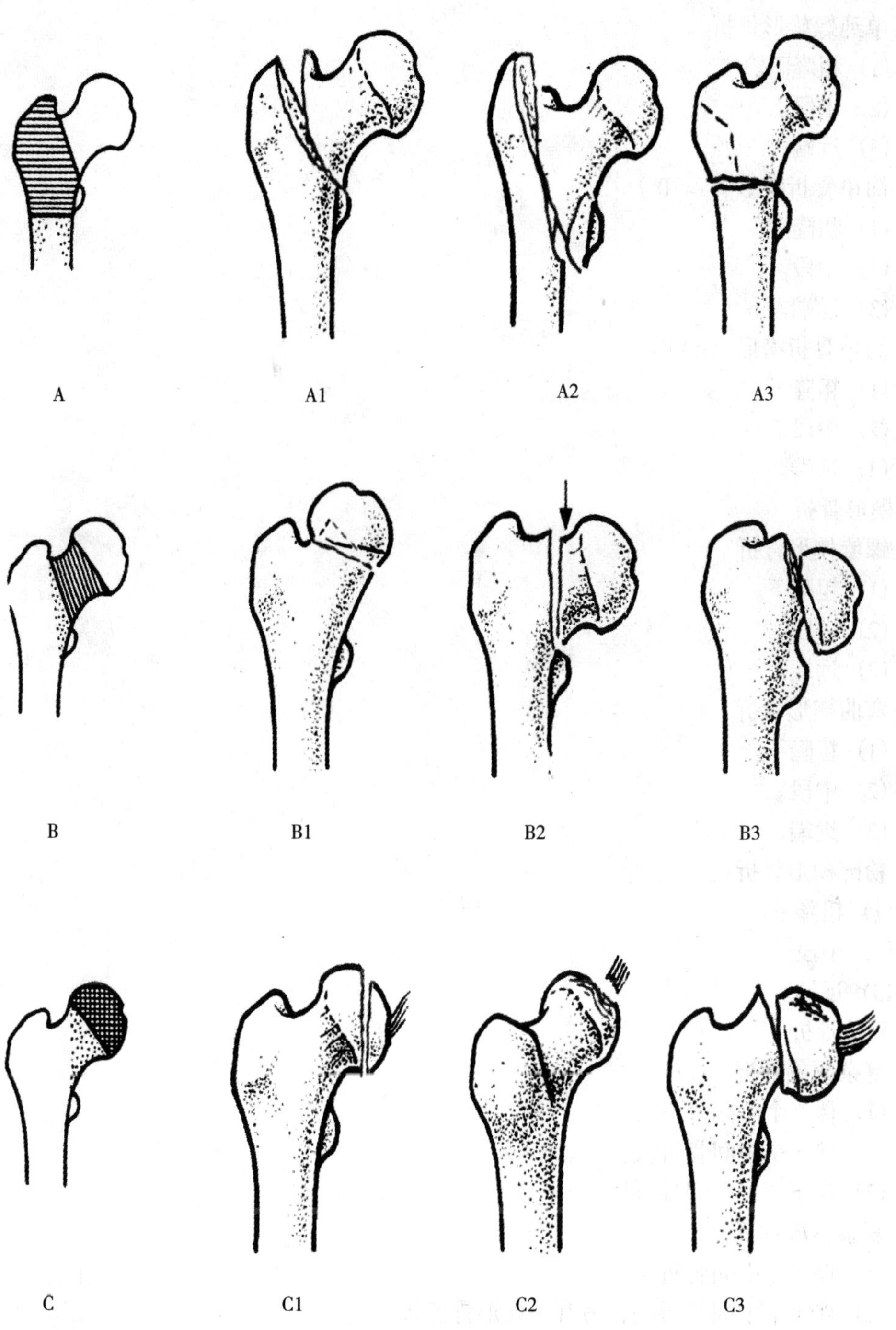

图 1-18 股骨近端骨折分型

（引自 müller，1990 年）

2.32- 股骨干（图 1-19）

A= 简单骨折

A1 单纯螺旋形骨折

(1) 粗隆下。

(2) 中段。

(3) 远端。

A2 简单骨折斜形（≥30°）

(1) 粗隆下。

(2) 中段。

(3) 远端。

A3 简单骨折横形（<30°）

(1) 粗隆下。

(2) 中段。

(3) 远端。

B= 楔形骨折

B1 螺旋楔形骨折

(1) 粗隆下。

(2) 中段。

(3) 远端。

B2 弯曲楔形骨折

(1) 粗隆下。

(2) 中段。

(3) 远端。

B3 粉碎楔形骨折

(1) 粗隆下。

(2) 中段。

(3) 远端。

C= 复杂骨折

C1 复杂螺旋骨折

(1) 伴 2 个中间骨折块。

(2) 伴 3 个中间骨折块。

(3) 多于 3 个中间骨折块。

C2 复杂多段骨折

(1) 伴 1 个中间骨折块。

(2) 伴 1 个中间骨折块，另有一楔形骨折块。

(3) 伴 2 个中间骨折块。

C3 复杂不规则形骨折

(1) 伴 2～3 个中间骨折块。

(2) 伴局限爆裂（<5cm）。

(3) 伴广泛爆裂（≥5cm）。

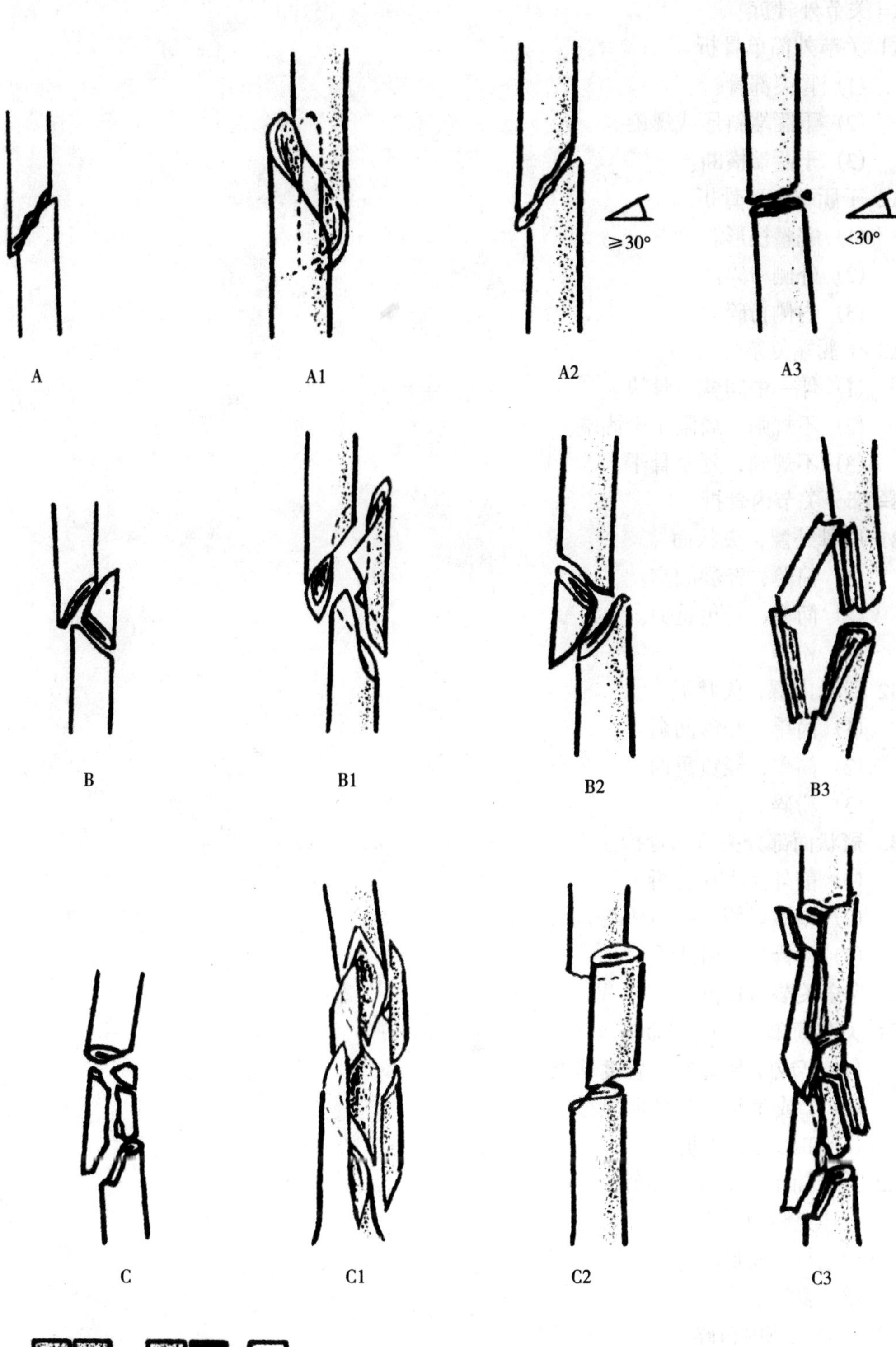

图 1-19 股骨干骨折分型
(引自 müller，1990 年)

3.33- 股骨远端（图 1-20）

A= 关节外骨折

A1 关节外简单骨折

(1) 骨突部骨折。

(2) 干骺端斜形或螺旋。

(3) 干骺端横断。

A2 干骺端楔形骨折

(1) 完整楔形。

(2) 外侧粉碎。

(3) 内侧粉碎。

A3 干骺端复杂骨折

(1) 伴一中间劈裂骨块。

(2) 不规则，局限于干骺端。

(3) 不规则，延至骨干。

B= 部分关节内骨折

B1 股骨外髁，矢状面

(1) 简单，经髁间窝。

(2) 简单，经负重面。

(3) 粉碎。

B2 股骨内髁，矢状面

(1) 简单，经髁间窝。

(2) 简单，经负重面。

(3) 粉碎。

B3 冠状面部分关节内骨折

(1) 前外侧小片骨折。

(2) 单髁后侧骨折（Hoffa）。

(3) 双髁后侧骨折。

C= 完全关节内骨折

C1 关节简单，干骺端简单

(1) T 或 Y 形骨折伴轻度移位。

(2) T 或 Y 形骨折伴明显移位。

(3) T 形骨骺骨折。

C2 关节简单，干骺端粉碎

(1) 完整楔形。

(2) 粉碎楔形。

(3) 复杂。

C3 完全关节内粉碎骨折

(1) 简单干骺端骨折。

(2) 干骺端粉碎骨折。

(3) 干骺端及骨干粉碎骨折。

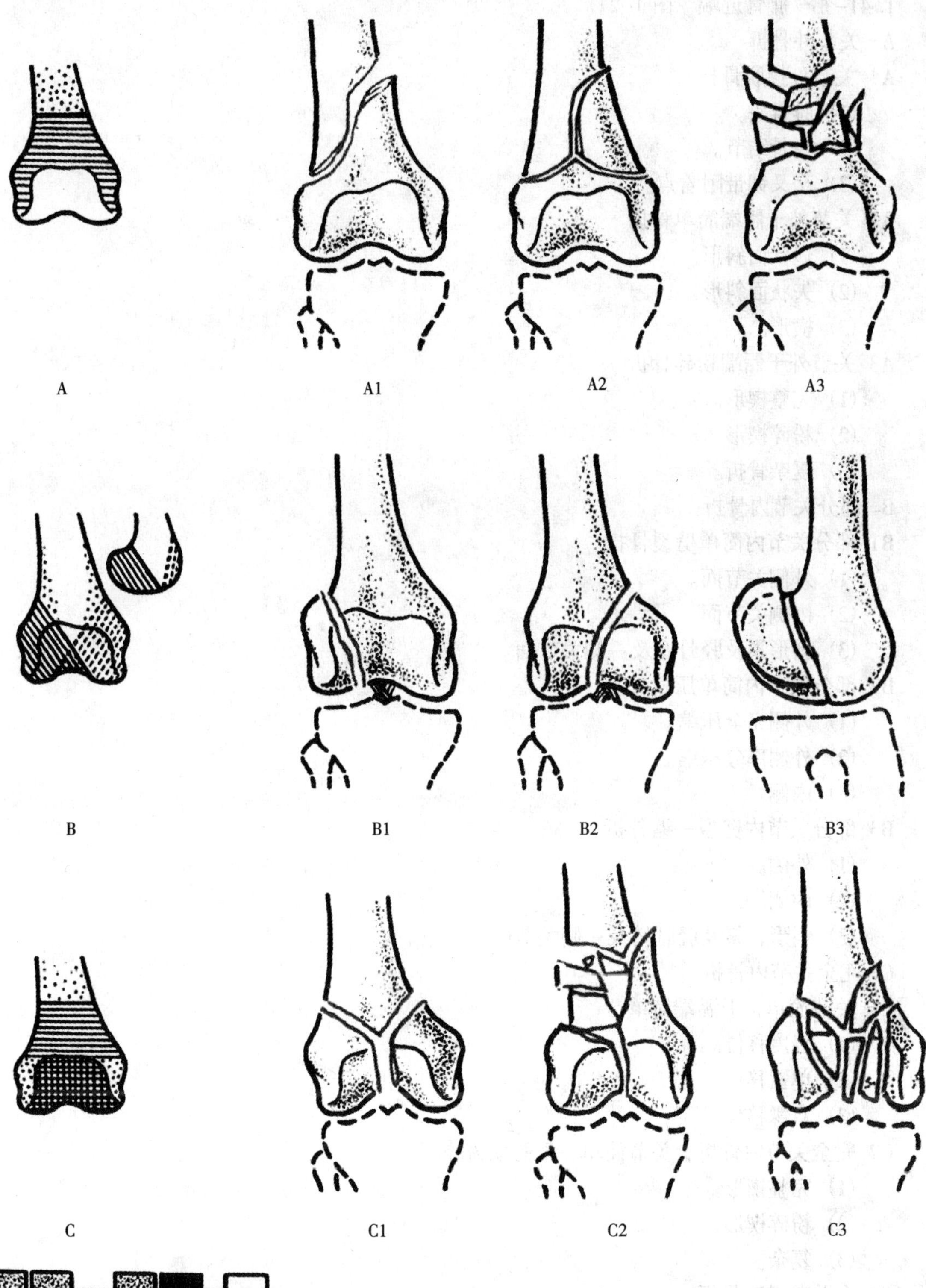

图 1-20 股骨远端骨折分型
（引自 müller，1990 年）

（四）胫/腓骨（tibia and fibula）

1. 41- 胫 / 腓骨近端（图 1-21）

A= 关节外骨折

A1 关节外撕脱骨折

（1）腓骨头。

（2）胫骨结节。

（3）交叉韧带附着点。

A2 关节外干骺端简单骨折

（1）冠状面斜形。

（2）矢状面斜形。

（3）横形。

A3 关节外干骺端粉碎骨折

（1）完整楔形。

（2）粉碎楔形。

（3）复杂骨折。

B= 部分关节内骨折

B1 部分关节内简单劈裂骨折

（1）外侧关节面。

（2）内侧关节面。

（3）斜形累及胫骨嵴及一侧关节面。

B2 部分关节内简单压缩骨折

（1）外侧完全压缩。

（2）外侧部分压缩。

（3）内侧。

B3 部分关节内劈裂—缩骨折

（1）外侧。

（2）内侧。

（3）斜形，累及胫骨嵴及一侧关节面。

C= 完全关节内骨折

C1 关节简单，干骺端简单

（1）轻度移位。

（2）单髁移位。

（3）双髁移位。

C2 完全关节内骨折，关节简单，干骺端粉碎

（1）完整楔形。

（2）粉碎楔形。

（3）复杂。

C3 全关节粉碎骨折

（1）外侧。

（2）内侧。

（3）外侧加内侧。

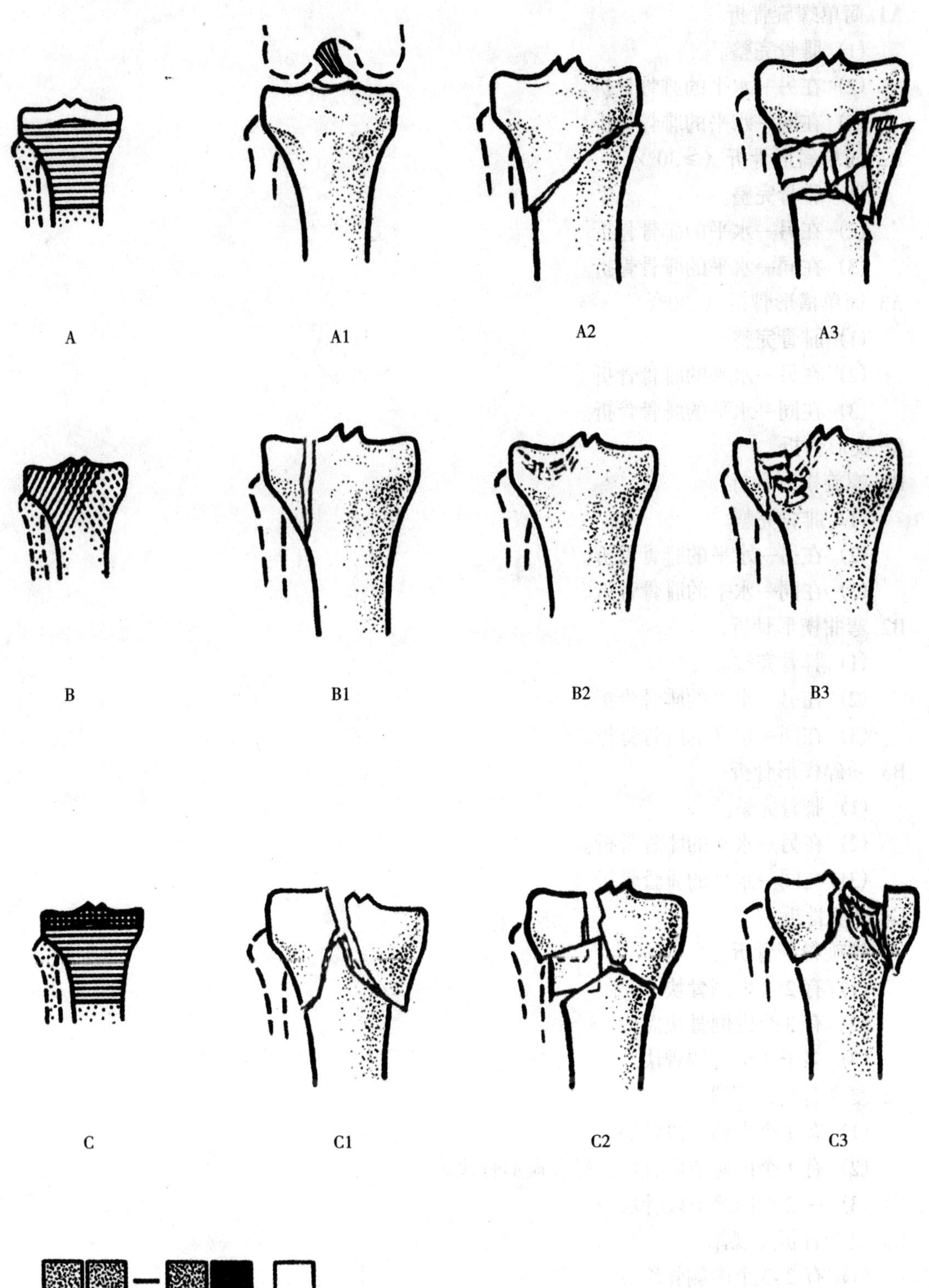

图 1-21　胫 / 腓骨近端骨折分型

（引自 müller，1990 年）

2.42- 胫 / 腓骨骨干（图 1-22）

A= 简单骨折

A1 简单螺旋骨折

(1) 腓骨完整。

(2) 在另一水平的腓骨骨折。

(3) 在同一水平的腓骨骨折。

A2 简单斜形骨折（≥30°）

(1) 腓骨完整。

(2) 在另一水平的腓骨骨折。

(3) 在同一水平的腓骨骨折。

A3 简单横形骨折（<30°）

(1) 腓骨完整。

(2) 在另一水平的腓骨骨折。

(3) 在同一水平的腓骨骨折。

B= 楔形骨折

B1 螺旋楔形骨折

(1) 腓骨完整。

(2) 在另一水平的腓骨骨折。

(3) 在同一水平的腓骨骨折。

B2 弯曲楔形骨折

(1) 腓骨完整。

(2) 在另一水平的腓骨骨折。

(3) 在同一水平的腓骨骨折。

B3 粉碎楔形骨折

(1) 腓骨完整。

(2) 在另一水平的腓骨骨折。

(3) 在同一水平的腓骨骨折。

C= 复杂骨折

C1 螺旋粉碎骨折

(1) 有 2 个内侧骨块。

(2) 有 3 个内侧骨块。

(3) 多于 3 个内侧骨块。

C2 复杂骨折，多段

(1) 有 1 个内侧节段骨块。

(2) 有 1 个内侧节段骨块，另有楔形骨块。

(3) 有 2 个内侧节段骨块。

C3 复杂骨折无规律

(1) 有 2~3 个内侧骨块。

(2) 有局限性爆裂（<4cm）。

(3) 有广泛爆裂（≥4cm）。

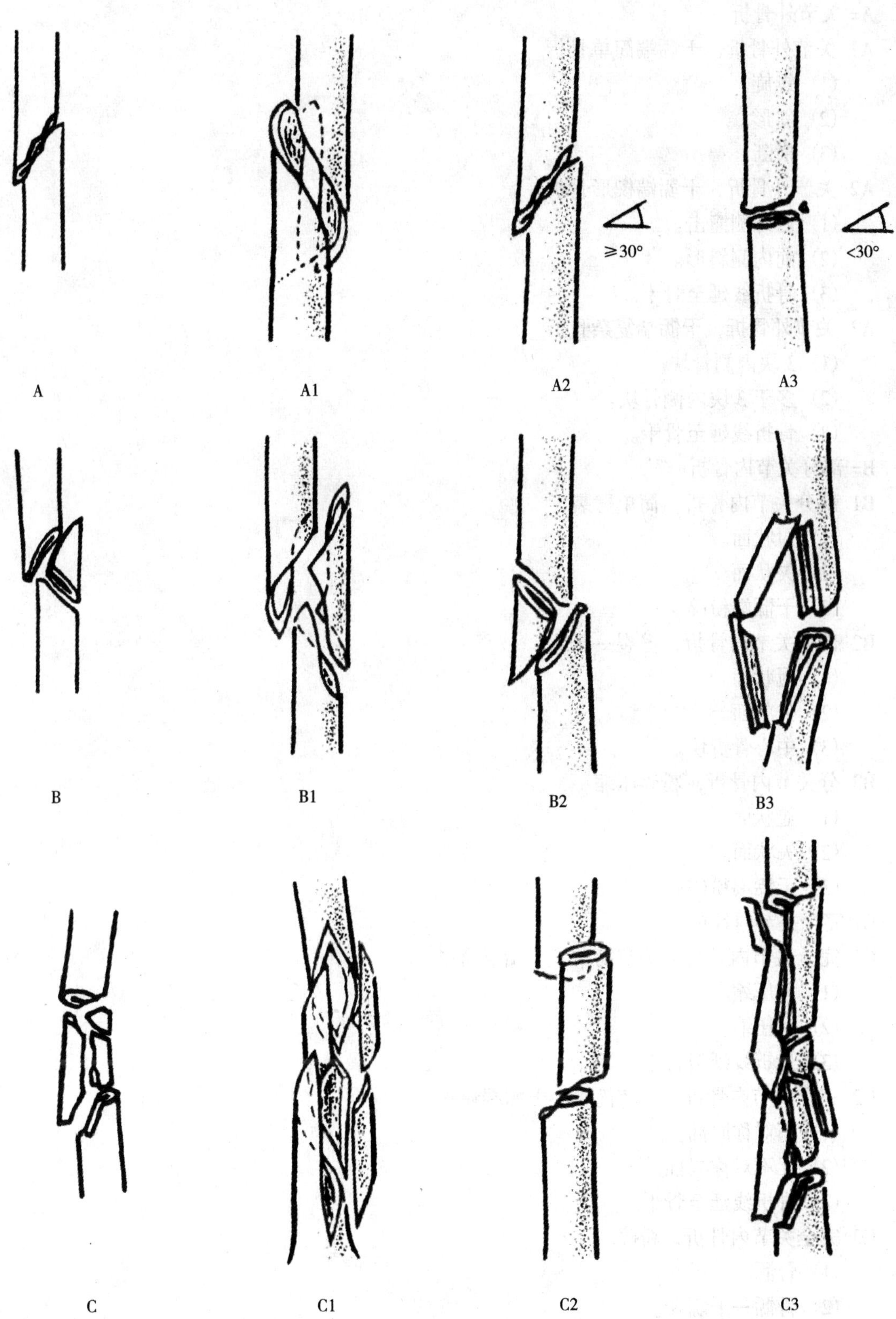

图 1-22　胫 / 腓骨干骨折分型

（引自 müller，1990 年）

3.43- 胫 / 腓骨远端（图 1-23）

A= 关节外骨折

A1 关节外骨折，干骺端简单骨折

(1) 螺旋。

(2) 斜形。

(3) 横断。

A2 关节外骨折，干骺端楔形骨折

(1) 后外侧撞击。

(2) 前内侧斜形。

(3) 骨折线延至骨干。

A3 关节外骨折，干骺端复杂骨折

(1) 3 块内侧骨块。

(2) 多于 3 块内侧骨块。

(3) 骨折线延至骨干。

B= 部分关节内骨折

B1 部分关节内骨折，简单劈裂

(1) 冠状面。

(2) 矢状面。

(3) 干骺端粉碎。

B2 部分关节内骨折，劈裂—压缩

(1) 冠状面。

(2) 矢状面。

(3) 中心骨折块。

B3 分关节内骨折，粉碎压缩

(1) 冠状面。

(2) 矢状面。

(3) 干骺端粉碎。

C= 完全关节内骨折

C1 完全关节内骨折，关节简单，干骺端简单

(1) 无压缩。

(2) 有压缩。

(3) 骨折线延至骨干。

C2 完全关节内骨折，关节简单，干骺端粉碎

(1) 不对称嵌插。

(2) 无不对称嵌插。

(3) 骨折线延至骨干。

C3 完全关节内骨折，粉碎

(1) 骨骺。

(2) 骨骺—干骺端。

(3) 骨骺—干骺端—骨干。

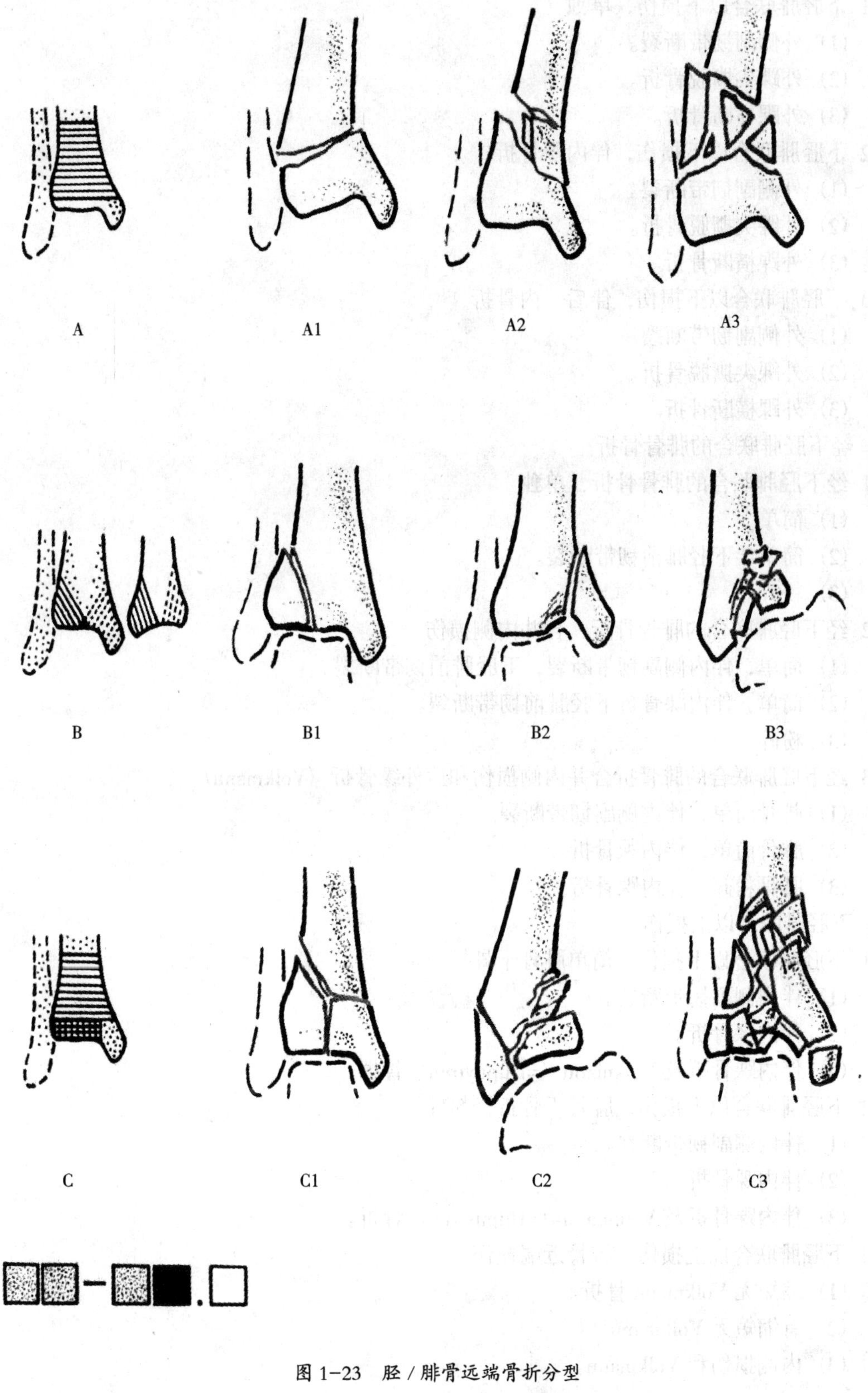

A A1 A2 A3

B B1 B2 B3

C C1 C2 C3

图 1-23 胫 / 腓骨远端骨折分型

（引自 müller，1990 年）

（五）胫 / 腓骨　踝关节部分（图 1-24）

A= 下胫腓联合以下损伤

A1 下胫腓联合以下损伤，单独

（1）外侧副韧带断裂。

（2）外踝尖撕脱骨折。

（3）外踝横断骨折。

A2 下胫腓联合以下损伤，伴内踝骨折

（1）外侧副韧带断裂。

（2）外踝尖撕脱骨折。

（3）外踝横断骨折。

A3 下胫腓联合以下损伤，伴后—内骨折

（1）外侧副韧带断裂。

（2）外踝尖撕脱骨折。

（3）外踝横断骨折。

B= 经下胫腓联合的腓骨骨折

B1 经下胫腓联合的腓骨骨折，单独

（1）简单。

（2）简单伴下胫腓前韧带断裂。

（3）粉碎。

B2 经下胫腓联合的腓骨骨折，合并内侧损伤

（1）简单，伴内侧副韧带断裂，下胫腓前韧带断裂。

（2）简单，伴内踝骨折下胫腓前韧带断裂。

（3）粉碎。

B3 经下胫腓联合的腓骨折合并内侧损伤和后外缘骨折（Volkmann）

（1）腓骨简单，伴内侧副韧带断裂。

（2）腓骨简单，伴内踝骨折。

（3）腓骨粉碎，伴内踝骨折。

C= 下胫腓联合以上损伤

C1 下胫腓联合以上损伤、简单腓骨干骨折

（1）伴内侧副韧带断裂。

（2）伴内踝骨折。

（3）伴内踝骨折及 Volkmann（=Dupuytren）骨折。

C2 下胫腓联合以上损伤，腓骨干骨折，粉碎

（1）伴内侧副韧带断裂。

（2）伴内踝骨折。

（3）伴内踝骨折及 Volkmann（=Dupuytren）骨折。

C3 下胫腓联合以上损伤，腓骨近端损伤

（1）缩短无 Volkmann 骨折。

（2）有缩短无 Volkmann。

（3）内侧损伤和 Volkmann。

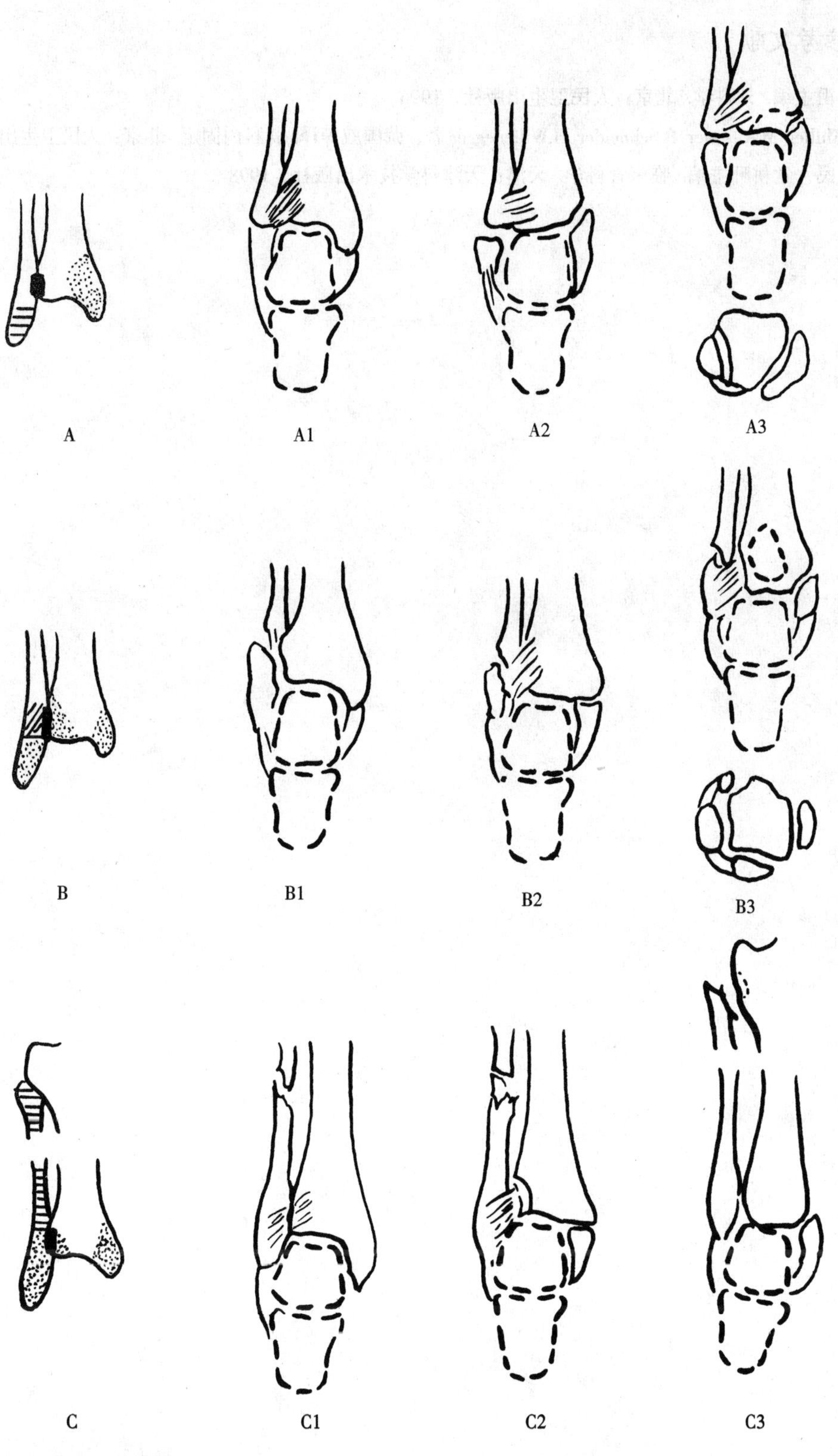

图 1-24 踝部骨折分型

（引自 müller，1990 年）

主要参考文献

1 裘法祖主编. 外科学. 北京：人民卫生出版社，1996

2 M.E.Müller M.Allgower R.Schneider H.Willenegger著，荣国威等译. 骨科内固定. 北京：人民卫生出版社，1995

3 李适民，党耕町主编. 临床骨科学. 天津：天津科学技术出版社，1998

第二章　骨折的诊断

在骨科疾病的诊断中，需将病史及临床物理检查结合起来，得出一个初步的概念或诊断。再根据需要申请特殊的检查方法，以达到最后的确诊目的。由于运动系统包括四肢与躯干的骨、关节、肌肉、肌腱、韧带、筋膜、神经、血管以及皮肤与皮下组织，各具有许多理学检查特点，是骨科医生学习的重中之重。

近年来，骨科检查方法发展很快，除理学检查、图像诊断学检查（包括平片、断层、立体造影等X线检查）外，又出现了超声波检查、放射性核素扫描、计算机断层扫描（CT扫描）、核磁共振（MRI）、肌电图测验、关节腔镜等内窥镜检查、实验室检验以及病理学检查等。但最基本、最重要的是理学检查，而其他检查都是辅助检查，用以证实或否定理学检查的结果，以明确诊断、病理及其进展。

第一节　骨折的临床表现

一、病史询问要点

当医生接触到创伤病人时，由于某些体征相当明显，有时即使一般人也能根据肢体明显畸形作出大致的诊断。但如果医生不询问病史，或主观诱导式询问，或根据显眼的外伤畸形，就想当然地做出诊断，往往会造成错误的判断，甚至导致漏诊。询问外伤病史涉及的方面虽然很多，但为了争取时间，及时而较确切地做出诊断，应着重从以下三个方面询问病史：受伤方式（怎样受的伤）、疼痛情况（什么部位疼痛及性质）和功能障碍（运动障碍、感觉障碍及排尿障碍等）。

（一）受伤机制

除对遭受暴力的时间、方式及患者身体的姿势等详细询问外，尚应了解致伤物的种类、场所及外力作用形式等，以求能够较全面地掌握致伤时的全过程。这对伤情的判定、诊断及治疗方法选择至关重要。致伤的具体情况常可引导你从受伤机制入手，分析其可能遭受的损伤、范围及严重程度。

（二）疼痛部位

是更具体的标志，反映损伤的主要部位、范围，但在疼痛部位并未发现有任何体征时，必须考虑到邻近部位损伤存在的可能。务必注意在多发损伤时，主要部位的症状，特别是疼痛对次要部位症状的掩盖影响。

（三）功能障碍

损伤造成功能障碍，既可能是对该部位的直接损伤，也可能是并发损伤所致。例如肱骨骨折并发桡神经损伤，导致的手部运动障碍；脊柱骨折合并脊髓损伤，导致的截瘫；肋骨骨折并发血气胸，导致的呼吸功能障碍；骨盆骨折并发尿道损伤，导致的排尿障碍等。

二、骨折一般表现

（一）肿胀与瘀斑

局部直观可以引导你的判断，但决不可局限于此而忽略更深入的检查，包括姿势、体位、保护性体态、局部瘀斑、肿胀畸形等。骨折时，骨髓、骨膜及周围软组织内的血管破裂出血。在闭合性骨折周围形成血肿，在开放性骨折时血液可经创口流出，软组织亦因受伤而发生水肿，患肢显著肿胀时，皮肤可发亮，甚至出现张力性水泡。严重时可阻碍静脉回流，使骨筋膜室内压力增高，甚至可阻碍动脉血液循环。表浅部位的骨折如胫骨、尺骨等骨折，血肿表浅，受伤 1~2 天后，由于血红蛋白分解，皮下淤斑可变为紫色、青色、黄色。

（二）疼痛与压痛

骨折处均感疼痛，压痛是各种骨折共有的体征，尤其在移动患肢时疼痛加剧，经妥善固定后即可减轻或逐渐消失，扪诊时骨折处有局限性压痛。但必须指出：存在压痛并非一定就存在骨折。

1. 压痛：无论损伤部位深浅均可能有压痛，耐心细致寻找压痛点，往往是诊断的突破口。
2. 轴心挤压痛：在短管状骨（如指骨、趾骨等）骨折，顺其轴线纵向挤压时可引发疼痛。
3. 轴心叩击痛：深在的骨端（如股骨颈囊内）骨折，在表浅部顺纵轴向心叩击可引发疼痛。
4. 牵拉痛：靠近骨端的损伤，例如撕脱性骨折、韧带撕裂等，利用关节的体位被动变化，如膝外翻应力试验，牵动损伤局部而引起疼痛。

（三）功能障碍

骨折后由于肢体内部支架的断裂和疼痛，使肢体丧失全部或部分运动功能（嵌插骨折及裂缝骨折等不完全骨折，仍可有部分运动功能。

以上三项可见于新鲜骨折，也可见于软组织损伤及炎症。因此，仅有这些临床表现诊断为骨折是极为不妥的，此时必须用 X 线摄片才能确定诊断.。

三、骨折专有体征

（一）局部畸形

骨折移位时，受伤局部的形状发生畸形改变。主要有以下几种畸形：

1. 成角畸形：骨折远端偏离原来纵轴者。
2. 短缩畸形：骨折在纵轴方向缩短者。
3. 旋转畸形：骨折远端向内或向外旋转者。
4. 内外翻畸形：指关节部骨折端向内或向外成角变位者。

除上述畸形之外，不同部位尚可出现特定的畸形，典型体征或强迫性特殊体征。例如肩关节前脱位时的 Dugas 征；髋关节后脱位时的屈曲、内收、内旋征；Colles 骨折时的银叉样畸形征及胸腰椎骨折的驼背样畸形等，可进一步引导你做出分析判断。

（二）异常活动

在肢体没有关节的部位，骨折后可有不正常的活动或异常活动。四肢长管骨完全骨折时，患者可突然出现肢体异常活动，并伴有难以忍受的剧痛。但在不完全骨折、嵌插骨折或周围肌肉处于持续痉挛状况的患者，肢体异常活动可不明显或不出现。

（三）骨擦音或骨摩擦感

骨折端互相摩擦时，可听到骨擦音或感到骨摩擦感。

以上三种体征只要出现其中之一，即可确诊。但未见此三种体征时，也可能有骨折。如嵌插骨折、裂缝骨折等。骨折端之间软组织嵌入时，可以没有骨擦音或骨摩擦感。反常活动及骨擦音或骨摩擦感两项症状只能在检查时加以注意，不可故意摇动患肢获得之，以免增加病人的痛苦或使锐利的骨折端损伤血管、神经及其他软组织或使嵌插骨折松脱而移位。

四、骨折易合并的损伤

创伤往往是复杂的、多发的，这种由于同一个致伤因子所引起的多发损伤，在就诊时其症状和体征可能有重有轻，有的明显，有的隐晦。因此，有些损伤可能被主要的或显著的损伤所掩盖而不易发觉。例如脊柱骨折脱位合并截瘫，其截瘫水平以下的某些较轻微的骨折就容易被忽略。

也有些损伤早期体征可能极不肯定，例如某些颅脑损伤、脾破裂等，也容易因获得了其他明显的骨关节损伤的诊断而使之忽略。可见，对受伤情况较复杂的患者（例如塌方、坠落、车祸、爆炸等等原因造成的），既要在急诊时通过周密的系统检查发现问题，有的还需要在一定时间内进行严密细致的观察，以防漏诊。

在同一部位或相邻部位，也往往由于一次外伤而造成多种组织损伤，这些损伤彼此之间关系十分密切，其中大部分是因果关系。例如，肱骨下 1/3 骨折引起桡神经损伤、股骨髁上骨折引起腘动脉断裂、骨盆骨折引起尿道断裂、肋骨骨折引起血气胸等等，这些都称之为合并损伤。另外，一部分则无因果关系，而只是由于同一外力直接造成的。例如，锐器砍伤造成的皮肤裂伤，肌腱、神经、血管断裂和骨折，车轮碾压造成的骨折和同部位的皮肤碾挫伤等等，这些也称之为合并损伤，但以骨、关节损伤为主。

除去脊柱骨折并发截瘫，肋骨骨折并发血气胸等类似情况而外，其他合并损伤往往在急诊时表现为次要矛盾，而实际上多数合并损伤在既已形成后，立即或逐渐变成为主要矛盾。耻骨支骨折仅仅是短期的痛苦与活动不便，而其合并的尿道损伤则可以引起严重得多的早期和后期的治疗困难。股骨髁上骨折经过妥善的治疗，是可以恢复正常功能的，而并发的腘动脉栓塞却可能造成丧失小腿的悲惨后果。更能说明问题，也是教训最多的则是开放性骨折。有时皮肤损伤不大，但也恰恰经常因轻视了这类皮肤损伤的处理，而引起感染、坏死、慢性骨髓炎等一系列严重的后果。因此，必须从一开始就十分重视合并损伤的诊断和处理。

外伤引起的人体全身性的病理生理反应，例如休克、急性肾功能衰竭、脂肪栓塞、微血管内弥漫性凝血等，外伤局部在伤后逐渐发展而形成的病理生理反应，例如感染、骨筋膜室综合征、组织坏死等，称之为骨、关节损伤的损伤并发症。这些损伤并发症往往要比原发损伤严重得多，但由于有个发展过程，在一开始可以并无迹象，而未引起注意，因此，必须十分熟悉在哪些情况下，哪些部位的哪些损伤容易引起哪些并发症，例如严重的骨盆骨折易合并出血性休克、股骨干骨折易合并脂肪栓塞、小腿骨折易合并骨筋膜室综合征等。对容易引起损伤并发症的病例应高度警惕，系统检查，严密观察，积极预防。

五、骨折诊断易犯错误

（一）诊断既要及时，又要逐步完善

对骨关节损伤要尽早做出全面而确切的诊断，这是一条坚定不移的原则。但同时也需要看到，有些损伤的诊断需要有一个逐渐确立的过程。

昏迷、休克等伤情严重的患者，如一时无法了解其受伤情况，又不允许进行详细检查时，则应首先设法及时查清其造成昏迷或休克的原因，次要的损伤可以允许在情况好转后逐步查明。有些局部情况一时不能得到详细检查的，也可以留待以后确诊。有疑点而一时不能够肯定的，可以观察一个时期，暂时给以保护，等待其损伤的迹象发展明确。无移位的股骨颈骨折、舟状骨骨折，有些在最初的 X 线片上可能难以判断，而 1~2 周后再拍片时，由于骨折部位骨质开始吸收，此时骨折才能显示出来。有些损伤可以用促使其激化的方法，使体征变为明显。如可疑为膝关节半月板损伤的患者，通过增加患膝的活动，反复检查，来抓住其“偶然” 出现的典型体征。

伤情可能有进一步演变的，应根据其发展趋势进行观察，脊柱骨折并发截瘫的患者，有时需

要根据其演变来区别究竟是脊髓休克，还是脊髓横断性损伤。骨折合并皮肤碾挫伤的，也要根据其皮肤出现坏死与否，来判断其是否为潜在性开放骨折。有继发于某种损伤的新的病情趋势时，例如脂肪栓塞、骨筋膜室综合征等，则应积极预防，一旦出现，尽快做出确切诊断。

根据诊断，及早进行治疗是理所当然的，但也不能把诊断和治疗截然分为两个阶段。治疗的开始并不意味着诊断的结束。此外，治疗本身也可成为诊断的过程。试验治疗就是以治疗作为诊断的手段，这种作法在骨关节损伤中不如内科系统应用得多，但从治疗中发现了问题从而纠正或补充了诊断的情况却并非偶见。

我们所以要讲："诊断既要及时，又要作为一个过程"，是为了防止两种倾向。一种倾向是犹豫不决，无端拖延；另一种则是只顾当时，不看发展。而两种倾向所造成的后果同样严重，往往使治疗失掉时机，陷于被动，影响预后。

（二）发生漏诊的原因

为什么会发生误诊漏诊？除主观上不够细心外，也有技术上的客观原因。前面已提到一些，现在再根据临床上最常见的情况，作一综合归纳，以便更加有所警惕。有的合并损伤从一开始就已经成为主要矛盾，例如脊柱骨折脱位合并截瘫，其合并损伤显然比脊柱损伤本身严重得多，自然不易被人忽略。但也确有不少合并损伤，由于各种原因在一开始并未引起注意，以致延误了治疗。

1. 体检困难：如就诊当时，患者处于昏迷或休克状态，无法取得病人合作。

2. 难于辨认：原发损伤所造成的某些影响与合并损伤相混淆，辨认不清。例如，肱骨髁上骨折的患儿因惧怕疼痛而不敢活动患手，与并发的神经损伤相混淆。

3. 不易区别：合并损伤与其他损伤相混淆，例如小腿及足部的碾挫伤而致远端肿胀，血管（足背动脉）搏动触摸不清，可能与同时存在的腘动脉损伤混淆。

4. 伤后处理不当：伤后的某些不当处理，如使用止血带时间过久、过紧的夹板、粗暴的"整复"等所造成的影响，可能掩盖了原已形成的合并损伤。当然，有些合并损伤就是这些不当的处理本身所引起的。

5. 正常骨骼影像：有许多正常骨骼影像容易误诊为骨折的有：骨营养动脉，跗骨，如足副舟骨，距骨后结节，软组织与骨骼影像的重叠，骨骼相互间影像的重叠，如跖骨基底的重叠等。

6. 正常骨骺不显影像：由于骨骺软骨不显影，因此，往往造成诊断上的困难。

（1）正常骨骺线：误诊为骨折，常见的有肱骨头、尺骨鹰嘴、肱骨滑车、肱骨外上髁及跟骨骨骺。

（2）较小化骨核：误诊为撕脱骨折，如肱骨内（外）上髁。股骨大粗隆骨骺。

（3）肘部骨骼损伤：尤其是肱骨下端全骺分离误诊的机会很多。

在骨科知识较欠缺的情况下，为了避免发生以上的各种误诊，应该十分重视病史和临床检查。有怀疑时，可通过拍健侧 X 线片作对比来鉴别。在 X 线片上，骨折影像和正常影像的区别一般说来，前者的裂纹不平整、不规则，而后者则多较光滑、整齐。

7. 先天性异常：如枢椎齿状突不连，腰椎横突外端和椎体前上缘的额外骨骺、腰椎峡部裂、先天性髋关节脱位、先天性髋内翻、先天性股骨假关节、二分髌骨、二分籽骨等。

8. 病理改变：如脊椎骨髓炎的椎体楔形变被误诊为压缩性骨折、病理性骨折或化脓性关节炎，病理脱位被误诊为外伤性骨折脱位等。

9. 疲劳骨折：有时被误诊为肿瘤。

无论是哪种情况，只要发现有疑点而又暂时不能确定的，切勿轻率地放弃排除，而必须严密观察，直到判断清楚为止。所谓判断清楚就是肯定或否定原来诊断。

（三）把误诊和漏诊减少到最低限度

关于漏诊，则更应注意加强工作上的责任感。对以下各种情况需要特别注意。

1. 昏迷、休克的患者，不允许进行全面检查或检查不满意。

2. 截瘫水平以下的损伤，局部体征可能很不明显。

3. 多发损伤时的次要损伤，可能被暂时掩盖。

4. 婴儿或不合作的儿童病史不明，检查困难。

5. 早期X线片影像不明，而又未随诊。

6. 不易辨认的重叠影像，如某些腕骨骨折。

7. 少见的骨折脱位，如肩锁关节脱位、肩关节后脱位、半肱骨小头骨折、腕月骨周围脱位。

8. 对功能无明显影响的损伤，如腓骨骨折、无移位的肋骨骨折、腰椎横突骨折。

这些原因，或是主要矛盾暂时掩盖了某些次要的矛盾，或是识别能力限制所造成的漏诊和误诊，都不是绝对不可避免的。只要我们高度负责，问清病史，作耐心细致的系统检查，抓住主要体征和典型体征，不轻易放弃一个疑点，严密观察，就一定可以及时做出正确和全面的诊断，误诊和漏诊是可以减少到最低限度的。

第二节　骨折的理学检查

临床物理检查是诊断骨关节疾病的基础，是骨科医师必须掌握的基本功，也是骨科医师随时随地都要应用的检查技术。作为一名骨科医师，必须摒弃那种忽视临床检查，过分依赖特殊检查的本末倒置的错误做法，应该在临床实践中，学好基本功、练好基本功、用好基本功，使临床物理检查在骨科疾病的诊断中，发挥其应有的作用。若运用得当，对骨科疾患的正确诊断大有裨益。由于运动系统包括四肢与躯干的骨、关节、肌肉、肌腱、韧带、筋膜、神经、血管以及皮肤与皮下组织，各具许多理学检查特点，故特将其单立一章叙述。

一、理学检查的基本原则

（一）检查次序

为望、触、动、量和其他特殊理学检查。先查病部，继查远、近两侧，再查整个患肢和健肢以及全身和其他部位。骨与关节的病、伤大多为局部疾患，但也可为全身疾患的局部表现，或为局部疾患的全身反应。

（二）暴露要广，两侧对比

仅仅暴露病部或伤部，等于坐井观天，不能观察全貌。检查室要温暖，光线要充足。下肢脱去长裤，上肢脱去袖管，腰背部脱去上衣，检查女病人时要有护士在旁。四肢两侧对称，不可坐失对比良机。

（三）先由病人“检查”，后由医师检查

很多慢性病人可以自己指出疼痛的准确部位或做出反常活动。必须因势利导，嘱病人用一根手指指出痛点或光脚、裸体做出反常动作。这样，常可事半功倍，很快获得正确诊断。

（四）注意有无合并损伤

对骨损伤病例，一个外科医生不能只集中注意力于特异损伤而不注意其他可能的损伤。若专注于他第一次看到的损伤，往往会犯错误。一个仔细的临床医生一定是很快地写下最明显的损伤，然后花费一定的时间去检查伴随损伤，再回到明显的主要损伤上来。临床合并伤的检查诊断同样十分重要，甚至是更为重要的。因此，必须仔细检查脏器、肌肉、肌腱、血管、神经和软组织损伤的损伤。对明显的骨折，尤其是四肢腕、踝部以上骨折，均应同时检查桡动脉或足背动脉有无搏动及其是否减弱等，以排除四肢血管损伤。脊椎骨折时，应排除脏器损伤。无论是脊柱或四肢骨折，均应对受伤部位以下肢体的运动和感觉功能进行检查，以判定有无神经损伤及其受损的程度与范围等。

（五）辨征论证，综合分析

结合病史、体征和化验等各项资料思考病理和诊断。疾病和损伤都有其发生、发展过程。同一疾患在不同阶段，其表现和意义也各不同。不论何时，都要结合病理思考诊断。

二、理学检查的基本方法

除视、触、叩、听四诊外，骨科还常用测量的方法及各种特殊的试验方法进行检查。

（一）视诊

1. 一般情况：应观察局部皮肤有无红肿、有无色素斑及静脉怒张，有无创面、伤口及窦道，注意肉芽组织的生长情况及分泌物的性质和量的多少，观察肌肉有无萎缩、挛缩及震颤。

2. 静态观察：以前、后、侧三个面及站、坐、卧三种体位，仔细观察患者躯干和肢体的轴线、夹角、生理弯曲有无异常，两侧是否对称，若有畸形，应正确记录。

3. 动态观察：嘱患者行走及作伸屈、旋转、蹲屈、站立、握拳及对掌等动作，观察躯干及肢体有无异常活动及活动功能障碍。

（二）触诊

包括骨、关节、肌肉、肌腱、韧带等触诊以及压痛部位和肿块等检查。

1. 压痛：疼痛常是运动系统疾患的主诉，而压痛是重要体征，压痛所在，常是疾病所在，因此压痛点的正确定位对诊断极为重要。压痛范围可小如针尖（肱骨外上髁炎），大至累及整个关节（化脓性关节炎）；其部位可浅可深，按照疾病部位而定。必要时，取卧位，使肌肉放松后作深部触诊。先令患者用一个手指指出疼痛部位以作参考。检查时应从健康组织开始施压，逐渐向痛区中心移动。压力应先轻后重，避免使用暴力。需反复核实压痛点的准确部位，观察压痛的深浅度及有无放射痛。压痛部位的确定对诊断十分重要。

2. 皮肤及皮下组织的触诊：注意局部皮肤的温度、湿度、张力及弹性，有无指压凹性水肿，疤痕与深部组织有无粘连等。

3. 包块：对肿块，注意其部位、活动度，有无波动感，与周围组织的关系，要从触诊查出它的以下状况：

（1）大小。

（2）硬度与波动。

（3）表面光滑度。

（4）活动度。

（5）深度。

（6）与骨关节的关系。

（7）皮肤温度。

（8）全身和有关淋巴结的肿大等。

4. 有无异常活动及摩擦感。

5. 肌力及肌张力有无改变。

四肢的骨与关节，除髋关节、股骨上部和桡骨上部外，都能触及，对四肢疾病和损伤都不可忽略骨骼的触诊。

（三）动诊

动诊需与健侧对比，需与望、触、量诊配合。有时需与听诊配合（如膝关节半月软骨撕裂症中的回旋挤压试验)。肌肉收缩和关节活动等检查，需与健侧对比，超过或不及者都不正常。肌肉收缩检查包括静态和动态两种。静态检查时，关节不动，而可摸到和看到肌肉的收缩。动态检查时，肌肉收缩作用于关节，使其活动，从关节的抗伸、抗屈力以及步态等去检查肌肉收缩的情况。

关节活动检查包括主动活动和被动活动。

1. 关节活动障碍的原因有：

(1) 骨或关节的疾患。

(2) 肌腱、韧带等疾患。

(3) 神经疾患。

(4) 皮肤瘢痕挛缩等。

2. 关节主动活动和被动活动障碍的关系如下：

(1) 被动活动正常，主动活动不能者——神经麻痹或肌腱断裂；

(2) 主动和被动活动均不能者——关节强直、僵硬、关节内外骨阻滞、肌肉挛缩、皮肤瘢痕挛缩等。

(四) 量诊

量诊是骨科检查特有的，具有重要诊断价值的检查方法。使用简单工具测量肢体的长度与周径、关节活动范围、肌力、感觉障碍区等。

1. 肢体长度测量法：目的在于测量骨的缩短或增长的程度。原则与方法：需将两侧肢体置于对称位置，然后利用骨性标志，测量两侧肢体长度，并予比较。例如，测量下肢长度时需先将骨盆置于与躯干垂直的位置，然后调整两下肢，使其在伸、屈、收、展各方向都对称，再进行测量。一般用尺测法。测量时必须将两侧肢体置于对称位置，并应将作为长度测量标志的骨性突起处用笔画出，避免皮肤滑动。所用带尺应无伸缩性，以免影响测量的准确性。

可用作测量的骨标志，上肢有肩峰、肱骨外上髁和桡骨茎突，下肢有髂前上棘、股内收肌结节和胫骨内踝。以上各骨骼标志仍是小的骨面，尚须选定一点作为测量的起止点。用布尺或钢卷尺测量，记录其长度。如果方法严格，误差仅在 0.5cm 以内。

2. 肢体周径测量法：目的在于测定患肢肌肉有无萎缩或肥大。以大腿为例，先嘱病人放松股四头肌。从股骨大转子上缘起向大腿中段量一任意距离，然后用布尺测量此一点的周径。用同法测量健侧的同一平面的周径，记录二者之差。应选择肢体肌肉最丰满处，以带尺测量。但必须注意，测量平面应两侧对称。否则，将无法进行比较。

3. 关节活动范围测量法：以关节的中立位为 0°，以此为起点，可用量角器测量其伸、屈、展、收等角度。对肩与髋，需将肩胛骨或骨盆固定后才能测得准确结果。对手指，由于关节很多，难以一一测量，一般采用总测法（测量指甲缘至远侧掌纹之间的距离）。可用目测法及量角器测量法，以后者较为准确。一般将中立位定作 0°计算，其最大伸展角度记为 AGE，最大屈曲角度记为 AGF，二者之差即为关节活动范围。

记录方法：对膝、肘等关节可记录如下：0°（伸），30°（屈），0°和 30°为假设数字，代表伸、屈的角度，代表活动方向。在记录内收、外展、旋转等角度时，也需用括弧注明，例如 25°（收）、30°（展）。对脊柱的活动可记录如下：上、下数字代表屈、伸，两旁数字代表左、右侧偏屈。

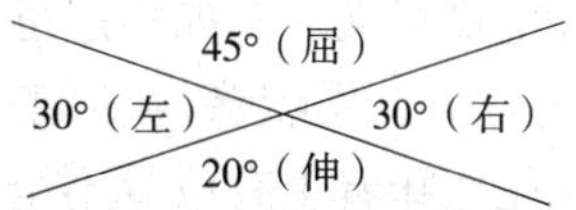

4. 肌力测量法：目的是测定肌肉瘫痪程度。方法：嘱病人主动收缩指定的肌肉或肌组，而放松其对抗肌，测其对抗引力和不同阻力的能力。检查前，需由检查者说明意图，先作示范动作，然后由病人进行，才能获得准确结果。

肌力共分6级：0级为完全瘫痪，5级为正常。

(1) 0级—肌肉完全无收缩。

(2) 1级—肌肉稍有收缩，但关节无活动。

(3) 2级—肌肉收缩可使关节活动，但不能对抗引力。

(4) 3级—可对抗引力，但不能对抗阻力。

(5) 4级—可对抗引力和轻微阻力。

(6) 5级—有对抗强阻力的肌肉收缩。

5. 感觉消失区测定法：病人静卧床上，闭眼不看检查。用棉花轻触病部皮肤，试测触觉，从感觉消失区向感觉正常区进行，用断续直线（— — —）标记触觉消失的边界。用注射针头或大头针轻刺皮肤，试测痛觉，用锐角（ˇˇˇˇˇˇ）标记痛觉消失的边界。用两只试管，分别盛有热水和冷水，轮流在皮肤上试测温度觉，用断续波形线（~~~~~~~~~~）标记温度觉消失的边界。必要时，试测深感觉和位置感，用文字记录。

6. 腱反射检查：嘱病人放松检查的肌肉后才进行检查。如遇病人情绪紧张，肌肉不能放松，需分散病人注意力后再检查。

7. 植物神经检查：检查结果不受病人的主观意志所影响，较为客观。交感神经功能障碍的表现为：①支配区内的皮肤干燥无汗或多汗冷湿；②立毛反射消失；③血管运动和营养障碍，以肢端最为明显。皮肤、皮下组织和肌肉均萎缩，但也可有水肿。皮肤可光滑菲薄，易溃难愈；也可暗无色泽，过度角化；色可鲜红，也可苍白、紫绀，皮肤温度可高可低；皮毛脱落或消失；指甲失去光泽，脆弱易裂，变形弯曲，发生纵横突起。需将功能障碍区的边界画出。

（五）叩诊

局部有叩击痛者，常表示病变部位深在；沿肢体纵轴有叩击痛时，常表示有骨质损伤或炎性改变；棘突的叩击痛，见于脊柱的损伤或结核性病变。

（六）听诊

肢体骨折时，以听诊器检查骨传导音的改变，并进行两侧比较，可见伤侧骨传导音减弱。肢体活动时出现的响声，可来自肌腱（腱鞘炎）、骨骼（骨折）或关节（半月板损伤及弹响髋等）。

（七）特殊试验检查

即特殊体征的检查。各种骨科疾病，由于其部位、性质的不同，往往表现出一定的特殊体征。通过对这些特殊体征的检查，可以作为对某种骨科疾病的诊断依据。例如Laseque氏征、Lhder氏征对腰椎间盘突出症的诊断、Thomas氏征对髋关节结核的诊断及骨盆挤压分离试验对骨盆骨折的诊断等，均具有重要意义。因此，特殊试验检查是骨科医师必须掌握并能熟练运用的一项重要的骨科检查方法。

三、理学检查的注意事项

（一）应有整体观念

对于骨科病人，全身各系统的检查及骨科局部检查均应依次进行，不可遗漏，因为身体的某些异常发现可能对骨科疾患的诊断有重要意义。例如疖疮可能是骨髓炎的原发病灶，咽喉部的慢性感染可能与类风湿性关节炎的发病有关，甲状旁腺功能亢进可以引起骨的囊性改变及病理骨折，伴有蓝色巩膜的多次骨折病人往往意味着患有成骨不全等。因此，对骨科病人的检查，不可仅局限于骨关节局部，而应首先进行全身各系统的常规检查。如果忽视了某些现成的关键的材料而未做检查，常常会造成错误诊断，甚至引起医疗纠纷。当然，对于急症病人，则应先做扼要的重点检查，及早治疗，以免耽误抢救时机。一些单纯的、诊断显而易见的病例，则应按实际需要进行检查，以免增加工作忙乱。

（二）良好检查环境

光线充足，温度适宜，暴露清楚，以便于观察。检查时，应有家属或护士陪伴。尤其对异性患者的检查，更应注意此点。根据需要，选择合适的检查体位，可选择站、坐位或其他特殊体位。

（三）反复对比检查

对于压痛点、感觉的改变及有无波动感等项的检查，必须进行左右对比或伤侧与健侧的对比，以便得出正确的判断。有时一次检查不够准确，往往需要多次检查以补充、修改或肯定前次检查的结果。因此，要细致耐心地反复检查，认真的调查研究，才能做出正确的诊断。许多骨与关节损伤的临床特征很明显，临床检查显示典型的局部肿胀、瘀斑和畸形，没有必要再去引出其他典型体征，如断端相摩擦所引起的骨擦音。没有必要为诊断而进行重复移动肢体检查，它将会引起更多的损害，特别是血管、神经和肌肉。往往可根据视诊和触诊做出诊断。可以与正常肢体比较其位置和形态，特别注意有否旋转畸形。这不但可给予正确诊断，也是以后治疗的关键。当一个老年人跌跤后，小腿的轻度外旋畸形，即使没有其他临床体征，也可做出股骨颈骨折的初步诊断；肩关节外形的平坦可做出肩关节脱位的诊断；尺骨下端的轻度突出，可伴有桡骨骨折等。

（四）检查工具要齐全

除叩诊锤、听诊器外，还应备有带尺、棉签、大头针、关节量角器、盛有冷水和热水的试管等，以备各种检查时应用。

（五）力求准确

检查材料要求准确，检查方法要正确，检查结果要明确，不可含糊其词。肢体长度、周径及关节活动度的测量要科学、要准确，不可粗略估计，并需详细记录。这样，经过与治疗后的测量相对比，才能对疗效做出有根据的评价。

四、颈部的理学检查

患者可取站位或坐位进行检查。

（一）视诊

颈部有疾患的病人，头颈部常伴有一定程度的畸形，在病人步入诊室时，医师就应注意观察患者颜面有无发育不对称，颈部有无姿势畸形，如侧偏、前屈、过度后伸、僵硬及活动障碍等。颈部扭伤或落枕的病人，颈部均呈僵直状态，活动受限，转头时，两肩也随之转动。先天性斜颈患者，头向一侧倾斜，患侧胸锁乳突肌呈条索状隆起，且患侧面部发育较小，两侧不对称。颈椎结核时，除颈部僵直外，患者往往用手托着头部，小心翼翼地走动。初步观察后，继而令患者脱去上衣，显露锁、肩、背部及两上肢，在充足光线照射下，进一步观察颈椎生理前凸有无消失，有无后凸畸形，颈椎有无短缩，发际有无下移，颈部有无疤痕、窦道及肿块，疑有颈椎结核时，应检查有无咽后壁脓肿。

（二）触诊

1. 压痛点：测定压痛点时，手法应轻柔，由轻到重。顺序为自枕骨粗隆开始，向下逐个按压棘突，中线检查完毕再移向两侧。最高处触得之棘突为枢椎，甲状软骨平面相当于第 4 颈椎，环状软骨平面相当于第 6 颈椎，颈下部最隆起的棘突是第 7 颈椎棘突。落枕时常于斜方肌中点处有压痛，并伴有肌紧张；颈椎病的压痛点与其好发部位一致，多在颈 5~6 或颈 6~7 之棘突两侧；

颈肋综合征及前斜角肌综合征时，压痛点位于锁骨上凹及颈外侧三角区内；颈部肌纤维组织炎时，压痛点在颈肩部，范围比较广泛。

2. 包块：颈前部的随吞咽活动而上下移动者，多为甲状腺肿物；颈前中线上，随舌之伸缩而升降者可为甲状舌骨囊肿；颈侧方的肿块则应注意颈部淋巴结的病变、寒性脓疡、囊状水瘤及腺囊肿等疾患的鉴别诊断。先天性斜颈时，患侧可触及象弓弦状的、坚硬而粗大的条索状物，乃纤维化了的胸锁乳突肌。

（三）叩诊

即叩击试验，又称铁砧试验。检查者以左手平放于患者头顶部，沿颈椎纵轴以右手轻轻叩击左手，观察患者反应。若为颈椎病或颈椎间盘脱出症，此时可出现上肢的放射性疼痛。另外，若于颈椎棘突上，以叩诊锤叩击时，在上述疾患也可诱发同样症状。对于疑有颈椎结核或颈椎骨关节损伤的患者，慎用此检查法。

（四）量诊

头直伸、面向前，双眼平视，下颌内收作中立位，定为0°，测量颈椎活动范围（图2–1）。

1. 前屈35°~45°。
2. 后伸35°~45°。
3. 左右侧屈各45°。
4. 左右旋转各60°~80°。

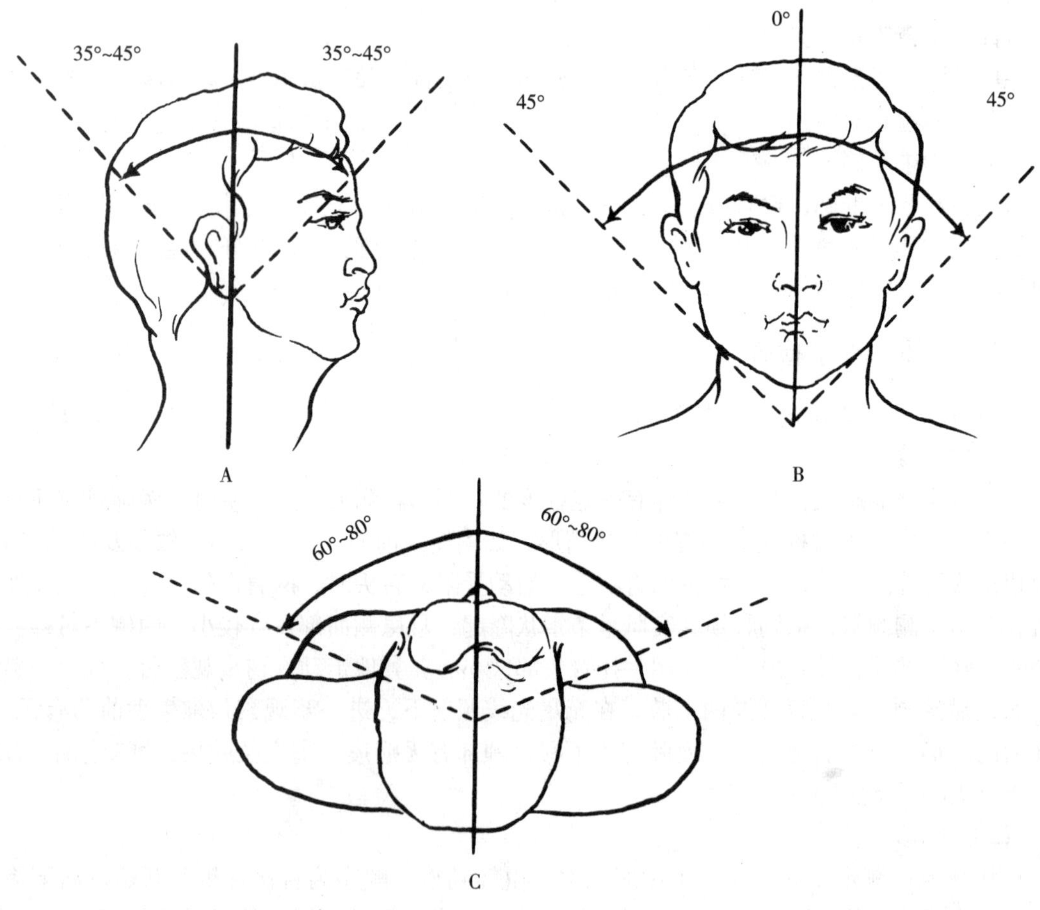

A. 前屈后伸 B. 左右侧屈 C. 左右旋转

图2–1 颈椎活动范围

（五）特殊试验检查

主要用于检查颈椎病及胸廓出口综合征等疾患。

1. 压头试验（Jackson 试验）：患者端坐，头处于中立位或后伸位。检查者双手重叠放于其顶部，向下加压，若出现颈痛或上肢放射痛即为阳性。多见于颈椎病及颈椎间盘突出症。

2. 颈椎间孔挤压试验（Spurling 试验）：患者取坐位，头向患侧倾斜。检查者以左手置于其头顶部，右手轻叩左手背，使力量下传，上肢若出现放射痛即为阳性，也见于颈椎病及颈椎间盘突出症。

3. 上肢牵拉试验（Eaten 试验）：患者取站或坐位。检查者一手将患者头颈部推向健侧，另一手握患者腕部将患肢外展，两手向相反方向推拉，若患者上肢出现放射痛或麻木感则为阳性。其机理与下肢的 Laseque 征相似。多见于颈椎病及前斜角肌综合征（图 2–2）。

4. 颈椎牵引试验：患者端坐位，检查者于患者身后以胸腹部抵住其枕部，以双手托住患者双侧下颌部，逐渐向上牵引颈椎以加大椎间孔。若为神经根性颈椎病患者，此时上肢的麻木、疼痛症状减轻。

5. 前屈旋颈试验（Fenz 征）：嘱患者头颈部前屈，继而左右旋转，若颈椎处感觉疼痛，则属阳性，多提示颈椎小关节的退行性改变。

6. 颈静脉加压试验或压颈试验（Naffziger 试验）：患者仰卧，检查者以双手按压患者两侧颈静脉处，此时因脑脊液回流不畅致蛛网膜下腔内压力增高。若为根性颈椎病患者，则使其上肢的根性疼痛加重。此试验也常用于下肢坐骨神经痛患者的检查，颈部加压时若下肢症状加重从提示其坐骨神经痛症状源于腰椎管内病变，即根性疼痛。

7. 旋颈试验：患者取坐位，头略后仰，并自动向左、右做旋颈动作。在椎动脉型颈椎病患者，大脑的血液供应已受影响，作此项试验时，由于椎动脉受到扭曲，加重了椎—基底动脉供血不足，因而可出现头昏、头痛、视力模糊等症状。头部停止转动，症状亦随即消失。作此试验时，症状典型的病人可出现呕吐、摔倒等现象，因此，应妥善保护，以防止摔伤。

8. Adson 试验：患者取坐位，双手扶膝，检查者先触摸、比较其两侧桡动脉搏动之强弱，然后嘱患者深吸气后屏住呼吸，并仰头转向患侧，检查者下压其患侧肩部，再触摸该侧桡动脉脉搏，若减弱或消失即为阳性。若头部转回正前方，肩部抬高，则桡动脉搏动也即恢复。前斜角肌综合征患者，在做此试验时，因使前斜角肌痉挛或拉紧，将第一肋上提，加重了对臂丛及锁骨下动脉的压迫，因而出现上述症状（图 2–3）。

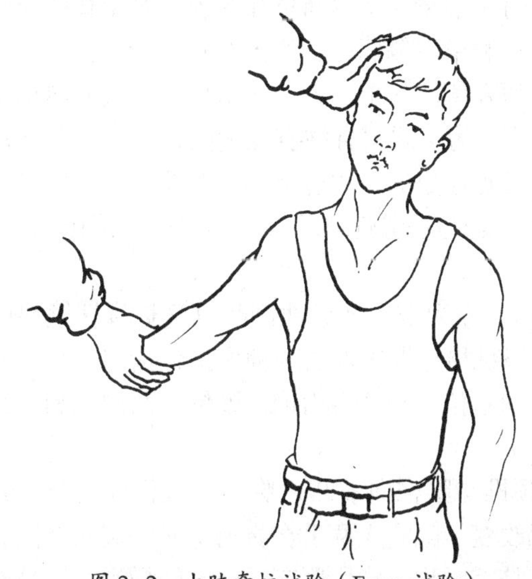

图 2–2　上肢牵拉试验（Eaten 试验）

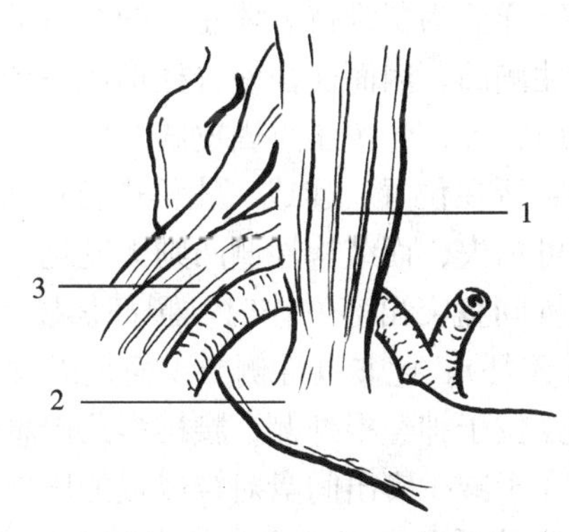

1.前斜角肌　2.第一肋骨　3.臂丛及锁骨下动脉

图 2–3　Adson 试验的机理

9. 挺胸试验：患者取坐位，抬头挺胸，双肩外展，两臂后伸，若双手出现麻木、疼痛、桡动脉搏动减弱或消失即为阳性。表明肋锁间隙（正常约1横指宽）过窄，作此试验时，使锁骨下动脉及臂丛受压于锁骨及第1肋骨之间（图2–4）。

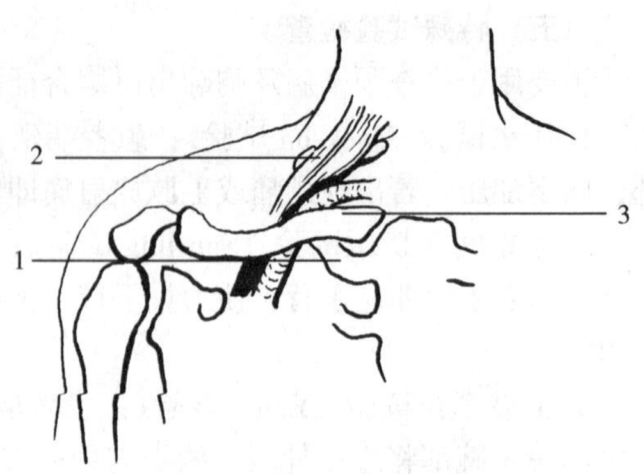

1.第一肋骨 2.臂丛及锁骨下动脉 3.锁骨

图2–4 挺胸试验的机理

10. 过度外展试验：病人站或坐位，双上肢伸直、外展90°并取外旋位，掌心向上。双手手指做连续、快速的屈伸动作。正常时，可维持此动作1min以上，若于数秒钟内即感觉指尖及前臂疼痛麻木，且逐渐加重，在不足1min之内自动垂下即属阳性。多见于胸廓出口综合征患者，因出口较狭窄，当上肢高度外展外旋位时，锁骨下动脉及臂丛神经在喙突下锐角紧张，并受胸小肌压迫，加之双手手指不停的快速屈伸，造成双上肢的缺血缺氧而出现此阳性体征（图2–5）。

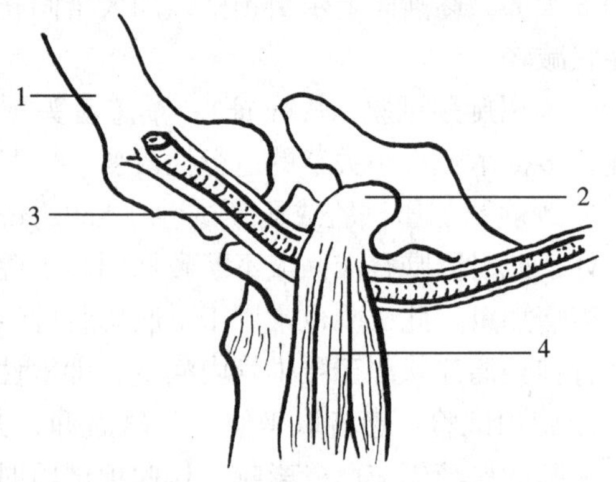

1.肱骨 2.喙突 3.臂丛及锁骨下动脉 4.胸小肌

图2–5 过度外展试验的机理

五、腰背部的理学检查

检查时，应尽量将衣服脱掉，在充足光线下，分别于站、坐、卧三个位置进行检查。

（一）视诊

1. 步态：腰痛病人走路僵直不灵活，转身慢而困难。脊柱结核病人走路轻、怕震动，背部多呈伸展状。腰椎间盘突出症患者脊柱倾斜，重心集中于健侧下肢，显示跛行等。

2. 脊柱侧凸：从背侧观察脊柱，正常时于腰背部中央可见一浅沟。自枕骨至第5腰椎，各椎体之棘突正在此沟内，相连呈一直线，经臀缝及两足跟之间达地面，并与地面垂直。先天性脊柱发育不全、肌肉麻痹、营养不良等症时，脊柱可出现侧向弯曲。其命名通常以侧弯的凸侧为准，若脊柱向右侧凸，即称右侧侧弯。笔者认为，为避免混淆，使诊断更加明确，对于脊柱的侧向弯曲，可按凸出的侧别，直接称为向该侧的侧凸，如胸椎右侧侧凸、腰椎左侧侧凸等，而不用侧弯的字样。为了维持人体左右的重力平衡，在脊柱原发侧凸的上下方，各出现一个其方向相反的代偿性侧凸，因而往往使脊柱形成一个“S”形曲线。为了观察脊柱有无侧凸，可自上而下地逐一按压棘突，各按压点因皮肤充血变红，观察各按压点连成的红线有无侧向弯曲。若以彩笔标记各棘突所在位置，连成一线再进行观察，当更清晰。若为姿势性侧凸，经悬吊牵引或卧床后，侧凸即可消失，而结构性侧凸则无变化。

腰椎间盘突出症发作时，腰部僵硬，常偏向一侧，称为坐骨神经性侧凸（又称脊柱倾斜或Vanjetti氏征），此非真性侧凸，而是以改变体位、放松对神经根压迫的一种保护性措施。一般若突出间盘位于神经根外侧，腰椎多凸向患侧，若突出间盘位于神经根内侧，腰椎多凸向健侧，其目的均在于减少突出间盘对神经根的压力。

3. 脊柱后凸：正常人脊柱有四个生理弯曲，即颈椎与腰椎向前凸，胸椎及骶椎向后凸，四个弯曲形成维持人体平衡的重心线。观察生理弧有无改变。嘱病人两手在胸前交叉，搁在对侧肩上，然后向前弯腰，观察脊柱的活动范围和两侧胸廓是否对称。胸段原有后凸，轻微后突容易察觉。颈、腰段原为前凸，轻微后突不易察觉。脊柱的常见畸形有：角状后突（结核、骨折、肿瘤等）、圆弧形后突（强直性脊柱炎、佝偻病、姿态性驼背等）。

老年人因椎间盘的退变萎缩，胸腰椎后凸曲线增大，形成驼背。椎体结核、压缩骨折及转移性癌肿又可使椎体受到压缩，以致引起棘突向后隆起而形成局限性后凸畸形（角状驼背）（图 2-6A）。青年性驼背症（Scheurmann 病）时，由于胸椎中下段多个椎体的楔形变，使胸椎生理性后凸增加，而颈椎及腰椎的生理性前凸代偿性增大，形成圆背（图 2-6B）。

4. 平腰：正常的腰椎前凸消失甚或成为后凸时称为平腰。见于腰部损伤、腰椎间盘突出症患者。

5. 腰椎前凸增加：多见于第 5 腰椎向前滑脱、水平骶椎（腰骶角大于 34°）患者及姿势不良、过分肥胖的病人。

6. 观察：有无窦道、肿物及肌肉痉挛。腰骶部的丛毛生长及色素沉着，往往提示患有隐性脊柱裂。

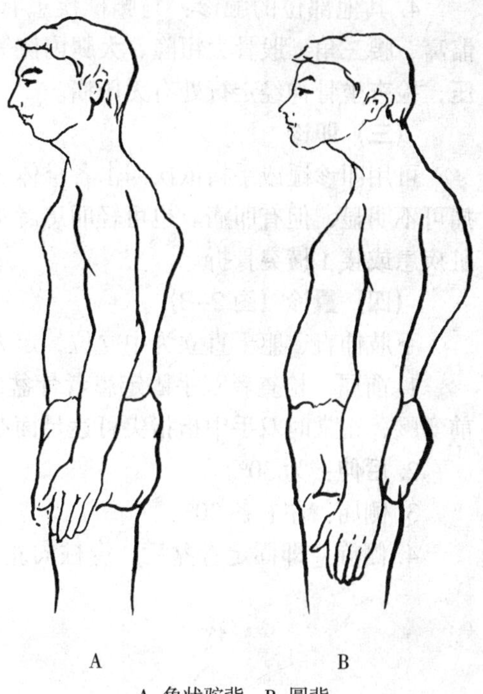

A. 角状驼背　B. 圆背

图 2-6　脊柱后凸畸形

（二）触诊

嘱患者俯卧于检查台上，腰部垫 1~2 个薄枕，使腰段后凸，肌肉松弛。用食、中两指沿着棘突从上而下划过，在皮肤上可以清楚地显出一条红线，可看出脊柱有无侧凸畸形；可以摸清轻微的后突畸形和压痛点。颈椎下段最突出的棘突为颈 7。两侧髂嵴最高点的连线通过腰 3 ~ 4 棘突，以此两处作起点，可以确定胸、腰椎的位置。对腰痛病人，先由病人指出痛点，然后进行触诊，可以避免主观盲目的检查。

1. 触摸椎旁肌：注意有无痉挛、萎缩，是否对称。

2. 触摸棘突：棘突有无倾斜，若有并伴有压痛时，往往系棘突骨折或椎体骨折脱位。触摸棘突间隙有无特别明显的凹陷，若有并伴有压痛常提示棘间韧带的损伤。腰骶部棘突间隙的凹陷常见于脊柱隐性裂及脊柞的前滑脱。

3. 压痛：利用触诊检查腰背部压痛的部位，对于腰背部疾病的诊断甚为重要。应首先请患者以一个手指指出疼痛部位，然后检查者用拇指施压，并逐渐从外周向痛点中心处移动，查出压痛点的确切位置。根据压痛点的位置、用力的大小，并结合病人的胖瘦及肌肉发达程度，可粗略地判断病变的深浅及性质。棘突的压痛见于棘上韧带损伤、棘突滑囊炎、棘突骨折；棘突间压痛可见于棘间韧带损伤；骶棘肌压痛见于腰肌劳损，其外缘的深部压痛见于横突骨折；棘突旁 1 横指处之压痛若伴有向下肢的放射痛，常为腰椎间盘突出症的重要体征；腰、骶棘突间压痛则提示为腰骶关节劳损、漂浮棘突、钩状棘突及杵状棘突等疾病（图 2-7）。

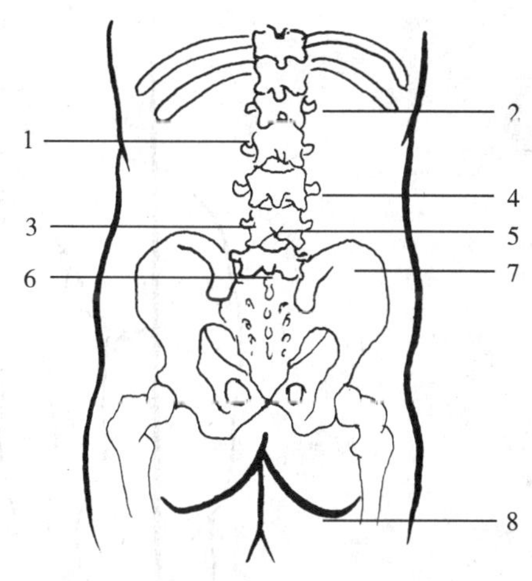

1.腰肌压痛点　2.脊肋角压痛点　3.棘突旁压痛点　4.棘突上压痛点　5.棘间韧带压痛点　6.腰 5 骶 1 棘间压痛点　7.臀上皮神经压痛点　8.坐骨神经压痛点

图 2-7　腰背部疾病需要检查的压痛部位

4. 其他部位的触诊：与腰椎疾患有关的其他部位的触诊：腰椎结核时应触摸两侧腰大肌、髂窝、腰三角、股骨大粗隆、大腿内侧等处有无寒性脓疡；腰椎间盘突出症时，应沿大腿后侧按压，检查坐骨神经走行处有无压痛。

（三）叩诊

可用叩诊锤或手指依次叩击各椎体之棘突，椎体深部病变（结核、椎间盘炎等疾患）时，压痛可不明显，但有叩痛。也可轻叩患者头顶部，观察脊柱有无传导痛。脊肋角处的叩痛可见于肾脏疾患或腰 1 横突骨折。

（四）量诊（图 2–8）

下肢伸直、躯干直立为中立位，定为 0°，测量腰椎的活动范围。

1. 前屈：检查者双手固定患者骨盆，令向前弯腰，正常可达 45°；若去除对骨盆的固定，向前弯腰，正常时双手中指指尖可达足面亦即可达到 90°，此时腰椎呈弧形。

2. 后伸：为 30°。

3. 侧屈：左右各 30°。

4. 侧旋：即固定骨盆后，脊柱向左右旋转的度数。测量时，应以旋转后两肩连线与骨盆横

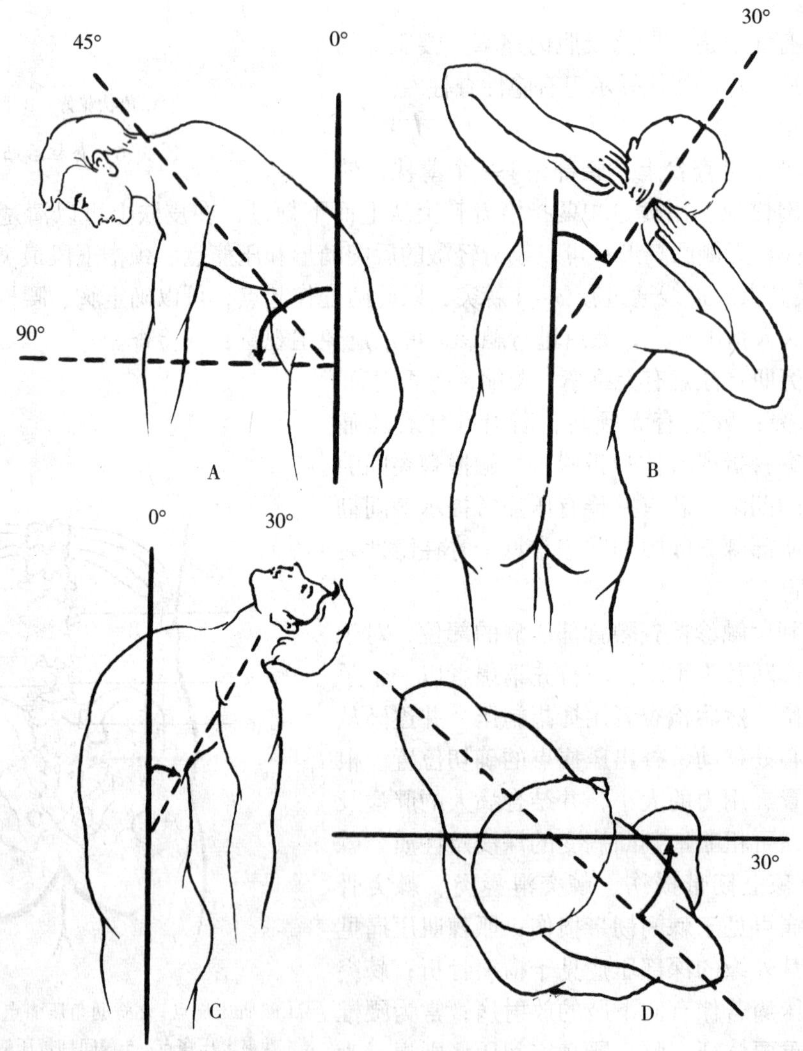

A. 前屈 B. 后伸 C. 侧屈 D. 侧旋

图 2–8 腰椎活动范围

径所成角度计量，正常左右各为 30°。

（五）特殊试验检查

1. 摇摆试验：患者平卧，双膝、髋关节尽量屈曲，双手抱于膝前。检查者手扶患者双膝，左右回旋，使腰部被动地进行屈曲及摇摆活动，若腰部疼痛为阳性。多见于腰骶部病变。

2. 拾物试验：为使儿童患者配合检查，以观察其腰部前屈动作有无受限，可将一具有引诱力的玩具放在地上，嘱患儿拾起。腰椎正常的儿童可两膝伸直，腰部自然弯曲，俯身将玩具拾起（图 2-9A）。而脊柱僵直的患儿，往往先以一手扶膝、蹲下、腰部挺直地去用手接近玩具，此即为拾物试验阳性。多见于患腰椎结核的儿童，因脓肿刺激腰大肌，产生痉挛，以致腰椎僵直（图 2-9B）。

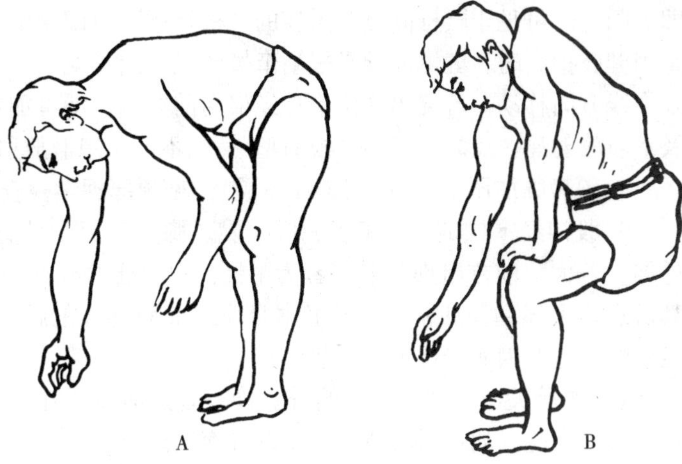

A. 正常 B. 异常（拾物试验阳性）

图 2-9 拾物试验

3. 儿童试验（腰部伸展试验）：

患儿俯卧，检查者手握其双踝将双下肢提离床面。正常儿童腰部自然后伸且无疼痛，而脊柱结核患儿，僵直的腰部随臀部一起抬离床面。

4. 直腿抬高试验（Laseque 征）：患者仰卧，双下肢平伸，分别做直腿抬高动作，常可达 80°~90°，若抬高不足 70°，且伴有下肢后侧放射性疼痛，则为阳性。见于腰椎间盘突出症，也可见于单纯性坐骨神经痛的患者。这一检查方法是所有其他坐骨神经紧张试验的基础试验。坐骨神经由腰 4 至骶 3 神经根组成，因此，当腰 3~4、腰 4~5、腰 5~骶 1 间盘突出时，直腿抬高试验可出现阳性体征，而腰 1~2、腰 2~3 椎间盘突出时，该试验不会出现阳性体征。

5. 直腿抬高加强试验（Bragard 征、Sicad 征）：即在进行直腿抬高试验、下肢达到出现阳性体征的角度时，突然将患肢足部背伸，若坐骨神经痛症状明显加剧则为阳性，说明患者直腿抬高的受限确因坐骨神经痛所致，而非肌性因素对直腿抬高造成的影响。因为髂胫束及腘绳肌的紧张也可使直腿抬高受到限制，但足背伸时，仅可加剧坐骨神经及腓肠肌的紧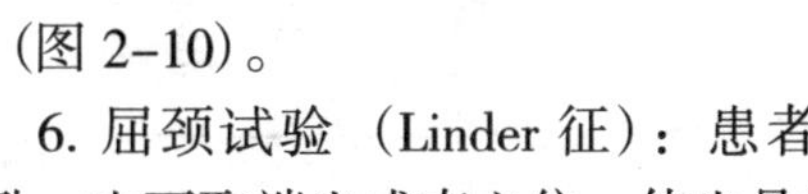张度，而对小腿以上的肌筋膜并无影响（图 2-10）。

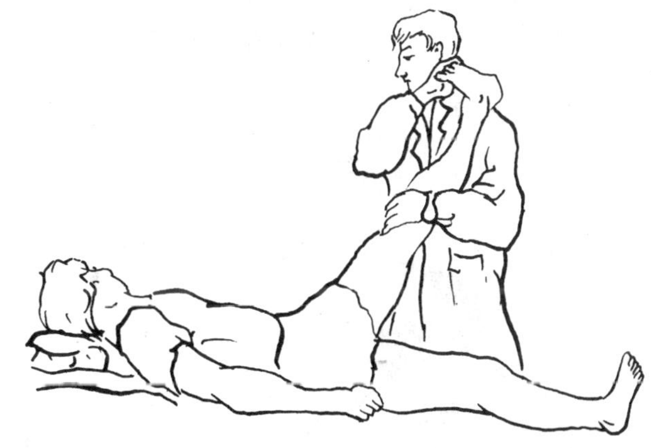

图 2-10 直腿抬高加强试验（Bragard 征、Sicad 征）

6. 屈颈试验（Linder 征）：患者仰卧，也可取端坐或直立位，使坐骨神经先处于一定的紧张状态。检查者一手置于患者胸前，另一手置其枕后，缓慢、用力地上抬其头部，使之前屈，若出现下肢放射痛，则为阳性。本试验对腰椎间盘突出症的“根肩型”患者（即突出物位于神经根外前方者），阳性率较高。其机理是屈颈时，硬脊膜上移，脊神经根被向上牵扯，加重了突出间盘对神经根的压力，因而出现下肢的放射痛。

7. 健肢抬高试验（Fajersztain 征）：当健侧下肢做直腿抬高动作而引起患侧下肢放射痛时，即为阳性。可见于腰椎间盘突出症的“根腋型”（即突出物位于神经根的内前方）患者。其机理是当健肢抬高时，健侧的神经根袖牵拉硬膜囊向远侧及健侧移动，从而使患侧的神经根也向远侧及中线方向移动。若突出物位于神经根内前方时，即可加重受累神经所受的压迫，出现患侧腰痛及下肢放射痛。反之，若为“根肩型”，则不产生患肢放射痛。

8. 颈静脉加压试验（Naffziger 试验）：见颈部理学检查。

9. 股神经牵拉试验：患者俯卧，髋、膝关节完全伸直。检查者将一侧下肢抬起，使髋关节过伸，若大腿前方出现放射痛者为阳性。可见于高位腰椎间盘突出症（腰 2~3 或腰 3~4）患者。其机理是上述动作加剧了股神经本身及组成股神经的腰 2~4 神经根的紧张度，加重了对受累神经根的压迫，因而出现上述症状。

10. 腰骶关节过伸试验：俯卧。检查者的前臂插在病人两大腿的前侧，另一手压住腰脊柱，抬起病人大腿，如腰骶关节有病，即有疼痛。

11. 髋关节过伸试验：俯卧。检查者一手压在骶部，一手将病侧膝关节屈至 90°，握住踝部，向上提起，使髋过伸。此时必扭动骶髂关节（图 2-11），因此，这一试验，非但可检查髋关节，同时也检查骶髂关节是否有病。

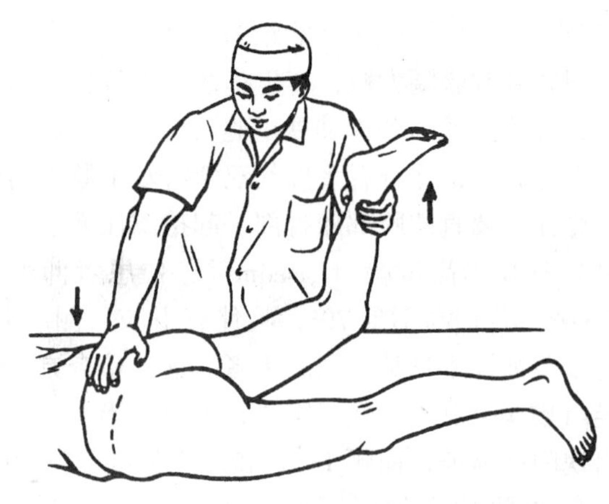

图 2-11　髋关节过伸试验

12. 斜扳试验：仰卧。充分屈曲病侧髋与膝。检查者一手按住病侧肩部，一手按住病侧膝的外侧，向健侧推去（图 2-12）。骶髂关节有痛者为试验阳性，表示有病。

13. 骶髂关节扭转试验（Gaenslen 征）：仰卧。健侧髋、膝屈曲，由病人双手抱住；病侧大腿垂于床缘外。术者一手按住健膝，一手压其病侧膝关节，使大腿后伸，扭转骶髂关节（图 2-13）。骶髂关节病者为阳性。

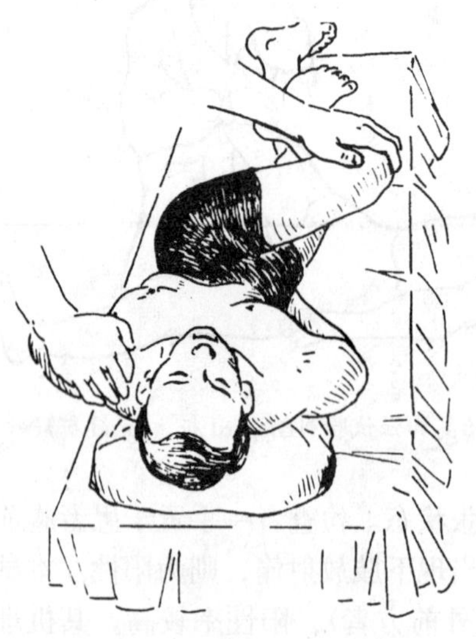

图 2-12　骶髂关节斜扳试验

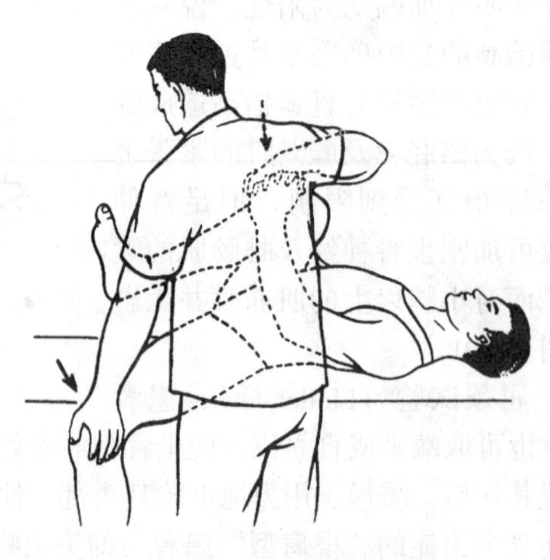

2-13　骶髂关节扭转试验

六、脊髓损伤的检查

脊柱骨折脱位并发脊髓损伤相当常见，其死亡率和病残率很高。正确诊断脊髓损伤的部位和类型，对决定治疗和估计预后极为重要。诊断方法，除脊柱理学检查和X线检查外，主要为神经系统检查。但由于神经解剖和生理的复杂性，本节将只概述急性脊髓损伤的一些检查原则和个别方法。

脊髓损伤急症入院时的检查内容为感觉、运动、反射、交感神经和大小便的括约肌功能，其程序也为望、触、动、量和其他特殊检查。

（一）视诊

在温暖的环境中，脱去或剪去衣服，尽量不移动或少移动已经损伤的脊柱。观察下肢的活动。如已瘫痪，观察胸腹部呼吸运动，仅有胸部呼吸而无腹部主动呼吸活动者为胸髓中段以下的损伤，如胸腹部主动呼吸活动均消失、腹部呼吸活动反常者为颈脊髓损伤。观察上肢的姿势和活动。上肢屈肘位瘫痪者为颈7脊髓损伤。阴茎勃起者表示骶髓以上横断，并且脊髓休克已过。

（二）触诊

检查肢体和躯干的痛觉和触觉，必要时检查其他感觉，以诊断麻痹平面。详细记录，以备以后对比。不忘检查会阴部和肛周感觉。用触诊和叩诊检查膀胱有无尿潴留和膀胱充盈的程度。作肛门指诊，检查肛门括约肌有无收缩能力。作整个脊柱的棘突触诊，从后突畸形和压痛部位，可粗略估计脊柱损伤的部位，与神经检查比较，核对脊髓损伤的平面。

（三）量诊

详细检查肢体肌力，即使极微弱的主动活动，对诊断和预后都有重大意义，记录肌肉的名称及其肌力。检查腱反射和其他反射。出现正常或病理反射者，都表示脊髓休克已过，但意义不同。常作的腹壁反射是用钝针在上、中、下腹壁皮肤上轻轻划过，正常者可见腹肌向受刺侧收缩（意义详后）。提睾反射是用钝针划过大腿上1/3处皮肤，正常，同侧睾丸上提，是受腰1~4节段支配。肛门反射：用针刺肛周皮肤，观察肛周皮肤有无皱缩，或从肛检手指上是否可以感到肛管外括约肌的收缩，有收缩者为阳性。球海绵体反射：用拇、食二指挤压龟头或阴蒂，或牵拉插在膀胱内的覃状导尿管，球海绵体和肛门外括约肌有收缩者为阳性。

1. 颈段脊髓（以下简称颈髓）：损伤一般分上（颈1~3）、中（颈4~5）和下（颈7~胸1）三段损伤。膈神经主要由颈4脊神经组成。颈髓4以上的完全性横断，称高位横段，一旦发生往往因膈肌、肋肌和腹肌等肌的瘫痪而即刻死亡。能送至医院抢救者，都在此平面以下，越接近颈4节段，呼吸衰竭的危险越大（有现代急救设备者例外）。

感觉障碍：颈部感觉包括锁骨上窝和肩峰，由颈3~4脊神经支配，而上肢由颈6~胸1脊神经所组成的臂丛神经支配，故颈髓中、下段横断伤中，从锁骨以下，感觉完全消失，而上肢则为区域性感觉障碍（图2-14）。由于上肢皮肤节段不如躯干明显，故只能供定位时参考。

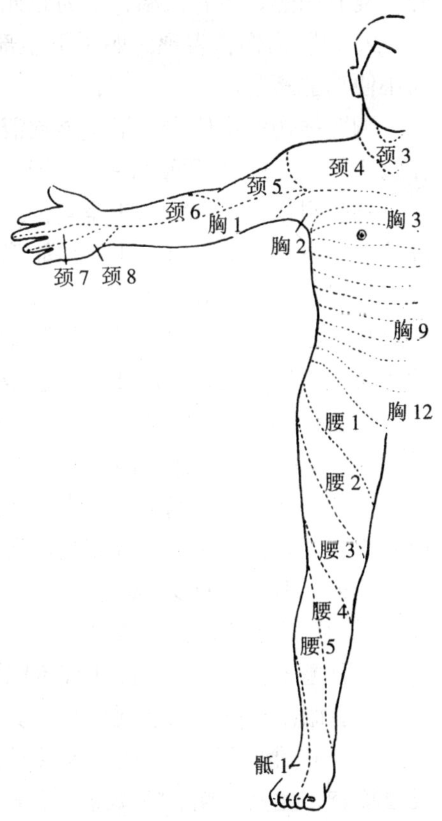

图2-14 皮肤感觉的脊髓节段

但若感觉障碍有继续上升现象，应警惕是否脊髓的损伤性水肿或血肿在继续发展，是否骨折脱位尚未妥善固定，颈髓继续有损伤。

运动障碍：颈髓中、下段横断后，躯干和下肢完全瘫痪，而上肢仅部分瘫痪，称四肢瘫痪。横断水平越低，上肢瘫痪越不完全。由于上肢肌肉都有特定功能，并由特定颈神经支配，故颈髓损伤的纵向定位常以该颈神经所支配的最远侧的肌肉的肌力而定。如颈 4 所支配的最远侧肌肉为膈肌和斜方肌，颈 5 为三角肌、肱二头肌、旋后肌和肱桡肌；颈 6 为桡侧腕长、短伸肌和胸大肌的锁骨头；颈 7 为桡侧腕屈肌、旋前圆肌、肱三头肌和指总伸肌；颈 8 为尺侧腕屈肌、指浅和深屈肌；胸 1 为手的内在肌。若颈 7 脊髓横断，则肱三头肌瘫痪，失去伸肘功能；但肱二头肌为颈 5、6 所支配，屈肘功能正常，故呈屈肘位瘫痪（图 2–15）。

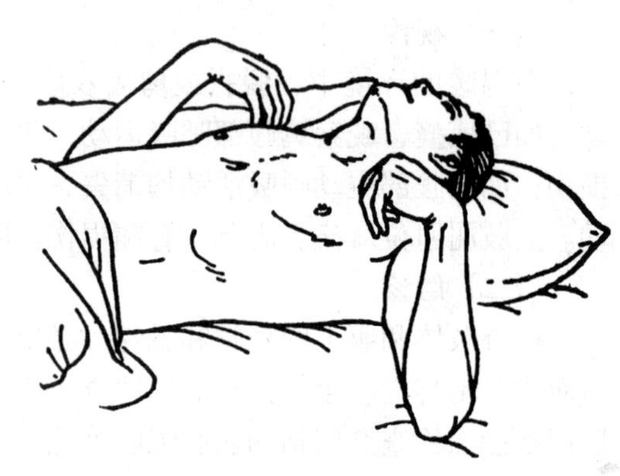

图 2–15　屈肘位瘫痪

由于肋间肌和腹肌均已瘫痪，呼吸仅靠膈肌维持，呼吸有一定困难，任何阻碍膈肌活动或呼吸道通畅的因素，均可随时导致呼吸衰竭。必须经常检查通气情况。

反射改变：躯干和下肢的深浅反射均消失。颈 5~6 横断者，肱二头肌和三头肌反射均消失。颈 7~胸 1 损伤者，肱三头肌反射消失而二头肌反射正常。

植物神经功能障碍：除头和颈以外，全身交感神经均被切断，体温失调，体温随环境而升降，夏有高热，冬有低温，常为致死原因之一。有便秘和尿潴留等括约肌功能障碍。

2. 胸髓损伤：表现为躯干下半部和下肢的上运动神经元瘫痪，以及相应部位的感觉障碍和大小便功能紊乱。

胸髓损伤的定位主要根据感觉消失的平面，腹壁反射作参考。上、中、下腹壁反射中枢分别在胸 7~8，胸 9~10，胸 11~12 节段。正常情况下腹壁反射较上腹壁反射稍弱。

胸髓损伤仅部分肋间肌瘫痪，影响呼吸不大。交感神经功能障碍的平面也相应下降，人对体温的影响也小，但仍有大小便功能障碍。

3. 腰髓、圆锥和马尾损伤：腰髓和脊髓圆锥的总长度很短，处于胸 10~腰 1~2 椎体之间。腰 1~骶 1 脊髓损伤后，下背部和腹股沟以下相应皮肤节段有感觉障碍，并有多节段性下运动神经元性瘫痪，可以此定位。腰 1~2 节段支配髂腰肌，腰 3~4 节段支配股内收肌和股四头肌，腰 5~骶 1 节段支配伸髋、屈膝和足的跖屈、背屈肌肉。横断水平在腰 4 以上者，膝、踝反射均消失，在腰 5~骶 1 者，踝、跖反射消失。

骶髓 3~5 和尾髓称圆锥。损伤后，会阴部感觉消失或减弱，呈马鞍状分布。膀胱逼尿肌瘫痪而成无张力性膀胱，形成充盈性尿失禁。大便也失去控制；性机能障碍，肛门反射和球海绵体反射消失，但无下肢瘫痪。

（四）检查中的注意事项

1. 注意有无合并损伤：检查时手法要轻柔，避免增加脊髓损伤。要从全身损伤与反应以及复合伤着眼。检查病人有无休克、其他部位的深部骨折、胸腹部内脏损伤以及颅脑损伤等。

2. 严格准确记录：不能误认损伤性瘫痪的变化不大，一次检查后不再复查。此类病人极需反复检查，尤其早期。瘫痪继续上升和出现某些神经体征者表示脊髓继续有损伤。反之，瘫痪平面不断下降和出现另一些体征者表示病情好转、治疗有效、预后较好。以往认为脊髓震荡需 3~4

周才能恢复，但目前意见一般在24h以内即开始恢复，因此，反复神经检查和记录检查所得极为重要。

本节内容并不全面，许多脊髓、脊神经根和脊神经损伤的神经检查都未包括在内，尚须参考神经解剖学和神经病理学等。

七、骨盆的理学检查

脱去长裤，在站立、俯卧及仰卧三种位置下进行检查。

（一）视诊

1. 骨盆有无左右倾斜：直立位，观察两侧髂前上棘是否在同一水平面上，若有倾斜，可因骨盆环的骨折、脱位或脊柱侧弯、臀肌麻痹等原因引起。

2. 骨盆有无前后倾斜：摸到同侧髂前上棘及髂后上棘，将二者连一直线，并用粘膏将一竹尺粘于此线上。观察此竹尺与水平线交角的大小，正常为5°~10°，若角度加大，可为骨盆前倾；角度减小或呈负角，可为骨盆后倾。

3. 观察：臀部有无疤痕、窦道、寒性脓疡、阴囊有无瘀瘢及肿胀。

（二）触诊

1. 压痛：骨盆环周围的髂嵴、髂前上棘、耻骨横支、耻骨联合、耻骨降支、坐骨升支、坐骨体、髂后上棘、骶骨及尾骨均可在皮下触及。疑有骨盆环损伤时，应按上述顺序依次触摸，观察有无压痛。压痛最明显处，即代表损伤最严重的部位。骶髂关节疾患时，在由腰骶关节及两侧骶髂关节所组成的骨科三角处（图2-16），可有压痛。

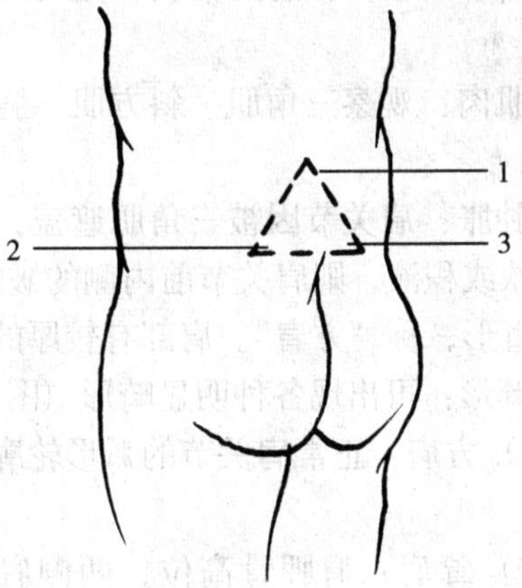

1.腰骶关节　2.骶髂关节（左）　3.骶髂关节（右）

图2-16　骶髂关节病变时骨科三角处可有压痛

2. 肿块：注意骶部、髂骨、坐骨结节处有无肿块，双侧髂窝有无寒性脓疡。

3. 肛门指诊：轻轻触摸骶骨、耻骨、坐骨有无肿块，骶前有无脓肿，尾骨有无压痛及脱位。指套上若沾有血迹，应考虑合并直肠损伤。

（三）特殊试验检查

1. 骨盆挤压及分离试验：患者仰卧，检查者以双手分别按住两侧髂前上棘处，将骨盆做向中心相对挤压及向外下方挤压的动作，能诱发疼痛者为阳性，提示骨盆环的损伤。

2. “4”字试验（Patrick征）：患者仰卧，一侧髋、膝关节屈曲并外旋，将该侧足的外踝置于另一侧伸直位下肢的膝部，双下肢相交呈一“4”字形。检查者一手固定骨盆，另一手置于屈曲侧下肢的膝关节内侧，并向下施压。若该侧骶髂关节发生疼痛，则为阳性。见于骶髂关节劳损、结核、类风湿性关节炎及致密性髂骨炎等症（图2-17）。

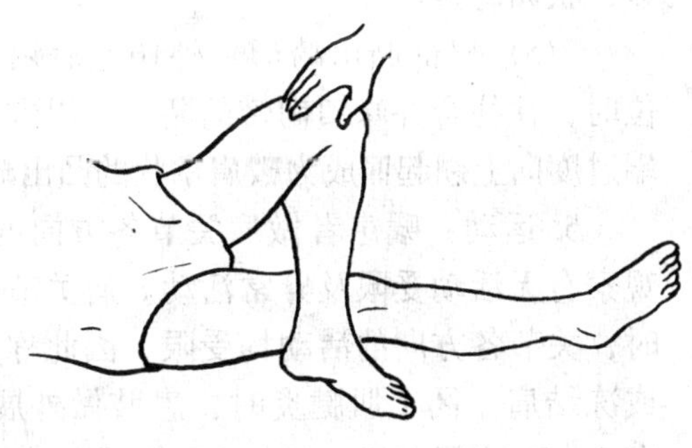

图2-17　“4”字试验（Patrick征）

3. 床边试验（Gaenslen 征）：患者靠近床边仰卧，双手抱健侧膝关节并尽量屈曲膝、髋关节，使大腿贴近腹壁。检查者一手扶髂嵴固定骨盆，另一手置于患侧大腿前方向地面方向加压，若该侧膝、髋关节疼痛，则为阳性。意义同“4”字试验。

4. 伸髋试验（Yeoman 征）：患者俯卧，患肢屈膝 90°。检查者一手压住患侧骶髂关节，另一手上提患侧小腿，若能诱发骶髂关节疼痛，则为阳性，提示骶髂关节病变。

5. 骨盆倾斜试验：患者直立位。于同侧髂前上棘及髂后上棘之间连一直线，并于线上以胶布粘一竹尺，令患者向前弯腰，观察竹尺倾斜度的变化。若倾斜度很大，而腰椎伸直，说明身体前屈时，躯干弯曲中心在髋关节，病变在腰椎或腰骶关节。若倾斜度很小或不倾斜，说明身体前屈动作是由腰椎向前弯曲而完成，目的在于减少骶髂关节的倾斜（保护性措施），说明病变在骶髂关节。

八、肩部的理学检查

脱去上衣，取坐位，在良好的光线照明下，从前、后、侧三个方向进行检查。

（一）视诊

1. 肩部的姿势：有无倾斜，是否对称。先天性畸形及肩关节骨折、脱位时均可致两肩高低不同。

2. 肌肉：观察三角肌、斜方肌、胸大肌、背阔肌等有无萎缩。若有肌萎缩，则肩部失去浑圆状态。

3. 肿胀：肩关节因被三角肌遮盖，轻度肿胀不易查出。可从前方观察并行两侧对比，关节若有积脓或积液，则肩关节前内侧的皱襞消失，显示膨隆。肩的正常外形为圆弧形，肩关节脱位后，呈直形，称“方肩”。肩部有较厚的三角肌，肩的轻微肿胀并不明显，需两侧对比才能察觉。

4. 畸形：可出现各种明显畸形（图 2-18）。

（1）方肩：正常肩关节的弧形轮廓消失，肩峰凸出，呈“方肩”。见于肩关节脱位或三角肌萎缩。

（2）耸肩：肩胛骨高位，两侧肩关节一高一低，颈短、耸肩。见于先天性肩胛高耸症及脊柱侧弯。

（3）垂肩：锁骨骨折后，因骨折远段下垂，致该侧肩也下垂。

（4）翼状肩胛：前锯肌麻痹时，肩胛骨下角向后突起，上肢向前平伸时，突起更加明显，状如鸟翼。

（5）肩部凸出畸形：外伤性肩锁关节脱位时，往往合并喙锁韧带的断裂，以致锁骨外端过度向上翘起而成为戴肩章状的凸出畸形。

5. 运动：嘱患者做肩关节各方向的活动，观察有无活动受限及异常活动。肩关节周围炎时，关节各方向的活动均受限，因此称为凝肩或冻结肩。冈上肌腱炎时，患肢做外展动作，在 0°~60°之间不痛，60°~120°范围内感觉疼痛，120°~180°时疼痛又消失，产生所谓痛弧综合征。冈上肌腱断裂时，若患者主动外展上肢，

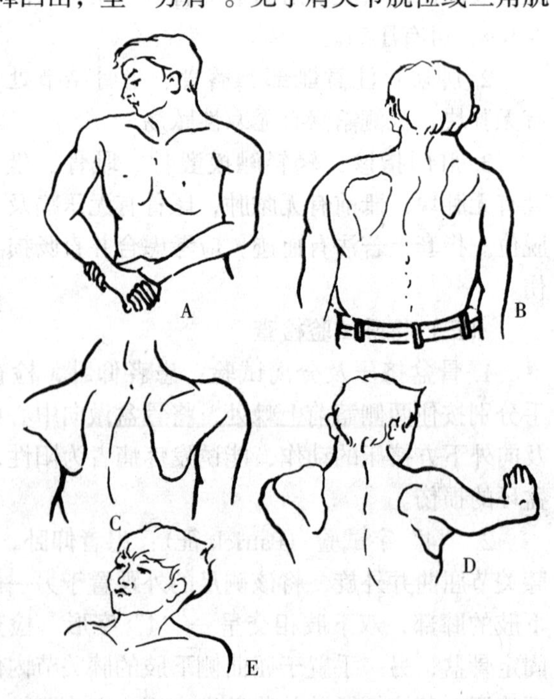

A. 方肩　B. 耸肩　C. 垂肩　D.翼状肩胛　E.肩部凸出畸形

图 2-18　肩部的畸形

则出现耸肩现象（图 2–19）。

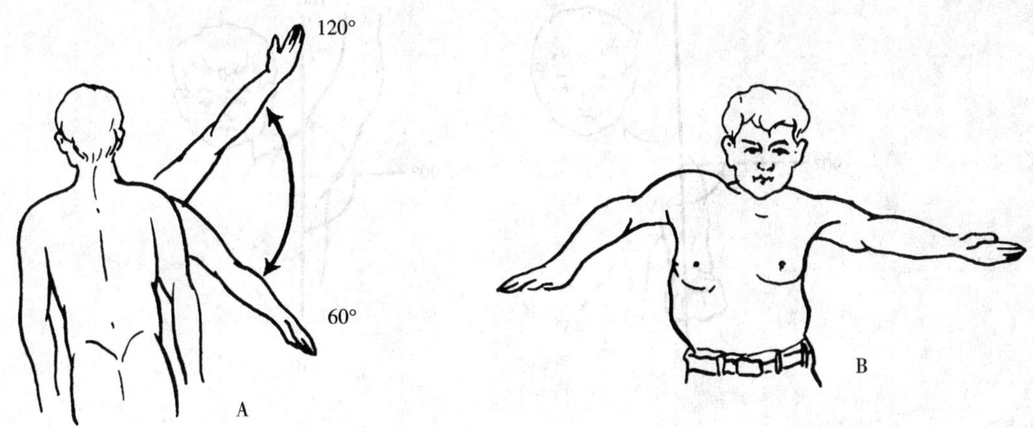

A. 痛弧综合征　B. 耸肩现象

图 2–19　冈上肌肌腱损伤时出现的肩关节活动障碍

（二）触诊

1. 压痛点：肩关节周围不同部位的压痛点，对鉴别诊断很有帮助。肱二头肌长头腱鞘炎时，压痛点在肱骨结节间沟，冈上肌腱损伤时，压痛多在肱骨大结节上，肩峰下滑囊炎时，于肩峰的下内方可有触痛。

2. 异常活动：肩锁关节脱位时，按压锁骨外端可有琴键样弹跳感，肱二头肌长头腱的滑脱，可在结节间沟触及肌腱的弹跳，肩盂关节脱位时，肩峰下可有空虚感，而在腋下或喙突下、锁骨下可触得脱位的肱骨头。

3. 肩三角（图 2–20）：位于皮下，可用手摸到。检查时，站在病人背后用两手检查，喙突尖在锁骨下方、肱骨头的内侧。可用来检查肩及其周围有无骨折或脱位。肱骨头的前、外、后侧有肥厚的三角肌，不易摸清，但可从腋窝中摸到。正常时，肩峰、肱骨大结节、喙突三个骨性标志构成一个三角形。当肩关节脱位、肱骨颈骨折或大结节骨折时，此解剖关系即发生改变。可进行两侧比较，作为诊断的参考。

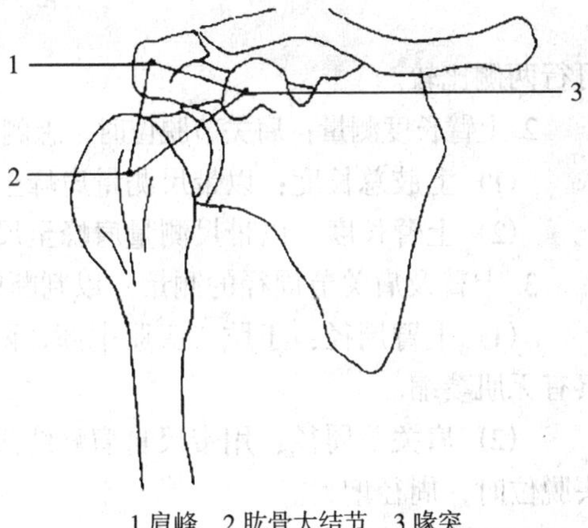

1.肩峰　2.肱骨大结节　3.喙突

图 2–20　肩三角

（三）量诊

肩关节是指盂肱关节，活动至一定范围（图 2–21）时，需有肩锁、胸锁关节和肩胛骨的联合活动，配合进行。测量肩关节的活动时，检查者需站在病人背后，用手指将肩骨下角固定后，再作肩的主动和被动活动。

1. 关节活动度的测量：肩关节的活动主要指肩肱关节而言，因此，检查其活动范围时，应一手固定肩胛骨，另一手持前臂进行各方向活动的检查。肩关节中立位为上臂下垂，屈肘 90°前臂伸向前方，定为 0°。

（1）外展：可达 90°，若继续向上抬高，可达 180°，但此活动度为肩胛带的活动度。

（2）内收：可达 45°。

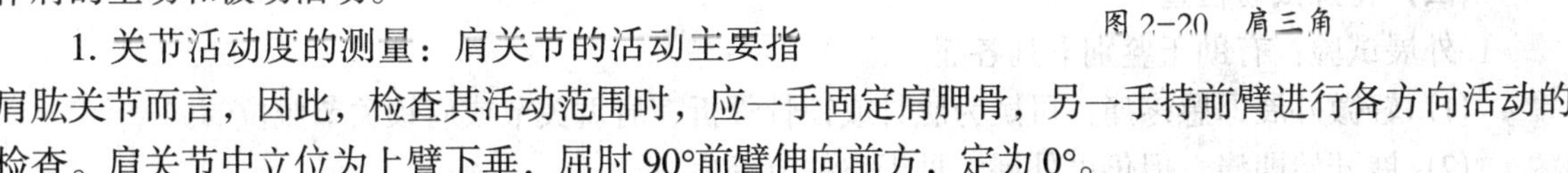

（3）前屈：可达 90°。

（4）后伸：可达 35°。

（5）内外旋转：中立位时，使肱骨向内、外旋转，均可达到 45°外展位时，内旋转的度数。

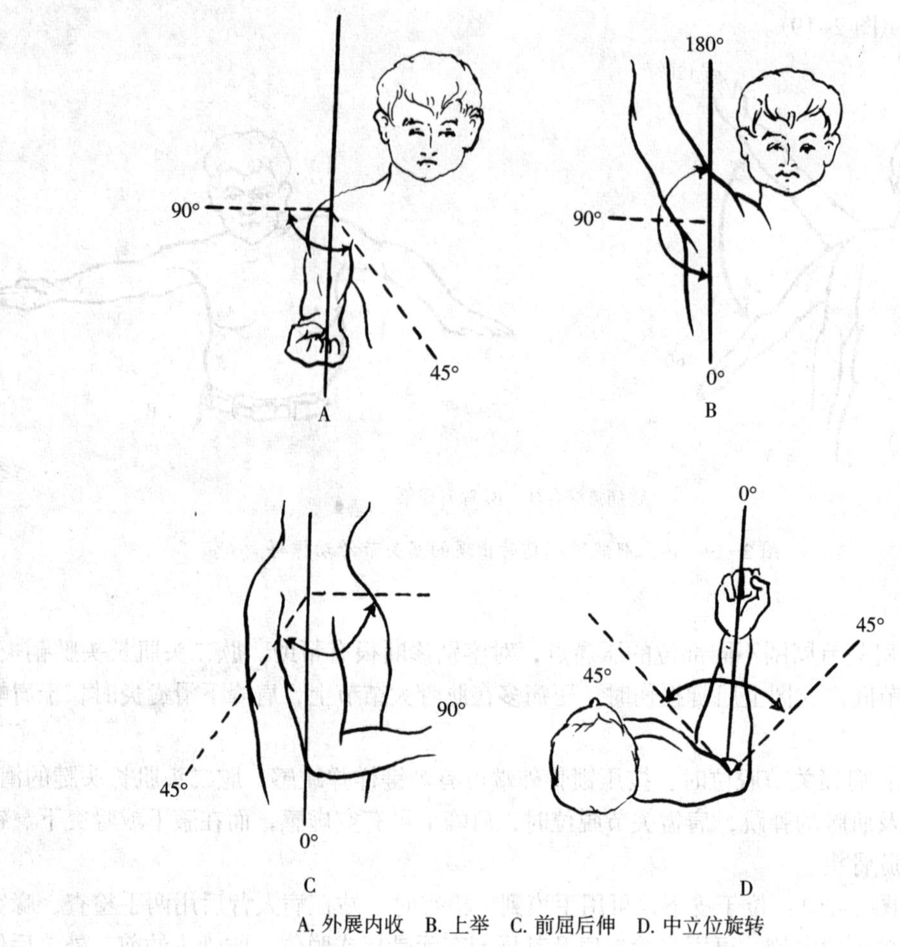

A. 外展内收　B. 上举　C. 前屈后伸　D. 中立位旋转

图 2-21　肩关节活动范围

可行两侧比较。

2. 上臂长度测量：肩关节脱位时，患侧上臂可长于健侧。肱骨颈骨折时，患侧上臂可短于健侧。

（1）上肢总长度：以带尺测量肩峰至桡骨茎突尖部（或手的中指指尖）的距离，两侧对比。

（2）上臂长度：以带尺测量肩峰至尺骨鹰嘴突之间的距离，两侧对比。

3. 上臂及肩关节周径的测量：以判断肿胀及萎缩情况。

（1）上臂周径：于肱二头肌中部，两侧取相对应的部位，以带尺测其周径，两侧对比，观察有无肌萎缩。

（2）肩关节周径：用带尺自肩峰绕过腋窝测量周径，并进行两侧对比。肩关节肿胀、肱骨头脱位时，周径增大。

（四）特殊试验检查

1. 外展试验：有助于鉴别下列各症。

（1）轻微外展即感疼痛：可疑为肱骨或锁骨骨折、肩盂关节或肩锁关节脱位。

（2）展开始即痛，但仍可外展，见于肩关节炎症。

（3）外展近 90°时出现疼痛，提示肩袖粘连。

（4）外展开始即痛，但上举超过 120°以后，疼痛消失，则可能为肩峰下滑囊炎。

（5）外展仅在 60°~120°之间出现疼痛时，为冈上肌腱炎的特征。

（6）肩关节各方向活动均受限者，为凝肩。

（7）肩痛与肩关节活动无关者，可能为胆道、心脏、膈胸膜之疾患。

2. 搭肩试验（Dugas 征）：正常人，当肘关节屈曲，手掌平放于对侧肩关节前方时，前臂可自然贴紧胸壁。若不能贴紧胸壁，则为阳性，提示肩关节脱位。

3. 直尺试验（Hamilton 征）：正常人，肩峰位于肱骨外髁与肱骨大结节连线的内侧。因此，若用一直尺置于上臂外侧，先靠近肱骨外上髁部，再使之靠近上臂皮肤，直尺上端则可贴于大结节处。当肩关节脱位时，肱骨头向内移位，直尺上端则不能靠近大结节，反而贴近于肩峰，是为直尺试验阳性。

4. 肱骨长轴延长线的测量：正常人，上肢自然下垂时，沿肱骨长轴向上的延长线，于同侧头部的外方 4~6cm 处通过。肩关节脱位时，此线则可通过同侧眼球。

5. 肱二头肌长头紧张试验（Yergason 征）：嘱患者屈肘，前臂置中立位，然后做抗阻力的旋后动作。若肱骨结节间沟处疼痛则为阳性。见于肱二头肌长头腱鞘炎。

6. Dawbarn 征：患急性肩峰下滑囊炎时，若患侧上臂贴于侧胸壁，于肩峰前缘下方、肱骨大结节处可有触痛。但当上臂外展后，因滑囊移至肩峰下方，原触痛点消失。此为 Dawbarn 征阳性。

九、肘关节的理学检查

（一）视诊

1. 外形：观察双肘是否对称，关节有无强直、有无肌肉萎缩。正常肘关节伸直时有轻度外翻，称携物角，约 5°~15°（图 2-22）。检查此角之变化时，嘱病人伸直两侧上肢，手掌向前，左右对比。

2. 畸形：携物角大于 15°，为肘外翻，小于 5°为肘内翻。肘部骨折、脱位可引起肘关节外形的改变，如髁上骨折时，肘窝上方可见肱骨下端向前移位形成的凸出；桡骨头脱位在肘窝外下方向桡侧凸出；肘关节后脱位时可见鹰嘴向肘后方凸出；肱骨内、外髁骨折时，若移位较大，则可见肘关节横径增大。

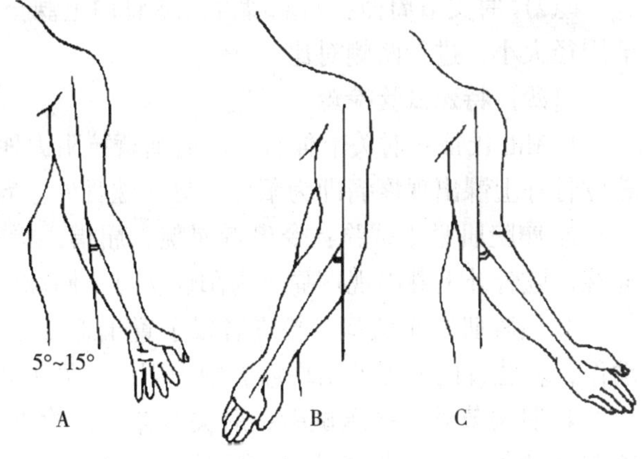

A. 正常携物角 B. 肘内翻 C. 肘外翻

图 2-22 正常携物角及肘内、外翻畸形

3. 肿胀：尺骨鹰嘴及肘后肱三头肌腱两侧及肘窝部饱满肿胀时，均表示肘关节内有积液或滑膜增生。注意有无窦道、瘀斑及水泡。肱骨内上髁骨折、肱骨外髁骨折、桡骨小头骨折、肱骨髁上骨折和尺骨鹰嘴骨折等都是肘部骨折，可以按照肿胀、瘀斑和压痛的部位作出鉴别诊断。

（二）触诊

检查肘关节周围皮肤温度、张力、肱动脉搏动能否触及，注意尺神经的粗细及硬度。触摸关节周围有无肿块，若有则应检查其部位、硬度、活动度等，勿忘检查滑车上淋巴结是否肿大。检查桡骨小头时，可令患者屈肘 90°，前臂做旋转活动，检查者以手指置于肱骨外上髁前下方触摸，于手指下可感到有骨性凸起滚动，此即为桡骨小头（图 2-23）。其损伤时，局

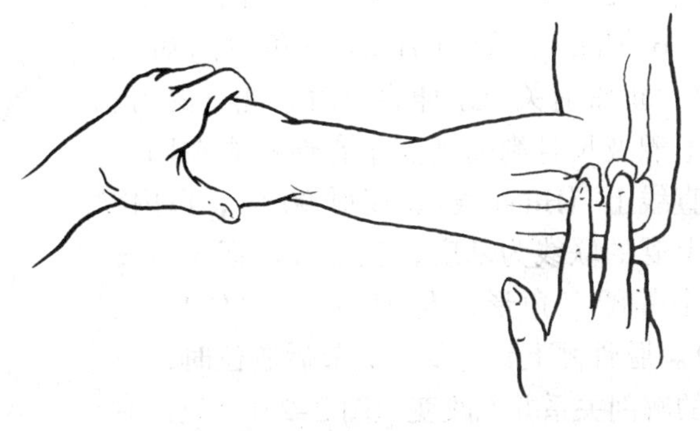

图 2-23 桡骨小头检查法

部可有压痛。肱骨外上髁的压痛，可见于网球肘（肱骨外上髁炎）。

（三）量诊

1. 关节活动度：前臂伸直即为肘关节的中立位，定为0°；检查前臂旋转运动时，屈肘90°、拇指向上为中立位，定为0°（图2-24）。

（1）屈曲：135°~150°。

（2）过伸：10°。

（3）旋前：手背向上转动，可达80°~90°。

（4）旋后：手背向下转动，可达80°~90°。

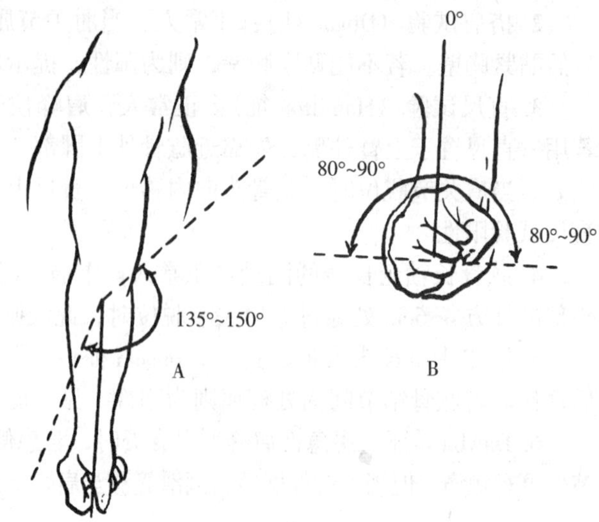

A. 屈曲及过伸 B. 旋前与旋后

图2-24 肘关节活动范围

2. 前臂长度测量：测量鹰嘴突至尺骨茎突的距离，双侧对比。

3. 前臂及肘关节周径的测量：

（1）前臂周径：前臂最大周径在其上1/3处。双侧均以肱骨内上髁下方6cm处为准，测量周径并进行左右对比。

（2）肘关节周径：自鹰嘴经过肱骨内上髁至肘前皱纹，以带尺绕行1周，其长度即为肘关节周径大小。进行两侧对比。

（四）特殊试验检查

1. Mill氏征：肘关节伸直，同时前臂抗阻力地做旋前、屈腕动作（极似"掰腕子"的动作），若肱骨外上髁出现疼痛即为阳性。见于肱骨外上髁炎（网球肘）。

2. 伸腕肌紧张试验：令患者屈腕、屈指，检查者于患者手指背侧施压，再令患者强力伸指伸腕，肱骨外上髁出现疼痛时为阳性。见于网球肘。

3. 屈腕肌紧张试验：检查者以手置于患肢各手指的掌侧作为对抗，令患者抗阻力地做握拳动作，若肱骨内上髁处出现疼痛则为阳性。见于肱骨内上髁炎（高尔夫球肘）。

4. 肘关节外翻挤压试验：肘关节伸直，检查者一手抵于肘关节桡侧，另一手置于腕关节尺侧向桡侧加压，使肘关节被动外翻，若肘部疼痛则为阳性，见于桡骨小头骨折。

5. 髁干角的测量：正常肱骨内、外上髁连线与肱骨长轴大致成直角。若髁部骨折或先天畸形，可使此角成为钝角或锐角。

6. Huter氏线与Huter三角（肘后三角）：正常肘关节于伸直位时，肱骨的内、外上髁及尺骨鹰嘴突三个骨性标志在同一条直线上（Huter线），屈肘90°时，以内、外上髁的联线为基底，三个骨性标志组成一个等腰三角形，称肘后三角（Huter三角）。肱骨髁上骨折及肘关节后脱位时，三者的解剖关系并无改变（图2-25）。但在肘关节脱位、内上髁骨折和外髁骨折时，此

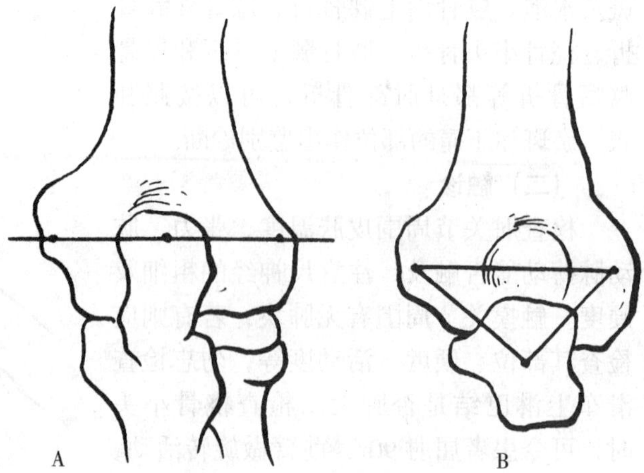

A.伸肘三点呈直线 B.屈肘时三点呈等腰三角形

图2-25 肘后三角（Huter线与Huter三角）

三角即不成等腰三角形。

十、腕、手部的理学检查

卷起衣袖至肘上或脱去上衣，坐位检查。

（一）视诊

1. 手的自然休息姿势与手的功能位置：手的自然休息姿势大致呈半握拳状，即腕关节稍背伸（约 20°），微向尺侧倾斜（约 10°），拇指尖靠近食指关节的桡侧，其余四指均呈半屈曲状，屈曲程度由食指向小指逐渐增大，且各指指尖均指向舟骨结节处。若手部肌腱损伤，这一正常休息姿势即会受到破坏。手的功能位置为腕背伸 30°并稍尺偏，拇指于外展对掌屈曲位，其余各指屈曲，大致呈一握茶杯的姿势（图 2-26）。

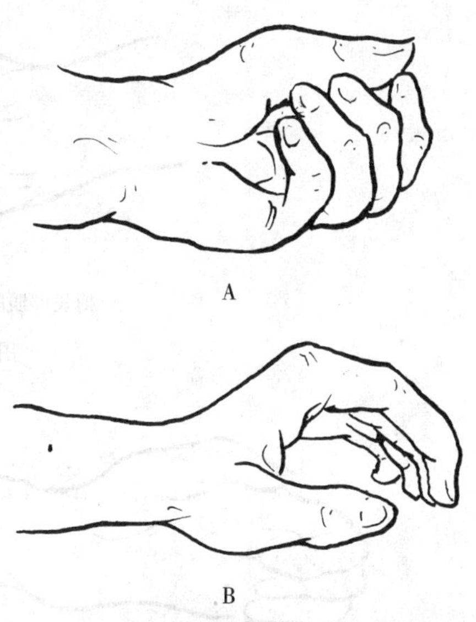

A. 自然休息姿势 B. 功能位置

图 2-26 手的自然休息姿势及手的功能位置

2. 肿胀与局限性隆起：腕关节与指关节可因类风湿性关节炎或关节结核而使全关节肿胀，腕关节背侧或掌侧的腱鞘囊肿可使局部出现隆起的囊性肿块；伸腕肌腱鞘炎或软组织损伤可使腕背侧呈现肿胀；舟骨骨折可使鼻咽窝处的正常凹陷因肿胀而消失；下尺桡关节半脱位可使尺骨小头向腕背侧隆起，前臂旋前时尤为明显。手指侧副韧带的损伤可使指间关节的侧方肿胀；指骨结核或内生软骨瘤可使手指呈现梭形肿胀。手部腱鞘及筋膜间隙的化脓感染，可使相应部位出现红肿、疼痛及活动障碍。

月骨脱位后，腕背侧或掌侧肿胀，握拳时第 3 掌骨头向近侧回缩（图 2-27）。腕背是腱鞘囊肿的好发部位，为黄豆至指甲大小的半球形肿块。

腕关节结核和类风湿性关节炎表现为整个腕关节肿胀。前者为单关节发病，后者常伴有手指和其他大关节的肿胀和畸形，并两侧对称。

解剖学“鼻咽窝”是腕部拇长伸和拇长展与拇短伸肌腱之间的一个三角形凹陷（图 2-28），它的深部为腕舟骨，骨折时，此窝有肿胀。

3. 肌肉萎缩：注意大、小鱼际及骨间肌有无萎缩。脊髓侧索硬化症、正中神经及尺神经的损伤，均可见到手部肌肉的萎缩。

4. 畸形：腕与手部的神经、血管、肌腱及骨骼的损伤或先天因素均可造成手部的畸形（图 2-29）。

例如腕垂症（桡神经损伤）、猿掌（正中神经损伤）、爪形手（尺神经损伤）、锤状指（手指末节基底部撕脱骨折或侧副腱条损伤）、纽扣畸形（手指中央腱条损伤）、鹅颈畸形（脑性瘫痪所

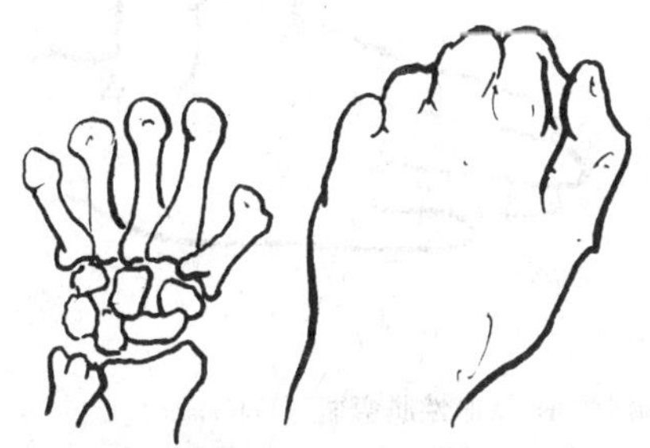
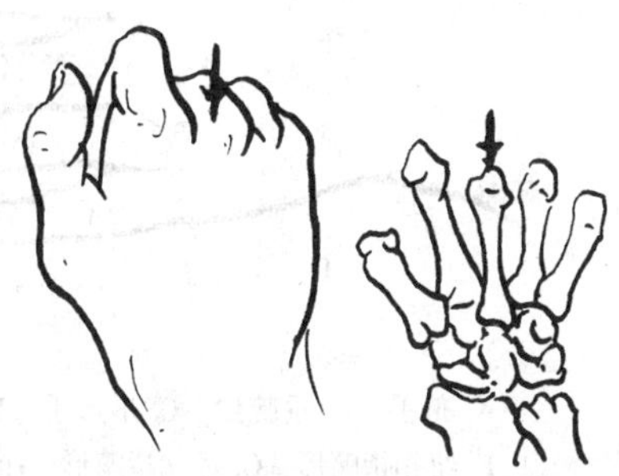

图 2-27 月骨脱位后，握拳时第三掌骨头向近侧回缩

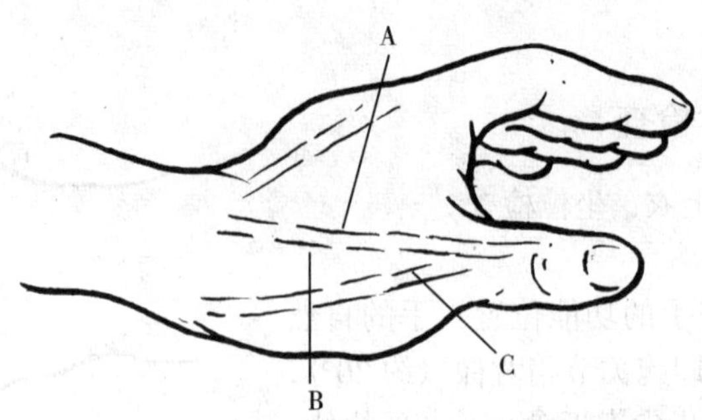

A. 拇长伸肌腱 B. 鼻咽窝 C. 拇短伸和拇长展肌腱

图 2-28 解剖学“鼻咽窝”

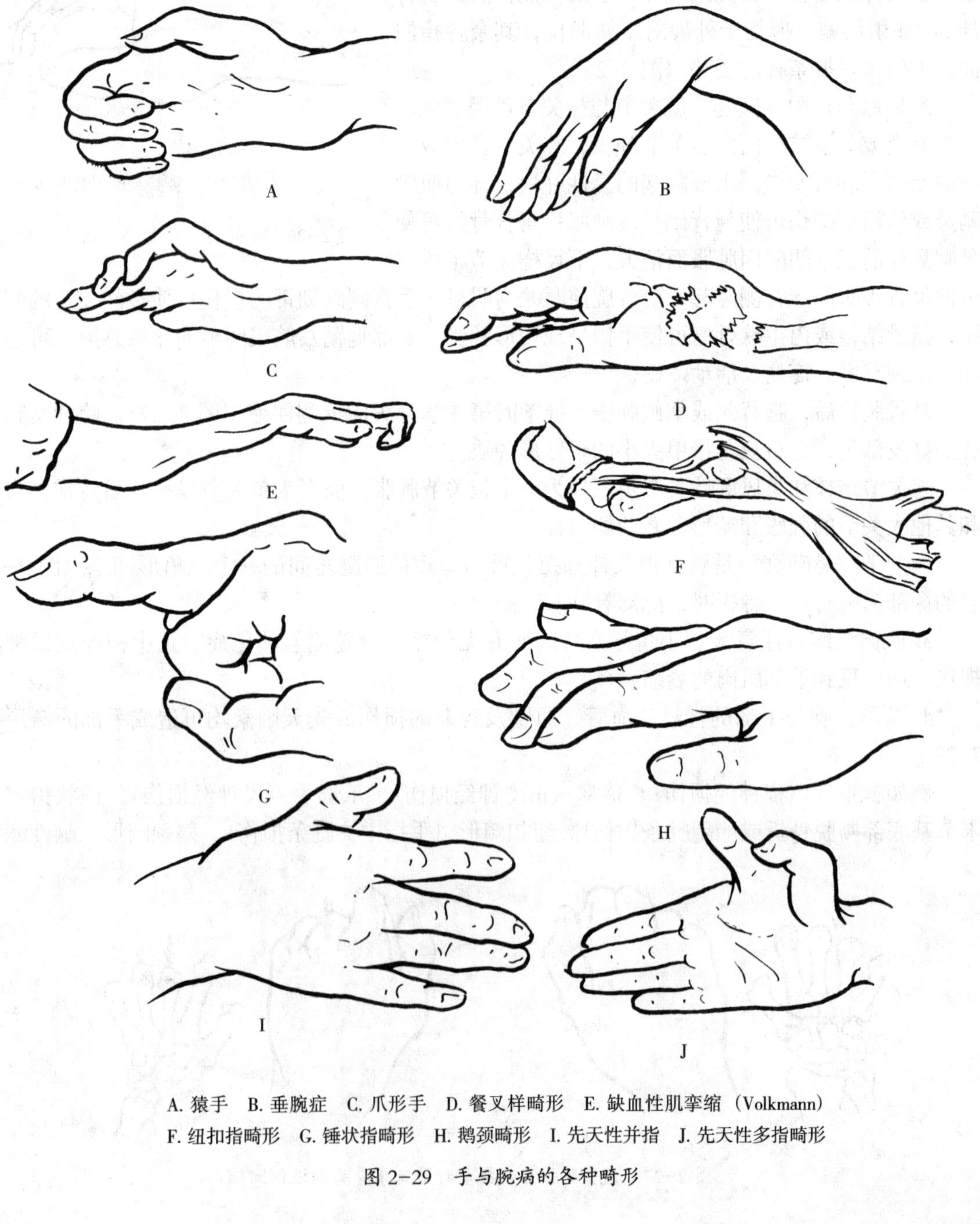

A. 猿手 B. 垂腕症 C. 爪形手 D. 餐叉样畸形 E. 缺血性肌挛缩（Volkmann）
F. 纽扣指畸形 G. 锤状指畸形 H. 鹅颈畸形 I. 先天性并指 J. 先天性多指畸形

图 2-29 手与腕病的各种畸形

致)，Volkmann 氏缺血性肌挛缩(肱骨髁上骨折伤及肱动脉或石膏、夹板固定不当所引起)，手腕的餐叉样畸形（Colles 骨折）以及先天性并指、多指畸形等。

（二）触诊

1. 骨骼触摸：整个尺骨背侧缘和桡骨下 1/3 可从皮下摸清，但桡骨上 1/3 为肥厚的肌肉所覆盖，不易摸清。桡骨远端背侧除桡骨结节外较为平坦，掌侧略凹。桡骨茎突低于尺骨茎突约 1cm。桡骨远端骨折（Colles 骨折）时，这一解剖关系发生改变。指骨和掌骨都可摸清，骨折移位和畸形愈合都可用触诊检查。

2. 肌腱的触摸：紧紧握拳，用力屈腕，在前臂下段掌侧，可见到和摸到下列肌腱，从尺侧到桡侧依次为：

(1) 尺侧腕屈肌。

(2) 第 4 指的指浅屈肌。

(3) 掌长肌。

(4) 桡侧腕屈肌。

但约有 10%病人的掌长肌腱缺如。正中神经在掌长肌和桡侧腕屈肌之间的深面，桡动脉在桡侧腕屈肌的桡侧。手部瘢痕需配合动诊，观察肌腱有无粘连，并需检查有无神经瘤或神经粘连。

3. 压痛：

(1) 于手腕掌侧横纹稍上方加压时，若手掌的桡侧半出现放射性疼痛，可疑为腕骨综合征。

(2) 于隆起的尺骨小头处加压，若感觉有明显的松弛、漂浮感时，可能为下尺桡关节损伤。

(3) 腕部桡背侧肿胀、压痛并伴有捻发音时，常为桡侧伸腕肌腱鞘炎所致。

(4) 桡骨茎突处的压痛，可能为桡骨茎突狭窄性腱鞘炎所致。

(5) 尺骨茎突处的压痛，可能因尺侧伸腕肌腱鞘炎或尺骨茎突骨折所引起。

(6) 舟骨骨折除鼻咽窝有肿胀外，局部压痛也是重要体征。由于该处有桡神经浅支经过，正常也有轻压痛，需与健侧对比。鼻咽窝处的压痛提示可能有舟骨骨折。

(7) 腕背侧第 3 掌骨基底部及桡骨远端之间若有压痛，可能为月骨骨折。

(8) 掌指关节的掌侧有压痛，并伴手指的伸屈障碍时，可能屈指（拇）肌腱狭窄性腱鞘炎。

(9) 手部有化脓性感染时，可用一火柴棍触压检查压痛最明显的部位，有助于诊断。食、中、环 3 指的化脓性腱鞘炎，其压痛点在腱鞘的盲端（远掌横纹处），拇、食 2 指的化脓性腱鞘炎，其压痛点在大、小鱼际的远侧。掌中间隙感染的压痛点在掌心；鱼际间隙感染的压痛点在拇、食 2 指间的指蹼部位（虎口处）（图 2-30）。

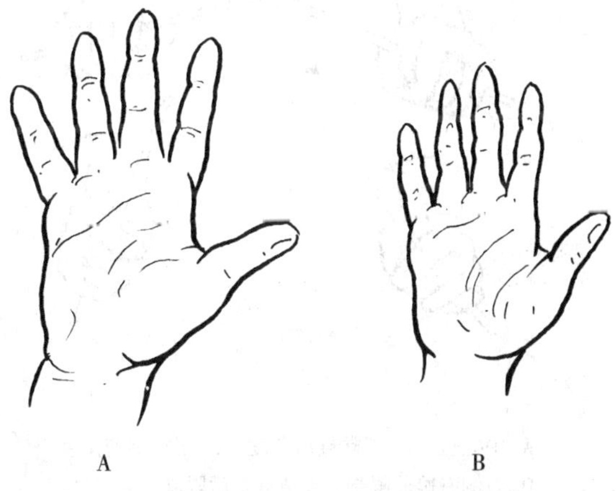

A. 化脓性感染时的压痛点　B. 掌中间隙鱼际间隙感染的压痛点

图 2-30　手部感染的压痛部位

4. 肿物：腕与手部常见的肿物有腱鞘囊肿，植入囊肿，血管球瘤以及甲下骨疣、指骨内生软骨瘤等。指骨骨关节炎时，可在中节指骨远端两侧触及坚硬的骨性结节，伴有压痛，称为 Heberden 氏结节。触及肿物时，应注意其硬度、活动性及有无压痛。

（三）叩诊

可用来检查传导痛。疑有舟骨或月骨病变时，病人轻握拳，手向尺偏，叩击掌骨头，可作间接叩诊。

1. 舟骨骨折：嘱患者将手向桡侧倾斜，屈曲掌指关节，然后以叩诊锤叩击第 2、第 3 掌骨头处，于鼻咽窝部或腕部靠中线处有疼痛者，可能为月骨缺血性坏死或舟骨骨折（图 2–31）。

2. 月骨损伤：若令患者手向尺侧倾斜，叩击第 4 掌骨头部，于月骨部位感觉疼痛时，可疑为月骨损伤。

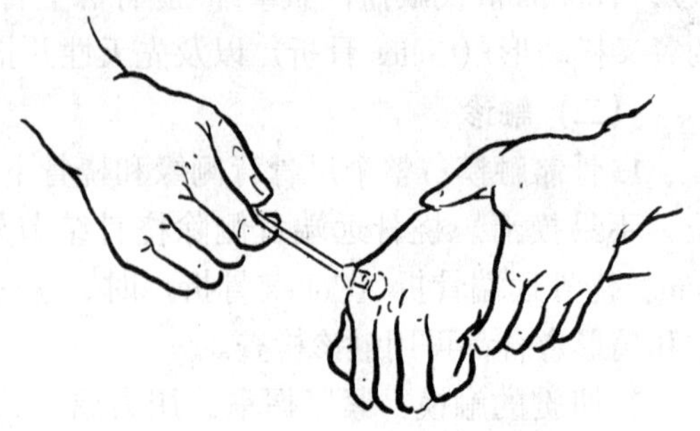

图 2–31 掌骨头间接叩诊法

（四）听诊

患有屈指（拇）肌腱狭窄性腱鞘炎时，患者手指伸屈受限。若强使患指由屈位伸直时，可闻及清脆的弹响声（弹响指、扳机指），下尺桡关节脱位或三角软骨盘破裂的病人，腕部转动时，可听到或触到“咯咯”声。

（五）量诊

1. 前臂旋转活动可用下法测量：两侧上臂紧贴胸侧，屈肘 90°两手各握一筷。拇指向上为中立位（0°）。前臂向外旋转，称旋后；向内旋转称旋前。从前方观察两前臂的旋转角度，加以对比。正常旋转范围约 80°（旋前）、100°（旋后）（图 2–32）。

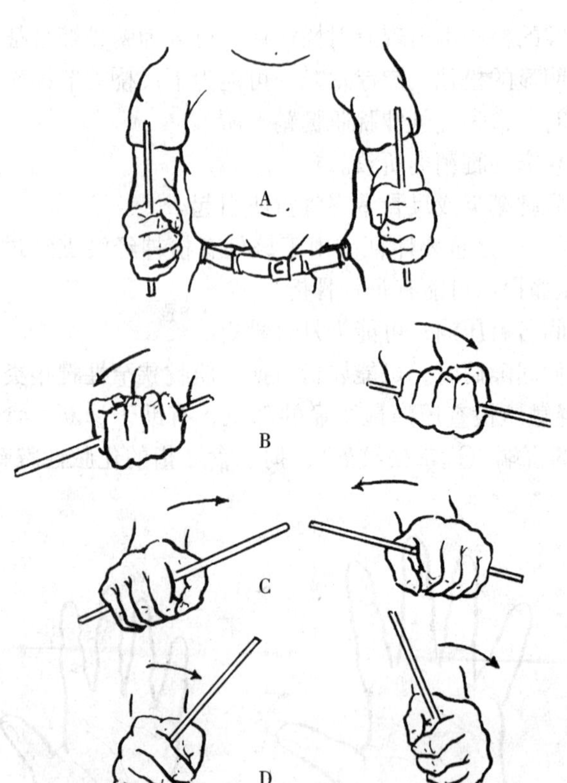

A. 中立位 B. 正常旋后角度 C. 正常旋前角度
D. 右侧有旋前限制，左侧有旋后限制

图 2–32 前臂旋转活动可用下法测量

2. 腕关节的活动范围（图 2–33）：手掌向下，手掌与前臂在同一个平面上为腕关节中立位（0°）。

（1）背伸：50°~60°。

（2）掌屈：50°~60°。

（3）桡侧倾斜：25°~30°。

（4）尺侧倾斜：30°~40°。

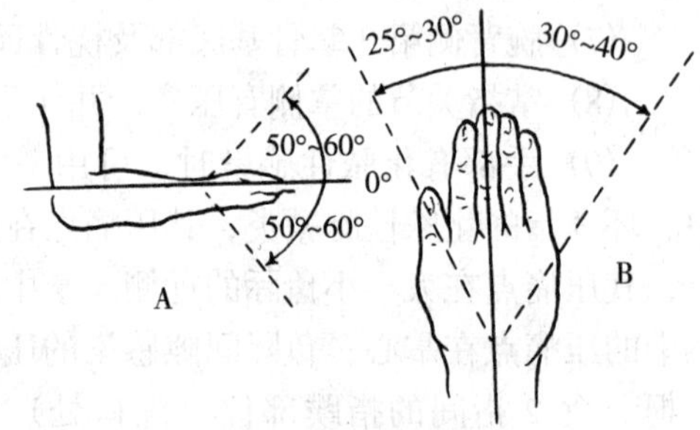

A. 背伸掌屈 B. 桡偏尺偏

图 2–33 腕关节的活动范围

3. 掌指关节与指间关节的活动范围（图 2–34）：手指完全伸直为中立位。

（1）掌指关节：伸为 0°，屈可达 60°~90°。

（2）近侧指间关节：伸为 0°，屈可达 90°。

（3）远侧指间关节：伸为 0°，屈可达 60°~90°。

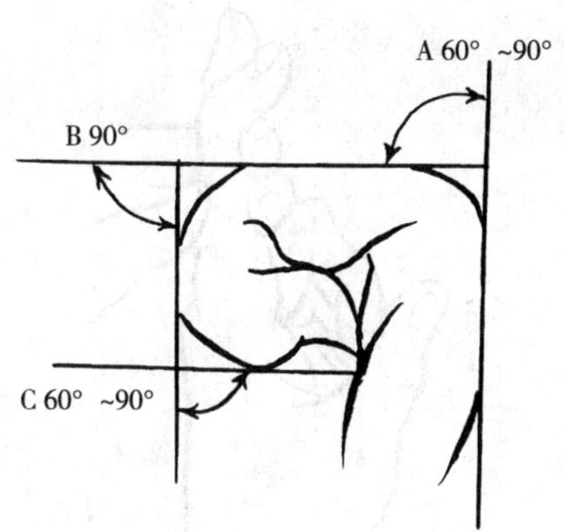

A.掌指关节屈曲 B.近侧指间关节屈曲
C.远侧指间关节屈曲

图 2-34 掌指关节与指间关节的活动范围

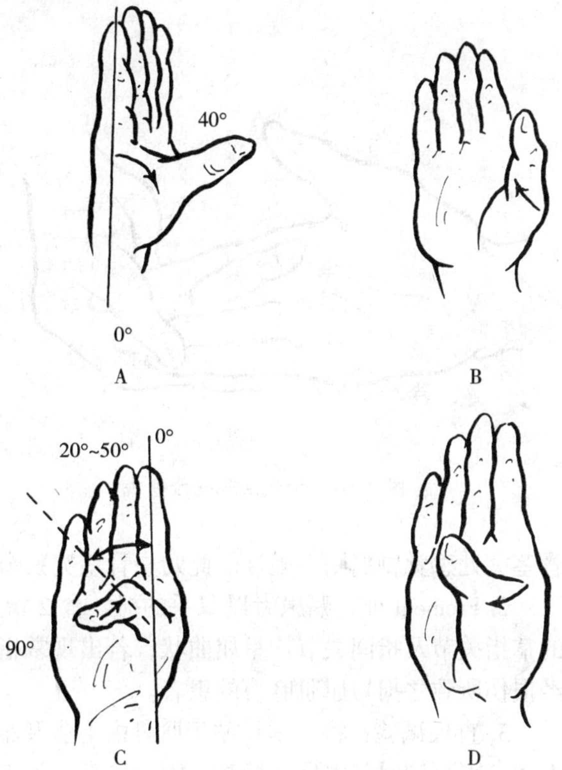

40°
0°
A B
20°~50° 0°
90°
C D

A. 外展 B. 内收 C. 屈曲 D. 对掌

图 2-35 拇指关节的活动范围

4. 拇指关节活动范围（图 2-35）：拇指贴于食指侧方，并沿食指方向伸直为中立位。

（1）外展：可达 40°。

（2）内收：伸直位可与食指桡侧并拢。

（3）屈曲：掌拇关节可达 20°~50°，指间关节可达 90°。

（4）对掌：不易测量度数，应注意拇指横越手掌的程度，并进行双侧对比。

5. 腕关节周径的测量：过桡骨茎突及尺骨茎突的尖端，以带尺绕腕一周测其周径，两侧对比。

6. 伸指肌腱在不同部位断裂的检查法：指伸肌腱在手背部断裂时，该指的掌指关节不能主动完全伸直；在近侧指节断裂时，指间关节不能主动完全伸直；在末节指骨的肌止处撕脱时，指屈肌腱在掌部断裂时，该指在休息位的屈度很少或完全伸直。指深、浅屈肌腱断裂的鉴别法：以中指为例，先将食指、无名指和小指固定于伸直位，嘱病人屈曲中指，正常，该指近侧指关节可屈曲；如果指浅屈肌位已断裂，则不能（图 2-37）。将手指的近侧指间关节固定于伸直位，嘱病人屈曲远侧指间关节，正常，可主动屈曲，如指深屈肌腱已断裂，则不能（图 2-38），远侧指间关节不能伸直，呈锤状指（图 2-36）。

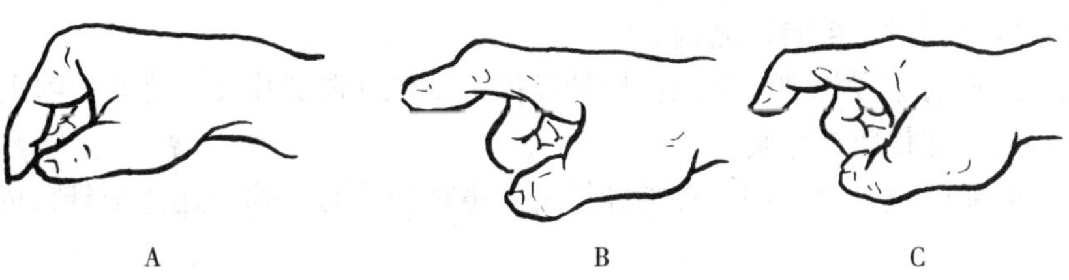

A. 伸指肌腱在手背部断裂，掌指关节不能主动伸直 B. 伸指肌腱在近侧指节断裂，指间关节不能主动伸直 C. 伸指肌腱在末节指骨的肌止处断裂，手指末节不能主动伸直，呈锤状指

图 2-36 伸指肌腱在不同部位断裂的检查法

（六）特殊试验检查

熟练应用对正确诊断很有帮助。

1. Ecoff-Finkelstein 征：嘱患者拇指内收屈向小指并握拳，检查者压患手向尺侧倾斜，若桡

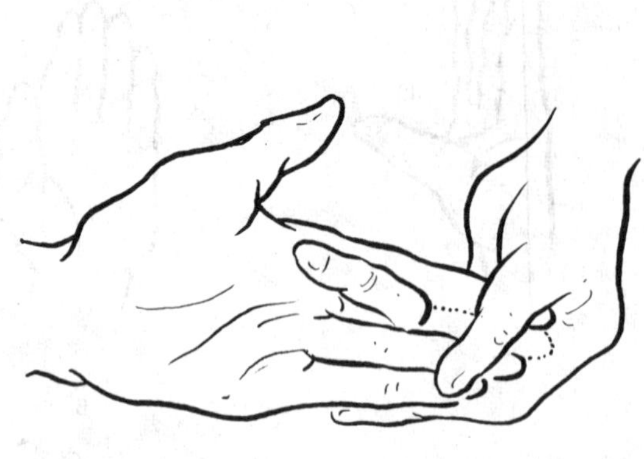

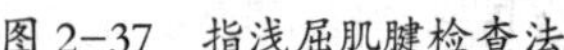

图 2-37 指浅屈肌腱检查法

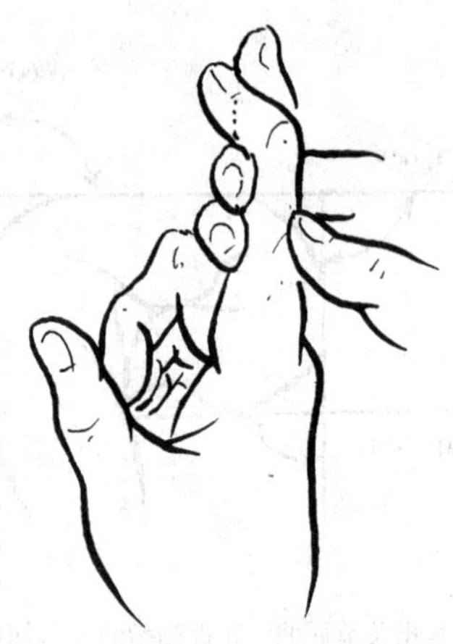

图 2-38 指深屈肌腱检查

骨茎突处感觉剧痛则为阳性。此乃桡骨茎突狭窄性腱鞘炎的特有体征。

2. Froment 征：嘱患者以双手的拇、食 2 指用力捏住同一硬纸片，进行观察；正常时，拇指的掌指关节及指间关节均呈屈曲状，若出现掌指关节过伸、指间关节屈曲时则为阳性。见于尺神经损伤所致之拇短屈肌麻痹的患者。

3. 直尺试验：将一木尺贴于肱骨内上髁及小指之间，正常时，木尺不能与尺骨茎突相抵，若上述三点可同时与木尺相接触，则为异常。见于 Cdolles 骨折所致及腕关节正常尺偏消失者。

十一、上肢神经的理学检查

（一）桡神经

在肘部，桡神经分成两根终支，一为桡神经浅支，一为深支即骨间背侧神经。

1. 单纯的浅支损伤：可发生在桡骨茎突部的手术或损伤中。拇指背侧以及手背的桡侧感觉障碍（图 2-39）。

2. 单纯的深支损伤：可发生在肘部分支以下，拇指掌指和指间关节以及其他 4 指的掌指关节失去主动伸直的能力，拇指不能外展。但由于桡侧腕长伸肌并未瘫痪，因此，并不发生垂腕，而在企图伸腕时，腕向桡侧偏。

3. 肱骨中段桡神经损伤：桡神经损害发生在肱骨中 1/3 处者，除上述感觉和运动体征外，尚有垂腕，肱桡肌亦瘫痪。

4. 腋部桡神经损伤：桡神经损害发生在腋部时，除上述体征外，尚有肱三头肌瘫痪，并有上

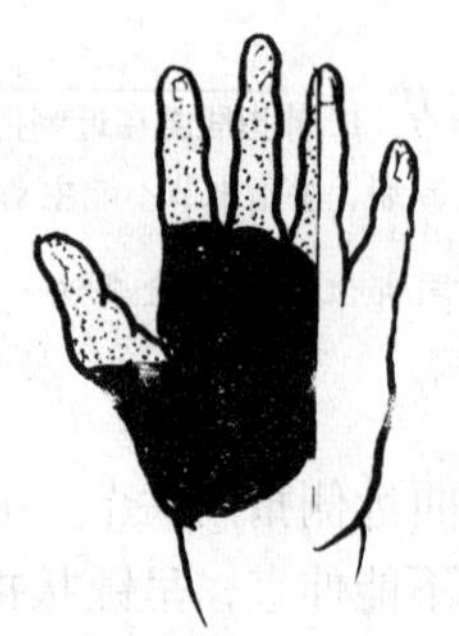

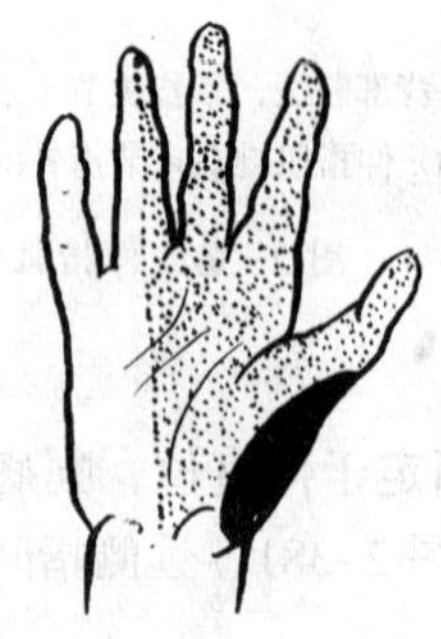

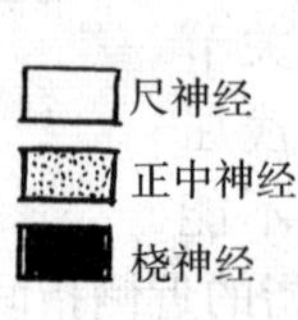

图 2-39 手部感觉神经分布情况

臂和前臂背侧感觉障碍（图 2-40）。肱桡肌肌力检查法：屈肘 90°，前臂中立位，嘱病人用力屈肘，正常，在阻力下可见到肱桡肌膨起（图 2-41）。肱三头肌肌力检查法：病人坐下，肘屈 90°置于桌上，以消除引力的作用。如果肱三头肌肌力正常，肘很容易伸直。

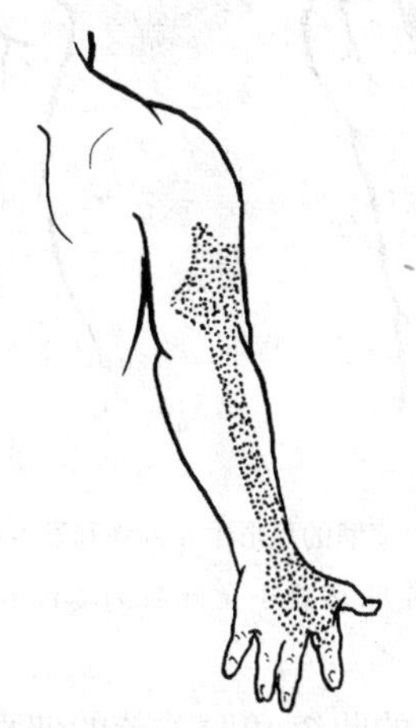
图 2-40 桡神经感觉区

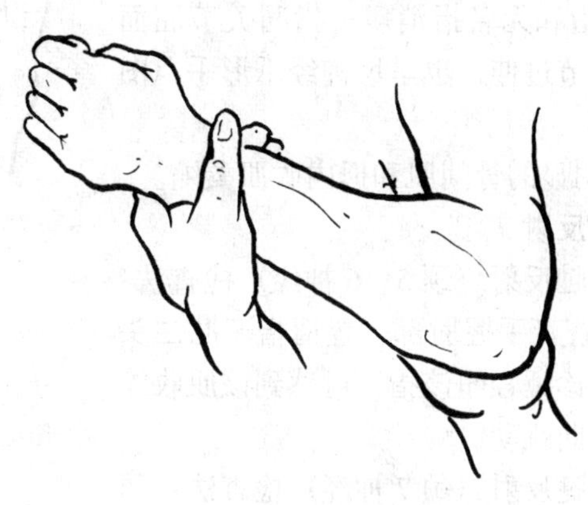
图 2-41 肱桡肌检查法

（二）正中神经

正中神经的损害最容易发生在肘部和腕部。不论哪一水平的损害，共同的体征都是不能用拇指和食指去捡起 1 根细针。

1. 新鲜损害：

（1）腕部损害：腕以下，正中神经仅供应拇短屈肌、拇对掌肌和拇短展肌，而前二者常有变异，因此测验拇短展肌的功能最为可靠。拇短展肌的触笔检查：病手平放桌上，手掌朝上。嘱病人将拇指伸直，尽量向桌面靠拢。检查者手持钢笔或铅笔，置于病人拇指上跷，嘱病人用拇指边缘接触钢笔或铅笔。正中神经有损害者，不能做此动作。

（2）肘窝及其以上的损害：正中神经在肘以下才分出肌支，因此，除上述体征外尚有拇、食、中 3 指的屈肌、桡侧腕屈肌以及前臂旋前肌的瘫痪。但由于一些肌肉有双重神经支配，最有诊断价值的检查法是 Ochsner 的握手测验：嘱病人将两手手指放开，相互穿插合抱。正中神经有损害者，所有手指都能屈曲，只有病侧食指不能屈曲。

2. 陈旧损害：

（1）腕部损害：大鱼际常明显萎缩。

（2）肘部损害：在手的休息位中，所有手指都有轻度屈曲，但病侧食指完全伸直，指萎缩，指甲弯曲；拇与其他手指的掌面，面向同一个方向，犹如猿手。

（三）尺神经

尺神经控制手的精细动作。同样，新鲜损害的表现不如陈旧损害明显。

1. 新鲜损害：

（1）腕部损害：Froment 征是测验尺神经损伤后拇内收肌瘫痪的最好方法。嘱病人用两手的拇指的掌面和食指的边缘同时夹住一张折叠的报纸。此动作需要拇内收肌的作用。如拇内收肌已瘫痪，病人只能屈曲拇的指间关节（拇长屈肌的收缩，由正中神经支配与食指边缘将纸夹住），而不能在指间关节伸直的情况下完成此动作。尺神经爪形手表现为小指与环指掌指关节过伸，而指间关节屈曲。此畸形为腕部尺神经损害所特有，神经损害的水平越高，此畸形越不显著。

（2）肘部损害：可测验尺侧腕屈肌。病人将手与前臂平置桌上，手掌朝上，尽可能伸直手指。嘱病人将腕关节屈曲和尺偏。如尺侧腕屈肌仍有作用者，可在腕上部摸到和看到此肌的收缩动作。尺神经麻痹者，此肌无收缩。

2. 陈旧损害：除上述体征外，尚有：

（1）小指和无名指消瘦，指间关节屈而不伸，掌指关节过伸，也呈尺神经爪形手（图2–42）。

（2）有明显的骨间肌和拇内收肌萎缩。

（四）腱反射

肱二头肌腱反射（颈5、6神经）检查法：屈肘90°，检查者手握肘部，置拇指于肱二头肌腱上，用叩诊锤轻叩该指，可感到该肌收缩和肘关节的屈曲跳动。

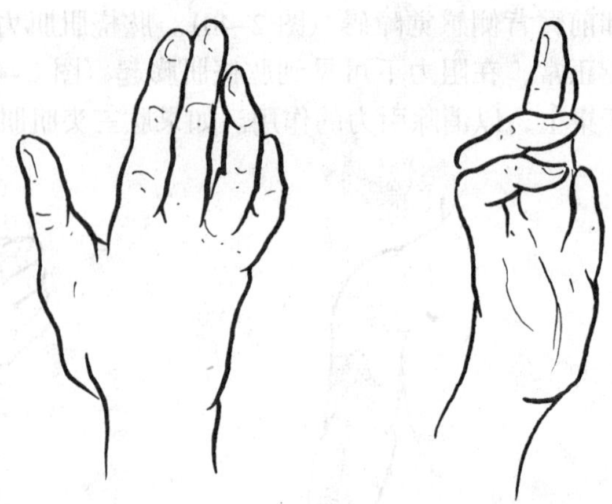

注意：与缺血性肌挛缩的爪形手在外观和发生机理上均不同

图2–42 尺神经麻痹后小鱼际肌肉萎缩和爪形手畸形

肱三头肌腱反射（颈7神经）检查法：屈肘60°，用叩诊锤叩击肘后上方的肱三头肌位，可见到肱三头肌的收缩和肘关节的伸直跳动。

十二、髋关节的理学检查

脱去长裤，在立位及卧位下进行检查，并需观察行走时步态的变化。

（一）视诊

检查髋关节需脱去长裤，仅穿三角短裤，卧于硬板床上进行。在对比下，观察髋的前、后侧有无肿胀和畸形，并测量臀、大腿、小腿的肌肉有无萎缩和肢体长短。对能行走的病人，需观察站立姿势和步态。

1. 步态：

（1）跛行：髋关节疾患时，多有明显的跛行。可分以下两种：

① 疼痛性跛行：因髋关节疼痛不敢负重，致行走时患肢膝部微屈，轻轻落下，足尖着地后，迅速改换健肢负重，步态短促不稳。见于髋关节结核、暂时性滑膜炎、股骨头无菌性坏死等疾病。

② 短缩跛行：一侧下肢短缩3cm以上时，则骨盆、躯干倾斜，常以足尖着地或健侧下肢屈膝、跳跃状行走。见于小儿麻痹后遗症患者。

（2）臀肌失效步态：臀中、小肌麻痹的患者，行走时，躯干自健侧髋部倒向患侧，身体呈左右摇摆状态，称为臀肌失效步态。见于小儿麻痹所致的臀肌麻痹患者。若双侧臀中、小肌麻痹，走路时，又因腿分开的距离宽，左右摇摆更为明显，状如鸭子行走，称鸭步。见于先天性双侧髋脱位、髋内翻患者。

（3）呆步：髋关节强直的病人，走路时下肢需向前甩出，并转动躯干，步态呆板，称呆步。髋关节强直多因关节化脓性感染所致。

（4）痉挛步态（剪刀步）：痉挛性瘫痪患者，因双侧股内收肌群痉挛，大腿处于屈曲、内收、内旋状态，行走时，双下肢呈交叉姿态，状如剪刀。

2. 畸形：髋关节可有屈曲、内收、外展及旋转等方面的畸形。

（1）屈曲畸形：进行该项检查时，必须明确一点，即患有髋关节屈曲畸形的病人，腰椎均出现代偿性的前凸而使髋关节的屈曲畸形消失。因而，在检查髋关节屈曲畸形角度时，必须使腰椎前凸消失，然后才能进行测定。检查取仰卧位，在硬板床上进行。首先把骨盆放正，使两侧髂前上棘连线与躯干正中线保持垂直，然后令患者腰部放松，腰椎放平贴于床面，使腰椎代偿性前凸消失，再将健侧髋关节极度屈曲，观察患侧大腿轴线与床面形成的角度，此即为患侧髋关节屈曲畸形的角度，又称 Thomas 氏角。

⑵ 内收外展畸形：骨盆放正，仰卧床上。髋关节正常时，两下肢可自然伸直并拢。若一侧下肢超越躯干中线向对侧偏移，而且不能外展即为内收畸形。相反，若下肢离开中线向外侧偏移而且不能内收，则为外展畸形。大腿轴线与躯干轴线所形成的角度即为畸形角度。

⑶ 旋转畸形：仰卧位，骨盆放正，双下肢自然伸直。正常时，髌骨及拇趾应指向上方，若向内侧偏斜，则为髋关节内、外旋畸形。股骨颈或干骨折，伤肢大多外旋。为了观察髋的屈曲畸形和腰的代偿性前凸，需让病人卧于硬板床上，以观察腰段是否空虚（前凸），并可用手插入腰脊柱后方，予以证实。髋关节的慢性感染常呈屈曲内收畸形，髋关节后脱位呈屈曲、内收、内旋畸形。

3. 肿胀及皮肤皱折：观察腹股沟部，若异常饱满，表示髋关节肿胀。若腹股沟或臀部皱折不对称，表示一侧髋关节有脱位。

4. 肌肉萎缩：髋关节病变时，臀肌多有萎缩。检查时应注意观察对比。

5. 肿块、窦道、疤痕：常由髋关节结核所引起。腹股沟的脓肿和窦道要注意是否来自脊柱或骨盆。

（二）触诊

检查病人自己指出的痛点或肿块。必须检查内收肌有无痉挛。内收肌痉挛常是髋关节疾患的早期体征之一。髋关节于体表投影位置在腹股沟韧带中点向下 1cm、再向外 1cm 处。触诊时，若软组织的柔韧度及弹性增加，往往表示髋关节有炎症或积液，应注意检查有无压痛。大粗隆处滑囊结核时，局部可触及有波动感的冷脓肿。髋部外伤后，若腹股沟处较丰满，且硬韧时，可能为髋关节前脱位；反之，若该处空虚，可能为髋关节后脱位。

（三）叩诊

患侧下肢伸直，检查者沿肢体纵轴以拳叩击足跟，若髋部疼痛，提示髋关节炎症或骨折。

（四）听诊

弹响髋关节患者，髋关节做屈伸动作时，检查者于其大粗隆上方可触及一滑动的条索状物，并可闻及明显的“咯噔”声。此系因紧张肥厚的阔筋膜张肌与股骨大粗隆摩擦所致。

（五）量诊

髋关节伸直、髌骨向上为中立位，定为0°。

1. 关节活动度（图 2-43）：

（1）屈曲：仰卧位，检查者一手按压患者髂嵴以固定骨盆，另一手将膝关节屈曲并把膝部推向前胸，使髋关节尽

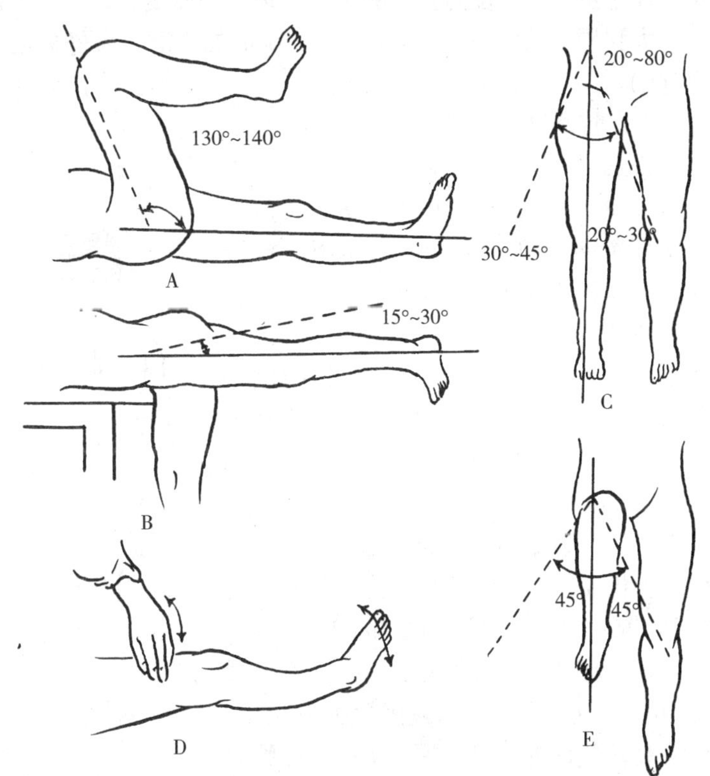

A. 屈曲 B. 后伸 C. 内收与外展 D. 旋转（伸直位测定） E. 旋转（屈曲位测定）

图 2-43 髋关节活动范围

量屈曲，大腿长轴与床面所成角度即代表髋关节屈曲度数。正常时可达130°~140°。

(2) 后伸：俯卧位，检查者一手按压患者臀部，另一手握住小腿下端，使膝屈曲90°，再用力上提，使髋关节过伸。正常约15°~30°。

(3) 内收：仰卧位，双下肢伸直。固定骨盆，使一侧下肢自中立位向对侧下肢前面交叉内收，正常可达20°~30°。

(4) 外展：仰卧位，双下肢伸直。固定骨盆，使一侧下肢自中立位外展，正常可达30°~45°。

(5) 旋转：可于伸直位或屈曲位测定。伸直位检查时，患者仰卧，下肢伸直，髌骨及足尖向上。检查者以双手放在患者大腿下部或膝部旋转大腿，髌骨或足尖自中立位指向内侧及外侧的角度，即为髋关节内旋及外旋的角度。在屈曲位检查时，也取仰卧位，但髋、膝均屈曲至90°，检查者一手扶患肢膝部，另一手握于踝部，向相反方向用力，使小腿做外展、内收动作，此时也即以小腿作为杠杆，使髋关节做内、外旋动作。小腿内收时，其内收角度即代表髋关节的外旋角度；小腿外展时，其外展角度即代表髋关节的内旋角度。正常髋关节的内旋与外旋均可达到45°左右。

2. 下肢长度的测量：

(1) 下肢总长度：患者平卧，摆正骨盆，双下肢伸直。摸清髂前上嵴及内踝的准确位置并做标记，测量此两点间的距离，即代表该侧下肢的总长度。应进行两侧对比，但必须注意，测量时，双下肢一定要置于相同位置，结果才能准确，对比才有意义。

(2) 大腿长度：测量大粗隆至膝关节外侧关节缝之间的距离。

(3) 下肢短缩长度的测定：一侧下肢短缩时，骨盆必向该侧倾斜。测定时，患者取直立位，首先观察其骨盆倾斜程度。然后，向缩短侧下肢的足下垫木块、书本或砖块，直至两侧髂前上嵴同高、骨盆恢复水平位为止，测量所垫物品的厚度，即代表下肢短缩的长度。

3. 大腿周径的测量：一般以髌上10cm处为准，做好标记，过此水平面测量大腿周径。注意两侧对比。

（六）特殊试验检查

1. Trendelenburs征（图2-44）：是一项十分重要的检查方法，用以检查下肢负重时，臀肌能否起到稳定骨盆的作用。检查时，嘱患者脱去下衣，直立位、两手扶墙，背向检查者。令患者以一侧下肢持重，另一侧下肢屈髋、屈膝并上提，观察两侧骨盆及臀皱褶的升降变化。如果下肢抬高侧的骨盆向持重侧倾斜，臀皱褶升高，则Trendelenburg征为阴性，说明持重侧下肢的髋关节正常，臀肌无麻痹，可以起到稳定骨盆的作用。相反，如果下肢抬高侧的骨盆及臀皱褶不升高，反而下降，则Trendelen-burg征为阳性，说明持重侧髋关节不稳，可因臀肌无力、臀中、小肌麻痹或因髋关节脱位、陈旧性股骨颈骨折、髋内翻等疾患，使臀肌的杠杆作用受到破坏，臀肌失去稳定骨盆的作用。做此试验时，左右下肢应轮流地作为

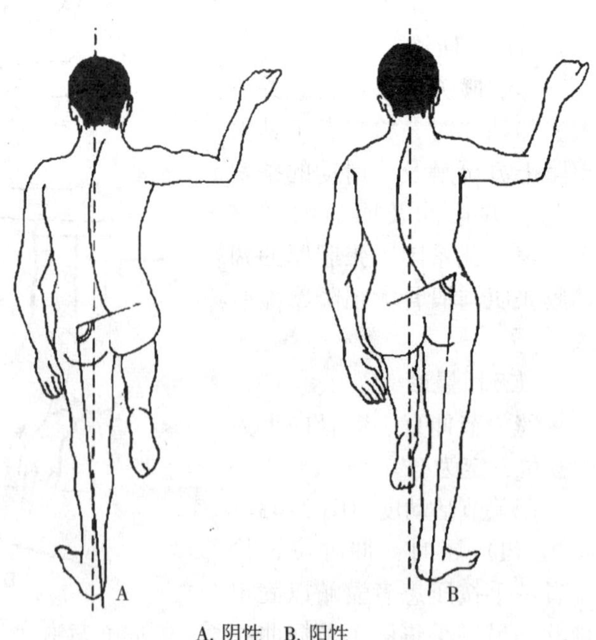

A. 阴性　B. 阳性

图2-44　Trendelenburs征

持重侧，以检查每侧髋关节及其周围肌肉的功能有无异常。

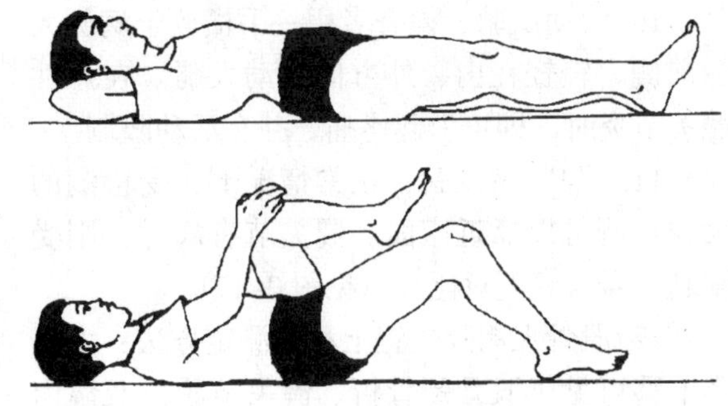

图 2-45 Thomas 征

2. Thomas 征（图 2-45）：患者仰卧硬板床上，健侧膝、髋关节尽量屈曲，使大腿接触腹壁，双手抱膝，并使腰部紧贴床面。若此时，患侧下肢不能完全伸直或虽能伸直，但腰部出现前突离开床面，则 Thomas 征阳性。见于髋关节僵硬、强直及髂腰肌痉挛。应记录患侧髋关节的屈曲度数。此角又称 Thomas 角。正常，对侧下肢不离床面。如对侧髋关节有屈曲畸形，该侧下肢即不能与床面接触，其翘起的角度，即髋的屈曲畸形角度。另一方法，病人仰卧硬板床上，检查者一手置于病人腰后，另一手托起病侧膝部，慢慢将其提起，使髋与膝屈曲。正常，髋屈至 80°~90°时才感到骨盆开始活动。如髋有活动限制，则髋屈至一定角度。如髋已强直，则一开始就可感到骨盆活动。

3. 过伸试验：俯卧位，一侧膝关节屈曲 90°，检查者一手压患者臀部，另一手握其踝部将下肢上提，使髋关节过伸。若骨盆随之抬起则为阳性。见于腰大肌脓肿及髋关节结核等影响髋关节过伸的疾患。

4. Telescope test，Barlow 征（望远镜试验）（图 2-46）：仰卧位，双下肢伸直。助手按住骨盆，检查者双手握小腿，沿肢体纵轴上下推拉患肢，若有股骨上下移动的感觉则为阳性。多见于先天性髋脱位的患儿，上下移动可达 2~3cm。

图 2-46 望远镜试验

5. Allis 征：仰卧位，双侧髋、膝关节屈曲，足底平放于床面，足跟对齐，比较两侧膝关节是否等高。若高低不同则为阳性。见于先天性髋关节脱位及股骨短缩畸形。

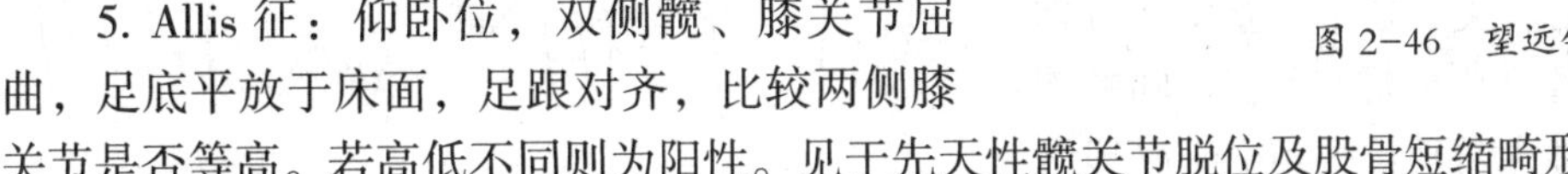

6. Ortolanim 征：用于对婴儿先天性髋脱位的检查。患儿仰卧，患肢屈髋屈膝各 90°。检查者一手拇指放于腹股沟下方，其余四指托住大粗隆，并适当加压，另一手握住膝部徐徐外展。有先天性髋脱位时，可感到股骨头还纳入髋关节而发生的震动，并可闻及弹响声。反之，握住膝部使髋关节内收时，又可感到股骨头从髋关节滑出而发生的震动及弹响声。此为 Ortolani 氏征阳性。

7. 蛙式试验：用于婴儿先天性髋脱位的检查。患儿仰卧，双髋双膝屈曲至 90°，使髋关节处于外展外旋位（蛙式位），若一侧或双侧大腿不能平落在床面则为阳性。说明髋关节外展受限，可能因先天性髋脱位引起。

8. 髂胫束紧张试验（Oher 征）：侧卧位，健侧在下方。健侧下肢屈髋屈膝各 90°，并抱于胸前。检查者立于患者背后，一手固定骨盆，另一手握患侧下肢踝部，屈膝 90°，然后外展患侧髋关节并同时伸直下肢，使与躯干处于同一直线，迅速去除支持。正常时，患肢自然落下，若髂胫束或阔筋膜张肌有挛缩，则患肢被动地维持于外展位，并于髂嵴与大粗隆之间可触得挛缩的髂胫束。

9. 中立位试验（图 2-47）：股骨颈骨折时，髂股韧带松弛，不能保持足的中立位（即下肢伸直，足尖向上，与床面约呈 90°的位置），此时，若使患肢伸直，以手平托足跟部，可见足向外侧倾斜呈外旋位，为阳性。经牵引、手法复位后，再做此试验时，若见足不再倾斜，可保持足的中立位则说明骨折复位良好。

10. 滚动试验：检查者用一手横放于病侧大腿前侧，轻轻在内、外方向滚动大腿。在急性髋关节炎时，即可引起疼痛，并有活动限制。

11. “4”字试验：正常情况下，受检测的大腿外侧可以靠近床面。髋关节有病时，则受限制（需与健侧对比）（见图 2–17）。

12. 股骨大粗隆位置上移的测定方法：大粗隆上移可见于股骨颈骨折、髋关节脱位及髋内翻等疾患。可用下列方法测定。

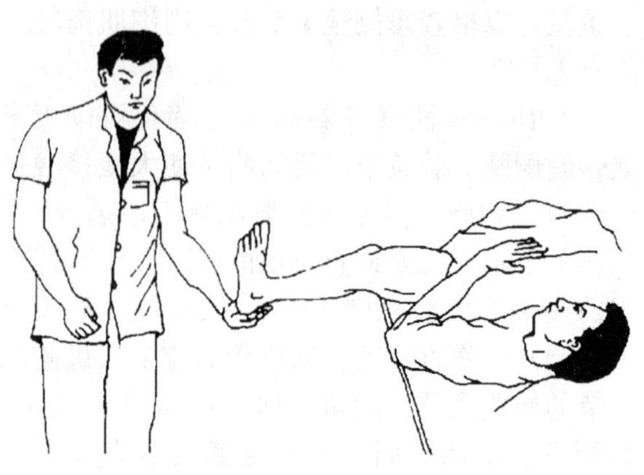

图 2–47 中立位试验

（1）Nelaton 线：侧卧位，患侧在上。髋关节屈曲 20°，触摸患侧坐骨结节最突出部与同侧髂前上棘隆起最明显处，作好标记，将两点连成一线即 Nelaton 氏线。正常时，股骨大粗隆的顶点在此线下方，若上移，超过此线 1cm 以上，则有诊断意义（图 2–48A）。

（2）Bryant 三角：仰卧位，双下肢平伸。先于一侧寻到髂前上棘及大粗隆两点，以髂前上棘为 A 点，大粗隆顶点为 B 点，画线连结 AB 两点。自 A 向床面作一垂线 AC，再从 B 点向 AC 边作垂线，得一直角三角形 ABD，即 Bryant 三角。再以同法于对侧做出此三角形，比较两侧三角形中 BD 边的长度。BD 边变短的一侧，表示大粗隆上移（图 2–48B）。

（3）Shoemaker 线及 Kaplan 交点：仰卧位，双下肢伸直，两髋关节处于中立位。分别做出左右两侧大粗隆顶端及髂前上棘之间的连线，并上延。正常时，两延长线相交于脐或脐上中线处，此线即称 Shoemaker 线，相交处称 Kaplan 交点。若一侧大粗隆上移，则 Kaplan 交点处于脐下或偏离中线（图 2–48C、D）。

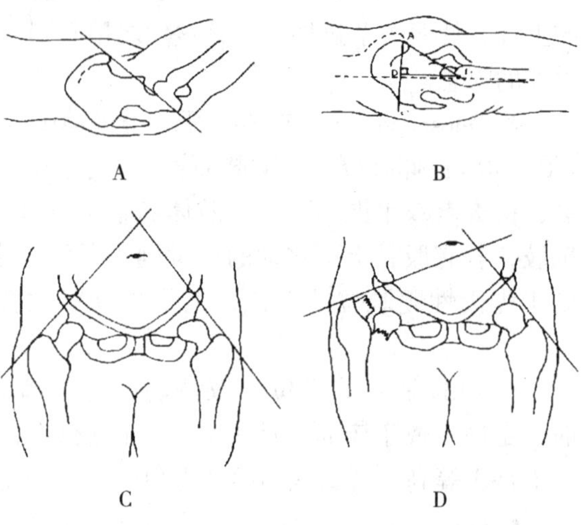

A. Nelaton 线 B. Bryant 三角

C、D. Shoemaker 线及 Kaplan 交点

图 2–48 股骨粗隆上移的测定方法

十三、膝关节的理学检查

需脱去长裤，检查仅穿短裤，于站立位及平卧位进行检查。

（一）视诊

1. 畸形：正常膝关节可有 5°~10°的过伸，可有 10°左右的生理性外翻。但直立时，若两腿并拢，二股骨内髁及二胫骨内踝可同时相接触。膝关节的力线超出正常个体之变异时，即为病态畸形（图 2–49）。

（1）“X”形腿：为膝外翻畸形。膝关节外翻超过 10°，两内踝间距离增宽，小腿明显向外偏斜，双下肢形成“X”状，故又称 X

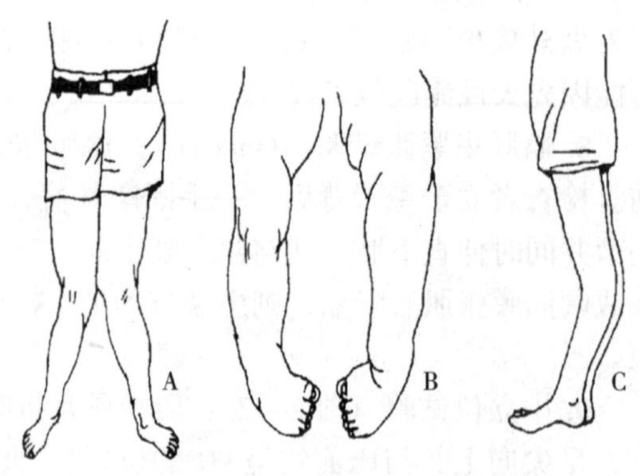

A. “X”形腿 B. “O”形腿 C. 膝反张畸形

图 2–49 膝内、外翻畸形

形腿。见于小儿佝偻病（图2–49A）。

(2) “O”形腿：为膝内翻畸形。小腿向内偏斜，膝关节向内形成角度，两股骨内髁间距离明显增大，双下肢形成“O”状，故又称“O”形腿。见于小儿佝偻病（图2–49B）。

(3) 膝反张畸形：膝关节的过度后伸形成向前的反屈状，故又称膝反屈畸形。见于小儿麻痹后遗症、严重的膝关节结核等症（图2–49C）。

(4) “K”形腿：为一侧膝正常，一侧膝外翻，正常时，两髋两膝伸直，两踝合并时，两膝内髁和两侧内踝可互相接触。如两膝不能相遇，则称膝内翻；如两内踝不能相遇，则称膝外翻。测量两髁或两踝之间的距离，称为膝间距或踝间距。有时，一侧正常，一侧外翻，称“K”形腿。

(5) “巜”形腿：为一侧膝内翻，一侧膝外翻，称“巜”形腿。

(6) 膝屈曲畸形：膝关节呈半屈曲状，伸直受限。可与膝内、外翻并存。

2. 肿胀：膝关节屈曲至100°时，其前部的形状好似大象的面部：髌韧带代表象鼻，其两旁的凹陷（内外膝眼）代表大象的两眼。当膝关节积液时，则“象眼”消失并可凸出。积液量多时，肿胀围绕髌骨呈蹄铁状膨隆，膝关节的周径增大。髌上囊内积液时，髌骨上方明显隆起。髌前滑囊炎时，肿胀局限于髌骨的前面。膝关节结核时，关节呈现梭形膨大。检查关节肿胀同时，应注意关节周围皮肤有无红、热等改变。髌骨两侧有轻微凹陷。膝有积液或滑膜增厚者，两凹陷消失。

3. 肌萎缩：膝关节病变常致关节疼痛而影响行走，股四头肌易出现废用性肌萎缩，尤以股内侧肌最为明显。可用肉眼观察或用带尺测量大腿周径进行检查，并应与对侧比较。下肢肌肉的萎缩，常提示膝关节的病变。在伸膝位，观察大腿和小腿的肌萎缩程度，慢性病人由于有肌萎缩，膝的肿胀更为明显。

4. 肿块及窦道：关节间隙附近的突出物常为半月板囊肿或关节内游离体（关节鼠），股骨髁的一侧肿大，并伴有静脉怒张时，应考虑骨肿瘤的可能。关节周围的窦道可因膝关节结核或慢性化脓性病变所致。

（二）触诊

1. 压痛：对膝部急性损伤，如无明显移位，需检查出压痛的确切部位，压痛所在也即损伤部位。压痛点位置的确定，对于膝关节疾患的诊断十分重要。膝关节炎症时，压痛多在两膝眼处；髌骨两侧的压痛常表示髌软骨炎的存在，而髌下脂肪垫肥厚症则在髌韧带的两侧或其前方有压痛；疑为髌骨裂缝骨折者，可用指甲缘从上而下检查出骨折处的局限压痛点。半月板损伤的压痛点多在关节间隙；侧副韧带的损伤，压痛点多在韧带上下两端的附着处；疑为内侧副韧带损伤者，需沿着该韧带及其骨性附着点检查压痛，并需作膝外翻动作，以检查是否完全断裂。完全断裂者常伴有内侧半月软骨和膝交叉韧带损伤。胫骨结节骨骺炎时，压痛点位于髌韧带在胫骨的止点处（图2–50）。

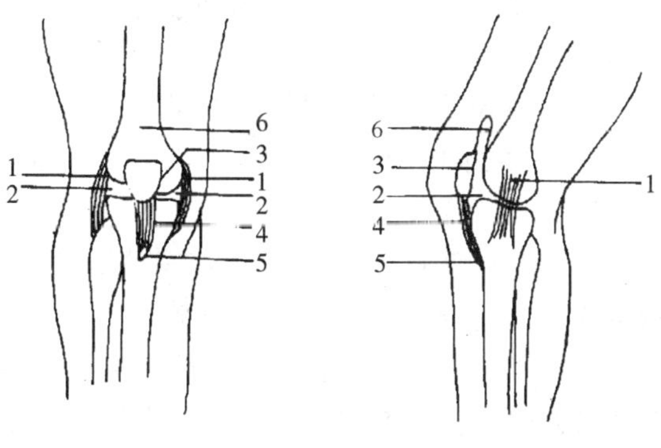

1.内、外侧副韧带损伤 2.内、外侧半月板损伤 3.髌软骨炎 4.髌下脂肪垫损伤 5.胫骨结节骨骺炎 6.髌上滑囊炎

图2–50 膝关节常见压痛点

2. 肿块：对膝关节周围的肿块，应注意其大小、硬度、活动度、有无压痛及波动感等。

髌骨前方具有囊性感的肿物可能为髌前滑囊炎；关节周围肿物，加压后消失者多为关节内游离体。关节缝处的肿块，若伸膝时明显，屈膝后消失者，多为半月板软骨囊肿；腘窝处的囊性肿物多为腘窝囊肿（Baker 囊肿），若伴有明显的搏动感，应考虑动脉瘤的可能。胫骨上端或股骨下端内侧，无明显压痛的局限性骨突，多为骨软骨瘤。若肿物偏心脏肿大，压痛明显、皮温增高且伴静脉怒张者，常提示恶性肿瘤的存在。

前者部位表浅，容易测出波动，不易误诊。半月软骨囊肿多发生于外侧半月软骨上，伸膝时不明显，屈膝时突出而较硬，有时相反。腘窝囊肿有半膜肌滑囊炎和膝关节滑膜疝两种，由于部位较深，波动不明显。

3. 滑膜增厚：膝关节慢性炎症患者，关节周围软组织增厚，触之有揉面团样的感觉，多因滑膜肥厚所致。见于膝关节结核、类风湿性关节炎等疾患。

4. 摩擦感：检查者一手置于患膝前方，另一手握住患者小腿做膝关节的伸屈动作，注意膝部有无摩擦感。若有，则说明膝关节面不平滑或关节内有游离体存在。推动髌骨向上、下、左、右活动，若有摩擦感，说明髌骨关节面不平滑。

（三）听诊

正常人屈膝时，可发出清脆而短促的髌骨击拍音，无病理意义。但膝关节屈伸时，若发出低钝的弹响声且伴有关节的震动，则多因外侧盘状半月板所致。半月板损伤时，其弹响声清脆且伴疼痛。滑膜肥厚在膝关节伸屈时，于股骨内、外髁处可触及或闻及粗糙的摩擦音。髌骨软化症时，随关节的伸屈，也可出现“沙沙”的摩擦音。

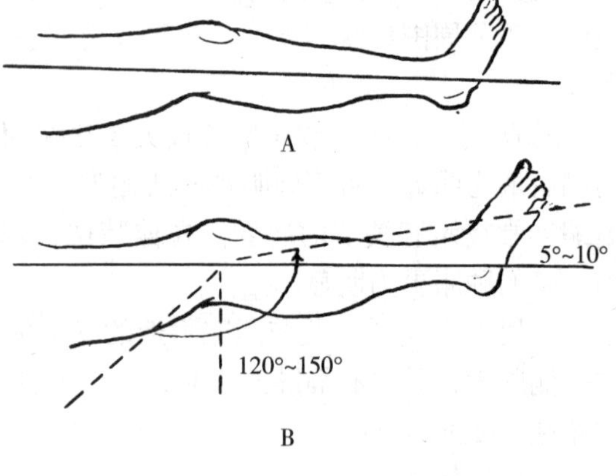

A. 中立位 B. 屈曲及过伸

图 2-51 膝关节活动范围

（四）量诊

1. 下肢的轴线检查法：正常，髋、膝伸直时，髂前上棘和第 1 趾蹼之间的连线经过髌骨中心。此法可用于核对股骨或胫骨骨折的复位情况以及膝的内、外翻畸形。

2. 关节活动度（图 2-51）：

（1）中立位：膝关节伸直为中立位，定为 0°。

（2）屈曲：120°~150°。

（3）过伸：5°~10°。

（4）旋转：过伸位时无旋转活动。屈曲 90°时，可有轻微旋转活动，内旋可达 10°，外旋可达 20°。

3. 小腿长度测量：以带尺测量膝外侧关节间隙至外踝尖之间的距离，两侧对比。

4. 小腿及膝关节周径的测量：

（1）小腿周径：一般以膝关节间隙下方 10cm 处为准，测量小腿周径。两侧对比。

（2）膝关节周径：可经髌骨上缘、中间或下缘测其周径。注意双侧对比。

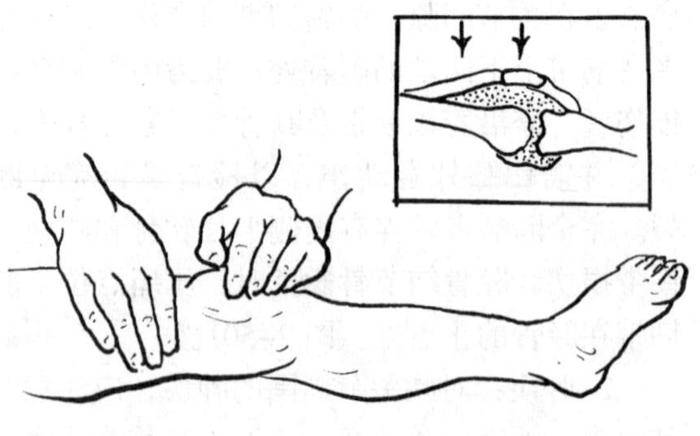

图 2-52 浮髌试验

（五）特殊试验检查

1. 浮髌试验：膝内有中等量的积液或积血时，即有浮髌征（图 2-52）。检查法：病人仰卧，膝伸直，放松股四头肌。检查者一手虎口卡于患膝髌骨上极处，并以手掌向下压迫髌上囊，使关节液集中于髌骨底面，另一手食指垂直按压髌骨并迅速抬起，若有髌骨浮动感或有髌骨撞击股骨髁的感觉，则为阳性。提示膝关节内有中等量的积液，积液量约在 50ml 以上。

2. 拇指指甲滑动试验：以拇指指甲背面沿髌骨表面自上而下地滑动，若有明显疼痛，可疑为髌骨骨折。

3. Mcmurray 征：患者取仰卧位。检查者一手握住患者足跟，另一手拇指及其余四指分别置于膝关节内、外关节间隙处。先使关节极度屈曲，然后使小腿处于内收外旋位，并同时缓缓伸展膝关节，若有弹响声，则表示内侧半月板破裂。接着，再使小腿处于外展内旋位，并缓缓伸展膝关节，若出现弹响声，则表示外侧半月板有破裂。试验时，应注意出现弹响声的一刹那膝关节屈曲的角度。若极度屈膝时发生弹响，表示半月板后角破裂；若伸至 90°时发生弹响，可疑为半月板中央部破裂。半月板破裂的弹响声必须与髌骨摩擦及肌键弹拨所发生的音响相鉴别。

4. 研磨试验（Apley 征）：患者俯卧，患膝屈曲 90°，检查者以小腿压于患者大腿上，并用双手握住足跟沿小腿纵轴上提小腿，同时做内外旋转动作。若膝两侧出现疼痛，可疑为侧副韧带损伤。继而以相同姿势下压小腿、挤压膝关节，并同时使小腿向内、外旋转。若膝关节两侧疼痛，表示内、外侧半月板损伤。发生疼痛时，若膝关节处于极度屈曲位，可疑为后角破裂；若处于 90°时，可疑为中间部破裂；若接近伸直位时出现疼痛，则可疑为前角破裂。

5. 重力试验：可用来确定先天性盘状半月板发生的侧别。患者首先健侧卧位，患侧在上，检查者托住病人大腿，令其自动伸屈患膝，若弹响减弱，则盘状半月板在外侧；若弹响增强，则盘状半月板在内侧。然后改为患侧卧位，健侧在上，并于骨盆下方垫一薄枕，使患膝离开床面。检查者扶住健肢，令患者自动伸屈患膝，若弹响增强，则盘状半月板在外侧；若弹响减弱，盘状半月板在内侧。本试验原理是在不同卧位下，利用小腿的重力关系，使内外关节间隙的宽窄度发生改变，因而使股骨内、外髁对于半月板压力的大小产生变化，于是出现了弹响声增强或减弱的现象（图 2-53）。

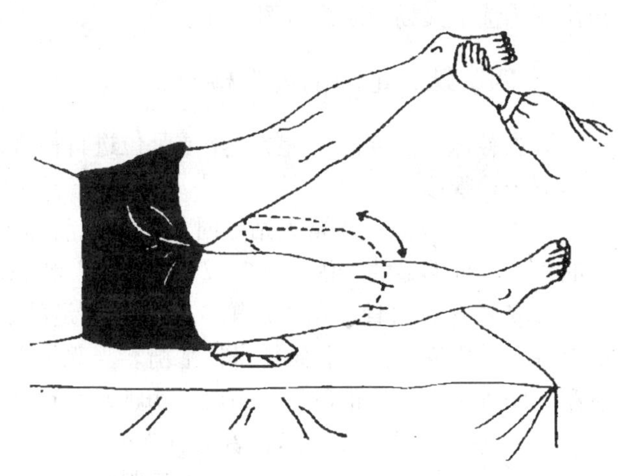

图 2-53　重力试验（Apley 征）

关节间隙的宽窄发生变化，必然影响到侧副韧带的紧张度，因此，该试验还可用来检查侧副韧带损伤的情况：若患肢在上，则外侧关节缝增宽，外侧副韧带的紧张度增加，因而若该韧带有损伤，则于膝关节活动时，关节外侧疼痛。若患肢在下，则内侧关节缝增宽，内侧副韧带紧张度增加，若该韧带损伤，则于膝关节伸屈时，关节内侧疼痛。

6. 侧方加压试验：仰卧位，膝关节伸直。检查者一手握住踝关节向外加压，另一手置于膝关节外上方，向内侧推挤，使内侧副韧带紧张度增加，若膝关节内侧疼痛，或有异常的外展摆动及撞击感，则为阳性，说明内侧副韧带有损伤。若向相反方向加压，可使外侧副韧带紧张度增加，当该韧带损伤时，也将出现疼痛及异常活动。

7. 抽屉试验：仰卧位，屈膝 90°，足底平放于床面。检查者坐于患者足面上，以稳定其足，双手握其小腿上端做前拉后推动作。正常时，于前后方向可有少许活动，若活动幅度明显增加，则为阳性。若前拉动作加大，表示前交叉韧带损伤；若后推动作加大，表示后交叉韧带损伤。

8. 过伸试验：仰卧，膝关节中立位。检查者一手握患者小腿，另一手按压膝关节上方。使膝做被动过伸动作，若半月板前角损伤、髌下脂肪垫肥厚或股骨髁软骨损伤时，可出现疼痛。

9. 交锁试验：嘱患者做膝关节的伸屈活动，若在某一角度突然出现疼痛并屈伸受限，则说明关节内被物体卡住，称为交锁征。慢慢晃动患膝并伸屈膝关节，交锁解除后又可正常伸屈。此征见于半月板损伤及关节内游离体的患者。

10. 股四头肌抗阻试验：膝关节伸屈时有阵阵摩擦感者，可能为髌骨软骨软化症。此类病人的髌骨缘有严重压痛（股四头肌放松，将髌骨推向一侧，其边缘有严重压痛），股四头肌抗阻试验阳性（将髌骨向远侧推挤，然后收缩股四头肌，可有剧痛），半蹲试验阳性（先半蹲，提起健侧下肢，病膝因剧痛不能维持蹲位）。

11. 膝交叉韧带检查法：病人坐于检查桌上，屈膝 90°，脚踩桌面。检查者双手握住小腿上段，向后推压，再向前拉。胫骨如能向后推动者为后交叉韧带断裂，如能向前拉出则为前交叉韧带断裂（图 2-54）。

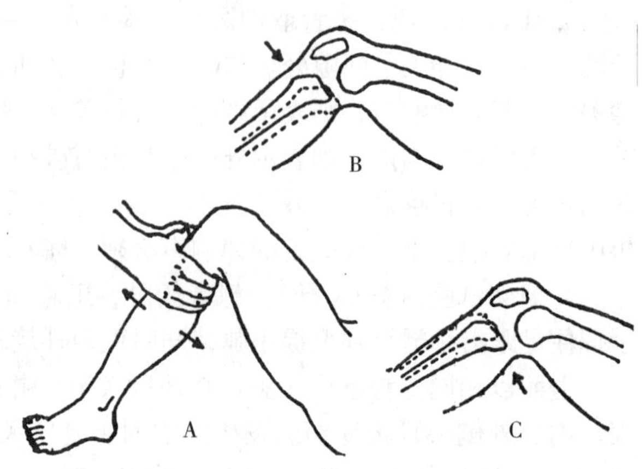

A. 握小腿前后推拉 B. 胫骨向后为后交叉韧带损伤 C. 胫骨向前为前交叉韧带损伤

图 2-54 膝交叉韧带检查法

十四、踝、足部的理学检查

脱去鞋袜，于步行、站立、坐或卧位进行检查。

（一）视诊

1. 站立的姿态：正常人站立时，两足向前伸或稍呈“八”字形。若有足内、外翻畸形，站立时，则形成明显的“内八字”或“外八字”状态。

2. 负重点：跟骨、第 1 及第 5 跖骨头为足的三个负重点，双足的负重点各合成一个强有力的支柱，共同支持体重，维持身体平衡。当双足立于同一平面上时，体重主要分布于双足的足跟及第 1 跖骨头上，足跟负重约 50%，蹈趾及小趾球部共同负重约 50%。负重点可借足印来表示。

3. 步态：正常人步行时，着力点为前足跟与后足尖作为一点，即前者为后、后者为前。但在有病变时，可能造成一足的足尖与足跟同时着地，或者仅是足跟、足尖或足的外侧着地，形成各种不良步态甚至跛行。正常人步行时，两足各自前进的速度及距离相等。

4. 肿胀：正常踝关节两侧可见到内、外踝的轮廓，跟腱两侧各有一凹陷区。踝关节背伸时，可见伸肌腱在皮下的走行，当踝关节肿胀时，上述轮廓均消失，可见于踝关节急性扭伤，关节结核，急性化脓性关节炎及类风湿性关节炎。足背或内、外踝下方的局限性肿胀多为腱鞘炎或腱鞘囊肿；跟骨结节处的肿胀见于跟腱周围炎；第 2、第 3 跖趾关节背侧的肿胀可因跖骨头无菌性坏死引起；第 2、第 3 跖骨干处的局限性肿胀，应想到疲劳骨折的可能。

5. 肿块：足背部的囊性肿物多为腱鞘囊肿。骨性隆起可由于外伤、骨质增生或先天异常引起，例如内、外踝明显突出，多因下胫腓关节分离，内、外踝骨折所造成；踝关节前方皱折处隆起，多为距骨头、颈部的骨质增生；舟骨结节处的异常隆起多因舟骨内侧移位或因副舟骨所致。

6. 肌肉萎缩：于小儿麻痹后遗症患者，可见足部或小腿肌肉萎缩，肢体纤细。

7. 足弓：足骨借关节韧带互相连接，在纵的方向及横的方向均形成弓形称足弓（图 2-55）。

由足跟至足跖部称纵弓，由足内侧至外侧称横弓。足弓使足部具有弹性，借以缓冲压力，便于承担体重，利于跑跳、站立及行走。为检查方便，可于足底浸水或沾上白粉，踏在地面或黑纸上，观察足印的形状。人的足印基本上可分为四型：

（1）足弓甚高为弓形足。

（2）足弓高度适中，为正常足弓。

（3）足弓较低，有扁平足倾向。

（4）足弓消失为扁平足。足弓可因先天畸形或后天性外伤及疾病发生增高或减低。

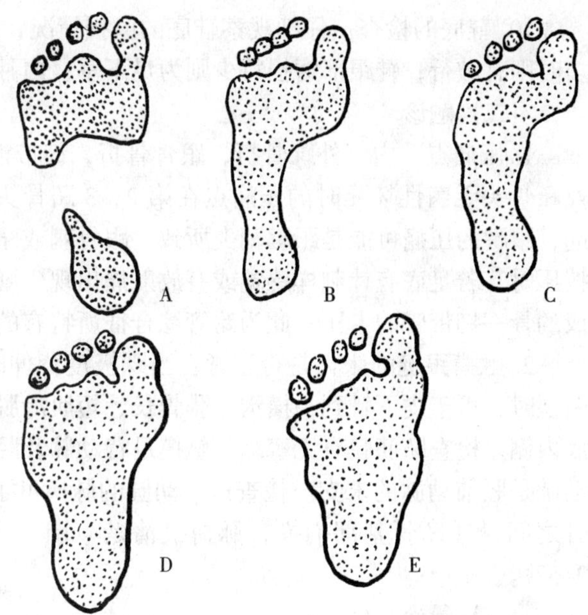

A.弓形足　B.足弓偏高　C.正常足弓　D.低足弓　E.扁平足

图 2-55　足印的分型

8. 畸形：常见的足部畸形有下列数种：

（1）扁平足：纵弓塌陷，足跟外翻，前半足外展，形成足旋前畸形。横弓塌陷，使前足增宽，足底前部形成胼胝（图2-56 A）。

（2）高弓足：足纵弓高起，横弓下陷，足背隆起，足趾分开（图 2-56 B）。

（3）马蹄足：踝关节跖屈，前半足着地。常因跟腱挛缩或腓总神经麻痹引起（图 2-56 C）。

（4）跟足畸形：小腿三头肌麻痹时，足不能跖屈，并因受伸肌的牵拉使踝关节背伸，形成跟足畸形。行走及站立时只能足跟着地（图 2-56 D）。

（5）内翻足：跟骨内旋，前足内收，足纵弓高度增加。站立或行走时足不能放平，只能以足外侧着地。足内缘缩短、外缘变长，跟腱延长线落在跟骨中线的外侧。常见于小儿麻痹后遗症所致之腓骨肌麻痹（图 2-56 E）。

（6）外翻足：跟骨外旋，前足外展，足纵弓塌陷，舟骨突出，呈扁平状。跟腱延长线落在跟骨中线的内侧。见于胫前肌、胫后肌麻痹的患者（图 2-56 F）。

（7）马蹄内翻足：踝关节跖屈伴足内翻，前半足内收。

（8）马蹄外翻足：踝关节跖屈伴足外翻，前半足外展。

（9）拇外翻：拇趾长轴向外侧偏斜，前半足增宽，严重者第 2 趾可叠架在拇趾之上。第 1 跖骨头内侧常有骨疣及增厚的滑囊形成。常由于发育畸形或穿鞋过紧所致（图 2-56 G）。

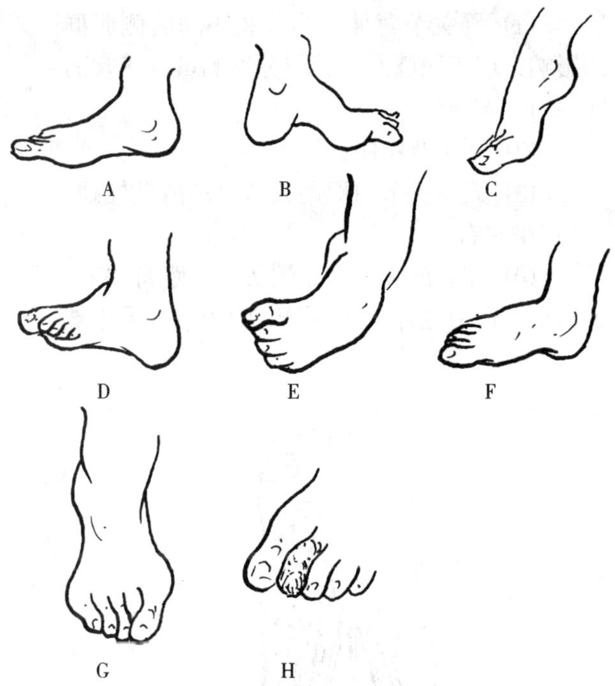

A.扁平足　B.高弓足　C.马蹄足　D.跟足畸形　E.内翻足　F.外翻足　G.拇外翻　H.锤状趾

图 2-56　足部的畸形

（10）锤状趾：跖趾关节背伸，而近侧趾间关节跖屈并挛缩，形如锤状。足趾背面常生有鸡眼或胼胝，常发生于第 2 趾。可为先天畸形，也可继发于高弓足或外翻平足（图 2-56 H）。

9. 观察足、踝部有无窦道、溃疡，足底有无鸡眼或胼胝。

10. 鞋底的检查：仔细观察鞋底的磨损情况，有助于对足部畸形的判断。若一侧鞋底磨损过多时则有跛行；鞋跟部磨损特少则为足下垂；内翻足时，鞋底内侧掌部很少磨损。

（二）触诊

1. 压痛点：内、外踝骨折，跟骨骨折，韧带损伤均有局限性的压痛点。跖痛病（Morton 病）及跖骨头无菌性坏死时的压痛点在第 2、3 跖骨头处；第 2、3 跖骨干的压痛可因疲劳骨折所引起；跟腱的压痛可能是跟腱鞘炎所致；跟骨刺或跖筋膜炎常引起足跟内侧的压痛。在内踝后下方按压时，若足底有针刺样感觉或有放射痛出现，则表示胫后神经受到由跟骨内侧及屈肌支持带形成的骨—韧带管的卡压。此为跗管综合征所特有的体征（图 2–57）。

2. 触摸跟腱的张力是否正常：当踝极度背伸时，询问患者小腿肚是否有牵扯不适感。跟腱断裂时，可于皮下触到一横沟。腓骨长、短肌滑脱时，可在外踝后方触及肌腱的弹跳。应触摸足底内侧，检查跖筋膜有无挛缩。触摸足背动脉及胫后动脉的搏动有无减弱，并行两侧对比。足背动脉是胫前动脉的末支。检查这一动脉的脉搏可了解足和下肢的血液循环。它行走于第 1、2 跖骨之间，在跖骨基部扪摸，脉搏最清楚（图 2–58）。

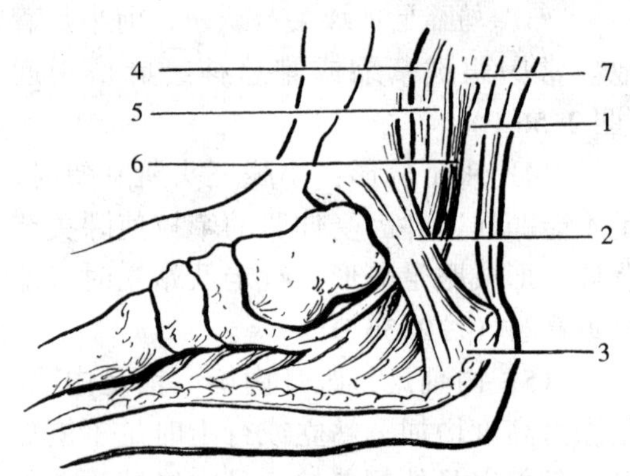

1.胫后神经 2.屈肌支持带 3.跟骨 4.胫后肌腱 5.趾长屈肌腱 6.拇长屈肌腱 7.胫后动、静脉

图 2–57 跗管解剖示意图

（三）量诊

踝关节的中立位为足与小腿间呈 90°，足尖向上，足跟无内、外翻，前足无内收及外展。此中立位定为 0°。

1. 关节活动度（图 2–59）：

（1）踝关节背伸：为除去小腿后侧肌群的影响，应于屈膝及伸膝位分别测量。正常约 20°~30°。

（2）踝关节跖屈：约 40°~50°。

（3）距下关节（跟距关节）的内、外翻，各约 30°左右。

（4）跗骨间关节（跟骰关节、距舟关节）的活动：使前足外展或内收。测量时，采用被

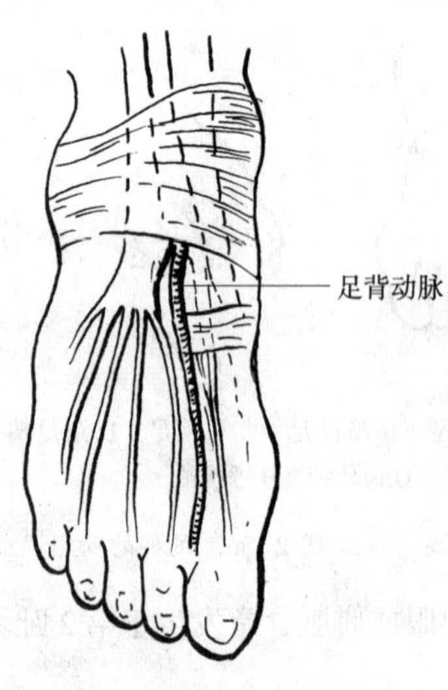

图 2–58 足背动脉的触摸点

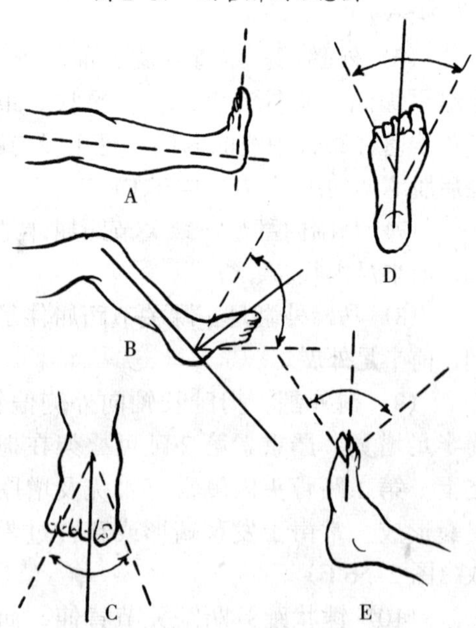

A.踝关节的中立位 B.背伸及跖屈 C.内、外翻 D.内收与外展（前足） E.跖趾关节的背伸与跖屈

图 2–59 踝关节与足部关节的活动范围

动活动，跟骨保持中立位。正常各约25°。

(5) 跖趾关节：跖屈及背伸。正常背伸约45°，跖屈30°~40°。

2. 踝关节周径测量：自跟骨结节上方，经内、外踝至踝关节前方，以带尺围绕一周，测其周径。进行两侧比较。

（四）特殊试验检查

1. 小腿三头肌挤压试验：患者俯卧，足垂于床沿下。检查者以手捏挤小腿三头肌肌腹，正常时可见足跖屈。若跟腱断裂，则不产生跖屈动作。

2. 前足横向挤压试验：于前足自内、外两侧横向加压，产生明显疼痛时，可疑为跖骨骨折、跖间肌损伤。跖痛病时，除产生放射性疼痛外，常伴足趾麻木。

十五、下肢神经的理学检查

（一）腓总神经

损伤后，足呈马蹄内翻畸形，不能主动背屈、外翻，小腿外侧和足背皮肤感觉消失。

（二）胫神经

损伤后，足呈仰趾畸形，不能主动跖屈踝关节，足底皮肤感觉消失。

（三）坐骨神经

坐骨神经损伤较为少见。髋关节后脱位时，若神经在骨盆出口处断裂，则膝关节的屈肌、小腿和足部全部肌肉均瘫痪，大腿后侧、小腿后侧及外侧和足部全部感觉消失，足部出现神经营养性改变。

（四）膝反射

仰卧，放松膝的伸屈肌（腰2~4神经）。术者将一前臂插入膝后，轻轻抬起，使膝稍屈，另一手用叩诊锤轻叩髌韧带。每叩一次，小腿跳动一次。两侧比较，观察患者反射是正常、亢进、降低或消失。

（五）踝反射

仰卧，两髋两膝屈曲，两大腿外展，放松踝的伸屈肌（腰5和骶1~2神经）。术者一手抵住一侧脚底，使踝背屈，一手用锤轻叩跟腱，观察同上。

第三节　骨折的辅助诊断

一、骨折的普通X线诊断

X线检查不仅有助于对骨关节损伤的进一步诊断，而且对治疗也具有重要指导意义。骨科医师必须十分熟悉X线检查的正确应用和正确理解。应该指出的是，迄今为止，X线拍片仍然是诊断骨折脱位必不可少的方法之一。如果没有拍摄X线片，骨科医生在被诉讼时很难能为自己辩护，但也不能用拍摄X线片来推卸临床责任。不论它如何重要，但X线片毕竟是诊断和处理骨折时的一种佐证。

对于是否存在骨折，应依靠完整和正确的病史，详细的临床检查，结合X线的照片，再经过应有的研究以后，才能做出正确的诊断。值得强调的是：必须更加重视和熟悉临床的检查手段，只有临床检查与X线检查互为补充，彼此印证，才能使诊断更为正确可靠。而单凭X线片就做出骨或关节损伤诊断的临床医生确有不少，可以看出，现今存在的问题不是在于忽视X线检查，而是对其错误的解释和过高的估价。那种信赖X线检查超过信赖临床检查更令人费解，必须指出，过分信赖X线片是极其危险的。X线检查确实对于了解骨折的具体情况有重要参考价值，但诊断骨折主要依靠病史与体征，不能完全依赖X线检查，有些无移位的骨折（如肋骨、腕舟状骨、股骨颈骨折）或在X线片上不能显示的骨折（如肋软骨骨折），并不能由于X线片阴性而予排除骨折。当X线片与临床有矛盾，尤其是临床上有骨折体征，而X线片阴性时，必须以临床为主或是再作进一步检查，从而发现问题。一个直接暴力引起的骨折往往造成严重软组织损伤，后者要比X线片所显示的骨折更需紧急处理。所以正确的病史和体格检查是所有临床工作的绝对必要的条件，当然，骨折的处理对这个基本规律也不例外。

应该强调，X线摄片检查能显示临床检查难以发现的损伤和移位。如不完全骨折、体内深部骨折、脱位时伴有撕脱性骨折小骨折片或斜形骨折面反迭等。X线检查对于诊断骨折愈合以及指导临床对骨折的治疗有着十分重要的作用。从骨折的复位到观察骨折的愈合过程中，最常用的X线检查方法就是透视和照片。不适当的、无限制的接触X线会对机体造成累积性的伤害，从而影响骨折的正常愈合。因而，在实施X线检查时，必须加强对医师和病员作必要的防护。绝大多数骨折可以摄X线片进行确诊，并成为分型及治疗方法选择的主要依据。因此，检查时必须注意以下几点：

（一）拍摄X线平片的要求

1. 投照位置：X线摄片应至少包括正位和侧位片，个别病例尚需加拍左、右斜位片或切线位片，这不仅对不完全骨折的诊断帮助较大，且能以此来判定骨折的移位类型及骨骼本身的状态等。认为两个平面X线摄片，不会遗漏骨折，这是错误的。一种骨折可以在一定斜面，其阴影可在两个典型位置上正确重叠。这种骨折只能在轴线位上拍摄，才能显示出来。必须认识到X线片只不过是骨的影子，这阴影往往扭曲隐蔽，即使骨折在一个方向成角90°，X线片也可在一个面上是完全对准。不拍X线片可能比只在一个位置拍照的一张X线片要好，没有X线片骨科医生至少知道可以信赖临床所见。而有了X线片，它可能陷于被动，认为它所见的一张X线片是代表骨折的位置。

奇怪的是有许多骨科医生认为髋关节和肩关节不需要拍摄正位和侧位两片，而仅接受一张X线片，到现在为止，还有不少医院放射科常规仅拍摄一张X线片来诊断关节脱位，导致漏诊和误诊的教训屡见不鲜。应引起骨科医师高度重视。

2. 摄片范围：投照范围应尽可能广泛，四肢投照范围应包括邻近的上下关节，且可判定关节是否同时受累，以免漏掉病变部位，而得出阴性的结论或判断错误。拍照骨盆时，应用大号底片以便同时显示全骨盆及双侧骶髂关节和髋关节，并酌情加摄双侧骶髂关节的斜位片；对脊柱伤则应以压痛及传导叩击痛处为中心，上、下各包括4~6个椎体节，同时还应注意相距较远的多个节段损伤。

3. 摄片清晰度：不仅要求能分辨出肌肉组织与骨骼之间的界限，而且应尽可能地显示出关节囊壁阴影，以有利于对关节内骨折的判定或推断。对椎骨则要求能显示椎体内的骨小梁纹理。

4. 对比拍片：对儿童关节，尤其是骨骺部，为了便于判定，可将双侧肢体置于同一体位，在同一张X线片子上摄片对比观察。

5. 追踪拍片：若初次拍片难以显示骨折线，而临床上仍认为有骨折极大可能时，除了改变角度重复摄片外，则应于2~3周后再次拍片，如真有骨折，此时骨折端边缘骨质被吸收，而易于显示骨折线。特别对疑有舟状骨骨折的病例，骨折裂隙甚细，即使拍良好的特别位置X线片也不能显示出来，这种间隔拍片是非常必要的。

（二）骨折正常的X线表现

骨的正常愈合与软组织创伤愈合相似，但在不同的阶段，有着不同的特点，一般可分为四个阶段。

1. 肉芽组织修复期：骨折后，除骨的正常结构被破坏外，周围软组织也有损伤，在骨折早期，内、外骨膜及血管随骨折而破裂，血肿充满骨折断端组织间隙。骨折端附近骨细胞因损伤和缺血而死亡。在骨折几小时内，血肿边缘由胶原纤维构成网状包围圈，而逐渐凝固，在血肿周围有生长迅速并富有细胞的肉芽组织侵入，在断端形成一脆弱的肉芽组织连接。

X线表现：骨折线清晰而锐利，根据不同部位及类型的骨折，骨折线可呈直线状、锯齿状或不规则状，骨折后2周左右，骨折线可因附近骨质疏松而变得更为清晰显著，但骨断端的边缘不如新鲜骨折锐利。

2. 骨痂形成期：骨折1~2周后，外骨膜产生骨样组织，稍晚骨内膜便产生相同反应，也形成骨样组织，都经骨化形成骨膜的骨痂所包围，最后与骨折端的骨片融合，通过骨化产生新骨。这种新生骨为排列不规则的原始骨质以及由成熟的骨小梁所取代。

X线表现：为骨折处皮质外出现成层状的骨膜增生和云絮状模糊增白影。内骨膜形成的内骨痂出现较迟而少，由于骨皮质重叠常不易看清，最后骨折端骨痂融合成一片模糊增白影，骨折断端出现密度增高。

3. 骨性愈合期：骨折临床愈合以后，骨痂逐渐缩小增浓而骨化，骨小梁逐渐增加，骨髓腔为骨痂所堵塞。骨折端坏死部分则借血管和骨细胞的共同的爬行替代作用而复活。骨折端和骨折块之间形成骨性连接，达到骨性愈合。

X线表现为：骨痂体积变小，致密，边缘清楚，骨痂与骨皮质的界限和骨折线完全消失，可以见到骨纹的结构。

4. 塑型期：此期在骨折2~3个月后开始，逐渐形成成熟的骨结构，骨折线随骨痂的骨性愈合而消失。在肢体负重运动后，骨小梁重新按X线方向排列，不需要的骨痂通过破骨细胞而吸收，骨痂不足的部分通过膜内化骨而增生填补。最后骨折的痕迹完全或接近完全消失，恢复原来的骨形态。骨折愈合过程中的塑形，在骨愈合过程中已开始，在骨折愈合后仍持续较长一段时间，最初塑型较快，当骨折牢固愈合后逐渐变慢，使骨折愈合处塑造结实，髓腔再通，骨髓组织恢复。

X线表现：为骨折线逐渐模糊增白而最后消失，完成塑型在儿童中约需1~2年。儿童塑型能力强，完成塑型后可不留任何骨折痕迹。但复位不良或畸形愈合的可长期遗留骨畸形。

（三）疲劳骨折的X线表现

临床病史采集很重要，疲劳骨折系由持续外力或长期积累性损伤（如长途行军，连续跑步，持续过度负重等）引起的一种慢性骨折。病理上为骨小梁的断裂与新骨的增生同时进行，临床表现为局部疼痛及肿胀。好发于第2、第3跖骨、胫腓骨、股骨、尺桡骨、第1、第2前肋、胸、腰椎、跟骨等。骨折线大都为横行的完全性或不完全性骨折。骨折愈合能力较一般损伤性骨折为低。近年来青年运动员舟状骨中腰呈纵形，一经确诊，应早期石膏固定6~8周，延迟治疗可以发生无菌性坏死而造成病废。

X线表现：早期X线检查多为阳性，2~3周后可见骨折线及骨痂形成。X线所见骨折线多不明显，而表现为边缘模糊的横行带状密度增高影及有轻度骨膜增生在骨折端周围呈小丘状。骨折线有一定发病部位，如第2跖骨远端，胫骨上、中1/3交界处等。

（四）病理性骨折的X线表现

骨骼若因病变破坏了正常结构，变得非常脆弱，以致不能支持应有的负荷，从而在正常活动和轻微的外伤时即发生骨折，称之为病理骨折。引起病理骨折的病因很多，常见的有骨骼发育障碍性疾病，像成骨不全症最易出现病理骨折；营养和维生素缺乏性疾病，以佝偻病和软骨病为代表；内分泌平衡失调性疾病，以甲状腺机能亢进和柯兴氏综合征为常见；原发性和继发性骨肿瘤，以原发性恶性肿瘤和转移瘤为常见。另外，炎症性、寄生虫性、血液病、网状内皮系统疾病以及不明原因的骨病（如畸形性骨炎）和神经营养不良性骨病等，也可发生病理性骨折。病理骨折的愈合随临床病因的祛除以及相应的手术治疗大多可以愈合。

X 线表现：骨折系在原有骨病的基础上发生骨折，其 X 线表现则随病种的不同而异。

（五）骨折畸形愈合的 X 线表现

骨折在非正常解剖位置上愈合并影响功能者称为畸形愈合。不同部位骨折畸形愈合可能造成不同程度的功能影响，如肱骨髁上骨折成角畸形愈合，向外或向内成角，则发生肘内翻或肘外翻；向前或向后成角，则影响肘的屈曲及伸直。股骨上端及下端骨折，发生向内或向外成角，致关节内翻或外翻，明显影响功能。关节内的任何畸形愈合都将对关节活动功能发生影响，导致创伤性关节炎的发生。

X 线表现：在骨折整复后的 X 线复查中必须详细描述骨折断端对位、对线情况、有无成角、错位、旋转畸形，在 X 线复查中还应特别注意近关节部位的骨折及关节内骨折的描述，提示临床在治疗中及时纠正畸形愈合所致的功能障碍。

（六）骨折延迟愈合及不愈合的 X 线表现

骨折延迟愈合与患者的年龄、骨折类型与部位、营养状况和治疗方法有关。如老年、关节内骨折，骨折断端移位严重，营养状况差或并发感染则影响骨折的正常愈合。如复位不良，固定不佳，局部血供不足，全身营养代谢障碍以及肌肉嵌入断端中间都可引起延迟愈合及不愈合。

X 线表现：为骨折线增宽，透亮骨痂出现延迟、稀少或不出现，或断端边缘模糊呈绒毛状，但无硬化现象，骨折端骨质明显稀疏，有时可呈小囊状，不愈合的 X 线表现为断端间隙增宽，骨折端硬化、光滑、髓腔闭塞，骨折周围无骨痂，形成假关节或者骨折端萎缩变尖细呈尖锥状，伴有骨质稀疏。

（七）骨折愈合随诊的 X 线表现

除非有症状而怀疑存在问题，如临床检查发现固定物移动，局部畸形等，否则无需在 2 个月做 X 线检查，大多数骨折 4 个月应当愈合，此时应是 X 线检查最适当的时候，X 线检查发现尚未愈合，则可清楚地显示并发症，因而适当的 X 线检查对指导临床并发症的处理是十分重要的。

X 线表现：骨折间隙增宽和云雾状模糊不清的骨痂出现，即所谓刺激骨痂。骨折间隙变宽意味着骨折处的骨吸收多于骨形成。刺激骨痂等于机械性的不稳定。两者都说明要减少承重。以上这些征象在临床上常伴有疼痛和红润，需要暂停承重并抬高患肢。在一般情况下，4~6 周后骨折线不变并且刺激骨痂转变成清楚的固定骨痂。此时应抓住这些先兆而进行及时的处理，如骨折于 4 个月未愈合，在此时未能得到及时处理或处理不当，则可导致延期愈合或不愈合。

X 线检查对于骨与关节伤病的诊断作用至关重要，同时也是诊断骨折愈合的主要方法之一，医生既要掌握适时的 X 线随诊，又要避免滥用 X 线检查，减少不必要的 X 线辐射。因此，要求骨科医师必须熟练掌握骨折愈合的时间，合理应用 X 线检查，更好地为骨科临床和研究服务。

二、骨折的计算机断层摄影（CT）诊断

（一）计算机断层摄影（computed tomography CT 扫描）诊断骨折原理

1. CT 装置的构成：CT 装置可分为两大部分。第一部分为硬件部分（机械零件及电子电路）；第二部分为软件部分（电子计算机程序）。其硬件部分有：

（1）X 线发生器。

（2）X 线检测器。

（3）数据采集器。

（4）电子计算机系统。

（5）图像显示器。

(6) 系统控制器。

(7) 扫描架。

(8) 扫描床。

2. CT 扫描的图像形成：如图 2-60 所示，X 线球管射出窄束 X 线。射线穿过人体某一层不同密度组织和器官后到达检测器，使检测器获得不同的信息量。检测器将此信息放大为视频信号，并通过模/数字转换器转变为数字信号。再经过计算机处理形成吸收系数矩阵，再经数字模拟转换器，使数字信号变成视频信号，后者在电视荧光屏上直接显示出灰度不同的图像，并可用 X 线胶片拍摄下来。因此，CT 是一种利用 X 线穿透人体，以 X 线量的衰减特性作为诊断依据的方法。

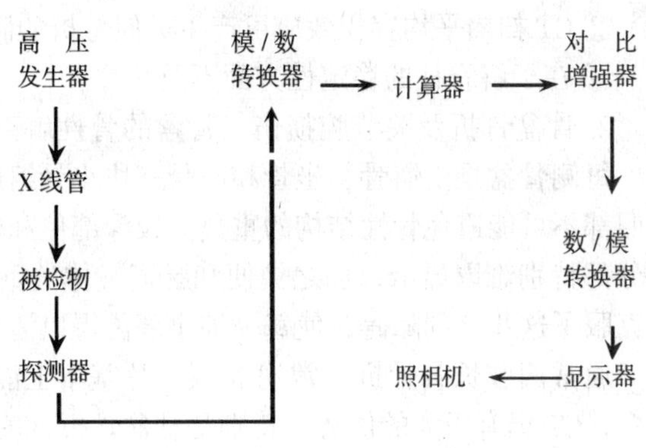

图 2-60 CT 装置示意图

(1) 象素：是 CT 图像的成像单位。在每幅 CT 图像上有 160×160 个象素或 240×240、512×512 个象素所构成的图像，其大小与数目，因 CT 装置不同而异。显然，象素越小，数目越多，所构成的图像清晰度越高。

(2) 数字矩阵：为象素排成的行与列即为数字矩阵。

(3) CT 值：CT 值表示该部分 X 线衰减的数据，以 hunsfiled 即 HU 为单位。物体的密度愈高，则 CT 值愈大，密度愈低 CT 值则愈小。

(4) 灰阶：扫描的结果在监视器上显示的图像，密度越高（X 线衰减系数大）的组织呈白色，密度越低（X 线衰减系数小）的组织呈黑色，在黑白之间按密度的深浅表示衰减系数的大小，称为灰阶。

(5) 窗宽：即图像的 CT 值的范围，最低至最高可为 -1000~+4000，集中扩大到肉眼能分辨的灰度等级以内，观察不同组织可选择最适窗宽，有利于不同密度组织及病变的显示。这一组织的 CT 值上限与下限，即为窗宽。

(6) 窗位：即 CT 值之中心位置，可以根据影像显示的需要而随意设置。

（二）骨折的 CT 扫描诊断

CT 作为骨骼系统的一种成像技术具备许多优点，如能显示横切面解剖和空间关系，骨和软组织可同时得到清楚的显示，而且可以显示双侧以利对比，其密度差异得到增强，并能提供图像的操作和重建。

其显示率明显高于一般 X 线，尤其对于深在部位的损伤，如髋关节、骨盆、脊柱的骨折脱位，判断骨折破坏程度，移位状态，乃至微小的无移位的裂纹骨折，均为一般 X 线平片所不及。对骨折愈合的判断，借助扫描有时能获得 X 线平片所无法得到的信息。

1. 脊柱外伤：脊柱外伤患者，特别是非稳定性骨折病例，如过多移动，有发生永久性神经损伤的高度危险性，而 CT 检查可以在一个不必移动的固定位置上进行。由于 CT 横断面扫描能清楚地显示椎管的完整性和复杂的椎板骨折，骨折移位，所以它在脊柱创伤病人的应用日渐增多。

(1) 脊柱外伤 CT 扫描比 X 平片的优点在于：

① 显示椎体椎板骨折及微小骨折片。

② 可显示椎管大小和椎管内有无骨折碎片存在。

③ 可显示硬膜外和髓内血。

④ 可显示创伤性椎间盘脱出。

⑤ 可追踪观察脊柱外伤病人的外伤愈合，对预后做出初步评价。

（2）CT扫描的局限性：

① 与横断面方向一致且无移位的骨折可以完全被漏诊。

② CT扫描平均容积效应可产生类似骨折的假象。

③ 在了解脊柱的稳定性方面不及平片。

2. 骨盆骨折及关节腔损伤：骨盆的骨性解剖相当复杂，是由骶骨和两个半侧骨盆骨连接而成，每侧骨盆是由髂骨、坐骨和耻骨三块小骨组成，在空间关系上相互成角度，故在任何区域的投照都不可能避免骨性结构的重叠。较深部位和较中央的结构，如髂后嵴、骶髂关节和骶骨的大部分都特别难以显示，加之粪便和肠道气体的重叠更加影响了骶骨在常规平片上的观察。而CT则克服了这些解剖障碍，使每一细小部位得以清楚显示。

通常四肢长骨骨折，常规X线平片基本上能满足临床需要，但骨盆骨折及关节腔内外伤性改变，CT仍有极大的优势。特别是骨盆骨折，关节腔撕裂伤CT扫描比较X平片的优点在于：

（1）病人不需过多搬动。

（2）可多方位薄层扫描显示复杂部位的骨折及碎片。

（3）可观察关节腔的稳定性、连续性。

（4）可发现关节腔内小骨折片、异物等。

（5）CT图像不受石膏影响。

（6）提供比X平片更多的依据。

（三）骨折的螺旋CT扫描（spiral conputed tomography SCT）诊断

SCT扫描是通过装置在扫描架内的高压发生器，采用环滑技术进行连续扫描，可一次收集到扫描区域内的全部扫描数据，并可围绕X轴、Z轴任意旋转，重建图像，保证任何病灶均可以该处为中心，进行图像重建。SCT三维成像是立体成像，它利用表面轮廓重建技术，或容积性重建技术将保留的CT扫描物体的表面数据或扫描物体内、外部所有数据，经过软件处理，以不同灰白度，颜色透明度来衡量密度，使之成为清晰逼真的三维图像，为手术医师提供充分信息，以制定详细而切实的手术设计。

与CT扫描相比，SCT具有的优点是：

（1）扫描速度更快，24~40 s内即可完成全部扫描。

（2）CT只能是横断扫描，各层面之间是间断的，有一定的信息遗漏。而SCT为连续扫描，对复杂的骨折更能显示其解剖细节，可检查出CT所遗漏的水平或接近水平的骨折以及小区域的损伤。

（3）SCT可立体地、多角度地呈现骨骼与其相邻结构的解剖关系，有利于判断病变范围和程度。

三、骨折的磁共振成像（MRI）诊断

（一）磁共振成像（Magnetic Resonance Imaging MRI）的物理学基础

MRI是当今影像学领域中新技术之一，它是近十多年来物理学、电子计算机、X线、CT技术和磁共振频谱学等先进科学技术相结合的产物。MRI的图像外观上与人体CT图像非常相似，但两者无论在成像原理和成像技术等方面却大不相同，其原理完全不同于其他任何影像成像的原理。MRI可获得多平面（横断面、冠状面、矢状面）信息。

此种方法可提供有关发生在分子水平变化的信息。核素扫描能提供有关生理变化的信息，CT能提供解剖方面的信息，而MRI则能同时了解这两方面的变化。它使用非电离辐射对人体无害，这种“非损伤性”检查方法，可获得“丰富多彩”诊断信息的成像技术，因此，被誉为影像学领域中的又一重大发展，使得在判断病变的特异性方面，达到了从未达到的程度。MRI在临床

应用上得到迅速发展，对比度的改进以及直接冠状面和矢状面影像的应用，使这种方法具有很高的灵敏度（表 2-1），可用来了解软组织的病理变化，对比明显，层次分明。但在判断病变的特异性方面尚未达到预期的程度。

表 2-1　骨骼系统各组织成分正常 MRI 表规

	T1	T2
水	灰黑	淡灰 / 白
关节液，水肿	灰黑	淡灰 / 白
脂肪，肌间隔	白	淡灰
肌肉	灰	灰
空气，骨皮质	黑	黑
肌腱，韧带	黑	黑
纤维组织	黑	黑
纤维软骨	黑	黑
关节软骨	灰	灰
神经	灰	灰
大血管	黑	黑

（二）MRI 的骨折诊断

MRI 在涉及骨关节损伤的诊断方面主要有：

1. 肩袖损伤。
2. 膝关节半月板及韧带损伤。
3. 脊柱骨折脱位合并神经症状者，可观察骨折易位对脊髓和神经的影响。
4. 关节软骨损伤及退变。
5. 骨缺血坏死，早期骨髓脂肪细胞坏死，骨结构仍完整，平片及 CT 均不能显示。
6. 骺板损伤。

四、骨折的核素扫描（ECT）诊断

（一）骨折的放射性核素扫描（emission computed tomography ECT）

多数骨折可依据 X 线摄片得到明确的诊断，但对于一些较小的骨骼如指骨、趾骨、腕骨、跗骨、肋骨、肋软骨和肩胛骨、颅骨、椎骨等处的细小骨折，X 线摄片有时难以发现。放射性核素扫描在骨折处见有异常放射性浓集，可明确诊断，使患者及早得到治疗。

在体能训练、运动或劳动过程中，由于骨骼肌附着点受到肌肉长期牵拉，而易再现的应力性骨折。X 线摄片在出现症状后 6 周内不能见到异常，核素骨显像能比 X 线早 1~6 周发现病变。原发式转移性骨肿瘤，老年骨质疏松、骨软化症、甲状旁腺功能亢进、肾性骨营养不良等代谢疾病均可发生病理性骨折。对这类病理性骨折，X 线诊断的阳性率只有 50%~70%，骨核素显像阳性率 92%~97%，比 X 线灵敏度要高。老年人骨矿物质丢失引起的髋骨和骨盆骨折，骨核素显像 95%为阳性。由此可见，骨核素显像在骨折的愈合观察中有很明显的临床意义。

在骨折 8~12 周内骨核素显像，骨折部位局部放射性显像剂浓集。一般在骨折 4 个月后，骨折处浓集显像剂的能力才逐渐下降，半年以后方完全恢复正常（亦有几年以后仍可见骨折部位放射性显像剂浓集者）。骨折愈合的好坏，骨核素显像能显示其差别。实验证明，骨折局部与对照部位在 7.5~15.5min 摄取显像剂的百分率，正常愈合时每月摄取率净增加 3%，延迟愈合每月仅增加 1.4%，不愈合者摄取率毫无增加。

在开放性骨折、粉碎性骨折或在某些闭合性的骨折中，因活动、供血、营养、感染以及代谢异常等因素的影响，骨折处延迟愈合或骨不连。骨核素显像能帮助定性，帮助临床医生决定不同的治疗方案。

骨折和错位能损伤骨的血液供给，引起无菌性坏死，其发病率与骨折部位及复位是否及时有关。股骨头是缺血性无菌坏死最常见的部位，X 线早期诊断有一定困难，骨核素显像以骨骼血供和代谢活性为基础，对其可进行早期诊断。骨核素显像和 X 线照片两者联合检查，可相互借鉴、互为补充，对股骨头无菌性坏死的诊断、预后、指导治疗有其重要的临床意义。有学者研究，X 线照片分期大于骨核素显像分期的“分离现象”，表明坏死股头血运不良、骨代谢较低，骨细胞再生不良。病情往往比较严重，治疗效果不好，预后不佳。对外科手术和置换关节选择有参考价值。相反，骨核素显像分期大于X线照片分期的“分离现象”，表明坏死股骨头血运及骨细胞再生良好，治疗效果及预后均较好。如果两种检查分期基本一致，示病情稳定，治疗效果亦较好。中西医结合治疗认为：X线照片分期大于骨显像分期为虚证、阴证。反之，骨核素显像分期大于X线照片分期多为实证、热证。

X线摄片具有分辨率高、骨解剖结构清晰等优点，但缺点是相对灵敏度较差。放射性核素骨显像能较早期地反映骨骼的病理变化，达到早期诊断的目的，但分辨率、特异性较差。因此，对骨折诊断和治疗愈合的观察，必须根据病史、临床症状和结合X线摄片综合分析才能做出准确的诊断。

（二）骨骼显像检查方法

1. 原理：骨骼的主要无机成分是羟基磷灰石晶体，其面积很大，依靠化学吸附和交换从血液获取磷酸盐和其他元素来完成代谢更新。^{99m}TC标记的磷（膦）酸盐以静脉注入后，约有二分之一通过吸附方式与晶体表面结合而沉积在骨骼内，其余部分迅速由肾脏排出体外，因此，能特异性地显示骨骼影象。局部骨骼中放射性核素的聚集情况受以下两个因素影响：

（1）局部血流量；

（2）骨骼无机盐代谢和成骨活跃的程度。当骨骼局部血流量增加，代谢更新旺盛、成骨活跃和新骨形成时，可较正常骨骼聚集更多的^{99m}TC标记的磷酸盐，在影像上，量呈现异常的放射性增高区。反之，则表现为异常的放射性减低区。因此，当局部骨骼有病损时，如炎症、肿瘤、骨折等引起的局部血流量和/或骨盐代谢及成骨过程的改变，均可在相应的骨骼影像上显示局部放射性异常，据此可以对各种骨骼疾病做出诊断。

2. 骨动静态显像方法

（1）仪器：r照相机（r camera）、单光子发射计算机断层照相机（Single Photon Emission Computed Tomography；SPECT）。

（2）常用显像剂：为^{99m}TC标记的亚甲基二膦酸盐（^{99m}TC Methylene Diphosphonate;^{99m}TC–MDP）。静脉注射740~1110MBq（20~30mci）。采用低能通用平行孔准直器，128×128矩阵。

（3）动态三时相显像：准直器对准疑有病变的区域，以弹丸式静脉注射^{99m}TC–MDP，注射后立即按3s/帧连续显像60s，获得反映血流灌注情况的血流相显像图；在注药后1min开始，按60s/帧摄取5帧图像，获得反映软组织内血液分布，了解骨骼有无充血现象的血池相检查图。在注药2~3 min以后，血液放射性明显降低时，根据临床需要进行局部或全身骨骼显像，获得延迟显像图，延迟相显像亦即是静态显像。

（4）静态显像：局部静态骨显像针对疑有病变的区域，20~40万计数/帧显像。全身骨显像，病人仰卧于全身扫描床上，根据胸骨计数，求得显像所需移动速率，从头到足再转入后侧从足到头连续显像得到全身显像图。

3. 正常显像表现：正常的全身骨骼显影清晰，放射性分布左右对称。血运丰富和代谢活跃的松质骨，如颅骨、胸骨、肋骨、脊椎骨和长骨的骨骺端，放射性聚集较多，长骨干等密质放射性聚集较少。生长发育期全身骨骼（包括长骨骨干）代谢旺盛、成骨活跃，因此，全身骨骼影像放射性分布较为均匀。老年患者有时在颈椎下段可见放射性核素增加，主要为颈椎退行性病变所引起。在肩胛骨的下角、双侧骶髂关节、胸锁关节和坐骨等，常出现局部放射性核素增加，可能是由于“重力”所导致。

骨骼互相显像。

血流相——约在静脉注射显像剂后8~12s，大动脉和二级动脉陆续显影，随即逐渐显示软组织轮廓，骨骼部位放射性较少。两侧对应的动脉和各部位显影时间和放射性基本相同。

血池相——此时显像剂大部分存留在血液中，均匀分布在血床和血窦内，软组织轮廓清晰，放射性较血流相影增高，骨骼部位放射性仍较软组织少，大血管影像仍清楚，但两侧基本对称。

延迟相——同骨骼影像。

4. 骨折的异常显像表现：骨显像图上出现局部放射性增高（热区），或降低（冷区），即为异常骨显像。以热区为多见。

骨折影像：在受伤骨疼痛部位可见异常放射性浓集，呈卵圆形或梭形，亦有呈弥漫性放射性浓集的影像。根据外伤病史、临床症状可给予确诊。

对应力性骨折（sF）的诊断，有学者参照Zwas按显像剂在sF处浓集程度和范围分级的方法，采用ROI技术求sF病变处与健侧骨相对应部位（或同一骨正常部位）的放射性计数比值（sF/N），将sF的损伤程度分为4级：

Ⅰ级：骨皮质内轻度浓集的小片状热区，sF/N1.46~2.15。

Ⅱ级：骨皮质内较Ⅰ级伸长的中浓集热区，sF/N在2.33~4.12。

Ⅲ级：侵犯骨皮质－髓质的高浓集度、较宽大的热区（多为纺锤形），sF/N4.73~6.4。

Ⅳ级：范围广泛的穿两侧皮质的极高浓度热区。

应力性骨折分级同样适用于非应力性骨折的分级。分级法对骨折的损伤程度进行量化，进一步有利于临床医师对骨折进行诊断和治疗。

5. 骨折愈合的观察：在骨折愈合的观察中，可用ROI技术了解骨折处血液循环和骨细胞再生的情况。用ROI技术求得以骨折处为界的近端骨和远端骨放射性计数、近/远端放射性比值；健侧骨同样部位放射性计数、比值。骨折远端/健侧同样部位放射性比值。如果骨折远端放射性低于健侧相同部位，病/健比值低于正常（正常为1），说明血液循环不良。反之，说明血液循环及骨细胞再生良好。

6. 骨折不愈合的定性和股骨头无菌性坏死的诊断：骨折在6~8个月仍不愈合者为不愈合。骨折越期不愈者为骨不连，核素骨显像其骨折部位出现冷区为萎缩性骨不连；骨折部位放射性正常或热区为反应性骨不连。

股骨头无菌性坏死。早期骨显像放射性核素减低，晚期则因血管重建放射性核素明显浓集。不同病人表现不完全一致，运用γ相机、ECT计算机感兴趣区技术（ROI）求得双侧股骨头、股骨干上1/3处放射性计数“头/干”比值，正常人“头/干”比为2.5（2.49±0.07）。股骨头缺血性无菌坏死骨显像将其分成四期：

Ⅰ期：股骨头有放射性减低区，头/干比值低于正常；

Ⅱ期：股骨头可见局限性减低区，周边有环形或新月形放射性浓聚带呈“炸面圈”样影像。头/干比值在减低区接近或低于正常，在浓聚带高于正常；

Ⅲ期：整个股骨头呈球形或类球形明显浓聚，头/干比值明显增高；

Ⅳ期：股骨头、颈、髋臼呈不规则浓聚，有时两侧不对称，头/干比值亦明显增高。

骨骼动态三相显像对股骨头无菌性坏死的诊断比静态显像要灵敏，在股骨头无菌性坏死早期，骨骼静态显像尚未出现放射性减低区时，血流相即可见动脉灌注减低和血池相静脉回流障碍。骨动态和静态显像联合检查，将更能提高对无菌性坏死的早期诊断率。

7. 断层显像在骨折诊断中的应用：骨折病人一般骨平面显像即可获得准确的诊断信息资料，断层显像运用较少。在一些特殊的骨折中，有时做断层显像作为平面核素显像的补充，如髌骨骨折的鉴别，早期股骨头无菌性坏死的诊断，断层三维图像可将平面所见放射性重叠部分分开，检查出病损部位，而提高其诊断的准确率，减少漏诊。

五、骨折的超声波诊断

随着超声诊断仪器和诊断技术的迅速进展，超声显像在肌肉骨骼系统及肢体软组织的应用日益引起人们的重视。与CT、MRI比较，尽管超声对骨关节的检查受到许多限制，但是，由于其具有无创、简便、迅速、廉价及短期内可重复检查等优点，并能及时地观察肌腱和肌肉的运动情况，有时可提供其他方法无法得到的重要信息。所以，在肌肉骨骼及软组织疾病的诊断中可以发挥重要作用。在骨折时，B型超声对骨折移位情况从多方位探测判定较为灵活，可临时指导骨折复位，亦可指引血肿定位穿刺。对合并骨折的复杂外伤，进行B型超声探测，可帮助判定有无内脏损伤。

骨关节疾病B型超声诊断的主要困难是：除超声穿透困难，声衰减大外，还有探头与皮肤间有些部位不易完全耦合，骨骼不平滑的骨端、手足小短骨及脊椎肌等处病变，常不易显像完整的骨骼切面图像和病变的轮廓，因而图形有失真，使解释发生困难。另外B型超声不能对肿瘤的病理类型和良恶性作出准确的鉴别，对骨病变的整体判定还不如X线，为此在进行超声诊断时，必须结合病史、症状、其他临床体征及化验检查综合判定。

（一）超声诊断解剖、病理基础

由于骨的钙含量和弹性因素，超声在骨中的声速高于软组织将近两倍，纵波的衰减系数约为软组织的10倍，横波衰减系数又高于纵波，所以超声在骨膜与骨的表面上，大部分被反射和衰减。加之有些部位探头与病人皮肤间不容易完全耦合，以致超声难以穿透骨骼，因而正常骨常得不到完整的图像，但是某些结构，在选择适当的探测途径和平面，即使在解剖结构完整的情况下，仍可获得其内部结构的声像图。在病理情况下，骨骼骨质遭到破坏，骨皮质变薄、断裂或完全溶解消失，此时衰减变小，声束易于透过，声像图上则能较完全地显示骨的病变。外伤骨折发生骨质中断、移位或骨不连接，慢性骨髓炎感染性骨性死腔及窦道、死骨感染性肉芽组织与周围增生骨质包壳间，均可形成良好的声学界面，而于声像图上，显示出骨折线、骨内病灶及死骨，多方位扫查可判定骨折线的方向，有无移位及移位方向等。

正常骨膜目前所用之超声诊断仪的横向分辨力，不可能清晰显像，但当发生骨膜下血肿、脓肿、外伤及骨肿瘤穿破骨皮质向外生长时，骨膜被掀起并增厚，骨折愈合期、慢性骨髓炎、外伤性及应力性骨膜炎骨膜增厚等，使之与骨质间形成良好的声学界面，声像图上即可显示出抬高及增厚的骨膜。为椎管及骨窦内病变术中及术后探测创造了条件。

（二）B型超声用于诊断骨折的目的

1. 辅助诊断骨折，可以多方位探查，对骨折移位情况的判定比较灵活，可及时指导骨折的手法复位。

2. 鉴别骨折所致的局部肿胀是血肿，还是软组织水肿所引起。

3. 辅助诊断外伤性骨筋膜室综合征。

4. 复杂外伤骨折时，B超可帮助判定有无实质性内脏损伤。

5. 监测骨折愈合，帮助评估骨折延迟愈合和骨不连的原因。但B超对不规则骨、椎骨、颅骨的检测及对骨折全貌的了解，还不如X线。

（三）仪器和探测方法

1. 仪器与体位：现用于腹部等检查的仪器，均可用于骨科病变的检查，其中包括单探头关节臂式扫查仪及电子线阵超声诊断仪，但以前者最为常用。探头频率为1.5~7.5MHz。仪器灵敏度以能清楚显示病变的轮廓和结构为度，液性病变时适当增加灵敏度。检查前病人无需特殊准备，检查时病人根据病变部位而取仰卧位、侧卧位、俯卧位及坐位。对有创口病变部位要在探测前搽拭搽药，开放性外伤探测时要注意保护伤口，对怀疑有气性坏疽感染的骨科病人，一般应谢绝检查，以免交叉感染。

2. 探测方法：

（1）手控单探头扫查法：使用关节臂式单探头B型超声扫查仪，在长骨和大关节探测时，采用直接扫查法，在指（趾）短小骨、小关节及位于皮下的表浅骨（如胫骨前面），以采用间接扫查法为宜。

（2）电子线阵方形扫查法：在骨科应用电子线阵扫查仪，优于扇形扫查仪。在上肢长骨、椎管、膝、髋及肘关节屈侧等与探头密接的部位，采用直接探测法；凡有骨突起部位或指（趾）等不易与探头密接的部位，以采用间接探测为宜，探头与皮肤间可借水囊或软肥皂袋耦合。

以上两种扫查法，不管哪种方式，对骨关节病变的探测均应包括，沿病骨长轴的纵切面和垂直于长轴的横切面。探测时先从病变中心部开始，然后抽两侧每隔 1.0cm 扫查一次，并摄片记录，至病变两端边缘为止。有时对病变要进行多方位探测，对称的肢体和解剖部位，应进行两侧对比探测。

3. 观察项目：

（1）病变部位、大小、形态。

（2）病变边缘轮廓是否光滑和清楚。

（3）病变内部回声性质是否均匀，有无钙化及骨化，回声强弱和有无液性暗区等。

（4）病变后部回声情况。

（5）病骨破坏情况、骨膜有无反应性增厚或抬高，骨膜下有无液性暗区，有无病理骨折。

（四）正常骨及关节声像图

正常骨组织超声很难完全穿透，不易得到完整的图像。在成人仅可见近探头侧的骨皮质回声，骨髓内结构常显现不清，在儿童及少年由于骨组织未完全发育成熟，有时可使长骨清晰显像。正常骨皮质声像图上，为连续性良好、平直光滑而又致密的强回声光带，骨髓腔为带状弱回声，如果两侧骨皮质均能显像时，则是互相平行的。长骨骺端膨大，骨皮质为光滑较薄的强回声光带，骨端骨松质可显示为带有散在细光点的弱回声。

（五）骨折声像图特征

骨折是骨的完整性或连续性中断，按其程度和形态可分为完全骨折和不完全骨折。前者骨的连续全部中断，后者仅有部分中断。完全骨折按骨折线方向又可分为横折、斜折、螺旋折、粉碎及嵌插性骨折，此外，还有压缩骨折和骨骺分离等。骨折后骨折端可发生各种形式移位，骨髓、骨膜及周围软组织内血管破裂出血，形成血肿及软组织水肿，严重时阻碍静脉回流，骨筋膜室内压力增高，引起筋膜室综合征。

具体骨折声像图特征：

1. 长骨干骨折：无论是横折、斜折或螺旋折，当有成角、侧方及分离移位时，沿长骨纵切面声像图上，骨折段可见骨皮质回声光带的连续性中断，错位分离，可显出部分骨折线，骨折端周围可见无回声暗区，有时可见骨膜下血肿及抬高的骨膜线状回声。

2. 骨折伴有缩短移位：骨折端互相重叠，纵切面上可见近探头侧的骨折断端，其后方出现声影，在横切面上，显示双骨横断面较强回声光带，其后并伴有声影。

3. 粉碎骨折：在骨折断端可见孤立的光点、光斑或光团，常伴有声影。

4. 不完全性骨折：如青枝骨折时，当声束与骨折线垂直或近于垂直时，可显示骨折线，呈不规则线条状低回声，声束平等于骨折线则不易显示。

5. 嵌插性骨折：常发生于干骺端与松质骨交界处，骨折后在骨折端处，骨皮质回声光带不光滑，成角状变形或出现骨皮质回声光带中断，近探头侧断端后方可见声影。

6. 骨折愈合过程：在骨折断端两侧可见骨膜增厚隆起，骨痂呈低回声（原始骨痂）或不规则较强回声，靠近断端的骨痂光点较密集（骨痂钙化，新骨形成），局部呈梭形膨大。塑形期骨痂，具有正常骨结构，回声强度接近于正常，骨髓腔再沟通。

7. 骨折延迟愈合或发生骨不连：骨折断端回声明显增强，呈致密高回声，两断端完全分离，中间距离较大，呈形态不一的低回声带或有不规则的强回声光点或光团等。

六、骨折的放射免疫学诊断

核技术的放射免疫体外检查，可对临床上一些易导致骨折的疾病进行病因诊断确诊或辅助诊断。

原发性甲状腺功能亢进：由于甲状旁腺功能亢进，血清甲状旁腺激素（PTH）增高，PTH促进溶骨，动员骨钙入血，使患者高血钙、低血磷、骨质疏松和出现骨骼症状、体征。放射免疫PTH检查可以确诊病因。另PTH导致慢性高血钙症，高血钙刺激甲状腺C细胞增生，并使降钙素（CT）分泌增多（降钙素增高多见于男性患者；女性患者由于降钙素储备有限，血中降钙素的变化不明显）。骨代谢旺盛，骨钙素（BGP）增高。放免可进行CT、BGP的检查。

慢性肾功能不全：患者钙磷代谢紊乱，高磷血、低血钙刺激PTH分泌，引起继发性甲状旁腺功能亢进。患者破骨活动增强，成骨活动减弱，骨矿含量低于正常。放射免疫可进行血、尿β_2微球蛋白（β_2-MG）、尿白蛋白（ALB）、尿免疫球蛋白G（IgG）检查肾功能。骨代谢放射免疫检查，血清PTH、BGP、CT可升高。

甲状腺疾病：甲状腺先天性发育不全、甲状腺手术后造成的继发性甲状腺功能减退以及重度甲状腺功能亢进患者血中降钙素（CT）水平均较低。CT有促进骨生成或维持骨质正常含量的作用，CT缺乏可导致骨质疏松，使之易于骨折。放免可对其进行检查。放免血清总甲状腺素（T_4）或游离甲状腺素（FT_4）、血清三碘甲状腺原氨酸（F_3）或游离三碘甲状腺原氨酸（FT_3）、血清3，3′，5，三碘甲状腺原氨酸（rT_3）、促甲状腺激素（TSH）、甲状腺球蛋白抗体（TGA）、甲状腺微粒体抗体（MCA）等对甲状腺疾病可进行确诊检查。

糖尿病：由于胰岛素相对或绝对缺乏，骨蛋白生成降低，成骨细胞合成骨胶原下降，患者易骨质疏松。放免骨钙素（BGP）检查血清含量较低。放免胰岛素（Insulin）、血清C肽（CP）、血清胰高血糖素（glucagon）可对其进行诊断和分型。

妇女骨质疏松：与雌激素水平有密切关系。①卵巢功能早衰，血清雌激素（E_2）极低，促性腺激素（FsH、LH）明显升高者，由于FsH、LH刺激骨代谢过盛，骨质消溶增加，骨转换速率加快，血清BGP增高。②更年期妇女，雌激素分泌减少，肠道对钙的吸收欠佳，骨钙含量丢失明显，血清BGP含量降低。放免性激素和骨钙素（BGP）检查可了解其性激素水平和骨代谢状态。

骨外伤和骨肿瘤患者，由于其代谢活跃，随病情不同放免BGP检查可见含量有不同程度的增高。

主要参考文献

1 四川医学院附属医院附属口腔医院放射科编写. X线诊断学. 成都：四川人民出版社，1975，62
2 上海第一医学院编. X线诊断学. 上海：上海科学技术出版社，1976，454
3 X线诊断学编写组. X线诊断学. 济南：山东科学技术出版社，1980，421
4 过邦甫等编译. 骨折与关节损伤. 上海：上海科学技术出版社，1984，137~144
5 潘中允主编. 简明核医学. 北京：北京医科大学、中国协和医科大学联合出版社，1990，83~87
6 马寄晓，刘秀杰主编. 实用临床核医学. 北京：原子能出版社，1990，234~252
7 何恺，汤灏，邹性初. 糖尿病患者骨矿物质丢失的探讨. 中华核医学杂志，1992，12：112
8 蔡锡麟，陈耀华，秦明秀主编. 临床放射免疫学. 北京：原子能出版社，1994，148~152
9 周海中，孙龙安，王政衡. 肾功能不全患者骨矿含量的变化. 中华核医学杂志，1994，14：20

10　邓敬兰，赵彦森，马兴荣，等. 下肢骨应力性骨折的早期影像学诊断. 中华核医学杂志，1994，12：112

11　刘造利，杨淮云，王晓远，等. 130例缺血性股骨头坏死的核素显像分析. 中华核医学杂志，1994，14：278

12　王志鑫，陈浩安主编. 骨折愈合学. 武汉：湖北科学技术出版社，1995

13　荣国威等译. 骨科内固定. 第3版. 北京：人民卫生出版社，1995

第三章 骨折的复位

第一节 骨折复位的概念

一、骨折复位的定义

所谓“复位”（reduction）是将移位的骨折段恢复正常或近乎正常的解剖关系，重建骨骼的支架作用。凡能将移位的骨折还原的过程和方法，称为骨折复位。

（一）手法复位

应用手法使骨折对合复位，称手法复位（也称正骨手法或整骨手法）。要使移位的骨折复位，必须施行一定的手法。正确的手法操作是骨折复位成功与否的关键，绝大多数骨折均可用手法复位，它具有简便、安全，无切口的损伤和骨折愈合快等优点，应首先考虑使用。尽管骨折行手术切开复位所占的比例日益增加，但多数较简单的骨折以及绝大多数脱位仍需手法复位，即使应用手术切开内固定，也是手法复位在先。临床中对于骨折脱位的整复，以往靠人工手法复位，复位时往往需多人协同操作，骨科医师劳动强度大。在实际工作中，手法复位的轻巧与粗暴，简捷与繁杂，对骨折局部所带来的影响极大，骨折的愈合，周围软组织功能的恢复以及并发症的出现与否，使愈后相差甚远。因此，手法复位仍应有十分严格的要求。

（二）器械与机器复位

应用复位器械和复位机使骨折对合复位，称器械复位。近年来，根据牵引复位时所应用手法复位的原理设计制造的骨科牵引复位器械或复位机，它以器械或机器代替人，因而用力均匀，操作方便而省力，整复稳妥，临床应用效果可靠。

二、骨折复位的必要性

治疗骨折的最终目的是使患肢功能得到最大限度的恢复，并在外观上无畸形。功能恢复取决于骨折的愈合、关节与肌肉正常运动的恢复而不出现后遗症。任何一方面存在问题，都会影响功能恢复的程度。如果复位满意，骨折断端较稳定，接触面大，从而愈合快且坚固，畸形少。如果复位满意，进行早期功能锻炼便有了基础，而且当骨折愈合后，肢体在各运动面上的关节轴线接近正常，肌肉的长度—张力关系正常，与骨折端的粘连的机会较少，关节肌肉的运动功能才可能得到正常的发挥。如果在满意的位置上愈合，关节内的骨折平面平滑，创伤性关节炎发生的机会相对减少，关节外的骨折轴线正常，折端平整，晚期迟发性神经炎、肌腱自发性断裂等并发症出现机会少，因占位关系而引起的水肿出现也较少。

三、不需要复位的骨折

当骨折无移位时，即不存在要复位的问题。当骨折只存在轻度移位，也无复位的必要。往往在这种原始移位的位置上反而更为稳定，而且不影响功能。当骨折嵌入在有限度的畸形位置时，不必为了复位而破坏其已存在的稳定性。当骨折即使有明显的移位，但在复位后既无法获得有效的外固定，又无必要采用内固定时，也无需多此一举。

四、骨折复位的利与弊

只要进行复位操作，就会增加创伤。当行手法复位时，手法愈重，次数愈多，增加创伤的机会愈多，严重程度也愈大。当行手术复位时，除了偶尔可能引起感染外，更重要的则是手术本身的创伤，对骨膜的剥离，使骨端血运遭到进一步的破坏。除此之外，当然还有上述因复位而丧失了原有的稳定性，或者是因手法粗暴，造成骨折片的完全离断，或是破坏了软组织铰链，而把基本上稳定的骨折变为不稳定骨折等更为严重的问题。

因此，在复位时，必须将其不利因素考虑在内，全面权衡其利弊。所谓全面权衡，并非由于利弊相当，而是因为对其不利的方面往往估计不足。临床上大多情况，复位是利多弊少的；但如果根本不顾其弊端，则即使在本来利多弊少的条件下，也会引出相反的结果。全面权衡，既要考虑到需要或不需要复位，也要考虑到对需要复位的骨折采取手法或手术，何者更为得当？对复位有了利弊两方面的认识，作全面的权衡，才能正确掌握复位的尺度、复位的时机和复位方法。

五、骨折复位的标准

复位是骨折愈合的前提，是骨折治疗的基础。最理想的复位是争取达到解剖复位，即各种移位均得到完全矫正。只有这样，才能为骨折的固定与功能锻炼打下基础，恢复人体正常运动的基本条件最为有利，预后才能兼顾到功能与外观。但有种种客观和主观上的原因妨碍达到这一要求，一些粉碎性骨折就难以达到解剖复位。肌肉丰厚或是肿胀严重会增加手法操作的困难，造成骨折移位的强大肌力作用，有时即使在麻醉下也难以克服，当然还存在着手法复位熟练程度上的差异，这些都足以使达到解剖复位的可能性受到或多或少的影响。此外，由于复位操作也必然会带来附加的创伤，如果不顾客观困难而一味追求解剖复位，则很可能出现与主观愿望极不一致的后果。因此，对某些骨折，不能达到解剖复位时，应根据患者的年龄、职业及工作性质和骨折的部位以及人体的代偿能力的不同，应允许存在一定的复位差距。根据大量的临床经验，至少要求达到功能复位。

（一）解剖复位

矫正了各种移位，骨折对位（两骨折端的接触面）和对线（两骨折端的纵轴关系）均良好，恢复了骨的正常解剖形态称解剖复位，这是骨折复位的最佳结果。

（二）功能复位

虽尽了最大努力仍未达到解剖复位，但骨愈合后对肢体功能无明显影响者，称功能复位。认为在此限度以内的不完全复位，其预后基本上可不出现功能障碍。功能复位的要求可因病人的年龄、职业、骨折部位、时间和类型不同而有所区别，不同部位骨折复位标准不尽一致，且各家医院及各位临床医生要求高低不同，但根据大量的临床经验，大致上可将此最低标准列为：

1. 缩短：肢体骨折重叠移位，缩短应控制在 1cm 以内，尤其是下肢更为重要，儿童处于生长发育期，下肢骨折缩短可放宽至 2cm 以内，若无骨骺损伤，一般可在生长发育过程中自行矫正，否则将会出现跛行。

2. 成角：具有生理弧度的骨干允许轻度成角，成人可允许与其弧度一致的成角在 10°以内，儿童不宜超过 15°。前后成角与关节活动一致，日后可通过骨痂改善自行矫正，故前后成角成人可允许与其关节一致的成角在 10°以内；小儿应控制在 15°以内。侧方成角与关节活动方向垂直，日后不能自行矫正，成人与儿童均必须完全复位，否则关节内、外两侧在负重时所受压力不均，日后继发损伤性关节炎，引起疼痛及关节畸形。

3. 侧方移位：股骨及肱骨在与所属关节（膝及肘关节）的运动轴（横轴）一致的平面上，允许 1/4 以内的侧方移位，即向内（外）的侧方移位，而不是向前向后的移位。否则可能影响肱二头肌或股四头肌的运动。尺、桡骨允许 1/4 以内的侧方移位;胫骨尽可能不出现侧方移位。干骺端骨折对位至少应 3/4，关节面骨折对位应为 4/4。

4. 骨折的旋转和分离：绝对不允许，必须完全矫正。

5. 上肢骨折对不同部位要求也不同，肱骨干稍有畸形对功能影响不大，前臂双骨折对线对位必须准确，否则将影响前臂旋转功能。

6. 儿童骨折：儿童处于生长发育期，塑形能力强，尤以 3~4 岁以下儿童，塑形能力更强。复位的标准要求与成人不同，可允许移位程度较大。如儿童股骨干骨折，可允许有 2cm 的重叠，对功能恢复并无影响。但骨骺骨折，如果骨折线涉及关节面时，要求严格复位，以恢复关节面光滑平整。

7. 年老体弱或有慢性疾病失去劳动能力者，复位标准的要求可放宽些，着重注意负重力骨折线和关节功能的恢复，以能满足生活自理即可。

8. 关节囊内骨折，应争取尽量达到解剖对位，以免影响关节功能，但经过努力确实不能解剖对位时，可允许有 0.1~0.2cm 以内的侧向错位，这样，在愈合过程中通过功能锻炼，可形成新的纤维软骨，代偿原缺损的玻璃软骨的作用，同样可有良好的功能。

9. 个别部位复位的要求：

(1) 肱骨外科颈骨折，正位片有球形肱骨头阴影时，说明头部有旋转，应拍侧位 X 线片，根据情况，予以矫正。

(2) 肱骨髁上骨折，使远断端保持桡偏及桡侧嵌插，勿使尺偏及尺侧嵌插，如有则必须矫正，以防止肘内翻畸形的发生。

(3) 肱骨髁间骨折，若间隙小于 0.2cm，可由纤维软骨代偿，不必强求完全复位。

(4) 整复尺骨上 1/3 骨折合并桡骨小头脱位时，应注意尺骨轴线的恢复，否则易向掌、向桡（伸直型）或向背、向桡（屈曲型）成角，并能逐渐增大，导致桡骨小头脱位或半脱位。

(5) 前臂骨间隙的宽度，可间接说明桡骨有无旋转及复位情况。成人骨间隙宽度达 2cm 左右时，说明复位基本良好。

(6) 整复桡骨干骨折时，应注意下尺桡关节是否复位。

(7) 前臂双骨折，若一骨重迭，成角畸形未完全矫正，可因尺桡骨长度不一而导致下尺桡关节脱位，影响旋转功能，应予注意。

(8) 胫骨易出现向内成角畸形，要注意保持小腿生理弧度。

凡达不到上述标准的复位，在愈合后如存在某些功能障碍，则应视为畸形愈合，手法复位的要求应尽可能达到解剖复位为标准，而不轻易采取功能复位，至于关节内骨折及脱位则必须以解剖复位作为唯一标准。在不过多增加再损伤的条件下，应尽可能达到解剖复位，至少不差于功能复位这就是复位的基本原则。

六、骨折复位的时机

骨折与脱位复位时机原则上是愈早愈好，在伤后最初半小时内肿胀尚不十分明显，肌肉保护性收缩也不严重，这是最好的手法整复时机，骨折在伤后 1~2h 内复位较易成功，有些甚至可不用麻醉，即可复位或基本复位矫正。所谓及时复位，一般认为儿童不超过 1 周时间，成人不超过伤后 10 天。复位时间原则上只要病人全身情况及其他条件允许，宜尽早进行。但最迟不得超过 7~10 天，否则由于血肿机化，骨折断端周围组织粘连，初期骨痂形成会阻碍骨折端复位，骨折端本身也会形成“惯性定位”，致使复位困难。对于肱骨髁上骨折，即使肿胀十分严重，甚至已出现水泡，肱骨内外上髁的突起仍可触及，这就为复位提供了有利条件。只要采取不对肘部前方形成威胁的手法操作，不仅复位多可成功，而且消肿反而迅速。

当然并非超过数小时就不能手法整复，而是时间愈长，整复愈困难，效果愈差。能否整复成功，除和局部的条件以及术者对该损伤的创伤解剖了解的程度和手法技巧好坏关系密切外，选择复位时机是否得当也有重要影响。但由于某些原因，患者不能及时就诊，局部肿胀已经形成，势必增加了复位的困难。在这种情况下，如何掌握复位的时机？由于外力大小不同，骨折移位不同，肿胀程度不同，因此，复位的时机无法以时间衡量，而应根据以下因素决定。

（一）复位成功的可能性

其一是就诊时间的早晚，其二是移位的严重程度。骨折移位较小，肿胀程度较轻，即使就诊时间晚，复位成功的机会也较多。

（二）引起并发症危险性的大小

有些特别容易引起并发症的骨折（如前臂和小腿骨折极易并发骨筋膜室综合征），尤其要慎重掌握其时机。

（三）对重要组织的威胁能否解除

移位的骨折端对邻近的神经、血管或皮肤已形成严重威胁时，应尽快解除，如认为手法复位无把握，应考虑手术复位。

七、骨折复位的方案

手法复位均有其规律，在整复前，首先要分析其创伤解剖和创伤机制，制定一个切合实际的完整复位方案。参与复位人员，在操作中互相默契，密切配合，才能成功。可以得到满意复位却未达到目的者，常常是由于在整复时抱着“试试看”的态度，心中无数，盲无目标，步调不一，也有些医师全凭经验，经验固然重要，但同类损伤也会各有不同条件，所以在动手之前，必须先动脑，至少在思想中形成整复方案。

（一）明确复位步骤

制定方案首先应明确，复位步骤方案是建立在对创伤解剖、创伤机制的了解和全面分析的基础上的。手法复位的一般规律是逆创伤机制进行，即按照该骨折形成的整个过程的先后顺序，逆转复位。有些骨折例外，应作具体分析，制定方案首先即应明确复位的步骤。

（二）确定如何利用并保护骨折的稳定因素

要认清哪些是骨折的稳定因素，骨折的类型是否具备稳定条件，软组织合页的存在状态如何等，以便充分利用这些稳定因素来协助并维护复位的位置，确定复位方案。

（三）确定如何消除肌肉收缩而造成的骨折移位作用

找出造成骨折移位或影响复位的主要肌肉因素为何，以确定消除其不利作用的方法。

（四）明确复位操作中的主要手法和辅助手法

整复并不是全靠手力，轻巧的手法才是最可取的，即“用力大，不如用力巧”。

八、骨折复位的原则

在治疗骨折和脱位时，首先要进行复位，把移位的骨折段重新对位，直到完全矫正。复位最理想是争取达到解剖复位，骨折对位越好，骨折愈合也愈快愈好。复位是骨折愈合的前提，是骨折治疗的基础。两骨折端远离，骨折很难愈合或者根本不可能愈合。两骨折端未达到标准的相对位置关系，即使骨折愈合，也是畸形愈合，难以达到功能恢复。所谓正确复位并不等于解剖复位，在进行骨折复位时，有些情况下一时达不到解剖复位时，应根据患者的年龄、职业及工作性质和骨折部位，则以功能复位为度。不必强求达到解剖复位。尤其应该强调的是，决不可单纯一味地为达到解剖复位而进行反复粗暴整复，结果造成局部组织损伤范围大，损伤程度严重，出血多血肿大，甚至造成重要的血管神经组织损伤及病人全身情况恶化。功能复位总的要求是骨折愈合后不至于影响肢体的功能活动。因此，在骨折的复位中，应贯彻以下具体原则。

（一）骨折复位应减少骨折局部的再损伤

所谓正确复位并不等于解剖复位，在进行骨折复位时，能达到解剖复位当然理想，但在有些情况下一时达不到解剖复位，则以功能复位为度，不必强求达到解剖复位。尤其应该强调的是：绝不可一味地为达到解剖复位而进行反复粗暴整复，结果造成局部组织损伤范围更大，损伤程度更严重，出血更多，肿胀更厉害，甚至造成重要的血管、神经损伤或病人全身情况恶化，还可能造成骨膜广泛损伤、骨折断面磨光、其修复、生发能力降低。功能复位的具体标准因患者年龄、骨折部位、骨折类型等因素而异，但总的要求是在骨折愈合后不致影响肢体的功能活动。

（二）骨折复位应按骨折移位的逆过程实施

肢体遭受内外作用力发生骨折，因外力的继续作用和肌肉或肌腱抵抗骨折端的牵拉，骨折发生移位，在骨折断端间，产生各种畸形。因此，在骨折整复之前，应充分了解受伤机制，当询问病人受伤经过时，应对病人的主述加以分析，因为病人在受伤的一刹那，往往很难弄清自己是如何受伤。此时病人的申述有可能不可靠，甚至完全相反。要仔细阅读X光片，了解骨折类型，移位方向，外力性质、大小、方向及局部软组织受伤程度，根据骨折部位解剖学，分析骨折端受到肌肉韧带的牵拉作用。然后综合分析骨折所受到的几种力的作用，即包括造成骨折的外力，骨折发生后肢体远端的重力以及骨折部位周围肌肉、韧带的作用力，就诊时骨折移位情况往往是上述几种力相互消长、综合作用的结果，在分析上述问题和认识的基础上，弄清骨折移位时所经过的途径，而后选择合适的手法，将移位的骨折端沿原来移位途径倒返回去，骨折就会顺利地得到复位，只有做到心中有数，胸有成竹，复位一次成功的可能性才大。

（三）综合复位与分解复位的选用

骨折后，在骨折段端之间产生的各种移位，如重叠、旋转、成角及侧方移位。如果采用将整复各种移位的力量综合在一起进行复位，就是综合复位。如一般的桡骨下端骨折，骨折不粉碎，关节面完整者，采用牵引复位法，不但骨折复位，随同骨折移位的伸屈肌腱亦随之回到肌腱沟内，反之，骨折粉碎，骨折波及关节面，就只能采取分解分位法，先矫正旋转及桡尺侧移位，在矫正掌背侧移位，而后梳理肌腱及韧带，使软组织亦恢复原位。这种分步纠正各种形式移位的方法称为分解复位。

（四）急性复位与慢性复位相结合

也称一次复位与逐步性复位相结合，一般地说，大多数骨折复位可以一举成功，但有些部位，有的情况下需辅以逐步复位。当一次复位未达到功能复位标准，而病人情况（全身及局部）又不允许继续进一步复位时，不可强求，以免造成严重后果，残留的移位可在固定条件下及早期正确的功能锻炼，利用肢体练功活动所产生的内在动力，通过夹板纸垫外固定装置，可将残余移位逐渐复位，甚至有些早期不能复位的骨折，特别是一些骨折重叠畸形较大，为避免肢体缩短，再骨折后可采取慢性复位的办法，能取得满意的效果。

第二节 骨折手法复位的基本要领

一、利用触诊进行判断

若想取得闭合复位的成功，单纯依赖X线透视是难以达到目的的，必须在复位前认真分析其创伤解剖和创伤机制，在复位中熟练地运用手的感觉，把X线所见和手的触诊结合起来，在术者的头脑中构成一个骨折移位运动的立体概念。因此，要努力提高复位中的触诊本领至关重要。X线的临床应用，固然在很大程度上弥补了复位中触诊的不足，但X线透视并不能代替触诊。在复位时，术者和助手们手的感觉是很重要的。实践证明：大部分关节外骨折，包括肌肉丰厚部位的骨干骨折在内，通过触诊都可摸清骨折的基本情况，判断复位的大致程度，做到心中有数，即使判断有误，最后可通过 X 线得到证实，这种触诊的方法可概括如下。

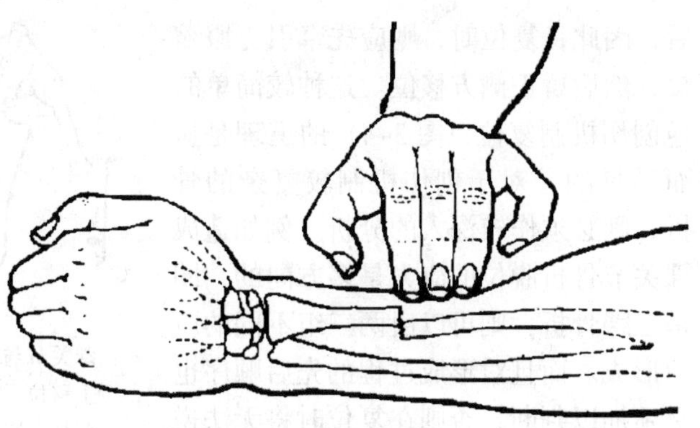

图 3-1　顺骨干触摸或推移，寻找“台阶式感”

（一）台阶式

顺骨干轴线分别从正、侧面自上而下或自下而上地触摸或推移，寻找“台阶式感”（图 3-1），可粗略判断对位可否。

（二）上下对比

在同一平面上，一手的手指夹持骨折上段，另一手夹持骨折下段，相反方向横行推移，通过两手的对位关系，判断骨折上、下端之间的对位程度（图 3-2）。通过术者的两手对比，不仅可以判断侧方移位的矫正，也可以通过两手形成的夹持平面，判断旋转移位是否存在。

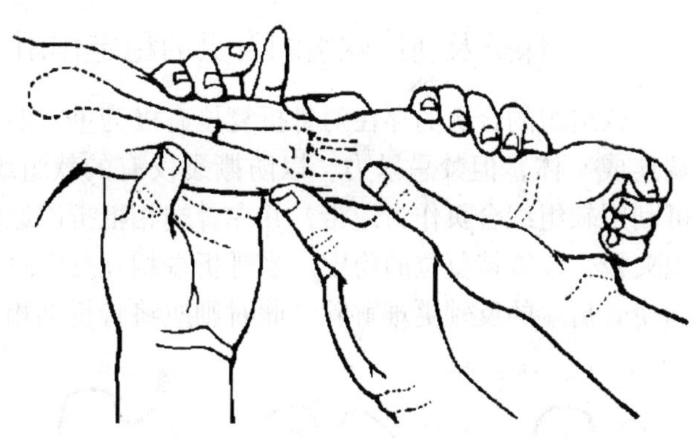

图 3-2　双手夹持骨折段上下对比

（三）骨折端摩擦感

当横向推移（向左右或向前后）骨折上下段，而使之互相接触时，可获得骨摩擦感。如系骨皮质与骨皮质摩擦，感觉较滑钝，说明短缩尚未克服；如系骨端与骨端接触时，感觉则明显粗滞，说明缩短已克服，且骨端已有对位。根据横向推移骨折段的方向及骨摩擦感的关系，还可判断两骨折端的相互位置（图 3-3）。

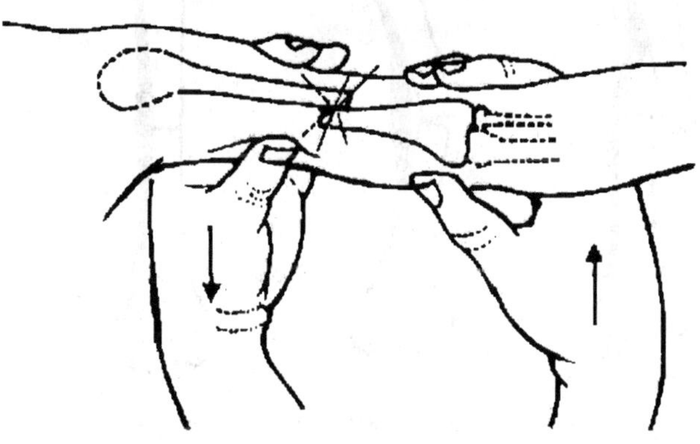

图 3-3　横向推移，寻找骨折端摩擦感

（四）稳定感

完全移位的稳定性骨折，当一旦复位（或部位复位）后，立即恢复了其作为支持作用的稳定感，短缩及错位的趋势消失，而代之以成角的动向。在复位时的骨折端的摩擦感和稳定感，即使助手也多能体会到。

通过触诊认为已获得复位后，再利用 X 线透视加以印证，不仅避免了在透视下复位那种顾此失彼的困难境地，也大大减少了患者与术者接受 X 线照射引起的伤害。

二、逆创伤机制旋转手法

尽管对有些骨折的创伤机制并不完全了解，但我们仍有可能对每个具体骨折的形成的过程做出一定的分析，作为复位的依据。由于旋转外力造成的骨折，应反向旋转复位，由于成角造成的骨折，也需反向成角复位，因受外力打击而骨折，发生错位及缩短，显然缩短是继发于错位之后，因此，复位时，则应先牵引克服缩短，然后矫正侧方移位。这种较简单的逆创伤机制复位（图 3–4）的道理是显而易见的。对于创伤机制较复杂的骨折，则必须作较深入的分析。例如造成踝关节骨折脱位的应力是多方向的，同是三踝骨折，则可以由两三组不同的应力形成。而且对形成过程的先后顺序也必须加以判断，否则在复位时将无法逆转而导致失败。逆创伤机制施行手法不仅可以获得较准确复位而且也较省力。

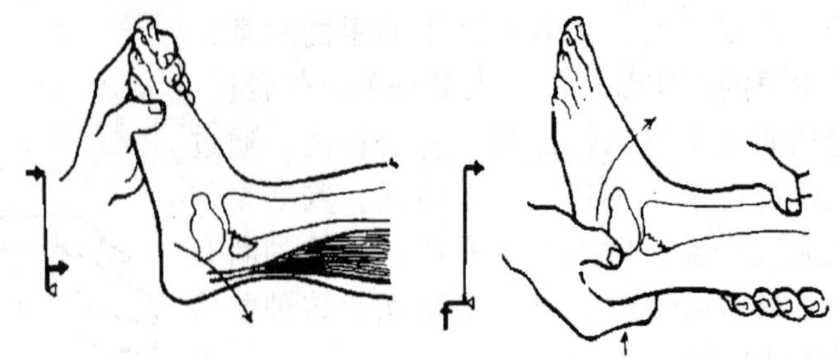

左：踝关节与跖屈位垂直暴力而造成的踝关节向后脱位，后踝骨折向后上移位，当复位时如先将踝关节置于中立位，则踝关节后脱位及后踝骨折均难以复位。

右：必须先将足后跟兜向前方，使踝关节复位，再将足放回中立位。

图 3–4　逆创伤机制旋转手法

三、保护及利用软组织合页的稳定作用

软组织的合页的存在对骨折复位有极为重要的作用，牵引时，可通过它将骨折近侧端和远侧端连成一体，但禁忌暴力，以防撕裂仅有的软组织合页（图 3–5）。需要加大成角进行复位时，可利用软组织合页作为纽带，并在骨端相抵折回原位时，借助软组织合页的张力，形成一侧软组织夹板，以维持复位的稳定。当骨折端相互反锁时，如用牵引手法，软组织合页的张力增大，反而使骨折端的反锁更难解除。此时则应将骨折端相互回旋，再行牵引使之复位（图 3–6）。

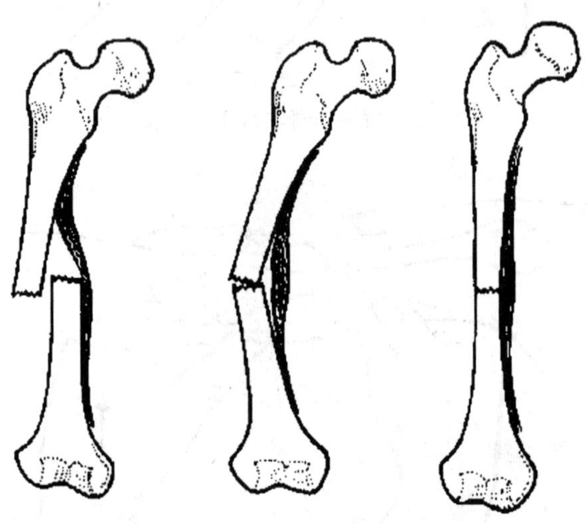

如需利用成角作用整复时，应向软组织铰链的对侧加大成角

图 3–5　保护及利用软组织铰链的稳定作用

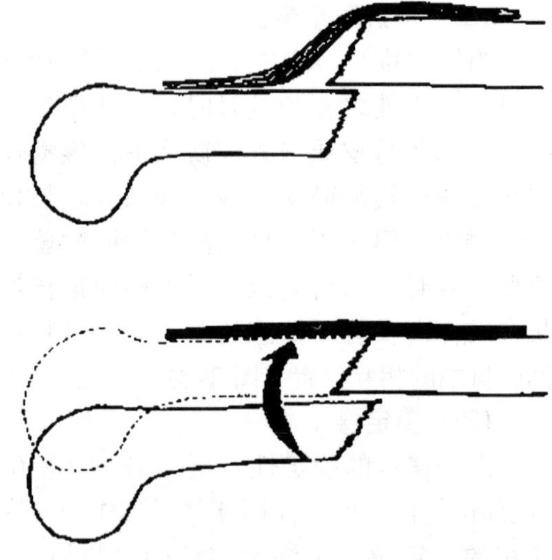

图 3–6　骨折端互相反锁时，利用回旋手法复位

四、牵引手法的合理应用

复位往往是采用对抗手法，而牵引则又是在复位开始阶段最常用的对抗手法。其作用主要在于克服缩短和解除嵌入。牵引时的力量应逐渐增加、持续，避免使用爆发力。在牵引开始时，一般顺应其原有畸形，待短缩基本克服后，再根据术者当时的需要改变或保持牵引的方向。当解脱刺入肌肉的骨端时，不能利用顺轴线的对抗牵引，以免骨端更被拉紧的肌肉嵌夹，而只能使两骨折段在一定的角度下牵引使之脱出。当开始阶段的复位，主要不是克服缩短时，如矫正侧方移位，矫正旋转等，牵引的主要作用则是协助保持对线，因此，力量不宜过大，否则在强大的牵引

力下，骨折周围软组织十分紧张，不仅使手感不清楚，而且也妨碍主要移位的矫正。

五、以远折端向近折端对线对位

当近侧端被强大的肌肉力量所牵扯，而又不能为手法所控制时，则需以远侧骨折端向近侧骨折端对位对线（图 3–7）。例如桡骨在旋前圆肌附着点以上骨折后，其近折端受强大的旋后肌所牵扯而呈旋后位时，手法无从迫使近侧骨折端旋回中立位，因此，需将桡骨的远侧端也旋转置于近侧骨折端相对应的旋后位，再进行下一步手法。

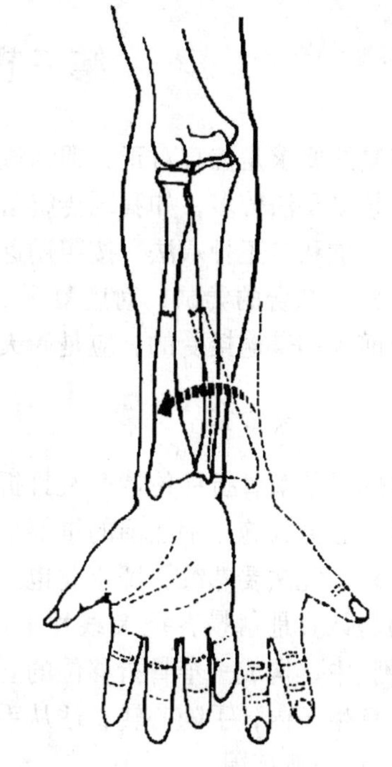

桡骨上 1/3 骨折，其近折端旋后错位时，将远折端旋至相应旋后位复位

图 3–7 以远折端向近折端的复位

六、促使肌肉移位因素的转化

肌肉是造成骨折移位的重要因素，许多手法都是为了克服这种肌肉因素以达到复位。复位往往是采用对抗手法。而牵引则又是在复位开始阶段最常用的对抗手法。其一，是克服缩短和解除嵌入。牵引时的力量应逐渐增加，始终持续，避免使用爆发力。在牵引开始时，一般需顺应其原有畸形，待缩短完全克服后，再根据术者当时的需要改变或保持牵引的方向。当解脱刺入肌肉的骨端时，不能利用顺轴线的对抗牵引，以免骨折端更被拉紧的肌肉嵌夹，而只能使两骨折段在一定角度下牵引使之脱出。当开始阶段的复位主要不是克服缩短时，如矫正侧方复位、矫正旋转等，牵引的主要作用是协助保持对线，因此，力量不宜过大。否则，在强大的牵引力下，骨折周围软组织十分紧张，不仅使手感不清楚，而且也妨碍主要的移位的矫正。其二，是利用体位放松起主要移位作用的肌肉，如屈膝放松腓肠肌以利股骨髁上骨折的复位（图 3–8）。

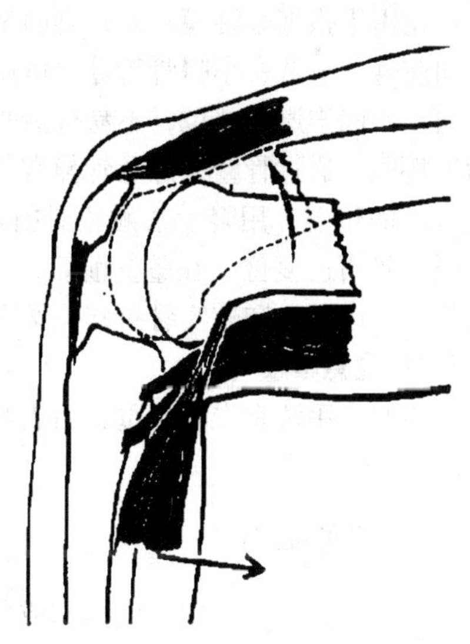

股骨髁上或下 1/4 骨折，屈膝位放松腓肠肌以进行复位

图 3–8 利用体位进行复位

七、采取必要的“过度复位”

对移位趋势较强的骨折，往往需要采取过度复位的手段以求得复位的稳定。肱骨髁上骨折，具向尺侧移位的远折段应尽量桡偏，内翻型踝关节骨折脱位应极度外翻等，都具有上述意图。但由于骨骼本身的阻挡和软组织铰链侧的限制，实际上，骨折本身并不一定真正过度复位，而仅仅是固定时体位上的矫枉过正，以防止再移位。有明显弯曲畸形的青枝骨折，则应力求达到过度复位，有时甚至需完全折断，以防止弯曲畸形的重新出现。

上述手法复位的各要点，往往需要结合各骨折的具体情况综合利用。在一般情况下，如果缩短、侧方移位、成角及旋转同时存在时，应该首先以牵引克服短缩，再纠正其他移位；而侧方移位、旋转同时存在时，应先纠正旋转；侧方移位与成角同时存在时，则应先纠正前者。

第三节 骨折手法复位的操作技巧

整复的要求是拉直对正，即通过手法纠正重叠、成角及旋转移位，并将侧方移位的骨折端提按正，整复手法较多，如我国传统医学著作《医宗金鉴·正骨心法要旨》中就有摸、接、端、提、按、摩、推和拿正骨八法，按照用远折端去对近折端的原则整复骨折。几十年来，我国骨科界进行了中西医结合的尝试，对整复手法进行了较深入的研究，使骨折整复有了进一步的提高和发展，目前人们普遍接受的，应是尚天裕教授等创编的正骨十法。

一、手摸心会

目的是了解骨折移位情况及骨折复位状态。

手摸心会为施行手法前的重要步骤，是整复骨折的基本手法，贯彻于整个整复过程。所谓一法作计划，九法要熟练，即指此也。

通过认真地触摸，把X线片上显示的骨折断端移位方向和病人肢体实际情况结合起来，在施术者脑中，构成一个骨折移位的立体形象，使其达到“知其体相，识其部位，一旦临证，机融于外，巧生于内，手随心转，法从手出”的目的。

（一）适应范围

此法主要用于整复前，明确骨折部位移位方向，是确定整复方案不可缺少的步骤，同时也可靠此法了解复位情况。

（二）操作方法

首先用手指细心触摸伤处，辨明是骨折还是脱位，再明辨损伤的轻重和类型。表浅部位的骨折，如前臂、上臂、小腿骨折等，可用手直接触摸出骨折部的骨面，是凹陷或是突出，判明其错位方向。肌肉丰厚的部位，不易摸清骨折端时，可用一手固定骨折近段，一手握骨折远段，轻轻活动远折段，通过骨摩擦感及骨异常活动情况，来了解骨折部位。骨折整复后，助手继续维持伤肢复位后的位置，用轻手法触摸骨折局部，如畸形消失，骨嵴平顺连续，骨面平整，无骨摩擦感，说明骨折已复位。在整复前后，必须在骨折处两指相对处仔细触摸，先轻后重，由浅及深，从远至近，以了解和核实骨折移位情况或复位结果。

（三）注意事项

触摸时，手法宜先轻后重，由表及里，从远到近，两头相对。重点注意压痛点、畸形和异常活动。

二、拔伸牵引

目的是矫正重叠缩短、嵌插和成角移位。

拔伸牵引是整复骨折的重要步骤，主要是矫正骨折缩短和成角移位，恢复患肢长度和形态，这也是矫正其他几种骨折移位（包括侧方、嵌插和旋转移位）的基础。

（一）适应范围

主要用于克服肌肉的收缩力，矫正重叠，成角移位，恢复肢体长度。凡有重迭、成角移位的骨折、关节脱位，都需应用此法。

（二）操作方法

按照“欲合先离，离而复合”的原则，由助手两人，分别握住远近骨折段，开始时，应先在骨折或脱位原有畸形的位置上，沿着肢体纵轴对抗牵引，待将刺入骨折部位周围软组织内的骨折断端，慢慢地拔伸后，再按照整复要求，改变肢体方位，加大牵引力。牵引力的大小，取决于伤员肌力强弱及重迭移位的程度。如青壮年肌力较强或重迭移位大者，牵引力应大，反之牵引力应小。开始牵引时，力量应由小逐渐加大，而且要持续稳妥，勿忽大忽小。牵引力与反牵引力要均衡对等，复位后再慢慢减弱，稳定近折端，为提按、端挤等手法创造条件，直至夹缚妥善方可松开（图 3-9）。

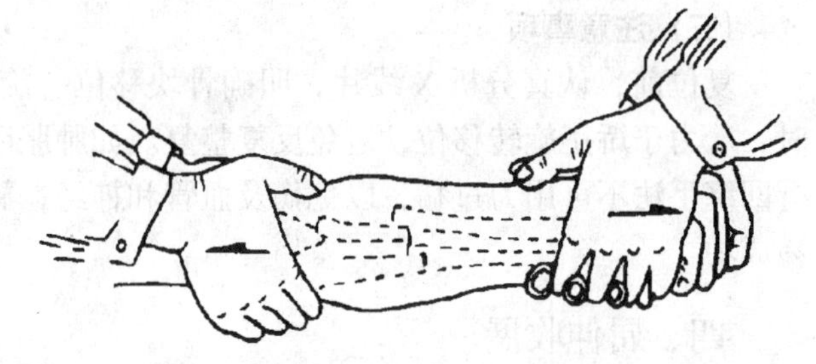

图 3-9　拔伸牵引

（三）注意事项

拔伸牵引时，用力要持续稳定，双方力量要均衡，不能时大时小来回扯动。对肌群丰厚的伤肢，如股骨干骨折单靠徒手对抗牵引有困难者，应结合骨牵引。对上肢骨折，如肱骨干骨折，勿用大力牵引，以防止把断端分离。

三、旋转回绕（手提翻转）

目的是用于矫正骨折的旋转移位。

（一）适应范围

多用于近关节处之骨折，如肱骨外髁骨折、内、外踝骨折等。

（二）操作方法

在牵引下，术者握住远侧端，根据患肢纵轴向左右两边旋转而恢复患肢原来正常的轴线，或使关节作被动旋转活动（图 3-10）；旋转回绕法常与屈伸法配合运用。要根据关节正常功能活动的范围，掌握被动旋转的角度。回绕手法多用于断端间有软组织嵌入的骨折，或背靠背移位的斜面骨折。需先判定发生背向移位的旋转途径，然后施行回绕手法循原路回绕回去（图 3-11），使背对背的骨折端变成面对面后，再矫正其他移位；以左侧肱骨外髁骨折为例，一助手握住上臂中下段，术者立于伤侧，以左手握伤肢前臂下段，屈肘 135°，前臂旋后位，用右手先摸清骨折片的位置及折面边缘，如单纯沿横轴错位者，食指置于向外旋转错位的内侧部分，拇指抵住向外下旋转移位的外侧缘，拇、食两指捏紧后，食指用力向内下按压，以使其下移及折面向上翻转，并同时内收前臂，以加大肘关节外侧间隙，使之复位。

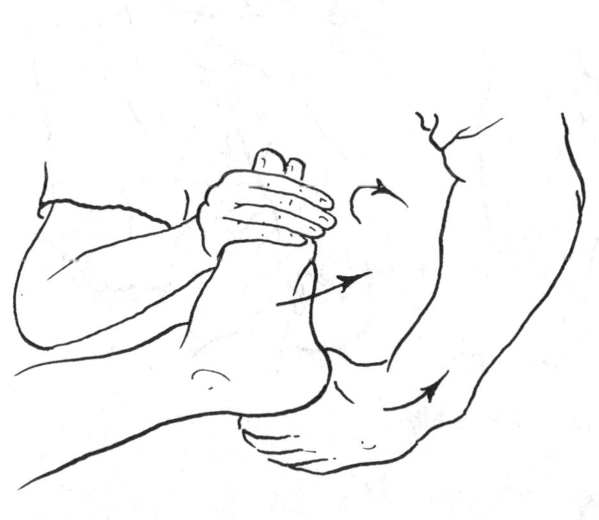

图 3-10　旋转复位

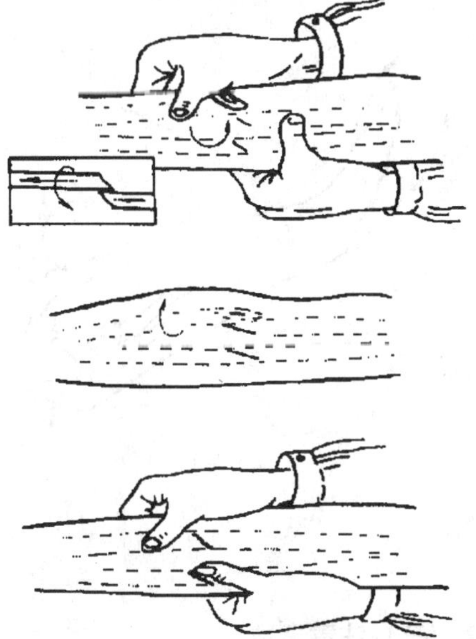

图 3-11　旋转回绕法

（三）注意事项

复位前，认真分析X线片，明确骨块移位、旋转的方向和程度，务必摸清骨块边缘。操作时，着力于矫正旋转移位，避免反复整复。如肿胀明显，可用揉按法使肿胀消退，再行复位。施行回绕手法不可用力过猛，以免伤及血管和神经，施行回绕手法时，应适当减少牵引力，否则不易成功。

四、屈伸收展

目的是矫正不同方向的成角移位。

（一）适应范围

根据关节部的骨折类型，使屈伸活动数次，将移位的骨折复位，如肘、腕和踝部骨折常用此法。对多轴型关节（肩、髋）附近的骨折，一般在三个平面（水平、矢状和冠状面）上有移位，复位时要改变几个方向，才能将骨折整复。

适应于干骺端骨折，断端有旋转及成角移位。如肱骨外科颈骨折、肱骨髁上骨折、股骨髁上骨折和股骨干上段骨折等。这些骨折，因靠近关节部，只靠牵引非但不能矫正成角，而且容易引起成角畸形加大，故必须结合屈伸收展。

（二）操作方法

近关节附近的骨折容易发生成角移位，主要是因为短小的近关节的骨折端受单一方向的肌肉牵拉所致。此类骨折单靠牵引不仅不能矫正移位，反而牵引愈重，成角愈大。对单轴关节（膝、肘）附近的骨折，只有将远端连同临近端的关节置于屈曲或伸直位，配合拔伸及推按手法，成角移位才能矫正。多轴性关节用展收或屈伸手法。如伸直型肱骨髁上骨折，在复位时需在牵引下屈肘整复，而屈曲型骨折则需要伸肘位牵引整复（图3–12）。多轴关节（如肩、髋）附近的骨折，骨折一般在三个平面上移位（水平面、矢状面及冠状面），复位时，要改变几个方向，才能将骨折复位，如股骨干上段骨折，牵引方向应先内收，而后外展，再前屈，方能矫正断端重迭及向外、向前的成角移位。

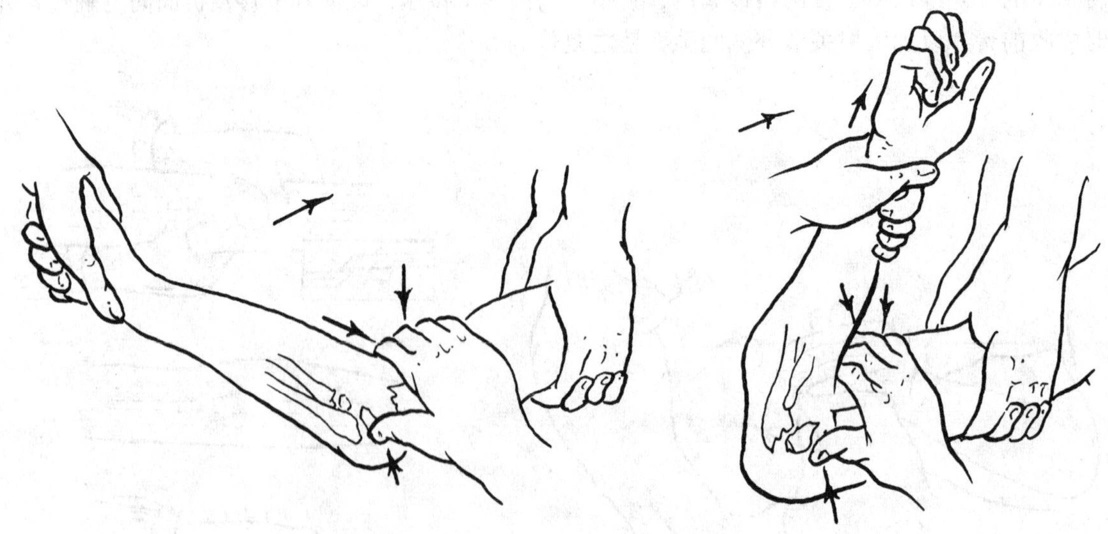

图3–12 屈伸收展手法

（三）注意事项

在屈曲收展前，必须先矫正重迭移位。

五、成角折顶（折顶回绕）

目的是利用反折对合矫正有严重重叠移位的横断骨折或锯齿型骨折。

（一）适应范围

骨折顶适应于横断或锯齿型骨折，且伤员肌肉发达，单靠牵引力量不能完全矫正重迭移位，如尺桡骨骨折、股骨干骨折等。回绕手法适应于骨折断端间嵌夹有软组织或背向移位的斜面骨折。多用于前臂双骨折，在牵引下通过采用分骨，折顶手法可获得一次成功复位。

（二）操作方法

先加大成角，按压骨折端使两端相顶，构成支点，然后逐渐反折，并挤压两骨折端复位（图 3–13）。折顶时，术者用两手拇指抵于突出的骨折一端，4 指重迭环抱于下陷的骨折另一端，两拇指用力向下挤按突出的骨折端，使其加大角度。依靠拇指的感觉，估计骨折远、近端的骨皮质已经相顶时，而后骤然反折。反折时，环抱于骨折另一端的 4 指，将下陷的骨折端猛向上提，拇指仍然用力将突出的骨折端继续向下推，在拇、食两指中间，形成一种剪力，即可迫使骨折正确复位。

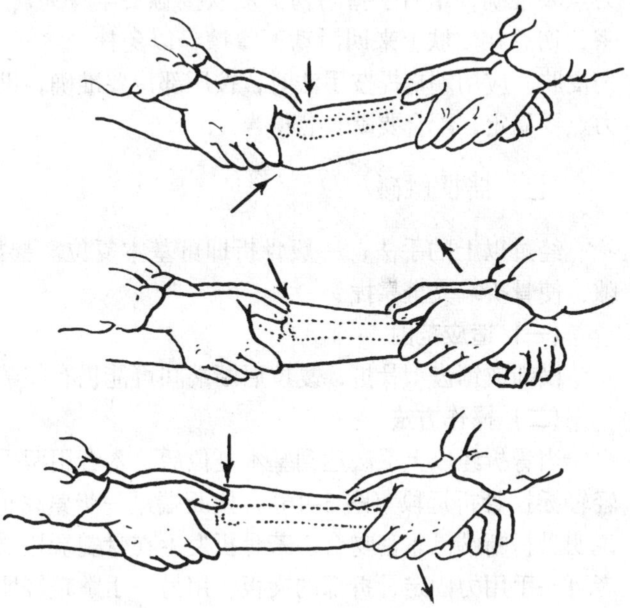

图 3–13　成角折顶手法

回绕手法，当有软组织嵌入骨折端时，先行拔伸牵引，使嵌入的组织解脱，然后放松牵引。术者两手分别握住远近骨折段，按原来移位方向逆向回转，使断端相对。对背向移位的斜面骨折，按受伤机理和 X 线片判断背向移位的路径，按骨折移位的相反方向回绕，迫使骨折复位。

（三）注意事项

使用此法时应小心，操作时要仔细，以免骨折尖刺伤重要的血管神经。回绕过程中如有阻力，应改变方向。

六、端挤提按（提按捺正）

缩短、成角及旋转移位矫正后，还要借助端挤提按矫正侧方移位。矫正侧方移位（即左右侧或尺桡侧）用端挤手法（图 3–14）。

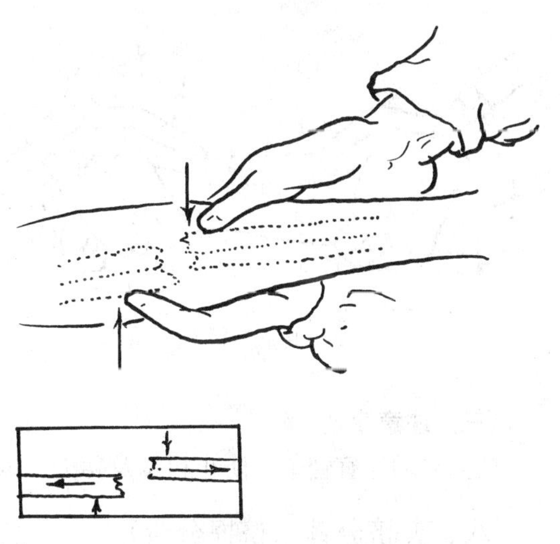

图 3–14　端挤手法

（一）适应范围

主要用于矫正前、后、内、外的侧方移位。

（二）操作方法

操作时要在持续手力牵引下，术者两手拇指分别挤压移位的两骨折端作端挤手法，术者一手固定骨折近段，另手握住骨折远段，突者按，陷者提，旁者推，如以人体中轴来讲，前后侧（即上、下侧）用提按手法，即用两手拇指按突出的骨折一端向下，两手 4 指提下陷的骨折另一端向上。如向侧方移位时（左右侧移位），一手端正骨折一端，另一手将向外突出的骨折另'一端向内按捺。经过上提下按、内、外捺正手法（图 3-15），其前后或内外侧移位即可得到矫正。

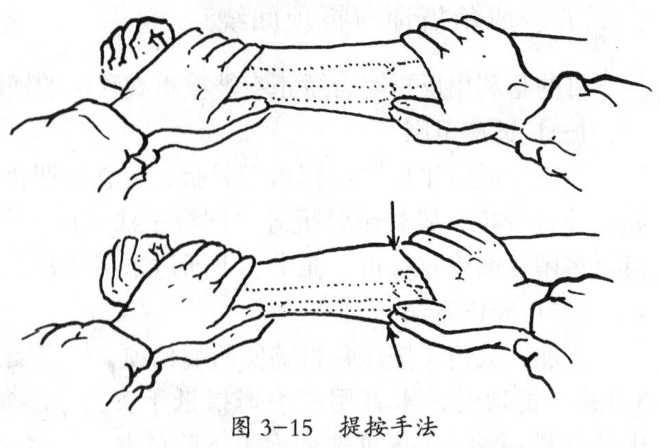

图 3-15 提按手法

（三）注意事项

操作时，用力要适当，方向要正确，着力点要准确，术者手指与伤部皮肤接触要紧密，切忌在皮肤上来回滑动、摩擦，以免挫伤皮肤。应用端挤提按手法时，按压部位要准确，助手及术者用力要适当，用力方向要正确，着力点要稳定，配合要默契、得当。

七、摇摆触碰

经过以上的手法，一般骨折即可基本复位。摇摆触碰手法主要是消除骨折端间的裂隙或间隙，使骨折端完全靠拢。

（一）适应范围

横断或锯齿型骨折，复位后断端间可能仍有间隙，为使骨折端紧密接触，需用此法。

（二）操作方法

当骨折经以上手法达到基本复位后，术者用两手固定骨折部，助手在维持牵引下，左右上下轻轻摇摆骨折远段（图 3-16），使断端进一步紧密嵌插，待骨折端的摩擦音逐渐变小而消失后，说明骨折断端已紧密吻合。若骨折发生在骨髓端松质骨与皮质骨交界处时，骨折复位固定后，术者可一手用力固定骨折部的夹板，用另一手掌轻轻叩击骨折远段端（如胫骨折可叩击足跟部，肱骨骨折叩击肘部），使骨折部位进一步紧密嵌插对合（图 3-17）。

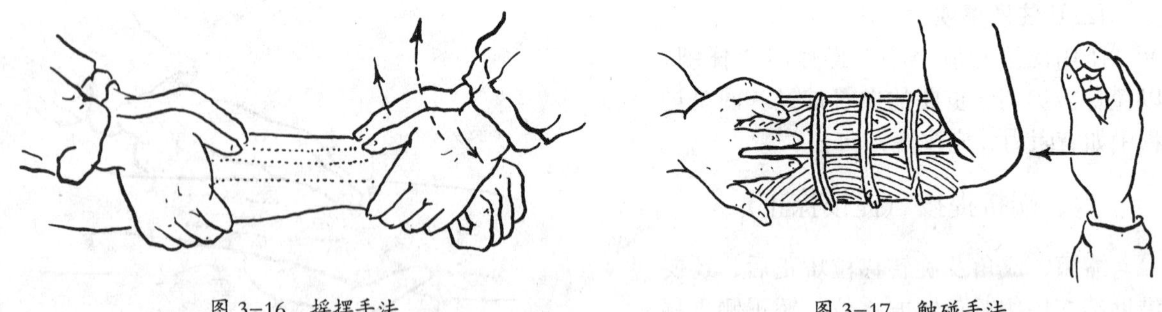

图 3-16 摇摆手法　　图 3-17 触碰手法

（三）注意事项

摇摆时动作宜轻柔，防止粗暴及猛力，以免造成再移位。

八、夹挤分骨（挤捏分骨）

主要用于矫正两骨并列部位的骨折，又称挤捏分骨，主要是使两平行排列的长骨管，相互分开，以免形成桥接，影响肢体旋转活动。骨折端因受骨间膜或骨间肌的牵拉而呈相互靠拢的侧方移位。

（一）适应范围

凡是两骨并列部位发生骨折，如尺、桡骨骨折、胫腓骨骨折、掌骨及跖骨。骨折断端，因骨间膜或骨间肌的收缩而互相靠拢，必须用此法方能达到复位的目的。

（二）操作方法

进行复位，术者可用两拇指及食、中、环指，分别挤捏骨折处背侧和掌侧，两骨骨折线在同一平面时，手指着力点置于骨折处，如不在同一平面时，着力点应置于两骨折线之中。在牵引前即行对向捏挤，矫正成角骨移位及侧方移位，使靠拢的骨折端分开，远近骨折端相对稳定，并列的双骨折就能像单骨折一样一起复位（图 3–18）。

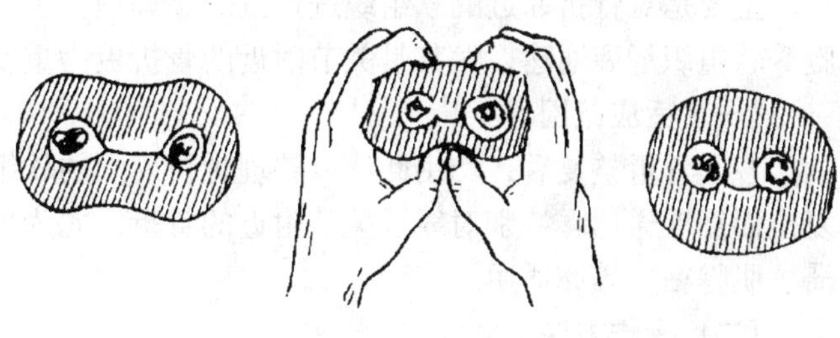

图 3–18　夹挤分骨

（三）注意事项

捏挤时，指腹宜紧贴皮肤，不要在皮肤上来回搓擦，或以指甲掐压，以免损伤皮肤。并随着牵引力的加大，逐渐加大分骨力量，即可使靠拢的骨折段分开至正常宽度。

九、对叩捏合（对扣挤合）

（一）适应范围

使用于分离粉碎性骨折。骨干端粉碎骨折有侧向分离移位者，如肱骨髁间骨折、股骨双髁骨折、胫骨近端骨折、踝部骨折等。

（二）操作方法

伤肢在维持牵引下，术者两手掌放于骨折部两侧，其他 4 指交叉环抱，两手掌同时均衡用力向中心对挤扣合，即可使分离复位。两手合抱骨折部，双手掌对向叩挤，把分离的骨块挤紧，挤平，挤顺（图 3–19）。对粉碎性骨折块可用拇指及其他 4 指对向捏合（图 3–20）。对叩捏合手法常用于踝部，肱骨髁间骨折，腕部尺桡关节分离的整复。

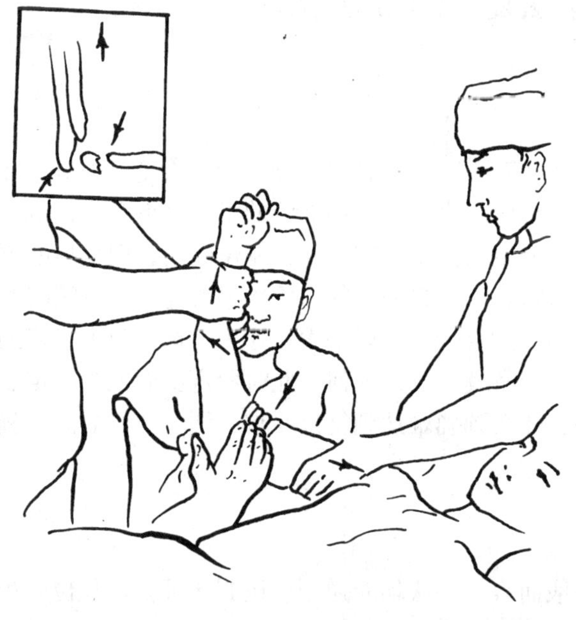

图 3–19　对向叩挤手法

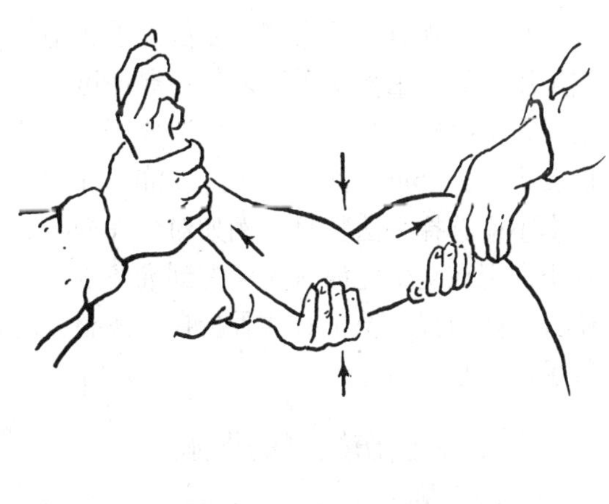

图 3–20　对叩捏合

（三）注意事项

要摆正肢体位置。操作时，有重叠移位者，应先矫正重叠移位。

十、按摩推拿

主要是对骨折邻近的软组织进行按摩、调理。主要调理骨折周围软组织，使扭转的肌肉、肌腱等软组织舒展通达，尤其是关节附近的骨折更为重要。

（一）适应范围

各类骨折整复后，均用此法以整理骨折周围的软组织，使扭转曲折的肌肉、肌腱，随着骨折复位而舒展通达。特别对靠近关节附近的骨折，尤为重要。在解除外固定后，如伤肢有瘀血、凝滞、肌腱粘连等亦适用。

（二）操作方法

操作时要轻柔，按肌肉、肌腱走行方向，由上而下，顺骨捋筋，起到舒筋，活血，散瘀，消肿的作用。骨折复位后，助手稍加牵引，维持复位后的位置。术者一手固定骨折部，另手按肌肉、肌腱的走行方向，先由上而下，再由下而上捏患处之筋肉，以解除肌肉之痉挛，打通筋络。

（三）注意事项

手法要轻柔，防止因操作不当而造成再错位。

十一、整体复查

复位后继续检查复位情况，抚摸骨折处轮廓，与健侧肢体对比，并测量肢体长度，可了解骨折复位的大概情况。

包缚好外固定的小夹板后，作 X 线透视或拍片检查，可明确复位程度，已确定是否达到解剖复位或功能复位标准。

若未达到功能复位标准，应根据病人的具体情况，确定下一步的治疗方案，或再一次手法复位，或借助框架固定器复位固定或手术切开复位。

不宜在 X 线透视下作手法复位，因时间久后对手术者皮肤造成损伤，引发癌变。

第四节　骨折手法复位的常见错误

一、片面强调非手法复位

有一种观点，认为切开复位是手法整复的有效补充手段，只有在千方百计手法复位失败后才应采用。结果因多次手法复位，局部迅速肿胀，甚至出现水泡，损伤部位的组织严重挫伤，既丧失了正确手法整复的时机，也造成了手术切开复位的更大困难。即使勉强复位固定，但术后的创伤反应十分严重，甚至出现并发症，疗效也大受影响。手法整复必须力争尽早实施，有些情况则根本不应选择手法整复。例如对合并神经、血管损伤的骨折，应以手术治疗为首选。对不稳定的骨折，则在复位之前首先考虑到准备以何种方法固定及其可靠性如何，此时固定反而成为决定复位方法的前提。至于有些骨折在手法整复时，如已体会到确难达到复位要求，则应当机立断，施行手术治疗。

二、对创伤机制的误解

分析创伤机制才能指导手法整复，因为就一般而言，手法均应逆创伤机制才可获得复位。由于对创伤机制的误解，而造成手法整复失败不外乎以下两点。

(一) 对病人主诉不加分析

病人在受伤的一刹那，往往很难弄清自己是如何受的伤。当询问病人受伤经过时，主诉会不可靠，甚至完全相反。例如上肢被机器卷入被迫向外旋转，误诉为向内。病人的主诉是重要的参考，但必须结合体检，特别是X线片所见，认真分析，才能做出正确判断。

(二) 对创伤机制缺乏认识

有时即使X线片已明确显示了某种损伤，但由于对该种损伤的机制不熟悉而做出错误判断。踝关节骨折脱位的旋后外旋型骨折脱位，很容易被误认为是旋前外旋型（即以往的外展外旋型），并依该型整复，即在整复时存在困难，而且在固定时也会将足置于错误的位置上。

三、忽略已存在的合并伤

医师在见到病人的明显畸形或直接看到伤部的X线片时，就显而易见的骨折或脱位做出诊断并匆忙处理，未再做进一步的详细检查，是造成遗漏并发伤的常见原因。忽略了局部的细小的伤口可能将开放骨折错误地按照闭合者处理。并发的神经、血管损伤被忽略所带来的后果，往往比骨折脱位严重得多，在未注意到合并伤时而进行整复，将很容易进一步加重合并伤，以至不可收拾。因此，对解剖应十分熟悉，每当已明确骨折脱位的部位时，均应认真检查邻近的相关组织，尤其是神经、血管是否有可疑损伤，并密切观察。

四、过于强调解剖复位

复位的标准如何掌握，所谓功能复位，个人理解及掌握的尺度也不尽相同。但多数人则主要以骨折对位和对线的程度而定，所谓对位即对侧方移位的矫正，而对线则指对成角的矫正，对位对线满意仍不能表示复位完全合乎要求，以下两方面常被忽略。

(一) 旋转畸形的矫正

桡骨和胫骨容易出现上、下骨折端之间遗留旋转畸形而未注意矫正。至于肱骨外髁骨折，肱骨髁上骨折，colles骨折等关节内和近关节部位的骨折的旋转畸形者不仅可能被忽略，甚至根本未被发现。因此，需熟悉这些部位骨骼在正侧位X线片上显影的特点以及骨折移位的特点。

(二) 肢体轴线的恢复

在注意骨干本身对位对线的同时，还必须检查肢体轴线是否恢复。肱骨下端及胫骨上端的骨折，尤应重视。肱骨髁上骨折很可能在复位时即存在肘内翻。胫骨平台骨折常为粉碎性，在骨折时发生的胫内翻或胫外翻经常未得到充分矫正。

第五节 骨折器械复位的应用选择

临床中对骨折脱位，以往无专用器械，施术时往往需多人协同操作，医生劳动强度大，且难以配合默契。某些特殊部位，骨折及关节脱位部位周围的肌肉牵拉，致使复位效果不满意，甚至用力不均或过猛，可导致难以估计再损伤和可怕的后果。为解决这一难题，近些年来，随着现代科技成果及边缘科学渗透，经过我国骨科学者的不懈努力，根据近两千年积累的牵引复位所用手法的原理，设计发明了骨科牵引复位器，以机械代替人，用力均匀，操作简便，整复稳妥，临床应用效果可靠理想。

一、手提式上肢骨折整复器

(一) 结构简介

主要由台板和附件（图3–21）两部分组成。台板分为两块，中间用合页相连，附件包括正反旋螺纹的螺杆，右旋螺母拉手，左旋螺纹立杆，旋转扶手，多用挡杆、尼龙搭扣各一个，顶丝、挡杆各 2 个，台板上钻有附件安装孔，可根据骨折部位和患肢长度调整挡杆和立柱的安装位置。

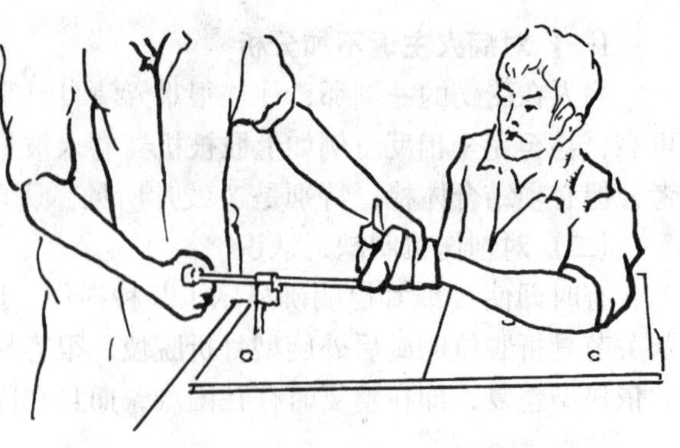
图 3-21 手提式上肢骨折整复器

（二）适应范围

主要用于肱骨外科颈、肱骨干、肱骨髁上骨折，孟氏骨折，盖氏骨折，桡尺骨骨折，桡骨远端骨折和肘关节脱位的整复。

（三）操作方法

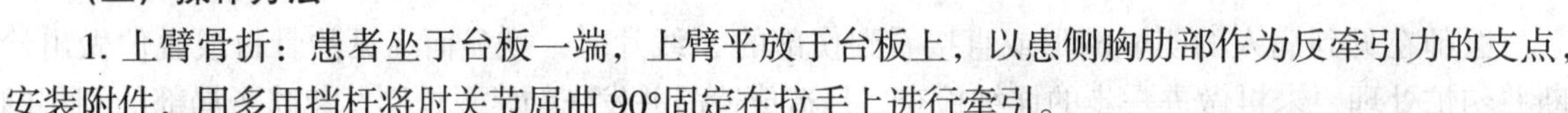

1. 上臂骨折：患者坐于台板一端，上臂平放于台板上，以患侧胸肋部作为反牵引力的支点，安装附件，用多用挡杆将肘关节屈曲 90°固定在拉手上进行牵引。

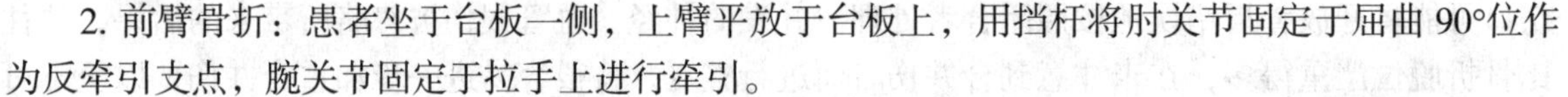

2. 前臂骨折：患者坐于台板一侧，上臂平放于台板上，用挡杆将肘关节固定于屈曲 90°位作为反牵引支点，腕关节固定于拉手上进行牵引。

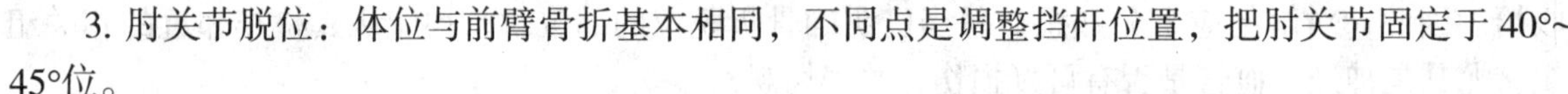

3. 肘关节脱位：体位与前臂骨折基本相同，不同点是调整挡杆位置，把肘关节固定于 40°~45°位。

整复医生一手按于骨折端，一手转动旋转扶手，转动丝杆进行牵引。当骨折成角和重叠纠正后，部分骨折可自行复位。复位不满意时，用顶丝固定丝杆，维持牵引下把患肢固定在所需要的不同位置上（旋前、旋后或中立位），进行手法整复，复位满意后用小夹板或石膏固定。

（四）注意事项

本器械只需一人就可完成骨折及脱位的整复和固定，因随时要调整牵引力的大小，故仍需在 X 线透视下完成复位的全过程。

二、多功能整复椅

（一）结构简介

主体为一把靠背椅（图 3-22），扶手上装有可拆卸的肩关节复位支架及肘关节复位钩各一只，椅背头枕支座上装有治疗下颌关节脱位的头枕，可根据患者的高矮来调节。在椅子的下部装有配合复位肩关节脱位的加力系统，加力系统的轴横置于整复椅下部的支架上，可以在一定范围内转动，轴的两端各装一个牵引轮，轮上有固定环，用来固定牵引索。轴上还装有加力脚踏板，踏板上连有复位弹簧，弹簧的上端与椅靠背同侧的支架 1/2 处相连，使用时，踩动踏板，通过轴可带动牵引轮转动使牵引索作直线下移运动。

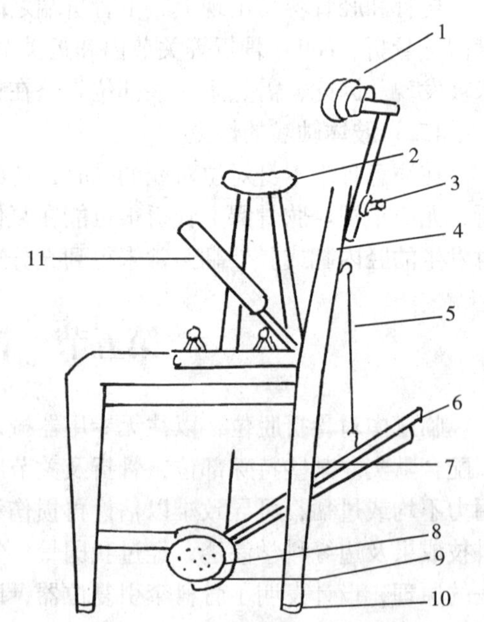

1.颞颌关节复位头枕 2.肩关节复位支架 3.头枕支座 4.椅背 5.复位弹簧 6.加力踏板 7.牵引索 8.牵引轮 9.固定环 10.橡皮垫 11.肘关节复位钩

图 3-22 多功能整复椅

（二）适应范围

1. 下颌关节脱位。

2. 肩关节脱位。

3. 肘关节脱位。

（三）操作方法

1. 下颌关节脱位：患者坐于整复椅上，调整头枕高度，使患者后脑两侧抵在头枕上固定后，即可使用手法配合复位。

2. 肩关节脱位：令患者坐于整复椅上，调整坐垫高度使患肩腋部恰好自然地抵在支架软垫上，用特制的宽布带（长 120cm，宽 4cm）的中部，在患肢上臂下部呈双圈固定牢，宽布带的两端绑扎患肢后所剩部分，再铰接好并与牵引环上的牵引索互相绑紧，然后挂上复位弹簧，拨开固定插销。术者双手扶持患肩，用脚缓缓踏动加力踏板向下作拔伸以牵引，直到听见肩关节处发出复位的响声为止。

3. 肘关节脱位：根据患肢侧分别装上相应的关节复位钩，令患者坐于整复椅上，使患肘关节内恰好抵在复位钩圆弧部。术者一手扶持患肘关节处，另一手牵引患肢前臂向上屈曲即可复位。

（四）注意事项

复位成功后，放松踏板，其在复位弹簧的作用下回位，用整复以后横梁上的插销固定，去掉特制宽布绷带，脱下复位弹簧。

三、螺旋牵引器

（一）结构简介

该牵引整复器（图 3-23）主要由：

1. 支撑板 1 块（木制，长 100cm，厚 4cm；一端宽 10cm，另一端宽 5cm）。

2. 月牙尾 1 个（木制，长 15cm，宽 8cm）。

3. 多丝头螺旋杆 1 根（铁制，长 40cm，直径 2cm）。

4. 挂钩 1 只（铁制，长 6cm）。

5. 操纵盘 1 个（铁制，直径 30cm）。

6. 螺母固定板 1 块（铁制，长 9cm，高 5cm）等组成。

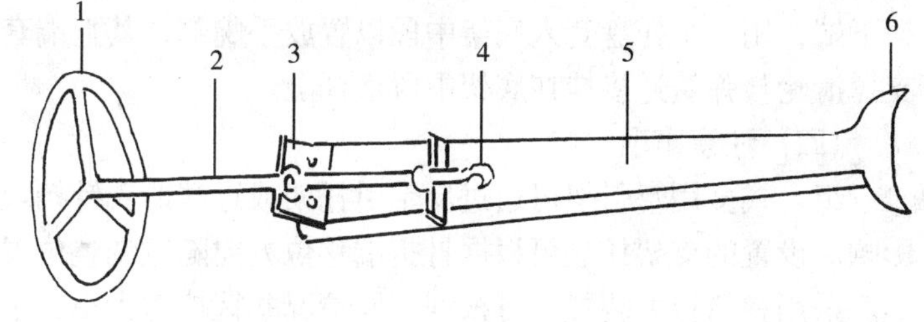

1.操纵盘　2.螺母固定板　3.多丝头螺旋杆　4.挂钩　5.支撑板　6.月牙尾

图 3-23　螺旋牵引器

（二）适应范围

肩关节脱位。

（三）操作方法

患者仰卧位，上身用布带固定，将月牙尾置于患肢腋下，患肢屈肘 90°，用棉垫包裹，布带捆扎上臂数圈，拉紧系于牵引器挂钩上。助手一手扶月牙尾，另一手扶患肢前臂，医者一手托支撑板，另一手按逆时针方向转动操纵盘。随螺旋杆的转动，挂钩与患肩的距离逐渐增大，形成强大而持续的牵引力，脱出的肱骨头在牵引力的作用下，逐渐离开异常位置，然后向健侧逐渐移动支撑板，使患肢随之被动内收，由于支撑在腋下的月牙尾起着支点作用，肱骨头被推向关节盂，同时助手将患肢前臂外旋，在牵拉、内收、外旋三种应力的作用下，使肱骨头回归到关节盂内。

（四）注意事项

该牵引整复器是根据手牵足蹬法的原理设计制作的。术毕应检查肩部畸形是否消失，搭肩试验阴性，X 线检查关节结构恢复正常。

四、组合式多用牵引复位架

（一）结构简介

本牵引架（图 3-24）由下列部件组成：6 个“U”形支架，3 个托盘和托架可调长度与高度，肢体近端反牵引架，牵引滑轮，斯氏针挡块（用于固定胫骨结节或尺骨鹰嘴牵引针），牵引力应用 200N 弹簧拉力装置。各部件可根据不同需要方便地拆卸组合。

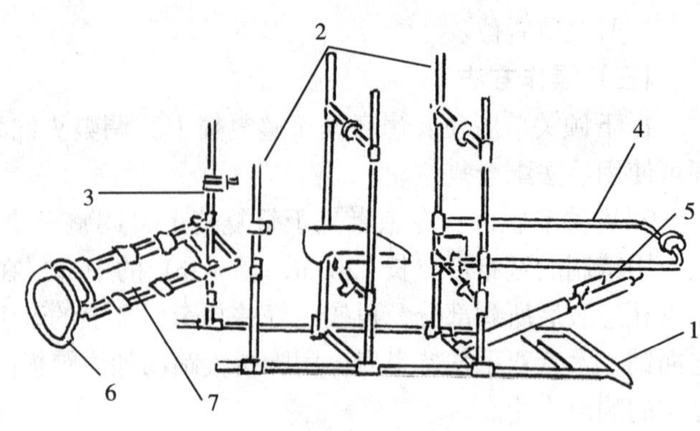

1.底坐 2.U 形支架 3.斯氏针挡板 4.横支撑
5.弹簧拉力装置 6.反牵引架 7.托盘

图 3-24 组合式多用牵引复位架

（二）适应范围

适用于胫腓骨干，股骨髁上，股骨干，股骨粗隆间，肱骨髁上，肱骨干骨折。

（三）操作方法

据不同部位组装配件，以胫骨骨折为例：在胫骨结节和跟骨各钉入 1 根斯氏针，胫骨结节斯氏针固定在近侧“U”形支架的斯氏针挡块上，跟骨斯氏针接牵引弓及钢丝经横支撑滑轮，与弹簧拉力装置相连，然后挂在远侧“U”形支架底部横杆上，小腿处有托盘，此托盘可调高度及侧方移动，起矫正骨折成角或侧方移位的作用。上肢牵引以肱骨干骨折为例：将底架固定在床的一侧，然后用“U”形支架套入底架，支架远端用托盘固定在腋下部，再用横支撑相反方向套入底架下端，用一个托盘套入底架中段以置放手腕部，其上端套入一横杆。尺骨鹰嘴牵引钢丝通过横支撑滑轮与弹簧逆接挂在底架中段横杆上。

（四）注意事项

组合式多用牵引架可通过反牵引托架或近端斯氏针挡块起到可靠的反牵引作用，不受体位的影响。设置的支架托盘可根据骨折端移位方向随意调整位置，以纠正骨折端的侧方移位或成角畸形。采用弹簧拉力装置，可根据不同情况掌握拉力大小，牵引力比较可靠。在做上肢牵引时，腋下部位的托盘应安放合适，避免对腋下部血管神经的压迫。牵引时，先拉紧牵引钢丝，然后调至所需拉力。

五、下肢牵引康复架

（一）结构简介

本器械有可灵活调节高度、升降尾部的固定支架，可做踝、膝关节功能锻炼的滑动式弹性搁板及万向活动踏板，能移动的中药熏洗器和一个可调的牵引弹簧组成。

（二）适应范围

1. 股骨颈骨折。
2. 股骨粗隆间骨折。
3. 股骨干骨折。
4. 胫腓骨骨折。
5. 髋关节脱位。
6. 部分骨盆骨折病人。

（三）操作方法

骨牵引或皮牵引术后，先手法牵引，大致将骨折复位对线，置伤肢于支架上，根据临床要求，调节好尾部高度及弹簧牵引力。必要时可配合小夹板外固定。利用弹性滑动搁板和万向活动踏板，进行踝关节，膝关节练功及股四头肌舒缩活动。借助中药熏洗器，辩证处方，中药熏洗。

（四）注意事项

该器械是以动静结合，筋骨并重，医患合作，内外兼治的理论为指导，结合托马式架、勃朗式架的优点而设计制成的。具有可调性好、灵巧、简便的特点。兼有牵引固定功能锻炼，中药熏洗等多种功能。运动部分均采用滚珠轴承，摩擦系数小，牵引时灵活省力，弹簧牵引，易调轻便。但要注意，弹簧易出现疲劳。

六、多功能膝关节活动支架

（一）结构简介

以勃朗架为模式，将从膝关节到踝部小腿置放位置改制成可以上下活动装置，架子的底座改制成后边厚前边薄的搓板时，利用踝牵引套通过滑轮，调节小腿的活动角度。

（二）适应范围

1. 膝关节近关节骨折。

2. 膝关节清理松懈术后。

（三）操作方法

在膝关节骨折复位或闭合穿针及膝关节手术后，放置多功能膝关节活动支架。在足踝部套上牵引套，将尼龙绳系牢踝牵引套，通过病人前方的两个滑轮，将另一端接上拉手。病人拉动拉手，通过尼龙绳和滑轮的滑动带动踝牵引套，使小腿上下滑动，以达到膝关节活动目的。

（四）注意事项

利用支架进行膝关节活动，一定要在不影响骨折稳定性的情况下循序渐进。膝关节术后为了防止关节内渗血淤积而造成粘连，在关节内置入1个橡皮引流管，并将此管固定在皮肤上，1~2天后拔掉，可以防止在活动时继发性出血，对术后的功能活动起到积极的作用。

七、支架撑拉治疗器

（一）结构简介

1. 螺杆6根，每根螺杆由前、后螺纹杆及中间的双向螺管组成（图3–25）。膝内、外侧各3根，分上、中、下杆各1对。其前螺纹杆分别与股胫骨钢针相连接，后螺纹杆分别与膝内、外侧的联动装置相连接。拧旋螺杆中部的双向螺管，可产生反向的机械支撑力或对向拉力。螺杆的螺纹M20×1，旋转1圈，位移2mm。

2. 联动装置2个，于膝内、外侧分别与3根螺杆的后螺纹杆相连接。在撑拉治疗中可做一定范围的前后摆动，以适应3根螺杆在膝关节不同屈曲角度上的撑拉活动。

3. 连接杆1根，两端有螺纹，连接固定内、外侧的联动装置，使之成为一整体。三联杆的中杆为撑杆，上、下螺杆为拉杆。在撑拉过程中，通过双向螺管及前螺纹杆针孔位置的调节，使中间钢针与联动装置间距逐渐变长，而上下钢针与联动装置间距逐渐变短。中间螺杆所产生的撑力与上下螺杆所产生的

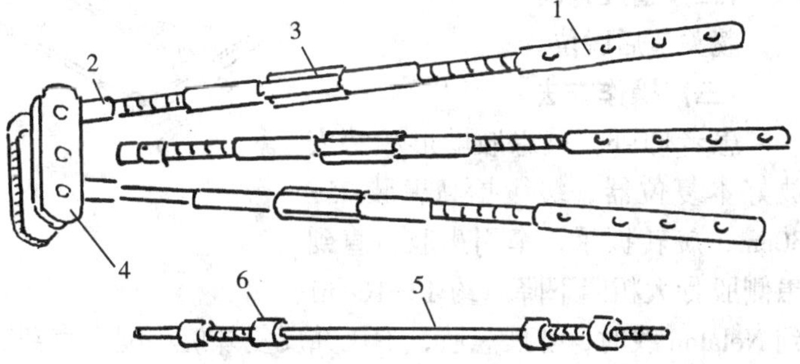

1.前螺纹杆 2.后螺纹杆 3.双螺管 4.联动装置 5.连接杆 6.固定螺母

图3–25 支架撑拉治疗器

拉力，均通过联动装置相互传递，以膝关节为运动枢纽，拉胫骨向后使膝关节缓慢屈曲。

（二）适应范围

股骨、髌股骨折等各种原因造成的膝关节纤维性僵直，经长时间功能锻炼及各种辅助治疗无效者。

（三）操作方法

患者取仰卧位，硬膜外麻醉。患肢中立位,在股骨下端关节面上约 5cm 左右，自内向外与股骨垂直呈水平位贯穿直径 4mm 骨圆针 1 枚，膝内、外侧分别将撑拉支架中杆近侧孔装于骨圆针上。再根据支架上下杆远侧针孔的位置，于股胫骨干上与前 1 根针平行分别贯穿骨圆针 1 枚。安装并固定三连杆撑拉支架。术后一般 3~4 天开始撑拉治疗，可先拧旋中杆双向螺管（同时拧旋），速度一般每天各拧旋 1~2 圈（可视患者耐受程度与膝前软组织肿胀反应情况酌情增减），分 2~3 次进行。每撑拉 7~10 天后，停止撑拉卸下支架，行膝关节伸屈活动练习 1~2 天左右，再根据膝屈曲的程度调整螺杆的螺纹及针孔位置（中杆针孔由近逐渐向远侧移，使之距离逐渐变长，上下杆则反之），继续撑拉治疗。其间，患者可扶拐下地活动，至膝屈曲 110°~120°左右，认为满意后停止撑拉，拔除钢针，开始行膝关节伸屈功能锻炼。

（四）注意事项

1. 在选择适应证时要注意：①膝关节僵直不能合并髋，膝关节其他病理改变及膝前软组织没有严重的瘢痕及挛缩者；②老年性骨质疏松或其他原因的严重骨质疏松者;年龄过小不能配合撑拉治疗者;关节面之间已由骨性强直者、均不适合于实行支架撑拉治疗。

2. 准确穿针：是手术成功的关键之一，这样才能保持双侧支架撑拉力的均横。进针点：股骨髁上针选择股骨轴线的中点或偏后些，以适应上下螺杆的拉力。防止穿针不当，支架撑拉力致骨劈列成骨折。

3. 撑拉速度不宜过快：临床主要以患者的耐受程度及伤肢的具体情况酌情调整。

4. 撑拉时间不宜过长：应撑拉治疗与膝关节活动练习相结合。

八、骨科牵引复位器

（一）结构简介

本器械（图 3–26）结构简单，由会阴部挡板、内侧可伸缩支撑杆、旋转扳手、踝关节套以及牵引装置组成。

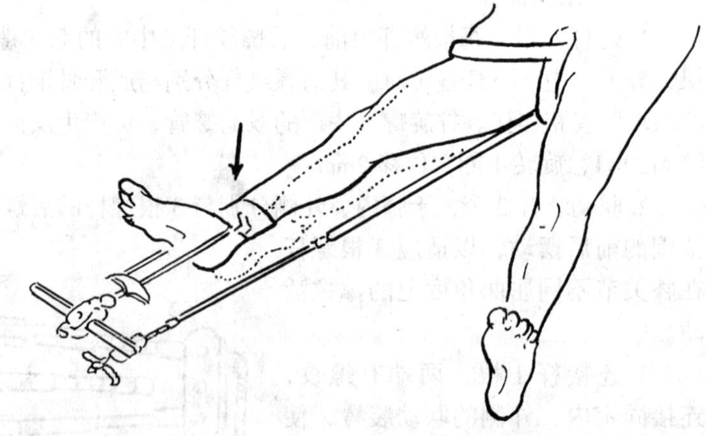

图 3–26 骨科牵引复位器

（二）适应范围

髋关节后脱位。

（三）操作方法

患者仰卧，就患肢畸形顺势安放好本复位器，缓缓抬高患肢 25~30cm，旋转扳手，牵引患肢，直到患侧股骨大粗隆下降（约 13~16cm）到 Nelaton 线时，外展患肢，下压并反复外旋小腿，直到听到响声，表示复位成功。一般复位所需时间 8 min，平均牵引重量 10.4kg。

（四）注意事项

该器械主要作用为复位，复位成功后，仍需皮牵引 1~3 周。

九、下肢骨折整复器

（一）结构简介

该整复器（图 3-27）采用硬铝合金制造，呈折叠式，展开使用时呈倒丁字形，宽 82cm，最高可达 110cm，用后可折叠成 56cm×30cm。它的组成部件有：顶托杆，内管，滑座，左右横臂固定托，外管，手轮，锁把。

（二）适应范围

股骨颈、股骨干、胫腓骨及骨盆骨折的整复固定。

（三）操作方法

患者麻醉后，取仰卧位，两下肢伸展，展开“整复器”，将两下肢外展，把脚固定在脚托上，顶托杆装入内套管，把顶托抵于患肢的大腿上端内侧，向下调节滑座，在使顶托杆顶紧之后，固定锁把，将下肢作内旋，使髌骨的外缘向上，把脚托固定，而后旋转手轮牵引下肢，使骨折得到整复。可常规摄正侧位 X 线片，以核实骨折的整复情况，摄股骨正侧位片时，X 线球管的喇叭口可放在健侧下肢的膝关节下面，对准股骨颈，X 线片放在股骨大粗隆的外上即可。如在闭路电视下透视骨折整复将更为方便。如 X 线检查整复还不满意时，可再作调整，直到骨折整复满意为止，再施行预定的固定措施。

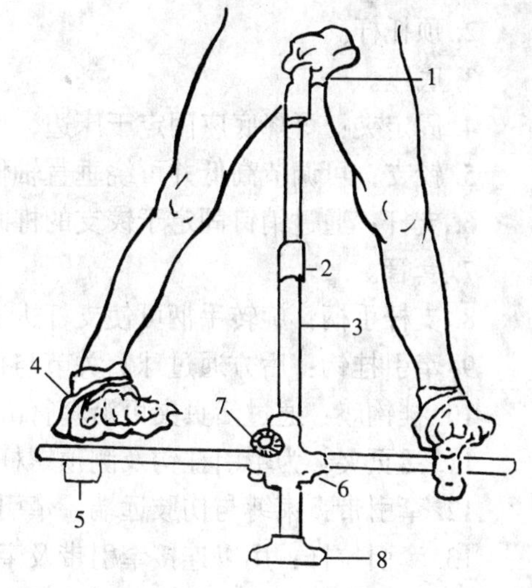

1.顶托杆　2.内管　3.外管　4.脚托　5.旋钮　6.滑座　7.锁把　8.手轮

图 3-27　下肢骨折整复器

（四）注意事项

顶托一定要放在患肢的大腿上端内侧，防止损伤会阴部。

十、三翼钉固定牵引床

（一）结构简介

一张 190cm×50cm 木板床，尾部两旁装上一个牵引支架，横杆两端配上一个滑轮，可作高低和左右调节。牵引床背面的中段与尾段分两层，尾段层藏入活动板 1 块，活动板与床宽一致，可以向两边拉出。牵引床中段两边分别钻 3 个孔，按上、中、下顺序排列，左右配木槽 1 条，木槽规格为 40cm×4.5cm×2.5cm。安装在床面或床底，用作上下调整及 360°旋转。

（二）适应范围

股骨颈骨折行三翼钉或钢针内固定时，肢体牵引和床边摄 X 线。

（三）操作方法

将病人搬至牵引床上，根据要求调整牵引方向及牵引角度。将牵引床尾活动板拉出，放上一个枕头，患肢小腿置枕头上面，使伤肢保持外展位牵引。摄正位 X 线片时，将 X 线片盒放入牵引床中段下层内；摄侧位 X 线片时，根据患髋所处住置，调节木槽，将 X 线片盒插入木槽内，移至投照区，其角度与 X 线机球管相对后便可以摄片。

（四）注意事项

病人置牵引床上，伤肢保持外展牵引，髋部靠近床缘，便于手术操作，提高手术疗效。摄片时片盒无需无菌单包裹和专人扶持固定，更换片盒无需移动病人，减轻病人痛苦和节省时间。

十一、便携式多功能四肢骨折脱位整复器

（一）结构简介

1. 顶托。

2. 顶托杆。
3. 底座。
4. 固定夹：可降底座固定于床边，也可拆除。
5. 铰支：可调节高低并可绕垂直轴任意转动。
6. 支杆：通过销钉固定于铰支的榫眼内，可以销钉为轴翻转 180°。
7. 套管。
8. 支杆手柄：旋转手柄可使支杆进退。
9. 牵引挂钩：后方通过球窝关节与挂钩座相连。
10. 挂钩座：通过活页夹可沿套管滑动及绕其任意旋转。
11. 活页夹：为牵引挂钩及侧顶螺杆的载体。
12. 牵引带：束缚与伤肢远端，牵引患肢。
13. 牵引拉杆：用以连接牵引带及牵引挂钩。
14. 侧顶螺杆：前连侧托，后接手柄。
15. 侧托：形状与顶托相似。
16. 开合螺母：通过一螺钉安置于活页夹的 1 个侧页上，可以螺钉为轴作顺时针或逆时针的 360°旋转，螺母合拢时，为正常的螺母；将螺母拉开时，侧顶螺杆便可快速进退。

（二）适应范围

四肢骨折脱位的复位。

（三）操作方法

患者平卧于手术台或病床上，将整复器的底座置于患肢侧会阴或腋窝旁，以固定夹夹紧固定。调整顶托及铰支的高低，使顶托中央、铰支顶端与股骨头或肱骨头处于同一平面，再使顶托抵于会阴或腋窝上，然后以牵引带包裹踝上或腕、掌、指、趾，将 2 根牵引拉杆从足或手指的两侧连接牵引带与牵引挂钩，并移动活页夹，使牵引拉杆绷紧后，以锁紧螺钉固定活页夹，旋转支杆手柄即可对患肢施行牵引，如需屈膝或屈肘牵引，则只需将带侧顶螺杆的活页夹装上套管或铰支，以侧托顶于腘窝或肘前，松开开合螺母，向前推顶螺杆，推不动时可合拢螺母，旋转侧杆手柄，即可继续进行屈膝，屈髋或屈肘，外展肩牵引。如需将患肢固定于某一位置，则只要将相关螺母及螺钉拧紧，将患肢连同整复器一同置于支持物上，即可施行固定术。

（四）注意事项

已有的骨折整复器只能对患肢施行伸膝的纵向牵引，无法进行屈膝（或肘）牵引，而上肢的绝大部分骨折、脱位及下肢的髋关节脱位的正确复位，都需肘、肩关节或膝髋关节屈曲或进行各种特定姿势的活动，否则将加重患肢的损伤。该固定器区别于其他整复器的特征是增加了侧方支撑装置，能模仿人力复位的方式对四肢骨折、脱位进行整复，从而避免加重损伤，复位结束后还可直接施行固定术，从而防止已复位的骨折重新移位。

十二、股骨颈骨折牵引复位器

（一）结构简介

本牵引复位器是由 1 根呈⊥形的金属杆制成。纵向杆装有伸缩螺纹，可随意调整牵引长度，复位器上端与会阴托相连。会阴托板上装一气压囊，外接气压表，可指示牵引力值。纵向杆另一端在横杆中间孔穿过，以螺栓固定在横杆上不能随意活动。横杆两端各有一块足蹬板，足蹬板可沿横杆滑槽任意移动和绕足蹬板轴转动，用以调节两足外展、内旋位置和两下肢的外展内旋角度。牵引支架长度为 67cm，重量 1.4kg。

（二）适应范围

股骨颈骨折，股骨粗隆间骨折。

（三）操作方法

将病人在牵引支架上固定后，用摇把摆动纵调节螺旋，即开始牵引。术者一手用掌心向内推挤大粗隆、另一手放在大腿的上 1/3 处顺势内旋，当摆动牵引手柄有阻力感，压力表显示 70kg 左右时即可复位。这时双下肢等长，拍 X 线片检查，一般均能一次复位成功，而后可准备穿针。

（四）注意事项

该器械的各种性能完全满足股骨颈骨折的复位要求，能组合拆卸，对控制体位内旋、外旋、外展、内收、牵引、缩短均有良好功能。螺纹部件通用性强，用一个扳手能紧固牵引器各部件螺丝。

十三、下肢多功能牵引器

（一）结构简介

本牵引器分支架及牵引复位两个主要部分。支架部分包括大腿托架，膝部连接支架，小腿托架三个主要部件。牵引复位部分主要包括牵引螺杆（含张力弓），拉压复位带两个主要部件。大腿托架由反牵引托，内外侧臂架，近端固定带，反牵引支柱，大腿托板，尼龙扣带，固定螺丝等组成，主要起承托大腿作用。膝部连接支架由底环，小腿支架卡齿，中间支柱，膝部连接杆，固定螺丝等组成，主要起支撑下肢重量及连接大小腿托架作用。小腿托架由内外侧臂架及牵引支柱，小腿托板，尼龙扣带，小腿支架，足架，固定螺丝等组成，主要起承托小腿作用。小腿支架与底环卡齿的间距可随意调节，便于小腿抬高，放低，有利于骨折复位及伸屈膝关节功能锻炼。牵引螺杆由外套管，螺丝杆，加压螺母，远近端套孔，固定螺丝等组成，张力弓由弓体，弓夹，固定螺母组成，主要起防止针弯曲的作用。挤压复位带由背带尼龙扣组成，前后复位带及侧向复位带各两根，侧向复位带主要起矫正骨折侧方移位，成角畸形及持续固定作用。

（二）适应范围

1. 身高 1.2m 以上的下肢各类长管状骨新鲜骨折及 2 个月以内的陈旧性骨折。

2. 下肢各类粉碎性、斜形、螺旋形骨折。

3. 下肢各类开放性骨折及伴有软组织损伤者（对严重开放性及粉碎性骨折效果更佳）。

（三）操作方法

根据骨折肢体的左右侧别，旋转调好大腿托架，近端半环状反牵引托缠好软垫，大小腿板上放好软垫，置于患肢下面，扣好近端固定带。根据患肢的长度及骨折重叠移位的情况调节大、小腿托架伸缩套管。在局麻或腰麻下常规穿入 2.5~4mm 直径牵引针，股骨骨折一般多采用股骨髁上牵引，必要时也可选用颈骨结节牵引，胫腓骨骨折应选用跟骨牵引。将牵引螺杆远端的下孔先套在牵引针两侧，近端大孔套在大腿或小腿托架的反牵引支柱上以螺钉固定。在牵引针两端以张力弓加紧，固定。顺时针旋转牵引螺杆上的加压螺母，使螺杆伸长便可产生牵引力，根据 X 线骨折重叠的数据来调节螺杆伸长的距离，一般骨折重叠移位都能当即矫正。根据骨折侧方移位或成角的情况使用挤压复位带，将挤压复位带向骨折移位相反的方向，便可矫正骨折侧方移位及成角畸形，然后以尼龙扣固定。

（四）注意事项

复位时可调节膝部连接支架及小腿抬高的角度来辅助骨折复位。复位固定后即让患者自己练习膝关节伸屈活动，大腿骨折 3~4 周可拆除膝部连接支架。

十四、气囊式牵引器

（一）结构简介

1. 气囊式腰椎牵引带：气囊式腰椎牵引带（图 3-28），可用原围腰式牵引带加气囊改进而成。即在上腰牵引带内面后腰段与下缘平行加一长形气囊（长约 25cm，直径 6~7cm），左右侧腰部各加一小气囊（长约 7~10cm，直径同前），再在腹段加一长形气囊（长约 20~25cm，直径同前），将四个气囊用胶管连通，气囊各用布带套上，并与围腰式牵引带内面固定在一起。下腰牵引带，仅在后腰段加以稍长的气囊（长约 65cm，直径同前），使下腰牵引带围紧后，气囊的两端分别达到两侧髂前上棘，同样也用布带套上，与下腰牵引带内面上缘平行固定。最后在上下腰牵引带的气囊一端，用胶管各连一血压计胶球。

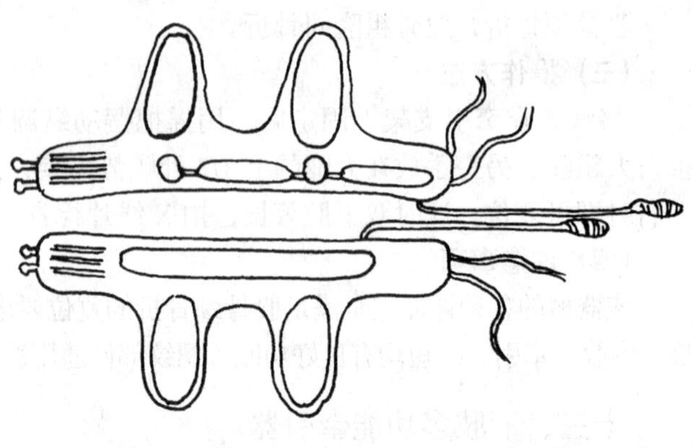

图 3-28　气囊式腰椎牵引带

2. 气囊式颈椎牵引套：气囊式颈椎牵引套，可在原牵引套的前后带内面，各加一长形气囊，长度以病人套好牵引带后，气囊两端分别与耳上缘为准（前后带的气囊两端在耳上缘部贯通为一体也可）。两气囊均用布带套上，分别与前后带内面固定，并在同一侧气囊端用胶管连接在同一个血压计胶球上。

3. 气囊式下肢皮牵引带：气囊式下肢皮牵引带，可在原布带式下肢皮牵引带的股段与胫腓端的带内面，各固定上四个等距离与下肢轴线平行的长形气囊（其各段的气囊长度和布带的大小型号相适应，直径 3~4cm 左右），分成两组，分别用胶管连通，每组上端两侧各连接一个血压计胶球。

（二）适应范围

颈椎骨折，腰椎骨折。

（三）操作方法

1. 气囊式腰椎牵引带：患者作牵引治疗时，需先将气囊内的气体排空，先后围紧上下牵引带，松紧要适度。上下腰牵引带可有部分重叠，牵引前先向上腰牵引带气囊内充气，病人感觉合适后进行加力牵引。在加力牵引时，下腰牵引带必向下方部分移动，当重叠拉开，即向下腰牵引带气囊内充气，再牵至预定重量。气囊式腰椎牵引带克服了原围腰式牵引带的缺点，可使牵引带均匀与体表紧密贴合，增加了有效接触面积，从而增大了摩擦力，减少滑动，同时也降低了单位面积的压强，使身体所受压力趋于均匀分布，缓解了牵引带对病人造成的挤压之苦。使用时还可根据需要随时调节充气量，从而有效的控制松紧度，保持病人舒适度，使牵引达到最佳效果。

2. 气囊式颈椎牵引套：病人作牵引治疗时，先将气囊内空气排空，固定好颈牵引套后，向气囊内充入气体，病人感觉合适后，即可加至预定重量进行牵引。

3. 气囊式下肢皮牵引带：病人作牵引前，先将气囊内的气体排空，固定好牵引带后，向气囊内充入气体。可根据牵引重量调整充气量，病人感觉合适后，即可加至预定重量进行牵引。另外，可根据病人牵引的时间长短和观察病人患肢淤血情况，适时地调整两组气囊的充气量，以改善下肢的血循环。

（四）注意事项

1. 气囊式下肢皮牵引带通过调整不同部位气囊的充气量来改变局部皮肤表面、肌肉的压强，从而改善血液循环，并且可通过调整充气量改变牵引重量，减少剪力，防止皮肤损伤。

2. 但对于患肢淤血、肿胀较甚以及伴发下肢严重静脉曲张的病人应用时要慎重，初次应少量充气（充气量控制在 6~8kPa 之间），定时观察患肢的血循环情况，适时交替调整两组气囊的充气量来促进改善血循环。此牵引带不宜使用在下肢开放性骨折病人身上。

十五、锁骨骨折复位器

（一）结构简介

该器械（图 3-29）由以下几部分组成：

1. 把手：丝杆的另一端是把手。

2. 螺丝杆：中间长约 25cm 的铁制螺丝杆，杆上有套筒。

3. 拉钩：套筒的两侧各有 1 个拉钩，杆的一端连 1 个底座并用 1 个平头螺丝阻挡。

4. 底座：丝杆与底座分离，丝杆可在底座中自由旋转。

5. 顶板：底座下面连一块 180cm×50cm×5cm 的木板。

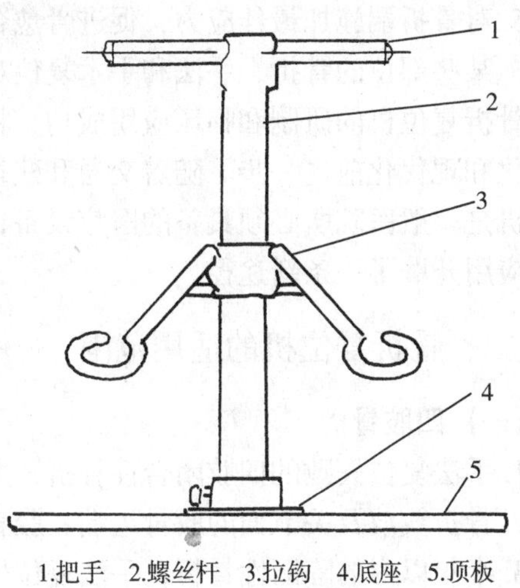

1.把手　2.螺丝杆　3.拉钩　4.底座　5.顶板

图 3-29　锁骨骨折复位器

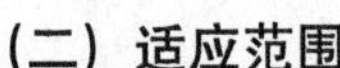

（二）适应范围

锁骨骨折。

（三）操作方法

首先在双侧腋下垫厚约 5cm 的棉垫，用绷带“∞”字固定 2~3 圈，再以绷带绕腋下和肩峰 4 圈做 1 个圆圈，左右各 1 个，然后将复位器的支板顶在两肩之间的后脊柱上，双圈挂在钩上，顺时针方向旋转把手，这样套筒后移，双钩即将双圈牵引向后，牵拉双肩向外上，折端即可拉开，如折端畸形仍未消失，可给予手法复位，复位满意后，维持这种位置，用 5cm 宽的胶布“∞”字固定三层，然后倒旋把手，脱下双圈，去除复位器，复位固定完毕。

（四）注意事项

1. 腋下棉垫要垫得足够厚，双圈要套在肩峰及肱骨大结节的内侧，不可过大或过小。

2. 固定结束后要观察双侧桡动脉搏动，防止压迫腋下神经和血管。

3. 本器械对内 1/3 骨折伴胸锁关节脱位及折端有软组织嵌顿的难以使其完全。

第六节　骨折复位机复位的新进展

骨折复位机和骨折复位床是近几十年来才出现的一种新型骨折治疗器械，它利用机械系统蜗轮、蜗杆、螺杆及套筒的转向及移动稳定并省力的传动原理，将骨折横向和纵向移位距离、成角移位角度，均分别转化为各个方向蜗杆和螺杆的转动圈数。

电动液压骨折复位机则是利用液压传动原理，对骨折进行牵引和各个方向的复位操作。

骨折复位机的发展可分为骨折机械牵引床、机械牵引复位机和骨折电动液压牵引复位床三个阶段。

一、骨折复位机的优点

1. 可免除手术创伤，减少伤口感染机会。

2. 机械系统代替医生复位，使医生避免 X 线的伤害。

3. 在电视 X 线机透视下机械复位，可提高复位成功率，避免反复手法复位导致的周围软组织损伤。

4. 一次性达到解剖复位，可缩短骨愈合时间，减少病人费用。

5. 对骨折端施加最佳应力，促进骨愈合，可用于治疗骨折延迟愈合和不愈合。

6. 某些部位的骨折，手法和手术复位难于成功，可利用复位机复位。

骨折复位机的研制和临床应用成功，将使骨折的治疗进入一个新的发展阶段，向骨折治疗的自动化和现代化前进一步。随着交通和建筑业的发展，我国骨折的发生率明显增高，因此，骨折复位机是一般医院所必须具备的医疗设备，具有广阔的应用前景，并且它还为微机在医学治疗学上的应用开辟了一条新途径。

二、骨折复位机的适用范围

（一）四肢骨折

1. 手法复位失败的四肢闭合性骨折，尤其是股骨闭合性骨折。

2. 骨折线波及关节面的股骨远端、胫骨近远端闭合性骨折。

3. 半年以内的陈旧性骨折，手法复位失败。

4. 四肢长管骨长斜形骨折，手法复位骨折端难于靠拢的病例。

（二）四肢关节脱位

1. 伴有关节内骨折的关节脱位，可同时进行关节复位和关节内骨折的复位。

2. 脱位时间在 1 年以内的陈旧性踝关节脱位。

3. 骨折手法难于复位或手法复位失败者。

三、骨折机械牵引床

（一）概　况

1. 第 1 代骨折机械牵引床当属机械传动系统的牵引复位床，它利用会阴部挡杆进行对抗牵引，沿下肢外展方向有一牵引螺杆和一小齿轮盒，可利用手柄的转动在此牵引杆上作前进或后退的移动，达到牵引复位的目的。在齿轮盒上固定有一竖杆与足板连接，病人双足分别利用鞋套或绷带固定于双侧足板上，随着齿轮盒的移动而起着牵引的作用。

2. 骨折机械牵引床的牵引力量充分、稳定、可靠，但缺乏专门的侧方牵引复位系统。一部分下肢骨折通过牵引即可矫正缩短、侧方及旋转移位，达到复位的目的。然后借助小夹板或框架固定器进行固定。

（二）构造简介

骨折机械牵引床由躯干躺板、臀部底座、会阴部对抗牵引杆、足板、纵轴旋转牵引杆等几部分组成（图 3–30）。

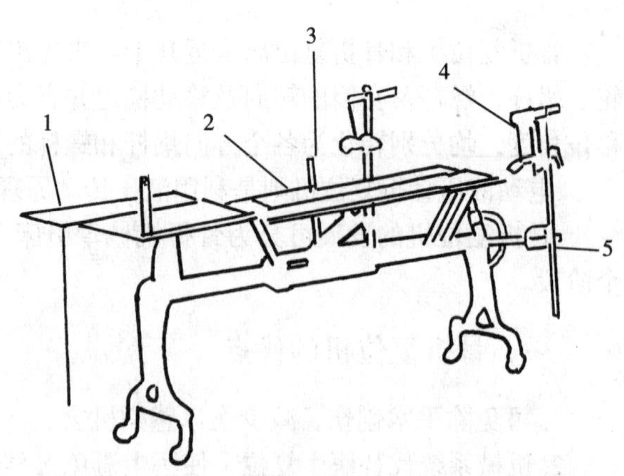

1.躯干躺板　2.臀部底座　3.会阴部对抗牵引杆
4.足板　5.纵轴旋转牵引杆

图 3–30　骨折机械牵引床构造

（三）操作方法

1. 卧位：一般下肢骨折选择硬膜外麻醉，上肢骨折选择臂丛麻醉。麻醉满意后，病人仰卧于牵引床的躺板上。

2. 插对抗牵引杆：在病人会阴部，将对抗牵引杆插入臀部底座的插孔内。男性病人的睾丸应搂起至耻骨联合上方，以免对抗牵引杆挤压致伤。对抗牵引杆用厚 5~7cm 的棉花垫缠包，以免牵引时挤压损伤会阴部。

3. 固定足部：将旋转牵引杆旋转至杆的最近侧，利用足套或棉花绷带将病人双足分别固定于双侧的足板上。足背部需多垫棉花，用绷带包扎时应用 8 字包扎法在足背和踝部交叉包扎（图3-31）。

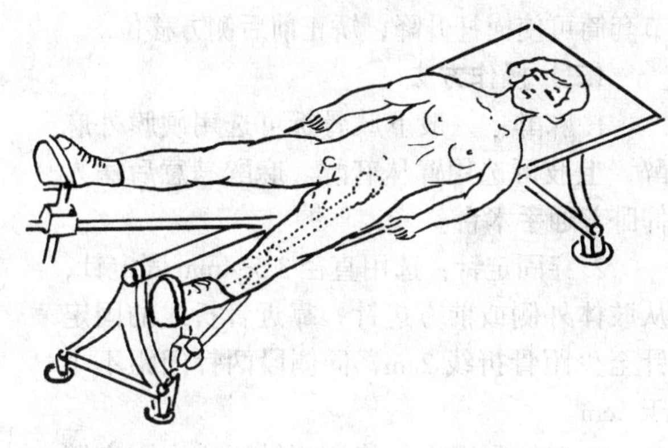

4. 逐渐牵引：旋转纵轴牵引杆把手，使牵引杆向远处移动，以达到牵引的目的。左右、前后推动关节使关节面骨折磨合。

5. 透视检查复位情况：利用电视 X 线机进行骨折部位复位情况的检查，一般缩短、重叠移位应完全矫正，有时为了矫正侧方移位，可适当少许过度牵引，使骨折端有少许分离。

6. 穿针固定：骨折复位满意后，可在远近两骨折段穿针固定。

⑴ 对胫骨骨折可从小腿前内侧或前侧进针，因此处胫骨紧贴皮肤，固定针对任何肌肉活动均无影响。

⑵ 大腿四周肌肉丰厚，从何处进针均会影响肌肉活动，当股骨骨折必须用外固定器固定时，可从大腿外侧进针。

⑶ 膝踝关节塌陷骨折应从肢体外侧横向进针。

7. 安装框架固定器：安装框架固定器连接杆，进行固定。

（四）注意事项

1. 对抗牵引杆用厚 7cm 的棉花垫缠包，以免牵引时挤压损伤会阴部。

2. 将对抗牵引杆插入臀部底座的插孔内后，应注意将男性病人的睾丸搂起至耻骨联合上方，以免对抗牵引杆挤压致伤。

3. 利用足套或棉花绷带将病人双足分别固定于双侧的足板上时，足背部需多垫棉花，以免牵引时损伤足背皮肤。绷带包扎时应用 8 字包扎法在足背和踝部交叉包扎。

4. 牵引时注意观察趾端血运，如果出现趾端青紫或苍白，应立即停止牵引，或放松牵引，使血管牵拉痉挛得到缓解。

四、骨折机械牵引复位机

（一）概　况

1. 第 2 代骨折机械牵引复位机是 1989 年研制出的齿轮机械系统，它无需利用会阴部挡杆进行对抗牵引，而是通过穿入骨内的骨圆针分别把持两骨折段，借助调节齿轮把手的转动，分别对骨折进行长轴和横向牵引，以矫正重叠缩短及侧方移位。

2. 第 2 代骨折机械牵引床与 1 代骨折机械牵引床的区别是多了两个侧方方向的复位系统，但纵向长轴牵引借助穿入骨内的骨圆针，牵引力量充分，且骨折复位后针眼位置移动较大，对肌肉和皮肤损伤较大。

（二）构造简介

骨折机械牵引复位机（图 3-32）由底槽板、固定臂和复位臂三部分构成。

1. 固定臂和复位臂上方分别有固定横杆可固定钢针，复位臂固定横杆后方有同轴蜗轮，通过把手调节使其旋转以矫正前后成角移位。

2. 横杆与同轴蜗轮之间有一套筒螺杆连接，调节把手可横杆前伸或缩退，矫正左右侧方移位。

3. 复位臂底座有水平蜗轮，调节把手使其旋转，矫正侧方成角移位。

4. 水平蜗轮下方为一滑板，调节把手可使滑板在底槽板内滑动，矫正重叠或分离移位。连接固定横杆后方蜗轮和滑板的是套筒螺杆，调节套筒可使横杆升降，矫正前后侧方移位。

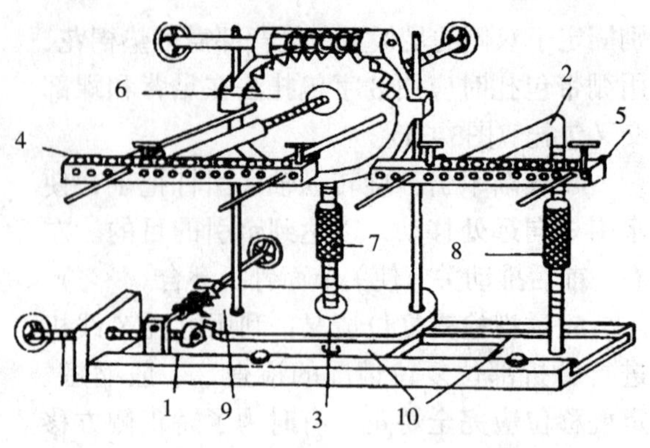

1.底槽板　2.固定臂　3.复位臂　4、5.固定横杆水平蜗轮　6.复位横杆后方的同轴蜗轮　7、8.套筒螺杆　9.水平蜗轮　10.滑板

图 3-32　骨折机械牵引复位机构造

（三）操作方法

1. 麻醉：一般下肢骨折可选用硬膜外麻醉，上肢可选用臂丛麻醉。麻醉满意后病人仰卧普通手术台。

2. 穿固定针：选用直径 3.5~4mm 固定针，从肢体外侧或前方进针，靠近骨折线的固定针至少距骨折线 2cm，同侧段两针间距不小于 5cm。

3. 复位和固定：将固定针固定在固定臂和复位臂的横杆上，利用复位臂上的蜗轮把手装置进行牵引、上下侧方和左右侧方移位及成角移位的复位（图 3-33）。在复位满意的状态下用钩槽式框架固定器固定。

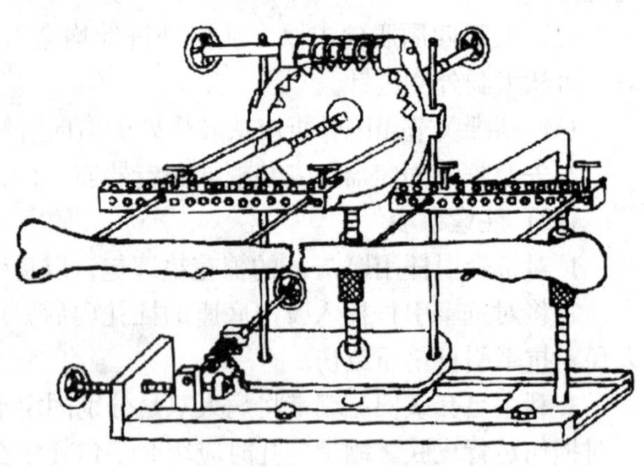

图 3-33　骨折机械牵引复位机操作方法

（四）注意事项

1. 多用直径 3.5~4mm 固定针穿针复位，对于股骨骨折的重叠和缩短移位的复位，稍显复位力量不足。因此，股骨骨折术前应行骨牵引，术中也可借助牵引矫正缩短、重叠移位。对于股骨骨折最好利用牵引床进行闭合复位。

2. 多用于胫腓骨骨折的复位，矫正侧方移位时，需少许过度牵引，造成少许分离移位，以便于复位操作。

3. 陈旧性关节脱位或难复位性关节脱位，利用复位机复位后，应借助双边框架固定器进行固定，以保持复位后的稳定性。

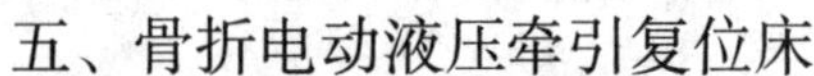

五、骨折电动液压牵引复位床

（一）概　况

1. 第 3 代骨折电动液压牵引复位床是 1992 年研制出的电动液压骨折复位床，利用会阴部挡杆进行对抗牵引，通过按压电钮分别开启各个方向的液压泵，驱动液压传动系统，达到沿肢体长轴牵引、侧方牵引及前后牵引复位的目的。

2. 在 X 线机透视下调节，使骨折复位达到精细和数量化可控程度，准确、可靠地将骨折复位，弥补了外固定器复位力量功能的不足，然后借助简易、轻便的钩槽式外固定器将骨折固定。

3. 第 3 代骨折电动液压牵引复位床兼并、吸收了第 1 代骨折机械牵引床和第 2 代骨折机械牵引复位机的优点，避免了它们的缺点，弥补了它们二者的不足，既有充足的纵向长轴牵引力量，又安装有可在前后左右四个方向进行牵引，矫正侧方移位的套环。通过按电钮即可进行复位操作，节省了操作者的体力，复位更加稳定和可靠。

（二）构造简介

骨折电动液压牵引复位床（图 3-34）由躯干躺板、臀部底座、会阴部对抗牵引杆、足板、液压长轴牵引杆、液压横轴牵引杆、侧方液压纵轴升降杆、复位控制圈、电动控制台、电动机、液压泵和电动操纵台等几部分组成。

（三）操作方法

1. 卧位：一般下肢骨折选择硬膜外麻醉，上肢骨折选择臂丛麻醉。麻醉满意后，病人仰卧于牵引床的躺板上。

2. 插对抗牵引杆：在病人的会阴部，将对抗牵引杆插入臀部底座的插孔内，男性病人的睾丸应搂起至耻骨联合上方，以免对抗牵引杆挤压致伤。对抗牵引杆用厚 7cm 的棉花垫缠包，以免牵引时挤压损伤会阴部。

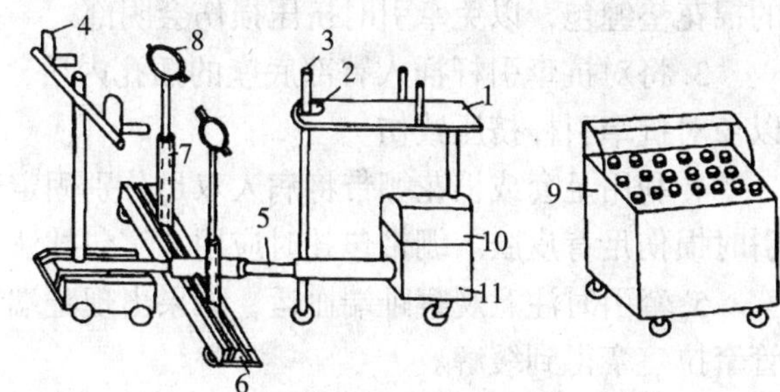

1.躯干躺板　2.臀部底座　3.会阴部对抗牵引杆　4.足板　5.液压长轴牵引杆　6.液压横轴牵引杆　7.侧方液压纵轴升降杆　8.复位控制圈　9.电动控制台　10.电动机　11.液压泵

图 3-34　骨折电动液压牵引复位床构造

3. 固定足部：将液压长轴牵引杆收缩至杆的最近侧，利用足套或棉花绷带将病人双足分别固定于双侧的足板上。足背部需多垫棉花，绷带包扎时应用“8”字包扎法在足背和踝部交叉包扎。

4. 逐渐牵引：按下牵引电钮使液压长轴牵引杆向远外移动，以达到牵引的目的。牵引后注意观察肢端血运及骨折复位情况，不可牵引过度，以免损伤血管或神经。

5. 透视检查复位情况：利用电视 X 线机进行骨折部位复位情况的检查，一般缩短、重叠移位应完全矫正，有时为了矫正侧方移位，可适当少许过度牵引，使骨折端有少许分离。但应随时观察肢端血运，防止损伤血管。

6. 横轴牵引杆的操作：骨折处若还有前后侧方移位或左右侧方移位，或成角移位尚未矫正时，可在骨折部位套上复位控制圈，利用横轴牵引杆和侧方纵轴升降杆进行调节复位。横轴牵引杆可矫正左右侧方移位和左右成角移位。

7. 侧方纵轴升降杆的操作：按下侧方纵轴升降杆的电钮，驱动侧方纵轴杆升或降，可矫正左右侧方移位和左右成角移位。波及关节面的骨折，可上下调节升降杆，推动关节使关节面骨折磨合（图 3-35）。

8. 穿针固定：利用电视 X 线机检视骨折复位满意后，分别在远近两骨折段钻入固定针进行固定。

（1）对胫腓骨骨折者可从小腿前内侧或前侧进针，因此处胫骨紧贴皮肤，固定针对任何肌肉活动均无影响。

（2）大腿四周肌肉丰厚，从何处进针均会影响肌肉活动，当股骨骨折必需框架固定器固定时，可从大腿外侧进针。

（3）膝踝关节塌陷骨折应从肢体外侧横向进针。

（四）注意事项

1. 手术前应仔细检查牵引床控制台制动装置是否灵敏，以免出现术中牵引意外。

2. 对抗牵引杆用厚 7cm

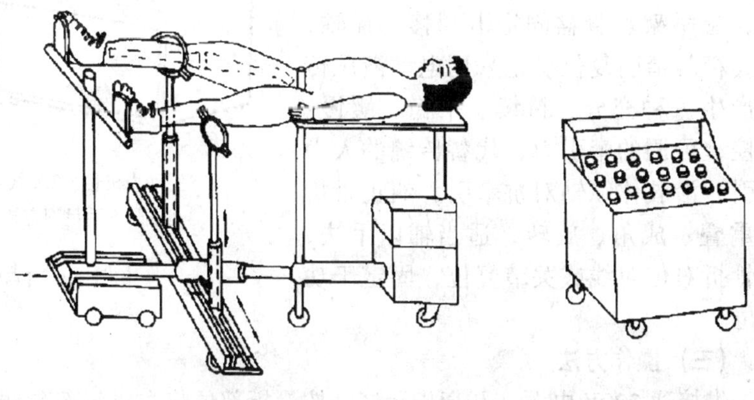
图 3-35　骨折电动液压牵引复位床操作方法

的棉花垫缠包，以免牵引时挤压损伤会阴部。

3. 将对抗牵引杆插入臀部底座的插孔内后，应注意将男性病人的睾丸搂起至耻骨联合上方，以免对抗牵引杆挤压致伤。

4. 利用足套或棉花绷带将病人双足分别固定于双侧的足板上时，足背部需多垫棉花，以免牵引时损伤足背皮肤。绷带包扎时应用 8 字包扎法在足背和踝部交叉包扎。

5. 牵引时注意观察趾端血运，如果出现趾端青紫或苍白，应立即停止牵引或放松牵引，使血管牵拉痉挛得到缓解。

6. 侧方牵引时，在骨折部位套上复位控制圈时，应多垫棉花，保护局部皮肤。

六、LGJ—B 型骨折牵引复位机

（一）概 况

1. LGJ—B 型骨折牵引复位机也是电动液压牵引复位床，利用会阴部挡杆进行对抗牵引，并配有悬吊架，骨盆固定卡和移动摇轴，工具箱。牵引复位机是采用电动液压传动产生一种充分、持续、平稳、缓慢、可控、可调的牵引力，代替传统的人力牵引，沿肢体纵轴对抗牵引，纠正骨折的重叠、成角、旋转，适当辅以手法，使骨折对位对线或关节复位，固定于功能位。

2. 配有 X 线球管正侧位架，荧光屏架，X 线防护罩和同步稳定摇盘启动牵引阀，通过按压电钮分别开启各个方向的液压泵，驱动液压传动系统，牵引杆按需要速度缓慢而平稳地向相反方向移动并持续牵引，将骨折远端牵开至预定距离达到沿肢体长轴牵引、侧方牵引及前后牵引复位的目的。并可在电视 X 线机透视下调节，使骨折复位达到精细和数量化可控程度，准确、可靠地将骨折复位，弥补了框架复位固定器复位力量功能的不足，然后借助简易、轻便的钩槽式外固定器将骨折固定。

（二）结构简介

该型骨折牵引复位机（图 3-36）是由动力机箱、X 线机架和牵引固定床三部分连为一体组成。

1. 动力机箱：包括电动机，液压传动装置，操作台和手足牵引固定架。其牵引力为 0~50kg，牵引最大距离为 118mm，速度为 0~15mm/s。

2. X 线机架：包括 X 线球管正侧位架，荧光屏架，X 线防护罩和同步稳定摇盘。

3. 牵引固定床：包括床，会阴中心杆，悬吊架，骨盆固定卡和移动摇轴，工具箱。牵引复位机是采用电动液压传动产生一种充分、持续、平稳、缓慢、可控、可调的牵引力，代替传统的人力牵引，沿肢体纵轴对抗牵引，纠正骨折的重叠、成角、旋转，适当辅以手法，使骨折对位对线或关节复位，固定于功能位。

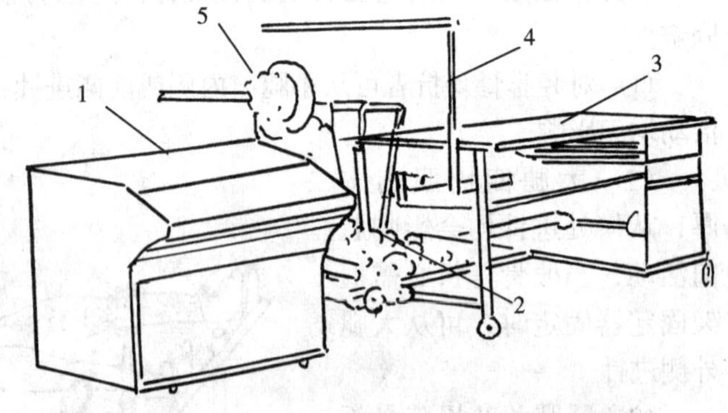

1.动力机箱 2.X 线机架 3.牵引固定床 4.会阴中心杆 5.手足固定架

图 3-36 LGJ—B 型骨折牵引复位机

（三）操作方法

先接通 220V 电源，开亮指示灯，按骨折部位将本机三部分调整固定，牵引杆调至 0 位，X 线机可供使用。

1. 下肢骨折和关节脱位的操作：

（1）病人仰卧于固定床上，将足固定在机箱的牵引固定架上，会阴中心杆立于耻骨联合处，骨盆用两侧钢卡固定，健肢悬吊固定于悬臂杆上。

（2）根据术前 X 线片测定骨折移位程度和方向，调节牵引距离和牵引速度，校正 X 线机投照位置。

（3）打开控制台的工作开关，启动牵引阀，牵引杆按需要速度缓慢而平稳地向相反方向移动并持续牵引，将骨折远端牵开至预定距离。

（4）按骨折整复手法复位，必要时在 X 线透视下观察牵引情况，调整牵引距离及进行整复，直至最佳位置为止。

（5）在保持牵引下，使用石膏或小夹板外固定。透视对位满意，石膏塑型后，拆除足固定架并将病人移至床上。

2. 上肢骨折和关节脱位的操作：

（1）病人坐位或卧位，将患肢手指固定于手指夹持架上，会阴中心杆立于腋下或肘窝处。

（2）操作方法同下肢骨折操作 2~5 步骤。

（3）去除手指固定架，将患肢固定或悬吊于功能位。

（四）注意事项

1. 该机牵引力大，可一次牵够距离，避免了人力牵引时的反复牵引操作，一般在短时间内（平均 10 min）骨折即获得满意对位。

2. 大斜面及粉碎性不稳定骨折复位效果较差。

3. 骨折使用该机复位的最佳时间为伤后两天内。

主要参考文献

1 孟和，尚天裕. 骨折复位固定器治疗四肢骨折的初步体会. 中医杂志，1980，5：36

2 孟和. 骨折复位固定器治疗成人不稳定性移位型胫腓骨骨折 103 例报告. 辽宁中医杂志，1983，7：22

3 孙玉林，等. 中国骨科新技术. 北京：中国科学技术出版社，1985

4 杨克勤，过邦辅. 矫形外科学. 上海：上海科学技术出版社，1986

5 孙庆寿，等. LG J–B 型骨折牵引复位机的临床应用. 中华骨科杂志，1987，7：229

6 庞振，等. 气囊式牵引器械的研制和临床应用. 中国中医骨伤科杂志，1989，50：42

7 毕复海，等. 支架撑拉治疗膝关节僵直. 中国中医骨伤科杂志，1990，6（1）：43

8 黄克勤. 骨科新技术荟萃. 北京：华夏出版社，1990

9 黄克勤. 现代创伤外固定学. 北京：华夏出版社，1990

10 高润生，等. 多功能整复椅的制作与应用. 中医正骨，1991，3（2）：37

11 孟和. 中国骨伤外固定博览. 北京：华夏出版社，1992

12 孟和. 中国骨折复位固定器疗法. 北京：北京医科大学、中国协和医科大学联合出版社，1993

13 刘国平，杜靖远，陈汝轻，等. 骨折复位机治疗难复位性骨折. 中国临床医学理论与实践，1994，3：1124

14 孙永强，郑福增. 骨折外固定器疗法. 郑州：河南科学技术出版社，1995

15 曹建中. 当代中国骨科临床与康复. 北京：中国医药科技出版社，1995

16 刘国平，杜靖远，陈汝轻，等. 骨折复位机和外固定器治疗难复位性关节脱位. 诊断与治疗，1996，7：38

17 刘国平. 骨外科临床诊治学. 北京：中国科学技术出版社，1997

第四章 关节脱位的复位

第一节 关节脱位的概论

在四肢四大关节（肩、肘、髋、膝）中，发生脱位的比例相差甚大，据北京积水潭医院对其18年共1404例的肘、肩、髋、膝关节脱位统计结果，其中肘关节脱位最为常见有704例，占50.1%；肩关节脱位次之有586例，约占41.7%；髋关节脱位有102例，占7.3%；余下为膝关节，不超过3%。

据国内有关临床资料统计发现：

(1) 关节脱位远较骨折为少，约为骨折的5%~10.5%。

(2) 关节脱位发生于右侧的为左侧的2倍多。

(3) 上肢脱位较下肢多2~10倍。

(4) 而躯干关节脱位较少。

(5) 绝大多数发生于成人壮年，儿童（关节囊韧柔而富有弹性）和老人（骨质疏松易骨折）发生较少。

一、关节脱位的定义

凡正常关节咬合对位发生变异者，或在运动中关节面失去正常的对合关系，关节面的相互关系越出正常范围而不能自行复原者，称为关节脱位（dislocation），俗称脱臼。关节面部分失去对合关系，称为关节半脱位（partial dislocation）。关节脱位方向的命名均以关节远侧骨端的移位方向而命名。关节周围韧带和关节囊的损伤，称为关节扭伤。其中因外力所致者称为创伤性关节脱位。由于关节本身或周围组织病变所致者则称为病理性关节脱位。发生于四肢关节的脱位则按该关节加脱位来称呼。

二、关节脱位的机理

关节脱位主要是由外力作用所致。外力将关节囊撕裂，同时也使关节囊周围的韧带、肌腱、肌肉等软组织也受到损伤，所以造成关节头部自关节囊的裂隙脱出关节腔外。如果致伤的暴力严重，还可以造成皮肤肌肉破裂，使关节头由伤口脱出，形成开放性关节脱位。

三、关节脱位的分类

(一) 按发生脱位的原因分类

1. 创伤性脱位：正常关节受到外来暴力作用而发生的脱位。

2. 先天性脱位：胚胎发育异常致关节发育不良出生后出现的脱位并逐渐加重。

3. 病理性脱位：有病变的关节骨端遭到破坏其形态难以维持正常的对合关系。

4. 习惯性脱位：关节脱位整复后，未得到合理的固定，致使关节周围组织修复得不好，或者创伤性关节脱位时，关节一侧的骨端留有骨缺损或关节囊及韧带在骨性附着处被撕脱，使关节存在不稳定因素，致使受到较轻的外力作用时，甚至该关节作自主活动时，也可导致该关节多次发生再脱位。

（二）按发生脱位的时间分类

1. 新鲜脱位：脱位未满 3 周者。

2. 陈旧性脱位：脱位超过 3 周者。

（三）按是否与关节腔相通分类

1. 闭合性脱位：指关节脱位后，关节部的皮肤未受到创伤，或皮肤和肌肉虽有创伤，但关节腔未与外界贯通。

2. 开放性脱位：指关节脱位后关节腔与外界贯通。

（四）按脱位程度分类

1. 完全脱位：关节各骨的完全互相脱离，失去正常的对合关系。

2. 半脱位：关节各骨的关节面部分互相脱离，失去正常的对合关系。

（五）按脱位的方向分类

1. 前脱位：指关节头向关节囊的前方脱出。

2. 后脱位：指关节头向关节囊的后方脱出。

3. 侧脱位：指关节头向关节囊的侧方脱出。

4. 上脱位：指关节头向关节囊的上方脱出。

5. 下脱位：指关节头向关节囊的下方脱出。

6. 中心性脱位：临床上仅见髋关节，当股骨头冲破髋臼底部，股骨头向盆腔突出。

四、关节脱位的诊断

（一）一般症状

创伤性关节脱位具有创伤的共同反应，主要有：

1. 局部疼痛：由于关节脱位使软组织受到损伤及脱出骨骼的压迫，因此，疼痛与压痛均比较剧烈。

2. 局部肿胀：肿胀出现较快。

（二）特有症状

以下可用于和其他损伤相鉴别的特殊所见：

1. 局部畸形：关节脱位后，其周围的骨突标志改变，致使关节的外形变异。如与健侧对比，可发现不对称。常可摸到脱出的关节头，肢体可能出现变长或缩短及旋转畸形的改变。

2. 弹性固定：指关节脱位后，由于构成关节的两骨之间与关节囊韧带等软组织发生交锁，以及血肿的刺激，使关节附近的肌肉出现痉挛性收缩，造成肢体处于一定的畸形位置上，如被动地移动该肢体以改变其位置，会感到有一种弹回原来畸形位置的抵抗力，称为弹性固定。

3. 臼内空虚：由于骨端脱离关节的臼窝，以致在关节窝处触摸时有空虚感，尤其在表浅的关节易于发现，深在的关节则因周围肌肉丰满遮盖或因局部肿胀较甚时而难以触及。

4. 关节活动障碍：由于关节囊壁的破裂，局部创伤反应及骨端的变位等直接造成关节活动障碍，因此较之未波及关节的骨干骨折明显受限。由于脱位的关节结构失去正常的位置，加上周围软组织的损伤疼痛，引起反射性软组织痉挛，因此，几乎所有已脱位的关节，都将完全或大部丧失其运动功能，包括主动运动和被动运动，有时可影响到协同关节的运动，如踝关节脱位后，会影响距下关节的运动。

（三）典型体征

四肢关节脱位后，多有较明显体征。如肩关节前脱位时，方肩和上臂外展；髋关节后脱位时，下肢呈屈曲、内收、内旋和短缩畸形等。这些典型体征往往肉眼可见，诊断并不困难，但应注意在多发伤时易被忽略，特别要注意有无同一骨的骨折和脱位，如当有股骨干骨折时，可掩盖髋关节脱位的典型体征，以致难以察觉而被忽略，甚至长时间漏诊。

（四）合并损伤

关节脱位后，可能引起的合并伤有：

1. 神经损伤：如脊柱骨折脱位合并脊髓或马尾神经损伤；髋关节后脱位合并坐骨神经损伤；肩关节脱位合并腋神经损伤等。

2. 血管损伤：如膝关节脱位合并动脉损伤，肘关节脱位合并肱动脉损伤。

3. 骨折：如肩关节脱位合并大结节骨折，髋关节脱位合并髋臼和股骨头骨折。

（五）X 线检查

对于关节脱位的 X 线检查是必要的，无论在复位前还是复位后都如此，其主要目的有：

1. 准确判断脱位的程度和方向，一般应拍照正侧两个方向，个别部位需拍特殊体位，如髋关节谢氏位。

2. 判断有无合并骨折。

3. 判断有无其他病理改变。

4. 指导进行手法复位。

5. 检查关节复位和骨折复位是否完全。

五、关节脱位的治疗

治疗关节脱位的基本原则大体上与骨折相类同，但其中有些方面需重新加以强调，此外，对治疗关节脱位的基本要求等，分述如下：

（一）早期复位

一旦确诊关节脱位应争取及早复位，包括在现场的立即复位（但必须明确诊断）。其目的及优点如下：

1. 无痛：伤后 0.5h 以内由于局部“休克”的缘故，对其进行复位操作基本上无痛感。

2. 易还纳：由于复位时间愈早，局部的创伤反应及肌肉痉挛越轻，因而易还纳。

3. 出血少：由于疼痛轻易复位，因而在操作过程中其损伤亦轻故出血少。

4. 预后佳：复位愈早其还纳也愈完全，加之损伤轻，因而关节功能恢复也理想。

（二）完全复位

此点不同于骨折，只有关节完全咬合复原，方有可能获得功能的充分恢复。因此，治疗脱位时，必须明确强调这一原则。对单纯性一般脱位的复位并无多大困难，但在合并有关节内骨折或关节囊严重缺损的开放性脱位者，则并非均能达到复位，需力争达到目的。

（三）手法复位要求

1. 利用牵引力：不仅有利于脱位还纳，且在牵引下可以减少两关节端的损伤，因此，在操作顺序上，应将其置于首位。

2. 肌肉松弛：在肌肉紧张甚至痉挛的情况下不仅难以复位，且使操作复杂化，并易引起骨折。因此，所选用的麻醉必须能达到这一要求，必要时可采用全身麻醉。

3. 手法轻柔：此手法不仅可减少病人痛苦，使复位顺利进行，且也是复位成功的保证。反之，粗暴的操作，容易造成对周围组织的损伤，尤其对老年人和更年期妇女的骨质疏松部位，更易引起骨折。

4. 避免骨折：对有可能引起骨折的患者，不宜选择杠杆原理复位技术。某些部位，临近之干骺端骨质多较疏松，尤其是老龄患者，或 X 线片上疑有肱骨不全骨折及大结节或股骨大粗隆撕脱者，不宜采用旋转复位法或足蹬法复位，以免引起骨折。

5. 方法选择：对复位困难的患者，应寻找原因，应注意麻醉、肌肉状态，有无软组织嵌顿及是否合并其他损伤（如骨折等），然后酌情消除病因，或更改复位方法，考虑是否需开放复位。一般都赞同闭合复位的优越性，应列为首选。但如达不到复位目的者，特别是关节内骨折或关节囊损伤严重需修补者，应及早进行。

6. 复位后必需制动：骨化性肌炎主要原因是关节脱位复位后未行固定，尤其是自行复位者，包括一过性脱位，常被忽视，以致后期出现并发症，在肩关节处尚易引起习惯性肩关节脱位。

第二节　上肢关节脱位

一、肩肱关节脱位

肩肱关节由肱骨上端的肱骨头和肩胛骨外侧的关节盂构成。该关节盂小而浅，肱骨头大而圆滑，同时，关节囊及局部韧带较薄弱、松弛，因此，肩关节的稳定性主要靠关节周围的肌肉和韧带维持。肩肱关节的前下方是肌肉和韧带最薄弱的部位（图 4-1），当暴力作用在这一部位时，肱骨头易冲破关节囊的前下方，因而发生前下方脱位。临床上肩关节脱位有向前的，也有向后的，但后者极少见。肩肱关节在全身大关节中约占 38%～40%。

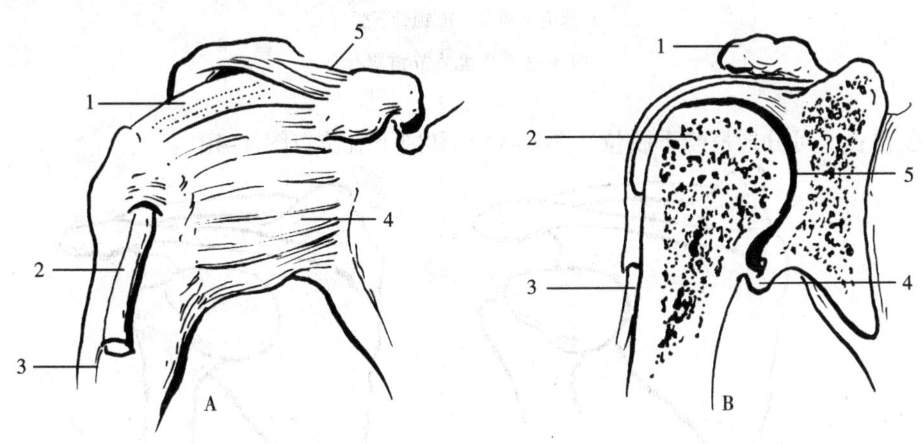

A.正面观　1.喙肱韧带　2.肱二头肌长头腱　3.肱骨　4.关节囊　5.喙肩韧带
B.冠状面观　1.肩峰　2.肱骨头　3.肱二头肌长头腱　4.关节囊　5.关节腔

图 4-1　肩肱关节

（一）受伤机理

1. 间接暴力：临床上较多见。当机体跌倒手掌或肘部着地时，上肢处于过度的外展、外旋位，外力经肱骨干传到肩肱关节，使肱骨头受到向前或前下方的冲击，就会造成关节囊破裂，肱骨头从前方或前下方脱出（图 4-2）。

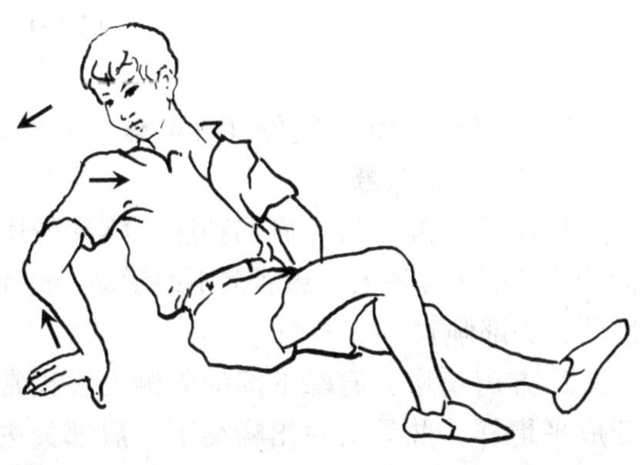

图 4-2　上肢过度外展，手掌或肘部着地

2. 直接暴力：临床上较少见。指外力直接从肩关节后方撞击肱骨头处，或跌倒时肩部外后方着地，均可引起肩肱关节脱位。

3. 肌肉拉力：偶可见破伤风或癫痫发作等

情况。

（二）脱位类型

如果肱骨头停留在肩胛盂下，称为盂下脱位，停留在喙突下，称为喙突下脱位，停留在锁骨下，称为锁骨下脱位。脱位时可能合并肱骨大结节骨折、冈上肌破裂和腋神经损伤等，但以合并肱骨大结节骨折为最多见。

1. 前脱位：临床上最常见，占 95%以上，又可分为喙突下脱位（图 4–3A）和锁骨下脱位（图 4–3B）。

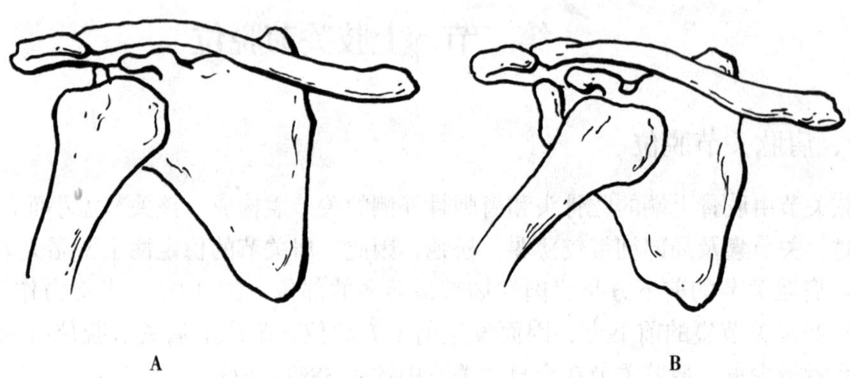

A. 喙突下脱位　B. 锁骨下脱位

图 4–3　肩盂关节前脱位

2. 后脱位：又可分成肩峰下脱位（图 4–4A）和冈下脱位（图 4–4B）。

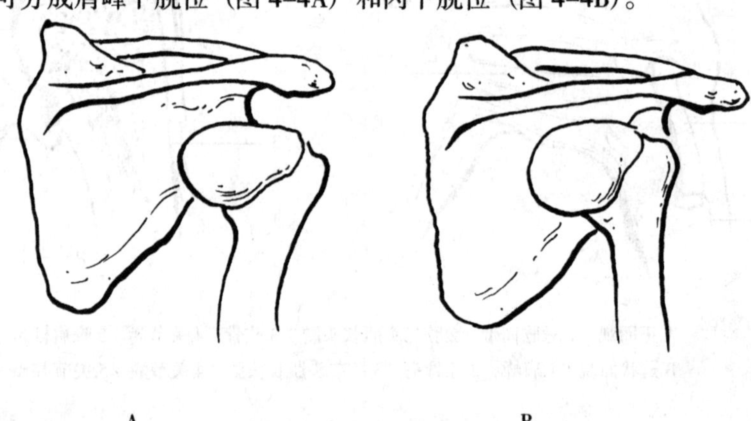

A.　峰下脱位　B.　冈下脱位

图 4–4　肩盂关节后脱位

3.下脱位：即盂下脱位（图 4–5）。

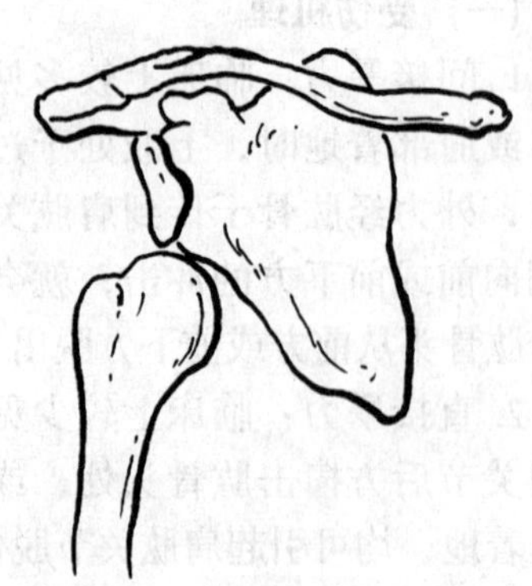

图 4–5　肩盂关节下脱位

（三）临床诊断

1. 脱位一般症状：肩部肿胀、疼痛较剧，肩关节活动的功能极度障碍。患者多不敢活动，健手托住患侧前臂，头部倾斜（图 4–6）。

2. 方肩畸形：肩峰下部的外侧失去正常的饱满而变成平坦样，肱骨头脱出喙突下，肩部失去圆浑的轮廓，而出现方肩畸形（图 4–7）。

3. 触诊发现：用手触摸肩部肩胛盂处有肩部空虚感（图 4-8）。大多数病例在腋下、锁骨下或肩关节的前下方可摸到隆突的肱骨头。

4. 直尺试验（图 4-9）：上臂处于轻度的外展位，呈弹性固定。测量上臂伤侧比健侧长（由肩峰至肱骨外上髁），即用一直尺边缘同时接触肩峰、三角肌顶点及肱骨外上髁三点，如三者在一条直线上则为直尺试验阳性，此为肩关节脱位所特有。

5. 肩三角改变（图 4-10）：骨性标志喙突肩峰和肱骨大结节最高点组成等边三角形，如有脱位或该处有骨折移位，则此三角将会改变。

6. 搭肩试验（Dugas 征）：在正常情况下，将手搭到对侧肩部，其肘部可贴近胸壁称为 Dugas 征阴性。有脱位肘将患侧肘部紧贴胸壁时，手掌搭不到健侧肩部或手掌能搭在健侧肩部时，肘部无法贴近胸壁称为 Dugas 征阳性（图 4-11）。Dugas 征还可以用来判断肩关节脱位复位是否成功。X 线检查可了解脱位的类型及是否合并骨折。

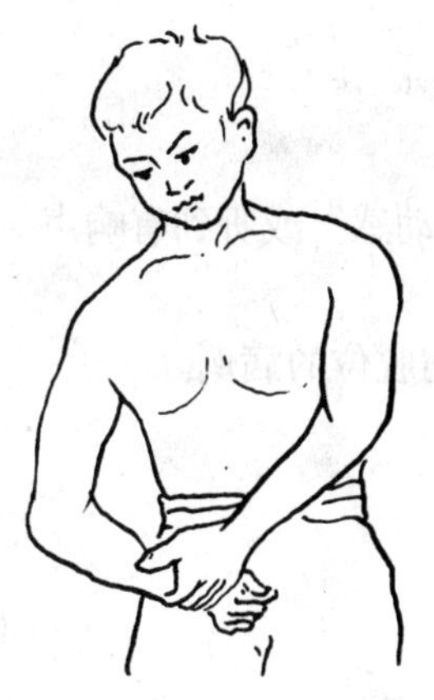
图 4-6　患者姿态

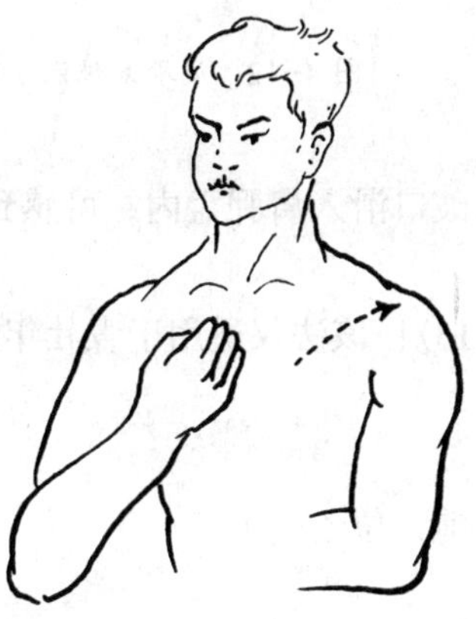
图 4-7　方肩畸形

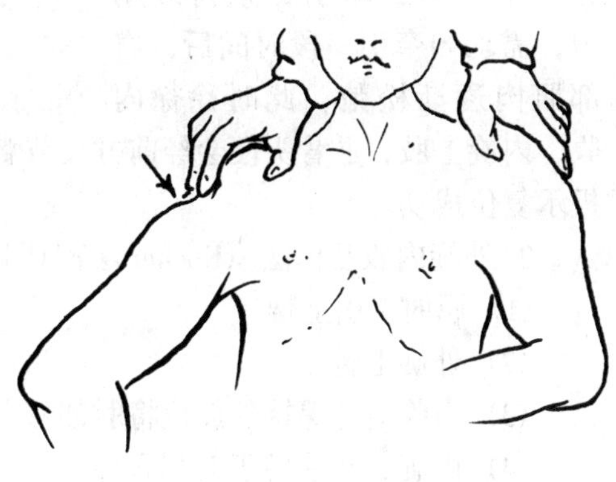
图 4-8　空虚感图

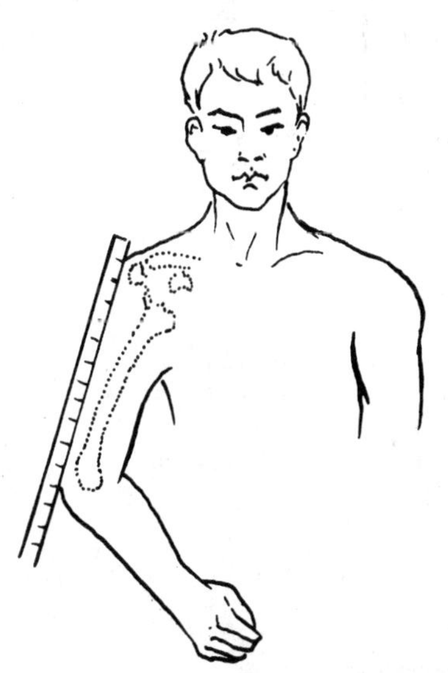
图 4-9　直尺试验

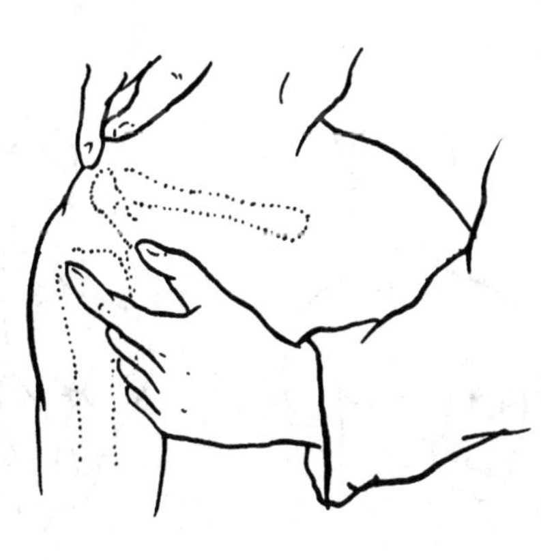
图 4-10　肩三角改变

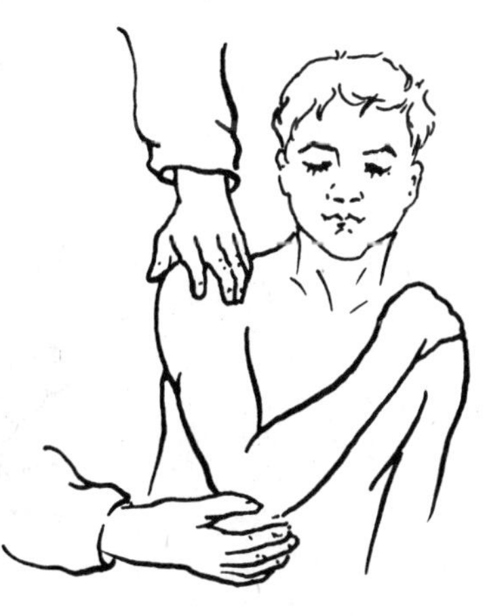
图 4-11　搭肩试验（Dugas 征）

（四）手法复位

肩关节脱位的复位方式很多，我们常用的有以下三种：

1. 足蹬复位法（Hippocrates法）（图4–12）：由一人操作，病人仰卧，患侧腋窝处垫些棉垫，术者站在患侧床边，用同侧（左肩脱位术者用左足；右肩脱位术者用右足）足跟置于病人患侧腋下靠紧胸壁处，另一足踏地，双手握住患肢，前臂外展30°~40°，作徒手牵引，以足跟顶住腋部作为反牵引力，牵引必须持续用力，需均匀牵引一段时间后，肩部肌肉逐渐松弛，此时徐徐内收、内旋上肢，肱骨头便会经前方关节囊的破口滑入肩胛盂内，可感到“振动感”或听到有响声提示复位成功。

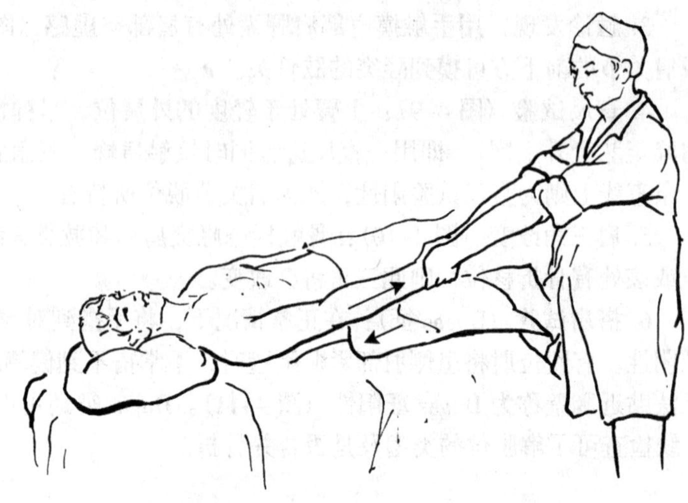

图4–12　足蹬复位法（Hippocrates法）

2. 外旋内收复位法（Kocher法）（图4–13）：该法仅适用于青壮年新鲜前脱位的病例。

（1）屈肘牵引上臂。

（2）外旋上臂。

（3）内收肘并保持外旋位将肘部移于胸前，位于脐上。

（4）内旋，将手搭于对侧肩部。

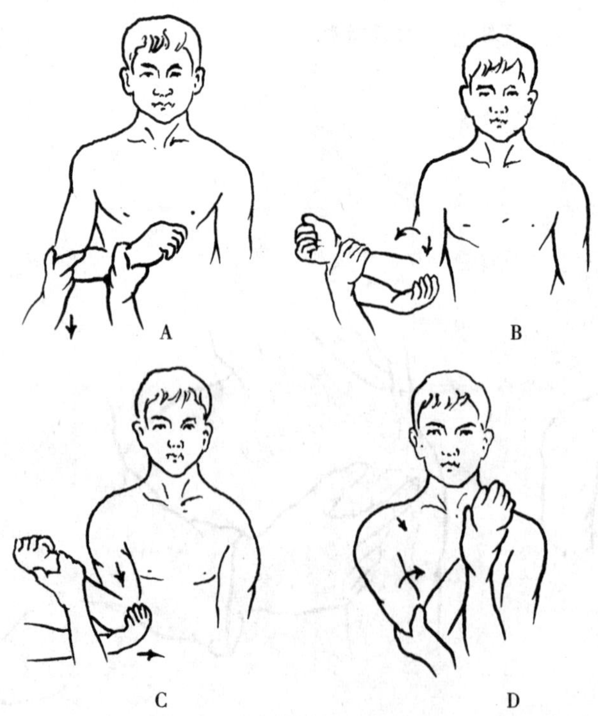

A. 向下牵引　B. 外展外旋　C. 内收　D. 内旋将伤肢手掌搭健侧肩

图4–13　肩关节前脱位Kocher法复位

3. 桌缘下垂复位法（Stimson 法）：有侧卧悬臂复位法（图 4–14A）和两桌间侧卧悬臂复位法（图 4–14B）两种。病人侧卧于检查台上，患肢悬垂于床沿处，检查台必须高些。在前臂做伤肢牵引，悬挂重量 5~6kg，使有持续的沿上臂纵轴方向的牵引力量至少 20~25min，肩关节便可复位。超过 2 周的肩关节脱位，手法复位有困难。可用臂丛神经阻滞麻醉或用全麻，使肩带肌充分放松，有手法复位成功的可能。如果复位失败，需及时切开复位边及修复关节囊。

4. 上提外拉整复法（图 4–15）：伤员取坐位。一助手站在伤员的健侧，用两手分别伸过胸部和背部，紧抱伤侧的胸胁，以控制伤员在手法时的摇动和帮助拔伸。另一助手站在伤侧，一手握住伤侧上臂的下端，另一手握住其腕部，然后把伤肢外展约 70°，继而置于外旋位进行拔伸。术者站于伤肩的后外侧，用两手的大拇指压住肩峰，以作固定，余指扣住腋下的肱骨头。当感到助手拔伸使肱骨头向外移动时，便把肱骨头向上提并向外拉。此时，如有滑响音，肱骨头有向上弹回感，即已复位。复位后，助手把伤肢内收贴于胸部，肘屈 90°。

5.挂臂整复法（图 4–16）：对肩关节部肌肉丰满、肌张力很强的伤员，术者用指力不能完成复位时，可以改为一手按住伤肩作固定，另一手的前臂伸进伤员的腋窝下，手掌搭在按住肩部手的前臂上作支点，然后用前臂把肱骨头外拉上提，也能达到复位。

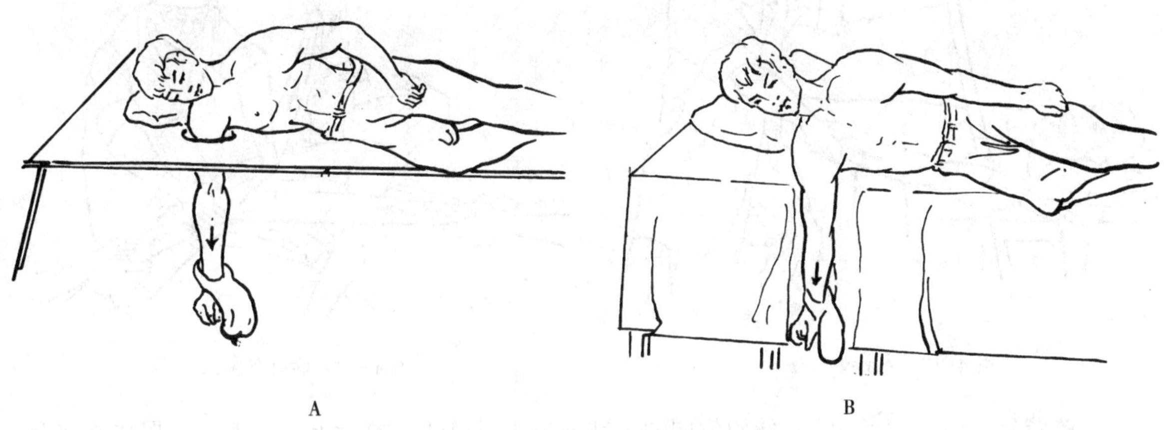

A　　B

A. 侧卧悬臂复位法　B. 两桌间侧卧悬臂复位法

图 4–14　悬臂复位法

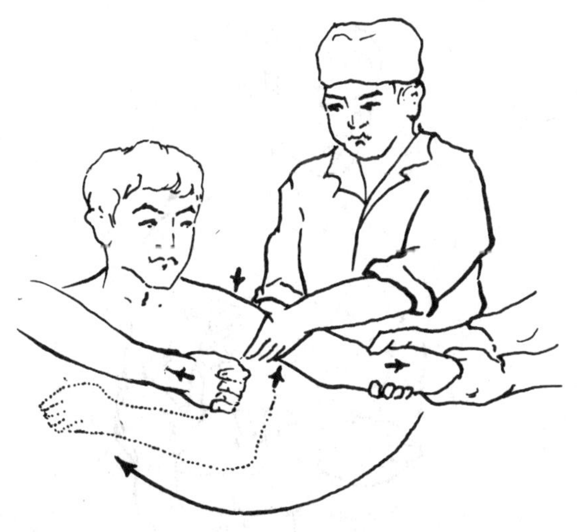

图 4–15　上提外拉整复法

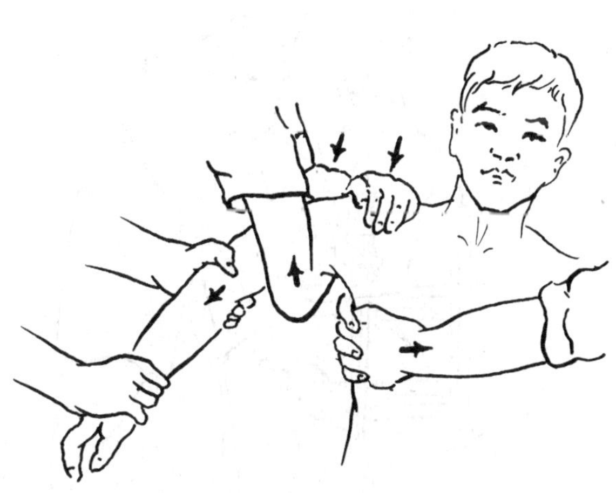

图 4–16　挂臂整复法

除上述几种复位方法，尚有其他多种方法：

1. 木棒复位法（图 4–17）：患者仰卧于长桌上，用木棒穿过腋下骨关节处，术者一手握住木棒上端，另一手握住患侧腕部，前者向前推，后者往后拉，利用木棒杠杆作用而复位。此系中医复位法。

2. 牵引推拿法（图 4–18）：必要时臂丛神经阻滞麻醉或局部麻醉下进行。患者仰卧，一助手站在健侧，用布单套住胸廓向健侧牵拉或两手分别伸过伤员的胸部和背侧，双手掌在腋下合并，紧抱伤员作固定。另一助手用布单套住患侧腋部向上外牵拉，第三助手双手握患侧腕部向外旋并向下持续牵引 2~3min 使关节囊破口张开。再在牵引下作上臂内收动作，使肱骨头贴近关节囊破口，再内旋，将患侧手掌搭到对侧肩部，可听到滑响声。全部动作即在持续牵引下一气呵成，因此，要求术者有强健的臂力，用力过猛会造成肱骨头骨折，因此法具有危险因素需慎重考虑。如不能复位，术者一手在腋前向关节盂推动肱骨头，另一手握上臂作旋转活动即可复位。

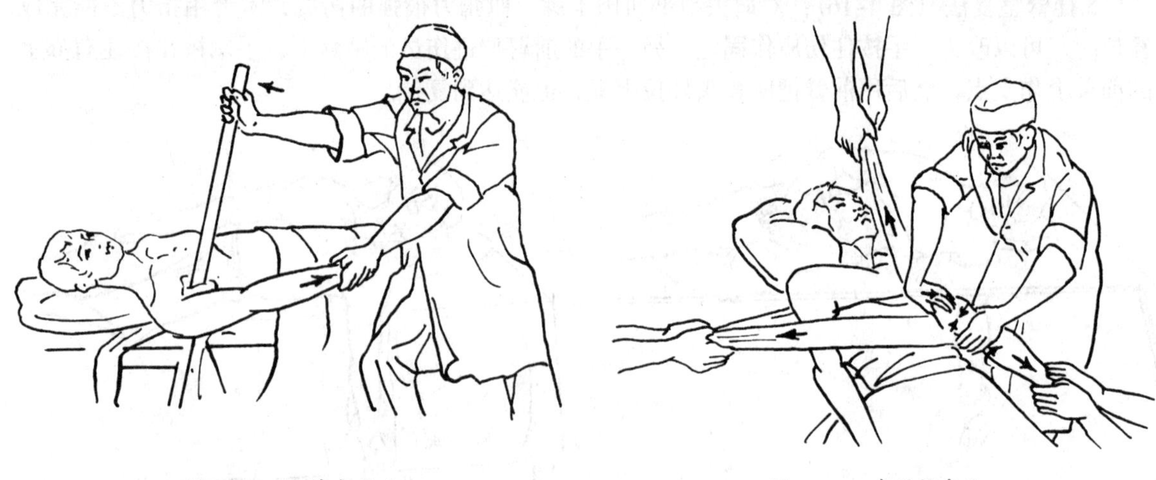

图 4–17 木棒复位法　　图 4–18 牵引推拿法

3. 椅背复位法（图 4–19）：使脱位侧的上肢悬吊于衬厚垫的椅背上，术者一手握住腕部牵引，并小心屈曲肘关节，另一手按住肘窝前下部向下压迫，即能复位。

4. 但巴玛（De Palma）复位法（图 4–20）：屈肘，令助手置一拳于肱骨与胸壁间，然后向下向内牵引而复位。并小心地屈曲肘关节，另一手按于肘窝前下部向下压迫，即能复位。

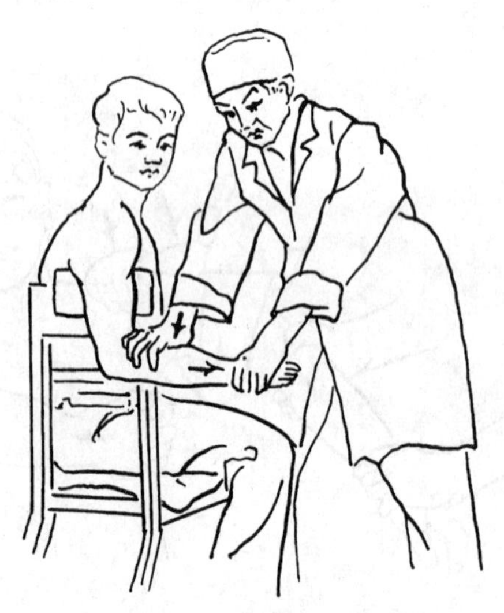

图 4–19 椅背复位法

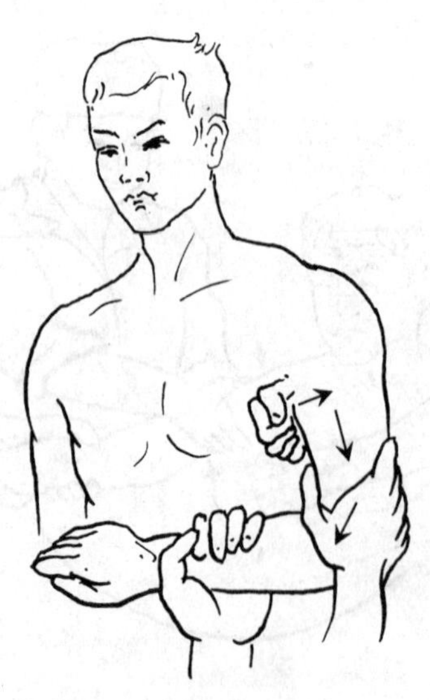

图 4–20 但巴玛复位法

5. 外展牵引复位法（图 4–21）。

6. 扎氏复位法（图 4–22）。

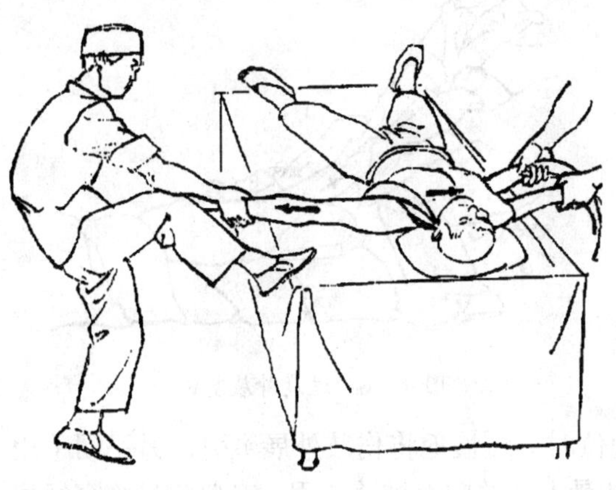
图 4–21 外展牵引复位法

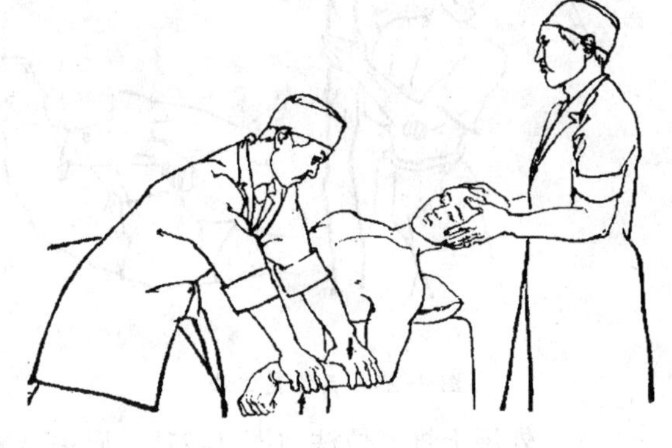
图 4–22 扎氏复位法

7. 外展外旋复位法（图 4–23）：患者侧卧于两桌上，使伤肢悬垂于两桌间，肘屈曲 90°，置患者的手于术者同侧的前臂上部外侧，术者的手握住肘部向下牵引，逐渐外展外旋患臂，另一手握住肱骨上端以增加外展外旋，再上举患臂。

8. 抱腰复位法（图 4–24）：患者站立，医生面对伤员站立，伤员以患肢抱住医生的腰，医生的右手反背于自己的腰后并握住伤肢手腕作牵引，另一手撑住患侧肩前向后推压而复位。

自己复位的另一方法：伤者仰卧或坐位，将患侧上肢肘窝部套入已经屈曲的健侧下肢的腘窝部并且贴紧。然后用伤者自己的健侧手紧握患肢腕部。伤员将患侧肩部肌肉放松，然后稳而有力地伸髋伸膝，可获复位。

9. 自己复位法（图 4–25）：肩关节前脱位时，伤员自己来完成复位。其方法为伤员使脱位侧上肢的肘关节屈曲成直角，并用手紧紧地握住不能移动的物体，例如一棵树或一立柱。同时用健侧的手将脱位侧的肘部扳拉靠近胸前中线，使在不太疼痛的情况下尽量内收，然后旋转躯干使它离开脱位的上肢，以使伤肢尽量外旋。通常肱骨头在外旋 60°~80°时即可听得肱骨头跳入关节盂内的响声，上肢重新作主动活动，即为复位。

10. 过度外展复位法（图 4–26）：此法可用于肩关节盂下脱位、肱骨上端骨折脱位或肱骨上端骨骺分离的整复。

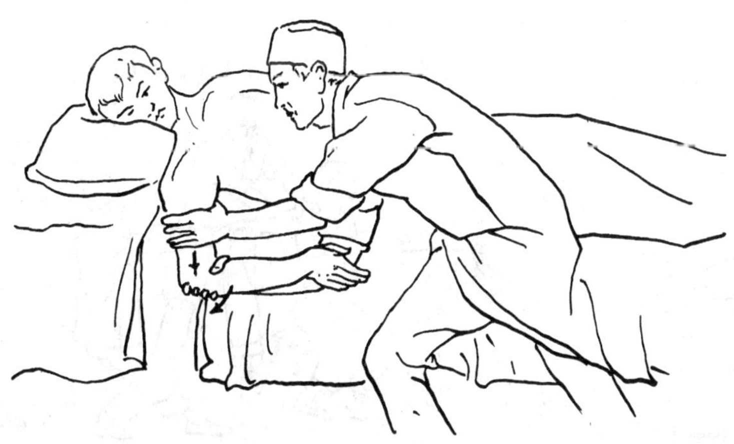
图 4–23 外展外旋复位法

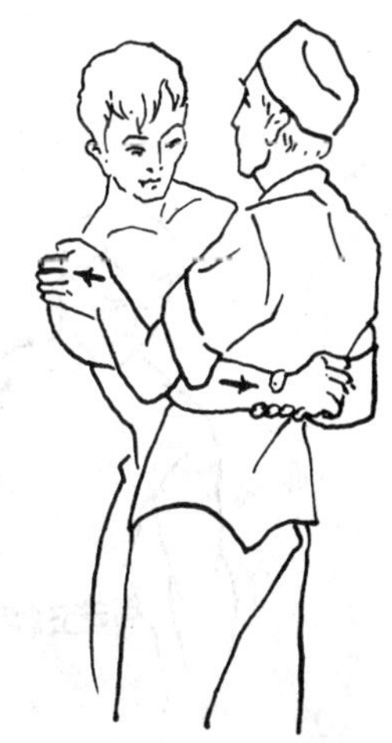
图 4–24 抱腰复位法

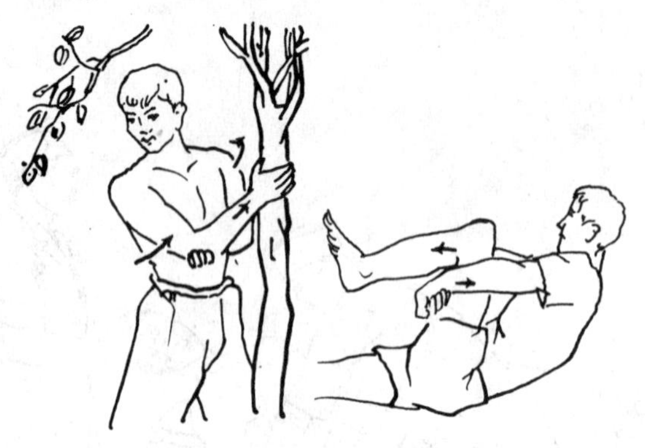

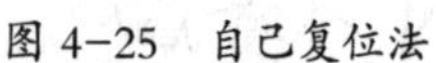

图 4-25 自己复位法

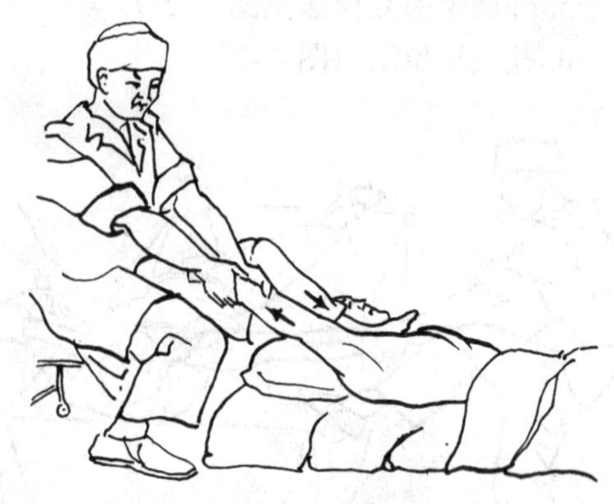

图 4-26 过度外展复位法

11. 外展上推复位法（图 4-27）：肩关节盂下脱位时，缓慢地将伤肢外展牵引，另一助手用布单揽胸廓作对抗牵引。术者用手按于近腋窝处的肱骨上端并向上推移或用一布单绕过腋窝经肩部向上牵引即可。

12. 外展上牵内收复位法（图 4-28）：外展牵引伤肢，并经腋部向上牵引肱骨头，如仍不能复位，则慢而有力地将患肢逐渐内收，复位可获成功。

13. 后脱位外展前拉法（图 4-29）：助手外展牵引并内旋上臂，术者站于患者伤侧之前，右手拇指向内后推压肩盖前缘，其余四指于肩后方将脱位的肱骨头向前外侧扳拉而复位。或术者一下按于腋窝胸壁前侧，另一手握于肩后方脱位之肱骨头向前外侧扳拉，更易复位。

14. 后脱位外展后推法（图 4-30）：在局麻下内旋和外展牵引患肢，胸廓以床单绕过对抗牵引。术者站于伤员背后，一手抓住患侧肩部，另一手置于肱骨头后侧推其向前易使复位成功。

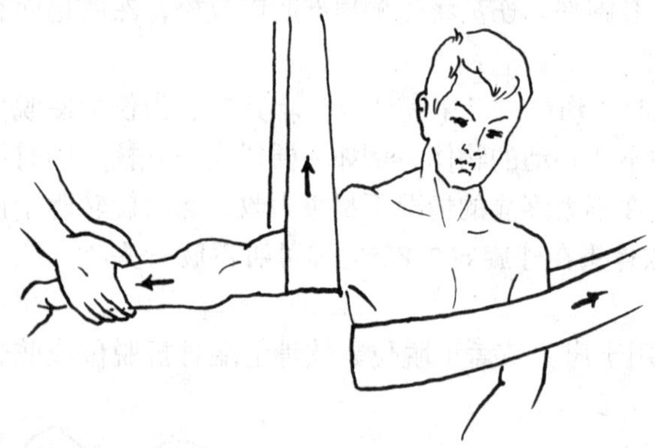

图 4-27 外展上推复位法

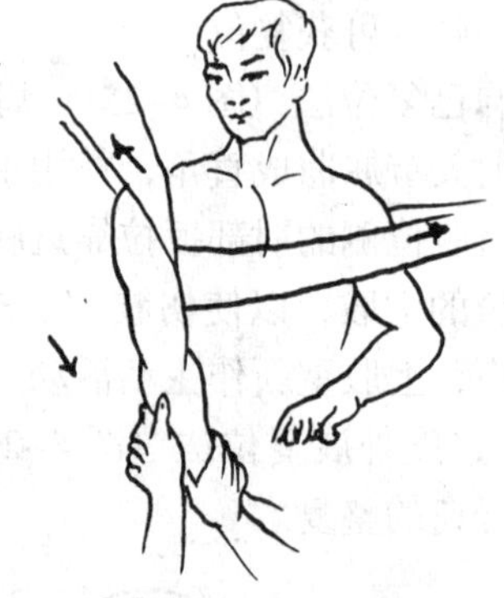

图 4-28 外展上牵内收复位法

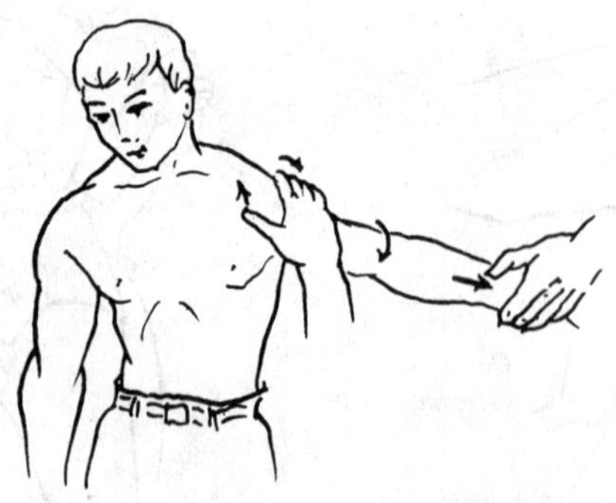

图 4-29 后脱位外展前拉法

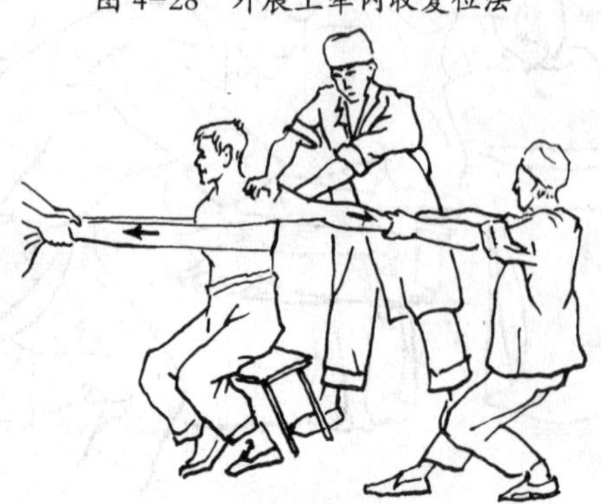

图 4-30 后脱位外展后推法

上述复位方法大多相雷同。以第一种最常用，效果可靠，但只适用于青壮年单纯脱位，有导致骨折可能，必须要小心；第二种方法颇适用于偏向前脱位的伤员；第三种方法在缺少助手的情况下使用，此法简便易行，且十分安全，尤其适合老年及伴有骨折的病例。

个别伤员复位困难，多数是由于伤员精神过度紧张，使肌筋痉挛严重；其次是肱二头肌长腱移位以及破裂的关节囊夹在关节腔里，阻碍了肱骨头向关节盂的还纳。这三种情况可同时存在，亦可只出现其中的一种。这时可暂时停止复位，让伤员休息，并给止痛和镇静药，或配合肩部按摩，耐心对伤员进行解释工作，待伤员的情绪平静、肌筋痉挛有所缓解后，再选用上述的方法进行复位。合并肱骨大结节骨折的伤员，一般在肩关节复位后，大结节亦可同时获得复位。

（五）固定方法

复位后在肩部上外敷药，屈肘 70°，用布带悬吊前臂，再用绷带把伤臂与胸肋一起绕缠，将伤侧的上臂固定胸胁部，最后用布带悬吊前臂于胸前。

（六）注意事项

1. 固定后即指导伤员作指、腕、肘关节的屈伸活动及肩部顶颈耸肩锻炼，以防止肩关节粘连，并注意观察指端的血液循环及指屈伸活动有无障碍。

2. 每 3~4 天检查伤部 1 次。固定期间防止上臂外旋。

3. 2~3 周后可去除固定，解除外固定后练习肩关节活动，并逐渐加大幅度，要求 4~6 周后达到正常活动范围。

4. 肩关节前脱位，有 1/3 病例合并有肱骨大结节骨折，骨折片多能随着脱位整复的同时而复位，如脱位整复后骨片仍嵌夹在肩峰和肱骨头之间，立即切开复位。

5. 陈旧性肩关节脱位的处理比较困难，切开复位效果不佳。因此，对青、壮年伤员，脱位在 3 个月以内，无明显骨质疏松者，仍应争取手法复位，手法复位不成功者，可考虑切开复位。

6. 高龄陈旧性肩关节脱位功能尚可者，不必再做处理。

二、胸锁关节脱位

胸锁关节由胸骨的锁骨切迹与锁骨的内侧端构成，并由胸锁韧带、锁骨间韧带和肋锁韧带维持关节的稳定（图 4–31）。胸锁关节脱位临床上较少见。

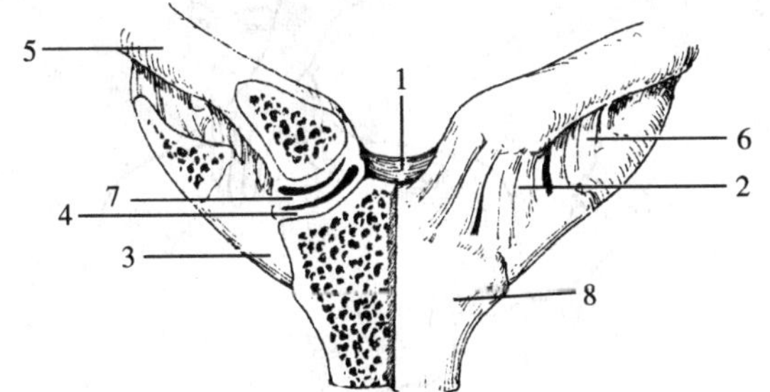

1.锁间韧带　2.胸锁前韧带　3.第 1 肋骨　4.关节囊
5.锁骨　6.肋锁韧带　7.关节盘　8.胸骨柄

图 4–31　胸锁关节

（一）受伤机理

1. 直接暴力：多导致后脱位多。当直接暴力从胸前冲击锁骨的内侧端时，可使锁骨的内侧端向后下方冲击，致使锁韧带和关节囊的后侧破裂，因而产生锁骨内侧端向胸骨的后下方脱出。

2. 间接暴力：多导致前脱位。当肩部突然向后下方用力（如投掷铁饼运动）时，通过锁骨以第 1 肋骨上缘为支点的杠杆作用，可使锁骨内侧端向前撬起，造成关节前侧的胸锁韧带和关节囊破裂，锁骨内端便向胸骨的前上方脱出。

（二）脱位类型

1. 前脱位：锁骨内侧端向胸骨的前上方脱出，多见（图 4–32）。

2. 后脱位：锁骨内侧端向胸骨的后下方脱出，很少见（图 4–33）。如后脱位严重，可造成呼吸和吞咽困难。

（三）临床诊断

局部疼痛和肿胀，上肢活动时受障碍且疼痛加剧。如果是向前脱位，锁骨的内侧端向前隆

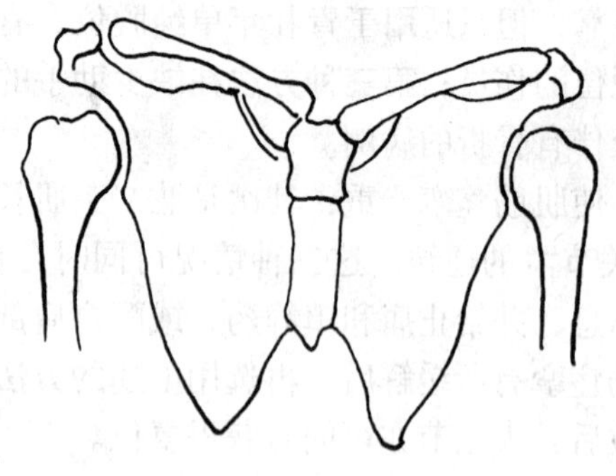
图 4-32 胸锁关节前脱位

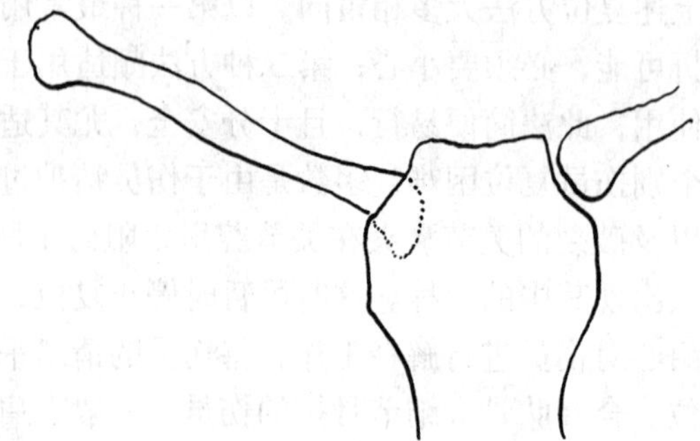
图 4-33 胸锁关节后脱位

起，当上肢被动活动时，可摸到脱出的锁骨内侧端有前后异常活动感。如果是向后脱位，锁骨的内侧端向后凹陷，且可摸到胸骨边缘的锁骨切迹；脱位严重时，锁骨内侧端可压迫气管和食道，出现呼吸迫促，吞咽困难等症状。

（四）手法复位

局部浸润麻醉下进行。伤员取坐位。对向前脱位的伤员（图 4-34），整复时一助手站在伤员的背侧，把膝部置于两肩的中间，再用两手分别擒拿双肩，使伤员处于挺胸背伸位。另一助手站在伤侧，用前臂自背侧伸进伤侧的腋窝，与第一助手协同把伤肩向外后拔伸。术者用大拇指或手掌把向前隆起的锁骨内侧端向后下方推挤，使之复位。复位后使双肩处于含胸拔背位，这有利于锁骨内侧端的稳定。对向后脱位的伤员（图 4-35），复位时仅把伤肩向外后侧拔伸，术者用手指扣稳锁骨，把锁骨的内侧端向前上方提起，便可复位。

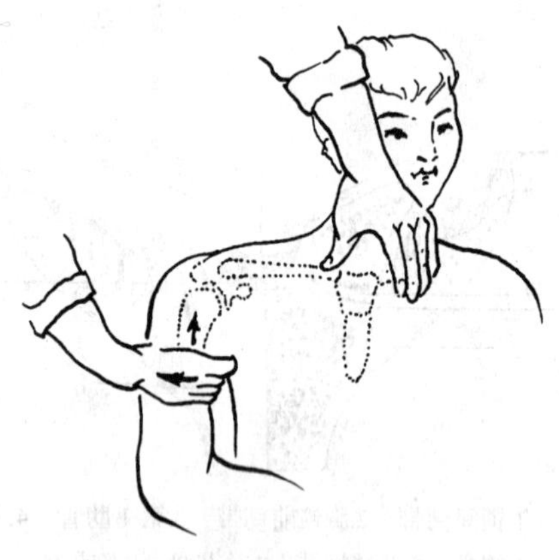
图 4-34 胸锁关节前脱位复位法

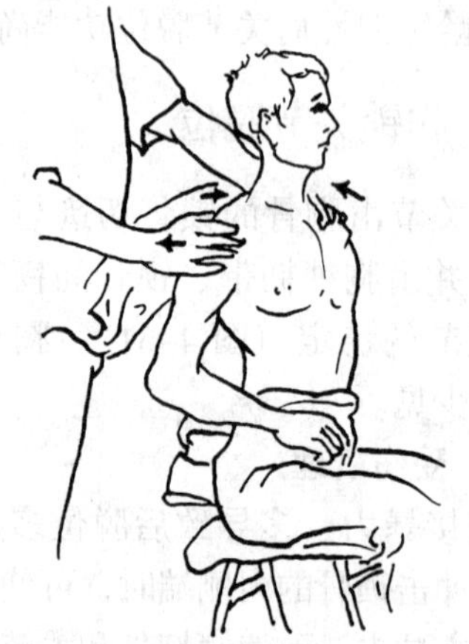
图 4-35 胸锁关节后脱位复位法

（五）固定方法

复位后，局部上外敷药，用绷带缚扎固定。对前脱位伤员，用胸前“8”字式缚扎固定；对后脱位伤员，用背后“8”字式缚扎固定。然后用布带悬吊伤侧前臂于胸前。

（六）注意事项

1. 1~2 周内每隔 1 ~ 2 天检查一次，并检查胸锁关节部有无异常隆突或凹陷。以防绷带松脱或因过紧压伤腋下神经、血管。

2. 整复后即可进行肘腕伸屈活动。2~3 周后开始进行肩关节活动。4~6 周去除缚扎固定，加强伤肢活动。

3. 局部有气管、食道压迫症状时，应严密观察病情，并作相应的处理。必要时切开复位以解除压迫。

4. 胸锁关节脱位并不影响上肢功能，少数病人因复位不良遗留有局部疼痛者，可手术切除锁骨近端1~2cm。

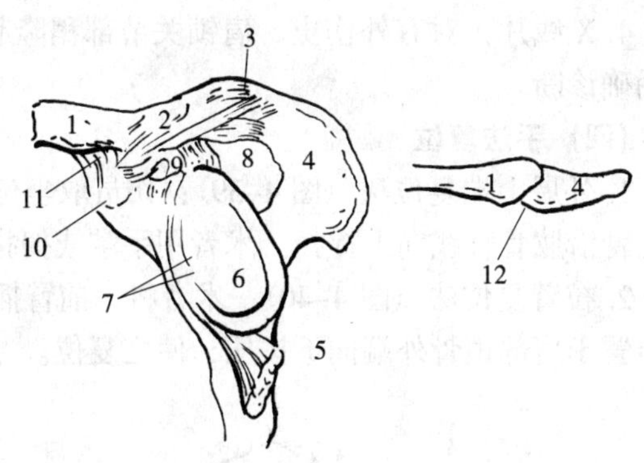

1.锁骨　2.喙锁韧带　3.肩锁韧带　4.肩峰　5.三头肌长头　6.关节盂　7.关节盂缘　8.二头肌长头　9.喙肩韧带　10.喙头　11.喙锁韧带　12.肩锁关节

图 4-36　肩锁关节

三、肩锁关节脱位

肩锁关节为半活动关节，关节活动范围在10°~20°之间，主要参与肩关节活动。肩锁关节由肩胛骨的肩峰与锁骨外侧端的关节面构成。靠关节囊上面的肩锁韧带和肩胛骨喙突与锁骨之间的喙锁韧带来加强，以维持关节的稳定（图 4-36）。临床上并非少见，在肩部损伤中约占4%~6%，复位后固定较困难。

（一）受伤机理

肩锁关节脱位多由直接暴力作用于肩峰部引起。也有少数伤员是由于上肢被过度向外下方牵拉所致。如暴力较大，可使喙锁韧带与肩锁韧带同时撕裂，造成肩锁关节脱位。如暴力较小，则仅有肩锁韧带撕裂，造成肩锁关节半脱位。

（二）脱位类型

1. 半脱位：仅有肩锁韧带撕裂（图 4-37）。

2. 全脱位：喙锁韧带与肩韧带同时撕裂（图 4-38）。

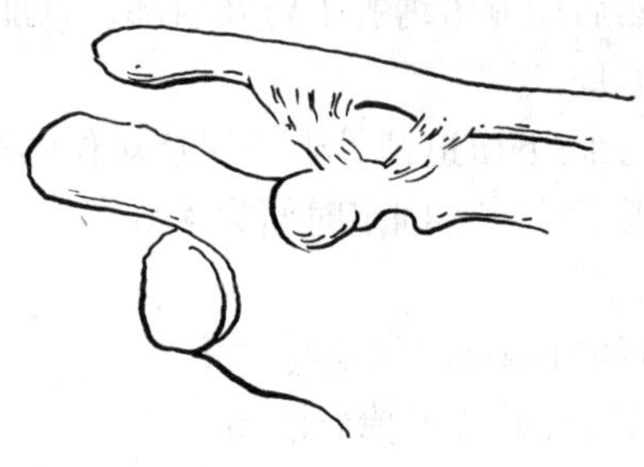

图 4-37　肩锁关节半脱位

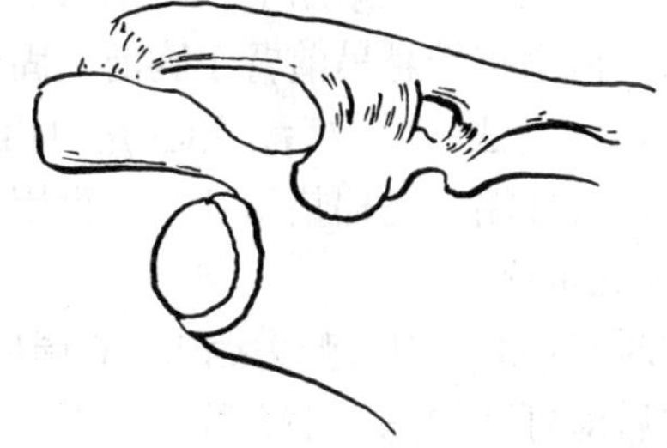

图 4-38　肩锁关节全脱位

（三）临床诊断

1. 疼痛：多局限于肩锁关节压痛，尤以上肢抬举或肩关节外展时更甚，且有压痛。

2. 肿胀和畸形：全脱位伤员，锁骨的外侧端向上隆起明显，若将上肢向下牵拉，隆起更明显；若将锁骨下按、上臂向上提托，其隆起即减轻。半脱位伤员，其隆起畸形不明显，故半脱位较难发现。虽然局部肿胀明显，但仍多显示肩锁关节错位外观，可呈梯形状，锁骨外端高于肩峰端，于肩关节外展时压迫锁骨则有浮动感。

3. 活动受限：因局部有疼痛影响肩关节活动，患者常取以健手托住患肢肘部的保护性姿势而减少肩部活动。

4. X 线片：对有外伤史、肩锁关节部稍隆起和压痛明显的伤员，应拍双侧肩部 X 线片对比，以明确诊断。

（四）手法复位

1. 外展上端复位法（图 4–39）：伤员取坐位，伤肢屈肘 90°，一助手用双手抱住伤肢的肘部，将上臂沿肱骨轴线向上提托。术者用手掌或拇指将锁骨外侧端向下按压，使之复位。

2. 拉臂复位法（图 4–40）：术者将一前臂插入伤侧腋窝，向外、向上后扳拉，然后用另一手拇指置于肩部锁骨外端向下按压，使之复位。

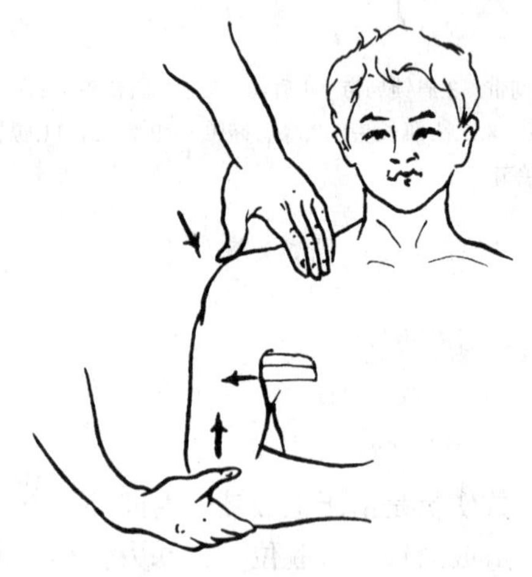

图 4–39　外展上端复位法

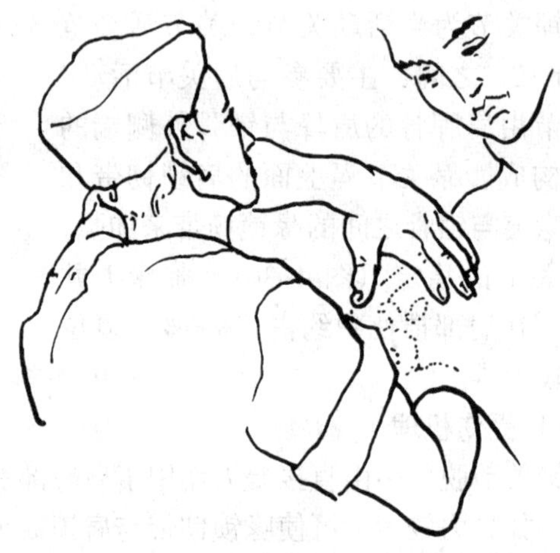

图 4–40　拉臂复位法

（五）固定方法

1. 胶布固定法：复位后，用胶布固定。一助手用一条宽 6~10cm 的胶布自肩部的前方沿上臂后外侧向下绕过肘部，再沿上臂的内侧向上跨过肩到达背部，按同法复贴一层，以加强固定。在绕胶布时，必须把胶布拉紧贴上，特别向上贴的该侧。然后用绷带缚扎上臂及肘部，以加强胶布的固定作用。再用布带悬吊前臂于胸前。固定时间为 4~6 周。

2. 三角巾固定法：复位后，用三角巾由肘部托起，于向下压迫锁骨外端保持对位的情况下，将其两角在锁骨外端所置棉垫结扎紧。再用布带悬吊前臂于胸前，固定时间为 4~6 周。

（六）注意事项

1. 固定时间：3~4 周去弹力绷带，6 周后拔出钢针（如有钢针内固定时）。

2. 复位后即可开始练习手、腕、肘部屈伸活动，3 周后开始练习抬肩活动。

3. 闭合插钢针固定时，需注意由后外向内前斜行插入，防止过深，以免损伤锁骨下血管或肺脏。

4. 陈旧性脱位，如局部疼痛不明显，肩关节功能尚好者，无需治疗。如疼痛明显，影响肩关节功能，可考虑行切开复位内固定或锁骨外端切除术，但效果欠佳，应慎重选择。

5. 固定后要注意伤肢的血运情况，经常检查胶布是否有滑脱。若胶布滑脱需要更换时，伤肢皮肤必须消毒，并用 75% 酒精脱脂，以防皮炎和增加胶布的粘度。然后重新贴上胶布固定。

6. 去除胶布固定后，应加强伤肩关节的功能锻炼，并继续用布带悬吊伤肢前臂 4 周。

四、肘关节脱位

肘关节是一个复合性关节，由肱尺部、肱桡部、桡尺部等三组关节组合而成。肱尺部由肱骨的滑车端与尺骨半月切迹组成。肱桡部由肱骨小头与桡骨小头凹组成，桡尺部由桡、尺骨上端组成上桡尺关节。这三组关节中，以肱尺部为主体，它属于蜗状关节，能使肘关节进行屈伸运动。

肘关节囊的前后方较薄弱，两侧较坚韧，形成肘部内外侧副韧带（图 4-41）。所以肘关节易发生前脱位和后脱位两种。但以后脱位为多见，占 90%以上，其次为前脱位及侧方脱位。

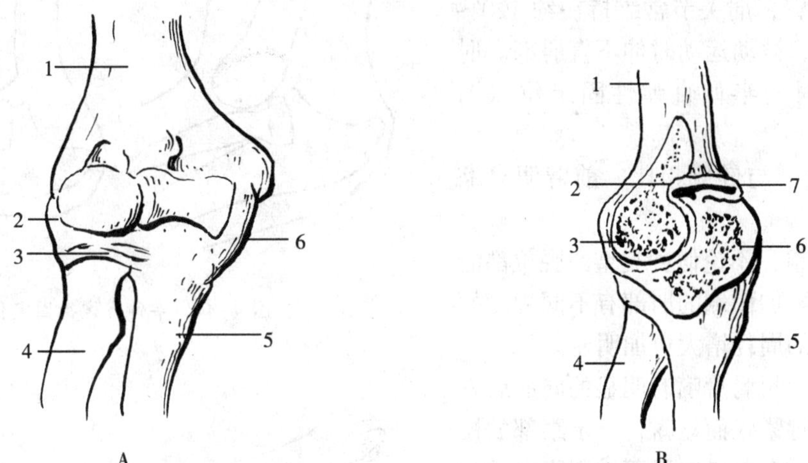

A. 正面观 1.肱骨 2.桡侧副韧带 3.桡骨环状韧带 4.桡骨 5.尺骨 6.尺侧副韧带

B. 侧面观 1.肱骨 2.关节腔 3.肱骨滑车 4.桡骨 5.尺骨 6.鹰嘴 7.关节囊

图 4-41 肘关节

（一）受伤机理

肘关节脱位（图 4-42）多数由间接暴力造成。例如跌倒时上肢处于旋后伸肘位，手部着地，肘部过伸，暴力沿尺骨上传至尺骨鹰嘴突，鹰嘴突冲击肱骨下端的鹰嘴窝，将肱骨下端推向肘前方，就会使肘关节前侧的关节囊破裂；这时，肱骨下端继续向前移，冲击关节囊，尺桡双骨上端向后侧脱出，因而造成肘关节后脱位。如果在受伤时尚有来自侧方外力作用，除了造成后脱位外，还兼有向外侧脱位或向内侧脱位，但后者甚为少见。此外，肘关节脱位还可合并肱骨内上髁骨折、尺骨鹰嘴骨折和尺骨冠突骨折等，而以合并肱骨内上髁骨折较为常见。

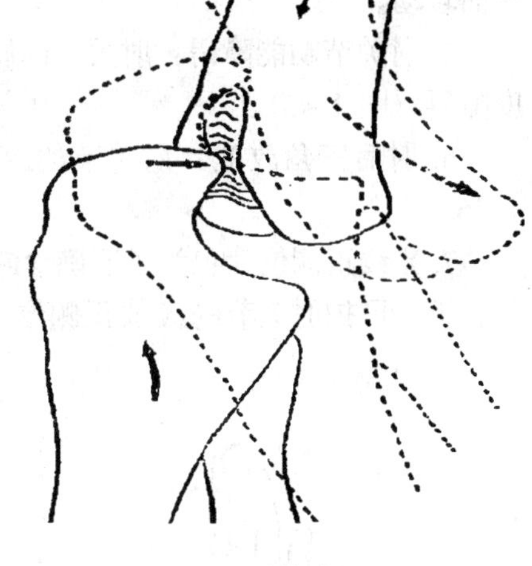

图 4-42 肘关节外侧方脱位

（二）脱位类型

1. 后方脱位（图 4-43A）：尺骨冠状突位于肱骨远端后方的鹰嘴窝内，临床上最常见，占 90%以上。

2. 外侧脱位（图 4-43B）：尺骨鹰嘴位于肱骨远端的前方，有时合并鹰嘴骨折。

3. 前方脱位（图 4-43C）：尺骨鹰嘴位于肱骨远端的外侧方。

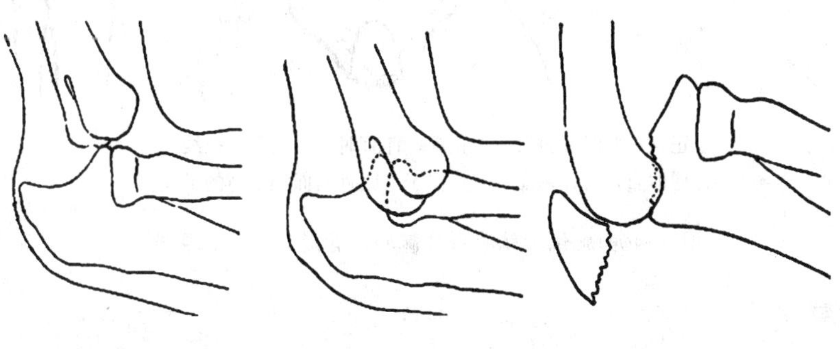

A. 后方脱位　　B. 外侧脱位　　C. 前方脱位

图 4-43 肘关节后方脱位图

（三）临床诊断

1. 弹性固定：由于疼痛，肿胀，患者常以健手托住患侧前臂，肘关节常维持在约 120°~135°的半屈伸位，被动运动时伸不直肘部。肘关节被动活动时呈半伸直弹性固定位（图 4–44）。

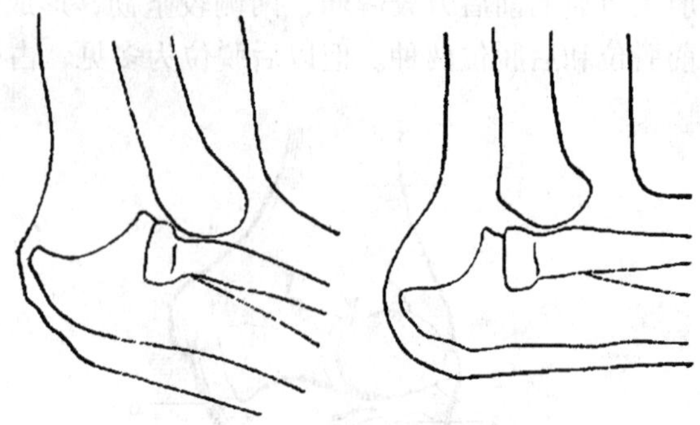

图 4–44 半伸直弹性固定位

2. 前臂缩短：与健侧相比，前臂明显缩短。

3. 肘关节增粗：不论何种类型的脱位都能使肘关节增粗，再加伤侧的肘部有不同程度的肿胀，使肘关节的周径增大更加明显。

4. 触诊发现：尺骨鹰嘴有明显的向肘后方突出，肱三头肌腱紧张而显露，象足跟部的模样；肘前方饱满，在肘横纹下可摸到隆突的肱骨滑车端；在肘后鹰嘴突的上部可摸到凹陷空虚，如果兼有向外侧脱位，可在关节外侧摸到隆起的桡骨小头及其关节面，并可随前臂的旋转而转动。

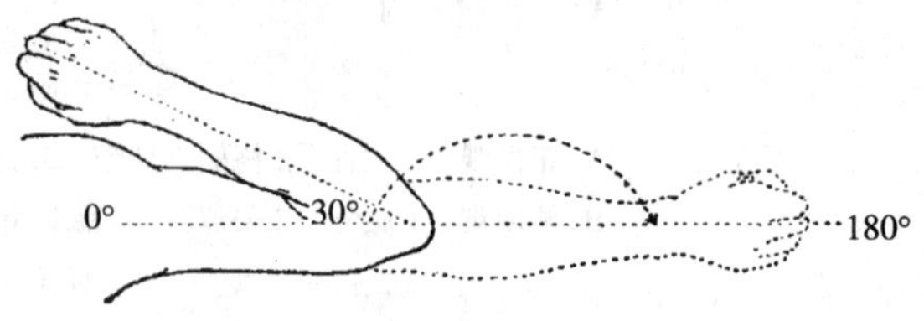

图 4–45 正常肘关节屈伸运动范围

5. 肘关节功能障碍：肘关节的屈伸功能极度障碍（图 4–45）。

6. 肘后三角改变：肘关节的鹰嘴和肱骨内、外上髁三点的正常等腰三角形发生改变（图 4–46）。

7. X 线正侧位片：为了明确诊断，了解脱位的方向和肘部有没有合并骨折，尤其是肱骨内上髁骨折，可拍肘关节的 X 线正侧位片。

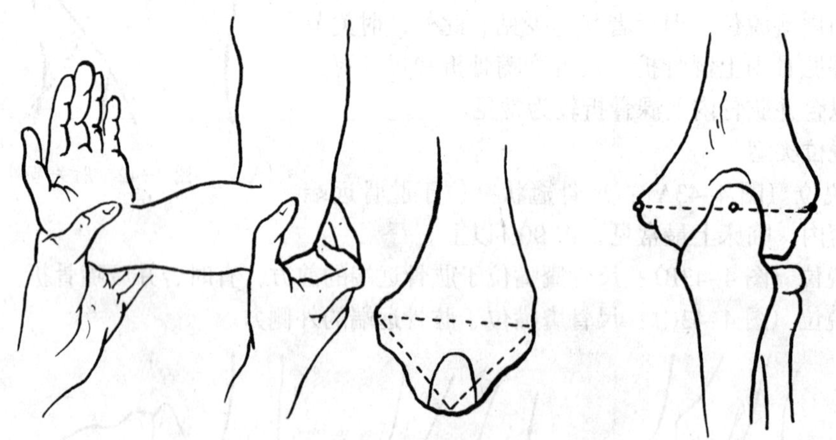

正常屈曲时，肘后三角正常。伸直时，三点在一条线上；
屈肘直角时，侧面观三点位于与肱骨内面相平行的平面上

图 4–46 脱位时肱骨内外髁和尺骨鹰嘴三点位置改变

（四）手法复位

1. 肘关节后脱位复位法：

（1）自己复位法（图 4–47）：患者坐于低凳上，患侧下肢髋膝过屈，顶于屈曲之伤肢肘窝上

部，健侧紧握腕部向健侧牵拉而复位。

(2) 单人复位法：

① 伤员坐于椅子上，术者立于伤侧，一腿屈膝，足蹬在伤侧的椅子边角上（右侧用右膝，左侧用左膝），将伤肢屈曲肘窝抵在膝前，一手握住上臂下段，一手握住前臂下段，用力对抗牵拉，当听到或感到复位声响时，即已复位（图 4–48）。

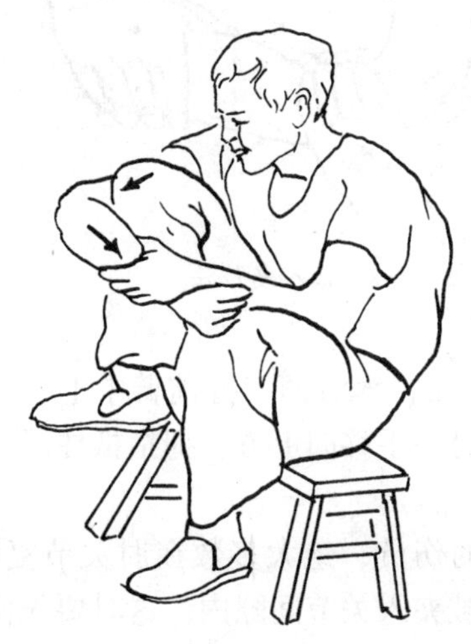

图 4–47 自己复位法

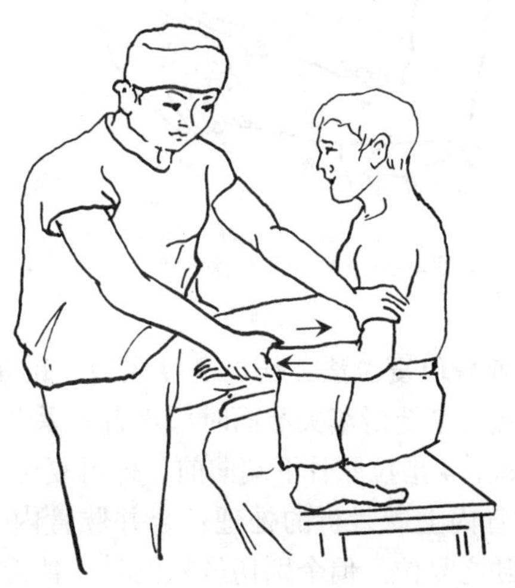

图 4–48 单人复位法

② 椅背复位法（图 4–49）：伤员侧坐于靠背椅上，使脱位的上肢腋窝跨于已衬垫好的椅背上，医生一手握腕部略屈肘牵引，同时另一手按压前臂上段而复位。

③ 膝肘复位法（图 4–50）：有坐位及卧位两种。医生立于伤侧前面，一手推压伤肢肱骨下段，另一手握其腕部向前牵拉，同时用与伤肢同侧之下肢，足踏于凳缘屈膝顶住伤肢肱骨下端，顶、推与牵拉同时用力即可复位。

(3) 双人复位法：伤员取坐位，助手握上臂下段，术者握腕部对抗持续牵引，2 min 后，术者一手继续维持牵引，另一手移向肘部，拇指抵住尺骨鹰嘴突用力向下向前推顶，其余 4 指托住肱骨下端向后扳拉，并逐渐屈曲肘关节，即可复位（图 4–51）。

(4) 三人复位法：适于脱位时间较长病例。体位同前。一助手握上臂下段，另一助手握腕部对抗持续牵引，待喙突被牵至滑车平面时，术者两手四指重叠用力向后拉肱骨下端，双于拇指向下向前推顶尺骨鹰嘴，同时，远侧助手屈曲肘关节，即可复位（图 4–52）。

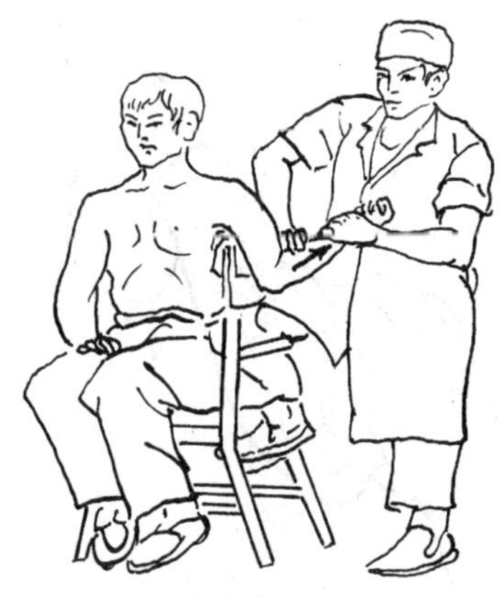

图 4–49 椅背复位法

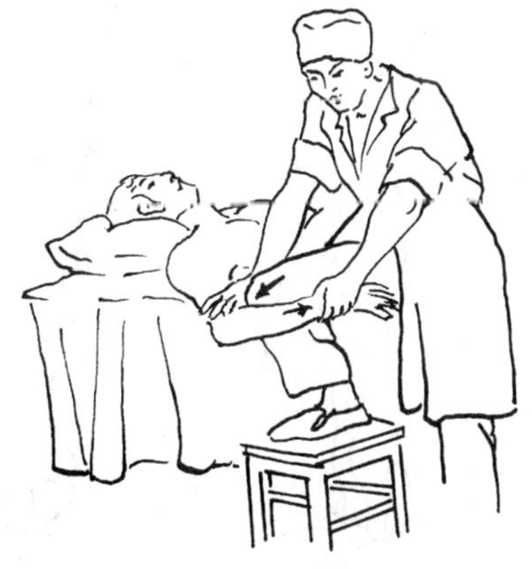

图 4–50 膝肘复位法

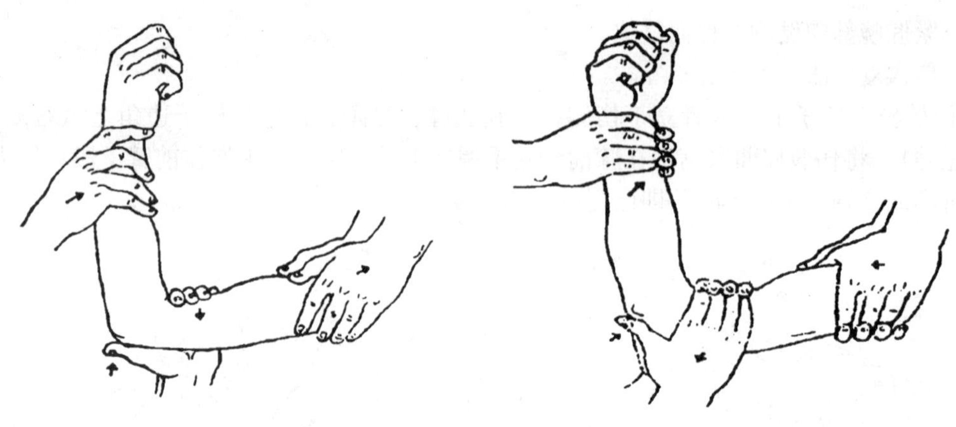

图 4-51 双人复位法　　图 4-52 三人复位法

2. 肘关节前脱位复位法：伤员高度屈肘，助手握上臂下段，术者两手握前臂中上段对抗牵引，待尺骨鹰嘴被牵至滑车关节面时，术者一手继续牵引，另一手移向上方，拇指抵住尺、桡骨近端向下向后推，4 指拉肱骨下端向前，即可复位。

3. 合并肱骨内上髁骨折的处理：合并肱骨内上髁骨折的伤员，绝大多数在肘关节复位时，肱骨内上髁可随之复位。但个别伤员复位时，骨折片可能会被夹入关节间隙内。这时要先使肘关节人为脱位，让内髁骨折片滑出关节腔，然后重新复位。

(1) 肘关节人为脱位复位法：在人为脱位时，伤肘置于旋后伸肘位 15°。一助手握住伤肢上臂的中段向前提升。术者用两拇指按住伤肢前臂上端的掌侧，余指提握上臂下端的背侧，将前臂向后推、上臂向前提。另一助手握住伤肢前臂协同术者把前臂向后推，使肘关节脱位。

人为脱位后，接着进行手法整复。一助手握住伤肢的前臂，使前臂处于屈腕、旋后外展位。另一助手握住伤肢的上臂，两拇指于外侧、余指于内侧进行向内推端。术者把两拇指置于伤肢的肘前方，将肱骨头向后方推按，余指于肘后方扣稳鹰嘴突，在助手的拔伸牵引下逐渐屈肘，使之复位。

(2) 过伸复位法（独立屈曲复位法）（图 4-53）：使肘过伸，则冠状突由鹰嘴窝易于解脱，纵行牵引恢复上肢长度和提携角，然后一手握肱骨下端向后牵引，另一手执腕部牵引并逐渐屈肘成锐角而复位。

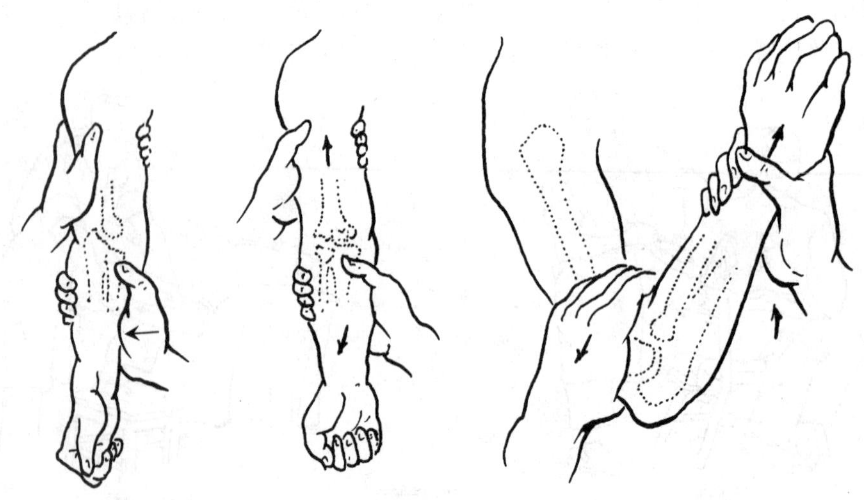

图 4-53 过伸复位法（独立屈曲复位法）

(五)固定方法

术后上白药膏或黄水纱布等，肘屈 70°，用绷带将肘部作“8”字式缚扎。“8”字的交叉点在肘前方，以控制伸肘运动。最后用布带悬吊前臂于胸前。

(六)注意事项

1. 复位时，不论用何种方法，凡合并有侧方移位者，均应先矫正侧方移位，再按复位手法整复。

2. 每 3~4 天检查伤部一次。

3. 复位后即日起，练习腕、肩及手抓关节伸屈活动。

4. 2~3 周后去除固定，并作肘关节屈伸活动的锻炼。去铁丝托固定后，开始练习肘关节伸屈，但活动范围不宜超过 15°，2 周后活动范围可达 30°，3 周后可达 45°。功能锻炼期间，切忌过早用伤肢端提重物及作强力被动运动，以免发生骨化性肌炎。

5. 并有肱骨内髁骨折或喙突骨折者，一般在脱位整复后骨折片亦即随之复位，如不能复位，可按骨折复位法予以整复。但铁丝托固定时间需延长，一般需要 3 周。

6. 脱位时间超过 3 个月者即为陈旧性脱位，手法复位虽较新鲜病例困难，只要手法运用得当，仍可获得成功，故对 3 个月以内的病例均可试用手法复位。对个别手法复位失败者，应手术切开复位。但对有骨质疏松的高龄病人，也可使其自然恢复。

五、桡骨小头半脱位

桡骨小头半脱位发生于 4 岁以下的幼儿。因幼儿的桡骨小头与桡骨颈的直径几乎相等，且环状韧带比较松弛及发育不全（图 4–54），在受到外力的牵拉时，桡骨小头容易滑出成为半脱位状态。

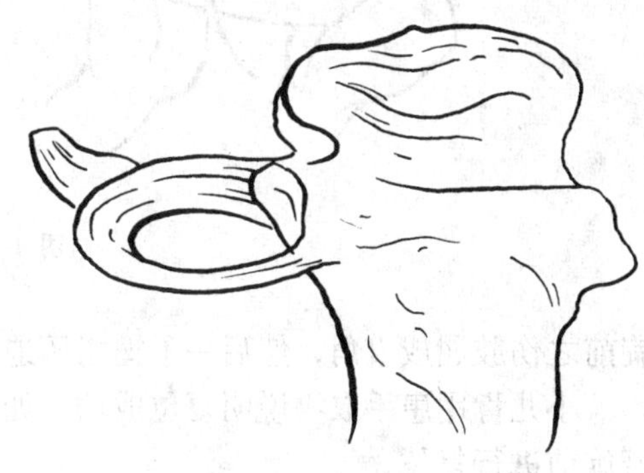

图 4–54 小儿环状韧带比较松弛及发育不全

(一)受伤机理

桡骨小头半脱位由间接暴力所致。例如儿童上石级、阶梯或当跌倒时，腕部突然受到大人的牵拉，就会引起桡骨小头半脱位（图 4–55）。这是由于突然牵拉造成肘关节骤然紧张，使关节内的负压力增大，将关节囊和环状韧带吸入肱桡关节之间，阻碍了桡骨小头的还纳。

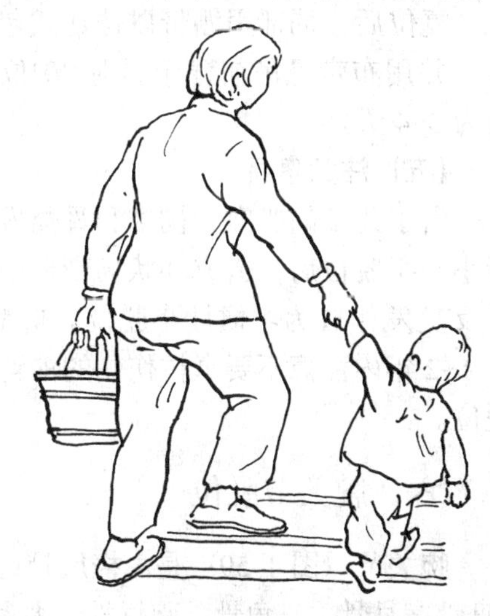

图 4–55 牵拉

(二)临床诊断

常见 5 岁以下儿童，有上肢被牵拉史，伤后肘部有轻度的疼痛，桡骨小头部拒按，并有明显的压痛。肘关节呈半屈曲，前臂处于旋前位。小儿因肘部疼痛不愿活动，拒绝触摸，伤儿不愿屈伸肘部和用手接取物（图 4–56）。X 线检查为阴性。

(三)手法复位

1. 伸直内旋复位法（图 4–57）：无需任何麻醉，伤儿取坐位，术者一手握住小儿腕部，另一手托住肘部，以拇指压住桡骨头部位，将肘关节轻度拔伸，并将前臂旋后。开始作轻柔的前臂旋前旋后动作，来回数次后大都可感到轻微的弹响声。

2. 屈曲外旋复位法（图 4–58）：将患儿半屈曲

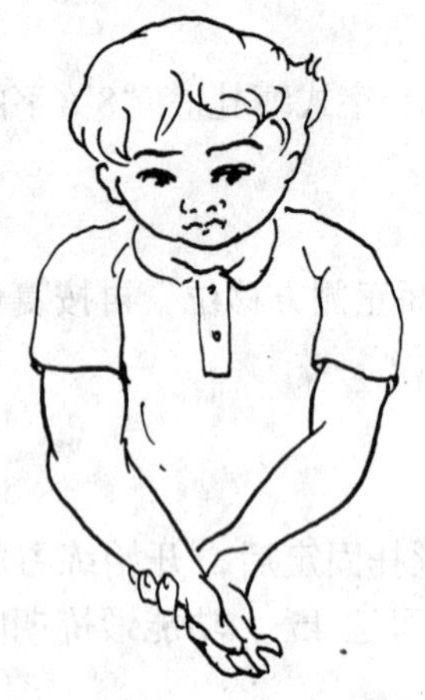

图 4-56 脱位后姿态

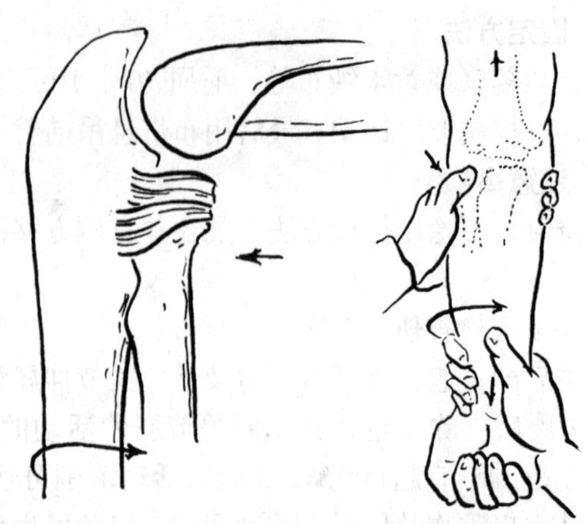

图 4-57 伸直内旋复位法

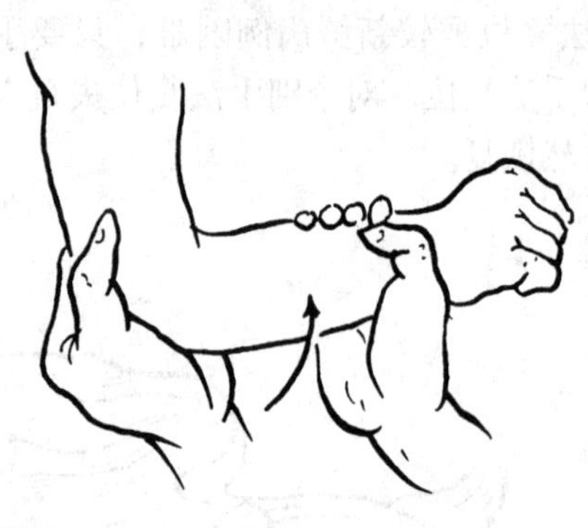

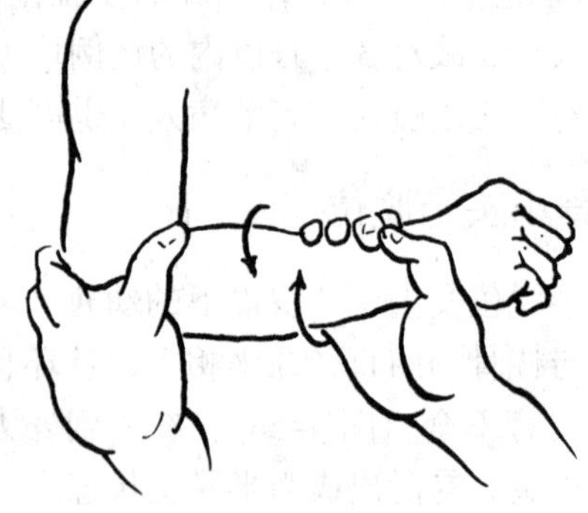

图 4-58 屈曲外旋复位法

旋前之伤肢屈成直角，然后一手拇指压迫桡骨头，另一手将前臂过度外旋，亦可复位。

小儿肯用患手取物说明复位成功。如果伤肢尚不能抬举取物，则提示未能成功复位可再将前臂旋前进行复位。

（四）固定方法

复位后，局部用绷带以迭瓦式包扎法固定肘关节，并用布带悬吊前臂于屈肘 90°位置，悬吊的时间为 3~4 天。

（五）注意事项

由于儿童的肌肉、韧带和骨骼发育未健全，桡骨小头半脱位后，造成环状韧带松弛乏力，因而容易反复发作成为习惯性半脱位。应嘱咐伤儿家长，在 1~2 年内注意不要牵拉伤侧的前臂，以免产生再脱位。

六、腕关节脱位

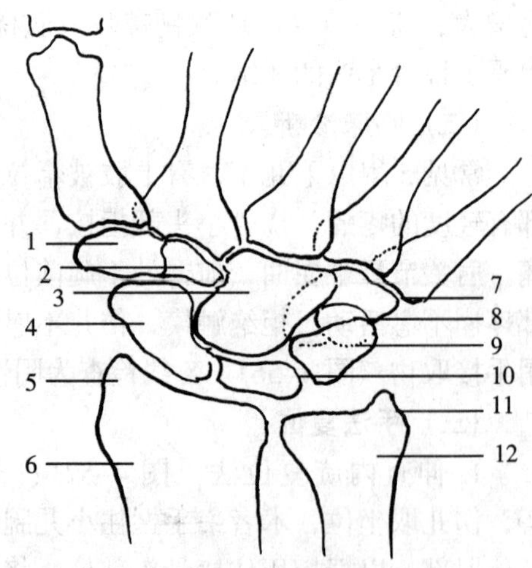

1.大多角骨 2.小多角骨 3.头状骨 4.舟骨 5.桡骨茎突 6.桡骨 7.钩骨 8.豌豆骨 9.三角骨 10.月骨 11.尺骨茎突 12.尺骨

图 4-59 腕关节构成

腕关节（图 4-59）是由桡尺骨远端与八块腕骨（舟骨、月骨、三角骨、豌豆骨、大多角骨、小多角骨、头状骨、钩骨）及五块掌骨近端而构成。单发腕关节脱位相对少见，大多与骨折并存。

（一）致伤机理

常因跌倒及提重物时用力过猛动作突然所致。

（二）脱位类型

临床上可遇到的有：桡腕关节脱位（图 4–60）、腕骨间脱位（图 4–61）、腕掌关节脱位（图 4–62）。

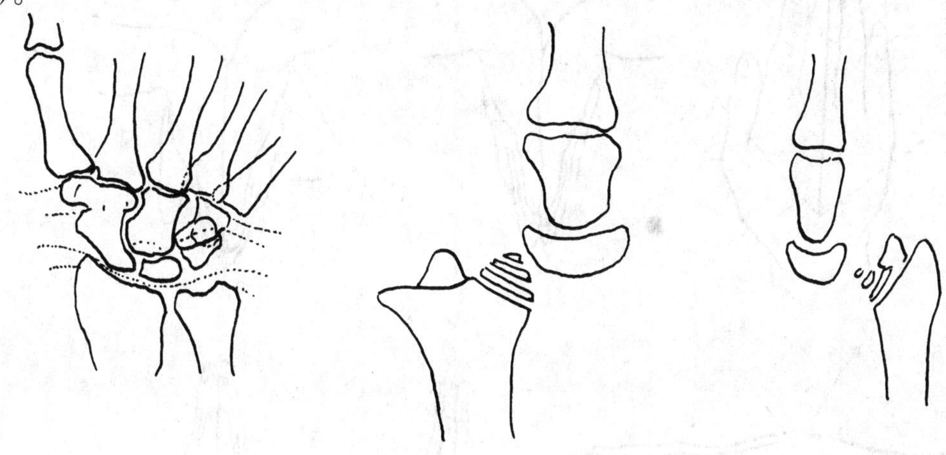

图 4–60　桡腕关节脱位、掌侧脱位、背侧脱位

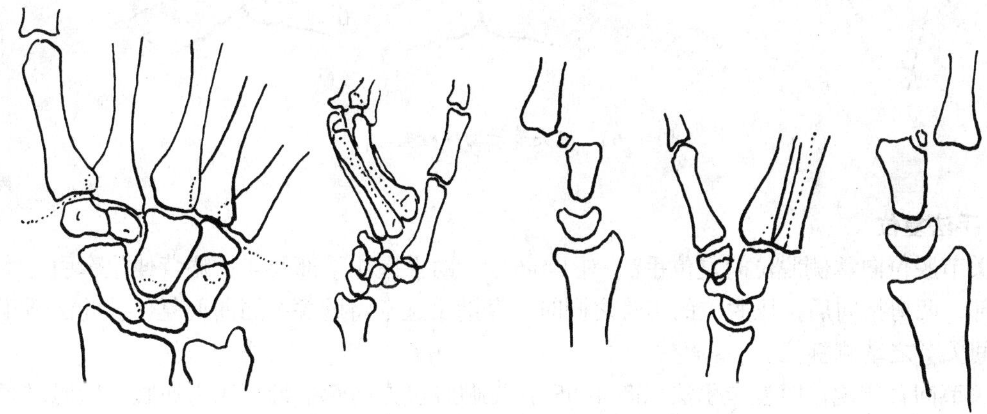

图 4–61　腕骨间脱位、掌侧脱位、背侧脱位

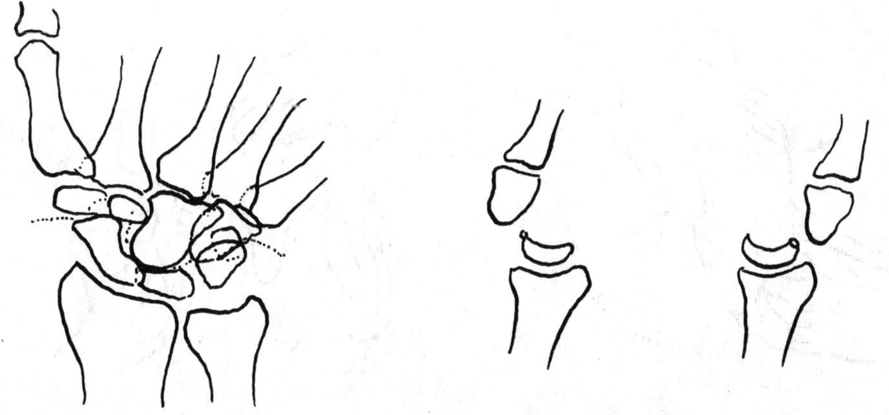

图 4–62　腕掌关节脱位、掌骨前脱位、掌骨后脱位

（三）临床诊断

1. 外伤后有肿胀畸形，活动受限。

2. 动诊和量诊（图 4–63）：腕关节的中立位（0°）是第三掌骨与前臂纵轴成直线，无背伸和掌屈。活动范围 70°（背伸）→80°（掌屈），25°（桡侧偏曲）→35°（尺侧偏曲）。

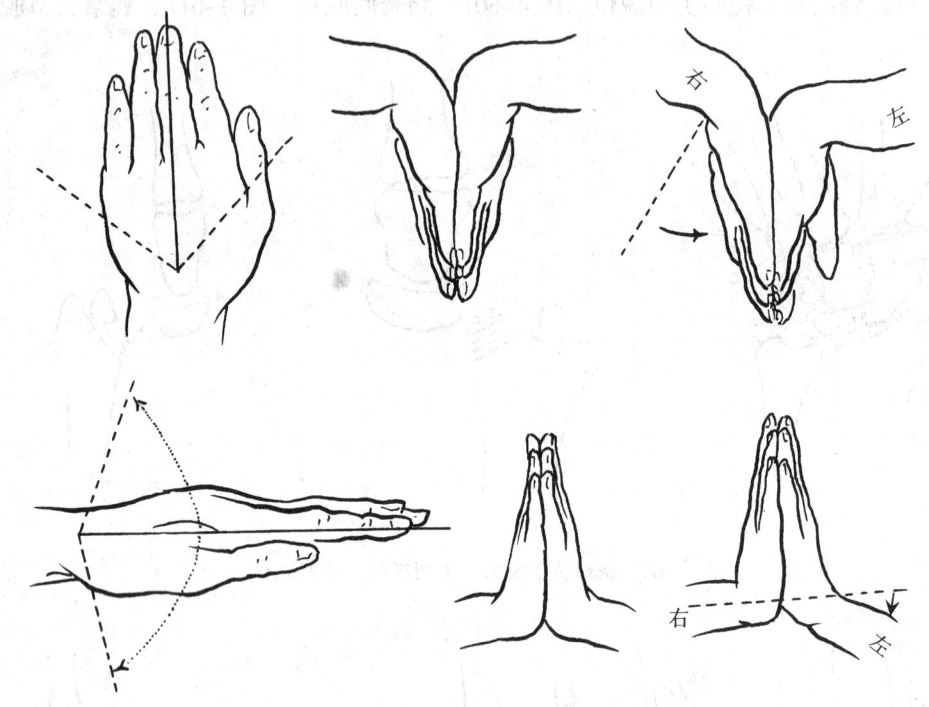

图 4–63 腕关节活动的检查

（四）手法复位

1. 腕关节脱位向掌侧脱位时复位手法（图 4–64）：助手握住手部及 4 指略背伸位牵引，术者两手握腕部，两拇指向后推压脱位的腕骨之同时，令助手逐渐将腕关节屈曲而复位。此法适于桡腕与腕骨间关节之掌侧腕位。

2. 腕关节向背侧脱位时复位手法（图 4–65）：先循脱位方向牵引继之用力屈腕，同时术者拇指置于腕背侧脱位之腕骨向下压迫使之复位。

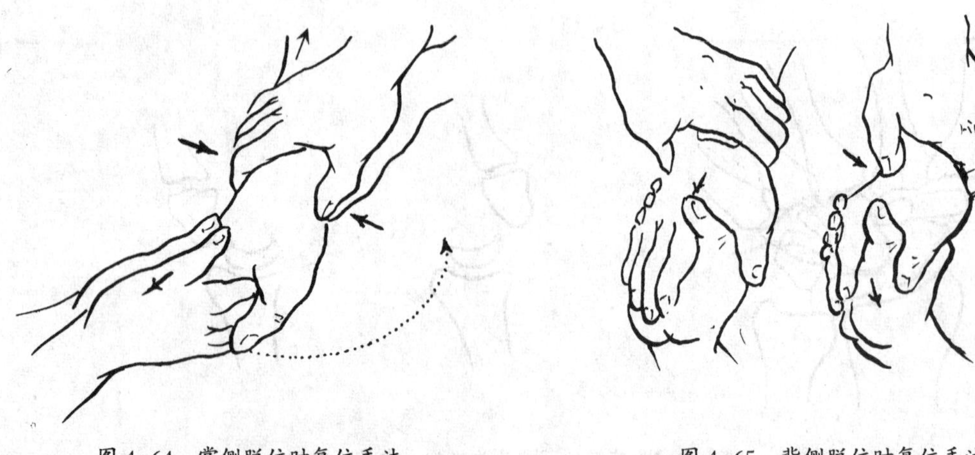

图 4–64 掌侧脱位时复位手法

图 4–65 背侧脱位时复位手法

3. 腕掌关节脱位掌骨向前脱位的复位手法（图 4–66）：纵牵引，术者两手握于腕部，两拇指置于掌骨基部的掌侧向后压迫，同时其余各指端提腕骨向前而复位。

4. 腕掌关节脱位掌骨向后脱位的复位手法（图 4–67）：纵牵引，术者两手紧握腕部，其两拇指压迫掌骨基部背侧而复位。

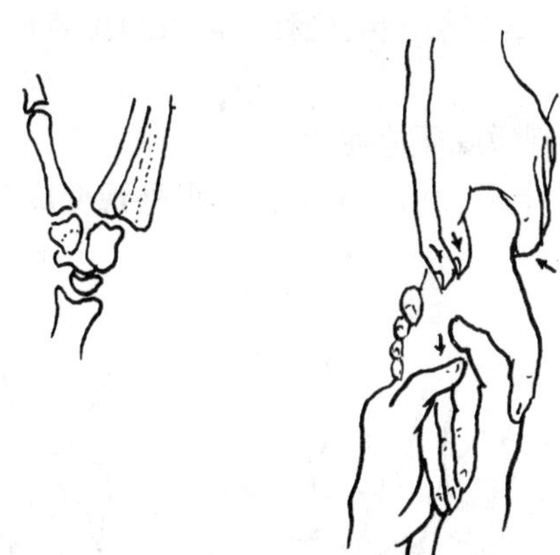

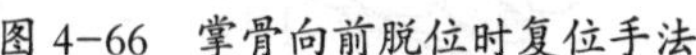

图 4–66　掌骨向前脱位时复位手法

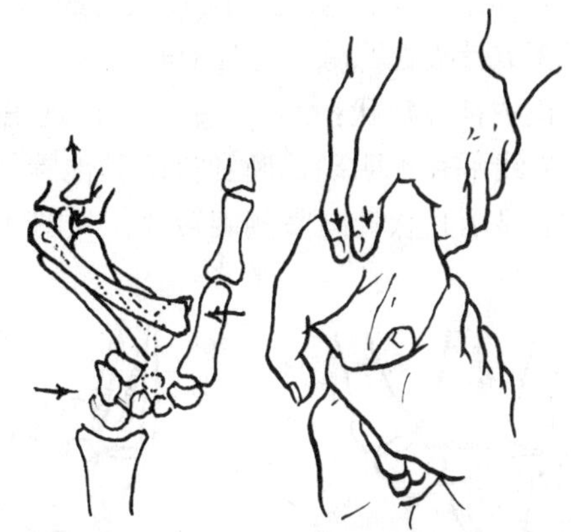

图 4–67　掌骨向后脱位时复位手法

（五）固定方法

治疗以手法复位为主，麻醉后牵拉手指即可还纳，一般多无困难；复位后不稳定者可加用铁丝夹板固定或在铁丝夹板上另加牵引维持之。待肿胀消失后用前臂石膏固定。

（六）注意事项

晚期病例则需开放复位，已继发创伤性关节炎者，则考虑行关节融合术（功能位）或人工关节植入术或关节成形术。

七、月状骨脱位

临床上最常见月状骨脱位，但易漏诊或出现治疗不当，使晚期病例来就诊并不少。月骨呈半月形状，背侧窄，掌侧宽，其近侧呈凸面与桡骨下端的关节面相连，远侧呈凹面与头状骨的关节面相接。其内外侧分别与三角骨、舟状骨构成关节。月骨的掌背侧仅靠桡月前、后韧带相连，故月骨的血运是靠前后韧带供给。月骨的前面有屈指肌腱和正中神经通过。

（一）受伤机理

伤员跌倒时，手掌按地，腕部处于过伸位（图 4–68），月骨受到桡骨下端与头状骨的上下挤压，迫使月骨冲破腕关节的掌侧关节囊和掌侧的韧带而脱位。脱位后，如月骨发生旋转移位，其凹侧面往往朝向掌侧，压迫掌侧的腕管。

（二）脱位类型（图 4–69）

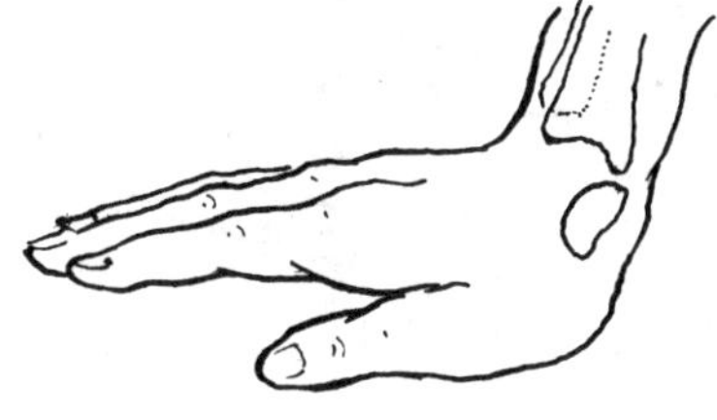

图 4–68　月骨脱位机制

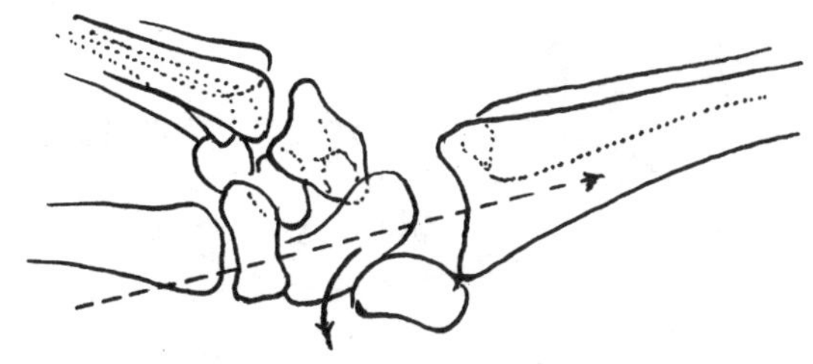

图 4–69　月骨前脱位

（三）临床诊断

1. 掌侧隆起：腕关节屈曲不能背伸，腕部疼痛及压痛、明显肿胀及掌侧骨性隆起。手指屈伸障碍，可有神经麻痹。

2. 掌曲位：由于脱出之月骨压迫掌侧屈肌腱，以致腕关节形成被迫性掌屈体位。

3. 第 3 掌骨头处塌陷：因月状骨脱出后，头状骨及第 3 掌骨相继位移，以致当患者握拳时显示第 3 掌骨头处凹陷，并伴有传导痛。

4. 正中神经症状：约 1/3 患者可出现正中神经症状的刺激或压迫症状。

5. X 线平片：明确诊断和排除其他腕骨骨折。正位片上显示由原来的四方形外观变成三角，侧位片上显示月状骨向掌侧旋转移位（图 4–70、图 4–71）。

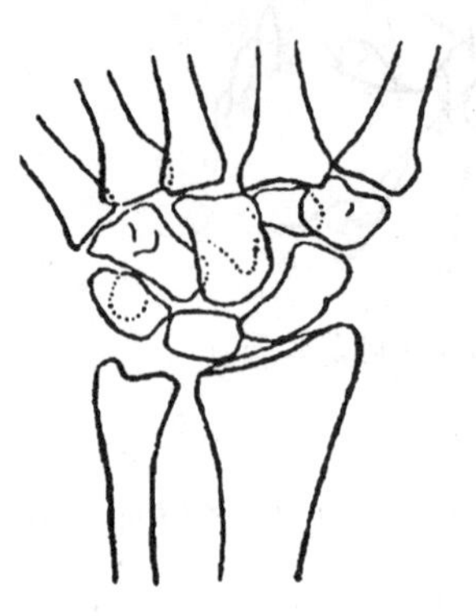
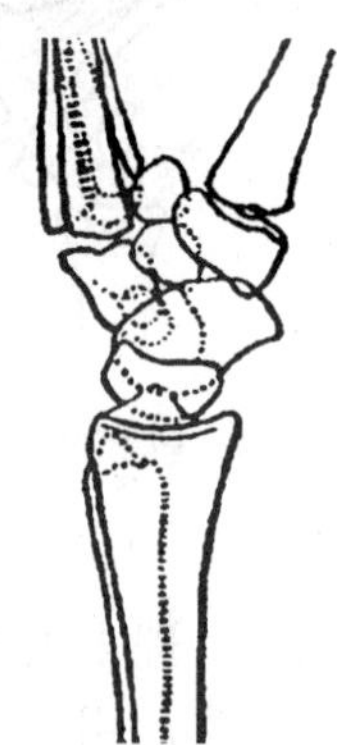

图 4–70　正常 X 线征象

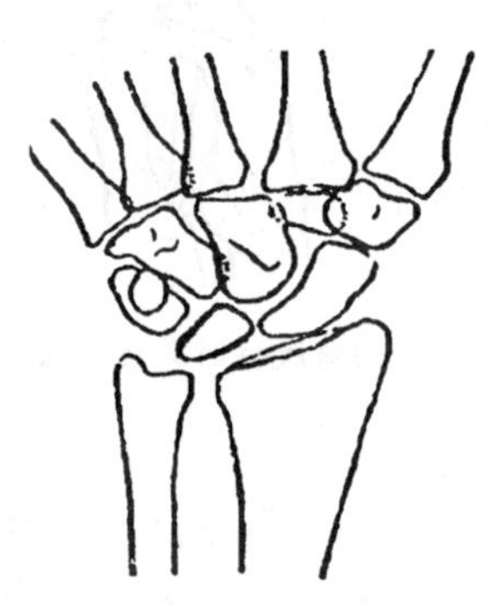
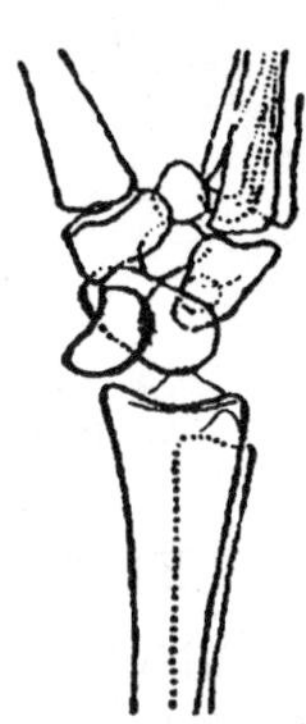

图 4–71　脱位后 X 线征象

（四）手法复位

月状骨脱位因易漏诊及继发无菌性坏死，故后期问题较多，应争取早期解剖复位，以减少并发症。

1. 一人复位法（图 4–72）。

2. 两人复位法（图 4–73）：整复在局部浸润麻醉下进行。伤员取坐位，伤肢屈肘 90°，置前臂于旋后位。一助手擒拿伤肢的前臂，另一助手握住伤肢的第 2 至第 5 指，并把腕关节置于背伸位进行拔伸牵引约 5~10min。术者用拇指在掌侧摸准月骨半月面远侧的突起处（凹侧面），用力向背侧推按。远端的助手在拔伸下徐徐将腕部掌屈，月骨即可恢复原位。

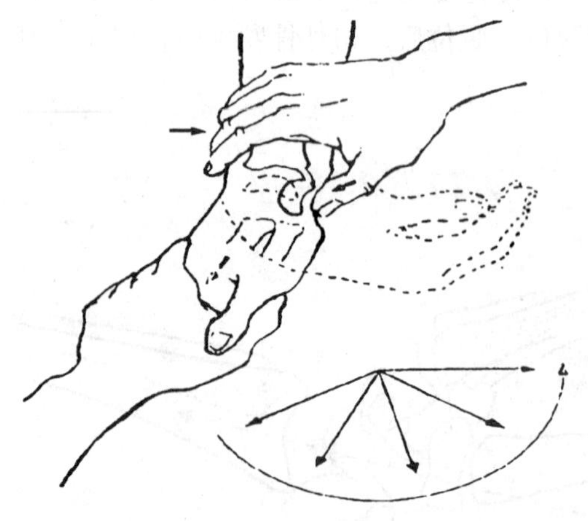
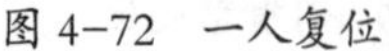

图 4–72　一人复位

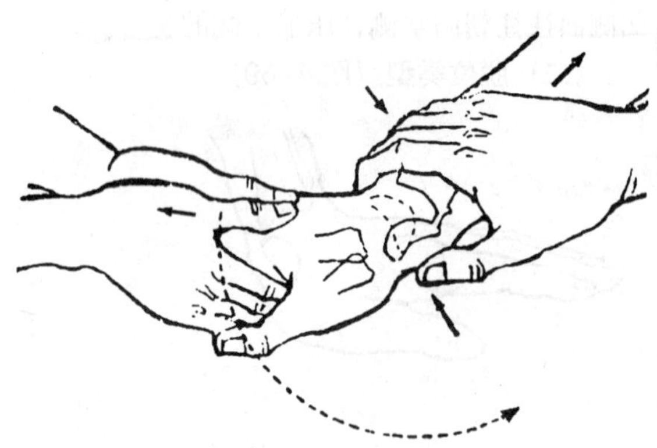

图 4–73　两人复位

3. 注射复位法（图 4-74）。

4. 针顶指压复位法（图 4-75）。

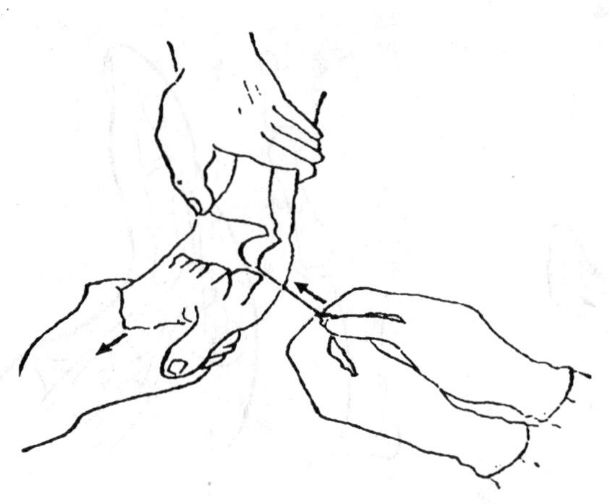

图 4-74 注射复位法

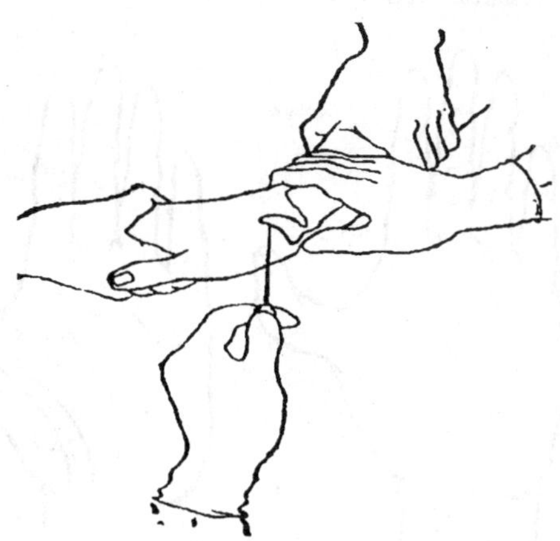

图 4-75 针顶指压复位法

（五）固定方法

固定所需的器材为背、掌侧小夹板两块（背侧板从掌指关节处起至前臂的上 1/3 止，掌侧板从腕横纹起至前臂的上 1/3 止），梯形垫 1 个，绷带和棉花若干。

固定前，将腕关节置于掌屈 20°~25°，上外敷药后，将梯形垫置于背侧板的远端，用胶布粘贴固定。然后依次序放好掌、背侧小夹板，把前臂分三段用绷带作迭瓦式包扎固定，并用布带悬吊前臂于胸前。固定时间为 3 周。

（六）注意事项

1. 固定后即观察指端的血运和活动情况。若有神经压迫症状，应适当调节小夹板的松紧度，以减轻局部的压迫症状。同时指导伤员加强握拳伸指活动。

2. 每 3~4 天换外敷药和检查一次。1~2 周后去除背侧小夹板末端的梯形垫，改用腕部中立位固定。3 周后去除小夹板，做腕关节屈伸活动。

3. 月状骨无菌性坏死：诊断明确者多需将其切除，以防引起腕关节损伤性关节炎。有条件者可选用人工月骨植入术。已出现创伤性关节炎者，则应考虑关节融合术。

4. 月骨脱位超过 3 周，如手法复位难以成功，可切开复位。

八、掌指关节脱位

掌指关节由掌骨头与指骨第一节基底部的关节面构成，其主要功能是屈伸和内收、外展运动。指掌关节脱位多发生于拇指及食指的指掌关节，且以第一节指骨的基底部向背侧脱位最多。此种常见的脱位，主要是过伸外力所致，因而以背侧脱位最为多见。诊断一般多无困难，其中以半脱位为好发，亦可出现难以复位的全脱位，前者主要是掌侧关节囊在掌管头颈部撕裂；而后者则是关节囊掌侧板被嵌在掌骨头背侧与近节指骨基底部之间，以致难以还纳。

（一）受伤机理

在受伤时，手指受到暴力的冲击，导致掌指关节过伸，使掌骨头冲破关节囊，并向掌侧移位，而指骨的基底部则向掌骨头的背侧移位，造成掌指关节脱位。如果关节囊裂口较小，在复位时掌骨头往往不易回复至关节囊内，屈肌腱被嵌于掌骨头和指骨基底部之间，阻碍了掌骨头回复至关节囊内，也造成复位的困难。

（二）脱位类型

1. 前脱位（图 4–76）。

2. 后脱位（图 4–77）。

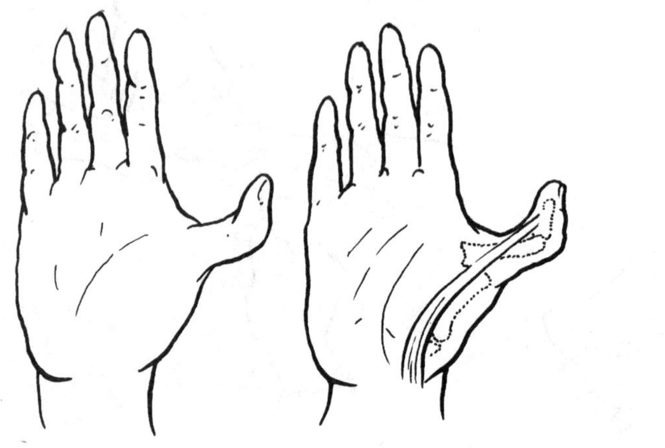

图 4–76 前脱位

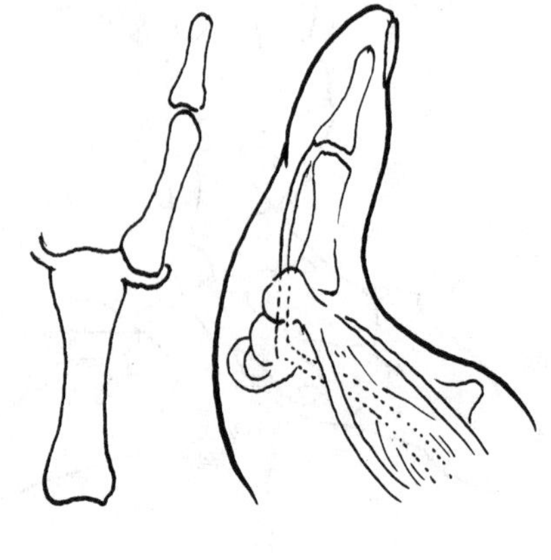

图 4–77 后脱位

（三）临床诊断

受伤的掌指关节肿胀，有按痛，掌指关节处于伸直位，并呈弹性固定。在掌侧可摸到掌骨头，伤指缩短。X 线片可清楚地显示脱位的情况。

（四）手法复位

治疗时均先行手法复位（图 4–78）。麻醉后顺其脱位方向缓慢牵引，屈腕、屈指（放松屈肌腱），数秒钟后术者用拇指及食指，置于掌骨头掌侧和近节指骨端背侧，并在持续牵引同时，逐渐加压，再将掌指关节屈曲，即可复位。

完全脱位者如手法复位失败，可再重复一次。牵引时间应稍延长，如仍不能还纳，则需行切开复位。术中尽量在直视下牵引，并观察妨碍掌骨头还纳的解剖学因素，必要时可纵形切开，阻碍还纳的掌侧板或掌深根韧带，使掌骨头还纳后再行缝合。

整复在局部浸润麻醉下进行。术者一手握住伤肢的掌部，另一手执稳伤指，并进行顺势的拔伸牵引，接着将伤指逐渐置于极度背屈位，使掌骨头更清楚地向掌侧突出。这时改用拇指压住掌侧的掌骨头向背侧推按，用食指将指骨的基底部压向掌侧，再在持续牵引下屈曲掌指关节使其复位。

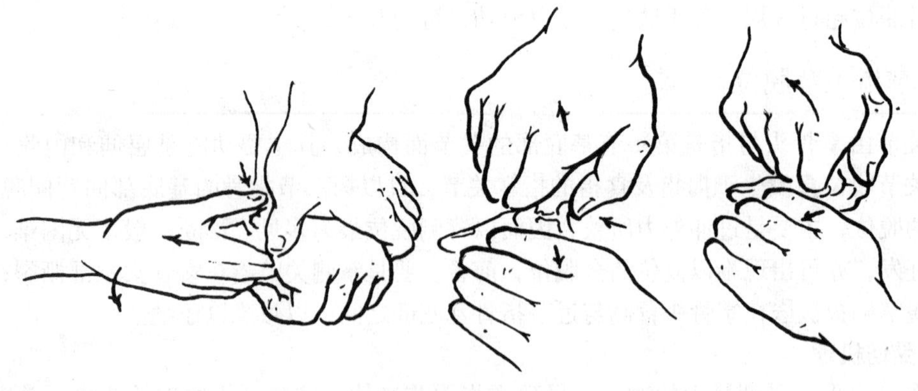

图 4–78 手法整复

（五）固定方法

将掌指关节置于屈曲位，上外敷药后用绷带包扎固定，术后以铁丝夹板功能位固定。固定时间为 1~2 周。

（六）注意事项

1. 复位后应急诊，1 周内应复诊 1~2 次，避免固定过紧或松脱，防止再脱位。并检查局部情况和指端的血运。

2. 功能锻炼：固定可做腕和其他手指的伸屈活动，去除绷带包扎固定后，加强掌指关节的屈伸功能锻炼。但禁忌进行被动的掌指关节屈伸活动，以免产生创伤性关节炎。解除固定后，练习掌指关节伸屈活动，3 周内避免强力被动伸屈活动，以免损伤关节囊，造成再脱位。

3. 必要时切开复位：手法复位失败者，多因掌骨头被屈指肌腱铰锁所致，可先用回旋手法解除铰锁，再行复位。如仍不成功，应切开复位。

九、指间关节脱位

指间关节并不比掌指关节脱位少见，有近远侧指间关节损伤之别，向背侧移位多见。

（一）受伤机理

脱位多见过伸暴力所致（图 4–79）。

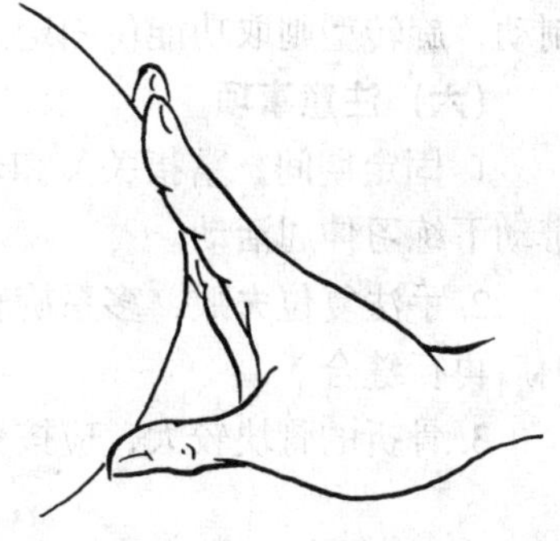
图 4–79　受伤机理

（二）脱位类型

近侧指间关节脱位较为多见，尤以背侧脱位，且易伴有骨折，此时均伴有掌侧板损伤，而侧副韧带并不都发生断裂。掌侧脱位者十分少见，多伴有伸指位中央腱束的损伤。此外尚有回旋转暴力所致的旋转脱位，此时近节指骨的髁，可从一侧穿破伸指腱膜，自中央腱束与侧腱束的裂隙处穿出，以致难以复位还纳（图 4–80）。

远侧指间关节脱位在临床上较少见，但在开放损伤中则常可伴发。多出现背侧脱位，而掌侧脱位罕见。前者过伸性损伤常伴有掌侧板近侧破裂，以致嵌于脱位关节之间，阻碍指骨头的还纳（图 4–81）。

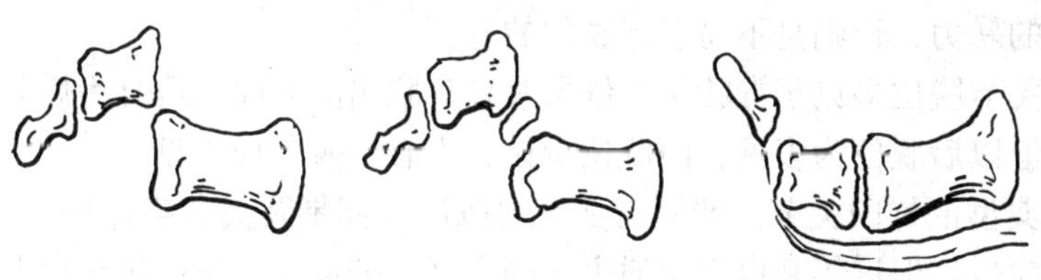
图 4–80　指间关节骨折脱位示意图

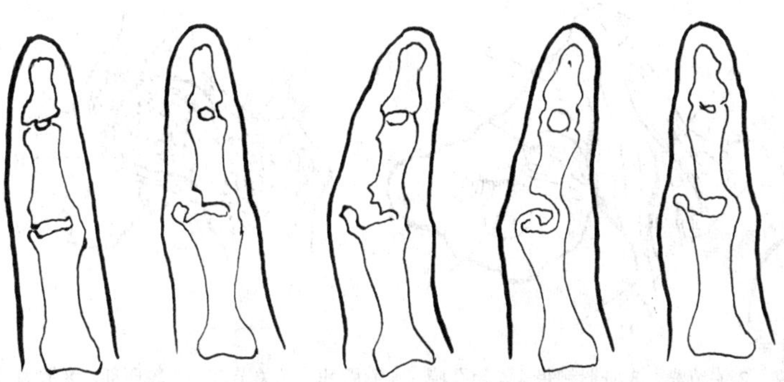
图 4–81　指间关节脱位类型

（三）临床诊断

以上两种脱位类型的诊断多无困难，由于畸形明显，诊断较易。

（四）手法复位

治疗时仍以牵引下手法复位（图4-82）最为简便，在治疗上均以闭合复位为主，予以持续牵引多可自动复位，而后视脱位方向不同，给予相应的固定方式。

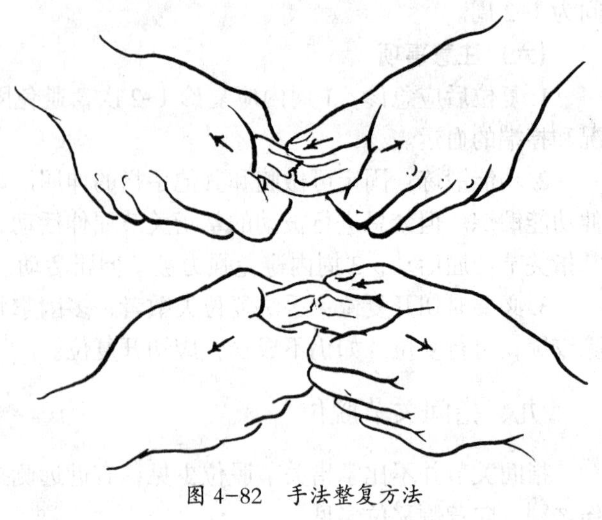

图 4-82　手法整复方法

（五）固定方法

视脱位方向不同，给予相应的固定方式。背侧型可用铁丝夹板，将患节固定于屈曲 20°状；掌侧型则将患节置于过伸位制动；旋转型则取功能位固定。

（六）注意事项

1. 固定期间，掌指关节和未损伤的指间关节仍可正常活动，1 周后，脱位的指间关节在邻指带动下练习伸屈活动。

2. 手法复位失败，多系旋转型或掌侧型，则需切开复位，将嵌于关节中间的掌侧板切开，还纳后再行缝合。

3. 骨折的骨块较大，应按指骨骨折处理。

第三节　下肢关节脱位

一、髋关节脱位

髋关节由股骨上端的股骨头和髋骨的髋臼组成。髋臼深而大，既能容纳整个股骨头，又有强韧有力的关节囊和韧带附着（图 4-83），还有丰厚的肌肉保护，所以，髋关节具有较大的稳定性，除非受到强大的暴力，否则是不易引起脱位的。

在临床上，髋关节脱位多见于青壮年。依据股骨头脱出的方向，可分为后脱位、前脱位、中心性脱位等三种。但以后脱位为多见，前脱位少见，中心性脱位极少见。

髋关节属人体典型的杵臼关节，四周有强大的肌群、韧带及关节囊保护，因而稳定性良好，在正常情况下不易脱位。但近年来由于交通事业的发展，如高速公路的出现以及体育运动项目的日新月异，增加了髋关节脱位的发生率，且大有日益增多的趋势，尤以治疗困难、预后较差的中

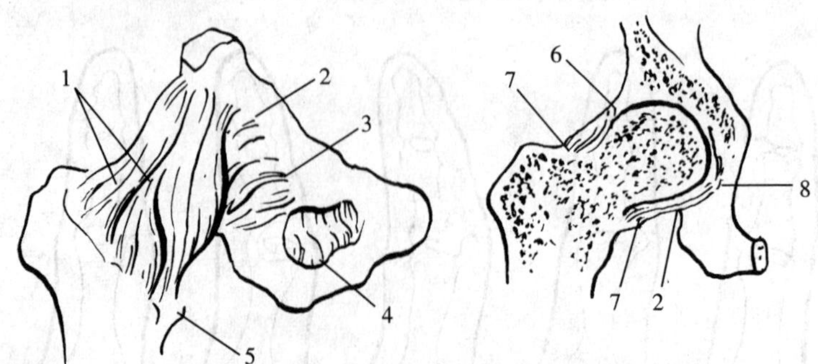

1.髂股韧带　2.关节囊　3.耻股韧带　4.闭孔膜　5.髂腰肌　6.关节腔　7.轮匝肌　8.股骨头圆韧带

图 4-83　髋关节囊及韧带

心性脱位为最棘手。

在全身四大关节脱位发生率中，髋关节脱位仅次于肘关节、肩关节而居第三位，约占 8%~10%左右。多见于青壮年，而老年人在同样暴力情况下表现为股骨颈或粗隆间骨折，儿童则多致股骨干骨折。

髋关节脱位后，根据股骨头所处位置及关节周围组织损伤情况等不同，可分为髋关节后脱位、髋关节前脱位、髋关节中心脱位及复杂性髋关节脱位等，其中以后脱位最为多见。

（一）受伤机理

髋关节脱位绝大多数是由间接暴力造成的。从高处跌下或担重物跌倒时，髋关节屈曲，肢体处于内收内旋位置，暴力从膝关节经大腿传至髋部，使股骨头冲击关节囊的后上方，导致后侧的关节囊破裂，股骨头从破裂处冲出，因而造成髋关节后脱位。

如果受伤时，髋关节屈曲，肢体处于外展外旋位置，暴力作用使股骨头冲击关节囊的前下方，导致前方关节囊破裂，股骨头从破裂处冲出，因而造成髋关节前脱位。受伤时如果暴力作用于大粗隆的外侧，使股骨头冲击髋臼底部，则引起髋臼底骨折。骨折后，股骨头可连同髋臼的骨折片一齐向盆腔内移位，造成中心性脱位。

（二）脱位类型

1. 髋关节后脱位（图 4–84）。
2. 髋关节前脱位（图 4–85）。
3. 双侧髋关节脱位（图 4–86）。
4. 髋关节中心性脱位（图 4–87）。

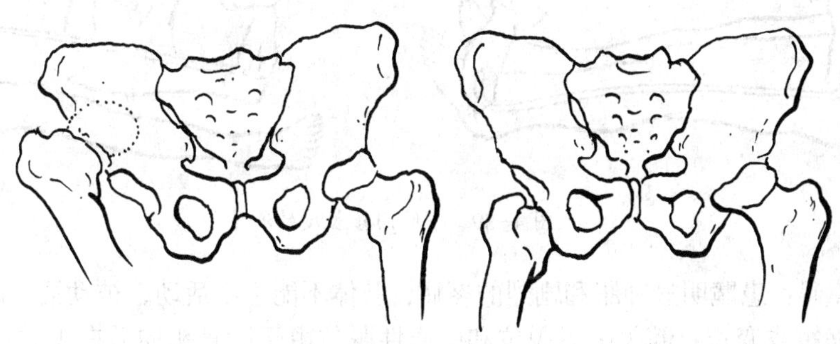

图 4–84　髋关节后脱位

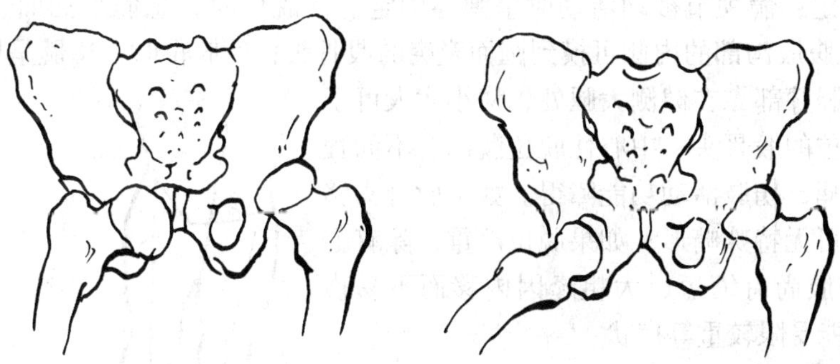

图 4–85　髋关节前脱位

（三）临床诊断

1. 明显外伤史：通常暴力很大。
2. 动诊和量诊（图 4–88、图 4–89）。

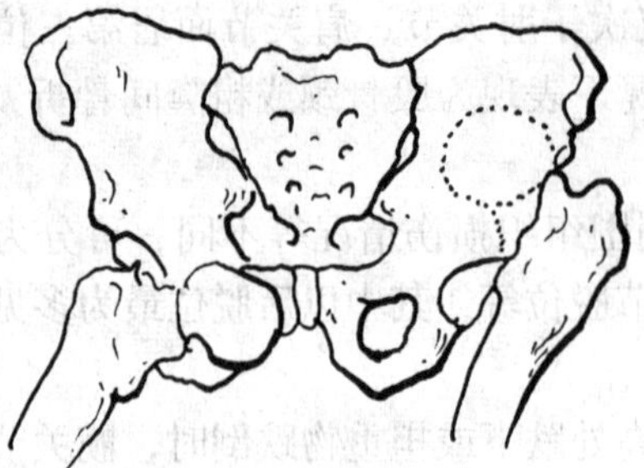

图 4-86 双侧髋关节脱位

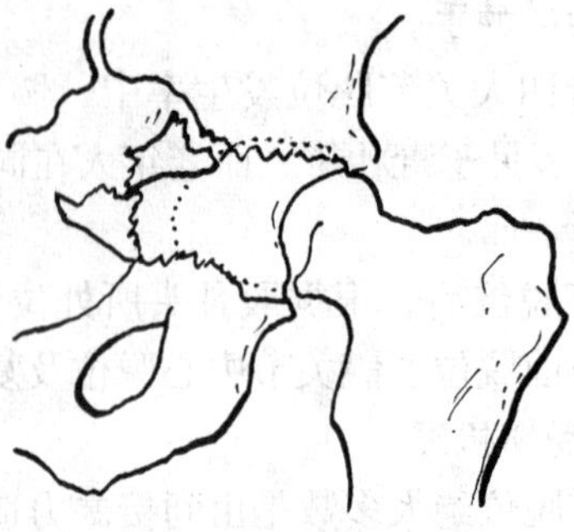

图 4-87 髋关节中心性脱位

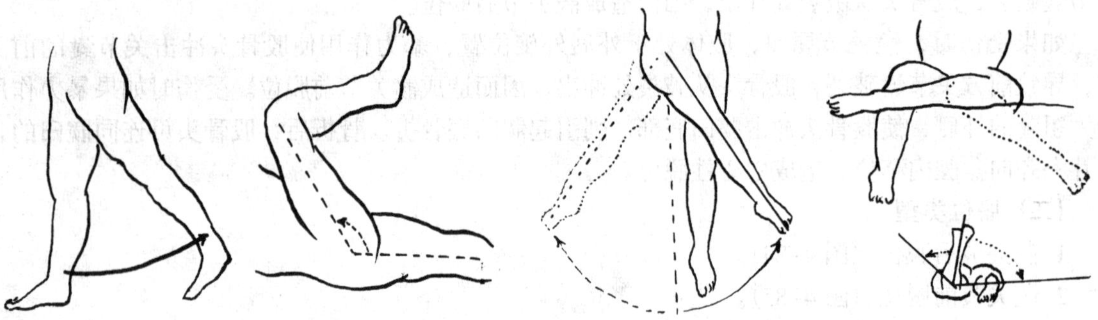

图 4-88 髋关节功能活动检查

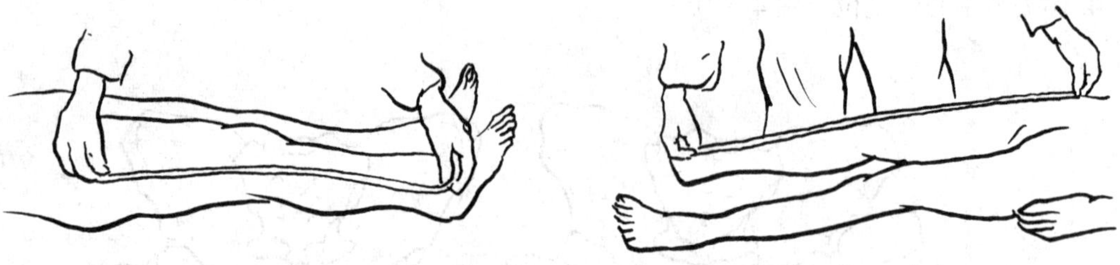

图 4-89 下肢间接长度的测量

3. 活动障碍：患髋明显肿胀和剧烈的疼痛，肢体不能主动活动，被动活动因疼痛受到障碍。

4. 患肢缩短或变长：髋关节后脱位和中心性脱位由于股骨头向后向上移位，患肢往往较健肢短缩 2~3cm（图 4–90、图 4–91）。髋关节前脱位时患肢反而变长（图 4–92）。

5. 弹性固定：髋关节被动活动时呈弹性固定。前脱位时，患髋呈屈曲、外展、外旋畸形（图 4–93），在腹股沟部的内侧可摸到圆而隆突的股骨头；后脱位时，患髋呈屈曲、内收、内旋畸形。以致患腿膝部靠在健侧大腿处，瘦小病人可于臀部触摸到移位的股骨头；中心性脱位髋部有不同程度的肿胀和疼痛，伤肢活动功能障得。如果股骨头移位不大，肢体可无特殊畸形；如果脱位严重，除有上述症状外，伤肢尚有缩短、大粗隆因内移而不易摸到、髋关节功能受限较重等症状。

6. 下肢正常轴线（图 4–94）。

7. 大粗隆上移：髋关节后脱位时粗隆位于纳勒通 Nelaton's 线的后上方；髋关节前脱位时粗隆位于 Nelaton's 线的前方（图 4–95）。

8. 布莱安(Bryant)三角(图 4–96)。

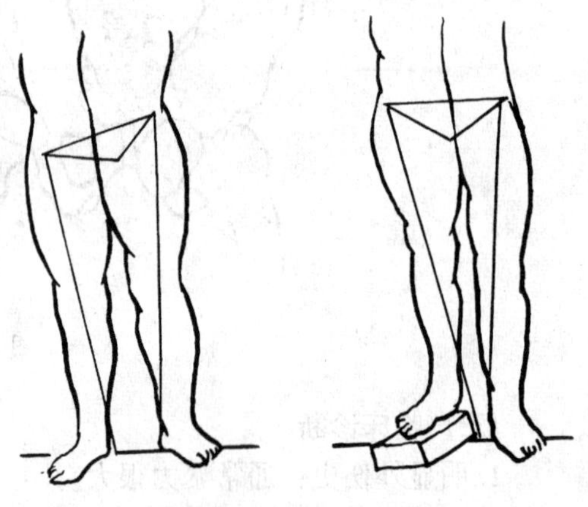

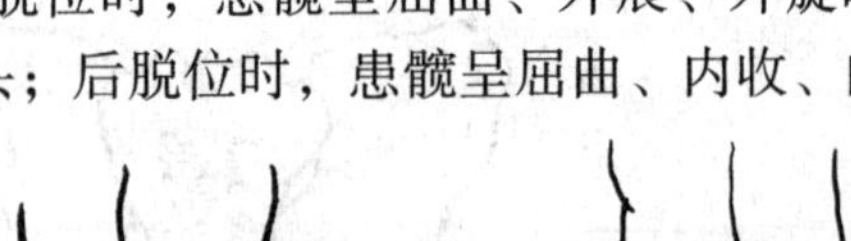

图 4–90 右下肢真正缩短

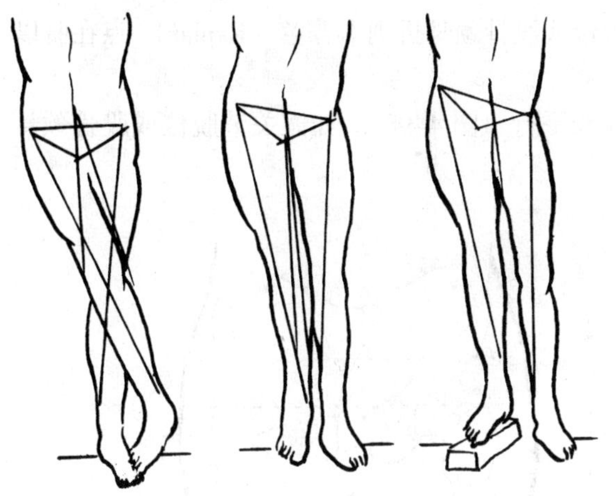

图 4-91 右下肢表面缩短

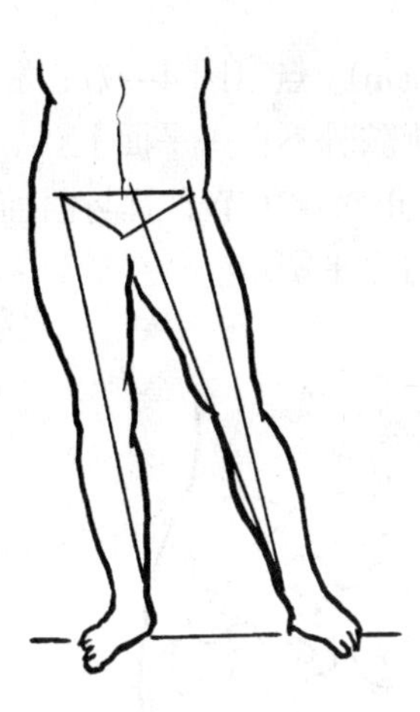

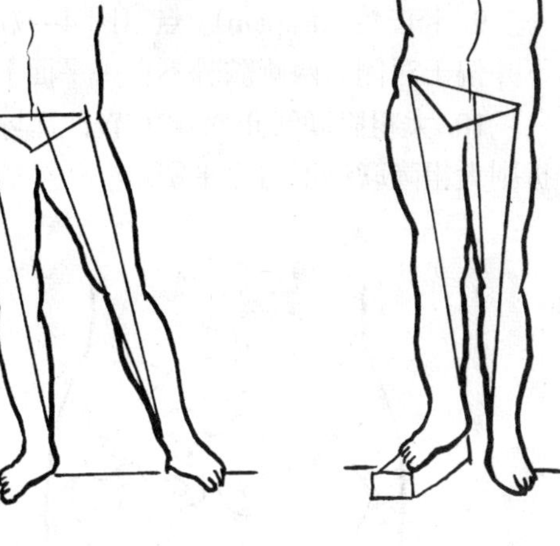

图 4-92 左下肢表面变长

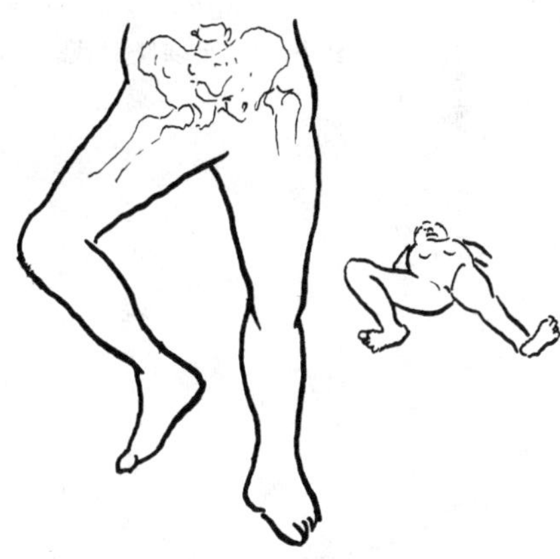

前脱位

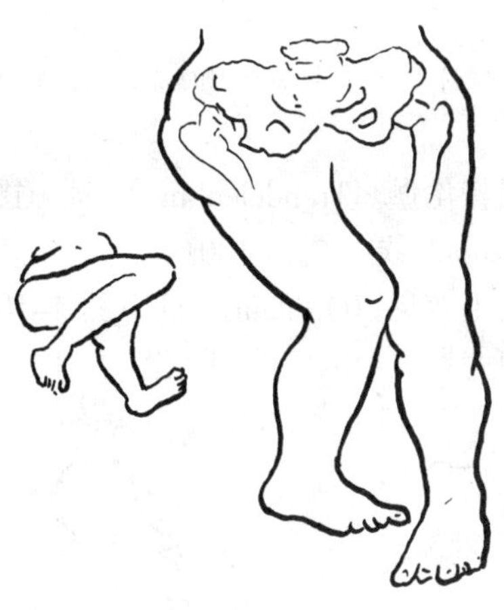

后脱位

图 4-93 髋关节脱位时典型畸形

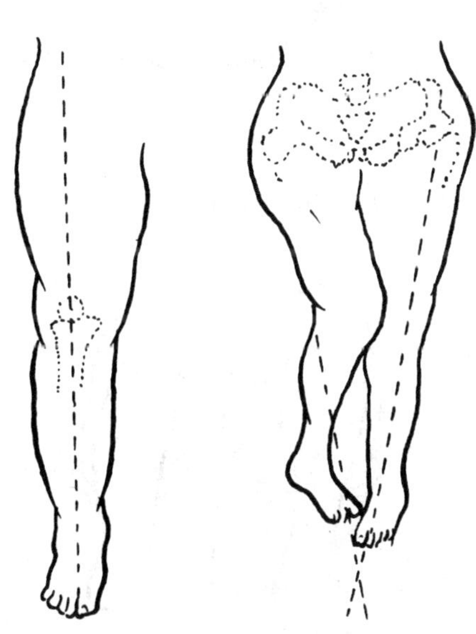

图 4-94 下肢正常轴线

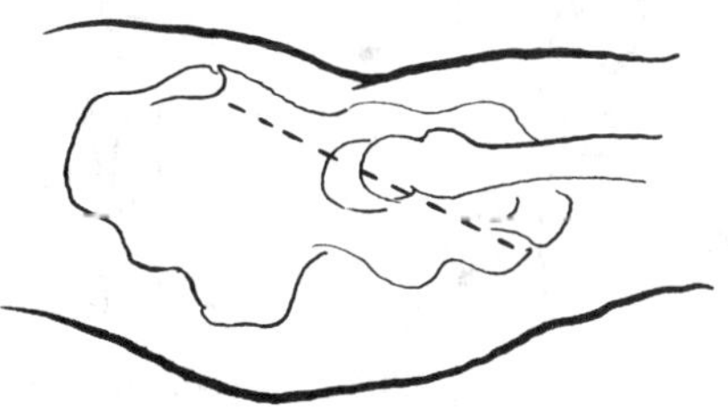

图 4-95 纳勒通 Nelaton`s 线

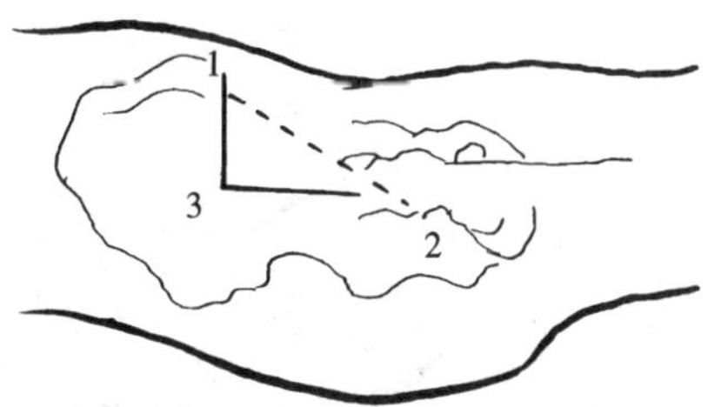

1.髂前上棘 2.大转子尖 3.髂前上棘向下垂直线与大转子尖与身体平行相交点

图 4-96 布莱安（Bryant）三角

9. 卡普兰（Kaplan）点（图 4–97）：髋关节脱位或股骨颈骨折则卡普兰（Kaplan）点在脐以下并偏于对侧。两侧髌骨不在一平面上。

10. 大粗隆联线正对髋关节，且与髂前上棘联线平行（图 4–98）。如髋关节脱位或股骨颈骨折则大粗隆联线不与之平衡。

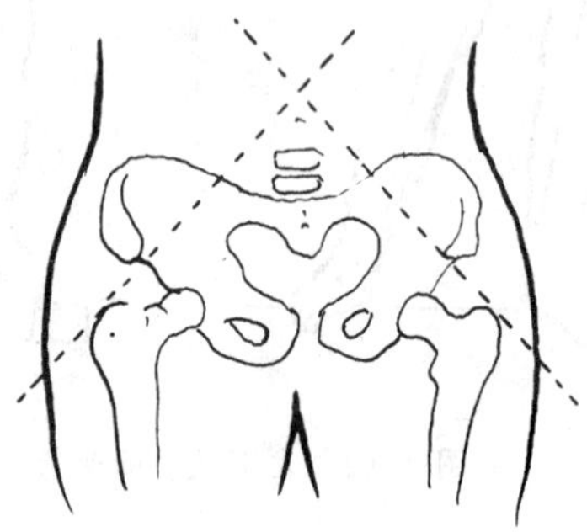

图 4–97 卡普兰（Kaplan）点

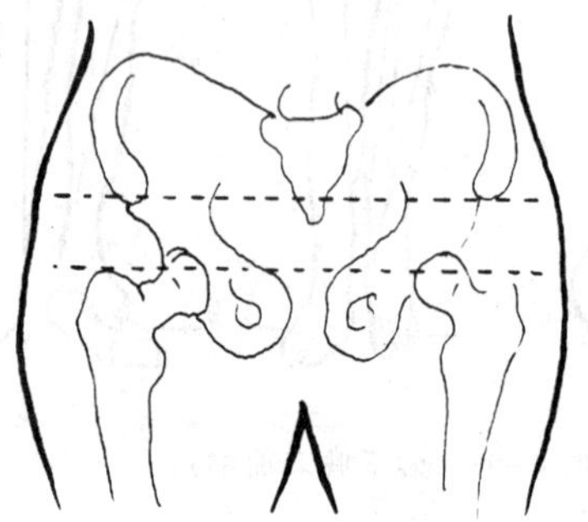

图 4–98 大粗隆联线

11. 屈特伦堡（Trendelenburg）征（图 4–99）。
12. Kucpnk 线（图 4–100）。
13. 欧土兰尼（Ortolani）征（图 4–101）。
14. 阿力斯（Allis）氏征（图 4–102）。

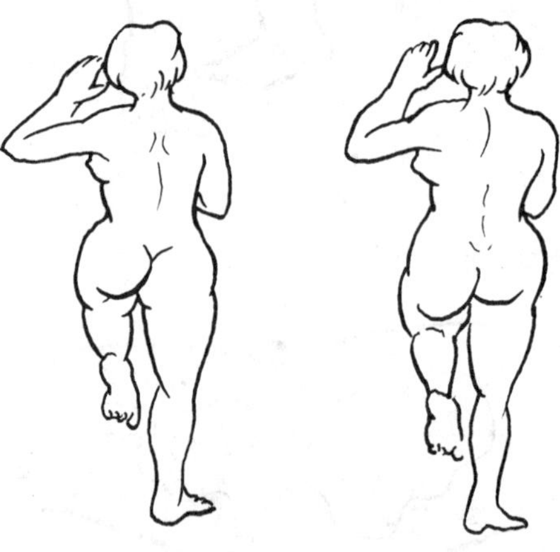

图 4–99 屈特伦堡（Trendelenburg）征

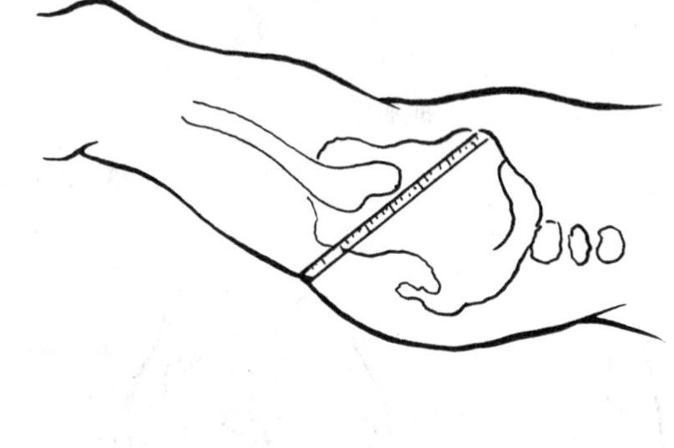

图 4–100 Kucpnk 线

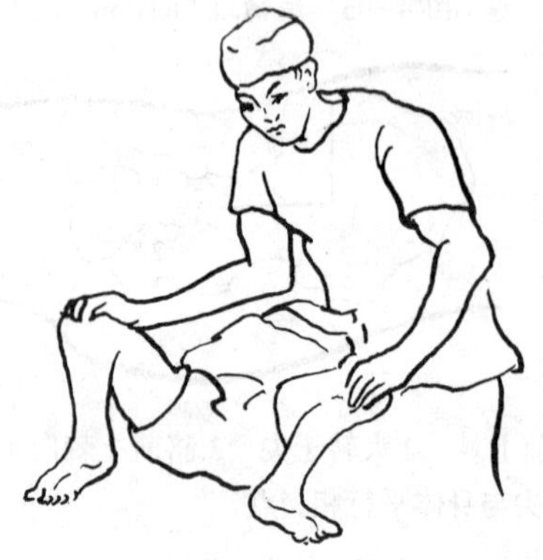

图 4–101 欧土兰尼（Ortolani）征

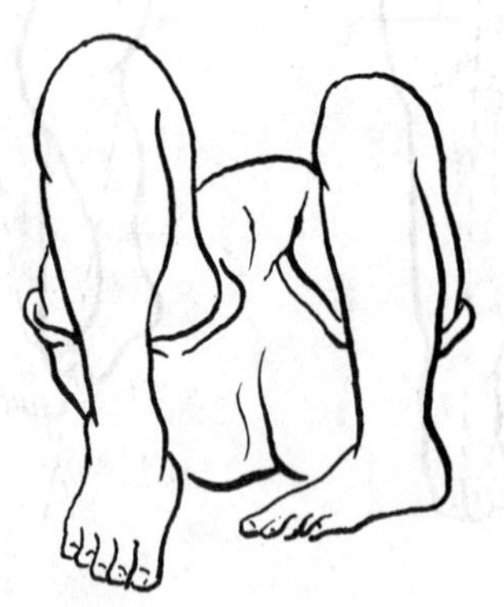

图 4–102 阿力斯（Allis）征

15. 望远镜征（见图 2–46）。

16. 打气筒样试验（图 4–103）。

17. X 线检查：可了解脱位类型及有无合并骨折。

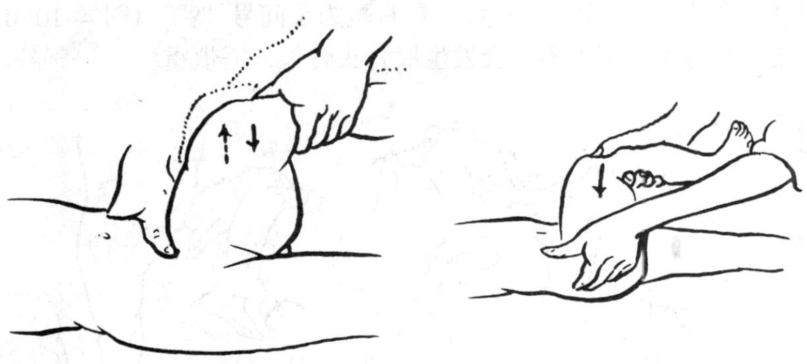

图 4–103 打气筒样试验

（四）手法复位

1. 提拉法（Allis 法）（图 4–104）：病人仰卧于地上，一助手蹲下双手按住双髂嵴以固定骨盆。术者面对病人站立，然后以双手握住腘窝作持续牵引，也可以前臂上段套住腘窝做持续的牵引或一手由伤肢的膝关节内侧伸入、由腘窝部穿出，搭在大腿的前外侧．并用前臂托住腘窝，用上臂挡住小腿的前方（右髋用右臂、左髋用左臂）；用另一手扣住股骨头部，把伤髋屈约 120°、膝屈 90°，在原有的内收、内旋的畸形下进行拔伸牵引。待股骨头被拉开后，徐徐屈髋贴腹，然后，把伤肢外展、外旋，并加大牵引力，将股骨头推向前下方。此时如有滑响音、且摸不到圆滑的股骨头，可将伤肢伸直，如无弹性固定，即提示复位成功。

对肢体粗大、肿胀严重和肌张力强大的伤员，可用一长布单穿过伤侧的腹股沟部，把伤侧的髋部缚紧固定于床边或由一助手执稳。另一助手用两手分别按住髋部固定骨盆。第三助手用两手抱住伤肢的膝部，并用腹部挡住伤肢的小腿进行拔伸。这时术者一手抱住大腿下 1/3 部协助第三助手进行拔伸牵引，另一手扣住股骨头部，把伤髋屈曲于 120°、膝屈曲于 90°，在原有的内收、内旋畸形下进行拔伸牵引，待股骨头被拉开后，徐徐屈髋贴腹。接着加大拔伸牵引力，在把伤肢外展、外旋和伸腿的同时，将股骨头推向前下方，使之恢复原位。待肌肉松弛后略作外旋，便可使股骨头还纳至髋臼内，可以感到有明显的弹跳与响声提示复位成功。复位后畸形消失，髋关节活动也恢复。本法简便安全最为常用。

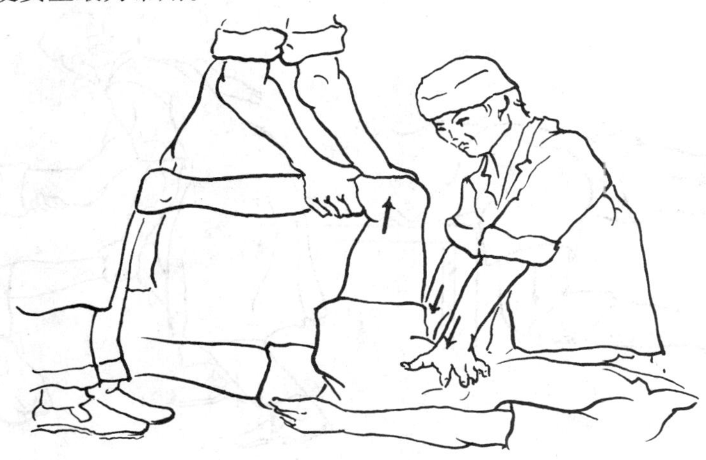

图 4–104 阿力斯复位法

2. 旋转法（Bigelow 法）（图 4–105）：病人仰卧于地上，先使髋关节及膝关节各屈曲 90°，一助手同上法按住骨盆。术者一手握住小腿踝上部，另一侧以前臂上部托住腘窝下方，慢慢屈髋屈膝，在持续牵引下内收、内旋髋关节，持续牵引不放松，作髋关节外展外旋及伸直动作，其动作在左髋像画一个“？”（图 4–105A），在右髋为反问号“؟”（图 4–105B）。股骨头纳于髋臼时也有响声，此法费力大，用力不当会发生股骨头骨折，需慎重。

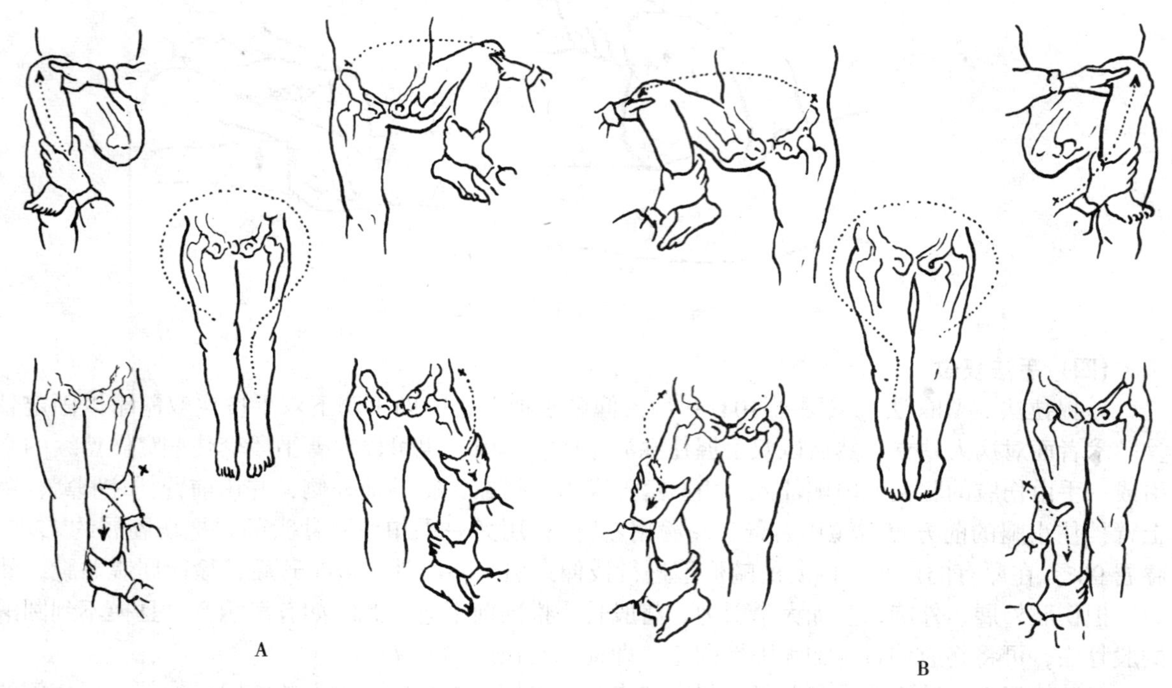

A. 左髋复位法　B. 右髋复位法

图 4–105　旋转法（Bigelow 法）

3. 悬垂法（Stimson 法）（图 4–106）：即利用肢体自身的重量帮助复位，病人俯卧于手术台上，下肢悬垂于床沿，一助手握住健侧踝部，髋、膝微屈，以保持平衡。术者一手握住伤肢踝部，使膝关节屈曲 90°，因肢体下垂的重量，髋关节也屈曲 90°。10~15min 后，肌松弛，术者以另一手在小腿上段加压力，即可使股骨头还纳于髋臼内。

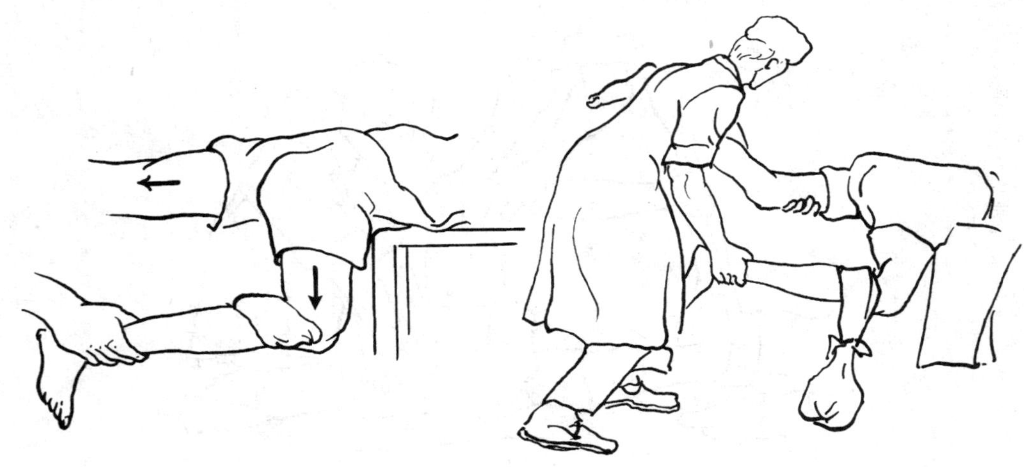

图 4–106　悬垂法（Stimson 法）

4. 肘窝端提法（图 4–107）：术者用一前臂近肘窝处套入患者屈曲的腘窝部，另一手紧握套过来的前臂，协力向上端提而复位。有时需将患肢略加摇摆或内、外旋转更易于复位。

5. Albee 整复法（图 4–108）。

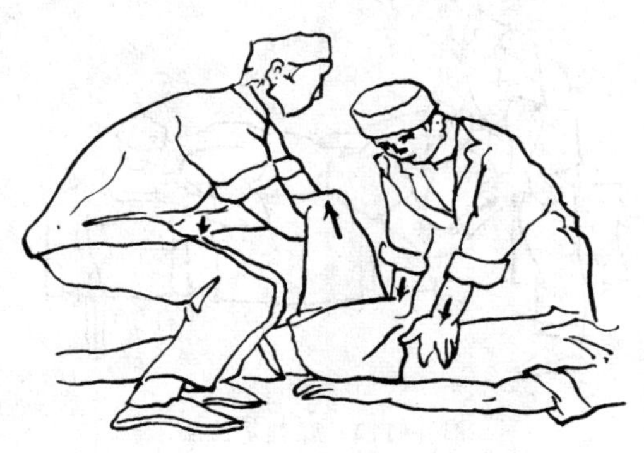

图 4–107　肘窝端提法

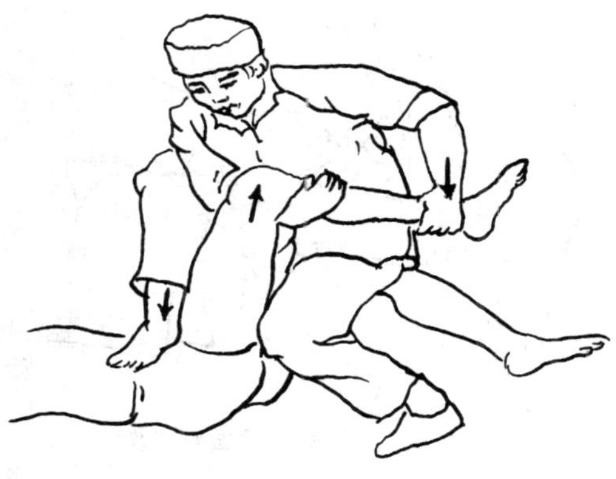

图 4–108　Albee 整复法

6. 颈悬吊牵引整复法（图 4–109）。

7. 肩背（De Yoe）整复法（图 4–110）。

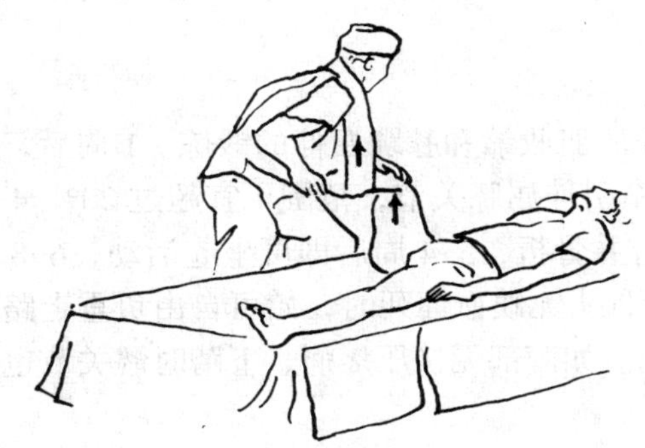

图 4–109　颈悬吊牵引整复法

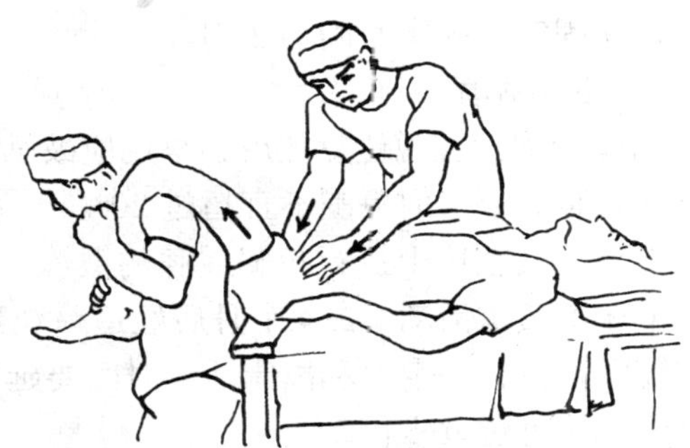

图 4–110　肩背（De Yoe）整复法

8. 中医整复法（图 4–111）：第一步：患者仰卧，两助手分别在腋下和健侧下肢作相反方向牵引，第三助手下按稳定骨盆。第二步：第四助手将患肢轻轻提起，骑于小腿之上，并用两手托住腘部屈髋屈膝均成直角，一面摇晃髋部兼向上提拔，术者两手抱于髋股内侧向外扳拉，可能复位。第三步：若仍未获得复位时，令第四助手增加髋膝屈曲度，然后术者将两手置于大粗隆外后侧将股骨头向髋臼推入。第四步：整复后将患肢放平，伸直，勿需固定，卧床休息 3~6 周，后脱位者患肢轻度外展位，前脱位者需内收，内旋位。该法简单，安全，合乎解剖生理要求。

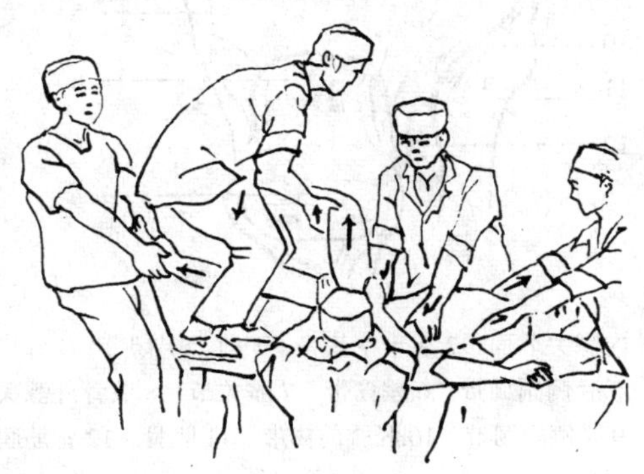

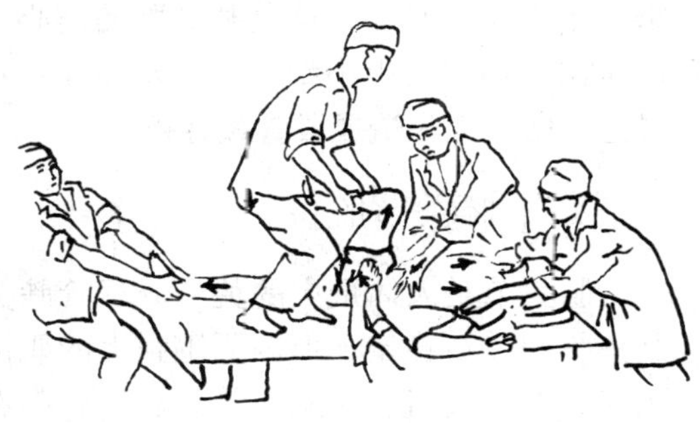

图 4–111　中医整复法

9. 俯卧下按腘部整复法（图 4–112）。

10. 膝腘复位法（图 4–113）。

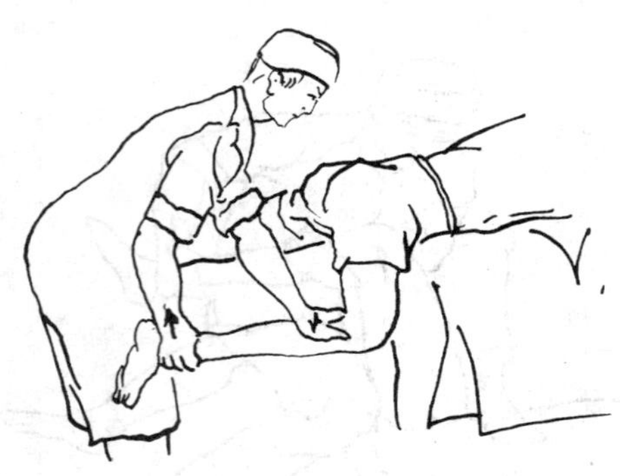

图 4–112　俯卧下按腘部整复法

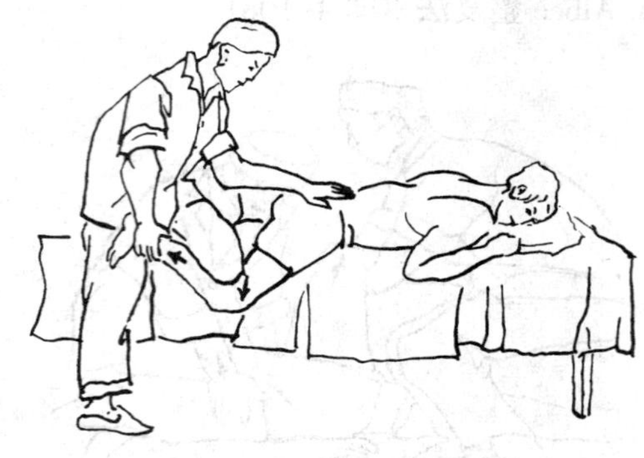

图 4–113　膝腘复位法

（五）固定方法

固定所需要的器材为后侧小夹板一块（长度从髂后上棘至小腿的下 1/3 处止），绷带和棉花若干。

固定前将伤肢外展 30°置于伸直位。上外敷药后，放好后侧小夹扳，将伤肢分四段用绷带作迭瓦式包扎固定，固定时间为 3 周。

（六）注意事项

1. 功能锻炼：髋脱位复位后，早期应鼓励伤员作股肌收缩和膝踝屈伸的锻炼。1 周后，可在牵引下伸屈膝关节，但范围不宜超过 20°。2 周后带牵引伸屈膝关节，范围不宜超过 20°。4~6 周去除小夹板后，在床上进行拉腿屈膝的锻炼。如无合并骨折，3~4 周后即可坐起活动，6~8 周后扶双拐下床不负重活动。3~4 个月后经追踪观察，股骨头无缺血坏死时，始可自由负重走路，如合并有髋臼骨折，去牵引和离床活动时间要延长 2 周。如髋部无挤压疼痛、下蹲时髋关节也无明显的疼痛，才可负重步行。

2. 注意观察及时调整：注意观察伤肢血液循环，固定期间，后脱位要防止髋关节内收、屈曲，前脱位要防止外展、外旋，以免产生再脱位。固定后应经常检查伤肢的体位和小夹板固定、牵引装置是否恰当，如有不妥，应及时调整。

3. 必要时切开复位：髋关节后脱位经常合并有髋臼后上缘骨折，对骨片进入关节腔造成手法复位失败者，可切开复位。

4. 防止股骨颈骨折：陈旧性髋脱位手法复位常常需要做数小时的扳拉剥离才能使粘连完全松解，术者要持有仔细认真和必胜的信心，以柔和的手法，用力要由小到大，由弱到强，不可操之过急，防止人为造成股骨颈骨折。

二、膝关节脱位

膝关节是人体最大的关节。尽管膝关节不如某些杵臼关节稳定，但因周围强大的肌肉（股四头肌、股二头肌、腓肠肌等）和内外侧有副韧带（图 4–114、图 4–115），前侧有髌韧带，其内还

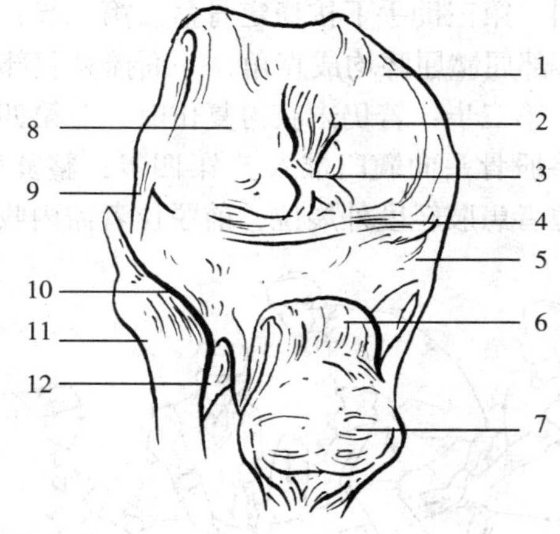

1.股骨内髁关节面　2.后十字韧带　3.前十字韧带　4.膝横韧带　5.胫侧副韧带　6.髌韧带　7.髌关节　8.股骨外髁关节面　9.腓侧副韧带　10.胫腓前韧带　11.腓骨　12.骨筋膜

图 4–114　膝关节解剖

有坚强的十字韧带联系，及前方还有髌韧带加强。从而保证了其动力性与静力性稳定，但膝关节毕竟属屈戌关节，一旦有强大的暴力冲击，仍可产生膝关节脱位。不过临床上极为少见。

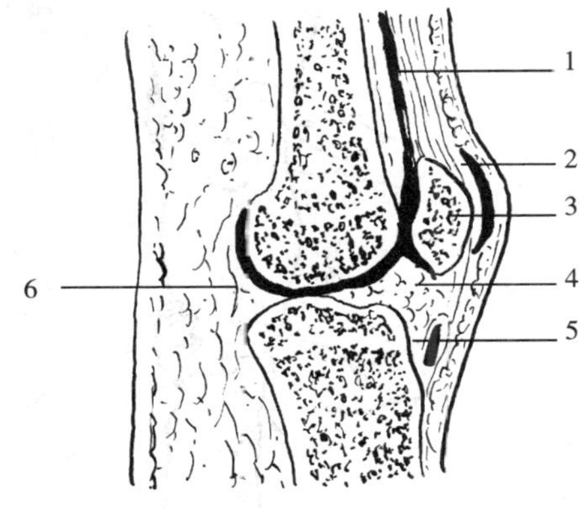

1.髌上囊　2.髌前囊　3.髌骨　4.髌面骨下脂肪垫　5.髌下囊　6.关节

图 4–115　膝关节侧位正常滑囊

（一）受伤机理

直接暴力撞击胫骨的上端，或间接暴力使膝关节突然旋转、过伸，都会使膝关节脱位。由于外力的作用方向不同，还可产生前、后、内、外侧脱位。

膝关节完全性脱位时，不仅十字韧带、内外侧副韧带被撕裂，而且半月板也被撕破脱出，有的可能合并胫骨棘骨折。向后脱位的，可损伤腘窝部的动、静脉，如果发生动、静脉栓塞或破裂，可引起肢体坏死或缺血性挛缩。向内侧脱位严重的，可发生腓总神经牵拉性损伤。

（二）脱位类型

1. 前脱位（图 4–116A）。
2. 后脱位（图 4–116B）。
3. 外脱位（图 4–116C）。
4. 内脱位（图 4–116D）。

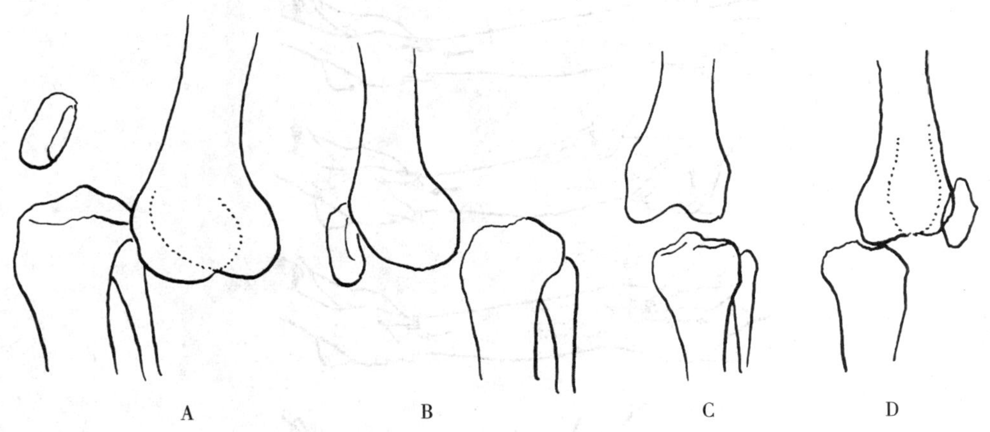

A.前脱位　B.后脱位　C.外脱位　D.内脱位

图 4–116　膝关节脱位类型

（三）临床诊断

1. 功能丧失：膝关节有严重的肿胀和疼痛，关节活动功能丧失，且无法站立负重。
2. 畸形：膝关节的前后或内外侧有隆突畸形，并可摸到股骨下端或胫骨上端的关节面。
3. 弹性固定：被动活动时呈弹性固定。
4. 松动：患膝关节犹如“散脱”，呈松动状态。
5. 侧向应力试验：内、外侧应力试验亦多为阳性（图 4–117）。
6. 抽屉试验：前后抽屉试验一般均为阳性（图 4–118）。
7. 诊断时要注意触摸胫前、胫后和足背动脉，通过搏动是否消失和足部运动功能有无障碍，来判断有无合并血管、神经损伤。
8. X 线正侧位片：常规拍膝关节 X 线正侧位片可明确诊断。

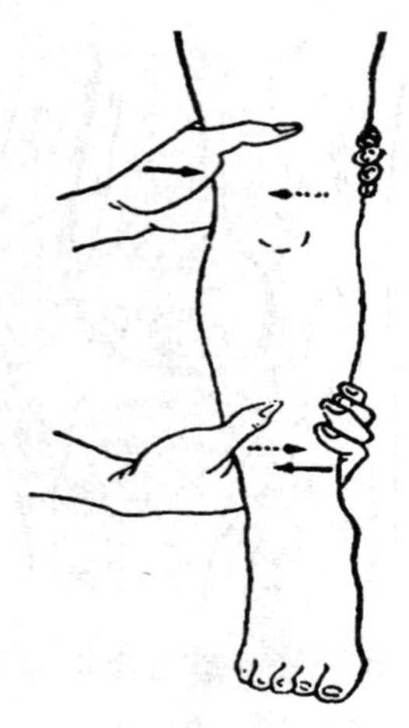
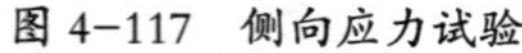

图 4-117 侧向应力试验

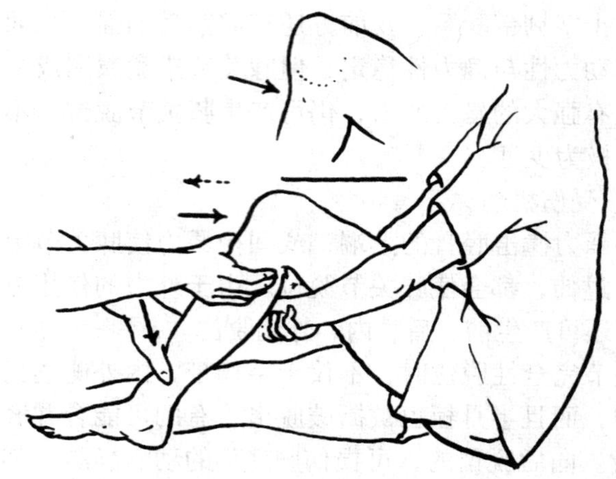

图 4-118 抽屉试验

（四）手法复位

伤员取仰卧位。一助手用两手固定伤肢大腿，另一助手用手抓住伤肢小腿，并进行拔伸，术者用一手掌固定股骨的下端，另一手掌托住胫骨的上端，视其脱位的不同方向，使用上提下按或内外推端的手法予以复位（图 4-119）。

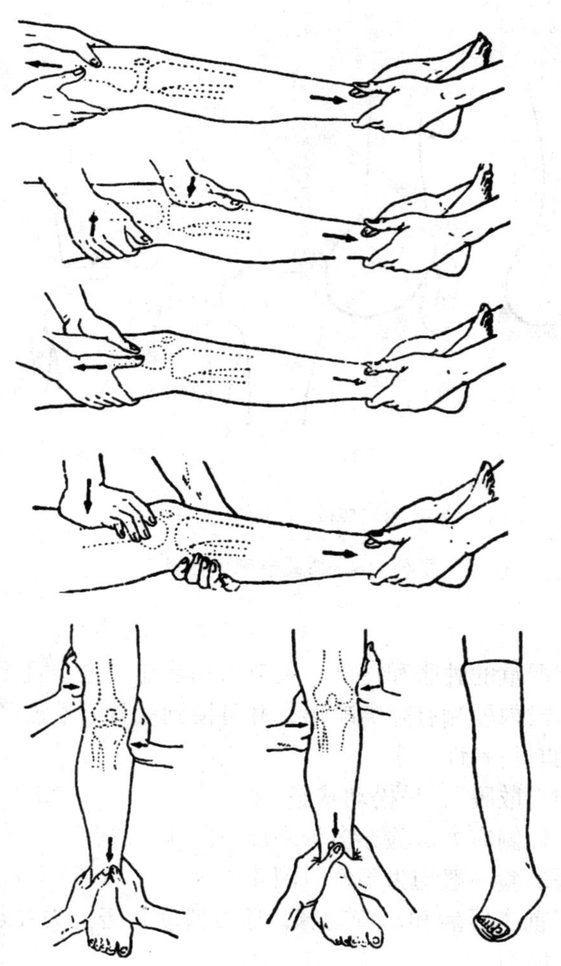

图 4-119 整复手法

（五）固定方法

上外敷药后，放一块下肢后托小夹板（规格与股骨颈骨折的后侧小夹板相同）在膝关节的后侧，将膝关节维持在150°~160°的伸直位，用绷带包扎固定。

（六）注意事项

1. 在治疗的早期，应进行股肌收缩和跖踝屈伸活动锻炼。4~6周后可带小夹板下地学行。6~8周后，如膝部无疼痛，可去除小夹板固定，逐渐作膝关节的屈伸活动锻炼。复位后，将伤肢屈膝165°，抬高20°。1周内每天观察1次，注意足趾活动、足背动脉搏动和局部肿胀情况，避免外固定过紧，造成血管神经受压。

2. 复位后当天起，练习足、踝关节伸屈活动，3天后开始练习股四头肌收缩，2周后，可练习膝关节伸屈，但活动范围不宜超过25°。3周后可扶物下床不负重活动，6周后可逐渐负重走路。

3. 膝关节脱位时，交叉韧带和侧副韧带等常同时有损伤，因此，固定时间宜略长些，过早解除固定，有可能使这些组织得不到修复，引起关节不稳定。

4. 膝关节脱位所引起的腘窝大血管、神经损伤，多系机械性压迫所致，在解除压迫后，可得缓解，少数病例系因暴力同时造成血管、神经严重挫伤或断裂，因此，膝关节脱位并发血管损伤者，仍应立即复位，复位后观察1~2h，固定后应密切观察伤肢的血运和末端足趾的活动情况。若发现有血液循环障碍和神经压迫症状时，应立即松解小夹板，如血运仍不改善，足背动脉搏动仍摸不清时，则应考虑血管探查术。

三、髌骨脱位

髌骨的内上方有股内侧肌附着，此肌较薄弱，当受到暴力时容易断裂，根据髌骨的解剖生理特点（图4-120），最易造成髌骨向外侧脱位。

（一）受伤机理

髌骨脱位（图4-121）多数由直接暴力造成。由于暴力作用的方向不同。可使髌骨向外、向内和向下脱位，但以向外侧脱位为多见，伤员跌倒时膝关节处于强度的外翻、外旋位，如果暴力直接作用于髌骨内缘，使股内侧肌的扩张部破裂，就会迫使髌骨向外侧脱位，如果暴力作用于髌骨外缘，使股四头肌腱外侧的扩张部破裂，则产生髌骨向内侧脱位，如果暴力作用于髌骨的上缘，使股四头肌腱断裂，则髌骨被髌韧带拉向下方脱位。

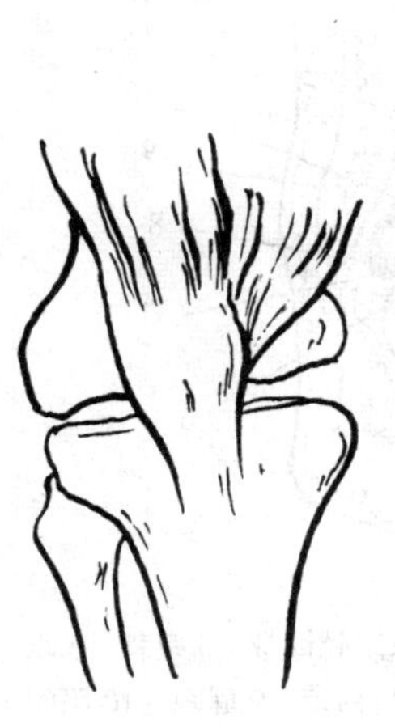

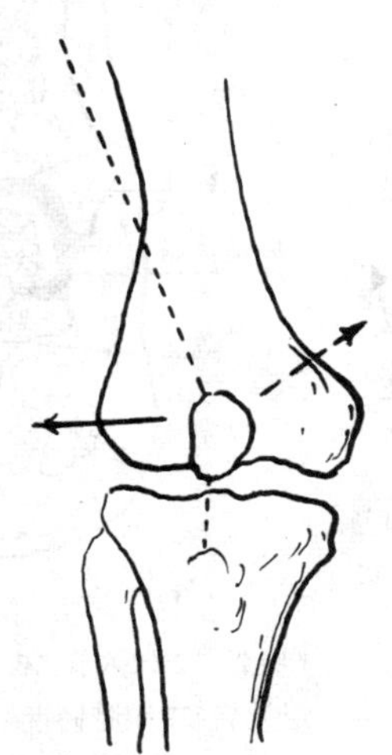

图4-120 髌骨解剖位置特点

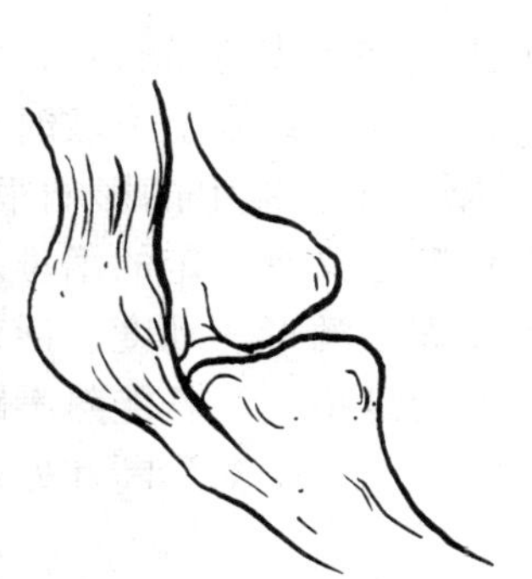

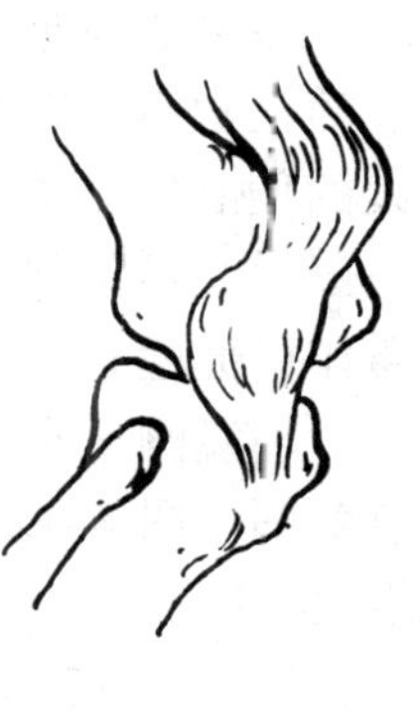

图4-121 受伤机理

（二）脱位类型

外侧脱位：髌骨脱位至下肢的外侧。

内侧脱位：髌骨脱位至下肢的内侧。

（三）临床诊断

膝关节的前方肿胀、疼痛，且呈轻度的屈膝位。检查时可见膝前方平坦，可摸到髌骨处于异常的位置上。

（四）手法复位

术者一手握稳伤肢的小腿，另一手的拇、食指按住髌骨的边缘（图 4–122）。如果是向外侧脱位，把髌骨推向内侧，如果向内侧脱位，把髌骨推向外侧，同时将膝关节伸直，即可使髌骨回复原位。髌骨向下脱位时，只要伸直膝关节即可自行复位。

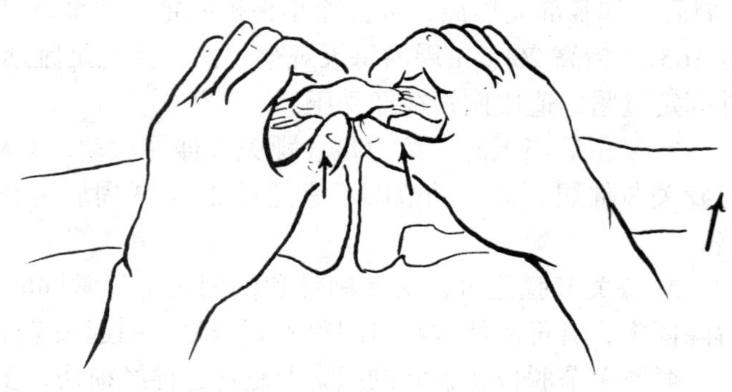

图 4–122　复位手法

（五）固定方法

小夹板固定上外敷药后，放一块小夹板（规格与髌骨骨折的后托板相同）于膝关节后侧，将膝关节置于伸直位，分三段用绷带作迭瓦式包扎固定。

（六）注意事项

1. 复位后，置膝关节伸直位，伤肢抬高 10~20cm，即日开始练习足、踝伸屈活动，次日即可练习股四头肌收缩，3 天后可练习抬腿活动，2 周后可在无痛范围内练习膝关节伸屈，范围不宜超过 15°，以后活动范围逐渐加大，4 周内不应超过 35°。

2. 如果固定不当，撕裂的股内侧肌止部没有良好的愈合，可产生习惯性髌骨脱位，因此，在处理外伤性髌骨脱位时，必须至软组织损伤修复后，才能解除固定。

3. 对于习惯性髌骨脱位，可做内侧关节囊紧缩，髌韧带内移术。

4. 固定后多作股肌收缩和跖踝屈伸活动锻炼。每 3~4 天换药并局部检查一次。3 周后去除小夹板固定，加强膝关节的屈伸和抬腿锻炼。4 周后可下地徒手学行。

5. 若伤员有反复的外伤史，成为习惯性脱位的，可考虑手术治疗。

四、踝关节脱位

踝关节与足的功能主要在于支持及行走，踝关节的正常活动对步行、跑、跳、蹲及上下坡时有极大的便利。如有损伤，则对于功能上的影响很大。一般说，足踝部损伤在诊断上又有一定的困难。故需作局部检查，并注意步态、畸形、动度、活动能力、轴线测量和姿式以及特殊检查。若能熟悉踝关节解剖（图 4–123），注意检查，则对诊断和处理有很大帮助。

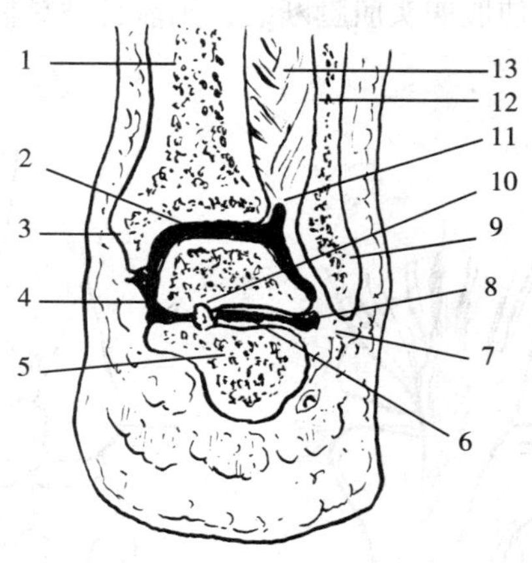

1.胫骨　2.踝关节　3.内踝　4.跟胫韧带　5.跟骨　6.跟距关节　7.跟腓韧带　8.距腓后韧带　9.髁距　10.跟间韧带　11.胫腓韧带联合　12.腓骨胫腓骨　13.间膜

图 4–123　踝关节解剖额切面

（一）受伤机理

踝关节容易损伤（图 4–124）在解剖上的原因：

1. 负重力大，踝关节是下肢最下的关节，在行走、跳跃时，身体全部躯干的力量完全落于踝关节上。

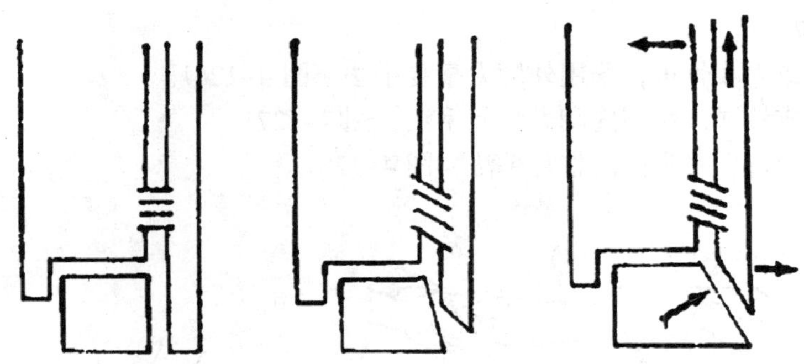

图 4-124 踝关节损伤示意图

2. 外踝长而靠后，内踝短而在前，外侧副韧带较内侧副韧带薄弱，容易撕裂；并且其防止距骨外翻的力量大，而不能有效地协助内踝阻止距骨内翻的倾向。

3. 距骨体前宽后窄，足跖屈时，距骨体较宽部分移出，其较窄部分移入于关节内，因而踝关节变得不稳定。

4. 由胫腓下端所构成踝关节之“笋眼”，并非完全坚固，它们之间的胫腓横韧带纤维斜向下外，同时，腓骨外踝内面的关节面相当倾斜，距骨外侧亦为相应的斜度，因此，腓骨下端可以向上和向外作相当活动，增加了“笋眼”的不稳程度。

5. 在背伸诸肌中，使足外翻背伸的第三腓骨肌不如使足内翻背伸的胫前肌坚强，因此，足部向外的力量不如向内的力量大。

由于这些特点，踝关节容易损伤，且在跖屈时发生，并以内翻损伤为多。

（二）脱位类型（图 4-125）

1. 前脱位。
2. 后脱位。
3. 外脱位。
4. 内脱位。

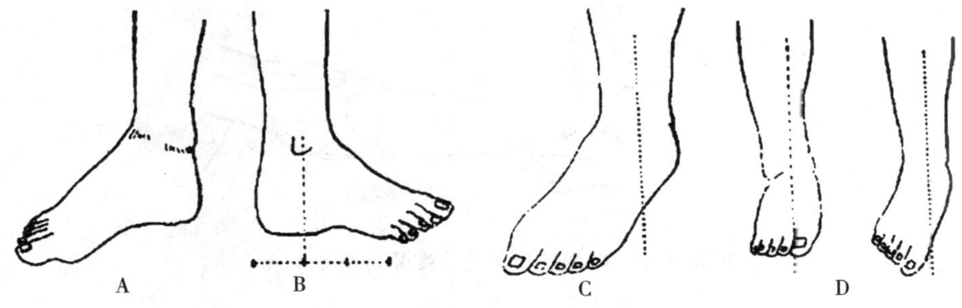

A.前脱位 B.后脱位 C.外脱位 D.内脱位

图 4-125 临床类型

（三）临床诊断

足内翻检查法：检查踝关节的内翻损伤，除局部肿胀淤血外，并应一手握住小腿，另一手紧握患足，将足跟置于完全内翻位，则踝关节与距骨下关节均发生内翻，距骨有异常活动，距骨头倾斜，明显离开外踝，两骨间有深凹，则证明外侧韧带完全撕脱。若不用此法检查，很容易误诊。

于足完全内翻位前后位拍片，则距骨明显地倾出于踝穴，更能证实诊断。否则，虽拍片，亦将引起错误的解释。

（四）手法复位

1. 踝关节内翻或内收骨折，采用外翻力整复手法（图 4–126）。
2. 踝关节外翻或外展，采用内翻力整复手法（图 4–127）。
3. 踝纵向暴力骨折合并脱位的整复手法（图 4–128）。

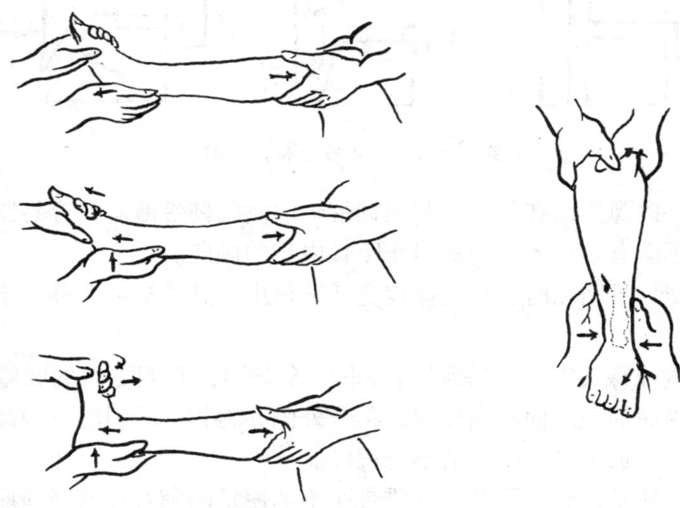

图 4–126 踝关节内翻或内收骨折整复手法

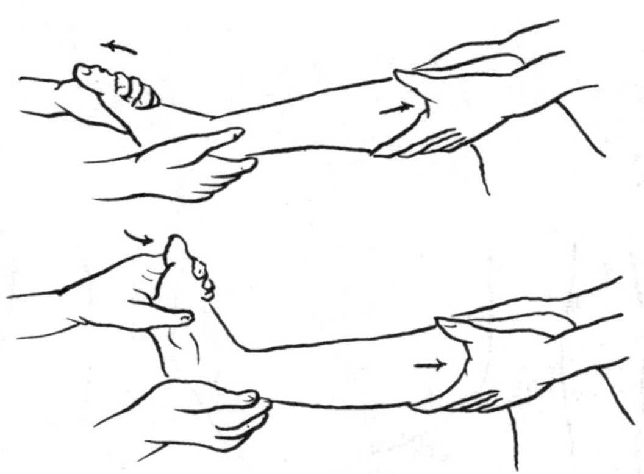

图 4–127 踝关节外翻或外展骨折整复手法

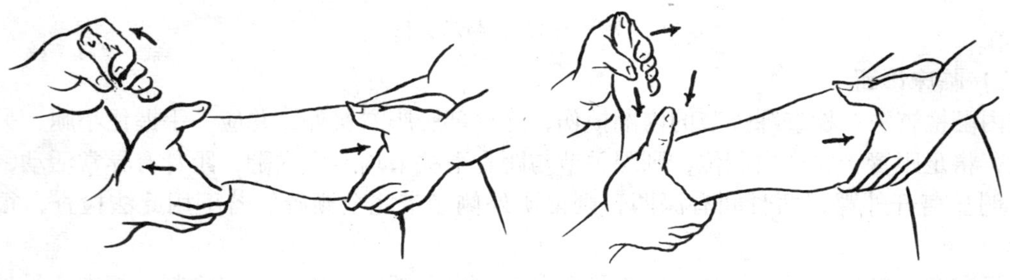

图 4–128 踝纵向暴力骨折合并脱位的整复手法

（五）固定方法

1. 小夹板固定：用直型踝部小夹板固定于中立位，内翻骨折放在内踝下方的梯形垫要适当加厚。使跟、距外移，足轻度外翻位；反之，外翻骨折侧外踝下方的梯形垫要加厚，使足轻度内翻。

2. 背伸活动夹板固定：用铝片剪成，木拖板与铝脚底板之间有关节相连，依两侧皮带的松紧可以调整踝关节在一定背伸位。

3. 石膏固定：石膏托及管形固定。

（六）注意事项

注意肢体末梢循环，有无肿胀，一般固定3周左右即可。

五、距骨脱位

距骨脱位在临床上虽非多见，但其治疗及预后问题较多，故为大家所重视。

（一）受伤机理

距骨周围脱位多因足的强烈内翻或外翻所致（图4–129），以高处坠下及交通事故为多见。而距骨全脱位，除开放性损伤外，大多数病例发生于足部高度内旋及内收位，以致距骨内侧承受强大的压应力，并将其挤向外侧，渐而脱离胫距关节及跟距关节等而游离于外侧足踝部皮下。如压力继续增大，亦可穿过皮肤至体外。

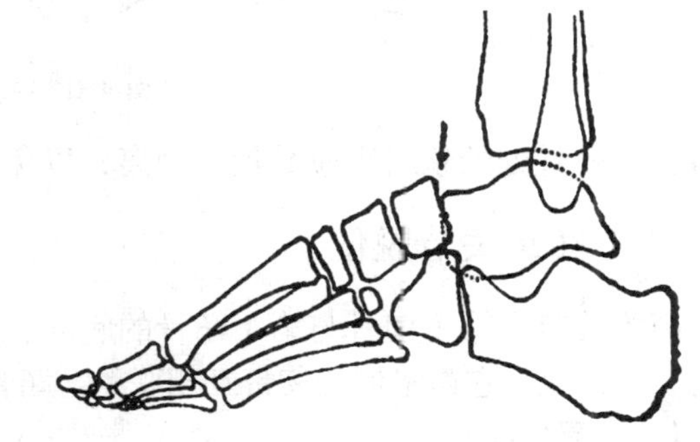

图4–129 致伤机理

（二）脱位类型

1. 距骨全脱位：指距骨完全脱离周围关节而单独滑出。

2. 距骨周围脱位：指在胫距关系正常情况下，出现距舟或距跟关节的咬合变位，较前者多见。主要表现为距下关节脱位，即胫距关节保持正常，而距骨以下的跟骨或舟骨以及以远诸骨与关节可同时向内侧或外侧脱位，其中以向内脱位者居多。

（三）临床诊断

依据病史，临床所见及X线平片等多无困难。但应注意足背动脉是否受波及。

（四）手法复位

早期脱位者急诊立即进行手法复位（图4–130），麻醉后利用徒手牵引数分钟，将足部充分内翻及跖屈，以使踝关节外侧间隙加宽，并按照脱位的方向不同予以加压，将脱出之距骨送回原位，并逐渐将足置于功能位，再以小腿石膏外翻位固定，一般多无困难。

（五）固定方法

复位后小腿石膏外翻固定，2周后改为功能位继续固定6~8周。

（六）注意事项

此种极为少见的损伤，多数病例预后较好，个别病例有可能因距下关节损伤性关节炎而需行关节融合术。由于易引起距骨无菌性坏死，故后期问题较多，以致严重影响足部的负重及活动。拆除石膏后可早期活动，但下地负重至少要在伤后4个月后，以免增加距骨的无菌性坏死率。晚期如距骨已无菌性坏死，则可将其切除后，行胫跟关节融合术或人工距骨置入术。如距骨尚未形成坏死，应予切开复位，并以克氏针将距跟关节固定之。2~3周后拔除克氏针，继续石膏固定3个月。如距骨头或距骨颈，被踝背侧支持带等软组织嵌顿，致使复位困难时，可行切开复位。术

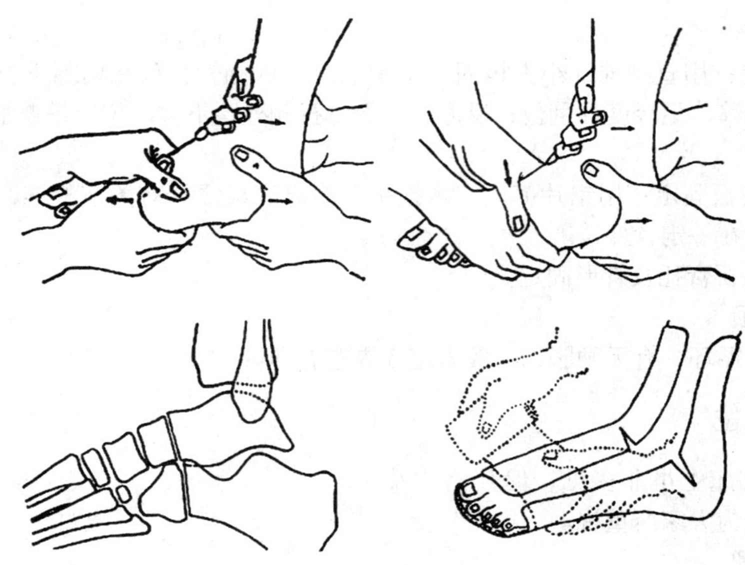

图 4-130 整复手法及固定

中对距、舟骨处的软组织应尽量少剥离，以免影响血供而造成不良后果。

六、跖跗关节脱位

跖跗关节由第 1 楔骨与第 1 跖骨的底部、第 2~3 楔骨与第 4~5 跖骨的底部和骰骨与第 4~5 跖骨的底部构成。它靠坚韧的韧带互相联系。跖骨关节的活动性比较小，只能作轻微的屈伸活动。

（一）受伤机理

跖骨关节脱位多数是直接暴力造成的，如足背受车轮辗轧或重物砸伤、压伤等。但也有一些是由于间接暴力使足的前半部受到强力扭转而造成的。由于暴力的作用方向不同，跖骨可向不同方向移位而产生跖骨关节脱位。由于暴力大小的不同，可使第 1、2 跖骨与跗骨脱位或全部跖骨与跗骨脱位，受到较大的暴力时，常可合并跖骨基底部骨折。

（二）脱位类型（图 4-131、图 4-132）

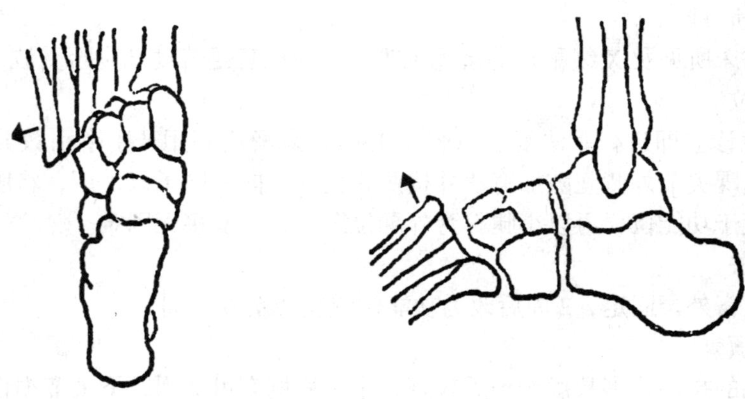

图 4-131 跖跗关节分离性脱位

（三）临床诊断

局部肿胀、疼痛较甚，足不能着地。在检查时，可见足部变宽，足弓弧度变小，足趾向两侧撒开，可扪到异常隆突的跖骨头。若脱位严重，可使足背的动脉受压，产生血管痉挛，造成局部

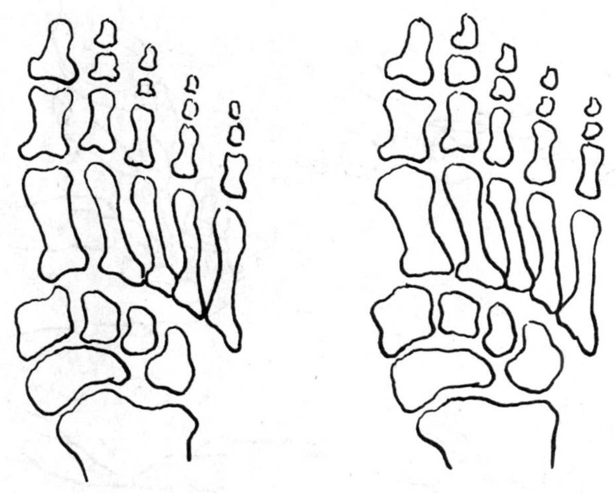

图 4-132　跖跗关节同向性脱位

血液循环障碍。X 线片可明确脱位的方向和有无合并骨折。

（四）手法复位

整复在局部浸润麻醉下进行。伤员取仰卧位。一助手擒拿固定踝关节，另一助手抓住足的前半部进行拔伸牵引。术者用拇指或手掌把跖骨的头部向脱位的反方向提按或推端。如向背侧脱位，应向跖侧按压，如向跖侧脱位，则向背侧提拉，如向内、外侧脱位，应采用内外推端手法进行复位。

（五）固定方法

上外敷药后，上跖背两侧小夹板用绷带缚扎固定。但在跖侧小夹板上放一个纸压平垫，以填补空隙和维持足弓的高度，这有利于足部功能的恢复。

（六）注意事项

1. 跖跗关节脱位时，移位的骨端可能压迫足背动脉，亦可由于扭转暴力而扭曲胫后动脉，可引起动脉痉挛和血栓形成，致使足坏死，因此，复位前后均应密切观察，以防足部坏死。

2. 因足背侧皮肤菲薄，受到向背侧移位的跖骨压迫过久，可能引起皮肤坏死，故应尽早复位。

3. 跖跗关节脱位超过 4 周，手法复位多不能成功，可切开复位。

4. 每 3~4 天换药一次，4 周后去除小夹板固定，并加强跖踝屈伸活动。

七、跖趾关节脱位

临床上较为少见。

（一）受伤机理

多因间接暴力或自高处跳下时所致，故以第一跖趾关节脱位为多发。多因大脚趾过伸，造成趾骨向背侧移位（图 4-133）。

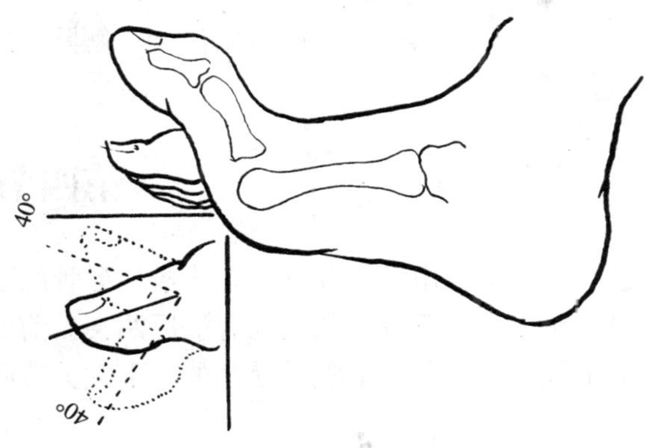

图 4-133　跖趾关节脱位

（二）临床诊断

趾间关节屈曲畸形，跖骨头凸出，足趾有缩短畸形，局部有疼痛、肿胀，功能消失。因浅在，易于诊断。X 线片可明确诊断和排除骨折。

（三）手法复位

治疗以手法复位为主（图 4-134），不伴有骨折者容易还纳。

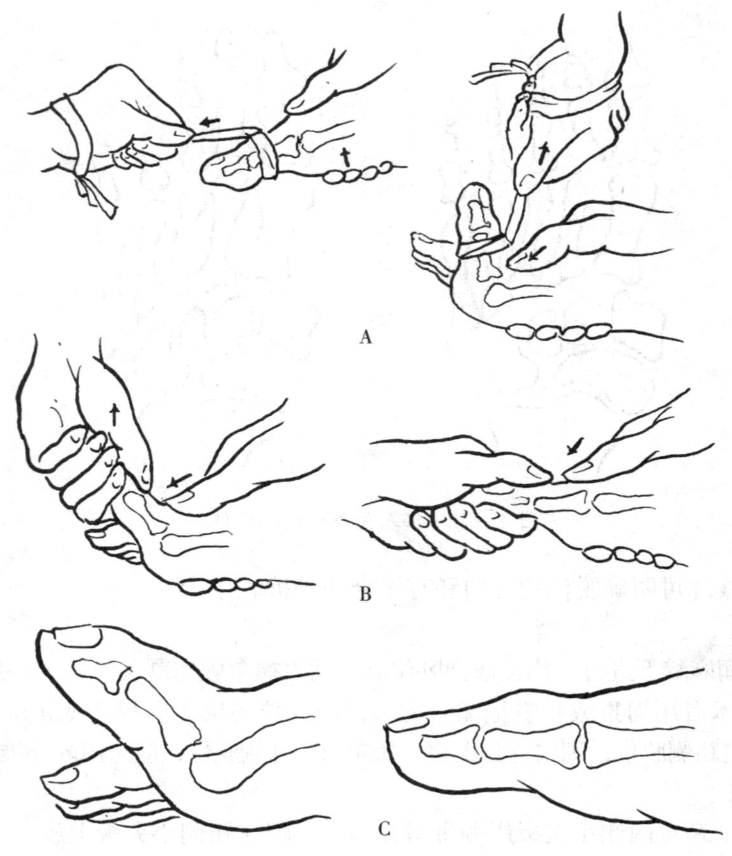

A. 第一步手法　B. 第二步手法　C. 第三步手法

图 4-134　整复手法

(四) 固定方法

以石膏短靴制动 4 周左右。陈旧性者则多需开放复位加外固定；但复位后不稳定者则需用克氏针交叉固定，并早日拔除改用外固定。

(五) 注意事项

固定期间扶单拐下床自由活动，解除外固定后逐渐练习跖趾伸屈活动，4 周内避免跖趾关节过伸。

第四节　下颌关节脱位

下颌关节由颞骨和下颌骨构成。颞骨的下部有一下颌凹，下前方有突起的关节结节。下颌骨呈马蹄形，在下颌支的上缘有前后两突。前突为喙状突，后突为髁状突。下颌凹和髁状突互相构成下颌关节，其关节囊是松弛的。下颌关节脱位时有双侧脱位，也有单侧脱位。

一、受伤机理

闭口时，髁状突在颞骨下部的下颌凹内；张口时，髁状突便向前移到颞骨关节结节之上，处于一个可动的不稳定位置。如果髁状突继续向前移动，超过颞骨关节结节的最高处，不能自动回到下颌内，就产生脱位。例如当张口过度（大笑、打呵欠等）时，髁状突向前下方移动，超过了关节结节，这时，由于嚼肌和下颌韧带的强烈收缩，使髁状突被铰锁在关节结节的前方，不能回纳于下颌凹内，便成为脱位（图 4–135）。中医认为，气血不足或肾气虚损的人，常易产生下颌关节脱位。

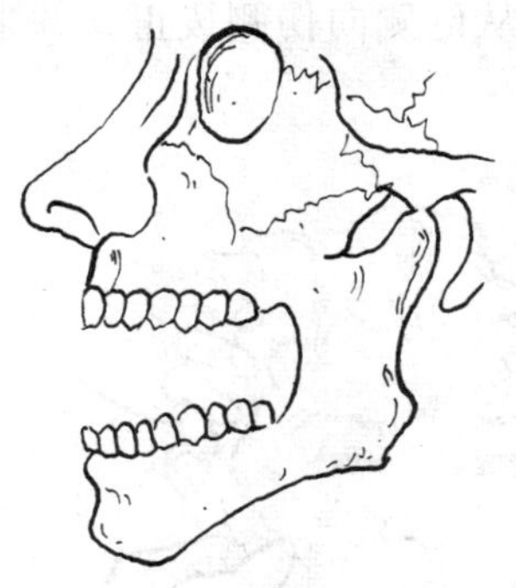

图 4–135 下颌关节脱位

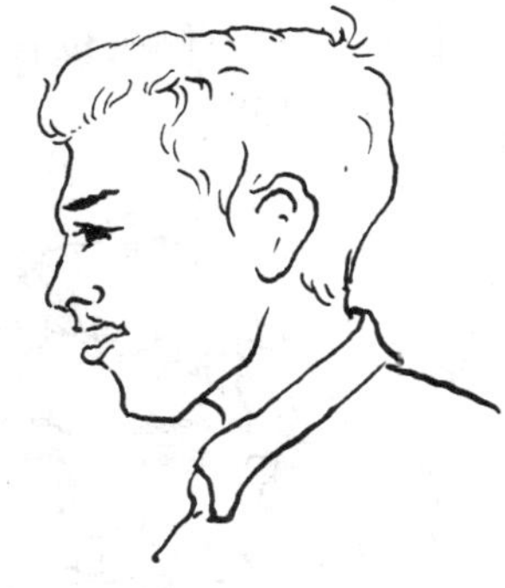

图 4–136 下颌关节脱位外形图

二、临床诊断

下颌部有轻度的疼痛，口呈半开合状态，颏部向前下方突出，不能讲话及咀嚼吞咽食物，口涎流出，在耳珠的前方可摸到凹陷（图 4–136）。如果是单侧脱位，则下颏部偏向健侧的前下方突出。

三、手法复位

1. 口内整复法：伤员取低坐位。助手站在伤员的后方，用双手固定伤员的头部。术者站在伤员的前方，用纱布包裹两拇指（免被伤员咬伤）伸进伤员的口腔内，按在两侧的下齿上面．其余手指扣住下颌体。这时请伤员不要憋住呼吸，放松下颌关节，使嚼肌松弛。术者趁伤员放松下颌关节之际，两拇指把下颌骨向下按，余指把下颌体的前部向上提，并顺势后推（图 4–137）。如有滑响音或下颌有震动感，拇指即向齿的两旁滑开。这时，如伤员能正常闭口，上下牙齿相对，即提示已复位。

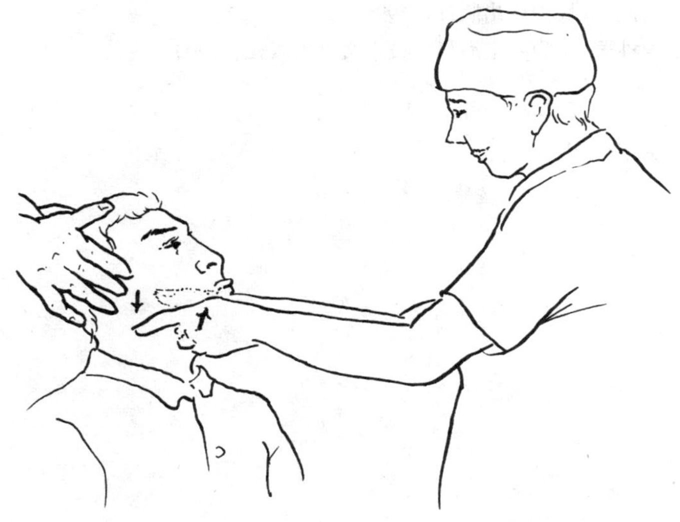

图 4–137 口内复位法

2. 点穴整复法：伤员取坐位。助手及术者站立的体位同上法。助手用两手固定伤员的头部。术者用两手的食、中指扣住下颌角，用无名指和小指托住下颌体。嘱伤员作张、闭口运动，使咀嚼肌一紧一松，带动髁状突逐渐移向下颌凹。这时术者将两拇指分别置于两侧髁状突处（相当于下关穴处），用力向后上按压，伤员便有酸，麻，胀感，达到咀嚼肌松弛的目的，这样，脱出的髁状突即弹回下颌凹内。对单侧脱位者，术者余指顺势从健侧向伤侧拨正，并乘势把下颌骨向上、向前提托复位（图 4–138）。

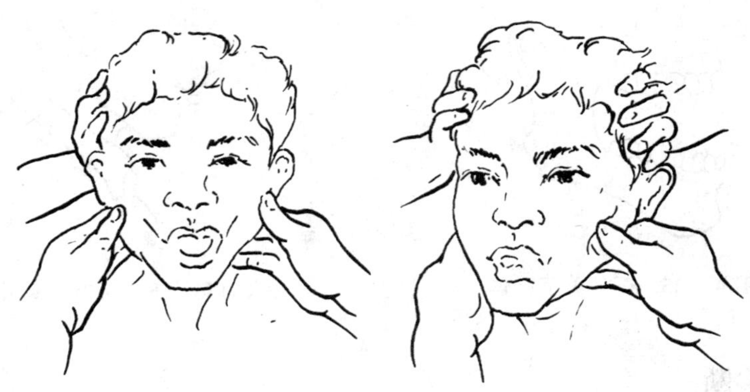

图 4–138　点穴复位法

四、术后处理

1. 用绷带托住下颌。
2. 术后 2 天后拆除固定。
3. 选择半流质饮食。禁忌进食较硬的食物。

主要参考文献

1　邓同印编. 四肢骨折脱位图解. 兰州：甘肃人民出版社，1980
2　佛山市中医院骨科编. 骨折与脱位的治疗. 广州：广东科技出版社，1981
3　裘法祖主编. 外科学. 北京：人民卫生出版社，1996
4　赵定麟主编. 实用创伤骨科学. 上海：上海科学技术文献出版社，1993

第五章 骨折的固定

第一节 固定的定义

随着人类劳动的产生，便有了人体的各种创伤。早在公元前 11 世纪西周时代，创伤骨科已成为我国当时的医学四大专科之一。《周礼·天宫》中就列有疡医科，将骨折和脱位称为“折疡”，并有“折”、“疡”之分，折亦骨折；疡亦脱位。并主张对骨科创伤进行包扎固定。当时的“包扎”、“束缚”、“系缚”等就是我国最早的“外固定”名称。由于传统保守疗法有着几千年的经验积累，因而有着极强大的生命力，外固定技术一直沿用至今。随着无菌技术的出现，冶金技术的发展，骨伤治疗的方法得以扩延。19 世纪 80 年代末期，德国 Hansmann（1886 年）最先报道了应用接骨板治疗骨折的方法，从此开辟了手术切开复位“内固定”的新篇章。AO 学派在内固定的研究发展方面做出了巨大的贡献。然而，内、外固定两种方法未能适应所有创伤骨科治疗的需要。于是，早已发明而后又被禁止使用的“穿针复位框架固定”治疗骨折的方法，20 世纪 70 年代又重新受到重视。发展速度之快，应用范围之广，已成为治疗骨折的独特暂新的方法。到目前为止，骨伤科中的“手法闭合复位外固定”；“手术切开复位内固定”；“骨穿针复位框架固定”三大学派，已形成三足鼎立，并驾齐驱的局面。

如何维持好复位后的骨折端位置不变，待其坚固愈合，就必须给予固定。所谓“固定”(fixation)，《辞海》中注释为“不变动，不移动”。骨科中“固定”的含义是指将复位后的骨折断端保持位置不变。

一、外固定（external fixation）

闭合复位与外固定，即采用手法复位后，于身体外面放置固定器材对身体局部或全部进行完全固定或部分制动式固定，以利于对骨骼关节和组织创伤，疾病及畸形进行治疗或辅助治疗，而达到恢复躯干、肢体和关节功能的目的。它包括小夹板，石膏，各种各样的支具和套具等外固定器材。此法固定相对可靠，大多只能达到功能复位。严格地说，几乎所有外固定对患者无损伤，操作简单，取材容易，该方法不仅是治疗骨折脱位的主要手段之一，同时也是急救时的临时措施。但不适宜开放性骨折，关节容易僵硬。

二、内固定（internal fixation）

开放复位与内固定，即采用手术切开显露骨折处，在直视下复位，先行手法复位，再采用内固定器材连接骨折断端而进行局部固定。它包括各种螺钉，接骨钢板，髓内针等内固定物。该法固定可靠，大多能达到解剖复位。但对伤者损伤大，操作复杂，内固定材料要求高，有感染可能。对污染严重的开放性骨折或已感染的骨折应视为禁忌证，但一般不会出现关节僵硬。

三、框架固定（frame fixation）

骨穿针复位与框架固定，是一种经皮穿针完全和部分贯通骨骼及肢体，将穿骨针体外部分与连接杆用锁针器连接，通过框架复位固定器穿针夹角的变化对骨折及关节脱位进行复位和固定。

它包括穿骨针或固定针，连接杆或连接器，锁针器等构成的固定器及各种骨牵引的牵引架。该法吸取了内、外固定的优点，克服了二者的缺点，适应证广泛，受到骨科界极大重视，而且是一种很有前途的固定方法。

究其上述三种固定方法，孰优孰劣，不好妄加评判，但毋庸置疑的是他们都有各自的优点和缺点，都有各自的适应证和局限性。随着自然科学的发展和需要，自然界被分门别类地进行研究，一方面是人类的认识逐渐深入，自然科学迅速发展；一方面是研究人员的认识逐渐局限、孤立、片面，甚至形成形而上学的宇宙观。治疗骨折脱位也是如此。尽管三大学派都按照复位、固定、功能锻炼原则治疗骨折及脱位，但由于各派对治疗原则理解不同，在执行骨折治疗原则的程度上、有机的结合上以及依赖于人体本身的愈合机制上，存在着明显分歧，故闭合复位与外固定、切开复位与内固定，骨穿针框架固定方法不同，疗效也不同。下面对骨科三种固定方法做一简要概述。

第二节 外固定概论

一、外固定的种类

外固定的特点是取材方便，价格便宜，操作简单，具有一定的支撑和矫形作用，而无创性固定是其最突出的优点。

（一）石膏固定

相传早在几千年前，古埃及人就开始用石膏将细麻布浆用来治疗骨折。1000 多年前，亚洲的印度和非洲的突尼斯土著族人就会用黏土或石灰和沙的混合土包裹肢体固定骨折。自 1852 年，比利时军医 Anfonius 采用石膏绷带以来，1853 年，沙俄时代著名外科医生 Pirogoff 将石膏用于固定治疗骨折并推广应用于克里米亚战争中固定战伤。从此，石膏固定骨折脱位得到广泛应用，与小夹板一样，在固定骨折时受到同样重视，并延用至今。

1. 根据石膏包裹方法分类：

（1）石膏托（图 5–1）：

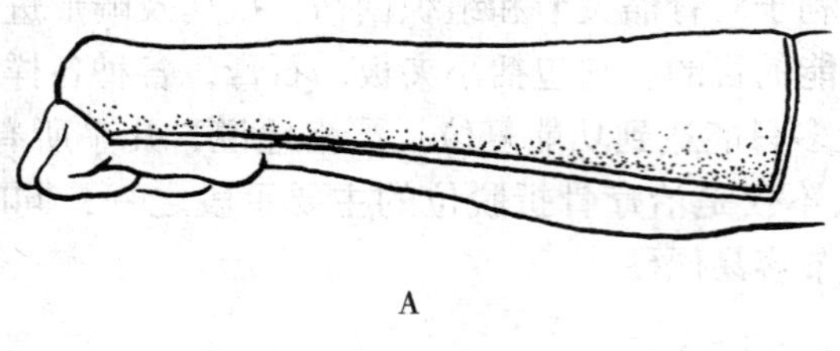

A

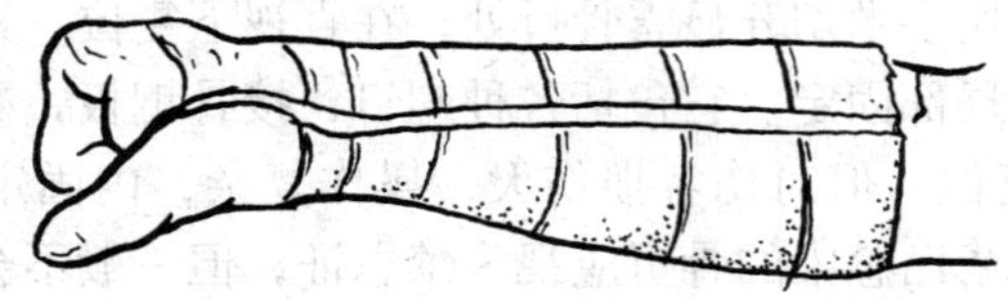

B

A. 在前背侧平铺石膏条 B. 用绷带缠

图 5–1 石膏托

适应证：用于四肢稳定或不完全骨折、软组织损伤及肢体肿胀严重者。

操作方法：在患肢肢体表层放好内衬棉花并用绷带松松包扎后，将 10~14 层石膏条贴敷于肢体前侧或后侧，用绷带包扎固定。

⑵ 石膏夹托（图 5–2）：

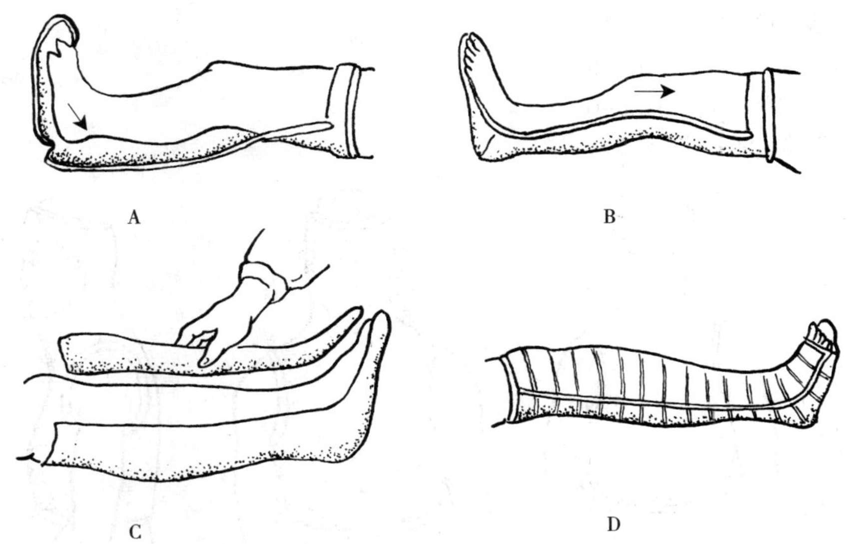

A、B. 先在下肢后面平铺石膏条　C. 再在下肢前面平铺石膏条　D. 用绷带缠包

图 5–2　石膏夹托

适应证：四肢稳定骨折或多段骨折，肢体肿胀严重者。

操作方法：在患肢肢体表层放好内衬棉花并用绷带松松包扎后，分别将两条 10~14 层石膏长条敷于肢体后侧和前侧，前侧石膏条稍短，后侧石膏条稍长，石膏条外面再用绷带予以包扎固定。

⑶ "U"形石膏（图 5–3）：

适应证：适用于上臂、前臂、小腿和足的骨折，踝关节脱位及软组织挫伤等。

操作方法：与石膏夹托不同之处是肢体两侧石膏条相互连接，比单纯石膏托石膏条要宽，为肢体周径 2/3 以上。

⑷ 管形石膏（图 5–4）：

适应证：四肢稳定骨折。

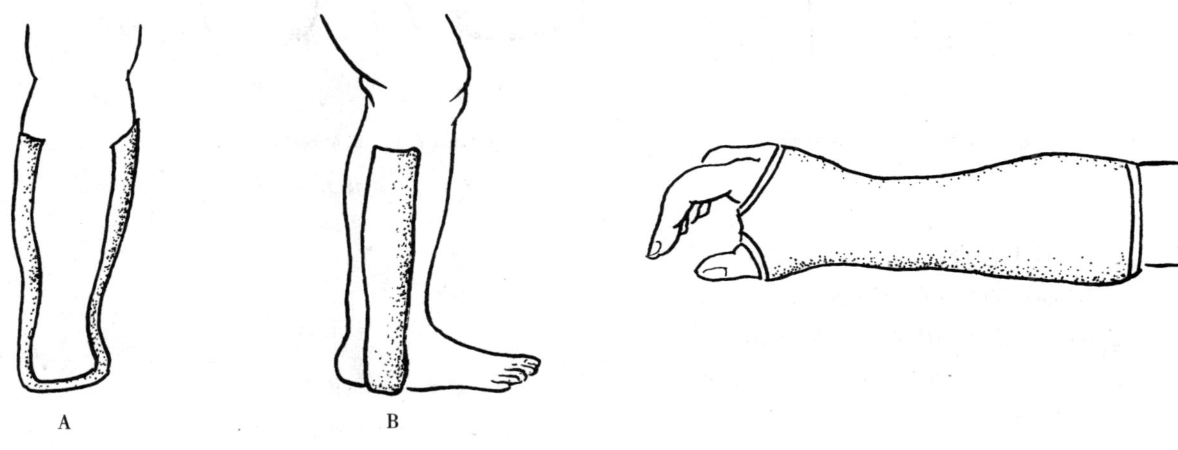

A. 背面观　B. 外侧面观

图 5–3　"U"形石膏

图 5–4　管形石膏

操作方法：在患肢肢体表层放好内衬棉花并用绷带松松包缚后，尤其是在骨隆起部位，如内、外踝、跟骨结节等部位，应垫上较厚棉花，将 6~8 层石膏条贴敷于肢体后侧，用石膏绷带绕肢体逐层包缠，一般约需 6~8 层，尤其是关节部位反复多包几层，以增强固定强度。

2. 根据石膏包裹部位分类：

（1）头颈胸石膏：

① 大型头颈胸石膏（图 5–5）。

② 小型头颈胸石膏（图 5–6）。

③ 头颈石膏背心（图 5–7）。

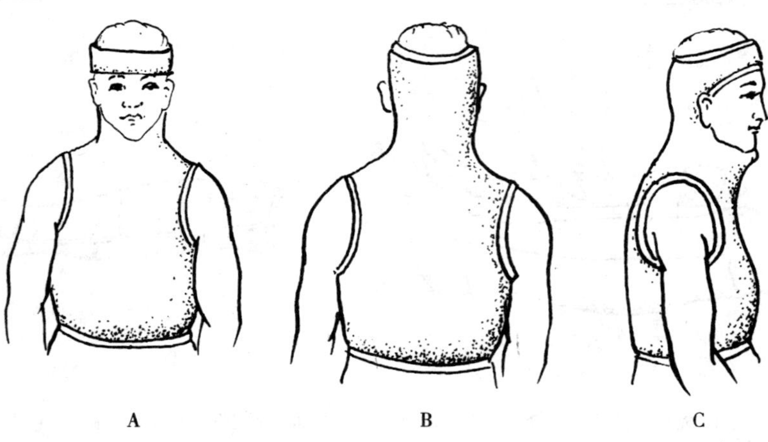

A. 前面观　B. 后面观　C. 侧面观

图 5–5　大型头颈胸石膏

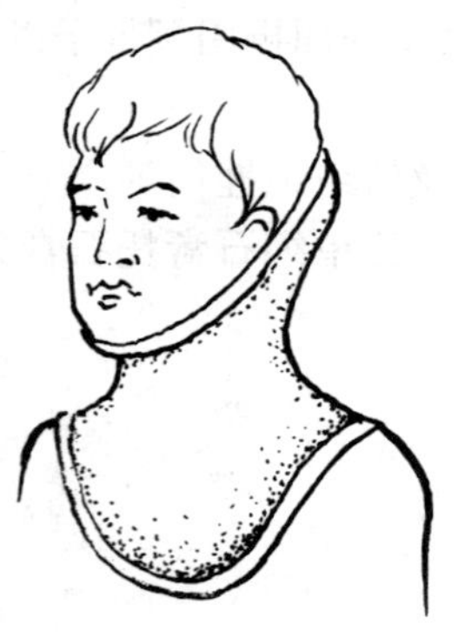

图 5–6　小型头颈胸石膏

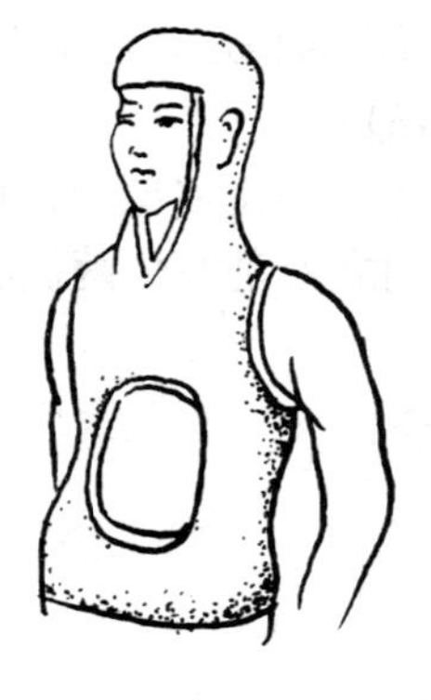

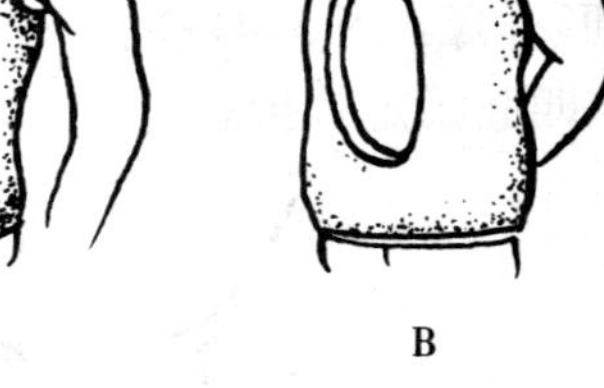

A. Calot 石膏　B. Minerva 石膏

图 5–7　头颈石膏背心

（2）躯干石膏：

① Risser 铰链石膏（图 5–8）。

② Risser 局部加压石膏（图 5–9）。

③ 石膏背心（图 5–10）。

④ 石膏背心夹壳。

⑤ Risser–Cotrel 石膏（图 5–11）。

⑥ 石膏床（图 5–12）。

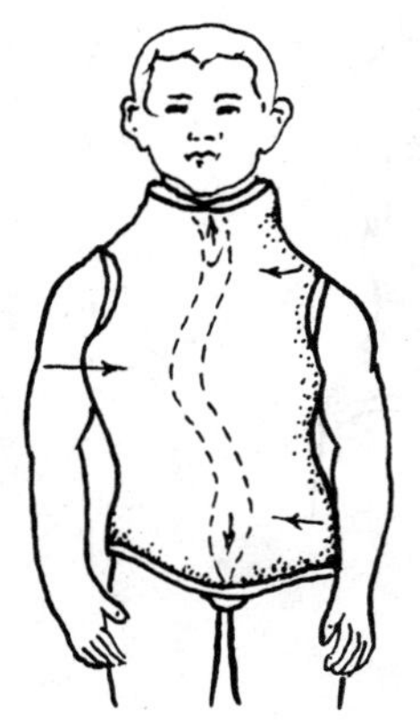

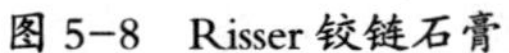

图 5-8 Risser 铰链石膏

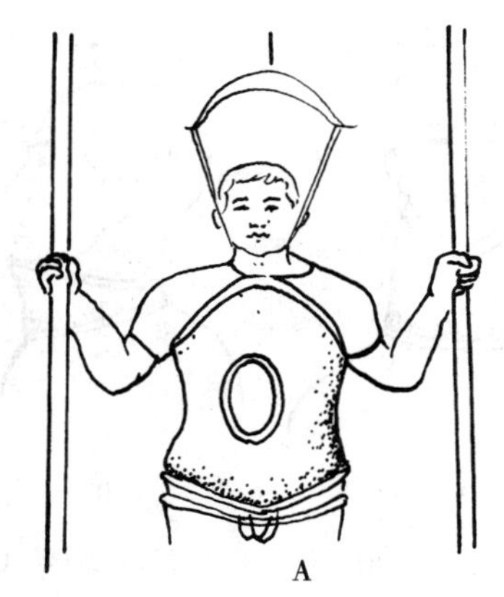

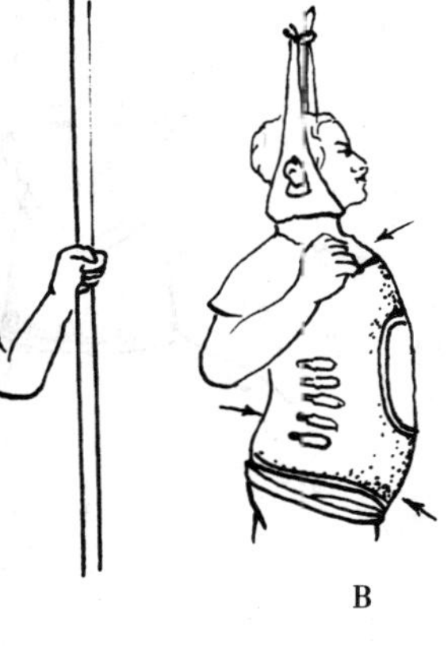

A. 前面观 B. 侧面观

图 5-9 Risser 局部加压石膏

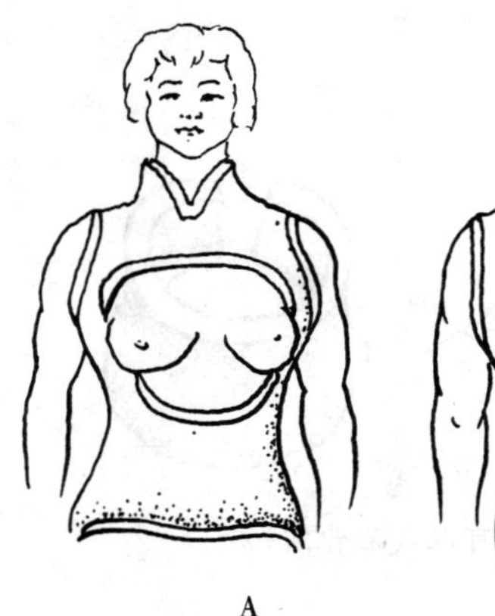

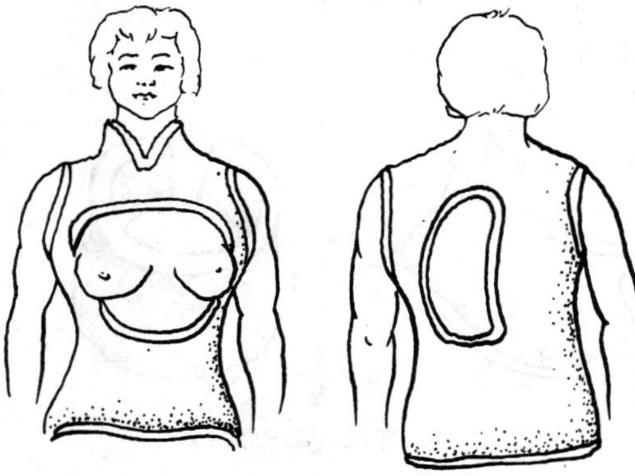

A B

A. 前面观 B. 后面观

图 5-10 石膏背心

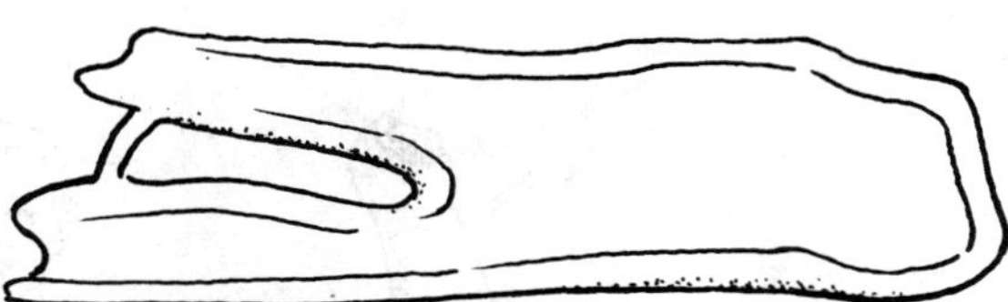

图 5-11 胸腰双髋石膏床

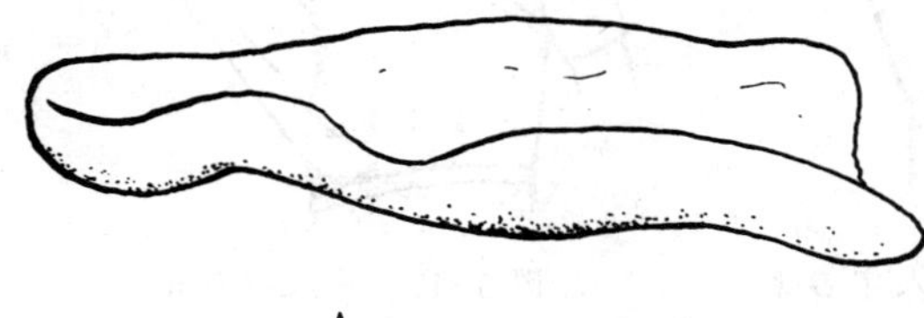

A B

A. 头颈胸腰石膏床 B. 胸腰单髋至足石膏床

图 5-12 石膏床

(3) 颈部石膏：

① 石膏领（图 5-13）

② 可取式石膏围领（图 5-14）。

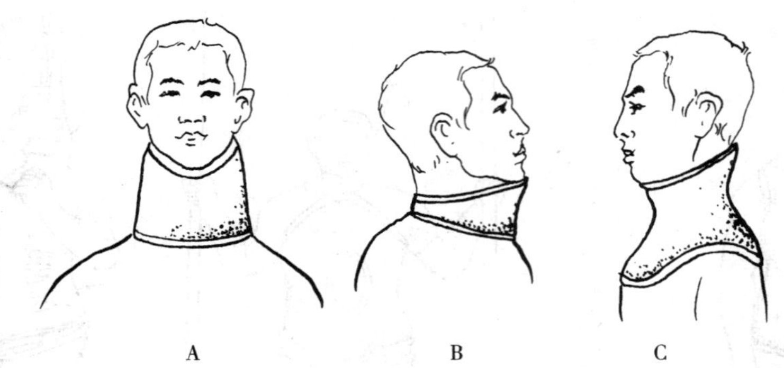

A. 前面观 B. 颈过伸式颈围 C. 侧面观

图 5-13 石膏领

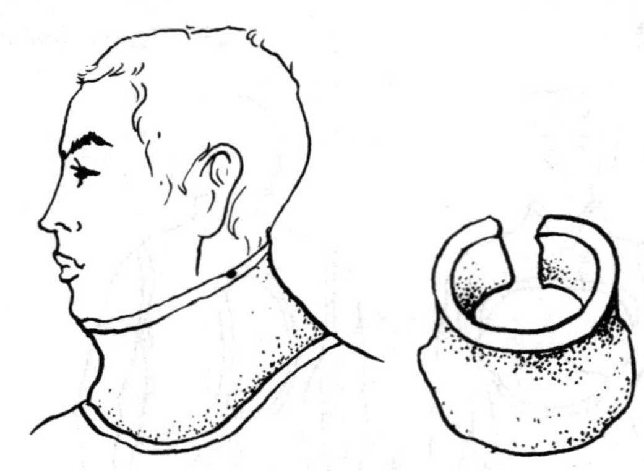

图 5-14 可取式石膏围领

(4) 肩部石膏：

① 肩外展人字石膏（图 5-15）。

② 肩上举人字石膏（图 5-16）。

③ 肩人字石膏（图 5-17）。

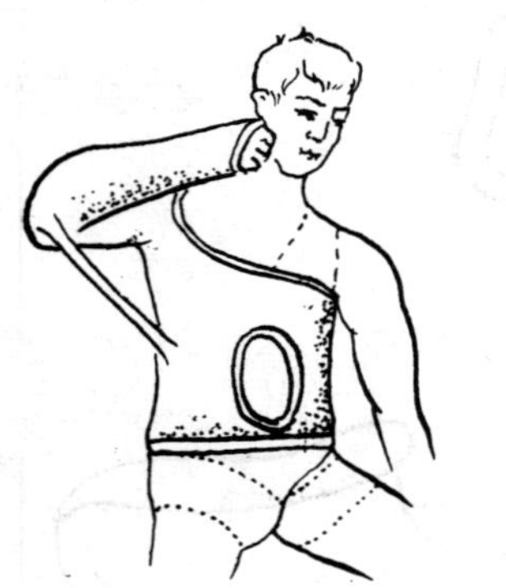

图 5-15 肩外展人字石膏

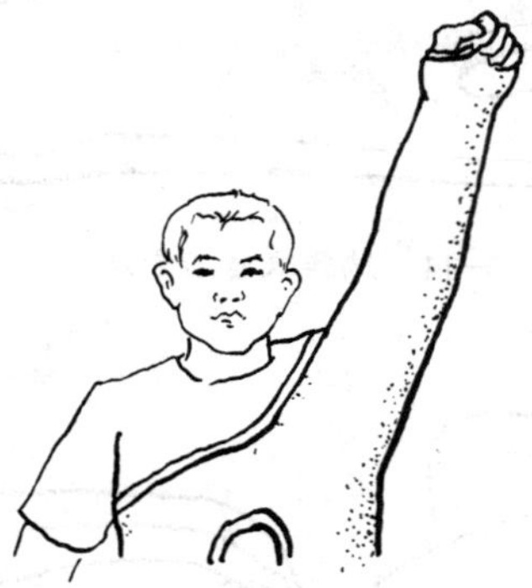

图 5-16 肩上举人字石膏

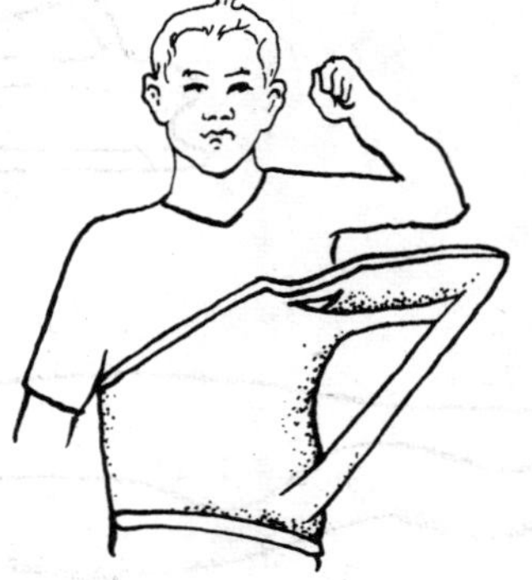

图 5-17 肩人字石膏

(5) 上肢石膏：

① 长臂管形石膏（图 5-18）。

② 长臂石膏托。

③ 长臂石膏夹托。

④ 上臂“U”形石膏。

⑤ 前臂管形石膏（图 5-19）。
⑥ 前臂石膏夹托。
⑦ 前臂“U”形石膏。
⑧ 前臂石膏托。
⑨ 上肢外旋石膏（图 5-20）。
⑩ 带伸腕指弹力装置的前臂管形石膏。
⑪手指人字石膏（图 5-21）。
⑫手指石膏（图 5-22）。

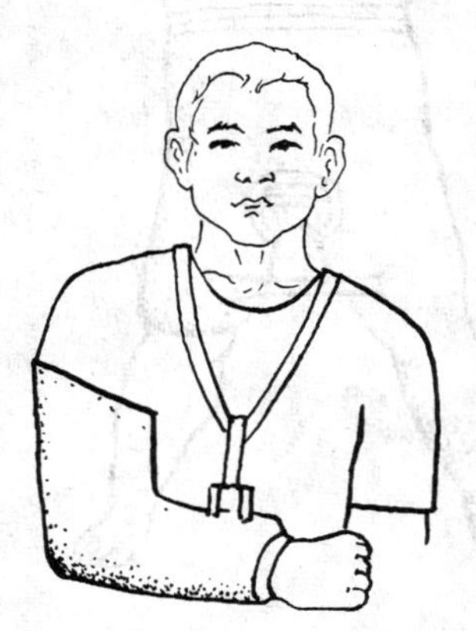

图 5-18 长臂管形石膏

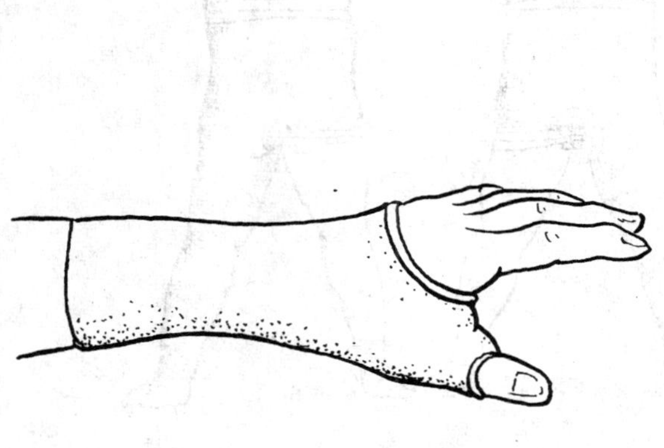

图 5-19 前臂管形石膏

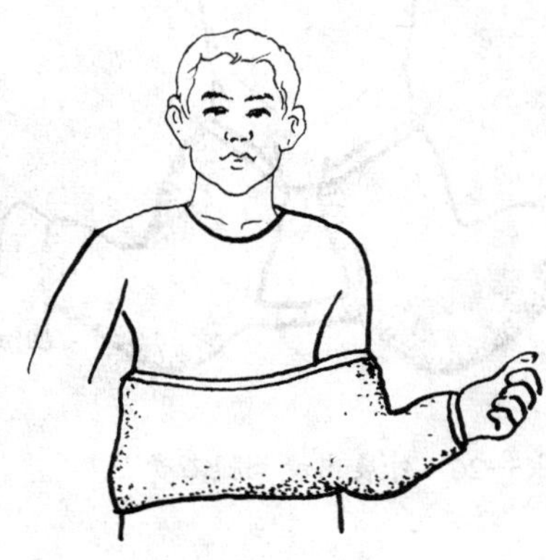

图 5-20 上肢外旋石膏

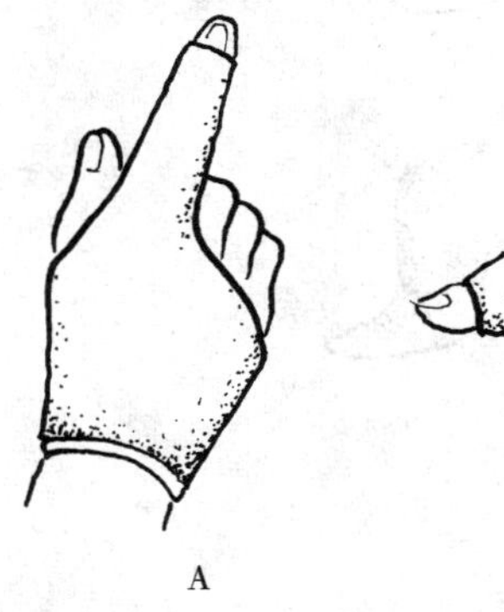

A B

A. 食指人字石膏固定 B. 拇指人字石膏固定

图 5-21 手指人字石膏

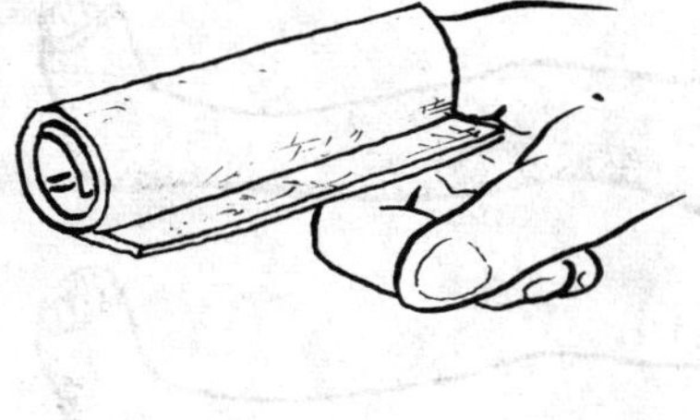

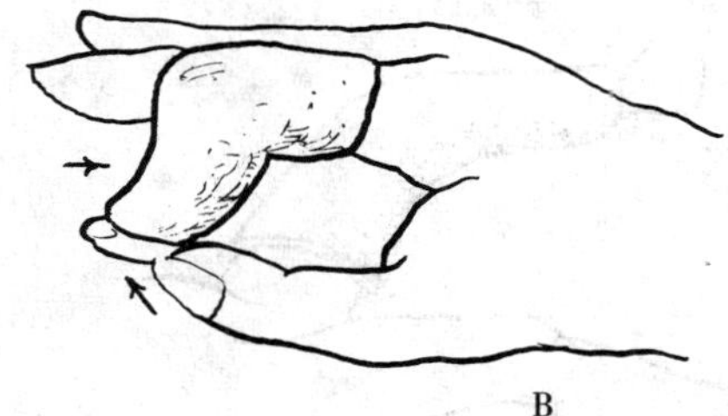

A B

A. 石膏绷带环绕数层 B. 塑捏成形

图 5-22 手指石膏

（6）髋部石膏：

①单侧人字石膏（图 5–23）。

②双侧人字石膏（图 5–24）。

③单侧人字石膏壳。

④双侧人字石膏壳。

⑤蛙式石膏（图 5–25）。

⑥外展内旋长腿石膏（图 5–26）。

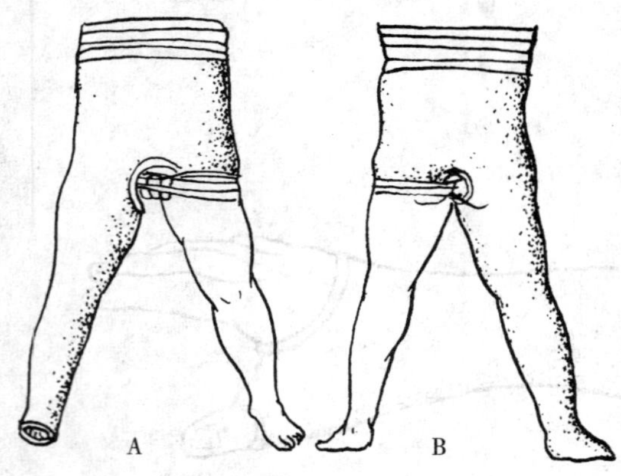

A. 正面观 B. 后面观

图 5–23 单侧人字石膏

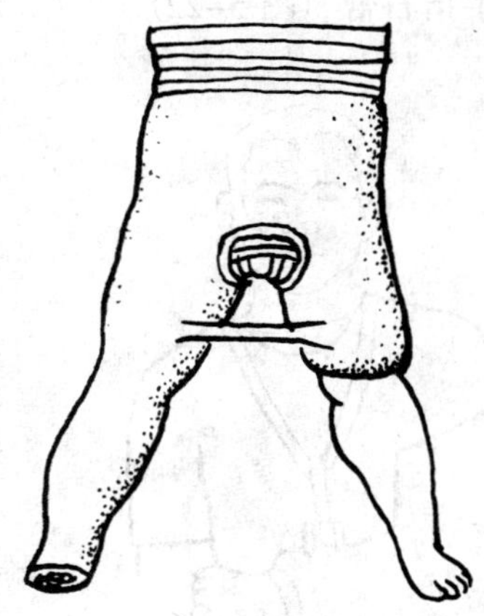

图 5–24 双侧人字石膏

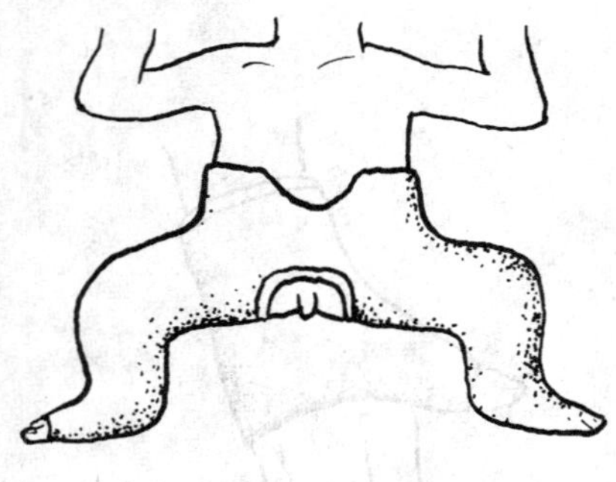

图 5–25 蛙式石膏

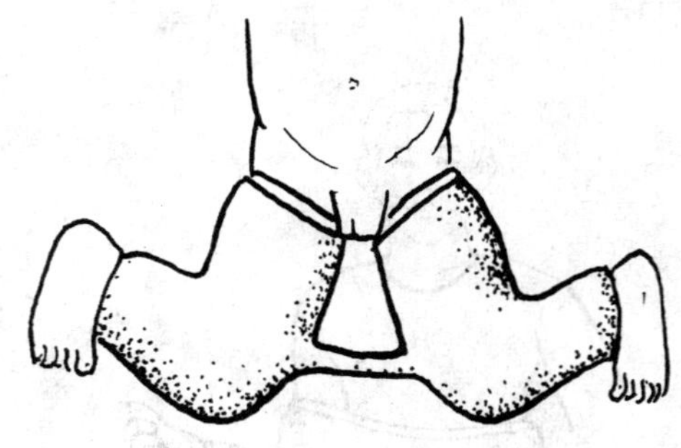

图 5–26 外展内旋长腿石膏

（7）下肢石膏：

①髋踝长腿石膏（图 5–27）。

②长腿管形石膏（图 5–28）。

③长腿石膏夹托。

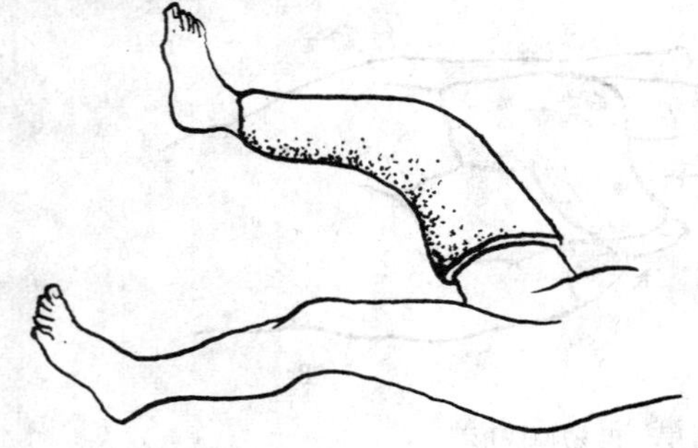

图 5–27 髋踝长腿石膏

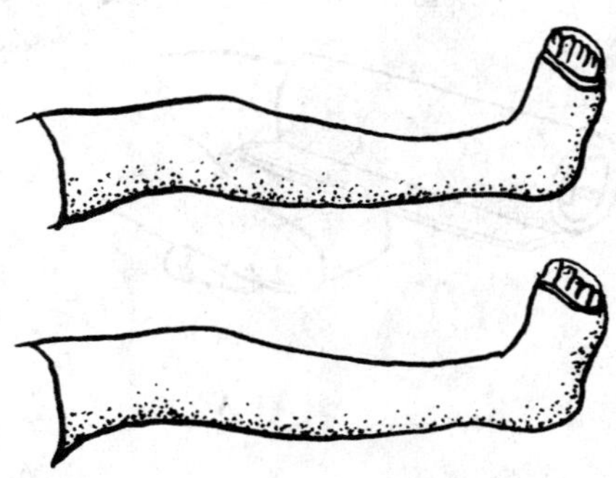

图 5–28 长腿管形石膏

④长腿石膏托。
⑤Kite石膏（图5-29）。
⑥小腿管形石膏（图5-30）。
⑦小腿石膏夹托。
⑧小腿石膏托。
⑨膏靴（图5-31）。

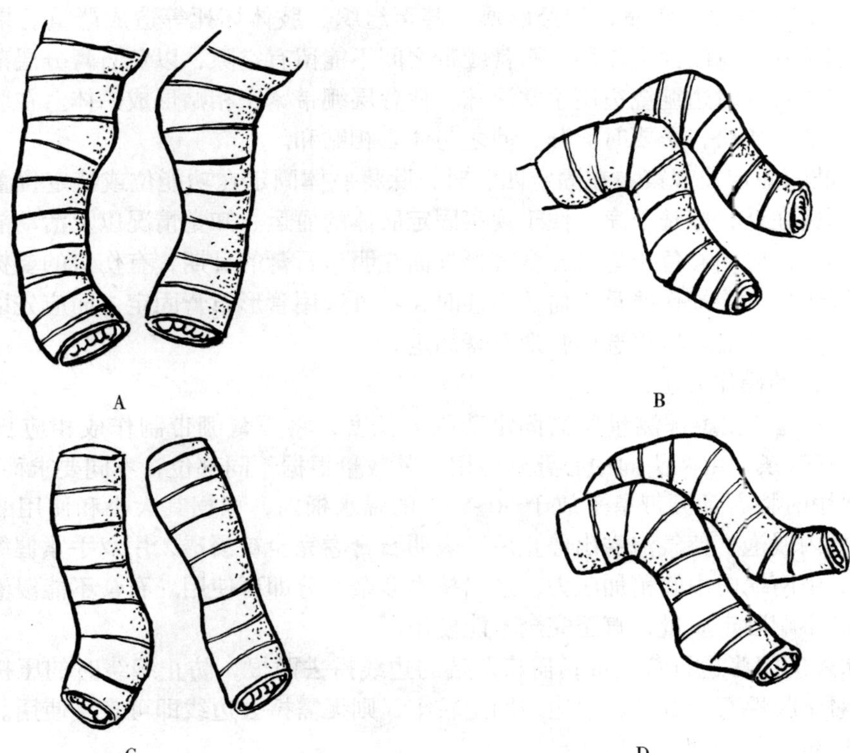

A. 在外踝稍下方将管形石膏作外宽； B. 将足背侧石膏作部分切除；
C. 将足外展、背伸； D. 用石膏条加固足于外展、外翻和背伸位

图5-29 Kite石膏

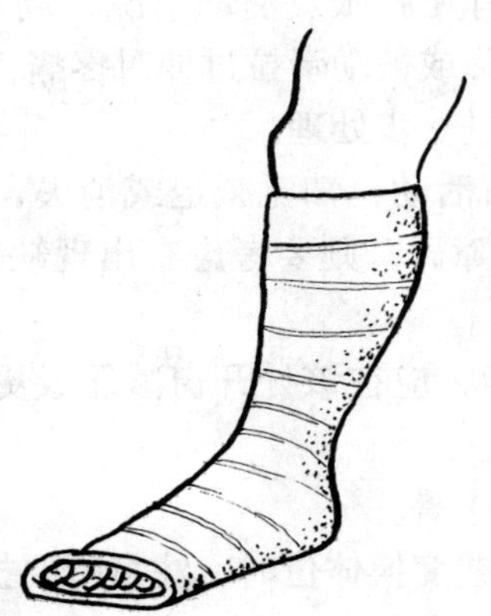

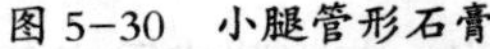

图5-30 小腿管形石膏

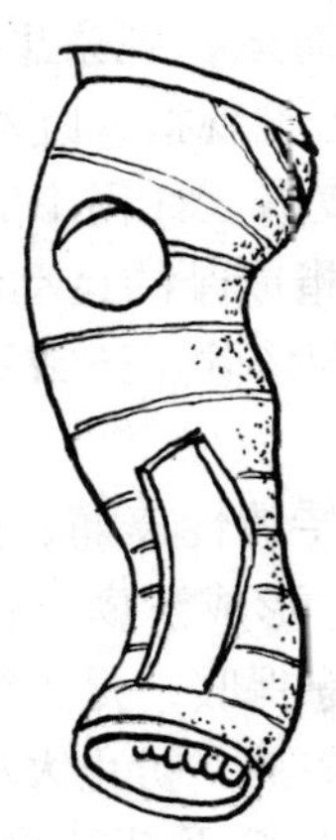

图5-31 石膏靴

3. 石膏固定的基本要求：石膏固定主要是一种治疗手段，石膏固定的好坏直接影响治疗效果，现将有关石膏固定的基本要求分述如下：

（1）固定体位：在不妨碍愈合或其他治疗目的的前提下，肢体关节需置放在功能位上，如果需将关节固定在某种非功能体位时，固定时间不宜太长，以防关节僵硬。包石膏时为了保持体位不变，尽可能将肢体用支架吊起，也可有专人扶持。在扶持过程中，应尽量用手掌，切忌用手指挤捏，以防产生石膏内突出而出现压迫溃疡。

（2）固定的松紧度：包石膏绷带时不宜缠得太紧。过紧时可能引起呼吸困难、恶心呕吐（石膏综合征）、缺血性肌挛缩、神经麻痹、甚至组织、肢体坏死等造成严重后果。但也不能过松，过松就起不到应有的固定作用。石膏绷带之间不能留有空隙，以免石膏分层散开而影响其坚固性。故在包缠石膏时边缠绕边用手掌涂抹，使各层绷带紧密相贴形成一体。在肢体凹陷处，石膏绷带应注意适当放松，必要时剪开，使之与体表相贴和。

（3）四肢的固定及观察：在固定四肢时，除将肢体固定在功能位或特定位置外，应将手指或足趾远端暴露在外，擦洗干净，便于观察固定肢体的血运、知觉情况以及活动能力等。

固定完毕后，应用彩色铅笔将石膏管形外面注明包石膏的日期，有伤口的要标明其位置，也可将骨折情况画出。当损伤严重，血运不佳时，不可选用管形石膏固定，而应先以骨牵引或石膏托临时固定，待病情稳定后再选用管形石膏固定。

4. 石膏固定的操作方法：

（1）先用皮尺在患部测量所需固定范围的长度，将石膏绷带制作成相应长度和一定厚度（约 6 层）的石膏条，由两头向中心叠好备用。其数量根据不同部位，不同要求而定。

（2）使用时将石膏绷带条平放于 30~50℃的温水桶内，根据其大小和使用的速度，一次可放 1~3 个于桶内浸泡，待气泡溢出停止后，表明石膏卷完全被浸透，用双手紧握绷带卷两端，防止石膏丢失。由两端向中间稍加压力，适当挤去多余水分即可使用。石膏不能浸泡过久，浸泡过久会因硬化而影响固定质量，直至完全不能使用。

（3）如果选用普通石膏绷带，需将两端的边线捋去两根，防止缠绕时的压挤造成石膏对肢体的压伤。对于胶性石膏绷带，因边线固定较牢，则无需捋去边线即可直接使用。

5. 石膏固定后的处理：

（1）石膏固定后处理要点：

①设法使石膏尽快干硬，如通风，使用电风扇甚至烘箱。

②适当垫高患肢，减少或避免肢体肿胀。

③注意患肢血运，观察患肢外露的指（趾）端有无肿胀及活动情况，局部温度有无下降，颜色有无异常。若发现指或趾端发绀或苍白，温度下降或被动牵拉过伸时疼痛，并感麻木等，需立即剪开石膏至皮肤。如仍不能缓解，根据情况再做进一步处理。

④经常检查指或趾的运动和知觉，如果不能自由活动，知觉减退或消失，血运尚好，表明神经受压，应立即解除压迫或更换石膏。若同时血运障碍，则要考虑有出现缺血性坏死的可能，应急时处理。

⑤如一处有持续性疼痛，提示该处有受压的可能，应在该处开窗减压或更换石膏，以防局部组织压迫坏死，形成溃疡。

⑥冬天应注意保暖，夏天注意散热，以防冻伤或中暑。

⑦保持石膏整洁，防止大小便或食物污染；翻身或变换体位时，注意不要折断石膏。

（2）近期并发症及其防治：

①远端肿胀：

导致原因：趾（指）在踝（腕）部包石膏后，常发生肿胀，若皮肤或甲床色泽红润，则多为石膏固定时包扎过紧，皮肤浅表静脉回流受阻所致。

防治方法：此反应性肿胀在抬高患肢后，肢体肿胀就可逐渐消失。同时加强趾指关节的活动锻炼，禁止修剪去远侧石膏，否则肿胀反而加重，甚至引起压疮。

②压迫神经：

导致原因：多由于石膏太紧或衬垫不当，使较表浅部位的神经受压（如腓总神经受压）所致。

防治方法：在进行石膏固定时，宜安放棉花衬里，石膏松紧适度，避免受压。一经发现问题，应当立即进行石膏开窗或更换石膏。

③肠系膜上动脉综合征：

导致原因：多发生于脊柱侧凸矫形术后及石膏背心外固定后的病人。肠系膜上动脉起于腹主动脉的前壁，脾静脉和胰颈后方下行，于第1腰椎水平跨过十二指肠横部前方进入小肠系膜根部。十二指肠于横结肠系膜根部第2腰椎左侧和空肠相连。此处肠曲常被一束由平滑肌与结缔组织共同构成的十二指肠提肌固定在膈角上，临床上叫做Treitz韧带。十二指肠横部完全固定于后腹壁，其前方为肠系膜上动脉，其后方为腹主动脉及脊柱。因此，十二指肠横部易受压梗阻。脊柱侧凸得到矫正后脊柱由曲变直，腰椎前凸也有所增加，腹壁肌肉收缩力下降，内脏下垂加重，均造成肠系膜上动脉牵拉紧张，压迫十二指肠横部产生梗阻，导致近端十二指肠和胃扩张促使横结肠和小肠下移，肠系膜上动脉和腹主动脉及脊柱之间的腔隙狭窄，加剧了对十二指肠的压迫，进而引起肠系膜上静脉的阻塞，导致胃肠道充血，梗阻，坏死和穿孔，引起腹膜炎和休克。胃和十二指肠极度扩张，胃壁可能因扩张而变薄，或水肿增厚，也可能发生压迫性溃疡。大量胃液、胰液和十二指肠也不断分泌至胃和梗阻近端的十二指肠腔内，极少被吸收，因而造成体内严重脱水和电解质丢失，体内酸碱平衡失调，血容量减少和周围循环衰竭。病人术后出现高位肠梗阻症状：恶心、呕吐频繁、剧烈，呕吐物内混有胆汁。

防治方法：a.可疑肠系膜上动脉综合征时，应及时对症处理。b.将床角垫高，取头低俯卧位。c.禁食，补液，支持疗法。d.胃肠减压。e.颈交感迷走神经封闭。f.如果诊断明确，立即拆除石膏背心，必要时需作胃空肠吻合术或Treitz韧带松懈术。

④石膏综合征：

导致原因：它不同于肠系膜上动脉综合征。偶在使用腹部大型石膏如石膏背心，髋人字石膏后发生。多是因石膏背心将整个胸腹部包裹过紧所造成，而尤以上腹部包裹过紧后，影响病人进食后胃的容纳或扩张，继而发生腹痛，呕吐，呕吐物主要是胃内容物，一般无胆汁，此点可以与肠系膜上动脉综合征相鉴别。

防治方法：a.如及早发现，应予以禁食，并进行胃肠减压，即可预防其加重。b.如胸部石膏包裹过紧时，可出现呼吸窘迫，紫绀。因此，在包石膏背心时胸部不宜过紧，石膏背心包好后，在上腹部区开一石膏窗，或包石膏前后壳，待其干硬后，用绷带将前后壳一起包扎于身体上固定。c.病人若有不适或呕吐，确认是石膏壳包扎过紧所引起时，仅需将绷带重新包松一点即可。d.病人夜晚睡眠时，也可将石膏壳去掉，起床站立行走之前，再将石膏前后壳重新包上。e.石膏背心固定好后，嘱病人注意不要进食过饱，坚持少食多餐，逐步适应石膏背心的包裹。f.注意观察呼吸，如发现呼吸、面色、脉搏、血压和尿量等发生改变，应认真检查，及时给氧，并及时给予解除石膏包裹等相应处理措施。

⑤发炎：

导致原因：包括湿疹、痱子和毛囊炎等，多因对石膏过敏所致，伴有疼痛及瘙痒。

防治方法：发现后应开窗，每天涂滑石粉，可能时更换衬有双层罗纹纱的石膏。

⑥发热：

导致原因：伤口无感染时，包石膏后或更换石膏后可发生低热。

防治方法：如突然发热，伴有肿痛，则示伤口感染，如蜂窝织炎、淋巴管炎等，应暴露伤口，积极对症治疗。如发生气性坏疽时也可引起发热，伴有脉搏加速，疼痛加剧，肢端循环障碍。若有怀疑，应立即拆开石膏，检查伤口及附近软组织，积极处理。

(3) 远期并发症及其防治：

石膏固定的远期常见并发症及其防治方法主要有：

①褥疮及压疮：

导致原因：由于局部组织长时间被压迫所致，可引起局部不适、浸湿石膏、肢端肿胀等。

防治方法：如果病人在包石膏后主诉局部不适，应怀疑有局部压迫者，应开窗观察。

②肢端坏死：

导致原因：多发生于石膏包扎过紧，阻碍了肢体正常血液循环所致。

防治方法：a.在于正确应用无衬垫石膏，密切观察患肢血运，对于受伤或术后的患肢估计会有明显肿胀者，应采用有衬垫石膏加以预防。b.已发生指趾端甲床或皮肤苍白或青紫者，应立即抬高患肢，剖开石膏直达皮肤。c.已有骨筋膜室综合征的患肢，应立即手术切开肢体各个骨筋膜室直达骨骼，彻底减压。

③缺血性肌挛缩：

导致原因：此乃石膏固定过紧所致，以前臂和小腿多见，往往先出现前臂和小腿的骨筋膜室综合征。

防治方法：a.石膏固定后应反复检查，及时纠正。b.肢体明显肿胀时，应及早撑开或拆除石膏，并可试行交感神经阻滞术，以增进循环。c.已发生骨筋膜室综合征者，立即手术切开肢体各个骨筋膜室直达骨骼，彻底减压。

④坠积性肺炎：

导致原因：大多为大型躯干石膏固定后的病人，不能灵活地翻身和坐起，长期卧床导致呼吸道通气不畅，咳嗽无力，有痰或分泌物不易咳出，引起呼吸道感染。

防治方法：a. 鼓励病人经常进行深呼吸，并多坐位及半卧位，可能时多行走活动，咳嗽或咳痰时应尽量用力咳出。b. 长期卧床病人，应定时翻身、拍背，帮助把痰咳出。c. 可给予止咳、化痰、祛痰药物，必要时行超声雾化吸入或体位引流。

⑤尿路结石：

导致原因：大多为大型石膏（如石膏背心、髋人字石膏）固定后，因固定范围广泛，卧床时间较长，骨骼首先发生失用性脱钙及骨质疏松，大量钙从骨骼中逸出而进入血中，经血液循环至肾脏排出体外，在从肾脏排出的过程中，容易在肾盂、输尿管及膀胱内形成结石。

防治方法：a. 让病人平时多饮白开水，增加泌尿系的冲洗作用。b. 石膏固定的病人能行走者，尽量鼓励多行走，确实不能行走的病人，应鼓励在床上多活动肢体关节，进行功能锻炼，可在一定程度上减少骨骼脱钙。

⑥关节僵硬：

导致原因：多发生于跨关节固定超过 2~3 个月的肢体关节，尤以肘关节、膝关节、踝关节及髋关节多见。如不加以防治，甚至导致关节强直造成终身残废。

防治方法：a. 石膏固定尽可能不超过 3 个月，拆除石膏后，尽快活动关节。b. 开始活动关节时，肢体可出现肿胀，可用热水浸泡肿胀的关节，有利于消除肿胀。c. 估计骨折愈合需 3 个月以上者，应避免采用石膏固定，最好选用其他固定方法。d. 一旦出现膝、髋、踝关节僵硬时，且在半年以内者，可考虑在腰麻下，缓慢逐渐强力屈曲关节，按压的手要尽量靠近关节，同时对关节周围软组织进行按摩和揉捏，约在 30~40min 后，关节屈曲和伸直至正常范围，给关节戴上弹力护套，可减轻肿胀和皮下出血点，然后置于下肢功能锻炼器上进行持续锻炼 2~3 周，但是关节十分容易发生骨化性肌炎，一般禁止使用。

⑦ 骨折再移位：

导致原因：如果石膏固定太松或肢体或消肿后，骨折容易发生再移位。因此，包石膏时应注意固定妥贴，并按患肢形状进行塑形。

防治方法：固定后 1 个月应拍 X 线片，复查对位对线情况。如发现骨折移位应及时重新复位，更换石膏固定或改用其他固定方法。

⑧ 肌肉萎缩：

导致原因：肢体长期不活动，肌肉代谢活动减退导致肌无力和肌萎缩。

防治方法：a.早期鼓励病人做肌肉等长收缩每日 3 次，每次 20 下，然后进行自我肌肉按摩。b.病情许可时，可进行患部邻近关节的功能活动，逐步加强活动强度及范围。c.有神经麻痹者应做关节的被动活动，防止肌肉萎缩和关节僵硬。

（二）小夹板固定

小夹板固定骨折始于我国，历史悠久，该技术是我国骨伤科的精华，为骨折的中西医结合治疗起了巨大的指导与推动作用，早已被国内外骨伤科界所推崇。

1. 小夹板材料的性能要求：

（1）可塑性：小夹板制作材料能根据肢体各部位凹凸体形，弯曲成各种形状，对于超过关节小夹板有时甚至需弯曲 90°~120°。

（2）韧性：小夹板应有足够的支撑力和把持力，受力后变形不大，不易折断，不易劈裂，去掉外力后即可迅速恢复原形。

（3）弹性：小夹板具有一定的弹性和弹力，在肢体肿胀逐渐减轻时，小夹板弹性可使其松紧度变化减至最小。肢体功能锻炼时，肌肉收缩和舒张使肢体内部压力发生变化，肢体形态发生某些改变，而小夹板借助弹性和弹力继续维持其固定作用。

（4）吸附和通透性：有利于肢体表面散热，避免夹板下面集聚汗液，防止发生皮炎、湿疹或毛囊炎等。

（5）质地轻：过重会额外增加肢体重量和负担，增加骨折端的折力和剪力，影响患肢关节功能活动和肢体行走锻炼。

（6）能透 X 线：以利于患肢拍片检查骨折情况。

（7）价格便宜：来源丰富，取材方便，价格低廉。

2. 制作小夹板的材料种类：

（1）树皮类：最常用的是杉树皮，其次是黄柏树皮、杜仲皮和桉树皮等。

（2）木板类：柳木、杉木、椴木、榆木、杨木及泡桐木板等。

（3）竹类：毛竹、竹片、竹签及竹条等。

（4）硬纸板类：马粪纸、工业硬纸板等。

（5）胶合板类：如三合板、柳木板等。

（6）塑料类：近年来已有人用聚氯乙烯树脂为主体制成塑料夹板，用杜仲胶制成可塑型夹板。

（7）金属类：铝板、铁丝及铁丝扶模又称铁丝网格夹板，虽不通透 X 线，但遮挡不多，折叠塑型方便，临床也常用，常与小夹板一起跨关节使用。

3. 小夹板的包扎固定方法：

（1）续增包扎法

即边用绷带包缠患肢，边陆续逐一放置前后、左右、主次不一的各个小夹板。

① 经过牵引及手法复位，骨折复位满意后，由助手维持患肢在合适的体位。

② 可先敷贴上平整均匀、厚薄适宜的外治药物，也可不用敷药，外敷药物多为中草药或膏药，对皮肤不应有任何刺激性，以免引起局部皮肤起水疱或破损。

③ 从患肢远端开始向近端包缠 1~2 层内衬绷带，保持皮肤不受小夹板摩擦。

④ 按先后顺序放置固定垫，放置时应使固定垫平整，切勿折叠。保持小夹板防治的部位，也可先用胶布将固定垫粘贴在小夹板上，以免固定垫滑动。

⑤ 根据骨折移位情况，先安放对骨折起主要作用的两块夹板，使其贴近内层，用绷带缠包后，再放置起次要作用的小夹板，继续使用绷带包缠，以使主要小夹板先发挥作用，而且作用更为可靠，切实。如前后方向易位，应先放置肢体前后测量块小夹板，用绷带缠包 1 圈后，再放置肢体内外侧小夹板，然后再松紧适度的缠包两层绷带。如骨折为内外侧易位，则应先放置内外侧小夹板，缠包一层绷带后，再放置前后侧小夹板，然后再松紧适度的缠包两层绷带。

⑥ 在夹板外层用绷带包扎 2~3 层进行覆盖，以维持各块夹板的正常位置，防止互相移动错位。

⑦ 从近侧至远侧缚扎带 3~4 根，每根扎带绕肢体两周后结扎。此法之优点是夹板不易滑动，较为牢靠。

一般肢体需 3~4 根加压横带，主要靠加压横带施力加压固定。当捆扎过紧，放松加压横带即可解除压迫，十分方便。

(2) 一次包扎法：

① 骨折复位满意后先包扎内衬绷带，一般约为 2~3 层，对患肢皮肤进行适当的保护。绷带缠包应比较松散，不可过紧，以免影响浅静脉的回流。

② 放置压垫，放置时应使固定垫平整，面积大于压垫部位，勿折叠。也可根据小夹板放置的部位，先用胶布将固定垫粘贴在小夹板上，以免固定垫滑动移位。

③ 将几块夹板一次性放置于患肢四周，而不是先后逐一放置。小夹板外层也不用绷带缠包。

④ 小夹板外层直接用 3~4 根扎带捆紧，松紧适度，使小夹板不易移位。

⑤ 此法使用的绷带较少，夹板的位置容易移动，应经常检查，以免影响骨折的固定。

⑥ 在腋窝或腘窝等神经、血管丰富之处行夹板固定时，应加用棉垫衬垫保护。

⑦ 夹板松紧度要得宜，既要起到有效的固定作用，也要防止引起皮肤压迫性坏死，缺血性肌挛缩等并发症发生。

4. 小夹板固定的注意事项：

(1) 小夹板固定加压不是借助绷带的包扎，而是靠加压横带的加压捆扎。在包扎绷带固定小夹板时，只需稍稍用力扎紧即可。

(2) 选用小夹板的型号要合适，不宜过长或过短，过长会影响骨折邻近关节的活动，过短会固定不牢。

(3) 扎带分布要均匀得当，股骨和胫腓骨段一般捆扎 4 根扎带，肱骨和桡尺骨段一般捆扎 3 根扎带。

(4) 靠近关节段的骨折除了超关节夹板固定外，还可借用托板或铁丝扶模辅助固定 2~3 周。

(5) 固定后应抬高患肢，将患肢置于略高于心脏的位置，以利于肢体肿胀消退。

(6) 密切观察患肢血液循环，尤其是固定后 1~4 天应密切观察肢端动脉搏动以及皮肤颜色、温度、感觉、肿胀程度、手指和足趾主动活动等。

(7) 非住院病人，应向病人及家属交待清楚，并在病历上详细记录，如出现疼痛加剧，指（趾）端苍白或青紫，应立即到医院检查和治疗，千万不能耽误。

(8) 定期拍 X 片检查，尤其在两周内要勤于检查，若发现骨折再移位应及时再复位。

5. 小夹板固定并发症防治：

(1) 压疮：

导致原因：多发生于内衬加压垫矫形固定时，为了矫正成角或轻度侧方移位，而内衬的加压垫压力局限，矫形压力较大，容易产生压疮引起局部压迫溃疡。

防治方法：一般不稳定的骨折不宜采用小夹板固定，需用小夹板矫正骨折畸形时，加压垫宜用棉花或棉花垫加压，面积应稍大，包扎时适当用力不能加压过紧，借助扎带加压而不应借助绷带缠包加压。一旦出现局部持续疼痛，可将加压横带稍加松解减压，如果因此骨折移位，可改换用其他外固定方法。

(2) 远端肢体肿胀：

导致原因：小夹板包扎过紧所致。

防治方法：用内层纱布绷带包裹时，应自下而上将患肢远端整个完全包裹住，上、下肢应分别包裹至指、趾蹼处，使患肢浅静脉完全在均匀的压力下，促使大部分静脉血液由深静脉回流。抬高患肢，上肢悬吊，下肢抬高在布郎氏架上或置于 CPM 功能活动锻炼器上进行被动活动，加快肢体静脉回流，加强肢体功能锻炼可消除肢体肿胀。

(3) 缺血性肌挛缩：

导致原因：如果小夹板固定太紧，固定后肢体肿胀不断加重，又未处理可导致肢体缺血性肌挛缩或坏死。

防治方法：包扎小夹板应松紧适度，以能维持骨折复位状态，术后密切观察伤肢血运。一旦怀疑有血运障碍，及时加以处理。

(4) 骨折再移位：

导致原因：小夹板包扎时过松或肢体消肿后，小夹板滑动骨折处容易再移位。

防治方法：应每天检查一次加压横带及小夹板的松紧度。每月拍一次 X 线片，复查骨折对位对线情况，发现仍有骨折移位，应及时重新复位固定。

(三) 套具与支具固定

套具 (Mantle) 和支具 (Brace) 也属于非损伤性外固定。

支具是置于机体外表面用于支撑人体躯干或肢体的一种具有一定硬度的器具。支具是由木质、塑料或金属等硬性材料制成，以支撑、固定、矫形作用为主。按脊柱、上肢、下肢和辅助支具分列四个简表（见表 5–1、表 5–2、表 5–3 和表 5–4）。套具是罩在身体或肢体外表面起包扎固定作用。它与支具最大区别就在于：套具是由布类、毛毡或橡皮等柔性材料制成，以按压、保护、固定作用为主。套具按躯干、上肢、下肢分列为三个简表，分别见表 5–5、表 5–6 和表 5–7，便于读者查阅。

表 5–1 上肢各部位支具名称种类

分 类	支具名称
1.肩肘腕手支具（ShEWHaB）	肩肘腕手支具
2.肩肘支具（ShEB）	铁丝扶模肩外展支具
	可调节肩外展支具
	金属框肩外展支具
	塑料板肩外展支具
	上臂外旋支具
3.肘支具（EB）	可活动肘支具
	固定性肘支具
4.腕手支具（WhaB）	伸腕屈指支具
	棘轮式腕手支具
	腕保护支具

续表

分　类	支具名称
5.手支具（HaB）	指支具（IP）
	屈指支具
	手指支具
	伸指支具
	对掌支具
	拇腕支具（又称鸭形支具）
	屈掌指关节支具
	伸掌指关节支具
	手部电动牵引支具

表 5-2 脊柱各部位支具名称种类

分　类	支具名称
1.颈部支具（CB）	不可调颈支具
	叠式可调颈支具
	塑料颈支具
2.颈胸支具（CTB）	费城式围领
	颈屈伸控制支具
	可调式颈部撑开支具
	胸甲式颈部（Cuirass）支具
	颈肩胸支具
3.头颈胸支具（HCTB）	装卸式头颈胸支具
	Minerva 支具
	额颈胸支具
	穿针头环胸支具
4.胸腰支具（TLB）	铝背心
	夹克式支具
	胸腰伸展支具
	胸腰组合支具
5.腰支具（LB）	腰支具（又称腰围）
	腰束带
6.胸腰骶支具（TLSB）	胸腰骶束带
	Boston 支具
	大阪医大（OMC）支具
	Miami 支具
	Wilmington 支具
	纽约矫形外科医院（NYOH）支具
	Cheneau 支具
	CBW（Chenau-Boston-Wiesbaden）支具
	Stagnara 支具
	胸腰骶屈伸控制支具（又称 Taylor 支具）
	胸腰骶屈伸侧屈控支具（Kninght-TaylorT 支具）
	胸腰骶屈伸侧屈旋转控制支具（又称牛角式支具）
	胸腰骶屈曲控制支具（又称 Jewett 支具）
7.颈胸腰骶支具（CTLSB）	Milwaukee 支具
	腰骶椎屈伸控制支具（又称椅背式支具）
8.腰骶支具（SB）	腰骶椎屈伸侧屈控制支具（又称 Knight 支具）
	腰骶椎伸展侧屈控制支具（又称 Williams 支具）
9.骨盆（PB）支具	骨盆支具
10.肩胸腰髋支具（ShTLHiB）	Von Rosen 支具

表 5-3 下肢各部位支具名称种类

分 类	支具名称
1.髋膝踝足支具（HiKAFB）	双支条髋膝踝足支具
	扭转式髋膝踝足支具
	立式髋膝踝足支具
	立坐式髋膝踝足支具
2.髋支具（HiB）	非限制性髋支具
	正向制动髋支具
	锁定式髋支具
	卡锁式髋支具
	股骨髁上牵引支具
	单髓髋外展支具
	双髋外展支具（包括 Atlantat 和 Freijka 支具）
	双髋外展行走支具
3.膝踝足支具（KAFB）	双支条膝踝足支具
	双支条锁定式膝踝足支具
	四边口形承重膝踝足支具
	单支条膝踝足支具
	双髋外展膝踝足支具
	全塑膝踝足支具
	金属塑料膝踝足支具
	单侧外展行走膝踝足支具（Tachdjia 支具）
4.膝支具（KB）	非限制性膝支具
	半限制性膝支具
	锁定式膝支具
	多轴心膝支具
	塑料膝支具
	三点式膝支具
	双搭扣膝支具（又称 Lenox Hill 膝支具）
	铰链膝支具
	膝反屈支具（又称瑞典式膝支具）
	髌韧带承重膝支具
5.踝足支具（AFB）	非限制性踝足支具
	双向制动踝足支具
	单向动力踝足支具
	双向动力踝足支具
	全制动踝足支具
	足外翻矫形支具
	双支条踝足支具
	单支条踝足支具
	双弹簧支条踝足支具
	鞋钩式踝足支具
	硬式踝足支具
	软式踝足支具
	螺旋式踝足支具
	双足内翻矫形支具（又称 Denis-Brown 支具）
6.足支具（FB）	踇趾支具
	跟骨固定支具

表 5-4 辅助支具（手杖、拐杖、轮椅和手扶支具）名称种类

分 类	支具名称
1.手杖	直杆手杖
	单弧杆手杖
	双弧杆手杖
	多足手杖
2.拐杖	腋下拐杖
	臂肘拐杖
3.轮椅	普通型
	单侧驱动型
	前方大轮型
	三轮车型
	简易型
	体育活动型
	手动型
	电动型
4.手扶支具	平面手扶支具
	支具
	半环式手扶支具
	杆式手扶支具
	轮式手扶支具
	胸高式手扶支具
	髋高式手扶支具

表 5-5 躯干各部位套具名称种类

分 类	套具名称
1.头部套具（HM）	头部绷带环形包扎
	头部叠式绷带包扎
	帽式绷带包扎
	头部三角巾环形包扎
	头部三角巾帽式包扎
	头部三角巾面具式包扎
	头部网套固定
2.头颈肩套具（HCShM）	帽式头颈肩套具
3.颈部套具（CM）	泡沫颈围
	皮革颈围
	气圈式颈部套具
4.颈胸套具（CTM）	充气式颈胸套具
5.胸套具（TM）	弹力护胸套具
	胸廓胶布条粘贴
6.胸肩套具（TShM）	胸肩绷带包扎
	单肩胸胶布粘贴
	双肩胸胶布粘贴
	胸肩棉圈包扎
	单肩胸三角巾包扎
	双肩胸三角巾包扎
7.胸腰套具（TLM）	弹力胸腰套具（又称胸腰弹力兜）
	皮革胸腰套具（又称胸腰皮兜）
	帆布胸腰套具（又称胸腰束带）
8.胸腰肌套具（TLSM）	弹力胸腰骶套具（又称胸腰骶弹力兜）
	皮革胸腰骶套具（又称胸腰骶皮兜）

续表

分 类	套具名称
9.腰骶套具（LSM）	帆布胸腰骶套具（又称胸腰骶束带） 弹力腰骶套具（又称腰骶弹力兜） 皮革腰骶套具（又称腰骶皮兜） 帆布腰骶套具
10.腰套具（LM）	弹力腰套具（又称弹力腰围） 皮革腰套具（又称皮腰围） 帆布套具（又称帆布腰围）
11.骶套具（SM）	弹力骶套具（又称弹力骶带） 皮革骶套具（又称皮革骶带） 帆布骶套具（又称帆布骶带）
12.肩胸腰套具（ShTLM）	皮背心
13.肩胸腰骶髋套具（ShTLSHiM）	Riemenbugel 背带 米字形背带 H 形背带 Parlik 背带 外展布兜 Putti 兜
14.肩胸腰踝足套具（ShTLAFM）	连衣袜套具 连衣靴套具 弹力蛙式裤
15.腰骶髋套具（LSHiM）	腰骶髋套具
16.骨盆套具（PM）	骨盆绷带包扎 骨盆三角巾包扎 弹力骨盆套具（弹力骨盆兜） 帆布骨盆带 皮革骨盆带 多头骨盆带

表 5–6 上肢各部位套具名称种类

分 类	套具名称
1.肘腕手套具（ShEWHaM）	肩外展套具
2.肩肘套具（ShEM）	肩肘胶布（Conwell）粘贴法 肩肘胶布（Sayer）粘贴法 肩肘胶布（Hawley）粘贴法 肩肘胶布粘贴与悬挂固定 肩肘三角巾包扎
3.肘关节套具（EM）	肘部绷带包扎 布兜肘套具 弹力肘套具
4.前臂套具（FaM）	前臂绷带包扎 前臂三角巾包扎 前臂皮革套具 前臂帆布套具 前臂弹力套具
5.腕手套具（WHaM）	腕手绷带包扎 腕手三角巾包扎 手部绷带卷固定 弹力腕手套具 皮革腕手套具 棉垫腕套具
6.指套具（FiM）	指绷带螺旋包扎 指绷带螺旋反折包扎 弹力指套具

表 5-7 下肢各部位套具名称种类

分　类	套具名称
1.膝套具（KM）	膝部绷带螺旋形包扎
	膝部绷带横 8 字形包扎
	膝部三角巾对折包扎
	膝部三角巾螺旋包扎
	弹力膝套具
	皮革膝套具
	皮革护膝带
	帆布膝套具
2.小腿套具（SaM）	小腿绷带螺旋形包扎（又称绑腿）
	小腿绷带反折包扎（又称绑腿）
	小腿弹力套具
	小腿皮革套具
3.踝套具（AM）	弹力护踝套具（又称弹力踝套）
	踝胶布条粘贴
	踝部绷带螺旋包扎
	踝部绷带 8 字形包扎
	弹力踝套具
	皮革踝套具
4.踝足套具（AFM）	踝足绷带螺旋包扎
	踝足绷带 8 字形包扎
	踝足三角巾包扎
5.足套具（又称矫形鞋，FM）	鞋外补高足套具
	鞋内补高足套具
	内外补高足套具
	双层次补高鞋
	补缺鞋
	矫形靴
	矫形足套
	附骨旋前鞋
	足内翻矫形鞋
	高弓足矫形鞋
	平足症矫形鞋垫
	高帮鞋
	低帮鞋
6.趾套具（ToM）	“工”字形趾套具（又称“工”字形隔垫）

二、外固定的原则

小夹板固定骨折最早始于我国，经过中西医结合长期不断地探索，我国老一辈骨科专家方先之、尚天裕教授所制定总结出了外固定治疗骨折的四大原则：

1. 动静结合（固定与活动相结合）。
2. 筋骨并重（软组织与骨并重）。
3. 内外兼治（局部与全身治疗兼顾）。
4. 医患合作（医疗措施与病人主观能动性密切配合）。

三、外固定适应证

（一）石膏固定的适应证

1. 骨科创伤急救：石膏在骨折等现场急救时可作临时固定，以控制患部活动，减轻痛苦，防止损伤加重，有利于病员的搬送。

2. 关节脱位的固定：大多数骨折、关节脱位在复位满意后，都可选用石膏固定，维特关节脱位复位后的体位，有利于修复。

3. 关节周围的骨折：不适合用小夹板固定的某些部位骨折，如膝关节周围的骨折，胸腰段脊柱压缩性骨折等。

4. 关节扭伤、韧带撕裂或撕脱。

5. 各种畸形矫正术后的固定：包括关节的融合及截骨矫正术后，石膏固定可维持术后矫形位置或功能位置，防止畸形复发。如三踝融合术、膝内翻截骨矫正术等。

6. 其他手术后的固定：如血管、神经、肌腱吻合术及骨、关节、肌腱移植术后固定，可防止缝合后的组织撕裂，促进其加速愈合。

7. 骨与关节感染的固定：如急性化脓性关节炎、结核等，固定后可控制患部活动，可减轻疼痛，降低关节内压，预防病理性骨折和关节畸形。

8. 纠正先天性畸形：如先天性髋关节脱位手法复位后的固定及先天性马蹄内翻足等。还可以用于脊髓灰质炎后遗症的畸形预防。

9. 伴有创面的骨折：局部软组织损伤或有创面，不能使用夹板且软组织又需要换药处理等，可行石膏外固定骨折加局部开窗，以利于伤口的处理。

（二）小夹板固定适应证

1. 可在急救现场用夹板固定四肢骨折、关节脱位以利安全和迅速的转运。

2. 闭合性四肢稳定骨折复位后的固定。

3. 对桡尺骨及胫腓骨干稳定性骨折固定效果较好。

4. 肱骨骨折宜用小夹板固定加外展架固定，可防止骨不连和关节僵硬。

5. 股骨和胫骨不稳定性骨折因肌间的收缩易产生成角和缩短移位，可用小夹板配合牵引治疗（图5-32）。

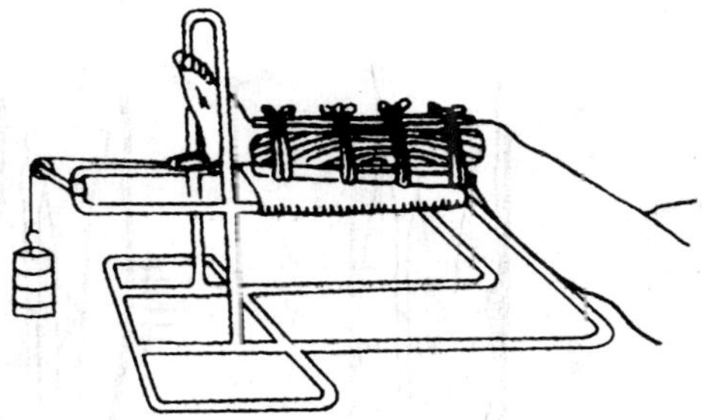

图 5-32 小夹板固定配合牵引治疗

四、外固定禁忌证

（一）石膏固定的禁忌证

1. 全身情况差，不能耐受石膏固定者，应先抢救生命。

2. 创面或创口较大的开放性骨折，如选择用石膏托固定，骨折可发生再移位。

3. 合并有大片软组织挫伤和组织缺损的骨折。

4. 不稳定骨折。

5. 陈旧性骨折、骨折延迟愈合及骨不连，因原已有较长病程，如继续用石膏固定，更易造成邻近关节僵硬和功能障碍。

6. 年老体弱的骨质疏松病人，石膏固定会加重病人的骨质疏松。

7. 孕妇、肺心病、哮喘及支气管炎病人的胸腰椎骨折。

8. 严重感染，尤其是厌氧菌感染者。

（二）小夹板固定的禁忌证

1. 患肢严重肿胀，指或趾端苍白稍紫红，表现有血液循环障碍者。

2. 前臂和小腿骨折明显肿胀，用小夹板固定可加重肿胀，诱发室筋膜综合征的发生。

3. 创面较大的开放性骨折，创面感染，皮肤广泛擦伤及软组织挫伤严重，术后需经常换药，小夹板固定十分不便，骨折端也容易移位。

4. 伴有神经损伤，小夹板固定可加重神经损伤者。

5. 小夹板固定需经常检查其松紧度，防止过松导致骨折再移位或过紧出现室筋膜综合征者。

五、外固定的优点

（一）石膏固定的优点

1. 取材方便：石膏来源广泛，制作简单，价格也不昂贵，适合各级医院广泛应用。

2. 操作简单：易于操作，凝固迅速，5~10min 即可硬化成形，适于现场抢救，便于转送病人。

3. 无创固定：属于非侵袭性固定，病人不痛苦，对组织无损伤。

4. 固定确实：石膏是直接缠绕于肢体或躯干的体表，并与其外形相一致，凝固后十分坚硬，从而起到确实的固定作用。

5. 可塑性强：医用石膏俗称熟石膏，遇水后柔如稀泥，到重新结晶硬化需数分钟至 20min 左右，利用这一间隔时间，可根据肢体不同部位的凸凹和屈曲形状进行各种妥贴成形，直至塑形到复位所要求的位置为止。干固后不变形，便于塑形定型固定。

6. 便于实施三点固定：利用石膏塑形特点，术者可通过用手掌的大鱼际加压，可以容易地完成骨折与固定所需要的三点加压与塑形，从而达到矫正骨折畸形并预防骨折再移位（图 5-33）。

7. 易于矫正固定后的成角畸形：可以通过对石膏的楔形切开，较容易矫正骨折残留的成角畸形（图 5-34）。

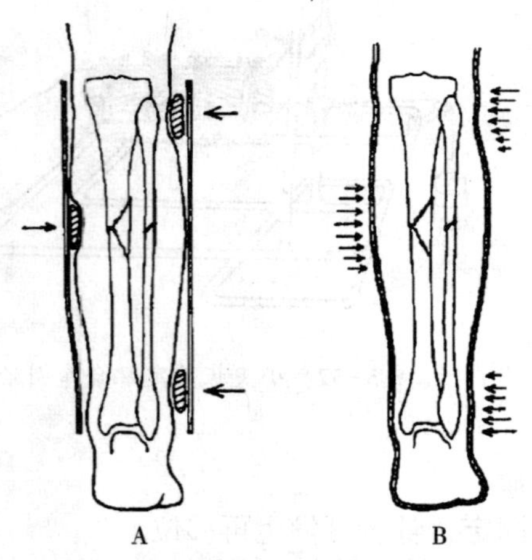

A. 小夹板管形三点固定　B. 石膏管形三点固定

图 5-33　石膏管形固定与小夹板局部固定的三点固定作用比较

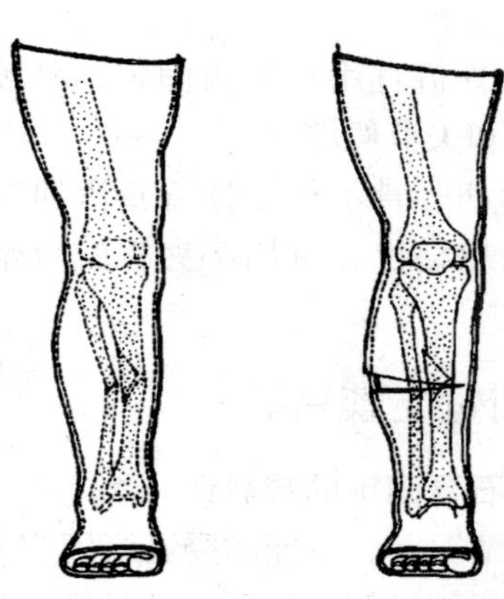

图 5-34　石膏楔形矫正方法

8. 能部分通透 X 线：固定后也可拍片，仍可清晰观察骨折对位对线情况。

（二）小夹板固定的优点

1. 取材方便：树皮、木板、竹片、胶合板、硬纸板、塑料夹板、铝板、铁丝等材料均可制成夹板应用。

2. 无创性固定：对肢体组织无损伤，特别适用于老人、小儿以及不能承受手术治疗的四肢骨折的固定。

3. 操作简单：尤其是对于胫腓骨、尺桡骨或肱骨稳定性骨折的固定治疗。

4. 不超关节的固定：有利于骨折邻近关节的早期活动锻炼，可以避免发生关节僵硬、肌肉萎缩和骨质疏松。

5. 观察调整方便：一旦发现骨折对位对线不良，指或趾端缺血等问题，可随时进行调整。

6. 价格低廉：小夹板固定骨折价格低廉，患者无痛苦，病人能乐意接受。

六、外固定的缺点

（一）石膏固定的缺点

经过长期临床实践，发现石膏固定除了以上优点外，也存在不少缺点和不足：

1. 不便调整：石膏固定成形即坚实牢固，当肢体损伤后继续肿胀时，则会影响肢体的血运，甚至出现肢体缺血坏死；当肢体肿胀到一定程度开始消退，骨折部位又会出现相对过松而致骨折再移位（图 5–35）。

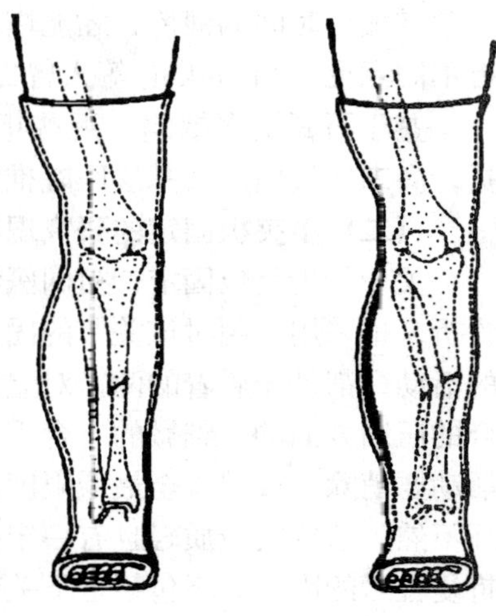

图 5–35 肢体消肿后可因石膏管形过松而致骨折再移位

2. 更换石膏操作繁琐：当石膏固定不理想，需要重新复位固定时或长期固定影响肢体发育时，均需拆除石膏予以更换，十分不方便。

3. 伤口换药不便：开放性骨折或有感染伤口的肢体用石膏固定，石膏被脓血污染，易发生恶臭及加重损伤部位的感染，伤口换药也十分不便。

4. 不便皮肤护理：石膏沉重不便于患肢锻炼和行走，冬难驱寒，夏难透热，皮肤得不到清洁护理而易发皮炎等。

5. 易导致关节僵硬：用石膏固定骨折，其固定范围必须至少包括骨折的远近两个关节，这是“绝对静止”和“广泛固定”的典范。固定时间过长可引起肢体肌肉萎缩、关节僵硬、骨质疏松等并发症。

（二）小夹板固定的缺点

1. 小夹板固定属于间接固定，不适用于斜形螺旋形和粉碎性等不稳定性骨折，因可能出现骨折再移位，甚至发生畸形愈合。

2. 固定把持力有限，不适用于股骨骨折，因大腿肌肉丰厚，即使小夹板包扎固定很紧，骨折端仍可发生移位。因此，股骨需用小夹板固定时，可以与骨牵引配合治疗（图 5–32）。

3. 小夹板固定治疗的病人，需经常复诊，由医师进行随时调整。

4. 小夹板固定不当，可出现严重并发症和后遗症，如软组织压迫性溃疡、缺血性肌挛缩等。

七、外固定的研究

由于传统的保守的外固定疗法有着几千年的经验积累，因而有着极强大的生命力，在手术内固定疗法呈现咄咄逼人之势发展的同时，保守的外固定学派极力反对骨折切开复位内固定，以保护骨折血肿和骨外膜。手法复位外固定在骨伤科治疗中至今仍占主导地位，应用最为广泛。闭合复位与外固定，虽避免了开放复位与内固定的缺陷，但它又不具备开放复位固定的准确性与牢固性，而且需要医务人员和 X 线拍片的多次复查，因而对医患双方都是一种负担。由于该法对患者毫无损伤，故医患双方都愿意接受。由此可见，研究和开展骨折的非手术治疗，前途广阔。

（一）石膏固定的研究现状

由于石膏干固前柔软如泥，塑形能力理想，干固迅速，仅5~10min即可硬化成形，干固后坚硬不变形，具有一定矫形固定作用，加之石膏对X线有半通透性，石膏固定的肢体摄X线片仍可清晰观察到骨折对位和对线情况。故在临床上用石膏材料固定骨折肢体有了更加广泛的应用，石膏固定作为一门专门技术也逐步得到完善和发展。尽管石膏可根据机体不同部位的凸凹不平和屈曲形状进行各种妥贴成形固定，但石膏定型后变成硬壳，肌肉稍一萎缩，机体的外表与石膏分离，骨折在石膏内仍然活动，并未固定，更不可能使石膏随着肌肉的收缩而变形，在肢体内部产生持续的压缩动力。虽然骨折较开放复位固定愈合较快，但经长期广泛固定之后，骨折愈合仍受影响，不能如期愈合，同时带来关节僵硬，肌肉萎缩等常需加倍时间的锻炼才能恢复，有的甚至不能恢复功能，甚至出现骨质疏松，压迫溃疡等并发症。用此种方法治疗，即手法进行复位后，再用石膏作外固定，其固定范围必须至少包括骨折上下各一个关节，此法受O.Thomas、R.Jones和watson–Jones等人近百年来的影响，在某些医院一直沿用至今。为了加强固定，Bohler主张用无衬垫石膏固定骨折。他们不主张切开复位，以保护骨折血肿和骨外膜。虽然骨折愈合确较切开复位快，但经长期广泛外固定后，骨折愈合仍受影响，不能如期愈合，同时关节僵硬，肌肉萎缩等常需加倍时间的锻炼，才能恢复功能，有的甚至不能恢复或出现并发症。对此治疗原则近来渐有不同意见，如Perkins等人曾提出反对意见。

鉴于石膏诸多缺陷，近些年来出现了高分子合成材料取代石膏固定的趋势，但价格比较昂贵，尚未在我国广大基层医院推广应用。

（二）小夹板固定的研究现状

关于骨折复位固定，祖国医学一直沿用不包括上下关节的小夹板固定，对关节附近的长骨干骨折，也采用了超过该关节的固定。骨折部位的固定与伤肢关节的活动以及骨折的固定与断端间的活动，都是矛盾着的两个对立面，骨折断端之间的动是绝对的，静是相对的。对有利于骨折愈合的压缩方向的、细微的、合乎生理的活动，要维护；对不利骨折愈合的（侧方）成角及旋转等活动要消除，或减少至最低限度。中医使用的固定材料看来原始、粗糙，起不了很大作用，但实际不然，这些夹板质轻且有一定弹性，再凭借药膏的柔韧贴附力和布带的束缚力，已足以维持骨折复位后的固定。不包括上下关节，有利于关节的早期活动锻炼。石膏与小夹板都是针对克服成角弯曲趋向，利用成角的角顶，与对侧的上下端形成的三点固定的位置关系，来矫正畸形和维持复位后的位置不变（图4–35）。临床实践中发现，局部的小夹板纸垫外固定，早期活动，不仅能较好地固定骨折，对部分对位对线较差的病例，在治疗过程中使对位对线情况意外得到改善。为了揭示其中的奥秘，早在20世纪五六十年代我国学者对小夹板就进行了大量的力学研究，实验中发现布带对肢体的约束力（小夹板固定力），正是这些力的存在才显示出小夹板固定与用石膏超关节固定的不同。同时测出固定力和效应力，发现纸垫下力值强度为小夹板的1.4~1.95倍。布带捆扎过紧会影响肢体血流，过松又起不到应有的固定作用。总结提出了800g拉力上下活动1cm的经验值。伤肢在小夹板纸垫下，进行功能锻炼时肌肉的舒缩活动，所产生的肌肉内在动力与外固定装置的力相互作用，才是纠正残余移位和成角移位的原因。小夹板局部外固定，是从肢体的生理功能出发，通过布带对夹板的压力纸垫，对骨折断端防止或矫正成角畸形或侧方移位的效应力，充分利用肢体肌肉收缩活动所产生的内在动力，使肢体内部动力因骨折导致的不平衡重新恢复到平衡。

1. 布带的约束力（小夹板固定力）：捆扎过紧会损伤局部皮肤引起血循环障碍，产生张力性水泡以及缺血性挛缩或远端坏死；捆扎过松，压力不够导致骨折端再移位。较合适的捆扎力应是在捆扎后布带可在夹板上下移动1cm。

2. 纸垫的效应力：单纯用夹板平均加压，骨折断端压力往往不够，采用相应的纸垫可增加固定的效应，如果纸垫安放不妥当，可使骨折再移位。

3. 肌肉收缩产生内在动力：病人活动时，由于肌肉收缩活动，使伤肢周围夹板变形，使之骨折局部压力不断发生变化，进一步使骨折的成角得到矫正。为了寻求理想的固定材料，曾分别对柳木、杨木、椴木、塑料、石膏夹板等进行了材料力学研究试验，发现柳木夹板具有弹性，塑性轻的优点。由于夹板的弹性和夹板下的纸压垫，又不妨碍肌肉的收缩，肌肉收缩时使肢体变粗，夹板、扎带和固定点的压力暂时增加，可在机体内部产生有利于复位，固定和骨折愈合的动力。侧方的压缩动力，可以保持复位不变，甚至可以迫使轻度的侧方移位和成角移位得以进一步矫正复位； 纵向的压缩动力可以加速骨折的愈合。利用力量相等，而方向相反的外固定力来抵消骨折端移位的倾向力，同时让病人有节制地活动，促进血肿吸收，骨痂生长。但应经常检查夹板的松紧度，过松起不到固定作用，过紧影响肢体血液循环，应引起高度重视。小夹板能适合肢体外形，贴服肢体，又能随着肌肉的收缩而变形，并能向肢体内部产生适度的生理作用，这些作用绝非石膏所能获得。总之，小夹板兼顾了骨和软组织，兼顾了复位、固定和功能锻炼，保护了局部组织和人体对骨折愈合的作用。因此，合理的小夹板外固定具有确实可靠、骨折愈合快、功能恢复好、病人痛苦少，它的疗效较理想。诚然，如果小夹板使用不当或包扎松紧失度，或应该超过关节而未超过，或固定后不观察，或固定后不进行功能锻炼，或在切开后使用小夹板等，其疗效将远远不如石膏。捆扎过松，不能固定骨折，同样可以发生畸形愈合和不愈合等； 捆扎过紧，将阻碍伤肢的血液供应，造成严重后果，重者截肢，轻者引起缺血性肌挛缩。尽管如此，小夹板固定是从肢体的生理功能出发，充分利用肢体肌肉收缩活动时所产生的内在动力，是肢体内部因骨折所致的不平衡重新恢复到平衡。因此，夹板的外固定是一种积极能动的固定，它是一种动态平衡，是以动制动适应生理要求的，符合外固定生物力学原理的，受到普遍的肯定。从而动摇了“长期静止”和“广泛固定”的原则。

第三节 内固定概论

内固定技术（使用金属或可吸收器材内固定治疗骨折）由来已久，已有百余年的历史。但只是在无菌技术开展以后，自上世纪初这种方法才逐渐被人们所接受。随着工业迅速发展，无菌技术的不断提高，手术操作的日益完善，内固定材料和方法已有了很大进步。

一、内固定物的种类

（一）不锈钢丝

不锈钢丝固定用于髌骨粉碎性骨折、肋骨、锁骨骨折及其他劈裂性骨折等。对髌骨、尺骨鹰嘴、股骨大转子等处骨折，可用不锈钢丝环扎固定，也可与克氏针联合应用。对粉碎性长骨干骨折，在髓内钉固定后，也可用钢丝环扎固定大的骨折片，口腔科用的18~28号不锈钢丝可以满足上述要求。使用的不锈钢丝不可扭曲，扭曲的需将其拉直后再使用。绕紧钢丝时，需将钢丝两端分开成180°，然后以同等速度，互相旋绕5~6圈，不可将钢丝一端绕于另一端上造成滑丝，剪去多余的钢丝，将残端弯成圆圈，埋入组织内。张力带缝合（tension band fixation），因撕脱而形成的张力性骨折，如髌骨骨折、尺骨鹰嘴骨折均可行张力带缝合（图5-36）。

（二）骨圆针

有粗细长短很多规格，细的骨圆针为克氏针，粗的骨圆针为斯氏针。克氏针用于作固定掌骨和指骨骨折；斯氏针用作骨牵引，尚可单独固定骨折，又可作“冂”形钉（staple）固定干骺端骨折，或使用于三关节固定术中，对于股骨颈骨折用斯氏针已足能固定骨折，对肱骨颈1~2根已足够；对桡尺骨干骨折可用斯氏针作髓内固定，对指骨或掌骨可作交叉固定或髓内固定。留在骨外的针尾，要剪短并弯成伞柄，防止其向骨内移进，以后无法取出（图 5-37）。

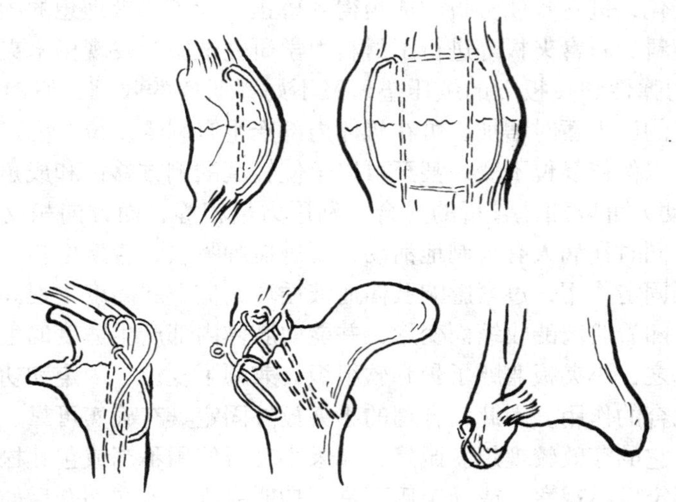

图 5-36 张力带缝合

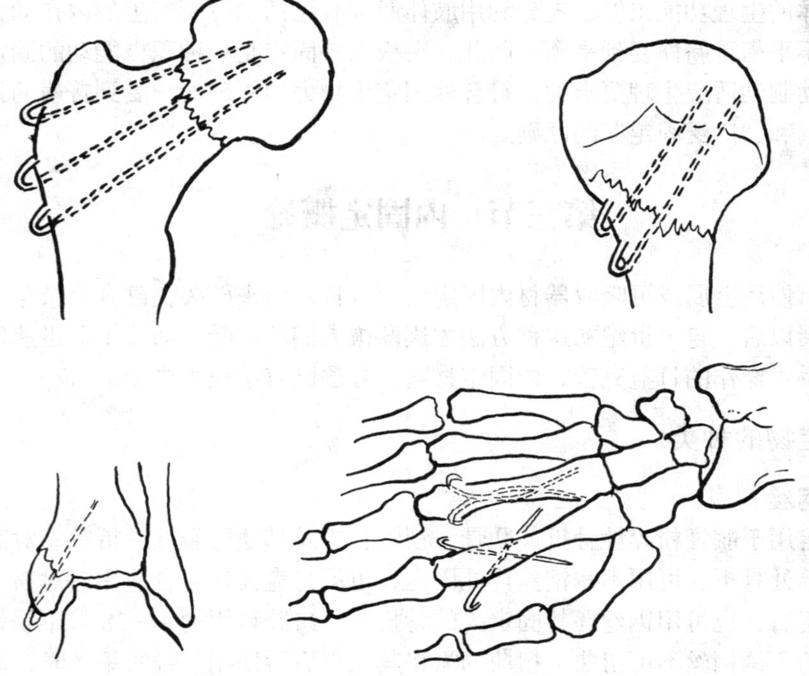

图 5-37 骨圆针在骨折内固定的用途举例

“□”形钉对三关节融合术和肱骨颈等松质部位的骨折固定很有作用，同时可在术前或术中自制（图 5-38），钉距和钉长可按需要而定，钉两头略向内靠，插钉时先将骨折复位，用钳钳住钉的横干，跨越骨折线，横干需与骨面平行，但与骨折线垂直（图 5-39）。用锤轻击横干，使钉进入骨松质，由于钉端向内靠，故击入时骨折面将逐渐靠拢靠紧，对骨折愈合有利。

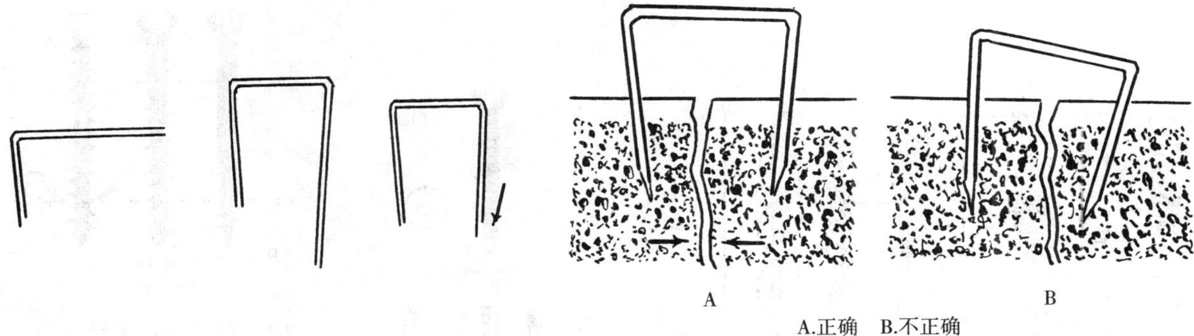

图 5-38 用骨圆针自制"⊓"形钉的方法

图 5-39 "⊓"形钉锤入法

骨栓也可用骨圆针加工自制，长短粗细可按需要而定，但需要用同样型号的不锈钢配制垫圈和螺丝帽（图 5-40）。

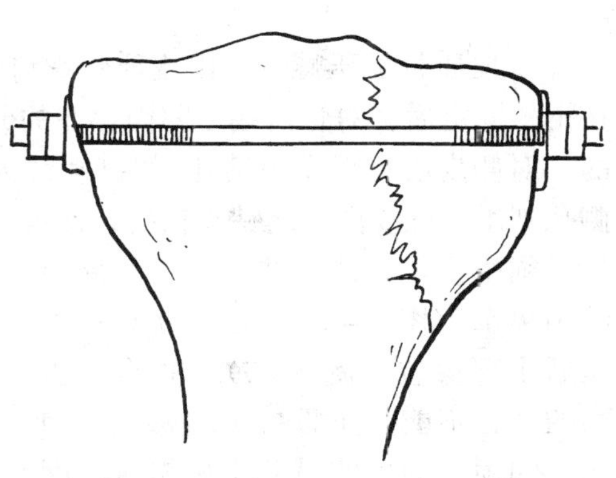

图 5-40 骨栓用于固定胫骨髁骨折

（三）螺丝钉

除普通用的螺丝钉外，在某些特殊部位的骨折，根据其解剖特点和骨折脱位后所存在的主要问题，多年来设计并使用过若干不同的螺丝钉内固定，有些也曾在一个时期内起到过重要作用。例如：20 世纪 30 年代的 Smith-Peterson 三棱钉固定股骨颈骨骨折即是突出的代表。发展至今，各种螺钉内固定在前人成就的基础上，几经改进，已更加合理，更趋完美。当前，应用较广泛的有：

AO 螺钉与以往螺钉的根本区别是后者为自旋式，钉尾有沟槽以便旋入钉孔，而 AO 螺钉则为非自旋式，必须先用丝锥（tap）攻丝（图 5-41），然后旋入螺钉。丝锥不仅远较螺钉的螺纹切割锐利，而且还便于清除孔道内的碎屑。攻丝后，螺钉即可轻松地旋入。由于 AO 螺钉在螺帽侧的螺纹呈水平位，螺柱周围与孔道壁间仅 1mm，因此，其把持力大大增加（图 5-42）。螺帽的改锥槽为内六角形，不仅增加了改锥对螺钉的控制力，也保证了旋入螺钉时始终维持垂直位（图 5-43）。根据不同部位的骨折，使用不同直径、不同长度的螺丝钉。以最常用的 AO 皮质骨螺丝钉为例，其螺纹径为 4.5mm，而以 3.2mm 的钻头钻孔（图 5-44）。

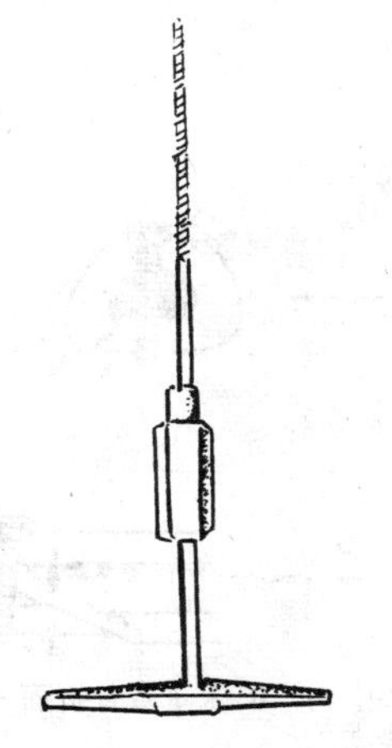

图 5-41 丝锥（tap）

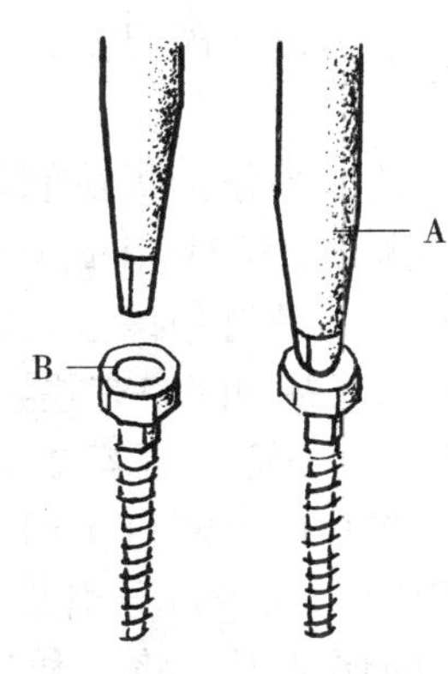

A. 六角形螺丝锥 B. 螺丝钉帽顶部的角形槽

图 5-42 六角形丝锥与螺丝钉帽顶部六角形凹槽

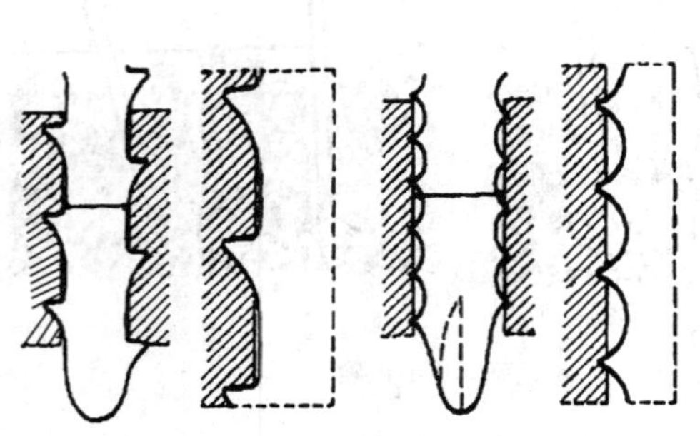
图 5-43 AO 螺钉与普通螺钉之比较

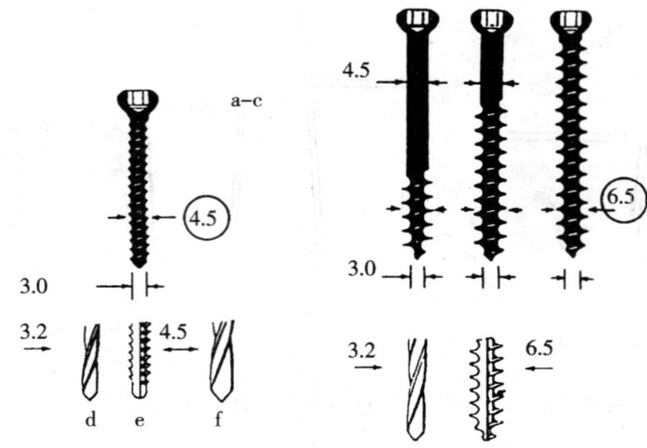

图 5-44 AO 螺钉

1. 皮质骨加压螺钉：以皮质骨螺钉进行骨折块间加压，可用于斜形、螺旋形和蝶形骨折或在钢板固定后，对骨折端之间尚存在的分离进行补充加压。加压是依靠入侧皮质的滑行孔而完成的。对侧皮质仍行常规钻孔（如钉螺纹为 4.5mm 时，钻孔则为 3.2mm），使钉抓紧对侧皮质。入侧孔则用和螺纹同径之钻头钻孔，使成为滑行孔，当旋紧时即产生折块间的加压（图 5-45）。螺钉必须垂直骨折面，并穿经折块周径的中央部（图 5-46），否则即会在加压后出现移位（图 5-47）。垂直骨折面的螺钉不能防止骨折短缩移位。因此，如固定的目的是防止短缩时，则钉应垂直骨干纵轴（图 5-48）。对长斜面骨折加压时，其中央的螺钉也应垂直骨干纵轴（图 5-46）。另一种做法是：先将对侧的皮质钻孔，再复位，然后用导钻引导将入侧皮质钻成滑行道。

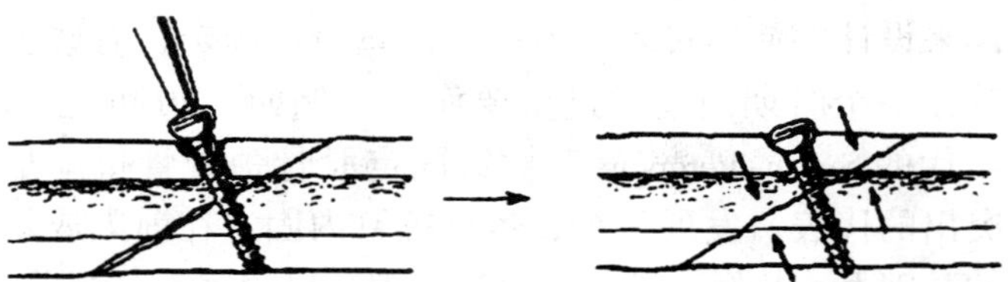
图 5-45 皮质骨螺钉加压垂直骨折面

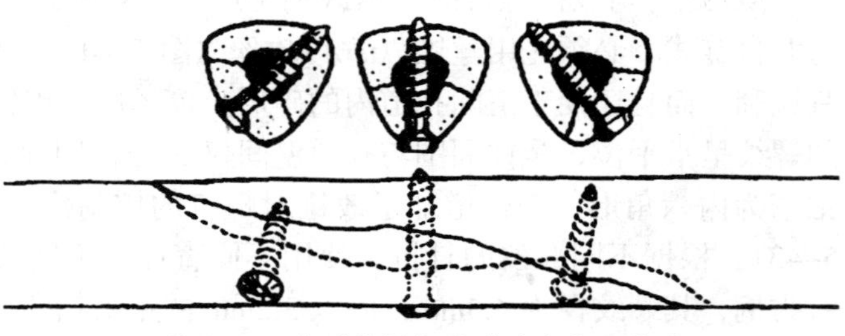
图 5-46 皮质骨螺钉置放的方向及位置

2. 松质骨加压螺钉：不同部位、不同大小的骨端骨折应选用不同型号的松质骨螺钉。螺钉的螺纹必须超过骨折线（图 5-49），否则不能形成加压。在钉帽下需以垫圈保护，以免入骨皮质内。

这两种螺钉当作为折块间加压固定时，统称为拉力螺钉（lag screw）。

3. 空心拉力螺钉：该空心钉的螺纹径为 7.0mm（各国间略有差异），螺柱径为 4.5mm，空心，可容 2mm 直径导针通过。空心拉力螺钉多用于股骨颈骨折的固定，在平行导引板（parallelguide）的保证下，将 3 枚空心拉力螺钉成“品”字形旋入，螺纹部分

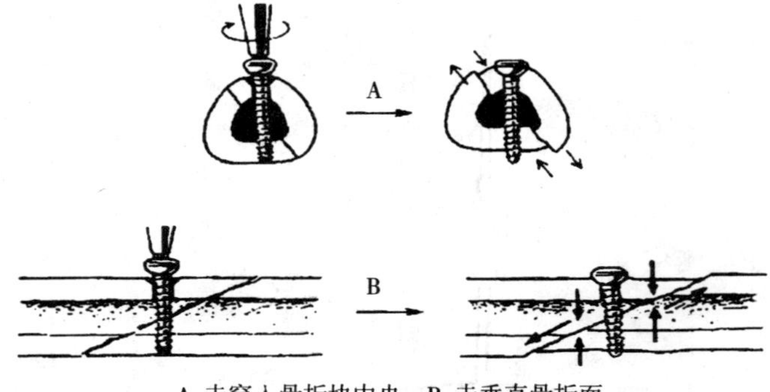

A. 未穿入骨折块中央 B. 未垂直骨折面

图 5-47 螺钉穿入位置错误

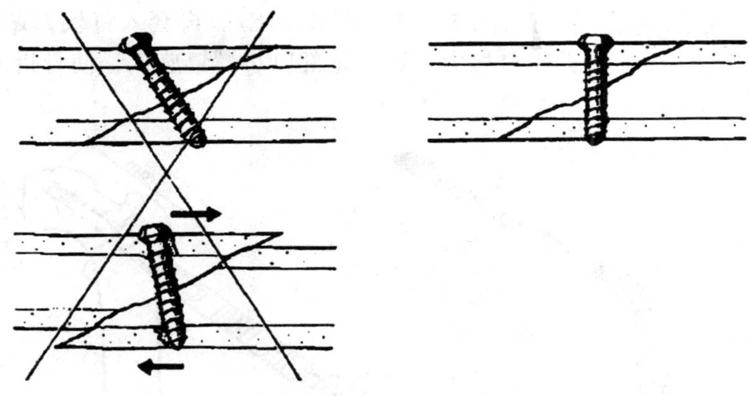

图 5-48 为防止缩短螺钉应垂直骨干纵轴

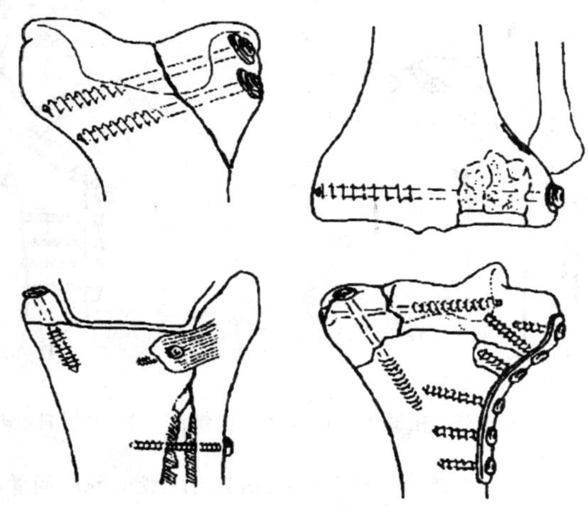

图 5-49 松质骨螺钉加压

必须通过骨折线，起到松质骨螺钉的加压作用（图 5-50）。小型的空心螺钉（3.5mm 螺纹径）可用于长骨之一端的骨折固定，如桡骨远端，肱骨远端，胫骨内、外髁，甚至腕舟状骨。

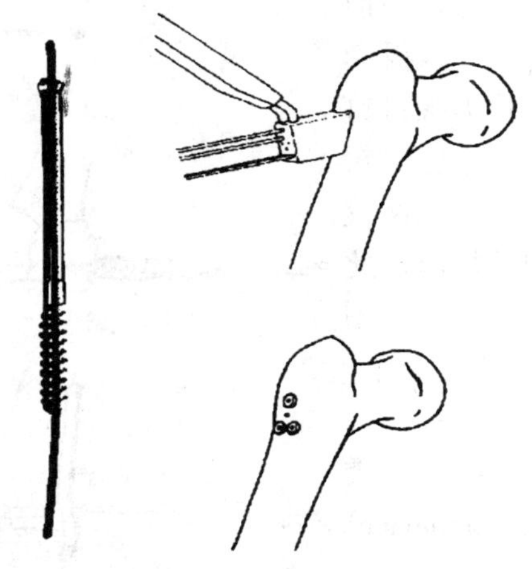

图 5-50 空心拉力螺钉固定股骨颈骨折

4. 动力髋拉力螺钉（dynamic hipserew，D.H.S）：用于固定股骨粗隆间骨折。拉力螺钉长 65~115mm，钉板带有呈 135°的套筒，板有四孔（图 5-51A）。在角度导引板的保证下，穿入定位导针，并沿此导针旋入空心拉力螺钉（图 5–51B、图 5–51C）。再套入钉板，贴附股骨外侧皮质，以 4 枚螺钉固定（图 5–51D）。最后自拉力螺钉的尾部以小螺钉旋入，使骨折部加压。但对骨质疏松患者，不得过大加压。

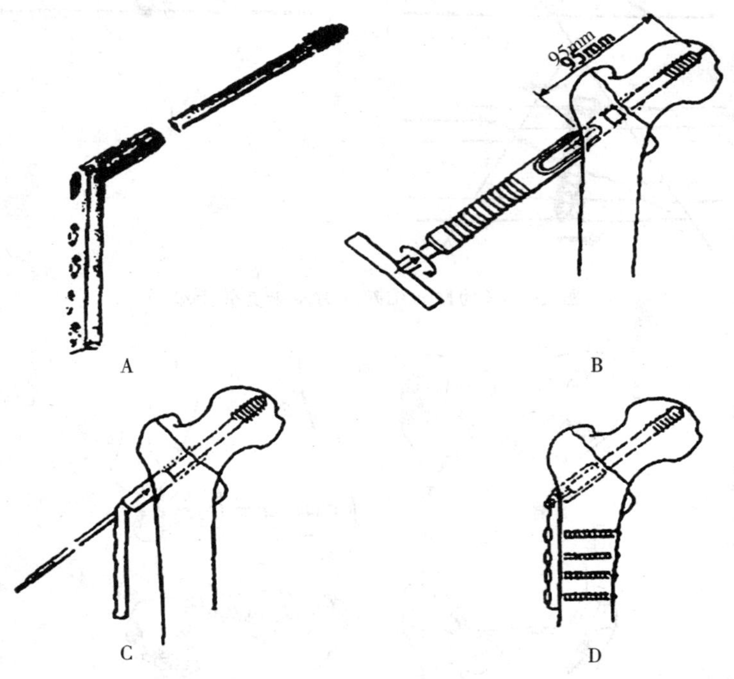

A. 呈 135°套筒　B. 攻丝　C. 旋入拉力螺钉　D. 用螺钉固定

图 5–51　动力髋拉力螺钉（DHS）固定股骨粗隆间骨折

5. 动力髁部拉力螺钉（dynamic condylar screw，D.C.S）：用于固定股骨髁部骨折。钉长 50~115mm，钉板有 8 孔，带有呈 95°的套筒（图 5–52A）。操作与前者相同（图 5–52B、图 5–52C）。钢板套入钉尾部后，再以小螺钉旋入拉力螺钉钉尾，使髁间形成加压。如髁部骨折块较大，还可在拉力螺钉的上方另加一到两枚松质骨拉力螺钉，以加强髁间的加压。此后，对髁骨上骨折可用加压器加压（图 5–52D、图 5–52E）。

（四）钢　板

用于折块间加压的钢板固定有两种类型：加压器（articulated tensiomdevice）加压和动力加压（dynamic compression plate，缩写 D.C.P.）。

1. 加压器型钢板：在钢板的固定侧以螺钉固定后，另一侧依靠固定器的牵拉而

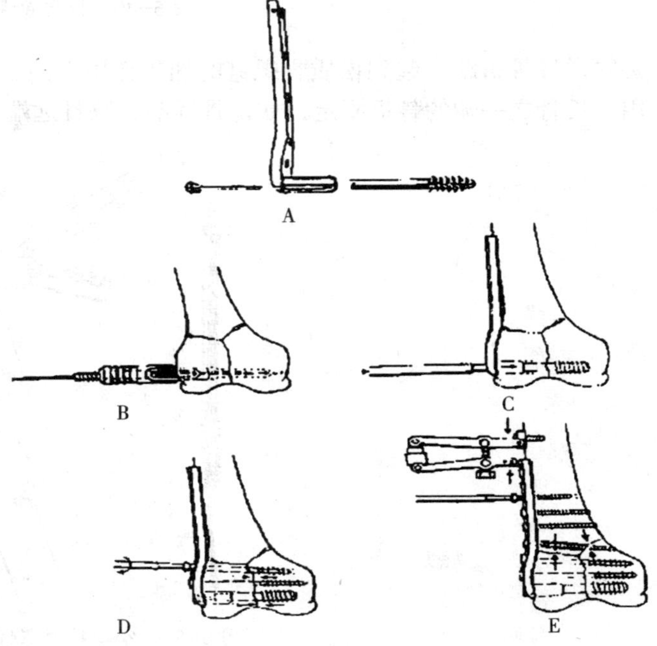

A.95°套筒　B.攻丝　C.旋入拉力螺钉　D、E.用加压器加压

图 5–52　动力髁部拉力螺钉（DCS）固定股骨髁间骨折

完成折块间的加压（图 5-53）。此种加压需先将固定器用螺钉固定于骨干上，切口较长，近年来又已逐渐认识到折块间无需过大的加压力，因此，应用已减少。

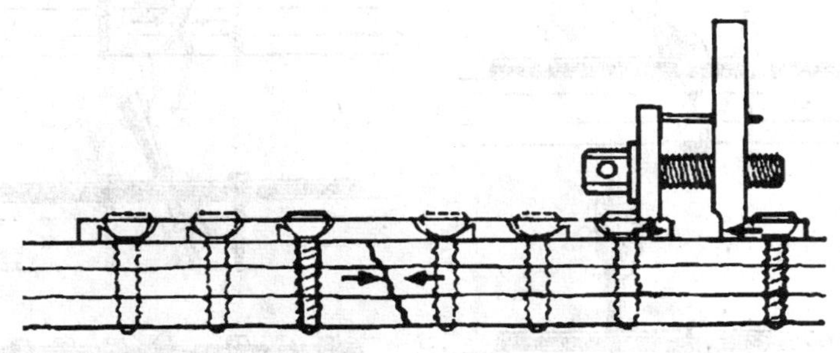

图 5-53　加压钢板内固定加压器型

2. 动力加压型钢板：螺钉的钉帽为球状，旋入时沿钉孔内之斜坡状滑移槽自外上滚向内下的槽底。推动其下的骨段向骨折端移行，达到轴向加压（图 5-54）。

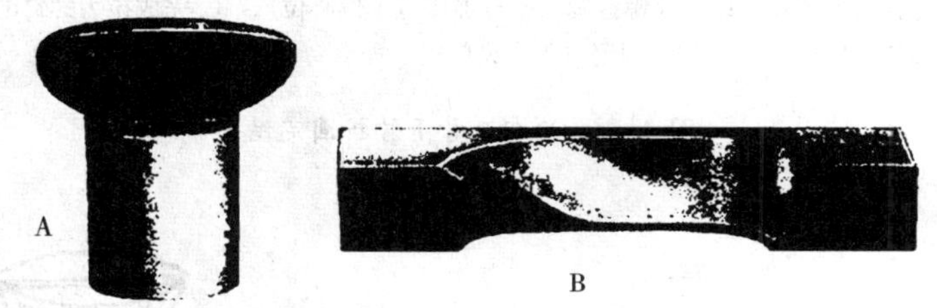

A. 钉帽呈球形　B. 钢板的钉孔，左侧部分为倾斜滚动移行槽右侧部分为水平滑动槽面

图 5-54　D.C.P.钢板钉孔的滑行槽

钉孔的滑移槽与螺钉帽球形体旋转滚动的轨严密吻合，因此，钉的入点必须准确无误。导钻是必不可缺的引导工具。在固定侧使用的导钻，其钻孔为中心型；而加压侧者则为偏心型（图 5-55）。加压固定后有时对侧会存在分离，可用皮质骨加压螺钉（图 5-56）或杆状螺钉（图 5-57）（shaft screw）进行补充加压。

与 D.C.P.有类似作用者尚有 Bagby 型钢板。该钢板螺钉外端边缘垂直，螺钉帽为斜行。当螺钉沿外缘进入骨皮层后，斜形的帽缘乃与螺钉垂直接触，并沿此下滑面推动其下的骨块向骨折端推移（图 5-58），从而使骨折端相互紧密接触。

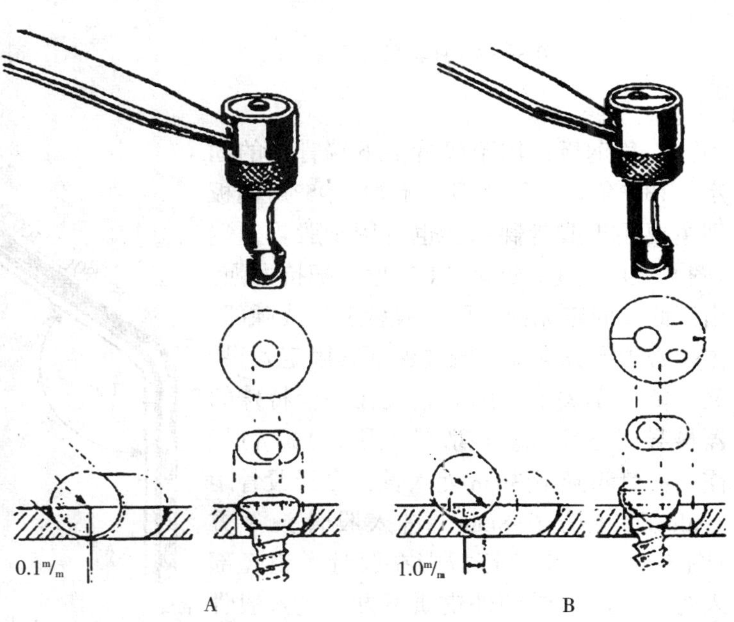

A. 中心导钻，用于固定侧的螺钉　B. 偏心导钻，用于加压侧的螺钉

图 5-55　偏心导钻

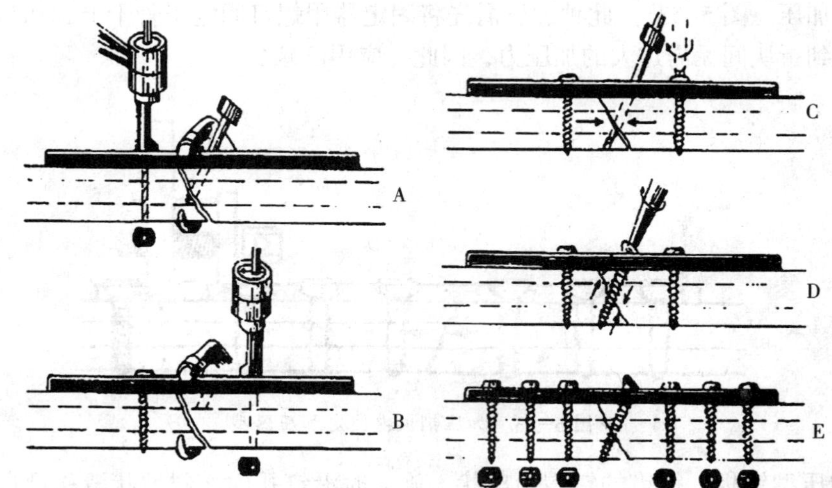

A. 以1枚螺钉将钢板固定于固定侧（左），同时以将拟定行折块间加压的入骨位皮质骨钻滑行孔，准备拉力螺钉加压
B. 在加压侧（右）接近骨折处的孔，以1枚螺钉旋入施行加压（于偏心位）　C. 完成拉力螺钉的对侧皮质骨钻孔
D. 行拉力螺钉折块间加压　E. 完成所有螺钉固定（于中央位）

图 5-56　D.C.P.骨干骨折固定结合

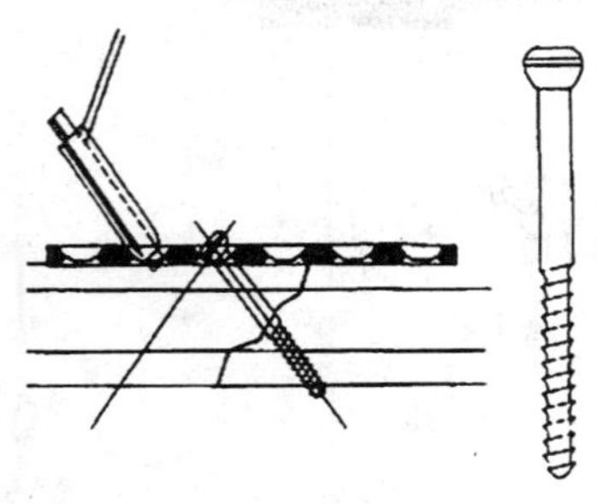

图 5-57　杆状螺钉图

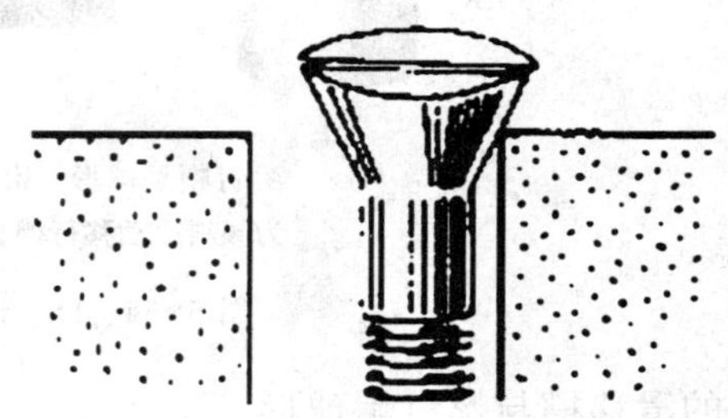

图 5-58　Bagby 型加压钢板

3. 角钢板：用于股骨上下端骨折的固定。130°角钢板用于股骨上端，95°角钢板则主要用于股骨髁部，也可用于股骨上端（图 5-59）。其钉翼呈“U”形，把持力强。由于此种固定无论是用于股骨上端或髁部，占位必须十分准确。既要保证其固定效果，又不能影响关节。因此，应在一套特殊的器械导引下完成。在股骨上段，130°钉板需由股骨粗隆下 3mm 处入骨，穿经股骨距（calcar）上方 6~8mm，进入股骨头下方（图 5-60）。95°的钉板则在股骨大粗隆部入骨，穿经股骨颈外皮质下方，进入股骨头下部。并以一枚皮质骨螺钉将钢板固定在股骨距上（图 5-60）。

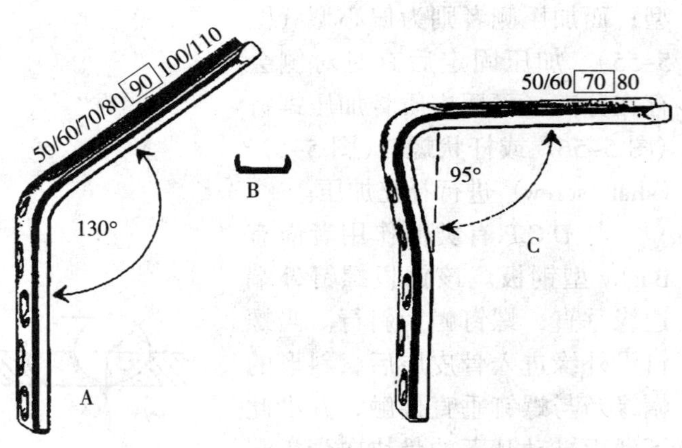

A. 130°钢板　B. 钉的截面　C. 95°钢板

图 5-59　两种不同角度的角钢板

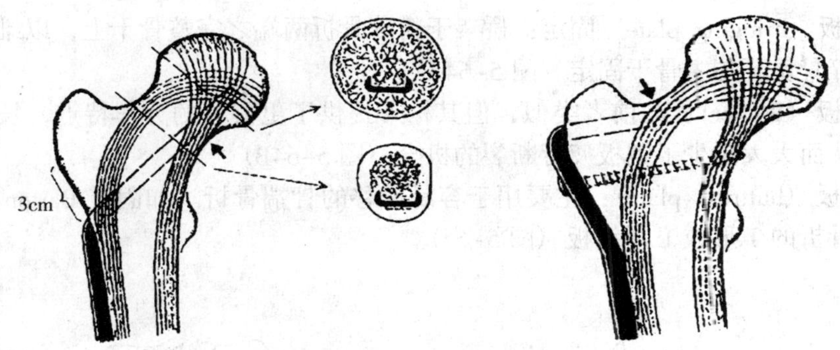

图 5-60 两种不同角度的钢板在股骨上段钉入的位置

在股骨髁部所用的95°钉板的钢板翼应紧贴股骨外侧。钉的入点在髁的前部。固定股骨髁间骨折时，则需先以松质骨拉力螺钉将复位的骨折加以固定，然后再用95°角钢板固定，并以加压器对髁上骨折加压固定。

此种固定操作较复杂，而且固定必须准确，因此，术前应根据标准的X线片对手术进行设计。

4. 苜蓿叶形钢板（cloverleaf plate）：专用于胫骨下端的粉碎性骨折，置于胫骨的内侧面（图5-61）。

5. 重建钢板（reconstruction plate）：主要用于骨盆骨折。钢板可沿不同的轴扭转，包括侧方扭转，以适应多种构形的需要（图5-62）。

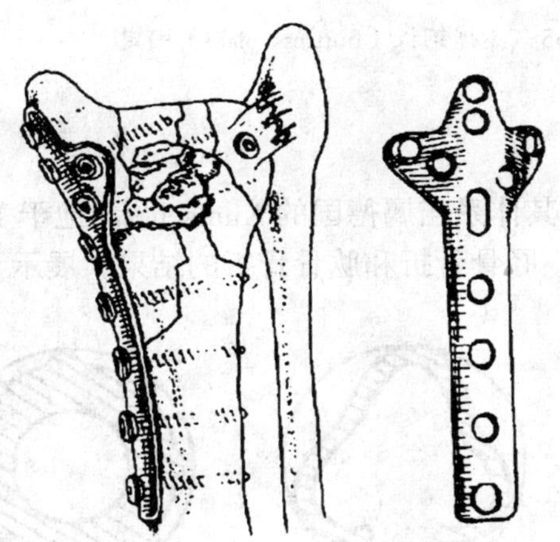

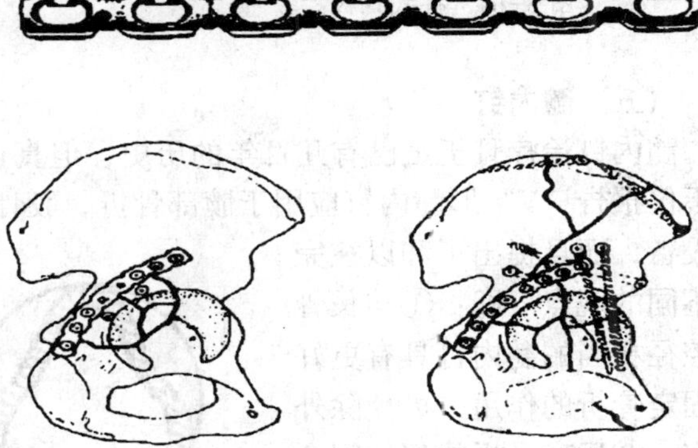

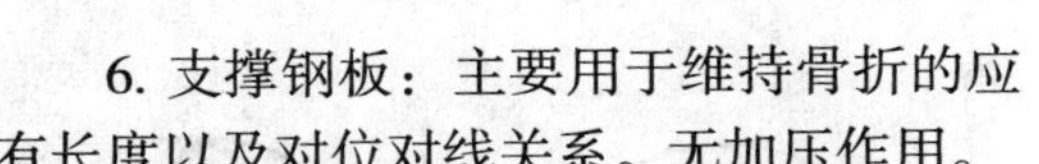

图 5-61 苜蓿叶形钢板固定（cloverleaf plate）

图 5-62 重建钢板（reconstruction plate）

6. 支撑钢板：主要用于维持骨折的应有长度以及对位对线关系。无加压作用。

（1）平衡钢板（neutralization plate）固定：又称中和钢板固定。用于蝶形骨折的固定。先将蝶形骨折块以两枚皮质骨拉力螺钉固定于上、下骨折段上，再用非加压钢板于拉力螺钉成90°位的骨面上固定（图5-63）。

（2）桥式钢板：主要用于固定粉碎性骨折。

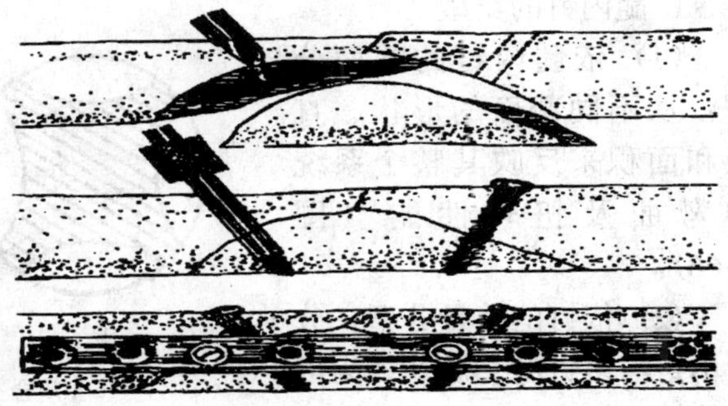

图 5-63 平衡钢板（neutralization plate）

① 桥接钢板（bridging plate）固定：桥架于粉碎骨折两端之完整骨干上，以维持长度及对位对线关系，粉碎骨块不与主骨干固定（图 5-64A）。

② 波形钢板（Weber）：与前者类似，但其构形提供了更有利的力学特点，长扇形结构避免了应力集中，从而大大减少了钢板疲劳断裂的机会（图 5-64B）。

③ 支撑钢板（buttress plate）：主要用于容易滑移的骨端骨折。如固定 Barton 骨折的特形钢板，固定胫骨骨折的 T 形或 L 形钢板（图 5-65）。

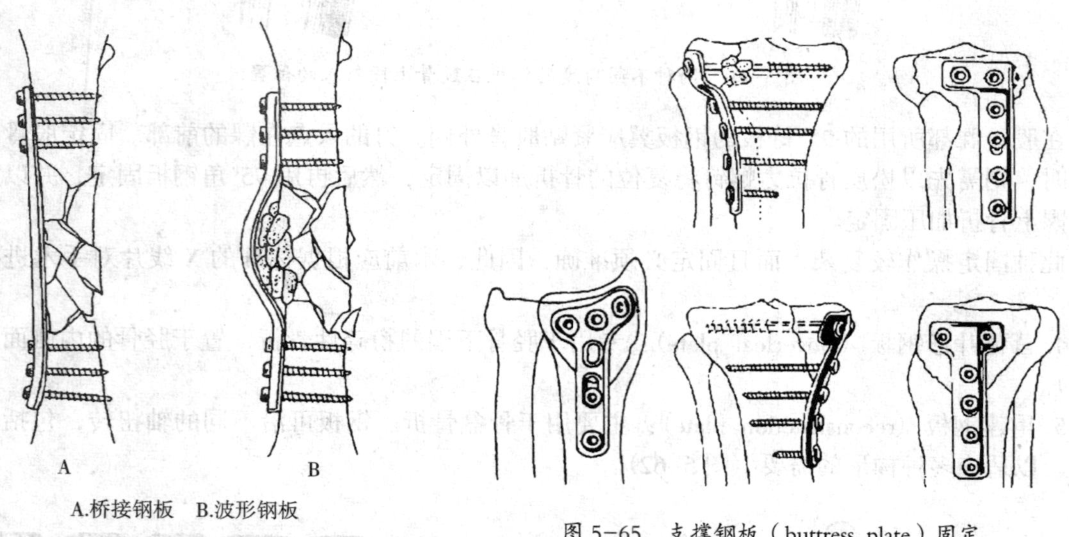

A.桥接钢板 B.波形钢板

图 5-64 桥式钢板

图 5-65 支撑钢板（buttress plate）固定

（五）髓内钉

髓内钉治疗骨折虽已有几百年的历史，但真正确立其体系当属德国的 Kuntscher。他于 1940 年不仅报告“V”形髓内钉应用于髋部骨折、股骨骨折、胫骨骨折和肱骨骨折的结果，展示了成套设备，而且提出了和以往完全不同的观点。即：①与长骨髓腔径相当的髓内钉具有更好的固定骨折的作用，可免除外固定；②远离骨折的部位闭合穿钉，避免了对骨折局部软组织和血供的破坏。

1. 髓内钉的类型

（1）依髓内钉的截面分型：从不同截面的形状、直径和面积来反映其整个系统的弯曲及扭转性能（图 5-66）。

（2）依钉的数量分型：分为单钉与多钉型。后者多为可弯曲性的髓内钉。尽管带锁髓内钉问世后，许多非带锁髓内

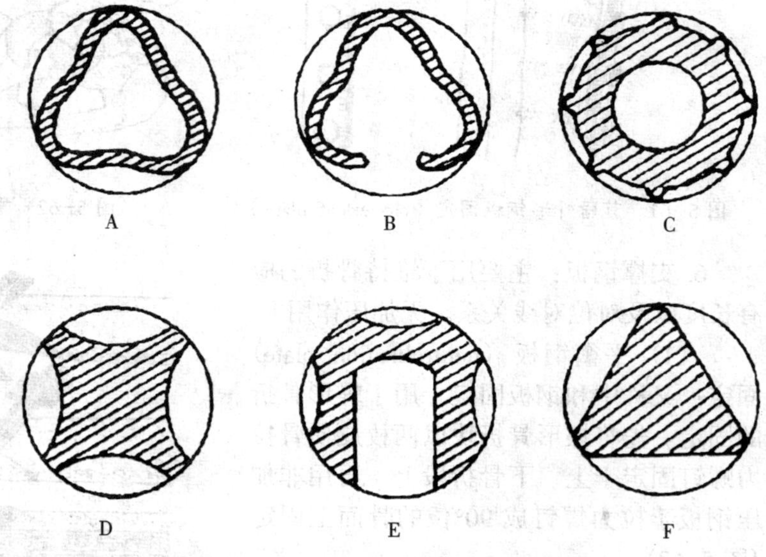

A.闭合三叶草截面 B.开放三叶草截面 C.闭合的带槽截面
D.实心的带槽截面 E.开放的带槽截面 F.实心不带槽截面

图 5-66 髓内钉的截面

钉已无太多用途，但某些组合式髓内钉由于操作简易，合并症少，价格低廉，因此，仍有其一定的使用价值。

① Ender 多钉固定："C"形可弯曲的 Ender 钉，用于粗隆间骨折（图 5–67），肱骨干骨折。其多钉、多方向的穿钉形成的固定在某些情况下仍有其应用价值。

作为三点固定的可弯曲性髓内钉，用于胫腓骨双骨折，其移位趋势主要向内（前）成角。自胫骨结节内侧入钉，向外侧呈弧形，弧顶抵向胫骨中段外侧之骨内壁，其上、下端两点固定于外侧，所形成之三点固定于骨折向内成角之应力相抵（图 5–68）。此作用与 AO 的张力侧固定的原则异曲同工。内侧钉为主力钉，应使用较粗者。穿内侧钉时应将入点后移 1.5~2cm，以避免误成向后弯曲。

② 矩形髓内钉：为杨瑞和与吴岳嵩等所倡导的双矩形髓内钉，固定胫骨骨折。髓内钉呈扁平矩形，在胫骨结节两侧入骨后，紧贴骨内壁下行，至髓腔狭窄处两钉相抵（图 5–68），再向下分开成 X 状。

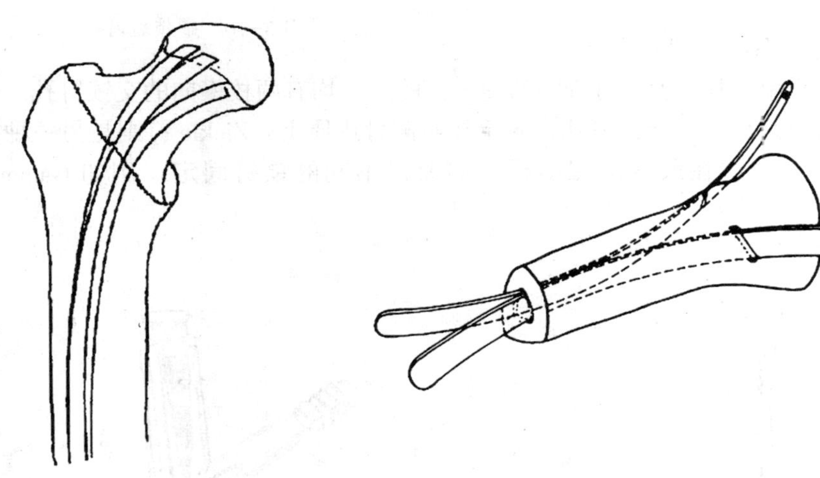

图 5–67 Ender 钉

图 5–68 矩形髓内钉

（3）依扩髓与否分型：分为扩髓型与不扩髓型。扩髓钉如 Kuntscher 钉，由其衍生的多种类型钉以及 AO 系统的髓内钉（图 5–69），基本上是开槽中空式。不扩髓者有单根与多根的。单根如常用于胫骨骨折的 Lottes 实心钉。多根者如一端带钩的 Rush 钉，有从 2.4~6.4mm 不同直径的型号，Ender 钉具有可弯曲性，多用于股骨上、下端。

扩髓的根本目的是使钉与骨的接触面积增大。钉道变直，以便插入直径较粗的髓内钉，提高对骨折固定的稳定性。但易于破坏内层皮质的血供，增加脂肪栓塞的机会，扩髓过程中产生的压力和热量也会造成骨坏死。为避免因扩髓而过多的削弱皮层的厚度，我国病人一般以扩至 12~13mm 为度。当扩髓 2mm 时，其所能增加的骨与钉的接触面积的比率已明显降低。

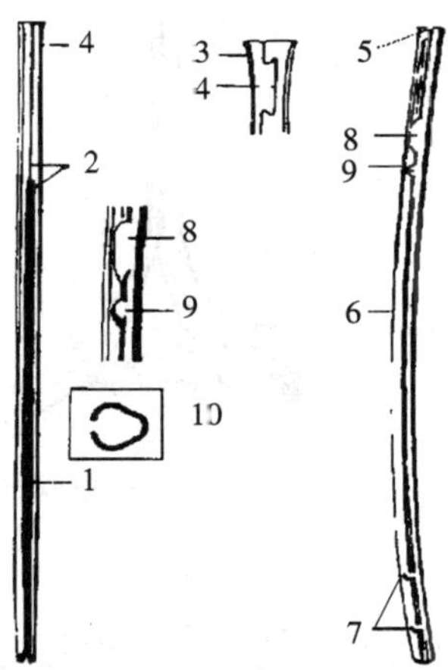

1.钉壁厚 1~2mm 2.纵贯全长的沟槽 3、4.打拔器的接口 5.定位沟保证打入器之确切对线 6. 1500mm 半径之弧适应股骨之正常前曲线 7.远端之锁孔 8.动力型带锁髓内钉之锁孔 9.静力型之锁孔 10.梅花形髓内钉

图 5–69 AO 系统的髓内钉

因此无必要做过多的扩髓。

近年来，主张以髓内钉治疗开放骨折者日益增多，效果也十分肯定，而且感染率反而降低。但多数人强调用于开放性胫骨骨折时不应扩髓，而且只限于GustiloII-IIIA 型者

(4) 依带锁与否分型：凡在髓内钉近端或远端附加锁钉的均为带锁髓内钉。有多种类型，从最早的 Gross-kempf 到近年的亚钛型 Gamma 钉。依其作用可分为静力型与动力型。静力型者在骨折两端均加锁钉；动力型者则仅在一端带有锁钉（图 5-70）。

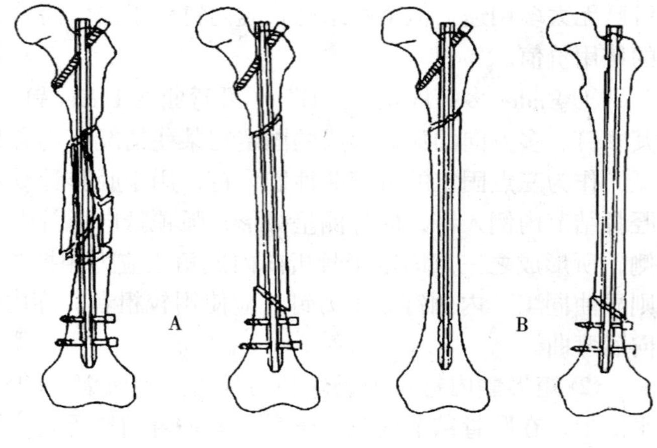

A.静力型 B.动力型

图 5-70 带锁髓内钉

用于锁定钉 - 骨关系的锁钉均固定在长骨远离骨折部的两端。基本上所有带锁的髓内钉的远端均有两枚横向的交锁钉孔。通过一侧骨皮质钻孔，穿经髓内钉相当的交锁钉孔，固定在对侧骨皮质上。Zickle 钉则是另一种方式的下端带锁髓内钉（图 5-71）。在股骨上端则根据需要以不同的锁钉固定。例如 Gamma 钉（图 5-72）。

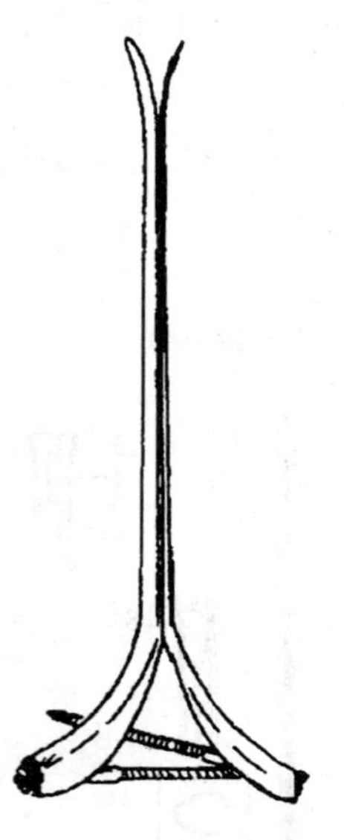

图 5-71 Zickle 钉

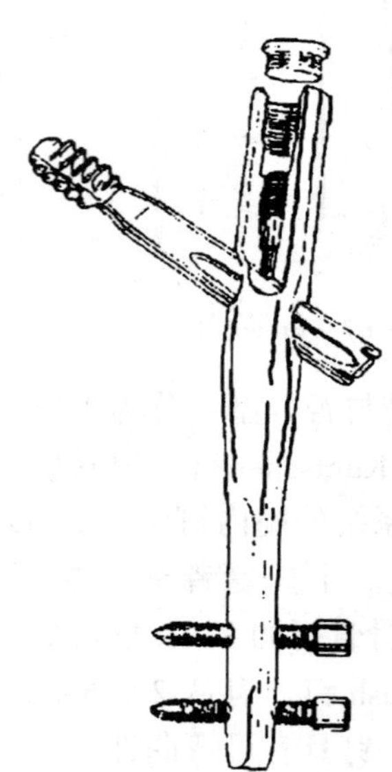

图 5-72 Gamma 钉

吴乃庆设计的鱼口形带锁髓内钉则从钉本身予以改进，钉远端是鱼口状。对不稳定骨折，远端锁钉滑至鱼口槽的顶部，使成为静力型髓内钉。而对稳定骨折，该钉不滑至顶部，则成为动力型髓内钉（图 5-73）。

李健民、胥少汀等设计的另一种类型的髓内钉为髓内扩张自锁钉（简称 IESN）分内、外钉，外钉呈卷翼的工字梁形，内翼呈三角形，其远端为扁平状，利用内钉在外钉的轨道内下滑，在股骨髁部反向张开，使髓腔内壁及上下部松质骨卡牢，以起到传达弯、扭矩作用（图 5-74）。

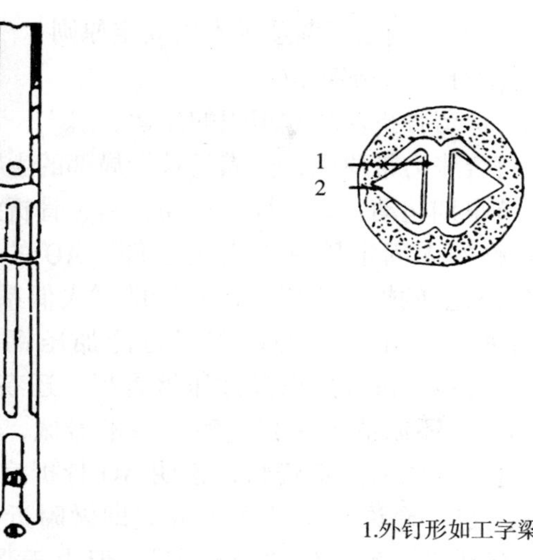

图 5-73 鱼口形带锁髓内钉

1.外钉形如工字梁 2.内钉形似三角形

5-74 髓内扩张自锁钉（简称 IE）

（六）可吸收内固定材料

自 1984 年 Bsichoff 和 Wlden 首先合成聚羟基乙酸（PGA）以来，国外许多学者对它的生物学特性进行了大量研究。1984 年芬兰赫尔辛基大学骨科 P.ROKKanen 教授首先用于临床，1986 年 Vert 等又合成聚羟基丙酸（PLA）用于临床。我国骨科界自 1993 年起用于临床。目前，应用的材料主要是来自于芬兰 Biocience 公司及瑞典 P&T 公司提供的 SRPGA 和 SRPLLA（自身增强聚羟基乙酸，聚羟基丙酸）。这两种材料均用于骨折内固定。从目前介绍的情况来看，骨折固定至愈合时间与传统金属内固定相比无差别。在固定早期，内固定物，保持一定强度，随着骨折逐渐愈合，其强度缓慢降低，最后完全消失，且内固定物 SRPGA 通过水解形成羟基乙酸单体，而后者进入细胞能量代谢的过程中，生成 H_2O 和 CO_2。由于其组织相容性好，无任何毒性反应，也不干扰放射影像，其弹性模量与骨相似，故有利骨折的愈合。

SRPGA，PLA 是高分子聚合物，分别由羟基乙酸（GlycoLic-alid）和乙羟基丙酸（Lacticacid）聚合自身增强而成，在制造过程中，由聚乙交脂和聚丙交脂经过处理产生了纤维状结构，使其自身机械性能增强，经力学试验表明：各种力学强度是人体松质骨的 25 倍，剪切强度为 170~220MPa，抗弯强度为 250~300MPa，在人体内 SRPGA 的机械强度可保持 6 周，SRPLA 的机械强度可保持 6 个月，SRPGA 在半年内，SRPLA 在 1~2 年同时完全吸收。可吸收骨折内固定材料在临床上有重要意义。现 PLIA 材料也将大量推广，全国各医院关于这方面的工作正进一步开展。

用于人体内理想的固定物，必须能与人体抗酸抗碱组织相容，且不起电解作用，亦无磁性，在相当长的时间内有一定机械强度，不老化，不因长期使用而发生疲劳性折断等。传统的骨折内固定物以金属材料为主，临床上大多数患者在骨折愈合后还需二次手术将金属接骨材料取出，带来一些痛苦。这一类高分子材料的发展，为解决上述问题，展示了美好的前景。

二、内固定的原则

20 世纪 70 年代以来，由瑞士 M.E.Muller、M.Allgower、R.Schneider 和 H.Willenegger 倡导组成的 AO 学派，在骨折治疗的观点、理论、原则、方法、器械等各方面建立了一套完整的体系，影响遍及全球。临床实践确实获得了很大的成功，尤其是对复杂的骨折，更加显示出了前所未有的优良效果。但同时也出现了一系列新的问题，引起广大学者的重视，并进行了若干探讨和改进。

因此，瑞士 Mucler 为首的 AO 学派制定了四项手术内固定原则：

(1) 骨折块特别是关节部位骨折的解剖对位。

(2) 用无创伤的手术技术，保留骨折块和软组织的血运。

(3) 牢固的内固定用具，符合张力带原则，能满足骨折局部的生物力学要求。

(4) 骨折附近的肌肉和关节早期运动，无痛性的活动，防止骨折病的发生。

为满足上述四项要求，完整的内固定用具是先决条件，AO 的动力压缩接骨板（Dynaic Compreisson Plate，D.C.P），接骨板上的螺丝钉眼采用巧妙的“失偶系统”（Mismatins Srstem），在拧紧螺丝钉时能在断端相互加压。不久，便出现了万能加压钢板（Universal Compression Plate），自动加压钢板（Self Compressic.Plate）以及加压接骨板。还有用于手掌指骨、腕舟状骨的小型 D.C.P 接骨板。另外，AO 派还创造了一套完整的手术器械，制定了严谨的手术操作规程和完善的病人随访制度，通过 3 万例内固定资料，说明 AO 骨折疗法有很大的优越性。采用坚强内固定后，多数不必行外固定，允许手术后数天或立即做附近关节的主动不负重功能锻炼，较早地恢复了关节功能，有利于避免发生“骨折病”，但由于受加压接骨板固定的影响，骨折固定段形成过度应力保存和应力集中现象，骨折段皮质骨缺乏生理性刺激，可引起骨质松变或长骨干的管壁变薄，当去除内固定后，有可能再发生骨折。同时，由于缺乏骨膜的外骨痂形成，愈合不及普通接骨板牢固，不容易确定愈合和去除接骨板的恰当时机，而过度推迟去除接骨板，都可影响骨的正常生理结构的恢复，造成骨质松变。一般认为，接骨板越坚硬，越利于骨折一期愈合，一期骨折愈合是无骨痂形成的，但根据 AO 的研究报告，采用非常坚硬的接骨板固定用至骨骨折的一期愈合率只有 37%，其余的仍有骨痂形成。因此，坚硬接骨板的临床使用尚有争论。

内固定的另一方面，又有髓内钉和加压螺钉等设计。1932 年，Smith—Petersen 用三翼钉治疗股骨颈骨折，挽救了许多老年人因股骨颈骨折，而失去生命或丧失伤肢功能。但近年来不少学者报道应用加压松质骨螺钉或滑行钉板（Slidng-nait-Plate）治疗股骨颈骨折取得比较满意的效果，特别是带图像增强器的电视 X 线机的应用，操作更为方便，有取代三翼钉的趋势。

1940 年，Kuntscker 用髓内钉治疗股骨干骨折，对长骨折是一种有效的方法，此后又有许多形式的髓内钉出现，近年又有加压髓内钉和带锁的可弯曲髓内钉设计。但髓内钉可破坏髓腔内的血管和骨内膜，如采用切开复位边插法，部分外骨膜也被破坏，对骨折愈合不利，应用不当仍可引起合并症。Cao 等采用尸体股骨骨折模型髓内钉固定生物力学的对照研究显示，其固定强度低于接骨板、框架固定器和正常股骨。到目前为止尚没有找到髓内钉的最佳刚度。

总之，骨折的治疗近年来多主张采用操作简单、痛苦小、愈合快、功能好、合并症少、可早期活动的治疗方法。在作内固定方法的选择时，首先要对各种内固定方法的优缺点有一个全面的了解和比较，对具体病例全面认识和分析之后，按照扬长避短的原则来选择内固定方法。为满足上述四项要求，完整的内固定是先决条件，骨折治疗多样化是其特点，不同骨折其治疗方法各不相同，同一骨骼因致伤原因不同，骨折的部位不同、损伤程度及病理变化不同，治疗方法也有所区别。正确的治疗方法取决于病人的全身情况、骨折局部的解剖病理特点、医务人员的技术能力及医院的设备条件，综合分析选择最佳方案。手术治疗要遵循复位好、愈合快、功能佳、合并症少的原则，避免滥用切开内固定。

手术应遵循以下原则：

（一）熟悉掌握适应证及手术时机

1. 适应证：全身骨骼可分为长骨、短骨、扁骨和不规则骨四种。它们各有特点，骨折后的治疗要求各不相同。即使同一骨折，不同部位的特点和治疗要求也各不同。以股骨骨折为例，股骨颈、股骨转子间、股骨髁间、股骨髁以及股骨干上、中、下 1/3 等处的骨折，其特点、要求和治疗方法都大不相同。即使同一骨折，有时既可行闭合复位治疗，也可行切开复位与内固定术。同是闭合或切开复位，具体复位和固定方法也可不同。因此，非但不同骨折有不同方法，即使同一骨折也可有很多不同治疗方案。这是骨折治疗的特点之一。正确选择骨折疗法极不容易。但若能正确掌握骨折的局部病理解剖和愈合机理，结合病情、设备条件以自已和他人的经验，也不难做出正确的治疗方案，达到治疗目的。不论采用什么疗法，首要考虑复位好、愈合快、功能好、并发症少。由此原则出发，虽然绝大多数骨折都可用切开复位法治疗，但绝大多数骨折都应该采用闭合复位。严格规定手术指征极为重要。

2. 手术时机：切开复位的时机需视病情和局部指征而定。对开放骨折或脱位或并发血管损伤的骨折，则需紧急手术。但若合并胸腹部或颅脑损伤或严重休克，则应先紧急处理危及生命的其他损伤。对闭合性骨折，除近关节和关节内骨折应行急诊手术外，可择期手术。做必要的全身和局部准备，制定手术方案和准备手术器械。一般延迟 2~5 天较为合适。此时骨折周围的软组织间隙尚易识别，操作方便；同时骨折愈合尚未开始，手术对骨折愈合干扰较轻。但近年来，不少学者的实验结果表明，延迟 1~2 周实行内固定，不但增加了愈合机会，而且增加了愈合速度。认为这是由于在骨折愈合过程中可出现 2 次损伤现象（secondary injury phenomenon，SIP），是指骨折后 1 周以上施行切开复位内固定的骨折愈合加速现象。这种二次损伤刺激被称为加速器样效应（booater typeof mech anism）。从理论上讲，骨折延迟切开复位内固定就意味着骨痂再骨折，这时软组织损伤大多愈合，释放活性物质的能力已消失，再损伤可使释放成骨活性物质的能力恢复。初步研究显示，骨折采用坚硬外固定支架固定，保持骨折端纵向微动，可加速骨折愈合，但这种骨折端的微动应出现在骨折后 1~3 周；这可能是由于骨折端的微动可导致骨折端反复损伤，从而导致反复性骨折早期反应，3 周以后大部分软组织损伤已愈合，释放成骨活性物质的能力也渐告消退。但是也应该认识到延迟手术的缺点，组织间隙不易分辨，纤维化的肌肉挛缩，使复位更加困难。对年老体弱的髋部骨折病人来说，卧床会使全身一般情况很快变差或出现全身并发症，失去手术治疗机会。同时晚期手术对骨折的干扰很大，影响骨折愈合。

（二）严格执行无菌操作技术

参加手术的医护人员应有高度的责任心和外科无菌观念，严格遵守无菌手术制度，手术前常规准备、术中皮肤消毒、铺巾以及术中的任何环节都不得疏忽，否则不单导致手术失败，更给病人带来痛苦，造成严重感染。切开复位并发感染的后果极为严重，因此，切开复位需要最严格的无菌技术。腹部手术的无菌标准对骨与关节手术而言，并不足够。对骨科手术的严格无菌要求并不因抗生素的发明而有所改变，现在仍是：术前 2~3 天作皮肤准备，手术者刷手、泡手各 7~10 min，切口与周围皮肤严格隔离，尽可能采用不接触技术等。最近，对某些骨科手术，还要求手术室空气过滤。任何外科医师只要遇到或见到一例因切开复位而发生感染的惨痛教训，都应该永记不忘。

（三）尽量减少术中创伤

术中软组织的解剖剥离、骨折端的暴露，在一定程度上会加重软组织及骨膜的损伤，并破坏骨端血运，对骨折愈合不利。因此，要求术者掌握熟悉的局部解剖、精细的手术操作、周密的术前计划、合适的手术入路，多采用肌肉钝性分离，尽量少剥离骨膜，以保护局部血运。计划周详，尽力保护骨折断端及其周围软组织，切开复位必须切断或切开一部分的组织，剥离骨外膜，才能显露骨折。这将增加骨折断端及其周围软组织的损伤，影响局部血液供应和骨折愈合。骨折愈合需待断端重获血液供应后，才能完善。因此，延迟愈合或不愈合是切开复位不太少见的并发症。为此，手术前必须订立周详的手术计划：①切口最好从肌间隔中进入，尽量避免从肌肉中进入，以减轻对肌肉的损伤，保护局部血液供应，避免粘连。②尽量减少剥离骨外膜的范围。

（四）选用合适的内固定物

内固定物的选择和利用直接影响手术效果，术者要熟悉各种不同类型内固定物的性能，对选择的植入材料应有极好的耐腐蚀性能，与人体组织相容、抗酸抗碱，在生物环境中，不起电解作用，亦无磁性。根据不同类型的骨折特点，选择合适机械性能的内固定材料。手术者最好能亲自选定内固定物和特殊操作器械。

用于人体内的内固定物，必须能与人体组织相容，抗酸抗碱，且不起电解作用，亦无磁性，在相当长的时间内有一定机械性强度，不老化，不因长期饮用而发生疲劳性折断等。常用的不锈钢内固定物，虽有一定机械性强度，但若设计不佳，也可发生弯曲或折断，形成骨折再移位、延迟愈合和不愈合或畸形愈合等并发症。又可以内固定物尺寸不合适，使用不当，缺乏手术器械或器械不应手、技术不熟练等，而不能达到内固定目的。因此，手术者对内固定物，要知其成分，熟其性能，精其技术，并需备齐各种型号内固定物及各种必需的手术器械，才能进行手术。手术者要亲自选定内固定物和特殊器械。内固定物要准备大、中、小三套，以备术中应急选用。用过的、表面毛糙的或曾经弯折而复原的内固定物，最好不再使用。为了对病人负责，技术不熟练者应该先作助手。

（五）内固定要坚强而牢固

内固定不仅要消除骨折断端之间的异常活动，并尽可能保持断端紧密接触。如果所用的内固定不牢靠，则不能早期活动和较早地恢复功能，丧失了内固定的优点。尽管达到了牢固固定的目的，并不能代替正常的骨结构，不允许无限制的活动，否则，内固定材料会发生疲劳、断裂、弯折或拔钉等现象。因此，内固定术后应根据使用器械及固定的牢固情况，决定是否应用外固定加以保护。骨折断端多少将发生坏死，吸收后将成间隙，影响愈合。内固定术要求消除各方向的活动，但希望在内固定前断端紧密接触，不留间隙，或有适度持续加压的装置，使间隙不断消失。内固定后，骨折愈合受到骨折和手术双重创伤的干扰，过去用钢板螺丝内固定都需要严格的外固定，包括远近两侧关节。但用加压接骨板作内固定者，由于它由高强度合金制成，可不用外固定。

（六）全身及局部的功能锻炼

功能锻炼是骨与关节损伤的治疗中十分重要和不可缺少的手段，是任何治疗方法都无法取代的。临床上，由于忽视了医师的具体指导，没有患者积极主动、正确的功能锻炼，而影响疗效的情况仍非少见。因此，内固定术后，待病情稳定，医师应根据患者全身情况及局部骨折的稳定程度，指导患者进行功能锻炼，包括在外固定范围内的肢体要经常作静态肌肉收缩锻炼，不包括在外固定范围内部分，要勤作动态活动锻炼。内固定后，需按全身情况和固定的牢固强度逐步进行功能锻炼，逐渐增加运动量。包括在外固定范围内的肢体，要勤于作静态肌肉收缩锻炼；未包括在外固定范围内的部分，要勤于作动态活动锻炼。要求在拆除外固定前，运动量达到近乎正常。手术后，将病人安置床上，忽视术后处理和必要的护理，认为已治疗完毕，是极端错误的想法。

三、内固定适应证

骨折治疗的目的是达到愈合和恢复损伤部位的解剖和功能，使其尽可能的接近正常。大多数骨折可以采用非手术疗法，但有一部分骨折因特殊的解剖部位，并发症或其他原因，往往需要手术治疗。随着科学技术的进步，新的治疗手段不断涌现，手术方法也不断改进。因此，手术适应证也是相对的。手术者要根据病人和骨折的具体情况，结合技术和设备条件，慎重选择治疗方案，严格掌握手术适应证。下列指征，仅供参考。

多数骨折可用闭合复位法治疗，但有一部分需行手术治疗，手术指征是相对的。切开（或闭合）复位内固定不仅可以获得准确的复位，而且可以依靠内固定较牢固的维持已整复的位置。无菌技术的发展大大减少了手术感染的机会，器材的改进又进而使得更多的骨折可以在术后完全免除外固定，提供了早期活动的条件，使得内固定的优点更加明显。尽管如此，手术本身毕竟是较大的创伤，骨折部位的骨膜剥离、髓腔的扩大、钻孔等操作又不同程度的破坏了骨本身的血运，影响骨折的愈合。因此，仍然需要严格掌握手术的适应证和禁忌证，严咯执行无菌操作，要有周详计划尽力保护。在条件较差、技术不够熟练的情况下，更应特别慎重。

只有在如此的情况时，手术内固定才是有意义的：

(1) 有利于骨折愈合。某些血液供应有问题的骨折，如股骨颈骨折的内固定，使其牢固固定，不采取内固定难以维持复位后的位置者，应采取手术治疗。以利血管长入血液供应不佳的碎骨段，促进骨折愈合。

(2) 多发多处骨折不便于护理治疗者。一骨多段骨折或同侧肢多处骨折。如同一侧肢体的股骨、胫骨、髌骨同时骨折或脊柱骨折合并截瘫，同时伴有下肢股骨或腿骨骨折，为了预防严重并发症和便于护理，便于病人床上活动，可选择适当的骨折行内固定。可消除各种损伤在治疗上的相互干扰。

(3) 骨折伴主要血管损伤危及肢体存活和神经断裂者，在手术处理血管和神经当时，应先固定骨折，使其恢复稳定，以利血管和神经的修复，并可使其在术后阶段，不致受到骨折移位造成的再度损伤。完全或部分离断的断肢（指）行再植术时，需先固定骨折，然后吻合血管、神经。

(4) 关节内骨折，通过手术解剖复位并愈合后，晚期发生创伤性关节炎的机会将大为减少。关节内骨折手法复位不佳将来影响功能者。有移位的关节内骨折，采用闭合复位不能恢复关节面的平整，也难以维持对位，行切开复位内固定，有利于早日行关节功能锻炼。

(5) 采用内固定有助于不适于长期卧床的患者早期离床活动，尤其是高龄骨折患者。

(6) 经保守治疗手法复位外固定失败者或不能取得功能复位者。

(7) 骨折端有软组织（如肌肉肌腱）嵌入者。骨折断端之间嵌有肌肉、肌腱、关节囊韧带、骨膜或神经等软组织，经手法难以复位。在复位时又无骨摩擦感。

(8) 有严重移位的骨髓分离和骨折，如不能正确复位，紧密接触和牢固固定，易发生不愈合、畸形愈合以及骨髓发育停止。

(9) 有严重移位的撕脱性骨折，用闭合方法难以复位和维持复位，如髌骨、鹰嘴、肱骨大结节等处骨折。

(10) 脑外伤神志不清，精神病人不能配合手法复位外固定者。

上述各类情况并非绝对的，也不是只限于此，关键还在于具体情况分析，充分权衡手术的得与失后再作决定。

(11) 开放性骨折在内固定处理上意见不一致，但一般认为，受伤时间不超过 6~8h 技术设备条件较好，术中清创彻底，术后充分引流，给予有效抗生素，可以有选择地施行内固定，否则应延期手术。但火器伤、电击伤病情比较严重，受时间、环境和设备等条件的限制，不宜选用内固定治疗。

四、内固定禁忌证

1. 全身情况不好无法耐受手术者。
2. 有活动感染性骨折和骨髓炎时忌用内固定。
3. 严重粉碎性骨折难以应用内固定或固定不牢靠者。

五、内固定的优点

1. 固定牢靠。

2. 基本可达到解剖复位。
3. 关节僵硬出现少。
4. 可尽早功能锻炼。

六、内固定的缺点

就切开复位内固定方法本身而言也有不少缺点，直接影响了骨折愈合和功能恢复。

(1) 切开复位与内固定破坏骨折血肿，损伤骨外膜和周围软组织，影响局部血液供应，影响骨折愈合，可发生延迟愈合和不愈合；切开复位固定必须分离一定的软组织和骨外膜，可以影响骨折部位的血液供应，导致骨折延迟愈合，甚至不愈合。尽量少剥离骨膜，以保护局部血运、减少术后粘连。

(2) 切开复位在骨折原有软组织的基础上切开，显露骨折，将加重软组织再损伤致使局部抵抗力降低，切开复位固定有发生感染和手术并发症等可能，影响功能恢复。

(3) 选择合适的内固定物，内固定物的选择和利用直接影响手术效果，术者要熟悉各种不同类型内固定物的性能，对选择的植入材料应有极好的耐腐蚀性能，与人体组织相容、抗酸抗碱，在生物环境中，不起电解作用，亦无磁性。根据不同类型的骨折特点，选择合适机械性能的内固定材料。手术者最好能亲自选定内固定物和特殊操作器械。现代金属内固定物虽然对人体有较好的生物相容性，但不是绝对相容，又因设计和材料本身的内在因素（如金相结构，晶间腐蚀，点腐蚀，微电池与金属作用等），可影响内固定物的物理性能，常可弯曲或折断，而导致骨折再移位，甚至发生电解或生锈，而发生无菌性炎症，使骨折延期愈合或不愈合等。

(4) 为了牢固固定，必将内固定物紧紧地固定在骨上或髓腔内，骨骼对局部压力的反应是骨质吸收。因此，一定时间后，内固定物将松动，失去固定作用；如用高强度特制的加压接骨板，在特大压力的骨骼反应将是整段骨骼发生骨质疏松，从而可发生再骨折。

(5) 内固定后，除加压接骨板外，绝大多数仍需使用外固定，仍然妨碍关节的活动；使用的内固定要结实、牢固，内固定不仅要消除骨折断端之间的异常活动，并要尽可能保持断端紧密接触。如果所用的内固定不牢靠，则不能早期活动和较早地恢复功能，丧失了内固定的优点。尽管达到了牢固固定的目的，并不能代替正常的骨结构，不允许无限制的活动，否则，内固定材料会发生疲劳、断裂、弯折或拔钉等现象。因此，内固定术后应根据使用器械及固定的牢固情况，决定是否应用外固定加以保护。骨折愈合后个别有发生再骨折的可能。除此之外，还有一些医源性因素，如专业知识、技术水平较差，责任心不强，随意扩大手术指征等，都应在骨折治疗中引起高度重视。

(6) 内固定器材规格选择要求严格，如选择不当，可在术中发生困难或影响固定效果。

(7) 掌握去除内固定的指征待骨折坚实愈合后才能去除内固定物。有的可以长期不取出，一般则需 1 年以上。骨折尚未坚实愈合前，过早去除内固定物，可引起再骨折。取内固定钢板时，尽量不要损伤其周围的骨嵴，为了防止发生再骨折，有时还需用外固定加以短期保护。

七、内固定的研究

在 20 世纪 60 年代骨科界开始极力主张片面追求解剖复位和牢固固定，已形成风气，且愈演愈烈。在固定骨折上主张：“骨折必须完整地，持续地，长期地固定，直至骨折愈合为止”。形成了“绝对静止”和“广泛固定”的基础，其中 AO 学派在这方面作了大量工作，并创造了一套完整的手术器械，制定了严谨的手术操作规程和完善的病人随访制度，通过 30000 例内固定资料，说明了 AO 骨折疗法有很大的优越性。采用坚强内固定后，多数不必行外固定，允许手术后数天或立即作附近关节的主动不负重功能锻炼。较早恢复了关节功能，避免了发生“骨折病”。致使加压内固定在全世界曾风靡一时。Schenk，Willengger 等学者，通过对犬和人的骨组织学研究，证明骨折可以一期愈合，即由哈弗氏系统一期血管成骨，于是引起了人们的极大兴趣，认为直接愈合比间接愈合好，一期愈合比二期愈合快，当时有人称 AO 学派为骨外科领域的一顶皇冠。但也有人说，它给骨折伤员带来了新的灾难，成了导致“骨折病”的祸首。事实是检验真理的惟一标准。完整复位和牢固固定固然重要，重要的是骨折的愈合和伤肢功能的恢复。美国 Willian 和 Halloran 提出骨折愈合三角及活动，血运和骨痂形成。并提出“假若骨骼会说话，她会在进入手术室之前向骨科大夫提出，请你刀下留情，不要对我的生命线横加干扰和破坏，我自己不但有再生能力，而且还可以自我塑形改造”。在临床上，所遇到的病例中，尽管骨折畸形愈合，大多是非正规治疗的结果，但其关节功能却较好。而骨折不愈合则多由手术内固定所致，骨折对位虽好，但关节功能却差，很显然后者处理比前者更为困难。片面强调复位与固定，而忽视骨折是活的组织，外来因素（内固定方法本身而言）必将引起很多并发症。

AO 学派要求骨折解剖对位，坚强固定，早期无痛性活动，这对防止“骨折病”的发生起了很好的作用。但事与愿违，骨折愈合并未加快，反而有所延缓。由于受加压接骨板固定的影响，骨折固定段形成过度应力、保存应力集中现象，骨折段皮质骨缺乏生理性刺激，可引起骨质疏松或长骨干的管壁变薄，当去除内固定后，同时，由于缺乏骨膜的外骨痂形成，愈合不及普通接骨板牢固。再则不容易判定骨折愈合和去除接骨板的恰当时机，而过度推迟去除接骨板，又可影响骨的正常生理结构的恢复，造成骨质疏松。按 AO 学派的观点，骨折愈合后，内固定物不能早期取出，否则再骨折率可高达 20%，即使在术后 1.5~2 年取出内固定，有的病人还需用外固定加以保护，以防发生再骨折。于是，坚固内固定是为骨折的愈合创造了条件，还是给骨折带来了新的问题，引起了人们的深思。实践证明，就切开复位和可直接影响骨折愈合功能恢复，对开刀手术内置物的固定，再开刀取出内置物的“伤上加伤”这种内固定的常规而必须的过程，无疑使病人的痛苦有增无减。诸如此类，不胜枚举，有人又称之为“骨折病”。采用坚强内固定后，多数不必行外固定，允许手术后数天或立即作附近关节的主动不负重功能锻炼，较早地恢复了关节功能，有利于避免发生“骨折病”。有人主张，对施行了钢板内固定的病例，至少需在 7 个月后，当钢板下循环重建，患者经功能锻炼，使内外骨痂愈合坚固后，才可移除钢板。目前，对坚硬接骨板的临床应用尚有争论。

内固定对骨折局部血循环的影响：一般认为骨折愈合与局部的血液供应、固定方法和是否合并感染等因素有关。对于某些骨折，血供是骨折愈合的决定因素，如股骨颈和腕舟状骨骨折，对于另一些长管骨骨折端的稳定性比血液供应相对重要。无论是膜内成骨还是软骨内成骨，都有新生血管参与，成骨组织的生长机能主要取决于血液供给的好坏。有人认为，血管在骨折愈合中已超越被动管道和向骨折修复区域提供血液的作用。有人采用无介质培养基培养主动脉内皮细胞，在培养基中发现有一种生长因子（内皮细胞源性生长因子）可促进鼠颅骨细胞增殖。在实验骨折中，损伤的骨内骨膜成骨细胞增殖很快，但必须从肌肉到外骨膜血管建立的情况下才能实现，切除血管后，骨膜增殖就停止或减慢，这说明血管内皮细胞与成骨细胞关系密切。在实验动物和人类骨折中，可发现肌肉组织中新生血管向骨折端延伸，因而有人主张采用带血管肌瓣覆盖骨折端，也有人认为，骨折端肌肉覆盖可提供新生血管床和作为未分化细胞的来源。因此可见，一切影响血液供应的因素，都会造成骨折愈合速度的缓慢。

有人（O' Sullivan）采用双向研究方法，对犬实验性骨折和不同固定方法皮质骨血流进行研究。将狗胫骨截断后，骨折处血流下降至 50%，4h 后狗胫骨干正常血流量（对照组）为 6.11ml/100g 组织 / 分，骨折后立即测得的血流量为正常时的 50%，骨折后 4h 骨折端血流量下降到 1.78ml/100g 组织 / 分。采用髓腔扩大，紧贴皮质骨打入髓内钉固定后，皮质骨血流量下降到 1.15ml/100g 组织 / 分；若用接骨板固定皮质骨血流量为 2.4ml/100g 组织 / 分；若采用框架固定器固定，皮质骨血流量为2.3ml/100g组织/分。骨折髓内钉或接骨板固定后14天骨折端血流量达到高水平，髓内钉固定骨折端血流量达到高峰为42~90天，接骨板为120天。早期有效的固定对于骨折端血流量的恢复非常重要，且各种固定方法对骨折端血流量影响不一样。

内固定的生物力学原理与骨愈合：应用生物力学的概念和原理解释人体正常和异常的解剖及生理现象，指导骨科医生更好地理解和治疗肌肉骨骼系统的疾病已越来越受到人们的重视。动物实验和临床实践证明，所有的接骨术都必须符合生物学和力学原则，否则将导致失败。基本的生物学原则包括：①保存骨的血液供应；②维持骨的生理和力学环境。骨的力学环境是骨塑型的重要因素之一，早在1892年Wolff从肉眼改变发现骨的结构适应于力学环境，以后在镜下也证实了这一点。

骨折后刺激骨原始组织修复的机制目前知道得很少，许多关于骨折愈合机制的研究大多是从生物力学角度考虑的，实验和理论方面的研究还只是推测。骨折端应力理论着重强调各种组织对应力的承受能力，认为在骨折愈合全过程中存在着骨折端局部应力和抵御应力的动态平衡。在骨折端静止状态，在纤维组织和纤维软骨承受应力之前，肉芽组织可抵御100%的骨折端应力，但当骨折端发生移动时，在骨折愈合早期，肉芽组织仍能保持完好，不被吸收，随着纤维软骨的出现，骨折端也越趋稳定。最后随着新骨的形成，骨折端应力作用将渐渐地减少，直至消失，这时肉芽组织则被吸收。骨折端应力的大小与骨折端间隙大小成正比，若骨折端间隙小或骨折端移动很少，所产生的应力相对小。若骨折端间隙大或骨折端移动明显，所产生的应力也相对大。骨折固定的目的，不仅是要维持骨折端良好的接触，而且要消除不利于骨折愈合的应力，即肌肉收缩力、肢体的重力、肢体活动时产生的剪力及旋转应力等。若固定不能制止这种不利的活动，必将影响骨折修复过程。例如股骨颈骨折骨不连，主要是剪力作用的结果，使用三翼钉或L型钢板后，消除了骨折端的剪力作用，骨折愈合率提高到80%。AO派学者主张坚固的内固定以及近来梯形加压钢板、角翼状钢板的应用，都是解决不利于骨折愈合应力的措施。

坚硬的内固定取决于植入材料与骨之间以及骨折端之间的密切接触程度，无论发生“压迫性坏死”和骨吸收，都会造成固定稳定性的降低，因而了解骨对不同水平的压应力的反应是很重要的。Perren等人对羊完整的骨和截骨的骨均采用加压内固定，定期测定固定板的张力，结果表明，无论截骨与否，固定板的张力变化率是相似的。最初固定板张力都有所下降，应用坚硬的内固定后，承受纵向加压，固定板的张力没有明显的降低，不会发生压迫性骨坏死，因而，在骨愈合的早期阶段，牢固的内固定有利于骨折的愈合过程。而晚期，这种坚硬的固定板不利于正常的骨塑形，使骨塑形过程减慢。因此，加压固定有利于骨折愈合，但尚不能加速骨折的愈合。骨折一旦充分愈合，尤其是骨骼正常的患者，应当尽快地去除骨折固定器械，允许日常活动产生的应力经过骨骼，并刺激再塑型，这符合Wolff关于“新骨形成取决于对承受应力的反应”的定律。

（一）加压钢板的研究现状

根据骨折固定的作用，可将固定方法分为：折块间加压作用（compression）、夹板作用（splinting）和支撑作用（buttress）。其中加压作用是AO技术的核心，依靠折块间加压和骨折断端之间所恢复的稳定达到坚固固定，这是AO技术的第一特征；骨干骨折在钢板坚固固定下，往往出现骨折的一期愈合，这是AO技术的第二特征。

为使读者能了解AO体系的来龙去脉，仍需依AO的原始概念加以介绍。

1. 支撑作用的固定：主要用于维持骨折的应有长度以及对位对线关系，并无加压作用。

平衡钢板（neutralization plate）固定、桥接钢板（bridging plate）固定、波形钢板（Weber）固定、支撑钢板（buttress plate）固定、克氏针固定（如肱骨髁上骨折的克氏针交叉固定法）、髓内针固定。由于近年来交锁髓内钉的发展，其作用大为增强，应用也更为广泛，交锁髓内钉同样可起到骨折间的加压作用。

根据 Bagby 的回顾，早在 1886 年德国的 Hansmann 就报告了应用接骨板治疗骨折的方法，在美国国内战争期间（1861~1865 年）也尝试用过各种钢板，但多不成功。英国的 W.A.Lane（1905 年）、比利时的 Lambotte（1909 年）及英国的 Sherman（1926 年）学者对内固定的用具的形状、坚固性及对组织相容性做了一些改进，但从未提到加压作用，现已很少使用，这是第一代接骨板(图 5–75)。

在此基础上，Townsend 和 Gilfillan（1943 年）、Eggwr（1946 年）和 Collison（1952 年）先后设计了槽形孔接骨板，他们认为骨折断端之间的接触压缩力对骨折愈合有利，接触压缩力确属重要，因为骨折断端将有不同程度的骨坏死，在愈合过程中，坏死骨吸收后将留有间隙，如能消除间隙，就有利于骨折的愈合。槽式钢板是利用肌肉的张力和收缩力来消除因骨折断端骨质坏死吸收而形成间隙，保持骨折端持续接触，以利骨折愈合。但由于这种接骨板的螺钉滑动，稳定性不佳，不能抵消骨折端所承受的扭、剪、弯曲应力，因而未能推广应用，这是第二代钢板（图 5–76）。

受 Key（1932 年）和 Charnley（1948 年）膝关节加压融合术的影响，而设计出的加压接骨板。而 Danis（1949 年）才是真正的加压接骨板的先驱。他设计的活动加压接骨板，是利用接骨板内一个附件装置，形成骨折端的互相压缩。他认识到骨骼能承受相当大的压力，而且骨碎片的稳定性依赖于对它施加的压力，沿骨干长轴所施加的压力有利于骨折愈合，甚至能够获得所谓的一期愈合。不过，在 X 线上看不到外骨痂。自 1949 年以后，Venable（1951 年）、Boreau 和 Hermann（1952 年）、Bagby（1956 年）设计各种加压接骨板。到 1961 年 Muner 接骨板的应用，方使 Danis 接骨板发生了显著的进步。主要是利用加压器形成骨折端的压缩。由于压缩力足而可靠，至今仍在广泛应用。这是第三代接骨板（图 5–77）。

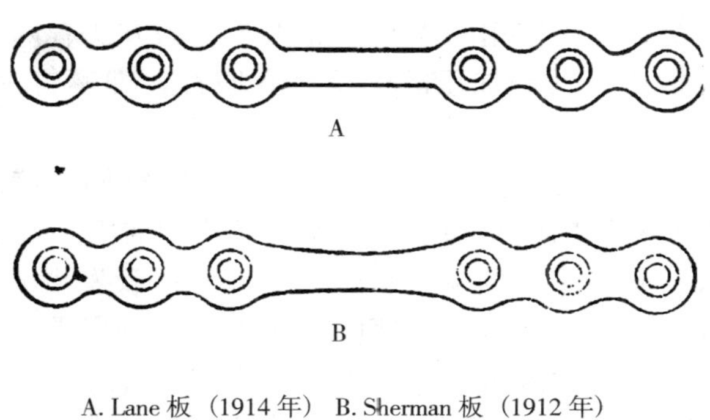

A. Lane 板（1914 年） B. Sherman 板（1912 年）

图 5–75　第一代接骨板

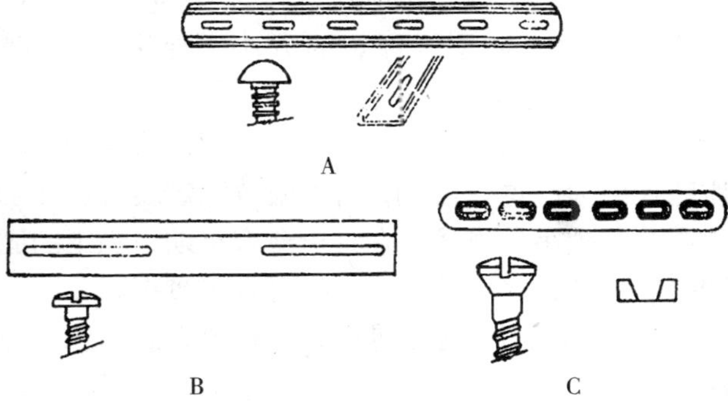

A. Towosend 和 Cilfillan 板（1943 年）
B. Eggers 板（1948 年）
C. Collison 板（1950 年）

图 5–76　第二代接骨板

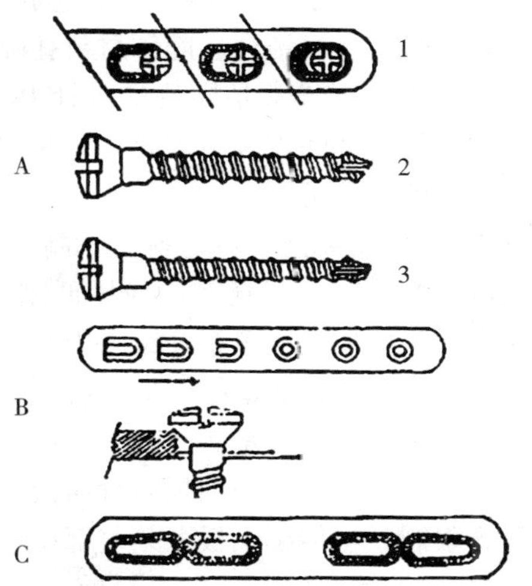

A. Bagby 接骨板：1.从正面看螺丝钉接入的不同位置；2.螺丝钉直径 4.2mm；3.螺丝钉直径 4.2mm
B. Denham 自身加压接骨板（英国），斜面螺丝钉头与垂直的槽缘接触形成压缩力
C. Kondo 和 Marumo 板（日本）一头窄一头宽的加压槽

图 5–77　第三代接骨板

2. 加压作用的固定：加压固定的方式有两种，即骨折块间的加压和沿骨干长轴方向的轴向加压。达到加压的途径共有四种，即螺钉固定、钢板固定、角钢板固定和张力带缝合固定。

早期内固定装置不够坚固，不能牢固稳定断端，常导致延迟或不愈合。自应用轴向加压钢板并使断端密切咬合以来，不产生骨痂，靠直接骨单位重建而获得愈合。骨单位沿长轴生长，越过坏死断端，从骨单位毛细血管发出的血管芽变为割锥（cutting cone），在破骨细胞前沿之后，毛细血管芽围以成骨细胞，当骨单位越过骨折线后，骨吸收及骨沉积几乎同时进行。骨单位重建初期需要坚强固定，骨折间隙不超过 1mm。否则将引起活动，导致断端吸收。在这种情况下，非滑动移植物可以维持断端牵开，防止骨单位重建而导致迟延愈合。另外，新切割锥穿过断端坏死区也需要一定时间。临床上长骨干骨折很难达到这种条件，而在干骺端，因为较大面积松质骨紧密稳定接触，可以迅速愈合，因此，对关节内骨折干骺端用钢板及拉力螺钉是较理想的方法。使用坚固固定缺点是由于手术暴露范围较大，可破坏血供，干扰自然愈合过程。

应用不同刚度的接骨板进行内固定造成骨质疏松的程度和时间不同。坚固接骨板所引起的骨质疏松更为严重。任何骨折经安放固定装置后在功能载荷下，刚度越高，应力遮挡也越大，骨骼承受载荷越小。当然，在骨折愈合早期，稳定的固定引起一定的应力遮挡仍是必要的条件，但随着时间加长，严重的骨质疏松可致再骨折。

为避免应用坚强接骨板在骨折愈合后期所致应力性遮挡的影响，不同作者曾采用以下几种方法：

（1）及早去除钢板：钢板去除后发现，骨量和骨结构可逐步恢复正常，但后者较滞后。如内固定时间过长，逆转时间将明显延长。

应用扫描电镜检查，经坚固钢板固定后 2 个月，板下皮质骨出现大量吸收腔，周围胶原纤维稀疏紊乱，骨表面矿物柱蚀损，排列异常。胶原纤维甚至与纵轴垂直，需经重建才能恢复正常，一般胶原纤维排列恢复较吸收腔消失为晚。皮质骨力学性能主要由骨基质决定，其中原纤维与羟基磷灰石结晶呈有机结合。固体材料孔隙的微小变化可使骨强度迅速降低。骨孔隙增加及胶原恢复、胶原纤维排列异常是导致皮质骨力学功能降低的主要原因。钢板取出后，骨矿盐可逐渐恢复，胶原纤维排列的恢复更需要一定时间。临床上不能仅根据骨量，更应根据骨的力学性能以防过早负重而致再骨折。

（2）应用低弹性模量材料或限制接触装置：很多材料曾被研究，如采用塑料、碳纤维、石墨、树脂等复合材料，还有的应用低刚度合金等。弹性碳纤维加强塑料的钢板据称骨痂形成较多，愈合后强度加大；石墨纤维—甲基丙烯酸甲酯复合钢板与不锈钢板比较，愈合强度无明显差别，但孔隙较少。这些钢板尚缺少有力的证据以显示其优越性，但由于放置后，与骨骼紧贴，其造成的骨质疏松更为严重。

有限接触型动力加压钢板对骨骼损伤较小，血供破坏较少。其底面的沟槽不仅使钢板与骨的接触受到限制，与传统钢板下某些部位形成少量骨痂，使钢板强度分布更为均匀。

（3）应用生物降解材料：目前，应用较多的是由聚丙交酯或聚乙交酯制成的内固定物，其降解速度与固定的稳定性应具良好的适应性。

应力松弛接骨板是在传统坚强接骨板的螺孔内加一个具蠕变性能的粘弹性聚乙烯垫圈。动物实验表明，其应力遮挡作用最初与坚固钢板相同，但随时间而逐渐下降，力学强度则逐渐提高，为骨折愈合建立一个良好的生物力学环境，并能在骨折断端提供一定应力刺激。早期主要为膜内成骨方式，产生交织骨结构。SRP 置入后早期与坚强接骨板相似，也可造成接骨板下皮质骨缺血 2~4 周后，自髓腔有扩张血管侵入缺血区，8~12 周，缺血基本消失，皮质骨血管继续增生呈网状。16 周后，与应用坚固钢板者相比，SRP 组血管容量不再发生改变，而后者血管继续扩张，产生较多血窦，说明血管容量仍继续增高。SRP 能有效地降低因坚固接骨板所造成的血管形态和容量改变，从而避免骨吸收和骨力学强度下降。

骨折内固定的目的在于增加断端的稳定，传送荷载经过骨折部位，并维持解剖对位，诱导骨折愈合，早期恢复功能活动。

Uhthoff 及 Finnegan（1984 年）根据内固定后骨折间隙允许的活动程度，将钢板内固定分为两种：①限制性：断端有静力预载荷，在动力载荷下断端不分离，如应用坚固钢板固定以达到直接愈合。②可屈性：无静力预荷载。

在动力荷载下，骨折部位有相当活动，愈合进展中有外骨痂形成。材料性能还决定于应力—应变曲线。应力为力 / 单位面积，应变为长度 / 原始长度，曲线的线性部分为弹性区，当材料载荷在弹性范围内，可恢复其原形状，直线的斜率，即曲线的起始部分为弹性模量，为重要材料的参数，弹性模量与惯矩的乘积，即截面的结构刚度，从弹性部分转移至塑性部分为屈服应力，在工程学上一般将达到 0.2%　塑性应变所需的应力称为屈服强度。一旦材料的屈服应力被超过，结构将发生永久性变化，材料的脆性衰竭无或很小塑性行为。大部分材料均具延性，在衰竭前可发生相当塑性变形，最大应力为极限应力。造成衰竭的为断裂应力。材料被重复载荷至某应力水平时可发生疲劳衰竭。对金属来说，疲劳极限约为屈服应力的一半，设计承重或分担载荷的移植物应考虑其疲劳极限。评估 IM 的结构特性和力学因素重要的有强度、劲度和刚度，强度指 IM 能承受的负载量而不发生永久变形。

已有资料表明，实验中应用钛弹性固定板优于坚硬钢板固定。应用弹性材料固定，符合生物力学原则，允许骨端存在一定量的力学刺激，有利于骨膜骨痂形成，促进骨折愈合，而不损伤血管，使骨折端的固定维持在最低限度。问题是断端间的活动多少才能被接受，有待进一步研究。

最近有人研究出一种生物降解材料接骨板，这种接骨板植入体内一段时间后可发生生物降解作用，当骨折愈合时自动失去自身的坚硬度，从而证明骨折端承受正常应力，且可避免取接骨板手术。有人分别研究由碳纤维增强塑料、石墨纤维—甲基丙烯酸甲脂（骨水泥）和 Ti–6Al–4V 三种材料制作的接骨板，且在犬腿骨骨折模型实验中与不锈钢板进行对照研究显示，非不锈钢接骨板固定的骨折端骨痂形成增加，骨连接强度高，且石墨纤维—甲基丙烯酸甲脂（骨水泥）接骨板结构呈微孔状，其化学性质与骨骺相近，植入体内后骨小梁可长入接骨板的微孔内，X 线可见接骨板所固定的部位有新的骨皮质形成。但这类接骨板的最大缺点是强度不够，且在骨折愈合前过早地被降解。寻求新型材料接骨板，以克服现有接骨板的不足之处，已成为一个新的课题，受到人们重视。

(4) 使用加压固定法治疗骨折必须遵循以下四项原则：

① 骨折块之间最大程度的稳定：骨折在固定后是否稳定，固然与固定物本身及其与骨质之间的连接是否坚固直接相关，但同时也必然和复位后的骨折是否稳定有关。稳定型骨折在复位后容易获得稳定，但不合理的固定（包括加压固定）反有可能削弱其稳定性。不稳定型骨折则需通过某些手段增加复位后的稳定性，折块间的加压则是最有效的一种手段。

② 符合张力带原则的固定：每个偏心位承重的骨骼都承受弯曲应力。典型应力分布是凸侧产生张力，而在凹侧产生压力，为使偏心位承重的骨折能恢复承重能力必须利用张力带来吸收张力。同时骨骼本身能接受轴向加压，造成向外侧弯曲的应力，外侧为张力侧（图 5–78）。

因此，应在外侧行钢板固定。胫骨则不同于股骨，负重时身体重力线与胫骨轴线的关系，在负重期不断改变，张力侧也随之而改变。如从肌肉作用所造成弯曲应力考虑，则在胫腓双骨折时，多向内成角，内侧为张力侧，而在胫骨单骨折时，则相反。骨端的撕脱骨折以及髌骨骨折，其张力侧更为明确，髌骨骨折膝关节进行伸屈活动时，其前侧分离，即为张力侧。违反张力带原则的内固定，只能加重其移位趋势。

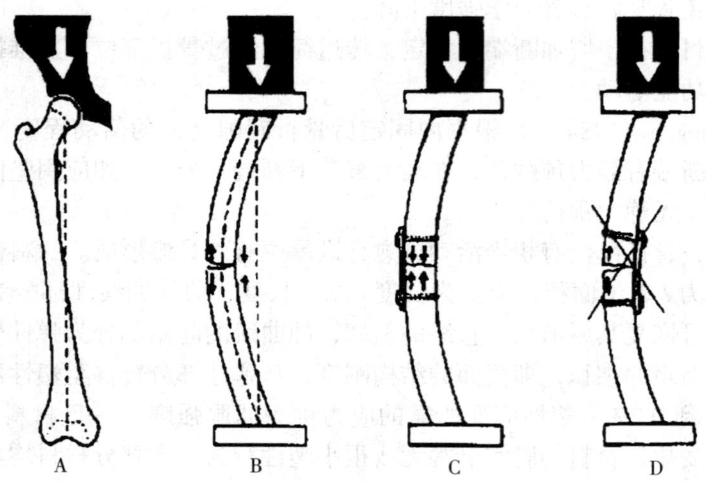

A. 骨的偏心负荷造成一侧为张力负荷，另一侧为压力负荷

B. 在偏心负荷下，间隙将首先在张力侧张开

C. 一块钢板应用到骨的张力侧将防止畸形，当负荷增加时，钢板承受张力，钢板对侧的皮质将产生压力

D. 如果钢板用在压力下的凹侧，在负荷下惟一抵抗畸形的是钢板的刚度

图 5-78 股骨干骨折张力侧为外侧

③ 保存骨折部位的血运：保存局部血运是减少骨折端坏死程度，使骨折获得正常愈合的重要条件。在暴露骨折部位时应尽量少加重骨膜的创伤。置于骨膜下时，则推开骨膜的范围应非常局限。粉碎骨折的任何骨块均应慎重保留其血运。

④ 伤肢早期主动活动与使用：骨折在获得可靠的固定后即应早期主动活动；骨折局部十分稳定者，甚至可以早期使用，例如下肢部分负重，逐渐增加。

（二）髓内钉的研究现状

从 20 世纪 30 年代起，又发明了髓内钉和加压螺钉。1932 年，Smith-Petersen 用三翼钉治疗股骨颈骨折，挽救了许多老年人因股骨颈骨折，而失去生命或丧失伤肢功能。但近年来不少学者报道应用加压松质骨螺钉或滑行钉板（Sliding-nait-Plate）治疗股骨颈骨折效果更加理想满意，特别是带图像增强器的电视 X 线机的应用，操作更加方便，有取代三翼钉的趋势。1940 年，Kuntscher 用髓内钉治疗股骨干骨折，对长骨干骨折是一种有效的新方法。此后又有许多形式的髓内针出现，近年来还有加压和带锁的可弯曲的髓内针问世。这一技术在二战中挽救了许多伤员的肢体乃至生命，从此在欧洲得以迅速推广。1957 年，Kuntscher 又在美国介绍了可屈性导向髓腔锉（reamaer），即扩髓器。自 20 世纪 40 年代至今，国内外大量各种类型的髓内钉相继问世。20 世纪 60 年代后期出现了带锁髓内钉，至今已发展到一个新阶段，不仅增强了其控制能力，而且大大改进了穿钉技术。当然这一进展是和影像增强技术的发展分不开的。

既往的无锁髓内钉，对长螺旋形、粉碎性等难以维持复位的复杂骨折不能形成可靠的固定，而带锁髓内钉则大大增强了对轴向、旋转移位的固定能力，因此，目前新型的带锁髓内钉已广泛用于股骨、胫骨、肱骨。

由于带锁髓内钉上有多个钉孔，应力集中，钉易折断，因此，不稳定的骨折患者术后不应过早负重。也有人主张在骨折愈合后期，取出远端螺钉，使静力型变为动力型，以减少其应力遮挡效应。

螺钉穿入的技术问题较多，尤其是远端者，不仅难度大，而且术者接触X线较多，近年来对此有若干改进，包括与髓内钉相连的，或与C臂机相连的瞄准器等。

闭合穿针与开放手术比较，对骨折局部损伤轻，感染机会低，但需借助C臂X线机的定位，操作较复杂。开放穿钉则相反，手术操作较容易，术者无需或很少接触X线照射。

髓内钉作为内部支架，可与骨分担载荷，与加压钢板相比，其受力为中力性而非偏心性，虽在不同程度上破坏髓腔血供，但可引起骨外膜及周围软组织血供增加，而出现丰富的外骨痂。但髓内钉可破坏髓腔内的血管和骨内膜，如采用切开复位逆插法外骨膜也被破坏，对骨折愈合不利，应用不当也可引起合并症。且至今尚没有找到髓内钉的最佳刚度。髓内钉固定系列的不同类型的钢钉，穿入所需固定的骨干髓腔内，以控制该骨干的骨折位置。

在轴向载荷下，骨折断端可沿移植物滑动而发生短缩，直到断端达到稳定不再滑动为止，这种装置使骨折断端承受相当一部分载荷，而作为分担载荷装置，避免坚固钢板固定所引起的应力遮挡；另外，大部分滑动装置还可允许骨折断端微动，使断端发生吸收并刺激外骨膜骨痂形成。对髓内钉的安放多不需要切开手术，因此，骨折血肿得以完整保持，理论上有利于骨折自然愈合，取得良好再生的骨，具备正常的骨强度。

髓内钉的放置犹如管中之管，可以防止弯曲变形，借助于钉界面的摩擦力及断端之间的咬合也可中和压力及旋转力。

髓内钉的截面几何形状及长度能影响器材的性质。钉的工作长度定在骨折近、远端接触面之间跨越骨折部位的长度。钉的大小也影响其强度。弯曲时，强度与工作长度的平方呈反比。钉的工作长度应尽可能短，以增加弯曲及扭转强度。钉与骨近远端应有较长一段接触，以增加钉的抓握强度，后者对扭转的抵抗能控制髓内钉的旋转稳定。髓内钉可静态维持长度，并提供最大旋转稳定度，通过皮质骨 / 松质骨钉坚固地将钉固定于骨。

带锁髓内钉固定能减少断端活动，但不能完全消除，在骨折愈合过程中将有骨痂形成，断端有一些小的短缩。髓内钉固定稳定断端的同时，可以保存骨外膜血供，还可早期功能活动，骨折将以周围桥梁骨痂愈合，髓内钉可看作载荷分担装置，理论上应力遮挡小，只要开始功能练习，断端产生的活动将刺激周围血管侵入以及骨折各种环境因素，包括热学的、力学的、化学的及电学的因素，以促进骨折的愈合。

一般情况下，损伤所致长骨骨折可破坏滋养动脉，骨外膜及周围组织的血供也遭受破坏，安放髓内钉也使钉周围的血管网容易建立。由于插入钉导致滋养动脉损伤，骨断端的侧支循环增加并保留较长的时间。与此对应，周围骨痂也增加，但骨折愈合有些延迟。IM钉作为内支架从里面稳定骨折断端，钉的旋转稳定依赖于骨折表面的摩擦，系由于扭转强度及抓握强度相对较弱之故。弯曲强度一般足以开始早期功能锻炼。

一些学者对扩髓表示怀疑，担心插入髓内钉后会破坏血供，造成的损害与实验上同时结扎滋养动脉及阻断干骺动脉相似。皮质内侧 50%~70%将发生坏死。由于髓血供的破坏，主要为首次扩髓引起，以后的扩髓对皮质血供或存活影响较小。因此扩髓次数并不重要，扩髓多少及程度以能满足对骨折稳定固定为止，对中间节段性骨折，由于骨折部位原来已灌流不良，不会加重血管损伤。皮质内侧血供的破坏并不影响能桥接骨折的外骨痂形成。再血管化的时间在很大程度上决定于缺损的大小，兔的再血管化完成约需 4 周。狗、羊约需 8~12 周。人的再血管化时间更长。在狗、羊插入 IM 钉 3 周后，显微放射造影显示皮质骨出现很多空隙，系因哈弗管扩大所致，在血管化及非血管化组织边缘之间。哈弗管在周围形成一闭合环。当修复过程继续时，这些活性管道朝灌流不良的骨扩展，并在以前扩大的管道沉积新的板层，空隙是植入物应力保护的结果，也是再血管化的表现，与骨痂重建过程相似，是重建程序的整体部分。

扩髓的碎屑具骨诱导潜力，有助于骨折愈合，事实上，如果扩髓碎屑伴有存活组织，从组织学切片及 X 线片上可以看到在其周围有大量新骨形成。另一方面，扩髓碎骨又含在大量坏死组织及小的死骨。沉积于髓腔的失活部位。如果进行开放插入，有可能发生感染。

髓腔长轴及截面大小均不规则，稳定的髓内钉固定需要有一定的距离紧密适合，通过扩髓，可使髓腔成为有相同直径的圆柱，以增进移植物的稳定效果。应用直径较大的髓内钉可增加弯曲强度，因此，需要有一定程度扩髓，少量的扩髓即足以稳定维持加锁钉。

从力学上看，髓内钉属于一种滑动支具，骨折部位的活动减少，但并未完全消除，固定在长轴上主要有三点弹性接触。传统的髓内钉旋转稳定有限，进一步稳定有赖于骨折部位肌肉的收缩及节段间的咬合，这种接骨术足以支持较大载荷而不发生结构衰竭。由于这种力学特点，传统的髓内钉的应用仅限于骨干中部横形或短斜形骨折。加锁髓内钉通过骨的窗口插入，达到近端或远端，可以防止短缩及扭转移位。

通过扩髓插入髓内钉，植入物本身对再血管化是一种障碍，不扩髓者，可能再血管化较快。可以看到，在很短时间内钉与骨存留的间隙中不断有小的血管长入，并穿入邻近灌流不良的皮质骨。在钉与骨紧密接触间隙相对少的部位，破骨活动可移除板层骨，促使血管在新形成的间隙内芽生。

应用髓内钉治疗骨折，其愈合决定了骨折类型及稳定程度，对简单骨折扩髓插入髓内钉，无严重软组织破坏者，其血供在骨折部位将扩展至皮质骨的周围部分。3~4 周后，X 线片可看到外骨痂，组织学切片显示更早。如骨折端十分稳定，可形成交织骨桥接；如稳定较差，则易形成纤维软骨，以后矿化，先被交织骨代替，最终变为板层骨。尽管在骨折部位中部有轻、中度血供不足，但外骨痂形成不受影响。

被破坏骨的再血供有几种恢复方法。髓血管在钉与骨之间纵行生长，并在骨折部位穿入缺血的内侧皮质。在周围骨痂生长的交织骨扩展至骨折间隙，从血供良好的新骨向紧靠骨折部灌注不良的区域仍有活动，但未超过临界应变量，骨折仍能愈合。在粉碎骨折，应变由骨折不同部分分担，骨干反应性不愈合可成功地用髓内钉治疗。由于增加断端间稳定，促进节段间软骨矿化，正常封锁在髓腔的纤维软骨经过扩髓被移除，血管可穿过间隙，形成骨内膜骨痂。

扩髓及插入髓内钉后，常见周围软组织有明显肿胀，为防止加重软组织损伤，对股、胫骨骨折，可在伤后约 1 周延期施行。髓内钉的适应证和禁忌证可从力学及生物学两方面进行。主要用于股、胫骨闭合骨折，特别是 1/3 的横形或短斜形骨折。传统的髓内钉很少用于骨干远、近端，该处髓腔扩大，不容易获得充足稳定。靠近干骺端的骨折容易发生成角，而粉碎骨折在插入髓内钉后可发生短缩。在这方面，加锁钉有明显优点，由于扩髓后，可发生相当程度的骨坏死，并可能发生骨髓炎，沿整个髓腔扩展，造成灾难性后果。因此，对开放性骨折一般不采用此法，或至少待伤口愈合后一段时间进行。对同侧股、胫骨骨折术可早期负重。手术可开放或闭合进行，闭合法可避免损伤软组织，应作为首选，当然对某些复位有困难者或干骺端有成角倾向者，有时需切开进行。

应用弹性聚乙烯材料制成的髓内钉可以引起成角移位，Molster 等（1987 年）为防止旋转，用聚乙缩醛制成的髓内钉，并用树脂复合物粘固髓钉与股骨两断端如同加锁髓内钉，结果显示切面骨痂增多，较之加锁刚度更大的髓内钉有更好的力学性能，并能防止应力保护。

（三）张力带固定的研究

张力带（tension band）是工程学上的原则，指材料弯曲时会产生结构内应力（internal stress）的减小，这一原则应用于骨折内固定称为张力带固定（tension band fixation）。Pauwels 首先介绍张力带钢丝成功地用于大块骨折、截骨术和假关节，他用 1mm 或 2mm 钢丝作为张力带。

张力带原则是：内植物吸收张力而骨骼承受加压。利用张力带固定的原则，可治疗髌骨、尺骨鹰嘴、大粗隆、内或外踝等部位撕脱位骨折，行张力带钢丝固定时，像钢板固定一样也应置于骨的张力侧。在承受功能性负荷时，由于肌肉收缩等因素，会使张力转变为动力，产生断端间轴向压力，有利于内固定的稳定性，允许早期活动。张力带钢丝固定提供纯轴向压力，不产生旋转力。例如髌骨骨折，将髌骨骨折接触点上的前方皮质相对应点用钢丝紧捆在一起。为使骨折这一段保持扭矩平衡，拉力与髌骨面要有一小的弯曲角度，肌腱力矩为对侧骨块的反作用力所抵消，这个反作用力为压力。换言之，由于钢丝固定才使肌腱拉力旋转远侧骨块与近侧骨块接触，腱的拉力越大，骨折面通过的压力就越大。按照张力带原理，正常的桡骨、尺骨、肱骨和股骨为偏中心位负荷，使骨的一侧具有张力，另一侧具有压缩力。这些骨折可做张力带接骨板内固定，接骨板应该放在张力侧，做纵轴线压缩固定，如放在压缩力侧，容易发生内固定松动或接骨板断裂。因此，尺桡骨骨折应将接骨板放在骨的背侧，肱骨和股骨骨折应将接骨板放在骨的外侧，正常胫骨的各部位所承受的负荷应力不固定为张力或压缩力，故胫骨骨折不宜作张力带接骨板固定，而需用更坚固的接骨板，以对抗较强的应力。值得提出的是，张力带固定时，由于钢板要耐受张力，而骨骼要耐受压力。因此，理想的内固定，除钢板应置于骨的张力侧外，应注意钢板对应侧有皮质缺损时，一旦承受负荷，支点会越来越靠近钢板。在较大的缺损，支点逐渐靠近钢板，最终支点进入钢板。在内固定材料有缺陷的情况下，承受周期性负荷，发生疲劳性断裂是不可避免的，导致内固定失败。为了预防这种可能性，每当有骨缺损、粉碎骨折、断端失活等因素存在时，应在内固定的同时，采用自体松质骨移植。这种移植，日后逐渐形成骨桥，与钢板相对应，能承受压力。从生物力学上讲，起到了第二钢板的作用，防止了不可避免的内固定疲劳性损伤。

（四）从 AO 到 BO 的进展

在长期的实践中，确实证实了若干相当复杂的骨折，经 AO 技术处理后，获得了前所未有的疗效。但固定时也陆续发现了一系列致命的缺点。首先是很多骨干骨折，即使按 AO 的原则进行了坚固固定，但实际上却很难达到目的。不仅无法早期使用，甚至连早期功能锻炼都需极其慎重。其次，自临床上连续出现加压钢板固定的骨干骨折，愈合后去除钢板而再骨折的报道以来，人们开始对一期愈合进行了反思。先后提出应力遮挡作用的概念和钢板下皮质骨因血供破坏而出现哈佛系统加速重塑，临床表现为钢板下的骨质疏松的论据。

在这些基础上，AO 学派从原来强调生物力学固定的观点，逐渐演变为以生物学为主的观点，即 BO（Bio-logical Osteosynthesis）生理的、合理的接骨术的观点。

1. 生物学固定：生物学固定的内涵是：必须充分重视软组织及骨的血运，固定坚固而无加压。其原则如下：

（1）远离骨折部位进行复位，以保护局部组织的附着。

（2）不以牺牲骨折部的血运来强求粉碎骨折块的解剖复位，如必须复位的较大骨折块，也应尽力保存其供血的软组织蒂部。

（3）使用低弹性模量，生物相容性好的内固定器材。

（4）减少内固定物与所固定骨之间的接触面（髓内及皮质外）。

（5）尽可能减少手术暴露时间。

2. 关节内的骨折：对关节内骨折的治疗原则不变。包括：

（1）关节面的无创性解剖复位。

（2）关节内骨折块的稳定固定。

（3）通过植骨或支撑获得干骺端重建。

3. 骨干骨折的复位：在具体方法上则更加强调局部血运的保护，多利用支撑固定，如支撑钢板，骨框架固定器等。

（1）手法复位：用持骨器分别夹持骨折上、下主骨段，以手法对合复位。其优点是迅速、直接。但复位后必须以骨折把持器维持，再行固定。因此，易于失掉满意的复位。更重要的是：

把持器往往难免对骨折局部的软组织有所损伤。

(2) 机械复位：为间接复位。复位的操作远离骨折局部，更加安全，而且不易失掉位置。当上、下主要骨折段复位以及长度恢复后，再对其间的粉碎骨折块以针状钩牵拉复位（图5-79B）。

① 加压器（articulated tension device）复位：将钢板固定于一侧主骨干后，再将加压器固定于另一侧主骨干拟定的钢板占位位置之外（图5-79A）。反向放置加压器使骨折牵开，用相应的持骨器夹持钢板贴附于骨面，再正向放置使之复位（图5-79B、图5-79C）。在完全复位之前，需先用针状钩牵拉碎块使之复位。

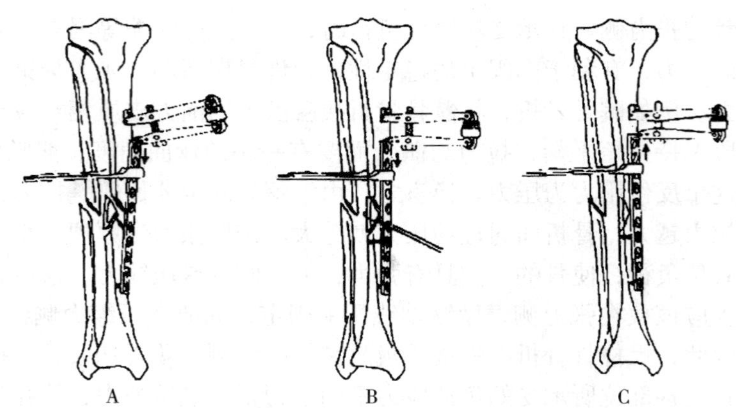

A. 反向悬转加压器使骨折牵开　B、C. 正向悬转加压器使骨折复位

图 5-79　利用加压器进行复位

② 牵张器（distractor）复位：又称撑复棒。将其两端各以一枚螺钉直接固定于上下骨折段远离骨折处（图5-80），牵拉复位并维持之。

③ 抗滑移钢板（antiglide plate）复位：为 Weber 所提示的概念，主要用于胫骨远端的斜形骨折。先将钢板依骨折部之弧形预弯及扭转，再以 1 枚螺钉将钢板固定于胫骨远端。当将钢板向近骨折段骨干贴附时，骨折即被挤压复位（图5-81）。

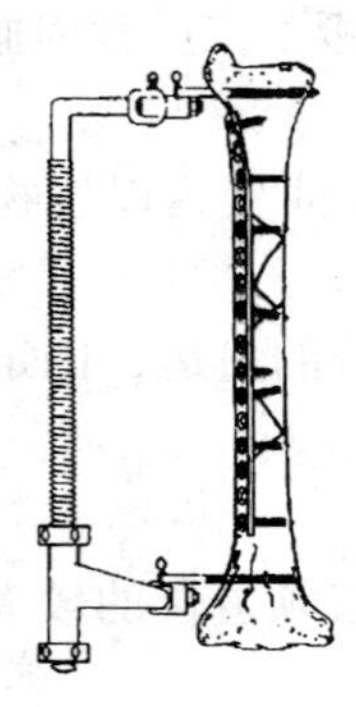

图 5-80　牵张器进行复位

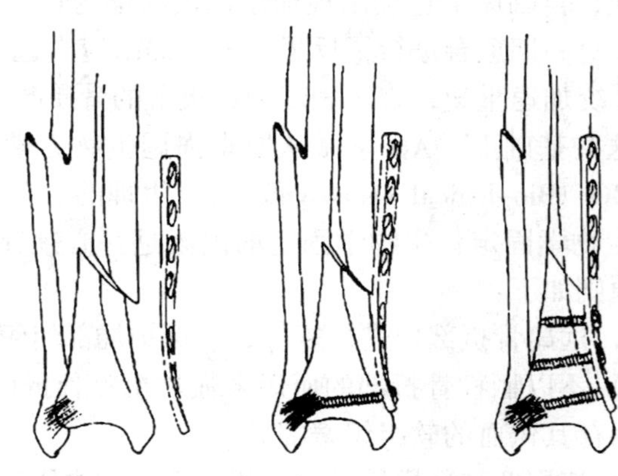

图 5-81　Weber 之抗滑移钢板用于复位与固定

由于机械复位对骨折局部的血供基本上不会造成影响，因此，较手法复位具有更大的优越性。

4. 对骨干骨折的固定：由于认识到无论是使用钢板，还是髓内钉固定，在与固定物紧密接触部位（皮质骨外，髓腔内壁）的骨质，因血运破坏而出现面积一致的坏死，发生加速的哈佛系统重塑，表现出严重的接触面。固定器材则选用低弹性模量的钢材。

(1) 有限接触钢板（LC-DCP）：是针对 D.C.P.所存在的问题进行了改造的一种钢板。为改善钢板下局部血运，在其贴骨面构形为若干深而宽的沟槽，截面呈梯形（图5-82）。实验观察证实此种改进不仅大大减少了对骨皮质血运的影响，而且在沟槽部还会有少量骨痂生长，增强了骨折愈合部的坚固度。此外，钉孔两端的倾斜度加大，皮质骨拉力螺钉置入时可达到40°，即使短斜形骨折也能以皮质骨拉力螺钉进行加压。

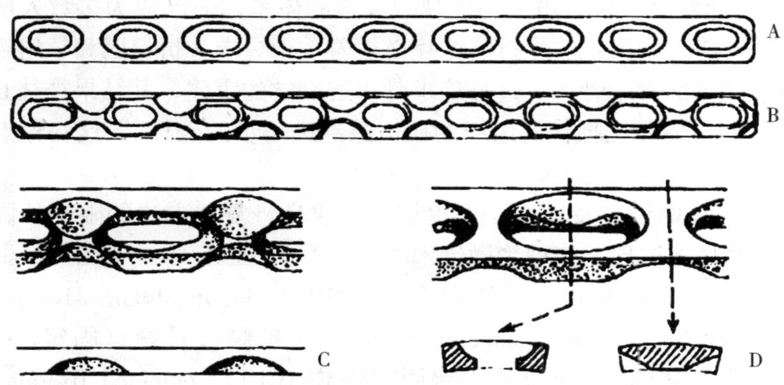

A. 正面观　B. 背面观（接触骨皮质面），有均匀分布的沟槽　C. 钉孔两端扩大的斜面，可允许螺钉倾斜 40°　D. 钢板的横截面呈菱形，使钢板与皮质的接触面大大减少

图 5-82　有限接触钢板（LC-DCP）

（2）点状接触钢板（PC-Fix）：钢板与固定骨仅以点状接触（图 5-83），而且螺钉只穿过一层皮质骨，螺钉帽通过特殊的自锁装置与钢板的钉孔锁定。

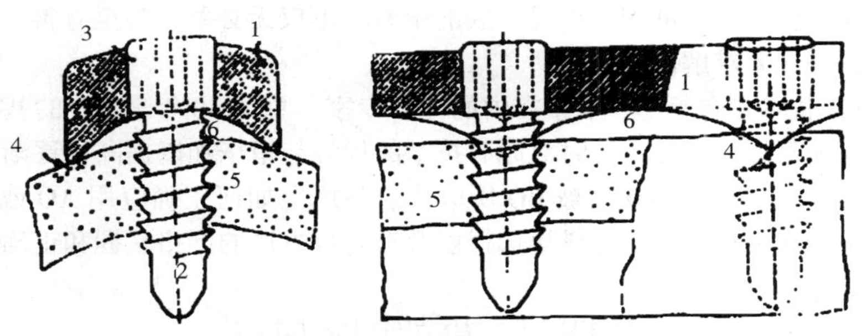

1.钢板　2.螺钉　3.锥形自锁螺钉帽　4.钢板与骨接触点　5.近侧骨皮质（只需穿过一层骨皮质）　6.钢板与骨之间空隙截面观（左），侧面观（右）

图 5-83　点状接触钢板（PC-Fix）

（3）非接触钢板（NCP）：置于骨旁，皮下或皮外，螺钉近端之螺杆呈正方形平台，而无螺帽。钢板置于平台上，以锁定栓固定。实验研究报道，如钢板距骨面≤5mm 时，作用及固定强度近似 DCP。PC-Fix 及 NCP 目前临床报道甚少，尚不成熟。

（4）桥接钢板（bridging plate）：严重粉碎的骨干骨折或确有缺损者，用桥接钢板固定，主要是维持其强度和对线。它不属于稳定固定，但可以充分保存粉碎骨折部位软组织的附着及血供，以期获得二期愈合。桥式钢板跨越粉碎骨折部，远近两段则分别各以 3 枚以上螺钉固定。Weber 钢板则较一般直式者更为合理。

从以上各种钢板的特点可以看出，不以牺牲局部软组织血供来强求达到坚固固定，是 BO 的核心概念。因此，在术后的康复措施上，必须更加强调指导监督，循序渐进，而非片面追求早期使用。与钢板改造的同时，带锁髓内钉及骨外固定的应用愈来愈显示出其各自的独到之处。

（五）BO 新概念

BO 正处于一个迅速发展阶段，虽尚不能视为成熟的体系，但已成为多数人所接受的一种新的概念。Palmar（1999 年）指出："骨折的治疗必须着重于寻求骨折稳固和软组织完整之间的一种平衡，特别是对于严重的骨干骨折。过分追求骨折解剖学的重建，其结果往往是既不能获得足以传导载荷的固定，而且使原已损伤的组织的血运遭到进一步的破坏。"这一论点基本上反映出了 BO 新概念的核心。

临床上新型内固定物的设计及应用，手术切口的改良，复位方法的限制，固定技术的调整等，都是 BO 新概念的具体体现。统称为微创术式。缩写为 LISS（less invasive surgical system），或 MIP（minimal invasive procedure）。具体术式上有 MIPO（minimally invasive plate osteosynthesis）微创钢板固定，UFN（unreamed femoral nailing）不扩髓股骨髓钉固定，UTN（unreamed tibial nailing）不扩髓胫骨髓内钉固定等。结合固定技术（CFT，combined fixation techniques）也日益受到重视。两种或两种以上创伤小的简单固定结合应用，相互以长代短，更接近于满足上述平衡。

1994 年，AO 学者 Gautier、Ganz 对这种新概念下的接骨术式做了原则性的说明，对深入理解 BO 新概念很有帮助，摘其要点介绍如下：

1. 复位：利用间接复位技术，对粉碎性骨折进行非解剖复位，主要恢复骨骼的长度、轴线，矫正扭转。

2. 固定：骨折愈合的主要条件并非一期的稳定，而是领先存有活力的骨块。通过骨痂形成与主骨的迅速连接，钢板对侧获得支撑，防止置入物的疲劳断裂。

3. 植骨：早期在粉碎骨折部剥离局部骨膜的植骨，不仅无必要，甚至有害。

4. 关节内骨折仍然要求解剖复位。

BO 新概念及接骨术是包括 AO 学派在内的许多专家，总结 30 年来 AO 的基础与临床，探索改进乃至杜绝原有的不足与误导，同时对原有技术的优势与精华加以提高，逐渐构成并日趋成熟的又一重大进展。不可错认为 AO 已被 BO 所取代。临床上如何正确应用 AO 或 BO 技术，关键在于对二者的深入认识，对适应证的科学选择以及对各自方法的严格掌握和正确使用。

第四节　框架固定概论

骨穿针框架固定技术历史悠久，但实际上是 20 世纪 50 年代后才被重视和发展的。前后经 Anderson、Hoffmann、llizarov 等专家先后多年的努力和改进创新，直至 20 世纪 70 年代才在临床上有了突破性进展。骨穿针框架固定技术现已成为创伤骨科临床中不可缺少的重要医疗手段。应用的范围也由肢体发展到躯干，特别是骨盆。国内外框架固定器的研制成果层出不穷，日新月异，式样不断改进，性能日臻完善，临床应用日趋广泛，并积累了丰富临床经验。在理论上也奠定了一定基础，形成了治疗骨伤及骨病的独立完整体系，已成为治疗骨折脱位的标准方法之一。

骨穿针框架固定技术的应用，目前，已超出了治疗骨折的界线，在治疗骨牵伸延长，畸形矫正，骨不连接或骨不愈合，骨病、小儿麻痹后遗症的矫正，断肢再植，脊柱侧弯等已显示出了它的顽强生命力。它主张弹性固定、固定中活动、活动中调节、适应生物应力刺激，无痛性锻炼中完成骨折的修复。

一、框架固定的种类

（一）按几何形状分类

将骨框架固定器分为六种基本构型（图 5-84）：单边式、双边式、四边式、三角式、半环式和全环式。

（二）常用骨折框架固定器类型

1. I1izarov 全环式框架固定器（1954 年）：多平面穿针和应用拉张技术为其特点。稳定性好，施力均匀，但操作复杂。

2. AO 管道系统框架固定器（1982 年）：灵活性和通用性好，固定牢靠，但牵伸及加压不便。

3. 李起鸿半环槽式框架固定器（1982 年）：多平面穿针，固定牢靠，操作方便。

4. 夏和桃组合式框架固定器（1989 年）：可组成多种构形，能随意选择穿针位置及穿针平面，通用灵活，固定可靠。

5. 刘国平钩槽式框架固定器（1989 年）：首创不做皮肤切开用无螺纹固定针自皮肤进针、扇形固定新方法。

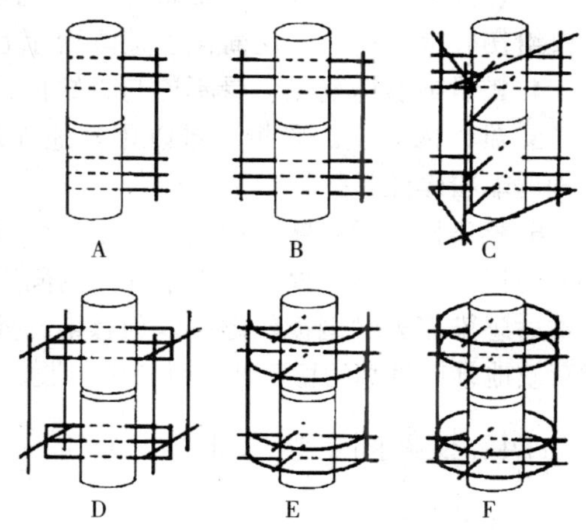

A.单边式　B.双边式　C.三角式
D.四边式　E.半环式　F.全环式

图 5-84　框架固定基本构型

6. Bastiani（Orthofix）单侧式框架固定器（1995 年）：连接杆有球形关节用以调节屈度，但应力遮挡较大。

二、框架固定的原则

以中医骨伤科学理论和生物力学为指导，以中西医结合为特点，以现代科学技术的手段及多学科联合协作为其研究基础。根据不同年龄、不同部位、不同类型、不同性质的骨折和伤员就诊时不同的伤情，除可有针对性地选用不同类型的骨框架固定器外，还可以用针的方式加以调整：包括针的粗细、数量、入针位置、入针方向和针的布局等。此外，也可以结合使用简单的内固定，如螺钉固定，以简化骨穿针框架固定。

骨穿针复位框架固定疗法不同于内固定手术疗法和自重牵引治疗骨折的传统方法，它博采中西医治疗骨折之长，发扬小夹板治疗骨折的优势，并将尚天裕教授长期研究的横向固定力学、纵向加压固定力学、整复力学和肢体重力与骨折断面应力关系等研究成果，有机地运用于穿针复位框架固定疗法中。穿针框架固定疗法作为治疗骨折的一种补充疗法。在国外的框架固定器研究基础上，经过近几年的骨伤生物力学的实践，在推动基础理论与临床实践相结合上，取得了一批喜人的科技成果，丰富了骨穿针框架固定疗法的理论与经验。有如：

1. 手法（有限手术）与器械相结合的解剖复位。
2. 几何穿针与弹性固定相结合的早期功能锻炼。
3. 非功能替代与整体疗法兼顾。
4. 动静结合加速骨折愈合等等。

三、框架固定适应证

1. 四肢开放性骨折：是应用框架固定器最主要的适应证。尤其是有广泛或严重软组织损伤的开放骨折，往往是粉碎型，框架固定器几乎是惟一的有效固定方法。长干骨开放性骨折尤其是合并大块骨与软组织缺损修复术后需长期换药或合并血管神经损伤者均可避开创面或伤口，从正常部位穿针稳定骨折端，维持患肢长度，有利于创面的覆盖及血管神经的修复。

2. 合并有广泛软组织挫伤的闭合性骨折：尤其是闭合性不稳定性骨折；伴有严重损伤的肢体骨折，框架固定器固定后，便于伤面处理，便于架空患肢以及保护伤侧的软组织避免受压。

3. 多发性损伤：伤员情况严重，以挽救生命为首要任务。简单而快速地安装骨框架固定器，不仅给伤肢提供保护，也简化了整体治疗上的若干矛盾。

4. 植骨或肢体延长：骨不连与骨缺损，需作植骨或肢体延长者。

5. 难以内固定的骨折：难以用其他固定维持定位或因某种原因无法使用内固定的骨折，如桡骨远端粉碎性骨折。

6. 感染性骨折：曾使用其他固定后伤口感染的骨折，需更换固定者，往往只有框架固定器可作为替代。为感染的处理提供条件。内固定术后感染及感染性骨折或伴有骨与软组织缺损者内固定术后感染需去除钢板或螺钉以利感染的控制，同时需要管形石膏固定开窗换药或骨牵引，均不能有效地维持骨端的稳定性而且常引起股、踝关节僵硬者。慢性骨髓炎死骨摘除后有骨折可能者。

四、框架固定禁忌证

1. 小儿骨折。
2. 稳定骨折。
3. 瘫痪肢体骨折。

五、框架固定的优点

1. 创伤小，既便于安装，也便于拆除。
2. 便于进行软组织处理。
3. 对骨折局部基本无干扰，不增加局部的创伤，有利于保护血运。
4. 固定便于根据需要进行调整，例如由早期的刚性固定转为后期的弹性固定或在不满意的情况下重新调整复位。
5. 根据需要可分别进行加压、拉伸或维持平衡。
6. 是某些复杂情况下的惟一选择。
7. 为感染性骨折尤其是感染性不愈合的一期处理打下基础。
8. 融骨不连与肢体短缩的处理于一体。

六、框架固定的缺点

1. 针孔易感染是常见的缺点，粗针或穿经肌肤的针更是如此。
2. 多数情况针需穿经肌肤，影响关节功能活动。
3. 一旦出现问题需拆除钢针时，难以立即更换内固定。
4. 体外装置对一些日常活动有影响。待以后的研究改进。

七、框架固定的研究

框架固定技术在中医理论的指导下，在现代科学的保证下，应骨伤科疾病治疗需要而产生，在骨伤科医师辛勤培育下而成长。是近几十年国内外发展较快的治疗骨折和脱位的新兴方法，现已成为标准定型的固定骨折的方法之一，该技术与传统的内外固定方法并驾齐驱，实际上是介于骨科外固定和内固定之间的新型固定技术，是现代科学技术对手术内固定和保守外固定疗法的一种补充，在很多方法又明显优于前两者。它以微小的创伤，在身体外面对身体某一部分骨折或脱位进行部分制动式固定，对骨骼关节及软组织创伤畸形进行治疗，以达到恢复驱干和肢体功能的目的。它兼并吸收了内、外固定的优点，克服了二者的缺点。与小夹板、石膏、支具和套具等外固定方法相比，它对骨骼及软组织有一定的损伤，但固定可靠、牢固。而与内固定相比，损伤微小，无伤口感染的危险。在开放以及感染的骨折治疗中，若闭合复位不能奏效，切开复位固定又不适应，而贯穿复位是其最好的补充，且补充的功能明显优于传统的内、外固定方法。骨折越复杂或伴有严重软组织损伤的病例，越能发挥框架固定的作用。

在我国近年来亦有不同类型的骨折框架固定器问世。20 世纪 60 年代后，国外对“绝对静止”和“广泛固定”的原则，又出现一次两个极端的争议，并向手术和非手术两个方向发展。它们的共同点是在固定骨折的同时，使附近关节能自由活动，进行早期锻炼，用高强度的金属材料制成加压接骨板或加压髓内钉，或其他加压装置固定骨折，而不用外固定，使病人能早期活动和使用伤肢达到固定和锻炼同时并进的目的。非手术学派采用手法整复，用活动架或功能夹板固定骨折，让病人早期活动，与我国的中西医结合方法相似。他们从临床和动物实验证明，肌肉等软组织是维持骨折复位的内在因素，活动可加速骨折愈合，提高骨痂耐受力；更认识到骨折周围软组织是维持固定的重要因素，活动可使骨折逐渐自动复位。在这方面，美国 Sarmieto、Connolly、Mooney 等做了大量工作。有的用“功能性石膏和支具”治疗胫骨和股骨干骨折，有的用“功能性支具”治疗肱骨干和前臂桡尺骨干骨折，也有用髌腱负荷小腿石膏治疗胫腓骨折，并应用肌电图检测小腿后侧肌群的功能，不论质和量两个方面都是髌腱负荷小腿石膏优于长腿石膏，骨质疏松也大为减少。目前，国外应用此原则者除美国外，尚有加拿大、英国、日本、印度等国，并已应用于开放性骨折和软组织缺损病人。最近国外学者在逐步改进的基础上，声称“功能性石膏支具”已进入第二代。他们认为用本法治疗的骨折愈合速度最快。由此可见，研究和开展骨折的非手术疗法，前途很广，而“长期静止”和“广泛固定”的原则，已经动摇。

将骨折两端用针或钉钻入，在皮外将穿入骨折之针或钉固定在框架固定器上，而达到骨折两端良好的对位和固定的目的，即骨穿针框架固定技术。这种方法历史虽然悠久，但实际上是在 20 世纪 50 年代后才被重视和发展的，并广泛用于新鲜骨折、骨折不连、开放骨折及肢体延长等，起到了过去内固定及外固定所不能得到的效果。尤其是 20 世纪 70 年代以后，各种装置种类繁多，国内李起鸿设计的半环式、张启明设计的四边式以及孟和等设计的框架固定器，都各有其优点。近年来 Ebi 及 Bastiani 设计的单边式和国内刘国平设计的钩槽式框架固定器和于仲嘉设计的单侧多功能框架固定器是目前国内固定器中较理想，较坚固、实用的一种。

利用加压作用，促进骨折愈合，是框架固定器最重要的作用，已被国内外学者所公认。加压可以促进骨折愈合的论述，首先是德国解剖学家 Wolff（1892 年）年提出。Roux（1895 年）认为“纯压力和纯张力能驱动成纤维细胞向成骨方向发展，剪应力只产生纤维组织。骨折不连的愈合取决于骨折端坚固而稳定的固定、生物活性和生理性应力的刺激”。Pauwels 认为“骨不连的治疗是一个力学问题，除加压外，应消除剪力、骨折端的移动或扭力，在坚固的固定下，骨不连将向成骨转化”。过去认为骨不连后，骨折端的硬化骨都应切除，然后植自体骨才能达到骨折的连接，现在认为硬化骨无需过多切除，只要用生物电刺激或加压固定，便可使骨折愈合。

框架固定器经过多年的改进，目前从结构设计类型、材料性能及应用技术都日臻完善，不仅用于骨折治疗，对骨延长、关节融合以及某些骨质缺损也行之有效。其主要优点为对骨折，特别是有严重软组织损伤的开放性骨折、广泛软组织挫压伤的闭合性骨折以及多发骨折可提供稳定的固定，保护血供，便于处理伤口，并可早期活动骨折上下关节。

应用框架固定器治疗骨折，其愈合方式及过程也遵循一般原则，根据固定稳定程度，是坚固或弹性，可出现直接或间接愈合。框架固定器装置刚度越高，固定越坚固，应力遮挡作用越大，将明显减少骨折断端的应力刺激。应力遮挡与固定时间呈正比关系，时间越长，骨折部位力学强度包括抗弯强度下降越明显。

框架固定器的刚度不仅决定于其材料和结构特点，也与使用固定针的直径、数量、固定的位置以及加压松紧程度有关。一般框架固定器的刚度在骨折早期要求较高，以期获得稳定的加压或牵张力，但随着骨折愈合过程的进展，刚度应相应减少直至框架固定器完全拆除，尽可能消除应力遮挡的不利作用。生物力学测定显示，骨折断端刚度（轴向扭转变形）随固定器使用时间而逐渐降低，轴向角位移1°时，可允许患者进行部分负重，角位移越小，骨折愈合越牢固。

骨折修复与断端所受生理应力有关，后者指能提高骨折愈合质量及速度的断面应力，又分为恒定性及间断性。恒定性生理应力由加载装置产生，则增加断端间的摩擦力但不宜过大，以加强稳定的固定。间断性生理应力是通过肌肉收缩产生的生理应力，可促进局部血液循环。多功能的外固定装置同时具有轴向及横向拉、压固定。骨折早期，断面压应力与断面倾斜角有关。其余角较小时，生理应力主要来自轴向力；余角较大时，则来自横向力。骨折中、后期，用以固定的钢针和套环数应随骨愈合成熟程度而适当减少，功能活动的量要增加，方式要多样化，骨折断端除压应力外，还应承受拉、剪力，以适应骨折修复和塑建的功能需要。

框架固定器最初用于严重开放骨折，有利于软组织愈合，随着在力学上的改进，研制出具有多功能更易掌握的固定器，其适应证也日渐扩大。

针对固定的稳定性、针道松动、动力作用及应力保护等问题进行研究。框架固定器的坚固性决定于进针的数目及直径、固定杆与骨的距离以及框架固定器的刚度。多平面者其刚度与加压钢板相近，一个或两个平面者，其轴向刚度较差，两个平面的框架固定器其弯曲及旋转刚度超过正常骨的坚固性，一个平面固定不能抵抗呈直角的弯曲力。骨对外力的反应决定于框架固定器的刚度。Alto（1986年）发现对兔的正常胫骨施加压缩或牵拉力，如与相接触的骨断端但不附加压缩相比，内膜骨丢失加大，而皮质内孔隙也增加。同样，骨折部位的生物学行为也随框架固定器的坚固性而改变，对高刚度支架可以发生直接愈合，而对低刚度者则有外骨膜骨痂形成。框架固定器放于犬胫骨内外平面者，将在固定较差的前后平面，外骨膜重建增加。而骨折内骨膜表面的重建在两个平面相等，外固定加压有利于直接愈合，说明坚固性较差的固定将在骨外膜面有更多骨痂形成。

无疑，应用坚固框架固定，必然引起应力遮挡，特别是安放时间较长者，在不同时间去除框架固定器较长时间安放者，骨折愈合强度明显不同。一般认为框架固定器安放时间以6~8周为宜，因一方面可取得早期稳定，又可避免晚期应力遮挡。

动力化（dynarnization）可改变经过骨折线的轴向力而无需予以牵拉，其目的在于刺激骨折愈合，保护抗轴向应力而提供周期间歇应力越过断端。微动则允许在轴向平面受到间断荷载，但不会造成大的移位。动物实验显示，有控制的间断微动时以促进骨折愈合。

固定器在针—骨界面产生的应力，如对已愈合的骨折或完整骨加压可产生静应力，而如在骨折端存在间隙，固定不够稳定，则产生动应力，当病人活动或负重时，周期性载荷将在针—骨界面产生交替载荷。

比较犬胫骨三种情况：完整胫骨或予以静力加压，其对针的松动不如动应力重要；胫骨截骨后断端对合或截骨后断端间存在间隙造成不稳定固定及动应力。一些因素可增加骨折的稳定性，如断端接触、加压，增加进针数目，仅平面固定及防止负重等可降低针的松动率。对外固定来说，过多稳定将产生应力保护；过少则引起针的松动，相比之下，后者引起骨髓炎，更为严重。

框架固定是采用数根穿骨针或固定针，从选定部位钻入或钉入骨折两端，骨针贯通骨骼及肢体或部分贯通肢体，然后将裸露在体表外的骨针部分与框架固定器装置相联接，通过穿骨针夹角的变化，框架固定器的调整对骨折及脱位进行复位和固定的专门技术。

框架固定器是穿骨针（斯氏针、克氏针及螺旋针）裸露于体外面的部分通过锁针器（螺栓、螺母）联接在连接杆（金属、塑料及木料等）上，使断裂的骨骼和脱位的关节得以复位和固定的一种装置。在骨干的近端和远端分别穿入钢针，于体外以金属或高强度的非金属杆及连接装置将钢针连接固定，通过固定，加压，牵引等作用达到治疗骨折，矫治骨干与关节畸形以及肢体延长的技术称为框架固定技术，用于完成此技术的装置称为框架固定器。框架固定器固定，近年的迅速发展，使之具备了更可靠的固定和其他作用，而且同样可进行加压。

框架固定器具有对骨针的可测性，对骨折断端广义位移的可调性，对骨折断面生理应力及骨轴广义移位倾向力的可控性，并且具有良好的固定系统的综合效应，在新伤情不断出现的今天，是一种新型而理想的固定骨折的方法。

框架固定器治疗骨折，是一种特殊结构的固定形式，要求准确的复位，稳妥的穿针固定，早期的规范锻炼，骨折端受力不受干扰，又不是功能替代，且无多余联系的固定疗法。这种疗法具有损伤小、病人痛苦少、骨折愈合快、功能恢复好等特点。

框架固定器根据其结构可分为单臂、双臂和环形三种类型，根据固定形式可分为单平面、双平面和多平面固定。一般认为，单臂框架固定器主要用于短骨或扁平骨骨折，双臂或环形框架固定器主要用于长骨骨折。长骨骨折模型研究显示，多平面框架固定器的强度接近接骨板；单平面和双平面框架固定器的强度低于多平面；但多平面固定的框架固定器其抗折弯和抗扭转强度超过正常骨；单平面固定的框架固定器抗折弯和抗扭转强度低于双平面和多平面固定，但其强度相当于正常骨。坚硬框架固定器对骨折端骨改建无影响，但可导致应力遮挡作用，尤其是固定时间超过6周时，因为股骨骨折框架固定器固定4周、6周、9周和12周拆除，对此骨折端愈合强度明显不同。一般认为，框架固定器拆除的最佳时间为6周，因为这可获得早期的骨折固定和避免晚期应力遮挡效应。为了使加压不要太大，更强调局部压力的适中与经常调整。此外，这种治疗还强调肢体的部分负重及功能锻炼，产生骨折间断性应力刺激，使骨折更易于愈合。一般认为，框架固定器可有效地限制骨折端的粗大活动，但随着间歇性纵向负荷，骨折端可有微细活动。有人对实验性骨折端每天施加或不施加微细活动对照研究，分别测量活体和处死后骨折端的愈合强度，结果显示若每天施加微细活动刺激超过20周时，骨折愈合强度明显增加；若在8~10周内控制活动刺激则可改善骨折的愈合。不少实验证明，加压骨折端经同位素检验，可见骨折端的血运大为改善。加压又可在局部形成生物电效应，改变间质细胞的电性和电化学环境，使骨不连愈合。国内于仲嘉报告应用单侧多功能框架固定器治疗85例骨不连均取得满意效果。目前，单侧多功能框架固定器及关节系列已有五大种类，30余种系列产品及三种配套工具。

第五节　骨折脱位治疗的原则

现代骨科奠基人 Robert 早在1921年就曾经说过：“功能是矫形外科医师的目的，使病人获得功能，手法及手术只是治疗的开始，最卓越的成绩，只能从功能上的成功去衡量。”欲达到此目标，必须严格遵照以下四大治疗原则：①准确复位；②可靠固定；③功能锻炼；④促进愈合。但是，怎样复位？ 如何固定？何时锻炼？用何药物？ 在国内外学者之间一直存在着分歧。

一、准确复位

准确复位是基础，只有复位准确，才能使骨折端获得最大程度的接触，尽可能恢复骨折端的正常解剖关系（解剖复位），或者恢复至功能满意的解剖关系（功能复位），只有这样，骨折端才易于稳定，愈合较快而不存在畸形，才可为早期功能锻炼打下基础，使创伤性关节炎及晚期神经、肌腱的合并症发生机会大为减少。

二、可靠固定

可靠固定是核心，必须依靠有效的固定，才能维持已整复的位置；使骨折端的活动减少到最低的限度，才能保证骨折正常愈合过程的顺利进行，暂时恢复骨骼的支架杠杆作用，为早期的肌肉关节运动创造条件；解除病人的疼痛、肌肉痉挛并消除骨折再移位出现的并发症，如神经、血管等的继发损伤。

三、正确锻炼

正确锻炼是功能恢复的开始，功能锻炼显然是建立在复位和固定的基础上的，但又更直接地驾驶运动功能的恢复，伤肢从被动的废用到完全康复，这一过程的长短和功能锻炼的合理与否密切相关。早期功能锻炼的必要性在于：①促进肿胀消退；②减少肌肉萎缩程度；③防止关节粘连僵硬；④促进骨折愈合过程的正常发展。

四、促进愈合

是骨折愈合的催化剂，除上述复位、固定与功能锻炼外，别无其他行之有效的促进骨折愈合的方法，只能任其自然愈合的格言早已被打破。近几十年来，许多行之有效的促进骨折愈合的方法如雨后春笋，百花争艳，如西药注射，中药外敷内服，直流电及脉冲电刺激，脉冲电磁场，电容耦合电场的应用，对促进骨愈合有一定作用。

第六节　骨折固定方法的选择

一、固定方法的选择原则

任何一种固定方法，都有其可取之处，也必然存在某些缺点，不可能是完美无缺的。骨折的情况十分复杂，可能在这种情况下适用的方法，在另一种情况下则不妥。即使是对某种骨折最为有效的方法，也同样会有些不足。因此，对于固定方法的选择只能有一个原则“用其长，弃其短”。选择的依据必须是对各种固定方法优缺点的全面了解、比较和对具体病例的全面认识和分析之后。选择的依据则是对各种固定方法优缺点的全面了解及比较，和对具体病例的全面认识和分析。用其固定方法，避免使用不熟练方法中出现的各种问题。

取得较满意的固定效果。根据骨折在不同阶段的主要矛盾，及时地换用更为妥当的固定，以代替已不起积极作用的方法。肿胀严重的骨折在初期只能以石膏托暂时固定，而当肿胀消退后，石膏托即失去作用，则需改用其他更为合适的固定。不稳定的小腿骨折在早期可行牵引以克服其短缩。而持久的牵引将会带来延迟愈合的危险，数周后即应更换固定方法，以控制其他方式的移位。

按照“用其长，弃其短”的原则来选择固定方法，才能充分发挥各自的优点，避免其弊端，取得较满意的固定效果，这一原则可以由四种方式加以体现：

（一）分别应用——择长弃短

按照骨折不同情况，在各种固定方法中选择最佳最有效而妥善的方法加以应用。

（二）结合应用——取长补短

一种固定方法不足以完全控制骨折移位时，可采用另一种方法弥补其不足。

（三）阶段应用——以长代短

根据骨折在不同阶段的主要矛盾，及时的换用更为妥当的固定，以代替已不起积极作用的方法。

（四）熟练应用——扬长避短

固定方法众多，根据医生掌握的方法的熟练程度，选用医师自己熟练的方法。

二、固定方法的正确运用

前面讲到了固定的客观需要和各种方法本身所具备的优点及不足。但方法是由人来使用的，任何方法的效能都只能通过使用者的主观努力才能体现出来。固定的方法要由使用者灵活掌握；运用娴熟，掌握得当，则方法的优点便能得以充分显示，其不足之处也将得以弥补。如果心中无数，盲目滥用，即使方法本身的优点再多，也会无济于事，甚至可能适得其反。

（一）不为常规所束缚

常规是作为一般情况下遵行的规则，但骨折的情况是多变的，远非常规所能概括。在一般情况下适用的东西，在特殊条件下则可能并不适用。尤其是必须从息者的整体来考虑，而不能只顾骨折。例如，昏迷的患者，在治疗时无法取得合作，有时则被迫使用内固定或加外固定，以代替某些常用的单纯外固定，如此不仅固定更加牢靠，而且便于护理。同一肢体多发骨折脱位的患者，在治疗上困难较多，容易顾此失彼。为了简化矛盾，也经常要求手术内固定，以取得其中某一骨折的稳定，而使另一骨折（或脱位）治疗得以简化。例如同侧的股骨干骨折合并髋关节脱位，即可用手术内固定治疗股骨干骨折，而闭合整复关节脱位；Colles 骨折也并不一定一律采取尺偏固定；前臂双骨折应用分骨垫应格外慎重；因此，关键在于根据不同的具体情况作出选择，不为常规所束缚，要用得灵活。

（二）使用严格，操作准确

一种方法不可能在任何情况下都适用，都能发挥其效能。因此，掌握方法愈多、愈全面，便愈能有效地解决各种不同的问题。当然，限于条件，不一定能对所有的固定方法都很熟悉。但凡是有条件使用的方法则必须作到准确、严格，决不可以滥用。不顾塑形、不顾关节位置、不顾长度的石膏管形，其结果将只是形式上的“固定”，实质上反而可能更增加了骨折部的应力。骨牵引不仅是在肢体的某个部位穿针悬重，对于肢体的体位、骨折部的托附、牵引的方向、悬重的多少都应严格掌握。在国内，AO 技术虽已应用了 30 年，但骨折内固定失效的情形仍屡有发生。究其原因，除 AO 技术本身的不足以外，更多的还是临床应用上的错误。归纳有关骨折内固定失效的原因，列述如下：

1. 违反 AO 技术的应用原则：每种固定均是在应用原则指导下进行及完成的。一般原则限定下的钢板长度，固定螺钉数量，髓内钉固定的扩髓等早已为人所熟悉而少有不合要求者，而 AO 技术应用中的若干特殊原则却并非众所周知，违反者尚多，如：

（1）钢板张力侧固定原则：前已述及。但因手术置入钢板时切口不当而将其错置于前侧者仍时有发生。

（2）钢板对侧骨结构的解剖学稳定原则：AO 学派强调的坚固固定既来自固定物本身的性能和固定技术，同时也必须恢复骨折部骨骼和稳定性，即“骨骼的连续性和力学的完整性”。因此，每当钢板固定之对侧存在缺损时，如粉碎骨折片，或因固定而出现的过大间隙，都需要予以消除，植骨是其重要的手段。否则，即会因不断重复的弯曲应力，致使钢板产生疲劳断裂。这也是经常见到的钢板固定失败的原因。

2. 应用方法上的错误：AO 技术中，各种内固定物应用时均有其固定的、成套的方法与步骤。无论是对方法不熟悉，图省事无故简化或因设备不全勉强使用，都可能使固定物的固定作用变质，失效。例如：

（1）未经丝锥攻丝：因设备不足或图省事，在钻孔后未经攻丝，而直接将非自旋式的 AO 螺钉强力旋入孔道，势必造成孔道壁的无数微骨折，从而使螺钉的把持力大大削弱以至完全失败。

（2）DCP 加压钢板未用导钻：加压侧的加压螺钉入骨位置必须十分准确，因此，在钻孔时需用专门的偏心导钻。如单凭肉眼瞄准，很难不差分毫。如此则极易造成螺钉无法滚动下滑直达底部，不能完成加压。

3. 适应证选择不当：首先是患者本身的情况，在骨折部骨质严重疏松的情况下，显然不应选用内固定。其次应意识到AO技术仍有其局限性。经过30余年的实践，国内外均在AO技术的应用中遇到过若干问题，例如钢板下的骨质疏松，以及后期的内固定遮挡效应导致的去内固定后再骨折等。尽管AO技术对许多骨折的治疗取得了满意的效果，但在愈来愈多的情况下，尤其是高能量损伤导致骨折，AO的核心技术——折块间的加压固定——却难以起到预期的作用。AO学派也早已意识到折块间加压技术的适应证是有限的。在观点上已由既往单一的从生物力学着眼，转变为以生物学为主，更加强调保护局部血运。在技术上也进行了若干相应的改进，或在实验研究中。

但在国内的临床应用中，一定程度上仍存在过多地依赖加压固定，对具体骨折缺乏分析，不考虑条件。例如对蝶形骨折，仍以加压钢板固定。其实，AO学派早已明确此类骨折只能按照支撑固定的原则，选用平衡钢板（neutralization plate）进行非加压固定。严重粉碎骨折更无从加压固定，严重开放骨折也往往没有条件或不宜采用加压固定。近年来骨折治疗中固定方法进展很快，带锁髓内钉，框架固定器日益显示出其独特之处，使我们在骨折固定适应证选择的自由度大为扩展。

4. 感染：作为闭合骨折切开复位内固定，感染是应当并可以避免的，问题大多出在开放性骨折。一旦感染，内固定极易失效。内固定物并非感染源，但当发生感染后，则有可能影响伤口愈合。因此，问题不在于在开放骨折中是否应该使用内固定，而是如何避免感染。在开放骨折的处理中，有三个问题直接涉及感染：清创、固定和闭合伤口。

5. 术后康复失控：近年来一些先进的康复设施被引进国内，如CPM等功能练习器。但对被动运动概念的转变以及如何掌握主、被动运动的关系，从理论上尚有不甚清楚之处。在应用中也有一些错误的理解。把CPM简单地认为是直接改善关节功能的工具，甚至对一些已发生功能障碍的患者，不做任何其他治疗，例如手术松解等，而仅仅依赖CPM，企图解决问题。实际上，CPM主要是防止发生功能障碍，维护原有的活动或是维持通过其他手段所获得恢复的功能，当然在一定程度上也可以略加改进。因此，凡无禁忌，均应在麻醉未恢复前即开始有限度的、渐进的活动。对开放性关节损伤，甚至已存在关节感染，在有其他治疗配合（如灌浇）的情况下，CPM仍需要进行。SalterR临床观察及实验研究报告均已证明它对控制感染有重要作用。

较多的问题出在术后康复的失控或指导失误或监督不力上。在安排患者的康复行为上，没有根据骨折固定的条件，有选择地循序渐进地进行功能锻炼。在一个时期内，医生过分信任“坚固固定”的力度，让患者过于积极地采取一些超前的步骤，如踩地、行走、弃拐等，从而造成可以避免的内固定失效，骨折再移位甚至畸形愈合或不愈合。另一方面，骨科医师对康复缺乏热情和责任心，任患者自行掌握，既不做指导，更不加监督。当然，这一切的前提是医师自己应首先熟悉康复和重视康复。

（三）密切观察、及时调整

固定是一个相当长的过程，在此过程中，尤其是最初1~2周，会出现种种变化。

1. 伤情本身可能发生变化：例如伤肢的肿胀加重或减轻，肌肉的痉挛增剧或缓解，开放伤口愈合或感染等。

2. 固定所产生的效果会发生变化：例如固定后骨折端可能再变位，移位的趋势可能转变（或由重叠变为成角，或由短缩变为分离等）。固定物本身可能失效（夹板松散、石膏折断、内固定弯曲等）。

3. 固定对局部的影响会发生变化：固定物（或方法）有利于消肿或加重肢端肿胀，缓解或加重原有的神经血管症状，出现了新的压迫症状，对局部皮肤造成威胁等。因此，在固定过程中务必密切观察，并针对新的情况及时做出相应的调整。在因疗效不满意或治疗失败而归咎于治疗方法的时候，应该首先检查我们自己是否在整个治疗过程中真正作到了用得灵活、用得准确、用得严密。只有如此，才有可能从失败中吸取教训，提高水平，并得到更多新的经验。迄今为止，在已有的各种外固定、内固定方法和器材中，以理想的要求来衡量，还存在若干缺欠，有待今后进一步研究改进。

主要参考文献

1 朱通伯，等. 小夹板绷带固定治疗四肢骨折初步报告. 中华外科杂志，1962.1：5
2 李少如，等. 四肢骨折固定压垫压力与肢体远段肿胀的变化关系. 中华外科杂志，1962.1：11
3 孟和，尚天裕. 骨折复位固定器治疗四肢骨折的初步体会. 中医杂志，1980.5：36
4 孟和. 骨折复位固定器治疗成人不稳定性移位型胫腓骨骨折 103 例报告. 辽宁中医杂志，1983.7：22
5 尚天裕. 局部柳木夹板外固定治疗骨干骨折的力学研究. 天津医药骨科附刊，1963.7：171
6 方先之，尚天裕. 中西医结合治疗骨折. 北京：人民卫生出版社，1966
7 武汉医学院. 外科学. 北京：人民卫生出版社，1975
8 慕精阿. 股骨骨折局部牵引固定架的研制与试用. 中华医学杂志，1976，6：359
9 王振邦. 鸭形铁丝固定器治疗本奈氏骨折. 中华外科杂志，1981，19：467
10 阙再忠. 中医骨伤科学. 成都：四川人民出版社，1982
11 韦以宗. 中国骨科技术史. 上海：上海科学技术文献出版社，1983
12 孟继懋. 中国医学百科全书·骨科学. 上海：上海科学技术出版社，1984
13 尚天裕，顾云五. 中西医结合治疗骨折临床经验集. 天津：天津科学技术出版社，1984
14 唐农轩. 常用骨科诊疗技术. 西安：陕西科学技术出版社，1984
15 孙玉林，等. 中国骨科新技术. 北京：中国科学技术出版社，1985
16 毛宾尧，等. 膝关节外科. 北京：人民卫生出版社，1986
17 毛宾尧，等. 肘关节外科. 北京：人民卫生出版社，1986
18 孟和，黄克勤. 骨科复位固定器疗法. 天津：天津科学技术出版社，1986
19 李同生，等. 实用骨伤科学. 武汉：湖北科学技术出版社，1986
20 王亦璁. 骨与关节损伤. 北京：人民卫生出版社，1986
21 蔡荣. 中国医学百科全书：中医骨伤科学. 上海：上海科学技术出版社，1986
22 杨克勤，过邦辅. 矫形外科学. 上海：上海科学技术出版社，1986
23 孙庆寿，等. LGJ 五型骨折牵引复位机的临床应用. 中华骨科杂志，1987.7：229
24 张安桢，等. 中医骨伤科学. 北京：人民卫生出版社，1988
25 郭维淮，等. 中国骨伤科学. 南宁：广西人民出版社，1988
26 郭维淮，等. 筋伤学. 郑州：河南科学技术出版社，1988
27 王志彬，等. 平衡固定牵引架治疗股骨干骨折负重测试. 中西医结合杂志，1988. 347
28 赵文宽，等. 应用骨盆弹力夹板治疗骨盆骨折初步总结. 中华骨科杂志. 1988.8：50
29 陆辰照. 踝关节损伤和治疗. 上海：上海科技文献出版社，1989
30 尚天裕. 中国骨伤科学. 南宁：广西科学技术出版社，1989
31 崇德，等. 撬式架固定治疗肱骨髁上尺偏型骨折. 中国中医骨伤科杂志，1989.5：34
32 林爵荣，等. 简易锁骨骨折复位固定器的应用. 骨与关节损伤杂志，1989.4：163
33 毕夏海. 支架撑拉治疗膝关节僵硬. 中国中医骨伤科杂志，1990.6：43
34 赵定麟. 下腰痛. 上海：上海科学技术出版社，1990
35 陆裕朴，等. 实用骨科学. 北京：人民军医出版社，1991
36 尚天裕. 尚天裕医学文集. 北京：中国科学技术出版社，1991
37 张晓玉. 人体生物力学与矫形器设计原理. 武汉：武汉大学出版社，1989
38 宫文清. 应用自身调节体外固定支具治疗胸腰段椎体压缩骨折. 中华骨科杂志，1990.10：287
39 王邦兴. 胸腰椎弹力自动复位外固定器的研制及临床应用. 中国中医骨伤科杂志，1990.6
40 黄克勤. 骨科新技术荟萃. 北京：华夏出版社，1990
41 黄克勤. 现代创伤外固定学. 北京：华夏出版社，1990

42 张希彬，等. 中医骨伤科学. 成都：四川科学技术出版社，1991
43 马毅，等. 肩锁外固定器治疗肩锁关节脱位（附48例）. 中华骨科杂志，1991.11：430
44 李汉民，等. 外展支具治疗转子间骨折（附100例）. 中华骨科杂志，1991.11：255
45 林毓汗，等. 掌指功能支架治疗掌骨骨折. 中国中医骨伤科杂志，1991.7：32
46 孙炬光，等. 双关节可调式髋关节外固定器设计与应用. 中国中医骨伤科杂志，1991.7：21
47 吴阶平，裘法祖. 黄家驷外科学. 第5版. 北京：人民卫生出版社，1992
48 朱鸿业. 锁骨骨折复位器治疗锁骨骨折. 中国骨伤，1992，5：21
49 毛宾尧，等. 临床骨科手册. 北京：人民卫生出版社，1992
50 赵定麟. 实用创伤骨科学. 上海：上海科学技术出版社，1992
51 戴克戎. 肩部外科学. 北京：人民卫生出版社，1992
52 过邦辅. 临床骨科康复学. 重庆：重庆出版社，1992
53 朱鸿业. 锁骨骨折复位器治疗锁骨骨折. 中国骨伤，1992.5：21
54 孟和. 中国骨伤外固定博览. 北京：华夏出版社，1992
55 孟和. 中国骨折复位固定器疗法. 北京：北京医科大学、中国协和医科大学联合出版社，1993
56 罗怀灿，等. 弹力兜带治疗闭合性单极及多极肋骨骨折. 中国骨伤增刊，1993
57 张志刚. 中国骨伤科学. 北京：科学出版社，1993
58 顾云五，尚天裕. 骨折、骨骺、软组织损伤治疗学. 天津：天津科学技术出版社，1994
59 朱玉奎，等. 双功能支架固定治疗幼儿先天性脱位. 中华骨科杂志，1993.13：346
60 王亦璁. 创伤早期处理. 北京：人民卫生出版社，1994
61 刘国平，等. 骨折复位机治疗难复位性骨折. 中国临床医学理论与实践，1994.3：1124
62 张兰亭，等. 老年骨科疾病康复. 北京：中国医药科技出版社，1994
63 韦贵康. 软组织损伤与脊柱相关疾病. 南宁：广西科学技术出版社，1994
64 李庆新，等. 牵引固定架治疗腰椎间盘突出症190例. 中国骨伤，1995.8：23
65 裘法祖. 外科学. 第4版. 北京：人民卫生出版社，1995
66 曹建中，等. 当代中国骨科临床与康复. 北京：中国医药科技出版社，1995
67 孙水强，郑福增. 骨折外固定器疗法. 郑州：河南科学技术出版社，1995
68 段依洋，等. 用弹力裤治疗早期先天性髋脱位. 中华骨科杂志，1995.15：412
69 周映情，等. 中西医结合治疗股骨干骨折. 天津医药骨科附刊，1966.10：12
70 刘国平，等. 骨折复位机和外固定器治疗难复性关节脱位. 现代诊断与治疗，1996.7：38
71 李承球，朱盛修. 骨科手术图解. 南京：江苏科学技术出版社，1996
72 杜靖远. 矫形器的应用. 北京：华夏出版社，1997
73 刘国平，等. 骨外科临床诊治学. 北京：中国科学技术出版社，1997
74 赵力，等. 手部多功能电动牵引支具的临床应用. 中华骨科杂志，1997.17：571
75 冯大有. 中西医结合治疗软组织损伤. 北京：人民卫生出版社，1977
76 刘国平，等. 马蹄足畸形矫形术后复发原因的探讨. 中国矫形外科杂志，1997
77 Bunder TD，Barton NJ，Continuous passive motion following flexor tendon repair，Journal of Hand Surg，1989，14-B：406
78 Burge PD，brown M，Elasic band mobilisation after flexor tendon repair splint design and risk of flexion contracture，Journal of Hand Surg，15-B：443
79 Schenck RP，Chicago.I Dynamic traction and early passive movement for fracture of the proximal interphalangeal joint，Journal of Hand Surg，1986，11-A：850
80 Liu GP，Du JY，External fixator and irrigation therapy for open fracture with severe wound infection，Clin J Trauma，1995，15：625
81 Liu GP，Du JY，Irrigation and traction therapy used for open fracture with large size full skin deficit and infected wound，Chin Med Sci J，1995，10：109

第六章　功能锻炼

第一节　功能锻炼的目的

骨折或关节损伤后，肢体在相当一段时间内暂时丧失了功能。随着损伤的痊愈，肢体的使用功能才日渐恢复。就功能的恢复而言，必须通过患者的自身锻炼才能取得，任何治疗都仅仅只能起到促进或辅助的作用，而无法代替自主锻炼。此外，通过功能锻炼，也有利于损伤后所出现的一系列病理反应的消退。

尽管功能锻炼的重要性十分明显，但在临床实践中，由于忽略了实际的锻炼而影响疗效的情况仍非少见。一方面医生经常只重视其他治疗，而缺乏对患者功能锻炼的具体指导；另一方面，患者也往往片面依赖医生的治疗，单纯求助于理疗、药物，而并不认为功能锻炼就是整个治疗中必不可少的组成部分。因此，仍需要就此问题作进一步的说明。

功能锻炼，简称练功，它是骨折治疗的基本重要方法之一。“动”这一概念是中医治疗骨折整个过程中的核心和精髓。它既是骨折治疗的手段，同时更是骨折治疗的目的。“动”的概念贯穿于骨折治疗全过程。“动静结合，筋骨并重，医患合作”是中西医结合治疗骨折的基本原则。

一、功能锻炼的重要性

任何治疗方法都无法取代功能锻炼，它是骨与关节损伤的治疗中十分重要和不可缺少的手段，而且必须依靠患者自己去完成。有的医师错误地认为锻炼是患者自己的事，不做具体指导。也有些患者不认为主动的锻炼是治疗的必要手段，而过分地依赖其他治疗措施。他们只相信骨折复了位，上了夹板或石膏，做了手术进行复位加内固定等就会把损伤治好或者以为通过按摩、理疗、服药等就可以使受限的关节变得灵活自如。因此，在去除固定后，发现肌肉萎缩、关节活动受限并引起疼痛时，毫无思想准备，对进一步的恢复缺乏信心。我们的任务就是要使患者真正懂得：功能锻炼就是必不可少的治疗，离了它，功能恢复不仅慢而且可能不理想。

即使患者对功能锻炼有了自觉的要求，但在锻炼过程中也仍然会不断出现各种思想顾虑。看到肿胀，怕活动会使之更加严重，感到疼痛，怕活动会损害了神经。医务人员在认真检查后，判断它并非危险的信号时，就应该向患者耐心地解释清楚，解除顾虑，加强患者的信心，使其坚持锻炼。

一般情况下，需要对患者的锻炼肯定成绩，经常鼓励，充分调动其锻炼的积极性，但也要注意到另一种情况，有些患者存在急躁情绪，不能循序渐进，不作必要的过渡性锻炼，而盲目活动，如此则容易出现某些意外，甚至可能前功尽弃。对这样的患者就必须讲清道理，引导到正确的锻炼途径上去。

二、功能锻炼的目的

练功能推动气血疏通，改善血液、淋巴循环。促进血肿，肢体水肿吸收。加速新陈代谢，增加能量的合成与利用。在不影响固定的前提下，尽早恢复伤肢肌肉、肌腱、韧带、关节囊等软组织的舒缩活动，有利于骨折的愈合，防止肌肉萎缩、骨质疏松、肌腱挛缩、关节僵硬等并发症。

这一恶性循环通过局部固定，局部封闭后可以因疼痛减轻而缓解，但对损伤较严重的患者则在短时间内难以收效。如能在局部复位及固定的基础上，逐步进行适量的肌肉收缩，恢复其“唧筒”作用，有助于血液循环，促使肿胀的消退。促进消肿，防止粘连及僵硬。关节内、外肿胀若未能及时消除，可导致相应软组织粘连，甚至变硬。这种粘连可发生肌肉、肌腱与滑膜间以及关节内。肿胀消退，渗出减少，防止关节因本身及周围软组织粘连所造成的关节僵硬。

（一）改善循环

通过练功可以使病人保持健康的心理状况，改善促进全身及伤肢局部血液循环，经络通畅，增强消化与吸收功能。防止因长期卧床而产生的营养吸收障碍、坠积性肺炎、泌尿系统感染等等。

功能锻炼对血运的影响。肢体骨折后，周围血管立即扩张，整骨后肢体呈现充血状态，骨折整复固定后，及早练功可以发挥肌肉对血液循环的“水泵”及肌源调节作用，促进肢体软组织和骨内血液循环。肌肉活动时所产生的代谢产物如乳酸等物质，可刺激血管而使其扩张，肌肉内备用血管的开放，保证更多的血液通过。

功能锻炼既可以促进局部的血液循环，使新生血管得以较快的成长，又可以通过肌肉收缩作用，借助外固定以保持骨折端的良好接触，并使骨折端产生纵向挤压以及稳定骨折复位后的位置，保护新生的血管和细胞。在骨折愈合后期，骨痂还需要经过一个强固和改造的过程，使骨痂的组成和排列完全符合生理功能的需要，这一过程也只有通过功能运动和使用才能完成。有利改善局部血液循环及加强骨折部位的营养。练功的机械能在局部转化为骨折愈合所需的生物能，同时，肌肉萎缩和骨质疏松发生的机会也就随之减少。对关节内骨折，通过早期有保护的关节运动，也可以使关节面塑形。

多年来，血管的成骨作用受到人们的重视。血运不仅回收骨折局部的代谢产物，而且带来了成骨过程中所必需的氧和其他物质。在氧供充足的条件下，骨折局部的间叶组织细胞分化成骨细胞的数量增多，成骨细胞形成骨基质及其钙化亦可得到保证，新生骨即能迅速形成。

（二）促进肿胀消退

损伤后局部肿胀，是外伤性炎症的反应，由于组织出血，体液渗出，加以疼痛反射造成的肌肉痉挛、“唧筒”作用消失、局部静脉及淋巴管淤滞、回流障碍所形成。同时，因疼痛反射引起的交感性动脉痉挛而致损伤局部缺血，也更加重了局部的疼痛。骨和关节损伤后，由于损伤出血、渗出，局部静脉、淋巴回流受限，外伤性炎症反应，疼痛刺激引起血管改变等原因造成局部软组织有不同程度的肿胀。在骨折复位及固定的情况下，逐步适量的肌肉收缩，促进静脉血液和淋巴回流。较早地使出血吸收，肿胀消退。

（三）减少肌肉萎缩的程度

因骨折而产生的肢体残废，必然会导致肌肉萎缩，即使做最大的努力进行功能锻炼，也不可避免。但在程度上却会有很大差别。此外，还可以使大脑始终保持对有关肌肉的支配，而无需在固定解除后重新建立这种联系。

（四）防止关节粘连僵硬

功能锻炼对关节的影响，关节活动是评定骨折治疗效果的一个主要标准，也是促使骨折愈合的有力措施。一般来说，在骨折治疗中，除骨折波及关节外，关节功能发生障碍都是在骨折治疗中造成的。

关节滑膜在其抵止部反折形成皱折，容易彼此粘连。关节活动时，由于滑液不断循环，可以防止粘连。关节长期固定，折叠的滑膜可彼此粘连，轻者通过锻炼和手法按摩可缓慢恢复，重者关节活动发生永久性限制。关节囊挛缩是造成关节外僵硬的主要原因。关节附近的血肿机化，在关节周围各层组织之间形成的瘢痕组织，也是影响关节活动的因素之一。骨折治疗中的关节后遗症，多是关节长期被固定的结果。只要关节在治疗中能正常活动，滑膜就不会粘连，关节囊也不致挛缩，即使关节周围有血肿、水肿形成，所形成的粘连也较松软，而不致影响关节活动。

关节发生粘连乃至僵硬的原因是多方面的，但其最重要的原因则是肌肉不活动。长时间不恰当的固定可以造成关节僵硬，即使未经固定，只要长期不运动的关节也会产生同样的后果。固定主要是限制了关节的活动，由于肌肉不运动，静脉和淋巴淤滞，循环缓慢，组织水肿，渗出的浆液纤维蛋白在关节囊皱襞和滑膜反折处以及肌肉间形成粘连。这种水肿既可以在骨折邻近部位的关节发生，也可以在骨折以远部位发生，例如前臂双骨折时的手部肿胀、小腿骨折时的足部肿胀等。这些部位的水肿是损伤后反应性的水肿或肢体体位造成的坠积性水肿，也有些则是因局部固定物压迫而引起的水肿。因此，如果不进行肌肉运动，即使是未包括在固定范围内的手和足，也同样会出现僵硬。有些肘关节、前臂或腕部骨折的患者，尤其是老年患者，由于长时间不做肩关节活动，而在原骨折部位完全治愈后，反而遗留下肩关节的功能障碍，这种实例并非少见。如果从治疗之初即十分重视功能锻炼，既包括未固定关节的充分的自主活动，也包括固定范围内肌肉的等长收缩，关节的粘连和僵硬是可以避免的。

关节本身的损伤除去上述原因可造成粘连外，由于关节囊、滑膜、韧带的损伤修复，形成瘢痕可以影响到关节正常功能的恢复。因此，既要避免关节的反复水肿渗出，也要使损伤的关节囊、滑膜、韧带等组织尽可能在接近正常的位置上愈合，以防止瘢痕过大。早期的制动有利于达到上述两种目的，尤其是禁忌暴力牵拉。但同时也必须积极地进行未固定关节的功能锻炼和涉及固定关节的肌肉的等长收缩。一旦有关的软组织愈合后（约在 2~3 周左右），立即开始固定关节的功能锻炼。

经过骨折部位的肌肉与骨折部形成粘连以及肌肉本身损伤后瘢痕化，是另一种造成所属关节功能障碍的原因。为了防止其发生，除在复位上应严格要求外，积极地肌肉自主收缩更为重要。关节僵硬在非功能范围，则成为后遗畸形，如肩内收、足下垂、爪形趾等。因此，功能锻炼也具有预防畸形的意义。

（五）促使骨折的愈合过程

功能锻炼对骨组织生理及骨折愈合的影响：骨组织由骨细胞、骨基质以及胶原纤维和钙盐组成。它和其他组织一样，不断的破坏和新生，其代谢过程是非常活跃的。正常人血浆钙平均每分钟与体液钙和骨钙交换一次。正常人，这种代谢受肢体及全身功能活动的影响，保持平衡状态。当全身或局部功能运动因某种原因受限制时，骨钙和体液钙与血浆钙之间的交换即发生负平衡，日久可导致全身及局部性骨质疏松。这种废用性骨钙丢失在肢体采用石膏制动及坚固固定时表现得尤为突出。骨质疏松实际上意味着一部分骨小梁的“总崩溃”，所以静止及缺乏功能锻炼是造成骨质疏松和骨组织修复能力失常的一个重要因素。反之，功能锻炼是增强骨质代谢，提高骨组织修复能力的最有效的措施。

功能锻炼对骨折断端的影响：持续性的生理压力可以促进骨组织增生，加速骨折愈合。这一原理已得到公认。Key Charley 在 1930 年就应用关节夹加压融合固定膝关节，收到良好效果。中西医结合局部外固定不用机械加压方法，而是充分发挥病人的主观能动作用，让患者在局部外固定装置的控制下，及时地进行有节制的功能锻炼。沿着骨干长轴骨折周围的肌群能生理性一紧一松，骨折上下关节能比较自如地一伸一屈，骨折上下断端就会更紧密地嵌插。下肢骨折牵引解除后，尽早下地逐渐负重，可使骨折线间产生骨组织增生所需的生理应力。早在 20 世纪 50 年代初，日本 Yasuda 等指出骨在机械应力下产生电势，压力侧为负电荷，张力侧为正电荷，阴极周围有新骨形成。1971 年，Fredenberg 报告以电刺激治疗一例内踝不愈合患者获得成功后，近十年来通过临床应用，无论是衡定直流电还是用脉冲电刺激或电磁场都可以获得 80%~85%的愈合率。小夹板、纸压垫固定，病人进行功能锻炼，早期适当负重，在骨折断端之间产生周期性应力刺激，有利于骨痂形成及新骨的力线调整，符合骨的压电现象（Plezoekctrichect 原理）。

（六）矫正骨折残余移位

骨折小夹板固定后，练功及固定压垫产生压力。此时骨折残余移位的骨端也承受由小夹板及固定垫弹回的同样大小的反作用力，可借助外固定器以保持骨折端的良好接触，使骨折部纵向挤压力加强，骨折缝变小，骨折部位更加稳定。

（七）加速功能恢复

功能锻炼能促进患肢静脉回流和动脉供血。使血液循环加速，代谢增强。使骨折端对合紧密，促进骨折肢体功能恢复，就可以达到功能恢复与骨折愈合过程基本同步的目标。逐步发展，顺势增强，直至功能恢复。

三、功能锻炼的原则

为了使骨折肢体能尽快地恢复功能，预防并发症的发生，故加强病人心理护理，充分发挥病人的主观能动性，指导病人正确地自主活动练功尤为重要。以主动活动为主，被动活动为辅。

（一）保持骨折对位

功能锻炼必须以保持骨折对位、促进骨折愈合为前提，按照骨折部位、类型及治疗与病人的自身情况分别制订相宜的练功计划，明确练功的目的。对有利于骨折愈合的活动（如使骨折断端紧密相接，互相嵌插）应加以鼓励；对骨折愈合不利的活动（如使骨折断端旋转、成角、分离）需严加控制。

（二）恢复固有功能

锻炼必须恢复和增强肢体的固有生理功能为中心。如上肢骨折者，练功主要目的是恢复手的功能，特别注意保护各关节的灵活性，脊柱骨折的病人进行伸背肌锻炼可增加脊柱稳定性，防止畸形，防止脱钙而减少再发生压缩性骨折的可能性。而下肢骨折练功的主要目的则是恢复负重行走功能，重点是恢复关节的稳定性。

（三）掌握恰当时机

功能锻炼必须从整复固定后开始，贯穿于治疗的全过程。要求循序渐进，由简到繁，顺势加强，直至功能恢复。

（四）医师指导进行

功能锻炼必须在医师指导下进行充分发挥病人的主观能动性。医患密切配合，使患者掌握正确的练功方法，可以收到骨折愈合与功能恢复同时并进的效果。

四、功能锻炼的分期

（一）第一阶段（炎症反应期）

骨折后 1~2 周，患肢局部肿胀、疼痛，骨折断端不稳定易发生再移位，练功的主要目的是促进肿胀消退，防止肌肉萎缩及关节粘连，但不宜作大范围的活动，此期间功能锻炼的主要形式是骨折部位上、下关节基本不动，伤肢肌肉作主动的收缩和放松活动，主要为等长收缩肌肉，身体其他部位关节均应进行功能锻炼。

（二）第二阶段（骨痂形成期）

骨折后 3~4 周，患肢肿胀消退，疼痛逐渐消失，纤维骨痂开始形成，骨折端初步稳定，除进行肌肉收缩外，还应在健肢或他人帮助下，逐步活动骨折部位上下关节，但动作宜轻缓，活动范围宜逐渐扩大。

（三）第三阶段（骨痂成熟期）

骨折后 5~6 周，周围软组织恢复正常，肌肉有力，骨痂较多，骨折断端较稳定，故此时锻炼的次数、幅度、力量均需要逐渐加大。也可扶拐负重，直至临末愈合为止。

（四）第四阶段（临床愈合期）

骨折后 7~10 周，有临床愈合征象者，可做持重性锻炼，如上肢捏拿物品，下肢负重行走。

五、功能锻炼的目标

医务工作者应该努力争取患者患肢功能的完全复原，但也必须考虑到不能完全复原的可能性和确实存在着的较严重的功能障碍。因此，即使是在大多数骨折患者都可以得到完全恢复的情况下，也必须对每个患者如何保证主要功能的恢复，在治疗上有妥善安排。这种安排在固定中多已顾及到，例如固定时如无特殊需要，关节应置于功能位等。但也有少数出于骨折稳定的需要而在固定时不能兼顾，这就尤其需要在锻炼中十分注意主要的目标是什么？

（一）上肢功能锻炼的主要目标

上肢的主要功能是手的运用。上肢各关节的结构、各关节连接方式的多样化以及整个上肢的长度都是为了使上肢终端的手得以充分发挥其功能，完成各种复杂的劳动及生活活动。

肩部只有锁骨内端与躯干相连，与胸骨形成胸锁关节，而且盂肱关节本身接触面积小，肱骨头与肩胛盂的关节角度值差别较大，加上肩胛骨的联合运动，幅度很大，得以使远端的手在以上肢全长为半径的球形面上，得到充分的活动。

肘关节虽为单向运动，但由于有了前臂的旋转运动，则更加扩大了手的运用范围及灵活性。

手本身的结构，肌肉的高度发达，尤其是拇指的对掌运动，使手指从单向运动发展为对立运动，使手的功能达到了十分精致的程度。

由此可见，上肢各关节的运动都与手的使用有关，上肢任何一个关节运动的受限，都会影响手的作用的发挥。因此，在治疗上肢的骨关节损伤时，除损伤局部所属关节的功能恢复外，其他未受伤的部位都应在治疗过程中进行功能锻炼，以预防发生功能障碍。例如前臂骨折患者在治疗过程中除去手部的功能锻炼外，还需注意肩部的活动，这对老年人尤其重要。

当关节功能不能得到充分的恢复时，则必需保证其最有效的、最起码的活动范围，即以各关节的功能位为中心而扩大的活动范围。

肩关节的功能是外展 50°，前屈 20°及内旋 25°。

肘关节的功能位是屈曲 90°位，其最有用的活动范围是在 60°~120°之间。

前臂的功能位是屈曲 90°位，其最有用的活动范围是旋前、旋后各 45°。但一般右侧旋前的需要较多，而左侧则旋后的需要较多。左利者相反。

腕关节的功能位是背伸 20°位。但有时需根据生活及工作的特殊情况而定。在上肢的功能锻炼中最容易出现问题的是肘关节。由于肘关节在多数情况下是固定在（或限制在）屈肘 90°位，当开始进行肘关节的功能锻炼时，患者出于某些不确切的认识，往往怕肘关节伸不直，因此，很自然地把锻炼的注意力集中在练习伸肘方面，而忽略了更为重要并且更难恢复的屈肘运动。加以体位和重力作用的自然趋势是伸肘，因而当肘关节功能一旦不能完全恢复时，往往是屈肘受限较多，而伸肘正常，失去了发挥手的作用的最有利的活动范围。针对这种情况，医生不仅在一开始就应向患者讲清楚锻炼的主要目标，采取有效的措施。而且还应具体指导，检查督促。

（二）下肢功能锻炼的主要目标

下肢的主要功能是负重和行走，要求各关节保持充分的稳定。

1. 站立：人体在站立负重时，稳定的程度受到三方面因素的影响，即承重面面积的大小、重心的高低以及重心线与承重面的关系。承重面大，重心低，重心线落点接近承重面的中心，其稳定性强。

由于人体承重面积小，重心偏高（约相当骶 2 水平），所以身体的稳定性较差，加以人体的平衡不断受到外界的干扰，因此，身体总是处在神经系统的不断调节下的运动状态，把重心线的落点尽量保持在承重面中心附近。

2. 行走时各主要关节位置的变化：正常行走分为负重期与摆动期。负重期始自足跟着地，然后足前部（跖骨头部）着地，身体垂直。经足跟离地，足前部离地，最后以足趾离地告终。从足趾离地，下肢向前摆动，到足跟部着地为摆动期。两足交替，而在一足负重期之末（足趾离地前)，与另一足负重期之始（足跟部着地）有短暂之重叠，为双负重期。

（1）踝关节：行走时的活动范围在70°~110°之间，当足跟离地时约为背屈70°，足趾离地时约为跖屈110°。

（2）膝关节：活动范围在0°~60°之间，当足跟着地时接近完全伸直，以后转为屈曲，到足跟开始离地时又接近伸直。这一小范围的伸—屈—伸活动，可以起到吸收足跟触地时的震动，同时也使身体重心的垂直方向的上下移动尽量减小。从足跟开始离地时，膝关节渐屈曲时，至摆动期最大，达到60°。步速愈快，摆动屈膝愈大。

（3）髋关节：当足跟着地时屈曲最大，而当足底部离地时过伸10°。此外，还有轻度的旋转。

各关节在行走时的活动范围与步距（两步之间的距离）有关，步距大时，关节活动的范围相对增加。

3. 行走时的肌肉作用：

（1）踝关节：当屈肌只在足跟部着地到足前部着地时起作用，防止足下垂，并减少着地时的震动。足趾离地该肌轻微收缩，以避免足尖拖地。跖屈肌是主要的，从足跟离地时开始收缩，到足部离地时达到高潮，从而使身体向前推进，同时屈膝为前摆做准备。

（2）膝关节：伸屈肌是主要的，当足跟着地时，另一只进入摆动期，身体重心落在其后方，伸膝肌强力收缩，以防止屈曲。屈膝肌在足跟部着地前收缩达到高峰，使前摆缓和并防止髋过屈。足跟着地后只到足完全承重时，乃转而伸髋，与股四头肌协同作用。

（3）髋关节：伸髋肌是主要的，足跟着地时收缩以伸髋，直到身体重心达到垂直位时收缩达到高峰。伸髋肌则在摆动时起作用。外展肌的收缩自足跟着地开始，以稳定骨盆，很快张力即降低。

由此可见，行走时要求下肢各主要关节不仅稳定，而且需具备一定的活动范围。在各组肌肉中，尤其需要强有力的臀大肌、股四头肌和小腿三头肌，才能保证正常的行走。这些是在下肢的功能锻炼中的主要目标。

由于我国人民的生活劳动习惯，尤其是农民，往往要求能充分下蹲，而且在下肢损伤后，膝关节固定的位置多接近于伸直位，因此，在进行功能锻炼时，患者往往十分注意练习屈膝，而忽略了伸膝范围和伸膝肌的锻炼，造成日后行走的困难，对此务必加以注意。

第二节 功能锻炼的方式

一、骨折过渡阶段的锻炼

从非使用性的活动到肢体的正常运用之间有一个过程，例如股骨干骨折的患者从一般的关节肌肉活动练习，到正常行走之间，要经过一个练习负重的使用性锻炼过程。在这个过程中往往会出现种种症状和征象，这在下肢尤其明显，例如关节疼痛、足底疼痛、小腿肌肉痉挛、肿胀、皮肤紫绀等。如果患者不改变方式而仍继续锻炼，这些症状和征象往往会更加严重，甚至长期不能消失，延误了功能的彻底恢复。这就需要改变方式采取一些相应的措施作为过渡，使患肢逐渐适应。例如，当进行下肢的使用性锻炼时，容易出现足部的肿胀紫绀，此时需暂时中止练习负重，立即抬高患肢，进行足、踝的自主活动和按摩，一旦肿胀消失，紫绀转红，可立即继续练习负重，循环反复逐渐适应。当出现疼痛或痉挛时，可放入温水内作足、踝的自主活动，消退后再继续练习等。

有人把锻炼中出现的疼痛视为“警号”，只能以不引起疼痛作为锻炼的限度。事实上，在整个锻炼过程中，完全不引起疼痛是少有的。在锻炼的进展过程中，往往会出现疼痛反应。但只要它是在主动锻炼中，而不是在被动活动中出现的；它发生在关节部位，而不是发生在骨折部；它是伴随着关节活动的进展，而不是伴随着退步出现的；它是随着加大活动范围时逐渐明显的，而不是突然产生的，对它就不要顾虑重重，甚至中止锻炼。当然，为了减轻或消除这种在主动锻炼的进展过程中，出现关节部位的疼痛，采取理疗等辅助措施是有好处的。

转换运动的方式、时间间隔以及每次锻炼时间持续的久暂，当然要随着效果的进展而不断调整。这些最好由患者根据锻炼中的自我感觉和体会自行掌握，而不需作硬性规定。

从非使用性运动过渡到肢体的正常运用必须具备足够的条件，除去骨折的临床愈合而外，还需要足够的肌力和一定的关节范围。对下肢的要求应更严格些。当骨折已愈合而去除牵引或外固定，练习负重行走时，没有足够的肌力就不能维持膝关节的稳定（部分负重需在三级以上，完全负重需在四级以上）；而膝关节屈曲过分受限（一般在 30° 以内），也必将在负重时，增加骨折端的应力。因此，在去除外固定后，如肌力或关节的条件不足时，则应首先加强肌力并扩大关节的活动范围作为过渡，然后转入练习负重。

二、主动锻炼与被动锻炼

（一）正确的主动锻炼

主动活动：帮助病人树立战胜疾病的信心。克服焦虑、急躁、忧郁等不利的负性心理。患者自己逐步用力使患肢肌肉一张一弛，自摩，自捏，活动不需要固定的关节，以健肢带动患肢，循序渐进，范围自小由大，速度由慢到快，次数由少到多，充分发挥患者的作用。在骨与关节损伤的治疗中，没有患者积极、主动、正确的功能锻炼，是得不到理想的疗效的。

并非任何主动活动都是有利的，概括来说，凡是不增加或减少骨折应力活动的锻炼都是有利的，反之都是不利的。

肌肉的等长收缩可以促使骨折端紧密的接触，克服分离趋势，并借助外固定物的三点杠杆作用所产生的作用力，维持骨折复位后的位置，防止侧方移位及成角。稳定的小腿骨折在有可保护的条件下部分负重，可产生一定程度的向轴心压力。关节内骨折在牵引、局部外固定或内固定的条件下，进行关节活动，利用相应关节面的研磨塑形并减少关节内的粘连，这些活动显然是有利的。

与原始移位趋势相反的等张收缩，如伸直型髁上骨折的屈肘，Colles 骨折的腕掌屈，非背伸压缩型的踝关节骨折的踝背伸，脊柱压缩骨折的背肌锻炼，都至少无害于复位。

与此相反，与原始移位一致的等张收缩，如伸直型肱骨髁上骨折的伸肘，Colles 骨折的腕背伸，股骨粗隆间骨折的髋内收等都有加重移位的可能。同时由于骨折端之间活动的增加，而对骨折愈合大为不利。

对每个患者功能锻炼的体位和具体动作都应从有利和不利两个方面加以分析，严格要求，不应盲目地，不顾时间、条件地追求早期恢复功能，而忽略了锻炼方法的合理使用。总之，一切有利的主动活动应该积极进行，而一切不利的活动都必须加以限制。

（二）有效的被动锻炼

在不能自主活动的情况下，由医护人员或指导病人家属采用按摩、推拿、定时活动病人瘫痪的关节。活动关节与肢体肌肉按摩交替进行，预防关节僵硬及肌肉萎缩。有利的被动活动包括：

1. 按摩：对损伤部位以远的肢体进行按摩，以帮助消除肿胀和解除肌肉的痉挛，为主动锻炼作准备。

2. 关节的被动活动：昏迷、神经麻痹、截瘫患者无法进行锻炼时，对其未僵硬的关节进行轻柔的被动活动以预防肌肉粘连、关节挛缩和畸形的发生。这种被动活动只需少量即可，但每一单次被动活动必须达到最大幅度。

3. 起动与加强：肌肉无力带动关节运动时，可在开始给予被动力量作为起动，以弥补肌力之不足。而在主动活动达到当时的最大限度时，为扩大运动范围，也可给以有限的外力作为加强。

4. 挛缩肌腱的被动牵长：主要是前臂肌腱挛缩，它既影响了该肌肉本身作用，也限制了所支配关节的反方向运动（假如屈指肌腱挛缩可限制伸指运动）。通过逐渐增加的、重复的、缓和的被动牵拉，可使之延长。

（三）主动与被动的辨证关系

主动活动和被动活动应该是主从关系，主动活动是锻炼的根本，被动活动则是前者的准备和补充。被动活动既不应该也不可能代替主动活动。

功能锻炼的最终目的是恢复受伤肢体的正常使用能力。在一定条件下，被动活动固然可以预防关节粘连僵硬，或使活动受限的关节增加其活动范围，但最终仍需由神经支配下的肌肉群来运用关节和肢体。防止肌肉的萎缩，恢复肌肉的张力，协调肌肉间的支配能力等，只有依靠主动的功能锻炼才能获得。因此，主动活动为主，被动活动为辅，凡是有利于主动锻炼的被动活动是应该进行的，不利的则必须禁止。

三、利用肢体重力的锻炼

不合理的功能锻炼，肢体重力作用有害于骨折愈合，但在消除了这方面的不利作用后，反可以利用来促进功能的锻炼。

当肌力微弱时，肢体重力作用来带动锻炼。肱骨干骨折的患者在初期练习屈肘关节活动时，如采取直立位练习屈肘，会因力弱而感到困难，效果不大。如患者平卧床上，或将上臂平置于桌面，前臂垂直向上，以屈肘90°位为出发点，无论练习屈肘或伸肘，前臂本身的重力均可引起协同作用，效果自然显著。这种锻炼属于“顺重力运动”。

引起骨端间的剪力、成角及扭转应力的活动，将影响骨愈合的顺利进行。这类活动主要是指增加肢体重力的活动和骨折上下段之间的不一致的旋转，肢体重力对骨折端的影响往往由于不合理的锻炼而突出了。例如小腿骨折患者在平卧位练习直腿抬高或在屈膝位练习主动伸膝，伸膝系统通过胫骨上端的附着点而带起整个小腿和骨折以下部分的全部肢体重力的反作用，在骨折端间形成了可观的剪力或成角应力。肱骨干骨折的患者在直立位练习肩关节外展活动，外展肌通过肱骨上段带动整个上肢外展，和骨折以下部分的全部肢体重力的反作用，同样在骨折端间形成了十分不利的应力。前臂骨折的患者练习前臂的旋转活动，由于旋前后肌在桡骨上附着点的差异，而形成了上下骨折段之间的不一致的旋转运动，产生了扭转应力。这些都是不合理的锻炼。

而当肌力已达三级左右，即可以抗地心吸力运动时，为了继续增强其收缩力量，则可以抵抗其肢体重力而练习肌肉收缩。前述的肱骨干骨折患者在直立位练习屈肘，即是增强屈肘肌力的锻炼。这种锻炼属于“逆重力运动”。

“顺重力运动”的目的是为了扩大关节活动的范围，而“逆重力运动”的目的则是为了增强肌力。

在关节的相反方向的运动中，往往具有上述两方面的性质。不同的体位，所达到的锻炼目的也不同。坐位练习膝关节活动，伸膝是属于“逆重力运动”，是为了增强股四头肌肌力，而屈膝则属于“顺重力运动”，是为了增强屈膝的范围。而在俯卧位练习膝关节活动时则相反。

根据“长度—张力关系”的原理，增强肌力的“逆重力运动”，必然要在扩大关节活动范围的“顺重力运动”的基础上才更有效。以屈膝 90°为起点练习伸膝，自然比从 30° 为起点练习伸膝更能增强肌力锻炼的效果。

利用肢体的重力作用进行锻炼，其主要的优点是简便易行，不受条件的限制。但如果肌肉关节条件很差，锻炼困难较大时，仍需要依靠理疗、体疗、器械的辅助。

在肌力已获得一定的恢复，达到四级，即可抗阻力运动时，为了加强肌肉锻炼的效果，可作抗阻力的等长收缩，即肌肉抗阻力收缩而不产生运动。这种肌肉收缩效果最大。阻力的大小最好由患者自己掌握，即以健肢抵抗患肢的运动时，用左手抵抗其前臂，使之不能产生屈肘动作。如此产生的肌肉抗阻力等长收缩，力量较为适当。需注意防止给予的阻力过大，超过了收缩的肌肉当时所能承受的量，以免主动收缩的肌肉转变为被动的牵拉而受到损伤。收缩的时间也应适当，一般以每次收缩持续 1.5s 为宜，进行非持重性锻炼持重性，前者一般在骨折临床愈合前，而后者一般都在骨折临床愈合后进行。

四、利用运动器械的锻炼

（一）持续被动运动（contineous passive motion, CPM）

Salter 在经过了近 20 年的实验研究和临床观察，一反既往的观点，明确地指出：持续被动运动具有十分重要的意义。并设计出了在临床上应用的持续被动运动练习机。

1. Salter 实验研究的内容：

（1）CPM 对关节内骨折愈合的影响。

（2）对关节面骨软骨缺损修复的影响。

（3）对自体骨滑膜移植后修复关节软骨的影响。

（4）对预防发生创伤性关节炎的影响。

（5）对髌腱部分缺损修复的影响。

（6）对半腱肌重建膝关节内侧副韧带的影响。

（7）对消除关节内血肿的作用。

（8）对急性化脓性关节炎、关节软骨的保护作用。

其中有三点特别值得重视：

其一，应用 CPM 机者，关节软骨如缺损 <8mm 时，均可愈合。80%为透明软骨修复，基本上不出现创伤性关节炎。20%为纤维软骨修复，有轻度的创伤性关节炎。而制动者无修复。

其二，对化脓性关节炎，在引流和使用抗生素的条件下，应用 CPM 机者与制动者比较，控制感染所需的时间，前者明显缩短。

其三，对关节内血肿的清除吸收，使用 CPM 机者其效用为不使用者的两倍。

2. Salter 实验研究的结论：在以兔为模型所做的多项实验研究，其实验结论是：

（1）CPM 有显著的刺激关节组织愈合的作用。

（2）防止关节粘连与僵硬。

（3）不影响皮肤的愈合。

（4）在 CPM 的影响下，关节软骨可以再生。

（5）既往一向遵循的“休息是组织愈合的基本条件”这一原则是不正确的。

3. 临床应用适应证：临床应用观察与实验结果对照是一致的，此点也为其后的大量医师实践证实。Salter 提出的临床适应证为：

(1) 关节内骨折坚固内固定后。

(2) 骨干及干骺端骨折坚固内固定后。

(3) 外伤后功能障碍松解后。

(4) 类风湿性关节炎滑膜切除术后。

(5) 急性化脓性关节炎切开引流后。

(6) 关节外挛缩或粘连松解。

(7) 干骺端截骨坚固内固定后。

(8) 关节成形术后。

(9) 肌腱重建韧带术后。

其中第 (9) Salter 原指半腱肌重建膝关节内侧副韧带。但近年膝关节韧带的修复已有很大发展，而且主要是交叉韧带的修复。术后可在支具控制下进行有限度的活动（一般为 30°~60°）以防止粘连，而不一定借助于 CPM 机。

4. 临床应用中应注意的问题：CPM 机已在国内大量应用并获得良好的效果。国内也已有一些厂家生产推广。但在应用中由于对 CPM 的意义以及 CPM 机的使用要点不甚清楚，而出现过一些问题。需加以注意。

(1) CPM 机是用以维护关节的活动范围，或预防其发生功能障碍的一种工具，而不具备直接改进或矫正已发生障碍的关节功能的功效。因此，应在新鲜创伤早期手术后或在已有功能障碍的关节进行手术松解后使用。而不能直接用于未经松解的功能障碍者。

(2) 起始时间应在手术后麻醉尚未失效之前，而非在术后若干小时，甚至拆线后。

(3) 运动的速率可以逐渐改变，但初速幅度以每 45s 一个往复周期为宜。

(4) 运动的幅度应逐渐增加，初始幅度需事先调好。

(5) 运动的有限与最终效果间的关系，持续一周者与持续 3 周者无差别。因此，第 1 周是关键。最好持续 1 周，不能过短。

(6) 在 CPM 机上进行锻炼，基本上是无痛的。初始时麻醉尚未消退，待麻醉作用消失后，患者会略感疼痛，但 1~2 天后即渐恢复。以后如突然又出现显著疼痛，则应检查是否有异常情况出现。

(7) 上、下肢均有专用的 CPM 机，使用前需熟悉其特点及使用方法。

（二）等动练习（isokinetic exercise）

Cybex 等动练习机是在控制关节运动速率的条件下，达到锻炼肌肉目的。在机上，肌肉的收缩所受到的抵抗力，是随收缩力的大小而变化的。练习时锻炼者可依其自己欲施加的力量大小推拉，但运动速率不变。它既非肌肉的等长，也非等张收缩，而是等动收缩。

在这种肌力锻炼中，每单位时间所做的功，比单纯依靠提高运动速度所做的功要显著增加。

器械练习：主要是加强伤肢力量，器械练习可以就地取材，也可用专门器械，如蹬车、手拉滑车铁球等。根据损伤目的选用。

第三节 功能锻炼的效果

一、效果的检验

损伤严重者功能锻炼在短时间内难以收效，预定的锻炼计划并不一定产生理想的效果，而患者的实际锻炼也不一定完全符合要求，因此，经常地检验锻炼的效果，以作必要的调整或纠正是十分重要的。

首先要检验锻炼是否作得对，患者可能出于种种原因而不能正确地锻炼，如害怕骨折移位、怕引起疼痛、对锻炼的要求不理解或由于保护性的抑制等等。下肢损伤的患者在不同阶段都必须进行股四头肌锻炼，虽然股四头肌的收缩活动在日常生活中大量地重复着，但作为单独的一项锻炼却往往使患者感到难于掌握，甚至完全忘记。经常看到患者以其他动作来代替：如踝背屈肌组的收缩，股内收肌组的收缩，甚至是拮抗肌—绳肌的收缩，需要及时纠正。有些伤员急于求成，采用强力牵拉，重物悬坠等粗暴而完全被动的手段，企图在几天之内使受限的关节完全恢复正常，这种做法十分有害，如不制止，将带来完全相反的结果。

其次还要检验锻炼是否有进展。肌力的增加只需作粗略的估计，但关节活动度的改变则应作较确切的测量记录，便于比较。当发现锻炼长期停滞不前时，务必要找出其不得进展的原因，对锻炼的安排作必要的调整。锻炼过程中出现的反复是很自然的，第 2 天开始锻炼时的水平往往会差于前 1 天取得的最高纪录，这种反复是效果不巩固的表现，并不表明退步。

运动的范围有无变化，也是检验的一项内容。如果关节运动从较有利的范围变成较不利的范围，即使是幅度增加了，也同样是一种退步。有利或不利就是针对功能恢复的主要目标而言的。肘关节的功能锻炼容易出现上述情况。由于体位和重力的关系，肘关节的自然趋势是伸展。因此，在进行伸屈锻炼的过程中，应注意保持已取得的屈曲度，即在每次练习结束，以颈腕吊带将肘关节保护在当时所取得的最大屈曲位。否则，便很可能随着伸肘范围的增加而丧失了更有用的屈肘程度。发现了如上的变化时，当然应及时纠正。

锻炼是否产生了作用，例如是否造成了骨折再移位，也是必须检验的重要内容。

二、效果的标准

骨折脱位固定方法选择是否合理，固定是否牢靠，都直接影响到预后的好坏。要达到最佳的治疗效果首先必须掌握骨折脱位的治疗疗效判断标准。

（一）骨折坚固愈合

（1）长管骨骨折其长轴对位、对线达到解剖复位，或至少达到功能复位标准，无明显畸形。

（2）骨折局部伤口愈合良好，局部无反常活动，无压痛及纵向叩击痛。

（3）X 线示骨折线模糊或消失，骨折区无骨质疏松征象。

（4）X 线片虽然示骨折线仍然存在，但有较多坚固的骨痂通过骨折线，骨髓腔通畅，可以承受身体负重。

（5）下肢骨骼无缩短或重叠或旋转移位，上肢无旋转成角移位。

（二）骨折处邻近关节活动正常

（1）关节活动无疼痛或近期关节活动时有疼痛，但预计日后关节活动可恢复正常。

（2）骨折邻近关节活动范围虽有所减小，但不影响关节的正常活动。

（三）肢体综合功能正常

1. 上肢综合功能

（1）可端碗、拿勺添饭、拿筷子夹菜和吃饭。

（2）可穿衣、解、扣衣服扣子、解、扣皮带。

（3）可洗脸、梳头、扎辫子、戴帽子。

（4）可灵活写字、弹琴、操作计算机键盘。

（5）可提抓握抱扛重物。

2. 下肢综合功能

（1）行走无跛行，步履稳健。

（2）可正常下蹲和起立。

(3) 可正常穿裤子、袜子、鞋子。

(4) 可上下楼梯，走上坡或下坡路无不适感。

(5) 可正常跑跳及跳舞或其他娱乐活动。

主要参考文献

1　王亦璁主编. 骨与关节损伤. 北京：人民卫生出版社，2001

2　李世民，党耕町主编. 临床骨科学. 天津：天津科学技术出版社，1998

3　刘国平主编. 骨科外固定学. 北京：科学技术出版社，1999

第七章　骨折的愈合

第一节　骨折愈合的基本过程

骨折愈合的先决条件是良好的生物学反应、适当的生物力学状况和多种控制骨细胞活性的分子生物学因素，没有生物活性，骨折愈合就无法进行，骨折局部必须有充足的血供、存活的能多向分化的细胞和基质的支持。

骨折愈合是骨连续性的恢复，重新获得骨结构的强度，其与软组织损伤愈合的不同点是不遗留任何纤维疤痕，再现胚胎原始骨发育方式，最终完全恢复原有骨结构和性能，确切地说应该是一种骨再生（bone regeneration）。

一、骨折愈合的基础

骨折的愈合是一个综合性因素作用的结果，有局部与整体的因素、机体内环境与外环境的因素、主观与客观的因素。就骨本身来讲，骨骼有三个胚基可为骨折愈合形成新骨。骨折愈合必须具备的基础如下：

（一）骨内膜

它是一层菲薄的结缔组织膜、纤维细而少，细胞常排列成一层类扁平上皮，细胞间有缝隙存在。这些细胞可分化为成骨细胞并形成离子屏障，分隔骨细胞周液和骨髓腔内的组织液，使骨细胞周液维持一定的钙、磷浓度，有利于钙盐晶体的形成，这些细胞也可分化为破骨细胞，在骨折的修复与改建中这种细胞起了重要的作用。

（二）哈佛系统

它是骨的基本单位——骨单位，是长骨干的主要结构，位于内、外环状骨板之间，呈筒状结构，是由10~20层同心圆排列的骨板围成，称哈佛板。在板间含有不等程度的骨细胞。在筒状结构的中轴位上有一根中央管，称哈佛管，内含有毛细血管（偶有小动、静脉）及神经，同时在管内壁也衬以一层骨内膜更有利于骨折的修复。

（三）骨外膜

分内外两层，外层是较厚的致密结缔组织起固定骨膜与韧带的作用，内层疏松，含有小血管、神经，其最内面紧贴外环骨板表面的这一层内含有较多的骨原细胞，在一定条件、时间内可分化为成骨和破骨细胞，在骨折的愈合过程中是一个不可忽视的因素。

二、骨折愈合的条件

（一）保持骨折断端的紧密接触

1. 有效的固定：骨折后首先应尽量达到解剖复位或与力线一致的近似解剖功能复位，以后则采用不同方法对骨折断端保持稳定的固定，使骨折断端与固定装置构成几何不变体系，不仅保持骨折复位后相对位置，又要尽可能减少对断端承受应力的干扰，能抗扭转及横向移位及成角畸形，以保护新生的肉芽组织及骨痂，促使骨折愈合。骨折固定的稳定性是指在载荷下几乎没有移位的固定，一般靠内固定物或外固定物以减少所承受的载荷。骨折的稳定性会造成骨折愈合中不同的生物力学反应，低应变可使力学诱导的组织分化降低，高应变可使内固定物受到较大载荷而引起腐蚀，骨折后，从肉芽组织发展到骨形成，增长的骨痂直径可对修复组织提供更好的稳定。活动可造成断端吸收，间隙加宽，而使组织相对变形减少。如果修复组织的应变超过临界限度，进一步分化及愈合将停滞。应用应变概念表示不稳定，可以解释有些没有完全消除骨折断端活动的内固定却可以产生愈合，而有些间隙很小却不能耐受肉眼看不见的移位。

应变是相对形变，用 $\varepsilon=\delta L/L$ 来表示，即指物体的变形（伸长或缩短）与原来长度变化的百分比。

骨组织在任何条件下不断进行重建，骨吸收与骨形成维持一对耦联、机械应力与骨组织之间存在一种生理平衡。应力和应变对骨组织的变化是一种刺激。

Pauwel 曾提出，在最优值应力（σ_s）时，骨组织的吸收和形成相等，在允许的应力上限（σ_o）和下限（σ_u）内，如实际应力（σ_i）$>\sigma_s$，成骨细胞活跃骨形成增加，承载面积加大，应力下降；$\sigma_i<\sigma_s$ 时，破骨细胞活跃，骨吸收增加。$\sigma_i>\sigma_o$，骨吸收增加；$\sigma_i<\sigma_u$ 时，骨吸收停止。承载面积缩小，应力又重新升高。这种应力变化对骨组织细胞活性和承载面积形成一种反馈性控制，骨折处的力学状况作为一种信息输入反馈系统以调整骨折的修复。使用内、外固定器要做到尽量减少功能替代，重建的骨组织如果缺少后应力，将会出现再骨折，导致治疗失败。

骨折节段间的应变理论特别强调不同组织对应变的耐受性。局部节段间应变以及骨痂承受这种应变间的平衡决定骨折愈合的历程。肉芽组织能耐受 100%的应变，而纤维组织及软骨承受的量减少。因此，在骨折愈合早期，肉芽组织最能承受节段间活动带来的变化，当骨折较为稳定，出现的软骨以及最终出现的新骨可以减少应变而使骨折愈合发展。应变与骨折间隙呈反比，小的间隙轻微的活动较大的间隙可有相对大的应变变化。应用钢板对合较差并遗有小间隙者将发生高应变，断端吸收，使在低应变环境中形成肉芽组织和骨痂。

在存活机体中将力学能量转变为化学能量，如对软骨施加间断剪切应力（应变能量）将加快矿化过程，而静液应力（扩张）将延迟或终止矿化过程。如骨折部位氧合作用较差，骨祖细胞形成软骨而非骨。持续压力将抑制软骨内骨化，间断剪切应力将促进软骨内骨化，而高剪切应力将促进纤维组织及纤维软骨的形成。对骨折给予任何固定，可减少这些应力，而朝软骨内骨化及骨形成发展，骨重建是复杂过程，受全身激素及局部生长因子调节，生物电信号对基质细胞和造血细胞传递信息，产生成骨细胞和破骨细胞。电解质经过带电的固体表面，两点之间可产生流电位（一种电动现象），正如血液从毛细血管向毛细血管外间隙流动并再返回全身循环。

稳定的固定在某种意义上也可以说是相对稳定，允许与所承受的载荷成比例的小量活动，这种固定总是显示一定变形或移位，与相对稳定相对的是绝对稳定，是指在功能载荷下受到加压的骨面不发生任何移位，如利用骨折片间的加压。

2. 生物学固定：经过多年实践，鉴于坚固固定或绝对固定存在不少缺点，如应力遮挡、骨质疏松及再骨折等，为打破骨折早期完善的力学固定程度与骨端之间存在手术损伤程度之间的平衡，一些学者提出生物学固定（biological fixation）或生物性-合理的接骨术（bio-1ogica1 osteosynthesis）的概念，其主要措施在于保护血供，给骨与软组织的愈合创造最好的条件。对力线较好的多发粉碎性骨折提供足够的稳定性，依靠早期的生物学反应—骨痂形成来保护内固定物，免受超载。

目前，生物学固定正朝两个方向发展，一是应用弹性接骨板，消除应力遮挡，但有的作者不同意这种看法。事实上，由于弹性接骨板紧贴骨皮质，造成更多的血供干扰，骨质疏松有增无减，应用限制性接触动力加压钢板（LC-DCP），或接触更少的点式接触固定（PC-Fix）可以保护骨膜的血供，引起骨质疏松的机会要少一些，而且可以允许钢板下面骨皮质产生一定骨痂。另一种想法是采用桥接钢板，仅对骨折两端正常部分以钢板相连，而对骨折区域，特别是粉碎性骨片不加任何固定，这样使钢板承受的变形应力更为分散，同时还可使修复组织获得较好的血供及有益的支持。应用 PC-Fix 固定者，术后 8 周可达到最大破坏强度，一方面与坚强桥接有关，也与骨痂截面增加钙盐沉积有关。

（二）必要的生物应力

骨折部位有控制地微动包括纵向及未超过修复组织的耐受性的侧方运动，能刺激骨痂生长，增加其强度和刚度。微动能增加骨折断端的创伤、血管和炎症反应。新生血管周细胞的分化可提供成骨细胞及软骨细胞的来源，并能对骨折修复提供较佳的力学、热、电和化学环境。

骨折区微动能促进 PG 的释放，决定于接受应变量的大小。在骨痂周围释放的 PG 量明显大于骨折区，说明机械力能促进骨痂形成，释放更多 PG，并是刺激骨形成和骨重建的介导者。PG 对骨具刺激生长和骨吸收的双重作用。体内、外观察，PG 能刺激 DNA 合成，血管扩张，渗透性增加，具较强骨诱导作用。

微动可增加成骨细胞和骨细胞活性，促进骨形成，细胞内 cAMP 及 IGF-I 活性增加，细胞分裂活跃，与骨细胞感受组织形变产生的电磁场（EMF）或压电效应有关。生物电通过 PGE2 及 cAMP 作为信使，转化为化学信号，影响细胞内活动。DNA 合成被激发，大量细胞从 G1、G2 期转入 S 期，准备进行丝裂。

1. 微动：可使骨折区产生重复损伤。反复产生初始骨痂反应（PCR），释放更多生化介质和丝裂原，还能促进生长因子与生长素介质参与骨折修复。毛细血管的增殖能向修复区输送营养物质，将未分化的间充质细胞及血管周细胞转化为成骨细胞及成软骨细胞。

微动可以主动和被动方式进行。

（1）主动性微动：在肢体负重时产生轴向微动，受固定装置类型和刚度影响较大，难以控制。支架应有足够弹性，如能采用动力性刚度和功能性支架，其产生的微动更能刺激骨膜骨痂的形成。

（2）被动性微动：则是通过气动泵或气动活塞，一般调控在 0.5Hz 及 1~2mm 位移，不会造成修复组织断裂。不同组织对力学载荷耐受及反应程度不同，随骨折愈合进展，修复组织由弹性而变为坚硬，耐受刺激程度降低。过早及过晚负重均不利于骨折愈合，适当的微动应力刺激毛细血管生长。新骨形成在时间与空间上与早期不同力学环境及血液动力学反应有关。

2. 负重：一般认为，负重对骨重建有正面影响。Oullivan（1994 年）对成年狗胫骨骨折给予框架复位固定器治疗，并分别观察不同载荷下骨折愈合情况，结果显示增加载荷在伤后 6~12 周均较减少载荷及基线载荷有明显骨外膜骨痂增加，其衰竭能量吸收，旋转角及血流量在 6 周时亦明显增加，此时正相当于重建前最大骨痂反应时期。伤后 12 周，增加载荷组，其旋转角、扭矩及衰竭能量吸收亦增加，说明在伤后 6 周所观察到的现象仍在持续，减少载荷各项变化与基线载荷无明显差异，这个结果说明增加载荷较之废用对皮质愈合影响更大。增加载荷在负重侧可伴有明显组织间液间隙明显扩张，髓腔压力增高，将使液体经毛细血管滤过增加，有利于成骨细胞的营养。另外增加载荷所伴发的微动也增加骨折局部的应力。

3. 轴向缩短：骨折后断端轴向微动及早期负荷可产生生物电现象，并能释放生物化学介质如 PGE2，可启动骨重建，增加生长因子活性。Hamanishi（1994 年）对兔胫骨 2 周内延长 10mm，以后每 3 天缩短 2mm，休息 3 天，再轴向缩短直至原延长长度的一半，结果显示在缩短骨痂内出现一个中央间充质细胞层，成骨细胞数量增加 4 倍，并有大量原始纤维骨形成，但软骨组织对轴向短缩无反应，这并非简单。由于小的成纤维细胞样间充质细胞的浓聚，是大量成骨细胞增殖结果。直接膜性骨形成的活跃可能由于压缩骨组织生物电场的改变。生长因子释放及活性增加，也可能由于未分化间充质细胞的细胞膜和细胞质机械受体的激活。短缩的骨痂可使局部血供明显减少，低氧浓度可激发间充质细胞分化为成骨细胞，静力及动力压缩对骨折延迟愈合或不愈合有一定作用。

4. 剪向活动：一般认为，骨折断端间如出现滑动或剪向活动将影响愈合。Sang Hyun、Park（1998 年）对兔胫骨横、斜形骨折分别用轴向望远镜锁定式及斜行滑动式框架固定器治疗进行对比。结果显示用斜行滑动框架固定器者，断端活动在伤后第 1 周超过 1.5mm，骨痂周径在伤后第 2、4 周均超过其他各组。伤后 4 周，骨折愈合最快，其扭转强度及衰竭能量吸收也最大，说明斜行滑动（剪力）较轴向运动或锁定外固定更能促进软骨的分化及周围骨痂的扩展，斜形骨干骨折，只要剪力滑动不超过 4mm，仍可获得良好愈合。

（三）足够的血供

骨的血供对于维持骨的生长、重建至为重要。骨折后血供的好坏更直接影响骨的修复过程，关系到其愈合。

1. 长管状骨血供：一般长管状骨输入血管系统有 3 个血供来源：

（1）滋养动脉（nutrient arteries）：主要滋养动脉直接发自肢体邻近大动脉干，经滋养孔进入骨干，在髓腔内分为升、降髓动脉，并一再分支，在髓板髓腔侧呈终末动脉。髓动脉沿途发出很多横行小支，供应骨干皮质内侧 2/3~3/4。

（2）干髓动脉（metaphyseal arteries）：从关节周围动脉发出，经薄层皮质多数孔道进入干髓端，与升、降髓动脉的末支有丰富吻合，骺板愈合后，与骺动脉也发生吻合。

（3）骨膜小动脉（periosteal arterio1es）：为数众多，呈横行阶梯状，供应骨干皮质外侧 1/3~1/4。正常情况下，作用不明显，分布呈网状。

在皮质骨内哈佛系统，其中央动脉只供应自身骨单位，并借横行或斜行的 Volkman 管与骨内、外膜血管相联系，并经过皮质与髓动脉发出的分支相吻合。

输出血管系统包括同名静脉及小静脉，并借包含在皮质骨管道内的中间血管系统的小血管和毛细血管与输入血管系统相联系。由骨膜小动脉回流的骨膜小静脉与髓血管系的静脉汇合经骨膜毛细血管输出。骨膜血管与筋膜附着松紧有关，附着牢固者血管口径较大，较薄筋膜血管则较少。股骨粗线有肌肉及肌腱附着，有较大血管自此穿入皮质。

2. 骨血流量（bone b1ood f1ow，BBF）：测定 BBF 的方法很多，如氢清除法（HC）。放射性自显影法（RAG）及微球法（MS）等，但很多需要在注射后取出标本检测，对人显然不适用，或损伤大，重复性差。激光多普勒血流仪（Laser Dopp1er F1owmetry，LDF）是从微血管床射回的单色光，能获得一个与微循环中红细胞容积和输送速度成比例的多普勒效应。光纤维通过探头射入被测组织，光子撞击运动的红细胞，其频率被转换，混合性回放光由探头经光纤维传导至光电探测器转变为电信号，再经放大、加工、过滤为血流输出信号，即血流量。

通过动物检测显示，幼犬的 BBF 大于成年犬。从部位来说，干骺端 BBF 最丰富，次为骨骺，骨干最少，皮质最差。在发育期，成骨中心的 BBF 大于周围软骨。动物成年后，髓腔两端的 BBF 大于中部，骨干中部皮质血供最差。

应用正电子发射断层图像（Positron Emission Tomography PET），采用 ^{15}O·标记水，用 15MeV 重氢核（deuterons）对氮轰击。通过回旋加速器引发的 ^{14}N（d·n）^{15}O 反应，并用钠催化剂将 ^{15}O 与氢混合。应用 1850MBq$H_2{}^{15}O$·标记水加 4ml 生理盐水经臂部静脉导管注入。在伤后不同时间对骨折部位及其远近端 2cm 进行造影，结果显示早在伤后 24h，胫骨骨折部位即有增加，伤后 2 周，较正常肢体高 14 倍，有移位者较无移位者血流增加较小。

应用 PET 扫描 1 次性注入 $H_2{}^{15}O$，可使标记水分布到毛细血管，其在骨中的浓度直接与骨灌流有关，定量值可用骨折肢体与健肢之比计算。伤后 24h，在高于断端 2cm 平面，胫骨中央及紧邻部分 BBF 增加，说明有骨折近端完整的滋养动脉及骨外膜血管均充血，在断端远侧 2cm 平面，软组织 BBF 最高向中央降低，说明软组织充血及髓腔血供遭受破坏。伤后 2 周，无移位骨折在骨折平面局部反应更明显，胫骨中央血流增加，说明髓腔再血管化，而在有移位的骨折，从伤后24h起保持不变，软组织血流量最大。这说明在无移位骨折，髓血供占主要，而在有移位骨折，以骨外膜血供占主要。

应用 ^{99}mTc-MDP 对骨折部位进行扫描，对评估血供情况及预后有一定意义。但必须说明，放射性浓集只表明血供存在，并不表明充分；另一方面，局部出现“冷灶”，也不表示永久缺血，以后仍有可能血管再生及修复，骨扫描可能存在假阳性及假阴性。骨折部位虽纤维性骨痂尚未骨化，但如放射活性强烈均匀增加，说明有一种愈合趋势，以后愈合率可达 95%；如骨折部位放射活性仅比邻近骨稍高，愈合率只为 50%；如骨折中心部位放射活性缺如，仅两端增加，多预示将发生不愈合。

3. 血供与骨折愈合：生物学接骨术在于外科操作中保存骨血供，以持续维持骨折片的存活，促进骨折愈合，主要方法有：①间接复位；②韧带导向（ligammtctaxis）；③桥接骨板。应用 PC-Fix 治疗羊转子下骨折，其断端桥接及骨痂矿化均优于直接解剖复位及坚强固定，甚至小的折片血供也得以保存。早在术后 2~3 周，断端即可以交织骨桥接，而在用骨膜剥离取得解剖复位对合良好者术后 6 周仍无骨痂形成。

骨折后由于血供遭受破坏，两侧断端常有 1~3mm 骨皮质坏死，但其血供并未完全丧失。由附近损伤的软组织很快发生新的血供，供应早期骨膜骨痂和丧失与髓血管联系的游离骨片，髓血管很快重建，有较强的再生能力。伤后 1 周已能观察到髓内小动脉及毛细血管跨越比较稳定的骨折断端。3 周时，大的髓动脉已穿过完全移位的骨折部位，只要血供良好，初始的骨性愈合会很快在髓腔出现。

骨折后最早期由周围软组织来的骨膜输入血管很重要，它供应外骨痂，试图填满骨折间隙，但骨膜桥梁骨痂从不会直接发生骨折愈合，它总有一个纤维性及软骨区；与此同时，被破坏的髓动脉在断端两侧增殖，产生骨内膜骨痂，如复位及固定良好，这种骨内膜骨痂可以越过断端间隙而不产生纤维软骨，断端两侧的髓动脉分支还可横行穿过骨皮质，使皮质变为疏松，6 周时成为外骨痂的主要血供来源。如骨折移位或粉碎严重。骨膜输入血管可维持较长时间，并成为骨折修复的主要血供来源，但最终仍将由髓动脉代替。

动物实验结扎滋养动脉或阻断干骺动脉吻合不会引起明显循环缺陷。在滋养动脉被切断后，干髓动脉仍能维持髓腔及皮质内侧的灌注。将骨外膜及软组织自骨干掀起后，可发现一个无灌注及坏死的狭窄区域，同时阻断滋养动脉及与干髓动脉间交通，将引起皮质内 1/2~2/3 广泛坏死。

在完整活骨用钢板固定，术后循环缺陷将持续数周。其范围与钢板、骨接触程度有关。输入骨膜动脉被阻断不能完全解释血供减少的原因，至多只是部分原因，最主要的是静脉外流的障碍。骨折后可伴有不同程度灌流紊乱。单纯骨折而无重大软组织损害者不会有明显循环缺陷，或只限于一个窄小约 1mm 的范围内。在节段性中间骨段，髓内血管被阻断，仅皮质外 1/3 自骨膜动脉获取血供。发生于干髓端的骨折因系松质骨，很少发生血供障碍。只是在严重损伤或广泛软组织剥离情况下才会发生。对简单骨折施以钢板固定，不会出现大的血管紊乱。相反，在长斜形或粉碎性，钢板固定可使骨外膜血供及髓腔血供同时受到干扰，并可能造成骨段完全坏死而引起不愈合。

应用非手术治疗在不完全稳定条件下，骨折可以发生间接愈合。在骨折部位有血供的区域可以诱发骨痂组织。骨痂经一系列过程，先是软组织形成，继而转变为纤维性结缔组织，再发生纤维性软骨，最后形成交织骨。在最大物理应变水平可有软骨形成，但不会在坚强固定下出现，骨折越稳定，骨痂形成越少；相反，如骨折稳定性很差，周围可出现大量骨痂，这样，可借增大截面积及骨痂分化而减少节段间活动以提高刚度。当稳定达到一定程度时，软骨可以被矿化、移除，代之以交织骨，最终经重建而变为板层骨。

（四）牵 拉

通过骨延长，其新骨生成质量决定于：

1. 骨端固定的坚强性。

2. 截骨时对骨膜和周围软组织以及骨髓内滋养动脉和其分支损伤程度。

3. 时间生物学（Chionobiology）：包括牵拉速率及牵拉频率。

Elizarov（1988 年）在其大量研究中，证明在牵拉成骨机制中：

1. 稳定固定及软组织保存的重要性。

2. 牵拉方向。

3. 骨髓的作用。

在骨延长过程中，如给予较小有限制的活动，将出现纤维组织及灶性出血点：

1. 可有少量软骨岛形成，但无骨形成。

2. 进一步稳定，可形成软骨，最终能导致假关节形成。

3. 最大程度稳定，可引导再生成。

超微结构显示，动脉壁平滑肌细胞生物合成活性加大，细胞间接触增加，动脉壁有新的弹性结构形成，平滑肌细胞呈纵向排列。其他软组织，包括筋膜、肌腱、真皮、肌肉、外膜、血管外膜、神经外膜及束膜等均有类似变化。胶原纤维以及成纤维细胞，包括粒状内质网及线粒体等均沿张应力方向排列、增生及肥大。与此同时，成纤维细胞数月增加，接触面扩大，细胞间连接变得更致密。

在牵拉骨延长过程中可以看出邻近软组织和骨髓成分及血供保存越好，骨形成越快。如同骺板生长，骨小梁生长方向与牵拉方向一致。从中央向两端有多数平行的类骨柱，中央生长区长约2~4mm，其内纤维细胞样细胞很快产生胶原纤维，作为形成类骨质的基质。在良好稳定及充分血供条件下，中央生长区也可以不出现，其与骺板不同点是，可以不产生中间的软骨层，而与正常膜内成骨相似。因此在张应力下，可同时有软骨内成骨及膜内成骨，在牵拉区可同时表现出胚胎、胎儿及新生儿肢体生长情况。El-izarov 进一步实验显示，对萎缩变细骨骼，只要小心地半环形截断部分骨皮质，不破坏髓腔血供，在稳定横向牵拉条件下，新骨也可横行生长而使骨萎缩处增粗。

骨延长愈合是一种高效的愈合方式，其与传统的骨折愈合概念有相同的细胞分子基础，起点和终点亦相同，骨延长是在一个封闭的空间对原始骨痂进行持续不断的再骨折。

（五）氧分压

一般认为，骨折后在低 PO_2 条件下，如肉芽组织生长过快，缺少血供，将产生软骨性骨痂，但实际软骨的 PO_2，并不较骨小梁低，应用抗基膜素（1aininin，一种血管基膜的蛋白）抗体，可以在骨折后不同时期骨痂的软骨中发现血管样结构，多为非功能性。一旦软骨分化，并不需要血供，甚至对软骨的完整性是一种威胁，因此，软骨可产生一种物质来排斥血管。另外，对原存在的血管可能被肉芽组织分化为软骨的高液压所压迫，可以认为骨折后出现的软骨是在血供良好而又能中和血供的微环境下产生的。从力学观点看，在断端活动情况下，软骨的产生是需要的，这种观点并不反对在生骨部位中内皮细胞对骨形成的重要性。

（六）压电效应及电（磁）刺激

骨受应力变形后在骨内产生的电位称为骨应力产生电位（stress-generated potential，SGP）。骨的这种力-电性质有助于了解其影响骨细胞生长的机制。骨一生中始终处于重建过程中，以适应身体荷载的变化，压应力促进骨形成，其作用区域呈负电位；抗应力促进骨吸收，作用区域呈正电位。骨内 SGP 产生压电效应和动电现象。压电效应（piezo e1ectri city）指人体受力后在相对两个外表面上出现数量相等符号相反的电荷。动电现象在固体与液体相处于同一体系中发生，在固体界面产生双电层，在固体表面吸附一层离子，称为紧密层，在其邻近液体中，与紧密层相同电荷的离子浓度大于不同电荷离子浓度，称为扩散层，远离界面的区域正负离子趋于相等，因此，在紧密层和扩散层中的区域，相对于层外液体中的电位，形成双电层，厚度约为几十Å的量级。当液体沿固相表面作切向运动时，吸附于固体表面有一层静止流体，其与流动流体的分界面称为滑移面或切面，其上双电层电位定为Zeta电位，液体流动时，其中离子也同时流动，从而在流动方向的两端产生电位差，称为流动电位（streanling potential）。

在骨内微管系统，包括哈佛管、伏克曼管及骨小管中，骨和液体之间形成双电层。骨受力变形时，微管中体积缩小区域压力增高，体积增加，区域压力降低，致使液体在微管中流动，产生流动电位，电位和压力成线形关系。在静态压力下，骨的力—电电位就是流动电位。而在动态载荷下，骨中的力—电电位，主要来源于压电效应。

动电现象及流动电位是应力发生电位的主要机制。骨中液体的变形可产生压力梯度，使液体沿固体相流经不同间隙，组织间液含过多的活动相反离子电荷，与在骨基质中的固定电荷相反。这种载荷分离可在液体流动方向使流动电位下降。在体外，电位决定于液体相的离子强度、pH、黏弹性及速度。

由力—电或电化学方法发生的内源性电位使人联想到是否外源性电流可以刺激骨的生长和愈合。40年来，Yasuda、Bassett、Lavine、Brighton等相继研制各种电刺激方法，其中有用直流电，有用铂电极、不锈钢或铂铱电极者，所有方法均可刺激骨形成，但很难相互比较。在大多数情况下，新骨围绕阴极形成，也可位于两个电极之间。直流电较交流脉冲电更有效。实验还包括用不同材料制成电极、不同植入方法以及不同电压、不同电流密度，使这种治疗逐渐完善。

骨折延迟愈合或不愈合存在很多变数，如解剖部位、骨折类型、数目、年龄、性别、损伤类型及病人营养情况等。一般认为，如固定在9个月以上仍无愈合迹象，或治疗最后2个月仍无X线改变，可据此作为诊断标准，但也有时将固定时间减少或发现骨折部位仍有活动，即使X线片、断层造影或CT扫描也很难制定统一标准，因此在评价电刺激治疗骨折不愈合存在一定困难。

对犬胫骨截骨后保留6~8mm缺损，用3个Ag-AgCl电极分别直接置于骨痂，邻近皮质骨及髓腔，后者作为参考电极。用两根螺旋针分别插入截骨近远侧可使胫骨变形。骨缺损用框架固定器固定。结果显示，在骨痂及邻近皮质可产生流动电位，在弯曲应变集中条件下，电位在不成熟及可屈骨痂较大，当骨痂逐渐变得坚硬，应变量及流动电位将平均分布于骨痂及邻近皮质。如将表面应变恢复正常，对应变的流动电位较少依赖于显微结构，虽然个别情况骨痂及邻近皮质的流动电位可随孔隙减少而有倾向增加。可以看出，在骨痂自然成熟过程，骨痂流动将随经过部位应变梯度减少而降低，如使应变正常，流动电位将随骨成熟致密而增加。

从临床观点看，在骨折愈合过程中，自然或人为给予载荷均可产生流动电位，通过对功能管型或支架有控制地给予部分负重，重复机械变形可促进骨折愈合。

目前，常用电刺激有三种方式，即植入电极、体外安放装置在电感上或电容上形成耦联电流置放相应部位。植入方法又分为半侵入方法及全侵入方法，前者包括敏感电流技术，将电极置于治疗部位的上方及下方，后者用敏感电极技术将负电极置于治疗部位；全侵入方法则植入在治疗部位。

非侵入方法包括电感耦联及电容耦联。电感耦联通过随时间变化的电流驱使外线圈产生的脉冲电磁场穿过肢体，在骨折部位诱发电激，半侵入性治疗的合并症包括针断裂、针道感染及电极脱出等。

侵入性技术的机制可能与非侵入性者有很大不同，当电流经过植入电极—电解质界面时，将出现化学性电子转换反应，可使电流在体外金属电路电子运输与肢体组织—液体间隙离子运输之间架起桥接。在探讨从植入电极产生电流引发生物性反应时，应当区别电流本身作用及伴随化学反应和反应产物的作用。由电极引发的化学反应对骨形成可能是原发刺激。如不锈钢阴极的反应是消耗溶解氧及局部pH升高的结果。过去认为组织低氧张力及微碱性环境有利于骨形成。一作者发现输入电流引起 PO_2 降低及 pH 升高，在邻近植入阴极出现骨生成。

在体外，一些研究针对电流对骨与软骨组织及细胞的作用，包括蛋白及氨基酸聚糖的合成、细胞的增殖及分化、骨与软骨雏形生长及环核苷酸的聚集等。一些力学机制与电流反应有关，包括膜电位及膜运输的调整，电流诱发的膜结合受体及细胞骨架系统的活动及电场对膜通道的间接作用，活体上因骨变形产生的内源性电流对骨细胞起信号作用，在电磁场的暴露下，诱导产生的细胞反应会不会引起恶变。对这些问题应引起足够的重视。可以说，电刺激治疗骨折不愈合是有效的，但还需要作大量随机研究，特别要控制各种可能的变数。

长骨骨折后，干骺端及骨痂部位呈阴性电荷，而在骨干其他部位呈阳性电荷，在持续适宜直流电刺激下，骨形成发生于阴极邻近，电刺激能加速骨愈合。SGP 不决定于细胞的存活，而来自骨的有机成分、压力部位呈负电，张力部位呈正电。非应力电位或生物电位恒定，需要细胞的存活，给予小量电流，在阴极即可刺激骨生长。

很多实验显示，不管应用恒定直流电，脉冲直流电或电磁场诱导电流均能刺激骨生成。其机制虽还不十分明白，但局部微环境显示：

1. 如将阴极插入不愈合部位，电压小于 1V，氧在阴极消耗，产生水化，局部氧张力降低，pH 增加。
2. 低氧张力有利于骨形成。
3. 在缺氧占优势代谢情况下，继以骨形成。
4. 在生长板肥大细胞开始钙化处，pH 呈碱性。

电磁场在刺激成骨细胞增殖的同时可诱导释放 IGF-II 到培养基，并增加细胞膜上 IGF-II 受体的数目。将鸡胚颅盖骨暴露于低幅电容耦合电磁场中，发现骨细胞增殖不仅有频率依赖性，还对培养基中丝裂原活性存在依赖性、骨细胞增殖和丝裂原活性与培养基的 ALPI 浓度呈正相关，表明丝裂原是由定向分化的成骨细胞产生的。

利用 PEMF 作用于鸡胚颅盖骨的培养，结果发现在培养 15 天和 17 天，对照组相对其 BMP-2mRNA 分别增加 2.7 倍和 1.6 倍，BMP-4mRNA 分别增加 1.6 倍和 1.5 倍。而培养 19 天的颅盖骨，两种 BMP-mRNA 均无明显差异，说明 PEMF 可能刺激颅盖骨表达 BMP-2、BMP-4，且早期更为敏感。

将 MC3T3E1 成骨细胞暴露于 60Hz 的正弦电容耦合电场中，应用 RT-PCR 技术检测，发现暴露 2h 以上，TGF-βmRNA 水平明显高于对照组。另外，PEMF 作用于人周围血单核细胞产生 1L-1、1L-6，具有促进骨吸收、胶原合成和骨重建作用。

各种电刺激可以增加细胞外液中游离 Ca^{2+}浓度，直接或通过激活钙调蛋白间接激活一些蛋白激酶，将刺激信号传至核内，促进细胞增殖。复合磁场暴露下，TE-85 细胞产生 IGF-II 也存在 Ca^{2+}依赖机制。异博定是 Ca^{2+}通道阻滞剂可抑制活性钙调蛋白的增加。异博定可抑制电容耦合电磁场下成骨细胞的增殖。电磁场下在培养基中加示 TGF-βmRNA 也依赖钙调蛋白。在电磁场增加 TGF-βmRNA，说明电磁场能刺激成骨细胞增殖，并提示 TGF-βmRNA 也依赖钙调蛋白。在电磁场增加 TGF-βmRNA 表达过程中，细胞外液中 Ca^{2+}浓度升高只是一个必要但不是充分的信号。

电磁场刺激骨生长因子已被许多体外实验所证实，是促进骨折愈合机制之一，但有关电磁场波形及各种参数的选择仍须进一步探讨。

三、骨折愈合的类型

凡能满足上述理想条件及基础的骨折常可以达到一期愈合。骨折的一期愈合是指骨折的解剖复位（临床指对位、对线均满意）和有坚强的内固定情况下，仅有少量或无外骨痂，它的愈合靠内骨痂，在骨折两断端的哈佛管壁吸收扩大，而成骨细胞则在扩大的哈佛管中陆续产生同心圆状排列的骨板，逐渐形成新生的骨单位（一条哈佛管和若干同心圆状哈佛骨板），再延伸过骨折线到对侧的骨折断端，两断端之间必须有骨内膜与骨髓形成内骨痂。该骨痂内有网状原始骨，在骨折后期必须经过重塑的过程，使这些新生的骨单位（哈佛系统）经过骨折线将网状骨吸收后，骨折即达到一期愈合。如果不能满足上述三个条件的骨折愈合即称为二期愈合。骨的二期愈合可分为三个阶段：血肿机化期、原始骨痂形成期及骨痂改造塑型期。

这些阶段是逐渐发展和相互交叉的边界过程，不能绝对地、机械地分开。

（一）直接愈合

AO / ASIF 倡导用坚强内固定所引起的骨折愈合曾被称为一期愈合，犹如骨焊接，其 X 线及组织切片显示骨折区域没有特异骨痂形成，骨折断端表面也无吸收，无骨痂愈合本身并不是目的。这只是在绝对稳定和良好血供条件下所显示的一种特殊的生物学特性。

一期愈合曾被喻为最佳愈合方式，为避免定义含糊和认识混乱，现应用直接愈合一词代替一期愈合可能更为实际。

骨折直接愈合只在应用坚强固定，如应用拉力螺钉伴或不伴中和钢板对断端产生的加压，达到紧密接触并予完全制动才可发生。加锁髓内钉和多平面多针外固定也可出现这种非自然愈合，其特点是建立在血管生成性成骨过程基础上，骨折断端承受很小应力，骨折愈合靠活跃的骨重建来完成，最初在骨折两端皮质先出现切割性锥体（cutting cone）。

一群破骨细胞在哈佛管前沿进行骨吸收，犹如钻头，其后沿扩大的毛细血管周围，出现活跃的成骨细胞层，称为关闭性锥体（c1osing cone）。成骨细胞被其分泌的类骨质包埋而变成骨细胞。类骨质逐渐钙化，各层骨细胞以中央管为中心相继环绕，呈中心层排列，形成新的哈佛系统或骨单位，当一定数量骨单位横越断端后，骨折间隙消失，以这种方式完成的愈合称为接触愈合（contact healing）（图 7-1、图 7-2）。

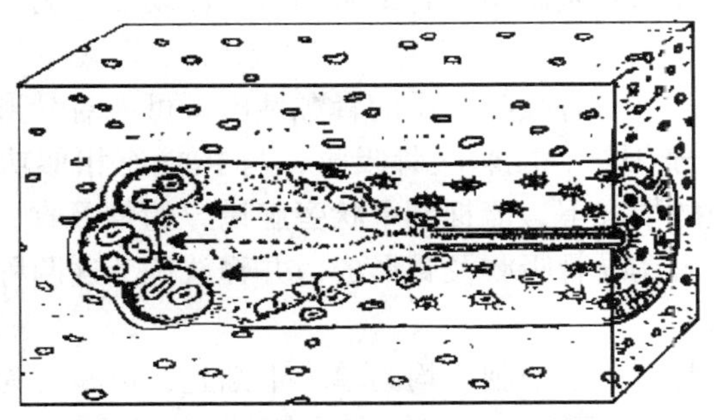

示骨单位重建，前沿箭头所指为破骨细胞沿中央管两侧有成骨细胞排列

图 7-1 骨单位模式图

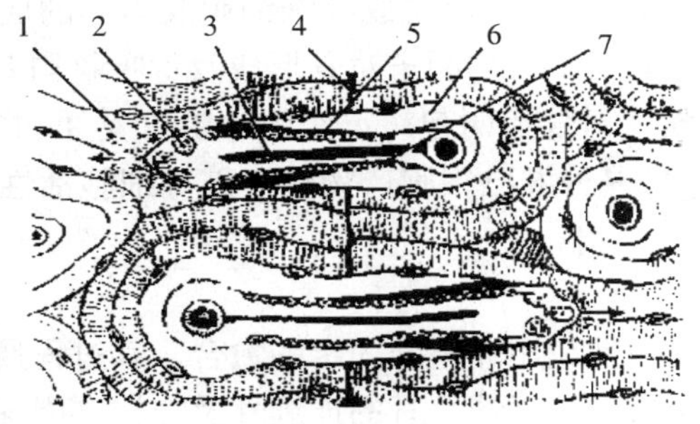

1.死骨 2.破骨细胞活跃 3.新血管生长 4.骨折线 5.类骨质 6.新骨板层 7.成骨细胞

图 7-2 骨单位重建越过骨折线

实际上，无论是临床病例或动物实验，应用何种坚强内、外固定，仅有部分骨折断端可达到紧密接触，总有一部分特别是加压钢板对侧可出现不同宽度的间隙，其新骨可来自骨外、内膜，先是在稳定的条件下出现纤维骨支架，以后在其上有初始板层骨充填，其方向与骨纵轴垂直，随后通过骨再塑形成为与板层骨结构和方向均相同的骨质，进一步再通过间隙的内塑形和（或）从间隙到皮质的内塑形，称为间隙愈合（gap healing）。

直接愈合所依赖的基本要素是骨重建。内表面的密切接触与所施加的压力直接有关。直接愈合在X线片上的特征是不出现骨痂，也见不到骨折间隙增宽，但是由于断端剧烈的重建，有时会显得增宽，应注意有无骨痂形成，其出现意味着不稳定和骨折断端吸收或短缩，应当说明，骨痂并非是不需要的，但在坚强固定消除断端短缩的条件下，骨痂的出现则是危险的不稳定表现。

直接愈合仅在人为条件下才会发生，整个过程进展缓慢，断端坏死皮质骨不是被吸收，而是被新形成哈佛系统及成熟骨单位再管道化，如正常骨重建，在直接愈合，皮质骨能有效地桥接断端，要做到这点，断端要完全对合，消除间隙，无任何活动。直接愈合决定于坚强制动，使髓血管能越过断端而使骨再血管化，能长时间很好地耐受。

骨重建是在基本多细胞单位（basic multicel1ular umits，BMU）介导下并遵循Wolff定律，即在力线部位主要有新骨形成；而在非力线部位，对多余骨痂或轻度畸形则主要为骨吸收，骨折愈合时，经过重建，新骨形成有所增加，是一个放大的成骨作用，在骨折愈合部位，还存在丰富的巨噬细胞，可能与破骨细胞同一起源，其在信号传达与抗原呈递的生物学意义远较吞噬功能重要。正是破骨细胞启动BMV，决定了骨重建与骨修复的特异性，其最终产物必然是骨组织。骨吸收与骨形成相互耦联，骨重建总是从骨吸收开始，在小梁骨在破骨吸收的Howship陷窝上经过逆转期以新骨充填，正常情况下，两者始终保持平衡，如出现骨吸收异常，可致骨硬化。在骨吸收过程中，不可忽视骨细胞性溶解（osteo1ytic osteo1ysis）。这是Belanger（1989年）提出的新概念，骨细胞表面有大量骨小管伸入骨基质中，骨细胞的溶骨活动表现为骨陷窝扩大，并能对甲状旁腺激素（PTH）做出反应。

骨吸收与骨形成密切相关，具有骨吸收作用的骨源性因子可能对骨形成也起一定作用。胎大鼠长骨及颅盖骨释放一种大分子因子，能刺激骨吸收，与PTH有相似功能。胎大鼠还释放另一种大分子因子，特别在有皮质醇情况下，能抑制甲状旁腺诱导的骨吸收。矿化骨移植物能募集骨吸收细胞，具骨诱导能力，骨可诱导骨吸收及骨形成，并释放调节这两种过程的因子，说明在局部调节这两种功能明显相似。

破骨细胞的前体与巨噬细胞（单核细胞）均为单一干细胞，可融合为一个大的具骨吸收性能的破骨细胞样多核细胞，巨噬细胞也可释放一些细胞活素，对骨及多种组织起作用，其中如IL-1，分子量约为12000~15000，其合成为$1.25(OH)_2D_3$所加强，纯化的IL-1在体外可刺激骨吸收，对成年及胚胎骨培养也可刺激细胞复制及DNA合成。巨噬细胞样肿瘤细胞能释放其他大分子因子及巨噬细胞源性生长因子，与IL-1无关，但对成纤维细胞及培养的成骨细胞样细胞有分裂原活性。巨噬细胞还有骨吸收能力，它所释放的因子对骨形成及骨吸收均有重要作用。

淋巴细胞可以产生淋巴活素，对骨代谢起一定作用，IL-2是T-淋巴细胞生长因子。在体外对骨DNA及胶原合成无作用。另一种淋巴细胞产物——破骨细胞活性因子可以刺激骨吸收，并抑制骨胶原合成。

（二）间接愈合

间接愈合即一般自然愈合，包括应用非坚强固定的愈合。其过程通过血肿诱导，纤维血管性肉芽组织机化，软、硬骨痂直至重建，以恢复骨的连续性及结构。肉芽组织作为骨痂前体，虽然在内固定中并非必需或不希望出现，但作为修复组织则是需要的。

间接愈合的X线片特点是骨痂出现，骨折间隙加宽。以后被新生骨组织充填，首先表现为修补，然后通过重建获得更为致密精确的结构，常需数年才能完成。

间接愈合来自存活的骨外膜和髓腔的细胞和血管，有潜力产生骨、软骨或纤维组织；在髓腔的骨内膜面，骨小梁周围及骨髓于细胞可分化为生骨细胞。新生的血管主要来自周围肌肉，小部分来自存留在骨外膜血管网。骨折后增殖移行的细胞和组织为：①能迅速分化为成骨细胞、软骨细胞或成纤维细胞的生骨性细胞，也包括破骨细胞；②其他结缔组织细胞，特别是成纤维细胞，还有组织细胞及单核细胞等；③小血管以及能芽生、管道化及发育为功能性血管的毛细血管。这些细胞与组织共同构成生骨性肉芽组织，可在骨外膜及骨髓腔进行骨修复。在受损骨髓边缘存活组织内先有血管性及成纤维细胞灶性增殖，继以成骨活动及新骨形成，在松质骨丰富的部位，如长骨干后端、股骨转子部及椎体骨折最明显，如骨折大移位，血管破坏少，髓性骨痂将顺利进行。在长骨干骨折，如断端缺血坏死严重，髓腔将首先需要自干骺血管获得充足的吻合血管，骨修复将延缓。

新的生骨性肉芽组织开始时常呈灶性，以后相互融合，逐渐扩展至损伤区周围存活的髓腔组织。血管及伴随细胞移行到骨折间隙的纤维蛋白性渗液内，移行组织内的成纤维细胞呈细长梭形，新形成的血管芽以后发育为有管腔的毛细血管。增殖的生骨细胞分化为成骨细胞，并有小的不成熟的灶性小梁骨沉积。膜内骨化随血管的移行而逐渐扩展，新的骨小梁也随之形成，直至充填断端。这种在髓腔内由成纤维细胞性肉芽组织开始进行的生骨活动，随后形成的细的骨小梁也称为闭锁骨痂。在骨折部位及其周围的坏死骨为破骨细胞吸收而使髓腔加宽。如果骨折复位良好并比较稳定，骨生成将直接扩展至骨折间隙。在骨折部位有时有软骨岛形成，最终经过软骨内骨化而被骨所代替，骨折髓腔部分发生愈合，也有时在新骨越过骨折线之前，先发生纤维性桥接。一般骨折后，只要周围软组织损伤不严重，血供基本完整，经过适当整复与固定，多能获得间接愈合或自然愈合，也不需采取额外的促进愈合措施。理想的骨折固定方法应符合弹性固定原则；断端间重复的微动及所引起的炎性反应有利于重复产生初始骨痂反应（primaiy fracture callus respone，PCR）。骨折愈合是建立在非特异性创伤反应基础上的特异性识别与修复过程，也是PCR 的不断重复与积累。一旦骨折愈合强度达到或接近正常，不能再产生 PCR，骨折愈合动力消失，骨折愈合的病理过程转变为重建过程。

在骨折早期，进行有效的稳定固定是需要的，如此可以创造一种适宜的环境，保护骨折部位及周围组织的血供，并充分发挥骨折血肿及渗液的有利因素。过多强调坚强固定，通过骨重建而不产生骨痂，从某种意义来讲，是一种低动力愈合方式，其所引起的应力遮挡可造成骨疏松及骨强度下降，一旦拆除内固定装置，有可能引起再骨折。与此相比，骨延长愈合是在一个封闭的空间里不断造成微损伤，从而重复引起 PCR，是一种高效的愈合方式，大大拓宽了人们对骨折愈合的认识。

自体骨移植可以放大成骨作用，其启动机制与骨折愈合相同，松质骨本身血供好，容易再血管化，而这是骨折愈合的基本条件。骨不愈合的主要原因，一是不能重复有效的 PCR，如骨缺损、应力遮挡及过牵等，二是识别障碍，如软组织嵌入、纤维组织或滑液形成等。骨不愈合是相对的，很多属于迟延愈合，只要排除上述因素，通过适当措施，重新启动 PCR 和改善血供，仍然可以愈合。

如果骨折端发生移动，原始间叶细胞可分化成软骨细胞；如果这时骨折端不是非常明显，或如果对骨折端随后采用了坚硬固定，这些软骨组织可以通过软骨内成骨过程渐渐由新骨取代。如果同骨折端出现了分离或肌肉组织嵌顿，即可在骨折端形成致密纤维组织。如果这时继续采用坚强固定，这些致密纤维组织最终可被新骨组织替代。反之，如果没有及时获得坚硬固定，即可导致骨折不连接。当骨折端移动持续存在时，原始间叶细胞将进一步分化成软骨细胞，形成软骨组织，包裹整个骨折端，端面周围组织即可分化成滑膜组织，最终使骨折端形成假关节。

（三）不同骨痂反应

应用不同内、外固定方法治疗骨折，目的在于获得可靠的解剖复位、早期无痛性功能恢复及关节的完整性。骨折自然愈合可因手术方法、剥离广泛程度及固定方式而受到影响。固定装置可为坚固非滑动移植物，如加压钢板螺钉及坚强框架固定器，也可为滑动性弹性移植物，如一般髓内钉，根据不同治疗方式可以出现 4 种不同骨痂反应（表 7–1）。

表 7–1 骨折愈合的不同骨痂反应

	速度	桥接间隙能力	对活动耐受性	对完全坚强固定耐受性	周围软组织的重要性
初始骨痂反应	++++	+	++++	++++	—
外桥状骨痂	+++	+++	+++	—	++++
晚期髓性骨痂	++	++++（慢）	++	+++	—
原发皮质愈合	+	—	—	++++	—

1. 初始骨痂反应（PCR）：发生于所有骨折，在伤后 2 周内，在完整的骨外膜深面可迅速出现丰富的骨痂，但很少能越过骨折间隙，对活动及坚固固定均能耐受，它来自原有骨外膜存在的细胞，基本上不受环境及激素的影响。

2. 外桥状骨痂：在骨折断端不连续时出现，受机械（生物物理）及体液（全身及局部性）因素所管制。修复细胞主要来自周围软组织及新生血管，形成相对较快，有能力桥接间隙，能相当耐受活动，其形成决定于骨折周围存活的软组织，应用加压钢板坚固固定将抑制其形成。如出现这种骨痂，说明钢板已松动，应用石膏固定及髓内钉固定后易出现。断端仍有少许活动时将形成这种外桥状骨痂。

3. 晚期髓性骨痂：常与外桥状骨痂同时出现，形成较慢，前两种修复过程中出现的软骨在此种骨痂中很不明显。只要骨折断端保持稳定，就能桥接间隙，它可耐受轻度活动及完全坚固固定，这种骨痂的来源及营养决定于髓腔血管而不决定于周围软组织，应用钢板固定而断端没有完全对合时容易出现这种骨痂。

4. 原发皮质愈合：仅发生于绝对性机械固定。断端完全对合时，形成非常缓慢，通过重建连接间隙，完全不能耐受活动，不依赖周围软组织，其来源及营养来自髓内血管，它主要由重建完成。表现为先由破骨细胞沿骨折线形成切割吸收隧道，继以新的骨单位形成，当断端有坏死出现时，愈合将大大延迟。

骨的力学性能主要为刚度、强度及脆性。刚度可决定在荷载下骨本身及骨与移植物之间在多大程度上能发生变形而不断裂或不发生非可逆性变形。强度指骨能承受的最大荷载。脆性则指在发生骨折前能施加的变形量。稳定性是指骨折部位的活动量。骨折的骨在力学上称为骨刚度的破坏，不同力可单独或共同施加于断端，如无内或外稳定，将发生移位。轴向力可使断端压缩或牵拉、剪力、弯矩及扭转将使断端移位。在骨折愈合过程中，应变耐受非常重要，如应变在断裂处超过其延长度将不会形成骨组织。

有两种不同的荷载施加于骨折，用加压钢板进行接骨术后，常看到的是静力荷载，在骨折部位作用的力在一定时间内保持恒定，如果能消除活动，将发生直接愈合。动力荷载随骨折时间而不同，决定于肌肉收缩及负重，在非手术治疗或应用 IM 钉可出现这种情况，通常发生间接愈合。如在骨折断端间或骨与移植物间出现活动，在骨表面将出现吸收，结果骨折间隙加大，这可引起节段间组织相对应变降低，这种过程的生物力学意义在于组织能沿高刚度方向分化。

四、骨折愈合的过程

在细胞水平上，骨折愈合可分三个阶段。

(一) 募集

骨折后需要大量成骨细胞参与修复，其来源有两种：①定向性骨祖细胞（determined osteo-progenitor cell，DOPC），存在于骨内、外膜及骨髓，这些细胞本身虽有成骨能力，但不能主动参与骨生成过程，只有经过一定刺激和调整才能发挥效力。②诱导性骨祖细胞到骨修复阶段，肉芽组织逐渐被吸收，软骨基质钙化，成骨细胞（indueible osteoprogenitor cell）。

在骨折周围，包括骨膜纤维层，血管周围及软组织内有大量原始间充质细胞，它们具有多能、多向分化的特点。骨祖细胞即成骨前体细胞，经局部力学及生化因素刺激可转化为活性成骨细胞，大量聚集于骨折部位；一些原始成纤维细胞及骨髓干细胞也移行趋向于骨折部位。

Lindbolm 及 Urist（1980 年）对此种划分提出异议，认为定名为“可诱导的”是多余的，很少有结缔组织对尿道上皮、骨基质反应不分化为软骨或骨者，“定向性”一词过去在文献上指那些具有潜力（比较隐蔽，尚未被激活），处于准备状态能分化者，不适用于骨髓基质细胞；因其包括静止成骨细胞，是以前已分化为骨细胞群的后代。这种对胚胎细胞人为的分类不适合于胎后的基质细胞，如果静止的成骨细胞是已分化为骨形成细胞的后代，作为成熟骨髓基质的网状细胞的血管周围嗜银细胞已被分化，如同内皮细胞对移植损伤做出反应。

一般认为，成骨细胞及破骨细胞均共同来自骨祖细胞。Owen（1980 年、1982 年）认为在哺乳动物出生后这两种细胞分别来自骨髓的基质细胞及造血细胞，后两种不互相转化。曾发现破骨细胞来自骨髓的髓样组织中而在血液中有干细胞，它们与血细胞分开，另形成一种细胞系。对骨吸收细胞的竞争来说，一个具正常功能的胸腺是必要的。

(二) 调整（modulation）

原始多向间充质细胞或成纤维细胞必须通过某些因素的刺激使其转化为成骨细胞，才具有成骨能力。这些因素包括机械因子、生物生理因子及生物化学因子等。一些原先存在的骨细胞和骨内、外膜细胞也只有通过某些因素的刺激被激活，才能发挥成骨作用、骨折部位原先不存在的软骨细胞也是诱导作用的结果。

(三) 骨传导（Osteo—Conduction）

骨祖细胞被激活后，在局部形成模板（temp1ate），通过骨传导作用在三维空间产生和沉积新骨，增加断端的桥接能力，骨中的有机物和矿化基质如胶原。羟基磷灰石等均是骨传导物质原型，形成传导界面，起重要作用的为控制骨祖细胞诱导作用的各种生物生理因子、生物化学因子和细胞因子。

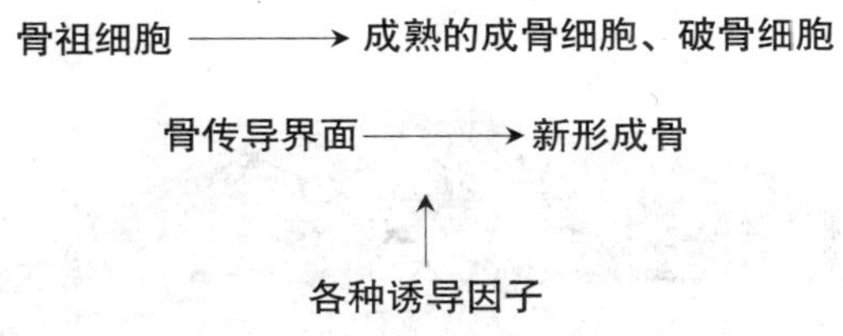

第二节 骨折愈合的细胞生物学

骨折愈合有一系列细胞参与，某一类细胞的出现代表骨折修复达到某一阶段。关于骨折愈合的学说至今已有很多，但目前较为一致的看法是根据骨折在细胞水平上，愈合各阶段细胞出现情况，可将骨折愈合大致分为三个阶段，即炎症期、修复期和塑形期。每个阶段都有其一定特征。

这种分期并不是截然分开的，在炎症期就有部分修复活动，在修复期的时候也存在塑形的过程。分期只是将整个修复过程的组织学特点做了集中的概括和总结，不同愈合阶段在整个愈合过程中的时间比例可用下图表示（图 7–3）。

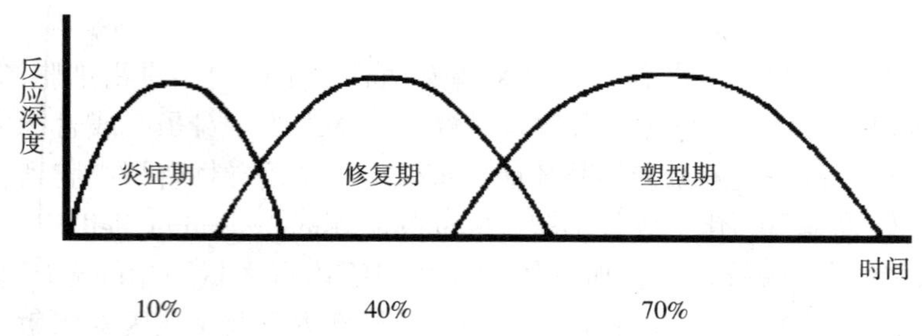

图 7-3 骨折愈合过程时间比例

一、炎症期

骨折后，骨本身受到损伤，可发生骨营养血管和周围软组织血管断裂出血并有血肿形成。由于血供障碍，骨断端发生坏死，骨细胞变性。最早出现在骨折部位的是炎症细胞，包括中性粒细胞、淋巴细胞、单核细胞和巨噬细胞。巨噬细胞含大量溶酶体。其功能是吞噬坏死组织和骨吸收作用。肥大细胞于骨折 48h 后出现，其作用尚不清楚。肥大细胞内含有许多嗜碱性颗粒，这些颗粒内含大量肝素、组织胺和 5-羟色胺。此外，肥大细胞颗粒可输送钙离子到骨痂内，促进软骨痂的钙化。

骨折部位早期有破骨细胞出现，吸收坏死骨。这是一种多核细胞，含大量线粒体和溶酶体，破骨细胞来源以前认为来自骨祖细胞（亦称骨原细胞），但这种观点已被推翻。大量实验证明破骨细胞来自造血细胞，是单核细胞融合而成。活跃的破骨细胞与骨接触的部位有胞膜皱折区，将吸收区与外界隔绝，形成一个特定的吸收环境。皱折缘下的骨矿质和有机基质都可发生明显的吸收。骨折后坏死物的刺激可引起局部创伤性炎症反应，局部出现大量炎性细胞浸润，包括中性粒细胞、单核细胞、巨噬细胞和肥大细胞等能吞噬坏死细胞和残渣，还出现破骨细胞。对断端坏死部分进行吸收，为骨折修复创造条件，来自骨外膜、骨髓和周围软组织的新生血管周围有大量间充质细胞进入血肿内，以松散的纤维蛋白和破碎的胶原纤维为支架，并分化为成纤维细胞。随血肿内红细胞被破坏，纤维蛋白渗出，血肿被逐渐机化，演变为血管纤维性肉芽组织（图 7-4）。成纤维细胞产生大量成熟的Ⅰ型胶原纤丝，少数为Ⅱ型。胶原纤丝包围骨折断端形成纤维性骨痂，初步将骨折断端连在一起。此过程在骨折后约 2~3 周完成。胶原纤丝还可发生钙盐沉积，最终形成骨组织。

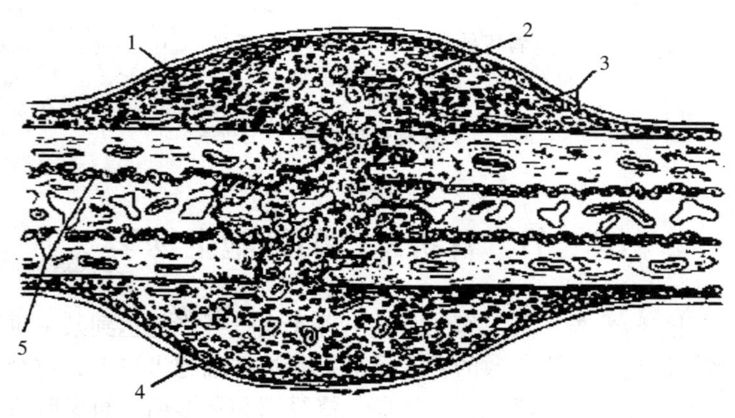

1.角膜　2.出血　3、4.成骨细胞　5.肾内膜

图 7-4 骨折愈合炎症期

在炎性阶段，前列腺素释放明显增加。前列腺素是重要炎症介质，也是强有力骨吸收刺激剂。前列腺素还能刺激血管及生骨细胞增殖。前列腺素的合成通过两种方法可进行抑制，其一是皮质类固醇，可从磷脂的储存中抑制脂肪酸前体的释放；另一种用非甾体抗炎止痛药物（NSAID），可抑制脂肪酸前体酶转变为活性酶。

二、修复期

骨折修复期，机化的血肿内有新生毛细血管和成纤维细胞出现，形成肉芽组织。成纤维细胞分泌无数的胶原纤丝，使肉芽组织逐步转化为纤维骨痂。以后进入原始骨性骨痂阶段。此时既有成骨细胞又有成软骨细胞出现，通过膜内成骨和软骨内成骨，在骨外膜面、内膜面和骨断端间产生原始骨痂。最后原始骨性骨痂内的编织骨逐步向板层骨发展，变成继发性骨痂。在修复期有许多细胞参与，这些细胞分别在特定的环境下发挥作用。

（一）成纤维细胞

骨折处的成纤维细胞来自骨外膜层和周围的结缔组织内，如肌肉、腱鞘和血管外膜。骨折后3天即可在血肿内见到成纤维细胞，10天左右进入高潮。这些细胞的出现标志着骨折修复的开始。柴本甫等近年来采用透射电镜对家兔骨折骨痂的超微结构作了详细的研究，现已确定成纤维细胞不单形成纤维骨痂，而且能形成骨性骨痂。

成纤维细胞略呈长形，表面不规则，有许多细胞突。胞核较大，胞质内有大量扩张的粗面内质网、高尔基器和线粒体（图7–5）。从成纤维细胞的形成可以明确这是一种分泌细胞，在粗面内质网腔充满溶胶原和其他一些基质前体。成纤维细胞分泌胶原有两种方式，一种是通过细胞的外吐作用，将溶胶原排出细胞外，以后逐步形成胶原纤丝；另一种是有些细胞除了有溶胶原外，还含有成熟的胶原纤丝，这些胶原纤丝可起直接外吐作用，以满足骨折修复时对胶原纤丝的高度满足。成纤维细胞产生的大部分为成熟的Ⅰ型胶原纤丝，少数为Ⅲ型胶原纤丝。这些胶原纤丝把骨折及四周相当一段部位包裹起来，形成一个纤维骨痂，起暂固定骨端的作用。有人认为成纤维细胞虽能产生Ⅰ型胶原纤丝，但不能使胶原纤丝发生钙盐沉积。但柴本甫等观察早期骨痂发现，成纤维细胞还能产生基质小泡，并使其四周的基质小泡及胶原纤丝，同成骨细胞周围的一样，完全可以发生钙盐沉积（图7–6），最终形成坚硬的骨组织。成纤维细胞分泌胶原纤丝后有两个归宿：①随着基质小泡（图7–7）及胶原纤丝钙化，成纤维细胞变性、坏死；②在钙化过程中，有些成纤维细胞并不变性，而是被钙化的骨组织包围，演变为骨细胞。

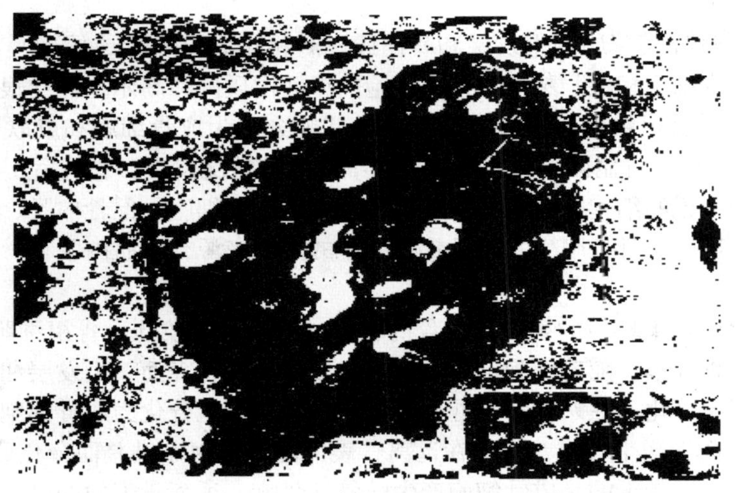

图7–5　电镜下所见，在成纤维细胞的两个线粒体内有多数钙颗粒（放大1300倍）

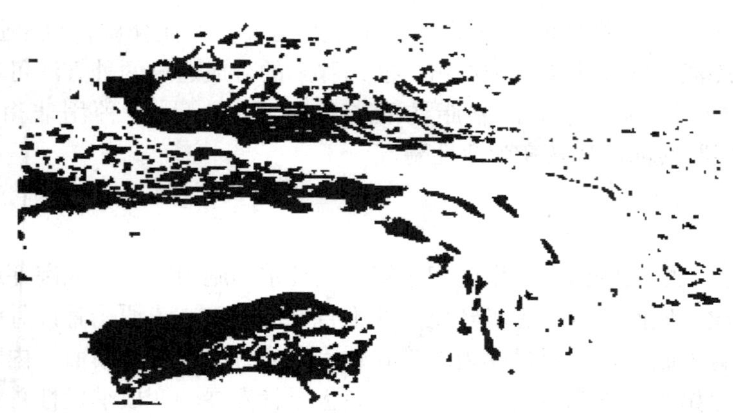

图 7-6 电镜下所见，在成纤维细胞旁边的多数纵切及横切胶原纤丝内，有钙盐结晶沉积（放大 21800 倍）

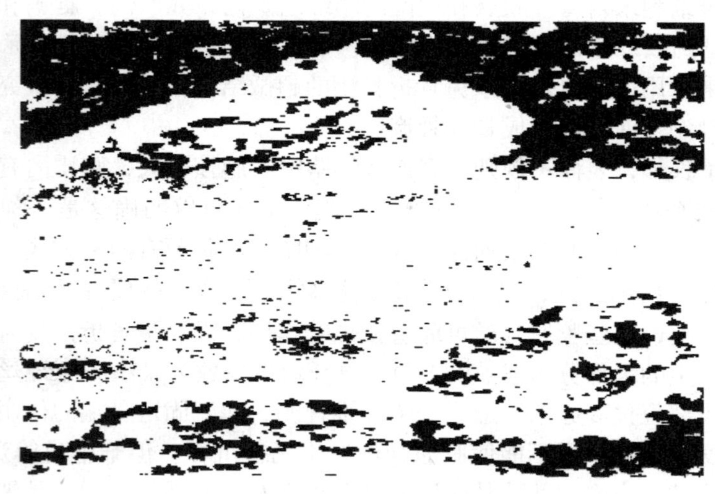

图 7-7 两个成纤维细胞被包围在一个陷窝内，陷窝四周有无数钙化基质小泡融合成为骨组织，两个成纤维细胞之间有无数钙化胶原纤维（放大 13200 倍）

（二）骨祖细胞

骨祖细胞位于骨外膜深层的生发层和骨内膜。骨祖细胞呈长形或梭形，有不同数量的细胞突，其形态与成纤维细胞相似。然而，骨祖细胞内粗面内质网和高尔基器均很少见，这表示它们不是一种分泌细胞。骨祖细胞可进行有丝分裂，并能分化为成骨细胞和成软骨细胞。有人采用3H–胸腺嘧啶核苷作放射自显影观察大鼠骨折后细胞增殖情况发现，骨折后 1~3 天，骨外膜生发层增厚，含大量带标记的细胞。骨髓基质内也有许多带标记细胞。但骨内膜、哈氏管和骨小管内带标记细胞很少。这标志骨外膜生发层是骨祖细胞的主要来源，而肌内膜在骨形成过程中起的作用较小。

骨祖细胞分化受周围环境的影响。在骨内膜面，由于血供较佳，骨祖细胞分化为成骨细胞，形成骨性骨痂。在骨外膜，随着细胞迅速增殖，生发层离开骨表面。生发层和骨干之间的骨祖细胞不再增殖，而开始分化。在贴近骨干处血供较好，骨祖细胞分化为成骨细胞。但由于骨祖细胞增殖较快，而毛细血管增生较慢，因此在远离骨表面的地方因血供差而分化成软骨细胞。这样，外骨痂分为三层，贴近骨干的是成骨细胞产生的骨性骨痂，远离骨表面的是成软骨细胞产生的软骨骨痂，最外层是骨外膜生发层增殖的骨祖细胞。

（三）成骨细胞

骨折后，在血供良好的部位骨祖细胞分化为成骨细胞。这时的成骨细胞是一种活跃的分泌细胞，呈立方形或柱形，表面有细小的细胞突，胞质内有丰富的粗面内质网，发达的高尔基器和大量的线粒体。在骨折修复过程中，成骨细胞可合成溶胶原、蛋白多糖和糖蛋白。这些物质排出细胞外，构成骨的有机基质。溶胶原在细胞外经原胶原逐步聚合成胶原纤丝。这些都是Ⅰ型胶原，具有640Å的周期性。成骨细胞分泌有机基质后，本身被基质包围。有机基质依靠成骨细胞分泌的胶原纤丝及基质小光逐渐发生钙化。钙化后的骨基质即变成坚硬的骨性骨痂。这时埋在钙化基质中的成骨细胞变成骨细胞。

（四）成软骨细胞和软骨细胞

在血供较差，受牵张力的部位，骨祖细胞分化为成软骨细胞。成软骨细胞可形成软骨骨痂，对骨折愈合有重要作用。根据电镜观察，在骨折区的成软骨细胞膜有典型的扇蛤样凹陷，细胞核呈卵圆形，胞质内有丰富的粗面内质网、高尔基器和线粒体。成软骨细胞分泌胶原和软骨蛋白多糖，构成软骨基质。成软骨细胞被软骨基质包围后，代谢功能减退，变成软骨细胞。成软骨细胞产生的胶原纤丝与成骨细胞完全不同，是一种细小的纤丝，为Ⅱ型胶原，常无周期性显示，排列也不规则。但在这些细小的胶原纤丝中也能发生钙盐结晶沉积，导致钙化。

软骨骨痂的基本结构与生长骨骺相似。根据软骨细胞的形态和排列不同分为静止区、增殖区、肥大区和钙化区，只是层次不很分明。在软骨骨痂钙化过程中不易见到细胞的转化程序。在软骨钙化区，营养物质弥漫发生障碍，导致软骨细胞变性坏死和钙化基质降解。此时，骨外膜和骨髓内大量毛细血管和成骨细胞侵入，在钙化软骨残基上沉积新骨，从而完成软骨内成骨过程。

在骨折修复早期，可出现一种纤维软骨性骨痂，这种骨痂含大量成纤维细胞和一部分软骨细胞。有人发现，骨折后3天纤维软骨占63%，增殖软骨占28%，而肥大和钙化软骨仅占9%，以后纤维软骨逐渐减少。增殖软骨虽然在初期有所增加，但以后肥大和钙化软骨的比例却持续增加。到骨折后12天，肥大和钙化软骨占90%，而纤维软骨和增殖软骨分别占1%和9%。很明显，纤维软骨经增殖和分化成为钙化软骨。有人提出了一种纤维软骨转化成为骨痂的机理，发现骨折端中央纤维隔有较大的血管侵入，这些血管来自骨外膜和骨髓。纤维软骨性骨痂获得较好的血供后可出现两种变化：①纤维软骨发生钙化，周围的软骨细胞直接转化为骨细胞。另一些软骨细胞从陷窝中释放出，转变为成骨细胞，开始以软骨内骨化的方式沉积新骨。②破骨细胞出现，可在骨小梁的不同部位同时进行骨化和骨吸收。此外，骨折端的坏死骨皮质也被吸收和改建。通过骨形成和骨吸收，纤维软骨逐步转化为骨性骨痂。接近骨折间隙的骨小梁变粗，以后改建为哈氏系统。

（五）软骨痂期

骨折间隙细胞和血管均增多。在骨折后早期，邻近骨折端的骨外膜开始增厚，生发层的成骨细胞增殖，随新生血管伸入，在骨膜下出现膜内化骨。在骨膜掀起部分，由于生发层离开骨表面，虽然间充质细胞增殖较快，但新生血管生长较慢，分化为成软骨细胞。在髓腔骨内膜侧也产生新骨，在骨折断端之间，由血肿机化形成的纤维组织大部分转变为软骨。软骨细胞经过增殖肥大，变性坏死和钙化基质蜕变，以后由骨膜及髓腔内的大量毛细血管和成骨细胞侵入，在钙化软骨的残基上沉积新骨，即软骨内骨化（图7-8）。

在骨折修复早期，还可出现纤维软骨性骨痂，含大量成纤维细胞和一部分软骨细胞，这种骨痂一旦获得较好的血供，也可逐渐转化为骨性骨痂。血管周细胞在分化为成纤维细胞后，可表达成骨细胞表型。表现在：①提供基质钙化必须的Ca^{2+}，线粒体内的钙颗粒占细胞内总钙含量的90%。以后通过线粒体膜缺口，经过Golgi复合体、基质小泡而排出细胞外，在邻近细胞质内有高电子密度游离的钙颗粒。②分泌形成可钙化的基质小泡（matrix vesic1e）。后者含丰富能与

Ca^{2+}结合的磷脂酰丝氨酸及 ATP 酶等，以增加局部磷酸盐浓度，水解抑制钙化物质，而使钙盐沉积在基质小泡内，以细针状向基质小泡边缘及周围呈辐射状扩大，形成丛毛状钙球，最后融合成钙化基质。③合成、分泌可钙化的胶原纤丝Ⅰ、Ⅱ型。纵轴上呈 64nm 周期带，其内钙盐结晶的长轴与胶原纤维长轴一致，参与钙化基质形成。

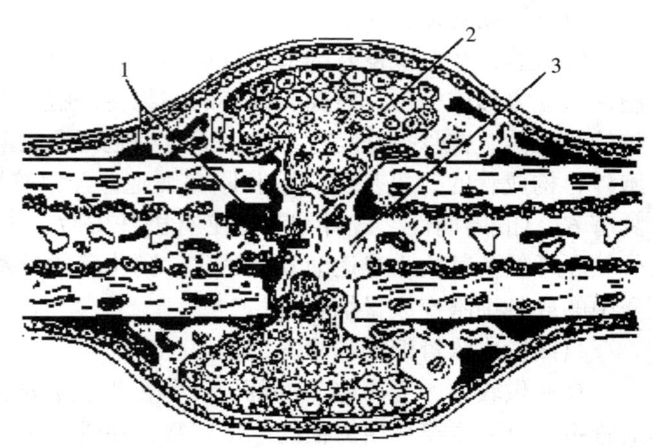

1.类骨质 2.软骨 3.血肿机化

图 7–8 骨折愈合软骨痂期

成纤维细胞为钙化基质所包围，其命运可通过两种方式演变：①成纤维细胞蜕变、死亡、碎裂、消失，其遗留空隙为钙化基质充填，形成骨组织。②钙球及钙化胶原纤维形成骨陷窝，其内成纤维细胞不蜕变，演变为骨细胞。它与由成骨细胞转化的骨细胞有所不同，其胞核呈不规则椭圆形或长方形，少有溶酶体；多单独存在，似纤丝分隔，可两个或多个位于一个陷窝内。

通过上述不同骨化过程，包绕于骨折外侧的来自骨膜的膜内骨化和部分软骨内骨化的新生骨形成外骨痂。它可以分为三层：贴近骨干的是由成骨细胞产生的骨性骨痂，远离骨表面的是由成软骨细胞产生的软骨性骨痂，最外层则是由骨膜生层增殖的骨祖细胞，在髓腔内来自骨内膜的膜内骨化和软骨内骨化的新生骨形成内骨痂。随着血肿的机化，原来沿血肿外围的纤维组织经软骨而骨化，从骨折断端近、远侧相互接近而会合，并与内、外骨痂相连，形成桥梁骨痂，说明原始骨痂已完全形成。断端重复微动对软骨痂形成是重要力学刺激，软骨痂期历时约 6~10 周，临床上肿胀及疼痛明显减轻，断端活动消失。软骨痂将为硬骨痂提供力学支架，此期为活跃细胞分裂和代谢过程。多细胞性组织超过新生血管供应的氧。

（六）硬骨痂期

软骨痂进一步骨化转变为初级松质骨和交织骨。成骨细胞可合成溶胶原、蛋白多糖和糖蛋白，构成骨的有机基质，溶胶原在细胞外经原胶原逐步聚合为胶原纤丝，形成Ⅰ型胶原，成骨细胞被本身分泌的有机基质包埋后变为骨细胞，骨基质逐步被钙化后即变为较坚硬的骨性骨痂。成软骨细胞分泌Ⅱ型胶原，不具周期性明暗带，排列也不规则。胶原质纤丝被钙盐沉积后，成软骨细胞经过变性坏死最终完成软骨内骨化。在骨化过程中，成骨细胞释放碱性磷酸酶，活性激增，可以水解血浆内有机结合的磷酸，释出磷酸盐，与钙盐结合成磷酸钙，沉积后使类骨质转变为骨组织（图 7–9）。

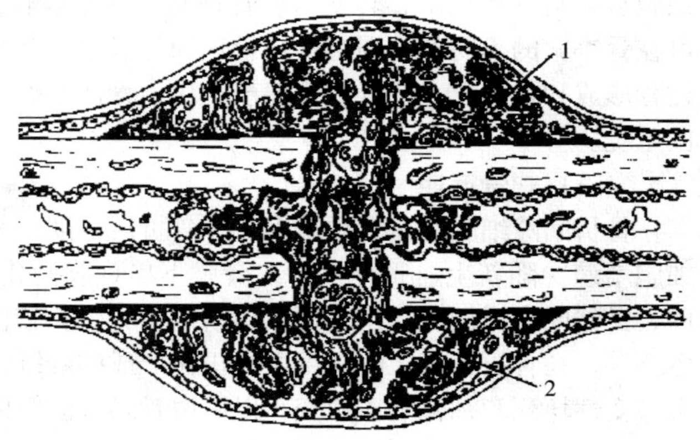

1.纤维性骨 2.软骨

图 7–9 骨折愈合硬骨痂期

软骨痂经进一步改建，骨折断端的坏死部分由于新生血管和破骨细胞及成骨细胞的侵入，经过爬行替代，死骨被清除，幼稚的交织骨被改建为成熟的板层骨，骨髓腔为骨痂所封闭，骨性连接更趋坚固。与此同时，新生骨小梁亦逐渐增加，排列规则。这一时期，伤后约需 8~12 周完成。

在生理 pH 条件下，中性蛋白酶（neutral protein，NP）是一种具活性的蛋白水解酶，分子量小于 3000，不带电荷，为金属离子依赖性。NP 受 1，25（OH）2D3、PTH 及降钙素等调节。

NP 主要在软骨内钙化过程起作用，在生长板，软骨细胞外基质中存在大量黏蛋白（一种非胶原白），能抑制软骨钙化，在骺远端，肥大软骨细胞区的黏蛋白可被蛋白酶降解，钙化前，黏蛋白需完全被清除，在生长板软骨基质中，pH 呈中性或微碱性，黏蛋白消失是非钙化基质向钙化基质转变的关键步骤。

在骨折愈合过程中，骨痂的钙化由细胞和基质囊泡共同介导，细胞内 Alp、丙氨酰-β-萘胺酶（ananyl-β-napthy amidase）、氨肽酶（aminopeptidase）和内肽酶（endopeptidase）活性分布平行，骨折后 14~17 天含量达高峰，基质囊泡内同样可检测到与细胞相似的酶分布情况，但晚 3 天出现，骨折后 14 天，骨痂内黏蛋白的活性部位位于细胞和基质囊泡内。因此，可以认为：①中性多肽酶的临时表达与 Alp 平行，出现在骨痂钙化准备时期；②基质囊泡可输送一些蛋白酶到基质降解和钙化部位。

三、改建期

以膜骨成骨和软骨成骨形成的骨痂相当脆弱，需通过骨改建才能使之恢复成熟的形态，并适应新的功能需要。骨改建是一个相当长的过程，是一个骨吸收—沉积的过程，主要由破骨细胞和成骨细胞参加，近年来研究认为单核细胞、骨细胞和衬细胞也参加和调节骨改建过程。破骨细胞激活标志着骨改建开始。Horton 等发现淋巴细胞释放的破骨细胞激活因子可诱导单核细胞融合成多核破骨细胞。Vaes 则提出成骨细胞也可释放一种可溶性因子而激活破骨细胞。Node 等证实坏死骨基质中的骨胶原和骨钙素可诱导破骨细胞增殖。Baron 等提出契约骨细胞激活与机械应力有关，应可使骨基质中蛋白质、局部离子介质或表面电荷发生改变，从而影响骨组织细胞的生物学活性，激活的破骨细胞吸收不需要骨小梁，同时由成骨细胞沉积新骨。这两者无论在时间和空间上都有密切联系。骨形成总在骨吸收之后，而且出现在同一部位。

骨痂要改建为松质骨和皮质骨的步骤有所不同。松质骨改建较简单，破骨细胞很容易到达骨中梁结构表面开展吸收活动，以后骨沉积也发生在骨小梁表面，这就是所谓的“爬行替代”。但如果骨痂要改建成皮质骨，则需要另一特殊方式。首先是破骨细胞在骨痂上纵行钻出一隧道，以后有毛细血管进入，同时带入成骨细胞，在隧道内沉积新骨。这些新骨呈同心圆排列，构成新的哈佛系统，原始骨痂的松质骨从而转变为有哈佛系统的皮质骨。

四、重建期

是一个漫长而有序的过程，骨结构根据功能需要，遵循 Wolff 定律不断进行重建。在此期间，一方面破骨细胞对多余骨痂进行吸收，成骨细胞又对凹陷和不足部分以膜内骨化形式而沉积新骨。骨吸收和骨形成在时间上和空间上相互耦联，以维持骨的形态和生理功能的高度统一性。在重建期应用 ^{99m}Tc-MDP 扫描。能较长时间持续显示代谢活性增加，通过哈佛系统重建，不成熟的纤维骨可以缓慢转成成熟的板层骨（图 7-10）。

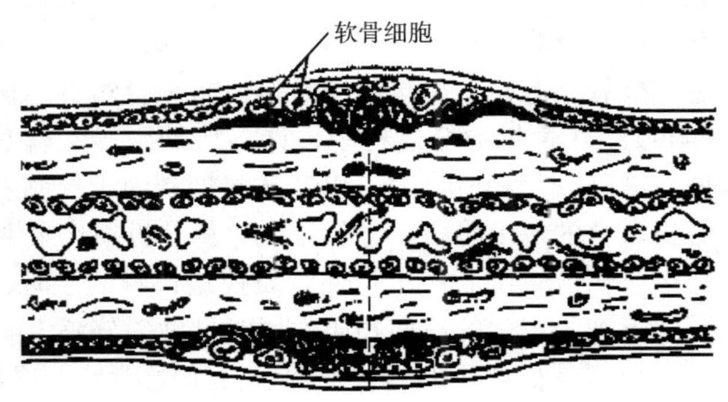

图 7-10 骨折愈合重建期

重建期持续数月到数年，直到力学强

度完全恢复正常，适应功能载荷为止。经过不断重建，髓腔重新畅通，骨外形恢复正常，骨折痕迹消失，局部 PO_2 及 pH 亦恢复正常，但对明显移位骨折，经过塑型只能得到部分矫正。

在骨折愈合不同阶段中，胶原基因表达有所不同。

在炎症阶段，肉芽组织内，间充质细胞分化为软骨细胞及成骨细胞，后者又合成、分泌细胞外基质，动物实验采用 Northem 印迹法，早期骨痂内Ⅲ型胶原开始合成并平稳增加，而Ⅰ型胶原较小。软骨及骨形成均起源于Ⅲ型胶原丰富的基质，最早形成的骨小梁仍有Ⅲ型胶原，以后仅在小梁间的间充质内才能测出。

在软骨修复阶段，成软骨细胞由梭形变为圆形，细胞外基质增加，软骨以小岛形式存在于纤维间充质、骨折裂隙及断端周围，以代替肉芽组织作为支架。此期以软骨基质或Ⅲ型胶原 mRNA 增加为特征。Ⅱ型胶原仅出现在有软骨表面的细胞，Ⅸ型覆盖于Ⅲ型胶原表面，X 型胶原则定位于肥大软骨细胞上。Ⅱ、Ⅲ型胶原表达降低或无表达，而Ⅰ型胶原则稳步上升，当形成交织原时达高峰。

应用单克隆抗体（MoAB）发现在骨折愈合过程中，肉芽组织内出现免疫细胞，很多带有 Ia 分子（HLA-DR）抗原呈递细胞，属主组织相容性复合物（MHC）的Ⅱ型，Ia 分子位于 B-淋巴细胞及树突细胞，但经过外来抗原的竞争及 T 淋巴细胞的激活，很多其他细胞也出现 Ia 树突细胞与巨噬细胞有关，来自骨髓，其主要抗原呈递细胞也称为游走白细胞，在移植中有重要意义，Ia 细胞在肝部分切除后基质修建以及血管、皮肤损伤后均可出现。在异体移植应用 DBM 诱导也可出现。在骨以外其他组织中出现的骨源性生长因子（BDGF）与 β-巨球蛋白相似，与 MHC 相连，免疫细胞可能对间充质细胞起调整作用，产生 IL-1 及生长因子。

第三节　骨折愈合的分子生物学

过去认为，在骨折愈合过程中成骨细胞起着主要和决定性作用。现在认为，除了成骨细胞外，还需要许多物质的参与，其中包括局部特殊细胞产生和传递的特异性生理和生物力学信号、多细胞介质（multicellular mediator）以及近年来发现的许多骨生长因子或骨生长抑制因子（统称细胞因子）。产生多细胞介质或细胞因子的细胞包括原始细胞和支持细胞，并受到局部毛细血管、淋巴管和影响骨折愈合的正、负性激素以及神经系统的调节。局部和全身因素可直接和更常见地通过介质作用于成骨细胞和破骨细胞，自始至终地控制骨折愈合过程（图 7-11）。在骨折愈合过程中，许多启动因子、丝裂原、细胞分化和机化因子以及某些抑制因子控制着骨折愈合的每个阶段。也就是说，从骨折损伤早期开始，骨折愈合的每一期都存在着细胞介质的作用。当成骨细胞产生信使物质控制自身活性时，称做自分泌（autocrine）效应；当成骨细胞受到邻近细胞产生的信使物质作用时称做邻分泌（paracrine）效应。

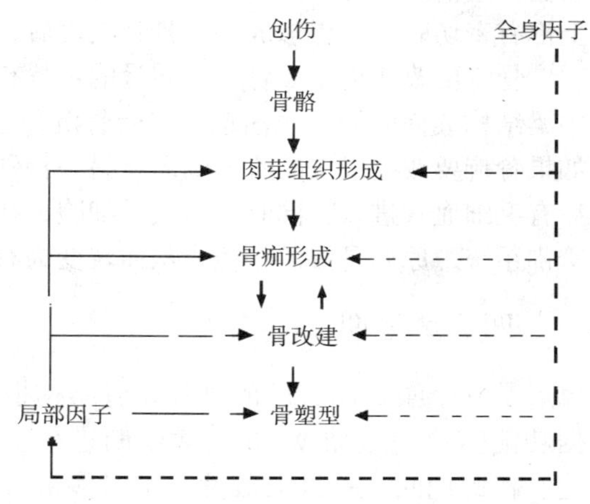

图 7-11　全身和局部因子对骨愈合的作用

根据骨折愈合的现代概念，凡不能满足上述骨折愈合必备条件者的骨折愈合即称为二期愈合。二期愈合可将骨折愈合过程划分以下几个阶段：①骨折损伤早期；②肉芽组织形成期；③骨痂形成期；④骨改建期；⑤骨塑型期。骨折愈合的各个时期都具有不同的分子生物学特征和一些细胞介质或细胞因子的产生与参与。

一、骨折损伤的早期

骨折损伤范围包括局部骨髓、骨膜、邻近软组织和骨本身。现在已知，组织损伤时局部可释放一些活性物质，包括化学趋化因子、血管形成因子和生长因子等。血肿中含有大量单核细胞、淋巴细胞和巨噬细胞，它们向损伤部位游走并产生某些生长因子。许多间叶细胞也有类似作用，如类胚细胞、多能细胞和类纤维母细胞等。此外，血小板也含有某些生长因子，如血小板源性生长因子（PDGF）、表皮生长因子（EGF）、β–转化生长因子（TGF–β）和其他一些生长因子等（图 7–12），损伤组织渗出液中的某些物质具有促进游走细胞游走、分裂和分化的重要作用。

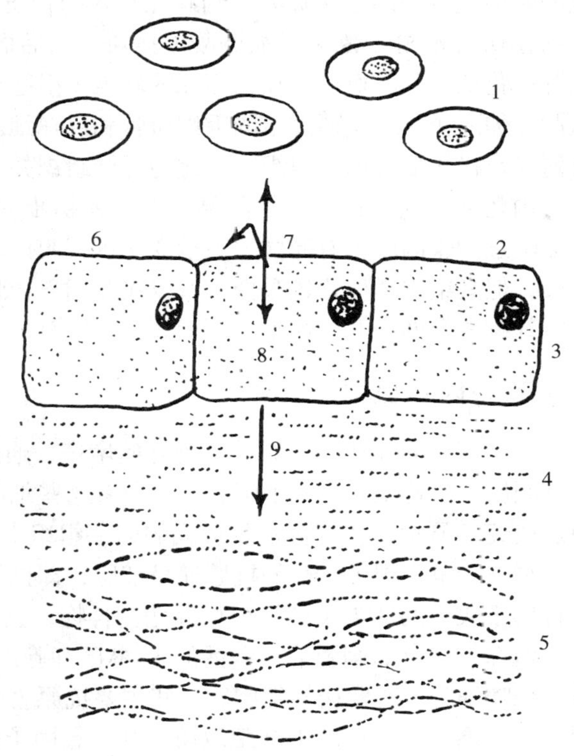

1. 前成骨细胞　2. 细胞外液　3. 成骨细胞　4. 骨样组织　5. 钙化骨基质　6. 自分泌　7. 邻分泌　8. 生长因子　9. 储存

图 7–12　骨生长因子的分泌贮存释放及其作用

有人在中、早期骨痂中发现大量透明质酸盐，它可促进间叶细胞和肉芽细胞游走和增殖，当这些细胞聚集到一起时，透明质酸就被激活。也有人发现，在伤口渗出液、骨诱导和胚胎发育过程中均可释放纤维结合素，纤维结合素与组织凝固作用有关，胶原则与成骨和胚胎发育有关。损伤组织渗出液中还混有血管形成的特异物质，细胞碎屑、细胞尸体、红细胞和血小板都是新生毛细血管初期的必需品。在新生毛细血管的形成过程中，首先由骨皮细胞质突起、芽生，然后管化，这样的反复过程向前延伸。在骨折愈合过程中，新生毛细血管彼此间呈平行和垂直交织生长。所有新生毛细血管都具有吸附不同类型的血细胞，同时通过细胞壁又将它们排出血管的特殊能力和作用，这是因为血管内皮细胞具有器官特异信号之故。Sachs 和 Urist 等认为，骨造血因子对骨折愈合具有一定作用。Rhinelander 研究发现，在骨折愈合早期，不同类型的分化细胞都可形成新生毛细血管（包括肉芽细胞和平滑肌细胞）、新生结缔组织（包括成纤维细胞、脂肪母细胞和细胞间质）和骨或软骨基质（由成骨细胞和成软骨细胞产生）。此外，还可形成支持细胞，包括部分肥大细胞和某些类型的白细胞，其中肥大细胞及其脱颗粒作用与钙运输和骨基质钙化有关。在骨折愈合的各种炎症反应过程，巨噬细胞和单核细胞可释放细胞激动素白介素–1（IL–1），该物质是肝脏对创伤急性反应的产物，能使血流加快，作用于中脑引起发热，促进淋巴细胞向创伤部位迁移，促进骨吸收，引起肌肉溶解和前列腺素 E_2（PEG_2）释放增加等。总之，骨折早期反应与下列两种情况有关：①局部幸存细胞的激活，这些激活的幸存细胞能很好地担负起全身和局部的信使作用，传递创伤刺激；②骨折后局部生物物理和生物化学的改变可促进和调节局部细胞反应，如果没有激活幸存细胞的作用，局部细胞反应就很差，从而影响骨折愈合。一般认为，骨折早期生物学反应的时间为 7 天。

血肿机化期：骨折时，骨膜、皮质及其附近的软组织均受损伤，引起血管破裂而形成血肿，随着血肿压力的增加，临近组织可出现间隙性水肿和不同程度的静脉充血。对伤后 2h 内血液做血气分析显示，其氧分压低于动脉血，高于静脉血，说明是混合性出血。断端骨皮质因为血液供应的断绝使骨细胞陷于坏死，约有几毫米的骨质发生坏死，随即骨细胞消失，留下一定的空隙。大约在伤后4~5h，断端间血肿凝成血块，而后血球破坏、纤维蛋白渗出及肉芽组织形成而进入血肿机化期。此时血块与损伤坏死的软组织引起局部无菌性炎症反应，血肿周围的纤维组织包围血肿并伸入血肿内，通过新的毛细血管和巨噬细胞、成纤维细胞等侵入血块和坏死组织，逐步进行清除及机化形成肉芽组织，转化为纤维组织并有软骨细胞增生、变性、钙化及骨化，这是属于软骨内化骨。这一过程大约需要2~3周才初步完成，此期中骨折断端附近的骨外膜内成骨。骨折端附近的骨内膜也有同样组织学变化进行膜内成骨，这种膜内成骨过程大约在骨折3天后开始生长，但其组织学变化较缓慢。所以在此期末，骨折断端仅以纤维组织连接为主，临床上称之为骨折纤维愈合期。

二、肉芽组织形成期

在局部介质作用下，原始细胞开始增殖，通过机化和分化形成新生毛细血管、纤维母细胞、细胞间质、支持细胞和其他细胞等。所有这些细胞和细胞间质共同形成肉芽组织，填充骨折端间隙。研究还显示，在骨折修复形成的肉芽组织中含水量有免疫细胞，除了各种不同的T-淋巴细胞亚型外，也发现了丰富的抗原递呈细胞，即携带Ia颗粒的细胞（在人类为HLA-DR颗粒）。Ia颗粒属于较大的Ⅱ类主要组织相容性复合物，正常情况下，Ia颗粒由B-淋巴细胞和树突细胞产生，但在外来抗原刺激下，激活的T-淋巴细胞以及许多其他细胞均携带Ia颗粒。树突细胞是一类与巨噬细胞、骨髓诱导细胞和一些主要抗原表达细胞有关的细胞，故被称为过路细胞。从而说明，免疫细胞可通过产生细胞激动素和生长因子调节间叶细胞的增殖和分化。当血凝块形成时，巨噬细胞、巨细胞和其他游走细胞就向肉芽组织浸润和移动。肉芽组织形成期大约为2周。这时，可出现破骨细胞，对骨折端表面产生吸收作用。

三、骨痂形成期

原始骨痂形成期：骨折在2周左右时，骨折处的血肿尚未完全机化，血肿内凝集的血球和纤维蛋白未被清除完，新生的毛细血管尚在伸入。因此，由骨内、外膜所产生的成骨细胞在骨折断端的骨质的内外面，产生骨样组织沿着血肿向骨折线推进。一般在血肿机化前，骨折线两侧骨皮质增生的成骨细胞只绕过血肿在其外周相互融合，逐渐向骨外汇合，形成两个梭形的短骨管，将两断端的骨皮质及其间由血肿机化而形成的纤维组织夹在中间。此时形成的骨组织分别位于骨折断端骨皮质的内外面，故称之为内骨折断端间隙。断端间和髓腔内血肿机化、局部成骨细胞迅速进入骨折断端间隙，使内、外骨痂相互愈合，占据原有血肿部位的骨痂称桥梁骨痂。内、外骨痂与骨皮质的内、外缘紧贴，桥梁骨痂与内、外骨痂相连，桥梁骨痂的两端与断端坏死骨相连，一般认为桥梁骨痂与接近骨折线部分的内、外骨痂是通过软骨内骨化产生新生骨。形成骨折端周围的环状骨架和骨折断端间的腔内骨痂。膜内骨和软骨内骨化的相邻部分是相互交叉的，前者的发展过程显然较后者简单而迅速。故临床上应防止产生大的血肿块，促使骨折能较快以膜内成骨方式达到愈合。同时注意在骨痂产生的初期耐折力弱，当内、外骨痂、桥梁骨痂完全融合，骨折才能达到临床愈合。在X线片上可见密度较骨皮质低的梭形骨痂阴影（外骨痂）。内骨痂、桥梁骨痂由于骨皮质的重迭及骨化慢所以X线片上不易显影。

随着细胞的进一步增殖、机化和分化，在肉芽组织内开始生成新软骨细胞和成骨细胞，并合成基质，1周后便开始钙化，几周后便出现骨折端骨痂。在骨折愈合动物实验中，可见有两种骨痂，即直接化骨和软骨化骨，在此类骨折的保守治疗中也有软骨出现。Mckibbin曾描写过两种不同来源的细胞参与骨折愈合的模型，一种为早期骨痂反应，由骨膜和骨髓的骨祖细胞增殖而来，称为定向骨祖细胞（DOPC），这些细胞以直接膜内成骨形成骨痂；另一种为诱导骨痂反应，由骨折周围组织化生而来，其细胞来源于骨折周围的间叶细胞，即成软骨原始细胞，称为诱导性骨祖细胞（IOPC），这些细胞通过软骨内成骨形成骨痂。他认为，机械力、电刺激和激素都可诱导间叶细胞分化成软骨细胞。过去认为，在骨痂形成过程中，软骨细胞的出现是由于局部低氧分压或由于骨折端肉芽组织生长太快造成血供不足所致。现在已知，软骨内氧分压并不低于骨小梁，骨痂中软骨组织的形成可能是由于抗体的阻尼作用所致，且一些软骨细胞具有阻止抗体的亲和性。这种封闭物质是一种蛋白质，存在于血管基膜中，在不同时期骨痂的软骨中可形成无功能的类血管结构，软骨细胞一旦出现分化，这类血管结构便失去作用，从而导致整个软骨解体，也有可能软骨组织的转变过程中，血管可能受到软骨组织中高的液体静水压的作用而闭塞。也有人认为，骨折端软骨组织的出现是由于高密度毛细血管分布在微小环境中，从而阻碍了血液循环所致。从生物力学角度看，骨折端的移动可导致软骨出现。

在骨折愈合过程中，骨痂的大小与骨折端移位大小程度有关。骨折端的移动似乎给其周围肌肉组织和血管一个起动程序，从而使它们产生间叶细胞和具有特殊机能的高活性新生血管，随着间叶细胞和炎性细胞（或许也包括抗原递呈细胞）的迁移，在骨折端及其广阔区域的相对坚固点开始形成软骨组织。骨痂黏弹性（主要是软骨成分的作用）可使得骨痂在负重的情况下达到骨折愈合。临床骨折治疗证明，允许骨折端在软组织包绕范围内移动或适当负重，有利于活性成骨因子聚积，但应防止相互摩擦运动。此外，骨折端的稳定性与血液供应并不矛盾。对于某些骨折，血供是骨愈合的决定因素，如股骨颈和腕舟状骨骨折；对于另一些长管骨骨折端的稳定性比血液供应相对重要。软骨内成骨依赖于毛细血管的长入，但有人认为，血管在骨折愈合中已超越被动管道和向骨折修复区域提供血液的作用。有人采用无介质培养基培养主动脉内皮细胞，在培养基中发现一种生长因子（内皮细胞源生长因子）可促进鼠颅骨细胞增殖。在实验骨折中，损伤的骨内膜成骨细胞增殖很快，但必须从肌肉到骨外膜血管建立的情况下才能实现，切除血管后，骨膜增殖就会停止或减慢，这说明血管内皮细胞与成骨细胞关系密切。在人类，损伤后骨痂形成和钙化一般需要 4~16 周左右。

四、骨改建期

近年来发现，在骨改建中钙化骨痂的吸收和新骨的形成是成批进行的，即骨痂至少在一种介质的作用下重组基本多细胞单位（basicmulticellular unit，BMU）的原始排列。骨改建有以下四个内容：①编织骨替代骨化的软骨，以形成同一类型的原始海绵状骨；②由新生的板层骨替代重叠的编织骨；③由板层骨组成的Ⅱ期骨单位替代密质骨端的骨痂，使骨小梁排列成直线，并与骨折端纵向压力、张力或应力的合力方向相平行；④清除堵塞髓腔内的骨痂；使髓腔再通。

所谓基本多细胞单位是指在特殊介质的作用下，由许多类型的细胞、细胞间质和毛细血管在一定的时间和空间彼此连接在一起的特异机化组织，是骨改建过程中的基本单位。

基本多细胞单位首先产生破骨细胞，成批地吸收早先存在的骨组织，然后产生成骨细胞，由新骨替代之。骨改建过程就是以这样的立方体形式经过“激活吸收形成”顺序来完成的。完成一个基本多细胞单位的骨改建所需要的时间为 3~4 个月，而骨痂的完全吸收和功能性板层完全取代这个以基本多细胞单位为基础的整个骨改建时间为 1~4 年。在这个过程中，早期 1/3 时间骨改建速度较快，后期 2/3 时间较慢。在骨改建中，细胞因子具有调节骨吸收和骨形成规律的作用（图 7–13）。

五、骨塑型期

骨痂重塑：临床骨折愈合后骨痂范围的骨密质不断扩大。骨髓腔为骨痂所堵塞。X 线片上骨

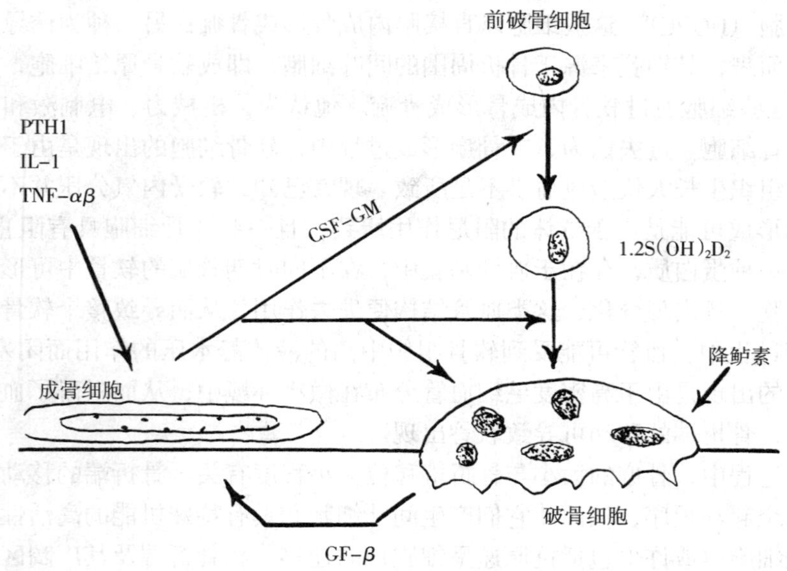

图 7-13 细胞因子对骨改建的作用

痂与骨皮质界限分不清楚，骨折间隙完全消失。此时称之为骨折已达到骨性愈合。但这时原始骨痂中的骨小梁排列不规则。随着肢体活动慢慢增多、负重逐渐增加及骨折周围肌肉的牵拉作用，为了适应应力和张力等力的作用的需要，骨痂中的破骨细胞吸收死骨和不需要的骨组织，同时，在骨痂不足的部位（为骨的弯曲、凹处）通过成骨细胞，按应力、张力的需要补充产生新骨，最后恢复正常的骨结构和形状，骨折的痕迹在组织学或 X 线片上可以完全或接近完全消失。由骨性愈合到达骨折痕迹消失的阶段即为骨痂重塑期。幼年患者塑型力强，所以重塑时间短，一般约为 2 年，成年人则要达 2~4 年。

大约在骨痂形成末期，肌吸收和新骨形成的骨改建过程中，在内层骨皮质表面和外层骨皮质表面就开始塑形，塑形的结果是使骨的形状大致接近正常。骨折愈合过程骨痂的这种改变自身形状或整形的过程称为骨塑形。小儿骨塑形作用可达 100%，年轻患者接近 100%，而成人则不完全。过去认为，骨塑形大约要一年以上，并认为骨塑形和骨改建是一回事。现在认为，它们是有区别的，因为前者不具备后者的基本多细胞单位为基础的骨改建过程，但两者之间的关系又很密切。在人类骨塑形的主要刺激来源于局部肌肉收缩和生理性活动的力学作用。

第四节 骨折愈合的新概念

一、引导性骨再生（guiding bone regeneration，GBR）

引导性骨再生是利用屏膜干扰技术，在骨折断端一定距离之间用硅胶膜包绕。形成封闭空间，防止周围结缔组织长入。早期为直接成骨过程，由两侧断端形成骨尖端，相对生长直至愈合。骨生成细胞来源于骨内膜、骨髓基质细胞及骨膜增生细胞，共同形成肉芽组织。这些细胞不断向成骨细胞分化，在骨痂表面不断成骨，而使骨痂延伸。

在 GBR 过程中，哈佛系统也进行重建，表现为中央管腔扩大，管壁骨溶解，管腔内充质出现大量成骨细胞，与周围骨修复组织中成骨细胞相联系。骨溶解释放的骨细胞可向成骨细胞转化，骨溶解还可释放不同生长因子，诱导周围组织中间充质细胞也向成骨细胞转化。实验显示去除外骨膜，对于 GBR 膜管内、外成骨过程及再生方式无影响。外骨膜两层的成骨细胞来源不同，生发层来自骨表面及哈佛系统，纤维层则来自软组织。

在 GBR 封闭膜管内，伤后早期即出现多种骨诱导因子，其表达时间、表达细胞及分布规律与一般骨折愈合并无质的区别，但含量明显不同。BFGF 是形态发生因子，对维持软骨细胞表型起重要作用。TGF-β 可促使间充质细胞向软骨细胞分化，早在膜管内缺损区血肿内，BMP 即呈阳性，而膜外组织几乎不出现，周围肌肉也只有弥散 BMP。内源性 BMP 主要来自骨端坏死吸收释放，并也由成骨细胞合成、分泌。距断端不同距离，BMP 浓度存在梯度差、骨端 BMP 向周围扩散，由近向远，浓度逐渐降低，其形成骨量与扩散距离成反比，骨折断端移位，由于 BMP 重叠分布，存在量效关系。骨延长术利用完整骨膜形成封闭空间，能提高 BMP 浓度，促进骨再生。

二、骨折渗液（fracture exudates）

骨折早期，在发生血肿、炎症和坏死的同时，骨折断端还产生一种渗液。从损伤的组织可以产生许多因子，如化学趋化剂、生血管因子及生长因子等。血肿内的单核细胞及巨噬细胞移行到损伤部位也可产生生长因子、巨噬细胞可以促进纤维组织形成。血小板含多种生长因子，如 TGF-β、PDGF 及 EGF 等、血细胞如中性粒细胞、淋巴组胞和具多能性成纤维细胞样间充质细胞移行到骨折部位。这些细胞以及上述不同来源产生的渗液，可以促进细胞的移行、分裂及分化，称为骨折渗液。骨折渗液通过血管出芽形成新血管，但需要死亡红细胞、血小板及坏死碎屑的参与。血管再生总是从内皮细胞出现突起，以后经过复制和移行等过程。

骨折渗液不仅含有与一般伤口渗液相同的成分，如移行细胞及芽生血管，还从骨折断端产生骨形态原信号物质和生长因子以及能刺激骨祖细胞的初始反应。渗液的多少、持续时间及生物化学活性关系到骨折愈合的好坏。应用非手术疗法，由于断端存在一定活动所造成的炎性反应可出现较多骨痂。由周围进入的间充质细胞到达断端后在该处聚集，并分化为软骨，后者实际上是在血供良好的肉芽组织中产生且有能力提高生骨活性。加压钢板术中清除渗液，使生长因子的活性达不到正常水平。骨折早期断端微动，可继续保持骨折渗液的活性，生长因子迅速增加。骨折部位如骨折渗液不足，不能产生足够活性分子信号，细胞分化受阻，可能是迟延愈合或不愈合的原因。

在张力下引起的骨形成与以往在压力下通过负电荷引起的骨形成完全不同。这特别说明骨折渗液中所含分子生物内含物的重要意义。其中有高浓度骨性形态原及生长医子，还有丰富的骨祖细胞及新生血管。骨折不愈合可能与骨折渗液及伴随细胞和血管产生的分子信号活性不够强及持续时间不够长有关。骨折愈合是力学及分子生物学多种因素复杂的相互作用。近来有关骨折部位在载荷下释放的生物中介物，活化生长因子及对局部骨吸收和形成的调节有助于了解骨折愈合的生物学，即再生的钙化组织如何对力学因素做出反应，这样可以将以往观察到的孤立的生物化学、生物力学及临床现象互相联系起来。重要的是，骨折渗液不仅含有与一般伤口渗液相同的成分，如移行细胞及芽生血管，还含有从有折断端释出的骨形态发生信号物质和生长因子以及能刺激不同骨祖细胞的原发反应。渗液的多少、持续时间及生物化学活性能决定采用保守或手术方法的成功率，采用保守疗法由于断端存在一定活动所造成炎性反应而出现较多骨痂，由周围进入的间充质细胞到达断端后在该处停留、浓集并分化为软骨，后者实际上是在血供良好的肉芽组织中产生而有能力排斥血管。另一方面，如采用加压钢板进行内固定可以排除炎性反应而不出现骨痂。坚强钢板固定可以降低生长因子活性、而通过过度的骨重建来完成愈合。髓内钉破坏髓内血管，引起内侧皮质部分坏死，但同时可大大刺激外侧皮质血供及生骨活性，后者因髓腔挤出的内含物可以进一步得到加强，早期负重还可以刺激产生生长因子及 PGE2。

骨折断端分离或感染可能使骨折渗液活性降低。直接暴力所致软组织损伤及断端缺血可以影响生骨信号的效力，损伤的肌肉可以妨碍血管的进入，广泛伪吞噬现象可能由于巨噬细胞及细胞活素被干扰的分子信号的释放，其他原因如高龄、营养不良及酗酒也可使分子信号停滞，骨折渗液活性下降。延长骨折渗液的活性刺激，直到软组织损伤发出的大量分子信号消失显然对骨折愈合有利，早期适当负重，延期手术，特别是每天对已形成的骨折造成微骨折，如骨延长术中每天分次小量延长可获得意想不到的结果。关键是采用闭合方法通过每日再骨折，继续保持骨折渗液的活性，使生长因子迅速增加。

其他因素如高龄、营养不良和酗酒也可使分子信号停滞，骨折渗液活性降低，延长骨折渗液的活性刺激，如负重、延期手术可促进愈合。临床材料已显示，在骨延长手术中应用稳定的外固定，对已产生的骨痂不断造成微骨折，由于不断激活骨折渗液，有利于骨折愈合。

三、初始骨痂反应

任何骨折后，出现的短时一次性反应称为初始骨痂反应（primary cal1us response，PCR），骨折两侧断端的相互作用不断重复PCR，骨折愈合需要长期来自远端的应力刺激，即继发动力。反复轻微的外伤或骨痂骨折可不断地产生成骨信号，骨折愈合就是多次的PCR积累，其特点是：①在一定范围内，PCR随损伤程度而加强，但可达饱和；②骨折愈合需要一个最佳应力范围，达到恰好能为PCR修复的适宜损伤强度，小于强度可产生过修复，大于该强度则是破坏性的；③在一次微损伤后，需要一定的间歇时间，称为不应期，连续的重复损伤将不产生或仅有微弱的PCR。

骨折修复过程中，原来就存在于骨膜及骨髓中的定向性骨祖细胞（DOCP）数量有限，在很大程度上需要来自血液和血管旁能多向分化的可诱导的间质细胞（IOPC）。这种转化需要一种特异性的识别与激活机制。骨折愈合最初的反应与一般软组织损伤相同，由PDGF启动，提供新血管生成及募集各种细胞，属于非特异性反应，以后在此基础上进行特异性修复活动。每一次微损伤不仅重复PCR，也重复非特异性炎性反应。

骨折后初骨痂反应即在骨膜和骨髓的直接骨形成，如能在软组织愈合以前一直维持这种反应将对骨折愈合有利。过去认为骨折后1周或更长再行固定，可能愈合更快，这种继发损伤可以产生一种援助机制，延期固定意味着使已形成的骨痂再骨折，此时软组织已愈合，活化生化介质释放介质已消失，而再损伤可使初始骨痂反应重现。应用负重管型石膏治疗胫骨骨折常引起局部温度升高，可维持炎症并继续释放PGE2。骨折后期微动在于重复造成损伤、继续维持初始骨痂反应及骨折渗液。骨延长术是经过截骨后不断牵引而完成的，这种张力下的骨形成，说明渗液在骨折修复中的重要性。具有高浓度的骨形态及生长因子还提供丰富的骨祖细胞及新生血管。

四、阶段加速现象

过去100年，弄清了从骨折损伤→肉芽组织形成→骨痂形成→骨改建→骨塑形→骨折最终愈合5个连续阶段。关于骨折愈合过程中普遍存在的骨折愈合阶段加速现象（亦称骨折愈合第6阶段），直到1983年才首次描述。众所周知，骨折原始损伤具有促进正常骨折愈合的作用，这种正常骨折愈合的促进作用即称为阶段性加速现象（rehional acceleratory phehonenon，RAP）。这可使骨折愈合的各个时期缩短，骨折愈合加快2~10倍。现在已知，正常骨折愈合过程中均可出现阶段性加速现象。阶段性加速现象在骨折几天后即开始出现，1~2个月达到高峰，可持续6~24个月以上，表现为皮质骨内骨改建增加，临床采用对比度较好的X线摄片可观察到皮质骨中许多隧道形成。

五、二次损伤现象

骨折愈合过程中出现的二次损伤现象（scondary injury phenomenon，简称SIP），是指骨折1周以上施行切开复位内固定的骨折愈合加速现象。这种二次损伤刺激被称为加速器样效应

(Booster type of mechanism)。从理论上讲，骨折延迟切开复位内固定就意味着骨痂再骨折，这时软骨组织大多愈合，释放活性物质的能力也消失，再振伤可使释入成骨活性物质的能力恢复。初步研究显示，骨折采用坚硬框架固定器固定，保持骨折纵向微动可加速骨折愈合，但这种骨折端策动应出现在骨折后1~3周，这可能是由于骨折端的微动可导致骨折端反复损伤，从而导致反复性骨折早期反应，3周以后大部分软组织损伤愈合，释入成骨活性物质的能力也渐告消退。动物实验显示，渐进性骨延长对骨折愈合是有益的，可导致高浓度成骨因子释放。在人类的骨延长术中，Lizarov手术已被广泛接受，即取皮肤小切口长约1cm，骨膜下用骨刀将股骨或胫骨凿断，缓慢牵引延长（每天约1mm），周围骨膜保持完整。Bastian等主张截骨后2周开始延长，Montecelli等则主张截骨后马上延长，但结果相同。

六、开关现象（an on off phenomenon）

骨折后数月或1年，由于生物学因素所致的骨愈合不良，采用植骨或内固定方法可促进、有时可加速骨愈合，术前和术后X线摄片显示骨折对二次损伤反应完全不同，这可能是第二次损伤清除了骨愈合的障碍所致。因为生物学因素所致的骨愈合障碍可表现为暂时的局部正常骨愈合能力丧失，局部组织介质作用处于停止状态，这时如果施行某些手术治疗，可以重新激活停止状态，这就是骨折愈合过程中的“开关”现象。“开关”现象首先在1960~1964年被认识，1985年，Hori等采用组织时间标记（tissuetime-marking）实验证明了这一点，1985年，正式提出。临床研究提示，在同一时期，某些部分的细胞介质作用是关闭的，另外部分则是开放的。

第五节 骨折愈合的研究进展

骨科界一直重视骨折的复位与固定，而忽略了对促进骨折愈合的研究。自20世纪90年代以来，骨科的基础和临床研究发展迅速，研究成果也日新月异。骨折愈合是骨科学中一个古老而年轻的分支领域，对于促进骨折愈合的研究，世界上骨科临床和基础医学工作者进行了不懈的努力。

骨折是指骨或骨小梁的完整性遭到破坏的同时，累及损伤处周围的软组织、关节、肌肉、韧带、血管和神经的一种临床病症。骨折愈合则是机体各组织修复中最为独特的过程，它与其他组织的修复不同。骨的修复是非常类似骨的原有模式，可重新形成与原骨外形、内部结构和功能都一样的新骨。骨折愈合的传统描述是一种理解性描述，仅回答什么是骨折愈合，何时愈合，怎样愈合。但如何运转骨再生系统？什么因素保证愈合再生程序？什么细胞分化成骨细胞或软骨细胞？还需进一步阐明。目前，骨科基础研究达到了分子水平，扫描电镜通过计算机微调及电子微探子分析为骨骼组织的组织学研究开辟了一条新途径。计算机工程和电子工程的革命性变化，为研究骨折的愈合提供了最为先进的武器，可以从一个骨活检标本分析出许多参数，如小梁的体积、骨形成和吸收的速度等均可作定量分析。

自胚胎形成开始，不断地发生骨吸收和骨形成，这样的情况持续一生。正常成人骨骼约10s发生一次骨重建活动。控制该程序的机能属细胞性环境平衡、稳定的范畴。这种平衡受机械应力、药物、激素和营养等因素的影响。随年龄不同发生相应的改变，也随性别、种族的不同有差异。不同的骨骼或同一骨骼不同骨面也有差异。

骨折愈合与细胞活动、胶原和基质的形成及钙盐沉积均有关。Trileta曾说：“关于骨质形成的秘密，尚未完全了解。”但可以肯定，骨质是由于钙盐沿着部分硬化的有机组织的沉积，它的组织者是骨折部有生骨机能的血管。

在骨折局部自始至终充满着各种有关细胞的活动。参加骨折愈合的细胞较广泛，可归为两种在功能上分化的细胞，即从基质细胞系统来的细胞与从造血系统来的细胞。这些细胞按恒定的顺序出现在骨折局部发挥各自具有多向性的能力，分化演变为不同的细胞。

近10年来，对骨折损伤、修复研究已进入了细胞和骨基质水平，特别是诱导成骨现象的研究取得明显的进展。美国学者Urist在1965年首次有力证实了盐酸脱钙骨基质，具有诱导成骨作用，并认为是因为DBM中含有某种诱导蛋白所致。国内关于诱导成骨的研究始于20世纪80年代，且进展较快。骨细胞可以产生多种生长因子，骨又是生长因子的储存仓库。有关生长因子对骨及软组织损伤的修复作用的研究已取得重大突破。

主要的生长因子有：

(1) 血小板衍生生化因子（PDGF），可以诱导骨折周围细胞发生趋化反应，这种趋化作用可使损伤周围的细胞增殖。PDGF可以刺激骨细胞DNA的合成和蛋白合成，其主要是在骨折早期起作用，一定条件下对骨有重吸收作用，它对骨重建有双向调节作用。

(2) 转化生长因子（TGF），可刺激骨细胞中DNA的合成和重建，还能刺激骨胶原的合成。

(3) 成纤维细胞生长因子（FGF），能使大量骨细胞增加合成胶原和非胶原蛋白的能力，它还可增加成骨细胞的数量。在特定情况下它还有抑制骨生成作用。

(4) 类胰岛素样生长因子（IGF），有传递生长激素，延长生长激素的半衰期，调节生长激素活性的功能。

(5) 骨衍生生长因子（BDGF），骨细胞在BDGF的作用下数量可增加，同时还能够聚集在一起。

(6) 神经生长因子（NGF），与骨折愈合有密切关系。NGF对成骨细胞具有促进有丝分裂作用，主要参与骨骼骨化。此外，还有骨源生长因子。这种因子可分离出两种互相无关的因子，一种类似生长转移因子，另一种为胰岛素样生长因子。

骨折愈合的检查发展迅速，目前已进入无损伤性技术的应用阶段。共振频率和阻抗超声波、放射性光密度测定、定量计算机断层扫描（QCT）、单光子发射计算机断层照相（SPECT）、骨密度计或双光子吸收计（DPA）、双能X线吸收测定（DEXA）、单光子吸收计（SPA）、形态计量学(Morphometry)，这些技术对骨折愈合的判断提供了科学的依据。

骨折愈合的治疗发展迅猛，已进入分子生物物理学时代，不仅许多新方法已经在取代植骨手术，甚至植骨理论也受到冲击。目前，研究成果主要有：加压治疗、电直接刺激治疗、磁的治疗、成骨诱导治疗、骨生长因子的研究及植骨代用品的研究等。在固定材料的选用上，由第一代的接骨板发展到第二代的动力压缩接骨板，从不可吸收的内固定材料发展到可吸收的高分子材料。总之，正是采用了新的综合疗法，才更好地促进了骨折的愈合。

近年来，骨折愈合无论是在基础研究、检查、治疗等方面都取得了很大突破。但仍有许多问题有待我们进一步探讨和解决。

骨形成是一个复杂过程，受多种激素、全身及局部生长因子调控。现已从骨基质和骨细胞及骨中分离出多种骨源性生长因子、胰岛素样生长因子、成纤维细胞因子等。后者包括骨形态发生蛋白介素及前列腺素等。不同生长因子均可在骨组织及邻近软组织出现。局部生长因子的主要作用为丝裂原反应，趋化、增殖、分化及溶骨活性，在骨形成的机制上，可调节细胞增殖、分化过程，合成基质。局部生长因子具有自分泌作用，作用于自身还有旁分泌作用，作用于相邻成骨细胞，使骨折修复进行自我调节。利用免疫组化、核酸杂交及逆转录，聚合酶链反应可进行检测。参与骨形成与骨吸收的生长因子及细胞因子种类繁多，作用错综复杂，下面仅就主要因子扼要介绍。

一、成纤维细胞生长因子（FGFs）

FGFs是一类与肝素结合的生长因子，具有广泛的生物学效应。其中碱性成纤维细胞生长因子（bFGF）被认为与软骨源性生长因子、软骨肉瘤源性生长因子、β-肝素结合生长因子、星状神经胶质因子-Ⅱ和眼源性生长因子-Ⅰ等有关；而酸性成纤维细胞生长因子（aFGF）则被认为与内皮细胞生长因子、α-肝素结合生长因子、星状神经胶质生长因子-Ⅰ和促前列腺素等有关，具有刺激骨形成作用。

从牛脑垂体提取的一种多肽，分子量13~18kD，在人体组织包括骨基质广泛存在的bFGF是aFGF的10倍。FGF是潜在性丝分裂原，离体能促进成软骨细胞的增殖、分化、成熟；活体则能促进软骨修复。

骨折早期，bFGF从坏死细胞释出，能促进成骨细胞增殖及胶原形成，在肉芽组织及骨外膜生发层细胞中才有bFGF mRNA表达，说明这些细胞有合成bFGF能力，bFGF能刺激骨膜源性细胞增殖，对尚未分化的间充质细胞有促分裂作用。骨折后各阶段，包括在骨缺损区新形成的类骨质中，成骨细胞上也有FGF mRNA的强表达，但当骨痂变为板层骨后即消失，提示bFGF主要在骨生长早期合成，随分化成熟即逐渐降低。bFGF是毛细血管增殖刺激剂，能促使毛细血管向骨折断端及骨移植物中长入，软骨岛数量增多：骨痂血管重建提前，对需要血供的软骨内骨化可加快骨痂的成熟和骨化，局部或全身应用BFGF已可促进软骨和骨的生成。

二、血小板衍生生长因子（PDGF）

PDGF是由A、B两条多肽链通过二硫键连结的二聚体。分子量28~35kD。在凝血过程中从血小板颗粒释放，骨基质和骨肉瘤中也存在。多种细胞包括成纤维细胞、平滑肌细胞及滑膜细胞均可刺激DNA合成和细胞复制。PDGF除具丝裂原活性外，对成纤维细胞、平滑肌细胞及单核细胞还具化学趋化作用。在骨折愈合过程中，可以吸引成纤维细胞至血块，诱导其增殖。PDGF也称为创伤因子，在骨折早期、PDGF mRNA表达高峰，它能促使成骨细胞由不成熟向成熟型分化，合成I型胶原，加快骨形成。

三、转化生长因子（TGFs）

TGFs是一类多肽物质，主要有两种类型，即TGF-α和TGF-β，其中TGF-α分子量是5600，TGF-β为2500，具有刺激成骨细胞增殖和诱导骨吸收的双向作用。

TGF-β是由两条相同肽链组成的多肽、分子量25kD，具生物活性的TGF-β来自前体的羧基端，每条肽链含112氨基酸。

TGF-β是一种对多种结缔组织细胞具复杂生物效应的生长因子，其作用是双相的，既能刺激细胞增殖与分化也能进行抑制，TGF-β的多功能作用决定于细胞类型、分化状态、周围环境、生长条件及是否有其他因子存在。还决定于TGF-β本身作用浓度及时间，对未分化或分化早期的软骨细胞可以促进增殖，使间充质细胞向软骨细胞分化，还可增加II型胶原及蛋白多糖的合成；在分化末期可抑制II、X型胶原及蛋白多糖的合成，ALP水平降低。对胚胎成骨细胞样细胞，能刺激分裂、增殖，抑制I型胶原及ALP，对分化成熟的成骨细胞，作用相反。即使对同一细胞群，低浓度TGF-β起刺激作用；高浓度则起抑制作用，TGF-β还能对成骨细胞诱导产生白介素，使成骨细胞样细胞趋化到成骨部位，对成骨细胞体外培养产生PGE2。TGF-β对破骨细胞的调节有前列腺素依赖性及非依赖性，同样具有双相作用. 低浓度可刺激，高浓度可抑制，局部成骨细胞及破骨细胞在TGF-β的调节下，使骨吸收和骨形成协调进行。

骨折后24h内，从骨折血肿的血小板及巨噬细胞可释放TGF-β，在邻近骨折部位骨膜下膜性骨化增殖的成骨细胞以及在炎症期和软骨痂期均可以发现TGF-β的表达。细胞分裂相，迅速增殖的细胞及细胞外基质可以看到细胞内TGF-β强染色，成骨细胞及软骨细胞一直有较高浓度TGF-β，应用原位杂交，骨痂中上述细胞也有TGF-β高表达，肥大软骨细胞无表达，当骨痂成熟后，在硬骨痂期以及软骨内骨化区明显减少。TGF-β还参与关节软骨损伤的修复，TGF-β在骨折后长时间有高表达，但随时间而降低，在骨不连则消失。

在骨折反应期，血肿形成，骨外膜生发层细胞和周围间质细胞增殖，炎细胞浸润，此时TGF-β主要来自血小板、刺激修复细胞增殖，启动修复过程。在膜内成骨，成骨细胞有TGF-β染色阳性，当软骨形成时，由修复细胞自身产生的TGF-β起主要作用，由软骨细胞合成的TGF-β释放到钙化基质中，也产生TGF-β。TGF-β还能抑制破骨细胞产生及成熟破骨细胞的活性，从而抑制骨吸收，不同来源的TGF-β相互补充，以弥补TGF-β的消耗，保持局部持续性、稳定性及组织分布特异性，代谢旺盛的量多，相对静止的量少。由修复细胞自身产生的TGF-β与细胞分化状态及功能水平有关，通过自（旁）分泌参与骨折愈合调节。TGF-β对基因表达的调节决定于细胞成熟、分化阶段及在细胞内、外位置实验显示，持续给予TGF-β将延迟骨痂中软骨基质的钙化。

对骨折不同修复阶段的骨痂切片，似TGF-β抗体进行免疫细胞在伤后28天达高峰，新骨的骨基质，修复的关节软骨细胞均呈强染色，重建期细胞呈阳性，染色程度随骨愈合逐渐降低。

TGF-β也是免疫调节因子，是一种高效内源性淋巴细胞增殖与功能的抑制剂。经脱钙素处理的同种异体骨移植，除去与除部分抗原外，还与骨诱导活性表达造成内在免疫抑制有关。TGF-β对白介素-1、白介素-2及其他细胞因子刺激下的T细胞增殖起抑制作用。

四、骨形态发生蛋白（BMP）

Urist首次用0.6N盐酸制备的脱钙骨基质（DBM），可以在肌袋诱导间充质细胞，以后又制备一种比DBM具更高诱导活性的骨基质明胶。不少作者分别从羊、马等不同动物，人的骨组织以及骨肉瘤中提纯了BMP。BMP为一种疏水性酸性糖蛋白，主要含三种分子，由谷氨酸、丝氨酸、天门冬氨酸及甘氨酸等组成，对羟基磷灰石有较大亲和性。

动物实验显示将BMP植入肌袋内，可诱导未分化的间充质成骨。其过程为，植入0~3天，间充质细胞出现形态和数量改变，细胞可出现解聚、迁移，再解聚及增殖，4~10天，间充质细胞分化为软骨祖细胞及软骨细胞，伴多种结缔组织细胞迁移；10~20天，开始形成软骨骨质，血管进入后，软骨内骨化，钙盐沉积，形成交织骨；20~30天，新骨趋于成熟，改建为具骨髓的板层骨。新骨生成量与BMP植入成正相关，但BMP对已分化成熟的软骨细胞和骨细胞则无促进增殖作用。

正常情况下，骨的内源性BMP含量很少，骨折后明显增加，其来源随时间不同，伤后3天~1周，来自断端坏死吸收而释放的BMP浓度已达相当水平；伤后8天，骨折断端不再以坏死为主，成骨能力最强，主要来自骨基质；伤后10天，成软骨细胞，成骨细胞及间充质细胞均可以合成，分泌BMP，BMP mRNA表达阳性。伤后2周，BMP水平明显下降，与基质钙化及新骨成熟一致。一般来说，一旦形成软骨细胞和骨细胞，BMP即不再起作用。BMP还能抑制破骨细胞生成及其功能，在骨重建中起一定作用。BMP的分布也遵循弥散规律，在骨折不同部位存在浓度梯度，距离断端越近，浓度越高。在一些闭合区域，如裂缝，原有骨小管及骨陷窝处，BMP浓度较高，软骨形成也较快，并较丰富，成骨量与扩散距离成反比。

由于BMP在骨组织中含量甚少，仅1~2ng/g骨组织，且与不溶性非胶原蛋白紧密结合，从骨组织中较难得到纯度很高的BMP。一些作者通过基因工程制备BMP，到现在为止，已克隆的BMP分别命名为BMP1~13，除BMP-1以外，均属TGF-β超家族成员。BMP的氨基酸序列中有7个半胱氨酸，其具活性的蛋白主要以两个相同亚基组成的二聚体形式存在，两个亚基之间以二硫键相连。

在各类BMP中，对BMP-2、BMP-3、BMP-4、BMP-7研究较多，其诱导成骨能力也较明显。在骨折后早期直到软骨痂期免疫组化呈阳性，BMP mRNA 有高表达。BMP-2 即 BMP-2A，可促进异位骨形成，可使成骨细胞前体细胞定向分化为成骨细胞，提高 Alp 水平，促进 I 型胶原合成，BMP-3 又称成骨素（osteogenin），其结合位点在富含中胚层来源的组织，分别植入肌内、骨膜下及骨缺损，有较强诱导成骨活性和修复骨缺损能力，但强度较 BMP-2 弱，时间也有延迟，BMP-4 或 BMP-2，在结构上与功能上与 BMP-2 相似，单独使用时，较 BMP-2 作用弱。BMP-7 又称成骨蛋白-1（OP-1），单独植入即显示很强的成骨作用，可修复软骨缺损，分化为软骨细胞表型，合成 II 型胶原及蛋白多糖。其形成的成熟软骨，在外观及厚度上均与正常软骨相同，以重组人 rh OP-1 结合胶原植入体内修复骨缺损，具良好生物力学及生化特性。

mRNA 是蛋白合成必经起始阶段，其表达水平决定于蛋白合成种类及数量。BMP 是一类具骨及软骨诱导活性的蛋白质，但理化性质，分子结构及功能特点不尽相同，BMP mRNA 转录增加，可使 BMP 合成与分泌增加，进一步促进间充质细胞向成软骨细胞及成骨细胞转化，通过正负反馈调节，而使局部 BMP 浓度提高。

各类 BMP 之间有相互作用，BMP-2 除可促进 BMP-2 mRNA 表达外，还可促进 BMP-3 mRNA 及 BMR-4 mRNA 的表达。各类 BMP 之间可能有一种链式反应，在发挥生理功能时逐个被激活，共同调节骨细胞的分化和成骨功能。

BMP 具同源性，无种系特异性，由不同动物提取的 BMP 分子量及抗原性有所不同。可能与种系不同、提取方法和纯化程度有关，理论上一般认为由非芳香族氨基酸组成的蛋白抗原较弱，有作者报告，植入 BMP 后，全身应用小剂量地塞米松，可增加诱导成骨。不同动物应用不同剂量 BMP，获得的新骨形成存在差异，可能部分由于免疫排斥反应不同有关。

BMP 的抗原虽然很弱，但仍然存在，主要位于骨细胞及哈佛管内皮成分。应用猪 BMP（pBMP）不产生抗人体组织的抗体，其大部分细胞成分已消失，残余的深埋在基质内，已萎缩死亡。

五、白介素 -1（IL-1）

白介素-1（IL-1）是一种细胞活素，分子量为 17.5kD，由巨噬细胞、单核细胞和淋巴细胞等多种细胞产生，参与多种组织反应。不仅作用于局部，也作用于全身，在大的骨折更是如此。

BMP 植入数小时内，在血中即可发现 IL-1，能从成纤维细胞及骨细胞的细胞膜上释放 PGE_2，IL-1 还可对同种异体植骨起排斥作用。免疫抑制剂如糖皮质激素或环孢素是 IL-1 合成及对 IL-1 细胞反应强有力的抑制剂。

在 BMP 诱导的异处成骨早期，IL-1 出现活性，注射抗 IL-1 抗体可以消除这种反应。经基因克隆有效的具同种理化性质的重组人 rIL-1δ 及 rIL-1β 不仅在体外与 BMP 诱导软骨发生，而且在小鼠对剂量反应的 IL-1 与 BMP 可诱导异处成骨，IL-1 也是细胞强有力的激活剂，并是造血生长因子的协同因子。

Patriek 等（1988 年）对小鼠将 bBMP 或 hBMP 植入肌肉内，如术前 1 天，术中或术后 1、2、3 天或 1 周局部注入 IL-1 均可增加异处生骨。从应用 BMP1mg 及 rIL-Iβ10ug 增加 30%，直到应用 BMP10mg 及 rIL-1β10ug 增加到 300%。单独植入 IL-1 则不诱导骨形成，同时应用 BMP 及 IL-1 有利于异处成骨，IL-1 一方面可在 BMP 导入靶细胞的膜受体以增加细胞间相互作用，另一方面，可以刺激血管周围未分化的间充质细胞，或分化后软骨祖细胞或两者的有丝分裂。IL-1 还可以调节对 BMP（抗原）细胞的中介反应。

IL-1 可以刺激骨细胞增殖，在特殊情况下也可刺激骨吸收细胞和骨形成细胞，并刺激有丝分裂，是炎性过程的结果。可刺激滑膜成纤维细胞合成 PGE_2 和胶原酶，刺激Ⅰ、Ⅲ型胶原和纤维结合素合成，具有成骨和破骨的双向作用，且其作用可被前列腺抑制剂（如消炎痛）所阻断。

六、肿瘤坏死因子（TNFs）

TNFs主要有两种类型，即TNFα（又称恶病质素）和TNFβ（又称淋巴毒素）。TNFs可刺激骨细胞和骨器官合成DNA和PGE_2，抑制胶原和骨钙素的合成以及1，25（OH）$_2D_3$刺激的AKP活性，具有明显的破骨作用。

七、γ-干扰素（TFN-γ）

TFN-γ是T淋巴细胞的主要产物之一，具有抑制成纤维细胞Ⅰ和Ⅲ型胶原合成，抑制软骨细胞合成Ⅱ型胶原，诱导这些细胞表面Ⅱ型主要组织相容性复合物（Ia）抗原，具有明显的骨吸收作用。

八、造血生长因子

造血生长因子主要有两类，即粒细胞巨噬细胞集落刺激因子（GM-CSF）和集落因子-1（CSF-1，又称巨噬细胞集落因子，M-CSF），它们可促进多核巨细胞形成破骨细胞，具有明显的破骨作用。

九、前列腺素（PG）

PG是重要的炎性介质，脂肪酸中最丰富的花生四烯酸从其在细胞膜的前体磷脂形成。PG有多种类型，有的中间产物半寿期很短，离体研究显示，分离细胞器的PG可影响代谢，PG可刺激培养胎鼠骨的吸收，PGE_1及PGE_2在培养基中可使掺入的^{45}Ca释放增加，发生形态改变，说明有破骨细胞吸收增加，其作用在某些方面与PTH相似，但程度不同，PG对细胞培养的刺激不伴有新的细胞复制。

对组织培养直接施加压力及剪力，牢固附着的骨细胞可增加PG的合成。PGE2合成的迅速增加可同时使cAMP及随后DNA合成亦增加。如事先加入消炎痛，则可阻断对DNA合成的外力，说明在骨中可能对外力存在一种受体机制，可被PG中介刺激cAMP及DNA的合成，实验显示，兔胫骨骨折后2周内，从骨及肌肉中释放的PGE_2及对PGF_2较对照组明显增加，可能在骨损伤后，PG刺激血管改变，骨吸收及生骨细胞的增殖。对年龄较大的鼠骨折，给予大剂量消炎痛，可引起纤维组织生成增加，而骨生成及重建减少。另一些学者发现，对大鼠骨折给予PGE_2可引起剂量依赖型软骨基质产生增加。

PG为强有力骨吸收刺激剂，大剂量PG可以抑制不同骨形成指标。PG通过中介骨形成与骨吸收激素的作用，以调节骨代谢。骨含有并能合成多种蛋白，以调节骨形成和骨吸收、骨代谢的局部调节因子或许能中介激素的全身作用。

十、胰岛素样生长因子（IGFs）

IGFs主要有两种类型，即IGFⅠ和IGFⅡ，其中IGFⅠ又称生长介素C，分子量7700，IGFⅡ分子量为7500。现在人们已发现，骨细胞和许多细胞表面具有IGFs受体，其中Ⅰ型受体分子量为450kD，对IGFⅠ具有很高的亲和性。Ⅱ型受体分子量为250kD，对IGFⅡ具有良好的亲和性。在血清、组织浸出液和细胞培养基中人们发现了IGFⅠ和IGFⅡ的特异结合蛋白（IGFBP），在人骨细胞培养基中还发现一种被称为抑制性IGF结合蛋白（InIGFBP），IGFs通过受体、结合蛋白和抑制结合蛋白调节其活性强度，具有明显的成骨效应。

尽管如此，到目前为止尚没有一种理论可解释骨折愈合的所有问题，骨折愈合的细胞来源尚不清楚，部分作者认为是来源于肌肉组织。当前骨折愈合系列化介质的研究集中在骨折负重、负荷时释放的某些介质上，目前似乎有可能说明，在骨再生和钙化过程中机械力学的作用具有广泛的生物学基础。骨折修复的中心问题是骨折渗出液的形成，骨折渗出液不仅含有普通伤口渗出液中的成分，而且还含有骨形成信号物质和来自骨折端和骨折初期反应的生长因子等。如果人们能够了解骨折渗出液中这些物质的含量、出现时间和生物活性，对于骨折的治疗具有极重要的意义。可以想象，在不久的将来，可在骨折端注射高效应骨折愈合促进物质，或与 PGE2 以及其他炎症促进因子联合使用加速骨折愈合。对不延迟愈合倾向的骨折应争取早期使用（骨折后 3~4 周），后期也可根据骨折渗出液的活性来确定骨折延迟愈合。

主要参考文献

1 王志鑫，陈浩宏. 骨折愈合学. 武汉：湖北科学技术出版社，1995
2 王亦璁. 骨与关节损伤（第三版）. 北京：人民卫生出版社，2001

第八章 促进骨折愈合的方法

第一节 影响骨折愈合的因素

骨折后，其整个再生过程，从损伤开始，直到所有愈合过程完成，受众多内分泌激素、自（旁）分泌生物化学及生物物理因子的调控，过多或过少均能影响修复反应。有些因素参与全部过程，有些只在特定及有限时间内起作用，肽及激素能调节骨折愈合，生长激素、甲状腺素、皮质及生殖类固醇在整个过程中均起重要作用。每种激素在细胞膜或细胞核上均有受体。维生素A及其活性代谢产物与甲状旁腺素对矿化很重要，维生素A、视黄酸（维生素A类似物）在骨形成中起形态原作用。维生素C缺乏能直接抑制细胞外基质形成，并在软、硬骨痂中对基质中胶原排列定向有关。BMP、TGF-β、PDGF等细胞因子能诱导异位成骨，并能刺激软骨内骨化及骨痂形成，DBM和骨髓等也能促进骨折愈合。

微量元素对骨折愈合也起一定作用，能维持组织形态结构，调节代谢过程。Fe、Mn、Zn对骨缺损修复有明显促进作用。Fe具输氧功能，在骨缺损部可提供氧分。Mn为胶原蛋白向前胶原转化、骨基质形成的重要环节，对参与物质和酶起重要刺激及激活作用，并参与羟氨酸和赖氨酸的合成。Zn缺乏将降低血清钙和骨钙含量，影响基质钙化。Zn为酶原蛋白结构，具酶的催化作用。含Zn的酶能调节骨DNA、RNA合成与分解，影响核酸和蛋白的合成与分解。它可使血清和骨中A1p活性增强，Zn缺乏则使A1p活性下降。它还与骨折愈合中骨盐沉积有关。Cu能影响骨胶原形成，骨胶原为骨痂基本成分，分子内和分子间稳定共价交联，增加不溶性醛胺缩合反应，需含Cu的赖氨酞氧化酶参与。物理因素，如制动、负重可诱导骨痂形成，电、磁场刺激和超声能促进骨折愈合。

Uhthoff（1993年）综合影响骨折愈合因素如下：

一、全身因素

（一）年龄与性别

由于不同年龄的人骨骼的再生、修复、塑型能力不同，骨折愈合的时间也不同。例如新生儿股骨干骨折半个月左右即可坚固愈合，而成年人常需2~3个月之久。

一般认为，女性生理代谢低于男性，由此推测女性骨折愈合比男性要缓慢些，确切的研究目前尚无报道。

（二）地区与人种

骨折愈合的地区差别也未见报道。一般认为，高原寒冷地区骨折愈合速度可能要稍缓于平原温热地区。此外，气温的差异亦与机体代谢有关，从而间接影响骨折愈合。

骨折愈合过程中的人种差异报道极少，研究也不多。一般认为，黑种人的骨折愈合较白种人好，这可能与黑种人骨骼红骨髓含量和骨密度较高有关。此外，骨干的长度也影响骨折的愈合，骨干越长，越不利于骨折的愈合，由此认为，黄种人骨折愈合优于白种人，发生骨折延迟愈合和骨不连的可能性也相对较小。

（三）吸烟与饮酒

吸烟对机体的危害是多方面的，对骨折愈合的影响报道很少。最近有人报道，吸烟对人骨髓有影响。众所周知，成人骨髓主要成分是不活跃的黄骨髓，少量红骨髓，采用磁共振成像技术研究显示，不吸烟者膝关节红骨髓仅占 3.4%，每天吸烟量在 20 支以上者膝关节红骨髓占有比率高达 30%，每天吸烟量在 20 支以下者为 20%。至于吸烟对骨折愈合的直接影响尚不清楚。

（四）健康与营养

病人的一般情况不佳，有营养不良，全身衰竭和某些全身疾病，如糖尿病、贫血、神经病变、脊髓痨以及骨病（成人佝偻病）、坏血病、梅毒以及老年性骨质疏松等，被认为抑制骨的生成。维生素 A 过多，会使破骨细胞的吸收作用过强，使骨干变细，皮质骨变薄，骨的脆性增加。维生素 C 的缺乏抑制胶原和骨的形成。维生素 D 的缺乏影响新骨的钙化过程，均会使骨折愈合延迟。

营养对骨折愈合的影响包括两方面内容。第一，骨折愈合过程中需要大量骨形成细胞及其分泌基质，这就需要大量的蛋白质成分，如果人们生活中缺少这些成分就显然可以影响骨折愈合；第二，骨折愈合过程中，骨基质的钙化需要某些维生素的参与，例如维生素 A、维生素 C、维生素 D、维生素 K 缺乏也可以明显地影响骨折愈合。所以，对于骨折病人来说，应适时适当补充这些营养物质，以利于骨折愈合。

（五）激素与药物

1. 生长激素：甲状腺素、雌激素、雄激素、降钙素、甲状旁腺素、前列腺素。

2. 皮质类固醇引起的微血管缺血坏死。

3. NSAIDS、抗凝剂、Ⅷ因子、钙通道阻滞剂、维拉帕米、细胞毒素、二胱酸盐、苯妥英钠、氟化钠、四环素等。

二、局部因素

（一）局部损伤程度

损伤严重的骨折，周围软组织损伤也重，骨折多有移位、粉碎或开放，骨膜的撕裂损伤较重，对周围组织和骨折端血运影响较大，加重了骨断端的坏死程度，使骨断端和周围软组织新生血管形成减慢，侵入血肿形成机化的时间延长，局部损伤重时，骨断端形成的血肿和出血坏死区大，局部创伤性炎症改变较重，持续时间较长。较大的血肿造成局部循环障碍，影响骨断端修复组织增殖，还影响骨折两端由骨外膜产生的成骨细胞顺血肿外围相互连接的过程，膜内骨化和软骨内骨化过程均可受到影响，使骨折愈合过程减慢。

外骨痂的形成取决于骨膜的成活与完整性，骨膜的广泛撕裂会造成骨膜坏死，加重骨端缺血坏死，影响骨愈合。骨膜的完整性对保持骨折的稳定性较为重要，同时有利于膜内成骨。外骨痂的形成常在骨膜完整的一侧出现，并由骨膜形成的纤维组织囊包围，阻止了骨痂的增殖和向周围组织内扩散，对骨折愈合是有利的。一些特殊部位的骨折，除血运不良的因素外，骨膜无成骨组织，因而无膜内化骨过程，外骨痂难以形成（如股骨颈、腕舟状骨等）也是影响骨愈合的因素之一。

（二）骨折端的接触

骨折端的紧密接触和接触面积对骨折的愈合有较明显的影响。嵌入性骨折、松质骨的线形骨折，即使不附加固定，也有一期愈合的可能。骨干骨折当使用加压内固定，使骨断端紧密接触，经一期愈合的方式较快的完成骨愈合。两骨折端若有肌肉、肌腱等嵌入，骨折将不愈合。

在骨断端互相接触的基本条件下，斜行和螺旋形骨折比横断性骨折容易愈合，这是因为斜行和螺旋形骨折端面积大，就会有较大范围的血管区来供给骨痂的生长，有利于骨愈合。同时，通过膜内和软骨内化骨产生的骨痂量也多，断端间愈合较牢固。

因肌肉牵拉或过度牵引造成的断端分离，即使有 0.5cm 宽的间隙，就足以使骨折愈合时间延长或发生骨不愈合。过度牵引对骨愈合的影响与时间有关，如果过度牵引不是在骨折后的几天之内，而是在几周之后，可使已发生血肿机化内的新生毛细血管变窄或撕裂，使新形成的修复组织撕裂，发生已形成的外骨痂缺血与坏死。持续几天或几周的过度牵引对骨愈合更为有害。人们已对前臂石膏重力牵引治疗肱骨骨折或小腿骨折采用牵引治疗引起了重视。

（三）治疗有关的因素

1. 手术损伤范围（血供、热度）。

2. 植入物诱发血流改变。

3. 内、外固定坚强类型、程度及影响时间。

4. 负荷引起骨与软组织变形的程度、时间及方向。

5. 骨折片间接触范围（间隙、移位、过度分开）。

6. 刺激损伤后骨生成因素如骨移植、BMP、电刺激、手术技术、间歇性静脉淤滞。

（四）骨折部的血供障碍

这是决定骨折愈合快慢的重要因素，一切影响血液供应的因素，都会直接影响骨折愈合过程。

骨折时造成经骨外膜进入骨内的营养血管及哈佛氏管断裂，断端血运不良，不但影响骨折端修复组织生长，而且造成断端骨坏死，直接影响骨的愈合过程。按骨折部血液供应之优劣，可分为下列四种情况：

1. 两骨折端之血液供应均良好：管骨两端在关节囊、韧带、肌腱等附着处，有许多血管进入骨内，故有充足的血液供应。因此，在这些部分发生的骨折愈合快。例如胫骨髁骨折、桡骨远端骨折等。

2. 两骨折段之一的血液供应减弱：如胫骨干的血液供应主要靠骨髓腔内的滋养动脉，此动脉在股骨上、中 1/3 交界处后侧面的血管孔进入髓腔，自上而下承担整个骨干之大部分血液供应。若在胫骨干中、下 1/3 内发生骨折，滋养动脉断裂后，远侧骨折段即丧失其大部分血液供应，仅保有来自骨外膜下小血管网之血液供应，故骨折愈合缓慢。

3. 两骨折段的血液供应均减弱：在股骨中、下 1/3 两处发生骨折时，上、下两骨折部愈合所需时间不一致。上骨折部之近端保有正常的血液供应，远侧断端血液供应已减弱；而在下骨折部则两骨折断端血液供应均已减弱，故上骨折部常较下骨折部先愈合。

4. 一骨折段完全丧失血液供应：若骨折段之一血液供应已被完全切断，即可发生缺血性坏死。例如股骨颈在关节囊内骨折后，股骨头容易发生缺血性坏死。

（五）感　染

感染是影响骨折愈合的另一因素。感染导致骨断端髓腔被脓细胞充填，并向两端延伸，延长了局部充血的时间，断端逐渐被含有淋巴细胞、浆细胞和多核白细胞的炎性肉芽组织所填充。骨折本身会发生不同程度断端骨坏死，感染还可加重骨坏死程度，使骨折愈合过程受到干扰，当同时存在固定不当、骨缺损等因素时，更容易发生骨折延迟愈合和不愈合。

（六）其他因素

糖皮质激素长期应用可引起严重骨量减少。幼年性糖尿病、生殖激素缺乏、严重贫血可改变断端的氧张力，维生素及其活性代谢产物缺乏则能延迟愈合或造成不愈合。

临床上常区分延迟愈合及不愈合，当骨折在预期时间内仍未愈合，主要需根据临床及 X 线检查而非组织学来区别。从生物学观点来看，区分为反应性及非反应性不愈合也许更为重要。反应性系由于骨折稳定不够，但骨折部位仍有适宜灌流，在骨折部位可能出现一层套袖状交织骨，但被一层纤维软骨所中断，后者将妨碍血管穿入，由于存在一定的应变，不能为交织骨所代替。

只要给予适宜的稳定，骨折多能愈合。非反应性不愈合多白于损伤后继发的软组织破坏所致骨坏死或感染引起。临床上，X 线及组织学均无愈合迹象，只有去除非存活组织，稳定骨折部位并予植骨，才有可能发生愈合。

第二节 各种植骨促进骨折愈合

植骨是指将骨组织移植到病人体内骨骼有缺损或需要加强或固定的地方。是治疗骨不连，填充某些良性骨肿瘤切除后造成的骨缺损以及关节融合术时促进骨愈合等常用方法。由于骨来源的不同，可以分为自体骨移植及同种骨移植。根据植骨的目的不同，可使用皮质骨和松质骨作游离骨移植。皮质骨的优点是具有一定的强度，对骨质起一定的固定作用，但其强度不能承受日常生活应力，必须再加适当的外固定。皮质骨的缺点是骨质坚硬，“爬行替代”较难，需较长时间才能真正牢固愈合被“爬行替代”成为活骨。

松质骨多用于填充骨缺损和进行关节融合术。松质骨的优点是骨小梁间孔隙多，血管纤维组织容易长入，易于“爬行替代”；由于质地较软，能填充任何开头的骨腔。缺点是抗应力的强度差，不能承受日常生活活动所施加的应力。

一、自体骨促进骨折愈合

自体骨常取自三个部位：髂骨、胫骨和腓骨。髂骨和胫骨的近端提供松质骨，胫骨干及腓骨提供皮质骨。理想的移植骨应具有如下条件：①无免疫活性；②有活跃的骨诱导能力；③能迅速吸收；④需植入迅速血管化的部位；⑤植入部位应与成骨细胞接触或该处有高度成骨潜能的细胞；⑥必须无菌。然而，上述条件的移植骨乃为自体松质骨所具备。

（一）自体移植骨的成骨替代过程

自体骨移植后，由于丧失了血液供给，大部分组织细胞死亡。在移植骨的表面及周围的细胞，直接从体液中吸取营养，不仅可以生存，而且还能显著增殖。同时移植部位的宿主骨产生肉芽组织，肉芽组织伴随新生血管自周围长入移植骨中的死骨细胞陷窝，和已经扩大的哈佛氏管，死骨被巨细胞逐渐吸收，成骨细胞开始沉积新骨，即出现“爬行替代”的过程。在显微镜下可见骨块四周的血肿先被机化，成骨细胞在机化的血肿四周造成许多骨样组织，然后成条形状小梁向内生长。这种骨样组织逐渐占据全部机化后的组织，与骨块接触而逐渐占有骨块的全部表面。一方面骨样组织逐步钙化及骨化，另一方面噬骨细胞即顺着骨块的骨基质逐步挺进，把骨块的骨基质逐步摧毁而吞噬掉。成骨细胞紧紧地跟着前进，建造起新的骨基质。一部分成骨细胞继续前进；另一部分就在新建成的骨基质中留下来，成为许多有生命的骨细胞。在这一过程中输送营养物质和运走许多新陈代谢过程中的废物，可以见到许多新生毛细血管和噬骨细胞，成骨细胞一起伸展到骨块中去，生长中的毛细血管钻进哈佛氏管中，沿着它的全部纵深范围而扩展起来。许多噬骨细胞和成骨细胞跟着进去，紧贴在哈佛氏管的四壁，也逐步吞食已死亡的骨组织和再造新的骨组织，终于将植骨块完全消灭，而代之以新的、有生命的骨组织。因此，移植骨主要是起“架桥”作用，引导新生的细胞通过骨折部而达到骨的愈合。一般认为，移植自体松质骨容易成活。因为松质骨的结构可使骨细胞直接与体液相接触而得到广泛的骨内膜具有很大形成新骨的能力。此外，松质骨有大量的红骨髓，骨髓中的初期网状细胞，未成熟的生血细胞和骨髓血管中的内皮细胞都可以分化成为骨细胞，而且松质骨的坏死基质被清除前，新骨已开始沉积在死亡的骨小梁网状结构上。

（二）自体骨移植的适应证

1. 骨折不愈合（或称骨不连）。四肢骨折并发骨不连的发生率顺序是股骨、挃骨、肱骨、桡骨、尺骨和锁骨。Boyd 等统计了 842 例骨不连的病人后，发现骨不连的原因有如下几种情况：

(1) 开放性骨折。

(2) 感染。

(3) 骨折端血液供应干扰，通常是中间骨折片血供不足。

(4) 严重损伤所致的粉碎性骨折。

(5) 固定的可靠性不够。

(6) 固定的时间不足。

(7) 不适当的切开复位。

(8) 过度的骨牵引或应用固定物后断端有分离移位。

2. 脊椎滑脱作全椎板减压术后作传统的大块“H”形松质骨植骨融合。

3. 某些良性骨肿瘤和骨囊肿，局部切除或搔刮术后造成的骨质缺损。

4. 骨结核病灶清除术后，填充术后遗症留的空洞。

5. 某些关节融合术，需要结合植骨的病例。

（三）自体骨移植成功的条件

1. 曾有化脓感染的病灶，一般应在炎症完全消失半年至 1 年后进行。

2. 需植骨的局部有广泛的创伤瘢痕组织存在时，应先作整形手术，创造良好的血供软组织床 3 个月以后进行。

3. 积极改善肢体邻近关节的功能，可能以减少植骨术后骨折端间的应力，有利于骨折的愈合。

4. 骨折端的处理是植骨成功的重要条件。多数人认为，就应将骨折端硬化部分和纤维瘢痕切除，将闭锁的髓腔开放，以利于骨的愈合。

5. 尽可能保护移植骨，减少人为的损害。Bassett 认为，不同的手术创伤，可影响移植骨血管再生的时间，用骨刀切下的植骨片愈合能力要比高速电锯取下的骨片好。在取骨和准备骨区时，均应尽可能减轻对组织的创伤。Bassett 证实，如将移植骨在空气中暴露 30min 以上，即可使成骨细胞死亡。手术灯的照射，消毒药品、骨蜡、抗生素等均可杀死骨细胞。如将移植骨暴露在空气中 1h，就会降低其成骨能力，而浸在生理盐水中 1h 则无影响。因此，需将植骨片很好地浸泡在盐水纱布中备用。勿直接受手术灯照射，并尽快移植到受骨区。在受骨区亦应消灭死腔，清除血肿，去除坏死组织，移植松质骨的厚度不应超过 5mm，以利于与组织液紧密接触，提高骨移植的成功率。

（四）自体骨移植的方法

1. 骨折端周围植骨（Phemister 植骨）：适用于骨折端对位对线较好；吸收或硬化不明显，纤维组织瘢痕可以维持骨折端稳定的骨折不愈合，仅在瘢痕周围植入取自髂骨的细条形松质骨，操作较为简单，剥离范围小，对软组织血运破坏少，亦不损失骨干的长度。

2. 上盖植骨法（Onaly bone graft）：将骨折远近端之一侧骨皮质去平，形成骨床。切除断端的瘢痕组织，去除硬化的骨端，钻通髓腔，取胫骨近端部分皮质骨及松质骨，修整成与骨床大小相符，并用螺丝钉固定，骨端如有空隙或缺损，可用松质骨片填充。适用于治疗任何长管状骨干部位的骨折不愈合。

3. 双侧上盖植骨术（Dual onlay bone graft）：Boyd 于 1941 年提出双侧上盖植骨术，即把两块皮质骨外置于受骨区的相对面，用螺丝钉固定，骨折端之间再填充大量的松质骨。适用于骨干的骨缺损且承受重力较大的股骨和胫骨，或靠近关节部位的骨折不愈合。

4. 嵌入植骨术（Onlay bone graft）：将骨折端两侧骨干各做成槽形，取适宜的条形松质骨嵌入槽内，并用钢板内固定。此方法特别适用于长管状骨不连伴有桥状缺损少于 2.5cm 的病例，效果良好。

5. 滑槽植骨法（Sliding bone graft）：在骨折端之两侧切取一段长条形骨，骨折线之两侧不等长，将切取的条形骨倒置，使较长的部分骨块跨过两侧骨折端，形成架桥，可用螺丝钉固定。此方法简单，就近取材，不需要再从健肢取骨，尤其适用于胫骨下1/3段的骨折不愈合。

6. “H”植骨：适用于脊柱滑脱的峡部不连，全椎板减压术后，取大块髂骨松质骨修整成“H”形嵌入远近端棘突基底部，覆盖椎板减压段，达到融合稳定脊柱的目的，此法90%以上获得牢固的融合。

（五）自体骨移植的种类

1. 游离自体骨移植：骨移植的命运受很多因素影响，基本上与植骨床、血供及是否感染有关。一般说，新鲜自体骨移植从大的方面可以出现退变性、增殖性及分化性细胞改变。自然过程包括坏死、有丝分裂（细胞移行及分化）、再血管化、生骨、重建及生长（肥大）等。皮质骨移植后，将发生大量死亡，其掺入决定于宿主被移植部位。

骨移植后，植骨与宿主血管发生吻合，损伤越小，存活率越高。骨移植的内部重建与正常骨相似，但大大加强，由骨细胞合成的BMP蓄积于新形成板层骨的皮质骨基质内。

关于重建的形态学变化，早期有两种理论，一是破骨细胞逐渐变为生骨细胞，另一种是在原始结缔组织细胞，破骨细胞通过自体诱导形成生骨细胞。长骨段移植后大量死亡，从两端生长的血管进入坏死的髓腔而再血管化。Enneking等（1975年）在成年狗骨膜下应用自体腓骨段移植而不给予内固定，结果发现修复的皮质骨在术后6周骨由于内部孔隙显得软弱，直到6个月后、近1年时才恢复，应用阿霉素可以消除内部孔隙。

松质骨及其内含红骨髓可提供大量生骨细胞及有潜力的生骨细胞，良好取材、迅速移植至血管床部位又无感染，松质骨移植将能获得新生骨生成，植骨将被爬行替代。在大鼠新鲜植骨，头3周主要靠存活的骨内膜细胞，8周后则来自宿主间充质细胞，发生诱导生骨。对大鼠同种骨移植，对生骨起主要作用的为骨内膜细胞及骨髓基质，约占60%；其次为骨外膜，约占30%。应用自体骨皮质加自体骨髓移植治疗兔桡骨缺损，术后14天较不加骨髓者有较多骨形成。

2. 带血管骨移植：为近20年来应用于临床治疗因骨质缺损而造成骨折不愈合的有效方法。带血管自体骨移植应用显微外科技术吻合自体植骨血管蒂与宿主血管可保持血供，但应用适当内固定以维持植骨段也同样重要，常用的供体有肋骨、腓骨及髂骨等，放于组织培养液低温保存的带蒂植骨可耐受较长时间缺血，带蒂植骨的力学强度亦较游离者强。带肌蒂的植骨，临床上常采用带血管髂骨移植治疗股骨颈骨折、四肢骨折不愈合。亦有带血管游离腓骨移植用于治疗长管状骨大块骨质缺损。如髂嵴带腰方肌进行腰骶椎间融合等在临床上取得较好疗效。已在大医院较为广泛的应用，并取得满意的疗效。

（1）带旋髂深动脉的髂骨移植：带旋髂深血管蒂的髂骨植骨是用于骨折不连接、假关节以及骨质缺损最理想的方法，其主要优点在于：血供极为丰富，操作相对简单，疗效确实。

① 旋髂深动脉的解剖及实验研究：该血管解剖恒定，其血管多数在腹股沟韧带稍上方或稍下方，起源于股动脉或髂外动脉。自起始部发出后，在腹股沟韧带的深面斜向外上方，指向髂前上棘方向，位于腹壁肌肉深面，腹横筋膜浅面，在髂前上棘内侧沿髂嵴内唇向后，走行于髂肌筋膜与髂肌之间，大约在髂嵴中点附近与腰部前行的动脉吻合。血管口径约2~2.5mm，血管蒂长4.5~12.5cm，平均为7.8cm。本法疗效确定，骨折愈合快。刘长江采用带血管蒂髂骨瓣转位移植对股骨头血运影响进行动物实验发现，6周以后移植的髂骨瓣均有牢固融合，治疗组股骨头基本保持原形，而对照组股骨头软骨帽有部分或大部分破坏呈虫蚀状，14周以上股骨头有不同程度的变形、缩小。组织学检查2~8周内，对照组骨质及骨髓组织广泛坏死。而治疗组14~18周股骨头中央及基底部的骨质和髓腔组织已渐趋正常，对照组无明显恢复且出现活跃的溶骨现象。

22~26 周治疗组骨质及髓腔组织已趋正常。对照组软骨帽下的骨小梁仍明显坏死现象。

② 手术要点：手术在连续硬膜外麻醉下施行，沿股动脉主干，自下而上寻找旋髂深动脉及其伴行静脉。向髂嵴方向作筋膜下游离。在髂嵴外唇下方 3cm 处切断臀肌，分离髂骨外板，从外向内凿取所需之髂骨块。离髂嵴 3~4cm 切断内侧与髂骨相连的肌肉。切断髂前上棘附着的肌肉。如用于治疗股骨颈陈旧性骨折，可将带血管的髂骨直接嵌入断端间的槽内。如用于其他部位的骨折或骨缺损，需断蒂后与受区部位合适的动、静脉进行血管吻合。

(2) 带第 4 腰动脉的髂骨移植：

① 局部解剖概要：第 4 腰动脉起于第 4 腰椎的上部或第 3 腰椎间盘的下部，由腹主动脉后壁分支，经腰大肌的后方走向后外侧，在腰 4 椎间孔前方分为腹侧支和背侧支。背侧支经骶棘肌与腰方肌之间，再经由骶棘肌外缘与腹外斜肌后缘及髂嵴所形成的下腰三角间隙穿出。在穿出骶棘肌外缘前分为 2 支，分别营养下腰部，臀上部皮肤及髂骨后部骨质。此外，尚与第 3 腰动脉、臀上动脉有着丰富的血管吻合。赵炬才在新鲜尸体上将墨汁注入第 4 腰动脉后，观察腰臀部皮肤染色范围：上界在第 12 胸椎棘突水平线、下界达髂嵴下 60mm，内侧越过中线 20mm，外侧为腋中线，皮肤染色面积 180mm×200mm。

取腰 4 动脉背侧支行骨移植的优点在于：寻找该动脉比较容易，动、静脉口径符合显微外科吻合要求，血管蒂长度可达 20~25mm。在第 4 腰动脉造影 X 线片中，可见该动脉有许多分支吻合成网状进入髂骨，血供极其丰富，是带血管骨移植的最好材料。

② 手术要点：术前最好用多普勒超声诊断仪探测第 4 腰动脉背侧支，并用龙胆紫画出体表标记。切开皮肤后，在下腰三角间隙内找到第 4 腰血管背侧支，将骶棘肌向内牵开，血管周围可保留少部分软组织。手术应小心保护好进入髂骨的血管分支，切断髂骨外板上的部分臀肌并将骨膜向下推开少许，用骨刀凿取所需之髂骨块。切断附着在髂骨上的骶棘肌、腹外斜肌、髂肌及髂腰韧带。但需注意，在切取过程中切忌把软组织与髂骨分离，以免损伤营养髂骨的血管。

(3) 带旋股外侧血管升支髂骨移位术：对于加速骨质愈合尤其是对促进股骨颈骨折的愈合具有应用价值。本骨瓣的优点有：血管管径粗，蒂部长，位置恒定，易于操作。它既可施行吻合血管的游离移植，更适于在同侧股骨颈部或股骨上段进行局部转位植骨之用。其旋转弧可达股骨上、中 1/3 处。

① 局部解剖：旋股外侧血管升支起自旋股外侧动脉干。旋股外侧动脉发自股深动脉。升支与髂骨血供有关的仅髂嵴支和臀中肌支。髂嵴支是升支在肛门处发出的向上分支，沿阔筋膜张肌的内侧与股直肌之间上行，距髂前上棘 2~3cm 处，分出数小支穿入阔筋膜张肌起始处分布于髂骨前部，是升支供养髂骨的主要分支。徐达传和陈振光等经升支插管灌注墨汁的新鲜标本上可见髂翼前外侧部 8cm×4cm 处骨膜、阔筋膜张肌、臀中肌前上部均墨染。臀中肌支是升支在肛门处发出的向后上的分支，经肛门深面横过阔筋膜张肌后缘进入臀中肌，距髂嵴 2~3cm 处分出数小支进入髂骨前部。

②手术要点：行 Smith–Peterson 氏切口，自缝匠肌与阔筋膜张肌间隙进入，将两肌分别向内、外侧牵开。暴露股直肌并切断直头和反折头，向下翻转以便于游离血管。切开覆盖血管之上的筋膜，可见到旋股外侧血管升支主干，沿该血管向髂骨方向追溯至阔筋膜张肌肛门处即髂嵴支位于此，它沿着阔筋膜张肌内侧与股直肌之间上行，距髂前上棘约 2~3cm 处穿入阔筋膜张肌起始处。切开阔筋膜张肌后，游离髂骨瓣，在髂骨翼内侧面行骨膜下剥离，用骨刀从髂骨内侧向外侧切取所需骨瓣。在切取骨瓣时宜带部分阔筋膜张肌或臀中肌起始部的肌肉以保护髂骨的细小分支不至损伤。若用于股骨颈骨折则先整复，凿大小合适的骨槽后将髂骨块植入并给用克氏针内固定。

(4) 带血管游离腓骨移植：带血管游离腓骨移植主要用于治疗长管状骨大块骨质缺损，效果满意。其主要优点为：血运丰富，愈合快，并能较快地增粗以支持体重。但腓骨切取较长时有继发踝外翻的可能，故仅用于缺损在7~8cm左右者。如切取离外踝较近者，应做胫腓融合以稳定踝关节。

①解剖概要：腓骨营养动脉由腓动脉分支发出。腓动脉起自腘肌下缘下方约2~3cm处的胫后动脉，沿腓骨后面与趾长屈肌之间下降，至外踝部终于根外侧支。在其下降过程中，分出腓骨营养动脉。该血管自内上方斜向外下方，在腓骨的中、上1/3处（即腓骨小头下约8~10cm）经后侧进入腓骨的滋养孔。腓动脉外径为2.0~3.0mm，两条伴行静脉外径为2.0~3.0mm。

②手术要点：手术切口从腓骨小头后侧向前至腓骨颈，再沿腓骨外侧向下延伸至所需的长度，从腓骨肌与比目鱼肌之间进入。近端的处理有三种形式：

a. 切取带腓骨头的游离腓骨，切口上端自腓骨头水平延向腘窝内，先显露分离腓总神经予以保护，再取腓骨。

b. 切取不带腓骨头的游离腓骨，既不显露腓骨颈和腓总神经。

c. 切取腓骨头带有软组织的游离腓骨，仔细保护腓总神经，再将腓骨头连股二头肌腱一并切取，使能与受骨区软组织缝合。

显露血管和神经，切开皮肤和筋膜后，首先在股二头肌腱内后缘找到腓总神经予以保护，沿腓骨长肌与比目鱼肌的肌间隙分开此二肌，在腓骨小头及腓骨后面切断比目鱼肌的起点，在腱弓处即可找到发自胫后动脉的腓动脉及腓静脉，分辨出腓骨营养血管后，予以标记并加以保护。用线锯或电锯在预定截骨平面截断腓骨。为保证腓骨移植段的血液循环，最好保留骨膜及附着其上的肌肉，使游离的腓骨有约0.5~1.0cm厚的一层肌肉袖。腓骨游离后，于腓骨下端截骨平面处切断结扎腓血管，保留上端腓血管，待受骨区条件准备好后即切断上段腓血管。

（六）自体骨移植术后的注意事项

1. 防止感染：伤口感染是造成植骨后失败的常见原因，是骨移植的大忌，必须尽力预防。

2. 固定牢靠：牢固可靠的外固定直至移植骨愈合为止。

3. 注意营养：给予足够的维生素尤其是维生素C。坚持在不影响固定的条件下的体育疗法，加强其他关节、肌肉的活动，促进血液循环，防止肌肉萎缩。

4. 促进愈合：酌情使用辅助药物，以促进骨的愈合。

二、异体骨促进骨折愈合

从其他健康人身上取植骨材料移植到病人需要的部位去，称为同种骨植骨，也称同种异体骨植骨。1918年，由Callie首先报道。移植同种骨以后的变化与移植自体骨相似，绝大多数病人可以顺利地进行爬行替代作用而达到植骨术的目的。Goldberg（美国）最近指出，骨移植后的融合率取决于许多因素，包括内固定的类型，移植骨的类型，受者骨床的位置和状态。移植骨块主要有两大功能，即生物力学方面的支持构件及成骨细胞的来源。新鲜同种骨植骨具备上述两大功能，并且可以免去自体骨植骨的许多缺点。但是新鲜同种骨植骨，供骨者不像供血那样简便，除要接受各项常规检查之外，还必须在麻醉下接受取骨手术。术后还必须受到相应的医疗照顾。此外，在供骨者体表上遗留疤痕，破坏美观。取骨过多还会影响骨的坚固性及引起术后骨折的可能性。由于上述种种原因，可能得到的供骨者多半是病人的家属。因此，新鲜同种骨植骨在临床上的应用受到了限制，目前临床上应用最多的还是库存骨植骨。库存骨植骨（异体骨植骨）的适应证、成功的条件、植骨的方法及植骨术后的注意事项，详见“自体骨植骨促进骨折愈合”中的叙述，本章节不再重复。下面着重谈谈库存骨植骨的有关问题。

（一）库存骨移植

1. 库存骨植骨的优点：

(1) 免去了取骨手术，可以减少手术操作程序，缩短手术时间。

(2) 可减少创口感染机会。

(3) 可避免病人本身取骨时的出血及创伤，因而降低发生休克的危险。

(4) 免去了不必要的取骨手术切口，可以保全病人骨骼的完整性，免去了取骨手术切口遗留之疤痕。

(5) 对于幼童及体弱的病人，亦可尽量减少顾忌，消灭意外事故，达到植骨治疗的目的。

(6) 因骨库存骨丰富，手术时可以充分利用，使之完全符合治疗要求，不致因自体植骨时骨条块不够，而妨碍手术医师的意图，影响疗效。

2. 库存骨的来源：

(1) 骨科手术切除的骨骼，如髌骨切除术切除的髌骨。

(2) 凡不属骨库取材的禁忌证，在6h以内的新鲜尸体（包括死婴）的骨骼，惟事前必先完成法律手续。

(3) 创伤性截肢的病人不能行断肢再植者，截下的肢体内之健康骨骼。

3. 骨库供骨者的禁忌证：因为有许多疾病可以由骨髓传播，所以必须严格规定骨库骨者的禁忌证。禁忌证有：黑热病、恶性肿瘤、近期有急性传染病、败血症或脓毒血症、疟疾、肺结核及其他器官结核、急性或慢性骨髓炎、类风湿性关节炎、麻疯、传染性肝炎、骨骼本身疾病如佝偻病等。

4. 骨库常规检查：将取得的无菌骨条块，于入库前必须先完成各项检查手续以保安全，其中包括：

(1) 全身检查。

(2) 体格检查。

(3) 胸部透视检查。

(4) 白细胞计数及分类计数。

(5) 骨及骨髓标本细菌培养（包括厌氧菌培养）。

(6) 骨髓涂片标本检查疟疾原虫、利什曼朵诺凡原虫。

(7) 骨及骨髓标本病理切片检查。

5. 骨库常用的储骨方法：

(1) 冷藏法：在无菌操作下取得的骨条块，将其附于骨上的软组织，包括骨外膜在内，彻底除去，然后装入无菌广口螺旋盖玻瓶中，旋紧瓶盖，将此瓶再放入另一较大的无菌广口螺旋盖玻瓶中，旋紧瓶盖，在瓶口部分覆以不透水的塑料巾，以橡皮圈紧扎之。以上各项操作均在严密无菌下进行。

利用这种装置的优点是：

① 可以避免库存骨储藏及取出时污染。

② 可以避免库存骨本身水分的蒸发。

③ 可以隔瓶看见库存骨的形状与大小，以便选用时能符合各种手术的需要。

④ 可以减少受到温度突然变化的影响。

装瓶手续完成后，在瓶上附一小卡片，注明：供骨者姓名，所患病名，骨的出处及类别，入库日期，应用日期，受骨者姓名与住院号、植骨术名称。此后即将此瓶送入冷藏库中加以保藏。此种冷藏库需能经常保持-12~-25℃的温度。新鲜骨块放入此低温中后，内所含的水分（组织液）立即结冰而全部封存住，避免水分蒸发。冷藏库中分上下两部。装瓶手续完成后，先送入冷藏库上部。一周后，如细菌培养及病理切片检查均为阴性，则可转入冷藏库下部，以待临床应用。

(2) 硫柳酸汞保藏法：用冷藏法储存同种骨，虽在严密无菌条件下进行，而细菌培养有时还可为阳性，以致不得不将取得的材料放弃，加上冷藏法设备目前还不能普及到基层卫生组织。应用硫柳酸汞保藏法就可解决这些问题。硫柳酸汞是一良好的杀菌剂，为稳定无色有机汞化合物，有极强杀菌能力。其应用方法如下：在无菌技术下取得骨块后，除去其上所有的软组织（包括骨外膜）。然后将骨劈开，取一小块骨及骨髓作细菌培养及各项常规检查。以后即以生理盐水浸洗，清除所有的骨髓。然后浸入1:1000浓度的硫柳酸汞水溶液中。此液置于广口螺旋盖瓶中，旋紧瓶盖，再将此瓶装入另一较大的广口螺旋盖玻瓶中，旋紧瓶盖。瓶口部分覆以不透水的塑料巾，以橡皮圈紧扎之。以上各项操作均在严密无菌条件下进行。装瓶手续完成后，填注标签，置于2~5℃的普通电冰箱中。两周以后再取出更换1:5000的硫柳酸汞水溶液；此项手续仍需在严密无菌条件下进行。

（3）冻干法：此法系在冻干机内于深冻的情况下，迅速地冻结起来，并在真空中抽干。应用冻干法保藏的骨块，可以密封在玻管中，保存在室温内，便于运输。

（4）酒精储骨法：用无菌操作取得的骨块，将骨块上所有软组织剔除干净，浸泡于95%酒精中，容器用前灭菌，加盖后常温下保存。1~2周后，将骨块制成所需大小，装入盛有75%酒精容器中浸泡，加盖密封后置入4℃左右冰箱中储存，上述操作均在无菌下进行。在使用的前一天，重新消毒容器和更换酒精。手术时，将制备的骨条块取出用灭菌生理盐水冲洗干净后术中应用。经临床应用证实，此法储骨操作简便，无须特殊设备，成本低，一般医院均能制作；此外，灭菌效果可靠，植骨后新骨形成快，免疫排斥反应小，值得推广应用。

6. 库存骨移植的免疫反应：同种骨植骨经临床观察，证实其移植后免疫排斥反应是极其轻微的，没有全身反应症状。因库存骨植骨，入库前已将储骨上所有软组织（包括骨外膜、骨髓）剔除干净，同时又经过特殊处理（如冷冻、冻干、深冻、酒精、化学药品等），其抗原—抗体反应、免疫排斥反应，又进一步得到了不同程度的减弱。在一般情况下，都可以进行骨库同种骨移植。在操作合乎要求，未发生感染和固定足够的情况下，爬行替代作用是可以顺利完成的。所以也就没有必要用药物或其他方法对抗排斥反应的临床常规措施。

以往应用同种异体植骨，特别是松质骨，其所引起的免疫反应归咎于内含红骨髓，同时引起细胞免疫及体液免疫，以致早期生骨停止，应用免疫抑制剂如阿霉素、氨甲喋呤，其对成骨形成大于破骨活动，致骨体积缩小。

库存骨是死亡骨，其生物学基础是在宿主被移植的部位逐渐被存活骨所替代，临床上，一般认为库存骨不如自体骨，更不如自体松质骨。但也有的作者比较冻存骨及干冻骨与自体松质骨的疗效并无差异。Rh阳性供体冻存异体松质骨植入后，其红细胞可以致敏，引起Rh免疫反应，需引起注意。

同种异体骨的抗原主要来自细胞成分细胞表面组织相容复合体（MHC），活细胞成分有利于呈递抗原激活宿主免疫系统。新鲜同种异体骨诱发免疫排斥反应最强烈，可产生IL-1、TNF及巨噬细胞—集落刺激因子（M-CSF）。可减少成骨及增加破骨细胞活性，特别是抑制移植物在体内成骨。同种异体植骨与自体植骨相比，其A1p活性可相差8~21倍。

同种异体植骨经适当处理后，可减弱其抗原，如自消化抗原去除骨或AAA骨（autolyzed antigen extracted bone），其抗原性减弱，但诱导成骨活性也减弱。DBM虽较好表达骨诱导活性，但消除抗原不如AAA。骨骼中所含骨诱导活性物质对免疫排斥有明显抑制作用。将AAA、DBM和BMG分别植入体内，A1p活性依次为BMG、DBM及AAA，BMG骨诱导活性最佳，三种移植物中，骨基质中TGF-β是一种高效内源淋巴细胞增殖的抑制剂，经脱钙处理的同种异体骨免疫反应减弱，除去除部分抗原外，还与骨诱导活性表达造成免疫抑制有关。

7. 施行植骨术应注意事项：除详见自体植骨章节外，还必须要有坚固可靠的内固定（如接骨板、螺丝钉等植入骨块加内固定可提高植骨术的成功率）。

（二）同种异体胎儿骨移植

骨移植是骨科及某些矫形手术常用的方法。不论是自体骨或非自体骨移植，其新骨形成的主要因素是骨的爬行替代及移植骨的诱导作用。Phomisfer 认为：骨的爬行替代过程自体骨较异体骨快，与受体骨融合的速度也超过异体骨，因此，常把自体骨移植作为衡量其他骨移植的标准。松质骨成骨速度较皮质骨快，所以自体新鲜松质骨是最理想的植骨材料。但自体骨来源有限，取骨本身是一个创伤，可能发生并发症，并增加病人痛苦。故目前国内外学者常采用经冷冻、冻干、脱钙、酒精、化学药品处理后抗原性降低的同种异体骨作为植骨材料。但由于异体骨来源困难，冷冻、冻干及脱钙等均需较高的设备条件，不易普及和推广。而胎儿骨目前来源较丰富，取骨容易，保存方法简便，使用方便，且骨愈合较快，免疫排斥反应不明显。另外，胎儿骨呈自然棒条状，还具备含钙量低、韧性大的优点，既可用作填充植骨，也可作为骨针、骨栓，能起到良好的支撑和固定作用，可用于任何部位的植骨，而且勿需二次手术取出内固定物，为异体骨移植提供了一个新的良好的骨材料来源。

1. 胎儿骨移植的特点：

（1）骨的爬行替代快：这与胎骨的结构有密切关系，胎骨长骨皮质薄而不致密，特别是干骺端仅见 6~7 层骨细胞，骨小梁呈指突状吻连，骨密质呈层状排列，其间大量腔隙（随月龄增加而腔隙逐渐变小）；胎儿骨由非板层骨构成，骨胶原纤维呈网状、编织状、无内外环骨板及哈佛氏系统，构造不坚实，骨小梁中有大量重吸收腔；干骺端皮质不完整，仅有少量骨膜胶原纤维穿入，胎儿骨结构上的这些特点，有利于宿主的血管及间质细胞穿入，重吸收和取代需要的时间短，故骨的爬行替代的过程较成人异体骨快。

（2）骨的诱导能力强：这与胎儿骨的化学成分有密切关系，7~9 个月胎儿长骨成分测定表明，胎儿骨 Ca^{2+}、PO_4^{3-}含量及无机盐的总含量较成人明显低，而含水量明显高于成人，故也是一种低钙骨。因此，不必再经过 0.6M 盐酸脱钙即可使用；如果再做脱钙处理，将失去胎儿骨的支撑作用。所以胎儿骨具有脱钙骨的诱导成骨作用。另外，骨的诱导作用是从有机物的重吸收开始的，胎儿骨的有机质含量比成人高，重吸收过程快，持续时间长，故其骨诱导作用应优于成人骨及脱钙骨。

（3）免疫排斥反应不明显：胎儿骨作为异体骨移植于人体后，也存在一个免疫排斥问题。目前，尚没有一种确切衡量免疫反应程度的方法。经临床应用观察，胎儿骨移植于人体后，无任何不良反应，植骨处全部愈合，说明受体的排斥反应并不明显。这主要是因为胎儿本身免疫机制尚不完善，骨中是不成熟的骨细胞，髓腔多是幼稚的造血细胞。且胎骨贮存于 75%酒精中，抗原组织，血管神经和结缔组织基质等，已被灭活，基本失去其抗原性。另外，异体骨移植后抗原物体被机体吸收的速度非常慢，犹如先将抗原物质接种到体内，因而产生免疫促进作用，这种作用可大大降低免疫排斥反应，有利于骨的愈合。由于胎儿骨移植后免疫排斥反应不明显，故免疫抑制剂的应用并非绝对需要。

2. 胎儿骨的临床应用：

（1）外伤后的骨缺损。

（2）骨不连、骨折延迟愈合。

（3）骨的延长术。

（4）慢性骨髓炎后的骨缺损。

（5）骨结核病灶清除术后的骨缺损。

（6）骨肿瘤切除术后的骨缺损。

（7）某些脊柱先天性畸形。

（8）先天性胫骨假关节。

(9) 先天性骨缺损。

(10) 头面部的某些整形。

3. 胎儿骨的制备：将引产娩出的6~9个月的胎儿，月无菌巾包扎，在6~10h内用2%碘酒，75%酒精消毒后行肩关节、髋关节离断，把离断的四肢放入0.1%新洁尔灭液中浸泡10min后，取出双侧股骨、胫骨、肱骨及尺骨，用生理盐水冲洗后做细菌培养，放入已备好的盛有75%酒精的无菌缸中，加盖并用无菌巾包扎，填好标签，注明胎骨月龄、取骨日期，存入家用电冰箱内，保持在0°~6℃备用。以上各项操作均在无菌技术下进行。

4. 胎儿骨的采集与贮存：胎儿骨均来源于大月份妊娠经雷夫奴尔引产的胎儿，畸形儿不用；凡父母有急性或慢性传染病史、遗传性病史者及胎儿娩出后被严重污染或娩出后在室温内放置超过10h有被污染可能者均不用，以免植骨后引起感染及其他并发症。胎儿骨的贮存均采用75%酒精浸泡。此法简便易行且灭菌效果可靠，植骨后新骨形成快，免疫排斥反应不明显，值得推广。

三、人骨髓促进骨折愈合

（一）骨髓基质系统

骨髓与骨关系密切，在血液供应、损伤修复及疾病发生上均相互作用。红骨髓主要位于中轴骨，肢带骨及长骨的干髓端。骨内、外膜表面覆以镶嵌的骨衬细胞（bone 1iming cel1s，BLCs）。这群细胞不仅对矿盐代谢起作用，还供应骨形成需要的成骨细胞。髓动脉系统供应骨髓。皮质骨及松质骨，在生长期，还供应骺板，皮质骨的血流呈离心性，由骨内膜面朝向骨外膜面，有些皮质深部的血流经静脉窦状隙又返回至髓腔，其上覆有内皮细胞，据认有局部内分泌作用。

红骨髓含造血细胞及基质，后者则包括网状细胞及纤维，还覆有内皮细胞的髓窦状隙。红骨髓移植可在异处生骨，已被很多学者证实。库存骨的最大缺点是死骨，自身不能直接生骨，新骨只能来自被移植部位的骨骼。Burwell（1961年）利用红骨髓的生骨潜力复合异体松质骨进行移植。近年来，自体骨髓已与自体、同种异体或异种骨联合，还可与BMP、多孔生物降解及生物活性陶瓷等复合进行移植。

骨髓基质含有多能干细胞，Owen（1984年）称其为骨髓基质干细胞，因其可在无诱导下成骨，属于DOPC，也称为生骨干细胞（osteogenic stem cell，OSC）。OSC分化后产生矿化或类骨质结节。通过Von Kossa染色或在相差显微镜下看到，类骨质结节表现为AKP、骨钙素和Ⅱ型胶原阳性，借此可以识别。骨髓细胞经体外培养，造血细胞死亡，基质细胞贴壁生长，形成成纤维细胞集落形成单位（co1ony-forming unit-fibrob1astic，CFU-F），只占骨髓细胞一小部分，其数目与动物种属及年龄有关，人占1~10/10^6。骨髓基质细胞经体外培养逐步分化为生骨干细胞→骨祖细胞→前成骨细胞→成骨细胞→骨细胞。根据骨钙素开始于成骨细胞表达，大鼠骨髓基质OSC体外分化至成骨细胞约需8~12天，矿化结节由成骨细胞分泌钙盐形成，于第12天出现，也相当于成骨细胞出现的日期。

骨髓基质细胞有很强增殖能力。Bal等（1986年）发现植入1周时有纤维组织出现，20天时有骨软骨形成，软骨位于中央，其外有部分骨组织，最外面包以一层纤维组织。在最初纤维组织中，有Ⅰ、Ⅱ、Ⅲ型胶原，基膜素（1aminin）及纤维连结素（fibronectin），骨软骨形成后，主要为Ⅰ、Ⅱ型胶原，Ⅲ型胶原，板层素及纤维连结素减少至消失。

骨髓基质细胞培养，接种越密集，越有利于成骨。骨髓基质细胞成骨能力大于全骨髓细胞，原代细胞需要两周，成骨能力最强，自12周传代至第18代时植于皮下仍有成骨能力，经冻存复苏的细胞成骨能力不受影响。

骨髓基质干细胞成骨受多种因素影响，皮质醇可调节正在分化细胞的基因表达，氢化可的松和地塞米松可增加 AKP 活性，促进 CFU-F 形成，地塞米松还可增加基质细胞对 PTH、PGE_2 反应的 cAMP 水平，诱导骨髓基质细胞分化为成骨细胞作用，孕激素（黄体酮）作用于较早期的 OSC，增加细胞在体外培养状态的矿化结节，显著出现于 16~20 天。TGF-β1 促进骨髓基质细胞增殖，但 AKP 下降，使细胞在体外失去成骨能力，而植入体内又获得成骨能力。在 TGF-β 超家族成员中，BMP-6、BMP-7 在体外也有诱导 OSC 的分化作用。PDGF-BB 可使骨髓基质细胞增殖，AKP 活性减小。

骨髓基质细胞在体内、外均能形成软骨。Ephrat（1996 年）在体外培养，细胞密度>106/cm^2 加入维生素 C、地塞米松及 bFGF 后，可诱导产生软骨细胞，达到 85%。骨髓基质细胞在胶原载荷下植入关节软骨缺损，2 周后，关节面表层细胞呈圆形。甲苯胺蓝染色阳性，深层则形成松质骨，表明骨髓基质细胞在体内不同环境内可以分化为软骨或骨。关节内环境有利于软骨生成可能损伤后软骨能释放或吸引生长因子如 TGF-β，诱导成软骨细胞分化。

在正常造血髓、造血干细胞通过前体细胞可分化为淋巴细胞、红细胞、巨核细胞、粒细胞及单核细胞，后者又分化为组织巨噬细胞，基质干细胞通过前体细胞则分化为生骨细胞、成纤维细胞、内皮细胞及网状细胞等。红骨髓所含生骨前体细胞可能对干髓端及髓端提供软骨内骨化所需要的成骨细胞。Owen 认为，DOPC 相当于生骨的前体细胞，而 IOPC 可能为或来自基质干细胞，只有经过诱导因子的刺激才能表现其生骨活动。

（二）骨髓功能及对损伤的反应

一般认为，红骨髓具有造血及网状内皮两种功能。它也是破骨细胞或可能是 IOPC 的源泉，骨髓提供的血管床供应周围皮质骨。骨髓内血管与骨及肌肉血管的连接靠肌肉收缩使血液流动。由正常增殖的淋巴细胞产生的破骨细胞激活因子（OAF）具生理形成骨内膜面造血髓作用，能使内膜骨吸收并抑制随后耦联的新骨形成，红骨髓可在修复及对很多变化做出反应，如骨折、皮质骨移植、缺血、照射、电刺激、雌激素及 PTH 等做出反应，异处自体骨髓移植的发生和生长说明造血髓能产生一定作用，使成骨细胞做出反应形成板层小骨。

（三）游离骨髓移植

游离骨髓移植可为血管内、血管外及组织培养细胞。血管外移植可形成交织骨，其来源可能为骨内膜成骨细胞。骨髓的基质细胞及移植部位的宿主细胞，也有的作者认为供细胞是惟一来源。骨髓移植异处生骨的机制还不清楚，可能由于 pH 改变，从邻近骨的髓内膜释出的组织特异性分裂抑制剂，也可能由坏死骨髓释出的刺激剂在邻近存活的骨髓细胞引起生骨。

在修复过程中，红骨髓可以在适宜条件下生骨，但也可以产生吞噬作用，这也说明为什么感染会延迟骨愈合。

Friedenstein 对骨髓细胞等进行单层培养，随后移植于活体弥散室中可出现骨生长，而从脾培养的成纤维细胞则出现网状组织，这些成纤维细胞可能来自骨髓干细胞，可以改变骨髓的微环境。

成年骨髓含干细胞，体外可成骨。培养中干细胞可显示其成骨潜力，形成骨产生集落—生骨性集落形成单位（CFU），后者在成人骨髓中浓度约为 1:2200000 白细胞。

对骨髓细胞采用骨基质明胶（BMG）作底物进行组织培养，经过 25 代传代，可发现生软骨性及基质吸收两种细胞。将骨髓与肌肉混合培养其产生的软骨只有单独用肌肉生长者的一半。Hirano 及 Urist 认为限定于骨髓的细胞群能抑制软骨前体细胞的增殖。

Urist 等（1982 年）对大鼠股骨实验性骨不连，分别应用 BMP 及自体骨髓移植，均可以发现新骨形成越过缺损，但只有复合应用 BMP 及自体骨髓才能获得连接，并较应用自体皮质骨移植更快，该作者认为骨髓基质除含原已存在生骨前体细胞外，还有间充质细胞，能对 BMP 做出反应，分化为成骨细胞，分别为 DOPC 及 DPC。

Urist（1980 年）对自体骨移植的掺入定义为“供骨组织与受体新骨沉积的包被和交错过程”，分为五期：第一期（几分钟到几小时）：移植床细胞炎症及增殖。第二、第三期（1~7 天）：移植床细胞骨传导反应达到来自成骨细胞及骨基质的骨移植中 BMP。第四期（几个月~几年）：骨传导，进行再血管化及新骨形成。第五期（2~20 年）：力学功能，可以说，在所有情况，掺入的最后均达不到整个活骨的完全置换。在一个成年受体，皮质骨供骨有大量结构多达 90%未被吸收，可长达术后 20 年。但对儿童生长骨来说，骨吸收及新的组织重建速度大大加快，术后第 2 年，显微镜下即有少量供体结构可被辨认。

骨髓基质细胞经体外培养，使其附着于多孔陶瓷再植入体内，2 周出现成骨细胞，骨组织占陶瓷体积的 40%，3 周出现一层交织骨，4 周骨组织占据整个植骨体，有<10%的软骨形成。细胞在多孔陶瓷内成骨优于弥散室，经过培养的骨髓基质细胞其成骨作用优于全骨髓细胞。

骨髓的生骨反应为剂量依赖型，并能为植物血细胞凝结素（PHA）所加强。骨髓与骨基质明胶（BMG）复合移植，其形成的新骨较单独用 BMG 多两倍。骨髓复合皮质骨移植者较与松质骨复合者产生更多新骨。应用骨髓细胞悬液较用完整骨髓填塞物好。各种与骨髓复合的移植可能因髓样细胞自基质细胞分离而使新骨形成增多。

四、人造骨促进骨折愈合

近年来对人造骨（骨替代物）有大量研究，主要针对替代物材料物理化学性能、生物相容性、可降解性、孔隙率及移植后与骨的界面等。研制理想的人工生物材料作为骨移植替代材料用于修复骨组织缺损，是医学和生物材料科学领域的一个重要课题。近年来，随着生物医学和材料科学的发展，医用生物材料的研制十分活跃，经过大量的实验研究和临床试用，已取得良好成果，现概述如下。

（一）人造骨基本原理

目前，对人工骨与宿主骨结合，刺激新骨形成的机理还不十分清楚，但从现有的研究来看，无机材料主要是通过传导成骨（osteoconduction）方式实现骨替代作用的。首先这类材料具有良好的生物相容性，植入体内不引起明显的排异反应，植入物周围的宿主骨痂可通过爬行而汇合，并将植物包裹起来，使之起到充填和连接骨缺损作用，另一方面这类材料多含微孔，这些微孔的存在，有利于周围的毛细血管和细胞（如成骨细胞）长入，逐步形成骨组织，最终使其孔隙部分完全被新骨充填，植入物则更加紧密地与宿主骨结合在一起，因而能像正常骨骼一样承受各种生理应力。

有机材料主要是通过诱导成骨（Osteoinduction）方式促使新骨形成的。许多研究证实，BMP 具有促进 DNA 合成和细胞复制作用。它能促使间质细胞分化为软骨细胞和成骨细胞，进一步形成软骨和骨组织。复合材料由于含两种材料成分，因而在成骨过程中可兼备两种材料的特性和优点。

（二）人造骨（骨替代物）的种类

目前，国内外研制的人工骨种类较多，按材料的结构与性能及其生物学特点大致可分为三类，即无机材料、有机材料和复合材料。

1. 无机材料：报道较多的有磷酸钙生物陶瓷、羟基磷灰石、氧化硅生物玻璃等。此类人工制备的生物材料，力学强度好，植入人体后无明显排异反应，多数能与宿主骨紧密结合。尤其是钙磷陶瓷（如 TCP），其成分与骨基质中的无机成分相似，故具有良好的生物相容性，能被机体所接受，材料能与骨组织直接结合在一起，而且在一定的时间内发现植入的材料能逐渐发生降解并被新骨组织替代，最终材料可基本消失。这个生物材料在宿主体内可通过生化反应被吸收同化的特性称为生物降解性能。

2. 有机材料：这种材料是从动物结缔组织（骨、细胞）或皮肤中提取的，是经过特殊化学处理的蛋白质物质。由于其中含有某些成骨因子，因而具有较好的诱导成骨能力。此类材料包括胶原、骨形态发生蛋白以及各种成骨因子等。

（1）胶原（Collagen）。胶原是脊椎动物体内的结构蛋白，由于其抗张强度和弹性较高，而免疫抗原性较低，因而被作为生物材料应用于实验研究与临床。

（2）骨形态发生蛋白（bone morphogenetic protein；BMP）。1971 年首先由 Urist 从骨基质中分离出来，这是一种不溶于水的高分子蛋白，能够诱导间质细胞分化为成软骨细胞和成骨细胞，从而产生大量骨组织。现已明确，BMP 不仅能正位（在骨内）诱导新骨形成，而且能异位（在皮下或肌肉中）诱导骨形成，充分肯定了它在诱导成骨中的作用与地位。但目前 BMP 的提纯工艺十分复杂，每 10kg 骨组织中只能得到 5~10mg 非完全纯化的 BMP，这使广泛用于临床受到一定限制。

（3）各种成骨因子（osteogenetic factors）。近年一些研究者从骨基质中还分离出一系列具有诱导成骨作用的特种蛋白质，即各种成骨因子。如膜内成骨因子、骨趋化因子、细胞外基质诱导因子、局部生长因子、骨骼生长因子、骨诱导生长因子及骨连接素等。这些成骨因子的生物学性状与分子量各有所异，但都具有较好的诱导成骨能力。由于制备方法复杂且提取量少，目前多处于实验研究阶段。

3. 复合材料：由于无机材料不易被吸收，植入后与周围组织的界面长期存在；而有机材料虽诱导成骨的性能较好，但植入早期缺乏足够的力学强度，且提取量较少；因而近年复合材料的研究迅速展开，即使材料含有机和无机两种成分，使之兼备二者的优点，以便达到理想的修复骨缺损的目的。

（三）人造骨生物动力学性能

根据骨替代物的生物动力学性能与植骨床的反应（表 8-1）可分为以下几大类。

骨性材料指在 DOPC 存在条件下，代替物的化学及结构特性能促进修复性骨生成。移植物可为实体或多孔性，对有效骨长入的孔隙最小为：100μm。珊瑚即具有这种大小孔隙，称为生命形式复制（rep1amineform）。生物惰性陶瓷如 Al_{203} 可使骨长入 3~4mm，在有孔生物降解及生物活性材料，早期应用磷酸钙，期望局部释放钙离子以刺激生骨。这种类型的陶瓷主要有两类，一种是羟基磷灰石（HA），另一种是三磷酸钙（TCP），在不同溶液中较 HA 溶解更快。这种带孔及密质材料有能力与骨发生化学连接。Urist 等（1984 年）用 β-TCP 与 BMP 复合植入小鼠肌袋，术后 12 天内即可诱导软骨及交织骨形成，用 1mg TCP/BMP 所获得的新骨较单纯应用 BMP 多 12 倍。Nade 等（1983 年）应用 4 种不同带孔陶瓷复合或不复合自体红骨髓植入大鼠及兔肌肉内长至 182 天，发现仅含有骨髓者才能成骨。该作者认为在此类移植中，骨髓细胞对新骨形成起重要作用。HA 或 TCP 作为生物降解材料，其合适空隙率应为 200~300μm。临床上应用珊瑚羟基磷灰石虽然其孔隙未浸入自体红骨髓，但也取得了令人鼓舞的效果。Replanl 羟基磷灰石（RHAP）为三维内部连结多孔陶瓷，含羟基磷灰石钙，取自暗礁珊瑚，孔隙大小 190~230μm，空隙部分占 68%，质脆，便于修剪，已用于脊柱融合取得疗效。

表 8-1　移植物材料及与活骨的相互作用

生物动力学	材料	植骨床反应
生物相容性	骨水泥	距离生骨
	不锈钢	（与纤维层分开）
生物惰性	铝	接触生骨
	碳纤维	
生物活性	玻璃陶瓷	连接生骨
	碳酸钙陶瓷	
	烃基碳灰石	
	陶瓷	

1. 珊瑚羟基磷灰石（CHA）：海珊瑚有与人工骨相似的孔隙结构，溶解快，经“热微交换反应”可使其中碳酸钙转变为珊瑚羟基磷灰石。品相为 $Ca_5(PO_4)_3\cdot OH$，扫描电镜示相互连通的微

孔结构，孔隙平均200μm，孔隙率为53%。CHA植入后2周，可见很多成纤维细胞及毛细血管长入孔隙内，4~6周，出现大量软骨细胞样细胞和成骨细胞。8~12周，新生骨贯穿整个移植物。16周骨组织成熟，骨髓腔形成。将人工骨与红骨髓复合，其成骨能力大于自体骨，而后者又大于单纯人工骨。

2. 高分子生物降解材料：在高分子降解材料中，目前常用的有聚丙交酯（poly1actide，PLA）及聚乙交酯（polyglycolide，PGA）。PLA通过非特异性水解及其他生物学途径，其酯键裂解为乳酸单体，进入三羧循环，再经CO_2+H_2O，经呼吸系统排出体外，将PLA移植物植入股骨髁部缺损，术后3周内能维持足够强度，并保持负重部位松质骨骨折愈合。其材料剪切力第2周降低18%，第4周降低32.7%。PLA的优点是：①降解相对缓慢，植入后8周，生物降解率为50%，材料外形可保持相当长时间，完全吸收需4年。②属延伸材料，可塑形。③经自身增强，SR-PLA可提高材料机械性能。④与PGA的聚合物有诱导成骨能力。

PLA植入后被一层纤维组织囊包裹，呈正常异物反应。PLA裂解后，纤维组织及毛细血管长入，逐渐修复替代。PLA无毒，有良好生物相容性，其弯曲和剪切强度为松质骨的3~4倍。

自身增强聚乙交酯（SR-PGA）为一种可吸收固定材料，用于治疗骨缺损。其初始强度为370MPa，可满足固定要求。愈合进程较慢，植入4周，仍有大量炎性细胞，尤其是中性粒细胞，说明炎性反应持久存在，与材料趋化性有关。6周时，巨噬细胞仍活跃，溶酶体、粗面内质网、线粒体等细胞器发育良好。整个修复时间滞后，正常炎性反应持续1周。巨噬细胞活跃期在第2周。

应用SR-PGA，成骨发育正常，原始间充质细胞先被激活，以后分化，机化、机体通过初始反应，信息传递和局部细胞介质作用控制全过程，大量胶原纤维产生纤维性骨痂。成纤维细胞和成骨细胞发育正常。胶原纤维呈64nm周期定向排列。骨细胞发展方向正常，随时间固定刚度逐步降低，应力遮挡效应亦逐渐降低。

3. β-三磷酸钙与BMP复合物：单独植入BMP，其骨诱导活性常不理想，可迅速被吸收，缺乏骨细胞的支持，可失去局部持续刺激和诱导成骨作用。为此在进行BMP植入，不仅需要载体的支持，还需要形成缓释系统，其条件是：

（1）具良好生物相容性。

（2）具骨传导作用。

（3）不影响BMP活性。

（4）可被组织逐渐吸收，其速度应与成骨速度相匹配。

（5）具适当孔隙率及孔径。

应用多孔可降解陶瓷β-三磷酸钙与BMP复合的人工骨（β-TCP/BMP），生物相容性好，可降解，具良好骨诱导及骨传导作用。植入小鼠肌袋内，局部有软骨形成，1~2周A1p水平最高，4周形成的板层骨有造血骨髓，新骨与植入材料紧密结合，植入物与骨组织之间无纤维组织间隔。

β-TCP/BMP植入体内早期有少量淋巴细胞浸润，以后出现多核巨细胞，与降解性能有关。植入物在体内与骨组织之间不形成纤维组织界面，无明显炎性反应。将植入物置于骨缺损环境中，出现较多间充质细胞和软骨细胞，可直接向软骨及骨转化，具良好骨诱导和骨传导能力，新骨形成出现早，骨量丰富。β-TCP/BMP孔隙率及孔径均较大，材料表面积广，降解率在植入兔桡骨缺损16周达53%，降解率大于单纯TCP，更大于HA。材料降解后分割成碎裂小块，周围有多核巨细胞吞噬颗粒，表面颗粒溶解脱落。

β-TCP主要成分为钙、磷，其化学成分和晶体结构与骨基质无机成分相似。β-TCP为多孔状，形成大量均匀分布互相连通的孔道，在体内能逐渐被吸收。

以 β-TCP/rh BMP-2 植入后，1 周有软骨形成，2 周出现交织骨，4 周板层骨形成，其内有血管长入并有巨噬细胞，材料松散，混有纤维组织及软骨。8 周新骨发育更为成熟，这种复合人工骨具良好骨诱导作用，有大量新生软骨和骨形成，随时间延长生成骨量显著增加。

（四）人造骨临床应用概况

1. 无机材料人工骨临床应用：Nakamvra 等研制出一种新型高强度玻璃陶瓷人工骨，其力学强度为人骨皮质的 6 倍，应用本材料对一名乳癌脊柱转移的女患者进行了治疗。手术将 T_{11}、部分 T_{12} 及 L_1 全部切除后，其缺损部分用人工骨替代。术后患者一般情况良好。他们还设计了在恶性骨肿瘤缺损部位充填聚乳酸、羟基磷灰石及抗癌剂三种材料的复合人工骨，随着聚乳酸的分解，抗癌剂在局部缓慢释放，羟基磷灰石则可促进骨再生。

Yoshio 等报道应用陶瓷人工骨作植入材料治疗 75 例患者，临床诊断包括骨折脱位，骨性关节炎、骨肿瘤、类风湿性关节炎等。应用结果表明，植入材料与宿主骨结合良好，无排异反应，颗粒性充填材料可促进新骨生长。

郑启新等用多孔 TCP 陶瓷人工骨植入修复肢体良性骨肿瘤或瘤样病变刮除后所致的骨缺损共 11 例。他们将自体骨块（或异体库骨）按 1:1~1:4 比例混合填充骨缺损腔，术后所有病例均无不良反应，切口一期愈合。随访 3~9 个月，结果表明 2~3 个月植入的人工骨与周围骨组织愈合成一体。骨缺损基本修复，患肢开始负重；术后 8 个月植入材料有明显“吸收”而被新骨替代，本材料突出的优点是降解性能良好。

平飞云报道对 11 例下颌骨肿瘤切除后采用多孔状 HA 颌骨修复体植入缺损区。年龄 13~72 岁，骨缺损范围最小 6cm×4cm，最大为一侧下颌骨。术后 10 例伤口一期愈合，1 例感染。10 例进行 6 个月至 2 年随访，外形及功能均达到满意，X 线片显示 HA 颌骨修复体与骨连接呈骨性愈合。

孙金雷等报道应用人工合成羟基磷酸钙（HAP）填充因骨囊肿等病因造成的颌骨缺损 37 例。术后随访最长达 20 个月，除 13.5%的病人切口因感染而形成较浅的窦道外（经处理均在 2 个月内愈合），余均无排斥反应及其他并发症。术后 2 个月线条样低密度腔隙的密度呈进行性增高。HAP 团块则由致密均匀一致变为密度不一，呈颗粒状影像。0.5~2 年后，线条样低密度腔隙密度增高近似正常骨组织，呈骨小梁结构，HAP 团块点状透射影像消失。作者认为本材料生物相容性良好，能加快骨缺损修复。

李声伟等报道用致密多晶 HA 微粒人工骨植入整复上颌骨缺损 12 例，其中先天性唇裂整复术后齿槽前部及梨状孔外侧骨量不足 6 例，上颌骨骨髓炎骨缺损 2 例，外伤性骨缺损 2 例，上颌牙槽嵴萎缩 2 例。结果伤口均一期愈合，无裂开、感染、出血、血肿、植入材料外露及排斥（脱出）等并发症，植入物与受植床的软硬组织均形成牢固结合，无任何局部反应及全身不良反应，功能及形态均达满意效果。美国 Kent 于 1978 年首先应用微粒型羟基磷灰石于牙槽嵴增高加宽术。1986 年 Waite 等用微粒型羟基磷灰石行颧骨发育不足整复 11 例，随访平均 2 个月，无不良反应，外形维持良好，均达满意效果。国内李晓刚等用致密多晶羟基磷灰石微粒人工骨行下牙槽嵴加高术 4 例，术后 7 天拆线，切口均一期愈合，无不良反应及其他并发症。4 周后，植入物与基骨结合稳固，覆盖于羟基磷灰石上的骨膜与植入骨紧密结合，新形成的牙槽嵴光滑无凹陷及棘状突起。术后 3 个月 X 线片显示羟基磷灰石与基骨结合良好，两者之间无分界阴影可见。范加裕等用羟基磷灰石人工骨（HA）植入行鞍鼻整形 73 例报告，术后 7 天肿胀消退，观察 6 个月至 2 年，未发现局部及全身不适反应，作者通过光镜和扫描电镜观察都证明羟基磷灰石植入后可逐渐与受区骨面相融合，其新生骨组织主要由成骨细胞和其分泌的胶原纤维构成。由于具有新骨形成和融合的特点，本材料与自体移植材料有相似的结果。

2. 有机材料人工骨的临床应用：自 Urist 研制出骨基质明胶（BMG）并经动物试验肯定其具

有诱导成骨作用后，学者们在进一步实验研究的基础上逐渐用于临床。1985 年，Kakivchi 等报道 160 例，应用 BMG 修复及促进骨折愈合的结果，其成功率为 94%。1986 年，日本岩田久报道 33 例用 BMG 施行骨腔填塞术、骨缺损修复术以及骨折部移植术，随访 2~3.5 年，30 例达到骨性愈合，成功率 91%。1991 年，国内金大地等报道用 BMG 作骨移植术治疗肿瘤性骨缺损、骨延迟愈合及椎板融合术共 53 例，其中 38 例随访 12~22 个月，结果 36 例手术后 2~6 个月骨缺损内获骨性愈合，成功率为 95%。2 例失败的原因均为慢性骨髓炎术后感染复发所致。1994 年，姚伦龙等报道应用 BMG 治疗肿瘤性骨缺损 9 例，8 周后 X 线片显示新生骨逐渐连成一片，12 周后骨腔完全被新骨组织充填，达到坚强的骨性愈合，成功率达 100%。1990 年，李小如等用 BMG 移植治疗骨缺损 15 例，经 8~38 个月随访 13 例达到骨性愈合，成功率达 86%。2 例失败的原因是 BMG 填充不足，留有空隙而发生愈合不良。骨形态发生蛋白（BMP）及许多成骨因子虽在实验中充分肯定了它们的诱导成骨作用和地位，但由于提取困难和数量有限，正式用于临床罕见。目前多处在实验研究阶段。

3. 复合材料人工骨的合成：Mittlmeier 等报道了胶原羟基磷灰石（CHA）临床应用结果。作者在 85 例 94 处骨缺损中应用了这种复合人工骨。主要用于骨肿瘤切除、自体骨移植失败、脊柱融合等，年龄最小 9 个月，最大 72 岁，其中 64 例 71 处植入部位经 3 个月以上随访观察，X 线片均显示骨缺损区出现正常骨结构。作者认为这种人工骨的成骨效果与自体骨相近，适合于各种骨缺损腔的填充。1992 年，张祖学等采用 HAP 修复颌骨骨囊肿 42 例，经 6~36 个月随访观察，无 1 例有排异反应。40 例切口一期愈合，2 例因感染因素延期愈后。经组织学观察，术后 3 个月 HAP 颗粒间有纤维骨样组织增生并包裹呈团块状，与骨控内壁紧密整合在一起难以分离。镜下观察有骨小梁及纤维组织增生，证实 HAP 有骨诱导作用，6~12 个月呈骨性融合。

（五）组织工程和基因治疗

组织工程是工程学和生命科学的结合，在体外分离，培养一定量的细胞，移植到有一定空间的三维支架，随后将此细胞一支架复合物移植至体内，或在体外继续培养，通过细胞之间相互黏附、生长繁殖，分泌细胞外基质，形成具一定结构与功能的组织或器官。

支架材料需具以下特性：①生物相容性；②三维立体结构：应是多孔隙，孔率 80%，有很大内表面积，利于细胞植入及黏附。营养成分渗入及细胞代谢产物排出。③可溶解性。④良好的表面活性，提供良好微环境。⑤可塑性：加工成所需要形式，具一定机械强度，在一定时间内保持外形。

组织工程是产生新的组织，以替换和再生体内组织。骨修复过程包括血肿形成，化学信号趋化 OSC 并促其分化以及软骨内成骨。组织工程即用少量细胞培养成软骨和骨组织。用人工模拟骨修复过程包括三方面因素，即细胞、调控信号及细胞外基质。

骨髓基质细胞有良好增殖和分化成软骨和骨的能力，是组织工程的理想细胞。已有报告，用骨髓基质细胞修复动物关节软骨，可形成透明软骨，生物特性接近正常。各种生长因子在骨愈合过程中能趋化、诱导 OSC 增殖分化，组织工程可利用这些因子在体外进行调控。细胞外基质可作为细胞生长分化的支架，并为细胞传递控制生长和形态的因子，细胞外基质应具备组织相容性、可吸收性，易于加工制作，其表面与细胞相互作用以保留分化细胞的功能。天然基质有胶原、透明质酸等，可作为载体。人工合成的材料有羟基磷灰石（HAP）、聚丙交酯（PLA）及聚乙交酯（PGA）等，属多孔或非编织纤维网结构，孔径>100μm，空隙体积占 90%，可吸附大量细胞，保证细胞与外界物质交换。HAP 适合负载骨髓基质细胞分化成骨。PLA 及 PGA 为可降解材料，其降解产物无副作用，是软骨细胞良好的载体。应用生物合成材料预制人体结构，吸附细胞，加入调控因子，体外合成组织器官将是今后发展的课题。

基因转移（gene transfer）或基因转染（gene transfection）是将外源基因通过一定载体转入

靶细胞，以补偿靶细胞的基因缺陷或调节其蛋白分泌水平，或用转基因的蛋白产物以封闭靶细胞某种致病因子，以使靶细胞获得新的生物学行为和功能。基因转移需选择合适受体细胞，如骨髓干细胞、成纤维细胞和成骨细胞等。利用脂质体转染或重组 DNA 技术使细胞因子基因表达，促进骨和软骨修复，一些细胞因子转移到相应组织细胞中，在该组织愈合期间，内源性表达对控制组织愈合有十分重要意义，已知 IGF-I 具有促进软骨细胞合成蛋白多糖的作用。BMP-3（成骨素）也能促进间充质细胞转化为骨细胞。理论上讲，多种基因的转染都有促进各自细胞生长和组织愈合的可能性。当然，目前基因治疗还只是开始，有关转基因的调控，转染效率和体内转染技术等，还需要不断深入研究。

第三节　生长因子促进骨折愈合

诱导成骨现象的发现已近 1 个世纪，但其研究取得明显进展则始于近代。以美国人 Urist 为代表的学者们对诱导成骨研究做出了巨大贡献。1965 年，Urist 首次有力地证实盐酸脱钙骨基质（Decalcified Bone Matrix，DBM）具有诱导成骨作用，并认为这是因为 DBM 中含有某种诱导蛋白所致，他将该蛋白命名为骨形态发生蛋白（Bone Morphogenetic Protein，BMP）；1973 年，Urist 从 DBM 中成功地提取骨基质明胶（Bone Matrix Gelatin，BMG），并再次证实诱导因子 BMP 的存在；1979 年，Urist 从兔 BMG 中首次提取 BMP，使诱导成骨研究进入了一个新时期。Urist 提出诱导成骨的定义是“在可弥散的 BMP 的作用下，间充质细胞的聚集反应朝着产生软骨和骨组织的方向发展”，诱导成骨方式以软骨内化骨为主，同时也伴膜内成骨。国内关于诱导成骨的研究始于 20 世纪 80 年代，且进展很快。实验和临床研究发现，骨诱导作用：BMP>BMG>DBM；它们均比同种异体新鲜骨、同种异体冻干骨、经放射性同位素消毒的同种异体骨、去蛋白的同种骨、硫柳汞处理的同种骨等的成骨作用强，在骨修复的众多移植材料中，它们是一类进展较快且最具前途的生物移植材料。骨组织产生的生物活性物质并仅在骨组织内发挥作用称为骨短距蛋白。而骨再建是一种骨自身调节过程，包括骨形成和骨吸收两部分。骨短距蛋白是与骨再建密切相关的一组蛋白质，它们彼此配合，调节骨再建的进行。航天医学领域研究发现，在失重环境下，骨代谢变化的主要特征是由骨形成抑制导致骨丢失。老年医学研究发现，妇女在绝经后骨质疏松与此有一定的关系，但其机理尚不十分清楚，目前，关于骨短距蛋白的研究有以下几种类型。

一、脱钙骨基质（DBM）

DBM 作为移植材料的应用始于 1889 年，Senn 采用脱钙牛骨填塞残腔治疗慢性骨髓炎，并取得了成功。但由于 Bier（1892 年）等多位学者未能成功地重复 Senn 的研究，使 DBM 的实验和临床应用几乎停滞半个多世纪，直到 1965 年 Urist 确立了盐酸 DBM 具有较强的诱导成骨作用，才使 DBM 的研究进入了一个全新的时期。

在提取 BMP 过程中，首先制备的脱钙骨基质（DBM）植入肌肉中，可诱导间充质细胞增殖，分化为软骨细胞，继以软骨基质的钙化，血管侵入和成骨，在术后 3 天，溶菌酶（酸性蛋白酶）出现高峰，正当大量的间充质细胞增殖时，同时形成蛋白酶抑制复合物，说明在软骨内骨化过程中，毛细血管的长入受新生基质的控制，后者又受中性或酸性蛋白酶的控制，蛋白酶抑制剂可抑制新生血管的形成。

动物实验显示骨折愈合与由 DBM 的诱导相似，在肌原纤维间有间充质细胞向覆有血肿的骨折部位移行。间充质细胞与炎性细胞形成肉芽组织，伤后 3 天，间充质细胞向丧失骨膜的骨折断端浓聚。伤后 5 天，首次有软骨形成。分化向外进行，但中心部较差。间充质细胞似停止活动并受到接触抑制，从伤后 3 天即开始附着于相对稳定骨折断端的骨外膜骨痂的纤维性包膜上。骨外膜骨痂生长时间仅 8~9 天，以后等待软骨的成熟，直到软骨细胞肥大并钙化，骨折后 11 天，毛细血管芽经骨外膜的纤维性包膜进入软骨，乃开始软骨内骨化。最后在骨折断端间形成桥接。

应用骨折后骨痂的 DBM 植入大鼠臀肌后，其生骨能力优于正常骨 DBM，尤以术后第 8 天取出者活性最高，可能的解释是：①骨折端、髓腔及骨外膜骨痂中 BMP 活性浓度增加；②由于骨痂内骨小梁与具有潜能的反应细胞有较大接触面，大鼠骨折后，骨外膜及骨髓的原发骨痂反应出现早，其生长限于伤后 8~10 天。这种幼稚骨含高浓度 BMP，在一定程度上如同骨肉瘤的诱导剂。骨折后开始愈合时，BMP 持续在移行的反应细胞中散布，可能分化为软骨细胞，从皮质骨断端及小梁骨均释放 BMP。

在 DBM 诱发的肉芽组织及间充质细胞与骨折愈合相似，除间充质细胞分化的成纤维细胞样细胞外，也均有炎性细胞，如巨噬细胞及淋巴细胞，还有Ⅱ类组织相容分子（移植基因），即Ⅰa 呈递细胞，对淋巴细胞有关，巨噬细胞根据炎症性质而表达，如被激活的淋巴细胞含 γ–干扰素，不仅巨噬细胞，很多间充质细胞如内皮细胞、成纤维细胞及树状突细胞也表达Ⅰa。Ⅰa 也可在非免疫性连接中即在有潜在威胁情况下出现，以提供运输键细胞内肽系统至细胞外环境。这可以解释在骨折及 DBM 诱导骨形成细胞分化过程中Ⅰa 的激活。进入骨基质内部的细胞可能与巨噬细胞有关的树状类细胞相似，有能力形成伪足。

在自然骨折修复中原发骨痂反应（PCR）是否主要对来自周围血管反应间充质细胞产生蛋白，以后经软骨内成骨，伤后第 5 天在裸露的骨折断端开始形成软骨，该处骨外膜已破损，无骨小梁或成骨细胞。有理由认为，骨断端的骨蛋白浓度最大，从骨折线及未覆盖纤维层的骨外膜骨小梁释出，在这些部位，软骨形成向外扩散并越过骨折间隙。将人的 DBM（hDBM）与 hBMP 复合应用，可获较好的活性，其优点是来自人体，抗原性弱，具多孔结构，孔隙平均 127±3.4μm。DBM 作为载体，还与其基质中纤维素样物质含量有关，适量胶原对 BMP 缓释有利。

（一）DBM 的分类及其制备方法

根据脱钙程度，DBM 分为全脱钙骨基质（Wholly Decalcified Bone Matrix，WDBM）和表面脱钙骨基质（Surfaced Decalcified Bone Matrix，SDBM）；按形态分成 DBM 粉、片及管形。目前 DBM 的制备是采用 Urist 报道的方法，即将新鲜长骨去掉干骺端，清除净骨髓和软组织，按要求制成骨粉、骨片或管形骨块，置入 0.6N 盐酸中，温度 2°C，脱钙时间则根据骨材料的形态、大小及脱钙程度的要求而不同，但应达到 SDBM 脱钙率约 10%，WDBM 则为 100%。脱钙后，用蒸馏水冲洗净盐酸，冻干，环氧乙烷消毒后备用。

（二）DBM 的实验研究、成骨机理及其影响因素

为了研究 DBM 的骨诱导及骨修复能力，Urist 等作了系统而全面的工作。将同种 DBM 以骨粉、骨片或管形骨块的形式植入肌肉、皮下组织、皮肤、脑、肺、眼前房、睾丸、胰腺、卵巢、颅骨、下颌骨、尺骨、桡骨、股骨、骨髓腔及脊柱，均发现其具有较强的骨诱导作用和骨修复能力。经对照比较发现，同种 DBM 的成骨作用接近自体新鲜皮质骨；强于同种新鲜骨、同种冻干骨、去蛋白同种骨、经同位素照射消毒的同种骨及硫柳汞处理的同种骨；DBM 产生的新骨具有与正常骨相同的能量吸收和硬度；部分脱钙异体骨既具有较好的机械强度，其诱导能力与 WDBM 相同。异种 DBM 因免疫反应的存在而无新骨形成。

同种 DBM 是经过处理的死骨，本身不含活细胞，但其具有诱导成骨作用，即当 DBM 植入后，宿主局部的间充质细胞增殖、迁移和聚集，然后分化成软骨和骨组织，Urist 认为这是因为 DBM 中含有 BMP 所致。

影响 DBM 活性的因素是多方面的。凡经盐酸—乙醇脱钙、甲醛处理、氢氧化钠水解、苯甲烃铵或羟丙醇 β—内酯作化学消毒、煮沸、^{60}Cu 及 UV 照射等消毒的 DBM 均无诱导活性；高压消毒 DBM 可降低其活性；骨基质中的钙含量也影响 DBM 的诱导活性；宿主的不同组织对 DBM

诱导成骨作用的反应有明显差异，根据阳性结果和新骨产生量，按顺序排列如下：骨和骨髓>骨骼肌>皮下组织>皮肤>脑>肺>眼前房>睾丸>胰腺>卵巢；从骨痂中提取的DBM较源于正常骨的DBM能产生更多的新骨；利福平加DBM共同植入可轻度降低DBM的活性，而庆大霉素、夫西霉素则无此影响；消炎痛不能改变骨基质的诱导活性；1，25—（OH）2—D_3对间充质细胞生长有明显的抑制效应，1—OH—D_3较24，25—$(OH)_2$—D_3在促进骨基质矿化方面似乎有更明显的效果，而后者则明显促进新骨有机质的形成，但两者之间无显著性差异；生长激素可能加速DBM植入的早期骨愈合过程；氟化钠高浓度（大于1.5×10^{-4}）抑制骨形成，低浓度（小于1.5×10^{-4}）刺激成骨细胞分化和增加骨形成。

（三）DBM的临床应用

DBM的临床应用早于实验研究，文献报道较多，但主要见于近代，尤其是20世纪50年代后期以来，如1968年，Urist采用WDBM和SDBM分别治疗16、10例骨缺损；1976年，Osbon采用SDBM修复上、下颌骨6例，其中4例加自体松质骨和骨髓联合移植；1981年，Pearson前瞻性地研究了7例采用DBM植入病例；1983年，Sonis将病例扩大至22人；1985年，徐英杰用SDBM治疗13例长骨骨缺损；1987年，陈雄德采用DBM治疗骨缺损7例，均取得了良好效果。总之，同种DBM作为移植材料已较广泛地用于骨科、颌面外科骨缺损或骨折的修复，且疗效较满意。

（四）DBM存在的问题

DBM易制备、贮存，其临床和实验研究达百年之久，但仍存在下列问题：①WDBM虽具有较好的成骨作用，但缺乏支撑能力，SDBM虽能弥补其不足，但吸收缓慢，如何兼顾两者的特点，使之更接近自体骨，马振国等作了有益的探索，但脱钙程度与骨诱导能力、生物力学作用的关系尚需进一步阐明；②DBM免疫学方面的研究尚待进一步完善；③DBM有种的特异性，如能克服该特异性，将为DBM的推广使用提供良好的前景；④由于DBM的成骨作用不如BMG和BMP，目前DBM似有被后二者完全替代的可能。

二、骨基质明胶（BMG）

从DBM进一步提取，可获得有诱导活性更高的骨基质明胶（BMG），但含量也减少。将pBMG植入人体后，可产生第一抗体，与pBMG特异抗原结合，再以过氧化酶标记的羊抗人第二抗体与人产生的抗体特异结合，通过底物显色，抗原应呈棕红色。pBMG因大部分细胞成分已消失，残余的深埋在基质内的细胞已萎缩死亡，因此，不含抗人体组织的抗体。

将pBMG与pBMP植入小鼠肌袋内，术后21~28天，Alp活性最高，主要因诱导新骨成熟，成骨细胞和骨细胞分泌所致。此时钙、磷含量也最高，这种复合植入具双重成骨作用，植入4天，植入部位即有大量间充质细胞聚集，7~14天达高峰，植入物边缘有很多成骨细胞黏附。

BMG是1973年Urist在DBM的基础上提取而成，它去掉了DBM中95%的非胶原蛋白和脂类，已经实验和临床研究证实。

（一）BMG的种类和制备

1. 全脱钙骨基明胶（Wholly Decalcified Bone Matrix Gelatin，WDBMG）：取皮质骨，用蒸馏水或NaN_3洗净血污，冻干后根据需要制成一定形状和大小的骨块或微小颗粒，加入氯仿/甲醇中脱脂，然后用0.6N HCl完全脱钙，将脱钙骨依次置于2mol $CaCl_2$、0.5molEDTA、8molLiCl和H_2O（55°C）中连续处理，处理时间视骨块大小而定，即可制成WDBMG。冻干后环氧乙烷消毒24h备用。

2. 表面脱钙骨基质明胶（Surface—Decalcifed Bone Matrix Gelatin，SDBMG）：其制备方法基本同WDBMG，仅脱钙程度由100%为10%。该材料既有较强的诱导成骨作用，又有可靠的支撑作用。

3. AAA 骨胶（Autolyzed Antigen-extracted Allogenic Bone Gelatin，AAABG）：制备时，脱脂脱钙过程同前，然后加入 8MLiCl、H_2O（55°C）中，各处理 24h，用 0.1M 磷酸缓冲液（pH7.4）培育 4 天即制成 AAA 骨胶。

（二）BMG 的实验研究、成骨机理及其影响因素

BMG 的实验研究包括异位成骨、组织培养和实验性骨缺损的修复三个方面。

1. 异位成骨（活性检验）：将 BMG 植入皮下组织、肌肉内，经 X 光片、组织学和组织化学法等观察发现，在 BMG 表面和周围，间充质细胞聚集、增殖并分化成软骨、骨和骨髓；加入自体骨髓可增强 BMG 的骨诱导作用，其产生的新骨量是单用 BMG 的 2 倍。

2. 组织培养：将 BMG 放入肌肉组织培养基内，在合适的条件下，能产生软骨；即使在最初的 24h 内，将 BMG 移去，软骨依旧形成，这表明 BMG 成骨反应的不可逆性；如与含丰富血管的组织相连，所形成的软骨即被骨替代，其成骨过程为软骨内成骨。

3. 骨修复实验：将 BMG 植入颅骨圆形骨缺损、尺骨、桡骨节段性骨缺损，结果发现，BMG 具有较强的骨修复作用，自体骨髓加入能增强这种作用，但两者之间无显著性差异；BMG 的成骨作用强于 DBM，与新鲜皮质骨无显著性差异；SDBMG 植入后，其支撑作用与自体皮质骨的差异无显著性意义。异种 BMG 因明显的免疫排斥反应而无软骨和骨形成，目前只用来提取 BMP。

BMG 的实验研究表明，BMG 的诱导成骨机理与 DBM 类似，即在诱导出 BMP 的作用下，诱导局部间充质型细胞分化增殖而产生骨组织。BMG 成骨作用强于 DBM 的原因可能是：提取 BMG 时，①去掉了 DBM 中 95%非胶原蛋白，降低了免疫原性，提高了 BMG 的组织相容性；②去掉了阻止或 / 和拮抗 BMP 发挥作用的因子。

影响 BMG 的因素较多，如中性缓冲液，能激活内生酶，降低促细胞相互作用和分化因子；温度 2°C 时，中性盐 0.5MEDTA、0.1MTris—HCl、4M 尿素、0.5M 氢氧化铵、10M 硫氰酸钾以及胃蛋白酶或胶原酶的有限消化均不影响其活性，而 5M 盐酸胍、7M 尿素、饱和酚水溶液或 0.1N 氢氧化钠处理 BMG，可使其失去活性；乙酸水杨酸对 BMG 诱导骨髓的骨形成有抑制作用；β-羟基乙酸可消除 BMG 的活性；用 4 拉德的射线照射 BMG，可使其骨形成量下降 20%；颗粒的几何形态影响 BMG 的诱导能力，粗糙且颗粒大比颗粒小的骨基质粉所诱导的软骨和骨量要多，因后者接触面积大、免疫原性强且易吸收。由于 DBM 是 BMG 的中间产物，因此凡能影响 DBM 活性的因素均能影响 BMG。

（三）BMG 的临床应用

BMG 的临床应用报道日渐增多，但始见于 1981 年，日本学者 Iwata 将 AAA 骨胶用于良性肿瘤术后骨缺损及椎体模突间植骨 33 例，随访 2~3.5 年成功率 91%，经活检证实，AAA 骨胶被替代时间与自体骨相同，其吸收则更快；1985 年，Kakiuchi 等将人 BMG 植入 160 例良性肿瘤或肿瘤样病变术后会缺损、髋臼发育不良及四肢骨缺损者，成功率 94%；1986 年，岩田久临床应用 BMG33 例，主要用于骨缺损及骨折处骨移植，随访 2~3 年，成功率 91%；1987 年，Kakiuchi 将 SDBMG 用于髋臼加盖成形术 9 例，结果在骨腔内的植入材料均获得良好效果，而在骨旁植入时，WDBMG 很快被吸收，仅极少或几乎没有骨形成，而 SDBMG 获得坚固的骨融合，但其完成时间则延长至 1.5 年；1990 年，李小如采用 AAA 骨胶治疗良性骨肿瘤术后骨缺损和骨不连 15 例，经 8~38 个月随访，成功率 86%；1991 年，金大地将 BMG 用于良性骨肿瘤术后骨缺损、骨折延迟愈合和椎体融合 38 例，成功率 95%；1994 年，笔者应用 SDBMG 治疗 6 例长骨大块骨缺损，均获成功。

临床研究表明，BMG 植入松质骨缺损后，在 1~6 个月内与受体骨开始结合，6~33 个月内完成；在年轻病人及较小的骨缺损中，植入骨结合开始和完成的时间均较早；在大的骨缺损、老年

人以及骨旁植入时，由于BMG结合较慢，可加自体松质骨以促进新骨形成；骨旁及节段性骨缺损植入以SDBMG为佳；由BMG引起免疫反应产生低垫的可能性可不必考虑。应该指出，BMG植入早期并无相当量新骨沉积的X线表现，可见人类BMG的骨诱导性较啮齿动物差。

（四）BMG存在的问题

虽然BMG的实验和临床研究已取得明显进展，制备方法已标准化，AAA骨胶在某些国家已商品化，但仍存在下列问题：①WDBMG虽有较强的成骨作用，且吸收快，但因缺乏支撑作用而只能作为填充材料，如果将其与具有良好相容性和支持作用的材料制成复合BMG材料，将扩大BMG的用途；②SDBMG虽具有良好的成骨作用，有时甚至强于WDBMG，又有可靠的支撑作用，具有良好的应用前景，但其吸收缓慢，因此BMG脱钙程度仍是尚待完善的课题；③BMG的免疫问题尚需进一步研究。尽管如此，制备容易且成骨作用强的BMG仍不失为是目前很有发展前途的生物移植材料，可作为自体骨较理想的替代材料。

三、骨形态发生蛋白

BMP是1979年由Urist首先从兔BMG中提取的，它广泛存在于人和动物的骨组织中，但其含量甚微，皮质骨的含量高于松质骨，一般为0.01%。在骨基质中约15%BMP同矿物质相联系，25%不被矿物质掩盖，60%则同骨胶原基质结合。目前BMP已从人和各种动物长骨干及人、鼠骨肉瘤组织中提取，经实验研究证实，其具有很强的诱导成骨作用，且为DBM和BMG的诱导因子。BMP已开始用于临床。由于BMP没有种的特异性且来源广泛，因此，在不久的将来，BMP可望完全取代自体骨。

（一）具有骨诱导能力的骨形态发生蛋白（BMP）

BMP是一种与骨细胞分化有关的酸性糖蛋白，人和牛的BMP分子量17500D，等电点为5.0±0.2，在pH值为7.2的中性盐溶液中为可溶性状态，碱性环境中失活。胡晓波将BMP植入小鼠肌肉内，术后6周发现，肌肉内有不等量的诱导性新骨产生。在植入物周围有不同程度的淋巴细胞和浆细胞浸润，肌纤维明显黏液样变性。Urist研究发现BMP的生物学活性需分子中二硫键的存在。动物实验观察到，在大鼠颅骨缺损部位植入BMP4周后，缺损完全愈合，同时发现，骨骼大的动物单位重量骨组织内所含的骨形态发生蛋白量较骨骼小的动物多，所以，前者的骨诱导能力较后者强。Marschal（1983年）对BMP诱导骨形成的机理进行了细胞学研究并证实，BMP能够诱导间充质细胞分化为软骨细胞和骨细胞，从而诱导骨形成。Syftestad指出，如骨质中BMP缺乏或活性低下，将影响成骨细胞相细胞分化，延迟骨细胞分化，骨折愈合时间将延长。并进一步证实，随年龄增长，骨质中BMP含量降低。妇女绝经后及老年人泛发性骨质疏松造成的骨折与BMP缺乏有密切的关系。Marschal进一步证实，BMP能够与羟基磷灰石（HA）结合，促进矿盐沉积。其作用的分子机理是与间充质细胞膜表面的糖蛋白结合，诱导激活软骨—骨生成基因。故BMP诱导的细胞分化作用是不可逆的。

（二）BMP的理化特性及提纯

BMP是一种酸性蛋白，有4个半脱氨基酸残基，含有20.8%的酸性蛋白（以天冬氨基酸、谷氨酸、丝氨酸等为主）以及羟脯氨酸、氨基己酸等，不含碳水化合物。BMP等电点为5.0±0.2，在酸性环境下较稳定，但对碱性环境敏感小，pH超过8.5时，则活性丧失。BMP可部分抗酸性胃蛋白酶、组织蛋白酶，还可耐受软骨素酶A、B、C，碱性磷酸酶、淀粉酶、胶原酶、木瓜凝胶蛋白酶、透明质酸酶、神经氨酸酶、酪氨酸酶、磷酸酯酶及核糖核酸酶。BMP在胶原处于非溶解状态时，可因局部被胰蛋白酶、糜蛋白酶溶解而变性；在胶原溶解时，BMP可被番木瓜酶、无花果酶所降解；在适当情况下，BMP可被内生酶——BMP酶降解。

BMP具有疏水性，几乎不溶于0.6N盐酸（pH=2）、无水酒精、丙酮、氯仿/甲醇、无血清的组织培养液及中性盐溶液，部分溶于乙烯乙二醇内，溶解于 6M 尿素、4M 盐酸胍、十二烯酸钠、0.02%盐酸及中性缓冲液（pH=7.2）。

BMP 具有一定的扩散性，它能透过 5 层孔径为 0.45Pμm（每层厚 125μm）或两层同样厚而孔径只有 25nrn 的醋酸纤维素膜，向周围扩散 450~1000μrn 的距离。BMP 没有种的特异性。Sampth 等证实从人、猴、牛和大鼠基质中提取的骨诱导蛋白存在着同源性。

BMP 的分子量约 18000±500（12~94K），具有生物学活性，可被羟基磷灰石吸附，但它与 14K、24K 和 34K 蛋白的关系尚不明确。实验中发现，当 BMP 与后三者分离后，置入体内则易吸收，产生的新骨量随之减少；而已被分离的后三者均无活性，但它们各自或三者同时与 BMP 一起植入体内，可具有高于单纯使用 BMP 的活性。Urist 认为，后三者可能是 BMP 片段的亚单位，在细胞和基质中，BMP 存在的自然状态可能是其他低分子蛋白组成的聚合物，也可能是后三者作为 BMP 诱导成骨的载体蛋白。当 BMP 与其他低分子蛋白结合时，其理化性质随之改变，如 BMP 与 14K 蛋白结合时，不溶于水，而去掉 14K 蛋白，则易溶于水。

骨组织离开机体后，在 25~37°C 条件下放置 24h，可使其含有的 BMP 活性明显降低，而在 4°C，可保存 BMP 活性；加热（>60°C）、放射线照射（>200 万拉德）及接触过氧化氢、β-乙酸乙酯、苯杀克等化学药品，可使其活性降低。

如上所述，目前 BMP 已从多种动物皮质骨中提取并部分纯化，其方法基本上是根据其疏水性和不耐高温的性质，将材料在低温条件下粉碎成 1~5mm^3 骨颗粒，先制成脱脂脱钙骨，再提取出 BMG，将其溶于 6MVrea—0.5M$CaCl_2$ 或 4MGuHCl 溶液或用酶提取法，使 BMP 释放出来，通过透析、离心收集沉淀物，冻干后即获得具有较强生物活性的 BMP 粗提物。进一步纯化则需采用不同浓度的盐酸即或尿素溶液，溶解 BMP 粗提品，经反复透析、过滤及低温超速离心、柱层析、超滤、电泳等，即可获得部分纯化的 BMP，冻干后的 BMP 呈白色海绵状。由于 BMP 难溶于水，其完全纯化尚需进一步研究。

（三）BMP 的实验研究成骨机理及其影响因素

BMP 具有很强的骨诱导作用，其实验研究与 BMG 一样，有下列三种形式：

1. 异位诱导成骨（活性检验）：将 BMP 或与其载体一起植入同种或异种动物肌肉内或皮下组织，发现：术后 5 天，局部血管扩张，间充质细胞增殖、聚集；术后 8 天，间充质细胞分化，转变为软骨细胞；14 天，BMP 被吸收，在基质的无血管区形成的软骨中央，血管长入，成骨细胞形成并产生编织骨；21 天，编织骨改造成充满骨髓的板层骨。用 BMP 单克隆抗体对上述过程进行监测发现，BMP 植入第 2 天，肌束间就可见到大量 BMP 分布间充质肌浆内出现 BMP，3~5 天，阳性细胞数增加且其中 BMP 含量上升，这表明，术后早期，BMP 迅速向组织内扩散并与间充质细胞膜受体结合，使其向成软骨细胞和成骨细胞方向转化而产生软骨和骨。

2. 体外培养：在含有小鼠肌浆的培养液中加入 BMP2~10μg/ml，培养 21 天，即可见软骨细胞和软骨基质形成，但无骨形成。

3. 骨缺损的修复：将 BMP 或与载体一起植入颅骨（单纯膜性骨）、长骨（皮质骨）及干骺端、下颌骨（松质骨）骨缺损，结果骨缺损很快修复。如加入自体骨髓，则修复更快更彻底，这种现象尤其是体现在缺乏骨髓的两侧颧骨和皮质骨。

上述研究表明，BMP 的靶细胞主要是宿主骨骨髓基质细胞或类骨髓组织（如硬脑膜）及血管周围、骨内、外膜的具有分化潜能的未分化间充质型细胞，尤以前者对 BMP 最为敏感。其成骨机理尚未完全明了，但绝不同于骨移植后的“爬行替代”过程。Urist 认为，当具有活性的 BMP 与间充质型细胞膜表面受体结合时，就会产生净电荷的改变，激活靶细胞内的基因调节因子，诱导出能产生软骨和骨的 DNA 分化，通过有丝分裂，产生软骨和骨，起到骨诱导作用。这个过程是以形态形成期开始，分化期为止，前者包括间充质细胞的弥散、向移植区移动、重新聚集、增生，通过细胞内外的相互作用，使间充质细胞分化成软骨母细胞和骨母细胞，形成软骨和骨组织。对于分化成熟的骨母细胞，BMP的作用不明显，这就是说，BMP实际上是骨形成的启动剂，启动之后，起主要作用的是骨源性生长因子，该因子与BMP对骨细胞的生长和骨形成有协同作用。体外培养只能形成软骨的原因为缺乏机体生长发育的调节因子。DBM和BMG的研究表明其诱导因子为BMP，成骨机理也与BMP相同，所不同的是骨形成量和速度逊于BMP。

影响BMP诱导成骨的因素很多，凡能影响BMG、DBM活性及影响BMP的理化因素，均能影响BMP的成骨能力。对有活性BMP的影响因素有以下四种：①BMP的剂量。小于1mgBMP植入后，产生的新骨量极少，只能通过^{45}Ca掺入法来观测；而植入5~10mg，新骨形成量肉眼可见；不同来源的BMP、剂量和成骨量的关系有差别，如当牛BMP达5mg以前，成骨量与其剂量成正比，而人BMP新骨形成总是与其剂量成正比。目前尚未发现大剂量使用BMP的中毒反应。②动物的种类和年龄：啮齿类动物较长寿的哺乳动物具有较强的骨修复能力，如大鼠的骨修复速度为狗的2倍，人的4倍多；随着年龄的增加，骨中所含BMP量则逐渐下降；机体的不同部位成骨作用不尽相同（详见第一节）。③载体系统：BMP直接植入体内，易被血液冲洗掉，很快被吸收，且BMP缺乏支撑能力。载体能起缓释BMP或/和使BMP有支撑作用。常用载体有：羟基磷灰石、磷酸三钙、石膏、多聚体（常见的有聚乙酸、聚乙醇酸）、胶原、纤维蛋白凝块及去抗原皮质骨等，它们各有优缺点。④其他：BMP是生长激素依赖性的；佝偻病患者，BMP活性低；山黎豆中毒的动物，其骨基质缺乏BMP活性；绝经后的妇女，骨关节骨折和骨疏松与BMP活性降低有关；坏血病患者，BMP活性和基质钙化无影响。

（四）BMP的临床应用

BMP的临床应用报道始于1986年，Urist将50mg冻干人BMP植入一女性病人之左手中指近节指骨内生软骨瘤残腔，术后4周，残腔内出现明显新骨，术后9个月残腔完全恢复，随访2年，无任何副作用；Johnson（1988年）在常规手术（内固定加植骨）的基础上，采用人BMP/不溶性非基质蛋白加聚乳酸植入治疗12例顽固性股骨骨不连，结果4.7个月全部骨愈合，未发现局部和全身免疫反应；区伯平、金大地等（1990年）将复方BMP（1%普鲁卡因0.4ml加BMP、维生素C、维生素B及葡萄糖酸钙各25mg）注入成人胫腓骨骨折处，共治疗18例，结果骨折3个月愈合，无任何明显的副反应，且复方BMP较单用BMP成骨作用强；第四军医大学胡蕴玉将牛BMP与同源去抗原皮质骨重新组合，研制出重组合异种骨，证实其具有高效成骨活性，又不引起免疫排斥反应，目前，重组合异种骨已在全国18省、市24个军医疗单位推广使用，治疗骨不连、骨缺损、良性肿瘤和瘤样病变术后骨腔填塞及新鲜骨折，取得了良好的效果。

（五）BMP存在的问题

BMP具有很强的骨诱导作用，且无种的特异性，它的发现是骨诱导研究的重大成果。但尚存在下列问题：①BMP的组成、结构和理化特性尚未完全弄清，它妨碍BMP研究的深入；②BMP诱导成骨的机理尚未完全明了；③BMP的产量不高，远不能满足实验和临床的需要，笔者认为人工合成是提高其产量的惟一办法；④缺乏十分理想的载体，目前胡蕴玉采用的同源（即与BMP同源）上抗原皮质骨载体值得推荐；⑤临床应用BMP的标准剂量尚需探索，广泛推广应用BMP尚需较大样本的前瞻性研究。

四、促进骨折愈合的骨基质蛋白（MGP）

MGP由77个氨基酸残基组成，分子量为14000D。它是骨组织中维生素K依赖性蛋白质，存在于骨组织中和软骨组织中，许多作者研究结果提示，骨中维生素K依赖系统代谢紊乱，MGP分子中Gla蛋白mRNA形成障碍，影响MGP与骺板部位骨质结合，不能发挥其生物学作用。MGP对于促进骨愈合有其重作用，胡晓波等人将大鼠颅盖骨造成直径8mm的圆形骨缺损作为骨折不连结的模型，其中一组植入 MGP。术后 6 周 X 线片上能看到骨缺损区有不同程度密度增高。骨缺损内密度已接近骨床密度，其面积为骨缺损的 1/2 以上。而对照组仅骨床缘有少许模糊。组织学检查术后 3、6、9 周均有大量灶状、珊瑚状新骨出现于骨缺损的中央部位。新骨周围有较多的骨样组织。新骨出现的部位主要是残存的骨粉吸收的部位，随着骨粉的不断吸收，新骨逐层叠加增厚并可将残存骨粉包在其中，最后形成与骨粉形状相似的骨岛。最后填充整个骨缺损区。而对照组术后 3、6、9 周均无新骨形成。James（1988 年）对 MGP 的合成调节因素进行了详细研究并证实：1，25-$(OH)_2$ -D_3 增加成骨细胞内 MGP 的 mRNA 水平，促进 MGP 合成。同时认为，MGP 是早期骨形成的标志，是骨干骺端过度矿化的抑制剂。此外，Urist 指出，MGP 还与 BMP 功能直接有关。BMP 在骨质中以 MGP—Ca^{2+}—BMP 复合形式存在。MGP 调节 BMP 从骨基质中移向间充质细胞，从而调节 BMP 的诱导细胞分化作用。

五、骨源生长因子（BDGF）

BDGF 是一种热稳定亲水蛋白，分子量 10000D。目前为止国内对 BDGF 研究甚少。国外一些学者对此有较深的研究，经一些学者研究证实，BDGF 是参与骨再建的重要骨源生长因子。Grnesto（1980 年）在小鼠颅骨体外培养实验中，培养基加入自体骨基质提取液，使 3H—Pro 和 3H—TdR 掺入量显著增加，羟脯氨酸和 DNA 合成增加，提示该骨基质提取液中有一种能促进骨祖细胞增殖的物质。Syftestad 进一步研究发现，BDGF 不能诱导细胞分化，但能促进 ^{35}S 掺入骨基质，促进氨基多糖的合成。因而得出结论是 BDGF 具有生长调节素 A 的作用。Paul 和 Fian 等一些学者的研究表明，BMP 与 BDGF 在调节骨细胞周期变化上有协同作用。BMP 启动骨生成的开始阶段，BDGF 刺激骨生成后一阶段。BMP 与 BDGF 的协调作用对于维持正常骨再建是必需的。航空医学研究者们对空间飞行大鼠进行研究发现，空间飞行大鼠成骨细胞数量减少，活性降低可能与骨质中 BDGF 缺乏并直接影响成骨细胞增殖有关。值得医学科学者们进一步研究。

六、骨诱导因子（OIF）

OIF 是骨基质中的一种糖蛋白，分子量为 22000D。Kurita（1990 年）采用组织细胞培养，组织化学和单克隆抗体技术相结合的方法，证实了 OIF 能够抑制具有破骨细胞特征的多核细胞形成，即抑制破骨细胞前体的形成。Urist 等研究结果已证实 OIF 能够刺激成骨细胞增殖，增强成骨细胞内的碱性磷酸酶（ALP）活性，在骨形成中发挥重要作用。Reddi 等研究发现，在软骨细胞分化期，ALP 阳性的细小颗粒稀疏地分布在幼稚的软骨细胞的胞核和胞浆之内，细胞外基质中的 ALP 活性很弱。当软骨细胞成熟和肥大时，其胞核、胞浆和细胞外基质均呈现浓密的 ALP 阳性颗粒，细胞外基质中的 ALP 阳性颗粒并汇集成粗大的四块状。随着软骨细胞的变性和溶解，ALP 活性随之减少和消失，但在细胞外基质中还保留着 ALP 阳性颗粒和固块。到软骨细胞溶解期，随着大量的成骨细胞和破骨细胞出现，ALP 阳性颗粒仅定位在那些正向成骨细胞分化的间充质细胞以及成骨细胞的细胞核、胞浆及其周围。在骨形成期，随着成骨细胞转变为骨细胞，其胞核和胞浆的 ALP 活性随之减少和消失。Kutita 进一步对 OIF 研究还证实，OIF 能拮抗 PTH 和 1.25-$(OH)_2D_3$ 所致的 MNCS 增加现象，结果表明，OIF 能够特异地抑制破骨细胞前体细胞的形成。骨吸收时，OIF 和 TGF-β 释放出来，共同抑制破骨细胞形成，减少骨丢失，此项研究对于老年人骨质疏松症的防治提供了一个乐观的信息，应引起科研工作者的重视。

七、不同生长因子复合物

虽然不同生长因子都具有一定细胞增殖、分化及诱导骨生长能力，在骨与软骨生长及修复过程中，常是多种因子共同参与并相互作用。应用单一因子刺激骨折愈合，不一定能获得有意义的结果，加之各种提纯的因子的量都很少，也需要有一定载体，否则在体内很难在某一特定部位存留，理想的模式应是多种骨诱导因子、细胞因子与载体的结合。

动物实验显示，不同因子复合，如 IGFⅡ+FGF，IGFⅡ+TGF-β 及 TGF-β+FGF 均有协同作用，其骨愈合率、修复骨的力学强度及新骨钙含量均较单用 BMP 为高。将 bBMP 与 bFGF 复合应用，形成新骨钙含量是单纯应用 BMP 的 3 倍，并有明显血管增生。将 BMP 与脱蛋白骨及 TNF 三种复合作用，经 ^{35}S 和 ^{45}Ca 液闪计数及灰重测定，三种复合优于两种，而两种又优于单纯脱蛋白骨。TNF 可促进毛细血管形成，降低免疫反应。一定浓度下可刺激成骨。

IL-1 可以启动急性反应，IL-1 的活性在 BMP 诱导异处或骨（HO）早期即出现。IL-1 是 T 细胞强有力的激活剂，也是造血生长因子的协同因子。

Patrick 等（1988 年）对小鼠不管用 bBMP 或 hBMP 植入肌肉内，如术前 1 天、手术当时或术后 1、2、3 天或 1 周局部注入 IL-1，均可加大异处成骨面积。从应用 BMP1mg 及 γIL-1β10μg 可增加异处成骨 30%，直到应用 BMP10mg 及 IL-1β10μg 增加到 300%。单独植入 γIL-1β 则不诱导骨形成，IL-1 是破骨细胞及其前体细胞强有力的刺激剂。这些细胞与成骨细胞接触后可释放一种因子或诱导产生一种成骨细胞因子，伴随或依赖于 BMP 以加强 HO。由于 BMP 可刺激细胞增殖，具有 IL-1 一样作用，可能 BMP 伴随或转染 IL-1 或 IL-1 样因子，同时应用 BMP 及 IL-1 可帮助 HO，理论上一方面 IL-1 可在 BMP 转入靶细胞的膜受体以前增加细胞相互作用，另一方面可以刺激分化前血管周围结缔组织细胞，或分化后软骨祖细胞或两者的有丝分裂。IL-1 还可以调节对 BMP（抗原）细胞中介反应。

在实验性骨折、IL-1 和 BMP 可以同时向周围炎性结缔组织细胞释放，IL-1 也可诱导成纤维细胞产生 PGE_2，根据体外鼠骨及人骨胶原及非胶原蛋白的合成，IL-1 可以刺激骨细胞增殖。在特殊情况下，IL-1 也可刺激骨吸收细胞和骨形成细胞，但在特殊或非特殊情况下均可刺激有丝分裂。IL-1 刺激细胞增殖是炎性过程包括成纤维细胞的完整结果。

为促进 BMP 及其他生长因子的骨诱导作用，多年来不少作者一直试图寻找适合的载体，理想的材料应具良好生物相容性、缓释、助溶，不引起免疫排斥反应。易被组织吸收及新骨替代。

生物材料有异种纤维蛋白、胶原和骨基质等。利用胃蛋白酶，可以消化牛腱可溶性胶原，去除其中主要引起免疫反应的 I 型胶原肽端，使单体与高聚体松解，但其特有的三股螺旋体结构仍保持完整。将 BMP 与胶原复合植入肌肉后，其软骨成熟程度和钙含量均大于单纯 BMP 植入，作为载体的胶原可较快为宿主组织降解。

将 BMP 与胎儿骨复合植入兔桡骨缺损后的术后 4 周，可见大量间充质细胞聚集。8 周时有骨小梁形成，胎儿骨基本被吸收，12 周出现部分板层骨，钙磷含量达正常水平。16 周后髓腔再通。

将 BFGF 与羟基磷灰石（HAP）复合物（bFGF/HAP）植入大鼠胫骨用钛制成骨传导室中，长入的骨只能从室的一端进入并穿入带空隙的 HAP 内，应用 0.04μgbFGF 并以透明质酸凝胶作为载体者，骨长入距离在 6 周较对照组增加 70%。整个组织（包括纤维组织）长入距离增加 58%。如给予 1.0μgbFGF，仍用透明质酸凝胶作为载体，骨长入距离与对照组相比无差异。应用 1.5 μgbFGF/HAP，植入 6 周后，骨组织及整个组织长入分别为 41%及 33%。以上实验说明适宜剂量 bFGF 可以促进骨长入 HAP，透明质酸可减少用量。

应用聚乙烯吡咯烷酮（po1y vinyl pyrrolidone，PVP）作为 BMP 载体（bBMP/PVP），生物相容性好，对 BMP 活性无影响，可良好成骨，吸收快，未见炎症及排斥反应。PVP 对 bBMP 有良好助溶、助悬及缓释作用。

文献上甚少用 BMP 与金属复合，金属的组织相容性不如陶瓷，但物理性能较好。Kawai（1993 年）将钛海绵浸以 BMP，制成 BMP-Ti 复合体植入鼠股部肌肉内，术后 3 周发现有新骨形成，定量分析显示其与对照组单独植入 BMP 者无明显差异，说明纯钛既不促进也不抑制 BMP 活性，新骨形成及软骨细胞直接与钛的表面接触，在钛海绵的孔隙内有新骨长入。BMP-Ti 复合物可作为骨诱导植入物，有一定潜在临床应用意义。

第四节 电场疗法促进骨折愈合

电刺激治疗始于 19 世纪初，1812 年，Horshorne 就用电治疗骨不连，但进展缓慢，直到 20 世纪 50 年代证实了骨骼组织具有两面类不同的电生理活动，骨骼在机械应力作用下产生电势压力侧呈负电，强力侧呈正电，称为应力电势（stress-generated potentials）；骨骼在无机械应力的状态下，骨生长活跃区和修复区呈负电，相对静止区呈正电，称为生物电势或静电电势（Bio-electric stecdy-state-potentials）。据推测，骨骼组织这种电生理活动在骨生长、重建和骨折修复过程中起重要作用。

近 20 年来，骨的生物电学性质逐渐引起人们的重视，研究表明，骨的电力学性质为：①骨的压电效应：当对长管骨施加应力时，凸侧（张力侧）为正电位，凹侧（压应力侧）为负电位。所施加外力的方向与骨长轴呈 45°角时，极化电位最大。当剪切应力施加到骨组织时，极化电位出现在垂直于所施加剪力平面的方向上。这种对骨组织施加应力而获得极化电位的现象称为压电效应。②骨的恒定电位：长管骨在正常情况下，存在一种电位叫恒定电位，可在骨、骨膜和相应皮肤表面测得。干骺端为负值、骨骺端为正值。从骨端算起约 2~3cm 处干骺端为负峰值。在骨干则为正电位或零电位。③骨折后骨电位的变化：骨折以后，整根骨变为负电位，而干骺端就得更负，骨折端的负值可大于干骺端。当骨折接近临床愈合时，电位恢复正常。这种电位变化的基础是多方面的，如代谢、物理、化学等方面。由于干骺端和骨折处都是代谢活跃区，所以认为代谢越活跃的区域，其电位越负。骨膜下骨折电位变负程度较少，截肢残端则为正电位。电刺激可以促进新骨形成。电有指挥骨细胞对它所在的物理环境变化发出生理性反应信号的能力。使用脉冲磁场技术和直流电信法的研究，证明在骨折愈合过程中，在靠近电极部位，因受刺激而出现成骨细胞活性，磁场诱导的电流，产生极化反应，以后的研究肯定了恒定直流电刺激的成骨效应。在低频单相脉冲电流的阳极和阴极，同样可以刺激新骨的形成。目前对电刺激装置及作用有很多报道，分述如下。

一、静电高分子薄膜驻极体

高分子薄膜驻极体具有一个弱静电场，也是一种电刺激。有聚四氟乙烯薄膜驻极体，也有四氟乙烯—六氟丙烯共聚物薄膜驻晶体（FEP electret），将静电注入这个驻极体内面，包在骨折肢体的外面用于加速骨折愈合。早在 1977 年 Yasuda 等用聚四氟乙烯膜驻极体进行过研究，已证实驻极体能促进兔和大鼠正常股骨形成骨痂。其作用机理是，静电影响细胞微环境的系列化改变，使骨折部钙与锌元素增加，而锌又是骨折愈合的重要元素。Brighton 认为系通过局部组织氧张力的降低。Bassett 认为与电磁场对钙的动力学影响有关。Norton 则认为交变电场能使环磷腺胺含量增加有关。陈中伟的动物试验提示驻极体是通过局部作用影响骨折的。并还观察到驻极体对骨痂中锌、钙等元素的含量有影响。陈中伟等对驻极体加速骨折愈合进行了实验研究，采用方法是将兔双侧桡骨中段造成 3mm 缺损，术后一侧肢体用 FEP 薄膜驻极体．对侧用未经注入静电的同样薄膜作对照。术后 1、2、2.5、3.5、4 及 6 周采取标本。用 X 线，组织学及生物力学方法评价骨折愈合。用原子光谱分析方法测定骨痂中微量元素的含量。结果表明，应用驻极体后 X 线，组织学及生物力学检查显示在骨痂形成增长，力学性能参数及骨折愈合等方面均明显优于自身对照侧，骨痂中钙含量也较对照侧高，说明薄膜驻极体能促进骨愈合。但至今尚未见临床应用报告，有人曾采用薄膜驻极体治疗四肢骨折。陈中伟的有效实验研究为临床应用提供了科学根据。作者认为在众多的加速骨折愈合的方法中，此种方法也具相当多的优势，主要表现为，方法简单，无痛苦。但也存在必须改进之处，如每次更换驻极体时须解除固定，势必造成骨折新的移位，并给骨科医生增加工作量及加重病人经济负担，如能将注入静电的驻极体维持2~3个月，那将是一种颇受欢迎的方法之一。

二、直流电流刺激

该法为Brighton（1971年）首创，使用10μA的微弱电流，负极插入骨折间隙，因而是一种半置入法（Semi-invasivemethod），又称电极敏感技术（Electrode-sen-sitive technique）。负极的金属针（不锈钢或铂等）除尖端裸露外，其余部分用Teflon等贴套以绝缘（也有硅胶管套的），根据骨折面的大小放置2~4根针，暴露在骨折间隙的针尖，有$1\times10^{-3}A/mm^2$，针尖为$0.02mm^2$，电压为0.83V；正极用金属片放在相近部位的皮肤上，通电8~12h，治疗12周，骨不连的治愈率为80%。直流电使骨间隙之氧分压下降，因电消耗氧，产生氢氧基（$2H_2O+4e^-+O_2\rightarrow4OH^-$），而导致pH升高，使新骨生成。根据Howell的实验有三种解释：①软骨骨板生长旺盛之处，氧压低；②实验室观察，在低压氧情况下，骨生长良好；③碱性状态有利于钙化（pH7.70±0.05）。此外，也有人认为，阴极本身可激发细胞内第二信使（Cyclic-AMP System），促进骨折愈合。该治疗的缺点是易于脱针（3.6%）及表浅感染。另一种装置是将电极放在骨折上下部也是一种半置入法，又称电流敏感技术（Culrent-sensitive technique）。直流电除了促进成骨外，还使骨折端附近的血管数量增多，提高骨痂硬度和强度，促进骨基质钙化，从而使骨痂密度和体积增加。

三、脉冲电流刺激

刺激器是一种全置入的装置，用集成电流组装，体积为2cm×1.5cm×0.5cm，是一种微型脉冲电流刺激器，阴极用镍铬丝，阳极用硅素，电流为20μA，频率为32Hz，优点是使用方便，封闭在体内，治疗期间不受外界污染；缺点是需要切开皮肤，日后尚需取出。其作用是使局部血管增生脉冲电磁场和扩张，成骨细胞增生活跃，软骨内化骨过程加速，脉冲电流较适合于人体的生理特点。

四、脉冲电磁场

脉冲电磁场是当前治疗骨折不连促进骨折愈合最常用和有效的一种方法。Bassett于1974年报道大量成功的病例，是利用脉冲电磁场发生器的电流，通过平等放置在骨折两侧的线圈，产生脉冲磁场，使骨折端发生电效应，促进骨折愈合，由于线圈放在皮外，是一种非侵入法治疗，无损伤，无痛苦，不感染，这是手术用半置入法所不能及的，而且疗效高。Bassett的发生器的波形为似矩形方波，频率为50Hz，脉冲宽度为300μs，磁场强度为0.2mT（1高斯=0.1mT），骨折部位治疗的电强度为1~1.5mV/cm；脉冲宽度越窄，波形之上升前沿就越陡，高频成分多，基波成分少，作用于骨折时间也越短，作用力量不够强，疗效也受到影响。发生器的波形也有呈锯齿形的，频率只1.67Hz，属亚低音频，磁场较强可高达0.3~0.4mT，音频成分少，基波成分多，作用于骨折的时间长，所以疗效高，对当今难以治愈的股骨颈骨折，也可得到治愈；此外，它的每天治疗时间短，整个骨折治疗疗程短，可见其功率大；由于频率只有国外的1/30，不产生涡流，就不会使金属内固定物发热。

五、电容耦合电场

将直流电输入一对电容板使其充电，这时位于两电容板之间的组织产生随时间而变化的电场，当电源产生恒定 5V 峰—峰电压，60Hz 对称的正弦波信号时，对骨折愈合过程具有明显的促进作用。电信号和脉冲电磁场通过哪些途径影响骨折愈合过程，可能的机制是什么？目前不甚清楚，有多种不同观点，分述如下：

(1) 环磷酸腺苷系统：骨和软骨细胞内的环磷酸腺苷系统对调节细胞的分裂、分化起重要作用。电磁场和电场的作用如同激素，作为第一信使，激活细胞内环磷酸腺苷系统（第二信使），再依次活化酶系统，引起骨和软骨细胞产生特殊的生理反应。在电容耦合电场作用下，成骨细胞呈单层生长不同于对甲状旁腺素刺激反应的表现，这可能是对甲状旁腺系的异系性脱敏作用，抑制骨细胞对甲状旁腺素的依赖性吸收，导致骨生成增加。

(2) 钙动力学说：电磁场在骨折愈合过程中的作用主要是促进钙盐向阴极侧泳动并沉着从而加速钙化过程。

(3) 电信号改变细胞周围的电环境，改善纤维软骨细胞的作用，以消除骨间隙组织阻止架桥的作用，骨不连多发生在纤维软骨的未能钙化，同时电的影响活跃了离子交换和钙的代谢，使钙离子通过细胞膜和线粒体膜，在线粒体内聚膨大向胶原基质释放，形成羟磷灰石的骨化基质，而使纤维软骨钙化，骨折愈合。

(4) 胶原基质的形成，也是骨折愈合不可少的步骤。由于 DNA 基因的存在，它影响成骨细胞、成软骨细胞，具有成骨能力的纤维细胞在内质网中合成胶原，形成胶原基质。在形成胶原纤维的过程中，尚需环磷酸腺苷去激活细胞内的各种酶，产生细胞内的成骨活动。

(5) 三种成骨现象的膜内成骨、软骨内成骨、成纤维细胞的转化成骨，在电治疗中都以何者为主，因使用激素方法不同而异。

(6) 电信号学说，是最新的学说，包括钙离子代谢学说、DNA 合成蛋白学说、正负离子交换学说等，在影响骨折愈合中，可能上述几种现象同时存在。

随着骨折的电场和胶原纤维的量子生物学的研究深入，经扫描电子显微镜观察，初步明确了直流电，各种脉冲电磁场和恒定磁场等之所以能促进骨折愈合，是因为这三类外加能量有一个共同点，即都是以电磁能发生作用，它符合于骨折本身电磁能量不足，从而加强骨折端作用于胶原纤维的作用力，并改善了局部环境，促进胶原纤维按电磁力的方向规则排列，形成纤维骨痂，促进了骨折愈合。

第五节　各种药物促进骨折愈合

一、促进骨折愈合的西药

骨折的自然愈合需时较长，长期以来国内外学者对骨折愈合机理和促进骨折愈合过程进行的研究表明，许多药物可参与骨折愈合并发挥促进作用，其中代表性的药物有：

（一）骨折愈合刺激素

早在 1975 年 4 月，杭州市第三人民医院谢旭明等即已从金黄色葡萄球菌的代谢产物中提取研制了“骨折愈合刺激素”（简称骨刺激素），为无菌淡黄色澄明液体，已分析含有凝固酶、氨、氮、多肽、氨基酸及蛋白质等多种成分。该制剂经毒性试验、异体蛋白试验、无菌试验、热原试验、局部刺激试验证明无毒性和副作用。动物实验结果表明，骨折愈合刺激素对于家兔闭合错位型骨折及手术缺损型骨折，骨折愈合刺激素注射于骨折断端血肿处后，可使连接性骨痂出现时间和骨性愈合时间均明显提前，认为其可加速血肿吸收、机化，促进骨痂形成。

临床对于新鲜骨折 100 例，陈旧性骨折 80 例，注射骨折愈合刺激素于骨折断端处，首次剂量 0.5ml，以后 5~7 天/次递增 0.2ml 直至 1.1~1.5ml，4~6 次/疗程。观察表明，骨刺激素能明显促进骨折愈合，效果较葡萄球菌类毒素更好。

骨折愈合在一定程度上重复了胚胎时期骨的发育过程，骨刺激素对于骨折愈合作用机制的研究表明，该药通过刺激间叶细胞（包括原始间叶细胞、纤维母细胞、内骨膜细胞、外骨膜细胞）增生、分化内软骨细胞而发挥作用，并可能通过软骨中酸性粘多糖含量增加而加快软骨化骨过程，从而能加速骨折愈合。骨折愈合刺激素，1994年6月获卫生部新药证书，国家一类新药，并获得国家专利。长春高斯达生化药业股份有限公司，已批量生产此药。

（二）促骨愈合素

1988年6月，兰州军区乌鲁木齐总医院杨谦等采用人的新鲜胎盘、维生素C、枸橼酸等研制成“促骨愈合素”。对34只家兔，双侧及骨中段人工锯断，造成2mm骨缺损。左侧（药物侧）于手术当时及术后每隔3天注射“促骨愈合素”0.5ml，15天停药，右侧（对照侧）不注药。术后1~8周X线片及组织学检查结果表明，注药侧骨痂、骨小梁、钙盐等的出现及数量均明显优于对照侧。经临床用于治疗13例新鲜骨折和15例骨不连接病人，结果满意。证实骨折端注射“促骨愈合素”能促进新鲜骨折愈合，缩短疗程，对骨不连可获完全治愈。

骨折愈合需要一定条件才能在一定时间内完成。枸橼酸是人体能量转化和骨折修复及钙盐沉积过程中的必需物质，并有减少损伤局部血肿形成的作用。维生素C对胶原的新生起重要作用，而胶原又是骨折愈合中的物质基础；人新鲜胎盘含有多种氨基酸和微量元素，特别是钙、磷、铜、锌等元素，对人体代谢平衡、骨折修复具有重要作用。将它们按一定比例配制成的“促骨愈合素”注射液，经实验和临床应用，证明具有促进血肿吸收、钙化、骨基质生成和软骨细胞提前形成的作用。

（三）植物血球凝集素（PHA）

浙江医科大学附属第二医院江让等采用PHA，于骨折部位血肿内注射治42例新鲜骨折病例，发现PHA可诱导新骨形成，骨折临床愈合所需时间较常规治疗方法缩短1/3~1/2。PHA可使成熟淋巴细胞增殖，诱导血管生成，促进骨折部位的血液循环；还可消除血肿坏死组织，诱导成骨细胞增殖。该方法简便，费用低廉，疗效令人满意。

（四）转化生长因子（TGF-β）

应用免疫组织化学及重组DNA技术研究发现，在骨折愈合过程中，β转化生长因子（TGF-β）对细胞增殖、分化以及细胞外基质合成起重要调节作用。在修复开始、软骨形成、骨形成等三个阶段中都有TGF-β的定位及表达。TGF-β刺激间充质细胞增殖，并分化为软骨细胞及成骨细胞。

（五）成骨素

1987年，Sanpath从牛脱钙骨基质中提取所得，为二硫键结合的二聚体结构，是一种疏水性非胶原糖蛋白，与载体结合后才具有诱导活性，对间充质细胞有强大的促分化作用，在体内外均有显著的骨诱导作用，有利于骨缺损的再生修复。

（六）雄激素

雄激素对正常骨生长和调节起重要作用，骨细胞中有雄激素受体（AR）基因转录的RNA，并且能表达AR蛋白质，证明雄激素对骨细胞的作用是直接的。临床研究显示雄激素可刺激成骨细胞增殖和分化，细胞胞质增加，RNA和蛋白质合成增加，并且雄激素有促进生长激素（GH）分泌的作用。目前，临床上多用蛋白同化作用较强的雄激素如南培龙（Nandrolone）、司坦唑（Stanozohol）等方法。

（七）同种异型血球液注射

国内资料报道20世纪70年代有人用同种异型血球液注射的方法治疗骨折。经动物实验及临床病例观察，异型血球液在骨折后1周内开始作局部注射，每次5~10ml，每周一次，一般2~3

次，骨折即能愈合，具有促进或加速愈合作用。作者认为，根据移植免疫的机理，应用同种异型血球液注射使局部产生移植免疫，激发骨膜化骨增生活性及血肿早期机化。其次，异型血球注入后，随着其破坏、溶血、凝集而释放出大量有机和无机物质，为骨折的加速修复提供了物质基础。其机理尚未完全明了。个别病人有寒战、发热、血压升高或注射部位感染及经血液传播其他疾病的可能。

（八）胎盘复合液注射

20 世纪 90 年代初国内有人报道用胎盘复合液在骨折端注射能促进新鲜骨折的愈合和治疗骨不连接。动物实验结果，将注药侧与对照侧组织切片作统计学处理，1~2 周内无显著差别（P>0.05），3~6 周内骨小梁、钙盐沉积等的出现及数量均有显著差别（P<0.01），7 周后的判别不显著（P>0.05）。临床应用在骨折断端注药一次 2~4ml，每周 1~2 次，1 个月为一个疗程。13 例新鲜骨折愈合时间均较正常愈合时间缩短 14~21 天，39 例骨不连患者，33 例完全愈合，6 例无效。其中注药 1 个疗程愈合者 8 例，2 个疗程愈合者 15 例，3 个疗程以上愈合者 23 例。其作用机理，作者认为枸橼酸是人体能量转化，骨折修复及钙盐沉积过程中必需的物质，且具有减少损伤局部血肿形成的作用，维生素 C 对胶原的新生起重要作用，而胶原是骨折愈合的物质基础，人新鲜胎盘组织含有多种氨基酸、激素、微量元素及胎盘肽等物质，对骨折愈合可能有下列作用：①直接促进骨骼生长和骨折愈合；②促使细胞分化和增殖；③增强骨折局部能量的转换和对免疫功能的激活。

（九）胎儿血清注射

Miroshnikov–VM（1978 年）报道，用兔及大白鼠作实验，每天肌肉注射胎血清 1ml/kg 体重，持续 3 个月，结果证明，对管状骨骨折可缩短实变期 15%~25%，在修复区激活之增殖过程伴随有结缔组织细胞、DNA、RNA 之积累和碱性磷酸酶增加，酸性粘多糖稍有下降。在 2~4 天的实验动物发现骨膜细胞增殖引起骨膜肥厚，在两断端间区引起修复加快，毛细血管新生加快（形成骨痂的终血管床），这在吸收软骨和恢复骨的结构中起重要作用，随之也就增加了骨的坚固性。研究指出，胎儿血清之特点之一是其中有胚胎特异性蛋白，尤其是 α 胎蛋白，认为 α 胎蛋白的产生同肝脏中修复再生过程相互联系。也有资料证明各种动物胎球蛋白（其与培养组织生长有关）的生物活性，而胎球蛋白的重要成分是 α 胎蛋白。胎儿血清刺激各种器官修复之能力是取决于其中的 α 胎蛋白，此种蛋白是胚胎发生时期血清蛋白的基础，对组织再生起调节作用。

（十）胎儿脐带血注射

自从 1988 年 10 月 Gluckman 和 Broxmeyer 等人首次应用脐血造血干细胞移植治疗一例 Facconi's 贫血获得成功以来，人们对被丢弃的脐血的基础研究和临床应用研究兴趣俱增。目前，主要应用脐血造血干细胞代替骨髓移植治疗某些血液病，遗传性疾病，免疫功能缺陷和恶性肿瘤等。近来，国内有人用足月产胎儿脐带血作骨折端局部注射，动物实验用组织切片、X 线摄片、透射电镜等观察，对促进骨折的愈合具有显著作用。其机理可能与脐血中的各类优质成分有关，已知脐血中含有：①多能造血干细胞和各种类型的定向造血祖细胞。②脐血中的红系祖细胞（BFU–E）及粒—单系祖细胞（CFU–GM）比成人血多 10~20 倍。③脐血的 CFU–GM 对集落刺激因子（CSF）更为敏感。④脐血的 CFU–GM 具有更强的增殖能力，每个集落平均所含子细胞更多。⑤脐血内有内源性集落刺激因子，如 EPO（红细胞生成素）、GM–CSF（多种造血刺激因子）及多种生长因子。其中有些因子对骨折的愈合起着重要作用。此外，造血干细胞（CFU–S）还能产生某些非造血细胞。Ash（1980 年），Mar–ks（1981 年）分别证明破骨细胞来自 CFU–S，Testa（1981 年）又见到 CFU–GM 可变成破骨细胞，而破骨细胞在骨折修复起着重要作用。其作用机理还有待进一步研究。

二、促进骨折愈合的中药

促进骨折愈合，即是通过应用某些方法或药物作用于全身或局部，根据骨折愈合的基本理论、原理、影响因素，使骨折后的骨组织修复能力获得增强，从而在实验或临床上达到：①新鲜骨折的临床愈合时间比同等条件（年龄、部位、类型等）的骨折正常愈合时间明显提前；②使延迟愈合或不愈合的骨折重新获得较迅速的愈合。

应当强调指出，促进骨折愈合的方法或药物，必须在遵循骨折治疗基本原则基础上应用。违背骨折治疗的基本原则，单靠这些方法，不可能起到促进骨折愈合的效应。很难想象，骨折后未进行及时正确复位或固定而能使骨折愈合。内、外用药是中医治疗骨折的重要内容之一，中药应用治疗骨折的历史悠久，经验丰富，疗效显著，深得患者欢迎。

根据中医理论体系，骨折愈合的基本理论三期辨证用药：采用辨证施治内服和外用药物，对调节因损伤所造成的脏腑、经络、气血功能紊乱，调动机体抗病与修复创伤的内在因素，对于促进骨折愈合及损伤的修复均有良好作用。

（一）内服药

内服药按传统的水煎服或酒调口服，经胃肠吸收后经全身发挥整体调节治疗作用。

元代医家刘完认为“损伤一症，专从血论……盖打扑堕坠皮不破内损者，必有瘀血”。由于骨折伤筋，血离经脉、凝聚成瘀，踞于经隧，瘀积不散，经络受阻，气血之道不得宣通，“气伤痛，形伤肿”。清·陈士铎《辨证录》指出“血不活则瘀不能去，瘀不去则骨不能接”。故在骨折初期,当以活血祛瘀法为主,但应视伤情轻重、体质强弱辨证施治,以增强疗效。常用下列数法：

1. 行气活血法：患者体质一般，骨折证候较轻，瘀滞不重。用“行气止痛、活血散瘀”药剂治疗。气与血是相互关联的，气行则血行，血瘀则气滞。活血药中酌情加用行气药，相互配伍，增强疗效。行气活血法,药性不峻猛,有改善气血循行、消炎止痛作用,为活血祛瘀之平缓剂。

常用内服成药：七厘散、跌打丸等。

常用内服煎剂：复元活血汤、和营止痛汤、复元通气散（汤）、通窍活血汤、牡丹皮汤、血肿解汤、活血止痛汤、一盘珠方等，以汤剂内服，取效较速。

上述诸方，应根据病情、适当加减，做到药与病情相符，监症酌情选用。

2. 通瘀导滞法：又名通里攻下法或攻下通瘀法，患者体质较好，伤情较重，瘀血滞气，壅塞脏腑经络，胸满腹胀，大便闭塞，小便不畅，脉洪实数有力，舌红有紫点，苔黄厚。《素问·缪刺论篇》说：“人有所堕坠，恶血留内，腹中满胀，不得前后，先饮利药。”亦即《素问·真至要大论篇》所说“盛者泻之”、“客者除之”之法。本法是在活血祛瘀药中加用攻里通下之药。因为瘀滞壅积脏腑，脉道受阻，退便可助排瘀。

常用内服成药：鸡鸣散、当归导滞散、本物备急丸等。

常用内服煎剂：大成汤、伤科承气汤等。

此法不宜久用，根据患者体质和伤情，中病即止，若泻利太过，则损伤胃气血。明代王肯堂在《证治准绳》中说：“有服下药过后，其脉愈见坚大，医者不察，以为瘀血未尽，而后下之，因而夭折人命，不可不慎。”此法用后有胸痞气弱，食少体倦，甚则心烦懊恼，为下之太过，应即停用。

3. 攻瘀破滞法：患者体质壮实，瘀血滞气，内结于脏腑经络、肿胀疼痛经久不愈或瘀凝成块，坚肿疼痛，二便通和，脉涩或沉实、舌红或紫黯，或有紫点瘀斑、非一般活血社瘀法所能收效者，用攻瘀破血法。即《素问·至真要大论篇》所说“留者攻之”的方法。

常用内服成药：花蕊石散、失笑散、山黎峒丸等。

常用内服煎剂：归梢汤、抵当汤、血府逐瘀汤等。

此法所用药性峻猛，亦不宜久服。攻瘀耗血破滞损气，一量瘀滞肿痛减轻，即应改用行气活血或扶正通络法调治。

4. 扶正通络法：

（1）早期：为在活血通络药剂中加用滋养药物，或以补剂为主，加用活血通络之品。即《素问·至真要大论篇》中所说“虚者补之”之意。此法用于：

①患者体质虚弱、瘀滞难消，且有能耐受峻猛伐克重剂，可用扶正兼祛邪法，即《正体类要》载“补而和之”之法。

②服通导泻下或攻瘀破滞药剂后，肿痛未全消，余邪未尽除，如《正体类要》所说：“既下而痛不止，按之仍痛，瘀血未尽也”，用“补而和之”法治之。

③病程拖延日久，瘀滞难尽，仍有疼痛肿胀者，可见脉细弱无力，舌质淡红，声低气短，疲软无力，纳少消瘦，自汗盗汗，头昏心悸。

常用内服成药：人参紫金丹。

常用内服煎剂：当归补心汤、桃红四物汤、四物参芪白术汤、黄芪桂枝五物汤、补肾强筋汤等。

（2）中期：为接骨续筋期。骨折后3周至骨折临床愈合为止。此期肿胀消退，疼痛减轻，但瘀滞虽消而未尽，骨折尚未连接，治宜接骨续筋为主。“筋伤内动肝，骨伤内动肾”。此期除用接骨药外，补益肝肾，调理脏腑功能，标本兼顾。另外，根据骨折部位、程度、类型、兼证和并发症及瘀滞消散的情况，适当选用不同的接骨方剂。

常用内服成药：正骨紫金丹、接骨紫金丸、八厘散、人参紫金丹、驳骨丹等。

常用内服煎剂：牡丹皮汤、新伤续断汤、续骨活血汤等。

（3）后期：强筋壮骨期，是指从骨折近临床愈合到接近骨性愈合，功能恢复为止。此期一般已有骨痂生长但不够坚固，肢体功能尚未恢复，伤肢有肿胀麻痛冷热等不适证候。《外科大成》认为骨折治疗过程须“先逐恶血、通经络，次和血止痛，后调养气血，补益胃气，自然获效”。又有“久损多虚”之说，骨折虽有初步连接，但被损的气血经络、脏腑气机尚未完全恢复，故应以补养为主。常有以下方法：

①补养气血法：用于气血亏虚证候。气血受补而旺盛，则筋骨得以濡养，筋强骨壮，关节滑利。

常用内服煎剂：四君子汤、四物汤、八珍汤、十全大补汤等酌加接骨续筋药物。

②补益脾胃法：用于脾胃虚弱证候。胃主纳谷，脾主运化。筋肉气血受损、损及脾脏腑气，影响饮食的消化吸收。补养脾胃，可益气生血，以助筋骨经络气血之恢复。

常用内服成药：参苓白术散。

常用内服煎剂：补中益气汤、归脾汤等。

③补益肝肾法：用于肝肾亏虚证候。“肝主筋”，“肾主骨”，补肝肾即能强壮筋骨，加速筋骨的续接和帮助恢复伤肢的功能。

常用内服成药：左归丸、右归丸、健步虎潜丸、壮筋续骨丹、壮筋骨丸等。

常用内服煎剂：补肾壮筋汤，壮筋养血汤，生血补髓汤。

④退络活节法：用于骨折后期，关节部分僵硬，软组织粘连；或骨折兼受寒湿，经滞络阻，遇天气变化则疼痛。

常用内服成药：透骨丸，小活络丸，大活络丸，养血止痛丸。

常用内服煎剂：独活寄生汤，舒筋活血汤等。

（二）外用药

外用药即应用于患伤局部的药物。早在《神农本草经》、《五十二病方》中即有记载。20世纪30年代发掘出土的《居延汉简》中还记载汉代军医以膏药为主治疗各种损伤的方药。唐代的《仙授理伤续断秘方》中介绍了洗、巾、糁、揩等外用方药及方法治疗骨关节损伤。宋代的《太平圣惠方》、《圣济总录》中则已比较系统、全面地介绍了贴敷方药。伤科临床历来重视外用药应用。清代医师吴师机说："外治之理即内治之理，外治之药即内治之药，所异者法耳。"伤科外用药内容丰富、种类较多，分别介绍于下：

1. 敷贴药：将药物直接贴敷在损伤局部，使药力发挥作用。常用的有药膏、膏药、药散。

（1）药膏：又称敷药或软膏。将药碾成细末，然后选加饴糖、蜜、油、水、鲜草药汁、酒、醋或凡士林等，调匀如厚糊状，摊在棉垫或桑皮纸上。为减少药物对皮肤的刺激和换药时容易取下，可在药上加一张极薄的棉纸。配制药膏时多用饴糖，除药物作用外，还取其硬结后有固定和保护伤处的作用。饴糖与药物之比为3:1。一般不宜一次调剂太多，因为用饴糖调敷的药膏、逢暑天或气温高时易发酵，霉雨季节易发霉，寒冬气温低时可酌加开水稀释以便调匀。用于有创面的药膏，则多用油类配制，取其有柔软、滋润作用。换药时间可根据病情变化、消肿程度、气温高低而定，一般2~4天换一次，后期可适当延长。凡用水、酒、鲜汁调敷药时，应随调随用。因其易蒸发，故应勤换药。生肌拔毒类外用药应根据创面情况每隔1~2天换药一次，以免脓水浸淫皮肤。少数患者皮肤对外敷药膏产生过敏，应及时更换。药膏按其功用可分为：

①消瘀消肿止痛类：适用于骨折、伤筋初期肿痛较甚者。可选用消瘀止痛药膏、定痛膏、双柏膏、消肿散等。

②舒筋活血类：适用于扭伤筋中期。如舒筋活络药膏、活血散等。

③接骨续筋类：适用于骨折复位满意，肿痛消退之中期患者。如接骨续筋药膏、驳骨散等。

④温经通络，祛风除湿类：适用于损伤日久，复感受风寒流邪湿者，如温经通络膏。

⑤清热解毒类：适用于伤后感染、局部红、肿、热、痛者。如金黄膏、四黄膏等。

⑥生肌拔毒类：适用于创面局部红肿已消，创口尚未愈合，尤其是创面不鲜，营养欠佳、缺损较多者。如生肌橡皮膏、生肌玉红膏红油。

2. 膏药：为中医外用药物中一种特有剂型。系将药物碾成细末配以香油、黄丹或蜂蜡等基质媒油而制成，广泛用于外伤科临床。膏药温则烊化而具黏性，能粘贴患处，使用方便，药效持久，便于收藏携带，经济实惠。膏药由较多药物组成，适合治疗多种疾患，一般多用于骨折伤筋后期，新伤初期限肿胀不严重者也可用。含有丹类药物的膏药，由于X线不能穿透，所以作X线检查前就不能使用。膏药的配制方法，是将药物浸于植物油中，以加热熬炼后，再加入铅丹（又称黄丹或东丹，主要成分为四氧化三铅），也可用密陀僧（主要成分为一氧化铅）炼制。经过"下丹收膏"制成膏药，以老嫩合度，富有黏性，烊化后能固定于患处，贴之即贴，揭之易落者为佳。膏药熬成后浸入水缸中浸泡数天，再置于地窖阴暗处以去火毒，以减少对皮肤的刺激，防止发生接触性皮炎。摊膏药时，将已熬成的膏药置于小锅中用文火加热烊化，然后摊在膏药皮纸或布上备用。膏药所组成成分的掺和方法应视各成分性质而定。一般药料可于熬膏药之前浸在油内，使有效成分溶解。对具有挥发性、不耐高温的药物（如乳香、没药、樟脑、冰片、丁香、肉桂等）应先研成细末，等膏药在小锅中烊化后再加入，搅拌均匀，再摊膏药。贵重的芳香开窍药物，或特殊需要增加的药物，可在临贴膏药时撒在膏药上面。

（1）损伤与散寒湿类：适用于损伤者，有坚骨壮筋膏；适用于风湿者，有狗皮膏、伤湿宝珍膏等；适用于损伤兼风湿者，有万灵膏、万应膏、损伤风湿膏等。

（2）祛腐拔毒类：适用于创面溃疡者，有太乙膏、陀僧膏等，并要在创面上另加药粉。

3. 药散：又称掺药，系将药物碾成极细粉末。使用时可直接撒布于伤口上或加在敷药上。

药散按功用可分为：

（1）止血收口类：适用于一般创伤出血，如桃花散、花蕊石散、圣金刀散、金枪铁扇散等以及近些年所研制的不少止血药粉，均具收敛止血功效。

（2）祛腐拔毒类：适用于创面腐肉未去或肉芽生长过度情况下。常用者有九一丹、七三丹等，主药是升丹中熟石膏与升丹之比为9:1，七三丹中二者之比为7:3。对升丹过敏者，则用不含升丹的祛腐拔毒药，如黑虎丹等。

（3）生肌长肉类：适用于脓水稀少，新肉难长的创面。常用的有生肌八宝丹等，也可与祛腐拔毒类散剂掺和在一起使用，具有促进新肉生长，促使创口迅速愈合的作用。

（4）温经散寒类：适用于局部寒湿停聚、气血凝滞疼痛、损伤后期患者。常用的有丁桂散、桂麝散等，具有温经活血散风逐寒作用。

（5）活血止痛类：适用于损伤后局部瘀血结聚肿痛者。常用的有四生散，具有活血止痛作用。

4. 涂搽药：涂搽法始见于《素问·血气形志篇》："经络不通，病生不仁，治之于按摩醪药"。醪药就是用来配合按摩而涂搽的药酒。它可直接涂搽于伤处或在施行理筋手法配合外用。一般可分为：

（1）酒剂：指外用药酒或外用伤药水，用药与白酒、醋浸制而成，一般酒醋之比为8:2，也可单用酒或乙醇溶液浸泡。常用的有活血酒、舒筋药水、舒筋止痛水等，具有活血止痛、舒筋活络、追风祛寒作用。

（2）油膏与油剂：以香油将药物熬煎去渣后制成油剂，也可加黄蜡收膏而成油膏。具有温经通络、消散瘀血作用，适用于关节筋络寒湿冷痛等证，也可用于手法及练功前后作局部涂搽。常用的有伤油膏、跌打万花油、活络油膏等。

5. 熏洗湿敷药

（1）热敷熏洗：早在《仙授理筋续断秘方》中就有记述。古称为淋拓、淋渫、淋洗、淋浴。将药物放入锅内或盆中加水煮沸后，先用热气熏蒸患处，候水温稍降后用药水浸洗患处。冬季可在患处加盖棉垫，使热能持久。每天2次，每次15~20min。具有舒松关节筋络、疏导腠理、流通气血、活血止痛作用。适用于关节强直拘挛，酸痛、麻木或损伤兼夹风湿者，多用于四肢关节损伤。对新伤瘀血积聚者，可用散瘀和伤汤、海桐皮汤、舒筋活血洗方；陈伤风湿冷痛及瘀血已初步消散者，用八仙逍遥汤、上肢损伤洗方、下肢损伤洗方等。

（2）湿敷洗涤：多用于开放创口。将药物制成水溶液，作创口或感染伤口湿敷洗涤用。常用的有野菊花煎水，2%~20%黄柏溶液及薄公英鲜药煎汁等。

6. 热熨药：它是一种热疗方法。选用温经祛寒、化瘀活血止痛药物，加热后以布包裹，热熨患处，借助其热力作用于局部。适用于不便外洗的腰脊躯体新伤或陈旧伤。主要有以下几种：

（1）坎离砂：又称风寒砂。用铁砂加热后与醋水煎成的药汁搅拌后制成，临用时加醋少许拌匀装入布袋内，数分钟内自然发热，热熨患处，适用于陈伤兼有风湿症。

（2）熨药：俗称腾药。将药置于布袋内，扎好袋口放在锅内蒸汽加热后熨患处，适用于各种风寒湿肿痛症。常用的有正骨熨药。

（3）其他：如用粗盐、黄砂、米糠、麸皮、吴茱萸等炒热后装入布袋内热敷患处，简便有效，适用于各种风寒湿型筋骨痹痛、腹胀痛、尿潴溜等症。

此外，梁冠荣医师有一消肿止痛祖传秘方：桃红泥200g，地鳖虫200g，红花100g，虎仗300g，地榆300g，穿山甲100g，乳没100g，黄岑200g，黄柏200g，共研细末，视患处大小肿胀程度，分为等量，用酒加蜂蜜调匀，敷在患处，外用土布包裹，再上外固定，3天更换1次，5次即可完全消肿止痛。

（三）中药的辨证论治

1. 闭合性损伤的治疗：

（1）早期（活血化瘀期），由于经脉受伤，气血受阻，积瘀不散，红肿疼痛。一般以行气活血，通瘀导滞、扶正通络。可用外敷消肿膏，消肿止痛膏。若积血不散，瘀而成热，局部红肿、热、痛，加用清热解毒药。

(2) 中期（接骨续筋期），骨折 2 周后，肿胀基本消退，但瘀血犹未化尽，经络尚未畅通，气血仍欠旺盛，宜用养血通络，壮骨强筋药物。可选用舒筋活血类，接骨续盘类，促进骨折早期愈合。

(3) 晚期（补气养血，强盘壮骨期）：骨折后期，宜用壮筋益髓、补养气血、补益肝肾、通络活节药物，外用熏洗药。

2. 开放性损伤的治疗：

(1) 新鲜性创面处理，可用止血收口类药而后包扎。

(2) 感染创面处理。

① 软组织损伤严重，已感染未坏死者，骨质外露部分用生肌止痛膏、生肌长肉类。

② 大面积感染坏死创面。若创面溃疡，可用提腐拔毒类；若创面腐肉未去，可用祛腐拔毒类。

③ 肉芽组织增殖，可用祛腐拔毒类。

此外，外用药还有酒精涂搽，油膏与油剂熏洗湿敷药，随损伤的不同时期应用。

中医外用药，在治疗骨伤方面有独特疗效，是在重视骨折的整复、固定和功能锻炼的基础上，从整体出发，综合全身及局部症状，辨证论治。

（四）中草药促进骨折愈合的现代研究

应用现代科学技术、实验手段、方法、观察指标，研究中草药的有效成分与药理作用，此为依据进行中药剂型改革，应用于临床，是近 20 年兴起的新兴学科。它是发掘、继承、整理和提高中医中药宝贵遗产，推进中西医结合事业，实现中医现代化的重要途径之一。有关中草药促进骨折愈合的实验研究、临床观察及药理研究是近年比较活跃的领域。作了大量的工作，也取得了可喜的成绩。中药促进骨折愈合的研究与临床应用前景广阔、潜力很大。

1. 基本的药理机制：

(1) 改善骨折局部的血液供应：根据中医认识，“血不活，则骨不能接”。骨折愈合的初期，局部血液供应情况十分重要，一方面，必须以改善循环，增加局部供血条件，为骨折愈合过程提供充足的营养物质及氧的供给，另一方面，许多资料表明，骨折后，尤其是中等以上创伤骨折后，由于创伤等原因，骨折局部的血流动力学及微循环发生改变，局部血液供应减少，微循环在一定程度上发生紊乱，造成骨折部位相对缺血缺氧状态，造成骨折愈合过程所必需的能量供应不足，势必有碍骨折愈合。因此，骨折愈合早期的治疗，当以活血化瘀，改善微循环，增加骨折局部血液供应为主。贵阳中医学院以中药接骨Ⅱ号实验观察，发现治疗组在骨折愈合的全过程中，骨折部位髓腔毛细血管明显扩张充血，局部血液循环明显改善，创伤炎症与局部坏死组织消散过程均快。朱通伯等研究发现，中药祛伤汤与弃杖散使用后，外周血管扩张，血流速度加快，心肌收缩力增强，因而使全身与局部血液循环均得以改善，有利于骨折愈合。吴胥、马召等经动物实验，观察到应用活血化瘀中药后，骨折部位脉冲迅速下降，表明其循环改善，瘀血消散，代谢产物的清除加快，有利于骨折愈合。

(2) 促进局部血肿的吸收与机化：骨折后局部必然产生一定程度的血肿，由于血肿部位的愈合过程远比膜内成骨过程复杂、周期长，属于软骨内成骨过程，因而血肿的大小（创伤范围与程度）、血肿吸收、改造、机化的速度就直接地影响着骨折愈合的速度与质量。创伤范围大而严重，血肿也就大。血肿吸收、改造、机化越慢，骨折愈合速度势必延迟。因此，在骨折治疗中，应尽量减少损伤、出血机会，缩小软骨内成骨的范围，即相对增大膜内成骨比重。同时，及时采取措施，应用药物，促进血肿的吸收、改造与机化。曲克服等人的实验表明，丹参不仅能使骨折局部瘀血消散加快，且使骨折局部在伤后 2~3 周期间骨折修复活动最活跃时的血管床增大，血容量增多，从而加速血肿的吸收、机化。上海市骨伤科研究所对丹参等活血化瘀类中药的实验，结果也同样证实，这类药物能使骨折部位血肿吸收、消散和机化的过程加速，时间也提前。

（3）中草药能促进胶原的形成：胶原是骨基质极其重要的组成成分，没有胶原，钙盐就根本无法形成和沉积。许多学者研究证实，中药自然铜即是通过对某些酶的激活，从而促进成骨细胞的增殖，并有助于骨基质的形成。曲克服等人的实验研究证明，理气活血药使动物骨折处胶原含量比对照组动物高出近60%。他们认为，其机理在于，理气活血药应用后，血容量增加了，保证了胶原合成所必需氨基酸的供给，激活了成纤维细胞、成骨细胞、成软骨细胞的活性及系统的活性，促进了其对胶原的合成与分泌，因而有促进骨折愈合之功效。

（4）促进骨折部位骨基质钙盐沉积：钙盐沉积为骨折愈合过程所特有。在骨折愈合过程中，必须有足够量的钙离子、磷离子，骨基质钙化方有可能。江西医学院附属医院以草药“落得打”进行动物实验，发现骨痂的生长、骨化及磷在骨基质中的沉积均较对照组明显迅速和增多。一些研究发现自然铜有助于钙的沉积。丹参通过增加血流而为骨折愈合过程提供足够的原料。曲克服的研究证明，理气活血中药组的钙含量是对照组动物的3.5倍，据分析是由于其中含有大量枸橼酸，后者与钙合成可溶性的高渗性，但不能电离的化合物，使血钙浓度升高。枸橼酸钙集中在骨折部位，并被氧化，既为骨折修复过程提供了能量，又将剩下来的钙沉积为骨盐，为骨折愈合提供大量的钙。

（5）促进生长激素的分泌：生长激素促进骨折愈合作用如前述。有人从中草药常绿油麻藤种子提出左旋多巴用于临床及实验研究，证明左旋多巴能明显促进生长激素分泌，从而促进硫酸软骨素及胶原的合成，加速骨基质的钙化过程。

（6）提高骨痂的质量：有实验结果表明，骨痂数量并不完全与其抗折力等生物力学性能成正比，所以骨痂的质量直接影响到治疗效果。骨折治疗的目的不仅在于在骨折端形成骨痂，更在于骨痂的质量，能胜任骨骼恢复其负重、杠杆、支架等生理功能。贵阳中医学院骨科科研协作组对中药接骨Ⅱ号进行临床治疗和动物实验，证实该方能促进骨折愈合。经实验发现：①治疗组的骨内膜成骨细胞增生较活跃，内骨痂量比对照组多。骨内膜成骨细胞增生所形成的骨痂为骨性骨痂，这种内骨痂能牢固地将两骨折断端连接。②治疗组内、外骨痂生长完整而有规律，骨性骨痂的所占比例高于对照组，因此，骨折愈合过程比对照组快。③在整个骨折修复过程中，治疗组髓腔内有大量的破骨细胞活动，对照组则相对较少。在骨折愈合早期，破骨细胞的活动加快坏死组织的吸收，而在骨折愈合的中后期，它使过度增生的新骨及不必要的老骨消除吸收，按照生物力学原理改造骨痂，塑形新骨，使髓腔再通。所以治疗组不但新骨形成较快，而且塑形、改造、成熟也较快。由于治疗组骨痂质量较好，所以其骨痂总量相对较少（由于软骨内成骨比例较小），而其抗折力等生物力学性能反而优于对照组。

2. 用药途径与剂型

（1）内服药：以丹参、三七、土鳖虫、龙骨、自然铜、乳香、没药等组成的平乐内服接骨丹，具有通经活络、活血化瘀、消肿止痛、止血补肾之功效，实验及临床证明有明显促进骨折愈合之功效。以骨碎补、红花、当归、续断、土鳖虫、自然铜、血竭、乳香、没药组成的“接骨散”，有活血化瘀、消肿止痛、续筋壮骨作用，明显缩短股骨骨折愈合时间。贵阳中医学院附属医院所应用的接骨Ⅱ号，由自然铜、土鳖虫、骨碎补、续断组成，实验研究与临床应用，证明有促进骨折愈合作用。

（2）外用药：以煅自然铜、乳香、没药、五倍子、人中白、血竭组成的接骨丹外敷疗效较明显。以扦扦活酊（扦扦活全株）外用渗透治疗骨折，平均愈合时间明显比对照组短。以接骨草酒（鲜接骨草叶）外用渗透治疗骨折，实验与临床观察均证明能促进骨折愈合。

（3）注射剂：上海市伤骨科研究所以丹参注射液加5%葡萄糖静脉注射，治疗股骨骨折，大大缩短了骨折愈合时间。曲克服等以理气活血药制剂作肌肉注射以及以川芎制剂、蒲黄制剂注射到骨折端处均有明显促进骨折愈合的作用。

综上所述，中草药促进骨折愈合的研究虽然时间不太长，某些方面的工作还有待深入，但已显示可喜的苗头和可观的前景。值得进一步发掘和深入、提高。

第六节 物理疗法促进骨折愈合

各种理学康复方法，曾被广泛地应用于骨折患者的康复治疗之中。

一、紫外线疗法

前苏联学者首先发现，采用紫外线照射骨折部位后，可使骨痂生长加快、骨折愈合过程缩短。卢世璧等人在临床上应用紫外线照射伤员全身及骨折部位，也证明能促进骨折愈合。其机理在于，紫外线照射皮肤后，维生素 D_3 生成增多，调节钙磷代谢。照射后产生的分解产物组织胺类物质使血管扩张，局部充血，代谢增强，有利于骨折愈合。同时，紫外线照射经过反射和体液途径，能改善全身情况，提高机体反应性，增强组织的修复再生能力。

(1) 骨折局部：Ⅱ级红斑量，隔天 1 次，10 次为一疗程。

(2) 骨折健侧对称部位：亚红斑量、Ⅰ级红斑量，每天 1 次，8~12 次为一疗程。

(3) 节段反射区照射：下肢骨折，照射短裤区；上肢骨折，照射领区，照射面不应超过 $600cm^2$。Ⅱ~Ⅲ级红斑量，隔天 1 次，8 次为一疗程。此法适用于骨折早期，病人情绪低落，抑制过程占优势者，也可用于有金属内固定者。

(4) 全射照射：1/4MZD 开始，按缓慢进度照射，隔天 1 次，10~20 次为一疗程。

(5) 患肢石膏近侧皮肤或健肢相对称部位照射Ⅰ级红斑量，每天 1 次，10~15 次为一疗程。

(6) 如骨痂生长缓慢者，可拆除局部部分石膏，直接在病变部位皮肤上照射，Ⅰ级红斑量，每天一次，10~15 次为一疗程。适用于预防患肢功能障碍，骨痂形成延缓时，用以促进骨痂生长及保持肢体的功能状态。

二、超短波疗法

患部对置法或节段反向区并置法或对置法，无热量（适用于早期，骨折后 1 周内即可开始应用），微热量（适用于骨折愈合过程中），每次 15min，每天 1 次，15 次为一疗程。有镇痛消肿，缓解肌痉挛，促进骨折组织的再生与修复和预防患肢的功能障碍。此法尤适用于有石膏绷带或小夹板固定者，若骨折处有金属内固定者慎用。

三、激光疗法

He-Ne 激光器，功率输出>25mV，光斑直径 2~5cm，光斑对准骨折体表投影区，每天 1 次，15min，20~30 次为一疗程。

采用干扰电疗机，两组电流频率为 3900Hz 和 4000Hz。将 4 个直径 3~5cm 圆形电极，交叉置于骨折两端处。选择差额 50~100Hz，电流强度以患者有轻微电感，10~25mA，20min，每天 1 次，15~20 次为一疗程。

1978 年，前苏联学者发现低功率连续式 He-Ne 激光照射骨折部位后，实验组骨密度大而均匀。用 10mW 照射 15min 或 30mW 照射 15min，每天 1 次，经 15 次照射后骨折愈合明显提前。赵立君等人对小白鼠胫腓骨实验性骨折进行了激光治疗。采用上海医用激光仪器厂生产的 18—1 型 He-Ne 激光治疗仪，波长 632.5um，输出功率 13mW，功率密度 $16.56mW/cm^2$，能量密度 $4.97/cm^2$，光斑直径 1cm，照射距离 100~150cm，对准骨折局部照射 5min，每天 1 次，共照 33 次（天）。实验结果表明，与对照组动物相比，骨折处血肿吸收、机化、肉芽组织形成提前 5 天，骨外膜骨痂、封闭骨痂、桥梁与连接骨形成提前 10~15 天，骨折后的骨组织改建恢复期提前 15~22 天。分期组织学标本观察表明，激光照射，不仅使与骨折愈合有关的一些细胞发生形态结构与数量的变化，更主要是使这些细胞在骨折愈合过程中达到了同步反应。从而使骨折处毛细血管增生，血液循环改善，血肿吸收加快，新陈代谢增强。激光作用使骨愈合突破了常规，从骨折后第 3 天起就产生明显的治疗作用。据认为，这是由于 He-Ne 激光的能量参数与机体代谢过程的能量特征相似，可产生频率上的共振，使机体的能量平衡发生变化，使骨折处组织的修复、再生过程超前形成。Bassett 发现 He-Ne 激光只对外伤性骨折有较好疗效。He-Ne 激光促进骨折愈合的作用机理在于，一是使局部代谢增强、钙磷沉积加快，二是骨折处各种细胞成分（如巨噬细胞、成纤维细胞、成软骨细胞、软骨细胞、成骨细胞及破骨细胞）出现数量或质的方面变化，这些变化均对骨折修复有利。

四、磁场疗法

患部可选用贴敷法、旋磁法、脉冲电磁法和综合法。脉冲电磁法，对置于患部，磁场强度 1000W~3000Gs，脉冲持续时间 22~40ms，频率 40~60/min，每次 10~15min，每天 1 次，15~30 次为一疗程。

五、超声波疗法

连续、脉冲式辐射间隔进行，剂量 0.5~1.5W/cm² 移动法，每天 1 次，10~15min，10 次为一疗程，小剂量超声波可促进骨骼生长，骨痂形成，大剂量则可抑制骨痂生长。

1964 年，Summer 以 0.5W/cm² 或 1W/cm² 超声波治疗骨折，每日 1 次，每次 5~8min。发现患者治疗后疼痛与肿胀迅速消退，骨折愈合提前。英国学者用功率为 250W，频率为 26.5kHz 超声治疗机治疗骨折，亦有促进骨折愈合功效。陈景藻等认为，超声波促进骨折愈合的机理在于它具有物理学特性的超声机械震荡，及在此基础上产生的有一定作用特性的“内生热”以及由此产生的生物理化方面的变化的联合作用。超声波的频率输出形式、作用强度、时间及受作用的组织器官不同，所产生的效应不同。低强度、适量的超声波有刺激、调节作用，而高强度、超量的超声波则有抑制与破坏作用。

六、直流电离子疗法

1.钙离子导入：患部以 10%氢化钙溶液阳极导入，对置法，电极大小据骨折范围而定，0.05~0.01A/cm²，每次 20~30min，每天 1 次，15 次为一疗程，适用于早期促进骨痂形成。

2. 奴佛卡因离子导入：患部对置法或并置法，2%~5%奴佛卡因溶液阳极导入，电极同上，0.1A/cm²，每次 20~30min，每天 1 次，15 次为一疗程。

3. 碘离子导入：患部对置法，10%碘化钠溶液阴极导入，每次 20~30min，每天 1 次，15 次为一疗程。适用于骨痂形成过盛时，特别是在关节内或其周围骨折时，影响功能活动，使神经血管受压致明显水肿和疼痛，用以镇痛和促进吸收。

4. 抗生素离子导入：抗生素可根据病情及临床用药选用，方法同上，适用于开放性骨折，以预防感染，增强机体抵抗力，加速愈合。

七、石蜡疗法

闭合性骨折可作患部治疗；开放性骨折宜采用反射——对侧肢体或节段的反射区治疗，蜡饼法或蜡垫法，蜡温 40~42°C，每次 20~30min，每天 1 次，15~20 次为一疗程，适用于骨折愈合过程中，以促使瘀血迅速消散，减轻疼痛。骨痂尽快形成，患肢功能及早恢复。

其他疗法如按摩疗法、短波疗法、电光治疗法、泥疗法、水疗法等，可据病情选用。

第七节 高压氧舱促进骨折愈合

一、高压氧学的定义

氧是维持人体生命活动必不可少的物质，生物氧化是人体能量的根本能源。正常人缺少了食物和水尚可生存好几天，而一旦断绝氧气几分钟便会昏迷，进而导致死亡。机体不断消耗氧而极少贮存氧，疾病导致缺氧及缺氧引起疾病的情况很多，所以氧气疗法得到了广泛的应用。通常的氧气疗法受到大气压的限制，高压氧则可突破大气压力的界限，提供一种超常量的、特殊的供氧手段，从而产生许多独特的作用。所谓高压氧，就是在人工造成的、高于一个绝对大气压（A-TA）的环境中吸入高浓度氧。刘子藩和易治（1987 年）在其主编的《高压氧医学》一书中正式把高压氧医学划为一门独立的医学学科，并于国内外首次为高压氧医学下了定义：高压氧医学是一门新兴的临床医学学科，它的主要任务是研究机体在高气压环境下吸入氧气时，组织器官对高压氧产生的不同反应，反应的原因、条件及其对机体生理机能和病理过程的影响；同时也研究高压氧对微生物的特殊作用，从而阐明高浓度氧治疗多种疾病的原理。

二、高压氧治疗机理

1. 充分增加供氧能力。
2. 改变供氧方式。
3. 对气泡的作用。
4. 高压氧有缩血管作用。
5. 纠正酸中毒。
6. 制菌作用。
7. 提高神经内分泌功能。
8. 免疫抑制作用。

三、高压氧治疗疗程

高压氧治疗一般每天 1 次，10 天左右为一疗程，急性的、较轻的病例可少于一疗程，慢性病、较重的病例可达 5 个疗程以上，如骨迟缓愈合、骨不连、慢性骨髓炎可达 10 个疗程以上，但每 1~2 个疗程应间歇数天。

四、高压氧与骨折愈合

（一）高压氧治疗原理

骨折迟缓愈合和有愈合大多发生于软组织肌肉较大或软组织及肌肉损伤严重的部位，该部位软组织高度肿胀，甚至坏死，组织氧分压低下，成纤维细胞、成骨细胞的活动受抑制，以致骨痂生长过少及迟缓。高压氧含量大大地增加，氧分压提高，改善了局部的氧供，有效地阻止血浆渗出，阻断组织缺氧造成的水肿，消除软组织及肌肉的肿胀，有利于软组织修复，便于骨折愈合。血供不良是影响骨折愈合的主要因素，高压氧还可以加速受损局部毛细血管的新生及侧枝循环的生成，改善了血供及营养物质的供应，促进骨痂的生长和骨折的愈合。

Bassett（1961 年）证实，高压氧下，纤维母细胞增生及胶原纤维形成增强，形成骨骼。反之如氧气压低下，则形成软骨，软骨是一种血管很少的组织，在不愈合的骨折部位可发现软骨。

Brighton（1972 年）发现正在愈合的骨折处氧气压降低，起码至骨髓腔重新形成为止。推测这是由于骨折修复过程中氧利用增加所致。

Niinikoski 等（1970 年）报告，用 0.25MPa 氧，每天 2 次，每次 2h，使实验性骨折的骨痂生长增多，与呼吸空气的对照组相比，钙、镁、磷、钠、钾和锌在骨痂中沉积较多，胶原形成也较多。Krompecher 等（1967 年）观察到，在血液供应不良的骨痂中，如软骨成骨及结缔组织成骨过程中，由于氧供应不足，葡萄糖和糖原只能通过酵解进行代谢，产生的能量很少，反之产生能量较多利于骨折愈合。Bassett 及 Henman 采用胚胎骨培养方法，发现在加压和氧分压高的条件下，软骨骨样组织很快形成骨组织，而在牵拉外力的作用下和氧气压低的条件下，则形成纤维组织和软骨，说明氧供应对成骨的重要性。根据上述报告．高压氧在骨的愈合中，对骨折处氧供，血供局部能量代谢、促进钙磷吸收，成骨以及软组织修复，促进骨痂生长起重要作用。

（二）高压氧治疗效果

Strauss 等（1977 年）报告用高压氧治疗 4 例长骨骨折，其中 15 名患者一期愈合。骨折发生 10 天内开始用高压氧治疗一期愈合率达 100%。说明骨折后早期治疗效果佳。Halva 等（1978 年）报告用高压氧配合开放式或闭合式复位和固定术治疗 142 例踝部骨折伴脱位。受伤 8h 后开始治疗者，90%显效；但受伤 8~24h 后开始治疗者，显效降至 60%。毛文贤（1986 年）报告应用高压氧治疗 50 例骨延迟愈合和骨不愈合的患者，其中 4 例并发有瘘管，5 例并发无菌性坏死。治疗结果：除一例拇指因有软组织嵌在断端不曾愈合外，其余 49 例骨折均愈合。他认为高压氧治疗骨折还有下列优点：①胫腓骨骨折不长，拆除管形石膏，改用小平板外固定，一般会发生肢体肿胀，关节不能活动。但经高压氧治疗后，上述两种情况立即消失。②舟状骨骨折并发近端骨片无菌性坏死，以高压氧治疗 20~40 次后，骨折愈合，骨坏死也痊愈。③骨折经手术复位，内固定术后，骨折不长，并留有骨瘘管时，一经高压氧治疗，骨折愈合，瘘管相继闭合。④一例胫腓骨中下 1/3 骨折的老年患者，骨折不愈合已 3 年，还有假关节活动存在，采用分阶段、多次（120 次）高压氧治疗，一年半后骨折愈合。13 年后再度跌伤原肢体，造成胫骨踝不完全骨折，但原先骨折处丝毫不受影响。骨折早期进行高压氧治疗效果更佳，一般骨折在准确复位后在可靠的外固定下即可行高压氧治疗。切开复位内固定后，只要病人一般情况允许，无活动性出血即可行高压氧治疗。高压氧治疗次数一定要足够，一般用 3~4 个疗程，若疗程过长，在 3 个疗程后可休息半个月再继续进行治疗。

第八节　能量转化促进骨折愈合

关于促进骨折愈合的方法不少，其机理从各种方法的角度做出解释。但不难看出，如果从能量转化与守恒的角度去分析，则可以将各种治疗方法的作用机理全部概括。能量转化与守恒，是宇宙活动普遍规律。生命活动、骨折愈合过程也同样遵循这一客观规律。如前述，中药促进骨折愈合，改善血液供应，增加营养物与氧供给，增强代谢，中药同内储生物能转化为骨折愈合所需能量。运动、压力、振动，涉及机械能、电能、生物能转化。电、磁促进骨折愈合也是能量的转换。激光、超声波、紫外线、温度属于热能及同时有另外的能量向生物能转化。动物骨骼材料植骨属于生物能转化等等，均可概括为各种能量转化为促进骨折愈合的生物能量。可以说，凡是外加能量、能经机体骨折处吸收并转化为骨折愈合所需生物能的措施、方法、药物，均能有促进骨折愈合之功效。这一理论为研究促进骨折愈合的新方法开拓了广阔新思路，具有重要的理论价值和实际意义。

骨折愈合是一个具有高度活性的生物学过程。Leung 等人在实验中测量了骨折愈合过程中不同时期的三磷酸腺苷（ATP）含量。ATP 为能量代谢全过程中最重要的高能磷酸化合物，是骨折愈合过程中反映能量水平的主要指标，它在骨折愈合过程，尤其是在骨基质形成与钙化过程中意义重大。Laung 等人实验结果表明，骨折愈合过程与 ATP 含量水平是一致的。软骨性骨痂中 ATP 含量与成骨活动极强的骨骺板的 ATP 含量接近，而是正常干骺端部位接近，而到了骨折塑形期，ATP 含量只相当于正常皮质骨。骨折愈合过程中不同时期 ATP 含量的显著差异，还表明 ATP 含量测定，在骨折愈合研究中，是比血浆矿物质、内分泌因子及骨痂酶浓度更为敏感的指标。Leung 等人的研究有力地说明，骨痂 ATP 含量测定，可为骨折愈合研究提供一个可靠的参数。从骨折愈合开始到骨痂强化过程中，ATP 含量持续升高的事实有力地说明，骨折愈合作为一个具有高度活性的生物学过程，需要大量能量供给。现已证实有促进骨折愈合作用的方法或药物，其作用机理，从根本上说归根结底是以不同形式为骨折愈合过程提供了骨折部位可以利用的能量。如机械能转化为生物能；电、磁能转化为生物能；化学能转化为生物能；热能转化为生物能。一种形式的生物能（如植骨、诱导成骨等）转化为另一种形式的生物能，即为骨折部位可以利用的形式的生物能。能量的转化与利用骨折愈合过程的实质问题与基本规律。它为骨折愈合研究及探讨促进骨折愈合的新方法开辟了崭新的思路。按照这个新思路，凡是能为骨折部位直接或间接地（如增加血液供应、改善循环条件、加强酶活力、增加代谢水平等）提供能转化为可利用的生物能的各种形式能量的方法、措施或药物等，均可能有效地用于骨折治疗、促进骨折愈合。在这一理论指导下，可以应用现代自然科学技术和设备，根据各种形式能量转化率，更有效地探讨促进骨折愈合的新方法。可以肯定，人类能够在骨折愈合领域大有作为，从必然王国迈向自由王国，能动地、自如地驾驶骨折愈合过程，把骨折治疗水平提高到一个崭新水平。

主要参考文献

1 Coons，Ah，Kaplan，MM. Lacallzation of atigen in tissue cells. Ⅱ. Improvenments in a nethod for the detection of antigen by means of fluorescent antibody. J Expermed，1950：901~13

2 Duhamel HL.Cifeby bassett CAL.incurrent concepts of bone formailon.J Bone Joint Surg（Am），1962，44：1217

3 Bhaskar SN…：Oral Surg 1971，32（2）：336~346

4 Urist MR，et al.Bone Morphogenesis In linplants of Insoluble bone gelatin. Proc Natl Acad Sci USA，1973，70：3511

5 Finley JM，et al.Revascularized Periosteal grafts；Anew method to Produce functlonal new bone without bone grafting.Plast Reconstr Surg，1978，66：1

6 卢家泽. 吻合血管的骨膜移植术— 一种治疗骨缺损的新方法. 创伤骨科参考资料，1979，（1）：12

7 继懋主编. 骨与关节损伤总论. 北京：人民卫生出版社，1980，112

8 郑启新. 钙磷陶瓷人工骨的研究现况. 中华骨科杂志，1980，9：56

9 Jarchom：Clin Othop.1981，157：259~276

10 王桂生主编. 骨科手术学. 北京：人民卫生出版社，1982. 42，437~439

11 Kent JN，et al. Alveolar vidge augmentation using nonresorbable hydroxylapatite with or without autogenous cancellous bone. J oral Maxillofac Surg 1983，4：629

12 Mittelineier H，et al. Klinishe Erfahrungen mit Collegen-Apatlte-Implantation Zur lobalen knochenregen-erationt Z orthop.1983，121：10

13 Sensitivityt. J.Histochem Cytochem，1983（31）：938~944

14 Nakamura T，et al.A new glass-ceramic for bone replacement：evaluation of its buding to bone tissue，J Biomed Mater Res 1985，19：685

15 Kakiuchi，M，et al，Human bone matrix gelettn as a clinic afallolmplant.Intern ortuop 1985，9：181

16 王成淇，等. 吻合血管的游离髂骨骨膜移植治疗骨不连的临床应用. 中华骨科杂志，1986，6：34

17 岩田久，等. 骨形成因子（BMP）合术 AAA bone matringelatin 自家骨（乙代广骨材力）移植. 1986，21；119

18 Kulkarni Rk, Pani Kc, Neuman C, et al, Polylactic acid for surgical implants. Arch surg, 1966, 93: 839
19 刘世杰，等. 骨移植术近展. 国外医学外科分册，1986，1：9
20 Walte PP, et al.Zygomatic augmentation with hydroxylapatite: A Preliminary report, J oral Maxillofac surg 1986, 44: 349
21 吴仁秀，董吟林编著. 活骨移植外科解剖学. 合肥：安徽科学技术出版社，1986，99
22 杨克勤，过邦辅主编. 矫形外科学. 上海：上海科学技术出版社，1986，31
23 Hollinger JC…: ibid 1986, 207: 290~305
24 Schweibererl, et al. Osteoinduktion Orthopsde l986, 15; 3
25 Yoshio O, et al.Clinical exeriehnce of Al2o. Ceramics as a surgical implant.Inter orthop 1986: 93
26 陈雄德，等. 脱钙骨移植的研究. 中华骨科杂志，1987，7：234
27 刘彦仿. 免疫组织化学. 北京：人民卫生出版社，1989，70
28 孙金雷，等. 羟基磷酸钙颗粒人工骨填充颌骨缺损的临床应用. 中华口腔医学杂志，1989，(24)4：240
29 李声伟，等. 致密多晶羟基磷灰石微粒人工骨植入整复上颌骨骨缺损. 华西口腔医学杂志，1989，(7) 3：170
30 李晓刚，等. 致密多晶羟基磷灰石微粒人工骨行下牙槽嵴加高术. 哈尔滨医科大学学报，1989，(23) 5：346
31 王志鑫，陈浩安. 骨折愈合学. 武汉：湖北科学技术出版社，1995
32 李小如，等. 骨基质明胶移植治疗骨缺损. 湖南医科大学学报，1990，(15)3：247
33 侯希敏，等. 同种异体胎儿骨临床应用的研究（附40例报告）. 中华骨科杂志，1990，10 (6)：412~414
34 肖建德. 人工骨研究概况. 中华骨科杂志，1990，(10) 6：454
35 A.H、克伦肖主编. 坎贝尔骨科手术大全. 过邦辅等编译. 上海：上海翻译出版公司. 1991，1010
36 平飞云，等. 羟基磷灰石人工骨在下颌骨肿瘤缺损中的应用. 实用肿瘤杂志，1991，(6) 1：224
37 金大地，等. 骨基质明胶的制备及其临床应用38例报告. 中华外科杂志，1991，(29) 6：312
38 徐荣辉. Z1与BG610涂层材料对骨组织生长影响的研究. 中华骨科杂志，1991，(5)：366~368
39 柴本甫. 实验性骨折愈合的细胞生物学. 中华骨科杂志，1991 (3)：203~206
40 郑启新，等. 多孔磷酸三钙陶瓷人工骨修复骨缺损的实验研究和临床应用. 中华骨科杂志，1992,(12)1:11
41 Halgate, CS et al.lmmunog0ld-silver staining-New Method Of Immunosting With Enhaced.
42 张光铂，等. 酒精储骨在脊柱外科的应用. 中华骨科杂志，1994，14 (2)：97~98
43 阮狄克，等. 可吸收性乳酸植入材料的实验观察. 中华骨科杂志，1994，14 (6)：370
44 姚伦龙，等. 骨基质明胶治疗肿瘤性骨缺损. 中华骨科杂志，1994，(4) 2：93

第九章 骨折的生物力学基础

第一节 骨骼的生物力学

骨骼力学（简称骨力学）广义地说，是研究骨骼和骨骼肌肉系统在正常和非正常的生理环境中的生长、发育、萎缩、损伤、重建、愈合、协调、平衡、稳定等过程中的力学特性及其变化规律。是生物力学的一个重要分支。生物力学把生物学和力学这两门古老的基础学科有机结合起来。这种交叉、渗透、结合，使小至核糖核酸、大到人体的一切生命体运动、发展、变化、赋予力学的观点和方法，使复杂的生命运动形式，建立于最基本的力学运动规律之上，加以数学、力学形式的定量描述，使人们更加深入了解骨骼肌肉运动的规律。人体骨骼及其骨骼肌肉系统具有独特的力学性能和生理功能，来保护体内组织器官和提供人体正常的生理活动能力。分析、综合国内外有关研究资料，其主要研究内容，可归纳为如下七个方面：

(1) 骨骼力学性质：骨骼在各种受力状态下的物理属性。其中，骨骼应力、应变之间变化关系，力学上常称为本构关系，并建立能反映各骨骼力学特性的线性或非线性弹性模型或黏弹性模型。骨力学性质是骨折形成原因和骨折愈合基础研究。

(2) 骨骼肌肉系统的力学特性：人体各部位的骨骼肌肉系统（力学上可称为骨结构）在不同姿态、不同运动状态和不同外部静、动载荷作用下，测定分析骨结构体内力的传递、分布规律和运动规律以及骨骼与相关软组织的应力、形变、位移的大小、方位及其变化，有助于了解骨结构的平衡、协调、稳定和损伤、破坏以及重建、愈合的机理。

(3) 骨骼肌肉系统中的肌肉、肌腱、韧带等软组织的本构关系及其黏弹、塑性能参数测定、分析与力学模型的建立。

(4) 研究骨骼的生长或萎缩与骨骼应力、应变之间的相关性。有助于认识、运用重建(Bone Re-modeling) 机理。

(5) 关节运动力学—人体内各个运动关节（例如人体下肢的髋、膝、踝关节；上肢的肩、肘、腕关节；颅面部的颞下颌关节等）的形态测量与运动规律以及相应的应力、形变和界面接触压力大小和分布规律。此外，它还涉及到运动关节组织内的关节润滑与关节软骨的力学性质及其功能机理的研究。

(6) 人工骨和人工关节的力学性能与优化设计及其在临床中的种植、置换相关的力学问题。

(7) 结合临床、康复医学中的骨力学问题，尤其是创伤和矫形外科中的骨力学问题，研究骨骼肌肉系统的损伤机理和各种治疗、愈合、防护安全措施以及最佳矫形、整形方法中的力学机制。

上述内容的研究涉及到力学中的材料性能、结构分析、运动分析、实验分析和计算分析等许多领域，一般情况下，需要针对具体的骨骼或骨骼肌肉系统的形态、结构、功能与生理、病理特征，在力学理论分析的基础上，采用电、光、磁、声、机械等现代测试技术，进行综合试验测定分析。在一定条件下，可以建立骨结构力学模型，进行有限单元法（FEM）的数值计算分析。

为了解骨骼损伤、破坏、重建机理和有效加速骨折的正确愈合，必须知道骨骼承受各种外力作用下的力学性能。因此，自 20 世纪 60 年代以来，人们几乎对人体内的 206 块骨头和牛、羊、马等动物骨关节均进行了基本力学性能测定。特别是 Evans 和 Riely 以及日本的生物力学工作者进行了这方面大量的试验工作。1980 年，日本编写出版 ME（Medical Engineering 事典）手册，大篇幅地介绍人体与动物部分骨骼的部分力学性能参数的数据。我国从 20 世纪 70 年代末期也开始从事这方面的工作。

一、骨骼生物力学性能

从生物力学来看，骨组织是双相性的组合材料，一相是矿物质，另一相是胶原和基质。这种材料系强而脆的材料包于弱而易屈的材料之中。它比两者均轻，但坚实。

从功能来看，骨的最重要机械性能是其强度和硬度。在负荷时，更能了解骨的这些特性和其他特性，即在施加外力的影响下，了解骨的行为。负荷将引起形变，或结构大小的变化。若施加于结构上的负荷方向已明确，可以测出结构的形变，并能画出一条负荷—形变曲线。通过这条曲线的检查，可以获得其强度、硬度以及结构的其他机械性能的更多信息。

能屈曲纤维结构的假设性负荷—形变曲线（图 9-1）。开始的曲线直线范围为弹性区，代表结构的弹性性能，即负荷拆除后，结构仍能恢复到原来的形状。当负荷继续下去，会出现形变，但不是永久性的。一旦解除负荷，结构仍可恢复原状。若负荷再持续下去，结构最外侧的纤维将开始在有些部位屈服。这屈服点表明结构的弹性极限。若负荷超越这极限，结构将进入塑性相。这是曲线的第二部分（即塑性区），这时即使去除负荷，结构也不会恢复到原来的形状。这残留形变将是永久性的。若负荷仍继续增加，结构将在某一点上出现衰竭，以骨来说，就发生骨折，在曲线上这点表现为最终衰竭。

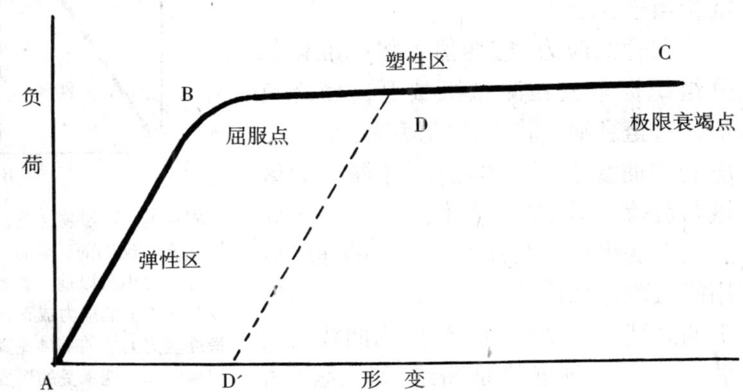

若在结构的弹性幅度内施加负荷（曲线上的 A→B），然后松懈，不会产生永久性形变。若继续施加负荷，越过屈服点 B，进入结构的塑性幅度（曲线上的 B→C），再松懈负荷，将产生一定程度的永久性形变。若负荷施加在塑性区的 D 点上，永久性形变的量可用 A-D′ 之间的距离来代表。若负荷在塑性幅度内持续下去，最终发生衰竭 C。

图 9-1　能屈曲材料的负荷—形变曲线

从负荷形变曲线上，可反映出三个参数，以确定结构的强度：

（1）在衰竭前结构能承受的负荷。

（2）在衰竭前结构能承受的形变。

（3）在衰竭前结构能贮存的能量，负荷与形变所显示的能量，或称为最终能量，在曲线上表现为最终衰竭点。能量贮存表现的强度是指在整条曲线以下区域的范围。面积越大，结构在承受负荷时给予的能量也越大。结构的硬度是指在弹性区内曲线的斜坡度。斜坡越陡，材料也越硬。

用负荷—形变曲线可确定整个结构的机械性能，如整块骨，也可测定整个韧带或肌腱或金属植入物的机械性能。这材料有助于研究骨折行为和修复行为，可了解结构对物理应力的反应或不同治疗方案的效应。若从组成的材料来估计骨或其他结构，排除其几何形态，需将测试标准化，也需估计到测试标本的大小和形状。这种标准化测试将有助于比较两种或两种以上材料的机械性能，如骨与肌腱组织的相对强度，或用于假体植入物所需的不同材料的强度。若测试标准化样本，可用更精确的测试单位，即样本每区域单位的负荷（应力）或样本大小变化的百分比可用来表明形变的量（应变）这样产生的曲线，称之为应力—应变曲线。

应力是指每一个单位面积的负荷和力，发生于一个平面的表面上。它是对外来施加负荷于一个结构上的反应。最常用的有三个单位来测试标准骨样本的应力，即每平方厘米的牛顿力（N/cm^2）；每平方米的牛顿力（N/m^2，Pa）和每平方米的巨牛顿力（MN/m^2）和巨帕斯（MPa）。

应变是指结构内的形变以适应外加的负荷。应变有两个基本类型：一是线性应变，它会引起标本长度的变化；一是剪切应变，即在结构内引起成角关系的变化。线性应变是指线性形变（增长或缩短）的量除以样本原来的长度。它为非大小参数，而是用百分比来代表（如 cm/cm）。剪切应变则是用成角变化的量（r）来测量，与样本呈直角面，所以用弧度（radian）来表达（一个弧度相当于 57.3°）。

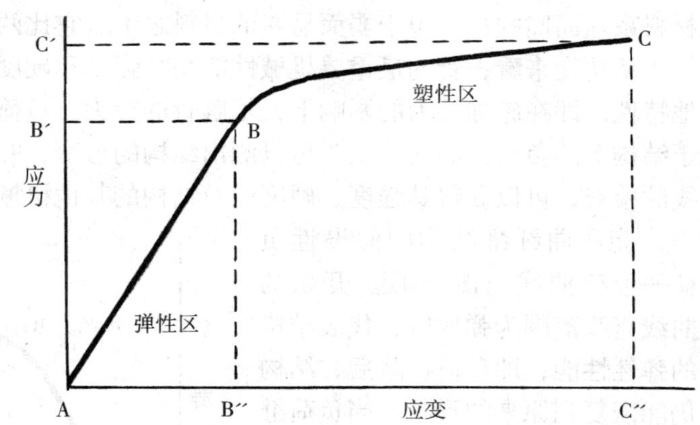

屈服点 B：若超越这点，骨标本将出现永久性形变。屈服应力 B′：在塑性形变出现以前，骨标本上承受的每单位面积的负荷。屈服应变 B″：在塑性形变出现以前，骨标本能承受的形变量。在弹性区，任何点上的应变与该点上的应力成正比。最终衰竭点 C：超过这点，将出现标本衰竭。最终应力 C′：在标本衰竭前，每单位面积所承受的负荷。最终应变 C″：衰竭前标本能承受的形变量。

图 9-2　在张力下测试皮质骨的应力—应变曲线

求骨的应力-应变值可将标准化的分组织标本放在测试机械上，使之负荷，直至衰竭。将求得的值描于应力—应变的曲线上（图 9-2）。这曲线的区域与负荷—形变曲线相似。一旦超过屈服点形变将是永久性的。材料的强度可用能量贮存来代表，也即是在整个曲线下的区域。刚度是用弹性区内曲线的斜坡来代表。刚度值是曲线弹性区（直线）上任何一点的应力除以该点的应变。所得的商数称为弹性模量（Young 氏模量）。材料越硬，模量也越高。

不同性质的骨结构具有不同的机械性能。皮质骨比松质骨为硬，它能承受较大的应力，但在衰竭前，能承受较小的应变。在体外，松质骨在应变超过 75%时才会折断，而皮质骨如果应变超过 2%就将折断。由于松质骨呈泡沫状结构，它能承受更多的能量贮存。

显示皮质骨、金属和玻璃的不同机械行为（图 9-3）硬度的差异表现在弹性区内有不同的斜坡曲线。金属的斜坡最陡，也表现为最硬。玻璃和金属的弹性区呈直线，表明金属线性弹性行为，因而在未达到屈服点之前，基本不会屈服。与之相比，皮质骨的精确测定显示弹性区内的曲线不呈直线状，而略带曲线形，说明骨为非线性弹性，在弹性区内负荷，就有一些屈服。

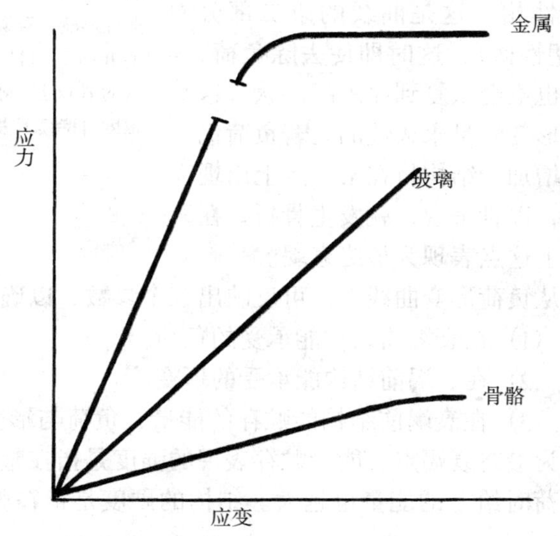

金属在弹性 K 的斜坡最陡，其弹性曲线呈直线状，说明其线性弹性行为。金属也有较长的塑性区，说明在衰竭前，这种典型延伸材料有较大的变形性。玻璃是脆的材料，表现为线性弹性行为，但很快会衰竭而无形变，正如应力—应变曲线所表现的，没有塑性区。皮质骨具有延伸性和脆性质量，表现为非线性弹性行为，它在弹性区内，有轻度曲线，说明在弹性区内也有一些屈服。皮质骨在衰竭之前，继续形变，但比金属要轻。

图 9-3　三种不同材料的应力—应变曲线

到达屈服点时，在衰竭前，玻璃很少会有形变，表现在应力—应变曲线上，没有塑性区。与之相比，金属在衰竭前就表现出很大的形变，在曲线上有较长的塑性区。骨在衰竭前也有一些形变，但比金属要小得多。金属与骨的塑性行为区别是在屈服时的微机械状态下的差异。金属屈服（用拉张或牵拉作试验）是由于塑性流动和塑性滑动线的形成。当金属结构的分子位移时，就会形成滑动线。骨的屈服（拉张试验）则是由于在粘固线上骨单元的解结和出现微骨折。

材料可按它在衰竭前形变的幅度而分为脆性或延伸性。玻璃是典型的脆性材料，而软金属为典型的延伸性材料。形变量的不同反应可反映于两种材料的折断面上（图 9-4）。折断后，将两端放在一起，可以看到延伸性材料断端不会恢复到原来的形态，而脆性材料则可恢复到原来的形态。骨的脆性或延伸性随年龄的不同而异。年龄越小，骨的延伸性越大。随负荷的速度也有所不同，即负荷的速度越快，骨的脆性也表现得更大。

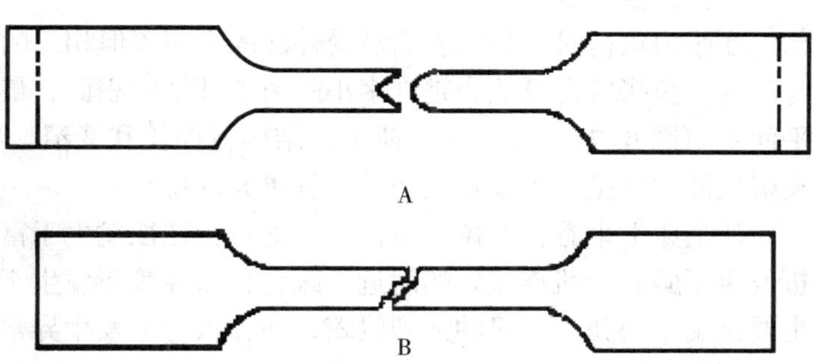

A. 延性骨折　　B. 脆性骨折

延伸性材料的折断线显示在形变前，但仍保持标本的原始长度，而脆性材料在折断前，则很少有形变。

图 9-4　延伸性和脆性材料标本的折断面

由于骨的纵向结构和横向结构是不同的，它也表现出不同的机械性能，负荷随着不同的轴位出现各向异性（anisotropy）特征。人体股骨干皮质骨的标本在四种不同方向时所出现的强度和刚度有差异（图 9-5）。在纵向负荷时，两个参数，即强度和刚度均最高。虽然负荷形式和机械性能的关系非常复杂，但可以认为骨的强度与刚度在通常最常用的负荷方向上是最大的。

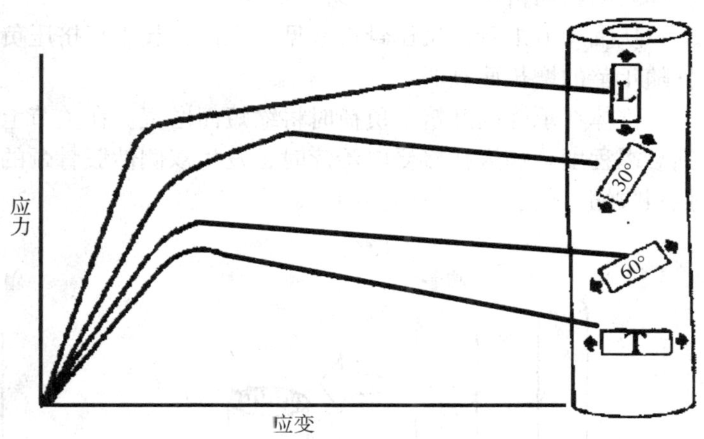

纵向（L）；自中和轴倾斜 30°；自中和轴倾斜 60°；横向（T）。

图 9-5　显示人体股骨干拉张时，可以出现各向异性的行为

二、骨骼生物力学行为

骨在力和力矩影响下的机械行为取决于其机械性能、几何特性、施加负荷的模式、负荷速度和负荷频率。骨骼承受不同外力作用形式，有拉伸、压缩、剪切、扭转、弯曲和综合性负荷六种基本形式的变形（图 9-6）。六种基

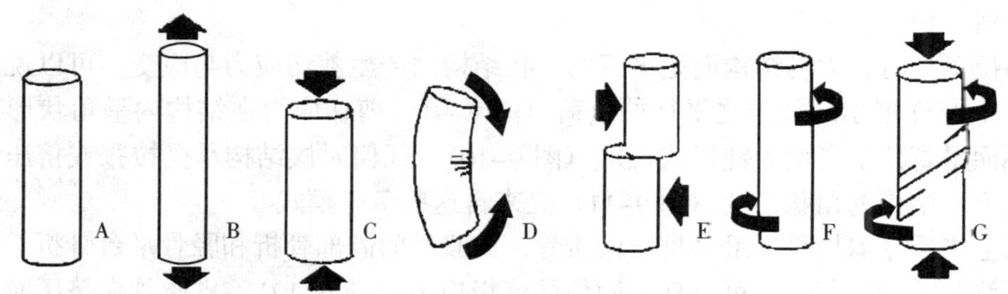

A. 未负荷　B. 拉张　C. 挤压　D. 弯曲　E. 剪切　F. 扭转　G. 联合负荷

图 9-6　不同负荷模式的示意图

本形式变形下的力学性能参数，由试验加以测定，可以较好地反映骨骼的材质性能。当然，人体内的骨骼变形往往是以这六种基本变形的组合形式出现的。

力和力矩可在不同方向施加于结构上，产生拉张、挤压、弯曲、剪切、扭曲和综合性负荷（图 9–6）。骨在体内常承受所有这些负荷模式。下面是描述结构在平衡状态下（在静止或衡定速度下的活动）承受这些模式时所表现的状态。负荷可在结构上产生内在形变效应。

（一）拉　张

在张力负荷时，结构表面承受外面的力相等但相反的负荷力，而在结构内，则形成拉张应力与应变。拉张应力可认为是许多小的力离开结构表面，最大的拉张应力发生于在施加负荷垂直的平面上（图 9–7）。在拉张负荷下，结构将伸长和变窄。在显微状态下，骨组织在拉张负荷时的衰竭机能主要是粘固线解结，并从骨单元内拉出。

从临床上来看，因拉张负荷引起的骨折往往发生于富有松质骨的部位。例如第五跖骨基底骨折发生于腓骨短肌连接处的附近，跟骨拉张性骨折发生于跟腱附着处的附近。跟骨的拉张性骨折主要是由于小腿三头肌的强烈收缩，而在跟骨上发生异常高度的拉张负荷所致。

（二）挤　压

在挤压负荷时，结构表面承受相等但相反的负荷，在结构内，形成挤压应力与应变。挤压应变可认为是直接加于结构面上的许多小的力。最大的挤压应力发生于施加负荷的垂直面上（图 9–8）。在挤压负荷下，结构缩短而增宽。显微结构表现挤压负荷时，组织衰竭机能主要表现为骨单元的斜向折裂。

从临床上来看，挤压骨折常见于锥体，起于高挤压负荷。这种骨折最多见于老年病人，它的骨随年龄的增长而衰弱。

锥体在承受高度挤压负荷时将缩短而增宽。在关节上，周围肌肉的强力收缩可使挤压负荷达到衰竭程度。病人在接受电治疗时，发生双侧性股骨颈的头下骨折。这主要是由于髋周围肌肉的强烈收缩，使股骨头挤向髋臼。

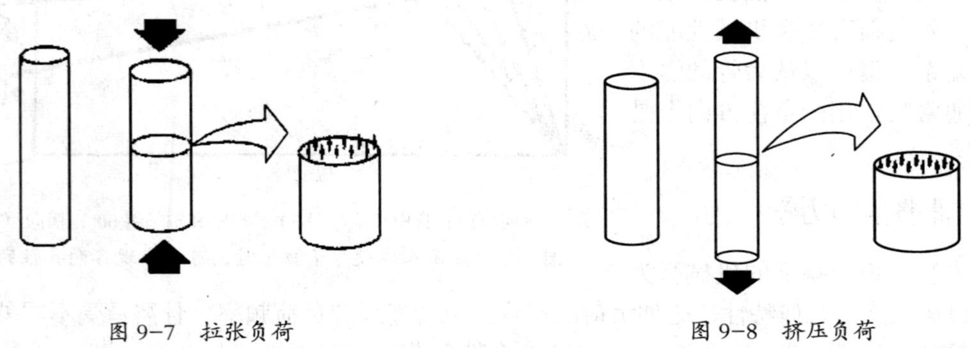

图 9–7　拉张负荷　　　　图 9–8　挤压负荷

（三）剪　切

在剪切位负荷时，力与结构面是平行的，在结构内产生剪切应力与应变，可以说剪切应力是在结构平面上有许多小的并与之平行的负荷（图 9–9）。剪切应力在结构内呈角状形变。在结构内原来与平面呈直角状者变为钝形或锐形（图 9–10）。任何时候结构承受拉张或挤压负荷时，将产生剪切应力。结构的角状形变（图 9–11）是来自这些负荷模式。

从临床上来看，剪切骨折最多见于松质骨，如股骨的髁部骨折和胫骨平台骨折。成人皮质骨在挤压，拉张和剪切负荷时，可出现不同值的终极应力（图 9–12）。皮质骨在挤压时，可承受比拉张更大的应力，拉张则又比剪切承受更大的应力。在剪切负荷时的刚度值，则称为剪切模量，而不是弹性模量。

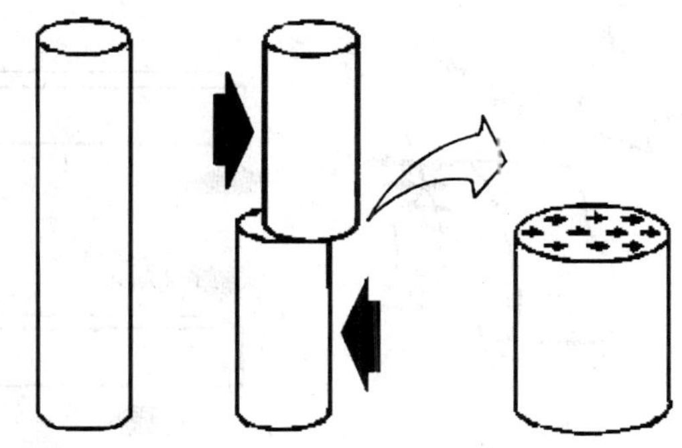

图 9–9　剪切负荷

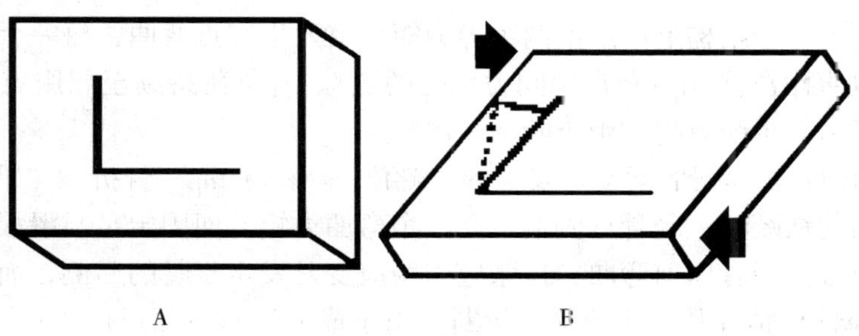

A. 负荷前　　B. 剪切负荷下

当结构承受剪切负荷时，原在结构内呈直角的平面改变其方向，变成钝形或锐形。这种成角形变说明为剪切应变。

图 9–10　剪切变形

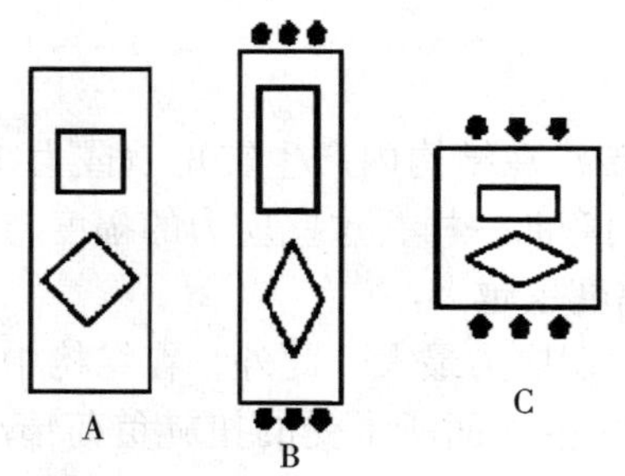

A. 未负荷　B. 拉张负荷下　C. 挤压负荷下

在拉张和挤压负荷于结构上出现的剪切应变，可用成角形变来显示。

图 9–11　成角变形

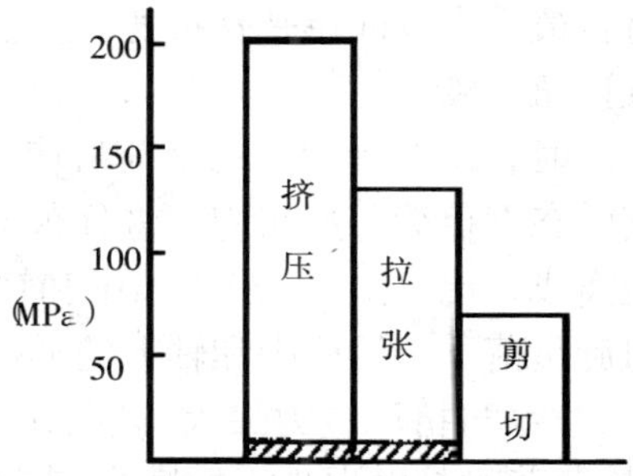

200
150
100
(MPε)
50
挤压
拉张
剪切

成人皮质骨标本在挤压、拉张和剪切下测试时所表现的终极应力。阴影区表明成人松质骨终汲应力在拉张和挤压时测试其密度只有皮质骨的 35%

图 9–12　终极应力

（四）弯　曲

在弯曲时，结构承担的负荷使结构按轴心弯曲。骨干弯曲时，它承受拉张和挤压的综合力，在中和轴的一侧为拉张的应力与应变（图 9–13）。在中和轴上，无应力，也无应变。应力的大小与离骨中和轴的距离成正比。离中和轴越远，应力就越大。由于骨本身是不对称的，所以拉张应力和挤压应力也不会相等。

弯曲可产生三种力（即三点弯曲）或四种力（即四点弯曲）（图 9–14）。在临床上，特别是长骨，这两种屈曲类型都可以造成骨折。

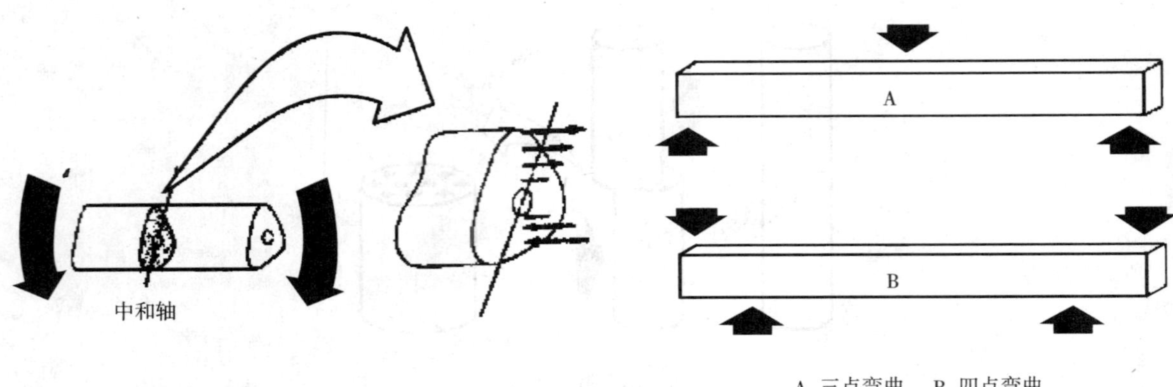

图 9-13 应力的分布

A. 三点弯曲 B. 四点弯曲

图 9-14 弯曲类型

若三种力作用于一个结构上而产生两个等力矩，就发生三点弯曲，每一个力矩是两个外围力之一与旋转轴的垂直距离之积（乃是中间力承受的点）。若负荷持续至屈服点，而结构又是一致而对称的，则中间力的承受点将发生折断。

典型的三点弯曲骨折是滑雪运动员发生的“靴顶”（boot top）骨折。“靴顶”骨折是当滑雪运动员在靴顶端向前跌跤时，胫骨近侧端承受一个弯曲力矩，而固定足与滑板产生的等力矩作用于胫骨远侧端。当近侧胫骨向前弯曲，拉张应力与应变乃发生于骨的后侧，而挤压应力与应变作用于骨的前侧，胫骨与腓骨乃在靴的顶端折断。由于成人骨对拉张反应力比对挤压反应力为弱，所以承受拉张力的一侧开始衰竭；而不成熟骨可能先在挤压侧衰竭，在挤压侧形成扣带状骨折。

若两个匹配力作用于一个结构上而产生两个相等力矩时，将发生四点弯曲。当两个相等幅度但相反方向的平行力施加于结构上时，就形成一个匹配力。由于在两个匹配力之间，弯曲力矩幅度在整个区域内是相同的，结构将在最弱点折断。四点弯曲折断的例子，在手法治疗时，后膝关节囊和胫骨形成一个力匹配，股骨头和髋关节囊形成另一个力匹配。当弯曲力矩施加于股骨上时，骨将在最弱点，即原来骨折处，发生衰竭。

（五）扭 旋

在扭旋时，结构上承受的负荷将使之在其轴线上扭转，在结构内产生转矩（或力矩）。若结构在扭旋状态下负荷，剪切应力将分布于整个结构上。同弯曲一样，这些应力的幅度与离开中和轴心的距离成正比（图 9-15），离中和轴越远，应力的幅度也越大。

在扭旋负荷下，结构中和轴上的平行面和垂直面的剪切应力最大。此外，在结构中和轴的对角平面上，拉张与挤压应力最大，说明在一个小节段骨上这些平面所承受的扭旋负荷情况（图 9-16）在扭旋负荷时骨发生骨折的模式，表明骨首先在剪切时衰竭，形成起始的骨裂，与骨的中和轴平行。第二个骨裂往往发生于最大拉张应力的面上。

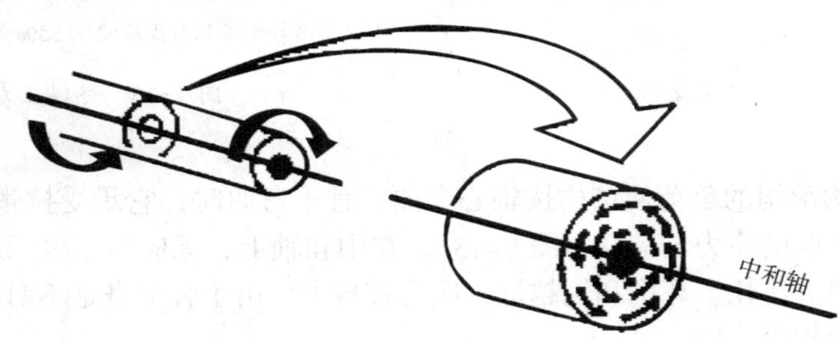

显示在中和轴周围的剪切应力。应力幅度在圆柱体外围最大，在中和轴上最低

图 9-15 圆柱体承受扭旋

（六）综合负荷

上面虽分别叙述每一个负荷模式，但活骨很少单有一种模式。活骨负荷的复杂性有两个主要原因：骨经常承受多种不明确的负荷；及其几何结构是不规则的。在行走和跑步时，即使是在这种常见的生理性活动，成人胫骨前内侧面的应变的测量显示其负荷模式也很复杂。Carter 曾用应变值来计算在正常行走时的应力，显示后跟着地时会产生挤压应力，站立时出现拉张应力，当跨步时又出现挤压应力（图 9-17A）。在步行周期后阶段，往往有较高的剪切应力，这说明存在着明显的扭旋负荷。这种扭旋负荷往往是在站立时和跨步时，胫骨常出现的外旋。

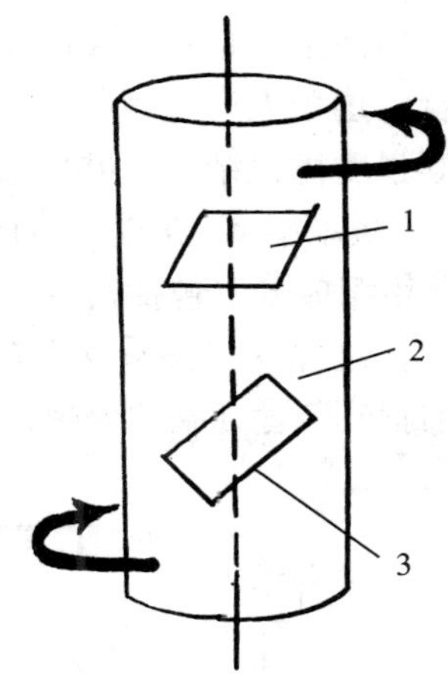

1. 剪切　2. 挤压　3. 拉张

此示意图显示于中和轴的平行面和垂直面上，承受的剪切应力最大，于中和轴的对角承受的拉张与挤压应力最大。

图 9-16　一个小节段骨上受力时的横切面承受的旋转负荷

在跑步时，应力形式又完全不同（图 9-17B）。挤压应力主要是当足趾着地，然后在跨步时出现高度拉张应力。在整个跨步时，剪切应力是低度，说明胫骨在轻度外旋与内旋交替时所产生的扭旋负荷处于最小状态。从慢步到快步时速度的加快，将增加胫骨上的应力和应变。可从羊的运动研究中证实快速会增加应变，从慢走到快跑，应变值可增加 5 倍。

骨折形式的临床检查说明一种负荷形式，甚至两种形式，很少会发生骨折。多数骨折是综合几个负荷形式才会产生。

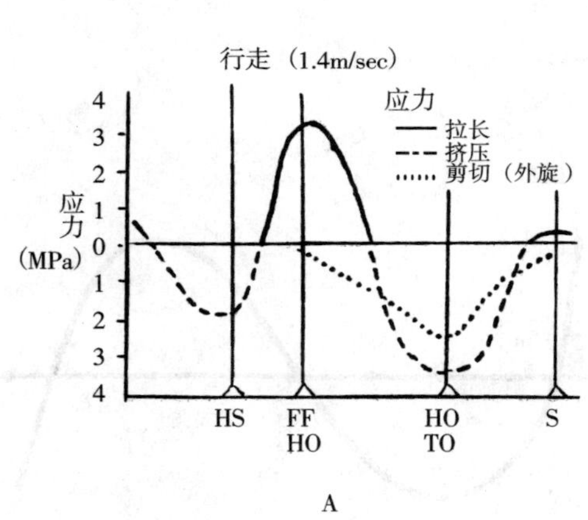

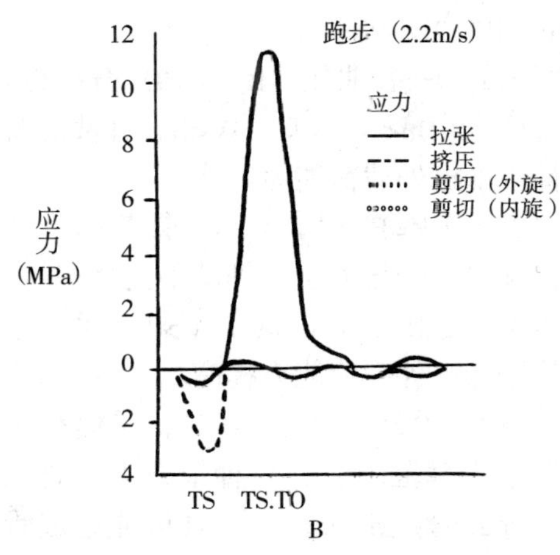

A.在行走时，测算成人胫骨皮质前内侧的应力。HS=后跟着地；FF=足置平；HO=后跟离地；TO=足趾离地；S=摇摆动。B.在跑步时，测算成人胫骨皮质前内侧的应力。TS=足趾着地；TO=足趾离地。

图 9-17　行走和跑步时应力在胫骨上的变化

三、骨骼功能适应性理论

前面已经阐述，骨内部是由骨密质、骨松质等多种材料组成合理截面与形状的复合结构体，呈现优越的力学特性。骨外部是骨骼和肌肉、韧带、筋等交叉结合成互相平衡协调稳定的骨骼肌肉系统，共同承担人体在正常环境活动中的外部载荷，反映骨组织、骨密质的配置与骨应力大小与分布有紧密的相关性。以下肢长骨而言，它主要承受轴向压力。显微组织分析表面针状的无机盐晶体和骨胶原纤维主要是沿着纵向排列，只有较少一部分沿着周向排列，起着联系和约束纵向纤维和使纵向纤维在压缩和弯曲载荷作用下，不致丧失稳定性。宏观力学试验也说明长骨纵向强度最高，横向强度最低。Anamd 和 Duchegma 等人采用有限单元法（FEM）数值计算分析与此结论相吻合。这令人产生疑问：为什么外形上很不规则和内部材料分布很不均匀的骨结构会是一个理想的等强度优化结构，并以较大的密度和较高强度的材料，配置在骨骼的高应力区？问题的公认解答是 1984 年 Wolff 提出骨的功能适应性法则。他把骨看成是一个具有反馈装置的控制系统，认为在骨组织成分（包括密度、矿物质含量等）、形态变化和骨应力状态紧密相关。在正常生理活动环境中，这种变化关系发生在正常生理范围内进行自动调节。否则，过大或过小的骨应力将刺激成骨细胞或破骨细胞的分裂，造成骨的功能紊乱，产生骨赘、骨折或骨萎缩、疏松（图 9-18）。

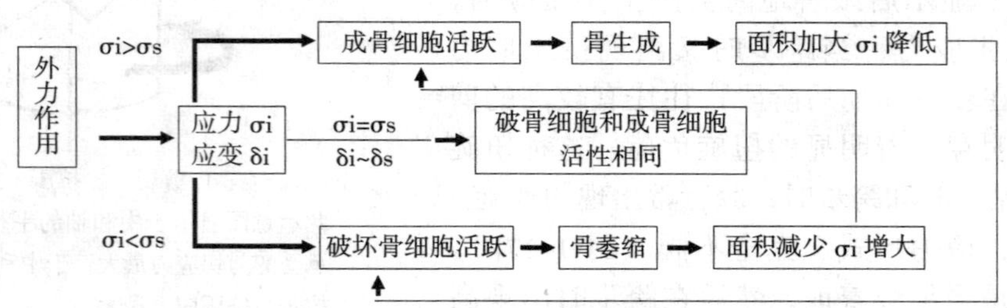

图 9-18　骨应力和骨组织变化反馈自控系统示意图

为了描述骨功能适应性，可采用 3 次曲线反映骨截面增长速度 V 和骨骼压应力 B 之间相互关系。

即 $V=A\left[(Bs-Bu)^2(B-Bs)-(B-Bs)^3\right]$，式中 A 是反映骨增长系数，其量值随不同骨质而异。如将上式改写为 V=A（B−Bs)(B−Bu)(2Bs−Bu−B)（2Bs D B）=0，则方程的三个根为 B1=Bs，B2=Bu，$B3=2Bs-Bu=B_0$。

所示的 V—B 曲线（图 9-19）分析得到下面认识：

（1）当 $Bu<B<Bs$ 时，$V<0$。骨截面萎缩，骨骼抵抗外载荷能力下降。

（2）当 B=Bs 时，V=0。骨截面维持不变，骨组织变化处于一种动平衡状态。

（3）当 $Bs<B<Bu$ 时，$V>0$。截面增长，骨骼抵抗外载荷能力提高。

（4）当 $B<Bu$ 和 $B>B0$ 时，骨骼应力超出正常生理范围，前一种情况下的骨功能紊乱导致骨质疏松；后一种可能造成骨赘增生、骨折、断裂。所以，骨功能适应性法则已成为骨折发生、重建和愈合的理论基础。

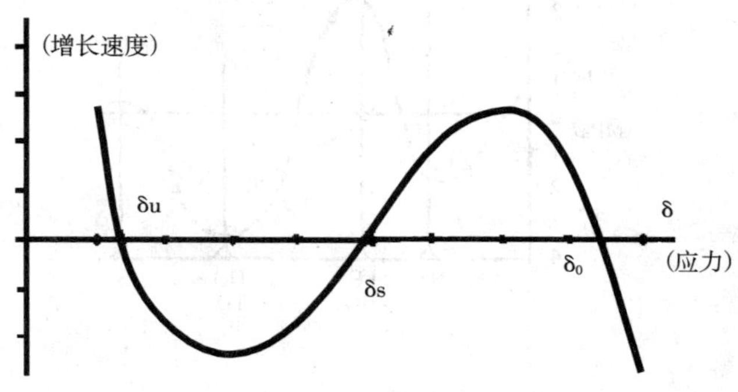

图 9-19　V-B（压应力）变化曲线

四、骨骼生物力学特性

骨骼的力学性能参数测定，通常采用离体试样，考虑到骨骼材质的非均匀、各向异性和多种材料组成的复合结构的特征，一般选取三种不同试样——单质试样、多质试样和整体试样。单质试样是指选取某一方位的密质骨或松质骨或软骨的单质薄板或棒样试样。多质试样是指似如选取不同部位、不同经纬向颅骨试样，其内外板为骨密质，中间夹持着骨松质。整体试样是指似如选取整个跖骨或整个单颈椎骨、胸椎骨、腰椎骨或整个股骨、胫骨为试样。

综合分析大量的骨骼基本力学性能参数测定数据，可以归纳得到下面的骨骼力学性能的普遍规律性结论，供以骨折机理分析时的参考。

(1) 骨是两相性的组合材料，一相是无机矿物质盐类，一相是胶原的有机母质与基质。无机成分可使骨硬而坚实，而有机组成则使骨带有能屈性和韧柔性。由于骨骼中主要成分为无机盐和骨胶原纤维，其中无机盐的弹性模量为162GPa，骨胶原纤维为1.22GPa，而骨的弹性模量在两者之间。故而，骨骼的抗压能力明显高于抗拉能力，而抗拉能力却高于抗剪能力。由于骨组织、骨密质的差异，导致各处骨骼在各个骨位、各个方向上的抗拉、压、剪、扭、弯、冲击、疲劳能力和断裂韧性有显著的变化。为1.22GPa，而骨的弹性模量在两者之间。故而，骨骼的抗压能力明显高于抗拉能力却高于抗剪能力。

(2) 镜下显示骨单位的基本结构是骨单元或Havers系统。它有矿化母质的向心性板层，环绕一个中心管，内有血管和神经纤维。

(3) 从大体上来看，骨骼包括皮质骨和松质骨。这两种骨实质是一种材料，只不过其疏松度和致密度有很大的不同。密质骨的强度明显高于松质骨。但后者有较好的抗冲击缓冲性能。

(4) 骨是一种各向异性材料，在不同方向负荷时，可表现不同的机械性能。若在挤压时，成熟骨则最强而最硬。

(5) 在常见的生理性活动时，骨可承受复杂的负荷模式，如行走和跑步。多数骨折是几种负荷模式的综合表现。

(6) 肌肉收缩会影响应力模式，在骨内可产生挤压应力，这样可部分或完全中和骨上的拉张应力。

(7) 骨在衰竭以前是较坚硬的，能承受较高的负荷。在高速负荷时，可贮存较多的能量。

(8) 当负荷的频率高于消除防止衰竭所需的再塑形时，活骨将达到衰竭程度。

(9) 骨的几何形状可影响骨的机械性能（如长度、横切面的面积和围绕中和轴的骨组织分布）。人体内的腕、桡、尺、股、胫骨之类的长骨强度，呈现明显的各向异性，并以长轴方向为最大和以长轴垂直的横向为最小，抗剪情况反之。

(10) 为了适应加于骨上的机械性需求，骨将会塑形，在需要处沉积，在不需要处吸收。

(11) 人体骨骼强度伴随着年龄、性别、种族和先、后天条件的不同而有差异。一般而言，青壮年骨强度大于老年，男性骨强度大于女性，下肢骨强度高于上肢。老年时，松质骨的量显著减少，皮质骨的厚度也减少，这些变化将减少骨的强度与刚度。

(12) 骨骼的新鲜程度影响骨骼力学性能参数值。化学溶液（如福尔马林溶液）处理过的湿骨会使骨骼力学性能参数有所变化。轴向拉压状态下干骨静强度略高于新鲜骨静强度。剪、扭状态下反之。但是，干骨抗拉能力却高于抗剪能力。

第二节　肌腱和韧带的生物力学

骨骼不能单独存在于人体或动物体内，只能与其相连结的肌肉、韧带、肌腱等组合一起成为骨骼肌肉系统（力学上统称为骨结构体），相互平衡协调，完成其在体内外的生理功能，一道承担外力的作用，并于一定生理范围内，保证骨骼系统运动的稳定性。但是，一旦这种正常的平衡协调关系被破坏，将会发生骨骼肌肉系统运动的不稳定，进而引起骨骼及其相关软组织的损伤。

肌腱和韧带是一种粘弹性结构，并有独特的机械性能。肌腱有足够的强度，能承受关节运动时肌肉收缩所引起的高拉张力，并有足够能屈性，在骨面上成角，在支持带下偏转时，可改变肌肉牵拉的最后方向。韧带则具有易变性和能屈性，使相连的骨有自然的活动，但仍有一定强度和不可伸展性，使之对施加的力有适当的抗力。肌腱与韧带机械行为的分析有助于对损伤机能的认识。在正常和过度负荷时，这两结构能承受拉张负荷。若负荷导致损伤，则撞击速度和负荷量将决定损伤程度。

一、肌腱和韧带生物力学性能

分析肌腱和韧带生物力学性能的一种方式是使标本在恒定延伸速度下观察拉张形变，延伸组织，直至破裂，将所用的力或负荷（P）描画出来。可将负荷—伸延曲线分成几个区，以描出组织行为的特性（图 9-20）。负荷—伸延曲线的第一区呈凹形，一般称为趾区。这区反映的伸延是松弛胶原纤维的波形变化，随着负荷的增加而变直。有些资料显示这种伸延主要是由于纤维间胶冻的滑动和移滑，即基质之间的方向变化。

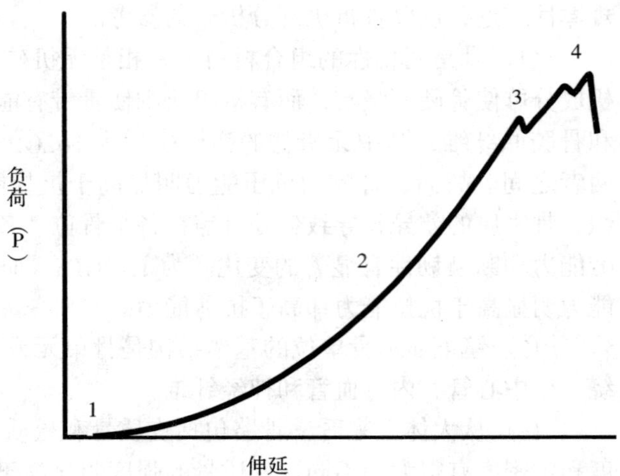

曲线上的数字表明四个区：1.起始或“趾”区：随着负荷力的增加，组织延伸，使波形胶原纤维拉直。2.第二或“线”区：说明纤维已拉直，标本的硬度迅速加大，组织开始形变，与负荷量成线性关系。3.第二区的结束。此点的负荷值称为 P_{lin}；在这点以后，胶原纤维逐渐出现衰竭曲线；出现少量的力减少（下沉）。④最大负荷（P_{max}）反映组织的最终拉张强度，将很快出现完全衰竭，标本消失其负荷支持的能力。

图 9-20 负荷—伸延曲线表现出家兔肌腱在拉张下直至衰竭

在趾区，只需极小的力就能将组织伸延。随着负荷的增加，组织的硬度也增加，同时需要更大的力产生相应的延伸量。伸延度常用应变（ε）来表示，它是组织的形变，用与原来长度的百分比来表示。趾区末端的应变值为 1.5%~4.0%。

曲线的第二区代表组织继续被伸延的反应，称为线形。胶原变得更平行，波形消失。在这区末端，肌位与韧带负荷曲线有时可看到力有少量减少（下沉），这下沉是由于几条较大的牵拉伸纤维束的早期衰竭所致。

在线区末端，曲线接近应变轴，负荷值称为 Plin 这点是组织的屈服点。达到 Plin 的量代表曲线以下的面积，直至线区末端。

待越过线区，很难再预料纤维束的重大衰竭。达到最大负荷量（P_{max}）时，表明这是标本的最终拉张强度，很快将出现完全衰竭，肌腱或韧带的负荷—支持力实质上已减小。

肌腱与韧带的弹性模量有不少学者进行研究和观察。这参数基于负荷与形变（延伸），或应力与应变的线性关系，即应力（每单位面积的力）与应变之比：

E=弹性模量　$E=\sigma/\varepsilon$（σ=应力，ε=应变）

在负荷—伸延曲线（或应力—应变曲线）的趾区，弹性模量是不固定的，而是逐渐增加。在线区的模量曲线，则比较稳定。

负荷—伸延曲线适用于肌腱和肢体的韧带。黄韧带则有丰富的弹性纤维，其负荷—伸延曲线与其他韧带的曲线不同（图 9-21）。黄韧带的拉张实验显示标本的伸延在到达明显硬度以前，可达到 50%。在这点以后，随着负荷的增加，硬度也大大增加（达到 P_{max}）而无明显形变。

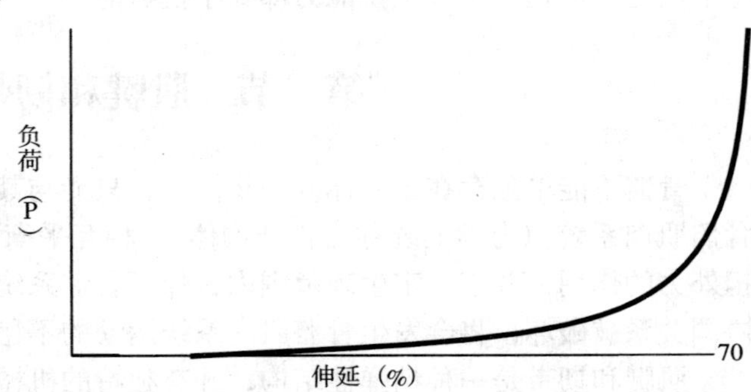

在伸延至 70 时，韧带显示硬度增加。然后突然衰竭，不再有形变。

图 9-21 人体黄韧带的负荷—伸延曲线（含有 60%～70%弹性纤维）

二、肌腱与韧带生理性负荷

从功能观点来看，最终拉张强度（P_{max}）的意义不大，因为在体内正常生理情况下，这些组织承受的应力幅度只是这个值的 1/3。肌腱与韧带的最高生理应变极限，即在跑跳时的极限，为 2%~5%。

在人体内研究肌腱或韧带的负荷问题不多。有些学者使用应变计算方法，测试羊外侧指伸肌腱的最大应变。当羊迅速奔跑时，应变可达到 2.6%；若速度减慢，应变也减小。在每一步时，最高应变为 0.ls，施加于整个肌腱上的最大负荷约为 45N。这结果说明肌腱在活体内正常活动时所承受的应力比最终应力小 1/4。

三、韧带与肌腱损伤的机能

这两种组织损伤的机能基本相似，所以上面有关韧带的叙述也适用于肌腱。在活体内，若韧带承受的负荷超过生理状态，即使尚未达到屈服点（P_{lin}），也会发生微折裂。若超过 P_{lin}，韧带就出现明显折断，同时关节开始移位。这移位也可发生周围结构的损害，如关节囊、邻近韧带和供养这些结构的血管。

Noyes 采用临床试验，即在尸体膝关节作前抽屉试验，直至前十字韧带断裂，观察前十字韧带的进行性衰竭和胫股关节的变位。在最大负荷下，关节移动数毫米，韧带即使有明显的和显微性的折断以及广泛伸延，它仍保持其连续性。实验所显示的应力/延曲线（图 9-22）标出何处韧带开始有微衰竭，并可与记录照相来比较，知道关节移动的不同阶段。

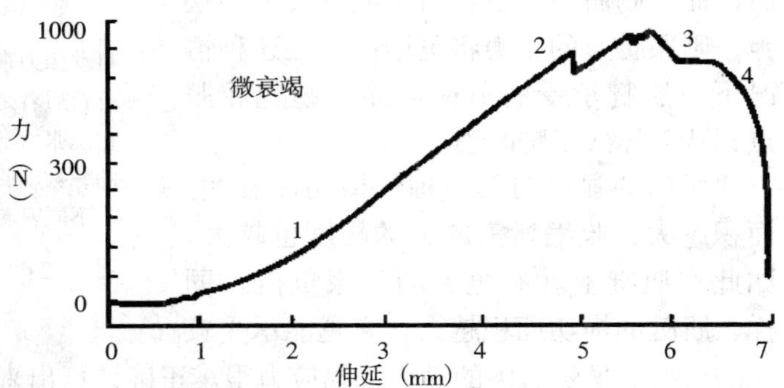

在韧带完全衰竭前，关节可移动 7mm，其应力叫延曲线。显示的结果和照相所记录的不同关节移动程度，是完全符合的。

图 9-22　尸体膝关节在生理应变率下，自正常状态至拉张状态时，测试前十字韧带的进行性衰竭

临床所见与体外试验相比，说明在正常日常生活中和在不同严重程度损伤时，前十字韧带均发生微衰竭。将图 9-22 转换为负荷—移位曲线（图 9-23），并划分为三个区，各自符合于：①在临床稳定时所测试前十字韧带的负荷；②在生理活动时施加于韧带上的负荷；③自微衰竭开始至完全断裂时韧带所承受的负荷。其结果显示在超越正常负荷以前和在整个生理范围内，韧带已开始有微衰竭。

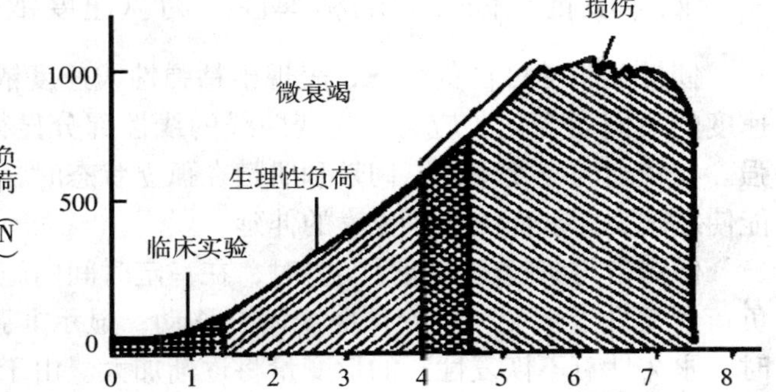

转换为负荷—移位曲线后，按临床所见，可划分为三个区：做前抽屉试验时，施加于前十字韧带上的负荷；生理活动时，施加于前十字韧带上的负荷和自部分损伤至完全破裂时所承受的负荷。这种分区只是一般性概念。在生理负重区的末端，即已开始有微衰竭，但它也可以发生于这个点之前。

图 9-23　在体外测试人体前十字韧带拉张时所产生的曲线

根据损伤的严重程度，韧带损伤可有三种形式的分类。第一类：损伤仅发生无足轻重的临床症状，有一些疼痛，但无关节不稳定；即使如此，胶原纤维可以发生微衰竭。第二类：损伤可导致剧烈疼痛，可测出关节不稳定。这时可

发生胶原的进行性衰竭，造成韧带的部分破裂。韧带的强度和硬度可减少50%以上。这主要是由于未损害的组织量已减少，部分韧带破裂所产生的关节不稳定常被肌肉活动所掩盖，所以只有在麻醉下，才能查出关节是否真的稳定。第三类：损伤后一刹那之间有严重疼痛，但以后即疼痛减轻。临床可见关节完全不稳定。多数胶原纤维已断裂，但有一些仍保持完整，造成一种保持连续性的假象；即使关节已不能承受任何负重，外观仍表现其连续性。

因韧带或关节囊破裂而发生关节不稳定时，负荷将在关节软骨上产生异常高的应力。这种膝关节软骨上的异常应力与人和动物发生的早期骨关节炎有关联。

虽然韧带与肌腱的损伤机理基本相同，但肌腱仍有两个额外因素，因为它与肌肉相连：①肌肉收缩所引起的力会传至肌腱；②肌腱的横切面积与肌肉的面积有关。肌肉收缩时，肌腱将承受增加的应力（图9-24），当肌肉收缩力最大时，肌腱的拉张应力也升至高水平。若肌肉发生迅速的离心性收缩，例如踝关节的快速背屈，而腓肠肌与比目鱼肌不能有反射性松弛，则跟腱上的张力将更增高。在这种情况下，肌腱承受的负荷可能会超越屈服点，从而导致跟腱断裂。

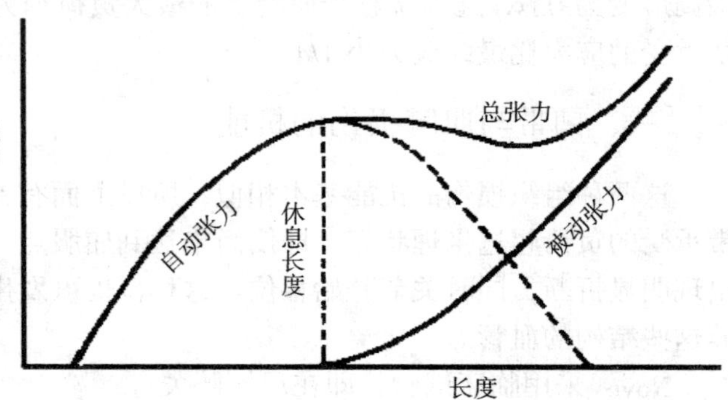

自动张力来自收缩肌肉成分，被动张力来自系列与平行的弹性成分；后者是在休息长度后肌肉再被牵伸。牵伸量越大，弹性成分在总张力下的作用更大。自动张力曲线的形状在不同肌肉是相似的，被动曲线则取决于肌肉内含有多少结缔组织（弹性成分）而有不同表现，总曲线也然。

图9-24 整块肌肉在等长收缩和强直收缩时所发生的自动张力和被动张力对肌肉长度的关系

肌肉的强度与其生理性横切面有关。面积越大，收缩所需的力的幅度也越大，如此在肌腱上就有更大的拉张负荷。同样，肌腱的横切面积越大，它越能承受较大的负荷。虽然肌肉的最大衰竭应力很难正确计算出来，但一般认为健康肌腱的拉张力要比肌肉大2倍。这可解释为什么肌肉破裂多于肌腱断裂。

大的肌肉往往有较大的横切面积。例如股四头肌和髌韧带的关系，小腿三头肌和跟腱的关系，就是很好的例子。也有一些小的肌肉有较大的横切面肌腱，例如跖肌是很小的肌肉，但它有较大的肌腱。

四、肌腱与韧带内的粘弹性行为（速度依赖性）

韧带和肌腱可在负荷下，表现出粘弹性或速度依赖性（即时间依赖性）。其机械性能随负荷速度的不同而变化，应力—应变曲线的线性部分显得更陡，说明应变率越高，组织的硬度也越强。在较高的应变率下，韧带和肌腱在孤立状态时，可贮存更多的能量，这就需要更大的力，才能使之破裂，从而能获得更大的伸延。

做韧带与肌腱的周期性实验时，在一定时间内施加和释放应力，应力—应变曲线则将在每一负荷周期内沿形变（应变）曲线向右移动，显示非弹性（塑性）成分的存在；在每次负荷周期时，永久性（不恢复性）的形变量将逐渐加大。由于周期负荷的加大，塑性形变（分子变位）将使弹性硬度增加。若经常性负荷施加于已有损害的结构上，使其硬度减弱，则将在生理范围内发生微衰竭。

应力—松懈实验和爬行实验是测试韧带和肌腱的两个标准方法（图9-25）。在应力—松懈实验内，负荷将安全地停止于应力—应变曲线的线区以下，而应变则保持于一定的伸展阶段，进行应力—松懈实验。应力在开始时迅速减小，然后逐步放慢。若周期性重复进行应力—松懈实验，应力减少将变得逐渐不明显。

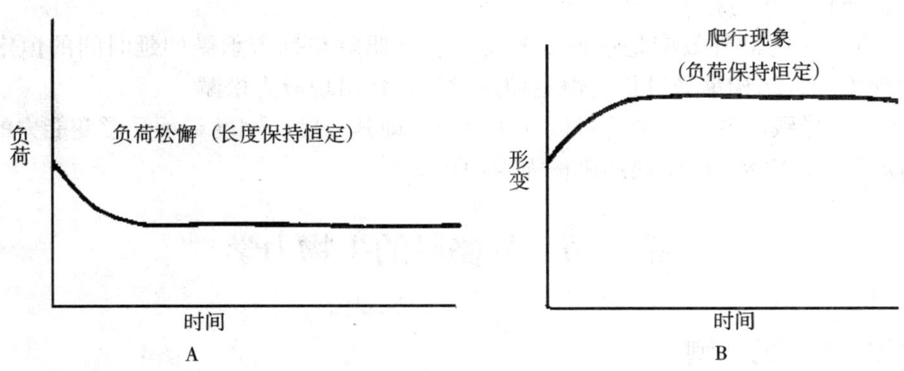

这可用两个标准实验显示出来：即负荷—松懈实验和爬行实验。A. 当标本的负荷安全地停于负荷—形变曲线的线区以下，而标本维持于恒定长度于伸展阶段，即其伸延量恒定，可显示出负荷的松懈。负荷首先迅速下降，即在开始的 6~8 小时负荷期内，然后逐渐放慢，但这现象可持续低速度数月。B. 若标本的负荷安全地停于负荷—形变曲线的线区以下，而在伸展阶段恒定地保持负荷量，则爬行反应即将出现。形变在开始时较快，即在开始的 6~8 小时负荷期内，但将逐渐放慢，持续数月于慢速度状态。

图 9-25　韧带和肌腱的黏弹性（速度依赖性或时间依赖性）

做爬行实验时，负荷安全地停于应力—应变曲线的线区内，应力将维持恒定于一个伸展阶段。应变在开始时迅速增加，然后逐渐放慢，若周期性重复进行这实验，应变增加逐渐将变得不明显。

临床可在一个较长时间内使用恒定低负荷于软组织上，即利用爬行反应的优点，对有些畸形是一种有效的治疗方法。例如用手法治疗儿童的马蹄内翻足，用石膏保持恒定的负荷。又如治疗特发性脊柱侧凸时采用支具，施加恒定负荷于脊柱区，可以延长异常弯曲脊柱周围的软组织。

较复杂的粘弹性行为可见于整个骨—韧带—骨复合体。曾用 30 只猩、猴的膝前十字韧带标本进行拉张试验，用慢负荷速度和快负荷速度直至断裂。在使用慢负荷时（60s）这比在体内引起损伤的速度更慢，发现韧带的骨附着处是骨—韧带—骨复合体的最弱部分，产生胫骨棘撕脱。在快负荷时（0.6s），这相当于在活体内的损伤机能，在 2 / 3 标本上，韧带是最弱的成分。在较慢速度时，韧带衰竭负荷将减少 20%，至衰竭的能量贮存则少于 30%，但骨—韧带—骨复合体两者近乎不变。这结果表明在负荷速度增加时，骨的强度增加要比韧带大得多。

五、肌腱与韧带生物力学特性

（1）肌腱和肢体韧带含有大量胶原，其机械稳定度提供结构典型的强度与能屈度。脊椎的黄韧带有较多的弹性蛋白，使这结构有较大的弹性。

（2）胶原纤维的排列在肌腱内呈平行状态，致使能承受高度单方向的负荷。韧带的胶原纤维排列则不是非常平行，如此可使这结构能承受一个方向占优势的拉张应力和承受其他方向的较小应力。

（3）韧带和肌腱附着于较坚实的骨结构时，从较多的纤维物质逐渐变为较多的骨性物质，如此可使应力集中的效能减低。

（4）在衰竭以前，肌腱和韧带可发生形变。当已超越最终拉张强度时，这些结构将很快发生衰竭，从而降低其负荷负重能力。

（5）研究证实在正常活动时，活体内的肌腱只承受最终应力的 1/4。

(6) 肌腱的损伤机能受肌肉收缩时所产生的力的影响，这个力的量涉及到肌腱与肌肉连接的状态和肌腱横切面积与相连的肌肉的关系。

(7) 速度依赖的额外效应是慢形变和爬行。当肌腱与韧带承受伸延时间的恒定低负荷时，将产生爬行现象。若结构承受过长的恒定伸延时间，将出现应力松懈。

(8) 年老会导致肌源与韧带的机械性能衰退，即其强度、刚度和承受形变能力的衰退。

(9) 韧带和肌肉能适应施加的机械需求而可塑形。

第三节　骨骼肌的生物力学

一、肌肉收缩的类型

肌肉收缩时在骨杠杆上施加的力称为肌肉张力，在肌肉上承受的外力称为抗力或负荷。当肌肉发挥其力时，它产生翻转效应，或在相关关节上产生力矩（转矩），这时肌力施加线往往离关节运动中心有一定距离。力矩的计算是肌力与承力点至运动中心之间的垂直距离的积。这距离称为力的杠臂或力的力矩臂。肌肉收缩可按肌张力和克服抗力之间的关系，或产生肌张力和克服抗力之间的关系来分类。

向心性收缩：指肌张力等于外负荷时肌肉缩短。当肌肉产生足够张力，并能克服身体节段的抗力时，肌肉乃缩短，导致关节活动。这种收缩称为向心性收缩。肌肉发生的净力矩与关节角度化的方向是相同的。向心性收缩举例可用一个人上楼梯时，股四头肌使膝伸直来说明。

离心性收缩：指肌张力等于外负荷时肌肉伸长。若肌肉不能产生足够的张力而被外负荷克服，它将渐渐伸长而不是缩短，在这种情况下，肌肉为离心性收缩。肌肉的净矩与关节间的变化方向是相反的。离心性收缩的一个目的是使关节的减速。例如一个人下楼梯时，股四头肌呈离心性活动，以使膝的屈曲减速，这样肢体速度将减慢。施加的张力比将身体向下拉的重力要小，但它的力仍足以控制身体的下降。

向心性与偏心性收缩都是动力性肌肉活动，即肌肉使关节活动或控制其活动。肌肉总不是直接产生关节的活动。它们可能表现为抑制或保持活动，例如它们需要保持身体于直立位，抗衡重力。在这种情况下，肌肉将缩短（即肌原纤维缩短，这就需要牵伸系列弹性成分，从而产生张力），但不会抵消负荷而发生活动；相反，它产生一个力矩来支持负荷于一个固定位置（即维持姿势）。这种收缩称为等长（isometric，iso=固定；metric=长度），在肌肉附着点之间的距离不发生变化。

这种向心性肌肉收缩、等长收缩和离心性收缩很少单独发生于正常人的活动中，而是一种类型领先于另一种类型的收缩或负荷。例如踝关节在行走时，从站立中间位至趾离地位时，离心性负荷先于向心性收缩。

等长收缩（isonletric contraction）：指肌张力等于外负荷时肌的长度不变。在等长收缩时，虽没有运动和机械性活动，肌肉仍进行工作（生理性工作），能量仍消耗，多数以热的形式消散。这种肌肉活动类型称为姿态性活动（static work）。所有的动力性收缩可认为先有一个静态（等长）阶段，肌肉先发生张力，达到它预期克服的负荷。肌肉的张力因收缩的类型而异。等长收缩产生的张力比向心性收缩要大。研究工作显示离心性收缩所产生的张力比发生等长收缩的张力甚至更大。这种不同主要是由于肌肉的系列弹性成分产生不同量的补偿性张力，以及不同的收缩时间。等长收缩和离心性收缩时所需的更长收缩时间将使收缩成分有更多的交叉桥形成，如此可产生更大的张力。当牵伸肌肉—肌腱单位时，需要更多的时间使张力传导至系列弹性成分。进一步而言，更长收缩时间需用以补充额外的运动单位活动。

等动性（isokinetic，iso=恒定；kinetic=运动）收缩：指关节运动速度不变时产生最大的肌力矩。肌肉收缩是一种动力性肌肉活动的类型，使关节运动能保持一个恒定速度，因此肌肉缩短和肌肉延长的速度都是恒定的。由于速度保持恒定，肌肉能量不能通过身体部件的加速而弥散，而是直接转换成抗性力矩。肌力随关节运动幅度的杠臂变化而异。肌肉随关节运动的不同方向而产生向心性收缩和离心性收缩。例如关节的屈肌在屈曲时呈向心性收缩，而在伸直时呈离心性收缩，成为减速因素。

由于肌肉可在正常情况下，用不同速度来缩短或延伸，并用不同的张力量，所以操纵和测算等动力需用等动力性的肌力计（dynamometer）。这装置提供关节活动的恒定速度和在关节整个运动幅度内提供最大的外抗力，如此需要最大的肌肉转矩。等动性肌力计的使用提供一种选择性训练与测量方法，但并不类似生理性活动。

等惯性（isoinertia，iso=恒定；inertic=惯力）收缩：收缩动力性肌肉活动的一种类型，即肌肉用恒定的收缩力来对抗外力，若肌肉产生的力矩或转矩等于或略小于所需克服的抗力，肌肉长度保持不变，肌肉呈等长收缩。若力矩大于抗力，肌肉将缩短（向心性收缩），并引起身体部件的加速。

例如当一个恒定外负荷被举起时，产生等抗力收缩。在运动到达顶点时，必须克服负荷的惯力；涉及的肌肉呈等长收缩。肌肉的转矩最大，在运动中间范围，克服惯性时肌肉向心性收缩。转矩比最大度略低。

等张性（Isotonic，iso=恒定；tonic=力）收缩：这名称常用于描述肌肉收缩，使张力在整个关节运动范围内有恒定的张力。这名称不包括关节的杠杆效应。由于肌肉力矩臂在整个关节运动范围内有所改变，肌张力也一定有变化。所以等张力收缩的真正意义不存在造成关节运动。

二、废用与止动

肌肉组织的再塑造与其他骨骼组织，如骨、关节软骨和韧带的再塑造是相似的。与其他组织一样，对废用和止动的反应是肌萎缩；对超过一般的使用反应为肥大。人类与动物运动组织的临床研究和实验结果说明，立即活动和早期活动方案可防止伤后或术后的肌萎缩。根据鼠肌肉挤压损伤的实验，挤压肢体止动的效应与立即活动进行比较，可见活动的动物比止动的动物在再生程序上更有较平行的定向，毛细血管化更快，拉张强度的恢复更迅速。

临床上发现，肢体固定于坚实的石膏型内时，股四头肌的萎缩不能用等长操练来逆转。采用早期活动，如使用部分活动的石膏支具可限制萎缩的发展。在这种情况下，可进行动力性操练。

人体肌肉活组织检查显示固定引起的萎缩主要是在Ⅰ型纤维，其横切面积减小，其氧化酶活力的潜能减小。早期活动可防止萎缩。若将肌肉在身体活动时置于张力下，从肌梭内肌束输入（感觉）的冲动将增加，导致Ⅰ型纤维刺激的增加。当间歇性等长操练足以维持Ⅱ型纤维的代谢能量时，则Ⅰ型纤型（姿势性纤维）需要更多的持续冲动力。有实验证明电刺激可防止Ⅰ型纤维缩小，也可避免因止动而引起的氧化酶活动的减退。

运动健将在伤后不活动或手术后或固定，将很快减小肌纤维的大小和需氧能量，特别是专长运动所需的肌纤维。对耐力性运动，Ⅰ型纤维将受患；而对强烈运动，如短跑运动，则Ⅱ型纤维将受患。

三、体育训练的效应

体育训练可增加所有肌纤维的横切面积，导致肌肉体积的增大和强度的增加。有证据说明纤维类型的相对百分比可因训练而变化。因运动员主要活动而影响的肌纤维横切面积也将增大。例如在耐力运动中，Ⅰ型和Ⅱ型肌纤维的肌肉面积可在ⅡB型纤维总面积的条件下而增大。

体育训练的常见目标是进行特定操练，以牵伸肌肉—肌腱复合体。这种肌肉牵伸的效能可以防止损伤，并增进运行的效益，这是体育运动员所共知的。牵伸将增加肌肉的能屈力、维持和扩大关节运动幅度，增进肌肉—肌腱单位的弹性和长度。它也可以使肌肉—肌腱单位在其粘弹成分和收缩成分内贮存更大的能量。

肌肉牵伸时所发生的变化是很复杂的，而且也未能完全了解。这些变化可能由肌梭内肌束和Golgi肌腱器官所控制或改进；前者处于与肌腹的肌梭外纤维平行状态，而后者处于与这纤维的系列状态。这些束对肌肉长度的增长做出反应，而Golgi器对肌肉的张力做出反应。所形成的束反射将增加肌肉收缩，而Golgi器反射则抑制收缩，并加强肌肉的松弛。

肌梭内肌束有两种类型：即原发性和继发性。原发或对肌肉延伸（动态性反应）速度变化作出反应，对伸延的正确量也做出反应。继发束只对长度的真正变化（静态性反应）做出反应。静态性反应较弱，而动态性反应则较强，所以如果保持低牵伸率可导致动态性反应绕越，即否定束的效应。相反，在牵伸时，肌张力将增加，可激活Golgi器的松弛效应，从而加强更多的牵伸。牵伸的不同方法和理论均有一个共同目标，即抑制束的效应，加强Golgi器的效应，使肌肉放松，促使更多的伸延。

四、骨骼肌的生物力学特性

(1) 骨骼肌肉的结构单位是肌纤维。它由肌内膜包裹，组成肌束，包于肌束膜内。肌外膜则环绕整块肌肉。

(2) 肌纤维含有肌原纤维，排列呈带状。每一段为肌节，它是肌肉收缩系统的功能性单位。

(3) 肌原纤维含有薄的肌动蛋白丝和厚的肌凝蛋白丝。

(4) 根据丝的滑动理论，肌肉的自动缩短是由于肌动蛋白和肌凝蛋白的相互活动。收缩力是由于肌凝蛋白头或交叉桥的活动，并与肌动蛋白丝接触。肌钙蛋白和原肌球蛋白是肌动蛋白螺旋内的两种蛋白，调节丝间的接触和分离。

(5) 滑动机能的关键为钙离子，它启动和停止收缩活动。

(6) 运动单位是一个单一的运动神经元和它支配的所有肌肉纤维，它是肌肉独立收缩的最小部分。为了对运动神经更大刺激的反应而号召更多的运动单位称为动员。

(7) 肌腱和肌内膜、肌束膜与肌外膜代表平行性与系列性弹性成分，它们在肌肉自动收缩或被动延伸时出现牵伸，在肌肉松弛时出现卷曲。

(8) 在起始反应的基础上，肌肉再承受连续的刺激而出现的机械反应，称为总和。由于总和达到最大张力，肌肉乃出现强直性收缩。

(9) 按肌肉张力和必须克服的抗力之间的关系，肌肉可表现为向心性收缩、等长性收缩或离心性收缩。向心性收缩和离心性收缩涉及动态性活动，使肌肉能活动关节或控制其活动。等长性收缩涉及静态性活动，可保持关节的位置。

(10) 肌肉内力的产生受肌肉的长度—张力、负荷—速度和力—时间的关系的影响。整块肌肉的长度—张力关系受自动（收缩）成分和被动（系列性和平行性弹性）成分的影响。

(11) 尚有两个其他因素增加力的产生，它们是肌肉的预牵伸和肌肉温度的升高。

(12) 肌肉收缩的能量及其释放是由于三磷酸腺苷的分解。当肌肉合成三磷酸腺苷的能力不足以保持肌肉在收缩时分解三磷酸腺苷的速率时，将产生疲劳。

(13) 肌肉有三种主要纤维：Ⅰ型，为慢颤氧化型；ⅡA型，为快颤氧化—糖酵解型和ⅡB型，快颤糖酵解型。多数肌肉是这些型的混合体。

(14) 废用和止动可导致肌萎缩；超过平常的使用将引起肌肥大。

第四节 骨折愈合的生物力学

骨折的发生一般来自器质性病变或长期劳损形成退行性病变或直接暴力型的冲击外伤或各种因素导致骨骼肌肉系统平衡协调性的破坏而失稳等因素。严重的后果将是造成骨的裂纹、折断、破碎等类型的骨折。所以，骨折的实质性原因是骨骼承受过大的作用力和骨骼承受负荷能力的明显下降。对此，必须有深入和明确的了解和认识，才有助于选取有效的促进骨折愈合措施。对于不伴随病变的不太严重的骨折，虽然可以借助体内自身力量，经过一段时间后自然愈合。然而，为快速良好的愈合过程，防止愈合后出现畸形和发生骨骼肌肉系统的平衡失调，必须考虑到愈合过程中骨组织变化和骨应力相关性，依据骨功能适应法则，采取正确有效的治疗措施。

一般骨折自然愈合过程可以分为四个阶段。即血肿形成与凝结、血凝块的机化、形成原始骨痂新生骨。初期血肿形成的血凝块，使骨断裂处得到初步衔接，其后的血凝体机化形成由纤维组织构成的骨痂，并进一步演变到中间骨痂和内外骨痂合并，形成为整体的初步愈合期，这种原始骨痂具有一定载荷的承受能力。最后，在成骨细胞和破骨细胞的共同作用下，原始骨痂逐渐改造为正常骨，称为骨改造期。此时，骨力学性能基本上达到，甚至超过骨折前的水平。

按照骨功能适应性法则，较好地实现骨重建，必须采取相应的力学行为，加速骨折愈合治疗过程。在临床医学上进行多种形式的骨复位、固定和功能锻炼三方面的工作。其中的任何一个环节，都是试图调整和改变骨应力，使骨重建过程中的骨组织变化有利于加速骨折的正确愈合。下面分别加以阐述。

复位的作用是采用手法或手术方式，使断骨的不同部分恢复到断前的相对位置。这种原位接触有利于骨应力传递和骨组织变化，加速骨重建和愈合。否则，骨断端间隙过大或偏位，使骨应力难以传递或无法完成骨组织变化或导致畸形，造成愈合骨上有不该发生的附加力和附加力矩，破坏骨骼肌肉系统的平衡协调性，甚至有重新发生骨折的可能。

固定的任务是使复位后的骨或骨结构在正常位置和环境中于愈合期间内固定，不致于发生异位、畸形或重新断裂。固定作用通常是通过石膏、夹板、接骨板和各种内、外固定器加以实现。此外，还可以通过固定装置对愈合过程中的断端施加不同形式作用力，调节骨应力大小，有利于加速骨折愈合。多年来，国内外的骨科医生和工程技术人员共同合作，进行大量的研究工作。其中，有两个问题更为目前医学界所关心，其关系到骨折愈合的最后效果。一是骨折固定中的应力遮挡效应；二是带有固定装置的骨结构体的整体稳定性。前一个问题反映了固定装置在骨折固定愈合过程中的力传递性与变化规律。按照骨的功能适应性法则，应根据取不同框架固定器材质、构型和力的调节等措施，可以使框架固定器和骨骼愈合中的骨应力，除了直接施加机械应力以外，人们还利用骨的压电效应等物理特性，尝试运用似如电、磁、光等其他许多生物物理方法，达到加速骨愈合的目的。后一个问题即带固定器的骨结构体的整体稳定性是一个更为复杂的骨骼肌肉系统的生物结构力学问题。目前，国内外医学界以较大的注意力集中在能使人体瘫痪的颈椎、胸椎、腰椎结构体的损伤治疗。这里的神经、血管密集分布，椎骨构型复杂，各种韧带交叉错综分布。因而，在脊柱结构上发生的不同类型的损伤中，如何运用内固定进行复位与固定呢？保证脊柱结构在愈合康复后，能有良好的结构稳定性，才能改善、恢复相应的生理功能。这里面有着大量的临床生物力学研究内容。

功能锻炼是一种体育康复治疗方式，较多地在固定阶段后期进行。其目的在于依据骨功能适应性法则，一方面加强固定期中骨应力和骨组织相互作用机制；另一方面又弥补固定早期所带来的不足之处，即固定前期间的停止活动会使骨骼肌肉系统粘弹特性发生暂时性变化或失调，进而削弱或降低原有的生理功能。所以，功能锻炼的作用在于依据人体是由神经、呼吸、消化、泌尿、循环、骨骼、肌肉等多种系统组成的有机体，各系统之间的正常协调运行，形成良性循环变化，一方面可以更好向骨折部位输送营养，促进骨代谢；另一方面根据骨折部位的骨骼肌肉系统动力特征，有目的相应活动方式进行功能锻炼，使用骨折处骨骼肌肉逐渐承受外力，改善、恢复原来粘弹特性和原来的生理功能。所以，康复医学工程中也存在许多生物力学问题加以探讨。

一、应力遮挡效应

应力遮挡效应是从材料力学中衍变出来的，即当两个或两个以上具有不同弹性模量成分组成一个机械系统时就会发生载荷及应力。应变重新分配现象，具有较高弹性模量的成分承担较多的载荷，使较低者少承担或不承担载荷，应变也相应减少，这就是具有较高弹性模量成分所起的应力。从而保护了较低弹性模量的成分。此现象谓应力遮挡效应。骨折不论是内固定还是外固定，均可恢复一定的骨内部功能性应变，同时也承担了部分功能性载荷，特别用坚硬的金属板对骨折加压固定时，确可获得解剖对位，但应力遮挡保护作用的确存在。

用坚硬金属接骨板固定后，骨折的早期，骨皮质的负载能力、能量吸收及扭转刚度均不断上升，反而两断骨间有进行性骨连接。但以后则否，接骨板下面的皮质骨逐渐吸收变薄，并有空腔出现，骨髓也逐渐增大。显微镜下，可看到哈佛氏管逐步扩大，管内逐渐出现大量破骨细胞。系列化测定骨钙含量明显减少并继续下降。固定时间越长，固定得越好，上述变化越显著，骨质越脆弱。用同位素 ^{85}Sr 廓清试验证明，坚强内固定还影响骨的血供及血流量，不论是骨折的整根骨还是骨折的局部，血流量均有明显降低，说明坚强内固定虽为骨折愈合提供了有利的条件，但也带来了许多缺点，我们就应注意克服。到目前为止，应力遮挡效应的测试方法主要有力学实验和理论计算两种分析法。骨的开头极不规则，且常常处于运动之中，不论骨骼固定与否，骨表面及内部各点的应力，应变时时在变化，且随人体负重状态不同有较大的差异。单见一点或几点的应力、应变保护率来扼断应力，应变遮挡效应对骨愈合的影响是不全面的。固定刚度对其影响并不是导致骨表面及骨内部应力、应变重分配及应力遮挡的惟一因素。负重功能锻炼可促进骨折愈合，骨折牢固固定后，尽快恢复其负重功能练习，对骨折愈合及骨力学和理化性质的恢复是最重要的，最理想的。骨痂数量与骨力学性能和理化性质不成正比例关系。骨痂重量比其数量更为重要。皮质骨厚度与骨痂重量是影响骨机械性能的主要因素。临床上应追求有少量骨痂，避免大量骨痂或没有骨痂生成，以增加愈合骨的强度。有人认为：骨折愈合时期主要与血运破坏和骨内部结构重建有关，与应力减小并不相关，中期与钢板的异物有关。中后期如能进行正常的负重功能活动，尽量克服肢体废用，可促使骨折更好愈合。故我们应结合动物实验、力学试验，形态学及临床观察，对应力突变遮挡效应做一全面的在体动态观察和分析。Terjesen 等同 CT 方法测定钢板固定后人体胫骨及质密度和厚度的变化情况来确定钢板内固定后的应力遮挡效应对骨骼生长，重建的影响程度，该方法结合临床骨折治疗，符合实际。骨骼具有功能适应性特点，钢板固定后，只要使骨截面的感应力传导在一定的范围内，使骨折以一种最佳愈合模式进行再造，骨骼就完全能够通过自身的功能性改造，重建，使骨结构有足够的强度和刚度，其力学性能满足人体负重功能的需要。骨折后无论采用竖位固定钢板或刚度较低的钢板，只要设计合理，能及时充分恢复正常的负重活动后即为弹性固定，使之影响关节减少。

骨骼具有功能适应性特点，因此，钢板固定后，只要使骨截面的压应力传导保持在一定范围内，骨骼就完全能够通过自身的功能适应性改建、重建，使骨结构及力学性能满足人体负重功能的需要。骨折愈合质量好坏不是由于采用了哪一种方法，关键的问题是所使用的方法能否使骨折以一种最佳模式进行再造，保证愈合骨有足够的强度和刚度。负重功能锻炼是克服应力遮挡效应的一个重要手段。

二、Pauwel 定律

通常，在机械应力和骨组织之间存在着一种生理平衡。在一定的应力范围内，骨增生和再吸收是相互平衡的。一般而论，骨组织的增殖量与应力成正比。Pauwel 得出，在一个最优值 Q_3 时，骨组织的变化是平衡的。即增生的骨组织与再吸收的一样多，在容许的极限 Qu 和 Qo 内，当实际应力 Qi 大于最优值 Qs 时，增生占优势。反之，吸收占优势。若实际应力 Qi 高于容许上限 Qo，骨被病理性再吸收，Qi 低于下限 Qu 时，再吸收将停止。骨组织像一个反馈控制的系统，Pauwel 的理论可用三次函数来描述：$u=a\left[(Qs-Qo)^2(Qi-Qs)-(Qi-Qs)^3\right]$，式中 u 为骨组织的变化；a 为骨系数，可用数学力学模型表示出来。

上述功能适应性理论建立在骨材料物质的基础上，它表示了骨组织的一种生理应力平衡的过程。它的理论是 Wolff 理论进一步的阐明和发展。

三、Wolff 定律

是由 Wolff 提出骨骼的结构需要与其力学相适应，骨骼发育及骨折愈合都要服从这一规律："(生长) 对机械应力可以促进骨折的愈合。"

骨组织作为一种生物材料，具有功能适应性特点，当作用在骨上的力减少或增加时，为适应其功力载荷作用与力学相适应，骨结构会出现相应的改变以适应负重的需要。骨骼的发育及骨折愈合都要服从这一规律。骨折愈合中，相当于原发皮质骨部位，新生骨继续生长，构成坚质骨，重新建立哈佛系统。相当于原髓腔部位，骨质吸收，形成髓腔松质骨，髓腔再通。在张力强度中，可见韧带肥厚和增强。并且骨折方向随力线不同，在负重情况下本身有张力侧和压应力侧，为了克服张力侧是分力压力的特点，一般钢板内面总是应用在张力侧，按 Wolff 定律，是克服张力侧的应力。临床医生应注意应用这一原则。

主要参考文献

1 Dempster WT et al: Tensile strength of bone along and across thegrain. J Appl Physiol 1960, 16: 355

2 Evans FG et al: Differences and relations between the physical properties and the microscopic structure of human femoral, tibial and fibularcortical bone. Am J Anat 1967; 120: 79

3 Bassett CAL: Electrical effects in bone. Sci Am 1965; 213: 18

4 International Society of Biomechanics: Quantities and Units of Measurement in Biomechanics, 1988

5 Carter DR et al: Bone compression strength. The influence of densitypression strength. The influence of densityand strain rate. 1976, 194: 1174

6 BonefieId W et al: Anistropy of nonelastic flow in bone. J Appl Physics, 1967, 38: 2450

7 Frankel VH et al: Orthopaedic Biomechanics, Phil, Lea & Febiger, 1970

8 Reilly D et al: The elastic and ultimate properties of compact bone tissue.J Biomech 1975; 8: 393

9 Lanyon LE et al: Bone deformation recorded in vivo from straingauges attached to the human tibial shaft. Acta Orthop Scand, 1975, 46: 256

10 Carter DR: tAnisotropic analysis of strain rosette information fromcortical bone.J Biomech 1978, ll: 199

11 Lanyon LE et al: The influence of mechanical function on the devel-opment and remodeling of the tibia, An Experimental study. J BonJoint Surg 1979, 6lA: 263

12 Sammarco J et al: The biomechanics of torsional fractures, The effect of loading on ultimate properties. J Biomech 1971, 4: 113

13 Carter DR et al: Compact bone fracture damage. A microscopic examination. Clin Orthop 1977, 127: 265

14 Burstein AH et al: Bone strength. The effect of screw holcs. J BoneJoint Surg 1972; 54A: 1143

15 Kazarian LL et al: Bone loss as a result of immobilization andchelation. Preliminary results in Macaca mu-

latta.Clin Orthop 1969; 65: 67

16 Slatis P et al: Structural and biomechanical changes in bone after rigid plate fixation. Can J Surg 1980; 23: 247

17 Gazenko OG et al: Major medica1 results of the Salyut--6/ Soyuz 185--day space flight.NASA NDB 2747. Proceedings of the XXXⅡ Congress of the International Astronautical Federation. Rome, Italy, September 6-12, 1981

18 Siffert RS et al: Trabecular patterns and the internal architecture ofbone.Mt.Sinai J Med, 1981; 48: 221

19 Snell RS: Clinical and Functional Hlstology for Medical Students. Boston, Little, Brown, 1984

20 Aim A et al: Tendons and ligaments: A morphologlcal andblochemlcal comparison. J Orthop Res 1984; 1: 257

21 Nachemson AL et al: Some mechanical properties of the third human lumbar Interlamlnar ligament (ligamentum flavum) . J Blomech 1968; 1: 211

22 Woo S et al: Ligament, tendon and Joint capsule Insertions In bone. In Injury and Repair of the Musculoskeletal Soft Tissues. Ed by S. L-YWoo and J. Buck-Welter. Park Rldge, 11. Am Actd Ofthop Surg 1988; pp. 133-166

23 Carlstedt CA: Mechanical and chemical factors In tendon healing, effeets of indomethacin and surgery in the rabbit. Acta Orthop Scand, Suppl 224, 1987

24 Fung YCB: Elasticity of soft tissues In simple elongation. Am J Physiol 1967; 213: 1532

25 Noyes FR: Functional properties of knee ligaments and alterations induced by immobilization. Clin Orthop 1977; 123: 210

26 Viidik A: Biomechanical Behavior of Soft Connctive Tissues. In Progress of Biomechanics, Ed by N. Akkas, Alpen Aan den Rijn, Sijthoff and Nordhoff, 1979, pp. 75-113

27 Tlpton CM et al: Influence of exercise on strength of medial collateralligam ents ofdogs. Am J Physiol 1970; 218: 894

28 Amiel et al: The effect of lmmoblllzatlon on collagen turnover Inconntlve tissue. A blochemlcal-blomechanlcal correlation. Acta Orthop Scand 982; 53: 325

29 Okhawa S: Effects Of Orthodontic forcec and anti-inflammatory drugs on the mechanical strength of the periodontium in the rat mandibular first molar. Am J Orthod 1982; 81: 498

30 Carlstedt CA et al: The Influtncc of Indomethacln on tendon healing. A biomechanic-al and biochemical study. Arch Orthop Traum Surgery, 1986; 105: 332

31 William P et al: Gray' s Anatomy, 36th Ed Edinburgh, Churchill Livingstone, 1980, pp. 506-515

32 Huxley AF: Muscular Contraction.J Physiol 1974; 243: 1

33 Ebashl S: Excitation-contraction coupling. Am Rev Physiol 1976; 38: 293

34 Luclano DS et al: Human Function and Structure. New York, McGraw-Hill, 1978, pp. 113-136

35 Hill AV: First and Last Experiments In Muscle Mechanics. Cambridge, Cambridge University Press, 1970

36 Ottoson D: Physiology of the Nerveus System. New York, OxfOrd University Press, 1983, pp 78-116

37 Komi PV: The Stretch--Shortening Cycle and Human Power Output.In Human Muscle Power. Ed N.L. Jones et al. Champaign, Il, Human Kinetics, Publishers, 1986, pp 27-39

38 Norkin C et al: Joint Structure and Functiont A Comprehensive Ana-lysis, Philadelphia, FA Davis, 1983

39 Kroll PG: The Effect of Previous Contraction Condition on Subse-quent Eccentric Power Production in Elbow Flexion Muscles. Ph.D.Dissertation, New University, 1987

40 Rogers MM et al: Glossary of biomechanical terms, concepts andunits. Phys Ther 1984; 64f 1886

41 Kroemer KH: An isoinertial technique to assess individual lifting ca-pability.Human Factors, 1983; 24: 493

42 CrawfPrd GNC et al: The Design of Muscles. In Scientific Founda-tions of Orthopaedics and Traumatology. Ed by R. Owen et al, London, William Heinemann, 1980, pp 67-74

43 Guyton AC: Textbook of Medical Physiology. 7th Ed Philadelphia, WB Saunders, 1986.

44 Phillips CA et al: Mechanics of Skeletal and Cardiac Muscle.Springfield, Il, Charlcs C. Thomas, 1983

45 Munsat TL et al: Effects of nerve stimulation on human muscle. ArchNeurol 1976; 33; 608

46 Arvidson I et al: Neuromuscular Basis of Rehabilitation. InRel1abiiitation of the Injured Knee. Ed by H. Hunter et al, St Louis,C.V. Mosby. 1984, pp. 210–234

GUKE KUANGJIAGUDINGXUE

骨科框架固定学

中篇

框架固定技术总论

第十章 骨穿针框架固定技术

第一节 框架固定技术发展史

一、国外发展史

骨穿针框架固定技术是治疗骨折的三大固定技术之一，最早始于19世纪中叶，按使用年代计算，要比AO内固定技术早40年，迄今已有160余年。

1840年，法国的Maigaigne首先采用2枚大钉穿入胫骨骨折的远近两端，皮外的钉尾用绳带系结，并连接在可调整圆径的皮带上，以调整骨折端的移位（图10-1A），这是世界上最早的骨穿针框架固定器的雏形。

1843年，Maigaigne设计制作了一种可调节、加压的爪形钳治疗髌骨骨折（图10-1B）。

1850年，Rigand用同样的原理，在尺骨鹰嘴骨折的两段分别钻入2枚螺钉，用绳子将两骨折端拉近靠拢，再用钢丝捆扎螺钉尾部。这是世界上最早应用骨外张力带治疗骨折的新构思。

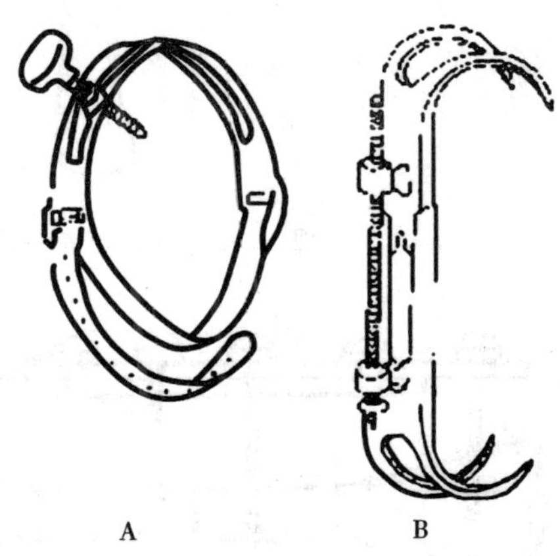

A.可调整圆径的皮带 B.加压的爪形钳

图10-1 Maigaigne框架固定器

1894年，美国丹佛（Denver）Parkphill设计研制了一种单平面单边骨穿针固定骨夹（图10-2），这也是当时在结构原理最全面的骨穿针框架固定器。1897年，他研制出了3种不同大小规格的框架固定器。

1898年，报道了用单平面单边骨穿针框架固定骨夹共治疗骨折14例，治愈率达100%。但是，能对四肢长管骨阐述系统理论并设计不同规格的框架固定器要首推到20世纪初。

1902年，比利时布鲁塞尔（Brussels）外科医师Albin Lambotte研制了一种新型的系列的单侧骨穿针框架固定器，用于治疗股骨、胫骨、尺桡骨、锁骨及手骨等长管骨骨折，并作了系统的理论阐述，他研制的骨穿针框架固定器与目前广泛应用的骨穿针框架固定器十分接近（图10-3），有框架固定器体系之父之称。

1912年，Lambret最早主张将固定针贯穿肢体两侧，并分别在肢体两侧用连接杆连接可增加框架固定器的把持能力和稳定度。

1917年，Chalier设计出一种既能加压又能延长的多功能框架固定器，其连接杆是由两块叠放的钻有许多孔眼的钢板组成，通过固定钢板的螺丝钉夹来调整固定长度（图10-4），可进行一维方向的调整活动。

1927年，Abbott报道了胫骨干截骨延长术的方法，即在截骨线远近两骨段，各横穿1枚钢针，进行牵伸延长。由于各骨段仅用1枚钢针牵伸固定，稳定性和牵伸力差，延长失败。

尽管当时采用骨穿针框架固定器治疗骨折逐渐增多，但由于针道感染，固定的稳定性不够，以及再调整和骨折的整复困难等，故该技术的推广应用受到了限制。骨穿针框架固定器技术虽历史悠久，但实际上直到20世纪30年代，才被重视。从此，框架固定器的改进和发展进入了一个崭新的时期。

1931年，Boever将框架固定器的固定针进行了改进，用不锈钢制作固定针替代镀金或镀镍的固定针，增强了固定针的组织的相容性和抗腐蚀能力。Goosens设计了一种框架固定器，在针与连接杆结合部安装了一个关节作为可调整的框架固定器（图10-5）。

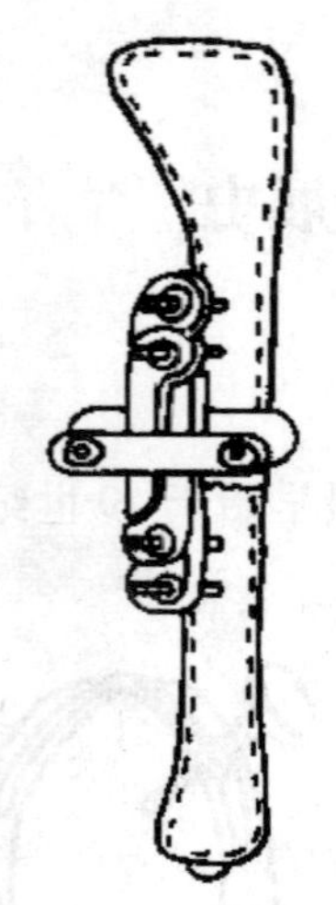

图10-2 Parkhill框架固定器

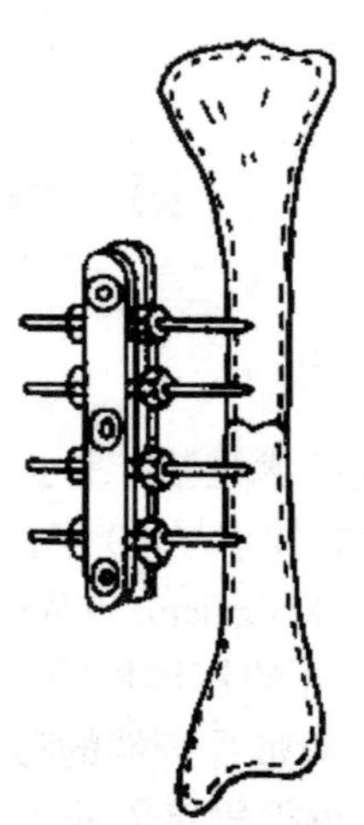

图10-3 Lambotte框架固定器

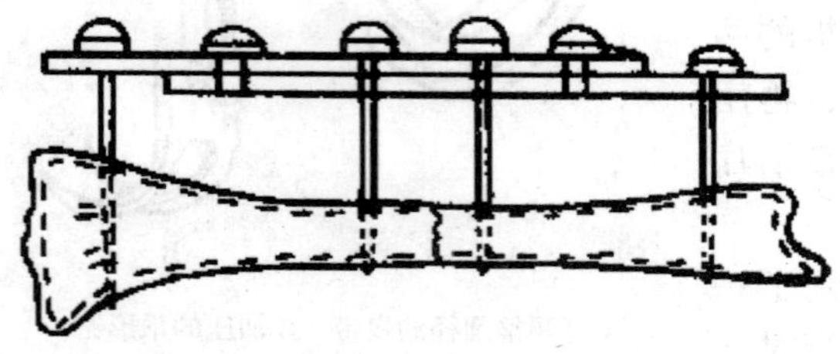

图10-4 Chalier框架固定器

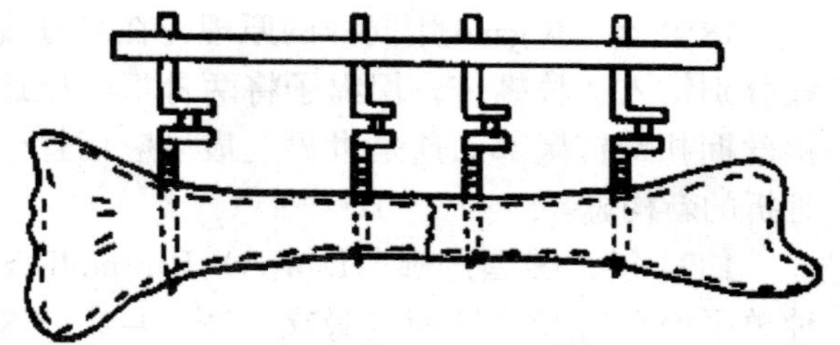

图10-5 Goosens框架固定器

1932年，Juder认为固定针可仅穿过肢体一侧，但应穿透骨骼两侧的骨皮质，这样可增强框架固定器的把持能力，并主张每根针穿针处应先用手术刀做一皮肤小切口，可减少针眼感染的发生率。

1933年，Joly设计出了一种连接杆中央装有活动关节的框架固定器，可以进行二维方向的调整活动（图10-6）。

1934年，Anderson设计出了既能整复又能固定的框架固定器，将固定针连接于可活动的金属轭状物上，通过可活动调整的机械装置，在三维方向对骨折进行复位，使框架固定器的灵巧性的改进有较大进展（图10-7）。

1936年，Guendet发明了一种最早的双侧框架固定器，利用弧形金属弓连接固定肢体两侧的连接杆，增加了单平面双边框架固定器的稳定度（图10-8）。

1937年，Stader设计出了一种三维可进行骨折复位的单边式框架固定器，用于临床治疗胫腓骨骨折疗效很好（图10-9）。

1938年，Raoul Hoffmann（截止目前）完成了一项最具有深远影响的改进，他设计出了一种连接杆上装有多平面球状关节的框架固定器，利用一对金属杆（支撑杆和滑动连接杆）与固定针连接，利用可滑动伸缩的连接杆代替固定不变的连接杆，通过对骨折端实施挤压或牵伸，以增加

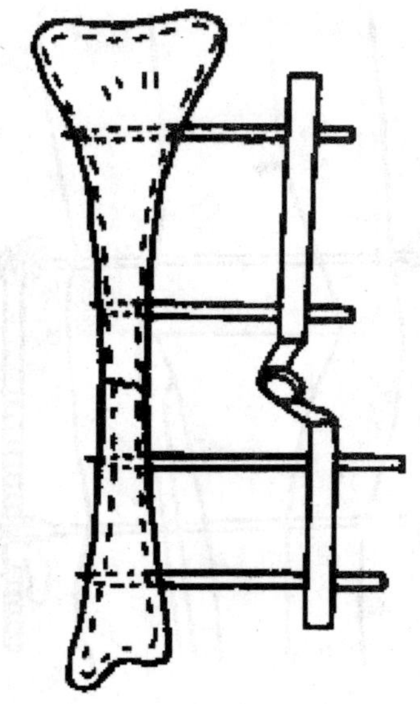

图 10-6 Joly 框架固定器

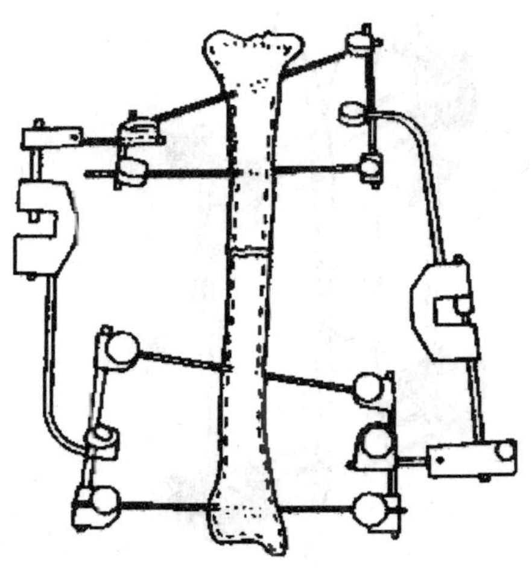

图 10-7 Anderson 框架固定器

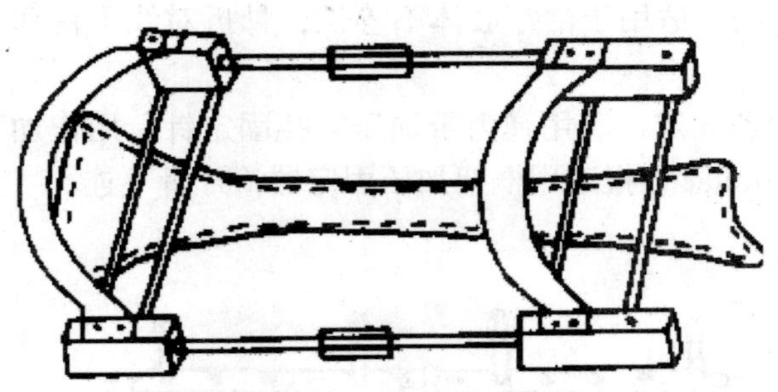

图 10-8 Guendet 框架固定器

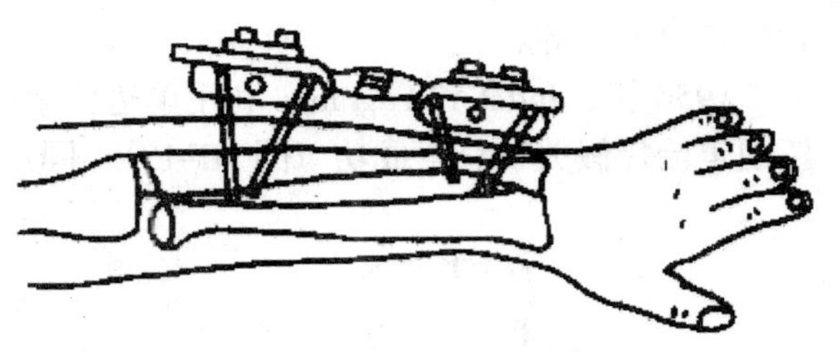

图 10-9 Stader 框架固定器

固定的稳定性和恢复肢体的长度。该框架固定器能在多平面对骨折复位调整固定，当时称为“骨整复固定器”（图 10-10）。

1939 年，Abbott 和 Sunders 一起开始用框架固定器延长肢体，但并发症发生率太高，未能得到广泛应用。

1948 年，Charnley 首次将双边加压框架固定器用于四肢关节融合的加压固定器（图 10-11）。

框架固定器的不断改进，引起了外科医师的极大关注。第二次世界大战期间，框架固定器在火器伤骨折的处理中有过广泛应用。但是由于当时技术上的不完善和无法克服的技术难题，造成了医疗上的困难，这种方法又被废弃，甚至下令禁止使用。

1950 年，美国骨科医师学院的骨折与创伤外科委员会，对使用框架固定器治疗骨折做出相当严格的规定，使框架固定器在北美的发展限制了近 20 年。尽管当时人们对框架固定器评价不一，但它作为一种新生事物，必然以其强大的生命力吸引和鼓励勇于创新的人们。在漫长的不断探索中，框架固定器发展经历了几起几落的艰辛曲折的道路，许多优点逐渐被认识和受到肯定，在欧洲一些国家仍在继续发展。

1952 年，Anderson 改良了胫骨延长器，在截骨线的远近两段各穿入 2 枚钢针，增强了牵伸力和固定的稳定性，但仍然有一些并发症发生。

1954 年，Ilijarov 等发明了具有多向、多平面穿针，可牵伸、可加压的多种功能全环式框架

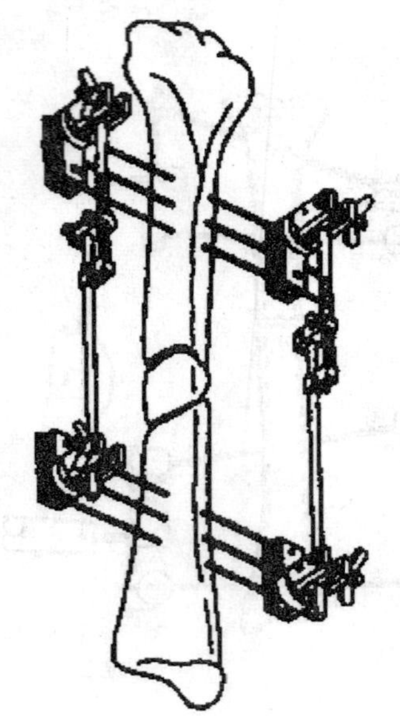

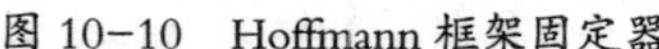
图 10-10 Hoffmann 框架固定器

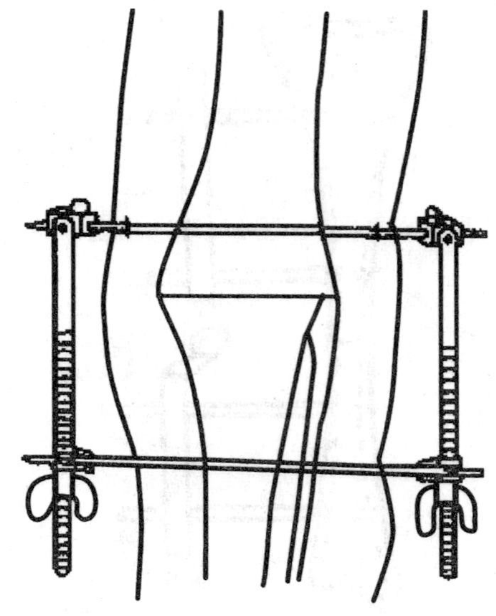
图 10-11 Charnley 框架固定器

固定器（图 10-12），并倡导骨膜下皮质骨截骨方法，适用于治疗肢体不等长，骨折对线不良和骨折延迟愈合等。

1956 年，Judet 和 Lagrange 利用单边框架固定器固定，利用弹力带加压捆扎固定针，用作加压固定治疗假关节获得成功（图 10-13）。同年，Muller 也报道用框架加压固定器治疗骨不连。

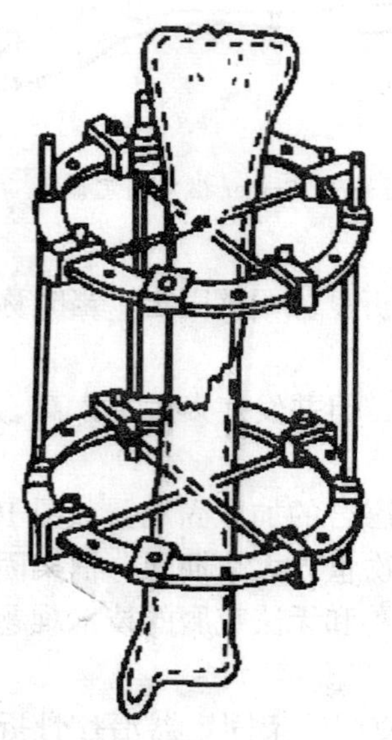
图 10-12 Ilijarov 框架固定器

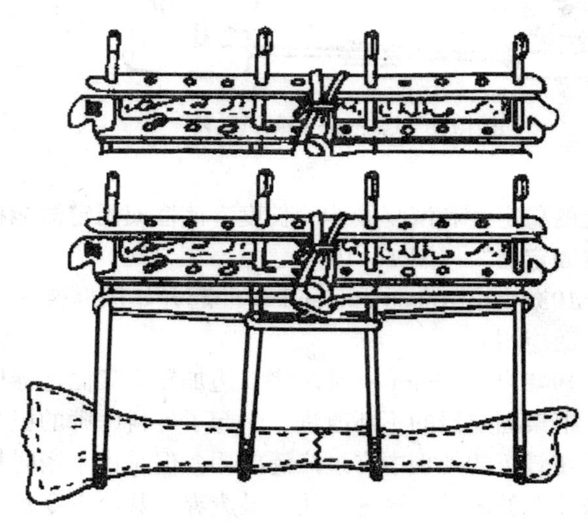
图 10-13 Judet 框架固定器

1968 年，Kawamura 用两只环形弓将肢体两侧的纵形连接杆横向水平连接，大大增强了钢针的牵伸力和稳定性。

1969 年，Levine 成功研制成了颅环 – 骨盆环牵伸框架固定器(图 10-14)。用于治疗严重的先天性脊柱侧凸和后凸。同年，Ilizarov 首先将骨骺牵伸延长用于临床。对 49 例缩短下肢成功地进行了 2 ~ 11cm 的延长，并报道了 51 只小狗的动物实验观察结果。

20 世纪 70 年代以后，框架固定器则是迅速发展阶段，涉及到各部位的框架固定器日新月异，层出不穷，坚固的框架固定器在美国也得到较广泛的承认。自 Vidal 等对框架固定器生物力学基础研究以来，为框架固定器在 70 年代的复兴也起到了积极推动作用，加强固定的稳定性取得重要进展，主要是从增加框架固定器构件数目，改进框架固定器的几何构形等途径提高固定刚度，相继出现了许多新型框架固定器。

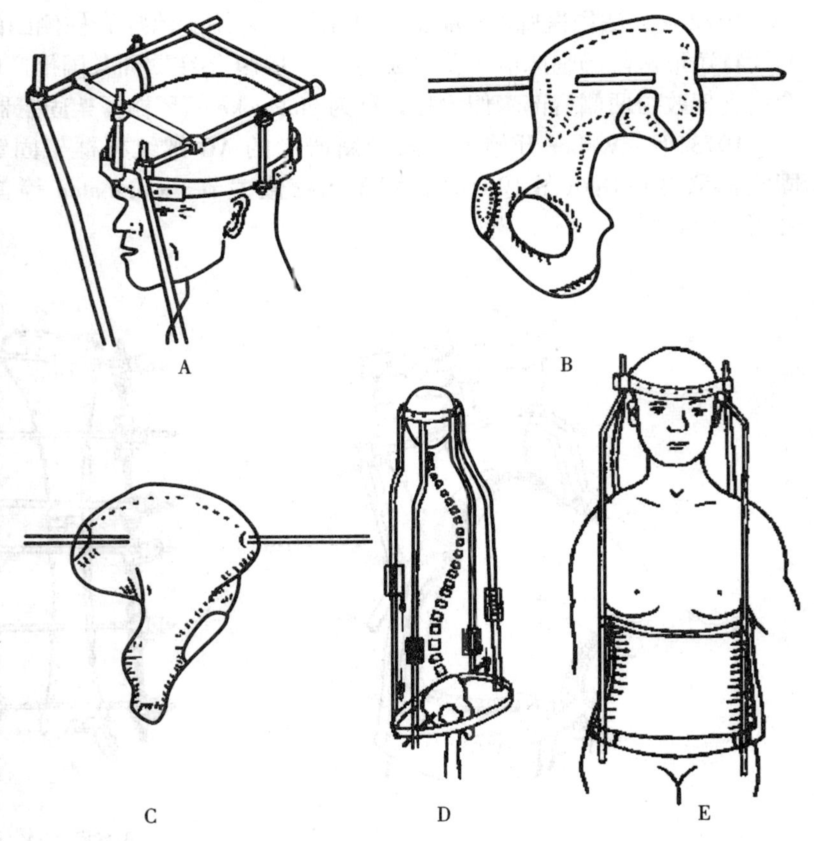

A.头环安装　B、C.骨盆环安装　D.盆环牵引　E.头环石膏环牵引

图 10-14　头盆环牵引框架固定器

1970 年，Vidal 和 Adrey 在 Hoffmann 固定器的基础上，研究出不能加压和延长的四边框架式固定装置，称为改良式 Hoffmann 框架固定器（图 10-15），但该框架固定器结构复杂,样式笨重,不便于病人携带行走，且因骨折缺乏应有的应力刺激,易致骨折延迟愈合。

1971 年，Wagner 设计出了一种方形连接杆的框架固定器，利用直径 6mm 的加压螺钉增加其稳定度（图 10-16）。次年（1972 年）又用于骨延长。

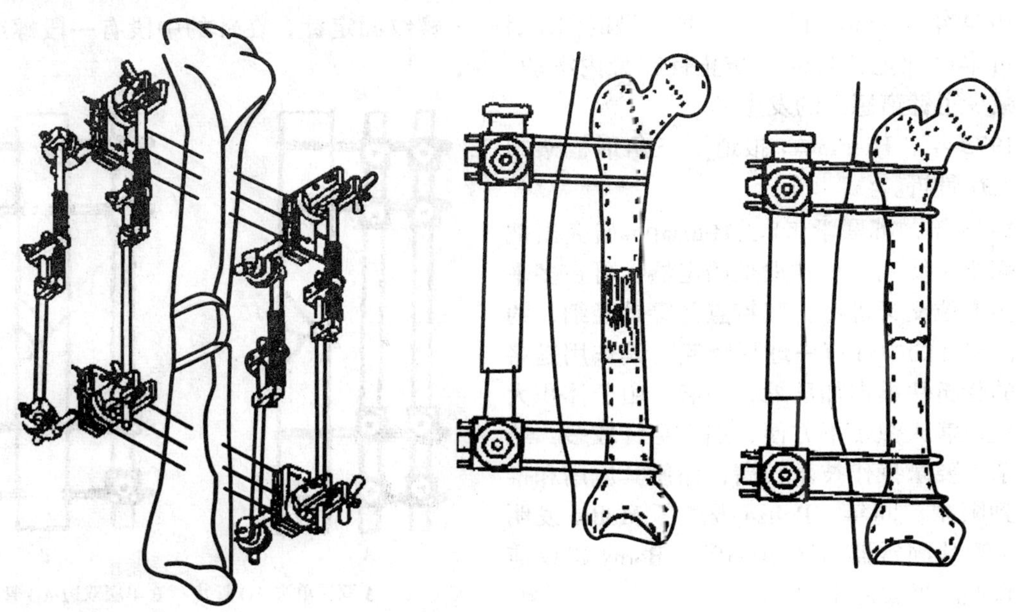

图 10-15　Vidal-Hoffmann 框架固定器

图 10-16　Wagner 框架固定器

1972 年，法国医师 Cheneau 设计出了一种用于治疗脊柱侧凸的支架(CTM)，率先在联邦德国明斯特矫形医院的临床应用获得成功，于 1979 年在欧洲各国推广应用。Haulkin 和 Levine 将颅环牵引支架改由两侧肩部牵伸治疗，称为 Haloyoke 颅环枷框架固定器（图 10-17）。

1973 年，Weber 开始推广普及新研制的 AO 螺纹杆框架固定器，并将其单边和双边框架固定器联合应用（图 10-18），用于治疗假关节。Carabalon 等首次应用框架固定器治疗骨盆骨折。

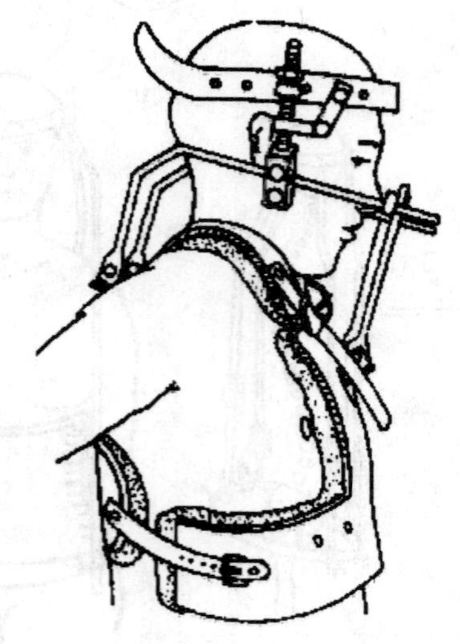

图 10-17 Haloyoke 颅环枷框架固定器

A B

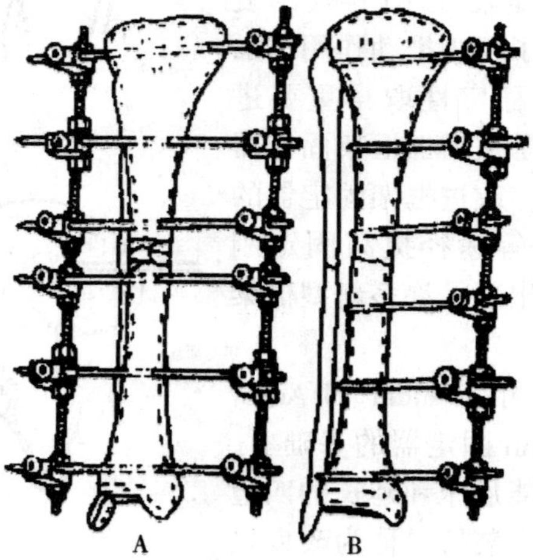

A.双边 AO 螺纹杆 B.单边 AO 螺纹杆

图 10-18 AO 螺纹杆框架固定器

上述研究可谓是框架固定器生物力学研究之先河，它的意义远不止对某一框架固定器进行了合理的改进，而是为相关领域提供了一种科学的思路，其后，又有一些学者进行了类似的研究。

1974 年，Bonnel 设计了一种新型的固定针——螺纹固定针，在针的中段有一段螺纹，进入骨内可牢固地把持骨骼，防止针在骨内滑动，大大减少了针道感染的发生率。

1975 年，Hierholzer 报道了三角形框架固定器治疗骨折。

1976 年，苏联学者Г.А.Илцзаровь研究出把肢体完全包绕的全环式框架固定器，可在多平面、多方位交叉进针，其特点是穿针径细，约 1mm，在针的中部有一球形隆起，其作用是将分离的骨折块横向加压缩在一起。由于体积大且过重，病人佩带不方便，加之穿针较多，结构复杂，要求操作技术较高，而使其应用和推广受到限制。同年，Boltze 报道了 Muller 发明的 AO 管状固定器（图 10-19），Borny 建议应用有弹性的框架固定器。

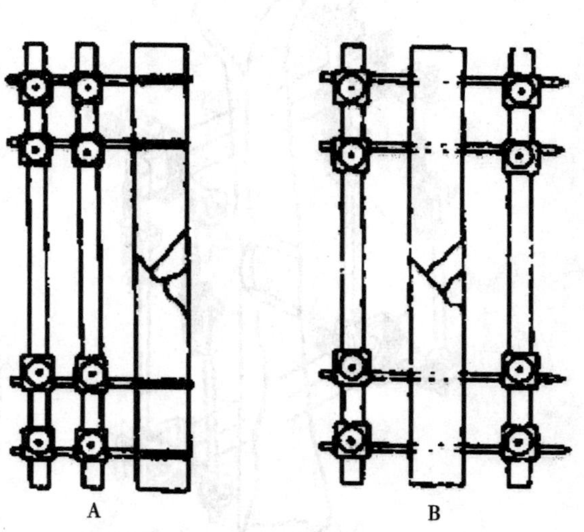

A.双层单边 AO 管状 B.单层双边 AO 管状

图 10-19 AO 管状框架固定器

1977 年，Regaian 设计由 Zimmer 公司制造

的双侧式框架固定器，其特点是不用锁针器，而把固定针直接穿进两侧支撑杆的针孔内。支撑杆材料为不锈钢，中部有螺旋加压装置。

1978 年，Kronner 也报道了一种全环式多向、多平面骨穿针框架固定器（图 10-20）。

1979 年，Magerl 发明了用于脊柱固定的特殊框架固定器。

1980 年，Fisher 报道了一种半环式多向、多平面骨穿针框架固定器（图 10-21）。

1984 年，意大利的 Bastiani 研制出了一种单边动力加压式框架固定器（图 10-22）。

1987 年，Bastiani 提出了骨痂牵拉(callotasis)延长的概念，即在骨干截骨后延迟一段时间，待纤维骨痂形成后再行牵拉延长，降低了骨不连的发生率。

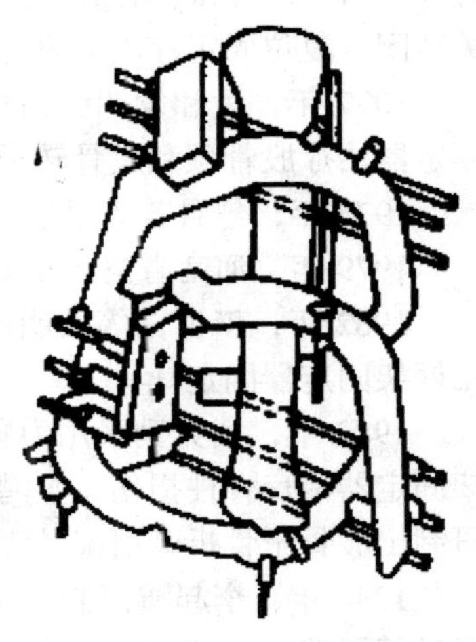

图 10-20 Kronner 框架固定器

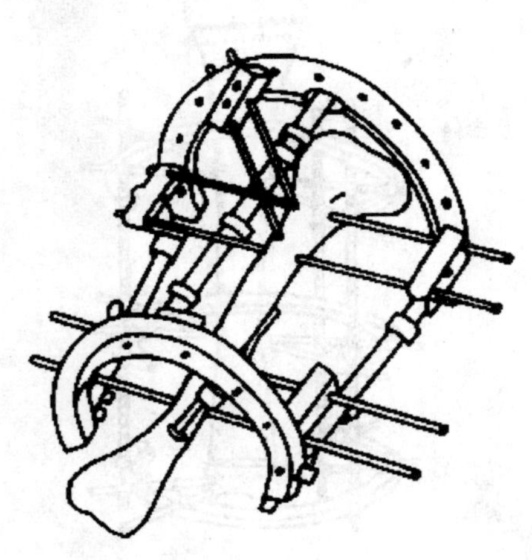

图 10-21 Fisher 半环式框架固定器

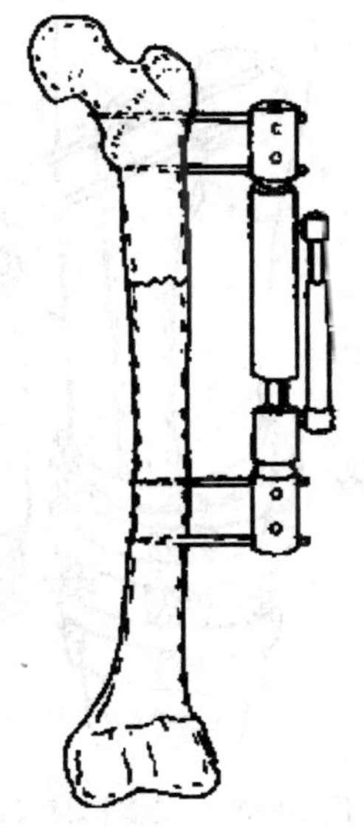

图 10-22 Bastiani 框架固定器

二、国内发展史

我国是在 20 世纪 50 年代后期，才将框架固定器逐渐用到临床中去的。然而发展之迅速，进展之惊人，应用之普遍，应居世界之首。

1956 年，美籍华人专家洪若时首先使用“股骨干骨折固定牵引架”，这是骨穿针框架固定技术在我国最早的尝试。

1958 年，周人厚在《中华外科杂志》上发表论文，讨论了骨牵引治疗股骨骨折的疗效及牵引中的几个问题。

1960 年，尚天裕报道了四针固定牵引治疗胫腓骨骨折 100 例。

1963 年，郭巨灵改进了 Charly 氏固定装置，并进行了力学测定，用于膝关节加压融合术。

1976 年，我国唐山发生大地震，当时大批骨折伤员急需寻找一种方便、安全、简单的整复固定骨折的方法。许多骨科工作者，经过不懈的努力，研制出了各种既能整复，又能固定骨折的装置，这是我国第一代框架固定器。20 世纪 70 年代后期以来，各种框架固定器层出不穷，日新月异。当年，孟和、慕精阿、朱振田共同研制的股骨骨折(局部牵引)固定器问世。黄克勤提出了骨关节闭合复位固定疗法的研究和四肢骨折改进钢板螺钉内固定移至体外骨穿针框架固定的研究。

1977 年，孟和发明的治疗胫腓骨骨折框架固定器诞生。荣国刚等报道了用双针起重机框架固定器治疗股骨颈和股骨转子间骨折（图 10–23）。

1978 年，黎君若等报道用板式架治疗股骨干骨折。

1979 年，河南省洛阳正骨研究所研制出了钳夹式框架固定器。

1982 年，李世白等发明了胫骨干框架固定器；李起鸿等设计了胫骨干骺端截骨延长术并应用框架固定器固定。

1983 年，黄克勤采用力臂式框架固定器治疗股骨颈及股骨转子间骨折。马景昆应用脊柱框架固定器治疗脊柱损伤；金鸿宾使用抓髌器治疗髌骨骨折；孙锡孚发明骨盆框架固定器；王菊芬研制出股骨干骨折牵引架及钳夹式框架固定器。

1984 年，李起鸿研制出了半槽式框架固定器并应用于临床。他对 Ilizarov 的全环式框架固定器进行了改进，研制出了半环槽式框架固定器（图 10–24），既可牢靠地固定骨折，又可进行肢

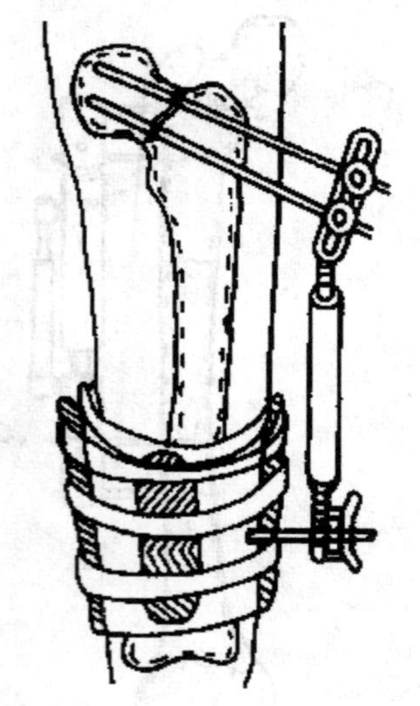
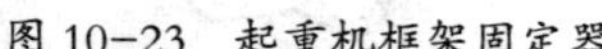
图 10–23　起重机框架固定器

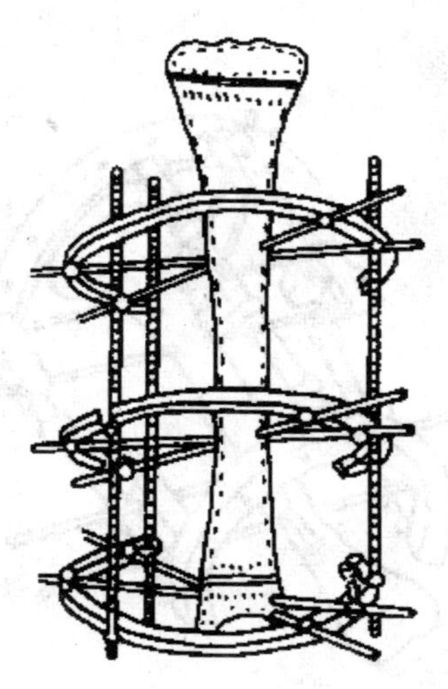
图 10–24　半环槽式框架固定器

体延长术。黄克勤发明了髌骨加压框架固定器、微型系列框架固定器、曲杆式系列框架固定器(包括股骨、肱骨、胫腓骨及尺 / 桡骨)，动态式小儿先天性髋关节脱位固定支架。他与冯秀云合作研制出小儿先天性髋关节脱位弹性软件框架固定器；接着又发明了单臂万向式系列框架固定器。同年王正义也发明了下肢框架固定器和微型框架固定器；荣金刚研制出起重机式框架固定器。孙锡孚发表了严重骨盆骨折脱位应用框架固定器临床初步报告（图 10–25）。

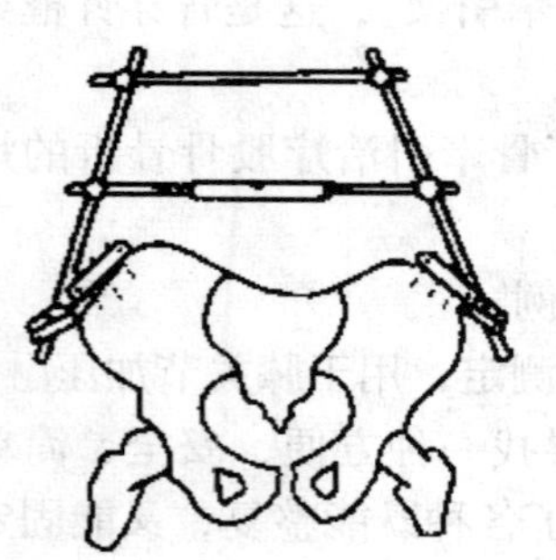
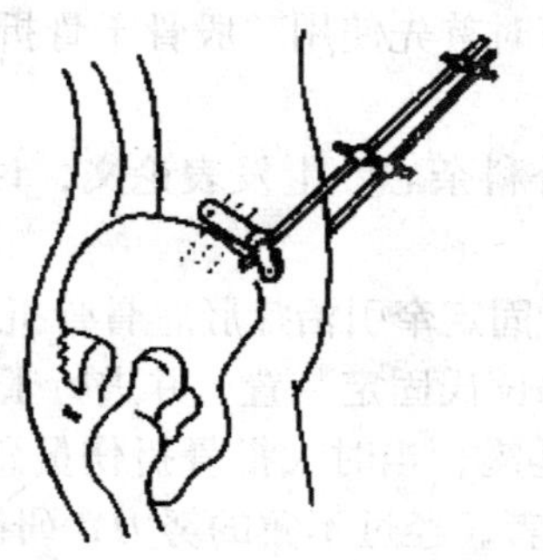
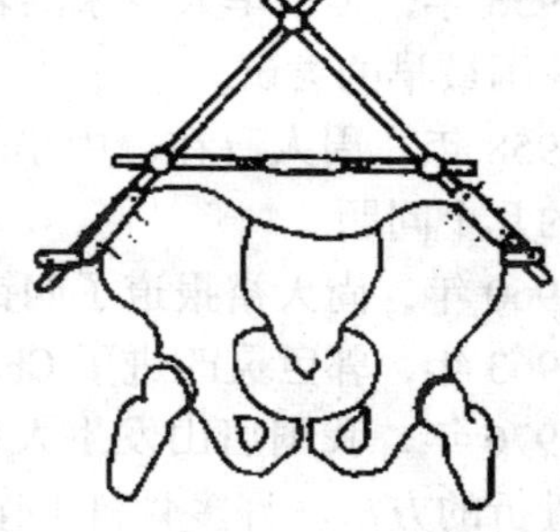
图 10–25　骨盆框架固定器

1985 年，李起鸿等发表了骨骺牵引术后 55 例报告；付光瑞发表了钳夹式框架固定器（图 10–26）治疗胫腓骨不稳定骨折 151 例报告。

1986 年，潘守真等报道了一种桥式胸壁牵引架；付玉庆发表了双螺杆框架固定器治疗不稳定胫腓骨骨折 36 例报告；郭效东用框架固定器治疗长管骨骨折延迟愈合与不愈合。李起鸿等报道了胫骨干骺端截骨延长术。

1987 年，李起鸿等发表了加压框架固定器治疗骨折不连接 22 例报告；高伦等介绍了一种颈椎牵引框架固定器；姜友民报道用钳夹式框架固定器治疗尺骨鹰嘴骨折。

1988 年，张宏等报道了长管骨骨折体外调节式单臂框架固定器的临床应用；王志彬等报道了平衡固定牵引架（图 10–27）治疗股骨干骨折的生物力学研究的结果；徐从波发明用微型加压框架固定器治疗髋骨骨折；王克勤又研制了单臂组合式框架固定器等。

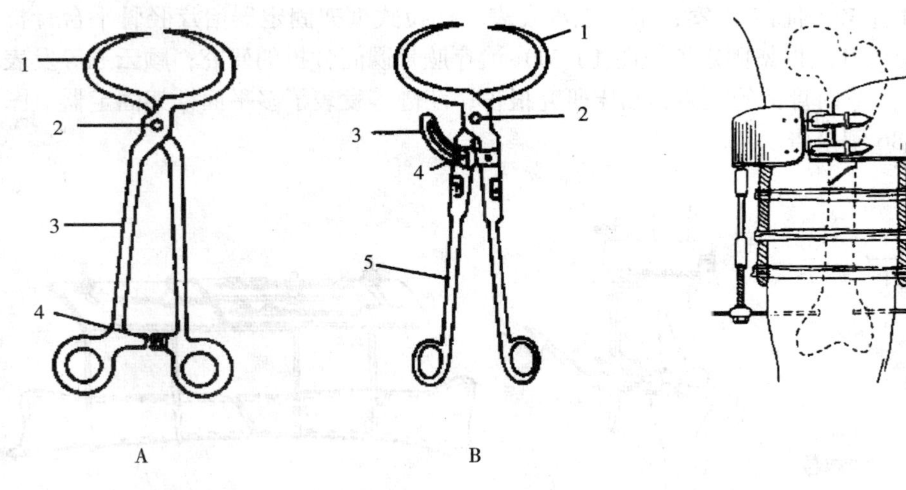

A.巾钳式：1. 钳嘴 2. 铰链轴 3. 前柄 4. 固定钳
B.改良巾钳式：1. 钳嘴 2. 铰链钳 3. 锁紧齿
4. 锁紧螺丝钉 5. 活动柄

图 10–26 小腿钳夹框架固定器

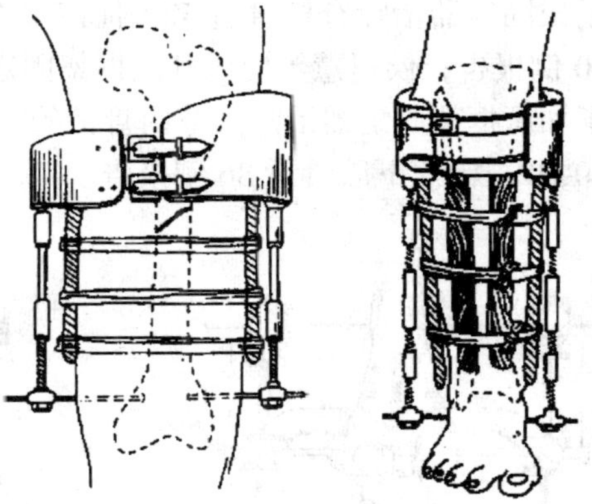

图 10–27 平衡牵引框架固定器

1989 年，刘国平等设计和研制了钩槽式框架固定器（图 10–28），获国家专利权，并首创了不做皮肤切口无螺纹固定针自皮肤直接进针扇形固定法等新方法。与 Judet（1932 年）所主张的穿针处先做一皮肤小切口可减少针道感染发生率的观点截然相反。不仅简化了进针操作程序，而且还大大缩短了操作时间。与 Bonnel（1974 年）主张用螺纹针固定骨折的观点不同，主张单边框架固定器利用扇形固定解决无螺纹固定针易松动脱出问题，还有利于固定针远离骨折邻近的关节，便于关节活动。姜延洲发表了骨折框架固定器（图 10–29）治疗关节和骨骺端骨折的初步报告。林爵荣等报道了简易锁骨骨折框架固定器的临床应用（图 10–30）。

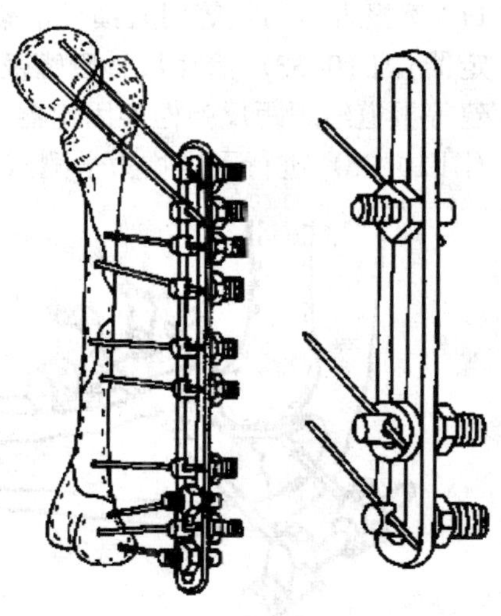

图 10–28 钩槽式框架固定器

1990 年，李起鸿等报道了下肢缩短伴骨不连接与骨缺损病人的加压固定与肢体延长治疗；魏道善等报道了脊柱

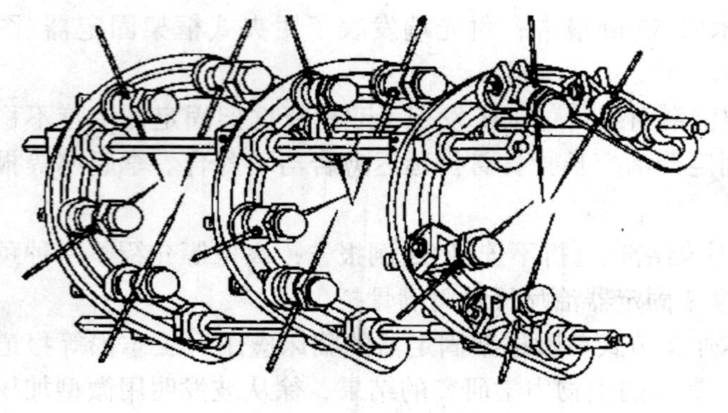

图 10-29 骨折框架固定器

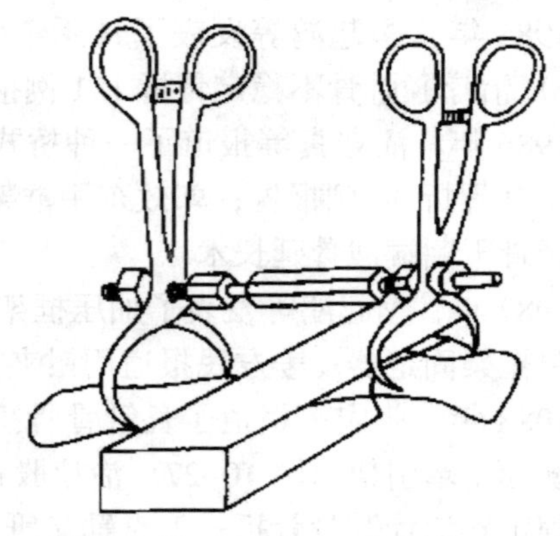

图 10-30 锁骨框架固定器

框架固定器治疗脊柱骨折 52 例临床观察；宋广献等发表了钩拉式框架固定器治疗胫骨平台骨折 30 例报告；侯树慧等应用髁间框架固定器（图 10-31）治疗肱骨髁间骨折的研究；顾云五等发表了加压框架固定器治疗关节内骨折的实验和临床研究报告；汪健等发表了多平面框架固定器（图 10-32）治疗下肢骨折 86 例报告。

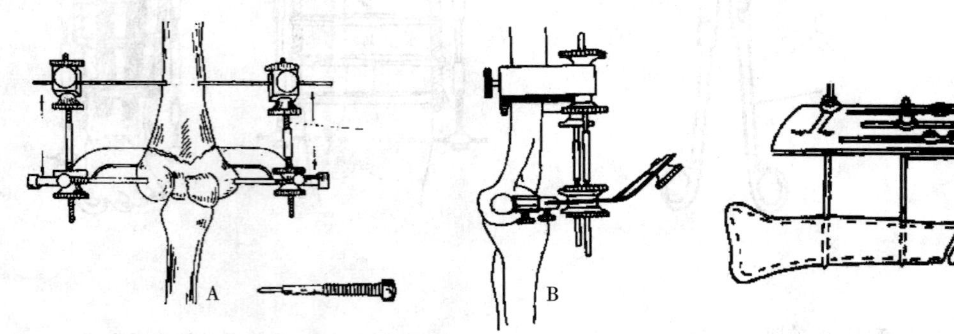

A.正面观 B.侧面观

图 10-31 髁间框架固定器

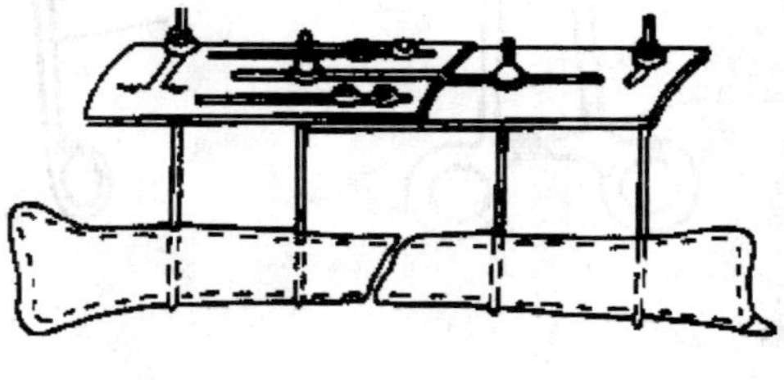

图 10-32 多平面框架固定器

1991 年，李起鸿进行了骨骺牵伸和干骺端截骨大幅度延长下肢的实验研究与临床疗效观察；林毓汗等报道用掌指功能支撑器治疗掌骨骨折；王菊芬等发表了体外张力带治疗尺骨鹰嘴骨折 113 例报告；马毅等用肩锁骨框架固定器治疗肩锁关节脱位和锁骨骨折；马树枝采用微型框架固定器（图 10-33）治疗尺骨鹰嘴及髌骨骨折；李树春报道了微型框架固定器的研制与应用；张春建等报道经跟距反弹框架固定器（图 10-34）治疗跟骨骨折；周起贵等对自制多功能框架固定器（图 10-35）进行了生物力学测试，并将其应用于临床。

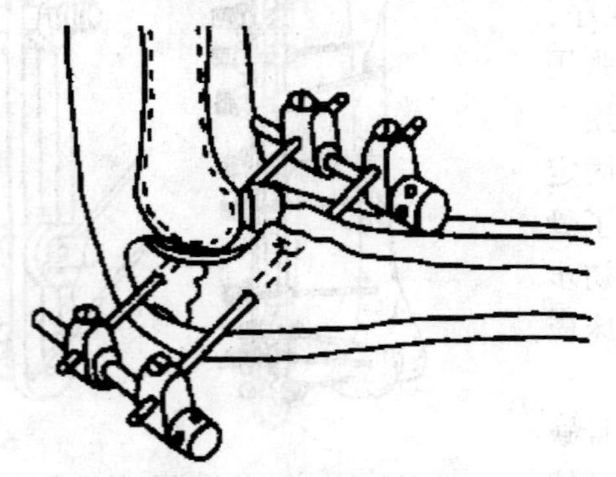

图 10-33 微型框架固定器

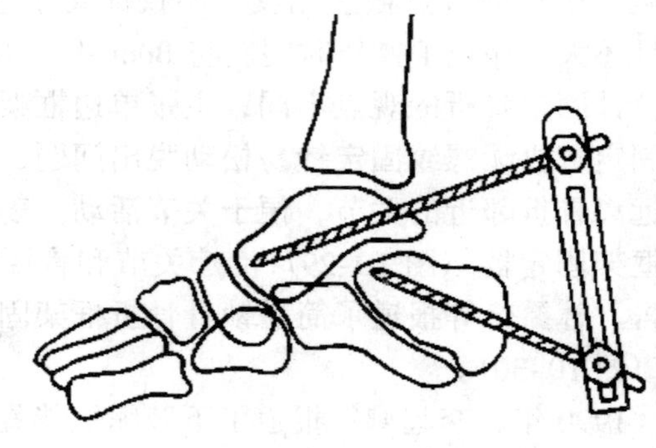

图 10-34 跟距反弹框架固定器

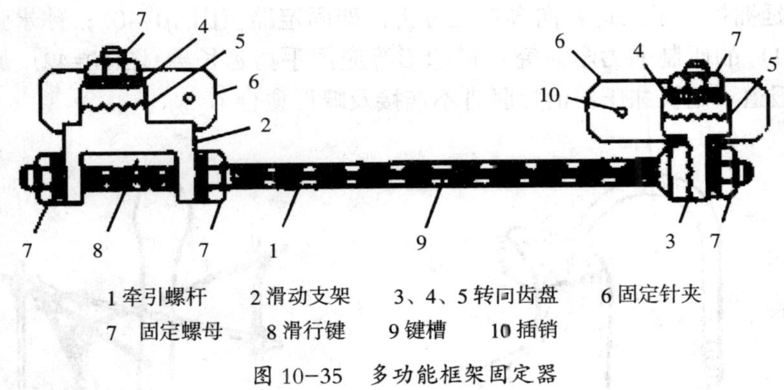

1 牵引螺杆 2 滑动支架 3、4、5 转向齿盘 6 固定针夹
7 固定螺母 8 滑行键 9 键槽 10 插销

图 10-35 多功能框架固定器

1992 年，夏和桃等报道了组合式框架固定器（图 10-36）的研制和应用；顾志华等报道了测力式小儿骨科框架固定器（图 10-37）功能结构及生物力学特征分析；同年，顾芬野等报道双钢板框架固定器（图 10-38）治疗长管骨骨折；庞桂根等应用鹰嘴钩（图 10-39）治疗尺骨鹰嘴骨折；闫敬军等发表了可调式肢体连续延长器的研制及临床应用。

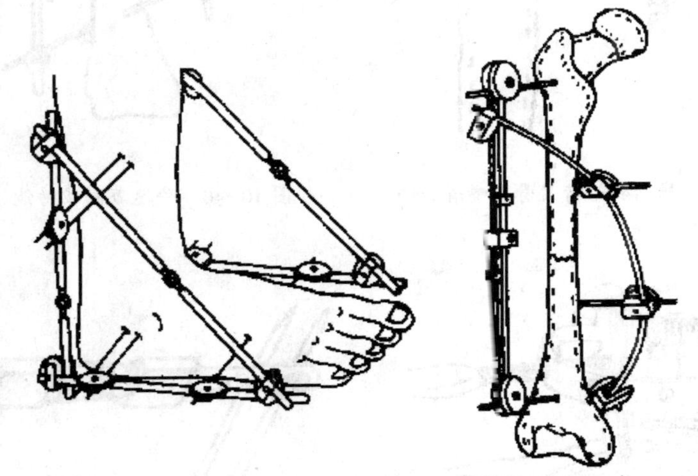

图 10-36 组合框架固定器

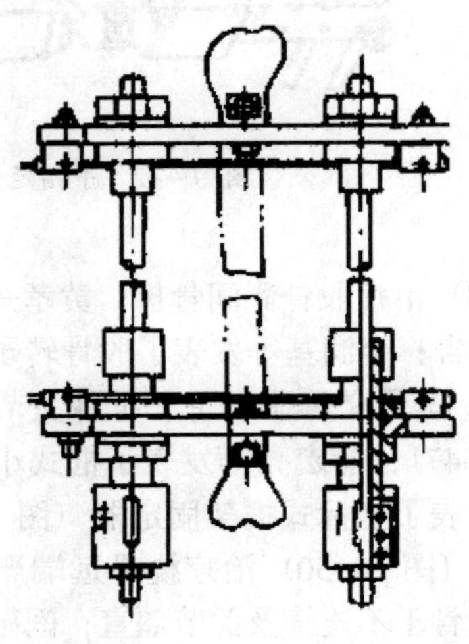

图 10-37 测力式小儿框架固定器

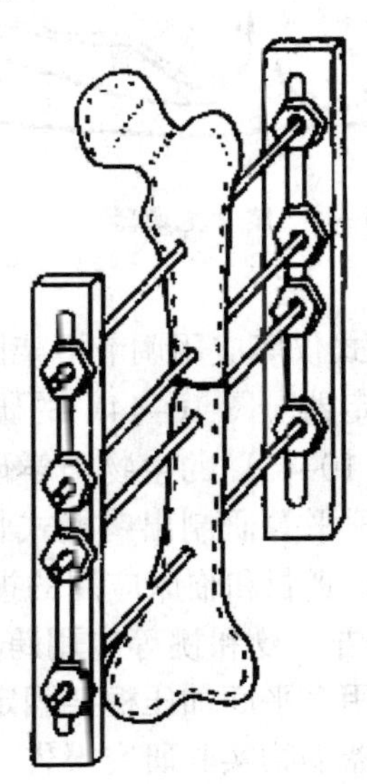

图 10-38 双钢板框架固定器

1993 年，姜延洲报道了快速万向多功能骨折框架固定器（图 10–40）；孙永强等报道了髌骨抱聚器（图 10–41）的研制和力学研究；杨槐彭等应用手指延长器(图 10–42）加植骨治疗指骨缺损；毕夏海等报道了延长加压器治疗胫骨不连接及畸形愈合。

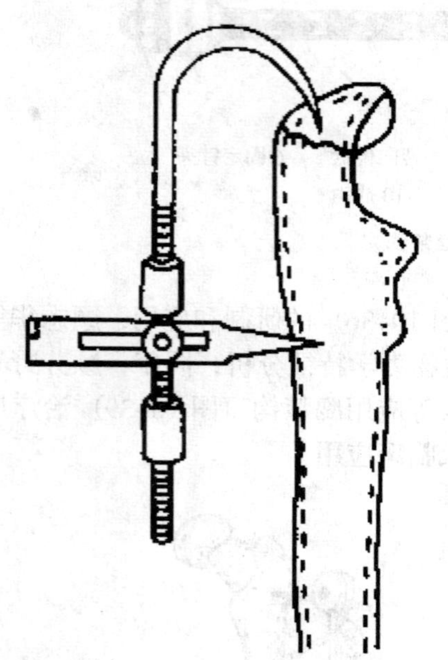

图 10–39　鹰嘴钩治疗尺骨鹰嘴骨折

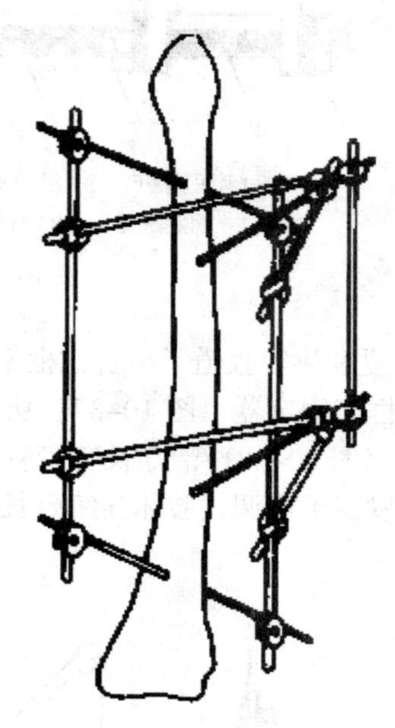

图 10–40　快速万向多功能框架固定器

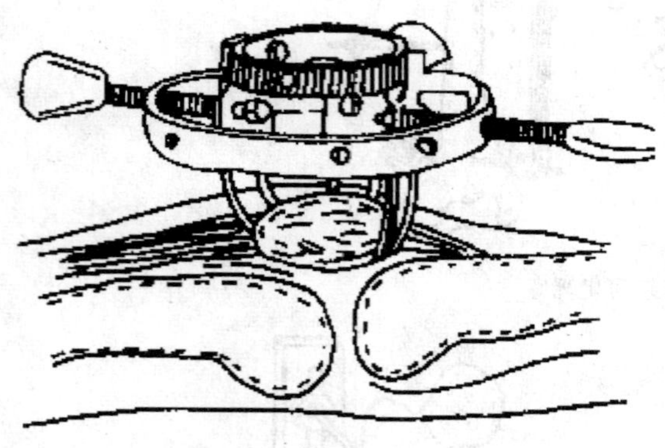

图 10–41　髌骨抱聚器

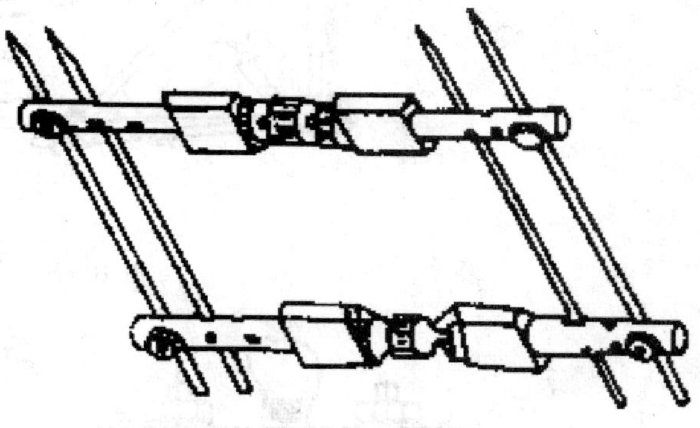

图 10–42　手指延长器

1994 年，朱式仪等应用调节框架固定器（图 10–43）治疗股骨髁间骨折；黄孝舟等发表了全环移动式框架固定器（图 10–44）的研制及临床应用报告；合润基等发表了股骨转子间骨折压缩框架固定器（图 10–45）的生物力学研究与应用报告；辛景义等研制了三维踝关节框架固定器（图 10–46）；刘国平等研制出钩槽式骨延长器（图 10–47）；俞宏亮等发表了框式小腿框架固定器（图 10–49）的研制和临床应用的报告；庄庆仁等发表了坐标式框架固定器（图 10–48）的研制及临床应用报告；夏和桃等应用跨关节框架固定器（图 10–50）治疗桡骨远端严重粉碎性骨折；付庭斌等应用多平面加压框架固定器治疗外伤性胫骨干不连接及关节僵直；闫敬军发表了弹性肢体连续延长器动物实验研究报告。

1995 年，刘国平等报道了单侧可调式框架固定器的生物力学测试研究结果，还发表了钩槽

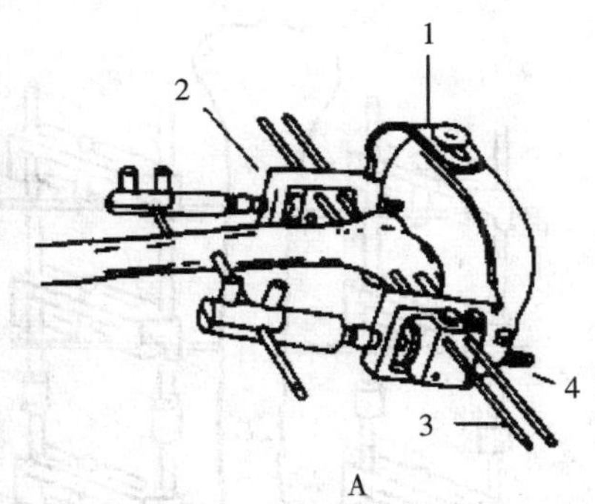

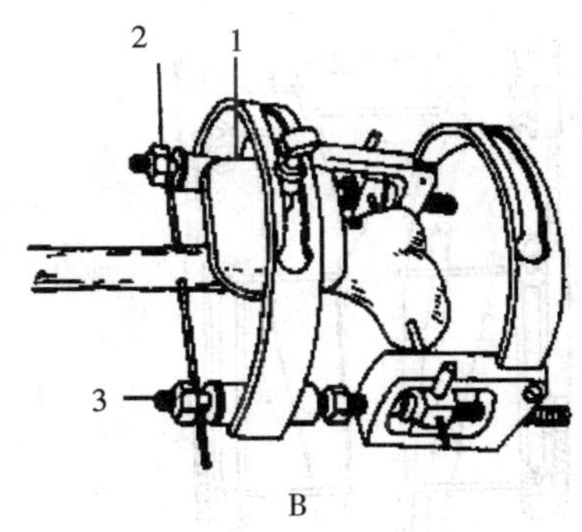

A. 1. 扣压连接环　2. 微调器　3. 螺纹钉　4. 纵向螺旋杆
B. 1. 压垫　2. 骨圆针　3. 纵向螺旋杆

图 10-43　调节框架固定器

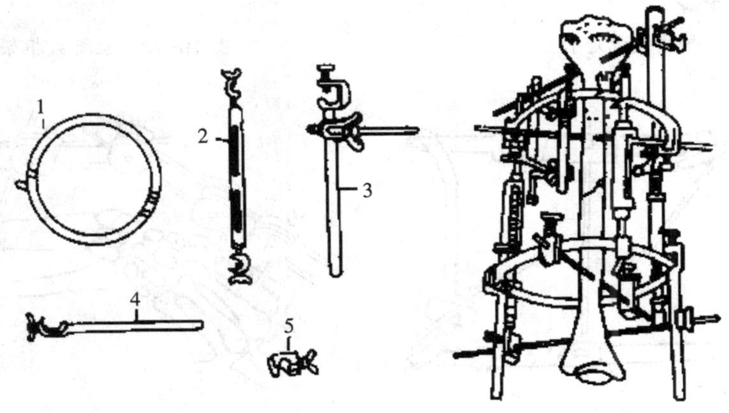

1. 固定环　2. 调节螺杆　3. 顶压器　4. 延伸杆　5. 固针钩

图 10-44　全环移动式框架固定器

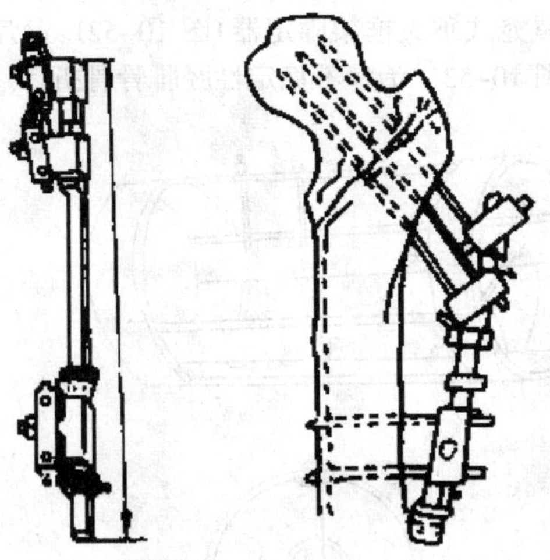

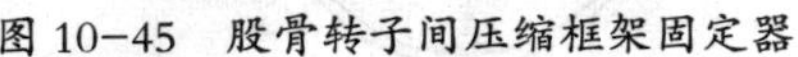

图 10-45　股骨转子间压缩框架固定器

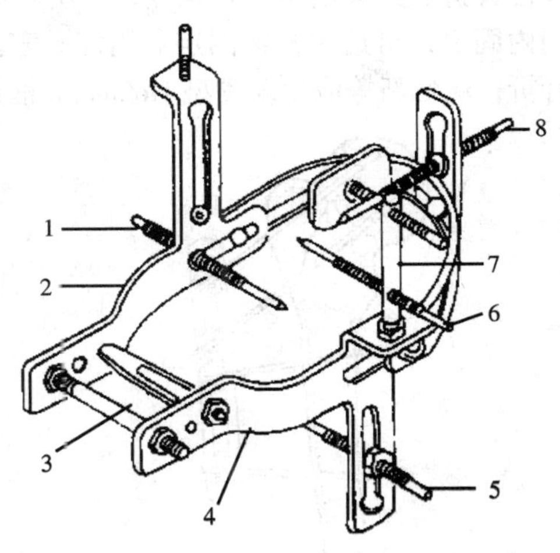

1、5、6. 螺旋夹针　2. 内侧钳臂　3. 槽形可调螺母
4. 外侧钳臂　7. 外踝可调螺杆　8. 后踝加压针

图 10-46　三维踝关节框架固定器

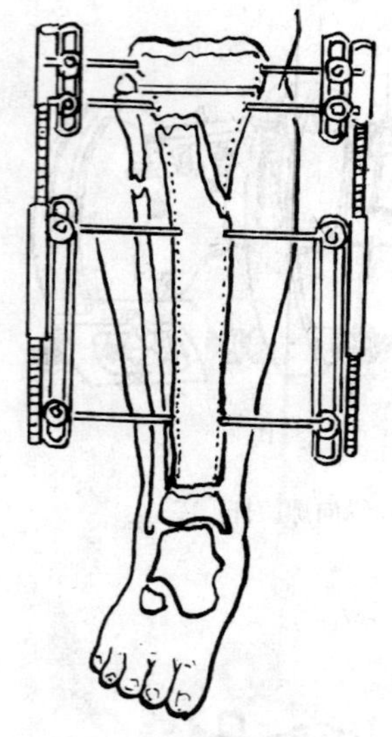
图 10-47 钩槽式骨延长器

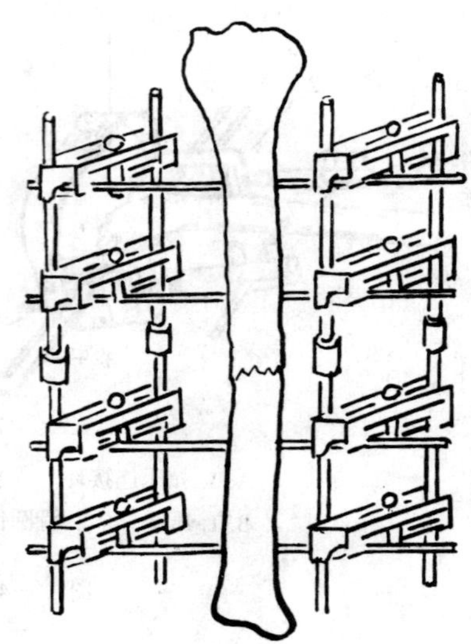
图 10-48 坐标式框架固定器

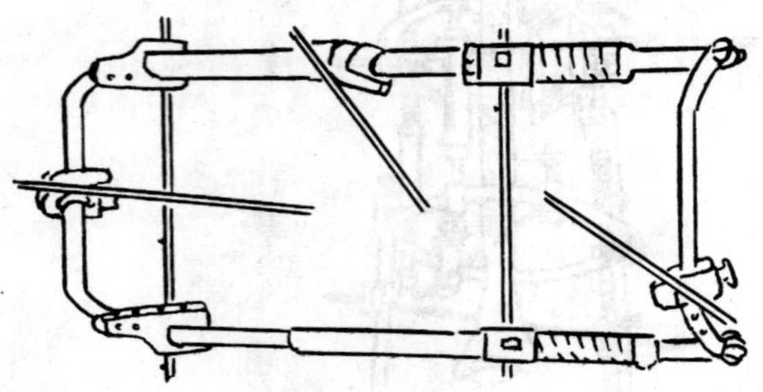
图 10-49 框式固定器

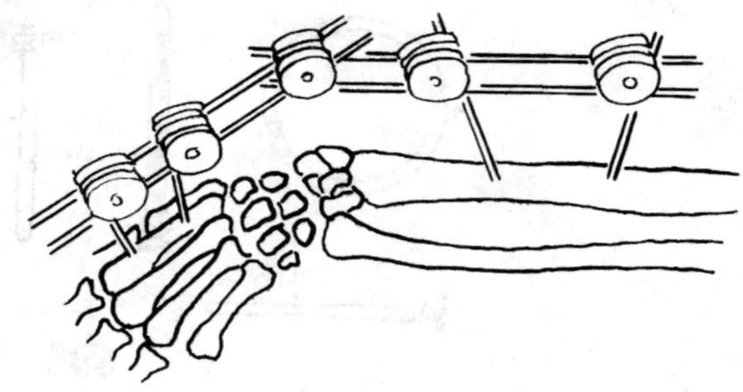
图 10-50 跨关节框架固定器

式框架固定器（图 10-51）治疗老年股骨近段骨折的临床报告。著名骨科教授朱通伯提出了处理开放性骨折及关节创伤的新观点，并明确地指出第三度及超过 6h 才清创的二度开放性骨折，不宜用内固定，可选用框架固定器治疗。宋西正报道用鼠笼式顶夹框架固定器（图 10-52）治疗四肢骨折；沈忆新等应用改良型 Hoffmann 框架固定器（图 10-53）治疗不稳定性胫腓骨骨折。

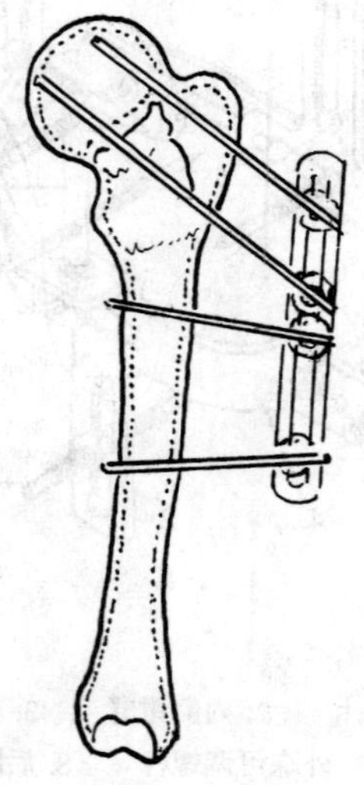
图 10-51 钩槽式框架固定器

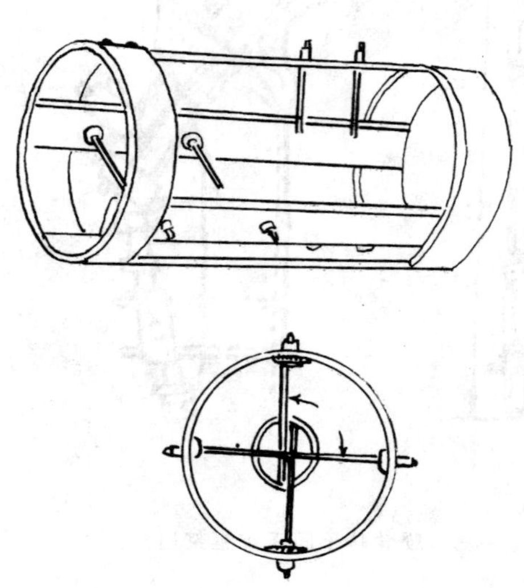
图 10-52 鼠笼式顶夹框架固定器

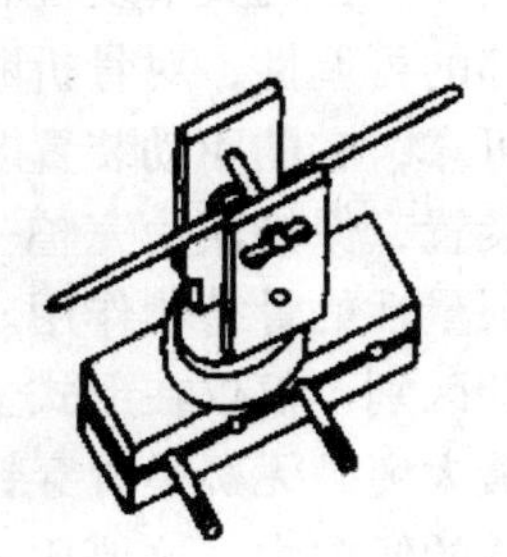
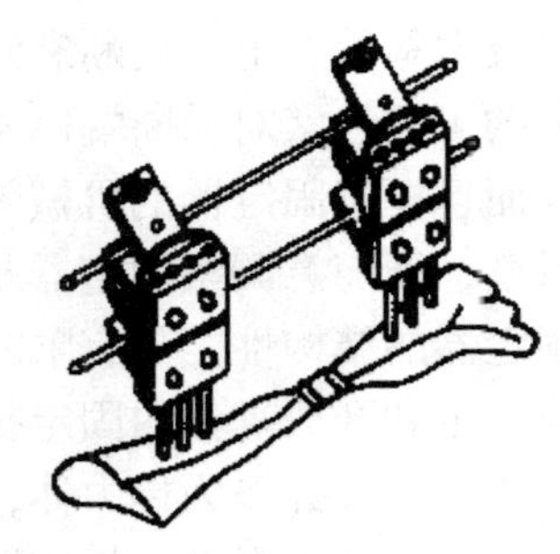
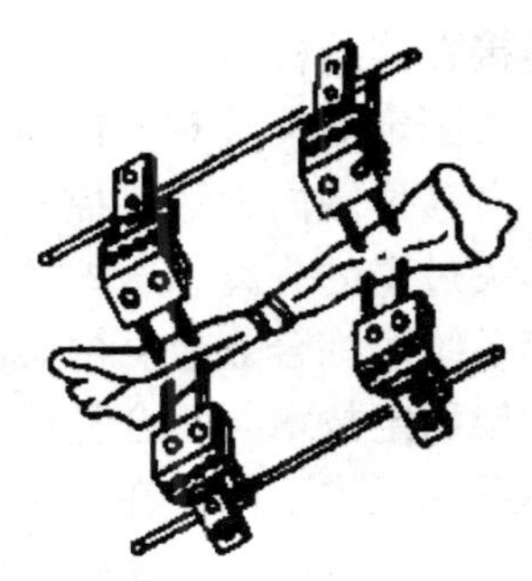

图 10-53　改良型 Hoffmann 框架固定器

1996 年，刘国平等报道了单侧多针平行双平面框架固定器的研制，还发表了骨折复位机和框架固定器治疗难复性关节脱位的临床报告。姚长海等利用框架固定器装置的电刺激新疗法。

1997 年，刘国平等发表了撬拨复位框架固定器治疗胫骨平台塌陷骨折的临床报告，详细介绍了骨折牵引床牵伸和撬拨复位，矫正骨折塌陷，重叠移位，侧方钳夹复位，矫正骨折块劈裂分离移位，膝关节反复上抬和下压，使胫骨平台关节面磨合复位，框架固定器跨关节撑开牵伸固定，使关节既可早期活动，又可避免骨折再塌陷移位。高质刚等报道了不同延长速度对延长肢体局部血流量及骨愈合的影响；付宏等应用三点加压式框架固定器（图 10-54）治疗四肢长管骨干骨折；赵德春等将 Ilizarov 框架固定器用于治疗小儿马蹄内翻足。

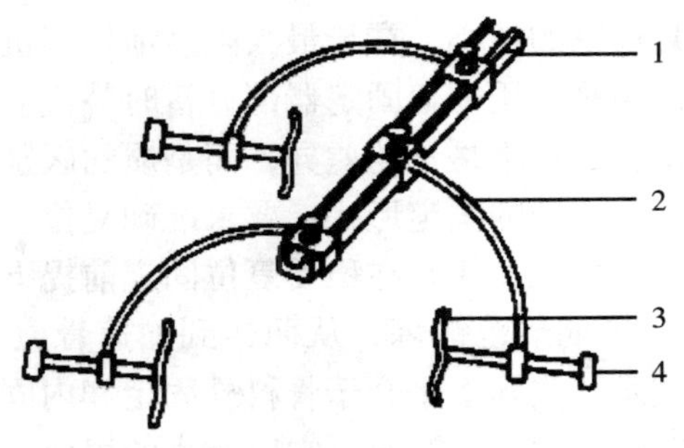

1. 滑槽　2. 环状力臂　3. 加压板　4. 螺杆

图 10-54　三点加压式框架固定器

第二节　框架固定学概论

一、框架固定学的定义

骨科框架固定学又称骨科骨穿针框架固定技术，可看成是内固定学中钢板螺钉向体外的转移，是以骨穿针为传力体，以装于肢体外部的框架固定器械为固定物，构成一个包括骨针、固定器、肌肉和已准确复位的断骨为一体的几何不变力学体系。采用数枚骨针或固定针，从选定部位钻入或钉入骨折两端，骨针贯穿骨骼及肢体或部分肢体。然后将裸露在体表外的骨针部分与固定器装置相连接，通过穿骨针夹角的变化，固定器的调整，对骨折及脱位进行复位和固定的一门独立的学科。

框架固定器是将骨穿针（斯氏针、克氏针与螺纹针）裸露于体外面的部分，通过锁针器、螺栓、螺母连接在连接杆（金属、塑料及木料等）上，使断裂的骨骼和脱位的关节复位和固定的一种装置。框架固定器具有对骨针施力的可测性，对骨断端广义位移的可调性，对骨折断面生理应力及骨轴广义移位倾向力的可控性，而且框架固定器的机械效能可靠，它的驱动装置既能牵引又能加压，解决过牵的分离和压缩的重叠，能随意调整固定器驱动装置，保持成为完整一体，具有良好的固定系统的综合效应。框架固定器的结构性能具有限时、限量性的骨替代作用。

骨科框架固定技术与闭合复位外固定和开放复位内固定技术的区别不仅仅在形式上不同，关键是医疗体系的根本不同。在于它创建了以骨针作为传力体，其最大突破无疑是骨穿针。用钢针将固定器的约束力直接传至断骨实体上去，从而限制骨折广泛位移的倾向力。这要比靠软组织传递约束力显然要稳定可靠和有效得多。只有用骨针作为传力体才可能使框架固定器离开肢体表面，既为损伤的软组织治疗提供足够的空间，又增强了固定的稳定性，这是其他固定方法无法实现的。框架固定技术既有复位功能，又有固定作用。而内、外固定技术却只有固定的作用。内、外固定技术是复位在先，固定在后；而框架固定技术是复位，固定同时完成。框架固定器可看作为体外支撑钢板，也可称为“骨外骨”，是内固定钢板螺钉向体外的转移。框架固定器虽然置于肢体之外，但骨针直接作用于骨骼上，受力分布合理，稳定性能好，不受干扰，内外结构形成立体几何不变体系，保持骨折端的稳定。在弹性骨固定条件下为伤肢活动，骨折断面上获得必要的生理应力刺激，达到骨折愈合快，功能恢复好，合并症少的最佳疗效。

国内外骨穿针框架固定技术在形式上虽然相同，但在治疗理论和原则上存在着一定的差异。我国骨穿针框架固定理论是中医传统整骨理论与现代科技结合的必然产物，是古老医学的现代化发展。我国骨穿针框架固定技术不追求框架固定器去完全替代骨的原有功能，而是局部功能的暂时部分替代。我国传统医学整骨理论的核心，在于最大限度地发挥机体自身修复的能动性。复位固定的最终目的不是功能替代，而是利用框架固定器部分暂时替代，发挥人体内部一切积极因素去创造最快的自身修复的最优条件，这不是量的差异，而是质的区别。

框架固定技术治疗骨折是一种特殊的固定形式，要求准确复位，稳妥穿针固定，早期规范锻炼，骨折端受力不受干扰，又不是功能替代。在稳妥复位固定前提下，以保证骨折断面上的适宜生理应力刺激及断端良好血运，早期规范锻炼，从而达到加速骨愈合，恢复断骨原有功能的目的。骨穿针复位框架复位固定技术，实际上是介于骨科外固定和内固定之间的新型固定技术，是现代科学技术对手术疗法和保守疗法的一种补充。它以微小的损伤，在体外对机体某部位骨折或脱位进行部分制动式固定，对骨骼、关节及软组织创伤，疾病及畸形进行治疗或辅助治疗，以达到恢复躯干和肢体功能的目的。它兼并吸取了内外固定的优点，克服了二者的缺点。与小夹板石膏支具和套具等外固定方法比它对骨骼及软组织有很小的损伤，但固定可靠稳定。而与内固定相比损伤与感染的危险甚小。尤其是在开放性骨折及感染性骨折等复杂的病例中，该疗法明显优于内、外固定技术，在国内外愈来愈被公认和欢迎，它以强大的生命力在崛起，正在迅速发展。

二、框架固定学的确立

不论开放复位内固定，还是闭合复位外固定，两种治疗骨折脱位的方法，都有一定的局限性。随着工农业的日益发展，交通日益拥挤，意外、自然灾害频繁发生，骨折不仅有增无减，且伤情更趋严重复杂。过去的工农业生产多凭人的体力，用一些较为简单的劳动工具，即使发生损伤导致骨折或脱位，自然也是局限于单个肢体，伤情也以单纯性的、闭合性的为多，移位也是较轻。而近年来，因采用机械性的、高速度的、高能量的用具，虽然人们的体力劳动强度有所减轻，但是只要发生损伤事故，伤及的部位往往较多，骨折则大多是复杂性的、多部位的、开放性的，移位程度也较严重，甚至合并有其他脏器的损伤。这就给骨科医师提出了新的课题。

尤其是伴有严重软组织损伤的开放性骨折，伤口污染严重或已感染的骨折，石膏、夹板外固定的应用受到限制，内固定方法又有导致感染之虑。故传统的内、外固定方法都表现出了无能为力的哀叹。因此，各种严重并发症时有发生，如皮肤坏死，局部感染，骨外露，慢性窦道，骨髓炎，骨缺损等屡见不鲜，有的因久治不愈而最终截肢。可怕的悲剧，怎不叫人痛心，怎能不引起骨科界的深思呢？于是，围绕如何既能减少病人痛苦，又能促进骨折尽快愈合，既能减轻人为的再损伤，又能准确复位和牢固固定，既起到了弹性固定，又能符合生理性功能活动，既能避免内外固定的缺点，又能吸取内外固定的优点，既经济便宜，操作简单，又能在各级医院中开展的方法，在骨伤科领域中开始酝酿了。

框架固定技术是在中医小夹板治疗骨折的基础上，对骨折固定的准确性、科学性、性能优化性、自动可控性和材料优选性、计量标准化发展的一次尝试。这一代表综合性科学技术共进的框架固定技术，不可能独科进展。现代科学技术的高速发展，出现了学科之间的横向联合，相互促进，打破了单科突进，独毕其功的局面。新兴材料的问世，骨力学、生物力学、遥感技术、电生物学、生物材料学、电子仪器科学及电子计算机在医疗中的应用等，极大推进了骨穿针框架固定技术的基础理论与临床应用研究，出现了突破性进展，对存在的问题有了解决的希望。

在中西医结合治疗骨折的理论指导下的骨穿针框架固定技术，它突出以手法整复中固定；固定中活动；活动中调节适应生理性机能；无痛性锻炼中完成骨折的修复的整体疗法。随着人类文化科技水平的提高，骨科病人向骨科医生提出要求得到近乎于这一年代的科技水平的治疗，将是历史发展的必然，应引起人们的深思。骨穿针框架固定技术就是在许多学科大力协作相互渗透的时代背景下，又不断地从骨折的病理学、生理学、解剖学及骨伤生物学深入研究探索中，使框架复位固定器在结构、原理及应用方法上都有新的突破，质的飞跃。

由于伤情的复杂性、病人垂危性的需要，如何能在较短的时间内，及时而较稳妥地将这种复杂病情处理好，在治疗时既要考虑到使骨折复位后的对位、对线得以保持，又要考虑到对肢体软组织的处理达到满意的程度，才能有较好的治疗效果。况且可能是整个肢体或多个肢体，甚至内脏损伤。所以治疗时，要多方兼顾，才能满足治疗上的要求。这是对新疗法提出的要求。随着人们生活水平与文化水平的提高，对医学知识的普及和一些检查手段的进步，以至对临床医学的治疗标准提出相应高度的要求，病人医疗心理承受能力也发生了变化，已不像过去一个较长时间内，单凭权威的经验所能满足的了，而是要求有更多的客观的定性、定量的标准为依据。以骨折为例，用一般的功能对位、对线的标准已满足不了病人的要求。对开刀手术内置物的固定，再第二次开刀取出内置物的“伤上加伤”的常规治疗，病人的痛苦无疑地有增无减。因此，要求临床骨科医师用新的方法和手段治疗骨折脱位已盼望很久，要求用新的方法来解决这些问题更是大势所趋。

框架固定技术是新伤情不断出现的今天，治疗骨折、脱位、矫形、骨病和骨延长术的新型而理想的复位固定方法，实际上是介入骨科外固定和内固定之间的第三种固定技术。这种新的固定技术是对外固定和内固定技术的一种补充，它以微小的损伤，在身体外面对自体某一骨折或脱位进行部分制动式固定，对骨骼、关节、软组织损伤、疾病与畸形进行治疗或辅助治疗，以达到恢复躯干和肢体功能的目的。框架固定器的应用，目前已超出了治疗骨折的界限，在治骨的牵伸延长，畸形矫正，骨不连接、骨病、小儿麻痹后遗症、断肢再植、脊柱侧弯等已显示出了它的生命力，它突出固定中活动，活动中调节，适应生理性机能，无痛性锻炼中完成骨折的修复的整体治疗。它兼并吸取了内、外固定的优点，克服避免了二者的缺点。与小夹板、石膏、支具和套具等外固定方法相比，它对骨骼及软组织有一定损伤，且固定可靠、稳定。而与内固定相比，则损伤甚微，无伤口感染的危险，在开放或感染性骨折时，若闭合复位固定不能奏效和无法固定，切开复位内固定又有感染之虑时，那么框架固定技术就可以作为手法复位外固定和手术切开内固定的补充。显然在感染、开放性等复杂骨折的治疗中，若闭合复位不奏效，切开复位又不适应，那么穿针框架固定技术就可以作为手法复位、夹板石膏固定以及髓内针、钢板内固定的补充，而且补充者的功能优于传统的外、内固定技术。骨折越复杂，越能发挥框架固定技术的优越性。

随着骨穿针框架固定技术的进一步研究和临床实践，其应用范围也逐渐扩大，不仅适用于新鲜骨折，而且也适用于陈旧性骨折延迟愈合、不愈合或畸形愈合；不仅适用于骨干骨折，而且适用于干骺端及关节内骨折；不仅适用于骨折的治疗，而且适用于部分骨关节畸形的治疗。从而促进了骨科临床治疗水平的提高。孟和等人在上述临床经验的基础上，又研究了有关的生物力学。美国加州大学、国际生物力学学会的主席冯元极教授，在 1979 年来华讲学以后，引起了有关单位的关注，并且成立了中国生物医学工程学会。

通过有限的方法，严格的理论，分析框架固定的静力与动力载荷系统的应力和形变，框架复位固定器外部作用力和内部应力之间的平衡载荷试验和传感器测定骨折的相对位移，评价骨折复位的相对稳定。计算机数据的处理为框架复位固定器和骨针设计，临床应用，骨折的稳定，功能锻炼和骨折愈合提供了科学依据。几何学的发展又为寻求穿针固定与骨折相对稳定性能的进一步研究提供了条件，相对位移与相对骨轴向位移空间合力及矢状面骨折段的倾角等对骨折固定稳定性研究，为框架固定学开阔了道路。

为发展我国的骨穿针框架固定技术，许多学者从不同的角度对骨穿针框架固定技术进行了实验和理论研究。顾志华、孟和（1984 年）对框架固定器的生理效应进行了分析，提出了框架固定技术的弹性固定准则；曾衍钧（1985 年）对骨折框架固定器进行有限分析；高瑞亭、金阳（1985 年）对骨折框架固定器治疗胫腓骨骨折的稳定性进行了力学测试；孟和、顾志华（1987 年）对骨折框架固定器的生物力学效应进行了分析；张连仁、戴世吉（1986 年）对框架固定器治疗胫腓骨骨折常用穿针部位进行了解剖学实验研究。通过这些研究，丰富了骨科穿针框架固定技术的内容，发展了骨穿针框架固定技术的理论。框架固定技术打破了过去长期以来只能用传统内外固定技术的局面，从此，已成为治疗骨折脱位的常规方法，在骨科治疗中有了自身应有的地位。

三、框架固定学的原理（框架固定器的生物力学效应）

框架固定器治疗骨折在世界医学领域是一大创举，在长期临床实践中，确立了对骨折的固定，只固定局部，不包括骨折部上下关节及动静结合的原则，巧妙地解决了骨折治疗过程中的固定与活动、骨骼与肌肉、局部与整体、医患合作及内因与外因的关系。为了达到治疗的目的，该学派主张有限手术的原则，要求医生要做应做的手术，而不应做想做的手术，这些理论为指导和普及这一技术起了重要作用，推动了框架复位固定技术的研究和发展。

框架固定疗法吸收了中医骨伤科学的整骨技术，通过研究轴向肌群的收缩力对骨折重叠、分离移位和畸形的生理、病理变化，找出了框架固定器的支撑杆驱动力、骨针、穿针夹角的变化与肢体活动的平衡关系。轴向的拉伸、加压也是中医整骨八法中的重要环节。旋转肌群的曲线走行，它的收缩以轴旋转形式再现。用框架固定器治疗骨折，当完成拉伸轴向对位后，旋转畸形一般只有残余畸形，推动骨针锁针器与联结杆，产生力偶矩（力矩）便可使畸形矫正，使肢体恢复相对平衡状态。根据侧方移位或成角畸形运用纸压垫和小夹板约束力的理论，利用空间调节器把压力直接作用在局部，以点的形式代替面的形式。

（一）骨折断面生理应力效应

使用框架固定器治疗四肢骨干骨折。可使骨折断端获得有利于加速骨折愈合，提高愈合质量的应力刺激，即生理应力。

骨折断面获得的生理应力大小和性质，仍以具有代表性的斜断面骨折为例。设 α 是骨折断面倾角，$\overline{G}$ 是弧形压板作用力的合力，$\overline{N}$ 是针作用于骨断端的力。又由于运动的相对性可认为近端是不动的，$\overline{n}$ 是斜面的法向。将力 $\overline{G}$ 分解为平行和垂直截面的两个分量 $\overrightarrow{G\tau}$ 和 $\overline{Gn}$；同样将 $\overline{N}$ 分解为 $\overrightarrow{N\gamma}$ 和 $\overline{Nn}$。在卧床时力作用到断面上；在功能活动时，由于动作是缓慢的，同样可认为外力都传递到断端。这样假定下，使用框架固定器时，临床初期骨折断面得到的生理应力为：

$$\sigma = 1/2S_0 \left[Gnx\sin 2\alpha + Nnx\ (1+\cos 2\alpha) \right] + 1/2S_0 \left[Gng\sin 2\alpha + Nng\ (1+\cos 2\alpha) \right] \cdots \quad (1)$$

式中，S_0：骨折断端的横截面面积；

Gnx：卧床时弧形压板力在断端的法向分量；

Gng：功能活动时（内在动力>引起的弧形压板力反作用给骨折断端的法向分量；

Nnx：卧床时骨针作用给断面力的法向分量；

Nng：功能活动时肌肉力通过骨针作用到断端的法向分量。

又根据生理应力概念，（1）式中的前项，即

即 $1/2S_0 \left[Gng\sin 2\alpha + Nnx\ (1+\cos 2\alpha) \right]$

不管患者卧床还是功能活动期间都是存在的，它不变的作用在骨折断面上，是骨折端得到的恒定生理应力，它是由于外加荷载引起的。

式中的第二项，即是由于功能活动引起的，它是断面得到的间断性生理应力。恒定生理应力和间断性生理应力的叠加正是骨折端得到的全部生理应力值。对愈合效果最明显的是所谓间断性生理应力，但恒定生理应力部分也是不可忽视的。它不仅有加速愈合作用，而且能增加断面固定的稳定性。

（二）骨折断面剪力互逆效应

正是由于这种效应的存在，为患者治疗期间进行功能锻炼创造了良好条件。

临床初期认为过大的剪应力对愈合是不利的（后期不必考虑），使用框架固定器治疗骨干骨折可以有效地消除剪应力的影响。弧形压板作用给骨折断面的剪应力总是与骨针作用到断面的剪应力反向。这种状态在功能活动时也不例外，当进行功能锻炼时，纵向力增加，$\overrightarrow{Nr}$也增加，同时$\overrightarrow{Gr}$也相应增大。这样，断面剪应力的合力，即断端剪应力值并无明显增加。所以，框架固定器为较早的进行功能锻炼创造了良好条件。

断面剪应力为：

$$\tau = -N/2S_0\sin 2\alpha + G/S_0\cos 2\alpha$$

欲使断面剪应力为零，即

$$\tau = G/S_0\cos 2\alpha - N/2S_0\sin 2\alpha = 0$$

解得

$$G/N = \mathrm{tg}\,\alpha$$

这样，只要适当地调整压板横向力和骨针的轴向力，就能显著消弱断面剪应力。理想情况下，可使断面处应力为零。

对螺旋形断面骨折可近似按斜断面骨折分析（更加安全些）。

对横断骨折，只要弧形压板对称放之，断面一般不产生剪应力。

骨折治疗初期有效地克服骨折断面剪力是非常重要的，否则将造成骨折延期愈合。因此，必须正确运用剪力互逆效应。

（三）等长等张效应

由于框架固定器具有此效应，使其功能具有多样性。骨折治疗中牵引方式是多种多样的，但就其功能来看可分为等长牵引和等张牵引两种。等长牵引是以等长维持等长，而等张牵引是以等张维持等长，两种牵引方法各有其优缺点。框架固定器的功能等于两者之组合，它既具有等长牵引的特点，又具有等张牵引的特点。由于它的等长性，所以可将框架固定器用于粉碎性骨折、肢体延长术、“O”形腿的治疗等，这些功能对于等张牵引是难以实现的。但一般等长牵引类似刚性支架，骨折难以得到生理应力，尤其间断性生理应力，这样便影响了骨折愈合速度和质量。框架固定器使用的“牵引针”，不仅数量少，而且要求直径不宜过大，所以形成弹性固定、横向弧

形或蝶形压板力，由于肌肉等软组织的原因，也是弹性支承，所以可根据临床需要，使骨折断面得到恒定或间断生理应力。

（四）非偏心效应

良好的固定不仅应具有几何上的稳定性，同时又不干扰骨所承受的力学状态。从几何观点是牢固的固定，如果对付的受力状态有很大干扰甚至是功能代替，将不能认为是良好的固定。框架固定器治疗骨干骨折，固定是稳定的，但不是“强硬”的。这种固定法，只要使两针对断面作用力通过断端横截面的截面核心为圆心(如骨干近似看做圆形，截面核心是以骨轴心为圆心，横断面平均半径的 1/4 为半径作的圆)，就可使骨折断面得到稳定固定，不会出现偏心压缩，甚至部分骨组织坏死现象。整个治疗过程，骨折断而能得到较为均匀的压应力刺激。

顺便指出，由于框架固定器技术是弹性固定，骨针的变形可以调节断面过大的压应力刺激。因此，在任何情况下断端不会出现骨吸收现象。

对于某些再移位倾向力较显著的患者，骨针位置尽量远离断端，减少弧形压板的作用力，以防对皮肤的影响。

所以只要注意合理的穿针位置，只要两针平行、垂直且通过正常步态时合力作用线，骨折端应力分布便接近均匀，就不会出现明显的偏心压缩，即部分断面应力集中，另部分断面不接触现象，使骨折端得到较均匀的应力刺激。同时也不会形成功能替代，影响骨组织修复，甚至部分骨组织坏死现象。

对于某些再移位倾向力较显著的患者，骨针位置应尽量远离骨折端，减小压板的作用力，以防对皮肤的影响。

（五）转换施力方式

由于骨折框架固定器具有此效应，所以操作方便、使用灵活，整复与固定兼得。框架固定器主要由螺纹机构组成，各种施力方式均可通过彼此独立的多个单自由度系统的螺纹机构实现。在每个可调加压结构中，加压结构的线位移 h 及可调螺杆沿螺母螺纹的线位移 s 及可调螺杆的角位移 ϕ 之间的关系，分别相应地满足关系式：

$$h=r\mathrm{tag}\,\alpha\times\phi$$

或

$$h=Z/2\pi$$

及

$$s=r\phi/\cos\alpha$$

式中，Z：支撑杆螺纹的螺距；

r：支撑杆螺纹的平均半径；

α：支撑杆螺纹的倾角。

通过对螺母的矩 M，使骨折远端骨针的轴向牵引力与肌群收缩力大致相等时，骨折远端的静止状态被破坏，而达到新的平衡状态，直至骨折端轴向对位为止。此后，骨折远端在肌群收缩力和骨针的约束力作用下处于静止状态；骨折近端也在肌肉力和骨针的作用下处于静止状态，而支撑杆—骨针—肢体整个系统，由于螺纹的自锁作用，也处于相对静止状态。这样，就保证了他向对位后的伤肢平衡的相对稳定。

对于横向移位和旋转移位，可完全做类似处理。就是说，骨折框架固定器在临床上是通过转矩的使用去对抗强大的肌肉力。

（六）固定稳定效应

所谓固定稳定，是使框架固定器与骨折远近端形成几何不变体系。所以，可从结构的几何构造分析观点研究固定稳定性效应。

根据固定器结构特点和在临床使用中的对称性，可简化为平面问题讨论。在忽略框架固定器和骨本身产生的微小变形前提下，骨折近端和框架固定器形成几何不变体系，且无多余联系；而框架固定器和远端也形成几何不变体系，也无多余联系。因此，用框架固定器治疗骨折，骨折远近端的固定是稳定的。

使用框架固定器治疗骨折，临床上要求必须稳定固定。为此，首先必须要求临床过程中框架固定装置与肢体形成一个几何不变体系。

弧形压板，压板施力方向与骨针方向垂直。因运动是相对的，在这样的力学模型下，不妨设近端是不动的。在这样的假定下，可先讨论伤肢近端与框架固定器形成的体系。

框架固定器与患肢远端的联系，可把框架固定器看做基础，骨针相当一个铰（沿骨针方向的运动受到骨与骨针间的摩擦力和其他弧形压板的限制），而压板相当一个联系。因此，框架固定器与患肢远端之间又成几何不变体系。这样，患肢的远、近端与框架固定器就构成几何不变体系，且没有多余联系。就是说，使用框架固定器对骨折的固定是稳定的。

再次指出，因是弹性固定，所以这种几何不变，并非联结在一起。使用金属框架固定器治疗骨折时，结构上的多余联系，在治疗上往往带来一些不利因素。比如针孔多，感染机会也多；使用上要求技术较高，操作困难；尤其单边固定，要求骨针直径较粗；不利于骨折断面获得间断性生理应力等。

由于框架固定器没有多余联系，所以它用针个数达到最少，操作简单，便于使用。又由于它是双边固定，所以针的直径较小，因而形成较好的弹性固定，使骨折断面得到较理想的间断性生理应力。这是框架固定器技术的特点，也是它能得到理想疗效的原因。

（七）非功能替代效应

良好的固定不仅应具有几何上的稳定性，同时又较少干扰骨所承受的力学状态。从几何观点是牢固的固定，如果对骨的正常受力状态有很大干扰，甚至全部功能替代，将不能认为是好的固定。

框架固定器治疗骨折，固定是稳定的，但不是“刚硬”的。因此，对骨的正常受力状态干扰较少，使骨折端能在接近正常功能状态下得以重建。

（八）断面应力自调效应

使用框架固定器治疗骨折时，在复位、加压过程中，由于克氏针的弹性变形，可使肌肉和骨折端应力保持在一定范围内，既不损伤肌肉，又可保证骨折端有适中的压应力刺激。

当压力（或拉力）过大时，克氏针将得到变形能，减小了对肌肉和骨折端的作用力，当肌肉和骨折端应力降低时，克氏针将释放储备的能量。变形能和力的相互转换，保证了肌肉和骨折端在整个复位和治疗过程中受力较均匀，避免了肌肉损伤或由于压力过大使骨折端坏死，又可使骨折端得到必要的生理应力。

四、框架固定学的现状

1984年，成立了全国骨伤外固定学会，已召开了多次学术交流会，1987年，在深圳成立了中国骨伤科新技术推广应用学会。宗旨以团结国内、外学者和立志于从事框架固定技术研究的临床医师，开拓治疗骨折的新领域。同年11月，中华骨科学会在重庆召开的骨折固定专题座谈会上，学者们认为框架固定器是一种独特的固定系统，兼有内固定和外固定的某些特点，具有灵活性大，可对骨折端施行生物力学要求、对感染性骨折可在远离感染部位固定，患者可早期下床，骨折愈合快及关节功能恢复早等优点。

会议一致认为，框架固定器治疗骨折的适应证是：

（1）伴有严重软组织损伤的四肢开放性骨折。

(2) 小腿不稳定性骨折。

(3) 四肢长骨的感染牲骨折以及骨折不连接或骨折不愈合。

会议还认为，不应把框架固定技术视为一种简单技术，应多举办学习班普及框架固定技术的理论和治疗技巧，让更多的临床医师能正确熟练掌握应用。框架固定的治疗效果，不仅取决框架固定器本身的质量，而且还取决于组架的结构、施术的正确与否。不同部位、类型的骨折要用不同的固定方法和器械。

目前，在我国框架固定的理论体系已基本形成，特别是在近 30 年来，框架固定治疗骨折已累积了数以万计的成功病例，通过举办各种学习班，培养了大批专业骨干，已初步形成了一支能正确掌握、熟练应用框架固定技术的队伍，它正以强大的生命力在崛起。在此时期，我国各学派对骨穿针框架固定技术的认识和评价有了新的转变。在国外也有愈来愈多学者承认和欢迎。AO 学派在研究内固定系统的同时，也发现并不得不承认框架固定器是现代矫形外科不可缺少的一部分，M üller 也认为框架固定器治疗股骨胫骨的延长截骨术，胫骨近远端矫正截骨术，膝和踝关节融合术中有最可靠的固定；对感染的假关节治疗也很有作用，因为它允许离开感染区做固定。这一技术在国际上也产生了重要影响，我国骨科学者在 1986 年第十六届国际 Hoffmann 外固定学术会议及 1988 年在慕尼黑的十七届 SICOT 会议上宣读了有关论文，被国际同行们称为有中国特色的骨穿针框架固定技术。德国著名骨科专家法兰克福 BG 医院 Klemm 博士应用胫腓骨框架固定器治疗“O”形腿，也取得了满意的效果。

五、框架固定学的展望

框架固定技术的发展，靠器械的不断更新和临床研究工作的不断深入，使治疗范围不断扩大，疗效不断提高，疗程不断缩短为前提。

框架固定器是此技术的主要用具，是直接为伤病员服务的医疗器械。因此，在设计时必须首先考虑到骨折或矫形手术后固定的生物学特性，若能具有复位与固定两种性能同时体现在此器械上为最佳方案。若有困难时，则应首先满足固定的需要，而固定时又需充分体现出骨骼的生物力学特性。只有如此，才能达到既有效地进行组织修复，又防止固定过程中的替代性作用。

框架固定技术的发展要从哪个方面入手呢？一方面是临床医学研究，即应用解剖、病理、生理为基础，不断扩大此技术的适应证，减少并发症，提高疗效。在这方面有许多医院和研究单位都获得了不少可喜的成果，也是今后研究的主攻方向。另一方面研究，则是生物力学及新器械的研究与设计等。近几十年来生物医学工程学会的成立，自从美籍生物力学家冯元祯教授来我国讲学之后，生物力学的兴起，一些力学专家、工程技术专家对骨伤科颇感兴趣。这些边缘学科的发展和向医学领域的渗透，更促使了骨科框架固定技术这一既古老而又年轻的学科的发展，并提供了极其有利的条件。

由于临床工作人员与理、工科人员的有机的亲密结合，不仅在治疗方法学方面进行了研究，而且对骨伤科各领域内包括力与伤及骨折移位、整复、固定、功能锻炼、骨折愈合的病理生理、病理解剖等都进行了较深入的研究。这是框架固定技术能在较短的时间内在全国许多省、市广泛得到发展的重要原因。

框架固定器设计原则具体要求有以下几点：

(1) 结构简单，易于拆卸、组装。

(2) 体积小、重量轻，利于功能锻炼及携带。

(3) 灵活性好，各机构有相对独立性，便于调整。

(4) 整复与固定兼得，若由于种种原因，不能同时满足固定与整复两项要求时，则应使固定稳妥首先满足。

(5) 能较好地满足肢体的生物力学要求。

(6) 应根据固定部位的解剖特点出发，设计多种形式的框架固定器。

(7) 随着研究的深入，应配备有电、声、光等显示或测试装置，以便提高其疗效。

(8) 减少附件，降低造价，减少穿针，配合压板构成多平面立体固定，以满足稳妥性能的要求。

评价一种技术的优劣好坏，无外乎从以下几方面着眼：疾病的预后，病程长短，病人的痛苦大小，经济负担与所需物质设备条件。

根据多年临床体会，框架固定器技术兼收内、外固定之长，尽量避免其短，因此，收到了较好的疗效。骨穿针框架固定技术在以下几方面显示出独特的优越性。

（一）微创伤手术

此法介于侵入性（内固定）与非侵入性（外固定）之间。从侵入角度来说，它仅仅只需要在局麻下，以骨针经皮横穿通骨折两端的骨骼，然后将骨折两端的骨穿针与固定器相连进行固定。因此，虽有侵入的性质，但远较内固定，特别是较直接置入性内固定对机体组织的创伤小得多。而且这种固定属于“临时”性质，待骨折愈合后，拔除固定针也极为方便，简单，不像其他内固定法要再次手术才能取出内固定物。而就对侵入性本身对人体的损伤也是十分轻微，仅只需用数枚骨针穿入骨骼，框架固定器与国外骨穿针框架固定装置相比较，他们所用的骨针数量多（一般不少于4枚，多者可达10枚以上），直径粗（4.5mm以上），因而框架固定装置也较笨重，且结构复杂，价格昂贵。克氏针都控制在骨骼直径的1/5内，用框架固定器治疗骨干骨折，一般只需直径3mm以下2枚克氏针，因而也大大减少了人为骨折。由于这种弹性固定，骨折断端在早期就接受生理应力刺激，还由于此固定不超过关节，活动也属生理性的，生活可自理，减少护理工作及陪伴。由此看来，对病人造成的痛苦较小，机体损伤小，病人乐于接受。

（二）并发症少

使用骨穿针框架固定的病员，预后良好。框架固定器在临床上使用充分显示了轻便灵巧的特点，因而经应用后病人能及时进行下地练功，该特点无论是手术疗法还是闭合疗法都为之不及。由于及早练功大大减少了内固定术的诸多风险及外固定后关节僵硬等。避免了一些肌肉群的废用性萎缩，促进局部血运，加快骨折愈合，同时也避免了长期卧床中所造成的如褥疮、坠积性肺炎等一系列并发症。使病程大为缩短，减轻了病人的经济负担，要求的物质设备条件不高。经复位固定器治疗后，病人能及时进行下地练功。该特点无论是手术疗法，还是闭合疗法都为之不及。

由于骨针(克氏针或斯氏针）在做固定时，穿入肢体所占的空间远较其他内固定物为小。因此，机体对异物反应也小。况且穿针部位多是在健康组织内进行，不像手术内固定时，将内置物安置在已受损伤的骨折局部。因此，用此法治疗的骨干骨折中，多可不用抗生素，感染也很少发生。但要强调无菌操作。

（三）固定可靠

由于骨针通过肢体骨骼与框架固定器的牢固连接，形成几何不变体系。骨折整复后，只要治疗需要，可通过框架固定器上的伸缩螺母对骨折端做纵向加压或牵引；还可通过各形压板在远近骨折段，按其原有移位倾向的相反方向做横向的推挤性加压，从而使整复后的骨折肢体的上、下，前、后，内、外，处于一组平衡力系之中。经此固定之后，能较好地保持骨折端的相对稳定性。为观察固定后的稳定度，对闭合整复固定后的肢体，曾在电视机的荧光屏下进行观察；也曾对手术病人在关闭伤口前直视观察，两者均证实骨折端是相当稳定的。

在临床实践中，一些小腿斜面骨折及膝内翻截骨矫形术经此法固定后的病例，在治疗的早期下床步行锻炼时，因不小心曾几次跌倒，但在骨折部位或截骨部位仍然能较好地保持稳定，保证骨折按期愈合。

（四）操作简便

对医疗设备和技术条件要求不高，所需物质设备仅为框架固定器和无菌设备，技术条件仅为骨科基本知识及无菌操作技术，一定的力学常识。只要具备 1 ~ 3 年外科临床经验，再进行短期的专门培训，即不难掌握此法。因此，框架固定器疗法具有强大生命力，极易在全国乃至全球推广。更能尽快可普及到乡镇医院。具有 3 ~ 4 年外科基础的医生很容易掌握此操作法，至于要获得满意的疗效，当然还有许多其他问题需要研究。

（五）适应证广

框架固定器的应用，目前已超出了治疗骨折的界限，在治骨的牵伸延长、畸形矫正、骨不连接、骨缺损、骨病、小儿麻痹后遗症、断肢再植、脊柱侧弯等已显示出了它的生命力，尤其在开放性骨折或有感染的骨折克服了内外固定的不足，对创口的观察和处理，不受此固定器的限制。拆线、换药均可在框架固定器的空隙中进行。目前国外的一些骨科学者也有类似的主张。

（六）病程缩短

由于上述这些优点，应用此法治疗的骨折已逾 5000 例，未发现有迟延愈合及不愈合病例，相反，与其他方法比较，疗程约缩短 1/2 左右。作者所在医院治疗的近百例骨折病人中，一个共同特点是病程缩短。例如股骨干骨折病人，一般牵引需 45 天左右，拔除牵引后需 1 周左右下床，下床后至临床愈合又需要 1 个月左右的时间，总计近 3 个月。使用力臂式框架固定器，1 周下床练功，6 周左右可解除固定器达到临床愈合。不难看出，框架固定器的使用使病程缩短 1/3 以上。另外，其他种类的骨折，使用框架固定器比其他疗法都可不同程度地缩短治疗时间。该疗法使病程缩短，就下床活动而言，改变了人们那种“伤筋动骨一百天”的传统观念。

（七）经济低廉

框架固定器的应用减轻了病人的经济负担。任何事物，只有比较才有鉴别。同手术及保守疗法相比，框架固定器技术具有突出的优点。手术费用的昂贵自不必说，保守疗法病程的缠绵也使病人苦不堪言。我们曾经提到，框架固定器技术的重点是给病人安装框架固定器。病人的花费除必需的理化检查、药费及床位费外，便是框架固定器本身及一次闭合穿针术的费用，况且框架固定器本身可回收重复使用，病人亦可带固定器回家练功，从而又一定程度上降低了病人的经济费用。

（八）利于功能锻炼

框架固定器技术使病人能早期功能锻炼。骨折后期合并症的处理是很棘手的，肌肉萎缩、关节僵硬、骨质疏松、骨折迟延愈合与不愈合等，有人称其为“骨折病”。即使骨折愈合了，由于肢体的废用时间较长，待其恢复到正常的功能，少则几个月，多则数年，对骨折延迟愈合或不愈合的，所需时间就更长。因此，国内外学者，近些年来在骨折治疗时，都很重视病人的早期功能锻炼，以减少或避免“骨折病”的发生。但是所谓早期这个时间概念及锻炼的强度、幅度标准就值得推敲了。

自使用框架固定器技术以来，经过反复摸索和研究，尽管有年龄、体质、病情等诸因素需要辨证施治，分别对待，但总的说来，一般在安装框架固定器后 7 ~ 9 天开始活动。各部位骨折及畸形矫正术后到病人开始功能锻炼的时间间隔，如骨折病例中最早者可在术后立即活动；最晚者也不应超过半个月（表 10–1）。

有学者为病人早期功能锻炼设计了一套练功术式。根据骨折部位、类型不同，设计有不同要求的练功内容。它是根据我国推拿、按摩、武术的特点，结合现代生理学、解剖学的知识，经医生、护士、病人结合，通过长期实践，反复摸索所形成的。通过这种功能锻炼，骨折愈合快，愈合后关节功能不受任何影响，肌肉不萎缩，皮肤弹性好，肢体无后期肿胀等。

鉴于上述原因，又加上框架固定器的结构灵活，使用时可随时调整，体积小重量轻，又可以

表 10-1　框架固定器疗法功能锻炼时间表

骨折部位	一般天数	最佳天数	注
股骨颈	3 ~ 7	5	拄双拐
股骨粗隆间	3 ~ 7	5	拄双拐
股骨干（包括膝外翻截骨术）	2 ~ 10	7	拄双拐
胫腓骨（包括膝外翻截骨术后）	2 ~ 7	5	拄双拐
胫骨平台	7 ~ 20	15	拄双拐
肱骨干	1 ~ 3	2	握拳，肘伸屈，肩活动
桡尺双骨	1 ~ 5	3	握拳，肘伸屈，肩活动
孟氏骨折	1 ~ 5	3	握拳，肘伸屈，肩活动
盖氏骨折	1 ~ 5	3	握拳，肘伸屈，肩活动
科雷氏骨折或者巴登氏骨折	1 ~ 4	2	握拳，肘伸屈，肩活动
膝关节结核加压术后	7	7	拄双拐
小腿肢体延长术	28	28	拄双拐
跟骨	7 ~ 10	4	拄双拐

节省价格昂贵的骨科牵引床、牵引架和 X 光机费用，从医疗效果和节省开支上讲，应当广泛地用于临床。根据不完全统计，金属支架与钢针固定在骨折治疗中的应用，已由 20 世纪 50 年代的 2.1%，上升到 80 年代的 27%。到 21 世纪，治疗骨折的框架固定技术可能要上升至第一位。

框架固定技术是应骨伤疾病治疗需要而产生的，是在广大骨伤科工作者的辛勤培育下成长的。它是学习中医治疗骨折之长和西医治疗骨折之优，在新的伤情要求下，结合现代科学技术与多边学科的合作而发展起来的一种新的具有中国特色的治疗骨伤疾病的框架固定技术。

在未来的军事战争和严重的自然灾害中，将会有成千上万名骨折病人需要准确地整复、牢固地固定和迅速地转运，能够胜此任者，仍是骨科框架固定技术。

尽管骨科框架固定器技术具有许多优越性，然而人们对它的认识却需要一个过程。诚然，随着人们对于无痛性诊治的追求和科学技术的发展，在若干年后，将会出现治疗骨折的更加高明的手段。然而，在新的器具和疗法出现以前，它在临床上的应用将会越来越广泛。在今后，经过专家与学者们的再三改进，它将能与国内外的先进器具及疗法并肩壮大，甚至处于领先的地位。

主要参考文献

1　Lorenz Boehler 著．朱通伯译．骨折疗法．上海：上海科学技术出版社，1955

2　周人厚．牵引治疗股骨干骨折的疗效及牵引中的几个问题．中华外科杂志，1958，5：527

3　朱通伯，李同生，赵筠，等．小夹板绷带固定治疗四肢骨折初步报告．中华外科杂志，1962，1：5

4　李少如，朱通伯．四肢骨折固定垫压力与肢体远端肿胀变化的关系．中华外科杂志，1962，1：11

5　王亦璁，等．运用牵引及早期功能锻炼的方法治疗股骨干骨折．天津医药骨科附刊，1962，6：143

6　尚天裕，孟　和．局部柳木夹板外固定治疗骨干骨折的力学研究．天津医药骨科副刊，1963，7：171

7　周映清，等．中西医结合治疗股骨干骨折．天津医药骨科附刊，1966，10：12

8　方先之，尚天裕．中西医结合治疗骨折．北京：人民卫生出版社，1966

9　武汉医学院．中西医结合治疗骨与关节损伤．北京：人民卫生出版社，1973

10　慕精阿．股骨骨折局部牵引固定架的研制与试用．中华医学杂志，1976，5：36

11　冯天有．中西医结合治疗软组织损伤．北京：人民卫生出版社，1977

12　孟　和，尚天裕．骨折复位固定器治疗四肢骨折的初步体会．中医杂志，1980，5：36

13　王振邦．鸭形铁丝固定器治疗本奈氏骨折．中华骨科杂志，1981，19：467

14　王菊芬，等．自制固定牵引器治疗股骨干骨折 300 例疗效分析．山东生物医学工程，1981，3：13

15　吴　谦，等．医宗金鉴．北京：人民卫生出版社，1982

16 阙再忠. 中医骨伤科学. 成都：四川人民出版社，1982
17 孟 和. 骨折复位固定器治疗成人不稳定性移位型胫腓骨骨折 103 例报告. 辽宁中医杂志，1983，7：22
18 傅 征. 骨骼穿针外固定架的研究与应用. 人民军医，1983，10：63
19 韦以宗. 骨科科学技术史. 上海：上海科学技术文献出版社，1983
20 唐农轩，常用骨科诊疗技术. 西安：陕西科学技术出版社，1984
21 李起鸿，曾宪政，区伯平，等. 半环槽式外固定器的研制和临床应用. 中华骨科杂志，1984，4：332
22 孟继懋. 中国医学百科全书. 骨科学. 上海：上海科学技术出版社，1984
23 尚天裕，顾云五. 中西医结合治疗骨折临床经验集. 天津：天津科学技术出版社，1984
24 孙锡孚. 严重骨盆骨折应用外固定治疗初步报告. 中华骨科杂志，1984，4：19
25 付光瑞. 钳夹固定治疗胫腓骨不稳定型骨折 151 例报告. 中华骨科杂志，1985，5：336
26 李起鸿，等. 山羊胫骨牵伸延长术 55 例报告. 中华外科杂志，1985，22：106
27 孙玉林，等. 中国骨科新技术. 北京：中国科学技术出版社，1985
28 荣金刚. 双针起重机固定架治疗股骨粗隆间骨折. 中华骨科杂志，1986，6：8l
29 李起鸿，等. 胫骨干骺端截骨延长术. 中华外科杂志，1986，24：109
30 付玉庆. 双螺杆外固定治疗不稳定性胫腓骨骨折 36 例报告. 云南医药，1986，3：144
31 蔡 荣. 中国医学百科全书：中医骨伤科学. 上海：上海科学技术出版社，1986
32 郭效东. 长骨骨折延迟愈合与不愈合病例的骨折复位固定器治疗. 中华外科杂志，1986，24：577
33 李同生，等. 实用骨伤科学. 武汉：湖北科学技术出版社，1986
34 孟 和，黄克勤. 骨科复位固定器疗法. 天津：天津科学技术出版社，1986
35 潘守真，等. 介绍一种桥式浮动胸壁牵引架. 创伤杂志，1986，2：246
36 杨克勤，过邦辅. 矫形外科学. 上海：上海科学技术出版社，1986
37 孙庆寿，等. LGJ-B 型骨折牵引复位机的临床应用. 中国骨科杂志，1987，7：229
38 高 伦，等. 介绍一种颈椎牵引固定器. 中华骨科杂志，1987，7：257
39 姜友民. 钳夹固定治疗尺骨鹰嘴骨折. 中华骨科杂志，1987，7：398
40 李起鸿，区伯平，吴继明，等. 加压外固定治疗骨折不连接（附 22 例报告）. 中华骨科杂志，1987，7：249
41 郭维淮，等. 中国骨伤科学. 南宁：广西人民出版社，1988
42 王志彬，等. 平衡固定牵引架治疗股骨干骨折负重测试. 中西医结合杂志，1988，8：347
43 张安桢，等. 中医骨伤科学. 北京：人民卫生出版社，1988
44 张 宏，等. 长骨骨折体外调节式单臂固定器及临床应用. 中华骨科杂志，1988，8：108
45 朱通伯，罗怀灿，杨述华，等. 皮牵引甩肩法治疗肱骨近端骨折. 中华骨科杂志，1988，8：402
46 赵文宽，等. 应用骨盆弹力夹板治疗骨盆骨折初步总结. 中华骨科杂志，1988，8：50
47 张晓玉. 人体生物力学与矫形器设计原理. 武汉：武汉大学出版社，1989
48 雷明新，杨宽宏，刘 辉，等. 髌鹰抓持器的临床应用. 中国中医骨伤科杂志，1989，5：39
49 姜延州. 外固定器治疗关节和骨端骨折的初步报告. 中国中医骨伤科杂志，1989，5：19
50 李起鸿，等. 山羊胫骨干骺端截骨与骨骺牵伸分离大幅度延长下肢的对比观察. 中华实验外科杂志，1989，6：87
51 林爵荣，等. 简易锁骨骨折复位固定器的应用. 骨与关节损伤杂志，1989，4：163
52 陆辰照. 踝关节损伤和治疗. 上海：上海科学技术文献出版社，1989
53 庞 振，等. 气囊式牵引器械的研制和临床应用. 中国中医骨伤科杂志，1989，5：42
54 尚天裕. 中国骨伤科学. 南宁：广西科学技术出版社，1989
55 万崇德，等. 撬式架固定治疗肱骨髁上尺偏型骨折. 中国中医骨伤科杂志，1989，5：34
56 许鸿照. 双爪固定器的临床应用. 中医正骨，1989，创刊号：25
57 汪 键，杨中和，马兆钦，等. 多平面外固定器治疗下肢骨折 86 例报告. 骨与关节损伤杂志，1990，5：81
58 王邦兴. 胸腰椎弹力自动复位外固定器的研制及临床应用. 中国中医骨伤科杂志，1990，6：21
59 魏道善，等. 脊柱骨折治疗器治疗脊椎骨折 52 例临床观察. 中国中医骨伤科杂志，1990，6：38
60 夏征农. 辞海. 上海：上海辞书出版社，1990

61 徐莘香，齐 斌，黄启昌．小夹板整复固定器治疗股骨干骨折．中华骨科杂志，1990，10：172
62 杨振宪，等．四肢多发严重创伤82例处理体会．骨与关节损伤杂志，1990，3：168
63 张启宣，等．股骨颈骨折导针定向器的研究与临床应用．中华骨科杂志，1990，10：22 2
64 宋广献，等．钩拉复位固定器治疗胫骨平台骨折30例报告．中医正骨，1990，2：5
65 孙维琰，等．医用骨伤射针器的研制与临床应用．中国中医骨伤科杂志，1990，6：12
66 李起鸿，马树枝，周仲安，等．下肢短缩伴骨不连骨缺损患者的加压外固定与肢体延长治疗．中华骨科杂志，1990，28：163
67 毕复海．支架撑拉治疗膝关节僵直．中国中医骨伤科杂志，1990，6：113
68 宫文清，等．应用自身调节体外固定支具治疗胸腰段椎体压缩骨折．中华骨科杂志，1990，10：287
69 顾云五，等．加压外固定器治疗关节内骨折的实验临床研究．中国骨伤，1990，3：55
70 侯树惠，等．应用髁间固定器治疗肱骨髁间骨折的研究．中华骨科杂志，1990，10：183
71 黄克勤．骨科新技术荟萃．北京：华夏出版社，1990
72 黄克勤．现代创伤外固定学．北京：华夏出版社，1990
73 李树春，王云飞，李景晟．微型外固定架研制与应用．中国骨伤，1991，4：28
74 张希彬，等．中医骨伤科学．成都：四川科学技术出版社，1991
75 周起贵，叶常煜，王奎生．自制多功能外固定架生物力学测试及其临床应用．中华骨科杂志，1991，11：142
76 李起鸿，等．骨骺牵伸和干骺端截骨大幅度延长下肢的实验研究与临床疗效观察．中华骨科杂志，1991，11：187
77 段西峰．手提式上肢骨折整复器的研制与临床应用．中医正骨，1991，3：38
78 李汉民，等．外展支具治疗转子间骨折（附100例分析）．中华骨科杂志，1991，11：255
79 林毓汉，等．掌指功能支架治疗掌骨骨折．中国中医骨伤科杂志，1991，7：32
80 马 毅，等．肩锁锁外固定器治疗锁关节脱位（附48例）．中华骨科杂志，1991，11：430
81 尚天裕．尚天裕医学文集．北京：中国科学技术出版社，1991
82 孙炬光，等．双关节可调式髋关节外固定器设计与应用．中国中医骨伤科杂志，1991，7：21
83 王菊芬，等．体外张力带治疗尺骨鹰嘴骨折113例报告．中国中医骨伤科杂志，1991，7：15
84 杨永臣，等．应用携带式胸肋骨牵引固定器治疗浮动胸壁的实验研究．解放军医学杂志，1991，16：34
85 张春建，等．经跟距反弹固定器跟骨骨折．中医正骨，1991，3：14
86 吴阶平，裘法祖，黄家驷．外科学．北京：人民卫生出版社，1992.
87 夏和桃，张晓林．组合式外固定器的研制和临床应用．中华创伤杂志，1992，5：263
88 闫敬军，吴其常，张志刚，等．可调式肢体连续延长器的研制及临床应用．小儿麻痹研究，1992，4：197
89 杨槐彭，等．应用手指延长器加植骨治疗指骨缺损．中华骨科杂志，1993，12：410
90 孟 和．中国骨伤外固定博览．北京：华夏出版社，1992
91 庞桂根，等．应用鹰嘴钩治疗尺骨鹰嘴骨折．中华骨科杂志，1992，12：264
92 刘国平，陈汝轻，杜靖远，等．牵引加冲洗疗法处理36例骨折伴大片皮肤缺损创面感染的临床分析．同济医科大学学报，1992，21：298
93 李起鸿．骨外固定原理与临床应用．成都：四川科学技术出版社，1992
94 曹建中．髋部骨折多功能骨外固定器的临床应用．中国骨伤，1992，5：21
95 戴克戎．肩部外科学．北京：人民卫生出版社，1992
96 顾芬野，等．双钢板外固定器治疗长骨骨折．中医正骨，1992，4：25
97 朱鸿业．锁骨骨折复位器治疗锁骨骨折．中国骨伤，1992，5：21
98 张志刚．中国骨伤科学．北京：科学出版社，1993
99 毕复海．延长加压治疗胫骨不连接及畸形愈合．中华骨科杂志，1993，13：349
100 姜延州．快速万向多功能骨折外固定器．骨与关节损伤杂志，1993，8：208
101 朱建防，等．中国骨科论文集．北京：中国医药科技出版社，1993
102 朱玉奎，等．双功能支架固定治疗幼儿先天性髋脱位．中华骨科杂志，1993，13：346
103 刘国平，杜靖远，陈汝轻，等．牵引加创面冲洗疗法的疗效研究及临床应用．中华实验外科杂志，

1993，10：95
104 罗怀灿，杜靖远，夏南平，等．弹力兜带治疗闭合性肋骨骨折．中国骨伤.1993，6（增刊）：31
105 孙永强．髌骨抱聚器的研制及力学研究．中医正骨，1993，15：502
106 孟 和．中国骨折复位固定器疗法．北京：北京医科大学、中国协和医科大学联合出版社，1993
107 杨顺元．袖珍式掌指骨牵引支具治疗 Bennett 氏骨折．中华手外科杂志，1993，9：187
108 夏和桃，刘沂，张晓林，等．骨外固定器治疗桡骨远端严重粉碎性骨折．中华骨科杂志，1994，14：591
109 辛景义，等．三维踝关节复位固定器．中国骨伤，1994，7（增刊）：198
110 闫敬军，吴其常，张志刚，等．弹性肢体连续延长器动物实验．中国矫形外科杂志，1994，1：34
111 俞宏亮，马 亮，赵立登，等．框式小腿外固定架的研制与临床应用．中华骨科杂志，1994，14：601
112 张启明，杨槐彭，祈 峰．介绍 80-9 型多功能外固定器．中国矫形外科杂志，1994，1：55
113 秦泗河．伊里扎洛夫技术在矫形外科的应用．中华矫形外科杂志，1994，1：57
114 刘国平，杜靖远，陈汝轻，等．骨折牵引机治疗难复位性骨折．中国临床医学理论与实践，1994，3：1124
115 郑亚才，等．单侧多功能外固定架治疗四肢骨折．骨与关节损伤杂志，1994，9：55
116 朱式仪，刘伟航，李佩芳．应用调节固定器治疗股骨髓间骨折的研究．中华骨科杂志，1994，14：19
117 庄庆仁，陈觉铁，张泰生．坐标式外固定架的研制及临床应用．中国矫形外科杂志，1994，1：123
118 方绍孟，等．一期修复创伤性胫骨外露骨不连及骨缺损．中华骨科杂志，1994，14：583
119 傅庭斌，宫丽莉，吴继明．多平面加压外固定治疗外伤性胫骨干骨不连伴关节僵直．中华骨科杂志，1994，14：580
120 顾云五，尚天裕．骨折、骨骺、软组织损伤治疗学．天津：天津科学技术出版社，1994
121 合润基，黄士中，邹天明，等．股骨转子间骨折压缩外固定支架的生物力学研究与应用．中华骨科杂志，1994，14：586
122 黄孝舟，王以进，凡道斌，等．全环移动式外固定器研制与临床应用，中华骨科杂志，1994，14：6O5
123 刘长胜，符 强，褚策良，等．可控式髋关节活动支架．中国矫形外科杂志，1995，2：66
124 沈忆新，郑祖根，徐又佳，等．改良型 Hoffmann 外固器治疗不稳定性胫腓骨骨折．中华骨科杂志，1995，15：752
125 裘法祖．外科学．北京：人民卫生出版社，1995
126 宋西正．鼠笼式顶夹外固定器治疗四肢骨折．中国骨伤，1995，8：22
127 孙永强，郑福增．骨折外固定器疗法．郑州：河南科学技术出版社，1995
128 曹建中．当代中国骨科临床与康复．北京：中国医药科技出版社，1995
129 段依祥，等．用弹力裤治疗早期先天性髋关节脱位．中华骨科杂志，1995，15：412
130 李庆新，王建欣，张德通．牵引固定架治疗腰椎间盘突出症 190 例．中国骨伤，1995，8：23
131 刘国平，杜靖远，陈汝轻，等．老年股骨近端骨折的外固定器治疗．伤残医学杂志，1995，3：5
132 朱通伯．处理开放性骨折及关节创伤的新观点．中华骨科杂志，1995，15：393
133 郑小林，王志刚，张重华，等．骨折外固定架测力装置．中国医疗器械杂志，1996，2O：25
134 刘国平，杜靖远，陈汝轻，等．单侧多针平行双平面外固定器的研制．中国医疗器械杂志，1996，20：22
135 刘国平，杜靖远，陈汝轻，等．单侧可调外固定器的生物力学测试研究．现代外科，1996，2：32
136 刘国平，杜靖远，陈汝轻，等．骨折复位机和外固定器治疗难复性关节脱位．现代诊断与治疗，1996，7：38
137 姚长海，侯树勋，史亚民，等．利用外固定装置的电刺激疗法．中国矫形外科杂志，1996，3：310
138 张瑞波，霍 霁，霍世彬．锁骨带加木板固定治疗胸锁关节前脱位．中国矫形外科杂志，1996，3：152
139 刘国平，杜靖远，陈汝轻，等．撬拨复位加双侧外固定器治疗胫骨平台骨折．中国矫形外科杂志，1997，4：269
140 杜靖远．矫形器的应用．北京：华夏出版社，1997
141 傅宏，石仕元，孙观荣．应用三点加压式外固定器治疗四肢长骨干骨折．中国骨伤，1997，10：36
142 高质钢，李起鸿．不同延长速度对延长肢局部血流量及骨愈合的影响．中华骨科杂志，1997，17：510
143 李起鸿．我国修复长骨大段骨缺损的进展．中华骨科杂志，1997，17：13
144 李新忠，邬华彬，刘方刚．电动骨牵引仪的临床应用．中国矫形外科杂志，1997，4：69

145 刘国平，等．骨外科临床诊治学．北京：中国科学技术出版社，1997
146 彭阿钦，张英泽，吴希瑞，等．髌骨牵引辅助治疗膝关节强直．中华骨科杂志，1997，17：574
147 王超，党耕町，刘忠军．头环背心在颈椎外科的应用．中华骨科杂志，1997，17：475
148 刘国平，杜靖远，陈汝轻，等．外固定器加冲洗治疗半大面积创面感染骨折，中华骨科杂志，1997，17：80
149 赵德春，辛益波，张远林，等．伊氏外固定器治疗小儿马蹄内翻足．中国矫形外科杂志，1997，4：40
150 赵力，费起礼，孙诚信，等．手部多功能电动牵引支具的临床应用，中华骨科杂志，1997，17：571
151 朱通伯，戴戎．骨科手术学．北京：人民卫生出版社，1998
152 Aldegheri R, Renzi- Brivio L, Agostini S, The callotasis method of limblengthening, Clin Orthop, 1989, 241: 137
153 Anderson LD, Boyd HB, Johnston DS. Changing concepts in the treatment of non-union, Clin Orthop, 1965, 43: 37
154 Bassett CAL et al, Augmentation of bone repair by inductively electromagnetic fields, Science, 1974, 184: 575
155 Bassett CAL et al, A non-operative salvage of surgically resistant, pseudoarthrosis and nonunion by pulsing electromagnetic fields, Clin Orthop, 1977, 124: 128
156 Bassett CAL et al, Pulsing electromagnetic fields treatment fractures and failed authrodesis, JAMA, 1982, 247: 623
157 Bassett CAL, Mitchell SN, Gaston SR, Treatment of ununited tibial diaphyseal fractures with pulsing electromagnetic fields, J Bone Joint Surg, 1981, 63-A: 511
158 Bastiani G, Aldegheri R, Renzi-Brivio L et al, Limb lengthening by callus distraction, J Pediatr Orthop, 1987, 7: 129
159 Bastiani GD et al, The treatment of fracture with axial dynamic fixator, J Bone Joint Surg, 1984, 66-B: 538
160 Becker RO, Murry DG, The electrical control system veglating fracturc healing in amphibans, Clin Orthop, 1970, 30: 169
161 Behrens F, Johnson WD, Koch TW, Kovacevic N, Bending stiffness of unilateral and bilateral fixator frames, Clin Orthop, 1983, 178: 103
162 Behrens F, Searls K, External fixation of the tibia: basic concepts and prospective evaluation, J Bone Joint Surg, 1986, 68-B: 246
163 Bolander ME, Regulation of fracture repair by growth factors, Proc Soc Exp Biol Med, 1992, 200: 165
164 Brashear BR, Diagnosis and prevention of non-union, J Bone Joint Surg, 1965, 47-A: 174
165 Brighton CT et al, Direct - current stimulation of bone: its clinical application, J Bone Joint Surg, 1975, 57-A: 368
166 Brighton CT et al, Treatment of nonunion with constant direct current, Clin Orthop, 1977, 124: 115
167 Brighton CT et al, Treatment of nonunion of the tibia with a capacitively coupled electrical field, J Trauma, 1984, 24: 153
168 Brighton CT, Pollack SR, Treatment of recalcitrant non-union with a capacitively coupled electrical field: a preliminary report, J Bone Joint Surg, 1985, 67 -A: 577
169 Catagni MA, Guerreschi F, Holman JA et al, Distraction osteogenesis in the treatment of stiff hypertrophic non-unions using Ilizarov apparatus, Clin Orthop, 1994, 301: 159
170 Charles et al, Experience with the Sukhtian-Hughes external fixation system, Journal of the Royal Sociaty of Medicine, 75: 949
171 Coleman HM et al, Torsion of the infrapateller fat pad., J Bone Joint Surg, 1964, 46-B: 740
172 Connolly JF, Injectable bone marrow preparations to stimulate osteogenic repair, Clin Orthop, 1995, 313: 9
173 Cornell CN, Newest factors in fracture healing, Clin Orthop, 1992, 277: 297
174 Darid A et al, Skeletal stabilization with a multiplane external fixation device, Clin Orthop,

1983，180: 50

175 Dendrinos GK, Kontos S, Lyritsis E et al, Use cf the Ilizarov technique for treatment of non-union of the tibia associated with infection, J Bone Joint Surg, 1995, 77-A: 915

176 Eggers GWN, Shindler TO, Pomerat CM, The influence of the contact compression factor on osteogenesis in surgical fractures, J Bone Joint Surg, 1949, 31l-A: 693

177 Einhorn TA, Enhancement of fracture healing, J Bone Joint Surg, 1995, 77-A: 940

178 Friedenberg ZB, Brighton CT et al, Bioelectric potentia1 in bone, J Bone Joint Surg, 1966, 48-A: 9l5

179 Friedenberg ZB et al, Healing of nonunion of the medif1l malleolus by means of direct current: a case report, J Trauma, 1971, 11: 883

180 Goodship AE, Kenwright J, The influence of induced micromovement upon the healing of experimented tibia1 fracture, J Bone Joint Surg, 1985, 67-B: 650

181 Goodship AE, Norrodin N, Francis M, The stimu1ation of Prostaglandis synthesis by micromovement in fracture healing, In: Goodship AE, Micromovement in Orthopaedics, London: University of Oxford, 1992

182 Green S, Complications of external skeletal fixation, Clin Orthop, 1986, 183: l09

183 Heckman JD, Ryaby JP, McCabe J et al, Acceleration of tibial fracture healing by noninvasive, low intensity pulsed ultrasound, J Bone Joint Surg, 1994, 76-A:26

184 Hierholzer G, Kleining R, Hoerster G et al, External fixation, Classification and indications, Arch Orthop Trauma Surg, 1978, 92: 175

185 Hierholzer G, Ruedi, Allgower M, Schatzker J, Manual on the AO / ASIF tubular external fixator, Berlin: Springer, 1985

186 Illzarov GA, Devyatov AA, Surgical elongation of the leg, Orthop Traumatol Protez, 1971, 32：20

187 Illzarov GA, KaplunoV AG, Degtarev VE et al, Treatment of pseudarthroses and ununited fractures complicated by Purulent infection, by the method of compression-distraction osteosynthesis, Orthop Traumatol Protez, 1972, 33: 10

188 Illzarov GA, Clinical application of the tension-stress effect for limb lengthening, Clin Orthop, 1990, 250: 8

189 Jahn TL, A possible mechanism for the effect of electrical potentials on apatite formation in bone, Clin Orthop, 1968, 56: 261

190 Jorgensen TE, The effect of electric current on the healing time of crural fracture, Acta Orthop Scand, 1972, 43: 421

191 Kenwright J, Goodship AE, Lanyon LE et al, Controlled mechanical stimulation intreatment of tibial fracture, Clin Orthop, 1989, 241：36

192 Kenwright J, Richardson JB, Cunningham et al, Axial movement and tibial fracture, J Bone joint surg, 1991, 73-B: 654

193 Krek EF, Kenneth DJ, Tony et al, Regulation of adaptive remodelling in segmental deffect fracture of apllied micromotion, In: Goodship AE, Micromovement in Orthopaedics, London: University of Oxford, 1992

194 Lawyer JR, Lubbers LM, Use of the Hoffmann apparatus in the treatment of unstabletibial fractures, J Bone Joint Surg, 1980, 62-A: 1264

195 Liu GP, Du JY, Biomechanical study on unilateral 111()rrlechanlcal single-plane external fixator, Chin Med Sci J, 1995, 10: 226

196 Liu GP, Du JY, External fixator and irrigation therapy for open fracture with severe wound infection, Chin J Trauma, 1995, 15: 625

197 Liu GP, Du JY, Irrigation and traction therapy used for open fracturc with large size full skin deficit and infected Wound, Chin Med Sci J, 1995, l0: 109

198 Liu GP, Du JY, Percutaneous reduction and stabilization of complex tibia1 plateau fractures by bilateral groove Externa1 fixator, Chin Med Sci J, 1997, l2: 184

199 Liu GP, Du JY, Treatment of senile fracture of proximal femur with unilateral groove external fixator,

Chin Med Sci J, 1997, 12: 56

200 Liu GP, Du JY, Biomechanical study on osteotomized tibias fixed with unilateral adjustable external fixator, J Tongji Med Univ, 1995, 15: 215

201 Meyer S, Weiland AJ, Willenegger H, The treatment of infected non-union of fractures of long bones, J Bone Joint Surg, 1975, 57-A: 836

202 Mosley CF, Leg lengthening: the historical perspective, Orthop Clin North Am, 1991, 22: 555

203 Muller ME, Treatment of nonunions by compression, Clin Orthop, 1965, 43: 83

204 Muller ME, Reconstructive bone surgery.In: Muller ME, Allgower M, Schneider R, Willenegger H, Manual of internal fixiation, 2nd ed, Berlin: Springer, 1979

205 Mundy GR, regu1ation of bone formation by bone morphogenetic proteins and other growth factors, Clin Orthop, 1966, 324: 25

206 Pipkin G, Knee injuries: the role of the suprapatellar plica and suprapatellar hursa in simulating internal derangements, Clin Orthop, 1971, 74: 161

207 Robert et al, Results of treatment using the Hoffmann external fixator for fracture of the tibial diaphysis, The Journal of Trauma, 1982, 22: 960

208 Rosen H, Compression treatment of pseudarthroses, Clin Orthop, 1979, 138: 154

209 Sakakibara J, Arthroscopic diagnosis and treatment of the she1f diaorder, Journal of Joint Surgery, 1989, 8: 859

210 Sa1ama R, Weissman SL, The clinical use of combined xenograft of bone and autologous red marrow, J Bone Joint Surg, 1978, 60-B: 111

211 Sarmiento A, Mullis DL, Lartta LL e1 al, A quantitative comparative analysis of fracture healing under the influence of compression plate vs closed weight bearing treatment, Clin Orthop, 1980, 149: 232

212 Sharrad WJW, A double blind trial of pulsed electromagnetic fields for delayed union of tibial fractures, J Bone Joint Surg, 1990, 72-B: 347

213 Smillie IS, Diseases of the knee joint, Edinburgh: Churchill 1ivingstone, 1979

214 Veiajco A et al, Open fractures of the tibia treated by the Hoffmann external fixator, Clin Orthop, 1983, 180: 125

215 Vidal J, External fixation: yesterday, today and tomorrow, Clin Orthop, 1983, 180: 7

216 Wagner H, Operative lengthening of the femur, Clin Orthop, 1978, 136: 125

217 Weber BG, Brunner C, The treatment of nonunions without electrical stimulation, Clin Orthop, 1981, 161: 24

218 Weber BG, Cech O, pseudarthrosis: pathophysiology, biomechanica, therapy, results, Berlin: Huber, 1976

219 Weber BG, mager IF, The external fixator, Berlin Spring-Verlag, 1985

220 Weiland AJ, Moore JR, Daniel RK, Vascularized bone autografts: experience with 41 cases, Clin Orthop, 174: 87

221 Yasuda I, Fundamental aspects of fracture treatment, J Kyto Med Soc, 1953, 4: 395

第十一章 框架固定器的结构

骨穿针框架固定技术在国内外得到越来越广泛地应用。框架固定器的结构型式及所用的器械种类也在不断地增加和改进。本章仅对常用框架固定器及固定针作一综合介绍，供读者选用和深入地研究。

第一节 固 定 针

固定针是骨穿针框架固定技术的产生与发展的关键。骨针是通过框架固定器直接作用在骨骼上，达到骨折端复位与固定的传力构件，是区别于其他固定方法的关键施力物，断骨靠数枚不同型式和规格的固定针或螺纹针合理分布，以及进针角度、深度的适中配合，实现弹性固定，达到骨折复位与固定、早期功能锻炼、加速骨折愈合的目的。由于骨折发生的部位、类型及固定形式、施术方法的不同，要求固定针有不同的结构、种类和规格，有足够的强度和刚度，并且要具有化学稳定性以及在高温灭菌时不改变其机械特性参数的性质。现代可供使用的固定针类型较多，以适应不同的场合，下面介绍一下固定针的构造以及根据构造所进行的分类，并简要分析各种固定针的性能。

一、固定针（穿骨针）构造

固定针有针尖、针体和针尾三部分。

（一）针尖部分

它是保证骨针顺利穿入骨中的重要部分。

1. 对针尖的基本要求：

（1）进针的阻力要尽量小。

（2）不会造成骨裂损伤。

（3）有足够的强度和刚度，既不弯曲也不脆断。

（4）与骨质结合牢固，在针轴方向上要有足够的抗拉能力，不易发生松动和引起骨皮质局部坏死。

2. 常用的针尖形式（图 11–1）：

（1）扁形针尖：针尖锋利，较容易进针；但刚度差，抗弯力小。常用的扁形针尖有：

①箭头形扁：针尖如箭头状（图 11–1A）。

②柳叶形扁尖：形似柳叶（图 11–1B）。

③扁钻尖：形似剑头形扁尖，但在矢侧有钻刃（图 11–1C），要旋转进针。

（2）棱锥形尖：针尖呈棱锥形。进针阻力较大，但刚性较好。常用的有：

①三刃尖：针尖为三棱锥体（图 11–1D）。

②四刃尖：针尖为四棱锥体（图 11–1E）。

（3）圆锥形尖：针尖呈圆锥体。进针阻力大，刚性较好（图 11–1F）。

（4）球头针尖：针尖呈半球体。要借助钻孔才能进针，刚性很大。其优点是当贯穿肢体时不会刺伤软组织及衣物（图 11–1G）。

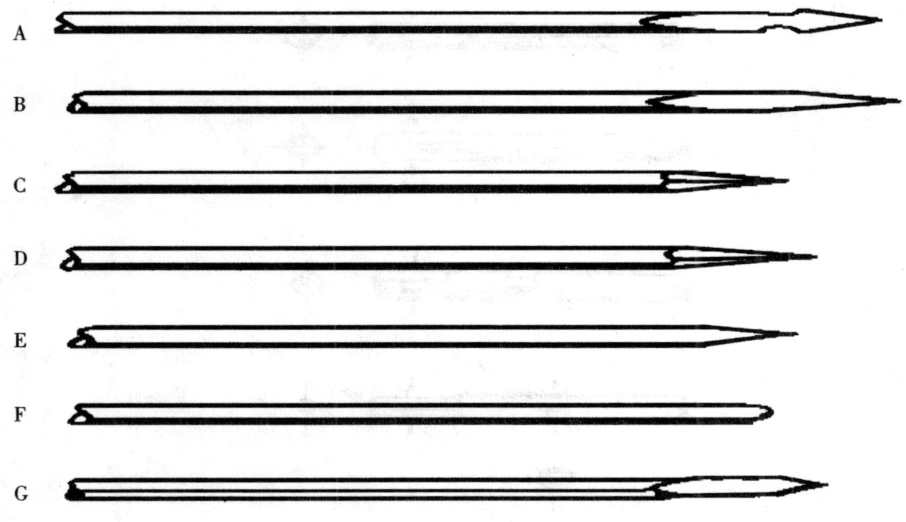

A.箭头形扁　B.柳叶形扁尖　C.扁钻尖　D.三刃尖　E.四刃尖　F.圆锥形尖　G.球头针尖

图 11-1　常见的针尖形式

(5) 螺纹复合尖：由不同形式针尖与螺纹结合构成（图 11-2）。采用旋入进针，阻力较小，不易造成骨裂，有足够的刚度和抗拉能力。常用的有：

①扁头螺纹尖：在扁尖后接续螺纹（图 11-2A）。

②钻花螺纹尖：在扁形钻头或双刃钻头后接续螺纹（图 11-2B）。

③锥形螺纹尖：整个针尖部分形如木螺丝状（图 11-2C）。

④加压螺纹尖：针尖部分有两段螺纹，后段螺距比前段者稍小。当两段螺纹进入两侧骨壁后，靠差动螺旋作用，产生压力（图 11-2D）。

⑤变螺距针尖：于针尖部加工一个不等距螺纹，加大与骨质的结合力。这种螺纹加工困难。

⑥球头螺纹尖：于球状尖后接续螺纹（图 11-2E）。

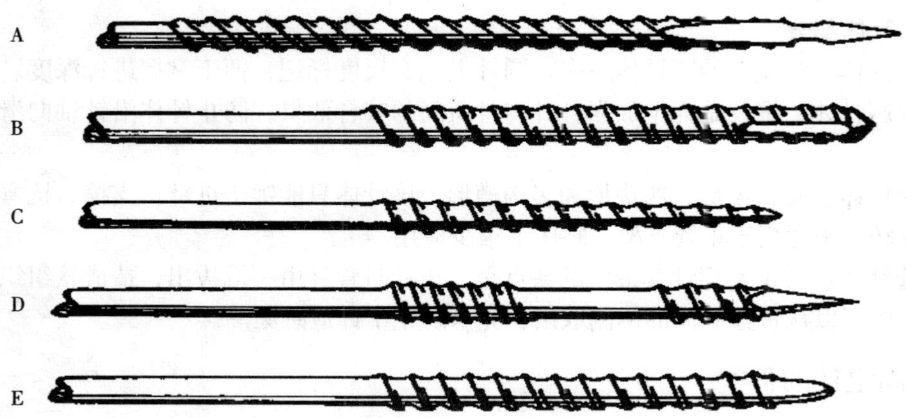

A.扁头螺纹针　B.钻花螺纹针　C.锥形螺纹针　D.加压螺纹针　E.球头螺纹针

图 11-2　螺纹复合尖

（二）针尾部分

针尾是与针尖对应的一端，是便于进针和拔针的部分。常见的针尾形式（图 11-3）有：

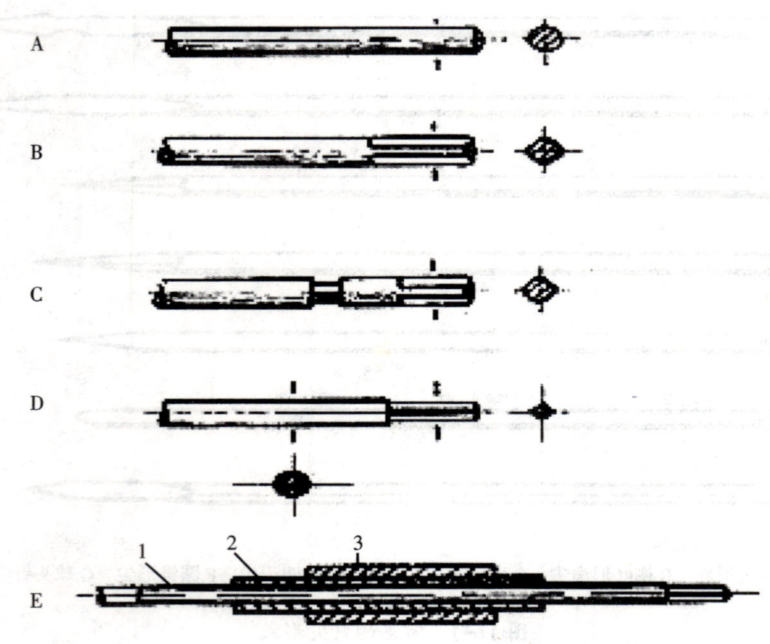

A. 圆头针尾 B. 方形针尾 C. 环槽方形针尾 D. 螺纹针尾
E. 套筒式针尾 1. 骨针 2. 旋动中间套筒 3. 外套筒

图 11-3 针尾形式

1. 圆头针尾或平头针尾：其特点是容易制造，便于锤击（图 11-3A）。

2. 方形针尾：四方棱柱形或三棱柱形，便于钻卡夹持（图 11-3B）。

3. 带环槽的方形针尾：便于钻卡夹持和拔针（图 11-3C）。

4. 螺纹针尾：针尾部分制有普通螺纹，便于固定针钻入或拔出时的夹持（图 11-3D）。

5. 套筒针尾：针尾部分除有普通螺纹外，又配备一个套筒形螺母，用于张力针和牵推针上（图 11-3E）。当锁针器将外套筒固定后，旋动中间套筒，骨针轴向移动，实现推拉或提拔动作。

（三）针体部分

1. 光圆针体：为光滑的圆针体，多在圆针上刻有尺度标记，便于掌握进针深度。

2. 螺纹圆针体：螺纹是为了加强骨针与骨质间的咬合效果，防止针体沿针轴向滑动。常用于贯穿针上。

3. 方形针体：有三棱形、四棱形和多沟槽形。该针体只能锤击进针。支撑、抗弯力强，且能防止骨体旋转，很适用于单臂支架。临床上很少应用。

4. 套管针体：对于贯穿针其最大的缺点是，拔针时骨针由一端拔出，造成软组织和骨组织感染。套管针体可以从贯穿肢体的两侧取出，完全防止了针道感染。

二、固定针的种类

目前，固定针尚无统一的分类方法，通常应从如下条件考虑分类：①按构造分类；②按用途分类；③按发明者姓氏分类；④按材质分类；⑤按规格分类等。

（一）按骨针的构造分类

1. 圆光针（图 11-4）：是指在骨针上，既无螺纹又无其他附加结构的圆柱形骨针。不论其针尖部为扁尖、圆尖、棱锥尖，尾部为圆头、方头或带环方头，针体上有刻度或无刻度……，皆属圆光针。

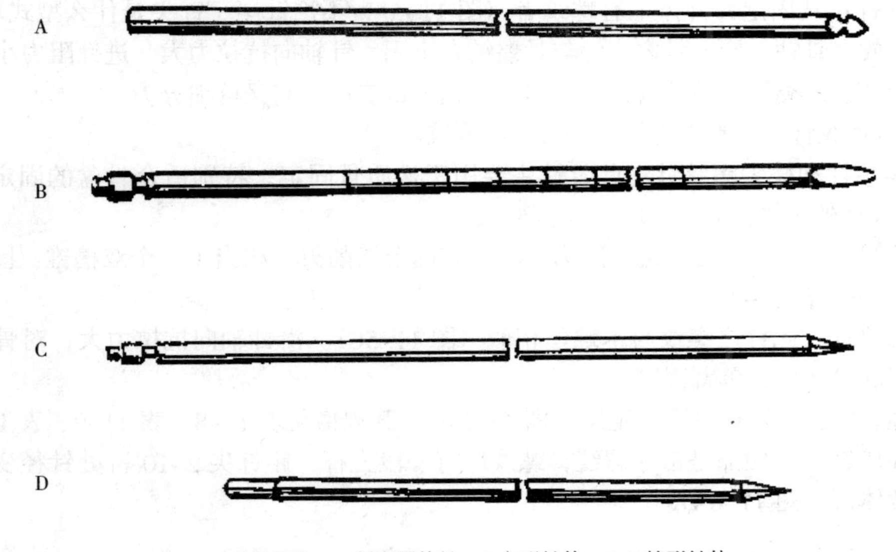

A.光杆圆针 B.刻度圆体针 C.方形针体 D.三棱形针体

图 11-4 骨圆光针

光圆针体，整枚钢针上无螺纹和其他附加结构。这类骨针一般采用锤击进针方式，与骨体结合较好。由于它构造和施术简单、制造容易、价格便宜、不易折断，应用普遍。常用规格参见表 11-1、表 11-2、表 11-3。

表 11－1 大型骨圆光针的规格

型 号	直 径（mm）	总 长（mm）
OR-E53-200	4.0、3.5、3.0	200
OR-E53-250	4.0、3.5、3.0	250
OR-E53-300	4.0、3.5、3.0	300

* 此针适用于骨横向贯穿，两侧固定。与螺纹贯穿并用，可以加强固定效果。

表 11－2 小型骨圆针的规格

型 号	直 径（mm）	长 度（mm）
OR-E54-150	4.0 或 1.0~3.0	150
OR-E54-175	3.0、2.5、2.0	175
OR-E54-200	3.0	200

表 11－3 微型骨圆光针的规格

型 号	直 径（mm）	长 度（mm）
OR-HM60-30	1.5	30
OR-HM60-35	1.5	35
OR-HM60-40	1.5	40
OR-HM60-45	1.5	45
OR-HM60-50	1.5	50
OR-HM60-55	1.5	55
OR-HM60-60	1.5	60

2. 螺纹骨针：凡固定针针体上有螺纹者（图 11–5），不论针尾、针尖是什么型式均属此类。这种骨针要安放在骨钻上旋入骨内。针与骨骼结合牢固，针轴向抗拉力大，进针阻力小。但制造较难，价格较高，此类针上有螺纹，在国内外得到大量应用。它又可细分为：

（1）单段螺纹针：在整根骨针上只有一段螺纹。

①扁尖螺纹针和棱尖螺纹针：此骨针主要用于松质骨固定，特别适合骨盆的固定（图 11–5A）。这种螺纹针的规格见表 11–4、表 11–5。

②钻花尖螺纹针：这种骨针进针阻力很小。有两个切削刃，相当于一个双槽锥（图 11–5B），其规格见表 11–6、表 11–7。

③锥形螺纹针：此针之螺纹与木螺丝相似（图 11–5C）。沿针轴向抗拉力大，对骨皮质损伤较小，结合牢固，适用于单臂固定。

④贯穿螺纹针：该针作贯穿固定用（图 11–5D）。其规格见表 11–8、表 11–9、表 11–10。

⑤螺纹加压针：针尖部是锥形螺纹，螺纹后有一段光杆，距针尖 2~10cm 处针径变粗。针尾为三棱或四棱体形（图 11–6A）。

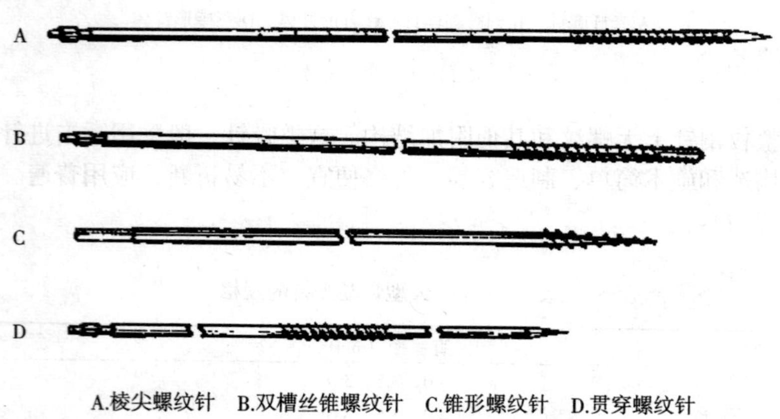

A.棱尖螺纹针 B.双槽丝锥螺纹针 C.锥形螺纹针 D.贯穿螺纹针

图 11–5 螺纹骨针

表 11—4 松质骨螺纹针的规格

型 号	总长 a (mm)	螺纹长 b (mm)	直径 (mm)
OR–B22–12–035	120	35	
OR–B22–15–040	150	40	2.5 ~ 3.0
OR–B22–15–040	150	40	3.5 ~ 4.050
OR–B22–18–050	180	50	

表 11—5 微型螺纹针的规格

型 号	总长 a (mm)	螺纹长 b (mm)	直径 (mm)
OR–HM65–3312	33	12	1.5 ~ 2.0
OR–HM65–3615	36	15	2.0
OR–HM65–3918	39	18	2.0
OR–HM65–4520	145	20	2.0
OR–HM65–5020	150	20	2.0

注：尖部钻花长为 3.2mm。

表 11–6 钻花尖螺纹针的规格

型 号	总长 a (mm)	螺纹长 b (mm)	直径 (mm)
OR–GM22–12040	120	40	3.5 ~ 5.0
OR–GM22–15050	150	50	5.0
OR–GM22–18050	180	50	5.0

* 尖部钻花长为 4.0mm。

表 11–7 钻花尖螺纹针规格

型 号	总长 a (mm)	螺纹长 b (mm)	直径 (mm)
OR–CM36–7525	75	25	3.0 ~ 4.5
OR–CM36–11022	110	22	3.0
OR–BM22–12045	120	45	4.0

表 11–8 小型螺纹针的规格

型 号	总长 a (mm)	螺纹长 b (mm)	直径 (mm)
OR–E62–17520	175	20	3.0 ~ 4.5
OR–E62–17525	175	25	3.0 ~ 4.5
OR–E62–20020	200	20	3.0 ~ 4.5
OR–E62–20030	200	25	3.0 ~ 4.5
OR–E62–20040	200	25	3.0 ~ 4.5

表 11–9 贯穿用螺纹针的规格

型 号	总长 a (mm)	螺纹长 b (mm)	直径 (mm)
OR–E61–20–035	200	35	3.0 ~ 4.5
OR–E61–20–035	200	40	3.0 ~ 4.5
OR–E61–20–035	200	50	3.0 ~ 4.5
OR–E61–20–035	250	35	3.0 ~ 4.5
OR–E61–20–035	250	40	3.0 ~ 4.5
OR–E61–20–035	250	50	3.0 ~ 4.5
OR–E61–20–035	250	60	3.0 ~ 4.5
OR–E61–20–035	300	40	3.0 ~ 4.5
OR–E61–20–035	300	50	3.0 ~ 4.5
OR–E61–20–035	300	70	3.0 ~ 4.5

表 11–10 微型螺纹针的规格

型 号	总长 a (mm)	螺纹长 b (mm)	直径 (mm)
OR–HM70–3310	33	10	0.8 ~ 1.5
OR–HM70–3810	38	10	1.5
OR–HM70–4312	43	12	1.5
OR–HM70–4812	48	12	1.5
OR–HM70–5312	53	12	1.5
OR–HM70–5815	58	15	1.5
OR–HM70–6315	63	15	1.5

根据粗径（台肩）距针尖的长度分为大、中、小三种规格。大号骨针可单独使用，对股骨颈骨折固定效果较好。中、小号螺纹加压针可用于不同粗细的管状骨呈斜形断裂骨折的固定。它的加压原理是，当针尖部螺纹穿至管状骨的远侧骨壁时，针径变粗的台肩部恰好抵住近侧骨壁，再旋转进针，远侧骨壁便被螺纹拉向近侧使两断骨复位、加压（图 11-6B）。

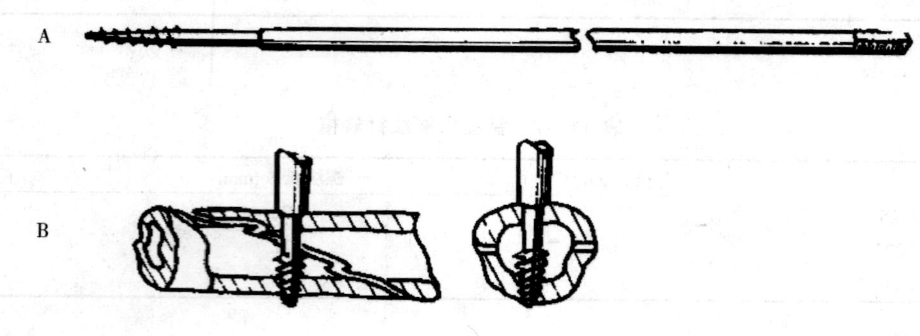

A.骨针整体图　B.加压原理图

图 11-6　螺纹加压骨针

（2）双段螺纹针：此种针多用于四肢管状骨骨干部分的半针固定。两段螺纹恰好处于两侧皮质内，螺纹间的光杆则在骨髓腔内。一般来说，针径应小于骨直径的 1/3，否则有造成针道周围应力骨折的危险。传统的固定针主要用来传导应力，而在现代其作用则在扩展。例如利用其导电性作为生物微电的传导体，还用于振动源的传导体等等，凡此种种，都可起到促进骨折愈合的作用。

①前部双段螺纹针：此种针主要用于四肢管状骨单侧固定。两段螺纹恰好处于管状骨的对应骨壁上，螺纹间的光杆在骨髓腔内。其形状见图 11-7A，规格见表 11-11。

②首尾螺纹针：该针针尖部为锥形螺纹，针尾部分为普通螺纹接四方形针尾，针体部分为圆

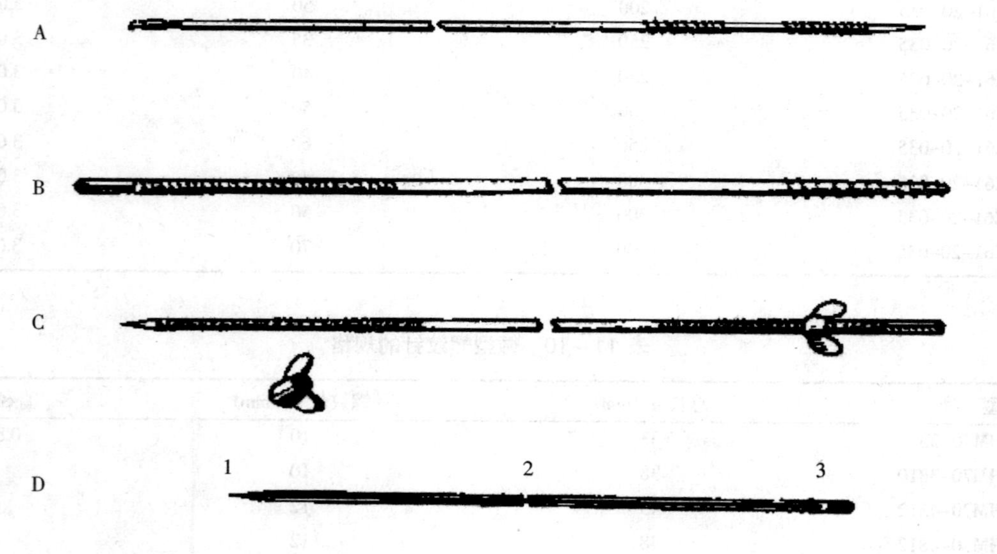

A.前部双段螺纹针　B.首尾螺纹针　C.两端螺纹张力针　D.套管贯穿骨针

1.针芯　2.套管　3.针尾

图 11-7　双段螺纹骨针

光杆，针尾部装一元宝螺帽。旋动元宝螺帽，即可使骨针沿管状锁针器之针管做轴向牵推运动（图 11–7B）。根据型号不同，锥形螺纹的螺距 1~2mm。其规格见表 11–12。该针与骨壁结合牢固，沿针轴向最大承拉力可达 75kgf（一般螺纹针为 30kgf）。

③两端螺纹张力针：为了尽可能减少穿针对骨质的损伤，宜于采用细针固定，但针径变细，刚度变小又不利于固定，所以采用张力针。它是一种贯穿针，针尖和针尾部分均为普通螺纹，针体部分直径略粗，在螺纹上配以元宝螺帽（图 11–7C）。针被固定在支架上后，右旋两端元宝螺帽，在针的轴向产生拉力，使针刚度变大。适用于桥式立体支架和张力桥架上。根据经验，针径为 2.0mm 左右为宜，若太细将使针孔处骨质所受挤压应力过大，局部骨组织易于坏死。

表 11–11 双段螺纹针的规格

型 号	总长(mm)	螺纹长(mm)	直径（mm）
OR–B21–11–0.22	110	22	3.0 ~ 5.0
OR–B21–12–0.27	120	27	4.0
OR–B21–15–0.34	150	34	4.0
OR–B21–17–0.34	170	34	4.0

表 11–12 锥形螺纹针的规格

型号	针全长(mm)	针径(mm)	针尖长(mm)	光杆长(mm)	针尾长(mm)	锥形螺纹长(mm)	普通螺纹长(mm)
一号	150	5	2	30	6	30	82
二号	90	4	2	20	5	20	43
三号	60	2.5	1	10	4	10	25

（表 11–1~表 11–12 引自黄克勤主编的现代创伤外固定学）

（二）按骨针的用途分类

1. 单侧固定针：用于单侧框架固定器上。包括圆光针、扁尖和棱尖螺纹针、钻花尖螺纹针、锥形螺纹针、前部双段螺纹针等。

2. 贯穿固定针：用于双侧框架固定器、桥式立体框架固定器和环形立体框架固定器上做贯穿肢体固定。包括圆光针、贯穿螺纹针和套管贯穿针等。

套管贯穿针构造如图 11–7D。它由三个零件组成，即针芯、套管和针尾。针芯的一端做成针尖（棱锥尖），另一端有一段普通螺纹，两段套管套在针芯上，要求套管与针芯采用滑动配合。当套管套在针芯上后，将针尾（相当一个特殊螺帽）拧在针芯的螺杆上，使之成为一体。

骨针从骨体上取下时，首先旋下针尾，再从针尖端将针芯抽出，然后从肢体的两侧分别抽出两段套管。该针虽然构造较复杂，但能有效地避免一侧取针时可能造成的针道感染。这种骨针的刚度并不比同径的其他骨针差。

3. 加压针（牵推骨针）：加压针是一种单侧固定针。包括螺纹尖加压针、变螺距螺纹尖加压针、螺纹针尾牵推针和套筒针尾牵推针等。套筒针尾牵推针的构造见图 11–3E。它由带有普通螺纹的针尾、转动套筒和固定套筒组成。固定套筒的外表面为光滑柱面，内表面带有螺纹，螺距为 t_2，套筒的外表面带有螺纹，螺距为 t_2 与套筒的内螺纹配合。套筒的内表面也制有螺纹，螺距为 t_1，和针尾的螺纹配合，$t_2>t_1$。套筒装在锁针器上锁固。当需要骨针沿其轴向做牵推运动时，不需要脱开锁针器，只要按需要旋动套筒即可。针尾和套筒的外端均制成六方形，以便用搬手旋动套筒和防止针体转动。

4. 张力针：张力针属于螺纹贯穿针。两端螺纹张力针便是这类骨针（图 11-7C）。

（三）按设计者姓氏分类

在国外流行按设计者姓氏分类法，譬如，克氏骨针、斯氏骨针、尚氏骨针、波氏骨针等。这种分类法，表示不出种类的内涵，是一种不可多取的分类方法。

1. 斯氏针（Steinmann）：直径 3~4mm，全针光滑，多用于成人下肢骨折。与克氏针相似。

2. 克氏针（Kirscher）：直径小于 3mm，全针光滑，多用于成人上肢骨折与少年儿童的上下肢骨折。

3. 尚氏针（Schanz）：直径 5mm，针尖段带有螺纹，多用于松质骨半针固定。

4. 波氏针（Bonnel）：针中段带有螺纹，多用于全针固定。

三、固定针的研究进展

固定针与固定器本身一样，也经历了一个曲折的发展历程。最早人们使用铁钉，由于铁器的抗腐蚀性及组织耐受性较差，因此，针道感染等并发症在所难免。为改变这种状况，Parkhill 曾在钉的外面镀银，Lambotte 则在钉的表面镀金或镍。随着冶金和材料学的发展，1931 年，Boever 首先采用不锈钢针，这就极大地改善了针的抗腐蚀性和组织相容性。现代的框架固定器使用不锈钢制成的钉或针，因此，人们也将固定针称为钢针。

早期使用的固定针皆为骨圆针，且仅穿透一侧骨皮质，这使得针在骨中的把持强度较低，容易造成松动。1932 年，H. Judet 将针穿透对侧骨皮质，以增强依托强度。进而，另一些医生提议将针贯穿对侧皮肤，在肢体两侧连接框架固定器。1974 年，Bonnel 设计出一种新的螺纹贯穿针，螺纹刻在针的中部，可牢固地把持骨两侧的皮质层，以减少针在组织内移动，这对减少针道感染有重要意义。固定针是应用框架固定器中最重要的问题，为了保证骨折端固定足够的稳定，防止骨针滑动弯曲折断，钢针由细到粗，通常用的固定针直径为 4~5mm。虽然针直径越大，牢固越好，但对骨及软组织的损害也越大。当针直径为 4.4mm 时，67kg 体重者全负荷可行走 48104 次；当体重为 90kg 时，部分负荷行走 63103 次，尚能维持牢固性。穿针方向以垂直于骨干的平行穿针，发展到可根据骨折线方向不同而随意进针，即构成多平面固定构型。此时明显增加屈折强度，但针的数量并不减少，Kempson 和 Campbell 通过力学测试对各种框架固定器的坚固度作了对比，认为框架固定器的坚固度首先取决于针的直径和数量，其次才是连结杆的弯曲硬度和数量。粗针的优点是使骨针相交点的应力减少，而且减少了针在骨中松动的倾向。Evans（1979 年）实验室获得结果也表明，框架固定器的坚固度同骨针在骨中的稳定性有关。目前使用的框架固定器针的直径最大为 5mm，穿针最少 4 枚，一般均为 6 枚。最多者 8 枚（AO 框架固定器和 Hoffmann 框架固定器）。由于针的数目较多，在操作中要照顾到针与针之间、针与杆之间的彼此关系，故对穿针的技术要求甚高。

骨针的变化、发展和框架固定器的发展是同步的，总的来说，主要有以下几个方面。①针径的粗细；②针的材质和制造工艺；③针的结构（包括螺纹参数）；④针功能的开发与扩展。

（一）骨针的直径

目前所用最细的针径为 0.8~1.5mm（克氏针），最粗的针径为 6mm（斯氏针），常用的针径为 3~4.3mm。针的粗细要根据被固定的骨径大小和受力情况确定。针径太小，刚度不够、弹性变形大，影响固定效果；而且使骨针与骨质的接触应力变大，可能造成骨细胞坏死。针径过大，虽然刚性好，但对骨质挤压应力大、对骨质损伤亦大，可能造成针道周围应力骨折。总的来看，单臂固定应采用较粗的针径；双侧和立体框架固定针径则可适当细一些。目前尚不清楚骨质坏死的最小挤压使用应力值，所以还不能科学地选择针径。这要大家努力去探索。

（二）骨针的材质

骨针的材质多为不锈钢。一般采用奥氏体型不锈钢 0Cr18Ni9Ti 或 1Cr18Ni9Ti。这种钢不能淬火强化，塑性、韧性及工艺性能良好，耐蚀性也好，但屈服强度低。制造高强度骨针可采用马氏体型不锈钢，如 3Cr13 或 4Cr13，还可采用的有 9Cr18 或 9Cr18MoV。这类钢淬透性能好，一般经油淬或空冷后即可得到马氏体组织。经高温回火处理后，不仅保证有良好的耐蚀性，而且可获得优良的综合机械性能。最新针材料要算上海市钢铁研究所研制的 47121 高强度钛合金。用 47121 钛合金制造的骨螺钉强度高（抗拉强度 95kgf/mm²，抗弯 200kgf/mm²），重量轻、无毒、无磁、耐蚀性好，与人体肌肉的亲和力强，易被人体接受。制造骨针宜用冷拔钢丝。表面粗糙参数一般为：轮廓算术平均偏差 Ro>0.08~0.16μm；微观不平度十点高度 Rz>0.4~0.8μm。随着复合材料广泛应用、制造工艺的不断发展，必将会出现更理想的固定针材料。

（三）骨针的结构

圆光针和螺纹针各有所长，前者结构简单、制造容易、施术迅速，后者轴向抗拉力大是其主要优点。螺纹针的螺纹参数，是个有待深入研究的问题。有的学者认为，螺距以 2.0mm 牙型为稀梳形呈锯齿状较好。一般肢体管状骨的骨壁厚度为 3.8~4.0mm 左右，按 2.0mm 的螺距计算，在骨质内只有 1.5~2 扣螺纹。螺距越大，骨与螺纹的衔接间隔越厚，被螺纹转切面积越小，骨质保存越多，基底较宽，承受拉力越大，则骨针不易从骨壁上松脱，骨组织供血较好，不易坏死。反之，若采用工程上用的普通螺纹，由于螺距小，转切骨组织面积大，骨质保存较薄。因此，承受拉力较小，骨组织易坏死，骨针易松脱。

（四）骨针的功能

骨穿针框架固定治疗骨折的方法与其他外固定方法的区别，在于以骨针作传力体。创造这种方法的最初突破无疑是骨穿针。用钢针将框架固定器械的约束力直接传至断骨实体上去限制骨折广义移位的倾向力，要比靠软组织传递约束力显然要稳定可靠和有效得多。只有用骨针作传力体，才可能使框架固定器械离开肢体表面，为软组织治疗造成足够的空间，这是用其他外固定方法无法实现的。

中国传统医学整骨理论的核心，在于最大限度地发掘机体自我修复的能动性。复位固定的最终目的不是功能替代，而是利用器械创造一种发挥人体内一切积极因素，实现自修复的最优条件。这些条件包括骨折断面上最佳生理应力状态，最佳的血运形式，最佳生物电磁系统的调节与激励，最佳肌群力的利用，广义移位倾向力与固定器的约束力的最好平衡，接骨药物的适度服用以及自修复因素间的最佳协调。

只要不断地去实践去探索，穿针技术必将会出现新的突破。基于上述，骨针的作用不应该只局限于传力，其作用需要扩展。

1. 增加骨针的功能

（1）骨针应该作生物微电的传导体：一般说来，针径应小于骨直径的 1/3，否则有造成针道周围应力骨折的危险。传统的固定针主要用来传导应力，而在现代其作用则有所扩展，例如利用其导电性作为生物微电的传导体，还用作振动源的传导体等等。凡此种种，都可起到促进骨折愈合的作用。将适宜的微电压（电流）按某种频率从骨针输入骨折部位，有加速骨愈合的 JORGENSEN 电刺激器的临床应用便是典范（图 11-8）。

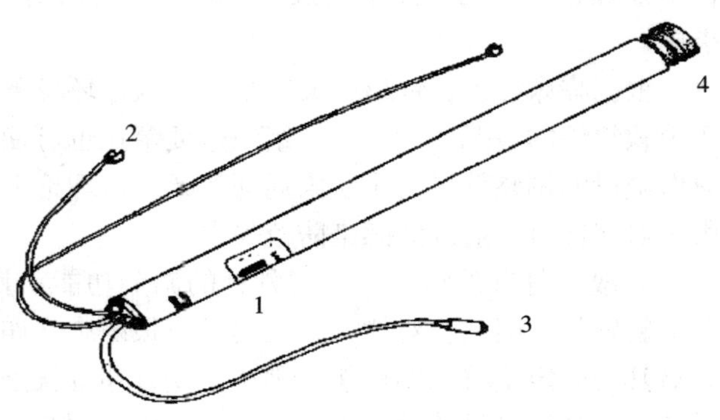

1.闪光二极管　2.导线　3.指示灯　4.按钮开关

图 11-8　JORGENSEN 电刺激器

Jorgensen 博士（丹麦人）经过 15 年临床的经验总结，精心设计了他的电刺激器。它像一个电筒样的圆棒，棒的一端是一个绿色按钮；另一端伸出三条电线，一条导线端部是个指示灯，用以显示棒内锂电池是否正常工作，另两条导线分别安装在断骨远近端的骨针上。棒的近线侧有一闪光二极管，每秒闪亮一次，每 136min 颠倒一次电极的极性，闪光二极管则由红变绿，再 136min 二极管由绿变红。整个刺激器用尼龙带或胶布固定在框架固定器的连接杆或支撑杆上。

其电力参数为：电压 0.2~1.0V；电流 250μA；频率 1Hz。

其作用是：刺激骨细胞和骨组织血管，使断肢温度升高，改善血运。

其适应证为：肥大或萎缩的假性关节（用于骨移植）；骨延迟愈合和不愈合症。另外将骨折部位置于适当频率的交变磁场中，也会对断骨结痂产生好影响，这一事实也逐渐被人们所认识。

（2）骨针可以作为振动源促进骨折愈合：美联社英国布里斯托尔传真报道了体育爱好者苏·马歇尔创造“骨震动器”的消息。英国曾有 100 多名骨折病人采用了这种新颖的装置。它能向骨折部位发出震荡，缩短愈合过程。

在国内有的专家学者对骨迟缓愈合病人，试用轴向叩击法激发骨折面活化，促进骨折愈合，也取得了可喜成果。上述事实充分证明，规范的振动对骨折愈合有促进作用。尽管其机理尚不清楚，但事实确已经存在。

（3）骨针可以作为生物信息的传导体：在骨穿针手术及骨愈合的过程中，生物微电势是否会发生变化？是否可以用骨针导出生物电信息判断进针深度、进入骨实质、肌肉，碰到神经、血管以及骨痂形成的程度呢？这些信息能否用电子计算机处理和显示？如果可能，将会使骨穿针复位框架固定学步入科学化的领域。

（4）骨针应该具有协助治疗的作用：如果通过特殊设计的空心骨针向骨折部位输入某种粘结剂，以实现内外同时固定，将会收到更好的医疗效果。另外，通过空心骨针将某种激发骨组织再生的药物输进骨折断面，以加速骨痂的形成；通过空心骨针向骨组织或软组织输入某种抗生素，以防针道感染和骨组织局部坏死。上述各项，均是我们的研究课题。

2. 改进骨针制造工艺，防止针道感染：骨穿针框架固定技术最易失败在针道渗液和感染。其实，在外科手术中类似针道的体内外通道并不少见。譬如，腹外科所用的引流管、引流纱布……，骨伤科用的牵引钢针等等。既然它们可以防止感染而小小的针道就不能防止感染？事实上在穿针框架固定的所有病例中，针道感染的病例并不是很多见。有些医生采用中药防止针道感染就卓有成效。除用外敷药物及针道口被膜密封等方法解决针道感染以外，还可以从骨针的制造工艺和材质上解决。中医经验中，用银针可以防止感染，银离子有杀菌作用。为了保证骨针的刚度，可以采用高强度材料作针体，再进行表面镀银处理。另外，针表面金属涂层、表面化学处理、表面药物涂层以及空心针药液冲洗针道等方法，对防止针道感染无疑是切实可行的措施。

根据临床经验，针道感染多半是与医疗环境不良有关，也有发生在骨针消毒不严或骨针严重压迫软组织的情况。骨针对软组织过度牵拉也可使其局部坏死。如果在整复后穿针，穿针固定后只做微量的调整就可防止肌肉局部坏死。从理论上讲，针道感染绝对不是穿针的必然结果；而是由于对穿针可能造成的感染防范失误。

3. 改进骨针的结构，实现骨针的调节功能：目前框架固定器的调节性能主要是靠支撑杆的调节装置的，因此，对侧方移位的矫正很困难。如果在框架固定器已经安装就绪后，骨针能够具有沿其轴向定量移动的性能，则矫正侧方移位就是件容易事了。现有的牵推骨针和套筒骨针，就是基于此种要求设计的。除了轴向（拉压）调节，还需要侧向（横向）调节。在骨针露出体表段上安装侧向调节器，就可以对骨针的侧弯进行调节，可以改变骨针的施力方向。骨针侧向调节器的构造很简单，形似一只简单弯管器。当某一骨针侧向弯曲致使施力方向不利于骨折断面上应力分布或造成微量广义位移时，就可在骨针的适当一侧加装一只侧向调节器予以矫正。

交叉穿针是发挥骨针抗拉抗扭能力的一种好方法，但是两针交叉点的位置及离合情况会直接影响固定效果。交叉针固定，可使交叉点成为刚结点，增加骨针的刚度和稳定性，并且具有调节骨针挠度的功能。

4. 改进骨针结构，减少损伤

（1）在骨针露出体表段与锁针器间加一骨针套管增加骨针的刚度，这样可以采用较细的骨针，以减小对骨及软组织的损伤。若在骨针套管与皮肤接触处加一护罩，护罩与皮肤间垫上药垫，还可起到密封针孔、防止针道感染的作用。

（2）利用球形针尖可以防止骨针对神经、血管的损伤。这种针尖穿入软组织时不是切割进入而是挤入，对骨组织也是挤入，会增加针与骨的结合力。总之，加强对骨针结构的研究，定会使其功能得到扩展，将会使穿针复位框架固定技术日臻完善，在骨伤治疗中发挥越来越大的作用。

第二节　锁　针　器

锁针器是将骨针与连接杆、支撑杆或桥架联结在一起的联结部件。要求锁针牢固、结构轻巧、具有多个自由度、操作简单、制造容易，患者佩带方便。根据锁针器构造特点，大致可分为下列几种。

一、顶丝式锁针器

是一种构造简单的锁针装置。根据锁针器主体与支撑杆联结方式不同，有下列几种形式。

（一）方形锁针器

锁针器的主体为一正六面体，上面有一小锁针孔和一大孔。大孔套在连接杆或支撑杆上用顶丝固定。

1. 方孔方形锁针器：主体上的大孔是方形通孔（图 11–9A）。用于方形断面的支撑杆上。只有一个自由度，灵活性很差，只能沿支撑杆轴向移动。能控制轴向旋转，稳定性较好。另一种是方孔方形锁针器装在方形连接杆上（图 11–9C）。

2. 圆孔方形锁针器（图 11–9B）：锁针器主体可套在圆形断面的支撑杆上。既可自支撑杆轴向移动又可绕轴转动，具有两个自由度。

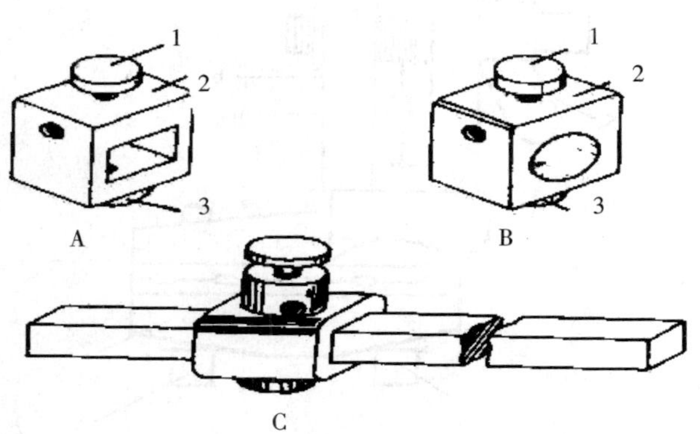

A.方孔方形锁针器　B.圆孔方形锁针器　C.方形锁针器装配图

1.主体　2.锁针顶丝　3.支撑杆固定螺钉

图 11–9　方形锁针器

（二）杆式顶丝锁针器

1. 圆头杆式锁针器：主体为圆柱形，其上有一小透孔，骨针穿过该孔用顶丝固定。主体一侧带一长杆，要用联结器才能固定在支撑杆上（图 11-10）。

2. 方形杆式锁针器：主体为方柱形，其上有 2~3 个穿针小孔，骨针穿入穿针孔后，用顶丝紧固。主体的一端带有一短螺杆可与支撑杆或桥架相联（图 11-11）。

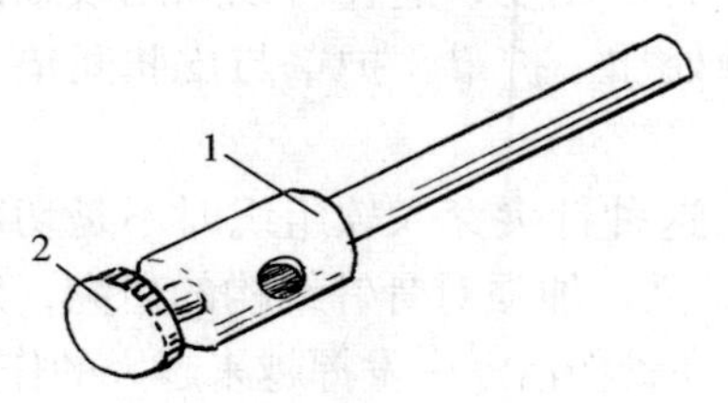

1.主体 2.顶丝

图 11-10 圆头杆式锁针器

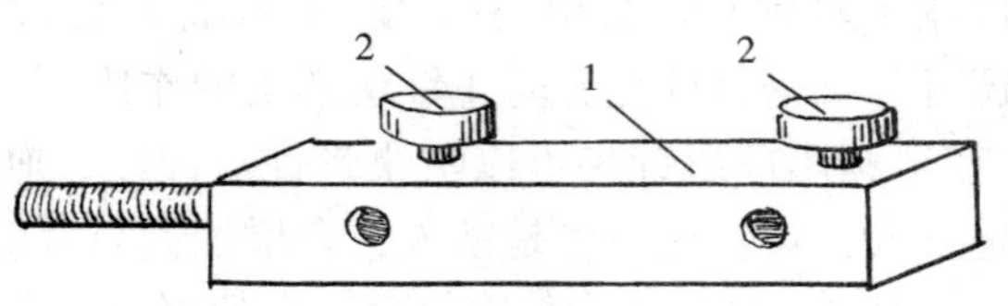

1.主体 2.顶丝

图 11-11 方形杆式锁针器

二、板夹式锁针器（Hoffmann 锁针器）

该种锁针器在美国和日本等国得到普遍应用，日本称为虎钳式锁针器。它有一个活动夹针板和一个固定夹针板（也是锁针器主体）(图 11-12)，用螺钉联结和锁紧。两夹板的接合面上刻有数条挟针槽，针距只能是槽距整数倍，因而对穿针间距、角度及各骨针呈线性排列都要求严格。施术时必须选用相应的导针器定位，故而穿针的灵活性差。在主体上装有联结器，连接杆可由 a 孔穿过，用元宝帽螺钉紧固。该锁针器外形复杂，重量较大，患者佩带不很方便。

根据锁针器主体与支架的联结方式不同，板夹式锁针器可分为：

（一）带联结器（活接头）式锁针器

1. 单活接头板夹式锁针器：单活接头板夹式锁针器的外形如图 11-12。锁紧螺钉不仅有锁紧夹板同时又有锁紧联结器（活接头）的作用。联结器可绕螺钉的轴线转动 360°角。a 孔是由两扇圆形夹盘拼合而成，圆盘可绕 b 轴转动。整个锁针器共有四个自由度，使用起来灵活方便。

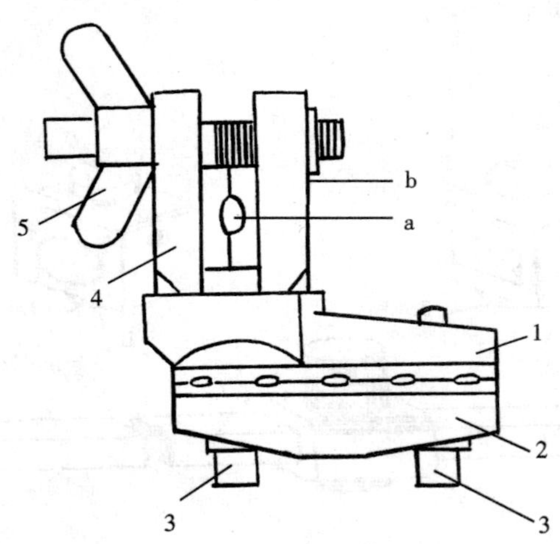

1.固定夹针板 2.活动夹针板 3.紧固螺钉 4.联结器夹板 5.元宝螺钉

图 11-12 单活接头板夹式锁针器

2. 双联结器板夹式锁针器：这种锁针器的外形如图 11–13，与单联结器板夹式锁针器构造基本相同，只是在两块夹板上各有一个活接头，便于实现空间固定。它既是锁针器又可作联结器用，应用起来更灵活了。

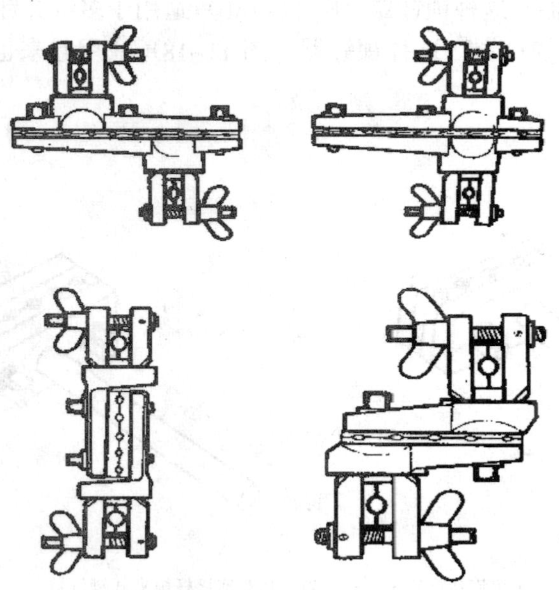

图 11–13 双联结器板夹式锁针器

3. 固定接头板夹式锁针器：在一个夹针板上固定一个联结用接头，整个锁针器可沿支撑杆轴线移动和转动，有两个自由度。其用途不如前者广泛，但构造却很简单（图 11–14）。

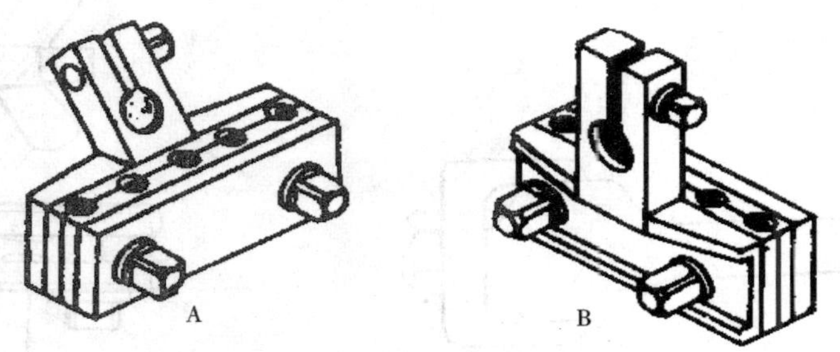

A.正面观 B.背面观

图 11–14 固定接头板夹式锁针器

（二）板夹、支撑杆一体式锁针器

板夹支撑杆一体式锁针器（图 11–15），由活动夹板和固定夹板组成。在固定夹板的两侧面上均刻有锁针槽，可以双面夹针。在固定夹针板上钻了多个与活动夹针板有相同孔距的螺孔，两扇夹板靠内六角螺钉紧固夹针。这种锁针器结构简单，但对针距和进针角度等要求严格，施术难度大，很不灵活。

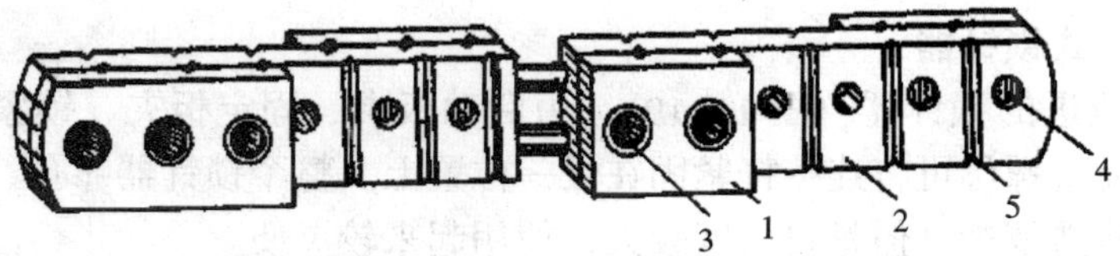

1.活动夹针板 2.固定夹针板 3.内六角螺钉 4.螺孔 5.锁针槽

图 11–15 板夹、支撑杆一体式锁针器

（三）带连接杆板夹式锁针器

1. 单连接杆板夹式锁针器：这种锁针器（图 11–16A）需靠联结器与支撑杆相连。另一种是微型单连接杆锁针器（图 11–17）。其构造非常简单，适用于短骨骨折的固定。

2. 双连接杆板夹锁针器：这种锁针器（图 11–16B）适用于多维穿针立体固定。

3. 单杆单接头板夹式锁针器：这种锁针器（图 11–18）应用起来也很灵活，适用作多维组架。

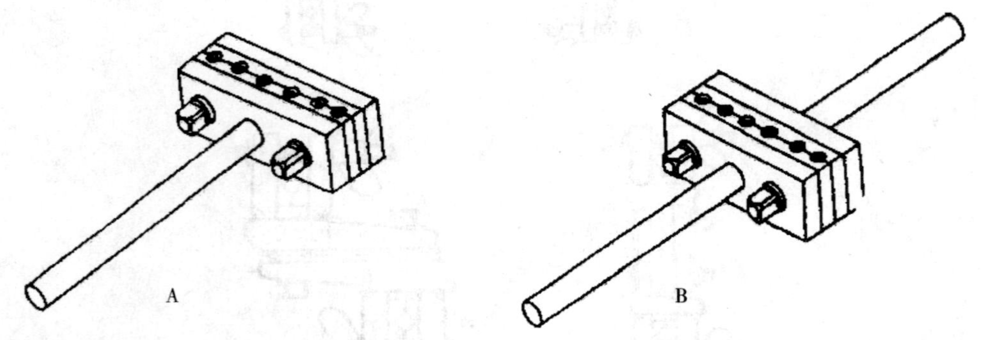

A.单连接杆板夹式锁针器　B.双连接杆板夹式锁针器

图 11–16　带连接杆板夹式锁针器

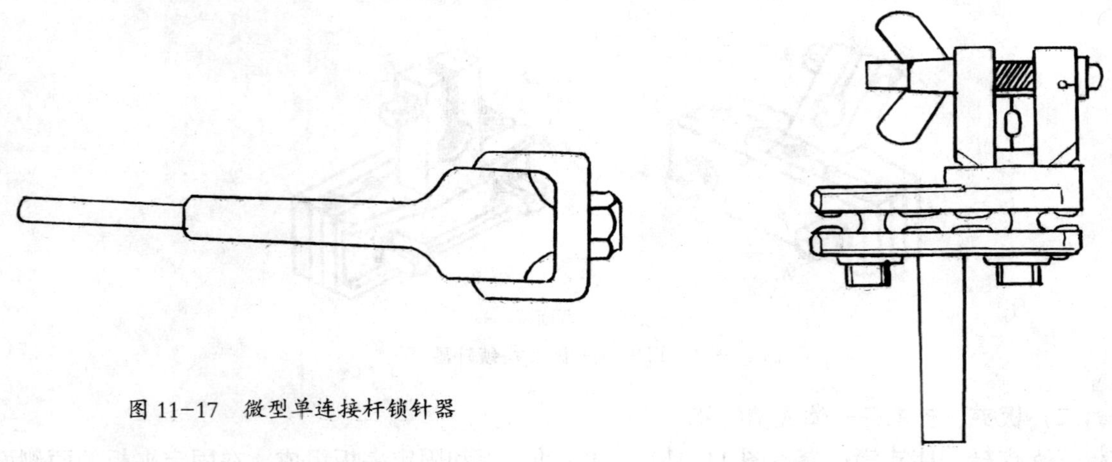

图 11–17　微型单连接杆锁针器

图 11–18　单杆接头板夹式锁针器

（四）万向杆板夹式锁针器

我国学者黄克勤改进的锁针器（图 11–19），由活动板夹、固定板夹、锁紧螺钉、板夹主体和球头连接杆组成。元宝螺母可将连接杆紧固在任一位置上。整个锁针器靠孔、顶丝固定在支撑杆上。该锁针器虽然构造复杂，但是自由度较大，使用起来较灵便。

板夹式锁针器虽然具有使用等优点，但也存在不足：

（1）用不锈钢或复合材料制造，重量较大，再加上支架的重量使患者较难承受。

(2) 施术时对针距、进针点和进针方向要求严格，必须用导针器辅助穿针，使合理布针产生许多困难。

(3) 结构较复杂，加工困难。

(4) 由于零件的凸凹、沟槽较多，给消毒灭菌带来一定困难。

(5) 零件数目较多，连接链较长，易于产生松动，影响固定效果。

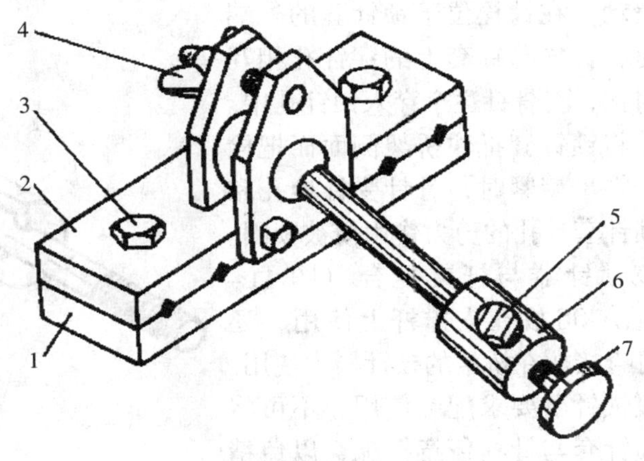

1.活动板夹 2.固定板夹 3.螺钉 4.元宝螺母
5.连接杆孔 6.联结杆 7.顶丝

图 11-19 黄氏万向杆板夹式锁针器

三、针栓式锁针器

(一) 单针栓锁针器

单针栓锁针器也是我国黄克勤教授设计发明的，共有三个零件（图 11-20）。将杆夹套在支撑杆上，可沿支撑杆轴向移动和转动。骨针穿过针栓的穿针，可绕针栓轴线转动 360°。当针栓锁紧螺帽旋紧时，杆夹、骨针和支撑杆三者锁固成一体。这时骨针受剪切力作用，固定得非常牢固。由于每个锁针器只固定 1 枚骨针，施术时对针距和进针角度无严格要求，可根据手术需要恰当布针。杆夹既是锁针器的主体又是联结器的主体，其结构紧凑到无可再减的程度。利用这种锁针器骨针有四个自由度。若用两只锁针器可以在支撑杆的两侧交叉穿针，应用起来非常灵活。

另外，中型针栓孔可以固定套筒骨针，固定后可随时进行单针的牵推运动。另一种型式的单针栓锁针器（图 11-20A），将骨针放进锁针槽 C 中（图 11-20B），旋紧螺帽便可将骨针固定在锁针杆上。由于锁针孔是开口的，放针和卸针都非常快捷。这种针栓还可做成图 11-20C 的形式。

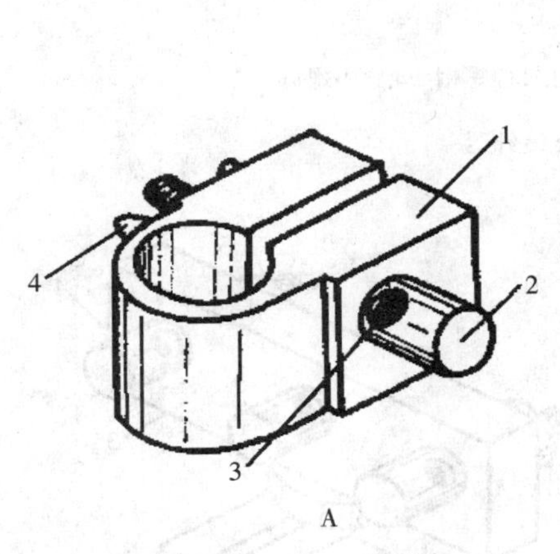

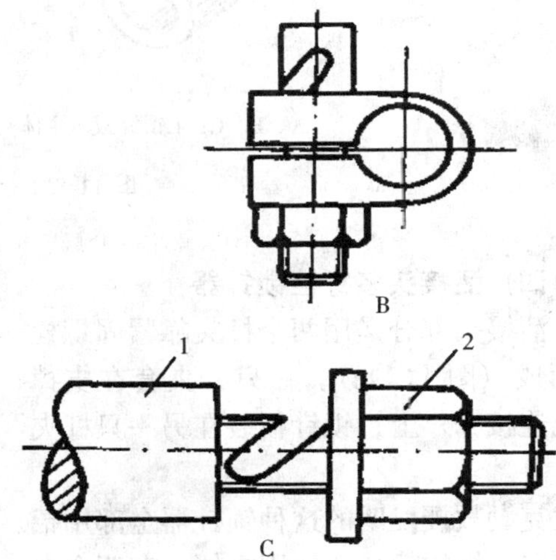

A.锁针器 1.杆夹 2.针栓 3.穿针孔 4.紧固螺帽
B、C.针栓 1.针栓 2.紧固螺帽

图 11-20 黄氏针栓式锁针器

(二) 单针栓双针（或多针）锁针器

也是黄克勤教授设计发明的，该锁针器的轴侧剖面如图 11-21A。针栓可在锁针套中沿轴向滑动。在针栓位于锁针套的外端时，针栓与针套上的穿针孔相互对正，将骨针逐个穿入锁针孔中。当将锁针套抵住桥架侧面而把栓杆螺母旋紧时，骨针受针栓孔和锁针套针孔的剪力作用便被锁固。该锁针器与杆夹配合（图 11-21B）可放在支撑杆上使用，还可直接放在桥架的锁针槽中使用。该锁针器要求配套使用，不可将锁针套与针栓任意搭配，以免精度不高而骨针锁固不牢。

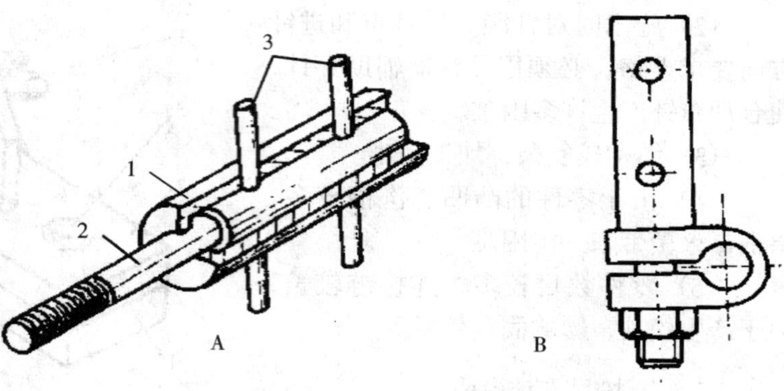

A.锁针器 1.锁针套 2.针栓 3.骨针
B.杆夹
图 11-21 黄氏单针栓双针锁针器

（三）多针栓锁针器

我国学者黄克勤教授发明了多针栓锁针器（图 11-22）。锁针器的主体也是联结器的主体，将它套在支撑杆上，用锁固螺钉固定。为使针距可调常做成锁针槽（图 11-22A），针栓可固定在槽的任意位置上。锁针器（图 11-22C）既可以装在桥架上，又可以作为支撑杆的一端装配在支撑杆的加压调节装置上。多针栓锁针器固定灵活，能实现交叉穿针，增强固定效果。

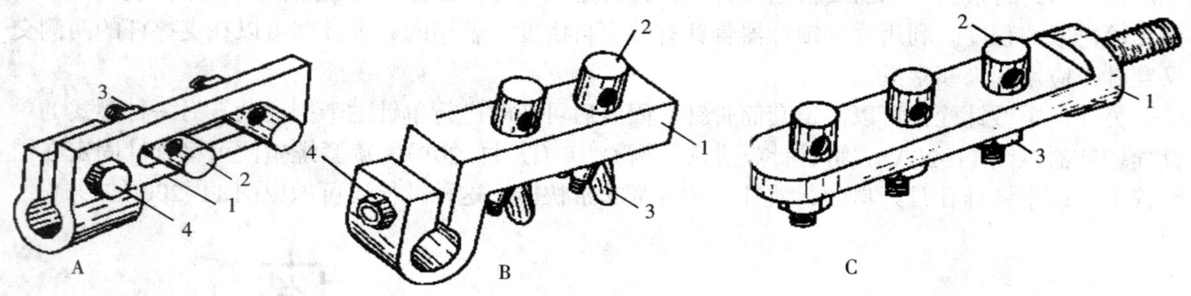

A、B、C：1.锁针板（主体） 2.针栓 3.针栓螺帽 4.紧固螺钉

图 11-22 黄氏多针栓锁针器

（四）活接头多针栓锁针器

其活接头部分是用两个杆夹靠紧固螺栓联结而成（图 11-23）。一只杆夹套在支撑杆（或连接杆）上；锁针板装在另一只杆夹上。

黄克勤教授发明的这种锁针器全部用铝合金制造。结构轻巧、使用方便。有四个自由度，放在单臂架上，可实现交叉立体布针。

（五）桥架多针栓锁针器

各种桥架上都开有锁针孔和锁针槽，可同时安装多枚针栓，构成了桥架多栓锁针器。在苏式框架固定器（Цпцзаров 架）上

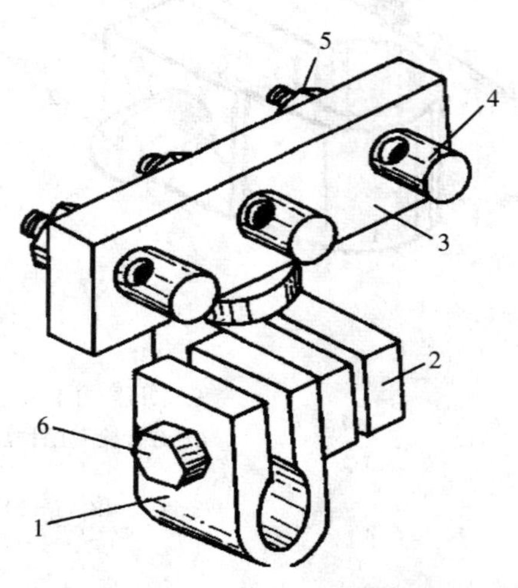

1、2.杆夹 3.锁针板 4.针栓 5.针栓螺母 6.螺栓
图 11-23 黄氏活接头多针栓锁针器

就应用该种锁针法。苏式环形和半环形桥架上布满了许多槽和孔，根据骨针的布施位置和方向，在槽、孔中安上针栓，将骨针尾端插在针栓的锁针孔中，然后旋紧针栓螺母便可将骨针牢牢地锁固在桥架上。梯形桥架上也可以应用此种锁针法。

四、轴向可调式锁针器

骨针具有沿其轴向移动的调节功能是十分必要的。为达到此目的可从两方面解决。一种是用尾端带螺纹的骨针，靠调节螺帽推动针体实现轴向运动；另一种是靠特殊构造的锁针器实现轴向调节功能，属于这种轴向可调式锁针器有：

（一）钳夹轴向可调式锁针器

钳夹式锁针器外形图（图 11-24A）。钳夹套筒的外表面制有螺纹和一个固定凸台（做成六方形）。钳夹芯一端制成三瓣（或四瓣）夹口，外面呈锥形；另一端的外面上制有螺纹与螺帽配合，钳夹芯有一中心通孔。钳夹芯装入钳夹套筒内呈滑动配合。当骨针穿过钳夹芯的中心孔后，旋紧螺帽，螺帽抵住套的端面将钳夹芯拉向该端，在夹芯另一端锥状面作用下，三瓣夹口向内收缩，于是将骨针夹紧。锁针器的整体可装在桥架上或用联结器与支撑杆相连(图 11-24B)。这种锁针器构造复杂、制造较难，但临床中较适用。

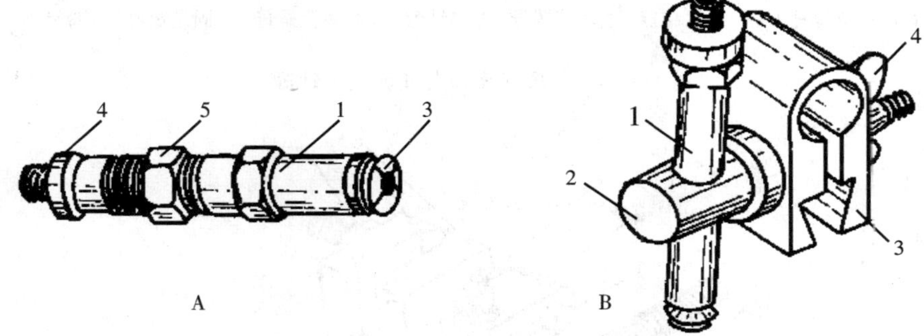

A. 1.钳夹套筒　2.套筒螺帽　3.钳夹　4.夹芯螺帽
B. 1.钳夹锁针器　2.联结器拉杆　3.联结器主体　4.元宝螺帽

图 11-24　钳夹式锁针器

（二）闸豆轴向可调式锁针器

闸豆式针栓装在锁针管粗大的头部中（图 11-25）。当针栓与锁针管的针孔对正后，便可将骨针插入锁针管。旋紧针栓螺母针栓头部外移，便可将骨针锁牢。把锁针管装在联结器中，上下各放 1 枚螺母，用其调节锁针管作轴向移动，产生牵推力。

有的用在桥架上（图 11-25A）；也有用在连接杆或支撑杆上（图 11-25B）。这种锁针器固定牢靠、调节方便。

（三）顶丝式轴向可调锁针器

这种锁针器与闸豆式大同小异。它的锁针管的外表面也制有普通螺纹（图 11-26），将其穿在联结器的通孔中，用螺母固定，可调节针管的轴向位置。所不同者，它是用顶丝将骨针紧固在锁针管内，不如闸豆牢靠。

（四）套管式可调锁针器

在针栓杆紧贴扁头部处有一横透孔（图 11-27），骨针由孔中贯穿。当将锁针螺帽锁紧时，锁针套管的半边针槽便将骨针紧紧地压牢在针栓杆的扁头上。为防止旋紧螺帽时使针栓杆转动，将针栓杆头部做成扁头，便于用搬手夹持。针栓杆上全部是螺纹，用两只螺帽将其固定在联结器双开夹上。联结器的燕尾夹，夹在环形桥架上。螺帽既有固定针栓杆作用，又有轴向调节作用。以上两种锁针器专用在Howmedica环形桥式支架上。

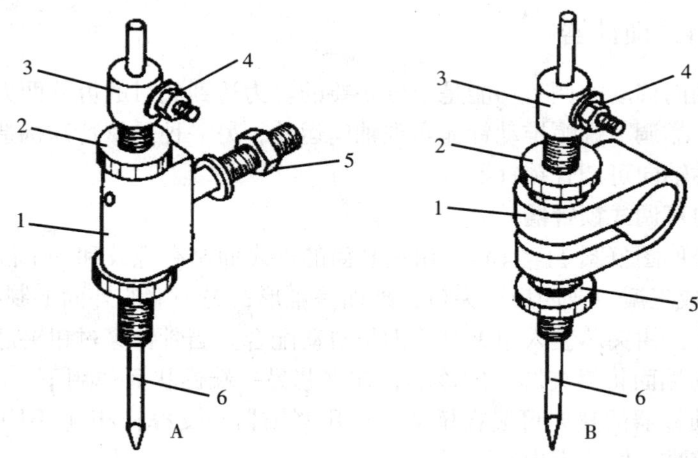

A. 用在桥架上的 1.联结器 2.调节螺母 3.锁针管 4.闸豆及螺母 5.固定螺母 6.骨针

B. 用在支撑杆上的 1.联结器 2.调节螺母 3.锁针管 4.闸豆及螺母 5.固定螺母 6.骨针

图 11-25 黄氏闸豆轴向可调式锁针器

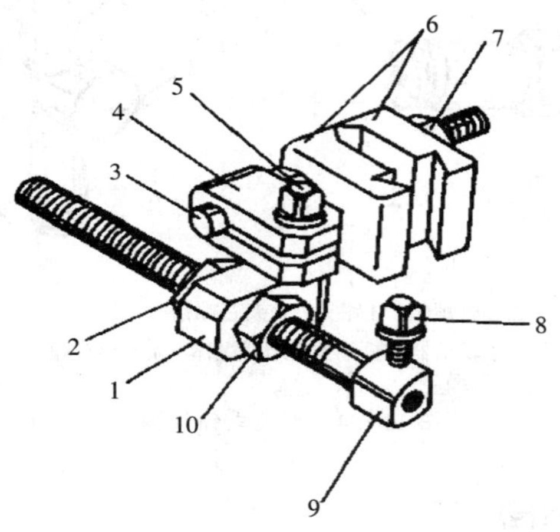

1.联结器 2、10.调节螺母 3.连杆 4.杆夹

5.螺钉 6.燕尾夹 7.螺帽 8.顶丝 9.锁针管

图 11-26 顶丝式轴向可调锁针器

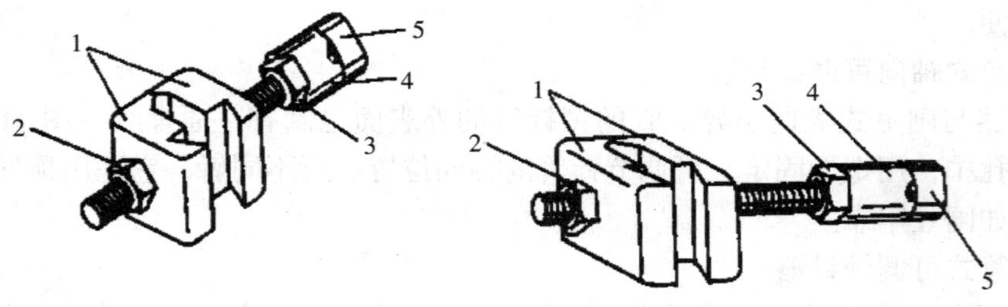

1.燕尾夹 2.螺母 3.锁针螺母 4.锁针套管 5.锁针栓杆

图 11-27 套管式轴向可调锁针器

五、锁针器的研究进展

在框架固定器械中，锁针器是较重要的部件。如果固定骨针的效果稍差，就会使骨针与支撑杆的联结为铰结点而不是刚结点，从而不能形成几何不变体系，将会大大影响框架固定器的固定效果。骨针是根据骨折的部位、类型，按需要和解剖要求合理布施的。这就要求锁针器具有较多的自由度去适应不同的针距和穿针角度。并且能将所有骨针都牢牢地锁住。当有个别骨针松动或需要调节时，又能够随心所欲。锁针器的结构必须紧凑、简练，重量要尽量轻，零件要尽量少，外形要尽量平滑小巧。尽量避免沟沟槽槽、凸凹不平的结构，便于消毒灭菌和患者佩带。制造要容易、成本要低。联结点要尽量少，以增加固定的刚性和稳定性。零件材料防腐性能要好。锁针器应使施术操作简单、适应证广。

根据上述基本要求，虽然板夹式锁针器已得到国外专家的普遍应用，但它结构复杂、重量大，用它组装的框架固定器外廓庞大、棱角特多，患者做功能锻炼时，感到不便。另外，它的骨针不能单只调整；对针距和进针位置、角度要求都很严格。往往造成不是根据骨折治疗要求合理布针，而是根据锁针器的要求布针等不合理现象。针栓式锁针器具有结构简单、形体小巧、选材讲究、制造容易、施术灵活、零件少、互换性好和固定可靠等特点；用铝合金制造，表面经过钝化处理，化学稳定性好，消毒灭菌处理容易；尤其是形体小巧轻便，患者佩带做功能锻炼时很方便。所以，针栓式锁针器是比较好的一种。目前，锁针器尚未达到尽善尽美的程度，仍需不断研究完善。

第三节　连　接　杆

一、连接装置

连接杆是框架固定器的连接支撑件。与支撑杆的区别是，它没有用于牵引和加压的调节装置。连接的构造极简单，下面分别作简要介绍。

（一）直连接杆

1. 圆直杆（图 11–28A）：是一根圆形断面的直金属杆。其直径有 Φ6mm、Φ8mm、Φ10mm 和 Φ12mm 四种。材质有铝合金、铜镀镍和低碳钢镀镍等。

2. 方直杆（图 11–28B）：是一根方形断面的直金属杆。

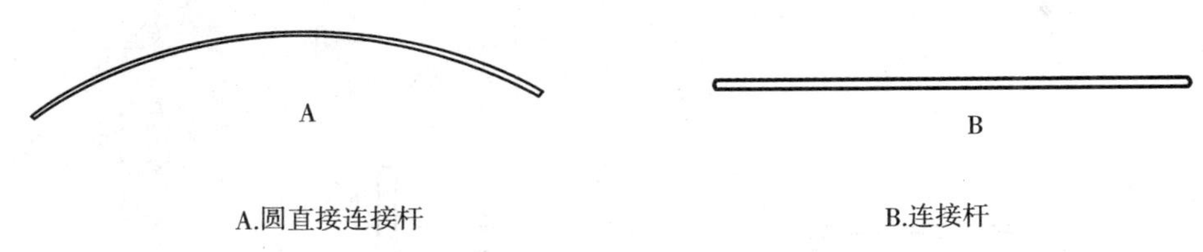

A.圆直接连接杆　　B.连接杆

图 11–28　直连接杆

（二）弯曲连接杆

弯曲连接杆或称桥杆，是用于空间固定的连接杆。通常用联结器将其联结在支撑杆上，或一端与支撑杆相连，另一端与锁针器相连；有时两端均与锁针器相连。主要用它作立体布针。根据杆轴线形状分为：

1. 平面曲杆：连接杆的轴线为平面曲线，称为平面曲杆。

（1）圆弧形平面曲杆：整根杆为半圆形或圆弧形。杆的断面形状有：

①圆形断面（图 11–29A）。

②三角形断面（图 11–29B）。大号杆，圆半径 R=243mm；小号杆 R=195mm。多作过桥杆用，锁针器通过夹式联结锁固其上，实现空间布针立体固定。

③矩形断面，它和三角形断面杆的作用相同。另外，还有燕尾形和方槽断面曲杆等。

(2) “U”形和“Y”形平面曲杆：是作贯穿固定时常用的一种连接杆（图 11–30A、图 11–30B）。

(3) “L”形和“Z”形平面曲杆：当需要形成局部空间布针时，即可采用这种连接杆（图 11–30C、图 11–30D）。平面曲杆的形式很多，往往要根据需要由施术者自己弯制，故不一一列举。

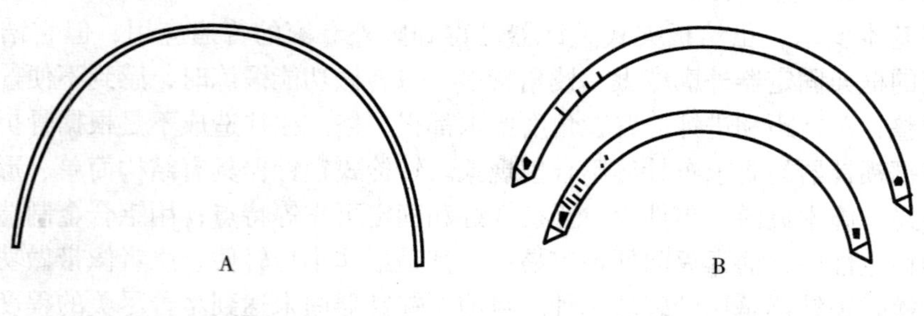

A.圆弧形曲杆　　B.三角形断面曲杆

图 11–29　平面曲杆

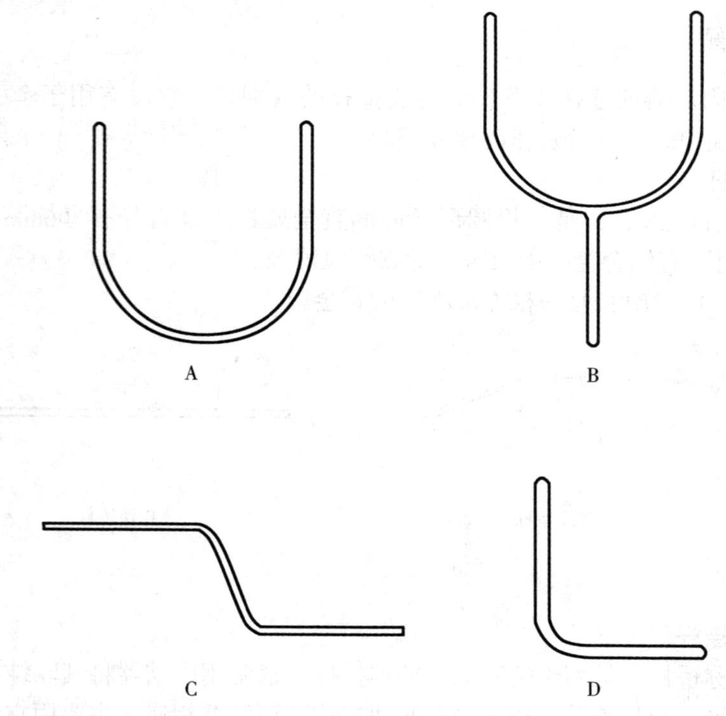

A.U 形曲杆　B.Y 形曲杆　C.Z 形曲杆　D.L 形曲杆

图 11–30　异形曲杆

2. 空间曲杆：连接杆的轴线谓空间曲杆，空间曲杆的形式很多，要根据骨折的具体类型和部位临时弯制，灵活运用。

二、桥　架

桥架是构成桥式立体框架固定器的主体，是跨越连接两侧支撑杆的桥梁。

（一）环形桥架和半环形桥架

半环形桥架实际上是个半环形金属板（图 11–31），上面有许多针栓孔，半环板两端的大圆孔是安装支撑杆用的。板上的通槽既可锁针也可装上连接杆。它是 Цпцзаров 架和 Howmedica 架的主要零件。有不同的规格，大者可以固定躯干，小者可以固定上肢，均已形成系列。

（二）梯形桥架

梯形桥架（图 11–32）是组成梯形桥式立体框架固定器的端板。上面的五条通槽为安装针栓式锁针器用。两个圆孔为螺孔，双头螺杆式支撑杆与其联结。该桥架有不同的形式和规格，适用于四肢固定。

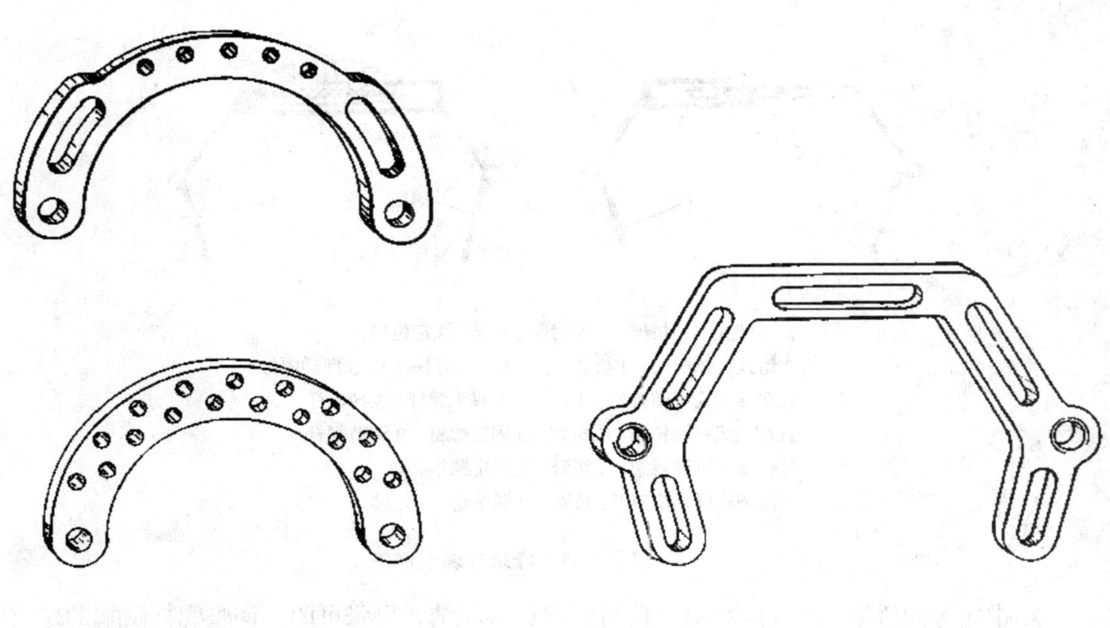

图 11–31　半环形桥架　　　　图 11–32　梯形桥架

（三）半环杆式桥架

这种桥架可实现绕桥杆轴 180°布针，采用钳夹式锁针器。是目前国内外比较先进的一种桥架。

（四）跨距可调式桥架

为了满足用同一框架固定器可以固定肢体不同部位骨折的需要，我国学者设计了跨距可调式桥架（图 11–33）。

1. 铰链式可调桥架（图 11–33A）：它由桥臂、铰链和定位螺钉组成。两桥臂可绕铰链转动。在一只桥臂铰链凸台上装一定位螺钉，另一桥臂的铰链凸台上钻了三个孔，定位螺钉能顺利地穿入任何一个孔中，决定三个跨距位置。组架时选定一个合适的跨距位置，将定位螺钉旋进定位孔即可。

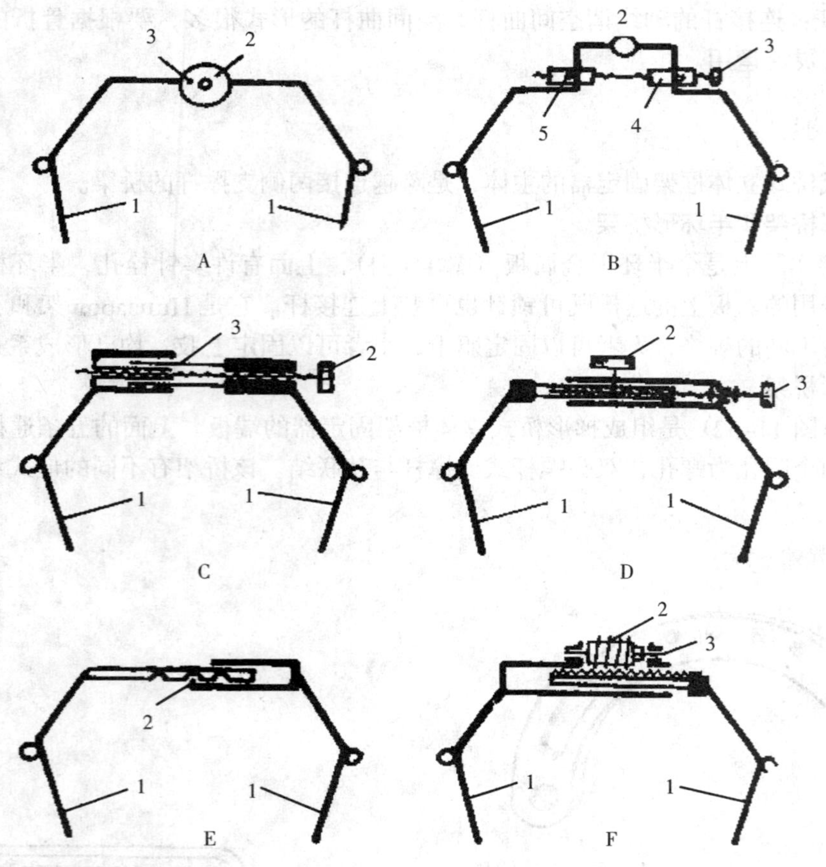

A.铰链式可调桥架 1.桥臂 2.铰链 3.定位螺钉
B.钳式可调桥架 1.桥臂 2.铰链 3.螺杆 4、5.摆动螺母
C.双导轨式可调桥架 1.桥臂 2.双头螺杆 3.导轨杆
D.单轨式可调桥架 1.桥臂 2.固定螺钉 3.调节螺杆
E.锯弓式可调桥架 1.桥臂 2.固定圆销
F.齿条式可调桥架 1.桥臂 2.调节轮 3.轮轴

图 11–33 跨距可调式桥架

2. 钳式可调桥架（图 11–33B）：两桥臂用铰链联结，可张可闭。调整螺杆两端的螺纹旋向相反，分别与摆动螺母配合，摆动螺母装在桥臂上。当转动调节螺杆时，两摆动螺母做相向（或相背）移动，从而牵动两只桥臂收拢（或张开），实现跨距调节作用。

3. 双导轨式可调桥架：由两个桥臂双头螺杆及两条导轨杆组成（图 11–33C）。两桥臂上端制有螺孔，一为左旋，一为右旋，与调节螺杆配合。当旋动调节螺杆时，在反向螺旋作用下，两桥臂沿导轨杆相向（或相背）移动，达到变跨距的目的。

4. 单轨式可调桥架：在桥臂上端横梁上加工一条燕尾槽，在槽外端桥臂上钻一光孔，调节螺杆与其配合。另一只桥臂的燕尾形横梁的中心线上制一深螺孔，调节螺杆与其配合。两只桥臂靠燕尾作导轨可以滑动。当旋动调节螺杆时，桥架跨距就会改变。当得到满意的跨距后，锁紧固定螺钉即可组架（图 11–33D）。

5. 锯弓式可调桥架：这种桥架的调节装置灵活，可按临床要求改变跨距（图 11–33E）。桥臂的扁横梁下侧做出数个半圆槽口（半径为 R）；另一桥臂的横梁做成 π 形扁槽，槽口向下与桥臂扁横梁配合。π 形槽外端斜下方安装上一只固定圆销（半径略小于 R），恰好能与之半圆槽口配合。只要选定合适的桥跨距，将半圆槽与固定销扣合，便可开始组架了。一旦组好支架就不能调节桥距了，只有松开支架才能再调整。

6. 齿条式可调桥架：图 11-33F 是这种桥架的结构图。由桥臂、调节轮和轮轴组成。桥臂的横梁上制一矩形透孔，上端部开一长孔，孔两端各有一轴承，轮轴将调节轮装配在轴承上。另一桥臂的矩形横梁上侧边制有斜齿条与调节轮上的蜗线有相同的螺距、螺旋角和模数。旋动调节轮即可调节桥架跨距。这种调节装置与活动搬手的调节原理相同。

7. 承插式可调桥架：承插式可调桥架（图 11-34）结构简单。一端利用承插式可调桥架，另一端利用锯弓式可调桥架组合成的梯形桥立体支架的外形图。

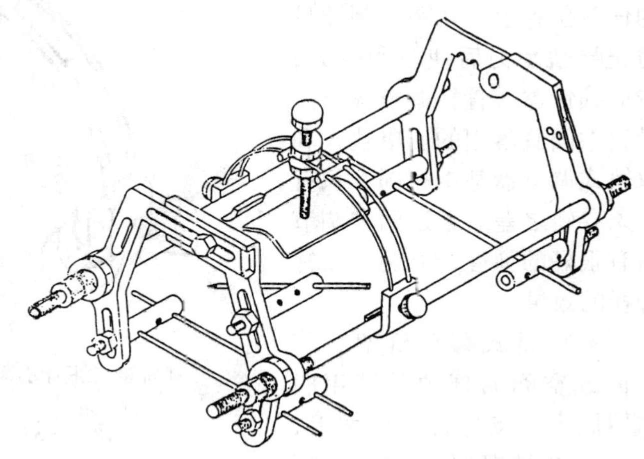

图 11-34　用跨距可调桥架组架轴测图
（引自黄克勤主编的现代创伤外固定学）

（五）张力桥架

张力桥架的结构（图 11-35）由弓形桥体（桥弓）、活动桥臂、销轴、调节螺钉组成。

活动桥臂用销轴安装在桥弓的端足上，可绕销轴摆动。活动桥臂的下端有一条锁针槽，针栓锁针器安放在槽中。调节螺钉安装在桥弓式上部的螺孔内。当旋进调节螺钉时，它推动桥臂上端使桥臂转动一个角度。这样桥臂下端便将固定其上的骨针拉直，施加张力，增加骨针的刚度，增强固定效果。张力桥架与变跨距桥架的不同处在于前者两支撑杆间距不变，不能改变跨距，而后者支撑杆随桥臂一同变动。

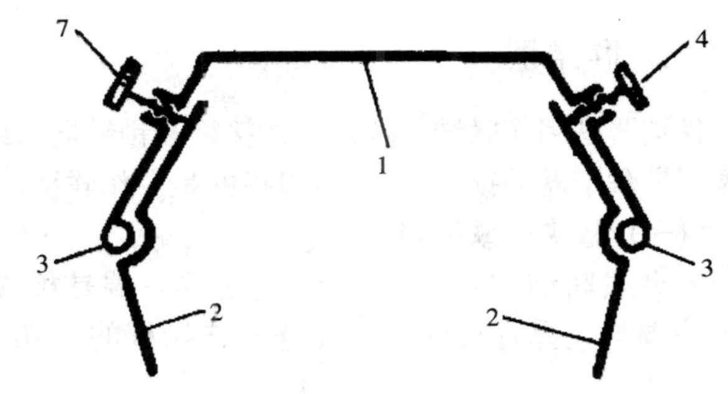

1.桥弓　2.活动桥臂　3.销轴　4.调节螺钉

图 11-35　张力桥架

（六）移动桥架（调节器）

为了充分发挥桥式立体支架的固定效果，在两端桥架之间可根据需要安装一个或多个移动桥架。利用移动桥架不仅可以安放骨托，还可以安装适量骨针，用来调节支架的力系形式，平衡骨折侧移位和成角的倾向力。故又称移动桥架谓“调节器”（图 11-36）。

1. 板式移动桥架（板式调节器）（图 11-36）：桥体的一端是固定联结钩；另一端为活动联结钩，它可绕轴摆动，以适应不同跨距的要求。桥体上的弧形通槽是锁针槽。

2. 单轨、双轨移动桥架：一种双轨

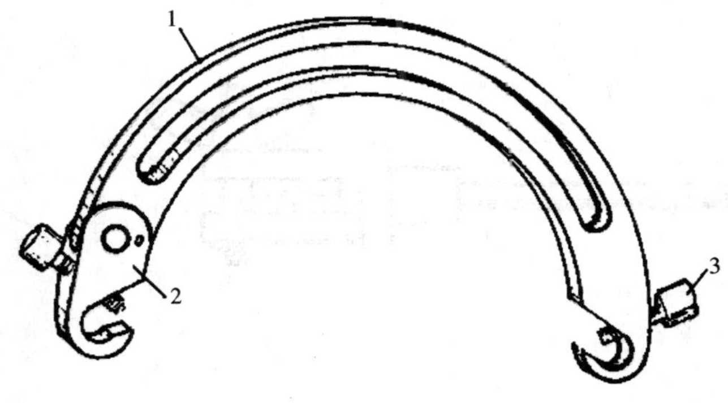

1.桥架　2.桥架端钩　3.紧固螺钉

图 11-36　黄氏移动桥架（板式移动桥架或板式调节器）

式移动桥架（或称双弹簧轨调节器，图 11–37）。将调节器挂在支架两侧的支撑杆上，用紧固螺钉锁住。骨针可在导轨的任意位置上。轨距限制器是防止导轨承力后使轨距变大，造成锁针器或骨托调节螺丝由导轨中间脱落用的。单轨式和双轨式调节器基本相同，只有一条导轨之差。上述两种调节器有很好的弹性，有利于发挥骨托的效果。

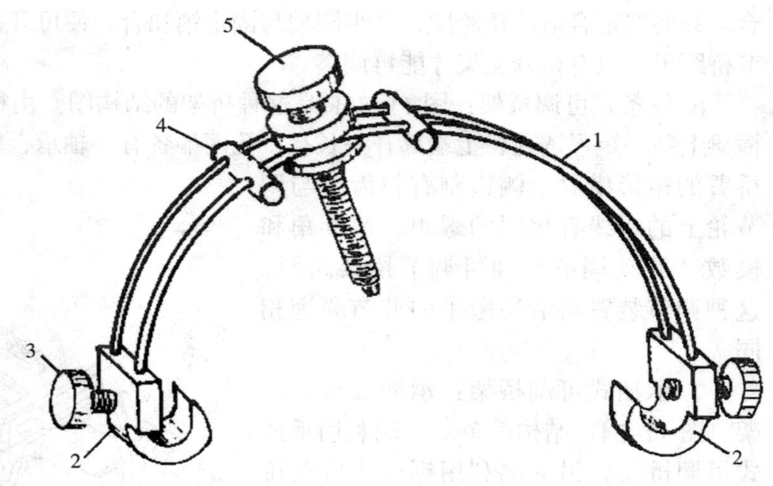

1.桥架　2.桥架端钩　3.紧定螺钉　4.轨距限制器　5.骨托调节螺丝

图 11–37　钢丝桥架双轨式移动桥架（调节器）

3. 单臂式移动桥架：将平面或空间曲杆的一端用联结器固定在支撑杆或桥架上，如同一个悬臂梁。在悬臂杆侧可随意布针，形成多维固定形式。这种调节器应用灵活，可使单臂支架具有空间支架的固定效果。

三、联结器

联结器是用作联结支撑杆、连接杆和锁针器之组成支架的部件。通常将联结器与锁针器做成一体（带联结器的锁针器）。这里指的是专作联结用的器件。

（一）板夹式联结器

板夹式联结器（图 11–38）。它的一端是板夹式活接头，另一端是一条短连接杆。活接头的一端与支撑杆或连接杆相连；连接杆的一端又可和锁针器或联接器相连。共有四个自由度。

（二）盘形联结器（杆用联结器）

它是用两个对放的盘夹组成（图 11–39）。锁紧螺钉可同时将两根连接杆（或连接杆与支撑杆）联结起来。两盘夹的接触面上有径向细齿槽，以便增强固定的可靠性。它可使被联结的两根杆有五个自由度，应用起来比较灵活、简便。

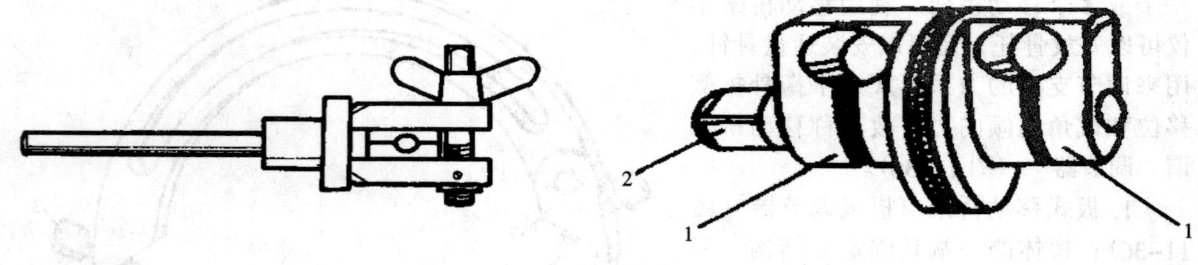

1.盘夹　2.联结螺钉

图 11–38　板夹式联结器

图 11–39　盘形联结器

（三）双杆夹联结器

它是由两只杆夹组合而成（图 11-40）。夹体上两端钻孔，一孔穿上联结螺栓，另一孔侧边沿轴向开槽形成杆夹。杆夹上装一紧固螺钉。将两只夹用螺栓联成一体，便构成双杆夹联结器。它有两种形式，一种用来联结两条平行相错杆；另一种用来联结垂直相错杆。两杆空间角是可调的。

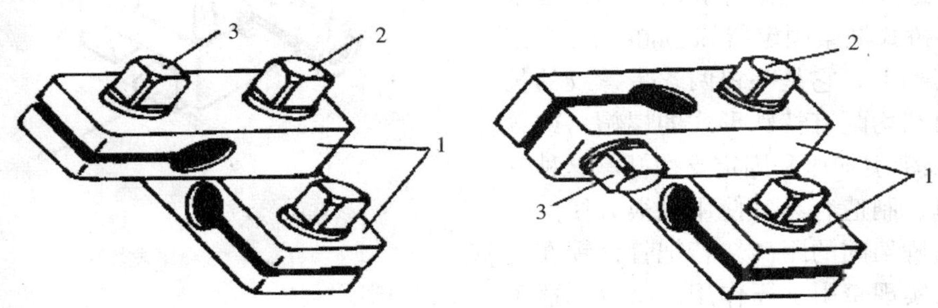

1.杆夹 2.联结螺钉 3.紧固螺钉

图 11-40 双杆夹联结器

（四）燕尾夹联结器

Horrmann 氏环形桥架上用的就是这种联结器（图 11-41）。它由两片夹板组成。联结螺丝将两片夹板联在一起，其燕尾槽便可挟住三角形或纺锤形断面的桥架。

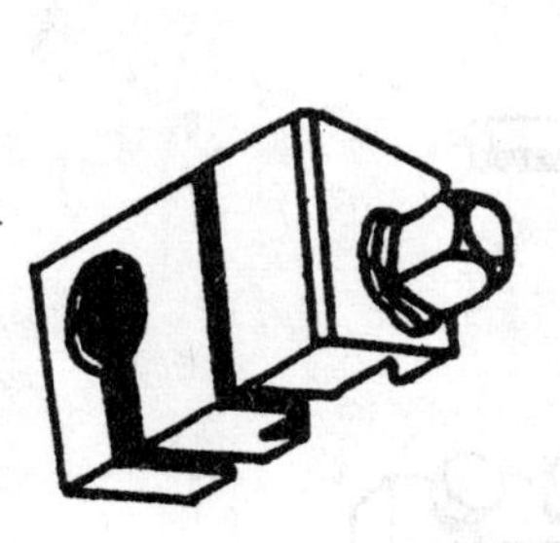

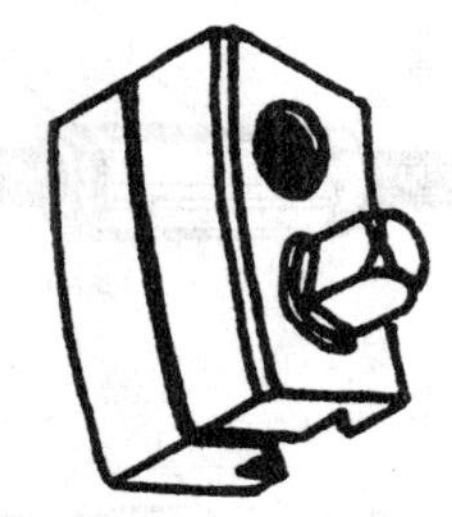

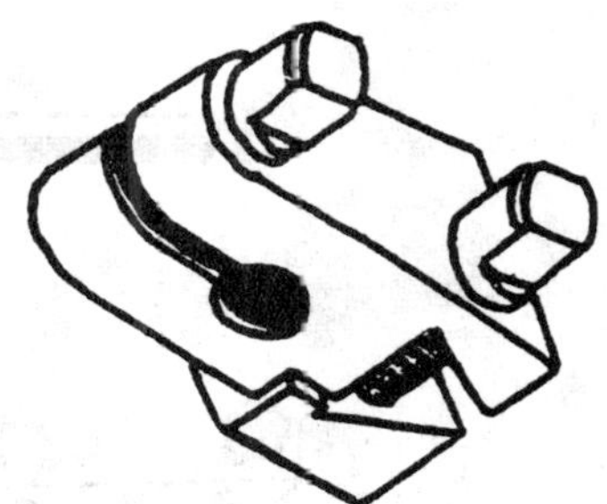

图 11-41 燕尾夹联结器

Howmedica 环形桥架上用的联结器（图 11-42）。它是由两片夹和定位套筒组成。支撑杆或针栓杆从套筒中穿过，两侧用螺母紧固。两片夹板的燕尾槽恰好卡在环形桥的燕尾边棱上。见图 11-26 表示这种联结器组合起来的情况。

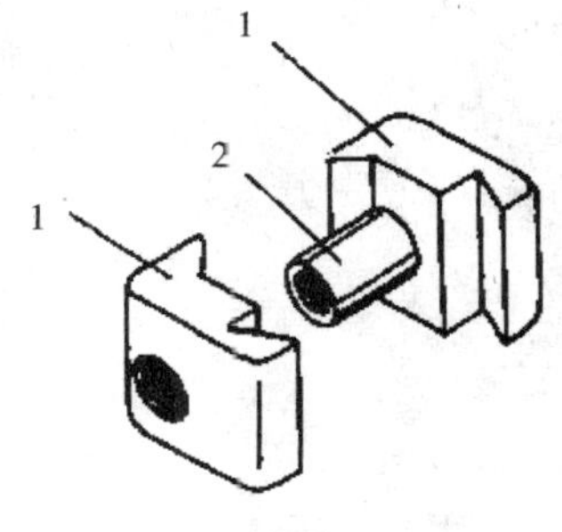

1.夹板 2.定位套筒

图 11-42 夹式联结器

（五）支撑杆联结器

支撑杆联结器（图 11-43）的主体带半边燕尾，另半边燕尾板和支撑杆筒套压盖共用固定螺钉联结。筒套由两件的中间孔中穿过。双头螺纹式支撑杆穿过筒套，两侧用调节固定螺母限位。由于套筒有球轴承，所以只能摆动不能轴向移动。这一功能可适应环状桥架作一定角度的倾斜，对组架很有好处。该联结器用于 Howmedica 支架上。

四、支撑杆

支撑杆是框架固定器上的重要构件，起着支柱作用，并具有牵引、加压功能。

（一）双头螺杆支撑杆

它是一种最简单的支撑杆。用于苏式框架固定器、梯形桥式框架固定器和 Hoffmann 框架固定器上。实际上，它是一根两端带螺纹的长螺杆。螺杆两端均配有特殊形式的螺帽（或普通螺帽），用以牵引加压和固定支撑杆。这种支撑杆构造简单、制造容易，使用也很方便。但只能调节两端桥架间的距离。若把骨针锁在支撑杆上则无法实现牵引加压作用，所以不适于作力臂式支架。

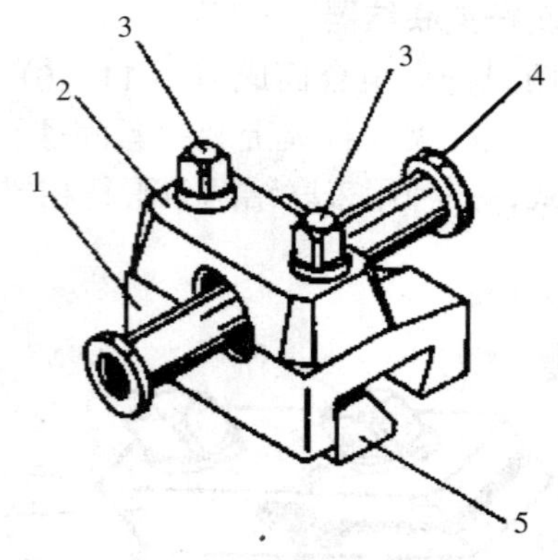

1.联结器主体　2.上盖　3.螺钉
4.支撑杆套筒　5.燕尾式夹板

图 11–43　支撑杆联结器

（二）反向螺旋支撑杆

这种支撑杆的调节装置是反向螺旋结构（图 11–44）。支撑杆体可以是两根螺杆（图 11–44A）；也可以是两只多针栓锁针器（图 11–44C），或是两顶丝式锁针器（图 11–44B）。调节螺母的两段内螺纹旋向相反，两只支撑杆一为左旋螺纹，一为右旋螺纹。当旋转调节螺母时，在反向螺旋的作用下，支撑杆的长度缩短（或伸长）。调节适当长度后，将制动螺帽旋紧，即可固定。图 11–44B、图 11–44C 实际上是个单臂式支架。属于支撑杆锁针器一体式支架。

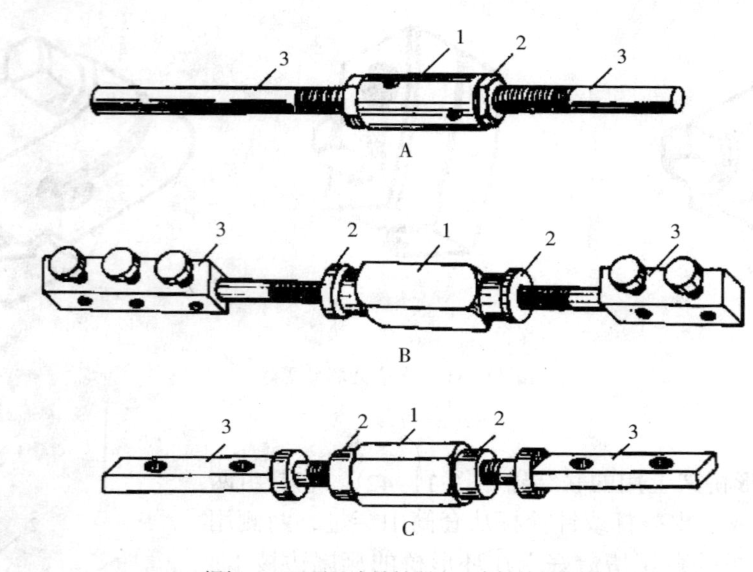

A.螺杆　B.两顶丝式锁针器　C.多针栓锁针器
1.调节螺母　2.制动螺母　3.杆体

图 11–44　反向螺旋支撑杆

（三）Hoffmann 支撑杆

1. 微型支撑杆：用于固定比较小的长骨（桡骨、尺骨或锁骨等）骨折（图 11–45）。旋转中间的调节螺母，就可以使滑动杆伸长（或缩短），故而称微型支撑杆或滑动杆。滑杆的直径为 5mm。

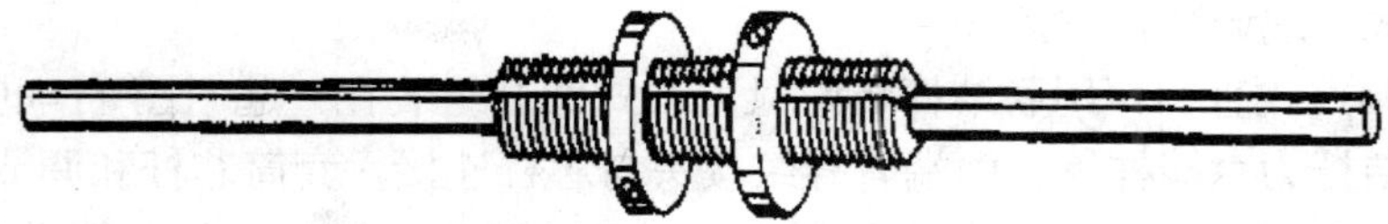

图 11-45　微型支撑杆

2. 滑座式支撑杆（图 11-46）：调节杆之一端有较长的一段螺纹，穿过调节架和调节螺母，将螺纹一端用销钉与滑座固定在一起。滑杆穿过滑座和调节架，分别用锁紧螺钉紧固。当调节支撑杆长度时，首先松开螺钉，再旋动调节螺母。螺母推动调节架连同滑杆一同移动。调整结束后，锁紧螺钉，支撑杆的长度固定。该支撑杆的杆径为 8mm。

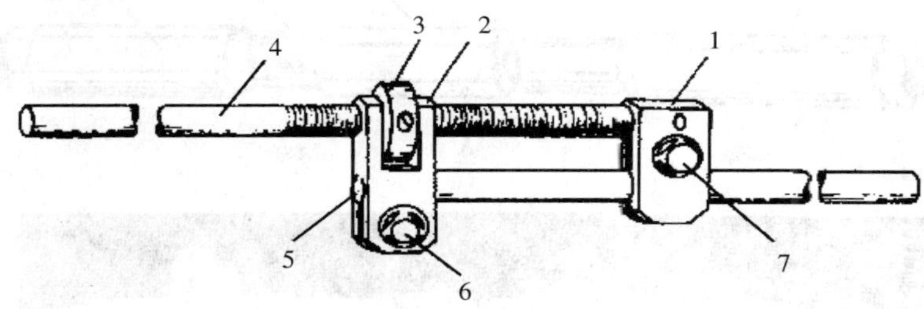

1.滑座　2.调节架　3.调节螺母　4.调节杆　5.滑杆　6、7.锁紧螺钉

图 11-46　滑座式支撑杆

3. 持续加压式支撑杆：这种支撑杆与滑座式基本相同（图 11-47），只是将滑座式的调节螺母换成持续加压器。持续加压器是由两只套管（内装压缩弹簧）和一只调节螺母组成。调节螺母推动内套筒，通过内装的弹簧推动外套筒，外套筒直接推动滑座，使滑杆之间保持一定的压缩，外表面刻着刻度，以示加压程度。支撑杆直径 8mm。

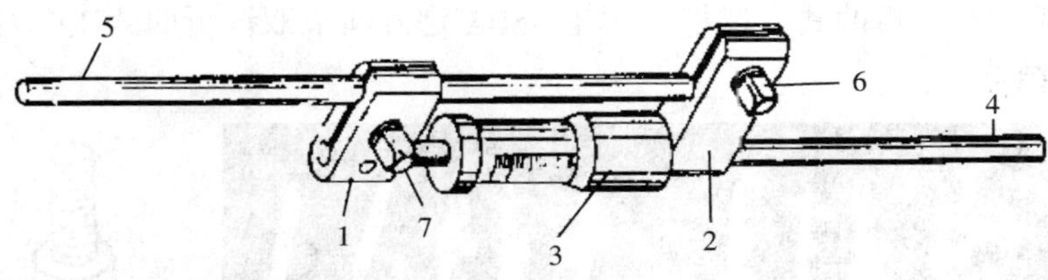

1.滑座　2.调节架　3.持续加压器　4.调节杆　5.滑杆　6、7.螺钉

图 11-47　持续加压式支撑杆

4. 双滑杆式支撑杆：和滑座式支撑杆基本相同（图 11-48）。与图 11-46 滑座支撑杆所不同的是两根支杆都是滑杆。在活动支座上伸出一根短杆，可以锁针或与其他连接杆相连。

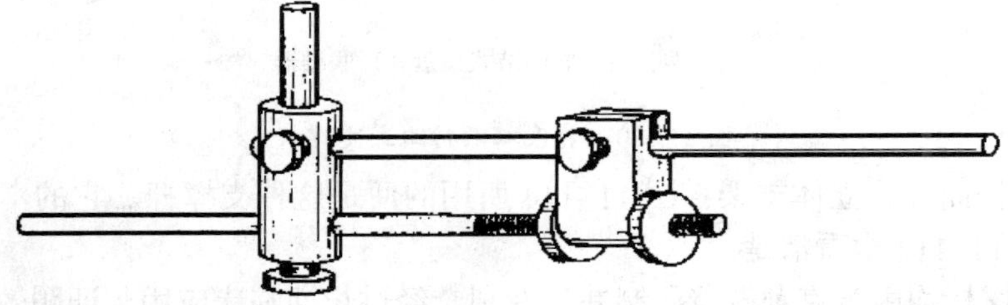

图 11-48　双滑杆式支撑杆

（四）双调式（端调式）支撑杆

1. 双调（端调）式直杆：用联结杆将两只可调式圆杆组装在一起（图 11–49）便构成一只端调式支撑杆。联结杆为六棱柱体，两端有螺纹接头与芯杆连接。套筒芯杆和调节螺杆的内部结构与螺旋千分尺结构相似。芯杆上制有计量刻度。当旋动调节旋钮时，外套筒沿芯杆作轴向移动，实现端调功能。锁针器（针栓式）直接固定在套筒上。该种支撑杆有不同的规格，现已自成体系。大号杆可固定股骨、胫骨；中号可固定尺骨、桡骨及骨盆；小号杆则能固定指（趾）骨及颌骨。总之，可根据要求随意选用。此种支撑杆不仅可组合单臂支架，还可以组成双侧支架、空间支架，应用起来非常灵活。

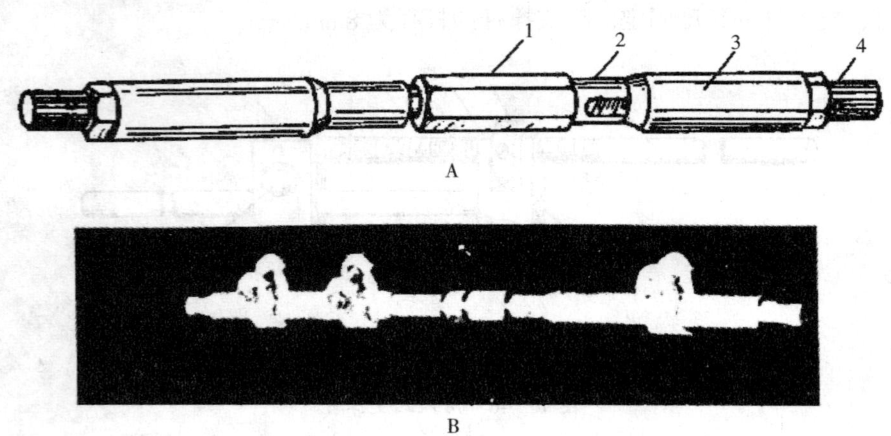

A.端调式支撑杆　B.端调式支撑杆照片

1.联结杆　2.杆芯　3.套筒杆体　4.调节旋钮

图 11–49　黄氏双调（端调）式支撑杆

2. 双调（端调）折曲支撑杆：为了跨越关节组架，可将双调直杆的联结杆换成万向节式或盘式联结器，就构成了双调折曲式支撑杆。图 11–50A 是万向节双调折曲式支撑杆的系列图片。图 11–50B 是盘形联结器图。

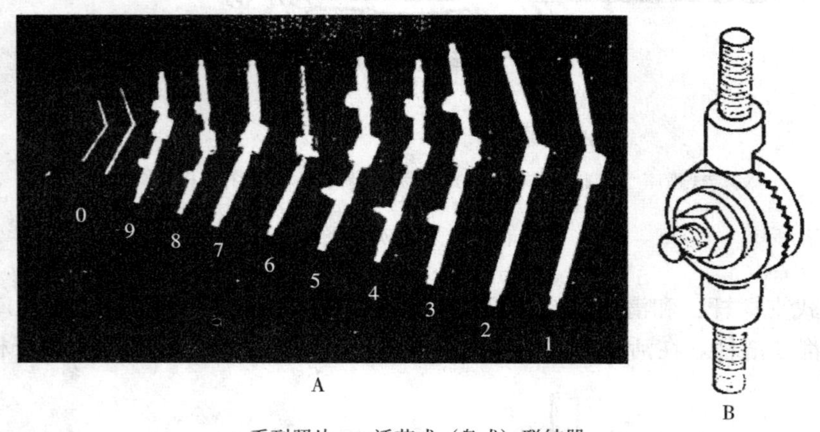

A.系列照片　B.活节式（盘式）联结器

图 11–50　黄氏双调折曲式支撑杆

3. 弧形支撑杆曲杆式立体支架：图 11–114 所用的便是这种支撑杆。它的牵引加压装置的工作原理，可在图 11–114 中看清楚。

上述三种支撑杆均由黄克勤教授研制并获专利，经过长期临床应用，证明效果很好。每种支撑杆都自成系列。

（五）与锁针器一体式支撑杆

它的特点是锁针器、联结器和杆体构成一个不可分割的整体。其实质就是一种单臂式支架。

1. Hoffmann 氏单臂架（图 11-51）：它的构造是在方形套筒内装一方形芯杆，在芯杆的轴线上加工了一条相当长的内螺孔，调节螺杆的一端与其旋合；另一端安装了一个调节旋钮。旋动旋钮便可使芯杆伸出或缩进方套筒内。芯杆的左端装一带联结器的锁针器，它可绕芯杆轴转动360°。另外，锁针板又可以更换不同的规格。在方形套筒上也装了一个带联结器的锁针器，可在筒体上沿轴向任意移动，用螺钉固定。图 11-51、图 11-44B 和图 11-44C 都属于该种支架。

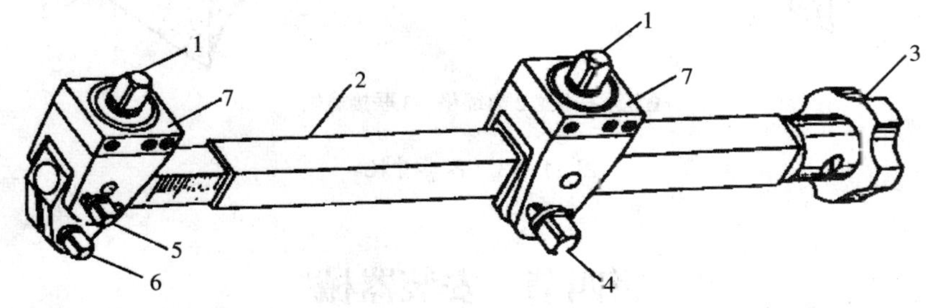

1.锁针螺钉　2.套筒杆　3.调节旋钮　4、5、6.紧固螺钉　7.锁针板

图 11-51　锁针器一体式支撑杆

2. 牵推式支架（图 11-52）：在支架主体上有一个固定锁针管；在活动滑块上有一个活动锁针管。滑块与支架主体借导轨相联，可沿导轨移动。骨针从锁针管中穿过，用紧固螺钉固定，当旋动调节螺杆端部的旋钮时，滑块便沿导轨移动，改变 2 枚骨针的距离达到牵引加压的目的。这种支架常用于锁骨骨折的固定。

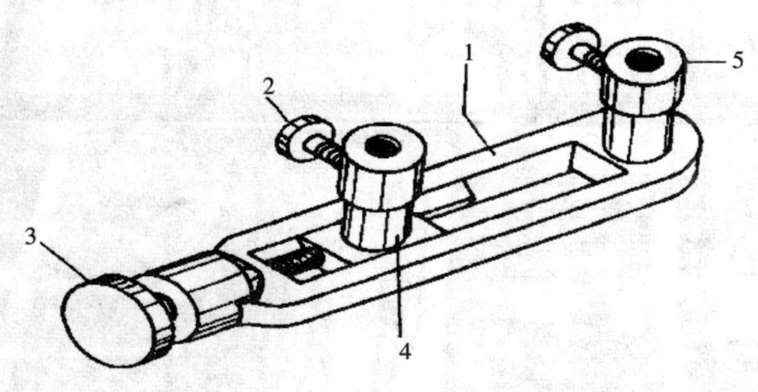

1.支架主体　2.锁针螺钉　3.调节旋钮　4.活动针管　5.固定针管

图 11-52　牵推式支架

五、骨托（托板、压板）

为平衡侧移位和成角的倾向力，保证复位固定效果，除用骨针固定外，必要时还需加设骨托。骨托的种类虽多，但结构却都很简单（图 11-53）。图 11-53A 这种骨托是在瓦形托板上焊了一根丝杆（或光杆），用联结螺帽将其固定在移动桥架上或连接杆上。托板与肢体间垫上脱脂棉或海绵垫。图 11-53B 所示骨托易调节，只能装在连接杆上。根据固定部位不同，骨托的名称亦不同。有股骨压板、小腿骨托、肱骨夹和骨夹等等。前臂双骨用蝶形压板能保持骨间间隙。骨托的材质有：不锈钢、铝合金、铜（表面镀镍）、木材、塑料、有机玻璃和硅橡胶等等。

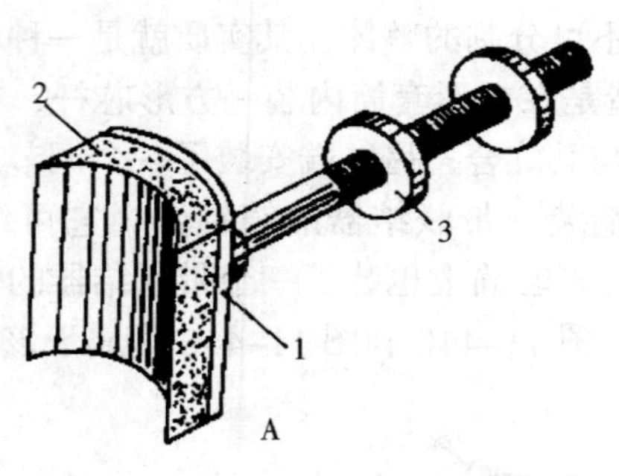

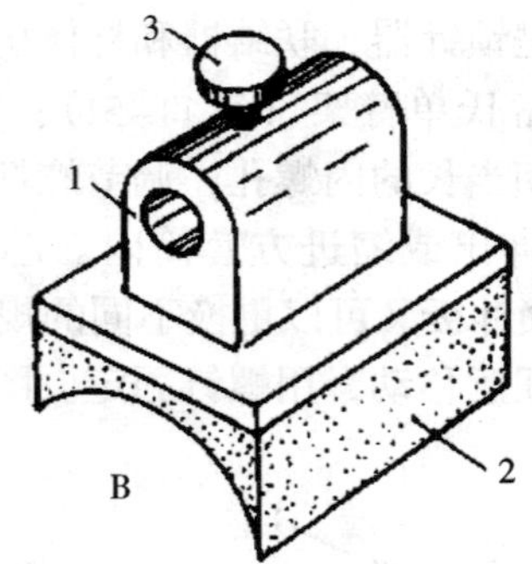

1.瓦形托板　2.海绵垫　3.联接螺帽

图 11-53　各类骨托

第四节　安装器械

固定器的安装（组架）和调节，都需要专用工具（图 11-54）。常用工具有：

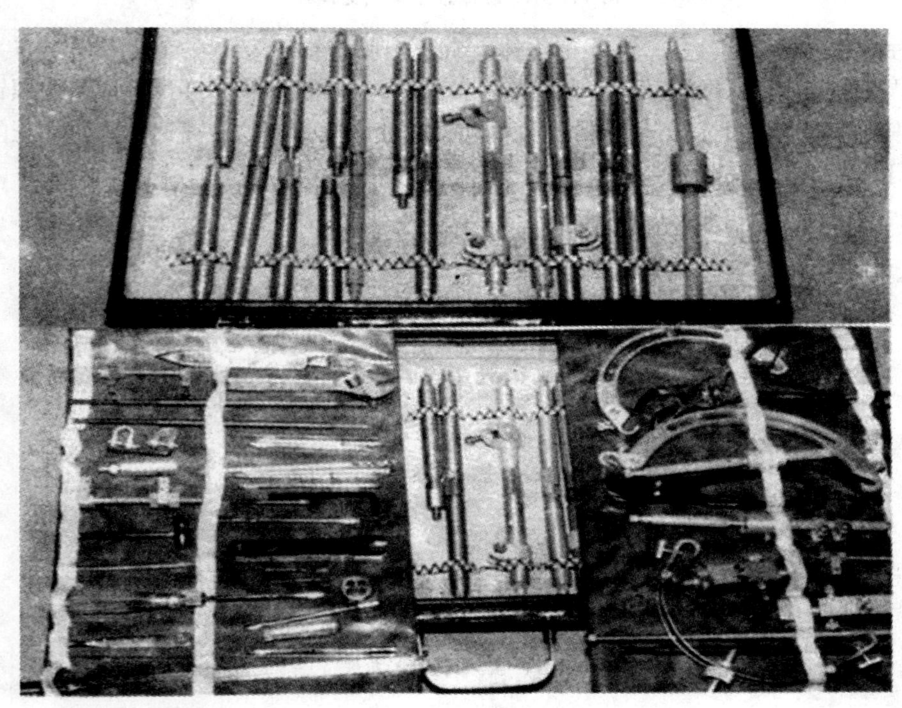

图 11-54　工具箱

(1) 扳手：活动扳手 15.2cm、20.3cm 各一件；M4、M6、M8 内六角扳手各一件；M4、M6、M8、M10 套筒扳手各一件；专用固定扳手多件。

(2) 手锤：专用手锤 1~2 把。

(3) 钻弓、钻卡、钻花。

(4) 手钳：尖嘴钳、扁嘴钳、克丝钳等各 1 把。

(5) 排障器适量。

(6) 骨钻：手摇式、电动式各 1 把。

(7) 测量用工具：各式专用测量器与游标卡尺各1把。

第五节 框架固定器的分类

框架固定器发展至今，其功能和样式日渐增多，用途也各异，其基本构件的组成也有所不同。这种多样性主要表现在框架固定器的功能、固定夹的构造、连接杆外形、固定针的直径及布局的不同等。因此，可根据框架固定器的功能、构形、固定针排列方式和固定节段的不同进行分类。

一、根据机械结构分类

（一）单一结构框架固定器

大部分框架固定器属于此类，其结构单一（图11-55），互换性能差，应用的部位也受到限制。

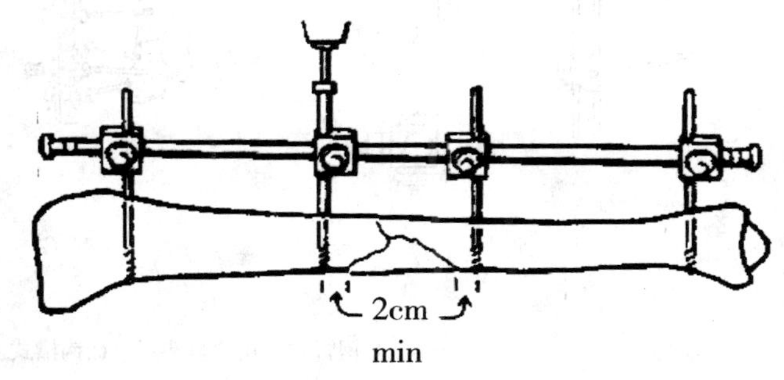

图11-55 单一结构框架固定器

（二）组合式框架固定器

此类框架固定器的部件大部分有两种以上的互换功能，随意性较大，可根据骨折的部位和类型，选择合乎生物力学的穿针位置，用同一支架组成多种构型的框架固定器（图11-56）。

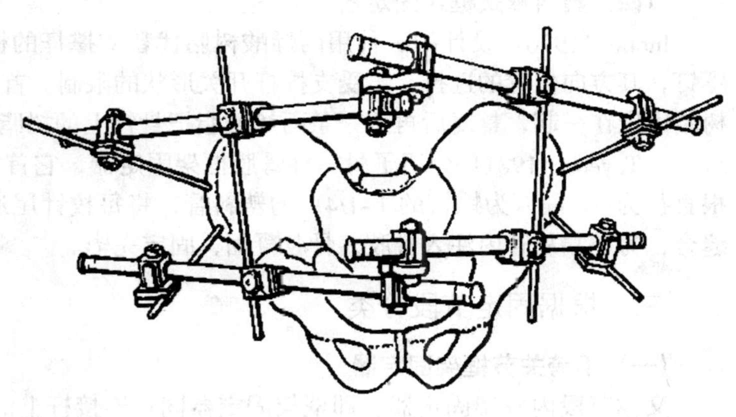

图11-56 组合式框架固定器

二、根据连接杆不同分类

（一）钩槽式框架固定器

其结构简化为一套钩式螺栓、螺母和一个槽式连接杆，它们能牢固的嵌合固定，可将固定针夹持于槽形连接杆前后双平面上形成稳定的三角形构型（图11-57C），以在过短的骨折段内尽可能加大固定针间距来增加稳定性。又可将固定针扇形排列（外聚形），以减小连接杆的型号。固定针既可在槽形连接杆内做大范围纵向移动，又可做旋转360°和圆周转动，因此，具有多种组合功能。

（二）管状框架固定器

框架固定器可在管状连接杆移动与旋转，利用它可将钢管（长度10~60cm，直径1.1cm）制成的连接杆与固定针连接起来（图11-57A）。并可在管状连接杆上随意纵向移动，可组合成多种几何构形。

（三）螺纹杆框架固定器

结构简单，固定时可在螺纹连接杆上随意纵向移动，也可组织多种构型，固定稳定，但操作复杂，管状连接杆比螺纹杆的抗弯强度提高2.5倍（图11-57D）。目前螺纹杆框架固定器多被管状框架固定器所取代。

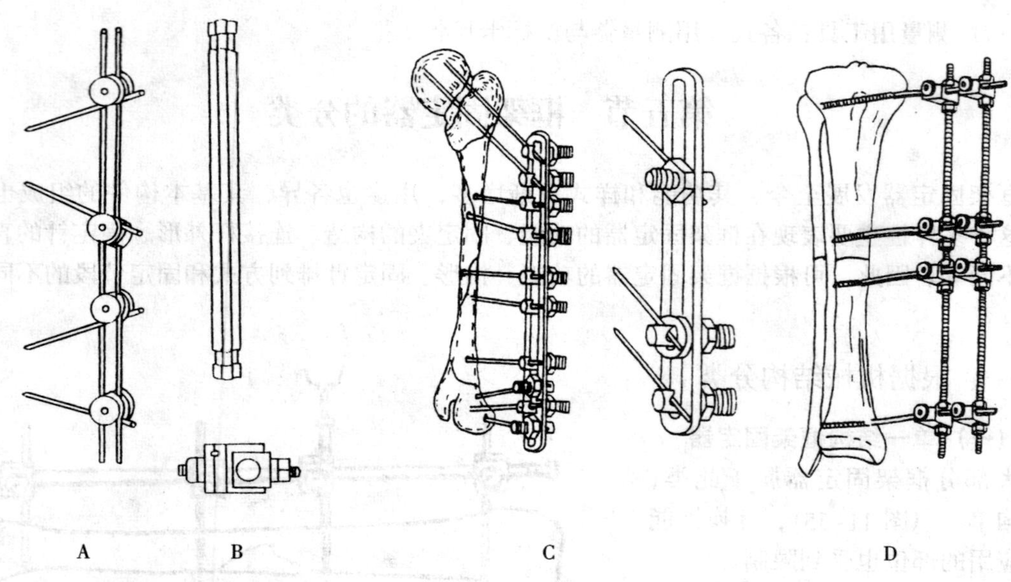

A.钢管式 B.塑料棒式 C.钩槽式 D.螺纹杆式

图 11-57 按连接杆不同分类

(四)塑料棒式框架固定器

Inoue(1970)设计的一种用丙烯酸树脂代替支撑杆的框架固定器,在骨折两端各穿一组骨螺钉,其方向位置的选择,不受支撑杆开关形状的限制。首先把骨折上、下段的两组骨针各自用树脂固定在一起,整复后再用一条丙烯酸脂把骨针上的树脂连接起来,胶干后即可活动(图 11-57B)。Tayeor(1981)介绍了另一种骨胶框架固定器,它首先在两骨折端各穿 2~3 枚螺钉。用一根直径为 31mm(为螺钉的 1+1/4)的塑料管,将每枚针尾通过小切口置于管腔内,将管子一端缝合,另一端从管内注入骨胶,骨胶凝固,固定完毕。

三、根据固定节段分类

(一)不跨关节框架固定器

又称节段内框架固定器,即框架固定器同一连接杆上的固定针,均不超出骨折两端的邻近关节,固定在两关节间的同一节段管骨上(图 11-58)。大部分框架固定器属于此类。

(二)跨关节框架固定器

跨关节框架固定器是指固定器同一连接杆上的固定针,超出骨折一侧或两侧的邻近关节,固定在关节的双节段的长管骨上。又可以分为单边跨关节固定和双边跨关节固定两种。

1. 单边跨关节框架固定器(图 11-59):多用于腕手部和踝足部骨折及关节脱位的固定,更多见于胫骨下段骨折的跨踝关节固定。

2. 双边跨关节框架固定器(图 11-60):多用于股骨远端、胫骨平台、胫骨远端踝窝的波及关节面的骨折的跨膝关节和跨踝关节的固定。

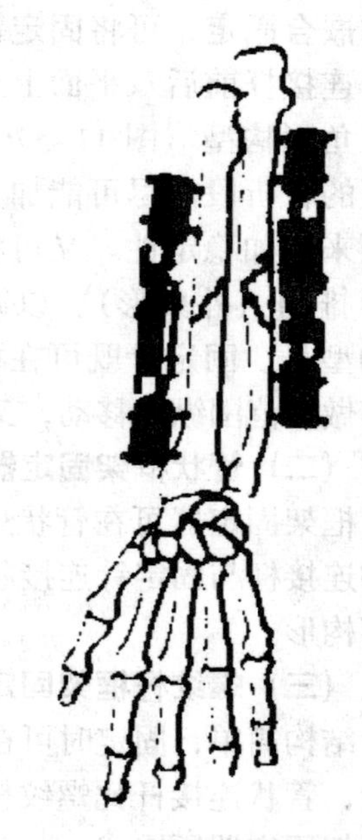

图 11-58 节段内框架固定器

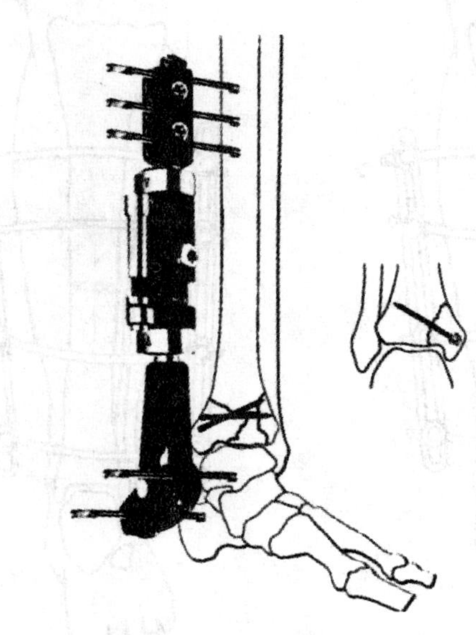
图 11-59 单边跨关节框架固定器

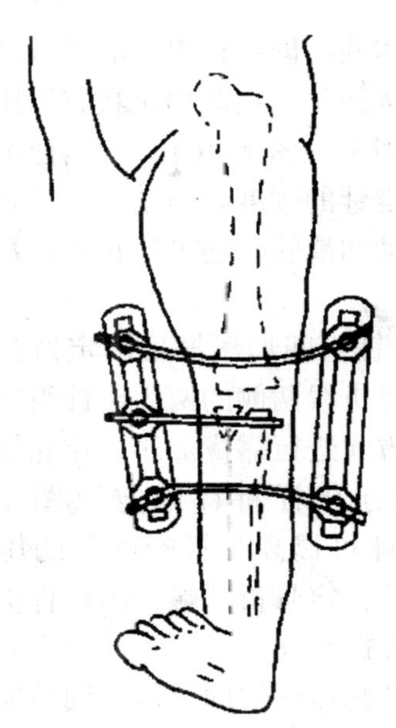
图 11-60 双边跨关节框架固定器

四、根据功能分类

根据框架固定器的功能可分为单纯框架固定器、加压框架固定器、撑开框架固定器、整复固定器和骨延长框架固定器五类。

（一）单纯框架固定器

此类框架固定器将裸露于皮肤外的固定针用简单的固定夹固定在连接杆上后，一般不再进行较大的调整。可分为骨骼框架固定器和关节框架固定器两种。

1. 固定骨骼框架固定器：多用于固定长管骨骨折，因连接杆无调整作用，因此，固定前先要将骨折复位。它也不能进行持续调节靠拢加压或分离支撑或撑开延长，仅起单纯固定作用。如 AO 单侧管状和组合式框架固定器（图 11-61）。

2. 固定关节框架固定器：多用于固定四肢关节，如关节融合术后的固定等。它仅起单纯固定作用，如跨关节固定的钩槽式框架固定器（图 11-62）。

（二）加压框架固定器

可分为一次性加压框架固定器和调节加压框架固定器两类。

1. 一次性加压框架固定器：仅适用于双边或多边框架固定器，可再分为针组内加压和针组间加压框架固定器两种。

（1）针组内加压框架固定

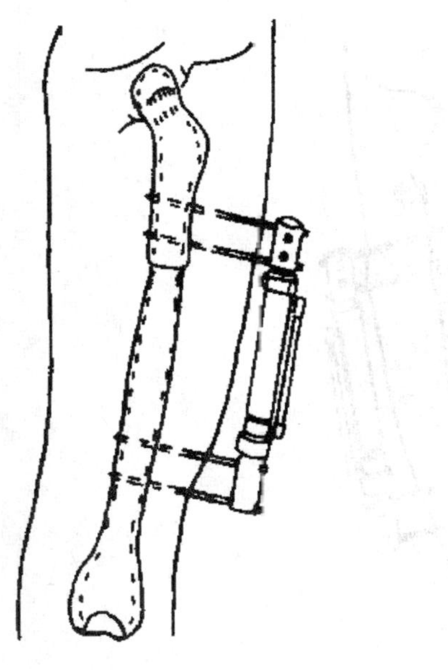
图 11-61 固定骨骼框架固定器

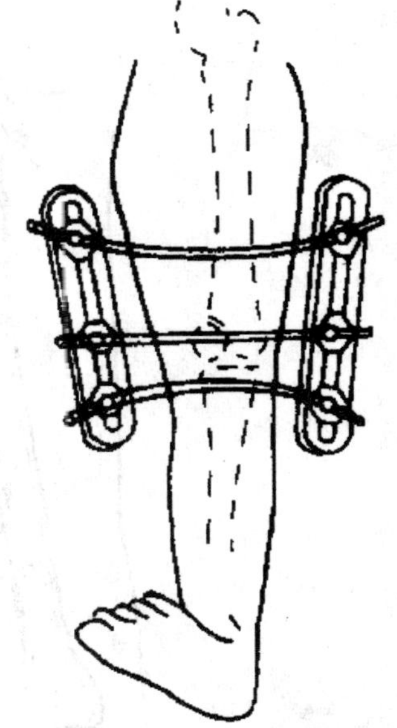
图 11-62 固定关节框架固定器

器：将肢体两边同一针组内的固定针进行相互靠拢加压，在此加压状态下用连接杆将针固定（图 11-63A），借此可显著提高固定针的刚度和强度，可防止固定针的松动和滑脱，还可防止骨折端的侧方移位。

（2）针组间加压框架固定器：将肢体两边骨折线两侧的两固定针组同时向骨折线方向进行靠拢加压，在此加压状态下用连接杆将针固定（图 11-63B），借此可提高骨折断端间的压应力，多用于稳定骨折断端，治疗骨折延迟愈合和骨折不愈合。

2. 调节加压框架固定器：调节加压框架固定器可再分为单边、双边和多边调节加压框架固定器三种。

（1）单边调节加压框架固定器：多见于 Bastiani 框架固定器（图 11-64），利用轴向调节加压螺杆，对骨折断端进行持续轴向加压。

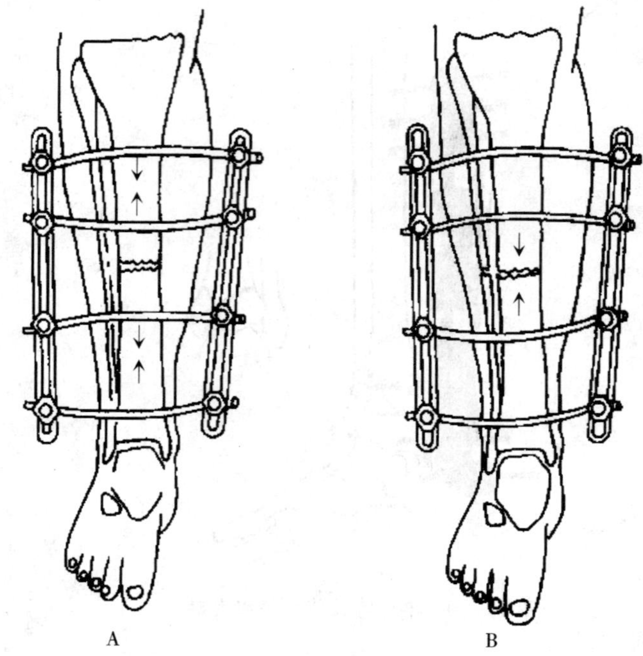

A.针组内加压框架固定器　B.针组间加压框架固定器

图 11-63　加压固定固定器

（2）双边调节加压框架固定器：多见于组合式框架固定器和钩槽式加压框架固定器（图 11-65），利用双侧轴向调节加压螺杆，在肢体两侧同时对骨折断端进行持续轴向加压。

（3）多边调节加压框架固定器：多见于半环槽式和全环式框架固定器（图 11-66），利用多根轴向调节加压螺杆，在肢体四周同时对骨折断端进行持续轴向加压。

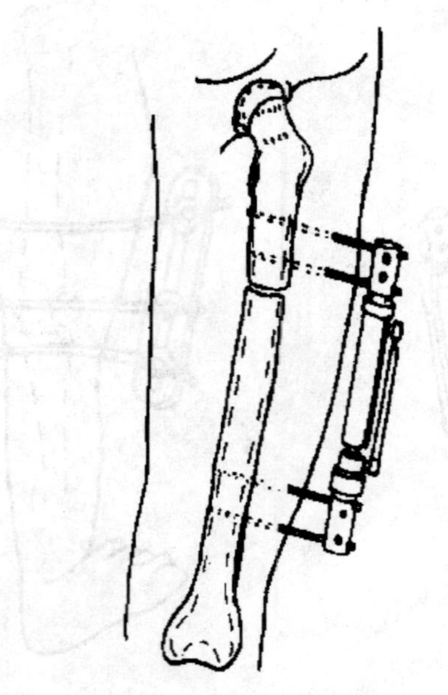
图 11-64　单边调节加压框架固定器

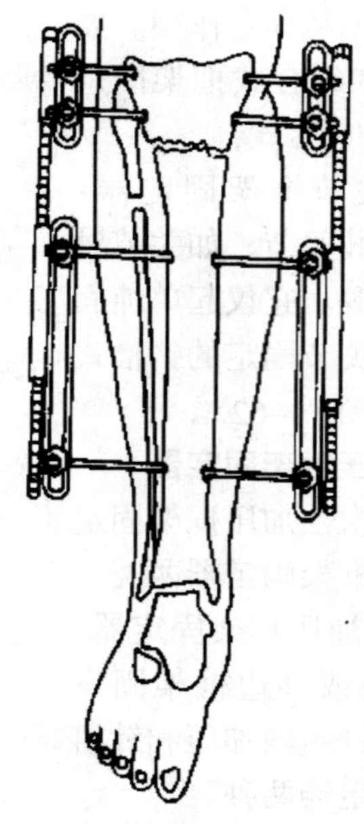
图 11-65　双边调节加压框架固定器

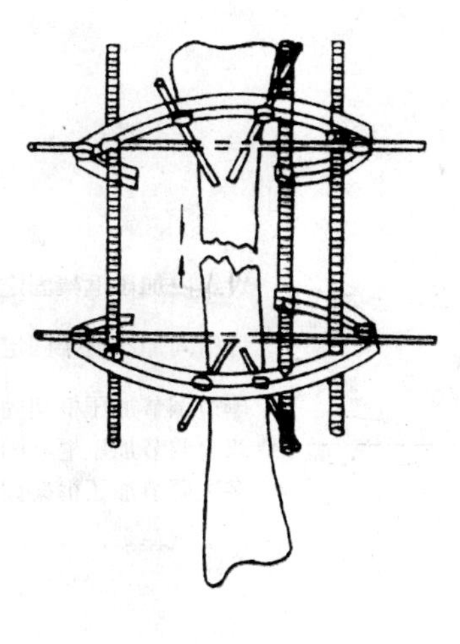

图 11-66　多边调节加压框架固定器

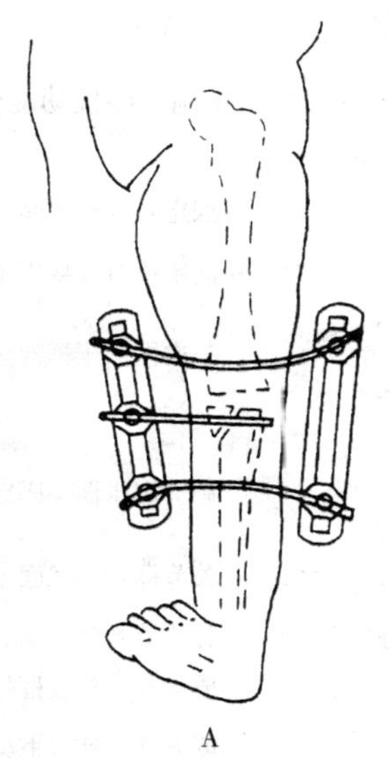

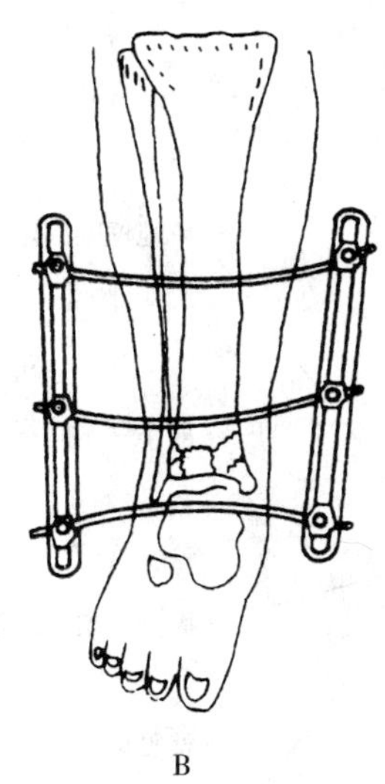

A.矫正胫骨平台塌陷　B.进行关节面的早期磨合

图 11-67　撑开框架固定器

（三）撑开固定框架固定器

多见于双边钩槽式框架固定器治疗胫骨平台塌陷、劈裂骨折和胫骨远端 Pilon 骨折。一固定针横行穿过股骨髁，另一固定针在骨折线下缘下 2cm 水平横行穿过胫骨，将此二针向远离骨折线方向撑开固定，可达到撑开膝关节间隙，矫正胫骨平台塌陷骨折的目的（图 11-67A）。一固定针横行穿过跟骨，另一固定针在骨折线上缘上 2cm 水平横行穿过胫骨，将此二针向远离骨折方向撑开固定，可达到撑开踝关节间隙，矫正胫骨远端塌陷骨折的目的。术后即可开始膝、踝关节的活动锻炼，进行关节面的早期磨合（图 11-67B）。

（四）整复框架固定器

如 Bastiani 框架固定器，其特点是连接杆上有万向关节，将针固定在连接杆上后可以松开万向关节对骨折成角移位进行复位（图 11-64）。再如钩槽式框架固定器，连接杆上虽然没有设计万向关节，但可利用增减垫圈或将固定针置于钩槽式连接杆的正反面进行骨折侧方移位和成角移位的复位（图 11-68）。但这类框架固定器在灵巧性上还不够理想，而且几乎不能矫正旋转移位，因此，在进针前应注意矫正旋转移位。

（五）骨延长框架固定器

骨延长固定器可分为双边和多边骨延长框架固定器两类。

1. 双边骨延长框架固定器：多见于钩槽式和组合式骨延长框架固定器（图 11-68），利用双侧轴向调节撑开螺杆，在肢体两侧同时对截骨端进行持续轴向撑开延长。

2. 多边骨延长框架固定器：多见于半环槽式和全环式框架固定器，利用多根轴向调节撑开螺杆，在肢体四周同时对截骨端进行持续轴向撑开（图 11-66）。

将上述按框架固定器功能分类的结果归纳见表 11-1。

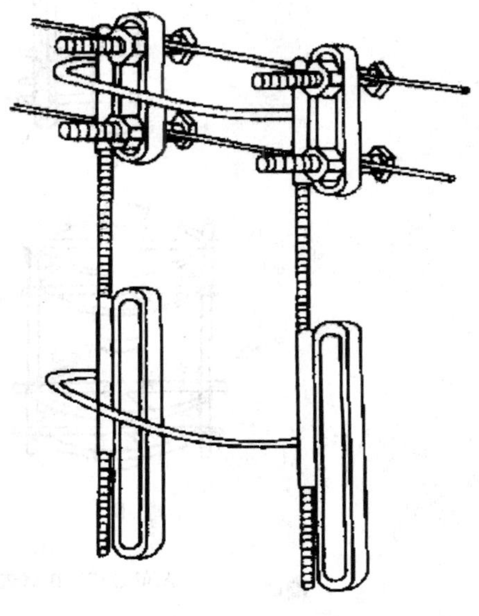

图 11-68　双边骨延长框架固定器

表 11-1 框架固定器按功能分类简表

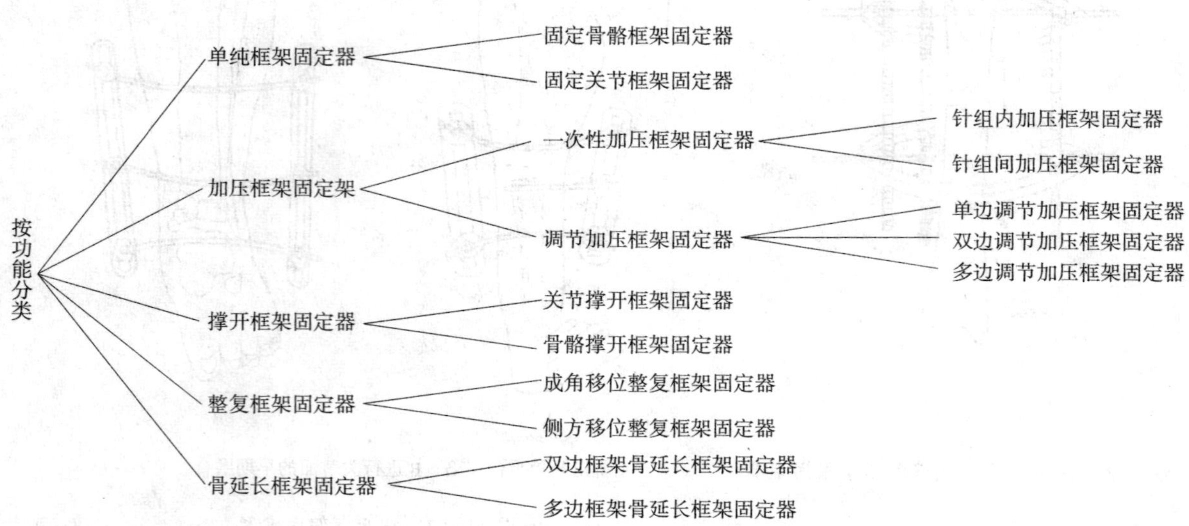

五、根据构型分类

根据框架固定器的构型可将其分为单边式、双边式、三边式、四边式、半环式和全环式六种类型。其中三边式框架固定器极少应用，全环式多被半环槽式框架固定器所替代，四边式框架固定器已被淘汰（图 11-69）。

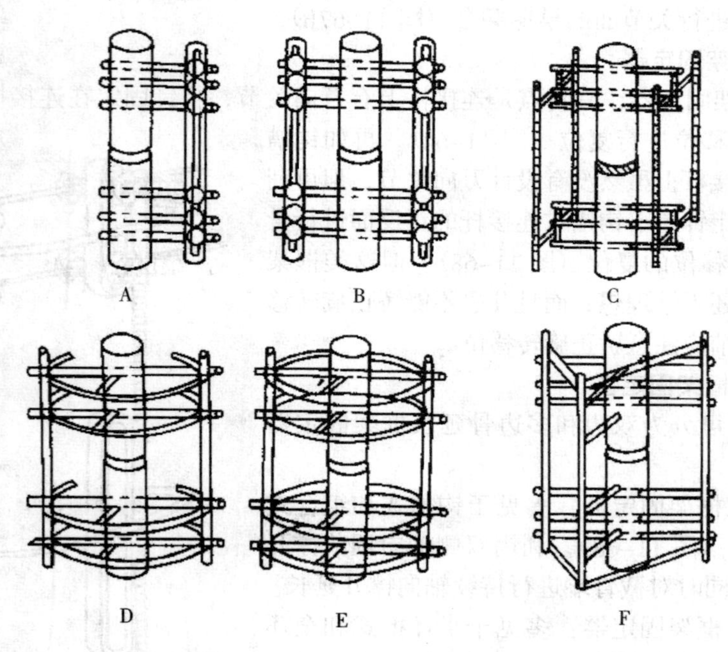

A.单边式 B.双边式 C.四边式 D.半环式 E.全环式 F.三边式

图 11-69 框架固定器根据构型分类

（一）单边式框架固定器

此型是框架固定器（图 11-69A）中最简单的构形，又可分为单平面单边式和平行双平面单边式两种。

1. 单平面单边式

特点：固定针为半针固定，且所有针体均在沿长骨纵轴的同一平面。

优点：组织损伤小，安装简单，调节方便，轻便，便于患肢关节早期活动锻炼。

缺点：对于不稳定型骨折的固定欠稳定，尤其是股骨粉碎性、斜形、螺旋形骨折容易发生再移位。

具有代表性的单边框架固定器有：①Bastiani 框架固定器。②钩槽式单边框架固定器。③AO 单边框架固定器。④组合式单边框架固定器。⑤单平面单边单杆式框架固定器。⑥单平面单边双杆式框架固定器。

适应证：①胫骨闭合、开放性骨折及已感染的骨折是首选适应证。②股骨闭合、开放性稳定型骨折。③股骨转子间及转子下稳定型骨折。④尺骨干各种类型骨折。⑤肱骨干、手和足部骨折。⑥植骨术后的外固定。

2. 平行双平面单边式（图 11-70）

平行双平面单边式框架固定器，是单边框架固定器中最稳定的简单构形，最典型的代表就是钩槽式单边框架固定器，由固定针和双平面钩槽式连接杆组成。固定针为半针固定，沿肢体或躯干一侧的两个平行平面穿入，直至对侧骨皮质，不穿出对侧软组织及皮肤，两排固定针占据的两平行平面相距 2~3cm（如果骨骼宽大，相距距离可更大），连接杆置于两平行平面之间，将露出皮肤的两排固定针固定连接。

优点：组织损伤小，安装简单，一根连接杆即可连接两个平面的固定针，调节方便，轻便，固定针之间呈三角构形，十分牢固和稳定，可控制肢体冠状面和矢状面的旋转活动，便于患肢关节早期活动锻炼。

缺点：对于股骨粉碎性骨折固定欠稳定，容易发生再移位；大腿肌肉丰厚，肢体活动锻炼时，固定针眼容易出现流水、流血，容易发生针眼感染。

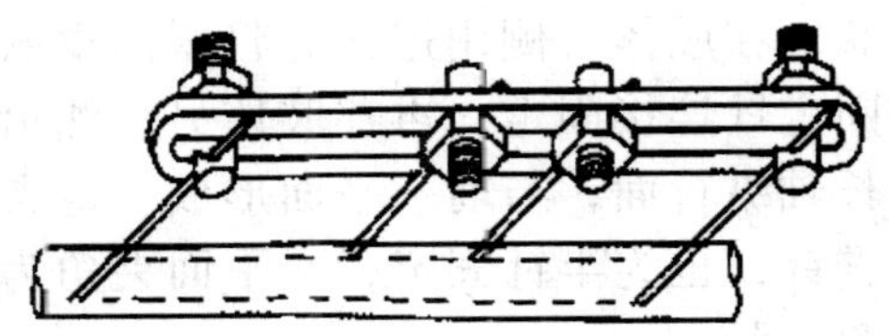

图 11-70 平行双平面单边式框架固定器

适应证：①胫骨闭合或开放性骨折及已感染的骨折，包括稳定和不稳定骨折均是首选适应证。②股骨闭合或开放性稳定型骨折。③股骨转子间及转子下粉碎性骨折。④尺骨干各种类型骨折。⑤肱骨干和足部骨折。⑥植骨术后的外固定。

（二）双边式框架固定器

可分为单平面双边式和双平面双边式（图 11-69B）两种。

1. 单平面双边式：此构型较单边框架固定器多一连接杆，由固定针和两根连接杆组成。固定针主要为全针固定，有时也可辅以半针固定，装有调节延长螺杆的双边框架固定器尚可进行肢体延长。

优点：对于不稳定型骨折固定稳定，尤其是不适合单边框架固定器固定的股骨粉碎性、斜形、螺旋形骨折，经双边框架固定器固定后不容易发生再移位，尚可对延迟愈合或不愈合的骨折进行一次性加压固定，促进骨折愈合。

缺点：组织损伤较大，安装稍复杂，调节不太方便，不便于患肢关节活动及进行肢体行走锻炼。具有代表性的单平面双边框架固定器有钩槽式双边框架固定器、钩槽式框架骨延长器、组合式双边框架固定器、Anderson 框架固定器和 AO 双边框架固定器。

适应证：①股骨闭合或开放性、已感染的不稳定型骨折是首选适应证。②四肢延迟愈合或不愈合的骨折。③膝、踝、肘及腕关节邻近的塌陷、粉碎性骨折，骨折线波及或不波及关节面。④膝、踝、肘及腕关节邻近的良性骨肿瘤或瘤样病损，刮除植骨术后。⑤肢体延长。

2. 双平面双边式：此型构型较单边框架固定器多一连接杆，它由固定针和 2 根连接杆组成。又可分为平行双平面双边式和夹角双平面双边式两种。

(1) 平行双平面双边式。固定针为全针固定，即自肢体一侧成平行双平面进针，两平面相距 2~3cm，经双侧骨皮质穿出对侧软组织及皮肤，在肢体或躯干两侧将连接杆置于两平行平面固定针之间，将露出皮肤的固定针连接固定。有时也可辅以半针固定。

优点：对于靠近关节和骨端的骨折固定稳定，尤其是股骨远端和胫骨近端骨折，股骨髁和胫骨平台骨折段短而前后径宽，难以沿骨长轴纵行平面钻入两针固定，但可在短骨折段前后横形排列钻入 2 针，分别固定在连接杆的前后两面，与另一针组形成稳定的三角构型，不容易发生骨折再移位，尚可对延迟愈合或不愈合的骨折进行一次性加压固定，促进骨折愈合，可控制肢体冠状面和矢状面的旋转活动。

缺点：固定针距离关节很近，容易影响关节活动及进行肢体行走锻炼。具有代表性的平行双平面双边框架固定器为钩槽式双平面双边框架固定器。

适应证：①股骨远端或胫骨近端或胫骨近端骨折段较短的闭合性、开放性或已感染的骨折是首选适应证。②四肢延迟愈合或不愈合的骨折。③膝、踝、肘及腕关节邻近的塌陷、粉碎性骨折，骨折线波及或不波及关节面。④膝、踝、肘及腕关节邻近的良性骨肿瘤或瘤样病变，刮除植骨术后。⑤胫骨近段截骨肢体延长。

(2) 夹角双平面双边式（图 11-71、图 11-72）。固定针为半针固定，先自肢体一侧沿骨长轴成纵行平面进针，直至穿破对侧骨皮质，不穿出对侧软组织及皮肤，在肢体一侧用连接杆将露出皮肤的固定针连接固定。再在肢体另一侧沿骨长轴纵行面，与前一平面形成一定夹角进针，也为半针固定，两平面夹角为任意大小。

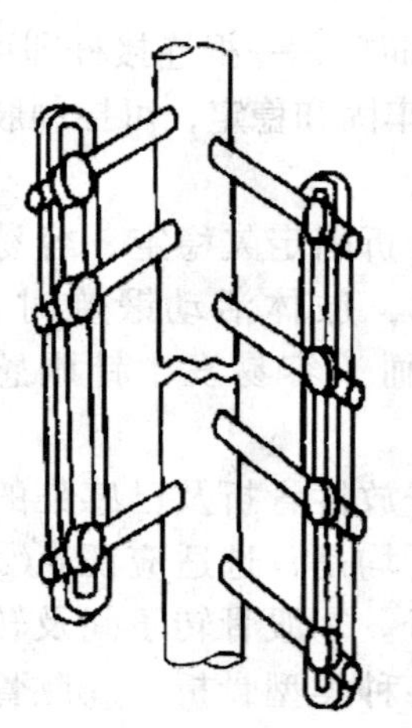
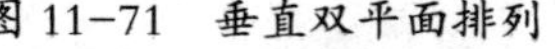

图 11-71 垂直双平面排列

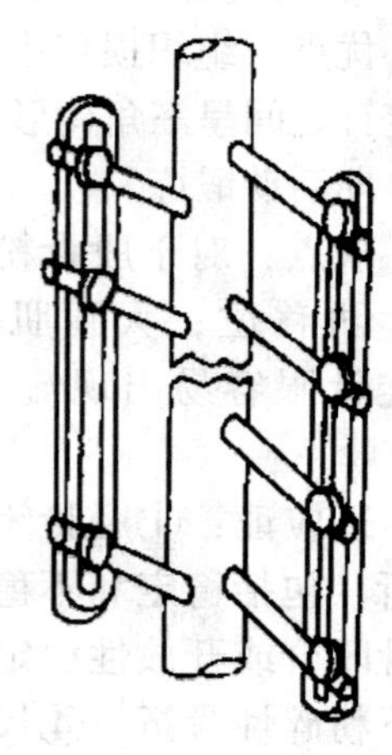

图 11-72 任意双平面排列

优点：对于长骨尤其是股骨螺旋形、斜形或有大块骨折片的骨折，可在不同方向和不同平面将斜形骨折端和骨折片贯穿固定，使其更加稳定，不易滑动移位或缩短移位。而且两平面之间形成稳定的立体三角构形，可控制肢体冠状面和矢状面的旋转活动，不容易发生骨折再移位。

缺点：固定平面较多，固定针穿经的肌肉数目增多，容易影响肢体关节活动及进行肢体行走锻炼。

所有单边框架固定器均可组合成夹角双平面双边框架固定器，只是 Bastiani 框架固定器重量较大，同一骨折段用两根 Bastiani 框架固定器固定，难以为病人所接受。

适应证：①长骨长斜形、长螺旋形骨折是首选适应证。②有较大骨折片的粉碎性骨折。

（三）三边式框架固定器

此固定器（见图 11-69F）临床上极少应用，它较双边框架固定器多 1 根纵连接杆和 4 根横连接杆，由固定针和肢体平行的 3 根纵连接杆及连接纵连接杆的 4 根横连接杆组成，构成三角构形。固定针以全针固定为主，第三边采用半针单边式。

优点：对于不稳定型骨折固定较为稳定，尤其是股骨粉碎性或斜形、螺旋形骨折，固定后不易发生再移位。尚可对延迟愈合和不愈合的骨折进行加压固定，促进骨折愈合。

缺点：组织损伤较大，结构复杂，笨重，安装调节不方便，不便于患肢关节活动及进行肢体行走锻炼。一般单边框架复位固定器均可组合成三边式框架固定器。

适应证：①长骨不稳定型多段骨折为首选。②四肢延迟愈合和不愈合的骨折。

（四）四边式框架固定器

临床上已不应用，属于已被淘汰的一种框架固定器。此型构型（图 11-69C），较双边式框架固定器多两根纵连接杆和 4 根横连接杆，由固定针与肢体平行的 4 根纵连接杆及连接两纵连接杆的 4 根横连接杆组成，构成方框四边式构型。固定针以全针为主，有时辅以半针。

优点：对于不稳定型骨折固定较为稳定，尤其是股骨粉碎性或斜形、螺旋形骨折，固定后不易发生再移位。尚可对延迟愈合和不愈合的骨折进行加压固定，促进骨折愈合。

缺点：组织损伤较大，结构复杂，笨重，安装调节不太方便，不便于患肢关节活动及进行肢体行走锻炼。具有代表性的四边式框架固定器有 Hoffmann 和 Vidal-Adrey 框架固定器。

（五）半环式框架固定器

此框架固定器（图 11-69D）较双边式框架固定器多 1 根纵行连接杆，由固定针、水平槽式大半圆弓环和与肢体长轴平行的 3 根纵行的连接杆组成，构成半环槽式构型。固定针以全针为主，有时辅以半针。

优点：可供多向性穿针，尤其是适用于肢体延长，以及对延迟愈合和不愈合的骨折进行加压固定，促进骨折愈合。选用直径较细（2mm）的固定针，可达到相同的固定和骨延长的效果，对骨骼损伤小。

缺点：组织损伤较大，结构复杂，笨重，安装调节不太方便，不便于患肢关节活动及进行肢体行走锻炼。半环槽式框架固定器为其典型代表。

适应证：①青少年及脊髓灰质炎后遗肢体短缩的肢体延长是其首选适应证，因为这两类病人的患肢骨骼均较细，仅适用直径较细的固定针作延长固定。②股骨远段、胫腓骨闭合性、开放性感染骨折。③四肢延迟愈合或不愈合的骨折，先天性胫骨假关节。④四肢有骨缺损的长骨骨折或病理性骨折。

（六）全环式框架固定器

临床上多被半环槽式框架固定器所替代。此型框架固定器（图 10-69E），它比双边式框架固定器多一根纵行连接杆，由固定针、水平环和与肢体长轴平行的 3 根纵行连接杆组成，构成圆环构型。固定针为全针固定，必要时辅以半针固定。

优点：可供多向性穿针，但不及半环式简便，主要用于肢体延长，以及对延迟愈合或不愈合的骨折进行加压固定，促进骨愈合。

缺点：组织损伤较大，结构复杂、笨重，安装、调节不方便，不适用于股骨近中段的骨折固定，不便于患肢关节活动及进行肢体行走锻炼。Ilizarov 框架固定器为其典型代表。

适应证：①肢体延长是其首选适应证。②四肢闭合、开放性、已感染的骨折。③四肢延迟愈合或不愈合的骨折，先天性胫骨假关节。

上述按框架固定器构型分类的结果见表 11-2。

表 11-2 框架固定器构型分类

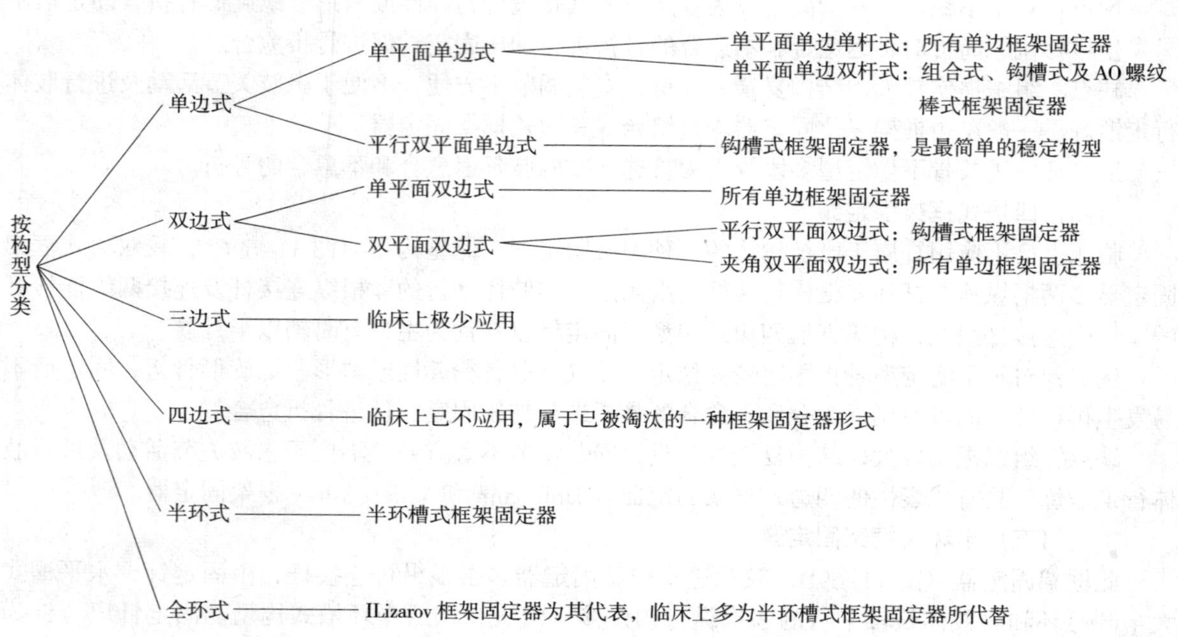

六、根据固定针排列分类

根据框架固定器固定针的排列方式，可将其分为平行排列式、扇形排列式、锥形排列式和交叉排列式四类。

（一）固定针平行排列式框架固定器

固定针沿长骨纵轴同一纵行平面相互平行进针，所有固定针均与长骨纵轴垂直或接近垂直（图 11-73），多用于双边框架固定器，其优点是容易进针，容易调整。但在用于单边框架固定器时，其显而易见的缺点是固定针易从骨内脱出。因此，一般需采用前段带有螺纹的 Schanz 针，这样进针时操作就复杂一些，需先用尖刀片在进针外做一小的皮肤切口，用血管钳分离皮下软组织至骨，插入钻头套筒以保护周围软组织，再插入钻头在骨内钻孔。退出钻头后拧入 Schanz 针，退出套筒，有时针眼过大尚需缝合 1~2 针。而固定针扇形排列就很好地解决了这些问题，详见下面的“固定针扇形排列式”。

（二）固定针扇形排列式框架固定器（外聚式）

以 4 针固定为例，靠近骨折线的两固定针沿长骨纵轴同一纵行平面相互平行进针，此两针均与长骨纵轴垂直或接近垂直。而远离骨折线的两根固定针则以向骨折线方向倾斜 30°~45°的角度进针，使 4 针的排列像一把打开的折扇，近骨端针距宽，近固定器端针距窄；或者说骨内针距宽，骨外针距窄（图 11-74）。

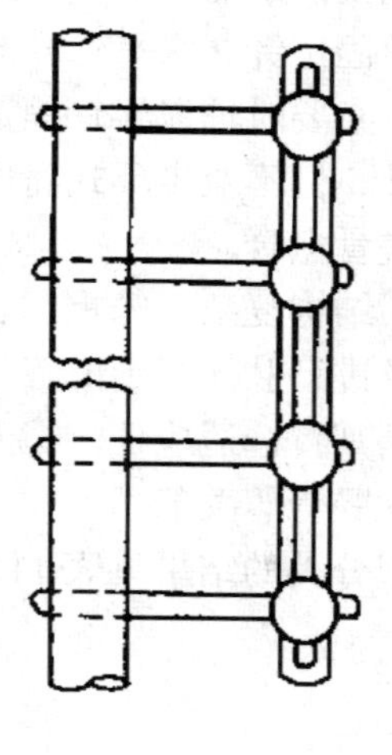

图 11—73 平行排列

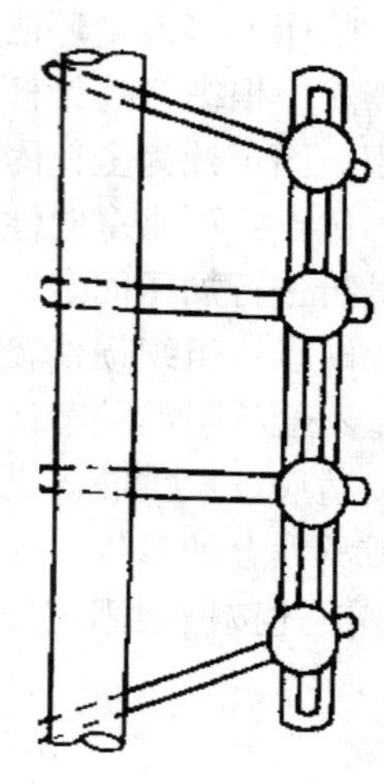

图 11-74 外聚式排列

用无螺纹的克氏针或斯氏针作为固定针使用，在连接杆将针固定后，无论怎样提拉或悬吊连接杆，固定针也不会脱出。而利用无螺纹的克氏针或斯氏针作为固定针，进针操作就非常简单了，无需用尖刀片在进针外做皮肤切口，也无需插入钻头套筒，将针直接由皮肤钻入，穿经骨骼直至穿透对侧骨皮质即可。皮肤紧紧环绕固定针周围，组织液可由针眼流出，而体外的细菌则难以从针眼进入体内。远离骨折线的两外侧固定针向骨折线方向倾斜，使此两针在穿出皮肤时偏离关节，便于骨邻近关节的早期活动锻炼。因此，固定针扇形排列的优点可以归纳为：操作简单、方便、快速，皮肤无切口，针眼无出血，固定针牢稳，不易松动或滑脱，针眼也不容易感染，便于邻近关节早期功能锻炼。

（三）固定针扇形排列式框架固定器（内聚式）

恰好与扇形排列式相反。以 4 针固定为例，靠近骨折线的两根固定针沿长骨纵轴同一纵行平面相互平行进针，此两针均与长骨纵轴垂直或接近垂直。而远离骨折端的两根固定针则以向骨折线相反方向倾斜 30°~40°的角度进针，使 4 针的排列像两把刺入骨内的尖锥，近骨端针距窄，针尾距离宽；或者说骨内针距窄，骨外针距宽（图 11–75）。Evans 报道这种锥形排列可显著提高固定针固定的刚度。

（四）固定针交叉排列式框架固定器

多用于半环槽式和全环式框架固定器。采用全针固定，固定针相互交叉穿针，交叉角度为任意大小（图 11–76）。

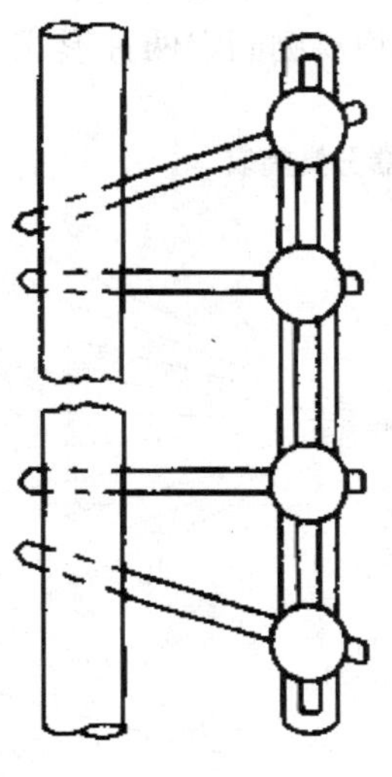

图 11—75 内聚式排列

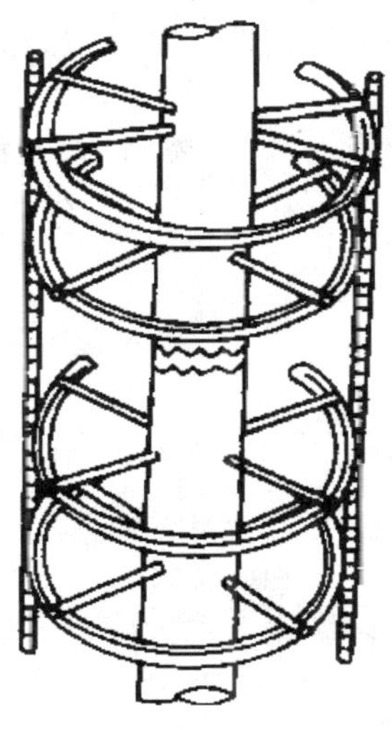

图 11—76 交叉排列式

七、根据骨针深浅分类

（一）半针框架固定器

骨针只穿进或稍透过对侧骨皮质，而不过肢体对侧（图 11–77），将支架放在肢体的一侧，用锁针器将裸露在肢体外端的骨针尾部固定在连接杆上，这是最简单的一种固定形式又称单边式或单侧式。

（二）全针框架固定器

它是将骨针贯穿肢体（图 11–78），骨针的首尾两端各用锁针器和联结器分别锁骨在两侧的连接杆上，构成一个平面方框形，又称双边式或双侧式。它比单侧框架固定器在骨延长术，多发性骨折和畸形矫正术中要优越。

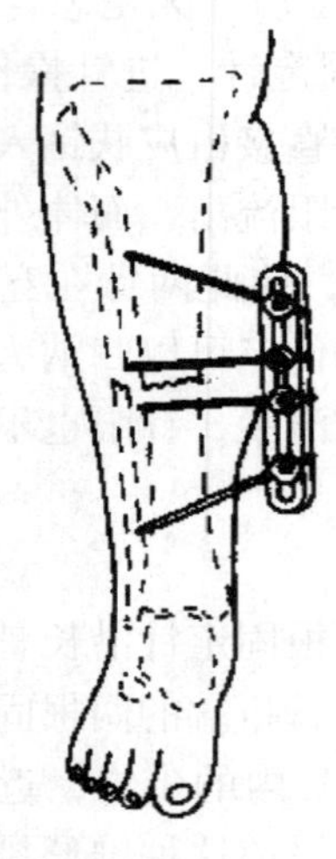

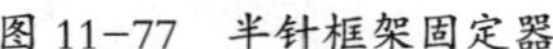
图 11-77 半针框架固定器

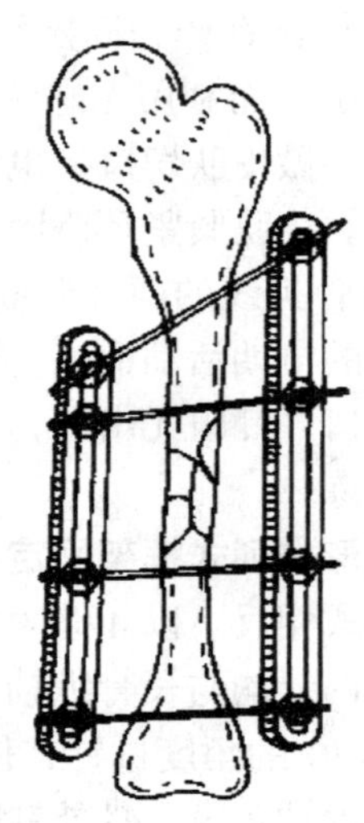
图 11-78 全针框架固定器

八、根据组架方式分类（表 11-3）

构成支架的全部骨针、连接杆和支撑杆的几何轴线均在同一平面（或平行平面）内的框架固定器，称为平面框架固定器。平面框架又可分为单侧固定和双侧固定两种形式。

表 11-3 根据组架方式框架固定器分类简表

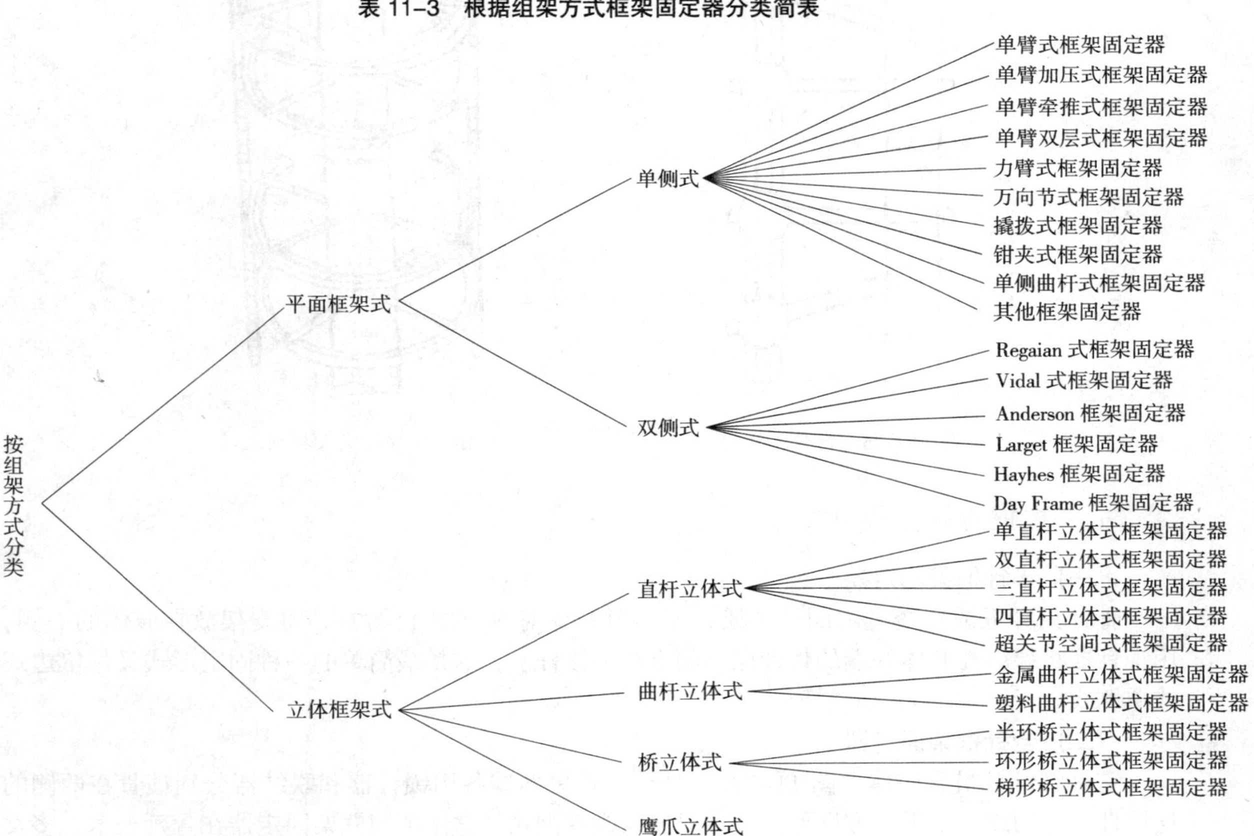

- 按组架方式分类
  - 平面框架式
    - 单侧式
      - 单臂式框架固定器
      - 单臂加压式框架固定器
      - 单臂牵推式框架固定器
      - 单臂双层式框架固定器
      - 力臂式框架固定器
      - 万向节式框架固定器
      - 撬拨式框架固定器
      - 钳夹式框架固定器
      - 单侧曲杆式框架固定器
      - 其他框架固定器
    - 双侧式
      - Regaian 式框架固定器
      - Vidal 式框架固定器
      - Anderson 框架固定器
      - Larget 框架固定器
      - Hayhes 框架固定器
      - Day Frame 框架固定器
  - 立体框架式
    - 直杆立体式
      - 单直杆立体式框架固定器
      - 双直杆立体式框架固定器
      - 三直杆立体式框架固定器
      - 四直杆立体式框架固定器
      - 超关节空间式框架固定器
    - 曲杆立体式
      - 金属曲杆立体式框架固定器
      - 塑料曲杆立体式框架固定器
    - 桥立体式
      - 半环桥立体式框架固定器
      - 环形桥立体式框架固定器
      - 梯形桥立体式框架固定器
    - 鹰爪立体式

（一）单侧（单边）式框架固定器

单侧固定式是将框架固定器放在被固定肢体的一侧。属于该结构的框架固定器有：

1. 单臂（单杆）式框架固定器（图 11–79A）：组架方法是在骨折部位远近两端的适当位置处各穿一组（2~3 枚）骨针，骨针只穿进对侧骨皮质，不穿透肢体，用锁针器，将裸露肢体外端骨针固定在连接杆上。这是一种最简单的支架形式。

2. 单臂式加压框架固定器（图 11–79B）：如在前种框架固定器的连接杆上安装了牵引加压装置，带有牵引加压装置的连接杆统称为支撑杆。牵引加压装置可将支撑杆沿其轴向任意调长或缩短，解决骨折重叠移位和分离移位。这样不用松开锁针器便可在组架后，适度地调节骨针的角度，从而使骨折面上得到适宜的生理应力。

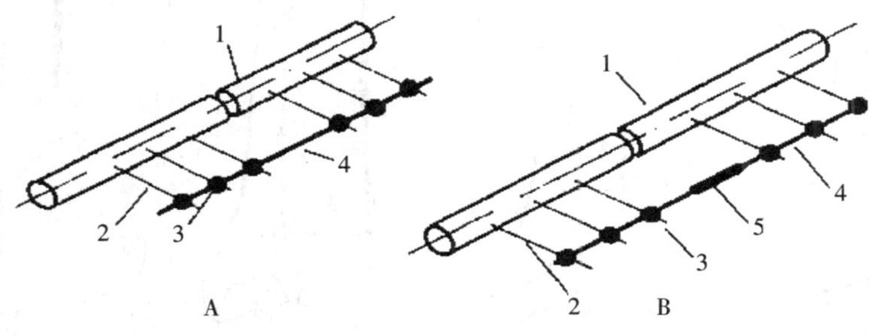

A.单臂（单杆）式框架固定器　B.单臂式加压框架固定器

1.断骨　2.骨针　3.锁针器　4.连接杆　5.牵引加压装置

图 11–79　单臂式支架及单臂式加压框架固定器

3. 单臂牵推式框架固定器（图 11–80）：它是由锥形螺纹骨针、牵推支杆两部分组成。锥形螺纹骨针的端部为锥形螺纹尖，针尾部制成普通螺纹。框架固定器上只锁 2 枚骨针，1 枚固锁在支架上，另 1 枚固锁在可以活动的针管里。靠支架一端的调节螺丝调节两骨针之间的距离，以实现沿断骨的轴向牵引或加压。另外，依靠针尾螺纹和元宝螺母的作用，可使 2 枚针在框架固定器的管状锁针器中沿针轴向任意移动和固定。从而实现骨针沿骨轴的垂直方向做提、推运动。这种支架对侧方移位及分离性骨折可提推相嵌，并有控制侧移位的作用。

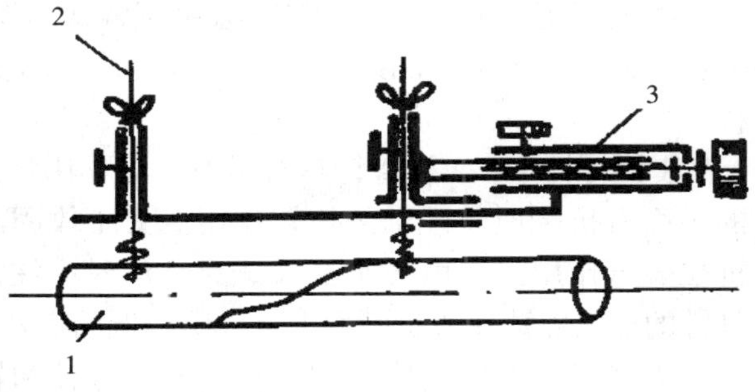

1.断骨　2.骨针　3.加压装置

图 11–80　单臂牵推式框架固定器

4. 单臂双层式框架固定器（图 11–81）：采用双梯架，可以使骨针与支架构成一个刚性较大的框架结构，加强了固定效果。两层梯架间隔 3.0~4.0cm，相互平行布置。梯架用一组槽形卡分别将两组骨针锁紧后，再将各槽形卡锁固在两根连接杆上，形成梯子形结构。

它借助骨针的刚性及两梯架形成的杠杆作用，保持骨折断面上适宜的生理应力，从而促进骨的愈合。该支架结构部件简单，性能可靠，

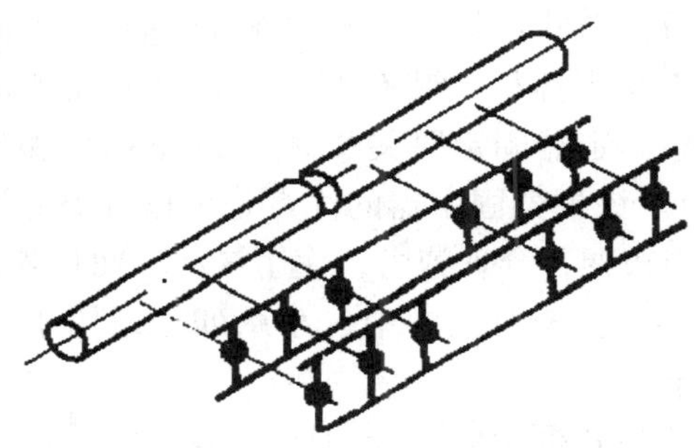

图 11–81　单臂双层式框架固定器

操作方便，应用时可根据骨折类型组合梯架，并可一式多用。

5. 力臂式框架固定器（图 11–82）：力臂式框架固定器固定股骨颈骨折。它共用了 3 枚骨针，其中 2 枚用于固定骨折，另 1 枚起到稳定和力臂作用。3 枚骨针固定在支撑杆上，构成一弹性结构。

根据稳定针的位置不同，可分为高位固定（图 11–82D）和低位固定（图 11–82A、图 11–82C）。

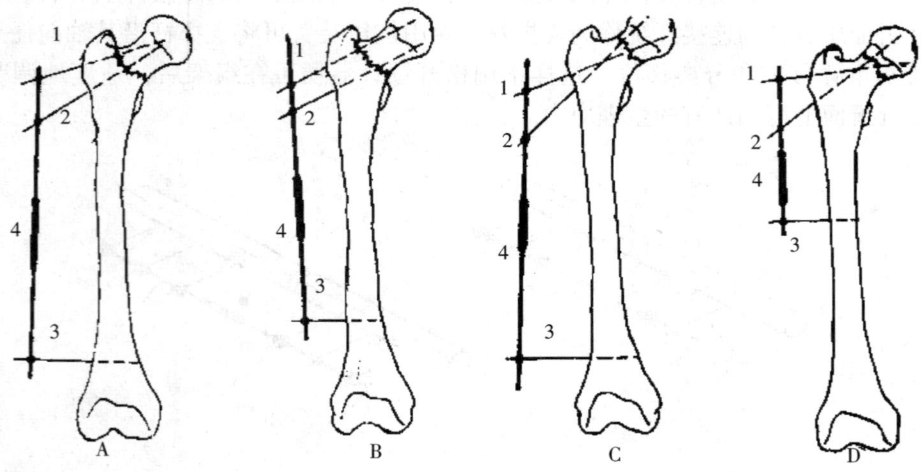

A. 人字形穿针法　B. 平行穿针法　C. X 形穿针法　D. 高位穿针法

1、2、3.固定针　　4.牵引加压装置

图 11–82　力臂式框架固定器

根据固定针的布针方式又有人字穿针法（图 11–82A）、平行穿针法（图 11–82B）和交叉式穿针法（图 11–82C）三种。

3 枚骨针中，2 枚骨针具有承弯、剪作用。两针轴构成的平面有抗绕股骨颈轴的扭转作用。另 1 枚固定针主要是抗拉、弯作用。当用 X 形交叉式穿针法时应注意不要使两骨针的交叉点落在骨折断面上，以防降低固定效果。

力臂式框架固定器用的是双调式支撑杆和针栓式锁针器，具有四个自由度，对穿针角度要求不严。可选择最佳进针点和进针角度加以固定。力臂式框架固定器能组合成各种框架，治疗各种疑难骨折和肢体矫形。现已成系列。

6. 万向节式框架固定器（图 11–83）：万向节式单侧支架的特点是支撑杆上装有万向节，可成任意角度固定。万向节框架固定器固定肘关节（图 11–83A）和骨盆骨折（图 11–83B）。该框架固定器的优点是可按骨骼外形及骨折线的走向恰当布架，合理施力，使用灵活，而且其适应证较广。

万向节支架有大、中、小系列，适用于人体各部位骨折的固定。

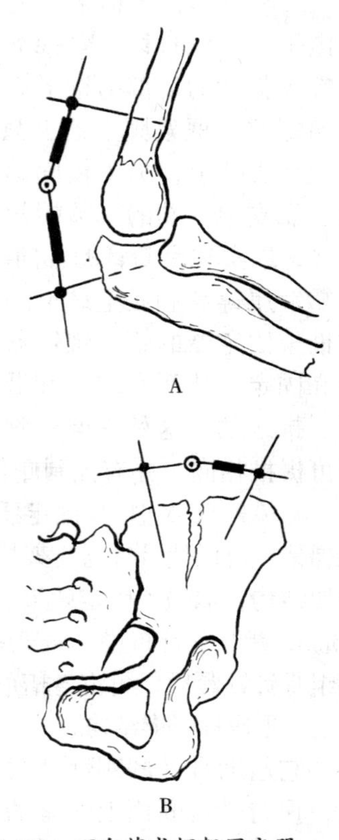

图 11–83　万向节式框架固定器

7. 撬拨式框架固定器（图 11–84）：撬拨式支架固定锁骨骨折。骨针用锁针器和联结器锁固在连接杆上。撬拨针

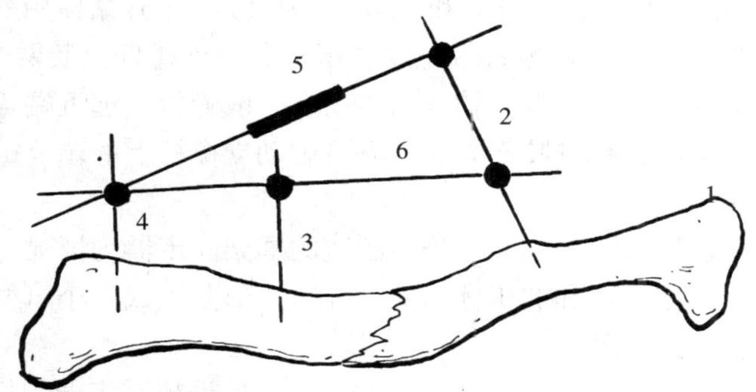

1.断骨　2.锁针器（撬拨针中部）　3、4.骨针　5.加压装置　6.连接杆

图 11-84　撬拨式支架

的中部用针栓式锁针器固定在连接杆的悬臂端，然后在针尾端以联结器装上支撑杆。当调节支撑杆的加压装置使其伸长时，骨针的针尖部便产生撬拨力（分解为向上提拔，向内挤压两个分力），使骨折断面复位。

该框架固定器很适于短骨斜形骨折的固定。

曲杆撬拨式单侧框架固定器（图 11-85）固定颌骨骨折。当把支撑杆调短时，在撬拨针的针尖部分别会产生撬拨力，使骨折复位固定。曲杆撬拨式框架固定器适用于类似颌骨样不规则骨折的单侧固定。

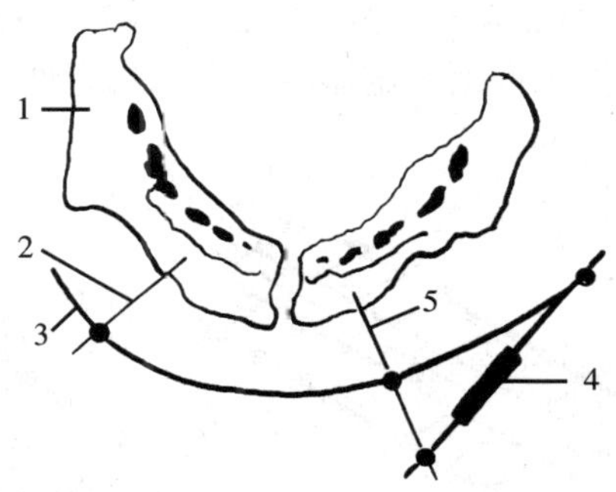

1.断骨　2.骨针　3.连接杆　4.加压装置
5.锁针器（撬拨针中部）

图 11-85　曲杆撬拨式框架固定器

8. 钳式框架固定器（图 11-86）：是用钳式框架固定器固定颌骨骨折。整个框架固定器形似手钳。2 枚骨针用外栓式锁针器分别锁固在钳臂上。当向右旋转加压螺母时，双钳臂以 C 为轴相对内夹使骨折复位固定。

9. 曲杆式单侧框架固定器（图 11-87）：曲杆单侧框架固定器固定颌骨或不规则骨折。三段曲杆用牵引加压装置连接。骨针用针栓式锁针器分别锁固在各段曲杆上。牵引加压装置可对多段骨折加压。该支架结构简单，性能可靠，固定稳妥，重量轻，便于患者佩带。

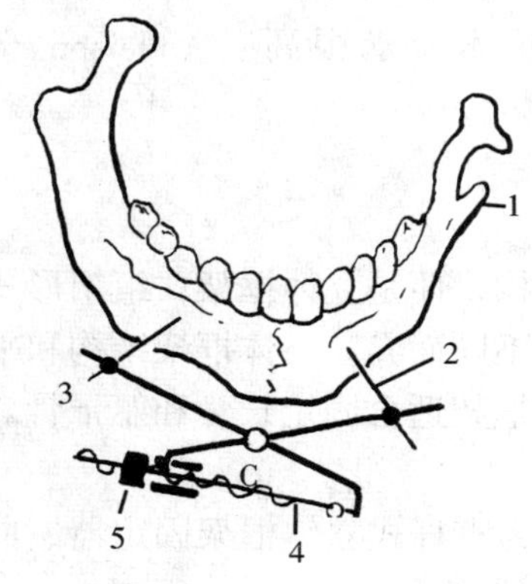

1.断骨　2.骨针　3.钳臂　4.加压装置　5.螺母

图 11-86　钳式框架固定器

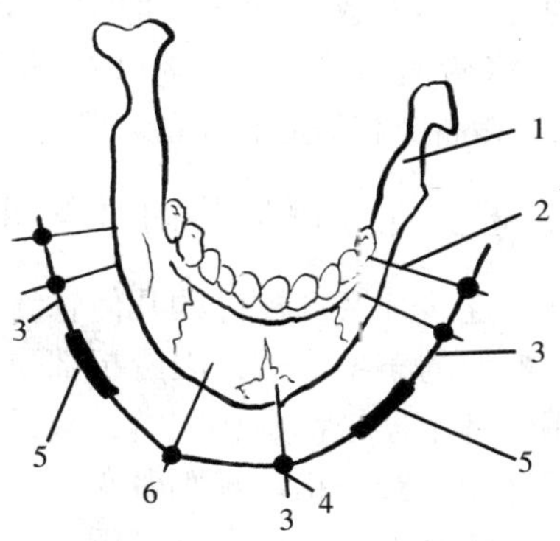

1. 断骨　2. 骨针　3. 连接杆
4. 锁针器　5、6. 加压装置

图 11-87　曲杆式单侧框架固定器

10. 其他类型单侧框架固定器：Edge 和 Qenham 从 1975 年开始使用的 Portsmouth 框架固定器也是单侧式框架固定器。其支撑杆为一带螺纹的钢杆。在支撑杆上装两个特殊的“锁针器”，一个固定在支撑杆上，另一个可以沿着杆轴方向移动。一般骨折，远近端各穿 3 枚骨针。骨针是用骨胶粘结在“锁针器”上的，待骨胶干固后，方可旋动支撑杆上的调节螺母，推动可移动的“锁针器”进行加压或牵引。

1976 年，Weis 等报道了使用 Zimmer 公司制造的框架固定器的情况，它也是一种单侧框架固定器，由骨针、滑杆（连接杆）和加压杆（支撑杆）三部分组成。小（型）号适用于肱骨、尺挠骨；中（型）、大（型）号用于股骨。

另外，ParRhiee 的骨钳，Lambotte.Stader 和 Wagner 的框架固定器，均为单侧框架固定器。

（二）双侧（双边型、双臂型）式框架固定器

它是将骨针贯穿肢体，骨针的首尾两端各用锁针器和联结器分别锁固在两侧支撑杆上，构成一个平面方形框架（图 11-88）。

它比单侧框架固定器具有较高的刚性和稳定性。

双侧框架固定器在骨延长术，多发性骨折和畸形矫正术中，比单侧固定支架优越。

Vidal 的双侧框架固定器（图 11-89）在贯穿骨针的两端使用了两个联结框架以代替支撑杆。加强了框架固定器的刚性和稳定性。

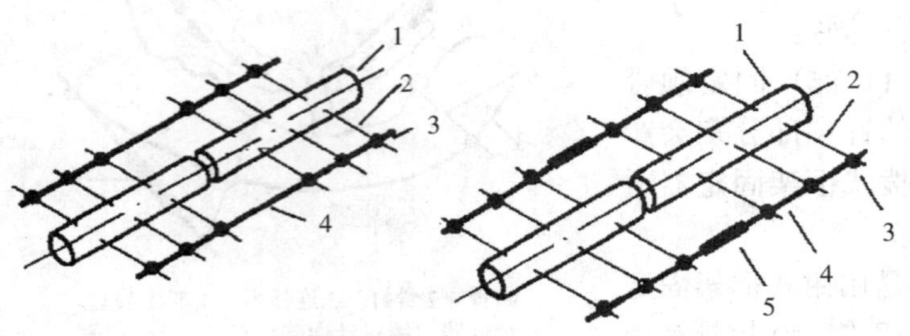

1.断骨 2.骨针 3.锁针器 4.连接杆 5.加压装置

图 11-88 双侧固定式框架固定器

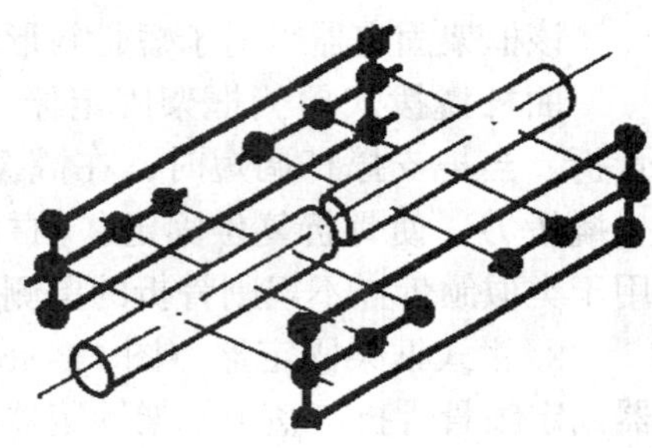

图 11-89 Vidal 式双侧式框架固定器

Resaian（1977 年）设计、Zanmer 公司制造的双侧框架固定器的特点是不用锁针器，而把骨针直接穿进两侧支撑杆的针孔内。支撑杆材料为不锈钢，中部有螺旋加压装置。用的是直径为 4.3mm 的骨针 4~6 枚，针的中部均带螺纹，用以防止骨折段的侧向移位，保证骨针紧紧咬住骨质。由于将骨针直接插入支撑杆的针孔里，故对穿针技术要求很高。Anderson、Havhes、Dayframe、Emare 和 Orget 的框架固定器均属此类。

九、根据立体框架结构（空间结构）分类

骨针、连接杆及支撑杆的几何轴线呈空间分布的框架结构，便是立体框架式组架形式。

立体框架的布架形式，因骨折部位、类型和施术的方案不同而异。立体框架结构和平面框架结构所用的基本器械都是相同的，只是组合形式不同。立体框架适合固定长骨和躯干骨。微型框架固定器适用于趾（指）规则骨。

根据立体框架的几何形体（图 11-15）特征，大致可分为直杆式立体框架固定器、曲杆式立体框架固定器、桥式立体框架固定器及鹰爪式立体框架固定器等。

（一）直杆式立体框架固定器（方柱形框架固定器）

直杆立体框架固定器是把构成框架固定器的支撑杆连接杆用联结器锁合成棱柱形框架结构。

直支撑杆作棱柱体的棱，骨针垂直或倾斜于长骨轴线，锁固在支撑杆或连接杆上。

根据支撑杆的数目（亦即棱柱体立棱的数目），又可分以下五种基本形式。

1. 单直杆立体框架固定器（图 11-90）：这是一种最简单的立体框架固定器形式。是用单直杆立体组架固定肩关节、手骨、膝关节骨折的结构简图。将两组骨针分别锁固在板夹式锁针器中，用联结器将两个锁针器与支撑杆相连，用支撑杆上的调节装置进行牵引加压。

该种框架固定器结构稳定性较差，适用于抗扭转和斜形骨折或做辅助固定。

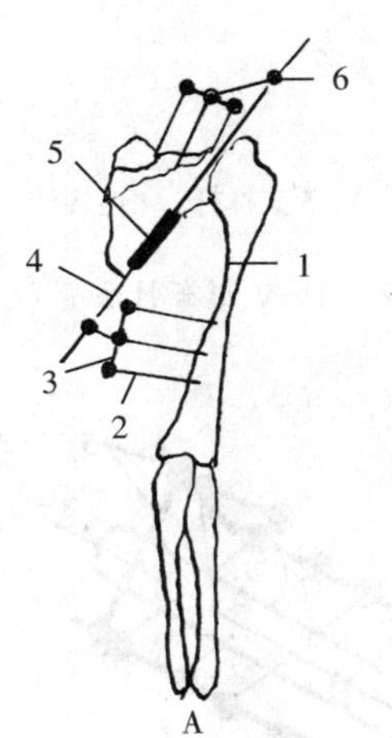

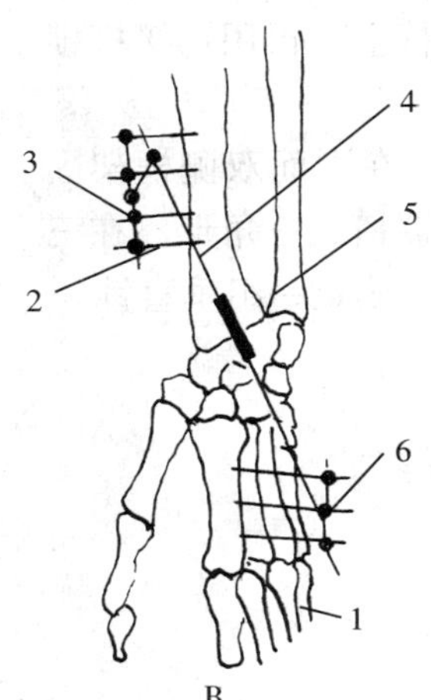

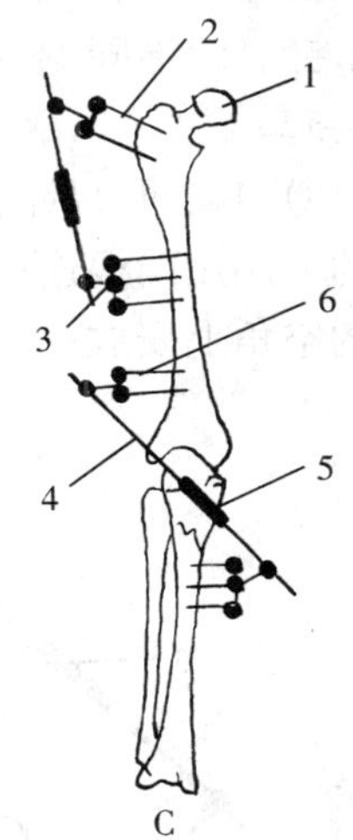

A.固定肩关节 B.固定腕关节 C.固定膝关节

1.骨骼 2.骨针 3.锁针器 4.支撑杆 5.加压装置 6.联结器

图 11-90 单直杆立体框架固定器

2. 双直杆立体框架固定器：这种框架固定器的结构简图（图 11-91）。如果把骨轴线作为 X 轴设一空间坐标系，该框架固定器可视为在 XOZ 和 XOY 两坐标平面上分别各安装一个单侧支架。两侧支架的骨针相互垂直。

为了增加稳定性，还可以用连接杆将两根支撑杆联结起来（图 11-91B），加强支架的抗扭能力，提高固定效果。

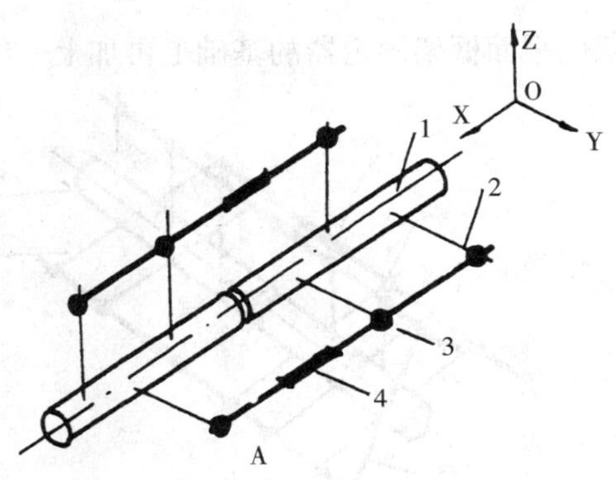

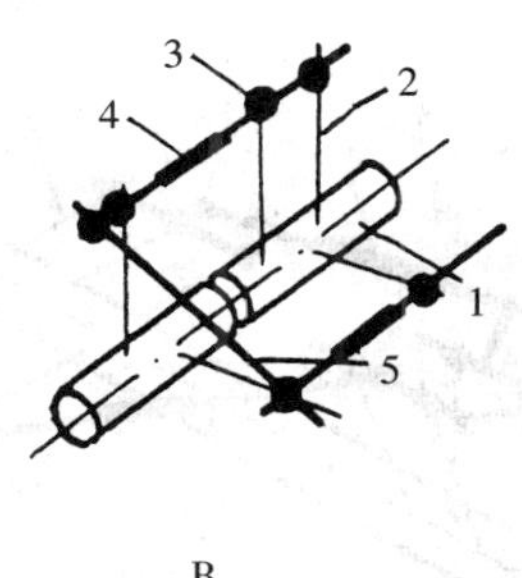

1.骨骼 2.骨针 3.锁针器 4.支撑杆 5.连接杆

图 11-91 双直杆立体组架

根据布针特点可分：

（1）I–V 形布针法（图 11–92）：骨折一端采取 V 形布针，另一端平行布针。平行针用板夹式锁针器固定在一连接杆上，人形排列的 2 枚骨针分别锁固在两根支撑杆上。然后用一横放的连接杆将轴向连接杆与两支撑杆连在一起。

（2）V–V 形布针法（图 11–93）：在骨折两端均采用 V 形布针。两端同侧骨针锁固在支撑杆上，再用连接杆锁固在一起。

（3）I–T 形布针法（图 11–94）：在平面双侧框架固定器的一端用两根连接杆和三个联结器搭成三角形。在三角形的空角上安放一个板夹式锁针器，固定一组垂直针。

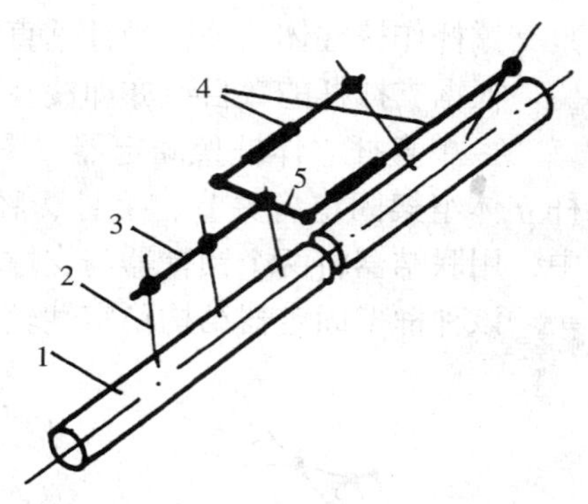

1.骨　2.骨针　3、5.支撑杆　4.连接杆

图 11–92　Ⅰ–V 形布针法

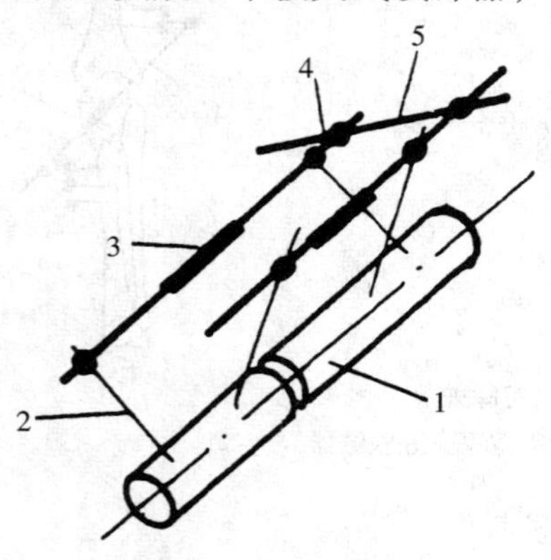

1.骨　2.骨针　3.支撑杆　4.联结器　5.连接杆

图 11–93　V–V 形布针法

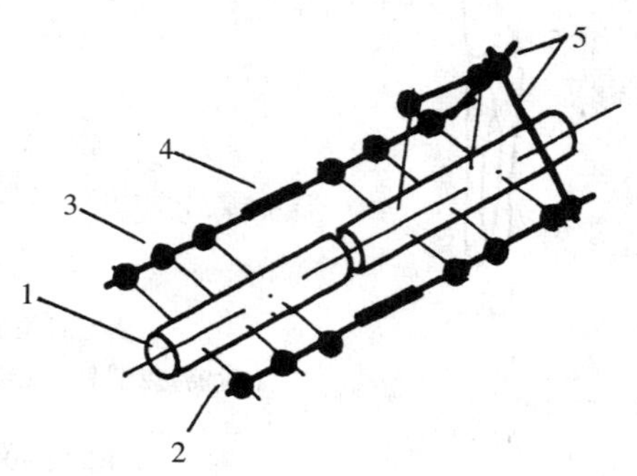

1.断骨　2.骨针　3.锁针器　4.支撑杆　5.连接杆

图 11–94　Ⅰ–T 形布针法

（4）V–I 形布针法（图 11–95）：在骨折一端安装一组贯穿针，将骨针两端分别用 2 个板夹式锁针器锁固。在骨折的另一端呈 V 形布施两组骨针，分别用板夹式锁针器锁固。然后用 2 根支撑杆将 4 只锁针器连成两组。

骨折部位和类型多种多样，所以布针和组架方案也应相应地变化。在治疗中要灵活组架，才能达到预期效果。

3. 三直杆立体框架固定器（图 11–96）

典型的三直杆立体框架固定器的结构是在双侧平面框架固定器的基础上再加上一组垂直针组

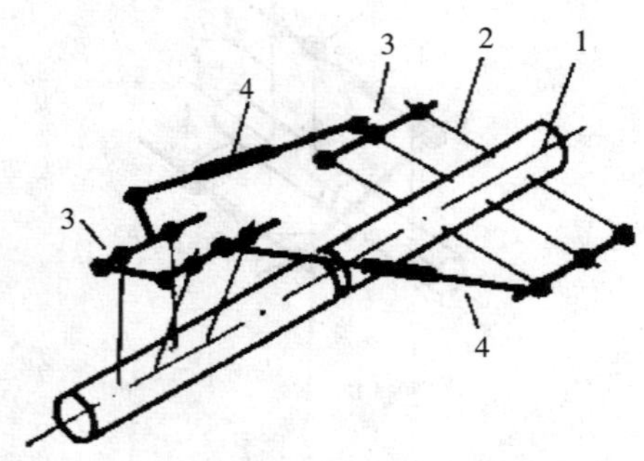

1.断骨　2.骨针　3.锁针器　4.支撑杆

图 11–95　V–Ⅰ 形布针法

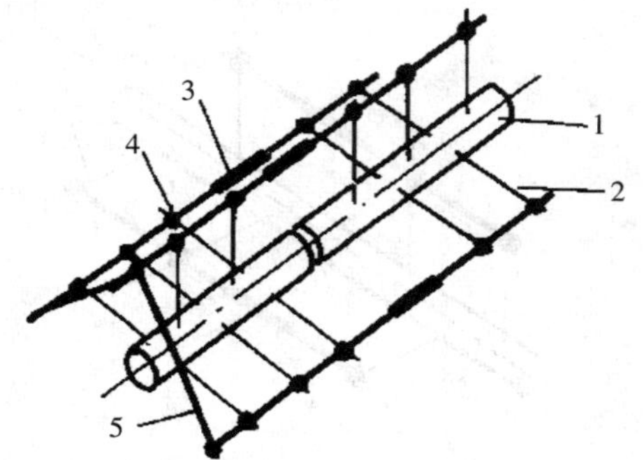

1.断骨　2.骨针　3.锁针器　4.支撑杆　5.连接杆

图 11–96　三直杆立体框架固定器

成的。3 根支撑杆的一端或两端用 2 根连接杆固定在一起，构成三柱体。

这种框架固定器比双直杆式立体框架固定器的杆和稳定性都好。但器件多、组架费时、佩带笨重。

图 11-97 为另一种形式的三直杆立体框架固定器。实际安装共用了 4 个板夹式锁针器、3 根支撑杆和 1 根连接杆。该框架固定器的刚度和稳定性较前种框架固定器差，但组架比较灵活。

AO 框架固定器和三直杆框架固定器基本相同，只是针径为 4.5~6mm，在每个骨折段上穿 2~4 根骨针。

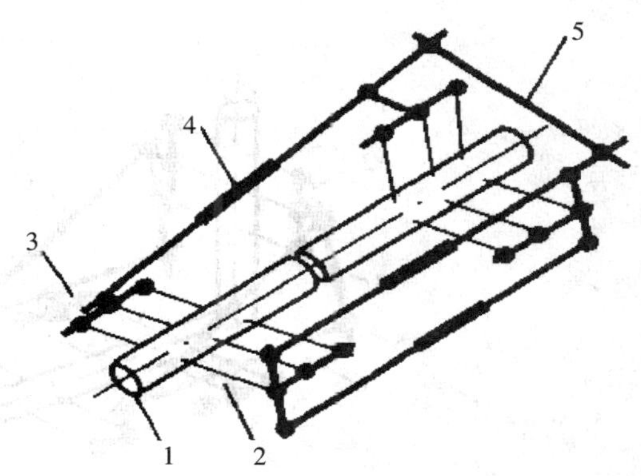

1.断骨 2.骨针 3.板夹式锁针器 4.支撑杆 5.连接杆

图 11-97 AO 三直杆立体框架固定器

4. 四直杆立体框架固定器（四方形、四边形，图 11-98）。

四直杆立体框架固定器共用了四组贯穿针，呈垂直布施。在 4 根支撑杆的一端（或两端）用 3 根或 4 根连接杆联结在一起。该框架固定器的刚性、稳定性以及抗扭抗拉能力比三直杆式好；只是构架复杂，穿针数量多，除了每根针都应避开神经血管外，每组针体还必须在一个轴面上，故穿针技巧要求高。另外，架体笨重，患者佩带很不方便。

梯形桥式四杆立体框架固定器（图 11-99）在两侧螺纹式支撑杆的每端均备有 2 个螺母。其中 1 个用以调节梯形桥架间的距离，实施牵引加压作用；另 1 个螺母为防松动用。按需要可在桥架和支撑杆上任意布针，进针方向也可按需要选定。还可以设骨托。

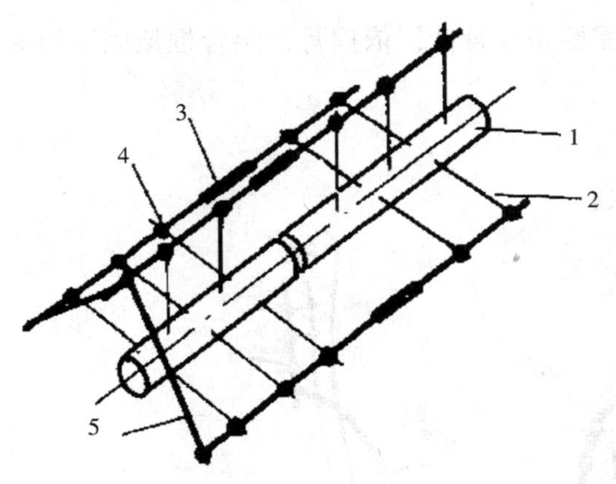

1.断骨 2.骨针 3.锁针器 4.支撑杆 5.连接杆

图 11-98 四直杆立体框架固定器

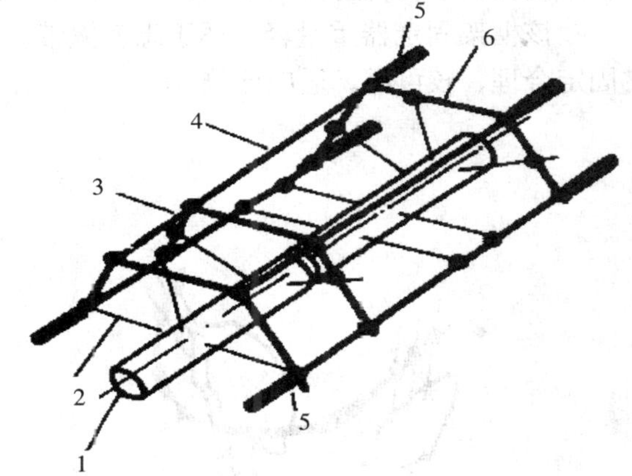

1.断骨 2.骨针 3.锁针器 4.支撑杆 5.调节螺母 6.桥架

图 11-99 梯形桥式四直杆立体框架固定器

这种框架固定器用的是针栓式锁针器。它的组架结构已被桥架限定。在骨针数量、穿针部位、穿针角度及布针形式上，能随伤情灵活变化。该框架固定器只适用于长骨骨折。

5. 跨关节空间框架固定器（图 11-100A）：超关节空间组架共用 6 个板夹式锁针器、3 组贯穿针、4 根支撑杆和两个盘式联结器。适用于肘关节和足部损伤的固定。穿针方法有多种形式，可贯穿骨骼穿针，也可不透过对侧骨皮质穿半针。肘关节骨折也可用单侧跨关节立体框架固定器（图 11-100B）固定。

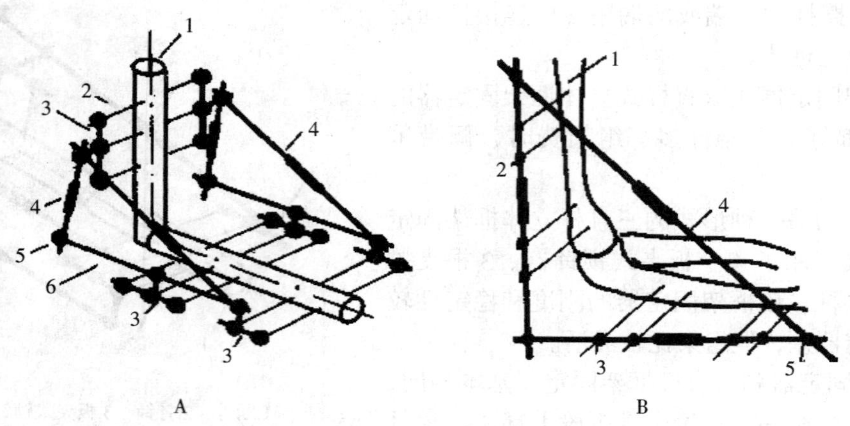

A.超关节空间框架固定器　B.单侧超关节立体框架固定器
1.断骨　2.骨针　3.锁针器　4.支撑杆　5.联结器　6.连接杆

图 11-100　超关节空间框架固定器

（二）曲杆式立体框架固定器（自由派杆式框架固定器）

其特点是在适宜位置上穿针，根据各针尾的空间走向选择弧形支撑杆。

适用于骨盆骨折、下颌骨骨折和跨关节固定等。

曲杆式立体组架，分金属架和塑胶架两种。

1. 金属曲杆立体框架固定器（图 11-101）：将数根曲杆用曲杆调节器连接成一条空间曲杆。骨针在空间形成多维固定点。针栓式锁针器将各根骨针依据不同角度、不同方向固定在曲杆上。各个曲杆调节器都可分别加压和牵引，施术比较灵活。

该框架固定器重量轻，适于患者佩带。可以根据需要安放骨针，依据骨针组合框架固定器。固定合理、较可靠，适应证较广。

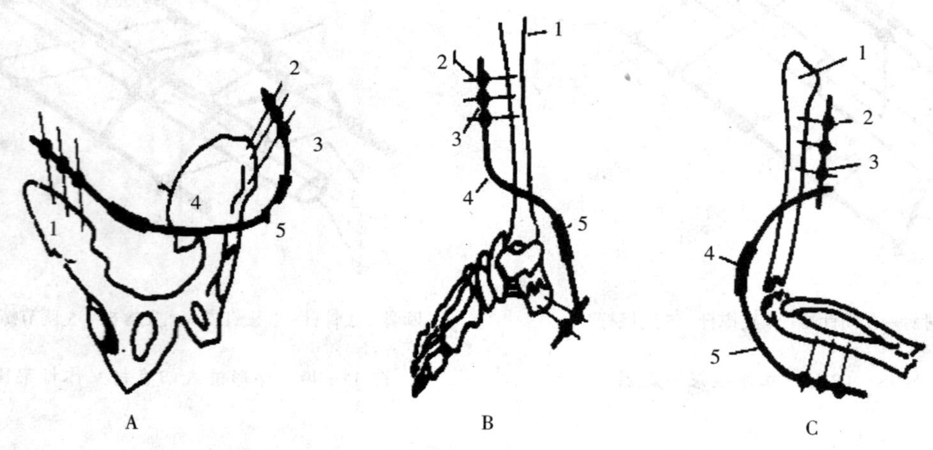

A.固定骨盆　B.固定跟骨　C.固定肘关节
1.断骨　2.骨针　3.锁针器　4.曲杆　5.调节器

图 11-101　金属曲杆立体框架固定器

2. 曲杆式立体塑胶框架固定器：Inoue 于 1970 年设计的一种使用丙烯酸树脂代替支撑杆的框

架固定器。在骨折两端各穿一组骨螺钉，其方向和位置的选择，不受支撑杆形状的限制。首先把骨折上、下端的两组骨针各自用树脂固定在一起。整复后再用一条丙烯酸树脂把骨针上的树脂连接起来。胶干后即可活动。

Tayeor（1981 年），介绍了另一种骨胶框架固定器。他首先在两骨折端上各穿 2~3 个骨螺钉。用一条直径约为 1.25（31mm）英寸的塑料管，将每枚针尾通过小切口置于管腔内。将管子一端缝合，从另一端向管内注入骨胶。骨胶凝固，固定完毕。

上述两种固定法，穿针自由、简便、易行。但是，一经固定便无法调节和牵引加压了。

（三）桥式立体框架固定器

这种框架固定器是用 2 根（或 2 根以上）支撑杆把各种形状（半环形、圆环形、梯形等）桥形板连接在一起而组成的立体框架。根据桥形板（简称桥架）的形状可分为：

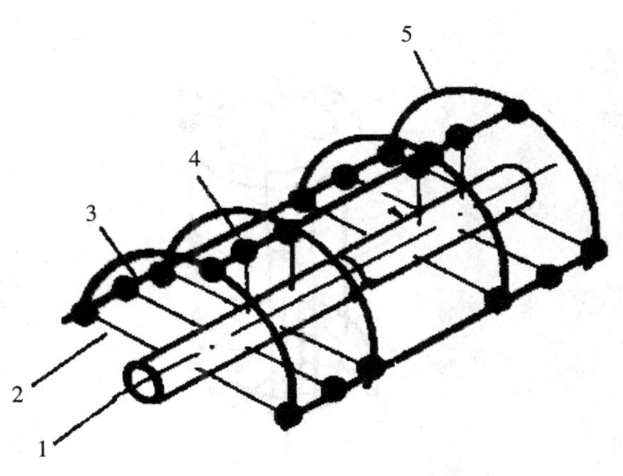

1.骨 2.骨针 3.锁针器 4.连接杆 5.桥架

图 11-102 半环桥立体框架固定器

1. 半环桥立体框架固定器（图 11-102）：它是用半环形板式桥架与支撑杆连接而成。桥架上分布着许多锁针槽孔，可按需要在 180°平面角内任意布针，支撑杆上也可以直接锁针。半环形桥架间的距离用支撑杆上的调节器调节，实现牵引加压作用。

半环桥立体框架固定器的另外两种结构（图 11-103），其特点是骨针不直接锁在桥架上，而是用锁针器锁固后再用联结器固定在桥架上。

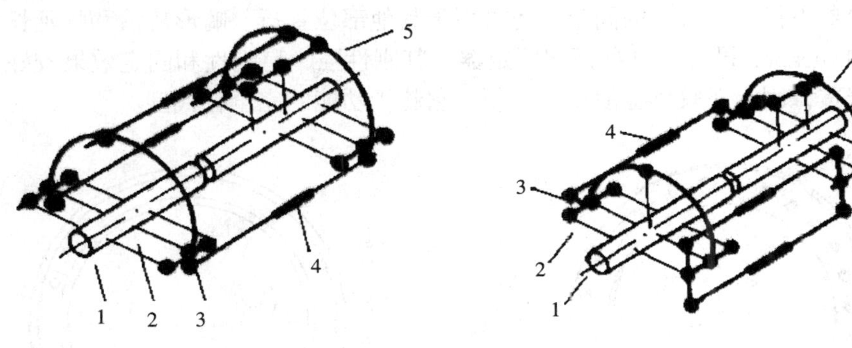

1.骨 2.骨针 3.锁针器 4.连接杆 5.桥架

图 11-103 可调式半环桥立体支架

半环形桥架不一定都平行布置。譬如足骨群框架固定器，就是垂直布置的（图 11-104）。在半环形桥架上开一个弧形通槽，针栓式锁针器在弧形通槽内随意安放。2 个半环形桥架用支撑杆连接。在水平放置的桥架上垂直安装 2 根支撑杆，可根据需要固定骨针和骨托。骨托可调节。该框架固定器对足骨群上发生的多发性骨折，固定灵活。本器械用铝合金材料制造，重量轻，便于患者佩带。

这种框架固定器特点是，利用两个环桥置于不同平面上用支撑杆连接。垂直半环通过滑槽在任意角度穿针。对趾骨、跗骨骨折进行固定。水平半环置于跟骨后位固定跟骨骨折，上端支撑杆还可安装锁针器对胫腓骨远端骨折做固定，构成多功能固定。

半环桥架可根据损伤部位及软组织处理的需要布施。还可在桥架上附加若干根连接杆，在每根连接杆上又可固定一组骨针，对稳定粉碎的骨片或对开放、复杂性骨折，都可起到恰到好处的加固稳定作用。

2. 环形桥立体框架固定器（图 11-104A、图 11-104B）

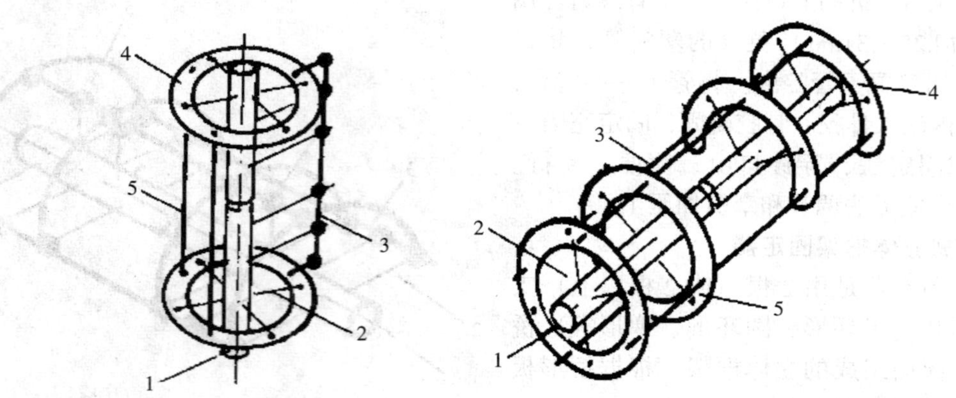

1.断骨 2.骨针 3.连接杆 4.环形桥架 5.支撑杆

图 11-104 环形桥立体框架固定器Илцзаров

Цпцзаров 框架固定器在苏联和东欧一些国家应用普遍。它是用几根两端螺纹支撑杆穿在两个或多个环形桥板（图 11-105）的支撑杆孔中以螺母紧固而成。在环形桥板布满了锁针孔和锁针槽。用锁针栓，将骨针锁固在环形的锁针孔或锁针槽上，骨针贴在环状板平面可呈任意角度。支撑杆两端的调节螺母可以调节环形所需的间距。环形桥上固定贯穿针，呈交叉固定。

该框架固定器不仅用于长骨的固定，还可用于其他部位骨折、畸形矫治和骨延长术的固定。

苏联学者 Цпцзаров 设计的这种框架固定器，其刚性强，稳定性和固定效果较好。不足之处是结构庞大、笨重，固定在胶体上活动不方便。它趋于功能的完全替代型。

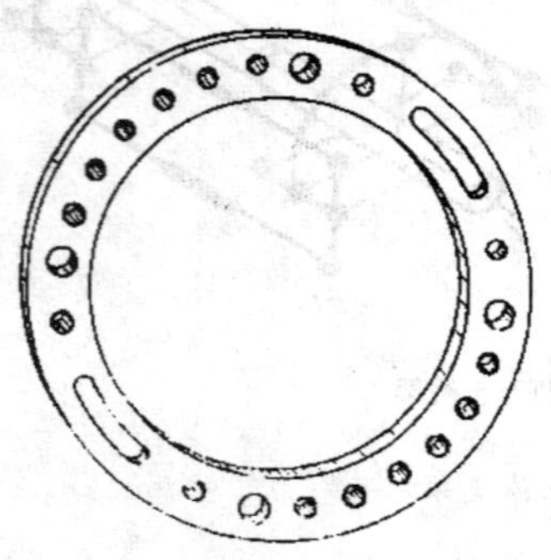
图 11-105 环形桥板

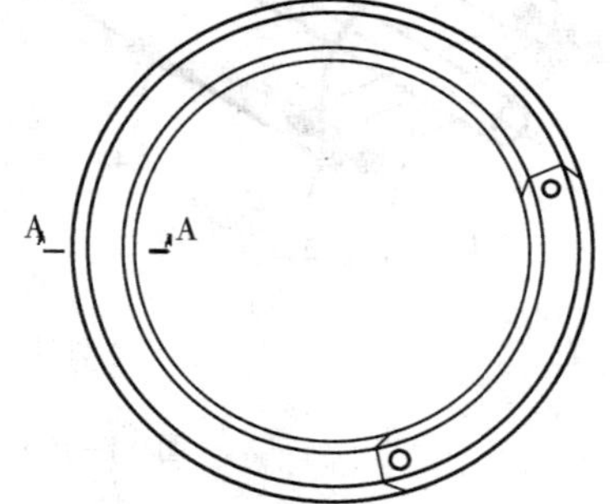

图 11-106 Howmedica 环形桥

Howmedica 框架固定器也属于环形桥立体框架固定器一类。它的环形桥为纺锤形剖面（见图 11-106），全环是用两块半环桥拼成的。其支撑杆为双头螺杆配以支撑杆联结器（见图 11-43），详见联结器为燕尾夹式（见图 11-42）。燕尾夹恰好与环桥内外侧的角棱配合。锁针器为针栓式，也带有燕尾夹式联结器（见图 11-27）。骨针可以用轴向可调锁针器（见图 11-26）固定在环桥上，骨针可沿针的轴向移动，可以调整断骨的成角和侧移位，使之得到较好的复位效果。

Howmedica 框架固定器自成体系。其组架形式（图 11-107）在应用推拉针（轴向可调的骨

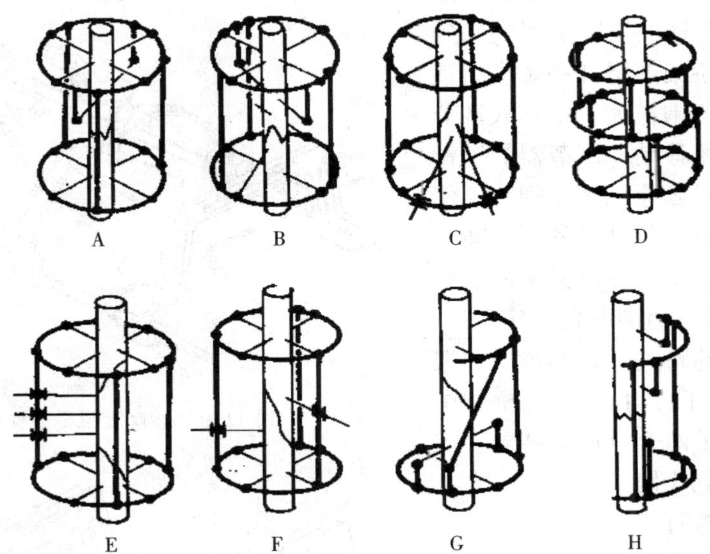

A.双层十字交叉布针法　B.单十字交叉配以双斜针　C.双层十字交叉配以双斜推拉针
D.三环三层十字交叉布针法　E.双层十字交叉单侧推拉布针法　F.双层十字交叉双侧推拉布针法
G.半环 V 形全环十字交叉布针（A 形撑杆）　H.双半环 V–V 形布针法

图 11–107　Howmedica 框架固定器组架型式

针）方面有其独到之处。

3. 梯形桥式立体框架固定器（图 11–108）：其实际装配轴测图（图 11–109、图 11–110）。用 2 根双头螺杆式支撑杆，将两片梯形桥架连接一起构成桥架体。梯形桥架上布有槽孔，针栓式锁针器可随意锁固在槽孔的任意位置上。在两梯形桥中间安放 1~3 支移动桥架（调节器）。

该框架固定器可根据需要合理布针和加设骨托，是一种刚性较好、固定可靠、适应证广的立体框架固定器（图 11–109）。为前臂骨折用的梯形框架固定器，又称骨折框架固定器，是孟和等人研制的。其特点是平行穿针，附加压板固定、穿针少，减少了感染机会。

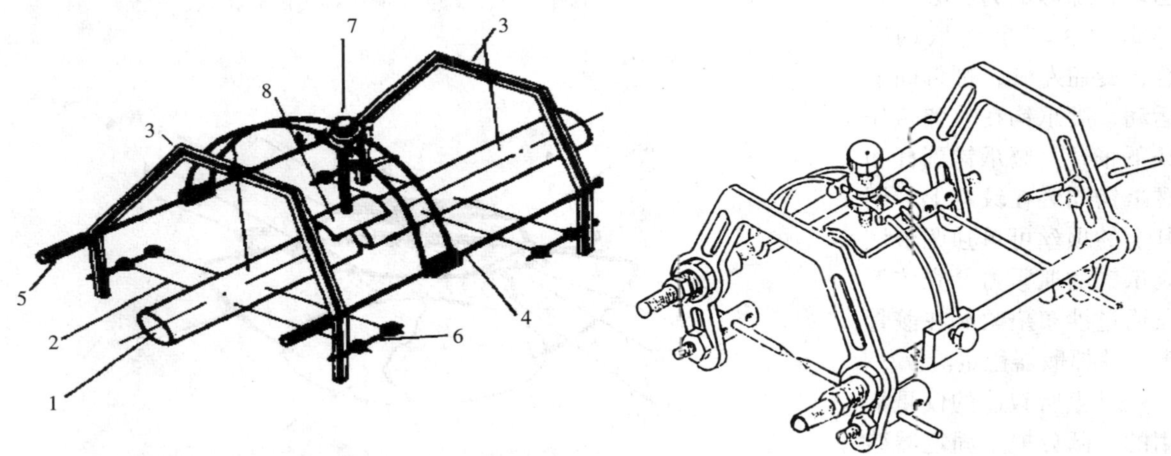

1.断骨　2.骨针　3.梯形桥架　4.调节器
5.支撑杆　6.锁针器　7.骨托螺丝　8.骨压板

图 11–108　梯形桥式框架固定器

图 11–109　梯形桥式框架固定器

改进型梯形桥式框架固定器轴测图（图 11–110）是在前种框架固定器的基础上改进而成的。在桥架上增开一条横向锁针槽。使进针角度范围扩大。单轨式调节器可在支撑杆上任意移动，调节器的锁针槽中心角为 160°，可随意固定空间针，使骨折达到解剖学复位。并且可利用空间外代替压板，防止了由于压板过紧造成皮肤坏死。宜用于开放复杂性骨折的固定。

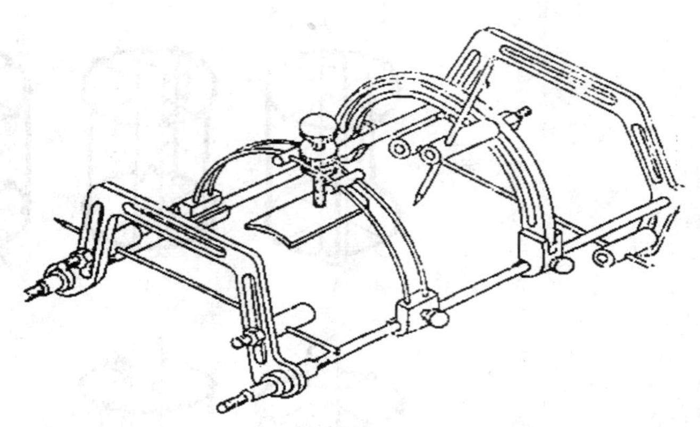

图 11–110 改进型梯形桥框架固定器

黄克勤等研制的跨关节梯形桥式框架固定器的轴测图（图 11–111）。在桥架中间支撑杆一端安装了两个盘形联结器，支撑杆可折转 270°，利于跨越关节固定。在支撑杆和垂直针上均安装了微型测力计，可随时测出压缩力值。在调节器上安装了推拉骨针，用轴向可调式锁针器固定。

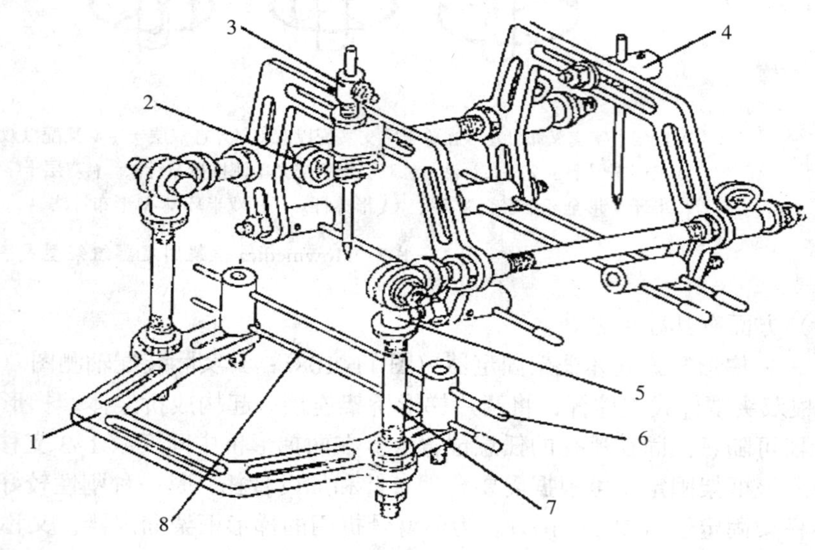

1.桥架 2.测力表 3.轴向可调锁针器 4.锁针器 5.联结器 6.针帽 7.支撑杆 8.骨针

图 11–111 跨关节梯形桥式固定器

（四）鹰爪式立体框架固定器

髌骨各种骨骨折，采用鹰爪式框架固定器（又称抓髌器）固定比较适宜。抓髌器（图 11–112）的机械原理是：当有旋丝杠旋钮时，调节螺母向上运动，螺母上的 3~6 个铰链牵动 3~6 个鹰爪钩闭合；旋钮左旋，螺母向下运动，鹰爪钩在片弹簧托扶下张开。鹰爪钩副杆和鹰爪钩同装在铰链上，用其上的顶丝可单独调节该鹰爪钩的抓紧力。壳体下盖通过沙布垫紧贴在髌骨上，使抓髌器稳定。

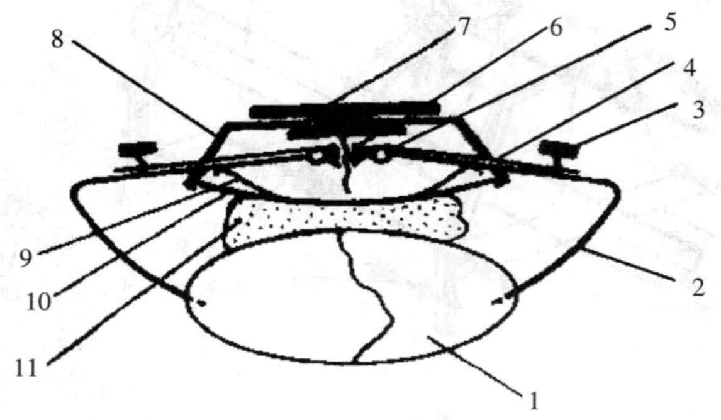

1.髌骨 2.鹰爪钩 3.单调螺钉 4.鹰爪钩副杆 5.铰链 6.调节螺母 7.丝杠 8.壳体 9.片弹簧 10.壳体下盖 11.纱布垫

图 11–112 鹰爪式立体支架

以上所叙述的仅是常用的一部分框架固定器结构，实际上绝非仅此而已。框架固定器结构如同叠积木一样，基本器件并不多，但组合起来却可变化多端。施术者要以熟练的技巧根据骨折的部位和类型及肌群拉力、血管与神经分布，穿针最佳部位等进行综合分析，精心设计。对于行之有效，可靠的优良框架固定器结构也必须学习和掌握，善取各家之长，在临床应用时方能得心应手。

掌握好框架固定器结构操作并不是一件容易的事情。首先要掌握解剖学、生理与病理学、生物力学、理论力学及结构力学理论，否则将会盲目地决定进针位置和穿针角度，不恰当地穿针布架和牵引加压。这样不仅收不到良好的治疗效果，相反会给患者造成很大的痛苦和难以弥补的损失。其次还要熟练掌握穿针术式，否则会扩大损伤，造成事故。

总之，好的组架方案应该是在结构力学、生物力学、解剖学理论指导下，与实际骨损伤的具体结合上做得恰到好处的优化结构。

国外一些学者 Davas（1977 年），Come（1973 年），Carba1ona 等（1973 年），Boobyes（1980 年），Sahestsand（1979 年），Seatia 和 Raraharju 等描述了使用框架固定器治疗不稳定性骨盆骨折脱位情况。现以其中的 Seatis 式框架固定器为例。在两侧髂嵴各穿上 3 枚骨螺纹针，第 1 枚针位于髂骨前上棘背侧约 5.0cm 处。两组骨针用钳夹式锁针器固定在两侧的连接杆上。侧杆的方向与身体纵轴约呈 80°角。侧杆的另一端伸向腹部，在患者骨盆的前上方再用连接杆、支撑杆和联结器连接成梯形框架固定器（图 11–113）。

多功能骨盆框架固定器（图 11–114）。它采用了弧形支撑杆和针栓式锁针器，布针灵活，适用于骨盆多发性骨折。

Boobbyses 描述了另一种骨盆框架固定器，称为“骨盆衣架”。他只用 1 根螺旋加压非支撑杆取代了图 11–114 的全部连接杆，直接与髂嵴的锁针器相连。由于横杆贴近腹部，故整个固定器结构简单，携带也较方便。

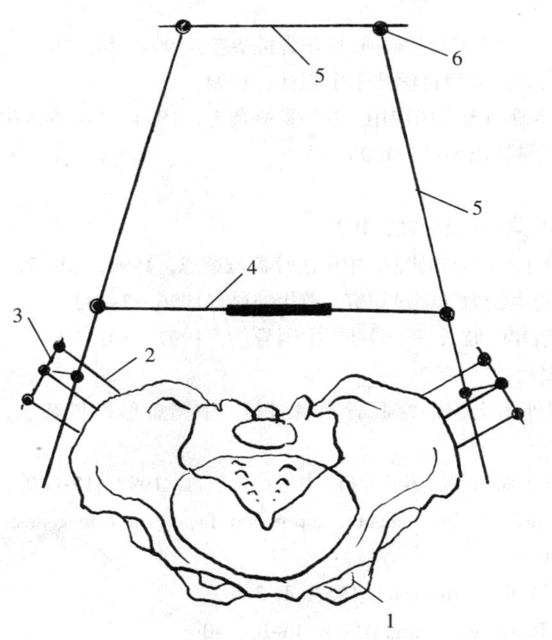

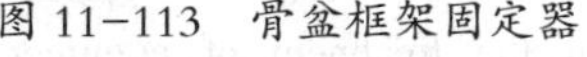
1.骨盆 2.骨针 3.锁针器 4.支撑杆 5.连接杆 6.盘式联结器

图 11–113 骨盆框架固定器

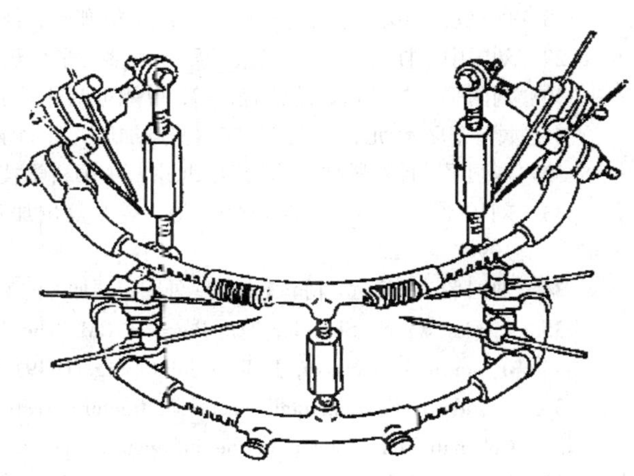

图 11–114 多功能骨盆框架固定器

主要参考文献

1 孟和，尚天裕. 骨折复位固定器治疗四肢骨折的初步体会. 中医杂志，1980，5：36
2 博征. 骨骼穿针外固定架的研究与应用. 人民军医，1983，10：63
3 李起鸿，曾宪政，区伯平，等. 半环槽式外固定器的研制和临床应用. 中华骨科杂志，1984，4：332
4 孙玉林. 中国骨科新技术. 北京：中国科学技术出版社，1985
5 孟和，黄克勒. 骨科复位固定器疗法. 天津：天津科学技术出版社，1986
6 郭效东. 长骨骨折延迟愈合与不愈合病例的骨折复位固定器治疗. 中华外科杂志，1986，24：
7 杨克勤，过邦辅. 矫形外科学. 上海：上海科学技术出版社，1986
8 郭维淮，等. 中国骨伤科学. 南宁：广西人民出版社，1988
9 姜延州. 外固定器治疗关节和骨端骨折的初步报告. 中国中医骨伤科杂志，1989，5：19
10 黄克勤. 骨科新技术荟萃. 北京：华夏出版社，1990
11 黄克勒. 现代创伤外固定学. 北京：华夏出版社，1990
12 陈白之. 单侧纵轴动力外固定器的力学原理与临床应用. 中华骨科杂志，1990，28：346
13 孟和. 中国骨伤外固定博览. 北京：华夏出版社，1992
14 李起鸿. 骨外固定原理与临床应用. 成都：四川科学技术出版社，1992
15 曹建中. 髋部骨折多功能骨外固定架的临床应用. 中国骨伤，1992，5：21
16 吴阶平，裘法祖，黄家驷. 外科学. 北京：人民卫生出版社，1992
17 夏和桃，张晓林. 组合式外固定器的研制和临床应用. 中华创伤杂志，1992，5：263
18 赵定麟. 实用创伤骨科学. 上海：上海科学技术出版社，1992
19 毕复海. 延长加压治疗胫骨不连接及畸形愈合. 中华骨科杂志，1993，13：349
20 孟和. 中国骨折复位固定器疗法. 北京：中国协和医科大学，北京医科大学联合出版社，1993
21 夏和桃，刘沂，张晓林，等. 骨外固定器治疗桡骨远端严重粉碎性骨折. 中华骨科杂志，1993，14：591
22 博庭斌，宫丽莉，吴继明. 多平面加压外固定治疗外伤性胫骨干骨不连伴关节僵直. 中华骨科杂志，1994，14：580
23 方绍孟，王淑玉，孟素芹，等. 一期修复创伤性胫骨外露骨不连及骨缺损. 中华骨科杂志，1994，14：583
24 顾云五，尚天裕. 骨折·骨骼·软组织损伤治疗学. 天津：天津科学技术出版社，1994
25 黄孝舟，王以进，凡道斌，等. 全环移动式外固定器研制与临床应用. 中华骨科杂志，1994，14：605
26 曹建中. 当代中国骨科临床与康复. 北京：中国医药科技出版社，1995
27 裘法祖. 外科学. 北京：人民卫生出版社，1995
28 孙永强，郑福增. 骨折外固定器疗法. 郑州：河南科学技术出版社，1995
29 刘国中，杜靖远，陈汝轻，等. 单侧多针平行双平面外固定器的研制. 中国医疗器械杂志，1996，20：22
30 刘国平，杜靖远，陈汝轻，等. 单侧可调外固定器的生物力学测试研究. 现代外科，1996，2：32
31 博宏，石仕元，孙观荣. 应用三点加压式外固定器治疗四肢长骨干骨折. 中国骨伤，1997，10：36
32 刘国平. 骨外科临床诊治学. 北京：中国科学技术出版社，1997
33 刘国平，杜靖远，陈汝轻，等. 撬拨复位加双侧外固定器治疗胫骨平台骨折. 中国矫形外科杂志，1997，4：269
34 刘国平，杜靖远，陈汝轻，等. 外固定器加冲洗治疗伴大面积创面感染骨折. 中华骨科杂志，1997，17：80
35 Eggers GWN, Shindler TO, Pomerat CM, The influence of the contact compression factor on osteogenesis in surgica1 fractures, J Bone Joint Surg, 1949, 31-A: 693
36 Yasuda I. Fundamental aspects of fracture treatment. J Kyto Med Soc, 1953, 4: 395
37 Coleman HM, Torsion of the infrapateller fat pad. J Bone Joint Surg, 1964, 46-B: 740
38 Brashear BR, Diagnosis and pervention of non-union, J Bone Jiont Surg, 1965, 57-A：174
39 Muller ME. Treatment of nonunions by compression. Clin Orthop. 1965, 43: 83
40 Anderson LD, Boyd HB, Johnston DS, Changing concepts in the treatment of nonunion, Clin OrthoP, 1965, 43：37
41 Friedenberg ZB, Brighton CT et al, Bioelectric potential in bone, J Bone Joint Surg, l966, 48-A: 9l5

42 Jahn TL. A possible mechanism for the effect of electrical potentials on apatite formation in born. Clin Orthop, 1968, 56: 261

43 Becker RO, Murry DG, The electrical control System veglating fracture hea –ling in amphibans, Clin Orthop, 1970, 30：169

44 Friedenberg ZB, Healing of nonunion of the medial malleolus by means of direct current: a case report, J Trauma, 1971, 11: 883

45 Ilizarov GA, Devyatov AA. Surgical elongation of the leg. Orthop Traumatol Protez. 1971, 32: 20

46 Pipkin G.Knee injuries: the role of the suprapatellar plica and suprapa –tellar hursa in simulating internal derangements. Clin Orthop. 1971, 174: 161

47 Ilizarov GA, Kaplunov AG, Degtarev VE et al. Treatment of pseudarthroses and ununited fractures compicated by purulent infection, by the method of compression– distraction osteosynthesis. Orthop Traumatol Protez, 1972, 33: 10

48 Jorgensen TE. The effect of electric current on the healing time of crural fracture, Acta Orthop Scand, 1972, 43: 421

49 assett CAL, Augmentation of bone repair by inductively electromagnetic fields, Science, 1974, 184：575

50 Meyer S, Weiland AJ, Willenegger H. The treatment of infected non–union of fractures of long bones.J Bone Joint Surg, 1975, 57–A: 836

51 Weber BG, Cech O. Pseudarthrosis: pathophysiology, biomechanics, therapy, results. Berlin: Huber, 1976

52 Brighton CT, Direct—current stimulation of bone. Its clinical application. J Bone Joint Surg, 1977, 57—A: 368

53 Bastiani G, Aldegheri R, Renzi–Brivio L et al, Limb lengtheing by callus distraction, J Pediatr Orthop, 1987, 7：1 Brighton CT, Treatment of nonunion with constant direct current, Clin Orthop, 1977, 124: 115

54 Bassett CAL, A non–operative salvage of surgically resistant, pseudoar –throsis and nonunion by pulsing electromagnetic fields, Clin Orthop, 1977, 124：128

55 Hierholzer G, Kleining R, Hoerster G et al, External fixation, Classifi –cation and indications, Arch Orthop Trauma Surg. 1978, 92: 175

56 Salama R, Weissman SL. The clinical use of combined xenograft of bone and autologous red marrow. J Bone Joint Surg, 1978, 60–B: 111

57 Wagner H. Operative lengthening of the femur. Clin Orthop, 1978, 136: 125

58 Muller ME. Reconstructive bone surgery. In: Muller ME, Allgower M. Schneider R, Willenegger H. Manual of internal fixation. 2nd ed. Berlin: Springer, 1979

59 Rosen H. Compression treatment of pseudarthroses. Clin Orthop, 1979, 1138: 154

60 Smillie IS. Diseases of the knee joint. Edinburgh: Churchill Livingstone, 1979

61 Sarmiento A, Mullis DL, Lartta LL et al. A quantitative comparative analysis of fracture healing under the influence of compressionplate vs closed weight bearing treatment. Clin Orthop, 1980, 149: 232

62 Lawyer JR, Lubbers LM. Use of the Hoffmann apparatus in the treatment of unstable tibial fractures. J Bone Joint Surg, 1980, 62–A: 1264

63 Bassett CAL, Mitchell SN, Gaston SR, Treatment of ununited tibial diaphyseal fractures with Pulsing electromagnetic fields. J Bone Joint Surg, 1981, 63–A：511

64 Weber BG, Brunner C. The treatment of nonunions without electrical stimu –lation. Clin Orthop, 1981, 161: 24

65 Bassett CAL, et al, Pulsing electromagnetic fields treatment fractures and failed authrodesis, JAMA, 1982, 247：623

66 Robert, Results of treatment using the Hoffmann external fixator for fracture of the tibial diaphysis. The Journal of Trauma, 1982, 22: 960

67 Behrens F, Johnson WD, Koch TW, Kovacevic N, Bending stiffness of uni lateral and bilateral fixator frames Clin Orthop, 1983, 178：103

68 Darid A, Skeletal stabilization with a multiplane external fixation device, Clin Orthop, 1983, 180: 50
69 Weiland AJ, Moore JR, Daniel RK. Vascularized bone autografts: experience with 41 cases. Clin Orthop, 1983, 174: 87
70 Veiajco A. Open fractures of the tibia treated by the Hoffmann external fixator. Clin Orthop, 1983, 180: 125
71 Vidal J. External fixation: yesterday, today and tomorrow. Clin Orthop. 1983, 180: 7
72 Bastiani GD, The treatment of fracture With axial dynamic fixator, J Bone joint Surg, 1984, 66—B: 538
73 Brlghton CT, Treatment of nonunion of the tibia with a capacitively coupled electrical field. J Trauma, 1984, 24: 153
74 Hierhozer G, Ruedi ssst, Allgower M, Schatzker J. Manual on the AO/ASIF tuhular external fixator. Berlin: Spring. 1985
75 Brihgton CT, Pollack SR, Treatment of recalcitrant non−−union with a capacitively coupled electrical filed: a preliminary report. J Bone Joint Surg, 1985, 67–A: 577
76 Goodship AE, Kenwright J, The lnfluence of induced micromovement upon the hea ling of experimented tibial fracture, J Bone Joint Surg, 1985, 67–B: 650
77 Weber BG, Magerl F. The external fixator. Berlin: Springer–Verlag, 1985
78 Behrens F, Searls K, External fixation of the tibia, Basic concepts and prospective evaluation, J Bone Joint Surg, 1986, 68–B: 246
79 Green S, Complications of external skeletal fixation, Clin Orthop, 1986, 183: 109
80 Aldegheri LD, Renzi–Brivio L, Agostini S, The callotasis method of limb lengthenling, Clin Orthop, 1989, 241: 137
81 Kenwright J, Ciidslup AE, Lanyon LE et al. Controlled mechanical stimulation in treatment of tibial fracture. Clin Orthop, 1989, 241: 36
82 Sakaibara J. Arthroscopic dianosis and treatment of the shelf diaorder. Journal of Joint Surgery, 1989. 8: 859
83 llizarov GA. Clinical application of the tension−−stress effect for limb lengthening. Clin Orthop, 1990, 250: 8
84 Sharrad WJW. A double−−blind trial of pulsed electromagnetic fields for delayed union of tibial fractures. J Bone Joint Surg, 1990, 72–B: 347
85 Mosley CF. Leg lengthening: the historical perspective. Orthop Clin North Am, 1991, 22: 555
86 Kenwright J, Richardson JB, Cunningham JL et al. Axial movement and tibial fracture. J Bone Joint Surg. 1991, 73–B: 654
87 Kerek EF, Kenneth DJ, Tony et a1. Regulation of adaptive remodelling in segmental defect fracture of apllied micromotion. In: Goodship AE. Micromovement in Orthopaedics. London: University of Oxford. l992
88 Bolander ME, Regulation of fracture repair by growth factors, Proc Soc Exp Biol Med, 1992, 200: 165
89 Cornell CN, Newest factors in fracture healing, Clin Orthop, 1992, 277: 297
90 Goodship AE, Norrodin N, Francis M, The stimulation of prostaglandis synthesis by micromovement in fracture healing, In: Goodship AE.Micromovement in Orthopaedics. London: University of Oxford, 1992
91 Catagni MA, Guerreschi F, Holman JA et al, Distraction ostesgenesis in the treatment of stiff hypertrophic nonunions using Ilizarov apparatus. Clin Orthop, 1994, 301: 159
92 Heckman JD, Ryaby JP, McCabe J et al, Acceleration of tibial fracture healing by noninvasive, low intensity pulsed ultrasound, J Bone Joint Surg, 1994, 76–A: 26
93 Dendrinos GK, Kontos S, Lyritsis E et a1, Use of the Ilizarov technique for treatment of non–union of the tibia associated with infection, J Bone Joint Surg, 1995, 77–A: 835
94 Einhorn TA, Enhancement of fracture healing, J Bone Joint Surg, 1995, 77–A: 940
95 Connolly JF, Injectable bone marrow preparations to stimulate osteogenic repair, Clin Orthop, 1995, 313: 9
96 Liu GP, Du JY. Biomechenical study on unilateral single–plane external fixator. Clin Med Sci J, 1995, 10: 226
97 Liu GP, Du JY. Biomechanical study on osteotomized tibias fixed with unilateral adjustable external fixator. J Tongji Med Univ, 1995, 15: 215
98 Liu GP, Du JY. External fixator and irrigation therapy for open fracture with severe wound infection. Clin

J Trauma, 1995, 15: 625

99 Liu GP, Du JY. Irrigation and traction therapy used for open fracture with large size full skin deficit and infected wound. Clin Med Sci J, 1995, 10: 109

100 Mundy GR. Regulation of bone formation by bone morphogenetic proteins and other growth factors. Clin Orthop, 1996, 324: 25

101 Liu GP, Du JY. Percutaneous reduction and stabilizat1on of complex tibial plateau fractures by bilateral groove external fixator. Clin Med Sci J, 1997, 12: l84

102 Liu GP, Du JY. Treatment of senile fracture of proximal femur with unilateral groove external fixator. Clin Med J Sci J, 1997, 12: 56

103 Charles et al, Experience with the Sukhtian-Hughes external fixation system, Journal of the Royal Sociaty of Medicine, 75: 949

第十二章 框架固定器的力学研究

第一节 框架固定器生物力学研究

框架固定器自1843年问世以来，迄今已有100多年历史，但直至20世纪70年代，它在骨科学中仍未确立其应有的地位。

进入20世纪70年代以后，一方面由于严重开放性骨折和多发性骨折病人显著增多，而用传统方法治疗这些病人则感到十分困难；另一方面由于对复位固定工程学和生物力学基础的研究，使框架固定器的设计制造和应用技术日臻完善。这两方面的因素使得框架固定器技术的优势得以发挥，并成为公认的治疗骨折的方法之一。到了20世纪70年代后期及80年代，框架固定器的概念及临床应用都有很大进展。目前，它已经成为多发性骨折、有严重软组织损伤的开放性骨折、感染性骨折、骨不连及感染性骨不连的首选治疗方法。本章主要讨论框架固定器的生物力学研究及骨折在框架固定器固定条件下骨折愈合的情况。

一、简要历史回顾

生物力学是研究生物学与力学有关问题的一门边缘科学。框架固定器能在世界范围内得到公认并广泛应用，是与其生物力学研究的深入开展密不可分的。20世纪60年代以前，骨穿针复位框架固定技术虽然也取得了一定的进展，但对框架固定器的各种改进都是医师根据临床需要并结合自己的临床经验进行的，由于缺乏科学的理论指导，往往带有一些盲目性，并且很难从根本上认识并解决框架固定器存在的诸多问题，如针道感染、固定的稳定性不足以及再调整困难等。这种状况的改变发生在20世纪60年代中后期，Adrey和Vical首先用力学方法对传统的单边单平面Hoffmann框架固定器进行了研究，根据测试结果对其进行改进后，设计出了一种四边框架构型的框架固定器，即Hoffmann-Vidal框架固定器；而Jorgenson等也对Hoffmann装置进行了力学分析，他发现框架固定器的性能与其构型有关。上述研究可谓开框架固定器生物力学研究之先河，它的意义远不止是对某一框架固定器进行了合理的改进，而是为相关领域提供了一种科学的思路。其后，又有一些学者进行了类似的研究，如Burney和Bourgois等将应变针装在框架固定器的连接杆上，间接测量骨折部位的活动（1972年）；而Bonnel等则在Adrey的帮助下，进一步提出了增加Hoffmann框架固定器稳定性的方法。但这些学者所使用的研究方法较为简陋，故所得结果很有限，不足以获取有关框架固定器力学性能方面的完整信息。1979年，Chao在其文章中提出一种新的方法，并用其对Hoffmann-Vidal框架固定器进行了详尽的力学分析。事实证明，该方法为框架固定器的生物力学研究提供了一种较为完善较为科学的手段。以后，很多学者又用该方法对多种框架固器进行了力学测试，并使该方法得到了进一步完善。下面就重点介绍一下这种方法。

二、基本研究方法及其相关概念

（一）测试材料

一般使用合成材料制成的骨模型（即合成骨），也可使用质地较硬的木材，如柚木等。其实，最早使用的测试材料是尸体骨，但学者们很快便发现它有以下不足：

(1) 标本不易获得且保存手续较复杂。

(2) 尸体骨有较大的解剖变异性，为克服它必须使用大量标本。

(3) 当针径较大且在一个标本上钻孔较多时会破坏骨的性质，从而影响测试结果。

(4) 在不同的尸体骨上要获得相同的针孔位置是不可能的，这就会导致系统误差。

正是由于存在诸多缺点，学者们才转而使用种种替代材料。Chao 在试验中也证实，测试材料对框架固定器的力学测试结果影响很小。

(二) 骨折框架固定器模型的制备

先将骨圆针或螺纹针穿进测试材料，而后将材料中部横形或斜形截断（分别模拟横形或斜形骨折），最后用各种框架固定器将针端固定。这样就制成了框架固定器固定骨折模型（图 12-1）。操作过程中注意需将各针穿在同一平面或不同平面中。

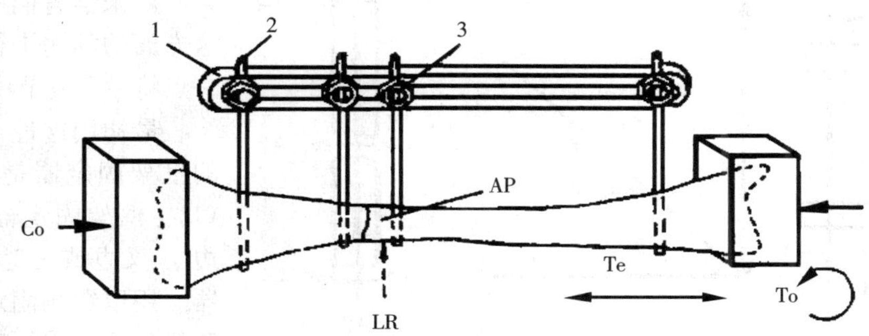

Co：轴向压缩　Te：拉伸　To：扭力　AP：前后向载荷　LR：左右向载荷

1. 槽式连接杆　2. 斯氏针　3. 螺栓和螺母

图 12-1　骨折框架固定器模型示意图

(三) 测试仪器及加载负荷

测试仪器为万能材料试验机，比较常用的是 MTSM（materials testing system machine）试验机。试验机上有特制的夹具，可牢固把持合成骨的两端，试验机借此可对上述的骨折-框架固定器系统施加多种负荷。最常使用的负荷模式有五种，它们分别是轴向压缩、轴向拉伸、前后弯曲、侧向弯曲及扭转（弯曲负荷的方向若垂直于框架固定器所在平面则称前后弯曲，平行则称侧向弯曲）。与此同时，用千分尺分别记录各种负荷下骨折断端间的相对位移。

(四) 测试结果及其处理

完成上述试验步骤后，可以获得各种负荷模式的具体负荷值及在该负荷下两骨折断端之间的相对位移（形变），据此可描绘出五种负荷模式下的负荷-形变曲线。需要指出的是，由于线性位移是反映骨折固定性能指标中较好的指标之一，因此，我们用垂度（deflection）来表示弯曲负荷下的形变。而负荷-性变曲线线性部分（即弹性范围内）的斜率则被定义为框架固定器在该负荷模式下的刚度（图 12-2）。

框架固定器的力学性能表现在抑制骨折断端间的运动，通过以上叙述，我们可以看出刚度确实是反映骨折框架固定器系统稳定性的一个较客观指标。同时，为了能更增强比较的直观性，部分学者又提出了总体刚度的概念，如 Chao 通过引进一个权重系数从而得到等效刚度指数（equivalent stiffmess index），而 Finlay 等引进了一个百分数来得到相对总体刚度值，但这些“总体刚度”在比较中不免笼统，而且定义又带有明显主观性，因此，未得到广泛承认，在此也就不赘述了。

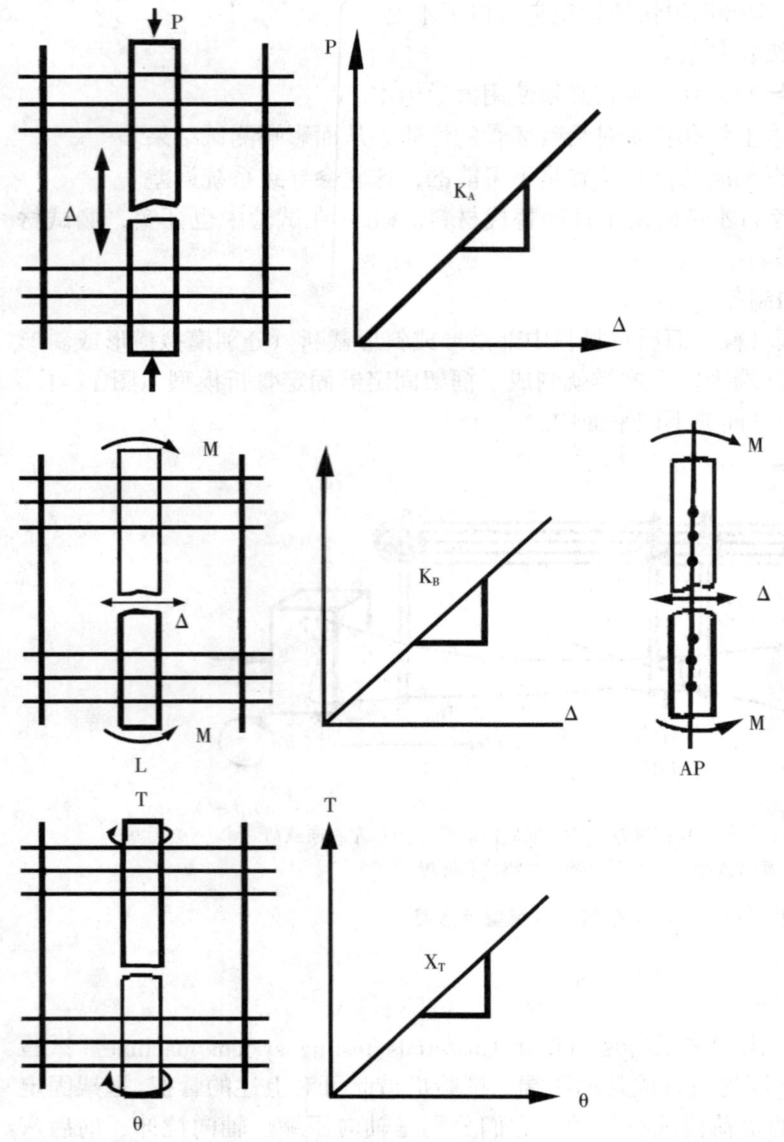

K_A.轴向刚度　K_B.弯曲（前后向或侧向）刚度　K_T.扭转刚度

图 12-2　框架固定器刚度用负荷－形变曲线直线部分的斜率表示

综上所述，框架固定器生物力学研究的基本方法是通过力学测试，从而获得框架固定器的固定刚度。该方法与临床结合较为紧密，不仅能系统了解某一框架固定器的力学性能，也为各种框架固定器之间的比较提供了客观的标准。当然，该方法并不能包括临床应用中遇到的所有情况。如针-骨交界处的应力分析等重要因素。后来学者们用其他方法对这方面的问题进行了研究，这一点将在第三节中叙述。

最初用这种方法进行测试的框架固定器是以 Hoffmann-Vidal 框架固定器为代表的单边、双边或三边式框架固定器。用以影响固定刚度的测试变量包括：①固定针数；②针直径；③连接杆间距（side bar seperation）；④针距；⑤针组间距；⑥固定器的空间构型；⑦制成针和连接杆的材料；⑧骨折断端间的状态（是否接触，有无压力）；⑨骨折类型。

到了 20 世纪 80 年代中期，由于以 Hizarov 为代表的环形框架固定器在欧美等地逐渐流行，学者们对它也进行了较多的生物力学研究，由于环形固定器在构型上有其独特之处，其测试变量也有所变化，主要有：①环的直径；②固定针的直径、张力、方向、数目；③骨在环中的位置。

经过学者们的努力，框架固定器生物力学研究在方法学上取得了重大的进展，并趋于完善，这种方法获得了许多对临床有指导意义的成果。

第二节　提高框架固定器稳定性的方法

为叙述上的方便，以下将以 Hoffmann-Vidal 框架固定器为代表的单边、双边及三边式框架固定器统称为平面框架固定器，而将属于以 Ilizarov 框架固定器为代表的框架固定器称为（全）环形框架固定器，提高这两种框架固定器刚度的方法是不同的，以下分别介绍。

一、平面框架固定器

（一）使用螺纹针

使用螺纹针可增加针在骨皮质中的把持强度，故能全面提高复位固定的刚度，其中扭转刚度的提高最为显著，而前后弯曲刚度的提高幅度最小。

（二）增加固定针数目

我们通过体外新鲜胫骨骨折-框架固定器模型，进行体外生物力学测试，结果发现，增加固定针的数目能明显提高框架固定器在各种负荷模式下的刚度（图 12-3）。但 Chao 等指出当针数超过 8 枚后，框架固定器刚度却不再显著增加。

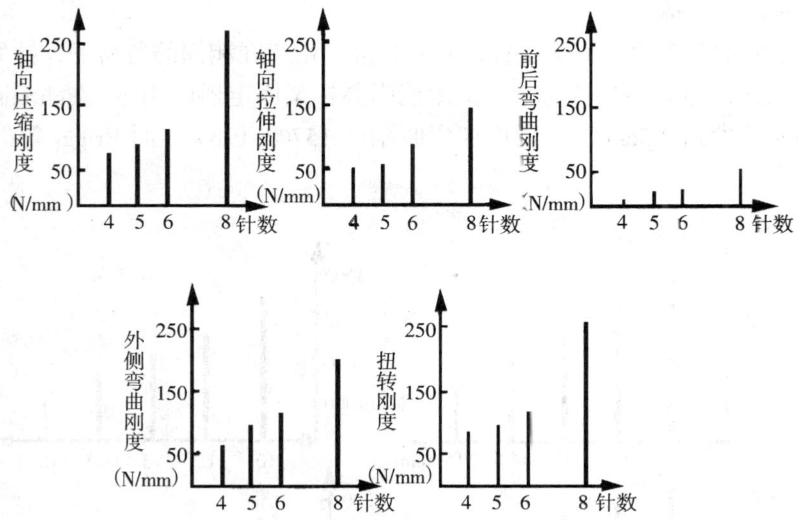

图 12-3　平面固定针数目与框架固定器刚度之间的关系

（三）增大固定针直径

增大针径比增加针数提高框架固定器刚度的效果更加明显，当固定针直径从 4.0mm 增至 6.5mm 时，框架固定器总体刚度增加 4 倍。我们利用新鲜胫骨-框架固定器模型，进行了体外生物力学测试，结果也证实了这一点，图 12-4 即为测试结果。

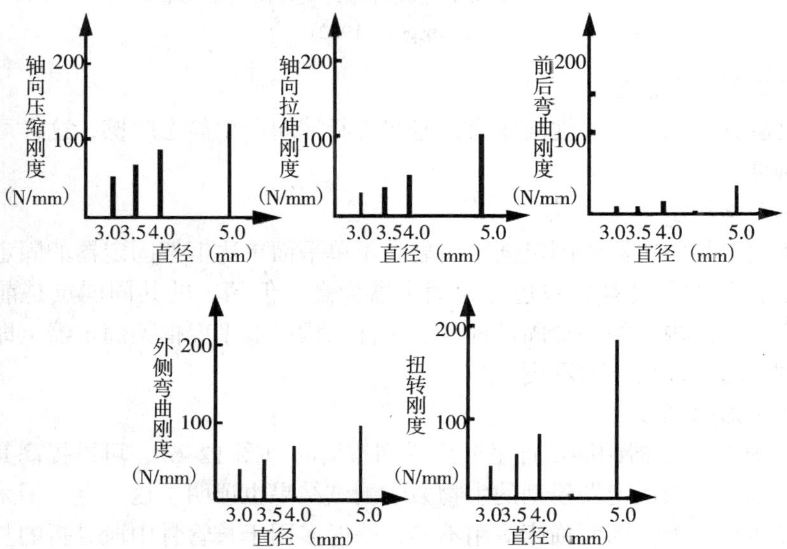

图 12-4　平面固定针直径与框架固定器刚度之间的关系

（四）增大针组内针距

增大同一骨折段中固定针之间的距离，能提高框架固定器的弯曲刚度，但对轴向压缩刚度几乎无影响。

（五）缩小针组间针距

缩小不同骨折段固定针之间的距离，能提高框架固定器的弯曲刚度，但对轴向压缩刚度几乎无影响。而当固定针远离骨折断端时，框架固定器的弯曲刚度将下降。

（六）增加连接杆数目

增加连接杆数目对提高骨折框架固定器系统的稳定性起积极作用，特别能增加前后弯曲刚度及扭转刚度。

（七）连接杆靠近肢体

连接杆与骨之间的距离决定了固定针的有效长度，由于在相同的负荷下，针的有效性长度越短其形变越小，因此，缩短连接杆与骨的间距能提高框架固定器的刚度。Behrens 等发现当连接杆的间距由 8.0cm 减少到 2.5cm 时，能增加弯曲刚度 157%~196%，而 Briggs 等的测试结果则与图 12-5 所示。

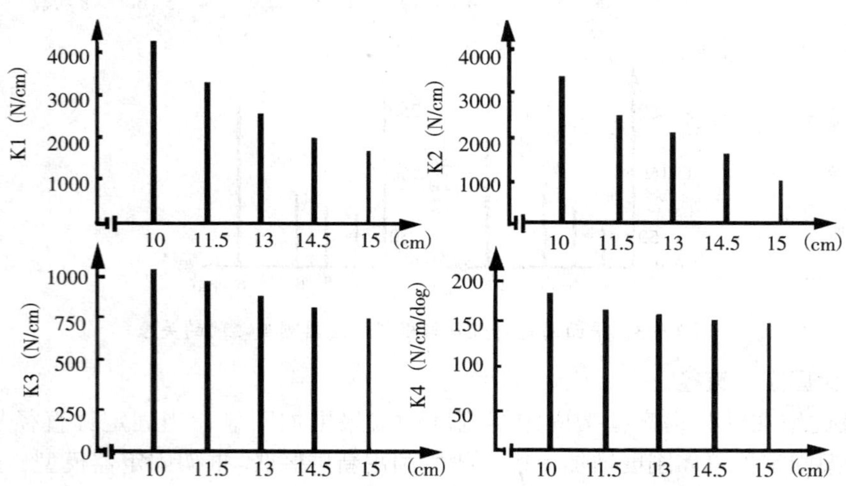

图 12-5 平面框架固定器连接杆与固定器刚度之间的关系

（引自 Briggs，1982）

（八）骨折断端间轴向加压

使骨折断端接触并施加一定的轴向压力，能在骨断端间产生静态摩擦，这样可提高框架固定器的弯曲及扭转刚度。

（九）稳定的空间构型

平行双平面单边框架固定器的固定强度明显高于单平面单边框架固定器的固定强度，双边框架固定器在各种负荷下的刚度都较单边框架固定器为高，但两者的共同弱点是前后弯曲刚度较低，若在与其垂直的平面内再添一套固定针与连接杆以构成双平面框架固定器（即三角式）就能提高稳定性，特别是增加前后弯曲刚度。

（十）固定针扇形布局

Evan 等发现当框架固定器的固定针呈锥形排列布局时（图 12-6），可以提高其固定强度，我们所做的体外新鲜胫骨框架固定器模型的生物力学测试结果也证明了这一点。但采用这种固定针布局，势必增加连接杆长度，因而临床应用不多，一般多用于长管骨中段骨折的复位固定。我们采用固定针扇形布局（图 12-7），既可以缩短连接杆长度，又可使进针点避开关节，有利于关节早期活动，进行功能锻炼。当然其固定刚度有所下降，测试表明，当内外针夹角为45°时，固定刚度有明显下降（$P<0.05$），只要内外针夹角在一定范围内（35°）则不会出现显著下降，因此值得推广。

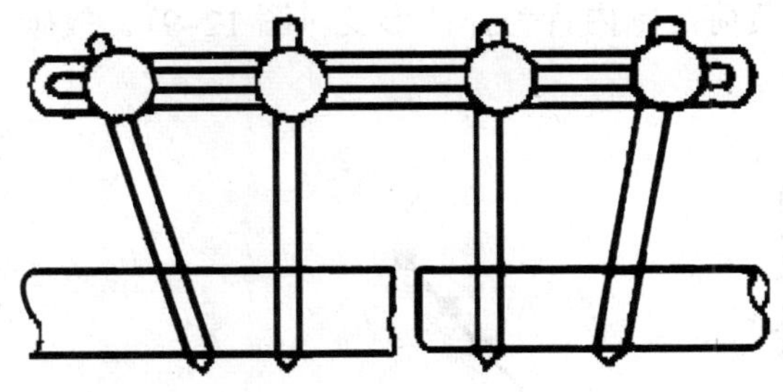
图 12-6 固定针锥形布局

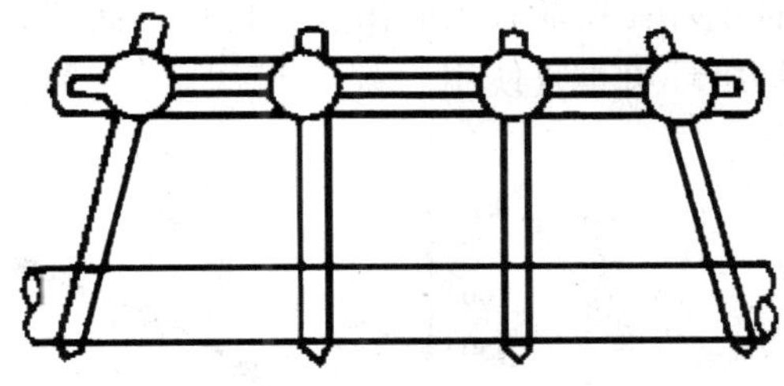
图 12-7 固定针扇形布局

二、环式框架固定器

环式框架固定器一般有半环槽式和全环式框架固定器。

（一）减小弓环直径

减小弓环直径能提高框架固定器刚度，特别是轴向刚度。在 Casser 等的测试中，当弓环直径由 16cm 减小到 6.25cm 时，轴向刚度能提高 250%，其他刚度的提高幅度较小，平均 20%。

（二）增加针数并使用橄榄形针（Olive Wire）

增加针数可以提高框架固定器的轴向刚度和弯曲刚度，两者之间成正比。由于橄榄形针能有效抵制骨沿针平移，因此，使用橄榄形针能显著提高框架固定器的弯曲刚度。

（三）增大针径并增加针的张力

实验显示增大针径能全面提高框架固定器的刚度，如针径由 1.5mm 增至 1.8mm 时，各种刚度增加 10%~20%；而对针施以等值的张力后这种效果更加明显，增幅可达 50%，单纯增加针的张力（从 60kg 增至 120kg）也能使刚度提高 10%。图 12-8 显示针张力与框架固定轴向刚度之间的非线关系。当然，张力应小于不锈钢针的屈服强度，对于 1.5mm 的钢针，最大为 90kg；1.8mm 的固定针，最大为 130kg。

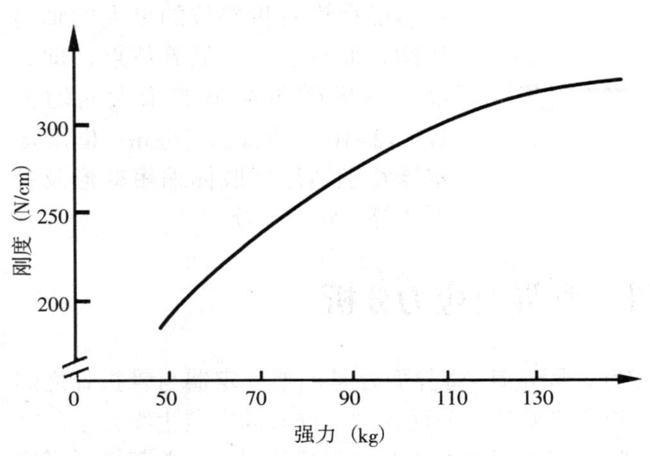

图 12-8 针张力与环形框架固定器轴向刚度之间的关系（非线性）
（引自 Kummer，1992）

（四）同弓环两针交角大于 60°

Fleming 等（1989 年）和 Orbay 等（1992 年）皆发现当同一弓环两针交角由 90°降至 45°后，框架固定器弯曲刚度下降。因此，Kummer 建议两针交角至少 60°，若由于临床条件限制不能达到 60°，则应在距 4cm 以上的地方加一补偿针（Offser Wire），并用弓环固定在连接杆上。

（五）使骨居弓环偏心位

通过测试发现，与骨居弓环中央相比，骨居弓环偏心位置的框架固定器的轴向压缩刚度有所提高，但对于扭转刚度的轻度下降。

（六）其他

标准的 Ilizarov 框架固定器使用了 4 个钢环，不仅笨重，而且由于钢环不透 X 线，其金属阴影妨碍了在 X 线下的精确复位及日后必要的调整。因此，Nele 等推荐了一种碳纤维环，它不仅能透 X 线，而重量仅是钢环的 45%。实验结果显示，碳纤维环对框架固定器刚度无不利影响，且钢环在负荷较大时出现弹性变，而碳纤维环在整个负荷范围内皆为弹性形变（图 12-9），故碳纤维环可重复使用。

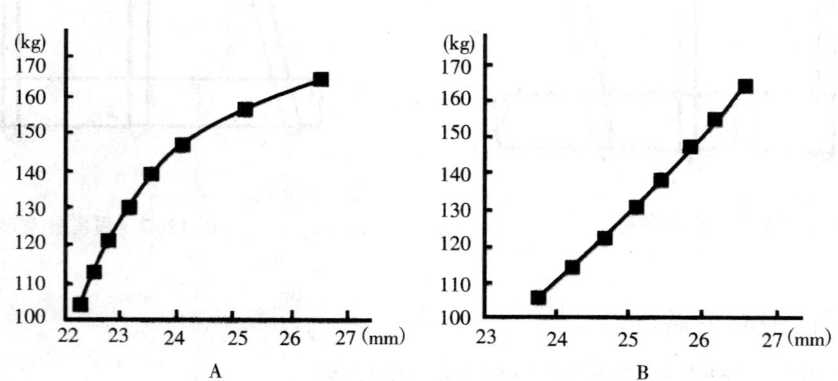

A.钢环负荷大于 140kg 后出现变形行为　　B.碳纤维环在整个负荷范围内皆为弹性变性

图 12-9　负荷 - 形变曲线

（引自 Kummer，1992）

三、两者之间的比较

1952 年，Ilizarov 设计了一种框架固定器，并于 1954 年阐述了它的构造、使用方法和适应证，这就是后来广泛使用的 Ilizarov 框架固定器。通过生物力学研究发现，这种环形框架固定器的弯曲刚度和扭转刚度与传统的单边框架固定器相仿而其轴向刚度则较低，在外加负荷较小时，轴向刚度仅有单边固定器的 1/4。因此，环形框架固定器能允许骨折部位的更大的轴向运动，而且它有一显著特点，即其轴向刚度随负荷值的增大而增大（图 12-10）。因此，Ilizarov 框架固定器特别适用于肢体缩短畸形及骨不连等症状的治疗。

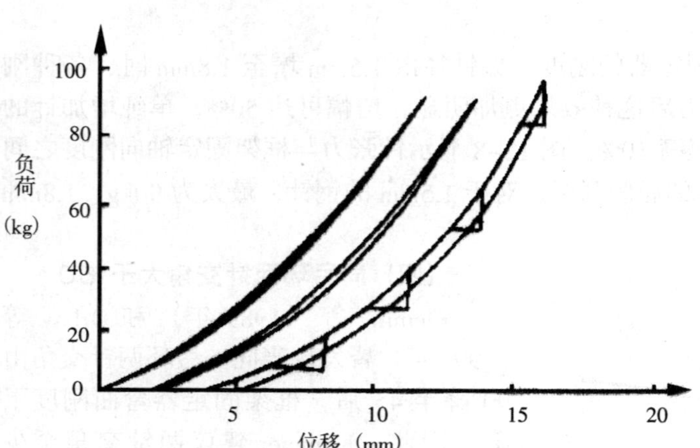

固定骨折时在轴向负荷下的负荷-形变曲线

图 12-10　标准 Ilizarov 全环框架固定器

第三节　固定针 - 骨界面应力分析

框架固定器与骨相接触的惟一部分是固定针，固定针-骨界面处是框架固定器与骨折骨之间应力传递的枢纽，故对其进行生物力学分析是很有必要的，前面提到，框架固定器生物力学研究的基本方法中并不涉及这方面的问题，因此，学者们用其他方法对其进行了研究。总起来说有实验方法和理论方法。

一、实验分析方法

固定针–骨界面有两种形式的应力（图 12–11）：一种是当在已接触的骨断端或在完整胫骨上施加压力时产生的静态应力；另一种是骨断端未接触存在间隙或在不稳定性骨折时随肢体的运动或负重而产生的周期性动态应力。

Pettine 等（1993 年）在动物实验中模拟了针–骨界面的这两种形式的应力，并对比了两者对固定针松动的影响（图 12–11）。Pettine 将钢针松动定义为能用手将针从骨中不费力地拔出或从 X 线片上看到针周骨皮质上有 lmm 以上的透明区，结果表明动态应力组的钢针松动率远较静态应力组为高（P<0.02），而组织学研究则显示在针–骨交界处支持固定钢针的最好材料是穿针时就存在的成熟皮质骨。固定针承受动态应力后，针周的骨反应是骨吸收增加，虽然在某些情况下有一定的不成熟骨痂形成，以替代被吸收骨（尤其在髓腔中有较多骨痂），然而更常见的是炎性肉芽组织浸润，这些都使得针在骨中的把持力降低，从而导致固定针松动。因此，临床上应尽量避免使固定针–骨界面承受持续动态应力，如消除骨折断端间存在的裂隙，对不稳定性骨折，则应提高框架固定器的刚度，这样，便可降低固定针并发症的发生率。

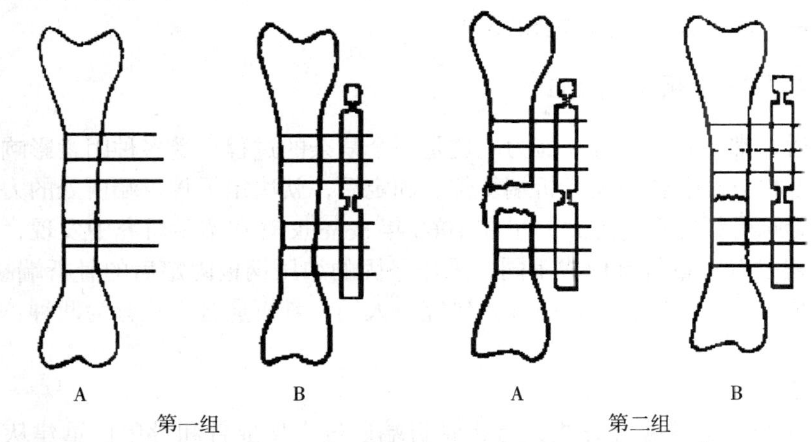

第一组：完整胫骨穿入骨穿针　A.针端用连接杆固定（针–骨界面产生静态应力）　B.对照
第二组：胫骨截骨后用单侧框架固定器固定　A.骨断端间有 2mm 间隙（针–骨界面产生静态应力）　B.骨断端接触（针–骨界面产生静态应力）

图 12–11　固定针 – 骨界面应力分析的实验设计模式图

二、理论分析方法

有限元分析（finite method）是工程力学领域中用于结构应力分析的一项计算机技术，它最早出现于 1957 年，并于 1972 年被引入骨科学领域，20 世纪 70 年代末，Chao 等又将其应用于框架固定器的生物力学研究，但由于当时只能对骨–框架固定器系统进行二维模拟，因此理论数据与实验测试数据间有较大出入，20 世纪 80 年代以后，由于三维模拟软件的开发成功，为有限元分析在框架固定器的生物力学研究中开辟了广阔的前景，用其分析骨–框架固定器系统承受负荷后固定针上的应力情况更是得心应手。Chao 等（1982 年）用有限元分析研究了不同几何构型的框架固定器在相同的负荷下，其固定针–骨界面应力的情况。研究结果显示，在相同的负荷下，单边框架固定器的固定针–骨界面应力显著高于双边框架固定器，这是因为双边框架固定器的针数较多，在相同负荷下，每根固定针分担的应力就较小。同时，固定针上的应力与所加负荷的大小成正比，也与负荷模式有关，在承受轴向负荷时，所有固定针上的应力几乎相等，而骨折断端接触后，固定针上的应力可下降97%。那些能提高框架固定器刚度的因素（如增大针径，增加针数等）也能使固定针上的应力降低。Chao等还指出，固定针是骨-框架固定器系统中最薄弱的环节，它承受负荷后的形变是框架固定器刚度的决定因素。固定针上的应力较小时它表现为弹性形变，而当应力逐渐增大甚至超过固定针的屈服强度后，固定针就会出现永久变形甚至断裂，这在使用单边单平面框架固定器时尤其应引起足够的警惕。为改善这种状况，Chao建议使用钛金属制成的固定针，研究中Chao对比钛制针和不锈钢针后发现，连接杆和固定针的材料对固定针上的应力无明显影响（在外侧弯曲时钛制针上的应力较低），然而由于钛金属的屈服强度较高，因此，可以预见钛制针发生永久形变的概率将降低。

第四节 框架固定器对骨折愈合的影响

很早以前人们就发现，使用坚强内固定后由于应力遮挡效应而出现骨质疏松，且取出内固定物后易发生再骨折，而多平面框架固定器的刚度与钢板相似，坚强的框架固定器加压固定，也会出现应力遮挡效应，这些均说明单纯提高框架固定器的刚度对骨折愈合不一定有利。为此学者们对框架固定器刚度与骨折愈合之间的关系进行了大量研究。本节首先讨论两种不同类型的骨折愈合方式，再讨论框架固定器对骨折愈合的影响。

一、两种类型的骨折愈合方式

骨折发生以后，都有其自身修复能力。这是一个复杂的过程，受多种因素影响。在这个过程中，人为地采用各种方法、器械使骨折端复位、固定后，就决定了骨折端所处的力学环境，而这个力学环境直接影响骨折的愈合方式。早在1963年Schenk等在实验研究中发现，与以往骨折端固定后在愈合过程中有大量骨痂形成不同，采用坚固的加压钢板固定后的骨折端缺乏骨痂形成，而直接以哈佛系统相连。此后，经过更深入研究，人们将骨折愈合方式分为两种：一期愈合和二期愈合。

（一）一期愈合

一期愈合为一种特殊的愈合方式，是指骨折端通过直接成骨和骨单位重建从而达到骨性连接。这种骨折愈合只有在切开复位使骨折端达到解剖复位，并采用坚固的加压固定使骨折端紧密对合后才会发生。一期愈合又存在接触愈合和间隙愈合两种方式。

1. 接触愈合：骨折经复位、固定后，在骨折端的部分区域是紧密接触的，无空隙存在。此时，骨折端被固定装置完全制动，且其承受的应力也大大减少。在这种环境下，无内、外骨痂形成，而是出现骨折两断端的哈佛管内毛细血管和骨原细胞增生，骨原细胞分化为破骨细胞和成骨细胞，破骨细胞在原有哈佛管内吸收骨，使其扩大，毛细血管在扩大的哈佛管内生长，最终到达并穿过骨折线。破骨细胞后面的成骨细胞则在扩大的哈佛管内陆续产生同心圆状排列的骨板，逐渐形成新生的骨单位（一条哈佛管和若干同心圆状的哈佛管骨板），并最终穿过骨折部，以新的哈佛系统使骨折端连接。

2. 间隙愈合：实验证实，坚固加压后骨折端仍有许多区域内存在空隙，另一方面，临床上很难获得与实验截骨区相同的良好对合，临床骨折后骨折面不平整，即使做加压固定，大部分区域仍难以紧密接触而将出现一定宽度的间隙，这些部位将通过间隙愈合的方式连接。

组织学研究显示，在上述骨折断端的间隙内首先出现一些不定型物质，继而可见到纤维骨构成的支架，以后在支架的腔隙中有板层骨充填，这种板层骨可来自骨内膜和骨外膜，且其方向与骨的纵轴垂直。它的强度很低，需经皮质骨的重建，才能使结构恢复正常的形态。皮质骨重建有两种方式：一种是新的骨单位自骨折的一端穿过间隙充填骨，进入骨折的另一端；另一种是新的骨单位直接发生于间隙充填骨内，然后进入骨折端。研究还表明，间隙充填骨的矿化在骨折后的1周即开始了，而骨重建则常在3周后才开始进行。

无论是接触愈合还是间隙愈合，它们都遵循一期愈合的共同特点，即临床X线上看不到外骨痂，组织学上无软骨成骨的过程。

（二）二期愈合

二期愈合是一种传统意义上的骨折愈合方式。当骨折端接触得不够紧密且又存在一定程度的活动时；骨折愈合将经过软骨成骨的过程，骨折端在应力刺激下，通过炎症反应、骨痂形成和改建而获得连接，这种方式即二期愈合。二期愈合的骨折端在X线片上可以见到较明显的外骨痂形成，并有骨吸收的过程。骨折二期愈合可分为三个阶段，即血肿机化期、原始骨痂期和骨痂改造期。每个阶段都有其特定的组织学特征。

1. 血肿机化期：骨折后可因髓腔内血管、骨膜下血管以及周围软组织中的血管断裂出血，而在骨折处形成血肿。由于血供障碍各骨折端的皮质骨可产生几毫米的坏死，骨细胞变性。瘀血块及坏死组织引起局部无菌性炎症反应，单核细胞和巨噬细胞等侵入后吞噬坏死组织和细胞残渣，为骨折修复铺平道路，毛细血管增生，淋巴细胞及纤维细胞等侵入将在骨折端形成肉芽组织，随后又转化为纤维结缔组织，并使骨折端连接。在骨折早期（2周以内），骨折端附近的内外骨膜生发层的成骨细胞即增生活跃，产生骨样组织。

2. 原始骨痂期：骨内外膜生发层内的成骨细胞增生而产生的新生骨组织，分别位于骨折断端骨皮质的内、外面，称之为内骨痂和外骨痂（此即膜内化骨）；骨折端的纤维结缔组织也逐渐转变为软骨组织，软骨增生，变性、钙化而骨化，位于内、外骨痂之间，称之为环形骨痂（此即软骨内化骨）；这些骨痂从各个方向上将两骨折端连接。骨痂经过不断加强，从而使骨折达到临床愈合。

3. 骨痂改造期：由膜内化骨和软骨内化骨形成的骨痂相当脆弱，需经过改造才能最终适应生理功能的需要。这一改造过程由成骨细胞和破骨细胞共同参与，随着肢体活动的增多、负重的增加，为适应应力的作用，破骨细胞不断吸收死骨和不需要的骨组织（如髓腔沟及皮质骨外的骨痂），同时，成骨细胞根据应力需要补充产生新骨，最后骨髓腔再通，骨恢复正常的形态结构，骨折的痕迹在组织学或X线片上完全或近乎完全消失。

骨痂改造为松质骨和皮质骨的步骤有所不同。改造成松质骨时，破骨细胞很容易到达骨小梁表面开始骨吸收，以后在骨小梁表面发生骨沉积，这就是所谓的爬行替代。而改造成皮质骨时，则首先由破骨细胞在骨痂内纵行钻出“隧道”，以后毛细血管进入，同时带入成骨细胞，后者在“隧道”内沉积新骨，这些新骨呈同心圆排列，构成新的哈佛系统。

（三）一期愈合与二期愈合的比较

骨折的一期愈合和二期愈合是骨折端在不同的力学环境下所经历的两种不同的愈合过程，其愈合质量的生物力学标准是骨折部位的力学强度，一期愈合时取决于新的骨单位的数量，而二期愈合时则取决于骨痂的数量、质量和改造的速度。究竟二者谁更优越，目前意见尚不统一。一种意见认为，一期愈合中细胞的成骨活动不如二期愈合活跃，早期骨折部位的力学强度较二期愈合低，而其速度也并未加快，有时甚至更慢，而且形成一期愈合的坚固固定，由于较强的应力遮挡效应，可导致后期皮质骨的骨缺失（osteopenia）和非组织化（disorganization）。另一种意见认为，一期愈合是直接成骨，无需血肿机化、软骨成骨的过程，因而更符合生理愈合过程的需要，故其是最经济的愈合方式，同时，坚固固定足以保证病人早期进行活动，部分甚至完全负重，有利于防止骨折病的发生。此外，二期愈合中若骨折局部活动过大，外骨痂骨化受到阻碍，则有导致骨折延迟愈合甚至不愈合的可能。

综上所述，一期愈合和二期愈合是各有其优缺点的。因此，有学者提出所谓“第三种愈合方式”的概念，即在骨折早期采用坚固固定，以后则逐渐降低固定装置的刚度，通过这种治疗，骨折将以直接修复并有少量外骨痂的方式愈合。这一概念将有助于避免骨不连和再骨折等并发症的发生。

二、框架固定器对骨折愈合的影响

利用加压作用，促进骨折愈合，是框架固定器最重要的作用，已被国内、外学者所公认。加压可以促进骨折愈合的论述，首先是德国解剖学家 Woff（1892 年）提出。Roux（1895 年）认为：“纯压力和纯张力能驱动成纤维细胞向成骨方向发展，剪应力只产生纤维组织。骨折不连的愈合取决于骨折端坚固而稳定的固定、生物活性和生理性应力的刺激。”Pauwels 认为：“骨不连的治疗是一个力学问题，除加压外，应消除剪力、骨折端的移动或扭力，在坚强的固定下，骨不连将向成骨转化。”过去认为骨不连后，骨折端的硬化骨都应切除，然后植自体骨才能达到骨折的连接，现在认为硬化骨无需过多切除，只要用生物电刺激或加压固定，便可使骨折愈合。

框架固定器根据其结构可分为单臂、双臂和环形三种类型，根据固定形式可分为单平面、双平面和多平面固定。一般认为，单臂框架固定器主要用于短骨或扁平骨骨折，双臂或环形框架固定器主要用于长管状骨骨折。胫骨骨折模型研究显示，多平面框架固定器固定的强度接近接骨板；单平面和双平面框架固定器固定的强度低于多平面；但多平面框架固定器其抗折弯和抗扭转强度超过正常骨；单平面框架固定器抗折弯和抗扭转强度低于双平面和多平面固定，但其强度相当于正常骨。坚硬框架固定器对骨折端骨改建无影响，但可导致应力遮挡作用，尤其是固定时间超过 6 周时，因为胫骨骨折框架固定器固定 4 周、6 周、9 周和 12 周拆除，对此骨折端愈合强度明显不同。一般认为，框架固定器拆除的最佳时间为 6 周，因为这可获得早期的骨折固定和避免晚期应力遮挡效应。为了使加压不要太大，更强调局部压力的适中与经常调整。此外，这种治疗还强调肢体的部分负重及功能锻炼，产生骨折间断性应力刺激，使骨折更易于愈合。一般认为，框架固定器可有效地限制骨折端的粗大活动，但随着间歇性纵向负荷，骨折端可有微细活动。有人对实验性骨折端每天施加或不施加微细活动对照研究，分别测量活体和处死后骨折端的愈合强度，结果显示若每天施加微细活动刺激超过 20 周时，骨折愈合强度明显增加；若在 8~10 周内控制活动刺激则可改善骨折的愈合。不少实验证明，加压骨折端经同位素检验，可见骨折端的血运大为改善。加压又可在局部形成生物电效应，改变间质细胞的电性和电化学环境，使骨不连愈合。国内于仲嘉报告应用单侧多功能外固定治疗 85 例骨不连均取得满意效果。目前单侧多功能框架固定器及关节系列已有五大种类，30 余种系列产品及三种配套工具。

当两个或两个以上具有不同弹性模量的成分组成一机械系统时，就会发生载荷及应力/应变重新分配的现象，具有较高弹性模量的成分承担较多载荷，而较低者则少承担或不承担载荷，应变也相应减少，此即所谓应力遮挡效应。框架固定器正是通过使骨断端不受力或少受力，以保持骨断端间的稳定性，为此，人们采取了多种方法提高框架固定器刚度，以获取坚固的固定。然而，实验研究表明，较强的应力遮挡效应，将使骨骼长期处于低应力水平，最终导致皮质骨的骨缺失和非组织化，从而使临床上出现拆除框架固定器后再骨折的现象。这些现象促使人们对骨折愈合的力学环境进行了更深入地研究，并逐渐摒弃了以往“绝对固定”的治疗观点。1979 年，Burny 等在总结前人经验的基础上提出了弹性固定的概念，弹性固定强调骨折断端间保持一定的应力水平，将有助于骨折愈合，很显然，这个应力值构成了一个区间，且在该区间内应存在最优值。

框架固定器由于其特殊的构造，因此，较容易改变其固定刚度，从而使骨折断端间处于不同的应力水平，为了寻找框架固定器的最佳固定刚度，学者们进行了大量研究。其方法大致为：将实验动物的两条胫骨行手术截骨后，分别用不同刚度的框架固定器固定。此后定期拍摄 X 线片，进行各种组织化学分析（如四环素摄取实验），若干天后处死动物，取出胫骨进行力学测试（如测试扭转刚度、断裂时的扭力、能量吸收和变形等），最后测量骨内外膜、皮质骨内的新骨生成及骨痂形成量。用这种方法进行研究的主要变量及研究结果分述如下。

（一）固定针数目

Wu 等比较了 4 枚和 6 枚固定针的单边框架固定器对骨折愈合的影响。结果表明，4 枚固定针组以二期愈合为主，而 6 枚固定针组则以一期愈合为主。尽管两组骨标本的生物力学测试结果无统计学差异，但前者截骨区骨组织的孔隙率及固定针松动率均高于后者（$P<0.05$），这对骨的力学性能恢复是不利的。

（二）固定针直径

Terjesen 等用固定针直径分别为 1.0mm、1.5mm 和 2.0mm 的框架固定器固定兔胫骨截骨后骨折，术后 6 周拍摄 X 线片及直接测量发现，1.0mm 针径组外骨痂形成丰富，但有 1/3 发生骨折移位，1.5mm 和 2.0mm 针径组骨折愈合良好。但三组愈合后标本的生物力学测试结果无显著差异。

（三）连接杆间距

Kenwright 等对羊行胫骨截骨后，分别用两种连接杆间距不同的框架固定器固定，术后 3 周 X 线片显示，35mm 间距组外骨痂形成明显多于 25mm 间距组，4~10 周骨折裂隙中矿物质定量研究则表明，35mm 间距组矿化作用明显较快，且截骨部位的刚度也是较 35mm 间距组为高。这些说明框架固定器刚度过高不一定对骨折部位的力学性能恢复有利。

（四）单平面与双平面框架固定器

Williams 等对截骨后的犬胫骨分别用单平面和双平面框架固定器固定。术后 9 周组织学分析表明，双平面组以一期愈合为主，骨痂少，单平面组则以二期愈合为主。术后 13 周，双平面组截骨部位骨组织的孔隙率明显低于单平面组（$P<0.05$），但二组标本的力学强度并无显著性差异。

（五）加压与不加压框架固定器

Hart 等采用单边框架固定器固定犬双边胫骨截骨后骨折，其中一侧施以轴向压缩载荷，另一侧作对照，90 天后两侧胫骨均愈合，且力学测试及组织学分析两侧均无显著差异。进一步研究表明，持续加压虽然能提高固定刚度，但这种提高较之完整胫骨仍相对较低，对骨折愈合无生物学和生物力学上的益处。因此，Hart 认为当框架固定器能提供足够固定刚度时，静态压缩对骨折愈合无影响。

（六）不同骨折类型与骨折愈合的关系

Aro 等在犬的胫骨做横行和斜行截骨后用框架固定器固定，体外测试表明后者的轴向刚度仅为前者的 45%，但两者的扭转和弯曲刚度相当，进一步研究显示，横形截骨组骨折愈合早期的负重量明显高于斜行截骨组，90 天后两组均愈合，但离体胫骨测试则显示横行截骨组的力学强度与皮质骨内的新骨形成量明显较高，Aro 认为，临床上不稳定斜形或螺旋形骨折固定早期应避免负重，晚期也应对增加负重量持谨慎态度。

（七）坚固固定与非坚固固定

这方面研究较多。Aro 等发现，使用框架固定器后，给予动态轴向加压虽然能使骨痂对称分布，但动态轴向加压组和坚固固定组均在 90 天后有良好的皮质重建，骨血流量、哈佛系统的骨改建形式、骨孔隙率及力学强度两组均无显著差异。Prat 等通过有限元分析得出，在坚固外固定时当骨痂的弹性模量达到完整骨的 1%时，骨骼便有较高水平的负荷传递（85.5%）。他认为，由于弹性模量达到 $100N/mm^2$ 的不成熟骨痂出现的时间早于开始动态轴向加压的时间，因此，观察不出坚固固定与非坚固固定对骨折愈合的影响。

Goodship 等则观察对比了使用框架固定器后，坚固固定和允许骨折端微动对骨折愈合的影响。他以坚固固定组作为对照，而允许另一组的胫骨截骨端有间断性轴向微动．术后 X 线片显示，微动组外骨痂出现的时间早，且形成量多；在离体测试则显示，从术后第6周开始，微动组骨折部位的刚度增加率明显快于坚固固定组；离体测试表明，微动组标本的力学强度明显较高（P<0.01），因此，Goodship认为骨折端的轴向微动对促进骨折愈合是有利的。

Kenwright等通过进一步研究指出，骨折断端间的微动幅度是有一定限度的。在他的实验中，1mm的微动能明显促进骨折愈合，而2mm的微动则会适得其反。

综上所述，关于框架固定器对骨折愈合的影响，目前研究很多，但尚未形成统一意见。因此，在实际应用中，应结合临床，对多种因素进行综合考虑，以获得最符合某一具体病人骨折治疗需要的力学条件。

三、骨折愈合的非侵入性力学评定

生物力学测试表明，不同组织在轴向拉伸负荷下具有不同的形变率，肉芽组织能发生100%的形变，纤维软骨为10%，而骨组织仅为2%，因此，在框架固定器固定期间，可以利用框架固定器本身对骨折部位愈合组的生物力学特性进行非侵入性评定，从而判断骨折愈合的进展情况，这也是在临床条件下，研究框架固定器对人体骨折愈合影响的最佳方法。

Jorgensen等（1979年）通过应变片技术对框架固定器固定条件下的骨折部位进行了生物力学测定，提出框架固定器固定后理想的骨折愈合曲线应呈双曲线，如图12-12，骨折部位愈合组织在一定弯曲负荷下的形变，最终随框架固定时间的延长而迅速减小，以后呈持续缓慢减小，最后几乎与水平轴平行而接近正常。他们认为在骨折愈合中形变为1时，病人进行部分负重是安全的。当形变减至1~2周内，形变继续减小，病人则可以完全负重。当形变减至1/2~1/4时，骨折部位愈合组织的刚度等于正常骨。Jorgensen的方法使临床实践得以初步量化，因而具有一定指导意义，然而该方法需将框架固定器的连接杆拆除，代之以装有转盘千分尺的固定钢杆进行测量，因此，它只适用于骨折愈合的最后阶段（此时临床医师认为框架固定器可以拆除了），具有较大的局限性。同时，该方法实际上是通过测量连接杆上的形变来间接反映骨折部位组织的形变，这在钢针有所松动时将会使实验结果出现较大偏差。

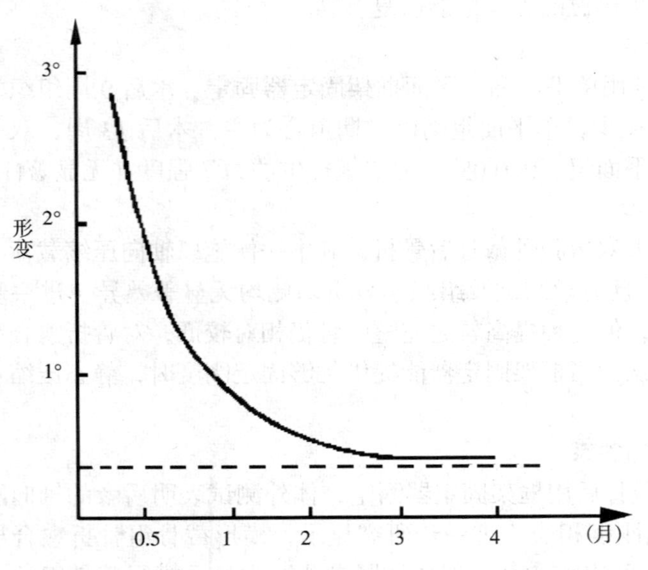

图12-12 理想的骨折部位形变－愈合时间曲线

Shah等（1988年）将一种易弯曲的电子测角计安装在固定针上直接测量骨折部位组织在载荷下的形变，在方法学上取得了突破。Richardson等（1992年）则应用该方法测量骨折部位愈合组织的前后弯曲刚度后得出，当刚度达到15Pa时，可以认为骨折完全愈合，能够完全负重。在进一步研究中（1994年），他们对比了两组使用框架固定器治疗的骨折病人，第一组根据临床经验决定是否拆除框架固定器，第二组则根据上述标准。结果第一组中有8例病人在拆除框架固定器后发生再骨折（8/117），第二组中无再骨折病例（0/95），两组的再骨折率有显著差异（$P<0.05$）。

他们的工作为临床上决定拆除框架固定器提供了客观的标准。

总之，利用框架固定器的独特优势，既可以在人体骨折部位进行无创性力学测试，又可重复比较来进行外固定条件下骨折愈合的非侵入性力学评定工作，将最终使框架固定器的临床实践由定性走向定量，由主观走向客观。

主要参考文献

1 王菊芬. 自制固定牵引器治疗股骨干骨折300例疗效分析. 山东生物医学工程，1981，3：13

2 傅　征. 骨骼穿针外固定架的研究与应用. 人民军医，1983，10：63

3 郭效东. 长骨骨折延迟愈合与不愈合病例的骨折复位固定器治疗. 中华外科杂志，1986，24：577

4 孟　和，黄克勤. 骨科复位固定器疗法. 天津：天津科学技术出版社，1986

5 杨克勤，过邦辅. 矫形外科学. 上海：上海科学技术出版社，1986

6 王以进. 骨科生物力学. 北京：人民军医出版社，1987

7 王志彬. 平衡固定牵引架治疗股骨干骨折负重测试. 中西医结合杂志，1988，8：347

8 张安桢. 中医骨伤科学. 北京：人民卫生出版社，1988

9 王以进. 骨科生物力学. 北京：人民军医出版社，1989

10 张晓玉. 人体生物力学与矫形器设计原理. 武汉：武汉大学出版社，1989

11 顾云五. 加压外固定铅治疗关节内骨折的实验临床研究. 中国骨伤杂志，1990，2：55

12 侯树慧. 应用髁间固定治疗肱骨髁间骨折的研究. 中华骨科杂志，1990，10：18

13 张希彬. 中医骨伤科学. 成都：四川科学技术出版社，1991

14 李起鸿. 骨外固定原理与临床应用. 成都：四川科学技术出版社，1992

15 孟　和，顾志华. 骨伤科生物力学. 北京：人民卫生出版社，1992

16 孟　和. 中国骨折复位固定器疗法. 北京：中国协和医科大学、北京医科大学联合出版社，1993

17 刘国平. 单侧多针平行双平面外固定器的研制. 中国医疗器械杂志，1996，20：22

18 刘国平. 单侧可调外固定器的生物力学测试研究. 现代外科，1996，2：32

19 刘国平. 骨外科临床诊治学. 北京：中国科学技术出版社，1997

20 Jorgensen TE，Measurements of stability of crural fracture treated with Hoffmann osteotaxis，Acta Orthop Scanel，1972，43：207

21 Darid A，Skeletal stabilization with a multiplane external fixation device. Clin Orthop，1983，180：50

22 Johnson WD，Skeletal stabilization with a multiplane external fixation device，Clin Orthop，180：34

23 Mccoy MT，Comparison of mechanical performance in four types of external fixations，Clin Orthop，1983，180：23

24 Vidal J，External fixation： yesterday，today and tomorrow，Clin Orthop，1983，180：7

25 Williams EA，The early healing of tibia osteotomies stabilized by one plane or two-plane external fixation，J Bone Joint Surg（Am），1987，69：355

26 Liu GP，Biomecharnical study on unilateral single-plane external fixator，Chin Med Sci J，1995，10：226

27 Liu Gp，Biomechanical study on osteotomized tibias fixed with unilateral adjustable external fixator，J Tongji MedUniv，1995，15：215

第十三章 框架固定操作技术

第一节 骨穿针定位器的应用

与骨科内固定和其他外固定方法相比，骨穿针复位框架固定技术的操作比较简单、方便、快速，但它并非“一看就会”，有一些基本操作原则我们必须遵守，一些操作技巧必须掌握，以防止一些不应当出现的并发症发生，还有一些意外情况我们必须学会处理，以避免在处理这些应急问题时束手无策。

随着骨穿针框架固定技术的不断推广应用，协助骨穿针定位的器械也得到了进一步的发展，作为骨穿针框架固定首先实施的骨穿针方法，以配套具有协同作用的器械也在不断地进行着改进。为了便于手术操作，在施术时要利用导针器、探测针、角度测量仪等。进针时，为了使针距与板夹式锁针器上的针槽吻合和防止骨针发生失稳变弯，要使用导针器。

一、黄氏导针器

（一）结构简介

股骨颈穿针和倾斜穿针时用的导针器外形见图 13-1。导针管的下端两侧各伸出一转动轴与两量角板的中心配合。每块量角板均用四只螺钉安装在支座上。支座一端装有定位针管；另一端设有托，用螺丝调节其高度。支座中部有过针长槽。两枚紧固螺钉穿过量角板的半圆槽拧在导针管上，可将导针管固定在量角板的任意角度上。量角板的外侧面上刻有角度标记，与导针管侧面的 0 标线随机对准。标针杆上安装一标志，它可沿其轴向调节长度。标针与导针管转动轴用螺纹联结成一整体。

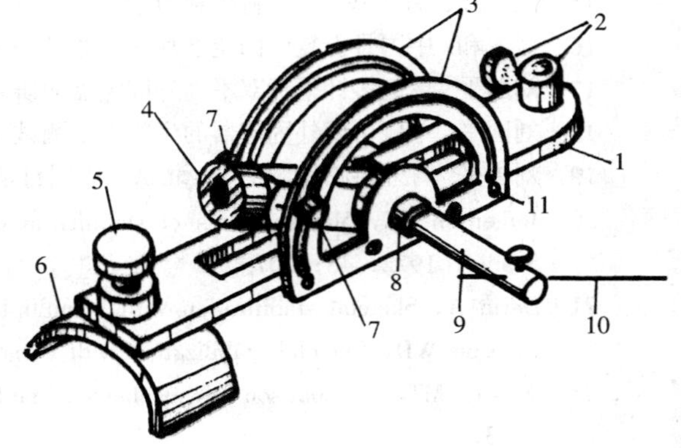

股骨颈穿针导针器

1.支座 2.定位针管 3.量角板 4.导针管 5.螺丝 6.托 7.紧固螺钉 8.导针管转动轴 9.标针杆 10.标志 11.量角板固定螺钉

图 13-1 黄氏导针器

（二）适应范围

股骨颈骨折。

（三）操作方法

施术时，将导针器贴于患肢侧适当的位置上，在电视荧光屏观察下转动导针管，当标志针的影像恰好为穿针的最佳位置时，即可锁紧螺钉，然后用龙胆紫在患肢体表画出标志针和导针器的位置线，定位后方可穿针。

（四）注意事项

标志针有不同的长度规格，要依据患肢的胖瘦适当选取。

二、骨伤科射针器

（一）结构简介（图 13-2）

1. 动力部分：主要由爆发装置、射针器握柄和击发扳机构成。爆发装置是安装子弹的部位，其次是子弹，一般选用射针器的无头子弹即可。

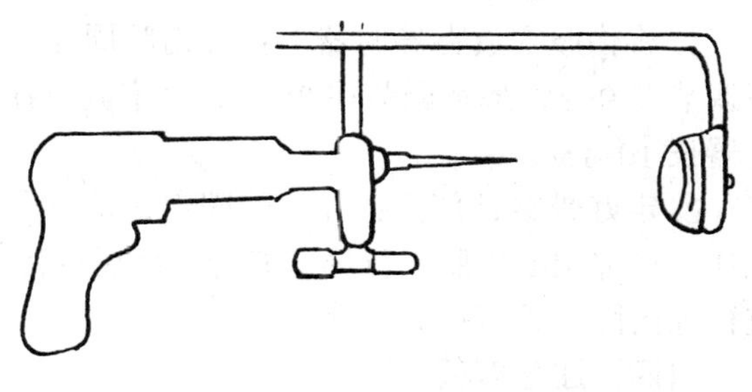

图 13-2　骨伤科射针器

2. 导向控制装置：主要由射针套管和导向制动头构成。射针套管是一支 28mm×215mm 带隧道金属管，导向制动头是一个蕈状带孔结构。

3. 瞄准装置：可由调机座、垂直杆和远端带挡板的平行瞄准尺构成。控制栓是一个带内螺纹的滑块，同时将控制栓套于针尾。

（二）适应范围

骨干骨折需要牵引及框架固定治疗的骨穿针。

（三）操作方法

(1) 先将各部件高压消毒后，带无菌手套进行组装。

(2) 将带控制栓的骨圆针由导向制动头隧道的内口穿出，并安装到套管的前端，让针滑入套筒内，只有针尖外露，同时将无头子弹安装于爆发装置部位。

(3) 进针前选好进针点并进行局部消毒，将针尖对准进针点，调整好瞄准平行尺及挡板，认为位置准确无误后，扣动扳机，即可射针。

(4) 穿针后，旋掉导向制动头，进针眼处用酒精纱布和敷料包扎即可。

（四）注意事项

(1) 钢针选用：一般选 4mm×270mm 的骨圆针，针尾有 10cm 的螺纹，将其套于带有内螺纹的滑块的控制栓上。

(2) 进针点的确定：对能否准确射针非常重要，除股骨髁上以外，其他部位的进针点的确定方法同过去相同。

(3) 股骨髁上外侧进针点的确定，首先在股骨下端摸到外侧髁，在外侧髁前方 2cm 一点，向上画一水平线在 2cm 处取一点即为髁上部位外侧进针点。

(4) 操作时一定要借助瞄准装置判断进针方向，只要定位准确，针的位置不会发生偏歪倾斜，否则有伤及血管和神经的可能。

(5) 钢针尾部的螺纹一定要上紧，防止针尾从控制栓滑脱。

(6) 要正确使用挡板，射针时对侧不要站人，以防止出现意外。

三、骨穿针导向器

（一）结构简介

本器械采用铝合金或不锈钢制造，由伸缩板槽、宽窄板槽、宽窄调节移动板、同步对称导向管、固定螺母、克氏针套管等组成。

（二）适应范围

1. 下肢骨干及骨骺延长：股骨、胫腓骨骨折在骨端、骨干的平面上一次性的多针导向骨穿针。

2. 胫骨结节的单针导向骨穿针。

（三）操作方法

1. 将伤肢安放在导向器上：视伤肢周径、长短，调节伸缩宽窄板，可延伸至最长 32cm，最短调节在 9cm，最宽调节在 28cm，最窄调节在 8cm，对称导向管上下移动调节在 25cm 之内，导向器长 10~15cm。

2. 定好骨穿针部位：导向管固定，选择合适骨圆针，用手摇钻连接，将针从导向管中穿过，顶住穿针部位的皮肤，行局部麻醉，而后将针穿过皮肤及皮下组织，拧动手摇钻，从伤肢外向内进行导向固定骨穿针。

（四）注意事项

穿针时避免使用动力钻，以免热损伤，助手要扶稳伤肢，减少震动引起的骨折端的疼痛。减少骨针不准确的因素。

四、股骨颈穿针瞄准器

（一）结构简介（图 13–3）

以铝合金为材料，厚度为 3cm，包括：

1. 瞄准孔道盘。

2. 方向盘：其上面与孔道盘连接，底面为月牙凹面，能与皮肤紧贴，并与股骨纵轴平行。根据正常人股骨颈干角范围，在各个方向盘底面距端缘 2cm 处钻孔，分别制成与方向盘和孔道盘夹角为 115°、120°、127°、130°、135°的斜形孔道，直径为 0.3cm，上、下排孔距为 0.5cm，左右孔距为 0.3cm，孔道互为平行。

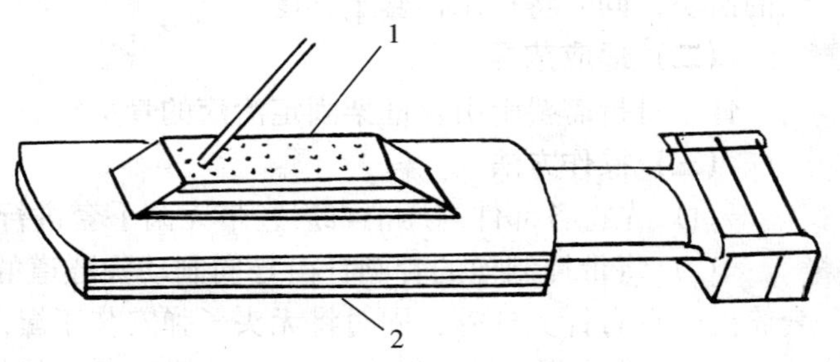

1.瞄准孔道盘　2.方向盘

图 13–3　股骨颈穿针瞄准器

（二）适应范围

适用于股骨颈骨折行框架固定时的穿针及穿针内固定的穿针用。

（三）操作方法

（1）术前先确定患肢大粗隆位置，并在其正中向下作垂线。

（2）从 X 线正位片上测出颈干角，选择与其角度相近的瞄准器。

（3）术中将方向盘放在粗隆下垂线正中，上端紧贴粗隆下，助手固定瞄准器，将带螺纹的克氏针 3~4 根，通过瞄准器孔道，插入皮肤及软组织达粗隆下骨皮质，然后用骨钻将针钻入。

（四）注意事项

（1）瞄准器的孔道与方向盘底面的交角分别为 115°~135°的各种类型，术时可选择与颈干角相近的瞄准器。

（2）孔道长约 3cm，避免针在前进过程中左右或上下摆动，且能始终确保针所需角度的方向前进。

（3）进针前仍应强调骨折的深浅与尾部残留的合适长度。

五、股骨颈骨折导针定向器

（一）结构简介

该器械（图 13–4）以不透 X 线的不锈钢为主的材料制成，主要有以下部分：

1. 滑槽板部：此部中轴上开有槽沟，既是角度器的滑动槽，又是导针的打入槽。槽的旁边及此部的侧壁上每隔 1cm 钻有 12 对孔眼，此部前端有垂直于板面的 0 点定位针立柱，其后部以螺栓与尾部相衔接。

2. 尾部：此部的前 2/3 开槽与滑槽板的后部相连。可以伸缩器械长度，尾部尖应对准股骨外上髁，一对小隆起是为扭转绷带防滑面设计的。

3. 针干角部：为 0°~65°扇形角度板。前面与倾斜角部相连。扇形角度板上安装有可拆卸的导针套管（内径 4mm 及 2.2mm 两种），导针套管可固定于其一角度位置上。

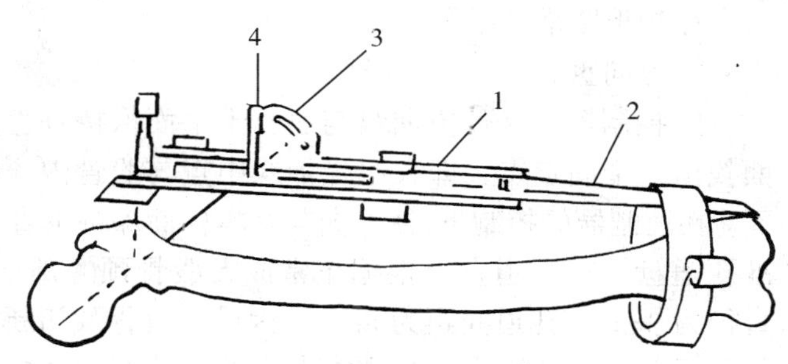

1. 滑槽板部　2. 尾部　3. 针干角部　4. 偏斜角部

图 13-4　股骨颈骨折导针定向器

4. 偏斜角部：此部的前下方有插入滑槽下的螺丝，可将角度板滑动固定于其一位置。上缘有弧形槽，可使扇形角度板固定于 15°~0°~15°范围。

（二）适应范围

1. 框架固定器治疗股骨颈骨折的骨穿针。

2. 三翼钉的内固定术。

（三）操作方法

1. 定位标记固定器械：摸清伤侧股骨大粗隆及外上髁，以龙胆紫标记并连接直线。皮肤消毒。将定向器尾部尖端对准股骨外上髁，槽沟压在连线上，以灭菌绷带捆缚于大腿下部。铺巾，再将滑槽板部与尾部衔接，其滑槽压在上述连线上，将零点定位针打入约 4cm，旋转立柱上及尾部的固定螺丝。

2. 摄片选角：器械固定后摄 X 线正位片，冲洗，阅片。

⑴ 骨折复位情况，如不满意，可重新复位。

⑵ 正位片上以自选针干角度 1 枚克氏针，用量角器量出此克氏针与零点定位针投影的夹角数；读出克氏针与定向器侧壁上所交的孔眼序数，然后将这两个数据反映在定位器针干角部和滑槽的相应位置，旋紧螺丝固定。

⑶ 侧位片上观察股骨颈中轴线是否通过股骨头的中心点，如点线重合，则将扇形角度板的标志点对准偏斜角部上缘的“O”刻度上。若股骨颈中轴线落在股骨头中心点的前或后时，则将股骨头中心点与上述⑵项中所确定的皮肤进针点作连线，此线与器具上滑槽中心延长线的夹角即可反映在偏斜角部的相应角度标记上。

3. 打入导针

⑴ 经皮穿针加力臂式固定术：选用内径为 4mm 的导针，由远及近地锤入 2~3 枚导针，摄 X 线正侧位片，调整针的深度后打入股骨下段的固定针，安装力臂式固定架。

⑵ 三翼钉内固定术：选用内径为 2.2mm 的导针套管，只打入 1 枚带刻度的导针，即可拆除定向器，沿针眼做 2~3cm 的皮肤切口，凿骨洞，打入三翼钉。

（四）注意事项

该导针定向器除能自由选择颈干角，调整偏斜角及皮肤进针点准确外，还能一次打入多枚不同角度的导针，可用于股骨颈或粗隆间骨折的多种固定手术。

六、股骨颈导针瞄准器

（一）结构简介

导针瞄准器可分三个部分。

1. 棱形瞄准孔道器。

2. 方向盘。

3. 控制器：是使方向盘与股骨干平面保持垂直方向的控制器枢纽，在正常股骨干的中心平面找出三个固定点，即大粗隆下缘中点与股骨内、外髁的突出部位，作为股骨干的一个基本平面。在控制器的控制下，使方向与基本样面保持垂直方向，方向盘的另一端有了厚 3cm 的小棱形瞄准孔道盘。在孔道盘上根据正常成人股骨颈的颈干角及前倾角，制成 24 个（4×6）平行孔道，直径为 3mm，孔道间距为 8mm。因成人股骨颈切断面呈椭圆形，长约 3.5cm，宽约 2.5cm，故在骨骼标本上最多可钻入 10 枚导针，导针直径为 2.5mm。一般钻入 4~6 枚导针，即可牢固固定。

（二）适应范围

股骨颈骨折。

（三）操作方法

患者取仰卧位，用 Whitman 法进行复位，使下肢在骨科手术床上保持牵引、内旋及外展位，局麻下在患髋外侧做纵形切口，长 8~10cm，深入阔筋膜内，但不必切开股外侧肌。然后将瞄准器孔道盘放入切口内，使其尖端对准大粗隆下缘中点，再使方向盘与股骨基本平面保持垂直，选择其中较为合适的 4~6 个孔道，将导针拉松钻入（约 9cm），切勿超过股骨头软骨面而进入关节腔。除皮质骨外，导针钻入一般无多大阻力，如遇有阻力，切勿勉强钻入。钻入 4~6 枚导针后摄取正侧位 X 线片，再根据片中所见可作进一步调整，最后去除瞄准器。将导针多余部分截除放松牵引术后，第 2 天即可坐位活动髋关节，2~3 个月后可开始扶拐下床活动。

（四）注意事项

数枚导针呈平行方向钻入，故在愈合过程中即使出现骨折吸收现象，也可继续保持骨折端嵌插，有利于愈合；所用导针既有轴心针，也有四周针，4~6 根导针分散固定于股骨颈横断面内，尤其上方及下方导针，可控制分力与剪力，从而增强了固定力。

七、克氏针钻针导向器

（一）结构简介（图 13-5）

取长 60mm，内径为 2.0~3.5mm 的不锈钢管若干根，在一端焊接一厚 2mm、宽 15mm、长 120mm 的扁铁制成的单臂握柄，或用长 240mm 的扁铁在其中间钻孔制成双臂握柄。再用与钢管内径相应大小的骨圆针，制成与钢管长短一致的针芯，并在针的一端焊接一握柄，将其套入钢管，一道磨成扁尖针头，作为套管针。

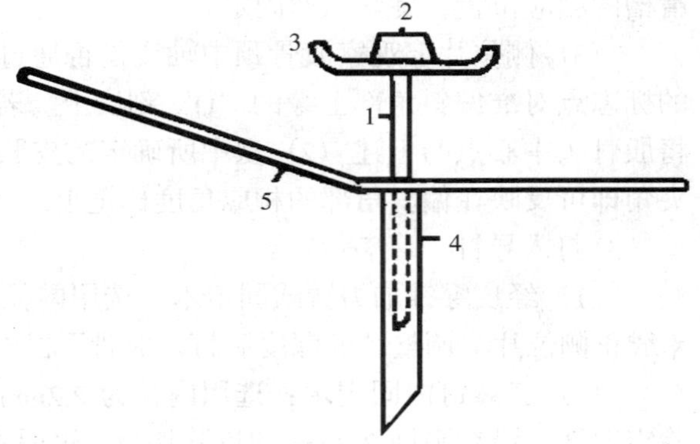

1.针芯　2.针芯打座　3.拔出器　4.针套管　5.双臂握柄

图 13-5　克氏针钻针导向器

（二）适应范围

内外固定需经皮穿克氏针者。

（三）操作方法

在需要钻针的部位，按预定的方向将套管针插入，抵骨后以骨锤打击针芯打座，使针芯与针套进入骨质少许。一手握柄，另一手抽出针芯，可将粗细合适的克氏针插入其间进行钻针即可。

（四）注意事项

本器械是为了防止克氏针不能直线前进，而造成进针困难及绞伤周围组织等弊端而设计。临床方便实用，现已被广泛采用。

八、钻头套管

（一）结构简介（图 13-6）

套管由管皮和管芯组成，分两种型号。

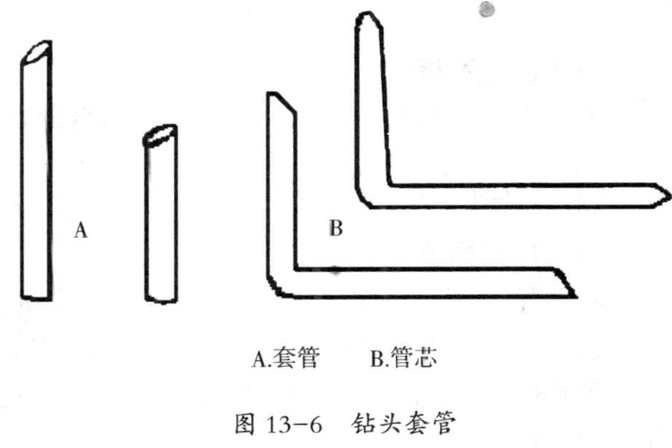

图 13-6　钻头套管

（二）适应范围

（1）Ⅰ型用于股骨颈骨折或长骨骨折内固定术中的钻孔、拧螺纹钉、打骨圆针和拧螺丝钉等。

（2）Ⅱ型用于股骨颈骨折和粗隆间骨折固定术中打导针或斯氏针。

（三）操作方法

钻孔时先以尖刀或管芯斜面刺入直到骨面，再取适宜套管插入刀口内，拔出管芯后插进钻头或骨圆针，用手或器械固定套管，然后再开始钻，如垂直骨孔，套管横面端插向骨面；如钻斜骨孔，套管斜面端向骨面。若更换套管，则保留钻头不动；若更换钻头，则保留套管不动。钻头套管适用于一切钻孔手术。

（四）注意事项

根据所需孔和局部软组织厚薄选用套管型号。

九、双筒定位器

（一）结构简介

双筒定位器（图 13-7）依照垂直透射的构思，利用 X 线光片使固定骨折的骨圆针，通过定位器直接从体表得以反映。另按三角形增大底边改变夹角的原理，通过螺栓调节进针角度，使骨圆针能依前倾角顺利通过股骨颈。主要部件有上筒、调节板及螺栓、下筒及手柄。

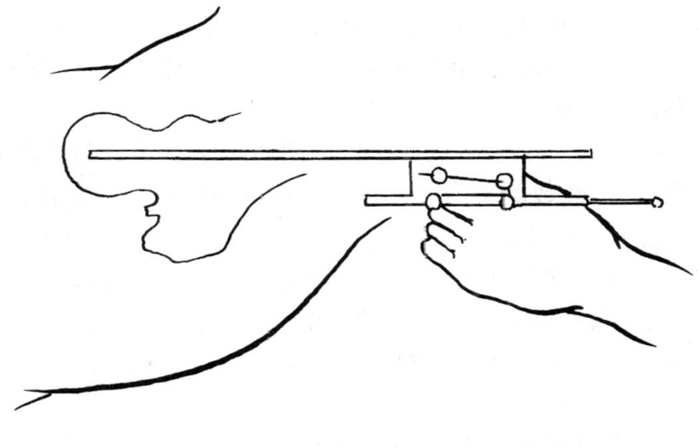

图 13-7　双筒定位器

（二）适应范围

主要用于股骨颈骨折的病人进行闭合性复位及多枚针固定术。

（三）操作方法

（1）连续硬膜外麻醉下，病人于牵引床上行闭合复位，至复位满意后，于 C 臂透视机下，以龙胆紫或活力碘将股骨头、股骨颈及大小粗隆的正位体表投影描记于皮肤上，以同样方法在侧位上画出股骨干之轴线。如无 C 臂透视机，可依体表标记在 X 线光片的指示下将上述部位逐一作出标记。

（2）常规消毒铺巾，将定位导针置于正位所画股骨头、股骨颈轮廓中，其角度及进针深度、针位设定为欲打入之固定针位。连接定位器，将导针穿入上筒，调节调节板，使下筒对准股骨干轴线水平，并通过调节螺栓使上、下筒角度依股骨颈前倾角度，下筒穿入骨圆针。

（3）以尖刀在下筒骨圆针对应的皮肤下刺一约 0.6cm 切口，插入骨圆针直至触及股骨干皮质，沿导针将骨圆针打入或钻入相应深度。剪断针尾并埋于阔筋膜张肌深层。

（4）以同样方法打入另外 2~3 枚骨圆针。X 线透视检查正位、侧位针位满意后，包扎伤口，术毕。

（四）注意事项

避免术中操作时定位导针移动，可将针缝在皮肤上。

十、定点钻孔瞄准器

（一）结构简介

本器械（图 13-8）由支架、主齿盘、旋钮、定点针、瞄准管组成，支架长 220mm，主齿盘为一对支架及定点针作三角形两腰，钢针沿瞄准管轴线及延长线达定点针尖端作底边，组成三角形。

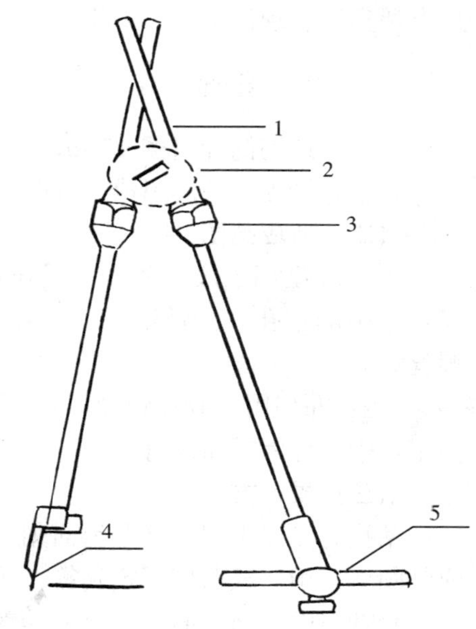

1.支架 2.主齿盘（一对） 3.旋钮 4.定点针 5.瞄准管

图 13-8 定点钻孔瞄准器

（二）适应范围

凡需准确穿针钻孔的手术均可选用。

（三）操作方法

1. 基本用法

(1) 依手术需要，调节两支架夹角，确定合适跨度，即瞄准管内口至定点针尖端的距离。

(2) 选好定点针、钢针及内径配套管并组装。

(3) 钢针从瞄准管中穿至定点针尖端，各部拧紧，消毒备用。

(4) 将定点针尖端刺入预定出针点，将从瞄准管中穿出的钢针刺入进针点，助手扶稳瞄准器，术者将钢针钻入或刺至所需深度。

2. 股骨骨折闭合穿针内固定、框架固定的用法

(1) 股骨颈骨折复位后，在腹股沟韧带中点内 1.5cm，上 2cm 处，放一阻光金属标记，胶布固定，摄正、侧位 X 线片各一张。

(2) 依正位 X 线片测量大转子下预定进针点至股骨头软骨面下预定止针点的距离（3~4 点），以此数调整瞄准器跨度，并可得进针后应留针尾长度。依侧位 X 线片测量出金属标记至预定止针点的垂直距离，所测出的数字减去 0.8cm 作为选用相应长度定位针的依据。

(3) 钢针从瞄准管中穿至定点针尖端，各部位拧紧后去除定点针。

(4) 将去除定点针的支架下端放在金属标记上，钢针穿过瞄准管，经皮刺入进针点，钻或击至预定深度（3~4 枚）。

（四）注意事项

本器械是根据三角形的稳定性、“关节”的灵活性和齿盘固定的牢固性的原理而设计。也可用于股骨头缺血性坏死多针钻孔减压术，应用此器械，避免了对股血管和神经可能造成的损伤。

十一、骨圆针剪折器

（一）结构简介（图 13-9）

采用凸轮滑块结构。凸轮推动剪折轴芯在套筒中滑动，轴芯顶端有一个剪切部和两个弯折槽，各对应一个直径 3.2mm 剪

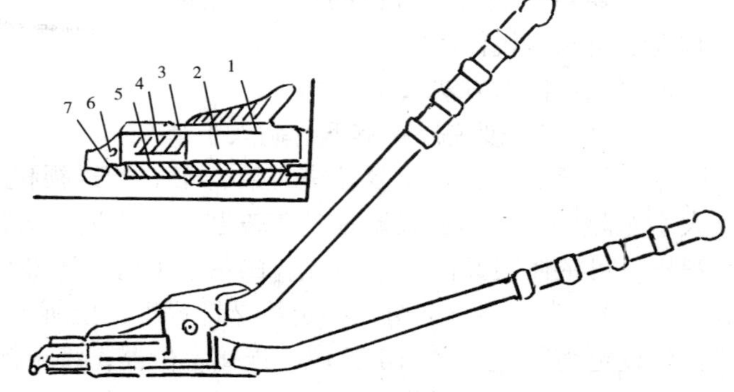

1.复位弹簧 2.剪折轴芯 3.定位孔 4.剪折套筒 5.弯折槽 6.剪切孔 7.弯折孔

图 13-9 骨圆针剪折器

切孔（孔内口锐利）及直径 2.5mm 和 4.2mm 折弯孔（孔内口圆钝），三孔均与套筒壁呈 30°角。当轴芯滑过套筒即可将剪切孔中钢针剪断或折弯。轴芯靠闭式弹簧复位。套筒和轴芯可 360°旋转；二者各有定位孔，供瞄准剪折孔和槽之用，握柄侧弯 60°。

（二）适应范围

剪断 Φ≤3mm 或折弯 Φ≤4mm 的骨圆针。

（三）操作方法

1. 剪切：将钢针横插剪切孔中，认定剪切位置，手柄合力即可剪断。

2. 折弯：将钢针置折弯孔中，合力即可折弯，一次可折 70°，若需更大折弯角度，将套筒稍移动，再合力，直至所需角度。为使折弯后套筒能顺利退出，宜先紧贴骨面折弯，然后套筒向针尾退 2~3mm 再折一次即可。

（四）注意事项

本剪折器只有被剪折部位受力和运动，其余部分则不受力。剪折过程中的 3 个受力点均作用在剪折器上，无损骨质。剪折器头部可旋转，能满足各部位和各方向的剪折需要。采用闭式复位弹簧，结构紧凑。

十二、钢针折弯器

（一）结构简介（图 13-10）

用一不锈钢或优质钢针，加工成 10cm，底端直径 1.2cm，顶端直径 0.6cm 的圆锥体。在其顶端纵行钻一直径 3mm，深 1.5cm 的针孔。距顶端 2mm 处，于不同方向分别横钻 3 个间距 1mm 的、直径分别为 2mm、2.5mm、4mm 的针孔。在其底端和距底端 5mm 处分别纵钻和横钻一直径约为 8mm 的柄孔，底端孔深 2cm。用一直径 7mm，长 25~30cm 的圆柱钢材插入作为把柄。

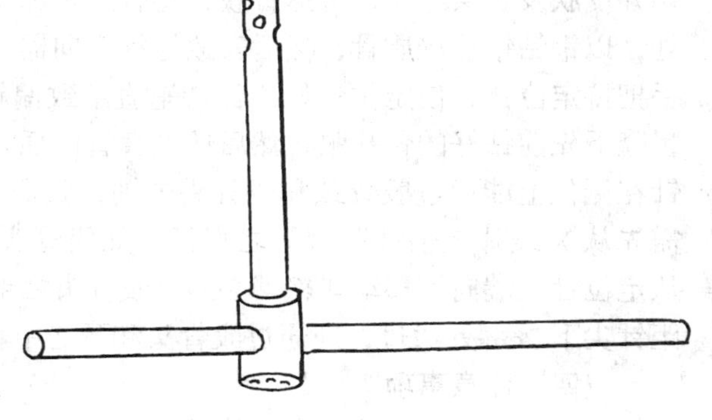

图 13-10 钢针折弯器

（二）适应范围

适用于固定骨折后，用针残端难以折弯和折弯时易损伤骨折块的情况。

（三）操作方法

钢针固定骨折后，剪去多余钢针，保留残端约 1cm 左右，将保留残端插于相应直径的横针孔内，扭动把柄，即可将钢针残端折弯。取下折弯器后，用锤轻击折弯后的残端，使其与骨面紧贴或留于合适的软组织内。若用顶端纵行针孔折弯时，将针残端插入该孔内，同时将把柄插于底端的纵形柄孔内，扳动把柲即可。

（四）注意事项

该折弯器折弯中对钢针周围骨质和软组织无损伤。因其抗弯度较大，能与骨面紧贴，且保留钢针残端较短，故手术后用针残端对周围软组织刺激性较小。

十三、导针定向器

（一）结构简介（图 13-11）

导针定向器用不锈钢制成。由定位针（直径 2mm）、导针、定向器水平部、定向器垂直部、导针套管、连接导针套管与定向器垂直部的移动支架、连接定位针与定向器水平部的移动支架与紧固螺钉组成。

根据矩形原理，定位针与定向器垂直部都与定向器水平部垂直，导针套管与定向水平部平行，因此，通过导针套管里引入的导针必然与定向器水平部平行，并与定位针的延长线相交。

为能正确选择定位针穿刺点，另设有一块 80mm×60mm×3mm 的长方形多孔塑料板。

（二）适应范围

股骨颈骨折三刃钉内固定术。

（三）操作方法

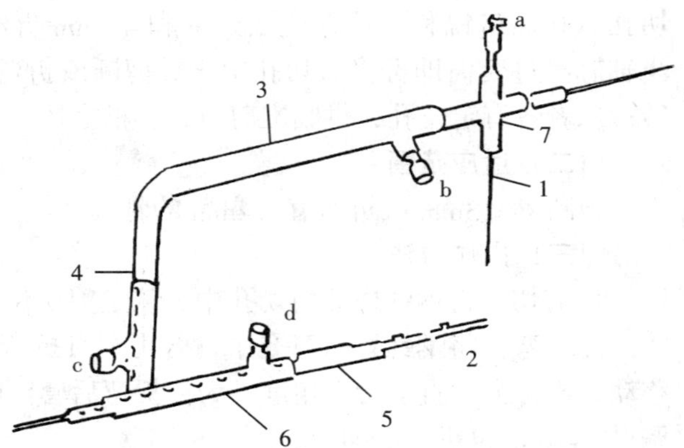

1.定位针 2.导针 3.定向器水平部 4.定向器垂直部 5.导针套管 6、7.移动支架

图 13-11 导针定向器

患者仰卧于手术台上，麻醉后，先行闭合复位，再将患侧下肢固定于外展 20°，并内旋下肢，使髌骨外缘朝向正前方，以消除股骨颈前倾角。在距耻骨结节与髂前上棘连线中点一横指及股动脉外侧一横指处，以龙胆紫作一标记，通常此点为股骨头中心之体表投影。为了解复位是否满意、进针点选择是否正确，于局部皮肤消毒后，以此标记为中心放一块消毒的多孔塑料板（半透 X 线），然后摄患侧髋关节正侧位 X 线片，如见复位满意，即通过正位 X 线片上显示的相当于股骨头中心之塑料板孔眼，垂直插入定位针到股骨头表面。随后，在大腿外侧，股骨大粗隆基底处做一 4cm 纵形切口，切开皮肤及各层组织，直达骨膜，将骨膜稍加剥离后，在大粗隆基底下 1.5cm 股骨前后缘的中点处，以钢钻钻通皮质骨，然后安放导针定向器，即将定向器上的定位针移动支架套入定位针。助手把持定位器，使定位针始终保持垂直不致偏斜。术者调节螺钉 c，使导针套管通过切口对准大粗隆下先前钻好的骨孔眼，然后通过套管内插入导针。因为定位针与股骨头表面接融，为了使导针在侧位上能通过股骨颈和股骨头中轴，我们在定位针上端，每隔 0.5cm 标有刻度。在使用时，需先从 X 线片上估计股骨头之直径，如股骨头直径为 4cm，则在放上定向器时，应将移动支架从定位针上端向下移动 4 格即 2cm（股骨头之半径），这样，插入的导针必然从定位针的延长线、距针尖下 2cm 处通过，即通过股骨头和颈之中轴。

（四）注意事项

导针插入要一次获得满意效果的关键之一是定位针进针点选择要正确。多孔塑料板的应用对选择进针点起了重要作用。其次导针在股骨大粗隆下进针点的选择也是本器械在使用过程中必须注意的环节。这是保证导针能否通过股骨颈和股骨头中轴的重要步骤。在正位上三刃针的位置应稍偏离股骨头、颈的中轴线而更倾斜些。在使用本器械时，只要将导针的进针点稍偏下（远离大粗隆基底）即可达此目的。

第二节 骨穿针选择原则

骨穿针术是骨穿针框架固定技术治疗骨折实施的第一步，同时也是至关重要的一步。穿针框架固定技术与其他外固定方法不同就在于以骨针作为传力体。创建这种新的骨折固定方法最大突破无疑是骨穿针。因此，骨穿针术是骨折框架固定技术的关键所在，应引起骨科医师的足够重视。然而，许多临床医师将骨穿针术的概念常认为是骨牵引术的一部分，是骨伤科领域里治疗骨折中的一个简单的处置手段。常遇到穿针角度和方向不确切，使框架固定器与骨针无法连接固定，不能形成一个正确的力系结构，使骨折端移位更加严重。这些问题对一个不熟练的骨科医师来说是经常出现的，但还往往归罪于框架固定器械的质量与结构的不合理所致。随着框架固定器技术的研究和推广应用，骨穿针术的新定义、内含及外延，无论是穿针角度、穿针部位、进针点与骨折端距离、骨针受力大小和受力后方向变化、组合针的共同受力和组合针中单针不同方向的受力，还是骨折远近端组合针共同受力与骨折轴线的关系等等，都直接影响骨折的对位对线和复位后的稳定及骨折愈合的效果，所以骨穿针术的新定义及内含实际上已引起了临床骨科医师的极大重视，特别是选用框架固定器治疗骨折时，骨穿针术就显得更为重要了。

一、使用时机的选择

使用框架固定器的时机应根据患者的年龄、骨折类型及局部软组织条件来选择。框架式针板结合形式，适用于前臂、小腿等部位；股骨颈、粗隆间以力臂式较为满意；而股骨及肱骨可根据具体情况选用两者之中的一种，脊柱与骨盆则有专用器械，对骨骼延长可用半环槽式框架固定器或小腿框架固定器等等。在使用方法上，可分下列三种形式。

（一）立即应用

是指一些不稳定型骨折，需要牵引克服肢体短缩、旋转、成角移位者；或开放性骨折需用框架固定器保持骨折端的相对稳定性，为软组织修复创造条件者；感染开放性骨折需要经常换药或需植皮覆盖伤面者，均可立即应用。

（二）延迟应用

指穿针部位有较大血肿。如在血肿部位穿针，势必导致针道渗出增加。如新鲜股骨粗隆间骨折，因该部骨折粉碎移位较大，血肿可蔓延至大腿中部，故可先应用股骨髁上牵引或皮肤牵引 1 周，待血肿机化、吸收后再行框架固定器治疗。

（三）间断应用

是指应用的时限而言。大多数骨折可以用框架固定器治疗至临床愈合。对有些情况，框架固定器并不是惟一的治疗手段。因而可间断应用框架固定器，并结合其他的治疗方法，如石膏管型、小夹板或手术内固定治疗。这时框架固定器就起到一个过渡的作用。

二、骨针应用的选择

骨穿针框架固定治疗骨折技术，包括两方面内容，一是骨针构造与选择，骨针施布的设计对其骨折稳定的影响，复位效果和骨针与框架固定器的联系。二是框架固定器的选用，根据骨折类型、损伤程度与部位，选择适当框架固定器。骨针对框架固定器装置和锁针器的要求能否发挥整体效应，骨针与框架固定器和骨骼形成一个最优化的力值，达到固定牢固，调整方便，应体现弹性固定的基本原则。

（一）弹性固定的基本原则

⑴ 骨针的形变可调节断面过大的压力刺激，消除应力遮挡替代作用。

⑵ 骨针是弹性固定方式作用于骨上。

⑶ 骨针的施布能达到几何上的稳定性，又调节了骨受干扰所承受的力学状态。

⑷ 骨针的固定是稳妥的弹性固定，不是坚强的刚体固定。

骨针的合理施布，针对断面施加的力通过截面的核心，防上偏心压缩，使骨折断面得到均匀的受力分布。

（二）骨针的材质要求

⑴ 进针时，针体阻力要小。

⑵ 有足够的强度和刚度，既不弯曲，支撑力强；又不脆断，韧性好。

⑶ 针体与骨质结合牢固，针的轴向有足够的抗拉能力，不易松动。化学成分稳定，无毒、

无腐蚀、抗酸抗碱性能好，无磁性，不发生疲劳变形或折断。

（三）常用骨针材质

（1）目前国内外常用的有铬镍系不锈钢针。

（2）钛合金钢针。

（3）钴基合金钢针。以钴基合金钢针和钛铝钡合金为优。

（四）骨针针径选用参数

克氏针常用于指骨、趾骨等小骨块骨折受力不大的固定，斯氏针用于四肢管状骨骨折的固定。有时克氏针也可作导针、定位针使用。

（1）骨针直径在松质骨区固定可适当粗些，在密质骨区固定时要先钻孔后进针，针径不宜过粗，应按比例选用。

（2）股骨干宜选用 3.5~4mm 直径的骨针。

（3）胫骨选用 3mm 直径骨针为宜。

（4）肱骨干宜选用 2.5~3mm 直径骨针。

（5）桡、尺骨选用 2~2.5mm 直径骨针为宜。

（6）股骨颈应选用 3~3.5mm 直径骨针为宜。

（7）手足短状骨最好选用 0.5~1.5mm 克氏针。

（8）骨干骨折做交叉固定加框架固定器，选用 2.0~2.5mm 直径骨针即可。

三、进针断面的选择

术者必须熟悉损伤部位的局部解剖，特别是了解穿针部的横断面解剖关系，根据分度线来选择安全穿针通路。肢体断面解剖学为骨骼穿针框架固定技术提供了断面形态学依据。肢体横断骨骼内部承受的各种应力、决定骨骼内部结构的排列和骨骼的形态结构。强大的肌腱附着部位，由于肌肉的收缩力强，使骨骼的负载影响骨骼外表面的形态，致使骨骼局部隆起或出现结节。由于肢体的结构与功能的特殊复杂性，受到各种力的形式的影响，软组织在肢体骨骼上的排列及维持四肢平衡的对抗肌群附着于骨骼，使肌肉在骨的周围分布是不均匀状态，如小腿前侧骨在皮下，后侧有丰富的肌群附着和血管神经通过。了解不同等距肢体横断各角度骨骼、肌肉、血管、神经解剖关系，对穿针固定技术就能一目了然。在不同断面上，各种器官的结构形态及位置的相互关系，为穿针术找出了不同特性。将四肢横断面按圆台形做等距断面观察，每等距面为 3cm，再以骨的断面的圆心为轴心（如双骨断面排列时以粗径骨为准）画一圆，分为 360°（包括肢体全周径），在规定的测量圆台断面上分成三个夹角区，即“安全夹角区”、“不安全夹角区”、“危险夹角区”，以提示穿针部位、方向、角度和深度，减少穿针的盲目性和危险性。

在穿针部位的肢体横断上，以骨的核心为圆心，按顺时针在骨横断面上用 180°测量法计算。按血管、神经、肌腱、肌肉在骨横断面上的分布位置，画出安全区、不安全区及危险区。

（一）安全夹角区

在此夹角区无神经、血管，无丰厚的肌肉组织，无关节囊及重要的运动肌束，针道感染率低，骨针在肢体上可保留数月不感染。皮肤与进针口紧密包裹，形成封闭的固定环境。

（二）不安全夹角区

有重要的神经、血管、肌腱及影响功能活动的肌肉走向，靠近重要器官，在此夹角区内断面范围进针难度大，稍有疏忽便会引起严重的神经血管损伤，进针切忌盲目性，要在有限手术下，小切口显露神经、血管、肌腱等组织，直视下避开进针固定。

（三）危险夹角区

有肌腱或丰富的肌肉，有时骨针要穿过固定，没有重要的血管神经分布，进针有可能并发肌间隔综合征或肌腱韧带损伤，肌肉挛缩，关节僵硬。此夹角区并发症发生率高，但掌握好穿针技术，术后加强护理也可避免。

第三节　骨穿针互补法则

骨折两段间成角，除以手法复位外，尚可用复位固定器复位。利用骨针夹角与骨折两端骨轴间成角的关系，即“互补法则”来纠正骨折成角。

一、骨穿针互补法则

两骨针分别垂直于两段断骨轴线穿针时，则两骨针轴线所夹之锐角，必然与骨折成角互为补角。该法则是在下面假设条件下导出的：

(1) 骨针为绝对刚体（无任何变形）。

(2) 骨针与骨骼结合牢固（无任何松动）。

(3) 在两骨折段轴线所在平面内。

二、骨折成角互补角证明

（一）骨针夹角与骨折成角互补

设骨折近端的骨干轴线为 *L—L*，骨折远端的骨干轴线为 *M—M*。两段骨干轴线夹角为骨折成角，用∠*ABC*（图 13-12）表示。

假定采取垂直于骨干轴线进针，即∠*BAD*=∠*BCD*=π/2。这时 2 根骨针和两段骨干轴线组成一个四边形□*ABCD*。

则∠*BAD*+∠*ABC*+∠*BCD*+∠*ADC*=2π

∵∠*BAD*+∠*BCD*=2×π/2=π

∴∠*ABC*+∠*ADC*=2π−π=π

故∠*ABC* 与∠*ADC* 互为补角而得证。

因此，调整支撑杆使∠*ADC*=0，即两骨针平行时，两骨折段轴线重合或平行，则骨折成角∠*ABC*=180°，从而校正了骨折成角。

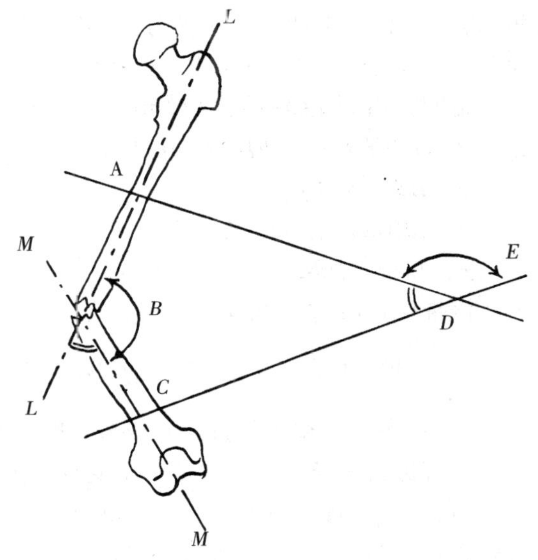

图 13-12　两段骨干轴线夹角（骨折成角）为∠ABC

（二）推论 1

两骨针相互平行分别穿入已成角的两段骨干时，使断骨成角凸出侧的两骨针轴线夹角为骨折角的补角时，则骨折成角必被校正。

证明：设骨针 1 与 *L—L* 所夹之锐角为∠*BAE*，骨针 2 与 *M-M* 所夹之角为∠*BCF*，骨折成角为∠*ABC*，其补角为∠*ABE* 或∠*CBF*，将骨折成角的凸侧 2 根骨针相向搬动，使两段骨干轴线重合，此时两骨针所夹锐角为∠*ADF*（图 13-13）。

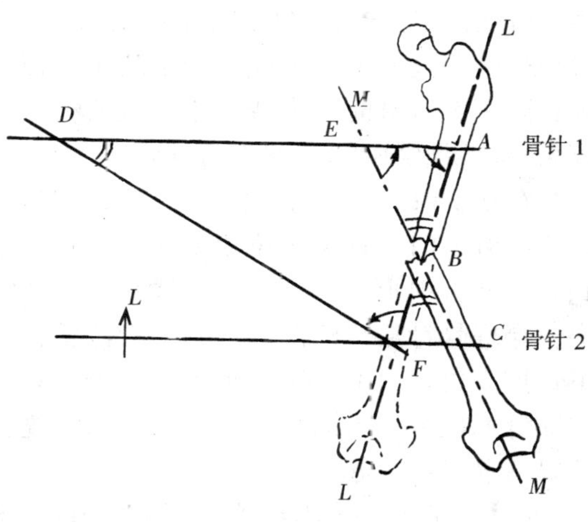

图 13-13　两根骨针相向搬动，骨折端复位轴线重合，骨针夹角为∠*ADF*

由△*ABE* 得：

∠*ABE*+∠*AEB*+∠*BAE*=π（180°）

由△ADF得：

∠ADF+∠DAF+∠AFD=π

∵∠AFD=∠BCF（等角移动）

∠AEB=∠BCF（内错角）

∴∠AEB=∠AFD

∵∠BAE=∠DAF

∠AEB=∠AFD

∴∠ABE=∠ADF

∵∠ABE和骨折成角∠ABC互补

∴∠ADF必和骨折成角∠ABC互补。

（三）推论2

两骨针相互平行分别穿入已成角的两段断骨干时，已知1枚骨针与其所穿骨段轴线间所夹锐角为∠A，另1骨针与其所穿骨段轴线所夹锐角为∠C，在将骨折成角的凸出侧的两骨针夹角为锐角∠D，调整至∠D=π-（∠A+∠C）时，则骨折成角必被校正。

证明：由图13-13可以看出

∠ADF=π-（∠BFD+∠BAE）

∵∠BAE=∠A；

∵∠BFD=∠BCF=∠C

∴∠D=∠ADF=π-（∠A+∠C）

该推论在没有X线显示设备，即不知骨折成角时，应用很方便。

三、使用互补法则的注意事项

（1）当骨折端成角且重叠或分离时，首先校正成角。然后按平行重叠或分离长度，调整双侧支撑杆进行牵拉或压缩，使每根支撑杆伸长或缩短值均等于平行重叠或分离长度，进行复位。

（2）当两骨折段发生相对扭转成角时，必须首先校正扭转，然后校正骨折成角。

（3）用框架固定器复位，因为是先穿针后复位，将会发生骨针拉伤或压伤软组织。由于骨角度的改变，使针道一侧拉长，除了增加针道感染，且使软组织局部缺血坏死。为了防止这种现象出现，除了在进针时靠术者采用推拉软组织，还可以采用在软组织中改变进针方向。

在软组织上进行时，按1、2方向进针。当针尖碰到骨壁时，针夹角位置不变，用力将骨针搬到1′、2′方向上，随之按互补法则将骨针钉入骨中，穿好骨针后，将两针调到平行位置，便校正了骨折成角（图13-14）。此时骨针恰好处于软组织穿针的位置和方向上，因而软组织恢复到正常位置，避免了拉伤。

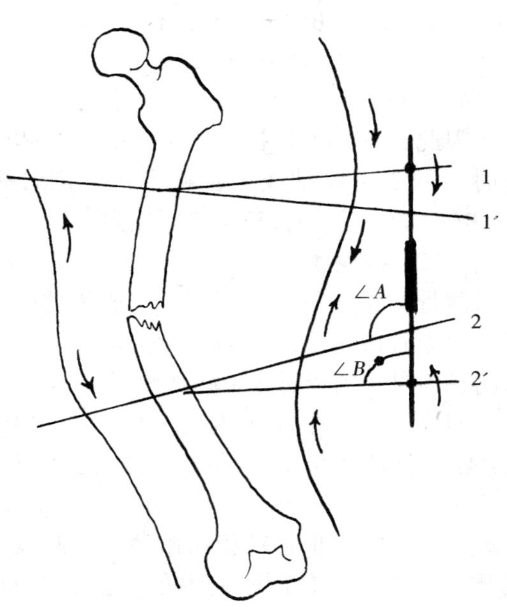

1、2.骨针进针方向　1′、2′.骨针固定

图13-14　将两针调整到平行位置时即校正了骨折成角

（4）互补法则对单侧和双侧框架固定器均适用，但单侧穿针时，最好将支撑杆安装在骨折成角的凸侧，否则骨针角度不好测量。对于双侧框

架固定器，当针尖由对侧骨皮质钻出时，用力将两骨针间的皮下组织拉长，拉长量应和对侧的压缩量大致相同。

(5) 利用框架固定器进行骨折成角复位时，锁针器和支撑杆间必须设置联结器，或用锁针器，联结器一体式锁针装置。

因为当调节装置改变骨针的方向和位置时，骨针与支撑杆间的夹角必然要相应变化（图13-14∠*A*和∠*B*）。

否则，尽管骨折成角较小，当调整复位时，也会使骨针弯曲，以致使校正成角非常困难。有些术者采用双手握针校正好成角后，由助手再将支撑杆装在骨针上的方法也可借鉴。

第四节 骨穿针操作技巧

一、正确选择适应证

这是任何手术或治疗方法实施前的第一步，也是很重要的一步，选择正确时事半功倍，反之事倍功半，甚至导致严重的失败。

(1) 四肢开放性骨折软组织损伤严重，不宜一期闭合创口，需换药者，是框架固定器的首选适应证。

(2) 四肢长骨开放性骨折合并骨感染。

(3) 四肢长骨闭合性骨折，不管何类型骨折，只要骨折不稳定，均可选用框架固定器固定。

(4) 已发生或可能发生骨筋膜室综合征的尺桡骨骨折或胫腓骨骨折，均应首选框架固定器。

(5) 部分关节内骨折。股骨远端、胫骨近端、远端波及关节面塌陷粉碎性骨折均可选用框架固定器。

(6) 股骨颈骨折、股骨粗隆间骨折合并股骨干骨折。

(7) 各类短状骨骨折及不规则骨骨折。

(8) 四肢骨折畸形愈合不能接受者。延迟愈合和不愈合的陈旧性骨折。

(9) 对一些特殊骨折，闭合骨折复位有困难者，可在有限手术下骨穿针框架固定治疗。

(10) 肢体短缩需做牵伸延长或等长手术者。肢体延长术。

(11) 对儿童的骨干骨折，可以选用穿针框架固定治疗。

(12) 骨关节融合术和膝内、外翻的矫形术。

(13) 断肢（指）再植术中的应用。

(14) 骨盆骨折。

(15) 多做几手准备，必要时辅以钢板、钢丝或螺丝钉内固定，内固定与穿针框架固定结合，达到固定牢稳可靠的目的。

二、认真做好术前准备

（一）决定穿针设计方案

骨穿针术操作前，必须对伤肢的解剖关系、骨折类型及骨折变化情况认真了解，开放性骨折还是闭合性骨折，重叠移位还是分离移位，侧方移位还是成角、旋转畸形等。这些必须要拍摄两个以上位置的X线片，才能得出正确的判断，再结合局部解剖关系、骨的形态和骨力学特点综合分析，才能制定出较理想的穿针设计方案。

（二）尽早施行框架固定器治疗

一旦确定好治疗方案，即应尽快安排手术，尽早进行穿针框架固定的治疗。因为手术时间过迟，将会有少许骨痂形成，则骨折移位难以矫正，如斜形骨折的缩短和侧方移位，尤其是股骨内外踝、胫骨骨平台和胫骨远端的塌陷劈裂骨折等。

（三）先矫正缩短和旋转移位

进针前应先矫正肢体的缩短和旋转移位，下肢骨折尤其是股骨骨折，最好用机械牵引矫正缩短移位，助手把握肢体以矫正旋转移位，在此状态下进针固定。如果先进针，后矫正缩短移位，会造成针组间皮肤紧张，甚至坏死，复位也十分困难。如果先进针，后矫正旋转移位，容易造成肢体扭转。如有缩短或塌陷移位的下肢骨折，术前应先行适当合理骨牵引，而且应当有足够的牵引重量，在2~3天内即应矫正缩短移位，甚至可使骨折端有少许分离移位，以便术中调整复位也有利于肢体消除肿胀。

（四）选择适宜麻醉

框架固定骨穿针手术一定要在适当的麻醉下进行，如下肢骨折选用硬膜外麻醉或腰麻；如上肢骨折选用臂丛麻醉或静脉麻醉。而不能采用简单的局部浸润麻醉，以免影响骨折复位，影响可能需反复进行的调整固定。

（五）无菌操作技术

骨穿针术是一种用骨圆针穿过皮肤及皮下组织、肌肉，贯穿骨骼的一种手术。穿针有时靠近血管神经和重要器官，因此，术者及助手必须严格执行无菌操作技术。

1. 器械严格消毒：框架固定器及其安装器械均应预先消毒，固定针、连接杆、固定螺栓、螺母、扳手等应高压蒸气消毒，慢速电钻或气钻等应用甲醛溶液熏蒸消毒。

2. 严格无菌操作：手术消毒范围应按常规手术消毒范围进行，铺巾应注意手术肢体下方的铺巾，为了矫正旋转移位的方便，肢体近侧和远侧的消毒范围应更大一些。有些复位困难的骨折，可将健肢连同患肢一并消毒，便于术中复位时对照参考。

（六）定点画线做好标记

必须在纠正肢体重叠和旋转等畸形后，使骨折大致复位后进行；在已选好的进针点和出针点处，用龙胆紫做好标记，以达到准确进针的目的。

三、穿针部位的选择

（一）考虑局部解剖

定点是骨穿针术的第一步，点和线段，进针方向选定时要考虑到局部解剖关系，在哪个部位穿针最安全稳妥，进针后又不损伤血管神经及重要器官等。选出最佳进针点后，应在进针点和出针点用龙胆紫做好标记，两点间做一连线，作为进针方向。

（二）尽量避开创口

进针点应尽量避开创口，尤其是污染或感染的伤口内；点和线设计尽量与骨折端有一定距离，一般不少于2cm为宜。

（三）固定针尽量远离关节

关节周围的皮肤肌肉活动范围较大，固定针应尽量远离关节，至少进针点要离关节面3cm以上，以免影响关节活动。尤其是单边框架固定器，连接杆两端的固定针尾可向连接杆中央倾斜30°~45°，固定针是扇形排列，既保证了骨内的针距宽度，又可使固定针穿经皮肤和肌肉时偏离关节，还可预防固定针松动和脱出（图13–15）。

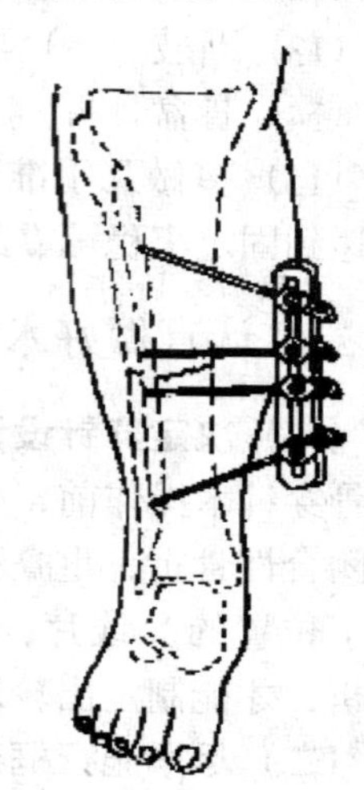

图13–15 扇形固定针远离关节

（四）固定针尽量远离会阴部

这样可以避免框架固定器影响下肢内收，也可以方便病人大小便。这个问题主要出现在股骨粉碎性骨折和股骨缺损性骨折，需用双边穿针框架固定时。这时可将靠肢体近侧的固定针由外上向内下斜形穿针，使肢体内侧连接杆尽量偏离会阴部（图13-16）。

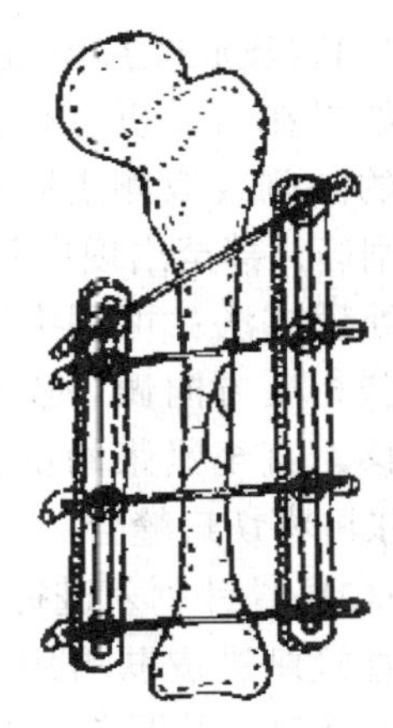

图 13-16 双边固定针远离会阴部

（五）从肌肉少的部位进针

目的是避免固定针影响肌肉舒缩，妨碍肢体关节活动。因此，选定穿针部位应首选肌肉分布较少（如小腿前内侧或前侧进针；大腿宜以外侧进针；前臂应沿尺骨嵴进针）或肌间沟（如上臂宜从前外侧进针）等部位较为合适。

(1) 胫腓骨骨折可从小腿内侧或前内侧进针，因此，处胫骨紧贴皮肤，固定针对任何肌肉活动均无影响。

(2) 尺骨骨折应沿尺骨嵴进针，前臂惟此处肌肉最少。

(3) 桡骨骨折可从前臂桡背侧进针，此处肌肉较少，对前臂旋前影响较小。

(4) 大腿四周肌肉均较丰厚，无论从何处进针均会影响肌肉活动，当股骨骨折时，可考虑从大腿外侧肌间隙内进针。

(5) 膝踝关节塌陷骨折应从肢体外侧横行进针。

(6) 肱骨骨折宜从上臂前外侧进针。

(7) 掌指骨及足部骨折从手背及足背侧进针。

四、骨穿针操作技巧

（一）熟悉操作程序

基本顺序为“复位→穿针→固定→调整”是整复后穿针至关重要，尤其是新鲜骨折重叠或旋转移位严重者，要先用手复位或用骨折牵引复位器恢复肢体长度和矫正旋转移位，再行骨穿针术。在没有恢复骨的长度或矫正旋转移位畸形时，盲目地进行骨穿针术，肢体在牵拉旋转下软组织易造成钝性割裂伤，甚至血管神经被骨针刺伤。甚至在穿针后矫正会出现针周围皮肤、肌肉牵拉紧张，剧痛，更严重者可出现皮肤坏死，另外，还增加了安装框架固定器的难度。

（二）先行复位

穿针前应先进行骨折复位，按先后复位顺序是“缩短移位→旋转移位→侧方移位→分离移位→成角移位”。无缩短移位的骨折将肢体摆正以矫正旋转移位。有缩短移位的骨折，可利用骨折牵引床或骨折复位床进行牵引复位，通过电视 X 线机进行监测和调整。开放性骨折可通过伤口在直视下进行复位操作。在无电视 X 线机的基层医院，可做一小切口，在直视下复位，对合骨折端，待复位满意后再穿针固定。只要骨折端对位满意，有少许成角移位（<30°）时可留待3~4 周后调整。

（三）确定进针点

见前述骨穿针部位的选择。

（四）进针方法

在复位满意的状态下采用慢速气钻或慢速电钻进针，选择好进针部位后。进针有皮肤切口进针法及骨针刺入进针法两种。

1. 进入皮肤

(1) 皮肤切口进针法：在无菌条件下按事先设计的穿针点，在皮肤松弛无张力的情况下进针，用三角手术刀尖刺破皮肤，有时因骨折固定需要穿针后骨针要改变方向，这时皮肤要拉向适当位置，穿针固定后皮肤即可松弛。如骨折固定后针体与皮肤张力无穷大，或骨针与皮肤夹角小于30°时，皮肤受拉压造成坏死。针眼皮肤紧张，如果在对骨折进行少许调整固定后，固定针的一侧或双侧皮肤被绷紧，术后病人会出现剧痛，甚至出现皮肤压迫坏死。

处理方法：可用尖刀片插入针眼，沿紧张皮肤相反方向做一皮肤切口，皮肤向紧张侧滑移，直至紧张的皮肤完全松弛，在厚皮肤紧张侧将切口缝合。

(2) 骨针刺入进针法：对准进针点，用骨针直接刺进皮肤再用骨锤锤入骨针，有时出现进针口皮肤凹陷，对侧出针口皮肤外凸，皮肤可平压。若钻入骨针时，钻入处皮肤出现顺时针或逆时针旋转方向皱纹张力时，将骨针周围皮肤向反方向旋转几周提拉皮肤可使其平整（图13-17）。

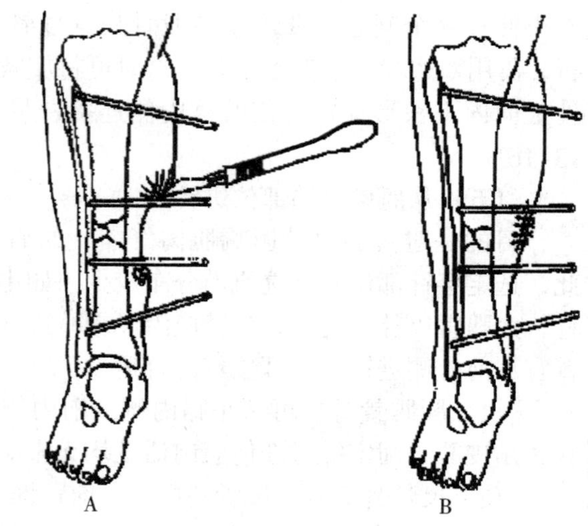

A.自针眼朝皮肤松弛皱褶处切开　B.在皮肤紧张处缝合皮肤

图 13-17　针周皮肤紧张的处理

2. 进入骨骼

(1) 钻入法：用手控钻或电动钻将骨针徐缓钻入骨骼内，应用电动钻（无导线推动变速电钻或有导线变速电钻）时，要严格掌握好旋转速度，一般120r/min慢速钻入为宜。转速过快，可引起骨针周围组织和骨骼组织灼伤，产生坏死，易导致针孔扩大骨针松动、滑脱及皮肤针眼感染等，进行针可用盐水纱布包绕在进针处或用注射器注入盐水，以降低钻头温度，减轻灼烙伤。操作时要求把持钻柄，手腕部要稳，并固定好方向，要给予适度的推进力量，力以不使骨针弯曲为度，另一只手控柄时力要均匀，不要用力过猛，也不可摆动过大，以防止进针方向的改变。

(2) 锤入法：用锤子骨针拧入骨骼内。此法仅适合于骨松质骨区，而不适用于骨密质骨区。锤入法由于骨针与骨质间隙小，骨针不易松动和滑脱，骨针比较牢固。如在骨密质区使用该法，又加之选用骨针过粗，容易导致骨劈裂，固定针松动，若离骨折端稍近，有时出现劈裂骨块分离。要防止骨劈裂，又可使骨针保持牢固。锤击进针要求骨针不可过长，过细，针径要在2.0mm以上，骨针用锤击时不会弯曲，但在近骨折端或坚质骨区内不宜粗暴锤入，易造成骨劈裂或骨片分离。锤入法在松质骨区内常用，锤击进针时，要掌握好骨针与骨轴的角度，防止没有按要求角度进针。注意锤击进针时，要特别小心保持骨折整复后成果，手法要稳、准，不能过重，因锤击时可使骨折端再次错位。

(3) 选用慢速电钻或气钻：固定针进针时切忌用锤子锤击（图13-18），也禁用快速电钻钻入（图13-19）。前者容易使皮质骨劈裂，固定针松动；后者容易使固定针周围的软组织和骨骼灼烙伤，产生坏死，出现固定针松动、滑脱及皮肤针眼感染。进针时，可用盐水纱布包绕在进针处，以降低钻头温度，减轻灼烙伤。

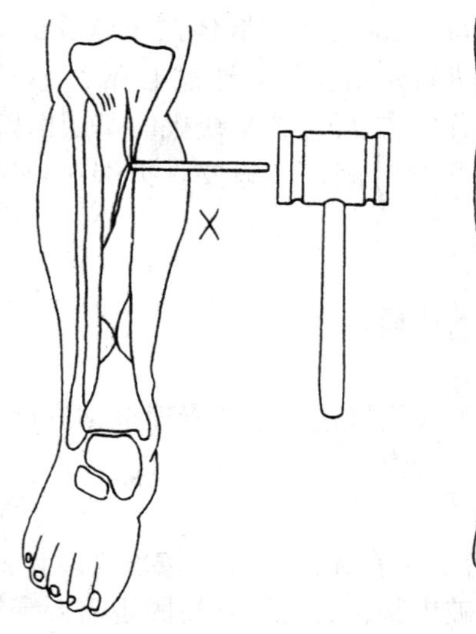

图 13-18　禁忌锤击进针

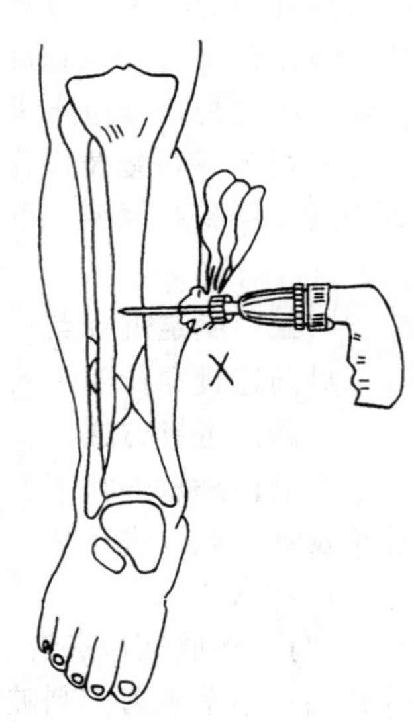

图 13-19　禁忌快速电钻进针

（五）安装框架固定器

连接杆尽量靠近肢体，这样可使骨骼至连接杆的固定针体缩短，增强了固定针固定的刚度。但连接杆贴近皮肤容易影响针眼引流，导致针眼感染，压迫皮肤还会致使受压皮肤坏死。因此，胫骨前内侧、尺骨嵴侧的连接杆以距离体表 1.5cm 为佳；前臂桡骨背侧的连接杆距体表的距离可稍放宽至 2.0cm；大腿内外侧的连接杆距离体表的距离可放宽至 3.0cm。

五、特殊骨折穿针技巧

（一）长斜形或长螺旋形骨折

一针贯穿两骨折端，这是用于固定长斜形或长螺旋形骨折的极好办法。在两组固定针之外，再增加1根固定针，用于贯穿斜形或螺旋形骨折的两骨折端，它既增加了框架固定器抗缩短移位的强度，又可以防止骨折端错动，避免发生侧方移位。即使贯穿两骨折端的固定针不在连接杆的同一平面，也可将其折弯至连接杆固定，或借助夹角双平面框架固定器固定（图 13–20）。

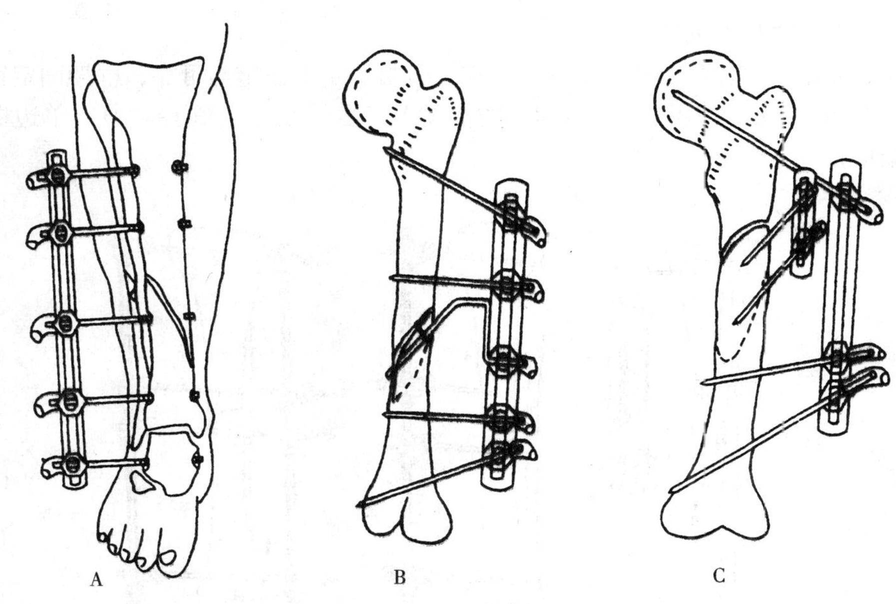

A.同一平面固定　B.同一平面固定　C.夹角双平面固定

图 13–20　一针贯穿两骨折端

（二）塌陷骨折

先借助骨折牵引床进行过度牵引，造成骨折少许分离移位，大部分新鲜骨折可自行复位。尚未复位的骨折，可用直径 3.5cm 的斯氏针插入撬拨塌陷的骨折片（图 13–21），使其复位。若撬拨复位失败，可在塌陷骨折处做一切口，直视下进行撬拨复位。塌陷骨折多伴有骨折裂开移位，这时可再用跟骨夹钳夹复位，或借助骨折复位床进行侧方挤压复位。

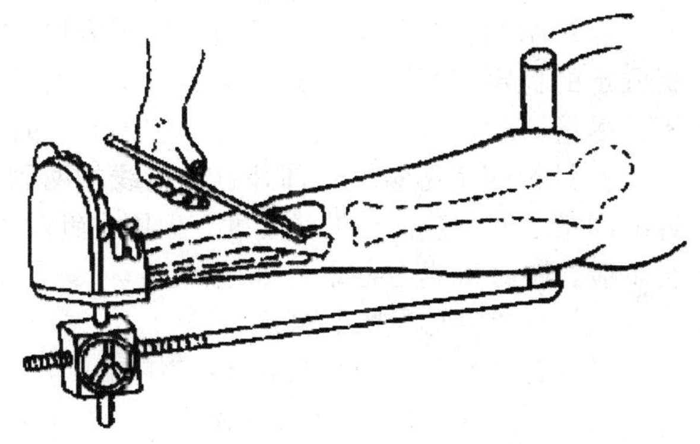

图 13–21　塌陷骨折撬拨复位

（三）成角移位的延迟调整

安装好连接杆后，电视 X 线机透视或拍

片，如果发现骨折端对位良好，而仍有成角移位，这时有以下两种处理方法：①如果侧方或前后成角移位大于30°，应立即重新进行复位。松开连接杆重新进行调整，直至成角移位完全矫正，或成角移位小于30°即可；②仅有30°以下的侧方成角或前后成角，可不立即进行复位调整，而让病人术后4周再来调整。术后3周骨折端已有少许骨痂，那时松开连接杆，骨折端不会发生移位，只需将肢体少许扳正即可矫正成角移位。

对于长斜形或长螺旋形骨折、劈开性骨折、塌陷性骨折，首先设法矫正其缩短移位，如双手挤压劈裂骨折片及用3.5mm的斯氏针插入，撬拨塌陷的骨折片复位失败时，可再用跟骨夹钳夹复位，或借助骨折复位来进行侧挤压复位。在两组固定针之外，再增加1枚固定针，用于贯穿长斜形或螺旋形两骨折端、劈裂处两骨片，它既增加了框架固定器抗缩短移位的强度，又可防止骨折端错动，骨折片裂开及骨折端的固定针不在连接杆的同一平面，也可将其弯至连接杆固定，或借助夹角双平面框架固定器固定。

六、骨穿针注意事项

（一）针组内与针组间距

为了满足框架固定器的生物力学性能，保证骨折固定的稳定与可靠，框架固定针组内的针距应在连接杆长度的允许和影响关节活动少的情况下，尽量宽大（图13–22）。单边框架固定器可通过固定扇形排列来满足这一要求。

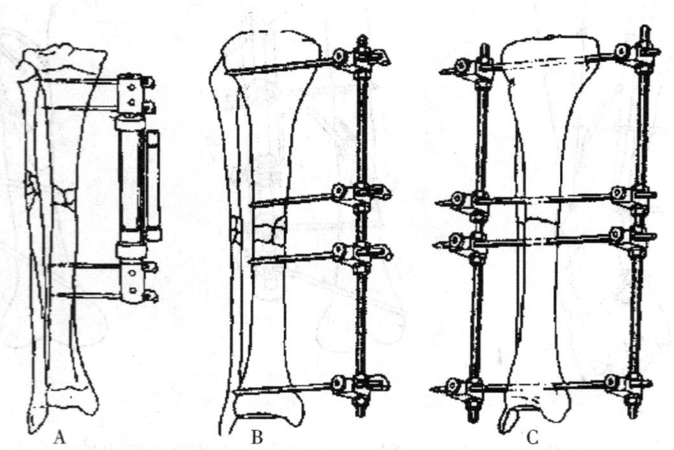

A.不稳定型针布局　B.单边稳定型针布局　C.双边稳定型针布局

图13–22　不同针组间距和组内针距

1. 针组内针距尽量长：针组内针距应尽量长，为满足框架固定器的生物力学性能，保证骨折固定的稳定与可靠，框架固定器针组内的针距应在连接长度允许和影响关节的活动少的情况下，尽量针距放宽大。单边框架固定器可通过固定针扇形排列来满足这一要求。

2. 针组间距尽量短：即邻近骨折线的两固定针应尽可能靠近骨折线，这样固定会增加固定针的固定强度和连接杆的稳定度，但固定针距离骨折线太近，会导致骨折端崩裂，因此，固定针至少应在距骨折线2cm以外处进针。

（二）骨针与骨骼的联系

骨针与骨骼联系的情况如下：

（1）骨针与骨骼贯穿性联系，形成两个铰固定，固定与骨的距离，维持骨折端稳定成正比。距离越远，稳定性越差。

(2) 骨针固定时，要选择骨质结构不易破坏的部位进针，防止劈裂或骨折的发生。特别是用锤入法进针时，在股骨干中段、肱骨干中段、尺桡骨中段及小腿中 1/3 部位，常因锤入骨针造成骨劈裂或骨折。

(3) 选择骨针时，要注意针尖部的直径，大于针体直径的针尖钻入骨体内，针道孔已大于针体直径，固定时易窜动或脱出。

(4) 选用比骨针直径小 0.1~0.2mm 的骨钻头，先钻一小孔，然后再由钻孔内将骨针打进。这样骨针与骨体紧密接触，不易窜动，也防止了骨骼劈裂。

(5) 半针固定，使用针尖部带有大螺矩的螺纹针，旋转进入固定牢固。

(三) 固定针必须穿透双侧骨皮质

除穿入股骨颈内的固定针外，所有固定长管骨的固定针均必须穿透管状骨两侧的骨皮质，以免固定针松动或滑脱（图 13-23），慢速进针时可借助两个落空感来感觉针是否穿透两侧骨皮质，出现第一个落空感时表明针尖已进入髓腔，一旦出现第二个落空感就应马上松开电钻或气钻的开关，使其停止转动，此时针尖刚好穿透对侧骨皮质 1~3mm 而不会过长。如果针尖穿出对侧骨皮质超过 5mm，应将其退回少许。

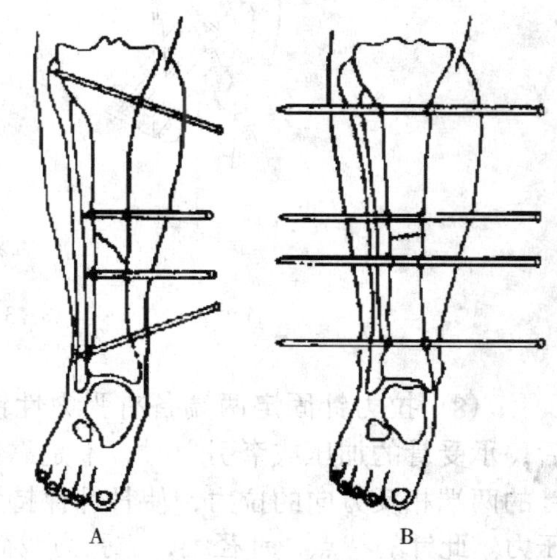

A.半针固定　B.全针固定

图 13-23　固定针必须穿透双侧骨质

(四) 骨折段固定针数选用

除跨关节固定外，节段内固定的框架固定器在两个主骨折段上，至少每个主骨折段有 2 枚或 2 枚以上的固定针固定（图 13-24）。

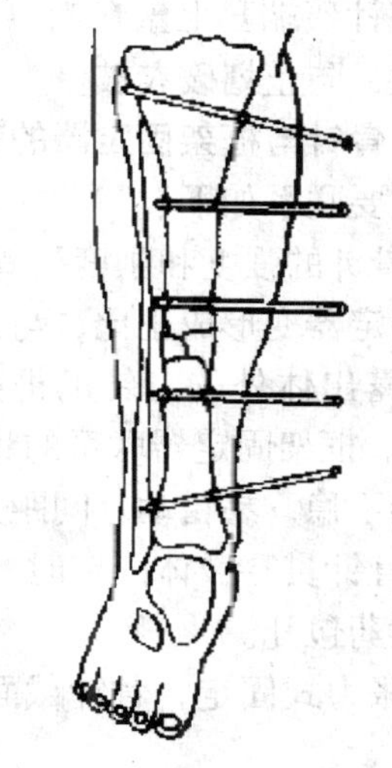

图 13-24　骨折段固定针数选用

(五) 防止骨骼劈裂技巧

通过大量临床实践、尸体解剖和生物力学研究，从骨针与骨断面受力关系的测试中发现，骨针对骨骼在短期固定时，要注意如下几点，避免穿针时骨骼劈裂。

(1) 选用比固定针直径小 0.1~0.2mm 的骨钻头，先钻一小孔，然后再由钻孔内将骨针打进。这样骨针与骨体紧密接触，不易松动。

(2) 选用半针固定时，使用针尖部带有较大螺矩的螺纹针，旋转进入固定牢靠。

(3) 骨针固定时，不宜在骨骼同一截面上穿 2 枚以上的骨针，否则易造成此断面骨折。

(4) 在一轴线上，也不宜穿两枚以上针距靠近的骨针，否则易造成劈裂。

(5) 骨针固定选择点不要在骨折劈裂处进针固定。骨针固定选择部位以避开骨折劈裂处进针固定。

(6) 骨针选择直径与骨之比，应不超过固定骨直径的 17.5%左右，针孔过粗可发生骨折或劈裂。

(7) 不论是穿针前还是穿针后劈裂骨折，多有缩短移位，在矫正缩短移位的情况下，用双手挤压复位，若双手挤压复位失败，可用跟骨夹进行挤压复位或借助骨折复位床进行侧方挤压复位（图 13–25）。

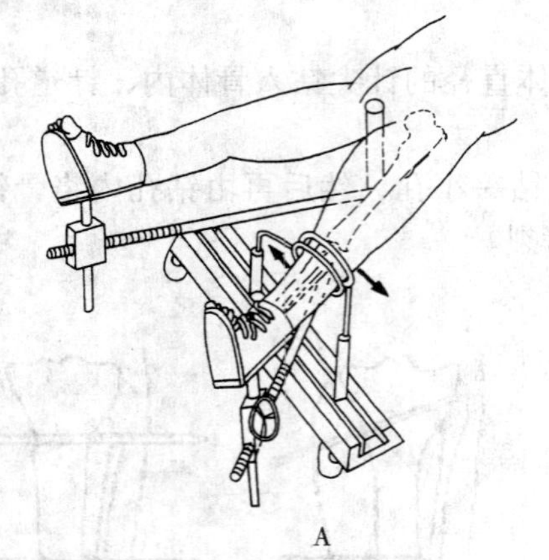

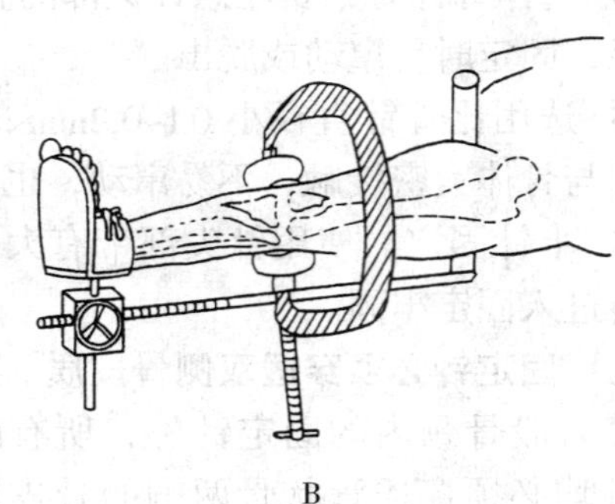

A.复位机复位　B.钳夹复位

图 13–25　裂开骨折挤压复位

（8）拉力针固定两端备有张力性锁针器，当骨针通过骨组织后，承受骨的加压或牵引力时，不是靠针的截面刚度承受，而是靠针的两端相反方向的拉力，使骨针保持水平张力，承受牵引力或加压力。此针的特点，针径细，靠张力载荷。

（六）塑料帽遮盖针残端

框架固定器安装、固定满意后，紧贴连接杆外缘剪去过长的固定针尾，在针残端套上塑料帽（图 13–26），以防止划伤病人自己或他人的皮肤，防止划破衣被。

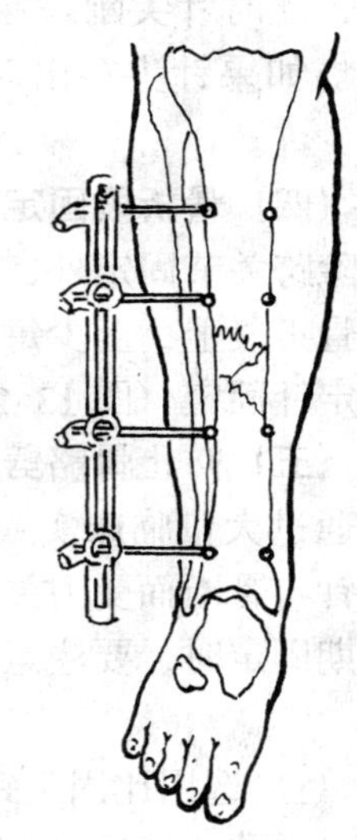

图 13–26　塑料帽遮盖针残端

（七）骨针与框架固定器的联系

两者主要联系如下：

（1）骨针的强度和刚度受骨折端的压力影响，骨针直径弹性模量与框架固定器变形成正比，与跨距成反比。

（2）露出体外的骨针的框架固定器联结骨针的距离，一般在 2.0cm 为宜。框架固定器联系的骨针与皮肤距离过大，骨针力臂长对骨折固定端不稳，易错动。间距太小不易更换敷料。

（3）骨针贯穿肢体固定时，两侧锁针器骨针与皮肤距离可稍增宽，每侧间距可保持 2.0cm，便于操作换药包扎。

（4）张力式固定，骨针截面承受拉、压力强度要大，针不易弯曲，但有时对骨与皮肤造成损伤。

（5）骨针刚度与针径成正比，框架固定器双边固定时，刚度大于单边固定。

（6）骨针与复位固定器跨度，在受力状态下与变形成正比。跨度大骨针变形大，反之则小。

（7）骨针固定，针体发生形变也受框架固定器体积、重量的影响，还受体位的影响。

七、骨穿针术基本形式

穿针固定疗法中，骨针与框架固定器占有重要地位，没有骨针的存在，就不成其疗法，它是骨骼与框架固定器连接的桥，框架固定器性能的发挥靠骨针与骨骼固定去体现，骨针在骨骼上的连接形式是千变万化的，骨穿针术的各种穿针形式是为保持骨折解剖复位、稳定和骨骼复位过程而服务的，它的基本原则是。

（一）单侧固定穿针法

1. 轴线平行穿针术。
2. 两端等距穿针术。
3. 双交叉穿针术。
4. 单交叉穿针术。
5. 单侧双层穿针术。
6. 不规则穿针术。
7. 螺纹针穿针固定术。
8. 加压穿针固定术。
9. 斜穿针固定术。
10. 不等距穿针术。
11. 推顶穿针术。
12. 跨关节联合穿针术。
13. 轴向横向联合穿针术。
14. 撬拨穿针术。
15. 单侧多平面立体穿针术。
16. 双层穿针术。

（二）框架式穿针固定术

1. 张力穿针牵引术。
2. 多维立体穿针术。
3. 贯穿加压穿针术。
4. 双针平面穿针术。
5. 矢状面双针固定术。
6. 额状面双针固定术。
7. 悬臂梁式穿针术。

（三）穿针方向的要求

穿针术表现在对骨针的合理施布上，根据骨折部位、损伤程度和骨折类型等进行穿针设计。对穿针角度,骨针布局,骨针类型和针径大小,骨针长短和骨针数量等都要进行周密准备,并注意：

(1) 骨针穿针在远近端骨轴线上，通过框架固定器的支撑杆伸缩螺母，进行纵向牵引或回缩加压，纠正或控制重叠短缩分离。

(2) 空间立体穿针在平行穿针的基础上，肢体平面呈90°穿针，进行横向立体固定，控制旋转和侧向移位。

(3) 夹角穿针，骨针在骨轴面上呈斜形穿入，靠远近端穿针之夹角变化，使骨折端达到解剖复位固定。

八、框架固定器的安装

连接杆应尽量靠近肢体，这样可使骨骼至连接杆的固定针体缩短，增强了固定针固定的刚度。但连接杆贴近皮肤容易影响针眼引流，导致针眼感染，压迫皮肤，还会致使受压皮肤坏死。因此，胫骨前内侧、尺骨嵴侧的连接杆以距离体表1.5cm为佳；前臂桡背侧的连接杆距体表的距离可稍放宽至2cm；大腿内外侧的连接杆距离体表的距离可放宽至3cm，如遇到开放性骨折，应考虑伤口处理需要决定连接杆距离体表的距离，但必须强调，连接杆距离体表的距离越大，固定器的稳定性越差，反之，越好。总而言之，露出体外的骨针与固定器连接的距离一般在 2cm 为宜，固定器与骨针连接的距离过大，骨针力臂长对骨折固定端不稳，易错动，间距太小不易更换敷料，即贯穿骨针固定时，两侧锁针器骨针与皮肤距离可稍增宽，每侧间距可保持 2cm，便于操作换药、包扎，随后将框架固定器固定在连接杆上，再行 X 线拍片，如对位对线不理想，可通过增加垫片等其他方法加以调整，直到满意为止，最后拧紧所有螺母，使骨折固定在最理想位置。

九、骨穿针术中并发症处理

裂开骨折多有缩短移位，在矫正缩短移位的情况下，用双手挤压复位。若双手挤压复位失败，可用跟骨夹进行挤压复位或借助骨折复位床进行侧方挤压复位。

（一）骨骼劈裂

错误地锤固定针时造成骨骼劈裂，或固定针离骨折线太近造成骨折端劈裂，或受伤时骨折就已存在隐匿的劈裂骨折。

处理方法：可改变穿针方向和固定平面，也可采用夹角双平面或双边固定器固定骨折（图 13-27）。骨穿针术最好选用钻入法。

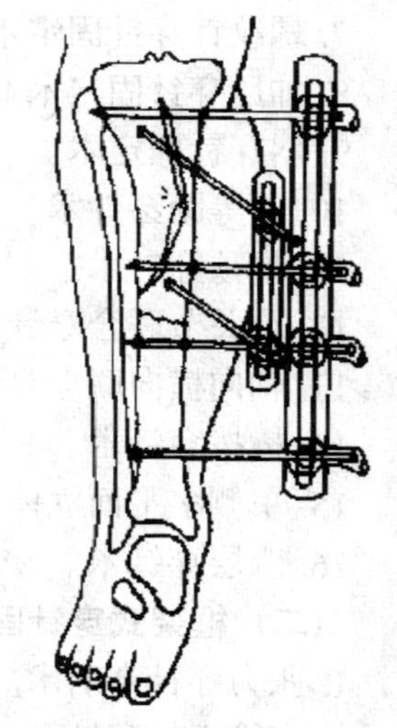

图 13-27 夹角双平面框架固定器固定劈裂骨折

（二）肢体扭转

如果骨折旋转移位未能完全矫正就钻入了固定针，安装连接杆后才发现远段肢体扭转，这是较严重的意外，必须立即给予纠正。

处理方法：取下连接杆，摆正肢体，矫正旋转移位，选择适当进针点重新进针固定。原来的固定可予以取出或留用作夹角双平面固定器固定。

（三）针间皮肤紧张

如果在对骨折进行少许调整固定后，固定针一侧皮肤被绷紧，术后病人会出现剧痛，甚至出现皮肤坏死。

处理方法：可用尖刀片插入针眼，沿紧张皮肤相反方向做一皮肤切口，皮肤向紧张侧滑移直至紧张的皮肤完全松弛，在原皮肤紧张侧将切口缝合。

十、骨穿针术后并发症及处理

复位固定器治疗的效果好坏，不仅仅在于复位固定之后，由于这种方法能允许病人进行早期功能锻炼，所以各部件都会随着伤肢病理生理与病理解剖学的变化而发生相应的变化。有些部件在位置及压力上要有改变，所以要加强术后管理。医务人员要心中有数，也要向伤病员交待清楚，发挥医、护、患三方面的积极性，方能使治疗过程顺利完成。

（一）针道的管理

骨穿针框架固定已有百余年历史，其所以不能被多数骨科医生所接受的主要原因是针道的感染问题，使应用者感到麻烦。1979 年，有人用 Dresden 系统治疗 219 例，有 99 例有针道感染，占 45%，包括 30%的轻度感染和 13%的严重病例。最严重的感染是钻孔骨髓炎，在该组发生 4 次，死骨切除后 3 例成功，1 例有间断性引流。虽然近年来国内外已发展成各种不同形式的穿针外固定装置并应用于临床，且都取得较好效果，但针道感染仍是大家所关注的问题。

据临床统计，在股骨干骨折治疗中，有分泌物者为 27%，这些情况表明必须引起临床医生的重视。有效的方法是密切观察针道及其周围的组织反应，伤员主诉针道有痛感，周围有红晕，应及时处理。针道的清洁换药是很重要的。我们主张 3~4 天更换一次无菌敷料，不用每天滴注酒精的办法。勤更换敷料既可保持针道清洁，也是对局部的检查。

（二）压板的管理

根据骨折平面，将复位固定器的滑轨放好，再按骨折线的不同情况安放压板。对大斜面、大螺旋形骨折用斜压法，对短斜面骨折采用交错压法，对横断骨采用对压法。

一般将压板分作两组应用。主压板组（2 片）是针对骨折移位的方向而使用的，力量要大些。辅压板组用于防止可能发生移位的部位，起保护作用，力量宜稍小。在压板的下方要衬垫 8~12 层纱布，用胶布将纱布固定在压板上，以免滑落。主压板与辅压板的位置必须放置准确，否则可能导致骨折再移位。所以应向病人交待清楚，学会自己管理压板的位置。压板对肢体表面压力，来源于滑轨上的复位固定螺杆顶端与压板背侧所形成的球凹关节所组成的横向固定力。由于此球凹关节能将力较均匀地作用在肢体表面，且较为恒定。所以用力不宜过大，临床应用时以双指挤压压板能使其上下有 0.2~0.4cm 活动度为宜，否则有造成皮肤压疮的可能。

（三）体位与功能锻炼的管理

肢体重力作用对折端的影响不容忽视。固定后的肢体均应予以抬高，以高于心脏平面为宜。上肢可垫枕头，下肢可根据具体情况使用布朗氏架、双枕法、单枕法或盘腿法，在进行功能锻炼之前，医务人员应向病人交待清楚注意事项。

上肢病人术后可屈肘 90°，前臂中立位悬吊在胸前，肩、肘、腕关节可自三活动。但前臂骨干骨折的病人切忌做前臂旋转活动，肱骨干骨折的病人避免做内收、外展、内旋、外旋活动。

下肢骨折病人，可以早期无痛性地下床活动，以利用生理应力作用于骨折端，促进骨折愈合，使关节功能得到较满意的保持。在病人下床前，对小腿骨折或截骨术的病人，应教会其下床的姿势。健肢先下床，全脚掌着地，站稳后，用双拐时，步幅要小，如此可缩短患肢的负重时间及减小负重量，这样走路较稳。患者离床应有医护人员在旁指导和保护，2~3 天后即可独立活动。行走 1 周后，患足可逐渐与健足达同一水平，但跨步仍然不宜过大。两周后可双足交替行走，步幅也随之加大。3~4 周改用单拐，5~6 周可弃拐步行，但股骨颈骨折除外。拐的高度要合适，一般以人体与拐在地面上保持好等边三角形的关系。负重量的大小，应根据骨折断面类型，及固定后的稳定程度来决定。开始时，负重量不宜过大，待骨折断端稳定性日渐增强，则负重也应逐渐增加。

（四）框架固定器拆除的时间

严格掌握应用框架固定器的时间与条件，是获得良好的治疗效果的重要保证。过早地拆除框架固定器能导致再骨折，畸形愈合；过晚则可致延迟愈合，易发生针在外道内松动，感染。

新鲜骨折框架固定器拆除的时间是：

股骨颈骨折：10~14 周。

股骨粗隆间骨折：9~13 周。

股骨干骨折：6~12 周。

胫腓骨骨折：4~8 周。

尺桡骨干双骨折：6~10 周。

孟氏骨折：6~8 周。

盖氏骨折：6~8 周。

骨盆骨折：6~8 周。

颈椎骨折：12 周。

（五）框架固定器拆除的条件

（1）X 线片显示有骨性骨痂连续，骨折线已模糊。

(2) 骨折局部无压痛及轴向叩痛。

(3) 骨折处无异常活动。

(4) 下肢骨折病人可弃拐行走近正常人，感到患肢有力。

拆除固定器之后，在拔针前，再反复做以上 (2)、(3)、(4) 项检查，确实达到临床愈合标准后，要让病人带骨针下床步行。若确实很稳定有力，再于无菌条件下拔除骨针，针道以无菌纱布保护之。若病人感到患肢无力时也可重新以框架固定器固定。

(六) 是否继续应用小夹板

拆除框架固定器后，要密切观察患者。了解其患肢的局部情况，是否感到患肢沉重或疼痛，骨折处是否又出现异常活动或轻微变形。如果有这些症状或体征，则表明是拆除框架固定器过早,骨折处的愈合还不能对抗外力干扰,应用小夹板、纸压垫继续维持固定 1~2 周或更长的时间。

在一些特殊情况下，如为加速框架固定器的周转或由于针道的炎性反应，在骨折处已达临床愈合的初步标准时，也可早些拆除框架固定器，改用小夹板纸压垫固定。

有些下肢骨折在骨折处已有纤维性骨痂形成，其重叠移位倾向已完全克服，但仍有部分成角畸形（这是由于穿针角度不当引起的），亦改用小夹板纸压垫固定。将框架固定器与小夹板相互配合使用，可进一步提高疗效。

(七) 早期功能锻炼的特点

骨折后期合并症的处理是很棘手的，肌肉萎缩、关节僵硬、骨质疏松，骨折迟延愈合与不愈合等，有人称其为“骨折病”。即使骨折愈合了，由于肢体的废用时间较长，待其恢复到正常的功能，少则几个月，多则逾年，对骨折迟延愈合或不愈合的，所需时间就更长。因此，国内外学者近些年来在骨折治疗时，都很重视病人的早期功能锻炼，以减少或避免骨折病的发生。但是所谓早期这个时间标准及锻炼的强度、幅度标准就值得推敲了。

使用框架固定器疗法以来，经过反复摸索和研究，尽管有年龄、体质、病情等诸因素需要辨证施治，分别对待，骨折病例中最早者可在术后立即活动；最晚者也不应超过半月。但总的说来，一般在安装框架固定器后 7~9 天开始活动。各部位骨折及畸形矫正术后到病人开始功能锻炼的时间间隔见表 13-1。

表 13-1 安装框架固定器后开始功能锻炼的时间间隔表

骨折部位	一般天数	最佳天数	注
股骨颈	3~7	5	拄双拐
股骨粗隆间	3~7	5	拄双拐
股骨干（包括膝外翻截骨术）	2~10	7	拄双拐
胫腓骨（包括膝内翻截骨术后）	2~7	5	拄双拐
胫骨平台	7~20	15	拄双拐
肱骨干	1~3	2	握拳，肘伸屈，肩活动
桡尺双骨	1~5	3	握拳，肘伸屈，肩活动
孟氏骨折	1~5	3	握拳，肘伸屈，肩活动
盖氏骨折	1~5	3	握拳，肘伸屈，肩活动
科雷氏或巴通氏骨折	1~4	2	握拳，肘伸屈，肩活动
膝关节结核加压术后	7	7	拄双拐
小腿肢体延长术	28	28	拄双拐
跟骨	7~10	4	拄双拐

根据骨折部位、类型不同，设计有不同要求的练功内容。它是根据我国推拿、按摩、武术的特点，结合现代生理学、解剖学的知识，经医生、护士、病人结合，通过长期实践，反复摸索所形成的。通过这种功能锻炼，骨折愈合快，愈合后关节功能不受任何影响，肌肉不萎缩，皮肤弹

性好，肢体无后期肿胀等。

第五节 常用框架固定器及操作方法

将骨折两端用针或钉钻入，在皮外将穿入骨折的针或钉固定在框架固定器上，而达到骨折两端良好的对位和固定的目的，即骨穿针框架固定技术。这种方法历史虽然悠久，但实际上是在20世纪50年代后才被重视和发展的，并广泛用于新鲜骨折、骨折不连、开放骨折及肢体延长等，起到了过去内固定及外固定所不能得到的效果。尤其是20世纪70年代以后，各种装置种类繁多，国内李起鸿设计的半环式、张启明设计的四边式以及孟和等设计的框架固定器，都各有其特点。近年来Ebi及Bastiani设计的单边式和国内于仲嘉设计的单侧多功能框架固定器是目前国内外固定器中较理想、较坚固而实用的一种。目前单侧多功能框架固定器及关节系列已有五大种类，30余种系列产品及三种配套工具。

一、理想的框架固定器

框架固定器设计原则具体要求有以下几点：

(1) 结构简单，易于拆卸、组装。

(2) 体积小，重量轻，利于功能锻炼及携带。

(3) 灵活性好，各机构有相对独立性，利于调整。

(4) 整复与固定兼得，若由于种种原因，不能同时满足固定与整复两项要求时，则应使固定稳妥首先满足。

(5) 能较好地满足肢体的生物力学要求。

(6) 应根据固定部位的解剖特点出发，设计多种形式的框架固定器或固定功能。

(7) 随着研究的深入，应配备有电、声、光等显示或测试装置，以便提高其疗效。

(8) 减少附件，降低造价，减少穿针，配合压垫构成多平面立体固定，以满足稳妥性能的要求。

框架固定器经过不断改进与创新，已形成一个庞大的家族. 其种类繁多，外形也各异，但其基本结构不外乎由3个主要部分组成：固定针、连接杆和固定夹。固定针经皮穿放于骨折的近侧和远侧骨段，其裸露在皮肤外的针端则通过固定夹固定在坚硬的连接杆上，从而达到固定骨折端的目的。目前比较常用的固定器主要有钩槽式框架固定器、组合式框架固定器、AO框架固定器、半环槽式框架固定器和Bastiani框架固定器等。

二、钩槽式框架固定器

框架固定器在满足骨折复位、固定功能和生物力学性能要求的前提下，构造越简单，部件越少，性能越稳定，操作越方便，越有利于人体功能锻炼和康复。钩槽式框架固定器的设计正是基于上述出发点，对框架固定器进行的优化设计。自1987年应用于临床以来，固定可靠，操作简单，重量很轻，疗效很好，价格低廉，已在国内众多医院被广泛推广应用。

(一) 特　点

(1) 其结构简化为一套钩式螺栓、螺母和一个槽形连接杆，它们能够牢固地嵌合固定。

(2) 固定针可粗可细，粗针可固定成人股骨骨折，细针可固定成人腕、手及足部骨折及骨骼细小的青少年长管骨骨折。

(3) 固定针既可在槽形连接杆内做大范围纵向移动，又可做旋转360°的圆周转动，进针点可根据需要任意选择。

(4) 既可用于固定针间夹角较大的股骨近端粉碎骨折，又可将固定针扇形排列，以减小连接杆的型号，针前段无螺纹也可防止固定针脱出。

(5) 可将固定针夹持于槽形连接杆前后双平面上形成稳定的三角构形，以在过短的骨折段内尽可能地加大固定针间距来增加稳定性。

(6) 尚可对斜形或螺旋形骨折进行横向加压固定（图 13–28），且固定器重量大大减轻，稳定性增加。

(7) 可组合成双边固定器对骨折延迟愈合和骨折不愈合进行加压固定治疗（图 13–29）。

(8) 股骨远端、胫骨远近两端及肱骨远端波及关节面的粉碎性塌陷骨折，可经复位机复位后，用钩槽式框架固定器组合成双侧双平面框架固定器进行跨关节固定，既使骨折得到了满意的固定，又能保证关节的早期磨合活动，使关节功能得到满意的恢复。

(9) 股骨远端、胫骨远近两端及肱骨远端的良性骨肿瘤或瘤样病损，在行刮除植骨术后，利用钩槽式框架固定器进行双侧双平面跨关节固定，可免除其他外固定（如管型石膏等）的长期固定导致的关节僵硬，既有效地防止了病理性骨折，又能保证关节的早期活动度，使骨病损和关节功能得到满意恢复。

(10) 具有多种组合功能，用途广泛，如单边单平面、单边平行双平面、双边单平面、双边平行双平面、夹角双平面、节段内固定和跨关节固定等构形。

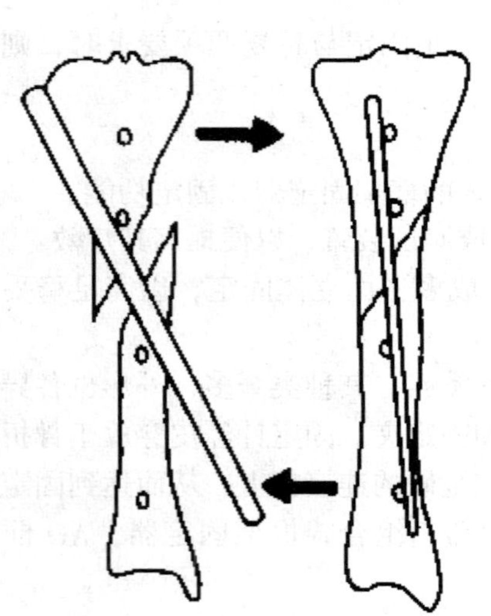

图 13–28　钩槽式框架固定器对斜形骨折横向加压

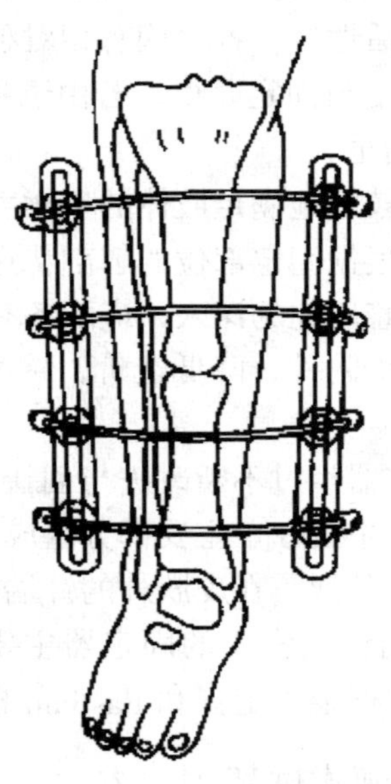

图 13–29　加压固定治疗骨不连

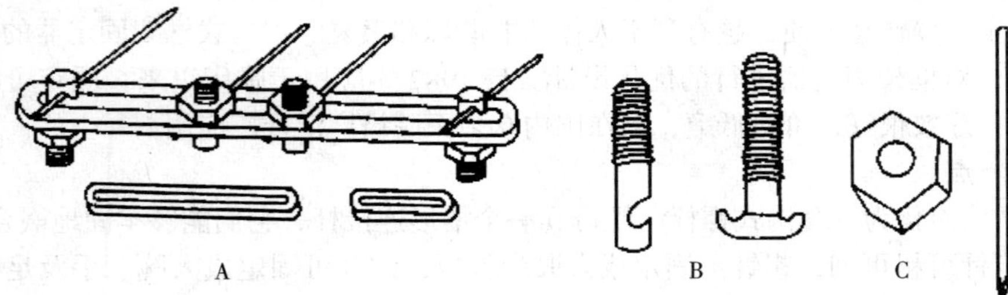

A.槽式连接杆　B.钩式螺栓　C.螺母　D.固定针

图 13–30　钩槽式框架固定器

（二）结构简介

钩槽式框架固定器结构简单，由以下四部分组成（图 13-30）。

1. 槽式连接杆：有长短不等各种型号，有单纯固定和用于牵伸或压缩的伸缩连接杆两种。伸缩连接杆又称为钩槽式骨延长器，每转动一圈可牵伸或压缩 2mm，最大调节长度为 50mm。由轻金属铝合金材料铸成，重量轻，质硬，坚韧。

2. 钩式螺栓和螺母：可夹持直径 3.5~4.5mm 的固定针，并可随骨折固定的需要进行各个方向和各种角度的调节，以矫正骨折的缩短、分离、侧方和成角等移位。

3. 垫圈：有不同厚度的平垫和不同坡度的斜形垫，可根据骨折复位的需要选用不同的垫圈。

4. 固定针：根据病人骨骼的粗细，固定针可选用直径 2~4mm 粗细不等的克氏针或斯氏针。

①克氏针：直径 2mm，多用于 6 岁以下婴幼儿骨折的固定和成人大骨折片或斜形、螺旋形骨折的贯穿固定。

②斯氏针：直径 2.5~4.0mm。直径 3mm 的斯氏针多用于成人上肢骨折和胫腓骨骨折的固定；直径 4mm 的斯氏针多用于成人下肢骨折的固定。

（三）安装工具

慢速（<1000r/min）电钻或气钻，14 号、17 号叉状或棘轮扳手 2 把（图 13-31）。

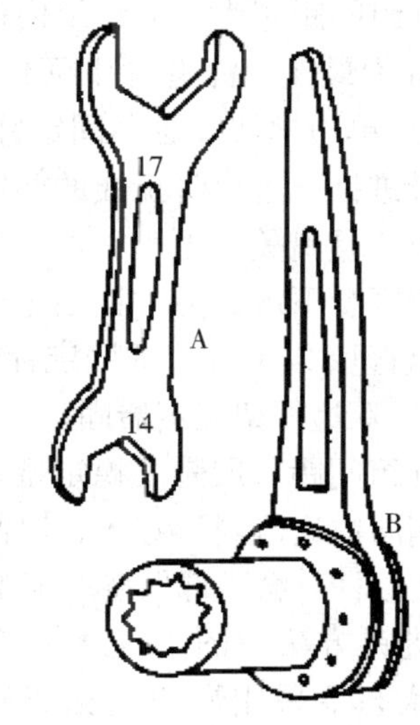

A.叉状扳手　B.棘轮扳手

图 13-31　钩槽式框架固定器安装工具

（四）操作方法

基本操作顺序是"复位→穿针→固定→调整"，贯穿于整个手术过程，反复进行直至复位固定满意为止。

1. 复位：穿针前应先进行骨折复位，按先后复位顺序是"缩短移位→旋转移位→侧方移位→分离移位→成角移位"。无缩短移位的骨折将肢体摆正以矫正旋转移位。有缩短移位的骨折可利用骨折牵引床或骨折复位床进行牵引复位，通过电视 X 线机进行监测和调整。开放性骨折可通过伤口在直视下进行复位操作。在无电视 X 线机的基层医院，可做一小切口，在直视下复位、对合骨折端，待复位满意后再穿针固定。只要骨折端对位满意，有少许成角移位（<30°）可留待 3~4 周后调整。对于有明显重叠缩短移位的骨折，尤其是股骨骨折和肱骨骨折以及陈旧性骨折等，应先行骨骼牵引，利用牵引锤的重量即刻矫正缩短移位。牵引钢针一般穿入骨折远段，在骨折复位满意后，安装框架固定器时，又可作为固定钢针使用。一般下肢骨折可将肢体置于布朗架上，利用钩状可取式牵引弓牵引，上肢骨折可在手术台水平牵引。

2. 麻醉的选择：一般骨盆和下肢骨折可选用硬膜外麻醉，上肢可选用臂丛麻醉。

3. 选用固定针：选用直径 3.5mm 斯氏针用于上肢和小腿骨折，选用直径 4mm 斯氏针用于股骨骨折。婴幼儿及 6 岁以下的儿童四肢长管骨骨折，可选用直径 2.0mm 的克氏针作为固定针。针的前段无需制成螺纹状，采用扇形固定即可防止固定针脱出。

4. 确定针部位

（1）单边框架固定器：胫骨中段及接近中段的骨折，均宜从小腿前内侧、垂直于胫骨内侧骨面进针；股骨中上段骨折宜从大腿前外侧进针；尺骨骨折宜从前臂背侧进针；肱骨骨折宜从上臂前外侧进针；掌指骨及足部骨折宜从背侧进针。

（2）双边框架固定器：在膝、踝、肘关节，靠近关节面的骨折以及波及关节面的骨折均宜从肢体外侧，以水平、垂直于肢体的方向向肢体内侧进针。股骨中上段不稳定骨折，固定针均宜从肢体外侧进针；骨折近段固定针应从肢体外上方向肢体内下方外进针，这样可避免肢体内侧连接杆触及会阴部，影响日常生活。股骨远端患部需跨关节固定时，患部近侧需钻入2针，胫骨上端钻入1针固定，胫骨固定针离关节面愈近，术后关节活动度愈大。胫骨近端患部的固定，可在胫骨患部远侧钻入2针，股骨远端钻入1针固定。胫骨远端患部的固定，可在患部近侧钻入2针，在跟骨钻入1针固定。肱骨远端患部的固定，可在患部近侧钻入2针，在尺骨鹰嘴钻入1针固定。复位后安装连接杆时，应先将关节两端的针尽量向与关节相反的方向撑开，在这种状态下安装框架固定器，可防止关节面的塌陷，一般术后关节活动度可达30°~40°。

5. 选择针的合理布局：根据生物力学测试结果证明，固定针距离骨折线越近即针组间距越小，或同一骨折段的固定针间距即针组内针距越大，骨折固定越稳定。反之，固定针距离骨折线越远即针组间距越大，或针组内针距越小，骨折固定越不稳定。因此，靠近骨折线的固定针距骨折线2cm为最佳，针组内针距不小于4cm，否则骨折由于杠杆原理而固定不稳。

(1) 单边框架固定器固定针的布局主体结构以扇形布局为最佳，即靠近骨折线的两针垂直于长管骨进针，远离骨折线的两针向骨折线方向倾斜进针。这样可减小槽形连接杆型号，固定针不易脱出，且离关节更远一点，便于关节活动。腿骨中下段骨折时，远侧段2枚固定针中，一针可固定于胫骨下段，另一针固定于跟骨，也可达到固定作用。除主体结构外尚可对大的骨折片加用稍细（直径2~3mm）的固定针贯穿固定或侧方加压固定。

(2) 双边框架固定器固定针的布局一般选用平行排列方式，但仍应保持足够的针组内针距及最小的针组间距。股骨不稳定型骨折采用双边框架固定器固定时，应注意将股骨最近端的固定针由外近侧向内远侧斜形穿入，以使大腿内侧的连接杆与会阴部保持一定距离。

6. 进针方法（图13-32）：在复位满意的状态下采用慢速气钻或慢速电钻进针，选择好进针部位后，进针时无需做皮肤小切口，可将直径3.5mm或4.0mm的斯氏针直接穿破皮肤和软组织至骨膜，当感觉到第一个落空感时，针尖进入骨髓腔，当感觉到第二个落空感时，针尖刚好穿过对侧骨皮质约3.0mm长度。

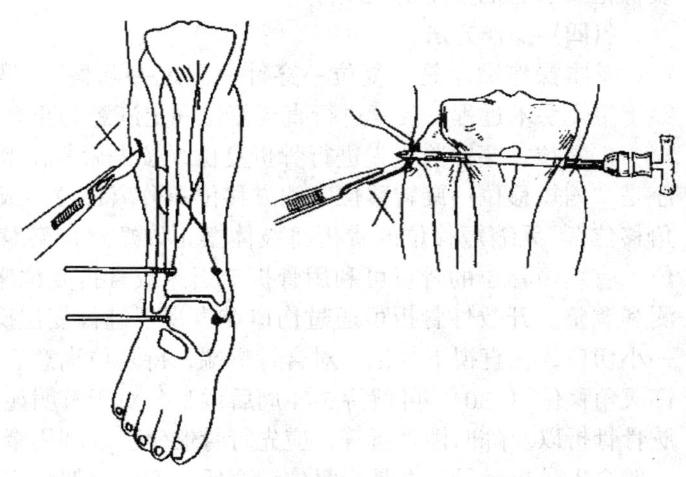
图13-32 进针或针穿出皮肤时无需做皮肤切口

7. 固定：安装框架固定器时，槽形连接杆离肢体越近，骨折固定越稳定；而槽形连接杆距离肢体越远，骨折固定越不稳定。但槽形连接杆离肢体太近，会导致针眼引流不畅，也不便于针眼消毒，因此，以距离肢体宽松一横指（2.0cm）为宜。穿针时应尽量使所有固定针保持在同一平面或平行双平面内，可将针固定于槽形连接杆一面或双面上，对于有少许偏移的针可放置平垫固定，对于有少许偏斜的针可用坡形垫固定。

8. 复查：在安装好框架固定器后，仍应再用电视X线机透视或拍片，复查骨折对位和对线情况，以及半针固定的针尖是否穿入过深，必要时可进行适当再调整或将针退出少许。

三、组合式框架固定器

组合式框架固定器自1987年问世以来，临床疗效甚佳，适合在我国广大医院推广应用。

(一) 特　点

(1) 其每个部件大部分具有两种以上的随意组合及互换性能，操作时比较得心应手。

(2) 固定夹可在圆柱形连接杆上做大范围纵向移动，又可做旋转 360°的圆周转动，可固定各个方向的固定针，因此，穿针时可根据不同的骨折部位和不同的骨折类型来选择最合适的进针部位。

(3) 具有多种拆卸、组合功能，可组合成单边单平面、双边单平面、三角或方框式和半环式等多种几何构形，固定稳定。

(4) 组合成双边框架固定器，对骨折延迟愈合和骨折不愈合进行加压框架固定治疗。

（二）结构简介

组合式框架固定器由以下部件组成（图 13–33）。

1. 固定夹：固定夹包括钢针压垫（又称四槽垫）、凹面垫片、双槽底座及紧固螺丝。钢针压垫可夹持直径 3.5~4.0mm 的固定针，双槽底座的 C 形槽和 U 形槽用于安放连接杆，固定夹在连接杆上可任意转动调整，可固定来自 360°角任意一点的固定针。

2. 圆柱形连接杆：圆柱形连接杆包括单纯固定连接杆和用于牵伸或压缩的伸缩连接杆两种，每转动一圈可牵伸或压缩 2mm，最大调节长度为 50mm。

3. 半环弓：半环弓有大、中、小三种规格，弓环上可安装固定夹形成半环式构形。

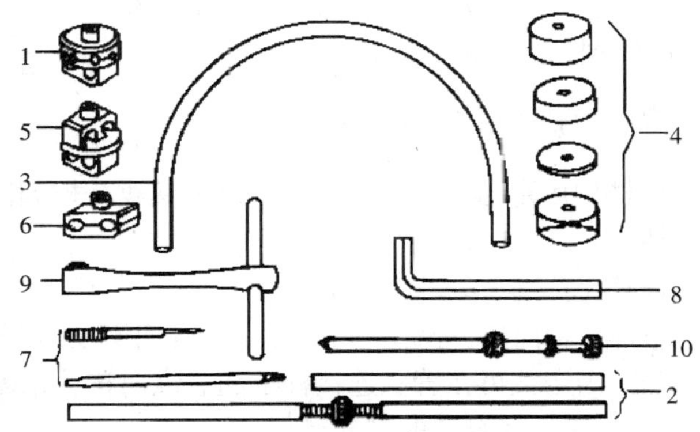

1.固定夹 2.连接杆 3.半环弓 4.矫形垫 5.万向接头 6.连接杆固定夹 7.特制固定针 8.内六角扳手 9.持针把手 10.导向器

图 13–33 组合式框架固定器部件

4. 矫形垫：矫形垫有不同厚度的平垫和不同坡度、坡形垫两种，平垫用于矫正侧方移位或衬垫横行偏移的固定针，坡形垫用于矫正旋转移位或衬垫穿斜的固定针。

5. 万向接头：在连接杆交汇点，起固定来自各个方向的连接杆或半环弓的作用。

6. 连接杆固定夹：当需用平行双连接杆加强固定时，可利用连接杆固定夹同时固定 2 根连接杆，构成单面单边平行双杆式构形。

7. 固定针：固定针有三种类型：①无螺纹的斯氏针，用于全针固定；②Schanz 针，用于半针固定；③侧方加压针，针尖段直径 2mm，针体直径 4mm，拧紧后有加压作用。

（三）安装工具

慢速电钻或气钻，内六角扳手、持针把手和导向器各 1 把。

（四）操作方法

1. 术前牵引：主要用于股骨骨折和陈旧性有缩短移位的骨折。

2. 选用固定针：选用 Schanz 针用于上肢和小腿骨折的半针固定，选用斯氏针用于股骨粉碎性骨折的全针固定，侧方加压针用于大骨折片的固定和斜形或螺旋形骨折的加压。

3. 进针部位：同一骨折段固定针针距至少应为 4cm，固定针距关节面至少 2cm，距骨折线也至少为 2cm。

4. 复位：先矫正缩短移位，然后矫正旋转、侧方、成角和分离移位，在穿好所有固定针后，再次调整复位。

5. 进针方法：选择好进针部位后，用尖刀片在进针处做一小切口，从皮肤直达骨膜，用止血钳稍做分离后插入导管，再自导管插入钻头钻孔，以免绞伤周围软组织。穿针时应尽量使所有固定针保持在同一平面上，对于有少许偏移的针可放置平垫固定，对于有少许偏斜的针可用坡形垫固定。

(1) 螺纹针进针方法：采用慢速气钻或慢速电钻携带钻头，先用直径 1.5mm 钻头钻穿骨皮质，退出钻头后用持针把手顺时针方向转动、拧入 Schanz 针，针尖穿出对侧骨皮质 3.0mm 长度即可。

(2) 侧方加压针：先用直径 2.0mm 的钻头钻穿双侧骨皮质，退出钻头后插入加压针进行推压固定。

6. 固定：骨折复位满意后，将各固定针固定于连接杆上（图 13-34）。

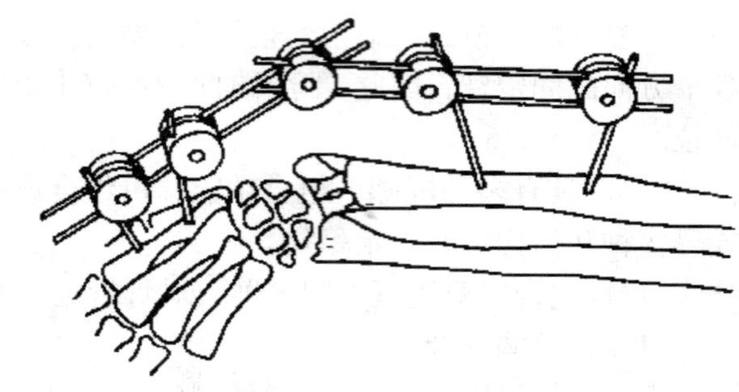

图 13-34 组合式框架固定器固定前臂骨折

四、AO 管状框架固定器

AO 框架固定器有管状框架固定器和螺纹杆框架固定器两种。而管状框架固定器的设计更为合理、实用一些。

（一）特 点

(1) 结构简单，操作方便，轻便，实用性强。

(2) 固定夹可在管状连接杆上随意纵向移动，因此，穿针时可根据不同的骨折部位和不同的骨折类型来选择合适的进针点。

(3) 具有多种拆卸、组合功能，可组合成单边单平面、双边单平面和三角式等多种几何构形，固定稳定。

(4) 可组合成双边框架固定器，对骨折延迟愈合和骨折不愈合进行加压框架固定治疗。

（二）结构简介

AO 管状框架固定器由以下三部分部件组成（图 13-35）。

1. 管状连接杆：管状连接杆为不同长度（10~60cm）的钢管，直径 1.1cm，比 AO 螺纹杆的抗弯强度提高 2.5 倍。

2. 固定夹：固定夹可在钢管上移动与旋转，利用针可将钢管与固定针连接起来。

3. 固定针：固定针有两种类型：①斯氏针：直径为 5mm，长度为 15~25cm 不等。②Schanz 针：尖段有螺纹，直径 5mm，针全长 10~20cm 不等，用于半针固定。

（三）安装工具

1. 钻具：慢速电钻或气钻，钻速小于 1000r/min。

2. 钻头：直径 3.5mm 和 4.5mm 钻头 2 个。

3. 套管：管内径为 3.5mm 和 5mm 的套管 2 枚，钻头钻孔时套管起保护

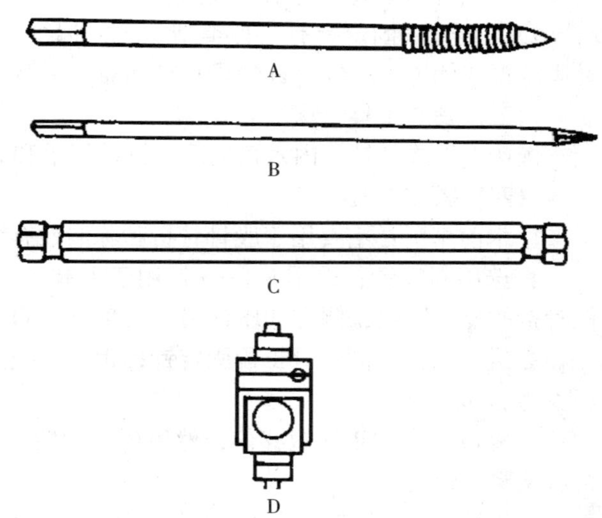

A.管状连接杆 B.斯氏针 C.Schanz 针 D.固定夹

图 13-35 AO 管状框架固定器的部件

周围软组织的作用。

4. 套管针芯：直径 3.5mm 和 4.5mm 套管针芯 2 枚，插入套管时使用，可避免肌肉及软组织进入套管。

5. 持针把手：用于拧入 Schanz 针的把手。

6. 叉状扳手：用于夹持、旋拧固定螺母，拧紧固定夹。

7. 加压器：用于加压或牵伸。

8. 导向器：导向器可用于防止钻孔时出现偏斜。

9. 测深尺：测深尺用于测量骨孔及孔周软组织深度，以选用合适长度的固定针。

（四）操作方法

术前牵引，选用固定针，进针部位的选择，骨折复位等均与钩槽式和组合式框架固定器无太大差异。

1. 进针方法：在进针点用尖刀片作一小切口，将套管连同套管针芯一起插入切口内，直至骨皮质，退出套管针芯，再自套管插入直径 3.5mm 钻头钻孔，以免绞伤周围软组织。用慢速气钻携带钻头钻穿双侧骨皮质后，退出钻头。用测深尺测量骨孔深度及孔周软组织深度，再用持针把手拧入合适螺纹长度的 Schanz 针，针尖穿出对侧骨皮质 3.0mm 长度即可。

2. 固定：骨折复位满意后，利用固定夹将各固定针固定于连接杆上（图 13-36）。

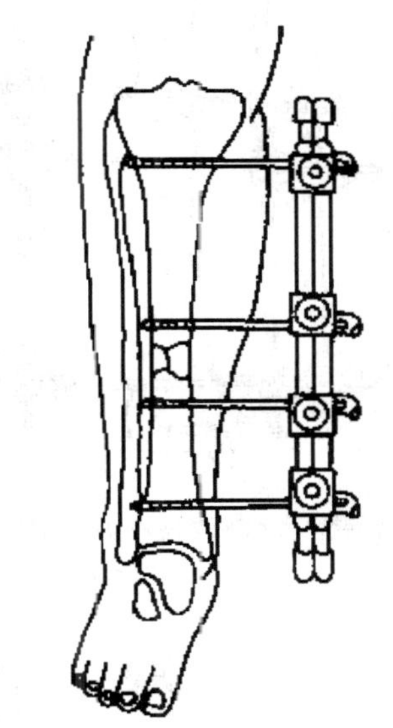

图 13-36 AO 管状框架固定器治疗胫骨骨折

五、AO 螺纹杆框架固定器

1973 年，Weber 开始推广、普及新研制的 AO 螺纹杆框架固定器，并将其单边和双边框架固定器联合应用，用于治疗假关节。因螺纹连接杆的操作比较复杂，目前螺纹杆框架固定器多被 AO 管状框架固定器所取代。

（一）特　点

（1）结构简单，但因固定夹靠两个固定螺母固定在螺纹连接杆上，操作比前三种框架固定器稍复杂一些。

（2）固定夹可在螺纹连接杆上随意纵向移动，因此，穿针时可根据不同的骨折部位和不同的骨折类型来选择合适的进针点。双针和三针固定夹的穿针要求严格一些，其针组内固定针进针点和出针点的距离均需符合固定夹上的针孔距离。

（3）具有多种拆卸、组合功能，可组合成单边单平面、双边单平面和三角式等多种几何构形，固定稳定。

（4）可组合成双边框架固定器，对骨折延迟愈合和骨折不愈合进行加压框架固定治疗（图 13-37）。

（二）结构简介

AO 螺纹杆框架固定器由以下部分部件组成。

1. 连接杆（图 13-38）：长度分别为 8cm、10cm、12cm、15cm、20cm、25cm、30cm、35cm、40cm 和 45cm 的螺纹杆，直径均为 8.0mm。微型框架固定器的连接杆为直径 5mm 的螺纹杆，可固定直径 2.7mm 的皮质螺钉作为固定针。

2. 固定夹（图 13-39）：固定夹分单针、双针、三针固定夹和单针双杆固定夹 4 种，均可在

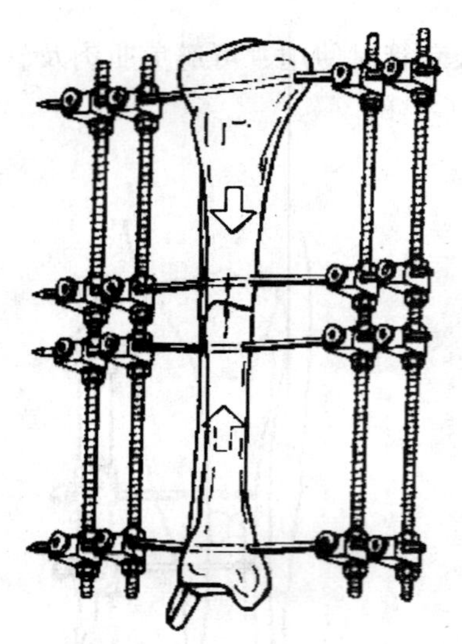

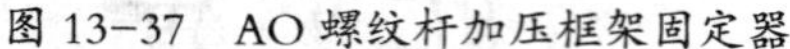
图 13-37 AO 螺纹杆加压框架固定器

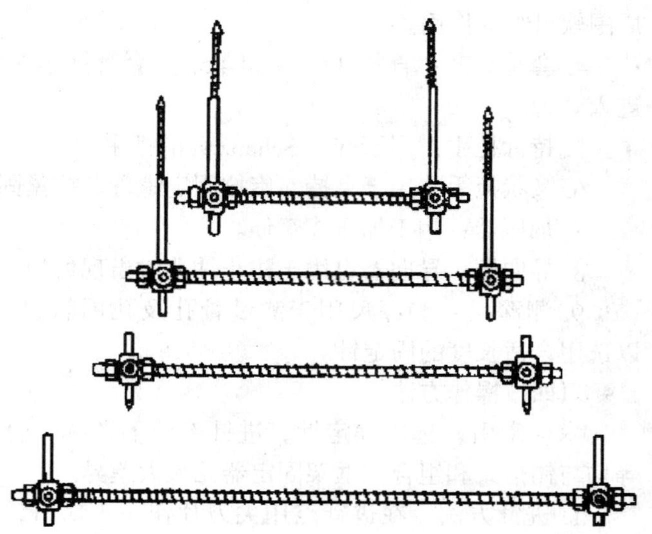
图 13-38 各种长度螺纹连接杆

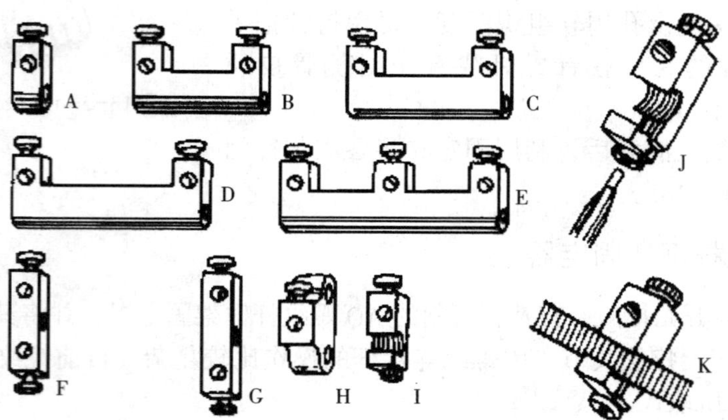

A. 单针单杆式 B、C、D. 纵行双针单杆式（长度分别为 3cm、4cm、5cm） E. 纵行三针单杆式（长 6cm）
F、G. 横形双针单杆式（长度分别为 1.8cm、2.4cm） H. 双针单杆式 I、J、K.单针开口式

图 13-39 固定夹

钢管上旋转移动，利用它可将螺纹杆与固定针连接起来。

3. 固定螺母（图 11-40）：当固定夹在螺纹连接杆上进行适当移动后，可利用固定螺母将其固定在这一部位不再移动。

4. 固定针：固定针有三种类型。

（1）斯氏针（图 13-41）：针尖为三棱尖头，针尾为三棱柱状，便于持针把手拧入，用于全针固定。有直径 4.5mm 和 5.0mm、长度不等的斯氏针 2 种：①直径 4.5mm 的斯氏针长度分别为 150mm、180mm、200mm。②直径 5.0mm 的斯氏针长度分别为 180mm、200mm、250mm。

（2）Schanz 针（图 13-42）：针尖为三棱尖头，针体有段螺纹，针尾为三棱柱状，便于持针把手拧入，用于全针固定。有直径 4.5mm 和 5.0mm、长度不等的 Schanz 针 2 种：①直径 4.5mm 的 Schanz 针螺纹段长度分别为 34mm、38mm、42mm 和 46mm，无螺纹段针体长度均为 90mm。②直径 5.0mm 的 Schanz 针螺纹段长度均为 50mm，无螺纹段针体长度均为 220mm。

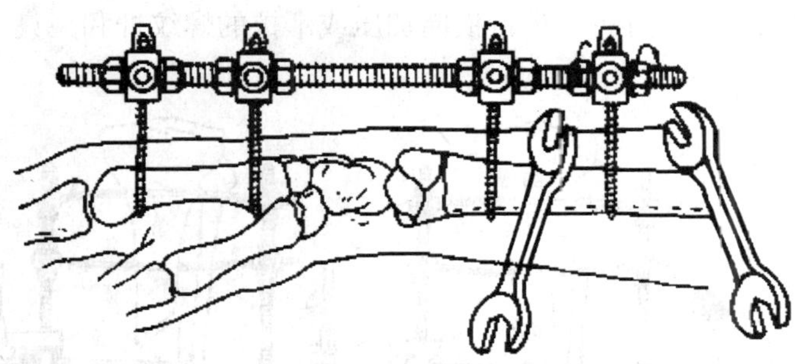
图 13-40　调节螺母在连接杆上紧司固定夹

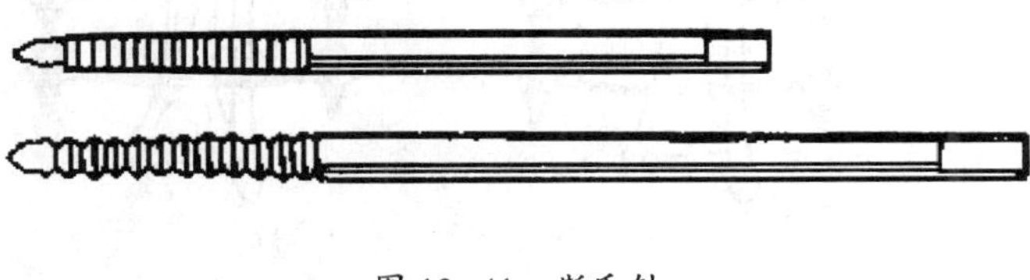
图 13-41　斯氏针

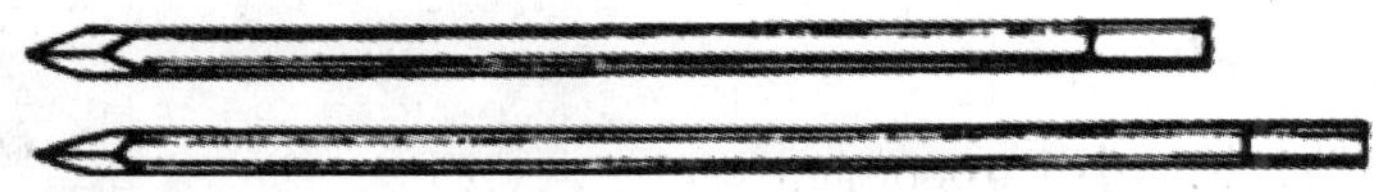
图 13-42　Schanz 针

（3）皮质骨螺钉（图 13-43）：直径 3.5mm、长 50mm 和直径 4.5mm、长 70mm 的皮质骨螺钉，多用作腕、足部骨折的固定针；手指骨折可用直径 2.7mm、长 32mm 的螺钉作为固定针。将螺钉拧入骨骼内后，固定连接杆时可将半球形螺钉头剪去。

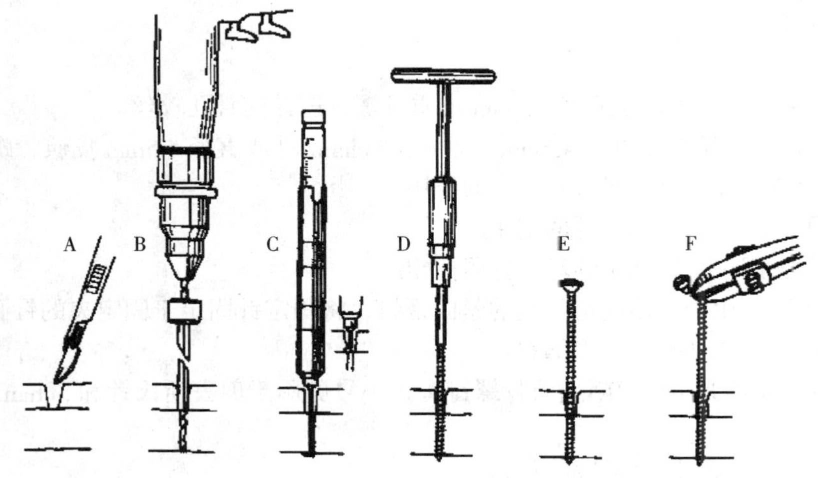

A.做一皮肤小切口　B.插入套筒，用钻头钻孔　C.测骨孔深度及孔周软组织深度
D、E.用把手拧入螺钉　F.剪去球形螺钉头

图 13-43　用作固定针的皮质骨螺钉进针方法

5. 加压杆（图 13-44）：对骨折片进行横向加压或牵拉的螺纹杆和夹具。

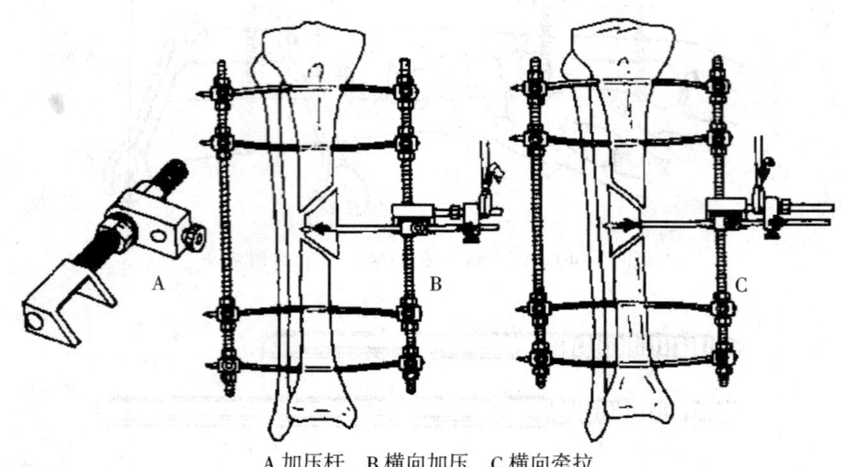

A.加压杆　B.横向加压　C.横向牵拉

图 13-44　加压杆和夹具

（三）安装工具

1. 钻具：慢速气钻，钻速小于 1000r/min。

2. 钻头：分别有直径 2.5mm、3.2mm、3.5mm 和 4.5mm 钻头 4 种。

（1）直径 2.5mm 钻头用于桡骨远端和掌骨骨折直径 3.5mm 皮质骨螺钉固定前的预先钻孔。

（2）直径 3.2mm 钻头用于直径 4.5mm 斯氏针、Schanzz 针和皮质骨螺钉固定前的预先钻孔。

（3）直径 3.5mm 钻头用于直径 5.0mm 斯氏针和 Schanz 针固定前的预先钻孔。

3. 套管：管内径为 2.5mm、3.2mm、3.5mm 和 4.5mm 套管 4 枚，钻头钻孔时套管起保护周围软组织的作用。

4. 套管针芯：直径 2.5mm、3.2mm、3.5mm 和 4.5mm 套管针芯 4 根，插入套管时，可防止肌肉及软组织进入套管内。

5. 丝锥

（1）直径 3.5mm 丝锥用于直径 3.5mm 皮质骨螺钉进针前骨孔攻丝。

（2）直径 4.5mm 丝锥在直径 4.5mm、5.0mm Schanz 针或直径 4.5mm 皮质骨螺钉进针前，将丝锥拧入钻头所钻的骨孔内，起预先攻丝的作用。

6. 持针把手：用于拧入固定针的把手。

7. 叉状扳手：用于旋转固定螺母，拧紧固定夹。

8. 内六角扳手：用于转动固定夹上的紧固螺钉，将固定针固定于固定夹的针孔内。

9. 导向器：可防止钻孔时出现偏斜。

10. 钢针剪：大号剪用于剪断皮质骨螺钉头，小号剪用于剪去斯氏针和 Schanz 针在连接杆以外的过长部分。

11. 折弯钳：用于螺纹连接杆的折弯。

12. 折弯柄：用于螺纹连接杆的折弯。

（四）操作方法

基本顺序是“复位→穿针→固定”。首先将骨折复位，然后平行穿针，使所有固定针保持在同一平面内。最后安装连接杆，进行固定。否则先穿针后复位，将增加连接杆的连接部件，降低固定强度。

1. 消毒范围：复位比较困难的骨折，最好将健侧肢体连同患肢一并消毒，便于术中复位时对照参考。

2. 复位：简单骨折可用手法复位；缩短移位难以矫正者，可借助骨骼牵引复位。用电视X线机透视检查骨折复位情况，直至复位满意为止。

3. 进针方法（图13-45）：有全针、半针和皮质骨螺钉三种进针法。

（1）全针固定进针法：每根固定针需要分别在进针点和出针点做两个切口，切口不可太小，以免妨碍套管插入。先在进针点用尖刀片做一切口，将套管连同套管针芯一起自切口插入至骨皮质。退出套管针芯，自套管口插入钻头钻孔，可以防止绞伤周围软组织。直径4.5mm的斯氏针用直径3.2mm钻头，直径5mm的斯氏针用直径3.5mm钻头，用慢速气钻携带钻头钻穿双侧骨皮质后，退出钻头，再用持针把手拧入斯氏针。针尖穿出对侧皮肤前，用尖刀片在出针点做一皮肤切口，穿出斯氏针。

进针点的变更：在斯氏针穿出肢体对侧皮肤后，如果发现进针点皮肤紧张，可将针尾拧至皮肤处，再从出针点用钢丝钳夹持固定针，将针尾引至皮下，然后另选一适当处做一皮肤切口，逆行穿出斯氏针。原皮肤切口用针和丝线缝合。

（2）半针固定进针法：先在进针点用尖刀片做一切口，便于套管插入。将套管连同套管针芯一起自切口插入至骨皮质。退出套管针芯，自套管口插入钻头钻孔。直径4.5mm的Schanz针用直径3.2mm钻头，直径5mm的Schanz针用直径3.5mm钻头，用慢速气钻携带钻头钻穿双侧骨皮质后，退出钻头。用测深尺测量骨孔深度，减去皮肤至骨孔口距离，即可确定Schanz针螺纹段的长度。若是在干骺端松质骨部位进针，用持针把手直接将Schanz针拧入，针尖穿出对侧骨皮质2mm的长度即可。若在骨干部进针，先用直径3.5mm钻头钻孔，再用直径4.5mm的丝锥在骨孔内攻丝，然后，用持针把手拧入Schanz针。

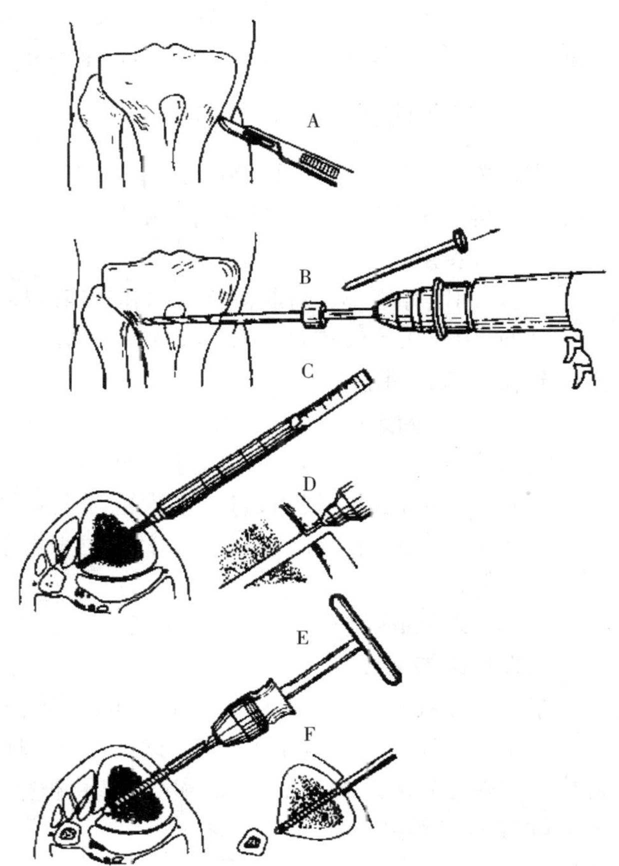

A.在进针点处做一皮肤小切口 B.插入套筒，退出套筒芯，再插入钻头钻孔 C、D.测骨孔深度和软组织深度，以确定Schanz针的螺纹长度 E、F.拧入Schanz针至对侧骨皮质

图13-45 AO螺纹杆框架固定器进针方法

进针点的变更：在拧入Schanz针后，如果发现进针点皮肤少许紧张，可用尖刀片将皮肤切口向皮肤松弛起皱侧做一延长，直至皮肤紧张改善，皮皱消失为止。若进针点皮肤严重紧张，可将针退出，另做一皮肤切口，重新拧入Schanz针。

（3）皮质骨螺钉进针法：皮质骨螺钉主要用于成人前臂或腕部骨折及青少年胫腓骨骨折的固定。用尖刀片在进针点做一切口，便于内径2.5mm或3.2mm套管插入。插入套管至骨皮质，退出套管针芯，插入钻头进行钻孔。直径3.5mm螺钉用直径2.5mm钻头，直径4.5mm螺钉用直径3.5mm钻头。用慢速气钻钻穿双侧骨皮质后，退出钻头，用测深尺测量骨孔深度。再用直径

3.5mm 丝锥在骨孔内攻丝，然后用持针把手拧入螺钉直至穿出对侧骨皮质 2mm 长度即可。

4. 固定：再次检查骨折复位满意后，利用固定夹将各固定针固定于连接杆上。

（1）加压固定：如果是稳定骨折，可将两组固定针向针组间骨折线方向挤压，维持加压状态，安装连接杆。

（2）中和位固定：如果是不稳定骨折，针组间不能加压，但针组内的固定针可相互靠拢加压或相互撑开牵伸，以增加固定针张力，增强固定强度。

六、半环槽式框架固定器

半环槽式框架固定器是一种多平面固定，多用于肢体延长、骨折延迟愈合和骨不连断端加压固定，还可用于骨髓炎和骨肿瘤等骨缺损的治疗。

（一）特点

（1）固定针细小，对肢体软组织和骨骼的损伤均小，适用于骨骼细小的青少年。

（2）由 3 根螺纹连接杆及 3~4 个弓环构成，具有 3 种功能，既可稳定固定，又可同时进行牵伸延长和靠拢固定。

（3）弓环固定的张力作用使细小的固定针具有较大的刚度和强度，利用较细小的固定针，也可达到稳定的固定作用，尚可对骨折进行纵向加压或牵伸。

（4）弓环可在螺纹连接杆上做大范围纵向移动，栓式固定夹又可做旋转 360°的圆周转动，可固定各个方向的固定针，因此，穿针时可根据不同的骨折部位和不同的骨折类型来选择最为合适的进针部位。

（5）多平面固定牢稳可靠，是框架固定器中最稳定构形，可保证骨折端良好的对位和对线。

（二）结构简介

半环式槽式框架固定器由以下部件组成（图 13–46）。

1. 半环弓环（图 13–46A）：实际远远超过半环，约占全环周长的 4/5，有大、中、小三种不同规格，其内径分别为 14cm、12cm 和 9cm，可根据不同周径的肢体选用不同型号的弓环。每个半环槽式框架固定器由 2~3 个同一规格的弓环组成。固定夹可在弓环槽内随意移动，以夹持各个平面的固定针。弓环槽正中及两端设有开口，以在弓槽内装入螺纹连接杆。开口两侧有横行连接，增强了弓槽的刚度和固定强度。

2. 连接杆（图 13–46B）：由 3 根螺纹杆构成。螺纹杆有粗细两种，粗螺纹杆直径 8mm，每转动 1 圈可牵伸或压缩 1.25mm；细螺纹杆直径 6mm，每转动 1 圈可牵伸或压缩 1mm，螺纹杆长度不等。

3. 螺母和垫圈（图 13–46C）：各有 18 个，利用两螺母在螺纹杆上的转动将弓环沿螺纹杆推移，达到使固定针加压或牵

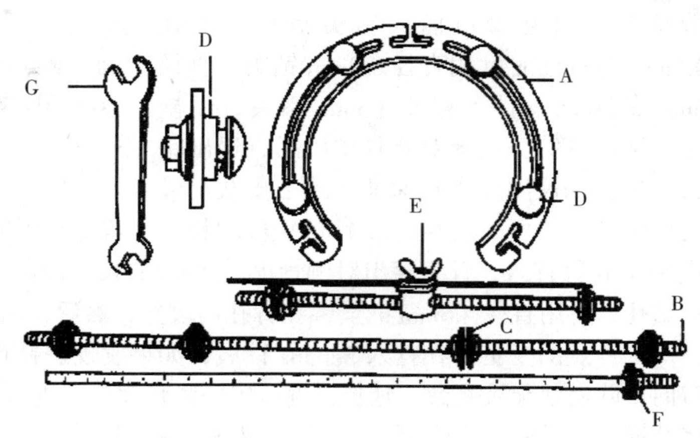

A.半环弓环　B.螺纹连接杆　C.螺母和垫圈
D.固定夹　E.侧方加压器　F.读数尺　G.扳手

图 13–46　半环槽式框架固定器

伸的作用，当两螺母靠拢固定时可夹持固定弓环。

4. 固定夹（图 13-46D）：固定夹为嵌槽栓式，槽宽 3mm，槽深 6mm，用于嵌夹直径 1~3mm 的固定针。固定夹在环槽内可任意转动，以夹持来自 360°角任意一点的固定针。

5. 侧方加压器（图 13-46E）：多用于斜形、螺旋形或有较大骨折片的骨折，利用加装的短螺纹杆及小固定夹夹持固定侧为加压针，可矫正成角侧方移位，对不稳定骨折进行稳定的固定。

6. 固定针：多选直径 2.0~2.5mm 的克氏针作为固定针，对软组织和骨骼损伤均小，由于弓环固定的张力作用，克氏针虽细却具有较大的刚度和强度，可对骨折进行纵向加压或牵伸。

7. 读数尺（图 13-46F）：读数尺是每 5mm 处有一小孔眼的金属尺，拍 X 线片时置于肢体旁边，可提供肢体延伸的实际长度。

（三）安装工具

慢速电钻或气钻，叉状扳手（图 13-46G）1 把用于紧固螺纹连接杆上的螺母以固定弓环，紧固固定夹上的螺母以夹持固定针。

（四）操作方法

基本操作顺序是“复位→交叉穿针→套放弓环→安装螺纹连接杆”。

1. 复位：先矫正缩短移位，然后矫正旋转和侧方移位，在穿好所有固定针后，再次进行调整复位。

2. 进针平面：因借助水平半环弓环固定交叉穿针，通常所说的沿长骨纵轴平面进针在此显得不必要了，不管交叉穿针形成几个纵轴平面，弓环固定均很方便、可靠。一般只是选择 3 个水平平面进针，较长骨折段或截骨段的针组由 2 枚相互交叉且在同一水平面的克氏针组成，较短骨折段或截骨段的针组由 4 枚克氏针分别在两个水平平面相互交叉进针。具体进针的水平平面根据骨折类型和部位确定，尽可能在伤口或病变区外进针，并能对骨折端有稳定的固定作用。如胫腓骨远段骨折，或在胫腓骨远端干骺端截骨延长肢体，可分别在远近两侧骨折段或截骨段中央相互交叉、水平穿入两针，再在跟骨横穿 1 针固定。

3. 麻醉：一般下肢骨折选用硬膜外麻醉，上肢选用臂丛麻醉。

4. 进针方法：用慢速电钻或气钻夹持固定针，直接自皮肤进针点穿入，经双侧骨皮质再穿出肢体对侧皮肤。两针在同一水平面以相互交叉 25°~45°的角度进针，尽量与骨干长轴保持垂直。

若采用两个弓环固定可分别在远近骨折段的肢体前面补加两个半针固定，以增强对骨折端的固定强度（图 13-47A），对于斜形、螺旋形和有较大骨折片的骨折，可利用侧方加压器横向穿针加压固定（图 13-47B），使斜形断面和较大的骨折片紧密贴合。

5. 检查骨折复位情况：若缩短移位尚未矫正，可利用框架固定器的牵伸作用进行复位。缩短移位矫正后，侧方移位难于矫正者，可利用侧方加压器进行侧方挤压复位。

6. 固定：骨折复位满意后，将弓环紧靠三组针套放于肢体上，将各固定针固定于弓环上，再安放 3 根螺纹连接杆将 3 个弓环连接起来。稳定型骨折可采用骨折加压固定，不稳定型骨折可采用牵伸或中和位固定。

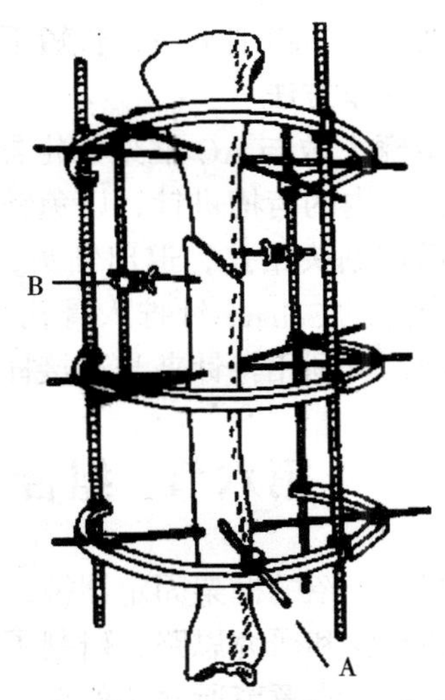

A.增加半针固定 B.增加侧方加压器加压固定

图 13-47 半环槽式框架固定器固定胫骨骨折

七、Bastinid 框架固定器

Bastinid 框架固定器（图 13-48）属于单边单平面式框架固定器，近些年来在我国应用较多但其结构复杂，笨重，操作繁琐、难度大，固定针粗大，针的布局也欠合理，价格昂贵，因此，并不适合我国国情，不宜在我国广大医院广泛推广应用。这里只作简单介绍。

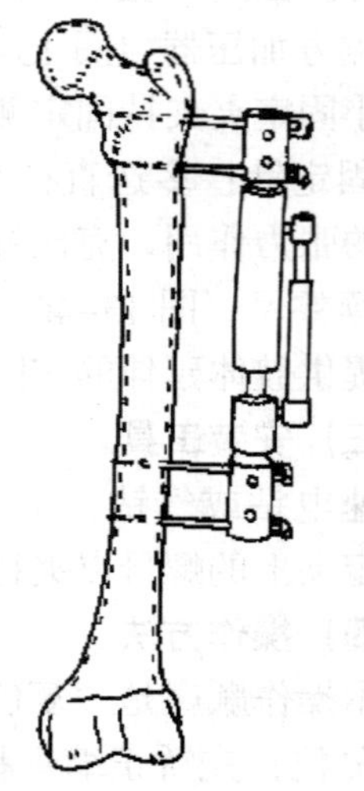

图 13-48 Bastinid 框架固定器

（一）特 点

（1）连接杆有伸缩功能，但由于是半针固定，进行肢体延长时固定针容易弯曲，牵伸力量不足，延长功能有限。

（2）连接杆沉重，不便于上肢携带活动，不便于下肢携带行走，也不适合于组合成双边式框架固定器构形。

（二）结构简介

主要从以下几方面讨论它的不足和缺陷。

（1）主要由连接杆构成，持针夹在连接杆两端，持针夹内有 5 条夹针的齿槽。针组内针距恒定，因此，进针时除需注意固定针应保持在同一纵轴平面外，还需注意针距不可过宽或过窄。

（2）连接杆中段为伸缩杆，可进行有限的牵伸或压缩。但此中段过长，而且不能夹持固定针，明显增大了针组间距，减小了固定强度，只有借助增粗固定针径来弥补。

（3）固定针为直径 6mm 的 Schanz 针，用于半针固定。与西方人相比，中国人骨骼相对细小，仍用直径 6mm 的固定针，显然针径过大，对国人相对细小的骨骼损伤太大。

（4）Schanz 针尖段有螺纹，与组合式及 AO 框架固定器的进针方式一样，程序复杂、繁琐，延长了手术时间。

（5）连接杆中段与一端持针夹借助万向关节连接，可用于矫正部分成角移位和少许侧方移位。

（三）安装工具

安装工具包括粗细不一、长短不等的钻头、套管、套管针芯、持针把手和内六角扳手等。

（四）操作方法

具体步骤大致与 AO 框架固定器的操作方法相同，只是在进针时最好以持针夹为进针导向器，循持针夹内的齿槽进针，以免针距过宽或过窄。进针前也需做一皮肤切口，插入套管，拔出套管针芯后用钻头钻孔，退出钻头，测量骨孔深度和孔周软组织深度，确定 Schanz 针螺纹段长度，选择合适的 Schanz 针拧入骨孔。检查骨折复位大致满意后安装连接杆，拧紧内六角螺钉以夹紧固定针。可利用持针夹与连接杆中段之间的万向关节，对骨折成角移位进行调整复位。

第六节 组合式多功能框架固定器及操作方法

以上章节介绍的框架固定器械，大多是针对某个部位的骨折，做特定设计而制作的，发明者根据自己的经验和研究思路，研制了形态各异的框架固定器，这就出现了相同部位不同构型的许多框架固定器。本章节所介绍的框架固定器具有多项功能，而且可用于多个部位、多种骨折。不但可牵引加压复位，而且还可进行再调整，以纠正轴线偏差。组合式框架固定器则是参考其他框架固定器的结构特点。应用排列组合原理，不但可以用于骨折、矫形，还可用于肢体延长。每个部件大都具有两种以上的互换组合功能，随意性较大，有良好的通用性。

一、多功能框架固定器

（一）曲杆型空间立体式骨折框架固定器

1. 结构简介

该框架固定器结构由以下两部分组成。

（1）纵向加压部分：由 2 根 280mm 可调螺纹的曲杆，连接 3 个半环组成，半环可沿支撑杆螺纹滑动，实现轴向牵引加压功能。每个半环均安装有 4mm 孔径的斯氏针插座，可在半环上 180°间任意滑动，并适应多平面穿针固定。斯氏针通过套筒和牵拉杆针孔，用六角螺母固定于半环上。

（2）复位固定部分：由连接在半环上可移动性锁针固定插座，中间半环上的空间穿针调节器及半环与支撑杆相连可拆固定套固定。锁针固定座在半环上任意滑动，满足了多平面固定调整骨折旋转移位的要求。中间半环上的空间调节器装置可安置 1~2 枚斯氏针，利用点的固定形式解决骨折的侧方和前后移位。半环与可拆固定套的结合，能使支撑杆螺母调节单侧加压式牵引，使骨折的成角畸形得到圆满解决。

2. 适应范围

（1）胫腓骨新鲜闭合及开放骨折。

（2）股骨干、肱骨干中下 1/3 骨折。

（3）尺桡骨骨折。

（4）长骨骨骺延长术。

（5）膝内、外翻矫正外固定。

3. 操作方法

（1）新鲜骨干骨折的应用。在局麻、臂丛或硬膜外麻醉下，视骨折部位，选用 2~3 枚斯氏针，经皮、骨骼贯穿，安装框架固定器。如骨折延迟愈合或不愈合，可在纠正畸形后，用轴向压力加压，以空间调节器控制不利于愈合的剪力，配合积极的功能锻炼，促进骨折愈合。

（2）开放性骨折。在彻底清创后，直视下以器械与手法结合，安置框架固定器后再缝合伤口。

（3）陈旧性骨折。畸形严重也影响功能，短期愈合不坚固者，可在麻醉下折骨，然后安装框架固定器，以轴向压力加压，促进骨折愈合。

（4）膝内、外翻矫形及骨延长术后固定。膝内、外翻矫正后安置框架固定器，调整支架曲杆，使肢体力线满意后再固定。骨延长术应用 4 枚钢针水平穿过骨内，牵引延长，每天进行调整。

4. 注意事项：术后患肢抬高，消除肿胀，3~8 天后，鼓励患者扶拐离床活动，以促进骨折的早期愈合及功能恢复。术后 7 周左右，折端已达临床愈合，可拆除框架固定支架。

（二）单臂多维骨折框架固定器

1. 结构简介：该支架由 2 个轴杆与中部的球形关节与侧方滑动板联接成 1 个中部带有特殊功能装置的单臂杆，总重 0.5kg，长 30cm，主轴杆基本由质轻的铝合金制成，针固定夹由一般钢材制成，钢材件制成后镀铬防锈。

球形关节部由球与窝两部组成，球形关节窝由可自由拆装的两半合成，以 4 枚螺钉固定。固定螺钉旋紧后可承受 50kg 的剪应力而不移动，固定螺钉放松后可向各方折转 0°~40°角，用于纠正成角错位。

侧方滑动装置系由 2 个能向侧方移动的滑动板与夹在 2 个滑动板中间并含于 2 个滑动板体内

的燕尾状滑动枢组成。2 个滑动板相对侧皆有滑动槽，2 个滑动槽与燕尾状滑动枢嵌合。此滑动枢有纵向与横向的 2 个肢翼分别与相对应的滑动板体内的滑动槽相啮合。此侧方滑动装置的侧方滑动板槽与燕尾状滑动枢的肢翼通过调节螺旋可自由滑动，错位纠正后旋紧固定螺钉锁牢。其侧方滑动行程为 2.6cm，2 个侧方滑动板分别熔铸于一侧的轴杆上与球形关节关节窝底座上。

2 个杆组合的单臂杆，带球形关节球的那侧杆，具有中心螺杆与杆套组成，杆套用于安放针固定夹。杆套于固定前可沿螺杆自由纵向移动，有 2 个螺杆螺母分别居于杆套的两侧，此 2 个螺杆螺母 1 个用于牵伸旋进以纠正骨折的重叠错位，1 个用于拉缩旋进以纠正骨折的分离错位与加压，2 个螺母共同收紧则将杆套固。杆套可以纵行移动 4cm。

2. 适应范围

(1) 新鲜及内固定失败的股骨骨折。

(2) 胫骨、肱骨骨折。

3. 操作方法：股骨、胫骨骨折采用硬膜外麻醉，肱骨采用肌间沟麻醉。可采用切开穿针。股骨与胫骨采用特制的骨穿针，显露骨干后，首先用直径 3~4mm 的钻头钻孔。而后再用带有方孔的“T”形螺丝扳手将针旋进，以稍出对侧骨皮质为宜，其骨穿针的进针方向不需要与上下左右方向垂直进针。肱骨可用 4~4.5mm 直径的斯氏针。而后安装框架固定器。根据骨折移位情况而进行牵伸，纠正成角和旋转错位。待折端位置满意后，可关闭伤口。术后可根据切口愈合情况，指导患者扶拐下地锻炼。

4. 注意事项：该单臂框架固定器具有牵伸与压缩纠正骨折重叠错位与加压，万向成角纠正骨折成角错位，前后与左右方向的侧方移动纠正骨折的侧方错位，针固定夹能平行与垂直双向旋转以及能上下移动，从而固定各个不同方向倾斜旋转的骨穿针。此针固定夹轴杆再加以延长即可纠正骨折的旋转错位等性能。即该支架通过调整其结构即能使一定范围的重叠、成角、侧方与旋转错位，在四维空间的骨折错位均能得到纠正。本支架所应用的特制的直径 6mm 的骨穿针，系不锈钢制成，具有特殊的螺纹，此螺纹有 2 个特点：一是螺纹深而粗大，类似加压钢板的螺钉，因而旋入后固定坚强可靠；二是其螺纹尖部为扁形，其尖端磨制成如同斯氏针尖端的双斜面锐刃。具有很强的钻进能力，虽骨穿针粗 6mm，但用直径 3~4mm 的钻头先行钻孔后即可毫不费力地将直径 6mm 的骨穿针旋进。

（三）“S”型多功能框架固定器

1. 结构简介：该装置由以下部件构成。

可调整伸缩带螺纹伸缩支撑杆一根，4 枚螺纹钢针是借助锁针器通过直角连接装置和支撑杆相连。锁针器是固定在直角连接装置的“T”形板的槽孔中，“T”形板可上下旋动，从而能适应不同角度的进针。

2. 适应范围

(1) 胫腓骨新鲜和陈旧性骨折。

(2) 肱骨新鲜及陈旧性骨折。

(3) 尺桡骨骨折。

3. 操作方法：以胫骨骨折为例。采用硬膜外麻醉或神经阻滞及局部浸润麻醉均可，患者取仰卧位，小腿垫高 15cm 以利操作。常规消毒皮肤及铺巾，助手扶持患肢，以保持外观近似正常即可，不必手法复位；术者在小腿内侧，胫骨骨折两端分别平行钻入 2 枚螺纹针，以钻过对侧骨皮质 2mm 为佳，然后安放框架固定器，使框架固定器与 4 枚针连接，继之，以 X 光指示调整复位，以达到解剖复位。拧紧各个装置的固定螺母。如为开放性骨折，在清创后缝合创口前，直视下调整复位后固定。术后卧床休息，但不限制患肢关节活动。皮肤穿针处，每天滴 75%酒精，5 天后，扶双拐下地活动。

4. 注意事项：肱骨骨折穿针应注意防止桡神经损伤。尺骨骨折穿针应在尺骨背侧。在骨折端有少量骨痂形成时，即可逐渐松动框架固定器上固定针的螺栓，这一般在固定后40天左右进行，目的是使骨折局部逐渐增加负重量，使骨折端得到足够的生理性应力刺激。以加速骨折愈合。

（四）8C-Ⅰ型多功能骨折框架固定器

1. 结构简介：该固定器由以下部件组成。螺杆、固定螺杆、连接座、螺帽、垫片、骨圆针、螺纹针、套管、拧针器、推针器、扳手。外旋螺杆使螺帽推进。可纠正重叠及内外成角；固定螺杆的螺帽，可纠正前后移位及前后成角。

2. 适应范围

(1) 股骨干、胫腓骨、肱骨、尺桡骨开放及闭合性骨折。

(2) 胫腓骨延长术。

3. 操作方法：根据X线片（开放性骨折清创后直视下）确定骨折部位，在骨折两端距折端2~8cm无重要血管、神经走行区选进针点，先用注射针刺入骨骼区确定进针部位。沿进针方向钻入斯氏针各2枚，间距1.5cm，用风钻或电钻时，针外套上护针套管，靠骨折端用拧针器分别拧入带螺纹骨针，手法复位后，安装框架固定器。若手法复位不满意，调整框架固定器。先纠正旋转，再旋紧全部螺帽，固定骨针，外旋螺杆上螺帽，纠正前后移位及前后成角。用推针器推移一侧螺纹针，使骨骼在另1枚针上向对侧滑动，或于对侧同时旋转螺纹针，此时，针不移动，骨骼顺螺纹向对侧移动，纠正骨折的侧方移位。复位满意后，稳定性骨折加压固定；不稳定性骨折则维持牵引固定。12周后视骨折愈合情况，拆除框架固定器，必要时，用小夹板固定2~4周。

4. 注意事项：在行穿针操作时，为了不损伤血管、神经，要熟练掌握安全进针点和进针角度，以避开血管神经，使穿针顺利进行。

（五）多功能滑动框架固定器

1. 结构简介：多功能框架固定器的组成主要有牵引螺杆和在螺杆上可运动的滑动支架。滑动支架带有锁针器，通过转向齿盘和滑动支架的螺杆连接部相连，从而起到纠正骨折端的旋转、左右和前后移位，滑动支架是通过滑行键在牵引杆上键槽内滑动的。

2. 适应范围

(1) 腓骨骨折。

(2) 股骨干骨折。

(3) 胫骨骨骺牵引骨延长和胫骨截骨骨延长。

3. 操作方法：在局麻或硬膜外麻醉下穿针。长管状骨骨干骨折，在距骨折两断端5cm处，各平行钻入2枚3.5mm粗的斯氏针（胫腓骨骨折在小腿内外侧各装一固定夹，股骨骨折在大腿外侧装1个），旋转滑动支架的螺母，轴向牵引骨折端，纠正重叠和成角畸形。分别旋转齿盘甲、乙、丙，纠正骨折的旋转。左右朝前后移位，骨折整复满意后旋紧各部位螺母固定。

骨骺牵引延长术：在电视透视下进行穿针。先于胫骨近端骨骺中央的前后部各钻1枚直径为3.5mm的斯氏针。然后在骨干上距骨骺线8cm及10cm处各钻入1枚斯氏针。再将框架固定梁上端固定针夹旋转90°，分别夹住骨骺和骨干上的斯氏针，旋转滑动支架螺母，以每日1~1.5mm的速度进行牵引，骨骺与骨干逐渐分离，达所需长度后，停止牵引，固定至骨愈合为止。胫骨截骨延长术，先行截骨术，然后按骨折方式固定牵引，达要求长度后，停止牵引，固定至骨愈合。

4. 注意事项：骨折两端的斯氏针应保持一定的跨度，一般以中间两针分别距骨折端5cm为宜。骨骺牵引延长时，近端斯氏针必须穿在骨骺软骨上，前后2针相距2cm。骨干2针要穿在正中线上，以保持牵引力均衡。

（六）长骨骨折体外调节式单臂框架固定器

1. 结构简介：该框架固定器两端为针杆部分，中间由调节螺母和弯板结构连接而成。每根针杆上有 2 个斜针孔，两孔中间有 1 个垂直的螺钉，螺钉上穿接 1 个固定用压板，该板可以上下活动。在压板的上面，螺钉上有 1 个螺母，拧紧此螺母，可使压板向针板靠拢，利用斜面卡压原理使骨圆针固定。利用正反螺纹连接结构原理，中间的长管状调节螺母一侧与针杆相连，一侧与连杆相连。转动调节螺母，可使两端针杆伸长或缩短，在调节螺母两侧各有 3 个固定螺母，向中间拧紧这 2 个螺母，可使其连接部件固定。利用万向结构原理，在一侧针杆和调节螺母之间，连接两个直角形的弯板结构，采用面接触，一横一竖拼到一起，相接的 2 个平面 1 个有横行槽孔，1 个有竖立槽孔。2 个弯板在互相垂直方向上可以移动，可用以调节骨折端的各侧向移位。利用铰链连接原理，每个弯板的另一个垂直平面上有 1 个固定轴和以此轴为圆心的半弧形槽孔，针杆和连杆与固定轴相关联，利用针杆和连杆可以在互相垂直平面上绕固定轴转动来矫正骨折端的各侧向成角移位。

2. 适应范围

（1）股骨干骨折。

（2）胫腓骨骨折。

（3）肱骨骨折。

3. 操作方法：根据病人年龄及病情选择局麻或硬膜外麻醉。首先摆正肢体，大致复位，本着骨圆针不经过骨折线、不经过伤口和关节面的原则，选定穿针部位。一般胫骨取前内侧、股骨和肱骨取外侧进针，手术在无菌操作下进行，使骨圆针经过压板和针杆针孔刺入皮肤抵到骨膜，然后穿透对侧骨皮质。拧紧压板上固定螺母，使压板、针杆、骨折端被牢固固定成一体。用同样方法将骨圆针穿入另一骨折端，可经伤口直视骨折端，或用手触摸，或用细克氏针刺入骨折部；探查骨折端，也可在 X 线透视下判明移位情况，进行适当调整，最后拧紧各螺母固定。针孔周围采用严密无菌包扎。

4. 注意事项：穿针时一定要注意针尖抵到骨膜时不要滑动，防止术后皮肤受压而坏死，形成针孔感染。术后病人肢体抬高，1 周后下床活动。术后定期拍摄 X 线片复查，根据情况适当调整。骨折端达到临床愈合后拔针。

（七）旋转立柱式多功能框架固定器

1. 结构简介：该器械是一种双架式结构的框架固定器。它包括以下部分：

（1）孔槽式固定轴 8 个，这是一种圆柱形结构，以下方的圆台为分界，分上下段，上段外有螺纹，中间有一长孔槽，供固定针插入固定，下段光滑无螺纹，供插入旋转臂的孔内，通过其下端的螺孔，用固定螺钉和垫圈，固定在旋转臂上，螺钉放松，轴可在旋转臂上旋转。

（2）旋转臂 8 个，上有空间十字交叉的 2 个孔，1 个为固定轴的插孔，1 个为调节杆的插孔，是孔槽式固定轴和调节杆的连接装置。并可在调节杆的套管上旋转，又可沿管滑动，以适应固定针的位置需要。

（3）调节杆 2 个，各由相同长度的左右 2 个套管和调整螺杆组成，连接旋转臂，把整个框架复位固定器组成一体，通过杆的伸缩矫正畸形。

2. 适应范围

（1）四肢骨干骨折。

（2）股骨粗隆间及股骨颈骨折。

（3）骨盆骨折。

（4）骨折畸形愈合和肢体畸形。

3. 操作方法

（1）骨干骨折。根据骨折部位，在骨折上下段由内向外或由外向内平行各穿 2 枚直径为 2.5~4mm 的斯氏针。在可能的情况下，每段针距尽量加大，以增加固定的稳定性，然后复位固定。先把针插入固定轴的槽内，用 2 个螺帽固定，然后拧紧各旋转臂的螺针，把各旋转臂固定，再拧紧骨折近端 4 个槽式固定轴的螺钉将轴固定，透视复查，如骨折有短缩移位时，可旋转两侧调节螺杆，使两侧调节杆等距离伸长。如有侧方移位时，使远段 2 枚固定针在固定远槽内同时上下或左右平行移动；如有内外侧成角时，可使一调节杆伸长；如有前后成角时，可使远段固定针在固定槽内一上一下平行移动；如有骨折处旋转时，远段固定针同时旋转。需要断端加压时，远段调节杆等距离缩短即可。

（2）股骨粗隆间骨折及股骨颈骨折。在骨折复位满意后，在大粗隆下方经股骨颈向股骨头方向斜行穿 3 枚斯氏针，达软骨面下 0.5cm，在股骨髁上由外向内穿入 1 枚斯氏针，然后用单架固定即可。

（3）骨盆骨折。在髂嵴的前部各穿入 2 枚斯氏针，用 1 个架子固定，通过调节杆的伸缩，进行骨折整复和固定。

（4）骨折畸形愈合和肢体畸形。先在畸形部位上下穿针，然后上好框架固定器。手术截骨，用框架复位固定器逐渐矫正。也可 1 次矫正后固定至骨愈合。

4. 注意事项：为防止神经及血管损伤，要正确选择穿针部位和方向。肱骨干由外前向内后；尺骨由内向外；股骨上段在股动脉后方，下段在股动脉前方；胫骨由外向内，上段在腓总神经前外方向内后穿入。疼痛减轻，即可开始肌肉收缩和关节活动，下肢稳定骨折扶拐下地活动并持重。不稳定骨折，待骨折处骨痂出现时，开始持重锻炼。

（八）多功能微型框架固定器

1. 结构简介：该框架固定器，由 1 根螺丝杆件为主轴，装有行程螺纹 9cm，其一端是一个固定不动的骨圆针固定座，另一端为可移动的骨圆针固定座，当其移动到需要位置时，可将两侧的螺母固定。在每个固定针座上有骨圆针插孔，插孔两侧有固定螺母，当从两端向中心拧紧时可固定骨圆针。此外，尚有纠正前后方成角的掌背侧压板。

2. 适应范围

（1）掌骨、指骨、跖骨、趾骨闭合性或开放性不稳定骨折。

（2）各种类型的锁骨骨折。

（3）髌骨骨折。

（4）尺骨鹰嘴骨折。

（5）尺桡骨远端骨折。

（6）指端关节加压融合术。

（7）指骨延长及拇外翻矫形术。

3. 操作方法：以掌（跖）、指（趾）骨骨折为例。

（1）闭合性骨折。对此类骨折，只用单侧外固定即可，先手法复位，复位满意后，在距骨折端远近各 0.5~2cm 处，由内上向外下方或由外上向内下方，用手摇钻穿入直径为 2mm 的骨圆针，使其经过截面中心，根据是否行加压或牵引，在穿针时留有力学分析部分的转角度数，使针尖仅穿过对侧骨皮质即可，然后安装框架固定器。借助 X 线透视或拍片检查复位情况，如不满意，可松开框架固定器，进行调整复位，直至骨折复位满意为止，最后安装框架固定器。

（2）开放或开放感染性骨折。在清创或彻底处理感染后，在直视下使骨折复位，尽量远离伤口，穿针、安装框架固定器。术后应用抗生素并及时换药。

4. 注意事项：在手、足的短管状骨骨折穿针时，要防止指（趾）神经血管束及肌腱的损伤，故应斜行或侧方穿针。锁骨下方有重要血管神经，故闭合穿针时应由足向头侧与皮肤呈 20°角穿针。尺骨鹰嘴处骨折，近侧穿针时由内向外，防止损伤尺神经。手、足的短管状骨骨折穿针，一般最少距折面在 0.5cm 以上，若距离不够长，其近侧可穿在腕骨或是跗骨上。术后 2~3 天应拍 X 线片检查，如骨折复位不满意，应及时调整。

（九）组装多功能框架固定器

1. 结构简介：本固定器由支撑杆和固定座构成。支撑杆由调节管及其两端连接的衔接管组成。调节管一端为正螺纹，另一端为反螺纹，无螺纹段长 50mm，可进行正反方向调节。当调节到需要长度时，以螺母锁紧。衔接管长度为 100mm，也可根据需要装配和增设 150mm 和 200mm 长的衔接管。穿针固定座为持针夹及固定座两部分，持针夹设计为一长方形、片状的弹性夹；固定座为一圆柱体，其柱体一端没有螺杆，通过螺杆使固定座与持针夹连接。

2. 适应范围

（1）四肢新鲜骨折、陈旧性骨折及开放性骨折。

（2）四肢矫形术后固定。

（3）膝关节结核病灶清除术后加压固定。

3. 操作方法：应用本器械的穿针直径为：上肢 2mm，下肢 4mm。尺桡骨穿针，近端在尺骨鹰嘴，由内向外穿入；远端在桡骨茎突上 2cm 处，由桡侧向尺侧穿出。上 1/3 骨折，在旋后 60°位穿针；中 1/3 骨折，在中立位穿针；下 1/3 骨折，在旋前 30°位穿针。横断锯齿型骨折，可适当过牵，以利于复位，当对位对线良好后即行加压。斜形、螺旋形及粉碎性骨折，不宜加压，以防止出现重叠短缩畸形，但要经常调整，以缩短骨折间隙，为新生骨细胞爬行缩短路程，加速骨折愈合。根据不同病情、不同部位、穿针数量及方式不同，连接框架固定器也不同。在骨折两端穿 3 枚或 4 枚钢针，针尖不穿透对侧软组织，针尾固定在一侧一只框架固定器上，就构成单边框架固定器。骨折两端的穿针穿透软组织，将针的两端均连接在框架固定器上，构成双边架。或以其他方式穿针及连接框架固定器，就构成其他多边框架固定器。

4. 注意事项：下肢骨不同部位穿针操作也不同。在骨干上穿针，要用骨钻钻入，不要用骨锤打入。各针不要平行，要有一定角度，连接上固定器后，框架固定器与骨骼形成三角结构，穿针在骨内就不会移动。穿针后 3~7 天，即可扶双拐下地行走。X 线已显示有内外骨痂后，即可去掉框架固定器，先不拔穿针，带针行走几天后，认为确定临床愈合后，再拔穿针。

（十）可透 x 线多功能框架固定器

1. 结构简介：该框架固定器系多用 X 线透过度好的铝合金为主要材料。其部件由伸缩器、旋钮、伸缩螺杆、锁针拱架、锁针螺钉、支撑杆、变角度拱架、锁针固定架、棉织扁带组成。

2. 适应范围：闭合性、开放性、粉碎性及不稳定性胫腓骨骨折和尺桡骨骨折。

3. 操作方法：采用局麻或硬膜外麻醉，患者的体位选择，上肢侧卧位，下肢仰卧位。使用的骨圆针一般为 2~3.5mm 直径，也可根据实际情况而定。穿针前要按常规消毒皮肤、铺巾，并调好复位固定器所在部位。

胫腓骨骨折穿针部位、方法与孟和教授的胫腓骨骨折框架固定器相同，不同的是，胫骨远端骨折由跟骨部位穿针。上肢骨折穿针部位也与孟和上肢骨骨折框架固定器相同，不同的是桡骨远端关节内骨折，取第 2 掌骨远 1/3，由拇指侧进针，贯穿第 3 掌骨即可。穿针完毕后，安装框架固定器，然后依其骨折移位特点调整各效应部件，达到满意的对位、对线即可。将各固定螺母拧紧，使机械部分全部固定，再用棉织扁带按骨折易再移位的部位垫好软垫，加强骨折局部固定，既防止了压垫伤，又保证了骨折复位后的稳定。安装框架固定器后，即可进行肌肉收缩活动，1 周后下地进行功能锻炼，40 天左右可拆除框架固定器。

4. 注意事项：本器械有其突出的特点，即骨圆针闭锁后，支撑杆可双侧牵引、加压，也可一侧牵引，另一侧加压，还能在器械诸部件配合下改变支撑杆平行位置，可在任何一部位上固定，这样可使骨折重叠、分离、成角、侧方旋转移位得以矫正，骨折端能达到满意的对位、对线，并能进行稳定的多方位弹性固定。如果穿针出现偏斜，也能将器械顺利装上，并同样能达到满意的复位与固定效果。

（十一）单侧多功能框架固定器

1. 结构简介：采用轻金属合金材料制成，重量轻，质坚固。由伸缩器和万向结构的槽式固定夹组成。中间部分为伸缩器，由可延长缩短的内杆、外套管和Ⅱ型螺纹调节器组成。利用对螺纹调节器的正反向拧紧或旋松，使内杆在外套管内滑移改变长短距离，起到对骨折端牵引或压缩的功能作用。伸缩器两侧是有万向结构的槽式固定夹。上下 2 片含有 3~5 弧形凹槽的夹块，通过 2 枚压力螺纹钉固定钳夹住螺纹钉尾杆部。在槽式固定夹的一侧带有球面万向结构与中间的伸缩器相连接，可做 360°旋转以达到适应非同一平面之固定轴线的目的，并依靠偏心轴将万向结构锁住，固定于任何一个角度位置。另配以各种长度的密质骨螺纹钉和松质骨螺纹钉，螺纹钉旋拧器和制动扳手等附件。

2. 适应范围

（1）开放骨折。

（2）长块多段粉碎骨折。

（3）骨缺损及骨不连。

（4）肢体延长术。

（5）截骨术。

（6）关节融合固定术。

3. 操作方法：首先初步复位，按骨骼的一侧纵轴中心线经过骨折断端画一直线。距骨折断端 4cm 处，作为第一进针点，用尖刀做小切口长约 1cm，然后用血管钳分离筋膜和肌肉直至骨皮质的表面。将外套管芯套入外套管一并插入切口，在骨表面确定进针点，用骨锤轻叩外套管和外套管芯，然后退出外套管芯，插入内套管，再插入钻头。推进钻头穿透一侧骨皮质后，在钻头上安装限位器，继续推进钻头，直至穿透对侧骨皮质少许，退出钻头，确定进入深度。退出内套管，用套筒扳手旋进螺钉，上好螺钉后，仍放上外套管，安放螺钉定位架，并确定第二进针点。第 2 枚螺钉旋进后，装上整个工具架。确定第三、四个进针点，4 枚螺钉旋入后，取下外套管，缝合皮肤。安装框架固定器应距皮肤 1cm，旋紧内六角螺钉固定夹块。用复位钳夹住夹块在透视下复位，复位后旋紧万向节和固定杆螺钉。必要时可安装调节器，延长或压缩骨折断端。

4. 注意事项：框架固定器放在距皮肤 1cm 处，过近因患者肢体肿胀而压迫皮肤，过远增加了固定针的应力，而降低了安全系数。术后即可进行关节活动锻炼，1 周后扶拐下地，并随时透视了解骨端有无移位，调整固定位置，定期随访、拍片，了解骨折愈合情况。折端模糊或有少量骨痂生长时，即可去除Ⅱ型螺纹调节器及外套管上固定螺丝，使折端在负荷下紧密接触，加快骨愈合。

（十二）简易多功能框架固定器

1. 结构简介：本框架固定器为圆柱状结构，由不锈钢车铣而成，全长 25~35cm，分三个部件。中央为开槽的 10cm 长控制筒，两端车以反向螺丝，与固定杆一端相接，头尾部为构造相同的固定杆，固定杆一端为圆形，车以螺纹与控制筒相接，另一端为方形，均匀地钻 3 个直径为 4mm 的小孔，并配有紧固螺丝。

2. 适应范围

（1）股骨干及胫腓骨骨折。

（2）肱骨及前臂骨折。

（3）小腿及骨骺延长。

3. 操作方法：首先在骨折远近端各钻入 3 枚直径为 3.5mm 的斯氏针，将针插入固定杆头尾端方形孔内，拧紧紧固螺丝。根据临床需要调节中央控制筒，延长或缩短固定杆，带动斯氏针，对骨折端产生牵引或加压作用。

4. 注意事项：本框架固定器既可双边固定，也可单边固定，单边使用时需加一支撑板。近关节骨折仍需超关节石膏固定，限制了关节活动。固定骨折后 2~3 周内，需像上小夹板一样在 X 光下调整位置，适当加压，防止骨延迟愈合或骨不连。

（十三）快速万向多功能框架固定器

1. 结构简介：由固定杆、固定针、快速锁紧万向固定节三部分组成。结构类似建房的桁架，可根据需要组装成环形、单边、双边及多边形固定架，骨固定穿针可选用全针及半针，必要时用螺纹针。固定杆及固定针均能在 360°以内任何角度夹紧，构成万向节。另外采用多头螺纹及扩大螺丝直径增大螺距，扭转固定结螺丝 180°左右，即可快速固定骨折。

2. 适应范围：四肢多发骨折。

3. 操作方法：本框架固定器使用时，其各部位的穿针同其他常用框架固定器相同。万向固定结的使用，避免以往框架固定器反复旋转螺丝费时费力之弊，为急诊及抢救赢得时间。待折端已达临床愈合后，拆除框架固定器。

4. 注意事项：本固定器的杆和固定结均为铝合金材料制成，其重量轻、体积小，不但能用于四肢骨折，也可用于感染性骨折。

（十四）非金属单侧骨折框架固定器

1. 结构简介：本器械是采用能穿透 X 线的尼龙材料研制而成，分为 Ⅰ 型和 Ⅱ 型。其主要部件有：

（1）牵引压缩外固定杆。可正反向滑动而达到延伸和压缩的目的。

（2）各种长度的锥形螺纹钉。

（3）制动螺丝。

全套器械重约 200g，长 20cm，具有压缩、延长、旋转功能，并可纠正骨折成角。

2. 适应范围

（1）四肢长管状骨骨折（闭合及开放）。

（2）股骨粗隆间及股骨颈骨折。

（3）跟骨骨折。

3. 操作方法

（1）穿针：根据病人年龄和病情选择全麻、局麻或硬膜外麻醉，首先大致复位。用骨圆针通过框架固定器螺纹针孔，在骨折两端选定穿针部位，本着骨圆针不经过伤口、骨折线、关节面为原则，一般股骨、肱骨、桡骨选外侧，尺骨选内侧，胫骨选前内侧，跟骨一端选跟骨内侧、一端在胫骨前内侧。手术在电视透视下操作，在无菌下穿针，用 36V 低压电钻，以骨圆针代替钻头，在事先选择好的部位贯穿骨干，抽出骨圆针，换上适当长度的锥形螺纹针，可先在骨折一端钻上 2 枚螺纹针，再于另一端钻上 2 枚螺纹针，或在骨折两端先各钻 1 枚螺纹针，在骨折端对位对线满意的情况下，再于骨折两端各补充 1 枚螺纹针，固定 4 枚压紧螺丝。

（2）复位固定：可经伤口直视骨折端，或在 X 线透视下判明骨折移位情况，进行适当调整，也可用斯氏针插入骨折端进行撬拨复位，对移位的股骨颈或股骨粗隆间骨折，需先牵引复位后再穿针固定。如为骨不连则需经皮斜形打通封闭的骨髓腔，最后拧紧所有的制动螺丝、调节压缩螺旋、保持一定张力。针孔周围以酒精纱布包扎。如应用 Ⅱ 型框架固定器，一次复位不够满意，可待肿胀稍退再行调整位置。

4. 注意事项：术后可应用适量抗生素防止感染，螺钉固定处每日滴酒精 2 次。对于下肢骨折病人应根据身体情况决定扶拐下地行走时间，一般 2 周后即可不负重行走，待骨折愈合后，拆除框架固定，拔除螺钉。

该框架固定器克服了金属类框架固定器重量大、不透 X 线影响拍片等缺点。同时非金属材料不导电，各固定螺钉间不产生电解，可防止穿钉松动，能早期活动，减少并发症的发生。

（十五）测力式小儿骨科框架固定器

1. 结构简介：该器械主要由整形固定和施力测力两部分组成。整形固定部分主体由 2 根支撑螺杆和 2 个大半环形变截面曲梁组成；施力测示部分主要由簧式测力计、锁紧螺母组成。曲梁经螺杆与测力计连接；曲梁与螺栓的一端固定连接，并可沿支撑杆滑动，用以调节针距；曲梁架持在测力计和曲梁间的螺栓上；测力计由弹簧、压簧垫片、外壳及测力计组成，外壳上刻有刻度。安装时压簧垫片与曲梁上的支座端面接触。调整螺母放在外壳的端面外侧，上紧螺母，压簧被压缩，其弹力经曲梁传到骨折远端上，骨的近端经骨针、骨针支座与曲梁连接。这样在旋紧螺母时，弹簧式测力计便可使骨折端获得预定压应力。

本器械中骨针支座上还设有转鼓，转鼓可转动地架持在骨针支座上，这样在骨针穿过转鼓固定时，增加了一个定位自由度，从而降低了穿针技术要求。

2. 适应范围

（1）小儿四肢骨干骨折。

（2）肢体延长术及矫形固定术。

3. 操作方法：首先按需要在骨折远近端穿入骨针 2 枚，而后连接于曲梁的骨针支座上，依次将支撑螺杆和 2 个大半环及测力计相连。旋动螺栓，调节针距，并配合手法使折端复位，调整螺母，观测簧式测力计刻度表，使其达到预定的压应力，而后旋紧螺母，维持曲梁的位置，保持骨折端应力。此时，也可拆下测力计，以便进行标定或装在其他框架固定器上使用。

如应用于肢体延长时，测力计应架持在两曲梁之间的螺栓上，测力计的压簧垫片与支座端面接触，上紧螺母，使压簧被压缩，产生拉应力，使用紧固螺母维持曲梁间的距离。

4. 注意事项：本器械采用了定量化治疗，给科研带来方便，也是框架固定技术上的一个飞跃。其固定稳定，既能使骨折端获得恒定生理应力，又可获得间断性生理压力，且没有功能替代。其缺点是在治疗大斜面骨折时，不能对断端施加压力刺激。

（十六）长管骨闭合框架固定器

1. 结构简介：由闭合复位钳和固定器两部分组成。闭合复位钳状似持骨器，不同点在于复位钳手柄根部有螺母，借助螺杆，可紧固复位钳。框架固定器为 4 个爪状结构，由加压螺杆连接而成，用专用扳手拧动螺杆时，爪状钩靠拢或分离，起到固定骨折端的目的。

2. 适应范围：主要用于胫腓骨、尺桡骨、肱骨骨折的闭合复位及闭合复位后的外固定，或闭合复位后的髓内钉固定。

3. 操作方法：上肢臂丛麻醉，下肢硬膜外麻醉，按无菌操作原则手术。用两把闭合复位钳分别将骨爪避开重要血管神经，穿过皮肤钳紧骨折两断端，扭紧螺母固定复位钳。根据术前拍片或在 X 线透视下，术者把持复位钳复位，必要时助手辅以对抗牵引，复位满意后，将框架固定器骨爪避开重要血管神经，穿过皮肤抓住骨折两断端，拧紧螺杆加压，使框架固定器各爪尖部刺入骨干使固定牢固，无菌敷料包扎。如作闭合穿髓内钉前暂时外固定用，同样方法复位上框架固定器。

4. 注意事项

（1）手术按无菌操作进行。

（2）使用闭合复位钳和外固定器要熟知局部解剖，避开重要血管、神经，以防损伤。

（3）闭合穿钉术完成后，一般不需要外固定。

（4）尽早练习肌肉与关节活动，以利早期功能恢复。

（十七）JDGG–Ⅰ型单臂多平面框架固定器

1. 结构简介：本器械由框架固定器锁针器和垫片组成。固定架可通过旋转芯轴而自行伸缩，以实现对骨断端的牵伸或加压，其延长量可达 4cm。锁针器由抱夹和钩状螺丝及与它配套的螺母组成，钩状螺丝共有 5 只，长度各不相同。垫片则是为使穿在不同平面的钢针都能固定于框架固定器上面设计的。穿针时数枚钢针可相互平行地穿在同一平面上，或在该平面内相互成角穿入；也可在偏离框架固定器中轴±2.5cm 之间的不同平面空间内任意地立体交叉穿针，从而实现多平面固定的目的。

2. 适应范围

（1）股骨颈、粗隆间和四肢长管状骨骨干的各种类型的骨折。

（2）膝内、外翻矫治术及骨折畸形愈合、延迟愈合和不愈合的手术后固定。

3. 操作方法：先根据伤情复位骨折并穿好钢针，再将抱夹套入固定架，然后在抱夹的侧孔中插入钩状螺丝，并将其拧紧，即可同时锁固钢针及抱夹。依次锁固全部钢针后，再旋转框架固定器的芯轴，对骨断端施加压缩力（股骨颈、粗隆间及四肢长管骨稳定性骨折予压缩力）或牵引力（四肢长管骨的不稳定性骨折予牵伸力）后便能给折骨以一可靠的符合生物力学原理的弹性固定力量。若所穿的部分钢针因偏离框架固定器的距离过大，不能直接贴合于抱夹的外侧时，可在钩状螺丝上套入数块垫片，使钢针通过垫片与抱夹贴合并被钩状螺丝锁固于其上。

4. 注意事项：本框架固定器系多平面固定，使骨折在三维空间上均能得到固定，从而获得最佳的固定效果。由于是多平面固定，因此，无论针道有无疏松脱钙，均不会发生固定器松脱，而单平面外固定器在针道感染或长时期固定后，均可因针道脱钙而拔出或向内滑移，从而严重影响固定效果，甚至使固定失败，还可能因钢针内移而损伤对侧的血管神经。由于多平面固定具有良好的稳定性，钢针不会晃动，因此，在同等条件下发生针道感染的可能性要小许多。特有的钩状双联锁针器能够极其方便地将钢针固定于框架固定器上，可使锁固钢针与组装锁针器和框架固定器的工作同步进行并同时结束。

（十八）单侧纵轴动力框架固定器

1. 结构简介：纵轴动力框架固定器是指其整体纵轴与骨折部的纵轴对线方向一致。其筒体内有一望远镜式的推拉伸缩的滑动装置。调节螺帽，可以使固定不动的机械柱体转变为相对固定的动力。既允许其有纵向的滑动，同时又能防止骨折端发生成角或旋转的移位。其螺纹骨针特殊的几何结构可以防止骨针与骨质之间、骨针外露端与固定器连接处之间发生松动。本器械的筒体部与两端的关节头之间各有一球状关节相连，复位时加上一拉压螺杆，可以做各种方向的调节，以矫正骨折的重叠、分离、成角和旋转畸形移位。复位后，拧紧各有关的螺帽，可起到牢固的外固定作用。但当骨痂开始生长后，拧松制动螺帽，容许其通过肌肉的收缩或负重，产生纵向应力，促进骨痂沿着纵轴的力线生长。螺纹骨针的直径以 5~6mm 为宜，其前 1/3 为螺纹，用以钻入骨质内；中 1/3 为光滑圆形穿入软组织内；后 1/3 露在身体皮肤外面，末端呈扁平形，以便紧嵌入框架固定器的关节头的洞槽内，防止滑动。

2. 适应范围

（1）长骨骨折：如胫骨、腓骨、股骨、肱骨等，即使是粉碎性骨折、多发性骨折、开放性骨折也可以应用。

（2）严重的骨盆骨折、耻骨联合分离、中心性髋关节脱臼、骶髂关节脱位等。

（3）应用于下肢的骨延长术。

（4）膝内翻、外翻等畸形的截骨术后。

（5）髋、膝关节的融合术后。

3. 操作方法：硬膜外麻醉。股骨骨折重叠移位较大者，以先行短期的持续骨牵引为宜。在骨折的近端和远端经皮钻孔并穿入一对骨针。每对骨针孔的间距为2cm。胫骨的骨针由内侧进入，股骨的由外侧进入。钻头直径小于骨针0.1cm。穿过对侧骨皮质后退出钻头。用骨针的把手（或用手摇钻）紧夹住骨针的钝端沿原来的钻孔徐徐钻入，在对侧骨皮质外，留0.5cm即可。然后套入外固定器，将4枚骨针的钝端夹住拧紧。装上拉压螺杆，先牵开上下两对骨针间的距离，拉开重叠移位后，用两把持骨钳夹住两端的关节头，在X线透视或电视下进行复位。复位满意后，拧紧各制动螺帽，即起牢固外固定作用。稳定性骨折在框架固定器的制动下术后第4~5天即可扶拐下床。最初2个月，每1~2周照X线片1次。在此期间如发现骨折移位，可随时矫正。第一次在X线片上发现骨痂时（通常伤后3~4周内），可拧松望远镜体的制动螺帽，以便纵轴方向产生压力，以促进骨痂沿力线生长。一般在伤后4个月骨折完全愈合后，拆除框架固定器。对开放性骨折合并严重软组织或骨缺损者，在外固定后及时做植皮或植骨术。

4. 注意事项：胫腓骨骨折者，骨针应该从小腿内侧进入以避免损伤腓总神经，但如骨折的平面较低，也可从外侧进入，把框架固定器安装在小腿外侧。对股骨骨折，因拉力较大，容易引起移位，除选用较长的框架固定器外，各骨针的针距亦应适当增大，以加强其稳定性。股骨框架固定后，应早期活动其膝关节，但下床负重活动仍不宜过早。

（十九）鼠笼式顶夹框架固定器

1. 结构简介：由调节针、固定圈、小夹板、调节螺母组成。小夹板对称安装在固定圈内，调节针的前端为楔形，后端通过螺纹用调节螺母安装在小夹板上，四块小夹板，两个固定圈用自攻螺钉连接构成。

2. 适应范围：四肢闭合及开放性骨折。

3. 操作方法

（1）非手术固定复位法：此法适应于单纯性闭合骨折。首先纠正骨折的旋转移位。将一固定圈套在肢体骨折近端，在局麻或臂丛神经阻滞麻醉下扎调节针，先在骨折近端一个平面内对应扎4枚或2枚调节针，调节针只穿过一侧骨质。骨折远端仍在一个平面内对应扎4枚或2枚调节针，调节针也只穿过一侧骨质。近端调节针的平面与远端调节针的平面之间夹角成90°。调节针螺纹端分别套在调节螺母上使小夹板与肢体平行，先后在小夹板的远、近端头套塑料固定圈形成"鼠笼式"固定器。近端调节针上的小夹板用合适自攻螺纹钉固定在塑料圈上，在框架固定器外缠绕绷带3~4层，使调节螺母外露，用手或牵引器使骨折分离保留一定的活动间距，调整调节针即可使骨折达到解剖复位。最后消除骨折分离，在每端小夹板连接处再固定一合适自攻螺钉防止患肢锻炼松动。

（2）手术复位固定法：此法适应于复杂、粉碎性开放骨折。将两个固定圈套在骨折的远、近端行手术切开复位，骨折复位后在远、近端同一平面内各扎4枚调节针，调节针只穿过一侧骨质，如有碎骨块用较细小的调节针顶住碎骨块，调节针螺纹端分别套上调节螺母，小夹板上根据调节针的位置钻孔套在调节螺母上，使小夹板与肢体平行，在伤口的对称面也放块小夹板与肢体平行，将三块小夹板的端头分别用自攻螺钉固定在两固定圈上形成"鼠笼式"固定器。然后分别在每块小夹板的端头加固一自攻螺钉。伤口处垫上合适的敷料，二压块小夹板用同样螺钉固定在两固定圈上。外缠绕无菌绷带3~4层，调节螺母外露，调节每个调节螺母使调节针的顶力充分与骨折面吻合。

4. 注意事项：本框架固定器既有小夹板对肢体组织的挤夹力，又有调节针对骨质的顶紧力。挤夹力与顶紧力成正比，当调整调节针顶紧骨质时，调节针上的小夹板被调节针作用于骨质的反作用力向外膨胀，而"鼠笼式"固定器椭圆形变，使另对称小夹板向内对肌肤产生挤夹力，椭圆形变越大挤夹力就大。一对称小夹板向外膨胀与肌肤空隙有利血液循环，另对称小夹板向内挤夹肌肤对骨折端产生效应力。稳定性强、可调性好，不影响血液循环。一般固定后患肢可做轻微的功能活动。换药只将伤口敷料上的小夹板松除，换好后重新固定，不会影响骨折移位。调节针结构简单、灵活，可根据肢体的受力情况增减数量，多则 8 枚，少则 4 枚。

（二十）可调半径套管槽式框架固定器

1. 结构简介：该框架固定器由两根带套管槽式针座的主架和两个半环形附架组成。主架有一根长 12cm、直径 1.4cm 的主套管，内有长 18cm 带螺纹的伸缩杆，两者用一个六角螺母相连接，螺母每旋转 1 周，伸缩杆可以从主导管内拉出或缩回 1mm。在主导管和伸缩杆的一端各附有两个小套管，由螺丝钉控制其位置并予固定。每个小套管均连有一个长 3.5cm 的横槽，槽内有一块可以上下活动、带齿的压针钢片，其位置也由螺丝钉控制。因此，不同粗细的克氏针在不同的距离、不同的角度交叉穿入长骨两端时，通过调节针座，很容易牢牢固定在横槽内。主架可单独使用，行肢体延长、骨不连接加压固定，纠正骨重叠，侧方成角，旋转移位。半环形附架是由两个 1/4 圆环的弧形钢片顶端重叠组成的半环，由一根类似伸缩杆的调节杆连接。当两个半环底部分别固定在主导管和伸缩杆两端时，整个框架固定器上下左右连为一体。通过位于半环架上的调节杆的延长和压缩。使力传导到主架上的克氏针上，可矫正骨折后成角。每个半环上 1/3 处连有可以左右延伸和回缩的张力杆，可以调节半环的直径，适用于不同粗细的肢体。在框架固定器安装完毕后调整张力杆可使主架上的克氏针产生张力。

2. 适应范围

（1）股骨、胫骨骨延长。

（2）股骨、胫腓骨闭合、开放及陈旧性骨折畸形愈合。

3. 操作方法：行肢体延长时，先在长骨两端各交叉穿入两枚 2mm 粗细的克氏针，进行方向、部位以避开主要神经、血管为原则。其次调整主架上的套管槽式针座的位置，以使克氏针顺利进入横槽内，并用带齿钢片固定。再用骨刀横行截骨。为确保完全骨折，先延长 0.5cm，再退回并加压固定，股骨在远端、胫骨在近端截骨，腓骨在踝上 5cm 处横断，远端用 1 枚螺丝钉固定在胫骨上。1 周后延长，每次将六角形螺母旋转两个边长。每天 3 次，共延长 1mm，直至所需要的长度为止。当 X 线出现骨性愈合，再去除框架固定器。开放性长管状骨骨干骨折，先清创，再按上法安装框架固定器，然后延长，调整主架和附架的伸缩杆、调节杆和针座，以矫正重叠成角、旋转畸形，然后加压固定。最后关闭伤口。陈旧性长管状骨骨干骨折，畸形愈合，先闭合折骨，再安装框架固定器，新鲜骨折，直接安装外固定器。根据 X 片重叠、成角、旋转方向，调整主架、附架及针座以矫正相应畸形。

4. 注意事项：将传统的圆孔式固定针部件改为横槽式，扩大了钢针进出范围。用带齿压针钢片加压固定，以加强稳定性。将槽式针座连在导管上，当钢针在不同的部位、不同角度避开重要神经血管穿入时，通过上下左右调节针座，就可以顺利穿入钢针固定。通过主架、附架、伸缩杆、调节杆进行延长、加压，解决重叠、侧方、前后方成角。通过导管旋转解决骨折旋转畸形。由于交叉穿入克氏针，呈双平面固定，附架的连接构成三维立体结构，使框架固定器特别稳定。附架张力杆所产生的张力，使较细的克氏针能对抗强大的拉力而不弯曲变形。

二、组合式多功能矫形框架固定器

（一）组合式多功能骨折框架固定器

1.结构简介：该框架固定器全部部件均由铝合金制成。主要部件包括骨圆针固定座、槽型针座固定杆、连接螺杆、支撑杆紧固螺钉。其中连接螺杆两端为左或右旋螺纹，与长短针座固定杆相连，一起组成侧杆，调节连接螺杆可使侧杆伸缩，伸缩长度约 60mm。支撑杆连接两侧杆，两侧杆跨度可通过支撑杆调节，小连接螺杆与支撑杆及小槽型固定杆相连。整个结构合为一体，形成一几何不变体系。

2. 适应范围

(1) 四肢长骨干骨折。

(2) 四肢开放骨折。

(3) 四肢感染伤。

(4) 四肢骨的矫形与骨延长固定术。

3. 操作方法：无论上下肢均应在初步复位后，通过X线片证实对位基本满意的情况下，选择穿针部位。不同骨折应选择不同的穿针部位，股骨颈骨折及粗隆间骨折穿针及安装框架固定器同力臂式框架固定器方法。胫腓骨骨折及肱骨干骨折同孟和氏系列框架固定器方法，即骨折远近端穿针、上架。股骨干骨折则采用在股骨髁上穿针，近端外侧穿1~2枚钢针，则通过对侧皮质，安装框架固定器是Ⅳ型。以上骨折可加用螺纹针以纠正前后、侧方及旋转移位。

4. 注意事项：本框架固定器应根据情况，不同骨折选择不同固定方式，同一骨折不同类型选择不同固定方式。四肢长骨干闭合骨折，可于术后第2天坐起，行髋、膝关节功能活动，3~15天这段时间可下地活动。

(二) 组合式框架固定器

1. 结构简介：本框架固定器除矫形垫圈由尼龙制成外，其余部件均由不锈钢制成。主要部件有：

(1) 钢针固定夹：由四槽垫、凹面垫片、双槽底座及紧固螺丝组成。四槽垫上的“U”形槽可夹持直径3.5~4mm的骨针，双槽底座有“C”形和“U”形槽，供安放连接杆。钢针固定夹在连接杆上可随意变位，固定各方向的钢针。

(2) 连接杆：连接杆有两种，一种是单片连接固定，另一种是伸缩连接杆，由直径8mm，长30~180mm内螺纹管及正反扣螺栓组成，有牵引与加压功能。

(3) 半环弓：弓环上可安置钢针固定夹作为半环式框架固定器构型，供矢状面穿针固定。

(4) 矫形垫圈：有2mm、4mm、6mm、8mm、10mm五种厚度的平垫和三种不同坡度的斜形垫。

(5) 万向接头：用于固定各种方向相交的连接杆或半环弓。

(6) 钢针：有三种类型，无螺纹的骨圆针，供全针贯穿用；自攻式螺纹针，供半针使用；侧方加压钢针，其前端直径2mm，针体直径4mm。

另有所用工具：内六角扳手、骨针套锥与导向器各1个。

本框架固定器有单片固定与牵引—加压固定两种功能，可根据对固定力的需要组成以下六种基本构型：①单平面半针固定型。②单平面双边式。③双平面半针固定式。④三角式。⑤半环式。⑥超关节式固定。

2. 适应范围

(1) 股骨干骨折及股骨粗隆部骨折。

(2) 肱骨干骨折。

(3) 锁骨骨折。

(4) 尺桡骨骨折及桡骨远端骨折。

(5) 胫腓骨骨折。

(6) 髌骨骨折与踝关节骨折。

(7) 骨盆骨折。

3. 操作方法：整复和穿针需在X线电视透视下进行。首先行闭合整复，先矫正骨折端重叠、成角与旋转畸形。在骨折远近端的皮肤进针处切开0.5~1cm小口，放置钻孔导管。用螺纹针时，要先用直径1~1.5mm的钻头，经骨中央钻透两侧骨皮质，然后挤入螺纹固定针，穿出对侧骨皮质 3~5mm 即可。使用加压钢针时，宜先用 2mm 的骨圆针在骨皮质上钻孔，然后再插入加压针推压固定。钢针距骨折线不宜小于 4cm，距关节面要大于 2cm，在同一骨折段上的钢针间距应为 4~5cm。安装框架固定器，若有偏斜，可用矫形垫圈调整。由于钢针固定夹能在连接杆上移动和旋转，所以简化了穿针的技术和要求。经 X 线检查，证实复位满意后，拧紧各部紧固螺丝。

术后酌情应用抗生素 5~7 天。早期用托板防止踝、腕关节下垂，在全身及局部情况许可下开始关节功能锻炼，下肢可部分负重。经常检查框架固定器的紧固螺丝，若有松动应及时拧紧。骨折达临床愈合后可拆除框架固定器。

4. 注意事项：本装置有很大灵活性，但在操作时需注意下列因素：

(1) 穿针数目不宜少于 4 枚，每个骨折段至少穿 2 枚钢针。

(2) 单平面穿针时，每个骨折段上针距不能小于 4cm。

(3) 骨折线距关节面不足 8cm 时，可在矢状面上加穿半针，形成双平面固定后的稳定性，将会获得明显加强。

(4) 钢针从骨表面至固定夹的悬臂长度越大，稳定性越差，钢针至皮肤的间距保持在 3cm 较为适合。

(5) 术后如针孔一旦发生感染，应及时换药，并应用抗生素，停止功能锻炼。

(三) 新型多功能矫形延长器

1. 结构简介：该延长器主要由以下部件构成。

(1) 长螺杆 2 根，由上、下螺纹杆及双向螺管组成。上螺纹杆连接穿针附件，下螺纹杆供骨干上、下穿针，连接稳定弓。拧旋杆中段的螺管可产生相反方向机械牵伸张力，使截骨延长。

(2) 穿针附件 2 个，供骨骺部前后穿针，分别与长短螺杆相连。有固定钢针的小螺母 3 个。

(3) 短螺杆 2 根，斜架于穿针附件与上螺纹杆组成一楔形撑开装置。长螺杆与穿针附件成头臼式，短螺杆上端与穿针附件上成铰链关节，下端与长螺杆为多向活动的万向接头。拧旋短螺杆的双向螺管，同样产生相反方向的支撑张力，结合各相连关节的灵活及多向活动，使穿针附件产生矫正各种畸形所需的不同平面上的倾斜。延长间隙亦出现相应的楔形改变，以矫正各种力线畸形。

(4) 稳定弓 1 个，4 枚小螺钉固定在两侧的下螺纹杆上，防止骨端旋转与成角活动。

(5) 扳手、读数尺，螺丝起子各 1 把。

2. 适应范围：小儿麻痹后遗症膝屈曲，膝反屈，膝内、外翻，胫骨旋转畸形的矫形固定术。

3. 操作方法

(1) 穿针与截骨：骨骺末闭合者，借助 X 线穿针，以保证 2 枚针沿骨骺线近侧旁平行穿过；骨骺已闭合者，胫骨结节平面做一弧形小切口，长约 3cm。以 2 枚针头经皮刺入做关节面定位。于关节面下 1.5cm 左右，自外向内前后贯穿 2 枚直径为 3cm 的克氏针。胫骨干远侧上、下贯穿 2 枚直径为 4cm 的骨圆针，2 枚上下平行，其间距为 4cm。在骨骺针下 0.5cm 平面截骨，注意保留胫骨结节呈舌状或“V”形连接于骨骺端。为了避免损伤后侧的血管、神经，采取先截断胫骨前侧 2/3~3/4，拧旋螺管使骨断面前侧产生张力性分离，再小心完全或不完全截断后侧皮质。后侧皮质不全截断时，也可折断。在持续性牵伸张力下，截骨端即完全分离。截骨后不立即做牵开而采取加压，以减少截骨端骨创面出血及创伤反应。

(2) 延长与固定：骨骺牵伸延长一般在穿针后 1~3 天施行。于骺端截骨延长在术后 3~7 天施行。每天以 1~1.5mm 的速度分 2~3 次进行。延长期间鼓励患者行膝、踝关节的屈伸活动或扶拐下地活动。达到预期延长后，继续使用延长期固定，延长区骨愈合后，去除框架固定，逐渐练习负重与行走。

4. 注意事项：包括各种畸形的矫正。

(1) 矫正膝屈曲畸形：器械的楔形撑开装置在后侧。延长过程中始终保持小腿远端垫高使膝悬空、膝部沙袋持续加压。沙袋重量视膝屈曲挛缩的程度、年龄和体质情况酌情增减，一般为1~5kg。当接近预期延长量时，每日继续延长，同时拧旋短螺杆的螺管，速度为每天4mm左右，至穿针附件向后上倾斜的角度与术前膝屈曲的角度大致相等，出现前窄后宽之延长区以矫正膝屈曲，继续膝部沙袋加压，以维持膝伸直位或矫正膝屈曲畸形至延长完成。

(2) 矫正膝反屈畸形：器械的楔形撑开装置在前侧。延长中保持膝屈曲20°~30°位，操作方法同前。注意穿针附件向前上倾斜的角度较术前膝反屈小5°~10°左右，以免矫枉过正，出现前宽后窄之延长区以矫正膝反屈畸形。

(3) 矫正膝内、外翻畸形：以矫正膝外翻为例，向外旋转双侧万向接头，使穿针附件产生倾斜，以适应增加外侧的延长速度与长度的需要。出现内侧窄外侧宽之延长区，以矫正膝外翻畸形。

(4) 矫正胫骨外旋畸形：穿针时注意，骨骺与骨干的钢针分别在大腿与足的中立位下穿放。即骨骺与骨干钢针所形成的夹角等于胫骨外旋角度。截骨后将骨干钢针向内旋转至4枚钢针回到一个平面上，胫骨外旋得以矫正，4枚小螺钉将稳定弓固定于两侧的下螺纹杆上。

(四) 儿童膝内外翻多功能矫正器

1. 结构简介：矫正器选用铝合金材料制成，重约1.0kg，最大矫正角度为60°。主要部件有固定装置和加压装置两部分。固定装置作用于畸形两端，加压装置作用于畸形中部，产生一定的压力，靠机械力量完成畸形的矫正。

2. 适应范围

(1) 15岁以下儿童各种类型的膝内、外翻的治疗。

(2) 其他部位长管状骨畸形矫正。

3. 操作方法：根据体形大小，选用合适的拉钩和加压垫片，与皮肤接触处加软垫。将拉钩和加压垫固定牢固后，采用螺旋式加压方法，以矫正器不转动、患者无特殊不适和能耐受为度。固定后，每天加压1~2个螺纹。每半月拍片检查1次，了解矫正情况，一般3周左右即可有明显效果，30天左右可获得满意矫正。

4. 注意事项：治疗期间观测压力的大小，注意矫正器有无松动，皮肤与软组织有无压伤或瘀肿。应及时调整。以免发生压伤坏死及起不到矫正作用。

(五) 小儿膝内外翻固定器

1. 结构简介：该框架固定器由内外侧腿板、足底板和相应的调节机构组成。内外侧腿板，其弧度长度同小儿下肢大体吻合，腿板中间可任意活动膝关节，足底板在腿板下方，可任意调节足底的内外翻角度。

2. 适应范围：适用于6个月至6岁的膝内外翻患儿。

3. 操作方法：对于膝内翻患儿，可在内侧腿板上下端各加一软垫，在外侧腿板的中下1/3处即小腿向外侧最凸出的部分加一软垫，然后将内外侧腿板分别放在下肢的内外侧面。如果下肢有内旋畸形，可同时手法矫正成中立位，矫正后足放在足底板上，足呈轻度外翻位固定，再将内外侧腿板和足底板分别固定。

对于膝外翻患儿，可在外侧腿板的上下两端各加一软垫，在内侧腿板的中间加一软垫，然后将内外侧腿板分别放在下肢的内外侧侧面。如果下肢有外旋畸形，可同时手法矫正成中立位，矫正后将足放在足底板上，足呈轻度内翻位固定。此框架固定器用于预防性治疗时，腿板内可不加垫，腿板的松紧度可根据畸形的恢复情况随时予以调整，畸形完全矫正后即可去掉支架。

4. 注意事项：根据患儿的病情，调整腿板内的压力及松紧度。固定后患儿可站立行走，重症患者最好避免行走，平卧时可做双下肢直腿抬高运动。

主要参考文献

1 高均宜，等. 导针定向器在三刃钉手术中的应用. 上海医学，1983，6（10）：586

2 孙维琰，等. 医用骨伤摄针器的研制与临床应用. 中国中医骨伤科杂志，1990，6（1）：12

3 张启宣，等. 股骨颈骨折导针定向器的研究与临床应用. 中华骨科杂志，1990，10（3）：222

4 陈 智，等. 骨圆针剪折器.骨与关节损伤杂志，1990，5（4）：242

5 李德祖，等. 双筒定位器在骨股颈骨折多针固定术中的应用. 中华骨科杂志，1994，14（3）：152

6 顾云五等. 加压外固定器治疗关节内骨折的实验临床研究. 中国骨伤，1990，3：55

7 侯树惠等. 应用髁间固定器治疗肱骨髁间骨折的研究. 中华骨科杂志，1990，10：183

8 黄克勤. 骨科新技术荟萃. 北京：华夏出版社，1990

9 黄克勤. 现代创伤外固定学. 北京：华夏出版社，1990

10 李树春，王云飞，李景晟. 微型外固定架研制与应用. 中国骨伤，1991，4：28

11 段西峰. 手提式上肢骨折整复器的研制与临床应用. 中医正骨，1991，3：28

12 孙炬光等. 双关节可调式髋关节外固定器设计与应用. 中国中医骨伤科杂志，1991，7：21

13 夏和桃，张晓林. 组合式外固定器的研制和临床应用. 中国创伤杂志，1992，12：263

14 庞桂根等. 应用鹰嘴钩治疗尺骨鹰嘴骨折. 中华骨科杂志，1992，12：264

15 曹建中. 髋部骨折多功能骨外固定器的临床应用. 中国骨伤，1992，5：21

16 顾芬野等. 双钢板外固定器治疗长骨骨折. 中医正骨，1992，4：25

17 姜延州. 快速万向多功能骨折外固定器. 骨与关节损伤杂志，1993，8：208

18 孙永强. 髌骨抱聚器的研制及力学研究. 中医正骨，1993，15：502

19 孟和. 中国骨折复位固定器疗法. 北京：中国协和医科大学、北京医科大学联合出版社，1993

20 杨顺元. 袖珍式掌指骨牵引支具治疗 Bennett 氏骨折. 中华手外科杂志，1993，9：187

21 夏和桃，刘沂，张晓林等. 骨外固定器治疗桡骨远端严重粉碎性骨折. 中华骨科杂志，1994，14：591

22 辛景义等. 三维踝关节复位固定器. 中国骨伤，1994，7（增刊）：198

23 俞宏亮，马亮，赵立登等. 框式小腿外固定架的研制与临床应用. 中华骨科杂志，1994，14：601

24 郑亚才等. 单侧多功能外固定架治疗四肢骨折，骨与关节损伤杂志，1994，9：55

25 庄庆仁，陈觉锬，张泰生. 坐标式外固定架的研制及临床应用. 中国矫形外科杂志，1994，1：123

26 合润基，黄士中，邹天明等. 股骨转子间骨折压缩外固定支架的生物力学研究与应用. 中华骨科杂志，1994，14：586

27 黄孝舟，王以进，凡道斌等. 全环移动式外固定器研制与临床应用，中华骨科杂志，1994，14：605

28 刘长胜，符强，褚策良等. 可控式髋关节活动支架. 中国矫形外科杂志，1995，2：66

29 沈忆新，郑祖根，徐又佳等. 改良型 Hoffmann 外固定器治疗不稳定性胫腓骨骨折. 中华骨科杂志，1995，15：752

30 宋西正. 鼠笼式顶夹外固定器治疗四肢骨折. 中国骨伤，1995，8：22

31 孙永强，郑福增. 骨折外固定器疗法. 郑州：河南科学技术出版社，1995

32 刘国平，杜靖远，陈汝轻等. 老年股骨近端骨折的外固定器治疗. 伤残医学杂志，1995，3：5

33 刘国平，杜靖远，陈汝轻等. 单侧多针平行双平面外固定器的研制. 中国医疗器械杂志，1996，20：22

34 刘国平，杜靖远，陈汝轻等. 单侧可调外固定器的生物力学测试研究. 现代外科，1996，2：32

35 刘国平，杜靖远，陈汝轻等. 撬拨复位加双侧外固定器治疗胫骨平台骨折. 中国矫形外科杂志，1997，4：269

36 傅宏，石仕元，孙观荣. 应用三点加压式外固定器治疗四肢长骨干骨折. 中国骨伤，1997，10：36

37 Bolander ME，Regulation of fracture repair by growth factors，Proc Soc Exp Biol Med，1992，200：165

38 Catagni MA，Guerreschi F，Holman JA et al，Distraction osteogenesis in the treatment of stiff hyper-trophic non-unions using Ilizarov apparatus，Clin Orthop，1994，301：159

39 Connolly JF，Injectable bone marrow preparations to stimulate osteogenic repair，Clin Orthop，1995, 313：9

40 Cornell CN，Newest factors in fracture healing，Clin Orthop，1992，277：297

41 Dendrinos GK，Kontos S，Lyritsis E et al，Use of the Ilizarov technique for treatment of non-union of the tibia associated with infection，J Bone Joint Surg，1995，77-A：915

42 Einhorn TA, Enhancement of fracture healing, J Bone Joint Surg, 1995, 77-A: 940

43 Goodship AE, Norrodin N, Francis M, The stimulation of Prostaglandis synthesis by micromovement in fracture healing, In: Goodship AE, Micromovement in Orthopaedics, London: University of Oxford, 1992

43 Heckman JD, Ryaby JP, McCabe J et al, Acceleration of tibial fracture healing by noninvasive, low intensity pulsed ultrasound, J Bone Joint Surg, 1994, 76-A: 26

44 Illzarov GA, Clinical application of the tension-stress effect for limb lengthening, Clin Orthop, 1990, 250: 8

45 Kenwright J, Goodship AE, Lanyon LE et al, Controlled mechanical stimulation intreatment of tibial fracture, Clin Orthop, 1989, 241: 36

46 Kenwright J, Richardson JB, Cunningham et al, Axial movement and tibial fracture, J Bone joint surg, 1991, 73-B: 654

47 Krek EF, Kenneth DJ, Tony et al, Regulation of adaptive remodelling in segmental deffect fracture of apllied micromotion, In: Goodship AE, Micromovement in Orthopaedics, London: University of Oxford, 1992

48 Liu GP, Du JY, Biomechanical study on unilateral 111 rlecharlncal single-plane external fixator, Chin Med Sci J, 1995, 10: 226

49 Liu GP, Du JY, External fixator and irigation therapy for open fracture with severe wound infection, Chin J Trauma, 1995, 15: 625

50 Liu GP, Du JY, Irrigation and traction therapy used for open tracturc with large size full skin deficit and infected Wond, Chin Med Sci J, 1995, 10: 109

51 Liu GP, Du JY, Percutaneous reduction and stabilization of complex tibial plateau fractures by bilateral groove External fixator, Chin Med Sci J, 1997, 12: 184

52 Liu GP, Du JY, Treatment of senile fracture of proximal femur with unilateral groove external fixator, Chin Med Sci J, 1997, 12: 56

53 Liu GP, Du JY, Biomechanical study on osteotomized tibias fixed with unilateral adjustable external fix-ator, J Tongji Med Unir, 1995, 15: 215

54 Sharrad WJW, A double blind trial of pulsed electromagnetic fields for delayed union of tibial fractures, J Bone J oint Surg, 1990, 72-B: 347

第十四章 骨牵引技术

第一节 牵引目的及作用

骨牵引技术是利用外界的牵引力和对抗牵引的作用，对肢体和躯干进行牵拉，达到治疗骨折和脱位的目的。牵引既有复位作用又有固定作用，它是我国最早的框架固定器，在骨科应用广泛，是一种简便有效的方法，尤其对不宜手术的病人，也可以通过牵引达到治疗的目的。但由于病人需长期卧床，导致许多的并发症，为了使病人尽早从病床上解放下来，在此基础上才研制发展为现今的框架固定器。

牵引术为治疗骨折的基本方法之一。牵引术的目的在于使骨折由重叠过渡到骨折的复位。就是因为骨折后大部分肢体出现短缩重叠畸形，必须施用牵引术来复位，牵引术就是通过“欲合先离”来实现牵引目的。牵引术的技巧优劣决定骨折复位的效果。牵引术的核心是“欲合先离，离而复合”。

英国著名创伤专家 Renald Watson Jons 在他的著作《骨折与关节损伤》一书中写道：“多数骨折面是不规则，突出的骨刺常阻碍断端滑入原位。肢体应先稍拉长些，才能使‘锯齿’脱开，这就需要进行几分钟的缓慢而持续的牵引，使断端脱开，滑入原位。”这一观点与中医骨伤科学中“欲合先离，离而复合”的观点是一致的。

在临床中发现，骨折复位欠妥，大部分是忽略了“欲合先离，离而复合”的理论，牵引的含义就在于“离”，通过牵引术使重叠的骨折断端分离，调解内部肌肉软组织的夹板作用，使骨茬对合。如果骨折是在重叠移位状态下，肌肉软组织的夹板固定作用难发挥效应，只能产生内平衡失调的反效应，使骨折复位更加困难。只有使骨折端先“离”开，才能达到骨折端的复合对位的目的。在穿针框架固定治疗骨折中，也离不开“欲合先离，离而复合”这一原则，只有骨折端先离开，断端有了间隙，才能解决骨折的复位穿针框架固定。道理很简单，做起来并不容易。靠器械骨针的牵引，完成“欲合先离，离而复合”的目的是不行的。必须用手法牵引复位或用牵引复位器配合才能实现。

在骨折的治疗中，加深对“欲合先离，离而复合”的理论认识，是有必要的。

牵引→离与合的瞬间→骨茬骨缝对合→穿针框架固定。

牵引为骨科的基本治疗技术之一，经多个世纪沿用至今仍不失其临床价值，尤其是对骨与关节损伤，应视为首选的治疗手段之一。

一、牵引的作用

（一）具有促进骨折断端复位的作用

分析骨折断端的移位方向，基本上不外乎以下四种：

1. 短缩移位：主要由于纵向肌群的收缩所致。在牵引状态下，如果纵向的牵引力与肌群的纵向收缩力相平衡，则此种短缩必然随之消失。压缩性短缩者亦具有同样效应。

2. 成角移位：除与暴力的作用方向有关外，大多由于周围肌群的收缩力不对称所致。牵引不仅可纠正因暴力作用方向所致的成角，且由于使周围肌肉得到休息与松弛，加之对牵引角度的调整，以使肌肉作用较强的一侧放松，从而可以获得纠正角度畸形的目的。

3. 旋转畸形：除肌肉作用外，大多因肢体的体位所致。因此，通过王常体位情况下的牵引，首先可以纠正因肢体姿势不当等所引起的旋转畸形。根据肌肉作用特点，按骨折远端对近端这一原则来调整牵引的角度，亦可矫正此种畸形。

4. 侧向移位：这是骨折最常见的畸形，较多见于四肢长管骨骨折者。通过牵引，可以使肢体的纵向肌群的肌张力增加，从而迫使向侧方移位的骨折端回归原位。

（二）具有使受损肢体得以休息及固定作用

实验与临床研究结果表明：在任何创伤情况下，局部的制动与固定是其痊愈的基本条件之一。为此，采用持续牵引的方式，将可使伤患部获得较长时间的“静”，不仅使早期的创伤反应迅速消退，且促进后期的修复。

（三）预防及矫正畸形

各种伤患，尤其是四肢邻近关节的伤患，因关节的挛缩、肌肉的废用、组织液渗出及粘连的形成等而引起或促使畸形的形成。通过牵引以及牵引状态下的功能锻炼，既有利于创伤的康复，又可避免因长期固定而引起的畸形与关节僵硬等不良后果。

（四）便于开放性创面的观察与处理

对伴有创面的骨关节损伤，一般多可采取闭合创面的疗法。但对某些感染性创面，以及需要观察局部皮肤、皮瓣等有无血供障碍的患者，则应将创面呈暴露状。对于此种病例，牵引疗法具有显而易见的优越性，可选用相应的牵引方式。

二、牵引的目的

（一）治疗创伤

(1) 使骨折复位，矫正骨折缩短移位。通过调整牵引角度，也可矫正成角和旋转移位。

(2) 稳定骨折断端，有止痛和便于骨折愈合的作用。

(3) 使脱位的关节复位，并可防止再脱位。

（二）治疗骨科疾病

(1) 使轻、中度突出的椎间盘复位，减轻脊髓和神经压迫症状。

(2) 使患有骨结核或骨髓炎或瘤样病损或骨肿瘤的患肢相对固定，防止病理性骨折。

(3) 矫正和预防关节屈曲挛缩畸形。

(4) 矫正或辅助矫正脊柱侧凸畸形。

(5) 使肢体制动，减少局部刺激，减轻局部炎症扩散。

(6) 解除肌肉痉挛，改善静脉血液回流，消除肢体肿胀，有利于软组织修复。

(7) 使关节置于功能位，便于关节活动，防止肌肉萎缩。

（三）术前术后的辅助治疗

(1) 术前牵引以提高手术成功率，减少术后并发症，如先天性髋关节脱位和脊柱侧凸畸形的术前牵引，有利于术中矫形复位，还可防止股骨头缺血性坏死等并发症。

(2) 术后牵引，减少术后并发症，如截肢术后和髋关节脱位手法复位术后牵引。

(3) 便于患肢伤口的观察、冲洗和换药。

(4) 便于病人的护理。

三、牵引的形式

（一）固定牵引

用 Thomas 夹架牵引是着力于病人骨盆上的固定点。牵伸带将患肢拉向夹架，并依靠夹架的圆环抵住坐骨结节，防止夹架移向相反的方向（图 14–1A）。用外展支架时，牵引是着力于对侧腹股沟带的固定点（图 14–1B）。“健肢”牵引的着力点是在对侧足底的固定点上。这种设计是防止腹股沟受 Thomas 夹架圆环的压力。对侧下肢可置于髋人字形石膏内，并将夹架的铁杆包于髋人字形石膏内（图 14–1C）。对抗压力乃自腹股沟传至髋人字形石膏，也即传至对侧足底。用 Roger Anderson 夹架来治疗股骨上段的一些骨折也是采用同样原理。虽然夹架在健肢上的石膏并非一完整的人字形石膏，但其抗压力仍可以同样地传到对侧足底（图 14–1D）。“健肢”牵引目前很少使用，但在偶尔情况下，可用以纠正髋关节畸形或治疗复杂的多发性损伤。

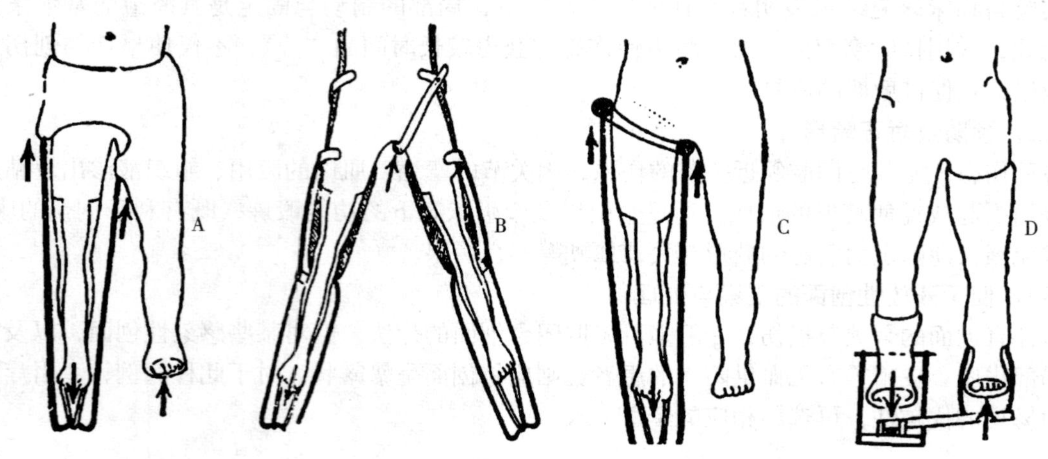

A.夹架的圆环抵住坐骨结节　B.着力于对侧腹股沟带的固定点

C.夹架的铁杆包于髋人字形石膏内　D.抗压力传至对侧足底

图 14–1　下肢的固定牵引

用 Thomas 夹架进行固定牵引对年幼儿童的股骨干骨折的治疗是有效的，这些儿童能耐受腹股沟的对抗压力而没有什么不适，只要经常注意圆环的位置即可。若护理工作不能做到每 4 小时处理圆环区，应加上对抗牵引。固定牵引在处理包括膝关节在内的骨折是一种有效形式，特别对伴有开放性关节损伤病例更为有效。它可用于病人的早期搬运，在第二次世界大战中采用 Tobruk 石膏（固定牵引结合石膏固定）是非常成功的。

（二）平衡牵引

最简单的平衡牵引法是用重量牵引。重量经滑车悬于床尾，并通过皮肤上的粘膏条或穿骨的牵引件而固定于肢体上。对抗牵引力是使用床脚抬高而向下滑移的病人体重，通过 4.5kg 或 6.8kg 重量可为病人的体重所平衡。这个原理曾应用于 Braun 夹架来治疗股骨和胫骨骨折，以及应用于 Thomas 夹架或其他悬吊于高处横档的任何夹架。使用这类固定，夹架只不过是使肢体悬起的一种运载工具，它并不起到牵引或对抗牵引的作用。

（三）固定与平衡联合牵引

常规使用 Thomas 夹架的外科医生经常将固定牵引和平衡牵引结合起来使用。夹架像一般所使用的那样，将圆环抵住骨盆，并将牵引带抽紧。当进行牵引时，牵引带常有滑脱和松弛的倾向，所以要每日进行观察。此外，夹架的圆环可引起不适，甚至在内收肌区和腹股沟引起压迫溃疡。若将夹架远端缚于床尾，将床位抬高 45.7cm，这些困难可获得解决，此时病人自床尾被牵伸带部分地悬吊起来，并增加一些平衡牵引。病人有滑离夹架圆环的趋势，因此腹股沟的压力可减少。此外，牵引带的松弛立即得到调整，无需注意过多。结合这两种牵引方法的较有效措施是在夹架端加上重量，这样就能得到两种牵引类型的优点；固定部分可使肢体在夹架上松弛，而平衡牵引的重量可根据骨折处情况而调节。若在股骨上端用骨圆针进行骨骼牵引，可用金属“U”形弓将牵引延长至夹架端（图 14-2）。

四、牵引的分类

（一）短时牵引

主要是手力牵引或机械牵引，通过短时间的牵引使新鲜骨折和关节脱位复位。

1. 手力牵引：手力牵引即借助人体手力进行拉伸牵引。

（1）牵引时间一般不超过 1h。时间过长，牵引者体力不支；反复牵拉，病人患肢皮肤容易发红、起水泡或溃破。

（2）手力牵引时病人肢体的近端用布带固定，起对抗牵引作用。

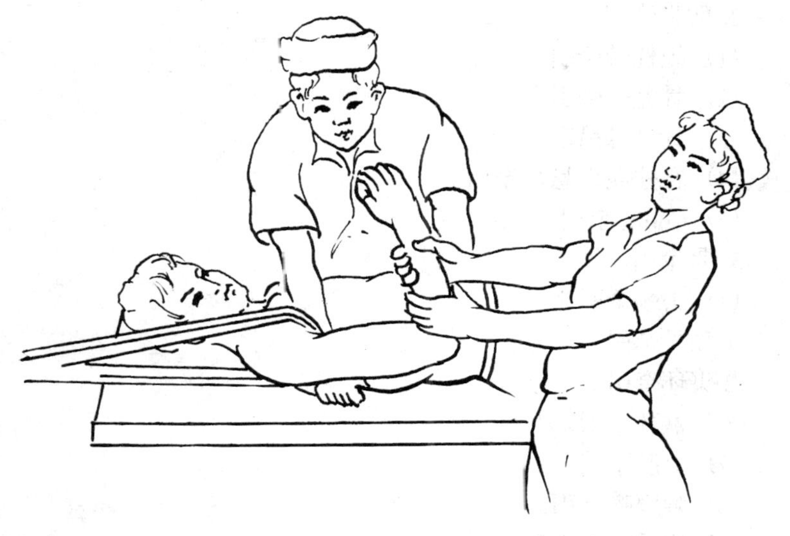

图 14-2 手力牵引

（3）牵引方向，一般沿患肢长轴方向牵引肢体远端（图 14-2）。

（4）有时尚需辅以反折、回旋、端提和捺正等手法，使骨折端对合，或使新鲜的关节脱位复位。

2. 机械牵引：多是借助螺旋牵引、骨折复位机或骨折复位床进行牵引。手力牵引或机械牵引后常需辅以小夹板或石膏外固定，或持续牵引，或框架固定器固定。

（1）机械螺旋牵引：利用机械螺旋杆进行牵引，力量和速度均匀，效果明显。

（2）骨折复位机牵引：利用钻入骨内的斯氏针进行牵引，因此牵引力尚受斯氏针强度的影响，且牵引时容易增加针眼周围皮肤的紧张度。

（3）骨折复位床牵引：有手动骨折复位床、电动骨折复位床和液压骨折复位床三种。它们均是将双足用绷带固定于复位床的牵引足板上，通过手动、电动按钮或液压按钮进行牵引操作，力量均匀，速度缓慢可靠。

（二）持续牵引

主要有皮肤牵引、兜带牵引和骨牵引三类。利用悬垂重量作为牵引力，病人身体重量或对抗牵引带作为反作用力，通过牵引装置进行数天、数周甚至数月的长时间牵引，不同部位的不同疾病应用不同的牵引重量。

1. 皮肤牵引。

（1）胶布牵引。

①小腿胶布牵引。

②长腿胶布牵引。

③前臂胶布牵引。

④上臂胶布牵引。

⑤Bryant 双下肢悬吊牵引。

⑥Dunlop 牵引。

⑦Russell 牵引。

（2）海绵带牵引。

①小腿海绵带牵引。
②长腿海绵带牵引。
2. 兜带牵引。
(1) 颌枕带牵引。
(2) 骨盆带牵引。
(3) 骨盆悬吊牵引。
(4) 脊柱兜带悬吊牵引。
(5) Cotrel 牵引。
3. 骨牵引。
(1) 头颅牵引。
①颅骨牵引。
②头环牵引。
③头盆环牵引。
(2) 上肢牵引。
①尺骨鹰嘴牵引。
②尺桡骨茎突牵引。
③掌骨牵引。
④指骨牵引。
(3) 下肢牵引。
①股骨大转子牵引。
②股骨髁上牵引。
③髌骨牵引。
④胫骨结节牵引。
⑤踝上牵引。
⑥跟骨牵引。
⑦跖趾骨牵引。

五、牵引的适应证

(一) 创伤骨折

1. 新鲜骨折：轻、中度移位可选用颌枕带牵引，移位明显或为不稳定性骨折（粉碎性、斜形和螺旋形骨折）时宜选用骨牵引。

2. 陈旧性骨折：应选用骨牵引，其牵引重量要比常规牵引重量重 2~3 倍，因此，此时应注意观察患肢的血管和神经症状。

3. 畸形愈合的骨折：在行手法折骨后可选用骨牵引。

(二) 关节脱位

1. 新鲜关节脱位：手法牵引或机械牵引复位后辅以皮肤牵引，防止关节再脱位。

2. 陈旧性关节脱位：对于可手术矫正的陈旧性关节脱位，术前可持续牵引 1~2 周，使关节周围组织松弛，便于手术操作，术后也可行牵引维持关节复位后的体位。

(三) 骨与关节疾病

1. 关节病变：主要包括化脓性关节炎、关节结核和类风湿性关节炎等，用皮肤牵引可减轻关节疼痛，防止炎症扩散，预防和矫正关节屈曲挛缩畸形。

2. 关节周围的病变：关节周围的软组织炎症如髂窝脓肿、肢体蜂窝织炎等，用皮肤牵引可预防和矫正关节屈曲挛缩畸形。

3. 关节脱位：主要用于先天性髋关节脱位，在手力或机械牵引复位失败，可持续牵引 2~4 周后，再行手法复位或手术复位。

4. 骨骼病变：包括骨肿瘤、瘤样病损、骨髓炎和骨结核等，用皮肤牵引可防止发生病理性骨折。

5. 颈椎病和椎间盘突出症。

6. 各种颈肩痛和腰腿痛病人，均可先试用兜带牵引治疗，牵引重量由轻到重。

第二节　牵引工具及器材

牵引用具主要包括牵引床、牵引架、牵引绳、牵引重量、牵引扩张板、靠背架、床脚垫、牵引弓、牵引针和进针器具等。

一、牵引床

骨科大部分病人不宜睡钢丝床、弹簧床及软垫床等，一般采用特制骨科硬板牵引床。一般应具有以下几种功能（图 14-3）：

（1）床板分为两节。根据需要可升高头侧床板，使病人由卧位改为半卧位，方便病人进食，也可预防发生坠积性肺炎。将足侧床板升高，可防止病人向牵引侧下滑。

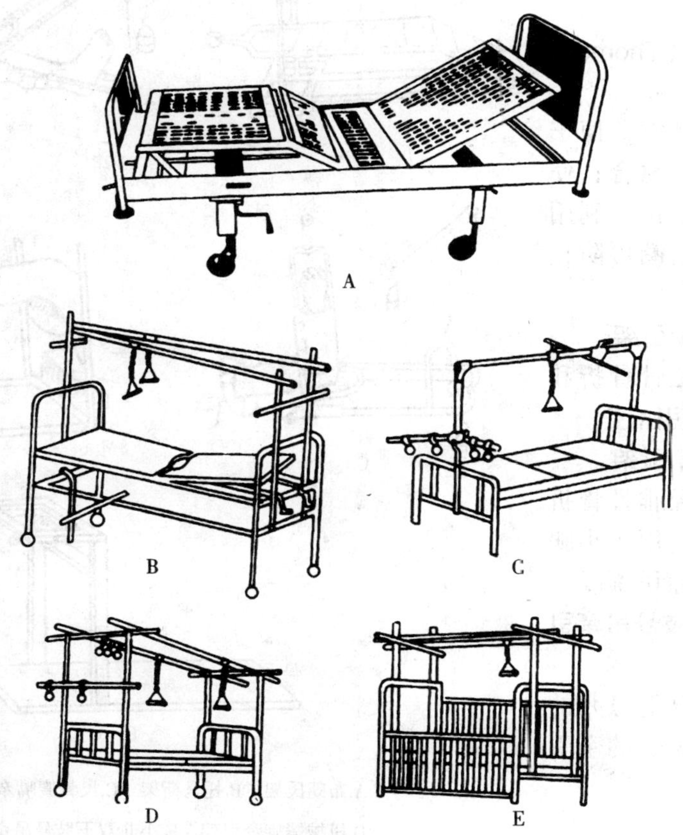

A.三节床板牵引床　B.两节床板牵引床　C.四节褥垫牵引床
D.多功能牵引床　E.小儿用带栏杆牵引床

图 14-3　牵引床

(2) 床板中心有圆洞，床板上铺垫分节段的褥垫，便于更换床单及放置便盆。

(3) 附有带拉手的床架，病人可利用拉手自行转换体位，进行功能锻炼，防止关节僵硬和发生褥疮，以及借助拉手抬高臀部，便于放置便盆。

(4) 带有栏杆的牵引床主要用于小儿病人，以免由床上坠落在地。

(5) 床板分为三节。有方便进食和充当牵引架的作用。

①可升高头侧床板，使病人由平卧位改为半卧位，方便病人进食，也可预防发生坠积性肺炎。

②将小腿侧床板升高，可起到布朗架的作用，使下肢各关节置于功能位，并防止病人向牵引侧下滑。

二、牵引架

临床应用的牵引架有很多种类型，尽管它们的形状各一，但都是为了使患肢关节置于功能位和肌肉松弛位状态下进行牵引。如布朗架、托马斯架及其小腿支架，琼斯（尺骨鹰嘴牵引架）支架、机械螺旋牵引架和双下肢悬吊牵引架等（图 14-4）。可根据病人病情选择应用。

（一）布朗（Braun）架

可使下肢患肢各关节置于功能位，并可防止病人向牵引侧下滑。

（二）托马斯（Thomas）架

可使患肢下面悬空，便于下面创面换药及伤口愈合；使患肢各关节置于功能位，利用腹股沟处的对抗牵引圈可防止病人向牵引侧下滑。

（三）尺骨鹰嘴牵引架

主要用于上肢肱骨骨折和前臂尺桡骨骨折的牵引治疗。

（四）机械螺旋牵引架

主要用于小腿胫腓骨骨折的牵引治疗，尤其适用于小腿后侧有皮肤缺损或创面的病人。

（五）小儿双下肢悬吊牵引架

主要用于 3 岁以下患儿的股骨骨折或髋关节脱位的牵引治疗。

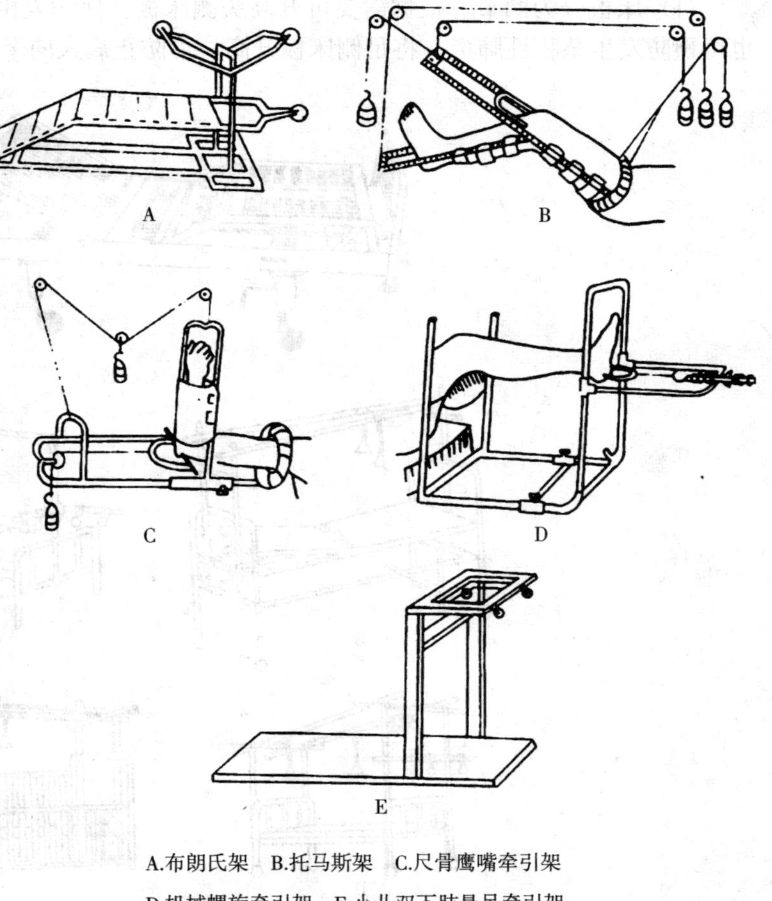

A.布朗氏架 B.托马斯架 C.尺骨鹰嘴牵引架

D.机械螺旋牵引架 E.小儿双下肢悬吊牵引架

图 14-4 牵引架

三、牵引器具

（一）牵引绳

以光滑、结实的尼龙绳和塑料绳为宜。牵引绳长短应合适，过短使牵引锤悬吊过高，容易脱落伤人；过长易造成牵引复位后牵引锤触及地面，影响牵引效果。

（二）滑 车

要求转动灵活，有深沟槽，牵引绳可在槽内滑动而不脱出沟槽，便于牵引。

（三）牵引重量

可选用 0.5kg、1.0kg、2.0kg 和 5.0kg 重的牵引锤或沙袋，根据病人病情变化进行牵引重量的增减。牵引锤必须有重量标记，以利于计算牵引总重量（图 14–5）。

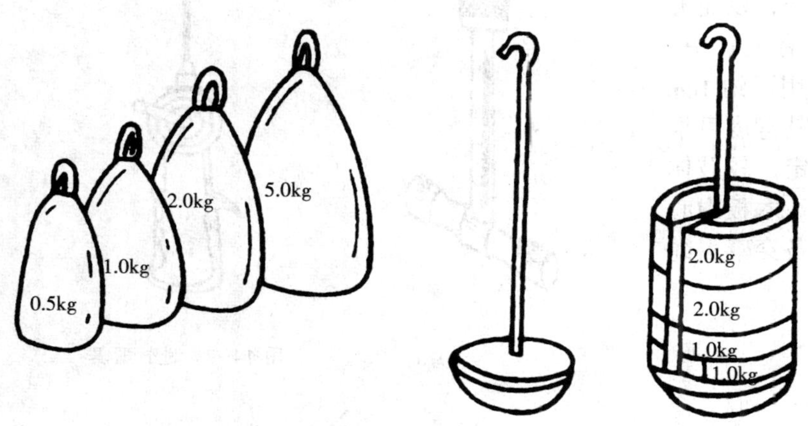

图 14–5 牵引锤和沙袋

（四）牵引弓

有颅骨牵引弓、马蹄式牵引弓、冰钳式牵引弓和普通牵引弓，可根据病情的需要进行选择（图 14–6）。一般马蹄式张力牵引弓用于克氏针骨牵引，普通牵引弓用于斯氏针骨牵引。

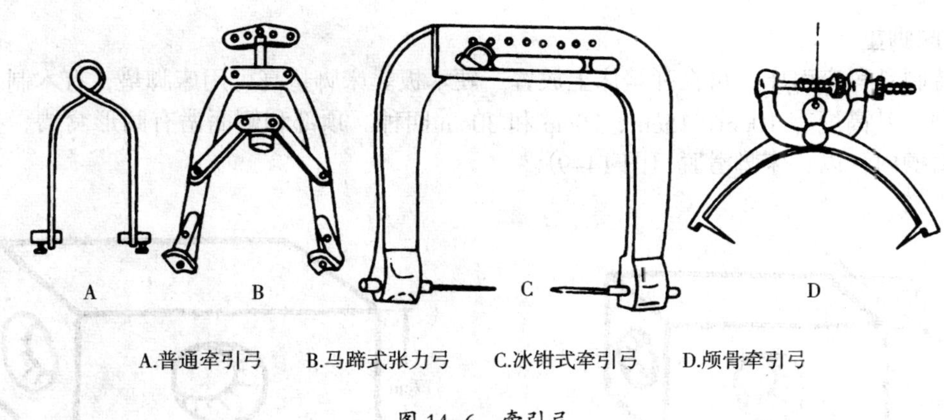

A.普通牵引弓 B.马蹄式张力弓 C.冰钳式牵引弓 D.颅骨牵引弓

图 14–6 牵引弓

（五）牵引针

有斯氏针（或称骨圆针）和克氏针两种。

（1）斯氏针：为较粗不锈钢针，直径 3~6mm，不易折弯，不易滑动，可承受较重的牵引重量。适用于成人和较粗大骨骼的牵引。

（2）克氏针：为较细的不锈钢针，直径 3mm 以下，易折弯，牵引时间长时易拉伤骨骼，产生滑动。适用于儿童和较细小骨骼牵引。

（六）进针器具（图 14–7）

有颅骨钻头、锤子和慢速电钻。

(1) 锤子：当选用斯氏针在松质骨部位进行牵引时，多锤击进针。

(2) 手摇钻：当选用克氏针在皮质骨部穿针时，由于针径较细，一般只能钻入。

(3) 慢速电钻：用电钻时转速宜慢。

(七) 牵引扩张板

主要用于皮肤牵引和兜带牵引，它使两侧胶布在肢体远端撑开，以免夹伤肢体。一般有大、中、小三种型号，用厚约 1cm 的木板制成，其宽度可根据肢体大小而定，较肢体远端稍宽即可。木板中心有一圆孔，以备穿牵引绳用（图 14-8）。

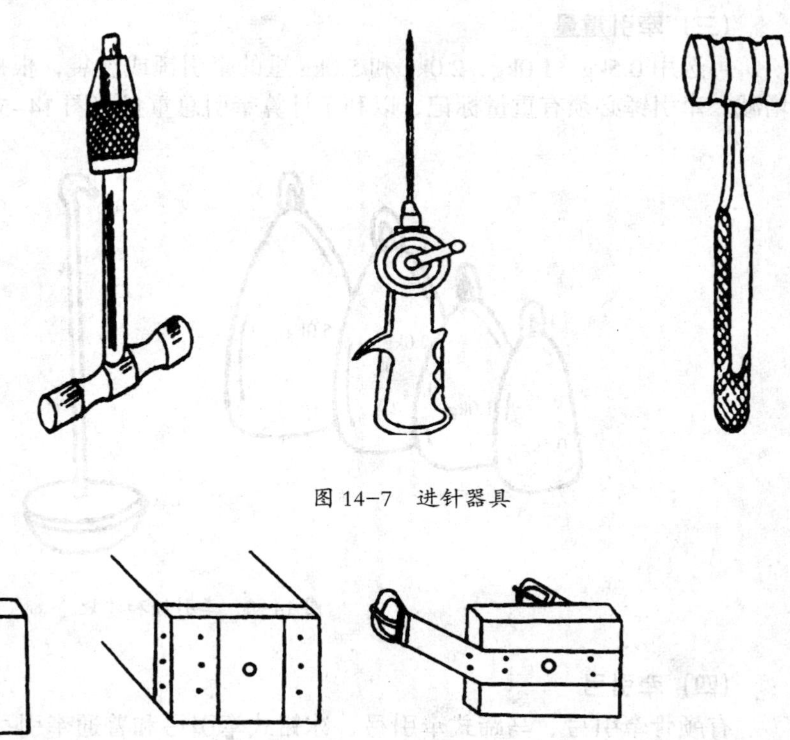

图 14-7　进针器具

图 14-8　牵引扩张板

(八) 床脚垫

如无特制骨科牵引床，可在弹簧床上放置一硬木板。床脚垫高可用床脚垫，有木制、水泥制和铁制三种。其高度有 10cm、15cm、20cm 和 30cm 四种。顶部和侧面凿有圆形窝槽，垫高时将床脚放入窝槽内，以免床脚滑脱（图 14-9）。

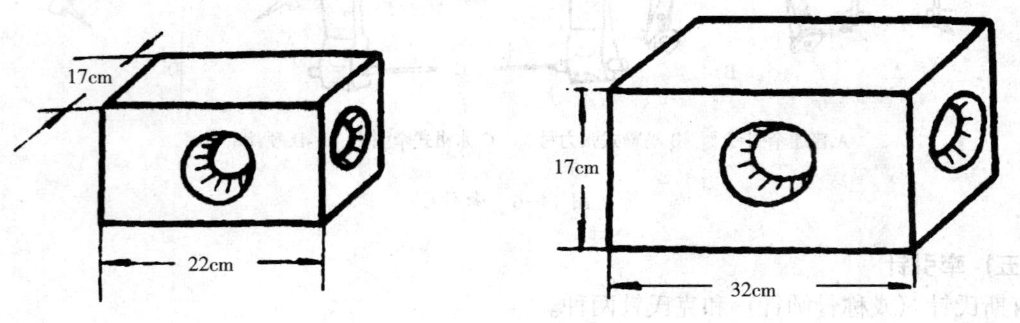

图 14-9　床脚垫

(九) 靠背架

用木板床代替牵引床时，为了便于病人变换卧位和半卧位，可在头侧褥垫下放置靠背架。根据病人的需要，调节靠背架的支撑角度，直到病人感到舒适为宜。还可使髋关节处于肌松弛位，有利于骨折复位和防止关节僵硬（图 14-10）。

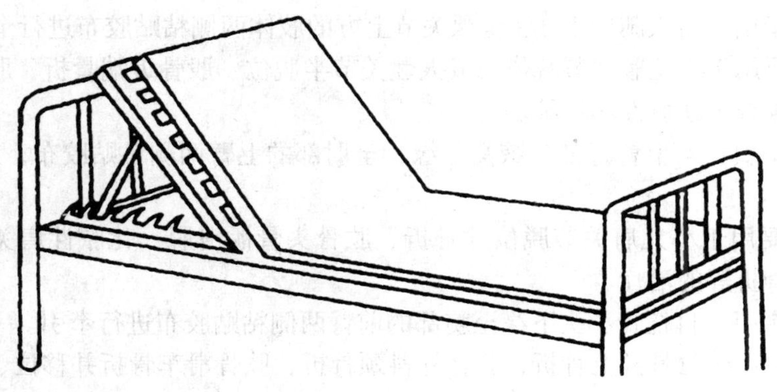

图 14-10 靠背架

第三节 牵引的常用方法

一、皮肤牵引

利用紧贴皮肤的胶布条或海绵带对肢体施加牵引力。牵引重量不超过 5kg。它主要包括胶布牵引和海绵带牵引两种，由于胶布牵引的并发症较多，因此，现在较多采用海绵带牵引。

（一）胶布牵引

主要有小腿胶布牵引、长腿胶布牵引、上臂胶布牵引、前臂胶布牵引、双下肢悬吊牵引、Dunlop 牵引和 Russell 牵引 7 种，多用于四肢牵引。胶布宽度 5~7cm，长度较肢体远端长 8cm，在胶布中央贴一块比肢端稍宽，且有中央孔的扩张板，从中央孔穿一牵引绳备用。将胶布两侧端纵向撕开长达约 2/3，粘贴时稍分开，使牵引力均匀分布于肢体上。剃净患肢汗毛，洗净，涂上安息香酸酊，在其完全干燥前，沿肢体纵轴将胶布平行贴于肢体两侧，不可交叉缠绕，在骨隆起部位加小块纱布衬垫。将胶布按压贴紧后，用绷带包扎肢体，以免胶布松脱（图 14-11）。半小时后加牵引锤进行牵引。

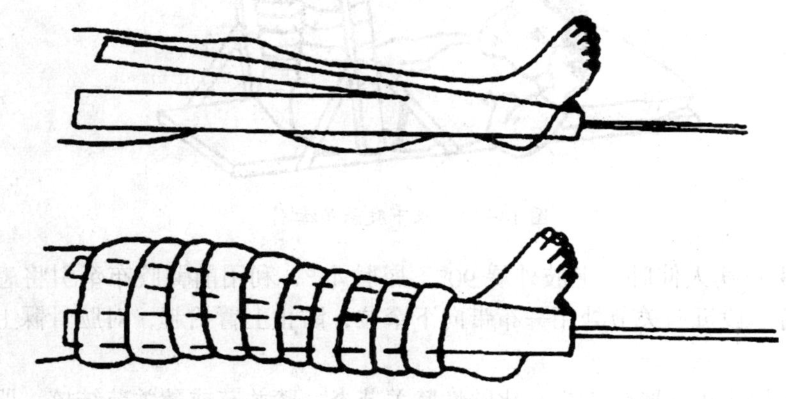

图 14-11 皮肤牵引

1. 小腿胶布牵引：自胫骨结节下缘至足缘的小腿两侧粘贴胶布进行牵引。

适应证：主要用于小儿股骨骨折、化脓性膝关节炎、膝关节或髋关节结核、股骨骨髓炎、膝关节软组织损伤等。

2. 长腿胶布牵引：自大腿中上 1/3 至踝关节上方的肢体两侧粘贴胶布进行牵引。

适应证：主要用于小儿髋关节脱位、成人髋关节半脱位、股骨近端骨折、股骨头骺滑脱、化脓性髋关节炎、髋骨头缺血性坏死等。

3. 上臂胶布牵引：自上臂近部、腋窝下缘，至肘部的上臂两侧粘贴胶布，肩关节外展 90°位持续牵引。

适应证：主要用于小儿肩关节脱位并骨折、肱骨头骨骺滑脱、化脓性肩关节炎、肩关节结核、肱骨外科颈骨折等的治疗。

4. 前臂胶布牵引：自桡骨小头下缘至腕部的前臂两侧粘贴胶布进行牵引。

适应证：主要用于肱骨髁上骨折、肱骨外科颈骨折、肱骨滑车骨折并移位、肱骨干骨折、肱骨头骺滑脱等。

5. 长臂胶布牵引：自上臂中近 1/3 部或腋窝下缘起始，至腕关节近侧的上肢两侧粘贴胶布，肩关节外展 90°、肘关节中立 0°位持续牵引。

适应证：主要用于小儿肩关节脱位并骨折、肱骨头滑脱、化脓性肩关节炎、肩关节结核、肱骨外科颈骨折等的牵引治疗。

6. Bryant 牵引（双下肢悬吊牵引）：仅用于 3 岁以下的婴幼儿，若用于 3 岁以上患儿和成人因可造成肢端供血障碍而引起肢体缺血坏死，故禁止使用（图 14–12）。即使应用于 3 岁以下小儿，也应严密观察，不可放任自流，牵引重量以臀部离床面一拳为准。

适应证：主要用于小儿股骨骨折、股骨近段骨折、股骨头滑脱、先天性髋关节脱位、髋臼骨折并移位等。

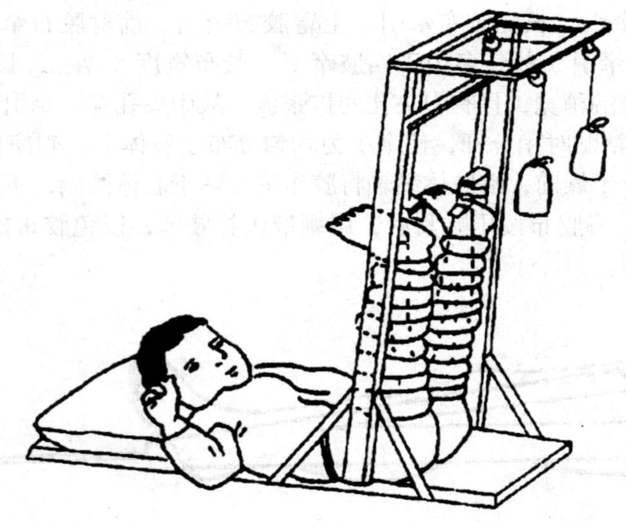

图 14–12 双下肢悬吊牵引

7. Dunlop 牵引：病人仰卧，上肢外展 90°，屈肘 45°，利用前臂胶布牵引将患肢向外上方悬吊牵拉，再在上臂远段近肘关节处用一布带向下牵拉，防止上臂抬起，对肱骨髁上骨折进行复位治疗（图 14–13）。

适应证：主要用于小儿股骨骨折、化脓性膝关节炎、膝关节或髋关节结核、股骨骨髓炎、膝关节软组织损伤等。也可用于无明显移位的股骨近端骨折、股骨头骨骺滑脱移位，以及股骨头缺血性坏死。

8. Russell 牵引：利用悬垂重量通过 3 个定滑轮和 1 个动滑轮形成合力牵引，比单纯定滑轮牵引力大 1 倍。它只需用软垫将小腿垫高即可，病人感觉舒适（图 14–14）。

适应证：主要用于小儿股骨骨折、化脓性膝关节炎、膝关节或髋关节结核、股骨骨髓炎、膝

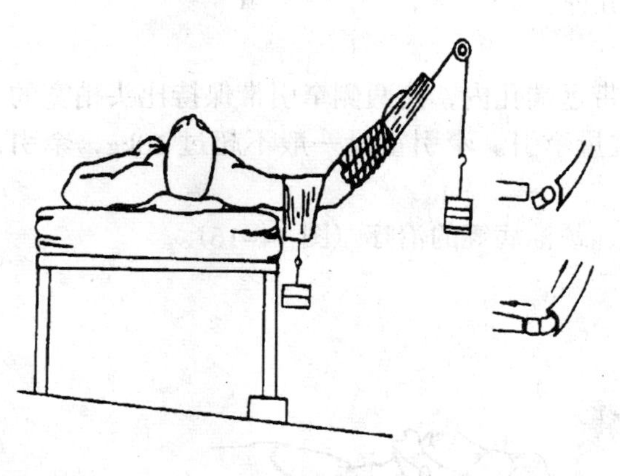

图 14-13 Dunlop 牵引

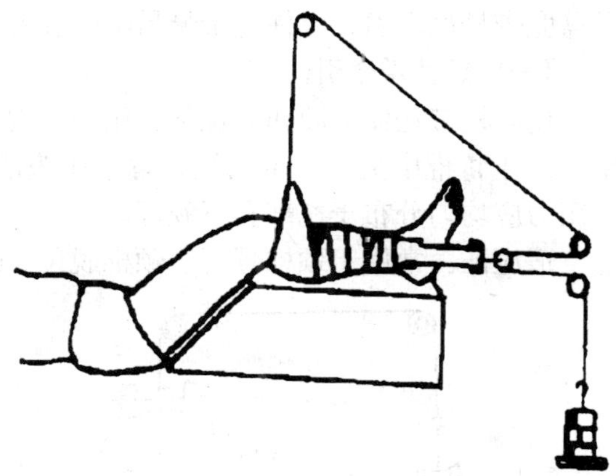

图 14-14 Russell 牵引

关节软组织损伤等。也可用于无明显移位的股骨近端骨折、股骨头骨骺滑脱移位，以及股骨头缺血性坏死。

(二) 海绵带牵引

主要有小腿海绵带牵引和长腿海绵带牵引两种。

1. 小腿海绵带牵引：将 0.8cm 厚，表面稍粗糙的乳胶海绵裁成 8cm 宽、26cm 长的条子，用针线缝在稍宽一点的白布带上。布带两侧各缝一乳胶海绵条，中间留一 36cm 长的空白处。正中可做一口袋，插入一扩张板。木板正中钻一个圆孔，牵引绳头端打结后穿过此孔进行牵引。用缝制好的海绵带裹敷患肢小腿。裹敷范围：前侧自胫骨结节水平起始，后侧自腘窝下缘起始，向下裹敷至内外踝上缘。注意松紧适度，并将牵引带调整至肢体双侧对称位置进行牵引，可用于胶布牵引过敏的病人（图 14-15）。

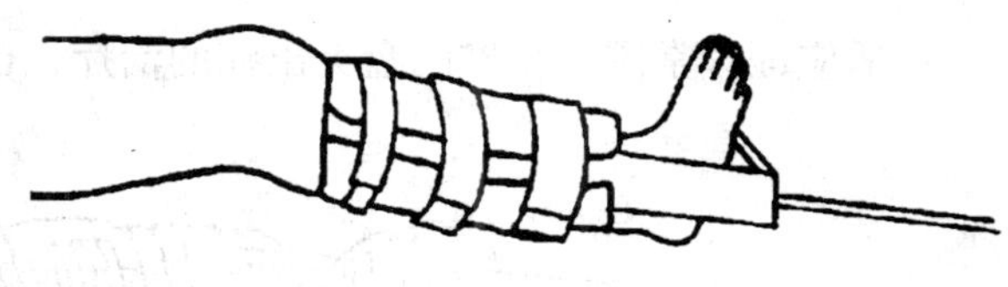

图 14-15 海绵带牵引

适应证：主要用于小儿股骨骨折、化脓性膝关节炎、膝关节或髋关节结核、股骨骨髓炎、膝关节软组织损伤等。尤其是胶布牵引皮肤过敏的病人，可选用海绵带牵引。也可用于无明显移位的股骨近端骨折、股骨头骨骺滑脱移位、屈髋肌挛缩松解术后，以及股骨头缺血性坏死。

2. 长腿海绵带牵引：将 0.8cm 厚、表面稍粗糙的乳胶海绵裁成 8cm 宽、56cm 长的条子，用针线缝在稍宽一点的白布带上。布带两侧各缝一乳胶海绵条，中间留一 36cm 长的空白处；正中可做一口袋，插入一扩张板。木板正中钻一个圆孔，牵引绳头端打结后穿过此孔进行牵引。用缝制好的海绵带裹敷患侧下肢。裹敷范围：前侧自腹股沟下方 3~5cm 水平起始，向下裹敷至内外踝上缘。注意松紧适度，并将牵引带调整至肢体双侧对称位置进行牵引，主要用于胶布牵引过敏的病人。

适应证：主要用于小儿股骨近段骨折、化脓性髋关节炎、髋关节结核及髋关节软组织损伤等。尤其是胶布牵引皮肤过敏的病人，可选用海绵牵引。也可用于明显移位的股骨颈骨折、股骨头骨骺滑脱移位、屈髋肌挛缩松解术后，以及股骨头缺血性坏死。

二、兜带牵引

利用布带或海绵兜带兜住身体突出部位施加牵引力。若无脊椎骨折或脱位，可行卧位、半卧位和坐位牵引，或交替应用。可持续牵引，也可间歇牵引。它主要有颌枕带牵引、骨盆带牵引、骨盆兜带悬吊牵引、脊柱兜带悬吊牵引和 Cortel 牵引五种。

（一）颌枕带牵引

用颌枕带托住下颌和后枕部，用一竹棍穿入颌枕带远端孔内，使两侧牵引带保持比头稍宽的距离。于竹棍中央系一牵引绳，置于床头滑轮上加重量牵引。牵引重量一般不超过 10kg，牵引作用力应均匀分布于枕部和下颌部。

适应证：常用于颈椎骨折、颈椎脱位、颈椎结核、颈椎病等的治疗（图 14–16）。

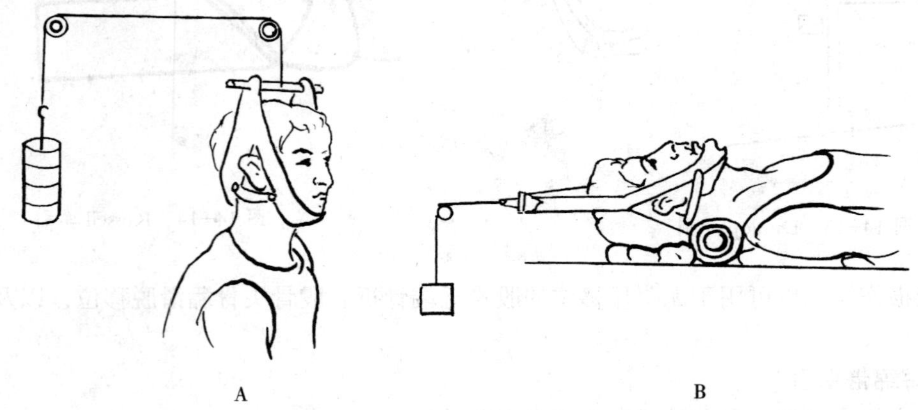

A.坐式牵引　B.卧式牵引

图 14–16　颌枕带牵引

（二）骨盆兜带带牵引

系骨盆带时需保证其宽度的 2/3 缚在髂嵴以上的腰部，牵引带在骨盆双侧对称，在足侧系于滑轮上牵引（图 14–17）。一侧维持牵引重量一般不超过 10kg，以病人感觉舒服为宜。足侧床脚垫高 15cm，必要时可以在腋下各兜一布带，或在胸部系一兜带固定于头侧床栏杆上对抗牵引。

适应证：常用于腰椎间盘突出症的治疗，也用作脊柱侧凸或后突的术前预备治疗。

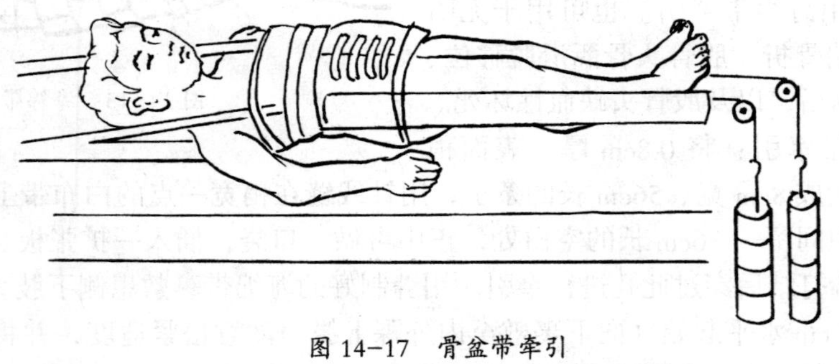

图 14–17　骨盆带牵引

（三）骨盆兜带悬吊牵引

兜带从后方包住骨盆，两侧各系一牵引绳，交叉至对侧上方滑轮上悬吊牵引（图 14–18）。牵引重量以臀部抬离床面 4cm 为宜。

适应证：主要用于骨盆骨折的复位和固定，尤其是耻骨联合分离移位的复位和固定。

（四）脊柱兜带悬吊牵引

兜带从侧方兜住躯干侧方，作用于胸椎或腰椎，两侧各系牵引绳，绕经同侧上方滑轮上悬吊牵引（图 14–19）。

适应证：主要用于胸腰椎侧凸、不适宜手术或用矫形石膏背心固定的病例，也可用于 Cobb 角小于 30°的脊柱侧凸的治疗，及脊柱侧凸的术前准备性治疗。

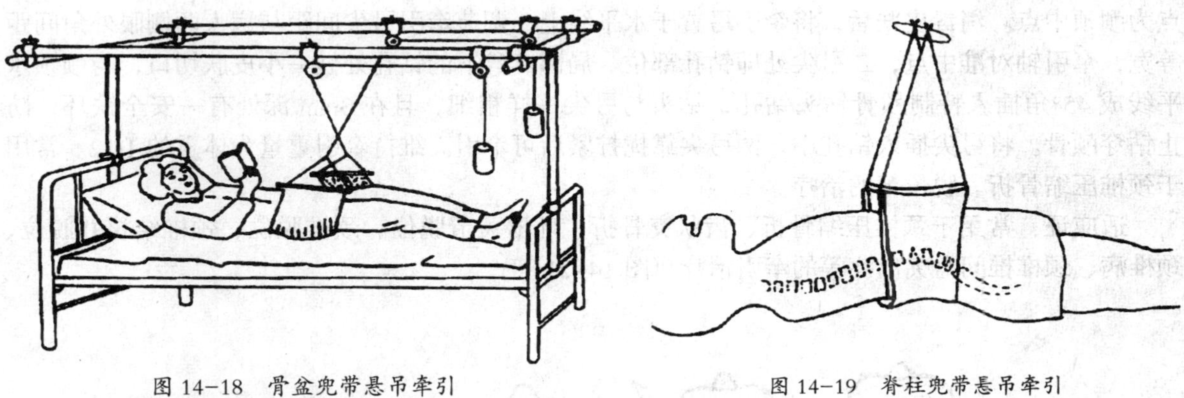

图 14-18 骨盆兜带悬吊牵引　　图 14-19 脊柱兜带悬吊牵引

（五）Cotrel 牵引

Cotrel 牵引是一种颌枕带牵引与骨盆带牵引的联合应用，颌枕带牵引大部分在枕部，少部分在下颌部，骨盆牵引带可固定于床架上做反牵引（图 14-20）。牵引重量开始为 5kg，以后每天增加 1kg，最多增至 10kg，持续牵引 2~3 周后改用石膏或支具固定，或采用手术治疗。还可在脊柱侧凸部辅以脊柱兜牵引，或加用布带牵引来矫正旋转畸形，这样可矫正脊柱侧凸畸形 30%~50%。在进行这些牵引的同时，病人尚可进行矫形功能锻炼，协助矫正脊柱侧凸畸形。

适应证：主要用于人身多处多发性骨折，如颈椎骨折脱位、颈椎病、胸椎骨折脱位、腰椎骨折脱位、腰椎间盘突出症、轻度脊柱侧凸、轻度脊柱后突、股骨近段无明显移位的骨折、胫腓骨骨折的牵引治疗。

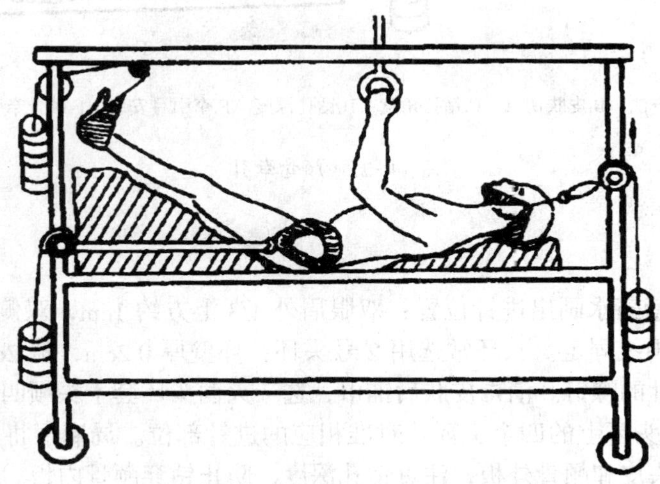

图 14-20 Cotrel 牵引

三、骨牵引

利用穿入骨内的克氏针、斯氏针、特制巾钳或颅骨牵引弓，对躯体患部进行牵引。常用的有颅骨牵引、头环牵引、头盆环牵引、尺骨鹰嘴牵引、尺桡骨茎突牵引、掌骨牵引、指骨牵引、股骨大转子牵引、股骨髁上牵引、胫骨结节牵引、踝上牵引、跟骨牵引和跖趾骨牵引等。

（一）颅骨牵引

剃光头发，从鼻梁经颅顶至枕外隆突作一连线，将两侧外耳道经颅顶作一水平连线，两线交点为颅顶中点。消毒皮肤后，将牵引弓置于水平线上，调节牵引弓尖间距与病人两侧眼外角间距等宽，牵引轴对准中点，二弓尖处即钻孔部位。局部麻醉下的钻孔处做一小皮肤切口，与颅顶水平线成45°角插入特制颅骨钻头钻孔，钻头与弓尖一样粗细，且在3mm深处有一安全铁环，防止钻穿颅骨。将弓尖插入钻孔中，两弓尖靠拢拧紧后可牵引。维持牵引重量为体重的1/12。常用于颈椎压缩骨折、脱位等的治疗。

适应证：常用于颈椎压缩骨折、齿状突骨折、环枢关节脱位、颈椎脱位、颈椎结核并脱位、颈椎病、颈椎椎间盘突出症等的牵引治疗（图14–21）。

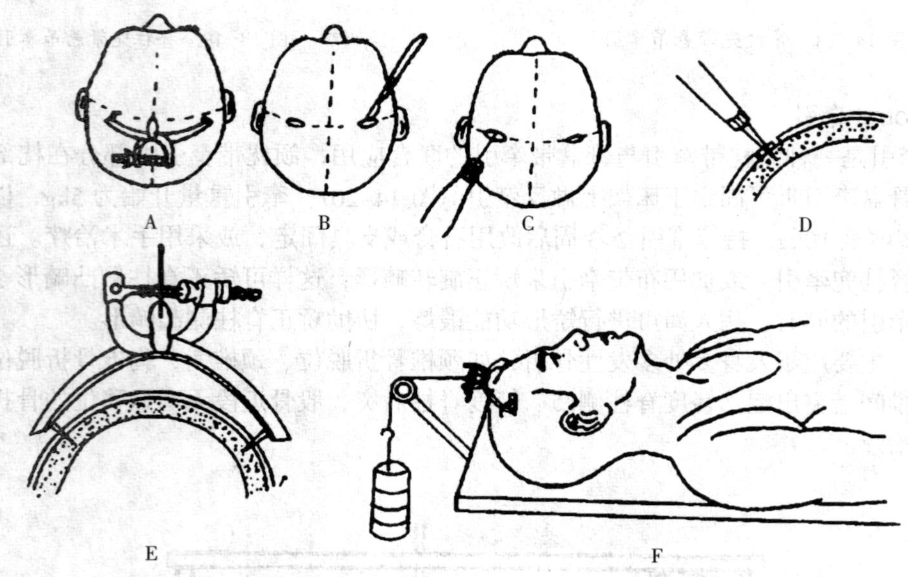

A.定位方法　B.皮肤切口　C.钻孔角度　D.钻孔深度　E.牵引弓安装　F.颅骨牵引状态

图14–21　颅骨牵引

（二）头环牵引

剃光头发，先用紫药水画出进针位置：双眼眉外1/3上方约1cm，双侧乳突上方约3cm处，再用碘酊涂搽一次使画线固定。头环常选用2号头环：环壁厚0.2cm，宽2cm，颅环上均匀分布着4个支撑杆固定钢针的螺钉。消毒皮肤后铺巾，选一灭菌头环套于头颅四周，其周围各距头面表皮约0.5~1.0cm，将头环上的四个头环孔对准相应的进针部位。局麻下将颅骨钢针穿经头环孔与颅骨平面垂直钻入头皮和颅骨外板，注意钻孔深度，防止钻穿颅骨内板。在4枚颅骨钢针上用同样压力拧紧固定于头环上，用头环牵引弓系绳牵引。维持牵引重量为体重的1/12。

适应证：常用于颈椎压缩骨折、齿状突骨折、环枢关节脱位、颈椎脱位、颈椎椎间盘突出症等的牵引治疗（图14–22）。

（三）尺骨鹰嘴牵引

屈肘90°位，用特制（较手术室用巾钳稍大）的巾钳或克氏针从鹰嘴尖近侧2cm，尺骨后侧骨皮质前方1.5cm处，由内向外侧进针。也可在尺骨后正中线上，距鹰嘴尖2cm处，拧入1枚螺

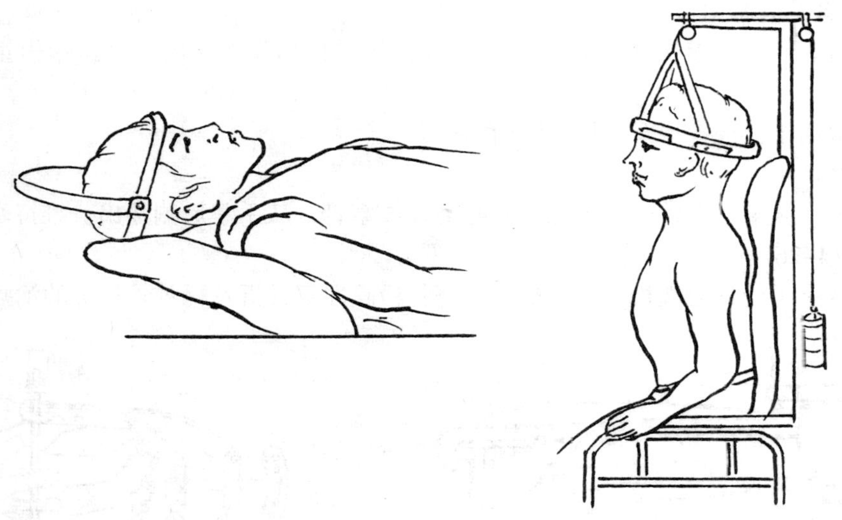

A.卧位牵引　B.坐位牵引

图 14-22　头环牵引

丝钉进行牵引。对于 5 岁以下的小儿，可用巾钳夹持上述穿针部位进行尺骨鹰嘴牵引。维持牵引重量为体重的 1/20（图 14-23、图 14-24）。

适应证：常用于肱骨骨折，尤其是肱骨髁上和髁间骨折等的治疗。

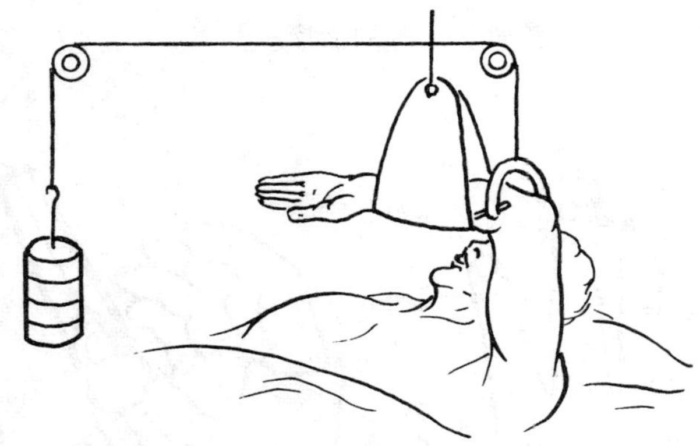

图 14-23　尺骨鹰嘴牵引

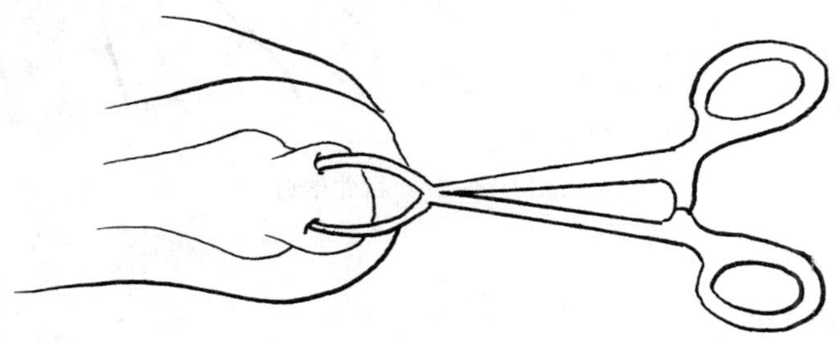

图 14-24　利用巾钳尺骨鹰嘴牵引

（四）尺桡骨茎突牵引

前臂中立位，自桡骨茎突尖近侧 3cm 处进针，从尺骨小头侧穿出。维持牵引重量为体重的 1/20（图 14–25）。

适应证：常用于尺桡骨干双骨折的牵引治疗。

（五）掌骨牵引

手掌伸直位，从第 2 掌骨桡侧进针，穿经第 3~5 掌骨，从手掌尺侧穿出。维持牵引重量为体重的 1/20（图 14–26）。

适应证：常用于桡骨远端粉碎性骨折、尺桡骨粉碎性双骨折及腕骨骨折等的治疗。

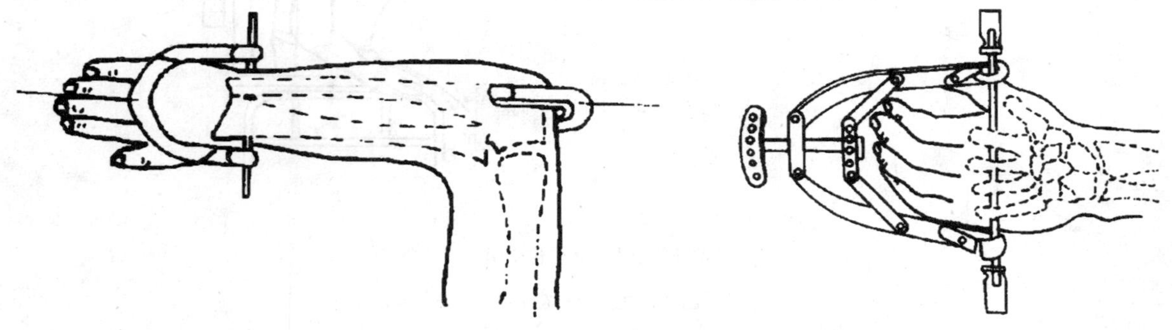

图 14–25 尺桡骨茎突牵引

图 14–26 掌骨牵引

（六）指骨牵引

用小巾钳或克氏针在两侧指甲角水平线上水平横行进针牵引。牵引重量不超过 1kg（图 14–27）。

适应证：常用于掌骨、指骨及腕骨骨折等的治疗。

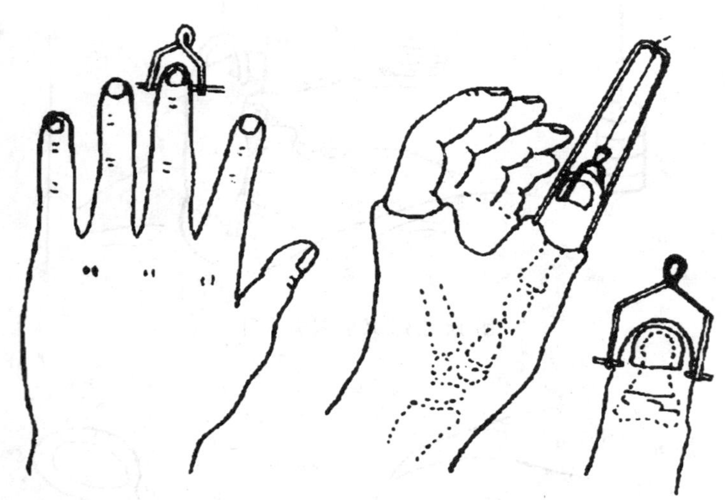

图 14–27 指骨牵引

（七）股骨头转子牵引

在股骨大转子尖下 2cm，朝腹股沟中外 1/3 交点的方向钻入 1 枚螺丝钉进行牵引。维持牵引的重量为体重的 1/12（图 14–28）。

适应证：常用于股骨颈骨折和骨盆骨折合并股骨头中心性脱位的治疗，常与股骨髁上牵引和胫骨结节牵引联合应用。

（八）股骨髁上牵引

在髌骨上一横指处引一横线，与腓骨小头前缘纵线的交点为穿针点。也可在内收肌结节上1cm由内向外垂直进针。维持牵引重量为体重的1/7（图14-29）。

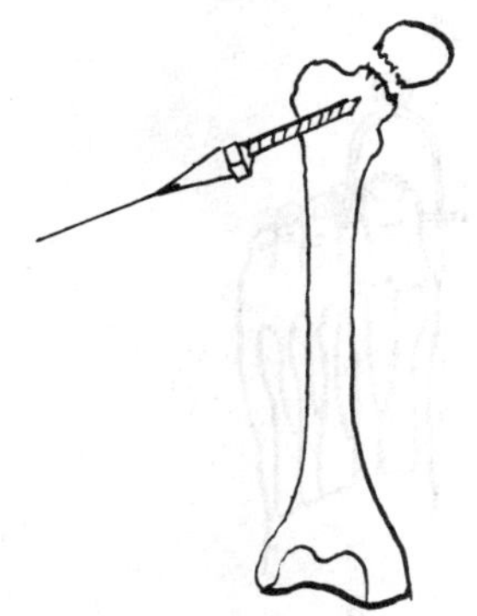

图14-28　股骨头转子牵引

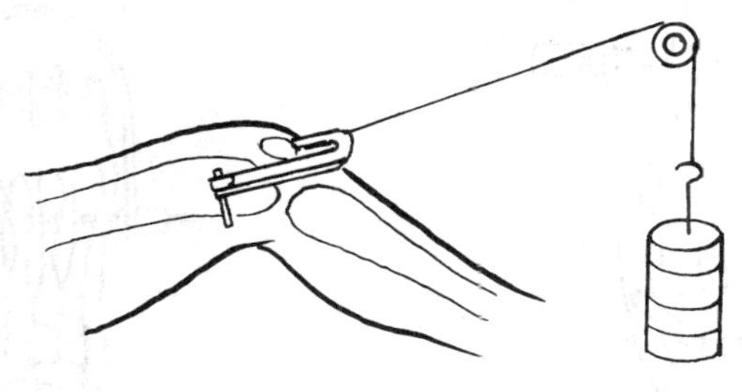

图14-29　股骨髁上牵引

适应证：常用于股骨中近段骨折的治疗，治疗伴有股骨头中心性脱位的骨盆骨折时，常与股骨大转子牵引联合应用。

（九）髌骨牵引（图14-30）

用直径2~2.5cm克氏针自髌骨上下极和前后面的中央，由外向内平行关节面横穿髌骨，然后安装牵引弓进行牵引。牵引重量为4~6kg，不能过大，以免造成股四头肌的完全断裂。

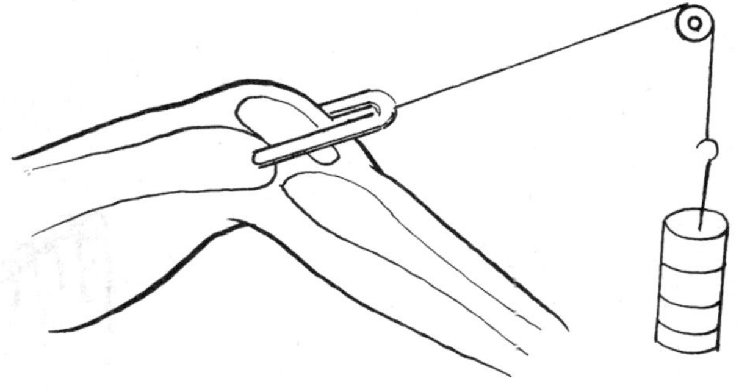

图14-30　髌骨牵引

适应证：主要用于股四头肌挛缩较重的膝关节僵硬的病人，多用于膝关节之间粘连松解、股四头肌松解延长术后的牵引，以治疗膝关节僵硬，改善膝关节屈曲功能活动。

（十）胫骨结节牵引

在胫骨结节下、后各2cm处，由外向内侧进针。维持牵引重量为体重的1/7（图14-31）。

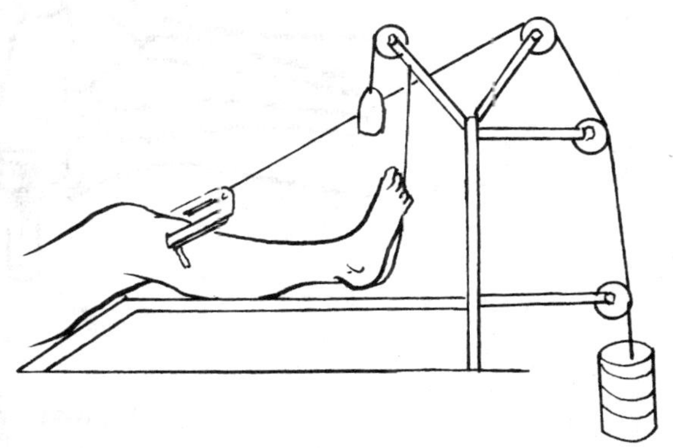

图14-31　胫骨结节牵引

适应证：常用于股骨中、远段骨折和伴有股骨头中心性脱位的骨盆骨折的治疗。

（十一）踝上牵引

在内踝近侧3cm处，由内向外侧垂直横行进针。维持牵引重量为体重的1/12（图14-32）。

适应证：常用于胫腓骨中近段骨折、双重骨折或粉碎性骨折的牵引治疗。

（十二）跟骨牵引

踝关节中立位，自内踝尖与跟骨后下缘连线的中点，由内向外侧水平横行进针。维持牵引重量为体重的1/12（图14-34）。

适应证：常用于胫骨平台骨折、胫骨中远段骨折和距骨骨折的治疗。

（十三）跖、趾骨牵引

与掌指骨牵引类同（图 14–33）。

适应证：常用于足跗骨骨折和跖骨骨折的治疗。

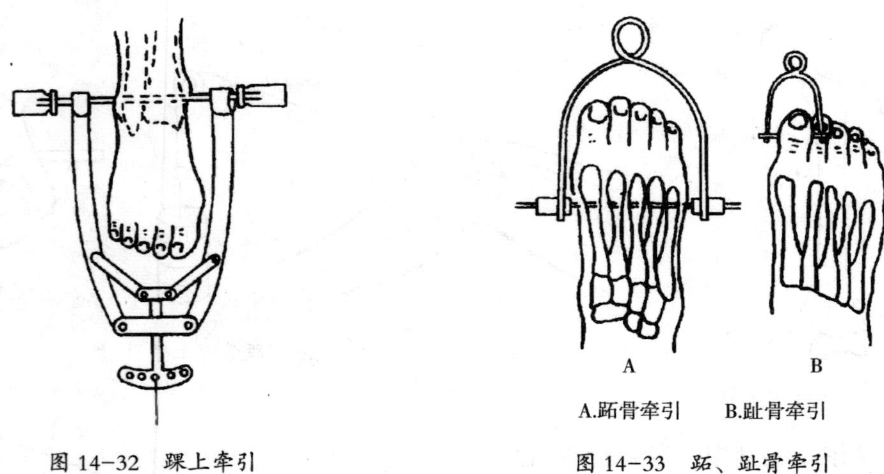

图 14–32　踝上牵引　　　图 14–33　跖、趾骨牵引

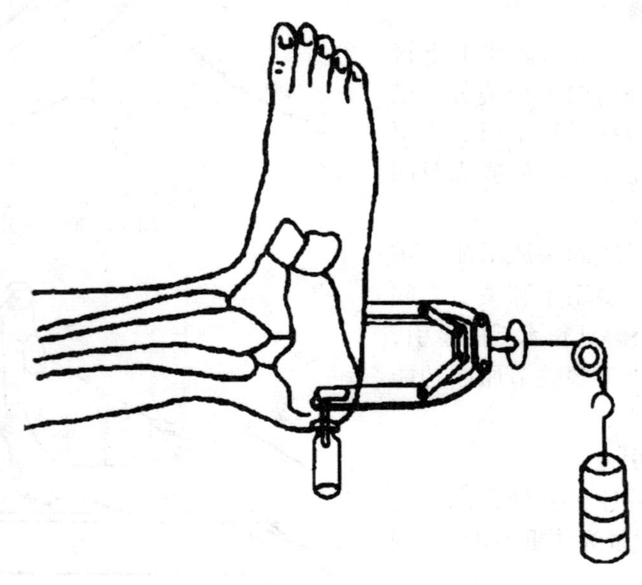

图 14–34　跟骨牵引

第四节　牵引的注意事项

一、牵引术前注意事项

(1) 牵引前应检查病人有无其他并发症，如休克、头部及内脏损伤。

(2) 检查病人有无神经或血管损伤。常见的是胫骨结节牵引术后发现患肢有腓总神经操作的症状，如果牵引术前未做有关神经的详细检查，将难于判断该神经操作是牵引所致，还是外伤或骨折所致。

二、牵引术中注意事项

(1) 各种骨牵引均在局部麻醉下进行，即在进针和出针部位用1%普鲁卡因溶液局部注射浸润麻醉。

(2) 除颅骨牵引外，其他骨牵引在进针和出针时，不要用尖刀做皮肤小切口，可将牵引针或巾钳直接穿入皮肤至骨。

(3) 进针前将皮肤向肢体的近侧稍许推移，以免进针后在牵引针远侧有皮肤皱褶，牵引后划破针孔远侧皮肤导致针眼感染。

(4) 需行牵引的肢体有较大软组织创面时，进针部位最好离创面较远。若刨面情况不允许，也可清创后经创面进针。

(5) 穿斯氏针时可用骨锤击入。穿克氏针时用手钻、手摇钻或转速在1000r/min以下的慢速电钻、慢速气钻，切勿用快速普通电钻，因其速度太快，钻孔周围的骨质易被钻头热灼伤后发生坏死，导致牵引针松动，甚至骨孔处发生骨折。

(6) 克氏针宜用张力牵引弓进行牵引，斯氏针可用普通牵引弓进行牵引。

(7) 在牵引针两头分别安上一个小玻璃瓶，以免牵引针头刺伤病人或划破床单。

(8) 骨牵引针眼处不要用任何敷料覆盖，让其暴露，每天用酒精棉签涂搽1次。

(9) 牵引时尽量使创面悬空、暴露，以免产生组织压迫和粘连。

三、牵引术后注意事项

(1) 各部位的维持牵引重量仅供参考，临床上应根据病人身体状况及骨的复位情况作适当调整，一般复位重量是维持重量的1.5~2倍。

(2) 病人活动不便，生活不能完全自理，应让病人在舒适和关节功能位状态下牵引。应教会病人在床上借助拉手、利用便盆大小便（图14–35）。

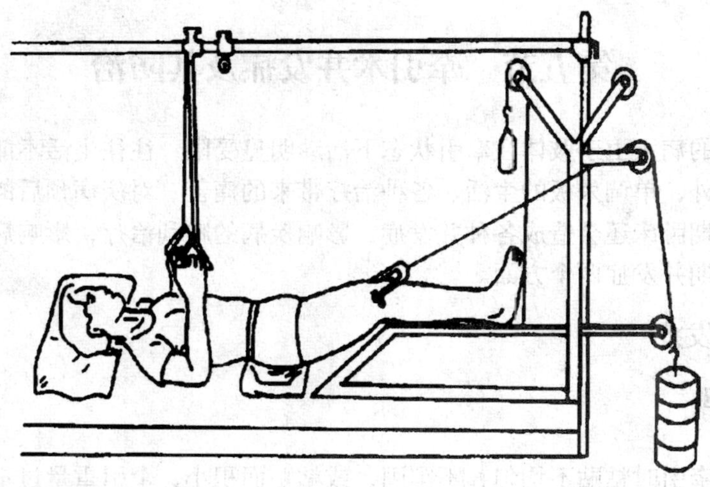

图14–35 借助拉手、利用便盆大小便

(3) 股骨近段骨折行骨牵引时，患肢应尽量外展，病人保持半卧位，以利于骨折对位。胫腓骨中远段骨折行跟骨牵引时，可将牵引绳系在牵引弓的外角使踝关节轻度内翻，以利于胫腓骨生理弯曲的恢复，有利于恢复骨折的对线和对位。

(4) 注意保持牵引锤悬空，滑车灵活，牵引绳与患肢长轴成平行线。告诉病人及其家属不得随便减轻重量或松掉牵引绳。有时病人诉肢体疼痛，不一定是牵引过重所致，如化脓性关节炎牵引重量不够时，关节面仍接触摩擦疼痛。床单或被套不应压在牵引绳上，以免影响牵引重量。股骨或骨盆牵引时，可利用床脚垫将病人足端的床腿垫高，借助身体重量对抗牵引（图 14-36）。

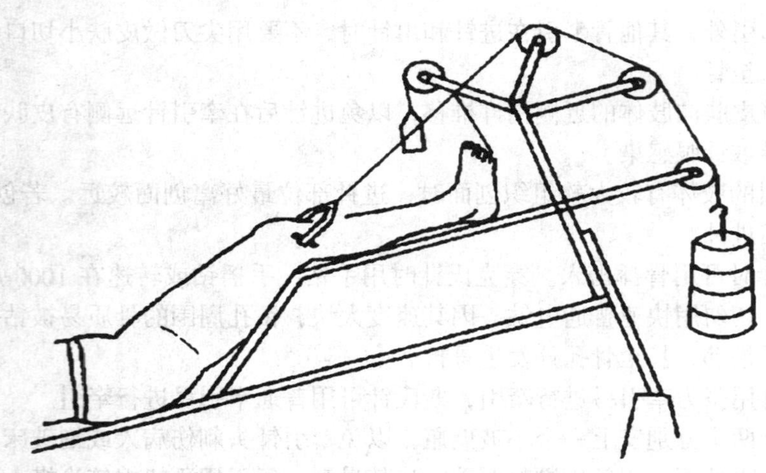

图 14-36 垫高床脚借助身体重量对抗牵引

(5) 冬季应注意肢体保暖，可用棉被覆盖或包裹，防止受凉。

(6) 嘱值班人员、护士及病人家属，注意观察患肢血液循环及肢体活动情况，若指甲、手或足青紫、苍白、肿胀或麻木等，则肢体有血液循环障碍。应检查肢体是否包扎太紧或牵引过重等，予以调整。

(7) 指导病人做肌肉和关节功能锻炼，早期做肌肉舒缩活动，逐步加强活动强度，增大活动范围，有神经麻痹者，应做关节的被动活动，防止肌肉萎缩和关节僵硬。

第五节 牵引术并发症及其防治

进行牵引治疗的病人由于肢体在牵引状态下活动明显受限，往往生活不能自理。长期卧床牵引除引起不舒适以外，单调呆板的生活、各种治疗带来的痛苦、对疾病预后的担忧等，易引起病人的情绪反应。长期卧床还会造成各种并发症，影响疾病的顺利治疗，影响病人的康复。主要包括早期并发症和晚期并发症两个方面。

一、早期并发症

（一）皮肤水泡

1. 引起原因

(1) 多因胶布牵引时粘贴不均匀，不牢固，或粘贴面积小，牵引重量过重。

(2) 也有部分病人是由于对胶布过敏所致。

2. 防治方法

(1) 粘胶布时注意将患肢皮肤擦干，注意要有适当室温，室温太低会大大降低胶布的粘紧度。

(2) 粘贴好胶布后，不要急于牵引。

(3) 在骨突起部位垫棉垫或纱布，防止磨破皮肤。

(4) 牵引出现水疱后可改用海绵牵引或骨牵引，皮肤破损部位用75%乙醇液涂搽。

(二) 牵引远端缺血

1. 引起原因：行双腿悬吊牵引时，由于牵引力的作用，皮肤牵引的胶布及缠绕于其上的绷带会向牵引方向移动，因此，可能导致膝关节的绷带卡在膝下周径较粗之处而压迫血管，甚至引起小腿的骨筋膜室综合征。

2. 防治方法

(1) 要定时检查牵引，并耐心倾听小儿叙述，如小儿无故哭闹不安，应首先考虑是否牵引所致。

(2) 对牵引治疗的病人应进行交接班，每班严密观察患肢末端血液循环及肢体活动情况。

(3) 若指甲、手或足青紫、苍白、肿胀或麻木等，则肢体有血液循环障碍。应检查肢体是否包扎太紧或牵引过重等，予以调整。

(4) Dunlop牵引用于治疗肱骨髁上骨折，肘部肿胀明显，且牵引时需要屈肘45°，较易发生血液循环障碍，要注意观察患肢血液循环情况，防止发生前臂骨筋膜室综合征。

(三) 牵引针眼感染

1. 引起原因：针眼处原有分泌物未清除，或牵引针松动，左右滑动易导致感染。

2. 防治方法

(1) 保持牵引针眼清洁和干燥，针眼处不用任何敷料覆盖，让其暴露保持干燥，每天用酒精棉签涂搽一次。

(2) 针眼处若有分泌物或痂皮，应将其搽去，防止痂下积脓。

(3) 注意牵引针有无左右偏移，若有偏移，应用碘酒和酒精消毒后调到左右对称，不可随手将牵引针推回。

(4) 若牵引针反复发生偏移，可用宽胶布粘贴患肢于牵引架上，以防止偏移。

(四) 牵引针滑脱

1. 引起原因：最容易发生于颅骨牵引病人，多见于牵引时钻孔太浅，或未将两弓尖靠拢压紧螺母拧紧。钻孔太深易将颅骨内板钻穿，形成颅内血肿。

2. 防治方法

(1) 行颅骨牵引术时应用特制保安钻头反复多钻几次，保证钻穿颅骨外板。

(2) 每天将颅骨牵引弓的压紧螺母拧紧0.5~1圈，防止颅骨牵引弓滑脱。

(五) 骨折对位不良

1. 引起原因：骨折的牵引力线不正确，往往存有侧方或成角移位。

2. 防治方法

(1) 注意保持牵引锤悬空，滑车灵活，牵引力应与患肢长轴成平行，以维持牵引于正常状态。

(2) 加用小夹板使其矫正。

(3) 告诉病人及其家属不得随便减轻牵引重量或松掉牵引绳。

(4) 有时病人诉肢体疼痛，不一定是牵引过重所致，如化脓性关节炎牵引重量不够时，关节面仍接触摩擦引起疼痛。

(5) 床单或被套不应压在牵引绳上，以免影响牵引重量。

(6) 股骨近段骨折行骨牵引时，可将牵引绳系在牵引弓的外角使踝关节轻度内翻，以利于胫腓骨生理弯曲的恢复，有利于恢复骨折的对线和对位。

二、晚期并发症

(一) 坠积性肺炎

1. 引起原因：长期卧床不活动，加之头低脚高位，或因疼痛而尽量控制咳嗽。尤其老年病人抵抗力差，易发生坠积性肺炎。

2. 防治方法

(1) 指导病人练习深呼吸，用力咳嗽。

(2) 定时拍打背部，鼓励病人利用拉手练习起坐。

(二) 褥 疮

1. 引起原因：长时间牵引活动不便，在骨突起处易发生褥疮，多见于截瘫病人，最常见的部位是骶尾部、大转子、髂嵴、外踝、腓骨头和足后跟等。

2. 防治方法

(1) 病人活动不便，生活不能自理，应主动帮助病人解决日常生活中的实际问题。

(2) 如病情许可，可教会病人在床上借助拉手、利用便盆大小便。

(3) 在骨突起部位，如肩背部、骶尾部、双侧髂嵴、膝踝关节和足后跟等处放置棉圈或气垫等。

(4) 定时按摩骨突起部位，每天温水擦浴，保持床铺干燥、清洁。

(5) 若皮肤受压发红，可涂抹红花酒精后按摩。

(6) 教给病人自我保健、自我按摩的方法，有利于病人的精神康复，可增加病人生活情趣，稳定病人情绪，消除寂寞。

(7) 冬季注意牵引肢体的保暖，可用棉被覆盖或包裹，防止肢体受凉。

(三) 关节僵硬

1. 引起原因：患肢长期固定不动，关节液及血液循环不畅，浆液性渗出和纤维蛋白沉积，发生纤维粘连和软骨变性，引起关节活动障碍，使关节僵硬。

2. 防治方法

(1) 在牵引期间应鼓励病人做力所能及的活动，如肌肉的等长收缩、关节活动等。

(2) 辅以肌肉按摩及关节的被动活动，以促进血液循环，保持肌力和关节的正常活动度，减少并发症的发生。

(四) 足下垂

1. 引起原因：下肢水平牵引时，踝关节呈自然足下垂位。若不将踝关节置于功能位，加之关节不活动，会发生跟腱挛缩，产生足下垂畸形。此外胫骨结节牵引定位不准，也易损伤腓总神经，导致足下垂。

2. 防治方法

(1) 腓总神经损伤和跟腱挛缩均可引起足下垂。因此，下肢牵引时，应在膝关节外侧垫棉垫，防止压迫腓总神经。

(2) 行胫骨结节牵引时，要准确定位，以免误伤腓总神经。

(3) 如患者出现足背伸无力或不能主动背伸，则为腓总神经损伤的表现，应及时检查去除致病原因。

(4) 平时应用足底托板或沙袋将足底垫起，或穿用弹力护套具以保持踝关节于功能位。

(5) 如病情许可，每天应主动伸屈踝关节。

(6) 如因神经操作或截瘫而引起踝关节不能自主活动，则应做被动足背伸活动，以防止关节僵硬和跟腱挛缩。

（五）肌肉萎缩

1. 引起原因：肢体长期不活动，肌肉代谢活动减退，导致肌无力和肌萎缩。

2. 防治方法

(1) 早期鼓励病人做肌肉等长收缩，每天3遍，每遍20次，然后进行自我肌肉按摩。

(2) 病情许可时，可进行患部邻近关节的功能活动，逐步加强活动强度，增大活动范围。

(3) 有神经麻痹者，应做关节的被动活动防止肌肉萎缩和关节僵硬。

（六）便 秘

1. 引起原因：长期卧床使消化系统活动发生改变，肠蠕动减慢，易发生便秘。

2. 防治方法

(1) 鼓励病人多饮白开水，以对粪便进行一定的稀释作用。

(2) 注意病人营养状况的改善，在饮食上嘱咐病人多吃高蛋白、富含钙的食物，及高纤维食物，既利于骨折愈合，又可防治便秘。

(3) 指导病人每日按摩腹部：先由右下腹至右上腹，再由左上腹至左下腹达耻骨联合上方。

如已有便秘，可口服20%甘露醇液，每天3次，每次30ml，也可用开塞露肛门灌入或用肥皂水灌肠。

主要参考文献

1 周人厚．牵引治疗股骨干骨折的疗效及牵引中的几个问题．中华外科杂志，1958，5：527

2 方先之，尚天裕．中西医结合治疗骨折．北京：人民卫生出版社，1966

3 慕精阿．股骨骨折局部牵引固定架的研制与试用．中华医学杂志，1976，6：359

4 冯天有．中西医结合治疗软组织损伤．北京：人民卫生出版社，1977

5 厥再忠．中医骨伤科学．成都：四川人民出版社，1982

6 尚天裕，顾云五．中西医结合治疗骨折临床经验集．天津：天津科学技术出版社，1984

7 唐农轩．常用骨科诊疗技术．西安：陕西科学技术出版社，1984

8 孟继懋．中国医学百科全书．骨科学．上海：上海科学技术出版社，1984

9 杨克勤，过邦辅．矫形外科学．上海：上海科学技术出版社，1986

10 蔡 荣．中国医学百科全书．中医骨伤科学．上海：上海科学技术出版社，1986

11 李同生，等．实用骨伤科学．武汉：湖北科学技术出版社．1986

12 潘守真，等．介绍一种桥式浮动胸壁牵引架．创伤杂志，1986，2：246

13 王云剑，等．骨骼对牵引克氏针的反应及克氏针周围骨感染的X线病理对照．创伤骨科学报，1986，2：116

14 高 伦，等．介绍一种颈椎牵引固定器．中华骨科杂志，1987，7：257

15 郭维准，等．中国骨伤科学．南宁：广西人民出版社，1988

16 张安桢，等．中医骨伤科学．北京：人民卫生出版社，1988

17 朱通伯，罗怀灿，杨述华，等．皮牵甩肩法治疗肱骨近段骨折．中华骨科杂志，1988，8：402

18 尚天裕．中国骨伤科学．南宁：广西科学技术出版社，1989

19 庞 振，等．气囊式牵引器械的研制和临床应用．中国中医骨伤科杂志，1989，5：42

20 陆裕朴，等．实用骨科学．北京：人民军医出版社，1991

21 尚天裕．尚天裕医学文集．北京：中国科学技术出版社，1991

22 张希彬，等．中医骨伤科学．成都：四川科学技术出版社，1991

23 刘国平，陈汝轻，杜靖远，等．牵引加冲洗疗法处理36例骨折伴大片皮肤缺损创面感染的临床分析．同济医科大学学报，1992，21：298

24 赵定麟．实用创伤骨科学．上海：上海科学技术出版社，1992

25 吴阶平，裘法祖，黄家驷．外科学．北京：人民卫生出版社，1992

26 刘国平，杜靖远，陈汝轻，等．骨牵引加创面冲洗疗法的疗效研究及临床应用．中华实验外科杂志，1993，10：95

27 张志刚．中国骨伤科学．北京：科学出版社，1993

28 顾云五，尚天裕．骨折、骨骺、软组织损伤治疗学．天津：天津科学技术出版社，1994

29 刘国平，杜靖远，陈汝轻，等．骨折复位机治疗难复位性骨折．中国临床医学理论与实践，1994，3：1124

30 李庆新，王建欣，张德通．牵引固定架治疗腰椎间盘突出症 190 例．中国骨伤，1995，8：23

31 王亦璁．创伤早期处理．北京：人民卫生出版社，1994

32 裘法祖．外科学．北京：人民卫生出版社，1995

33 刘国平，等．骨外科临床诊治学．北京：中国科学技术出版社，1997

34 彭阿钦，张英泽，吴希瑞，等．髌骨牵引辅助治疗膝关节僵直．中华骨科杂志，1997，17：574

35 赵 力，费起礼，孙诚信，等．手部多功能电动牵引支具的临床应用．中华骨科杂志，1997，17：571

36 Schenck RP，Chicago I，Dynamic traction and early passive movement for fracture of the proximal interphalangeal joint，Journal of Hand surg，1986，11-A：850

37 Bunder TD，Barton NJ, Continuous passive motion following flexor tendon repair，Journal Of Hand Surg，1989, 14-B：406

38 Burge PD, Brown M，Elasic band mobilization after flexor tender repair splint design and risk of flexion contracture, Journal of Hand Surg，1990, 15-B：443

39 Liu GP，Du JY，External Fixator and irrigation therapy for open fracture with severe wound infection，Clin J Trauma，1995，15：625

40 Liu GP，Du JY, Irrigation and traction therapy for open fracture with large size full skin deficit and infected wound, Clin Med Sci J，1995，10：109

第十五章　骨延长框架固定器技术

第一节　框架骨延长器的概念

一、骨延长器研究发展史

下肢不等长在临床上较为常见，且多为青少年。随着人们的生活水平提高，下肢不等长的患者迫切希望能给予矫正，以恢复正常人的生活。肢体短缩的原因多由于脊髓灰质炎后遗症、先天性骨短缩和髋关节脱位、骨与关节化脓性炎症、骨折重叠畸形愈合、骨骺损伤等所致。凡一侧下肢缩短在2.5cm以上者，会出现跛行、摇摆、骨盆倾斜、脊柱侧弯，致使负重关节和脊柱早期出现骨关节炎。以往处理肢体短缩多用支具病理鞋补偿。但由于支具本身给患者增加负担，病人多不满意。

1862年，Hunter最早提出用钢板进行拉伸或压缩来均衡肢体长度。

1905年，意大利的Godirilla首先提出肢体延长。并将针和石膏联合应用进行肢体延长，利用股骨转子下截骨和跟骨牵引的方法进行了下肢延长。

1917年，Chalier设计出一种既能加压又能延长的多功能框架固定器，其连接杆是两块叠放的钻有许多孔眼的钢板，通过固定钢板的螺钉夹来调整固定长度，可进行一维方向的调整活动。

1927年，Abbott报道了胫骨干截骨延长术的方法，即在截骨线远近两骨段各横穿一钢针，进行牵伸延长。由于各骨段仅一针牵伸固定，稳定性和牵伸力差，延长失败。以后许多学者做了改进。

1938年，Hoffmann设计出了一种连接杆上装有球关节的框架固定器，利用一对金属杆与固定针连接，可进行三维方向的调节复位，还可利用金属杆的伸缩滑动对骨折端进行加压或牵引延长治疗。

1939年，Abbott与Sauders一起开始应用框架固定器进行肢体延长，但并发症发生率太高，未能得到广泛应用。

1952年，Anderson改良了胫骨延长器并予以推广。但因并发症多而重，未能得到广泛应用。

1958年，Ring是第一个在动物实验中采用骨骺牵伸延长肢体。

1963年，Wagner采用皮质骨截骨后牵拉延长，截骨间隙充填以松质骨移植，并辅以内固定，具有较高的成功率。

1965年，Илизаровь首先在临床上将骨骺牵伸分离用于肢体延长。当时是这个领域最有意义的进展。

1968年，Пласкин报道15例胫骨上1/3与腓骨下1/3截骨，用Илизаровь框架固定器延长，腓骨的骨骺因受到牵伸张力可自发分离，新骨生长比截骨延长者明显为快。自发分离的9例，随诊1~2.5年有3例，见软骨板生长正常。随后又报道14例亦有满意的，并对骨修复性再生过程的X线表现进行了详细分析，提出6期分期法，并在随诊5年中发现，2例骨骺过早融合。

1969年，Ilizarov首先将骨骺牵伸延长方法用于临床治疗，对49例短缩下肢成功地进行了2~11cm的延长，并报道了51只小狗的动物实验观察报告。

自20世纪70年代后肢体延长手术才再度开始。

1971年，Merle等报道20例儿童和成人下肢巨大短缩医治成功的经验，平均差异为12cm，最大差异为22.6cm。对股骨作横行截骨，用撑开器撑开，插入髓内针（延长处空隙用皮质骨填塞卡住获得成功）。但术后发生3例暂时性腓神经麻痹，3例骨延迟愈合及不愈合，2例膝关节屈曲挛缩而须后期手术矫正。

1976年，фицкин等将骨修复过程的X线分为四期。

1978年，法国的Cauxhoix等将延长方法进行了改进，从而减少了并发症的发生，他采用长钢板固定共施行180例获得较好效果

1981年，Monticelli等是西方国家第一个同时进行动物实验与临床应用。

1981年，意大利的骨科专家Montixeli等报道了骨骺牵伸分离骨延长术的方法。同年中国第三军医大学的李起鸿也报道了此种手术方法。从而肢体延长达到了完善的阶段。大多学者认为如适应证掌握好，是一种非常好的肢体延长术。我国的肢体延长术自20世纪80年代以来发展迅速，且经验日趋成熟，已接近或达到国际先进水平。尤其是干骺端截骨延长术的出现，已完全解决了旧式的肢体延后的骨不愈合需再次植骨或发生严重并发症的难题。目前已被绝大多数学者所采用，并在进一步完善之中。在此基础上有学者又将其改进为骨骺至骨干"Z"形截骨用于肢体延长术，术后骨形成较单纯干骺端横形截骨要快，得到临床推广应用。

1983年，李起鸿等已开展骨骺牵伸延长肢体这一新技术的应用。在同年5月的国际骨科学术讨论会（天津）报道临床应用的初步观察，认为是比较理想的肢体延长术，主张推广应用。

1983年，Montixell等报道了胫骨干骺端截骨延长术的方法。

1985年，李起鸿等发表了骨骺牵伸延长术55例报告。

1986年，李起鸿等报道了胫骨干骺端截骨延长术。

1987年，Bastiani提出了骨痂牵拉（callotasis）延长的概念，即在骨干截骨后延迟一段时间，待纤维骨痂形成后再行牵拉延长，降低了骨不连的发生率。

1989年，李起鸿等进行了山羊胫骨干骺端截骨与骨骺牵伸分离大幅度延长下肢的对比观察。

1990年，李起鸿等进行了下肢短缩伴骨不连缺损患者的加压外固定下肢体延长治疗。

1991年，李起鸿等进行了骨骺牵伸和干骺端截骨大幅度延长下肢的实验研究与临床疗效观察。

1992年，闫敬军等研制出可调式肢体连续延长器并应用于临床。

1993年，刘国平等研制出钩槽式骨延长器并应用于临床，获国家专利权。

1994年，闫敬军等发表了弹性肢体连续延长器动物实验的研究结果。

1997年，高质钢等报道了不同延长速度对延长肢体局部血流量及骨愈合的影响。李忠新等研制出电动骨牵伸仪并应用于临床。

二、框架骨延长器的定义

框架骨延长器是一种具有牵伸功能的框架固定器，它通过手术截骨或骨骺牵伸，将多根固定针穿入骨把持骨骼，借助具有牵伸功能的连接杆对固定针进行牵伸固定，在身体外面持续对肢体进行牵伸延长治疗，达到恢复肢体正常长度的目的。

早期骨延长主要是一次性手术延长，骨延长长度有限。随着框架固定器的出现和广泛应用，框架固定器也逐渐用于骨延长，成为既能起固定作用，又能进行骨延长，具有双重作用的框架固定器，如半环槽式框架骨延长器等。

骨延长术多用于治疗各种原因引起的双下肢肢体不等长畸形，如创伤性骨缺损、骨骺损伤、骨肿瘤和骨感染等导致的骨缺损、脊髓灰质炎后遗留的肢短畸形，以及先天性肢短畸形和肢体肥大症等导致的双下肢肢体不等长。近些年来也有用于拇指延长治疗拇指缺损。

骨延长术是下肢等长术中的一种，多用于下肢。因为双上肢不等长一般很少影响功能，而且不易被他人察觉，不影响美观，因此，很少需要治疗。

由于拇指的特殊性和重要性，拇指的功能占手的功能的一半，因此，当拇指缺如或拇指残端过短时，可借助骨延长术进行拇指残端的延长，达到延长拇指长度，恢复或改善拇指功能的目的。双侧下肢长度相差在 3cm 以内时，身体可以借助骨盆倾斜和脊柱侧凸进行代偿，一般不出现跛行。下肢长度相差在 3cm 以上时，仅仅借助骨盆倾斜和脊柱侧凸已不足以代偿，这时就会出现跛行，影响病人的美观和行走功能，还可能导致创伤性关节炎、足下垂畸形和脊柱侧凸畸形等，一般需要手术治疗。

三、骨延长器的分类

最早治疗肢体不等长主要是采用 Ilzarov 全环式框架固定器，Anderson 框架延长器是在 Abbott 的框架延长器基础上改进的。即由原来的仅在截骨平面远近两端各贯穿 1 枚钢针，改进为贯穿 2 枚钢针，从而增加了稳定性。Wagner 的框架延长器也是置于肢体的一侧，用在胫骨时置于内侧，股骨则置于外侧，这种单侧框架固定器做牵引延长时，相当稳固，不至于成角畸形。由于框架固定器只固定肢体一侧，故可同时延长股骨和胫骨而不影响病人下床活动，并可带框架固定器行植骨内固定手术。Ilizarov 等将 Wittmoser 框架固定器改装成三平面半环式框架延长固定器，临床应用获得成功。国内李起鸿又将其改进为三平面半环槽式框架延长器，经临床证实具有轻便、固定牢靠和可以带架下床活动等优点。手术的成败很大程度上取决于延长器械，曾有股骨延长因器械质量问题而致使延长失败的教训。框架延长器械经历了由复杂到简单，由笨重到轻巧，由固定不牢到牢靠的逐步发展完善过程。经历了将近一个世纪的变革，发展到目前初步形成四种类型：①由 Anderson 延长器或固定器逐步改良的胫骨延长器。②Wagner 单臂式延长器。③Ilizarov 等改良的多平面延长器。④股骨一次延长术的延长器。

目前常用的骨延长器有三种，即半环槽式骨延长器、钩槽式骨延长器和组合式骨延长器。

（一）半环槽式骨延长器

半环槽式骨延长器（图 15-1）既可用作固定器，又可用作骨延长器。它位于同一水平面相互交叉穿入的两针，可控制较短截骨段的两侧方及成角移位，尤其适合骨骺牵伸延长，可很好地控制骨骺的侧方、旋转和成角移位。

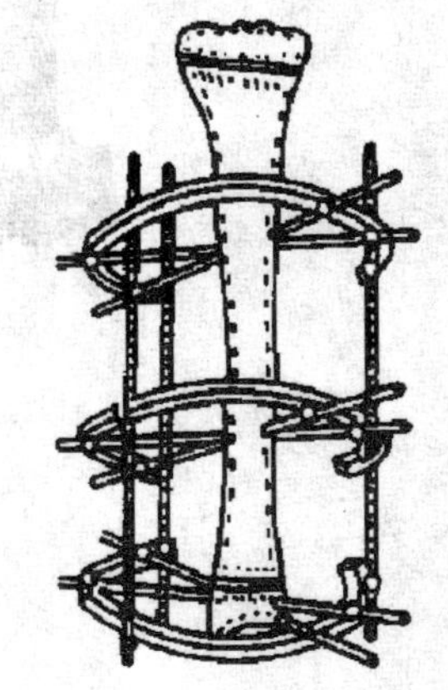

图 15-1 半环槽式骨延长器

适应证：主要适用于骨骺牵伸延长，也可用于股骨和胫骨的干骺端截骨延长和股骨的骨干截骨延长。

（二）钩槽式骨延长器

在钩槽式框架固定器（图 15-2）的槽式连接杆外侧增加了一个螺纹杆，长槽式连接杆改为两个短槽式连接杆，可通过旋转螺杆进行调节延长或缩短。每转动螺纹一圈，可延长 0.5mm。固定针可排列成平行双平面双边构型，或单平面双边构型进行延长，提供了一种结构简单、轻便、稳定性好，操作简单的双平面可调式骨延长器。

适应证：主要适用于股骨和胫骨的干骺端截骨延长和骨干截骨延长。

（三）组合式骨延长器

在组合式框架固定器（图 15-3）的圆柱形连接杆中央，安装了一个双向反向螺杆，旋转中央螺杆可使连接杆延长或缩短。固定针可排列成单平面双边构型。

适应证：主要适用于股骨和胫骨的干骺端截骨延长和股骨骨干截骨延长。

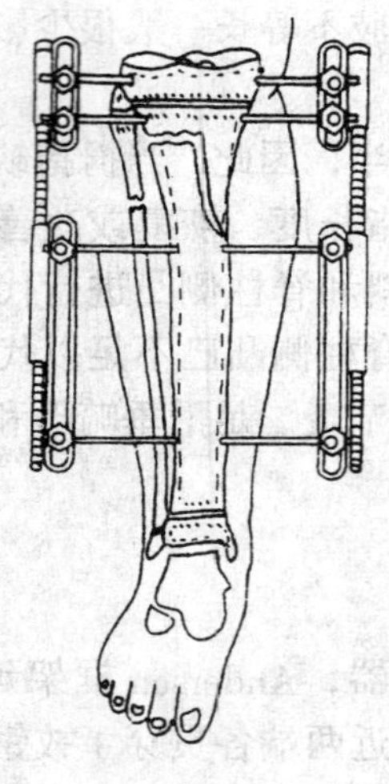

图 15-2　钩槽式骨延长器

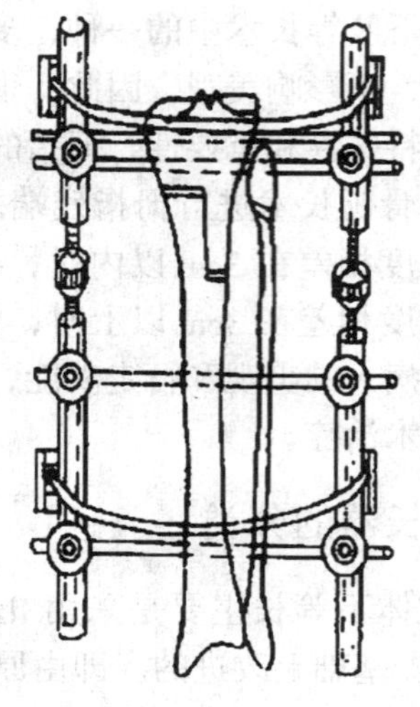

图 15-3　组合式骨延长器

（四）Orthofix 框架固定器（图 15-4）

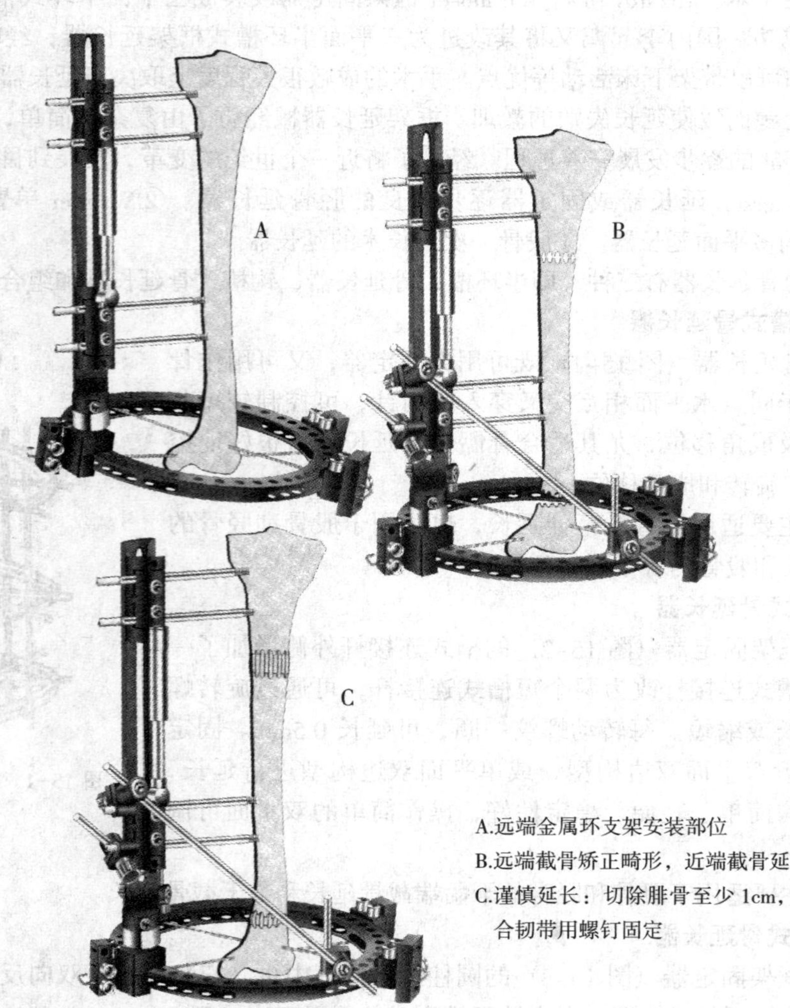

图 15-4　LPS（50000 型）OHA 治疗胫骨远端内翻或外翻畸形

四、骨延长术的实验研究

很早就有人想到利用骨骺软骨板均衡下肢不等长。Hueter（1862 年）与 Volkmann（1869 年）曾提出张力促进软骨板生长和压力抑制软骨板生长的定律。骨骺阻滞术就是利用压力抑制健肢软骨板生长，来和患肢长度求得均衡。理想的是促进短缩一侧的肢体生长，骨骺刺激术即是这种理想的追求，惟其效果常难以预料，延长度亦多不超过 3cm。从 20 世纪 50 年代开始，探索张力促进软骨板生长的可能性，受到较多的注意。早期的实验结果表明，不产生骨骺分离的低强度牵张力能增强软骨细胞活性，促进细胞增殖与细胞基质合成，但对延长肢体尚未取得临床意义。

Ring（1958 年）在动物实验中采用骨骺牵伸分离延长肢体。他用 4~6 个月龄的 20 条狗做实验，最初曾达到 11~32mm 的延长，因固定器缺乏稳定性，最终仅在 8 条狗中获得延长 4~15mm。部分动物曾发生骨不连、再骨折与软骨板过早融合。Ring 了解到牵伸速度不太快时骨膜不会破裂，骨骼是在软骨板退变层分离。延长区是由骨膜、干骺端与骨骺一侧的软骨形成新骨。

这个领域最有意义的进展是 Илиэаров（1965 年）首先在临床上将骨骺牵伸分离用于肢体延长。在 1969 年发表的《无血延长下肢的某些临床实验资料》论文中，作者报告 49 例临床应用和 51 条小狗实验结果。患者年龄 4~16 岁，获得预期的 2~11cm 范围延长，23 例随访 1~3 年未发现两下肢长度差异，但在结论中提出 13~16 岁为该法的年龄适应证。延长方法是每天延长 lmm，分 3~4 次完成。动物实验中观察到延长区的新骨形成，最先是从干骺端与骨膜开始，2 周后出现软骨内化骨，其后是纤维组织转化成骨。Илиэаров 所获得的成功，在很大程度上同他采用的框架固定器具有坚牢可靠的稳定性有关。前苏联其他作者报道的疗效也非常满意。

Завиялов 与 Пласкин（1958 年）报道 15 例胫上 1/3 与腓骨下 1/3 截骨，用 Илиэаров 全环式固定器延长，腓骨的骨骺因受到牵伸张力可自发分离，新骨生长比截骨延长区明显为快。自发分离的 9 例有 3 例随诊 1~2.5 年，见软骨板生长正常。作者随后又报道 14 例亦有满意的治疗效果。Эйделъщтейн（1973 年）报道 33 例胫骨下端骨骺牵伸延长，达到延长 4~7cm。作者对骨修复性再生过程的 X 线表现进行了详细分析，提出 6 期分期法，并在 5 年随诊中发现 2 例骨骺过早融合。Фищкин 等（1976 年）将骨修复过程的 X 线表现分为四期。

Monticelli 等（1981 年）是西方国家第一个同时进行动物实验与临床应用。他将 Илиэаров 全环式固定器改制成 C 形，亦采用交叉穿针法。实验是选用 41 只 3~5 个月龄的绵羊胫骨上端骨骺，延长范围达到 35~100mm，其中 1 只的延长率超过胫骨原长度 70%，1 年后骨结构正常。作者用多种观察方法对各组织进行了详细检查，未发现血管、神经与肌肉有改变，膝关节软骨亦正常。详细介绍了纤维组织形成特点及其转化成骨过程。Monticelli 临床报道 26 例，达到 5~11cm 延长。作者强调每天延长速度为 1mm，分 4 次完成，达到 6~7cm 时减慢速度至每天 0.5mm。患肢开始完全负重的时间是从 7 个月（延长 5cm 者）至 11 个月（延长 10cm 者）不等，2 例负重过早曾常发生新骨压缩。

近年来，国内已开展骨骺牵伸延长肢体这一新技术的应用。有作者在 1983 年 5 月的国际骨科学术讨论会（天津）报告临床应用的初步观察，认为是比较理想的肢体延长术，主张推广应用。

骨骺牵伸分离是否会损害软骨板的生长功能，动物实验结果是矛盾的，目前的临床观察同样也未予明确回答。Letts 等报道兔的骨骺发生过早融合，结果使获得的延长丧失而重新出现肢体短缩。相反，Sledge 等报道，兔和狗的软骨板不论是否分离，牵伸均不损害继续生长功能。Monhcelli 用绵羊实验，报告绝大多数动物的软骨内化骨功能恢复满意。临床报告有少数病例发生骨骺过早封闭。实验结论分歧可能和选用的动物、牵伸固定方法、断端是否受到严格制动以及并发症等因素有关，同样存在动物和人的可比性问题。但是，骨骺过早封闭的可能性是存在的，目前大都主张把骨骺自然封闭前的1~2年作为年龄适应证。认识和掌握Ilizarov技术的操作方法，对于理解这种方法如何为骨皮质截骨术后的骨裂隙内新骨形成提供了最佳的生物学条件非常重要。

该方法的操作步骤包括：

(1) 采用"皮质截骨-折骨术"代替开放的横断截骨术。

(2) 坚强的骨骼框架固定足可消除截骨或骨折部位的剪力，而皮质截骨的弹性则能吸收力线上的微动。

(3) 在肢体延长或开放性楔形截骨术后，通常要经过一段间隔时间再进行骨段牵开，此时间约为皮质截骨术后1周左右（特殊情况也可延长或缩短一些）。

(4) 骨段牵开进度，每天约1.0mm，必要时也可改变，牵开进度可由牵开裂隙内新生骨形成的表现决定。一般为骨段渐进牵开，不是一次完成，至少每天分为4次，每6小时一次，每次0.25mm。

(5) 于肢体延长时，框架固定器在固定期应做到舒适并允许关节有较充分的运动范围，借用生理学的作用机制以促进形成新骨的迅速钙化。

(6) 在骨段牵开之后的中立位固定期，为了使新生骨坚强有力，只要肢体延长或骨畸形矫正需要固定期延长，则应尽量长些。

为了证实上述治疗技术的作用，Ilizarov及其合作者利用Ilizarov发明的骨骼环形穿针框架固定器以狗的股骨为模型，进行了下面一系列的著名实验。

其一，实验进行胫骨中段开放性横行截骨术，继之以三种方式用Ilizarov环形框架固定器固定。这三种固定形式一种比一种稳定性增大。第一种方式用两环架，于每个金属环上松松连接一对Kirschner针固定。第二种方式也用两环架，不同的是以紧张状态把每对交叉的Kirschner针固定到金属环上。第三种方式用四环架，每个金属环上都有一对交叉的Kirschner针紧紧相连将骨段固定。不难看出，这三种固定方式以第三种稳定性最大，第二种次之，第一种最差。

在截骨和应用Ilizarov框架固定器以三种不同形式固定后5天，开始进行截骨部位的牵开，进度为0.125mm/h。Ilizarov及其同事观察到：第一种方式的Kirschner针松松相连的二环架，实验动物牵开的骨裂隙里，有局灶性出血和纤维组织形成，有些实验动物于截骨部位的骨干截骨面移位，导致纤维性骨不连。第二种方式的Kirschner针紧紧相连的二环架实验动物，牵开的骨裂隙里发生骨和软骨形成的修复区，可见软骨形成和与骨内膜相连的骨圆锥形成，但大多数实验动物最后仍形成骨不连。第三种方式的四环框架固定最稳定的实验动物，于牵开的骨裂隙里可不经过软骨阶段直接发生新骨形成。

作为上述实验的一部分，Ilizarov等使用相同的骨牵开速度（0.125mm/h）牵开截骨部位和四环框架固定方式进行另一项实验研究：做三种截骨，保留血供多少不同，观察对新骨形成的影响。①开放性横行截骨术，截断骨髓和营养血管。②开放性横形截骨术，只截断1/3骨髓。③闭合性折骨术，利用钢丝弓形折骨器的力学作用折骨。经研究发现，新骨形成数量与骨髓完整程度相一致，骨髓保留越多，在骨牵开裂隙中新骨形成的数量也越大。

其二，实验动物（狗）胫骨，不是纵向牵开而是横向牵开的实验。方法为用电锯切取胫骨骨片，其大小约为胫骨长40%，占皮质周径30%。骨片于术后3天，通过改良的Ilizarov框架固定器向外侧方牵开（即使骨片向外侧方移动）、在用电锯切取骨片时，一半实验动物不切断骨髓，而另一半实验动物则以骨刀切断骨髓。观察骨片垂直骨力线平行外侧牵开方向新骨形成的数量。实验结果与骨纵向牵开延长一样，骨横向牵开增粗时，损伤骨髓新骨形成减少。

其三，实验也使用动物（狗）的胫骨，观察截骨或折骨后骨段牵开进度和分次对截骨（折骨）部位新骨形成的影响。方法：在开放性横行截骨术或闭合性折骨术后进行骨牵开延长。进度分别采用 0.5mm/24h，1.0mm/24h 和 2.0mm/24h 三种。每天可分成 1 次、4 次或 6 次开起自动牵开器。实验结果表明：牵开进度每天 0.5mm 分为 4 次完成时，导致骨段牵开裂隙里形成骨的未成熟性硬结，从而可发生继发性骨折。牵开进度每天 2.0mm 时，引起骨周围软组织损伤、新骨形成不良。牵开进度每天 1.0mm 分 60 次起动自动牵开器。可见牵开的骨段间隙里的新骨形成极好，牵开再生的生长区是一条穿过新骨形成中心的锯齿形透亮带。如每天牵开 1.0mm 分成 4 次开起自动牵开器时，新骨形成良好。截骨或折骨术后，每天使骨段牵开 1.0mm，但一次完成，则新骨形成明显不良。由此 Ilizarov 发现，牵开进度分成的次数越多，新骨形成的效果越好。故每天牵开进度分成的次数与产生的新骨有关，分成 6 次完成新骨形成的质量就优于 4 次也必然好于 1 次。骨折段牵开延长进度，每天分为多次进行，则使骨周围软组织包括神经、血管、筋膜和皮肤等更有利的发生适应性反应，而且也更类似生长的自然过程。当每天自动牵开器牵开 60 次时，相当于每 24 分钟 85μm。凡此时延长组织在电子显微镜下组织学改变，组织呈现胚胎期、胎儿期和新生儿期组织细胞生长的特点。

显然，Ilizarov 提示了一个尚未被人知的骨组织生物学的生物环境适应性组织学。采用 Ilizarov 技术骨科医生就能在骨的任何部位，于截骨（折骨）后的牵开过程中建立起一个类似骺板的骨生长结构（人工骺板），从中心生长带向远近生长新骨。牵开区新生骨的中心生长带在电子显微镜下看到，于相对缺血的中心区出现成纤维样细胞，形成与牵开延长方向相平行的胶元纤维。在胶元纤维间的新生血管间隙里产生死骨细胞，直接在胶元分子上成骨形成的新骨向骨的远近端凝缩成骨小梁。通常在牵开延长后的中立位固定期，骨的整个再生区出现凝结加固的进一步骨化。

1. Ilizarov 框架固定器技术：框架固定器的一般技术为了保证疗效，避免损伤神经血管，使用框架固定器前必须充分了解局部解剖和骨科手术的原则，熟知所用框架固定器的性能与特点。虽然骨框架固定器的类型很多，但是使用上却都有共同的技术要求：

（1）严格遵守无菌技术操作，手术应在手术室内进行。

（2）穿针应该在病灶区外，以免增加感染的机会。

（3）钢针在皮肤的进出口，应根据针的粗细先用粗针穿孔，以免压伤皮肤。

（4）为了保持针道正确，穿针最好在 X 线电视机监护下进行为宜，特别是在骨髓端穿针更应如此。

2. 骨创伤后重建的 Ilizarov 框架固定器技术：关于 Ilizarov 框架固定器的结构，使用方法和对急性骨折的处理已见前述。在这里再将骨创伤后重建中的 Ilizarov 框架固定器技术作一探讨。

（1）皮质截骨术：Ilizarov 发明的截骨方法为骨的经皮截骨术。截骨时保存骨的周围和骨髓腔内的组织，不截断骨髓的营养血管。做这种手术，如果在骨干骺端称为皮质截骨术，若在骨干部则叫骨密质层截骨术。方法是切口不宽于一把窄骨凿，通常用一把小骨膜起子尽可能环绕骨的周围游离骨膜。继之于骨皮质上以骨凿打槽，锤打骨凿不断进入骨皮质。首先在骨的一侧，然后在骨的另一侧进行。由于骨凿压紧有助于凿入皮质，因此骨科医生必须十分小心以防损伤骨髓。要随时扭动或摆动在骨皮质里的骨凿锋刃，避开骨髓和为骨凿进一步前进准备空间。这一点如果不加倍注意，骨凿就可能横断骨髓，以致使牵开前的准备时间超过规定，需推迟 2~3 天再进行骨段牵开。

通过旋转肢体 90°凿断骨皮质相对的两侧，或相对旋转连于远、近截骨段上的金属环进行扭转折骨，两种方法选择一种（由于向内旋转肢体可牵拉小腿的隐神经或上臂的皮神经，所以肢体的远截骨段应向外旋转）。

皮质截骨术的目的是建立一个非移位性骨折，因此，在完成截骨后应立即恢复截骨术前的正常对位对线状态。为了达到这一目的，在截骨前以 Ilizarov 框架固定器固定。显然，肢体全部被框架固定器固定，即将无法扭转截骨远段来折断骨皮质。所以，骨科医生一定要从骨固定器的金属环上拆开全部横越皮质截骨线的纵杆，待骨皮质截断后，必须立即把连杆以原来（截骨前）的长度连接到原来的位置上，从而重新出现骨皮质截断前的正常对位对线关系。为了保证对位对线准确，骨科医生在移动连杆前应数一下连杆所对的金属环孔数，记住每一个连杆连接的位置。也可在金属环和连杆之间用螺母作短的连接或孔杆，同样能起到这样的作用。在骨皮质截断之前，使孔杆或螺母与金属环分开，术后再原位连接起来。

（2）骨牵伸前的时间准备：在截骨后骨段开始牵伸前，需有一个时间的准备期。其目的是使骨折处于愈合的第一阶段。力求牵伸过程中，截骨段的牵开与截骨部位的骨折愈合同步，但是大多数情况下，于牵伸延长后、中立位固定前牵开的骨段裂隙里没有已形成的新生骨。

一般来说，截骨后要等 5~7 天再开始牵伸。牵伸前这段准备期，有时需要延长或缩短，根据具体情况决定。例如，由于斜行皮质截骨比横行皮质截骨愈合快，所以在斜行皮质截骨后的牵伸时间准备期应缩短 1~2 天。又如在下面这些情况骨段的牵伸时间准备期，则应该延长：

①截骨时骨凿横过髓腔、伤及骨髓。

②截骨部位有明显粉碎。

③截骨时两折段有较大移位。

④后方骨皮质扭转折骨时，两折片反向旋转大于 30°，通常任何一种情况出现都要把准备期再延长 3~4 天。如果骨本身条件不佳（骨质致密硬化或疏松），骨段牵伸前的时间准备期应延长至 14 天，尤其是骨周围软组织条件不佳时更应如此。

（3）截骨段的牵开：截骨段经过牵伸前的时间准备期后，通常皮质截骨段每 6h 牵开裂隙 0.25mm。此速度也并非不变，取决于临床状态。对于骨质致密硬化、骨质疏松和骨周围软组织条件不良的成人，常采用每 8~12h 截骨段牵开 0.25mm 的进度。

（4）牵引针：穿过骨组织牢固地连到一个能动的金属环上可移动截骨段的针被称为牵引针。通常为了使牵引针起到这样的作用，常常于同一金属环平面上穿过两枚与骨段轴线相垂直交叉的牵引钢针（Kirschner 针）。如果同一金属环平面仅穿一枚牵引针，则将导致针的轴线扭动。由于被牵引的金属环逐渐沿固定架移动，所以牵引针前移可引起软组织坏死而被切开。被前行牵引针切割开的坏死皮肤和其他软组织，于牵引针的后方相愈合。此时，牵引针像一条炽热的金属丝横过冰块似的切开了软组织。随牵引针的缓缓移动，于骨段被牵开的过程中可伴有微痛。虽然 I1izarov 框架外固定器做牵伸延长治疗时，牵引针能引起皮肤和其他软组织局灶性坏死，发生感染和疼痛，但任何经皮穿针的骨固定也都可以产生皮肤和其他软组织损伤、坏死和组织周围的炎症，从而导致疼痛和感染性渗出。此类疼痛和炎症，一般牵伸过程一结束，则炎症马上停止。尽管如此，在截骨段牵伸过程只要病人出现软组织炎症，仍应使用抗葡萄球菌性抗生素。

当按规定要求通过牵引针移动肢体骨段时，骨科医生一定注意牵引针开始牵伸和停止牵伸的位置，以及金属针对软组织的切割情况。骨段纵向移动，牵引针通常与神经、血管和肌腱平行，因此，出现横断这些重要结构的可能性不大。不过牵引针向近端牵伸移动时，要警惕伤及神经或血管分叉的危险性。

（5）定向牵引针：可用 1 枚或 1 枚以上的定向牵引针，穿过骨和软组织牵伸骨折段。对此，可用橄榄针、扭结针或曲折针。方法如下：斜穿过骨组织两枚钢针（Kirschner 针），于肢体对侧穿出软组织。钢针尖端以钳子扳弯；出端用钳子夹住，以锤子击打钳子，医生即可将针尖埋于皮下。

一旦针尖已埋入软组织内，钳夹钢针出端慢慢摇晃，同时锤击钳子使针前进，直到钢针扳弯尖端带动肢体骨段。通常钢针于骨上穿入，穿出部位应与骨缺损开始出现部位处于同一平面（钢针出端稍向骨缺损面倾斜）。其后，方向相反穿入另一钢针，穿入部位为骨缺损开始出现部位的另一平面，钢针末端同样以钳扳弯缩回皮下，钳夹钢针出端锤击向前牵引。这一过程反复进行，力求钢针最后达到一个最适当的位置。针的最适宜位置为有利于旋转 180°，以便扳弯的针尖能从肢体内抽出。位置适当的针弯曲端很容易通过皮肤，针尖不会伤及出孔附近的完好组织。有时把钢针的出端弯成直角，其方向与扳弯端相同，以此标示钢针穿入侧的弯曲方向，来帮助掌握定向针弯曲端的方向变化。

在大多数病例，Ilizarov 框架固定器用于压缩-牵开的纵向牵引针，分别经远、近截骨段的相邻皮肤穿出。然后将针固定到螺纹槽杆上，以便不断牵伸（通常在时间的准备期之后进行牵开）。虽然进行骨段压缩或牵开时，纵向牵引针的末端有些弯向牵伸方向与骨段的轴线方向成一锐角，不过牵伸过程并不受影响。在骨段间加压的力量，仅在最后阶段作用力才不断减小。当此种情况出现时，病人必须去手术室拔除纵向牵引针，应用另外金属环与横穿骨的钢针牢固相连来闭合骨缺损。

原发性病变部位发生的骨不连和假关节比骨延长部位既常见，治疗更困难。Ilizarov 框架固定器技术很难使肢体的萎缩性骨不连奇迹般的愈合。对于此类不易愈合的情况，Ilizarov 同时又加用了许多刺激骨愈合的治疗方法，收到了良好的疗效。

3. 框架固定器的术后护理

（1）保持针孔部位清洁干燥，每周针孔换药 2 次。

（2）抬高患肢，减少肿胀。

（3）定期检查肢端血循环与感觉情况。

（4）活动上下关节与扶杖下地，负重行走。

（5）针孔皮肤张力过大时，应切开减张。

（6）检查框架固定器各部件螺母，防止松动。

1958 年，Ring 采用不切口、有截骨的骨骺牵开延长术，对生长发育期的 45 只羊做实验，分别在术后 1 周、2 周、3 周、4 周、6 周、8 周、12 周、14 周、48 周及 52 周后杀死，取骨标本做肉眼大体观察及光镜、电镜观察。发现被分离的空隙区，在最初 10 天由血肿充填，2~3 周后由成纤维组织替代，4 周后骨痂组织形成，1~2 周后胶原束钙化，骨膜增厚，3~4 个月哈氏系统形成，1 年后骨结构正常。

Monticell 在实验基础上将骨骺牵伸分离延长术的骨修复过程大致分为三期：①骨骺分离血肿形成期；②血肿吸收纤维组织形成期；③纤维组织骨化、骨痂改建期。同时指出，骨骺部血供丰富，成骨能力强，骨骺在抗力作用下从骺板的退变层与临时钙化带交接处分离，延长区能在完整的骨膜套内通过膜内成骨和软骨内成骨迅速形成新骨。

Kawamura 的动物实验发现局限性剥离骨膜，在牵拉 4%时，骨膜开始破裂，牵拉 7%时，骨膜部分破裂，牵拉 10%时，骨膜完全破裂。用同样力量牵拉，在广泛性骨膜剥离中，延长在 10%以上骨膜才出现破裂，至 20%时骨膜才完全破裂。因而他的结论是，应该广泛剥离骨膜使之成管状套筒，有利于骨愈合。延长 10%后的 3~5 天内，延长部骨膜有部分坏死，延长后 3 周，在剥离的骨膜下和骨膜内有生长活跃的骨痂形成。

有学者将 135 只狗做胫骨延长术，做延长部组织学、组织化学研究。证实了延长后骨连接与骨折后连接过程十分相似，而且截骨钻孔时留下的骨屑积极参与延长部的新骨形成。Rigal 的实验证实，延长后关节软骨组织学改变很小，在延长过程中关节间隙变狭，但术后不久即能恢复，新骨来自骨膜。

一些学者对一些与肌肉代谢有关酶也进行生物化学的研究，如丁醛酶（Aldolase）、肌酸磷酸转移酶（Creafine Phospho Kinase）和谷草转氨酶（Glufamic Dxyloacefafe）在血液和肌肉中的流行性，延长术后均升高。实验证实，当肢体延长 10%以上可造成肌肉暂时性损害，对瘫痪的肌肉来说，这种损害更大且持久些。同时也证实，上述酶在血浆和肌肉中的活性，在延长后均见升高。分期延长比快速一期延长的变化小，恢复亦快。

血流图研究发现，血流减少直接影响骨的连接，在延长过程中，观察足前部的血变化结果为：快速延长时血流减少量较逐渐延长时显著，服用安定后，血流量可明显增加，并高于术前水平。上海新华医院用血流图测定，发现一次牵拉延长超过 3mm 时，出现波形压低，牵拉到 5mm 时，波形压低 50%，这些变化可在 24h 内完全恢复，一次延长超过 1.5~2.5cm 时，血流图呈一平线，无波形。Kawamura 认为血流量减少到低于术前肢体流量的 70%时，可影响骨修复过程，造成骨不愈合和延迟愈合率明显增加。

五、骨延长的骨修复过程

骨盆截骨延长术截骨部位血供丰富，植入的松质骨成骨能力强，骨修复类似骨折修复过程。股骨一次性延长术，尽管截骨部位血供丰富，植入的松质骨成骨能力强，骨痂形成较快，但因髓内钉或螺丝钉固定控制回缩，从而妨碍了来自股骨纵轴的应力对植骨区的作用，因而骨痂改建成有足够硬度的骨痂则费时较长。胫骨干截骨延长因截骨部位侧支循环少，截骨时易损伤髓内营养动脉支，且成骨能力较差，所以骨修复时间较长。如采用一期截骨延长，二期植骨内固定的方法，则所植入的松质骨片能活跃地参与并加速新骨形成。Onto 等研究证实，植骨者较未植骨者要早 2 周完成骨修复和塑形过程。

但骨修复的速度与下列因素有关：

(1) 截骨部位两骨端的血液供应。

(2) 截骨平面的成骨能力。

(3) 截骨端确实的固定。

六、骨延长的原理

(一) 骨骺延长原理

(1) 小儿长管骨的一端由外向内依次为关节软骨、骨骺、骺板、干骺端和骨干。

(2) 新生儿长管骨一端中央先后出现次骨化中心即骨骺，骨骺产生骨组织而生长延长。

(3) 切除出生后 12 天小鼠某一长骨端的全部骨骺后，小鼠长骨端可重新生出新的有功能的骨骺。

(4) 骺板可分为生长层、软骨细胞成熟层和软骨细胞转化层 3 层。

(5) 来自生长层中丰富血管的间质细胞转化为未分化细胞，经分化成为软骨细胞进入软骨细胞成熟层。

(6) 在软骨细胞成熟层，细胞间基质钙化，并移行进入软骨细胞转化层。

(7) 在软骨细胞转化层，骨母细胞使钙化的软骨转化为骨。

(8) 骺板不断生长新的细胞，这些细胞又逐渐分化成为成熟的软骨细胞，软骨细胞又逐渐向邻近的干骺端移动并不断骨化，使骨逐渐增粗、增长。

(9) 在骺板中心钻孔并不引起日后的畸形生长与发育。但如果破坏了骺表面，则会导致广泛变形。

(10) 用射线照射破坏骺板的中央，骺板四周的软骨细胞向中央生长，日后也无畸形出现。

(11) 切除部分骨骺，出现部分肢体短缩和畸形。

(12) Monticell 等报道了用 45 只羊进行骨骺牵伸延长的实验报告，分别在术后 1 周、2 周、3 周、4 周、6 周、8 周、12 周、14 周、24 周和 52 周将骨骺延长后的羊处死，取标本作光镜及电镜观察。结果发现在牵伸分离的间隙区域，起初 10 天由血肿填满，2~3 周后由成纤维组织替代，4 周后形成新生骨痂，1~2 月后胶原束形成钙化，骨膜也明显增厚，3~4 个月后哈佛氏系统出现，1 年后正常骨结构形成。

(13) 框架固定器的螺旋机械牵伸力，使骺板在软骨细胞成熟层转化层的移行处发生断裂和分离，有关间隙的加大和增宽，不断有新的软骨细胞成熟移行，填充被不断牵伸分离的骺板间隙，肢体得以延长。

(14) 经骨骺牵伸延长后，骺板生长功能均受到不同程度的损害，将停止或减慢骺板的生长。

(二) 骨干延长原理

(1) 小儿长管骨外周的骨膜一层一层造骨，使骨干不断增粗并塑形改建。

(2) 人体内骨组织同其他组织一样，具有潜在的生物学可塑性，它一般在骨折、截骨、牵拉、一定电流、磁化或微动等因素刺激下，得以激发和表现出来。

(3) 骨延长术就是借助机械牵拉产生的张应力，激发骨组织的再生，此即 Ilizarov 的张应力原则（principle of tension-stress）。

(4) 截骨后 10 天开始进行延长，每日用 1mm 速度进行牵伸延长。

(5) 骨干截骨延长牵伸后，先在截骨间隙处骨膜下出血，形成血肿。

(6) 断端间、髓腔内的血肿凝成血块，它和损伤坏死的软组织引起局部无菌性炎症反应。

(7) 新生的毛细血管和吞噬细胞、成纤维细胞等从 4 周侵入，逐步进行清除机化，形成肉芽组织，转化为纤维组织，再逐渐转化为软骨组织。

(8) 然后软骨细胞增生、钙化而骨化，即软骨内化骨，而分别形成环状骨痂和腔内骨痂。完整的膜下迅速有新骨形成并逐渐增密、增厚。

(9) 术后 4 周为新骨形成期，牵伸间隙出现均匀一致的新骨阴影，X 线片上呈淡云雾状，随后逐渐增密、增厚。

(10) 牵伸延长停止后，新骨增长更加迅速，并且逐渐形成骨皮质，随后出现骨小染及髓腔。

(11) 原始骨痂不断加强，至能抗拒由肌收缩而引起的各种应力时，骨折已达临床愈合阶段。

(12) 原始骨痂为排列不规则的骨小梁所组成，尚欠牢固，应防止外伤，以免发生再骨折。

(13) 随着肢体的活动和负重，在应力轴线上的骨痂，不断地得到加强和改造；在应力轴线以外的骨痂，逐步消除；使原始骨痂逐渐被改造成为永久骨痂。后者具有工常的骨结构。骨髓腔也再沟通，恢复骨骼的原形。

(14) 随着肢体负重和行走，新骨改建加速，骨小梁由排列紊乱至排列整齐。

(15) 干骺端松质骨内血管丰富，富含红骨髓，成骨功能极强，骨延长间隙新骨生长快，骨愈合快，可缩短骨延长的治疗时间，明显降低骨延迟愈合或骨不连的发生率。

(16) 随着骨干牵伸延长，肢体肌腱、神经和血管也逐渐被牵伸延长。有时由于牵伸过快、过急，可出现血管危象和神经症状及肌腱挛缩现象。

(17) 一旦出现血管危象，应立即停止牵伸，并应回调到 1mm，直至血管危象缓解和消除。出现神经症状应停止牵伸直至神经症状缓解。

(18) 肌腱挛缩尤其是跟腱挛缩，延长节段较长的肢体，往往需要行肌腱延长术。

(三) 骨延长器原理

(1) 骨延长器在持续骨延长术中起机械牵伸和固定的双重作用。

(2) 延长器借助固定针穿入骨内，对截骨段骨骼或骨骺起把持和固定作用。

(3) 延长线两侧的两节骨段均至少需钻入 2 枚固定针，以把持骨节段不发生侧方位移、成角位移和旋转位移。

(4) 延长器沿骨骼长轴进行循序渐进的分离移位，进而达到骨延长的目的。

(5) 为了减轻骨骼损伤，穿入骨骼内的固定针不宜太粗，以直径 2~3mm 的固定针为宜。

(6) 固定针容易弯曲，牵伸力量不足，因此，需要借助弓环或环形撑杆对固定针进行张力性牵伸。即使这样，固定针仍有些弯曲，因此，螺纹杆上的延长长度不能代表肢体实际的骨延长长度。

(7) 机械螺旋的原理使得持续稳定的骨延长得以完成，螺母在螺杆上的转动，使夹持固定针的固定夹在螺杆上平稳地纵向线性移动，而不会滑动退回，其特点是省力、平稳、可靠，调节方便。

七、骨延长器的优缺点

(一) 骨延长器的优点

(1) 骨延长器的最大优势在于延长幅度较大，有人报道股骨和胫骨同时延长，最长可延长26cm，这是其他任何方法所不能替代的。

(2) 手术创伤较小，一般不会出现骨不连等后遗症。

(3) 穿针方法简单，调节方便，一般基层医院也可掌握应用。

(4) 肢体短缩伴有其他肢体内翻或外翻畸形，可通过截骨延长肢体使畸形一并得到矫正。

(二) 骨延长器的缺点

(1) 针眼感染常常妨碍骨延长的正常进行，因为牵伸时间长，针间皮肤牵伸紧张，很容易发生针眼感染。

(2) 骨延长器经皮穿针至骨内，往往给人以恐惧感，部分病人及其家属和亲友心理上难以承受。

(3) 骨骺牵伸延长或干骺端截骨延长，对关节活动影响很大，容易使关节活动范围减小，尤其是膝关节最为明显。

(4) 胫骨延长容易导致肌腱挛缩，特别是跟腱挛缩，容易产生足下垂畸形。

(5) 牵伸时间较长，肢体活动也不方便，部分病人难以承受。

(6) 固定器的操作虽然简单，但如果没有掌握它的生物力学原理及一些操作原则和技巧，则很容易出现血管、神经危象，甚至更严重的并发症。

第二节　骨延长方法

一、骨延长术适应证

1. 最佳年龄：如采用骨骺牵伸延长术，年龄最好控制在女性为12~14岁，男性为15~16岁。因此年龄为骨骺即将闭合的年龄。延长后不会造成较大的新的不平衡。Anderson的手术指征是8~12岁。Cauchoix共施行180例一期股骨延长术，年龄在7~20岁，占78%。Herron等施行9例一期股骨延长术，平均年龄为23岁。Daubligei矫正下肢巨大差异（6.3~22.6cm）共施行20例，其中17例在17岁以上，最大31岁和33岁，结果良好。多数认为，大于22岁效果不佳。一般应控制在12~20岁为最佳。

2.下肢不等长：多数认为下肢短缩超过3cm者为其适应证。Anderson认为至少短缩4cm，才适合手术。有学者认为短缩超过2.5cm以上应行手术矫正。因超过2.5cm不易代偿。即使能代偿，也由于代偿物的重量给病肢增加负担，同时给病人增加精神痛苦，在现代延长技术已完全成熟的年代，矫正畸形已不是棘手的问题。

小腿延长术主要适于小腿短缩患者，而以股骨短缩为主者，宜选股骨延长术以恢复双膝关节的平衡。对髂关节Y形软骨已闭合，一侧下肢短缩3~5cm或伴同侧髋关节半脱位者，应首选骨盆截骨延长术。下肢等长术的方法有骨骺生长阻止术、骨延长术和骨缩短术三种。

3. 畸形程度：髋、膝关节和足部畸形需在延长术前手术给予纠正。

4. 软组织条件：皮肤正常，骨骼无炎症病灶或其他病理变化。臀大肌、股四头肌、小腿三头肌等肌力至少有3级或通过肌腱转位能达到肌力要求者。前提是患者能自行走路，不必用支架。

二、骨延长方法分类

下肢等长术的方法有骨骺生长阻止术、骨延长术和骨缩短术三种。

骨骺损伤病儿4~9岁时肢体短缩不明显，10~13岁发育加快，肢体短缩明显加重。一般男性骨骺在14岁以后闭合，女性骨骺在13岁以后闭合，肢体生长发育趋于稳定。因此，骨骺生长阻止术应在13岁以前进行，而骨延长术和骨缩短术则宜在13岁以后进行，以免术后由于肢体的生长发育又形成新的肢体不等长。

一般来说，骨骺生长阻止术和骨缩短术仅被用于肢体肥大症导致的双下肢不等长畸形，而其他原因导致的双下肢不等长病人，多不接受这两种治疗方法。因为骨骺生长阻止术和骨缩短术均致使肢体变短，导致人体变矮，影响外形美观，令病人难以接受。而骨延长术使肢体变长，人体增高，容易为病人所接受。

骨延长术分一次性骨延长和持续性骨延长两种（图15–5、图15–6）。

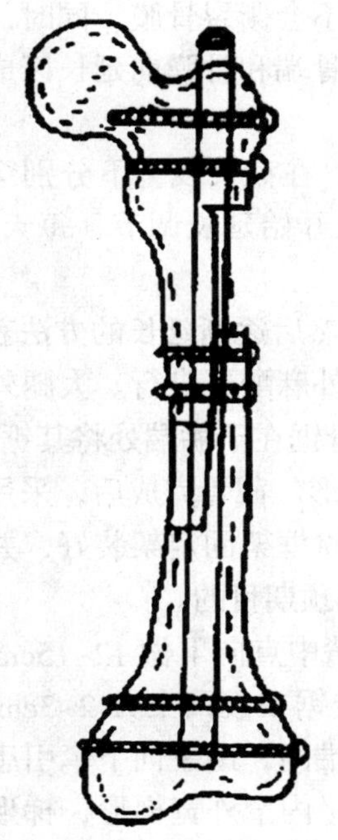

图15–5 一次性骨延长

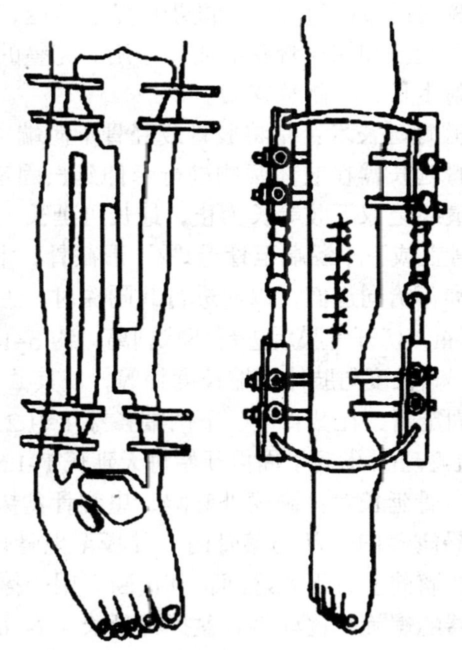

图15–6 持续性骨延长

（一）一次性骨延长

多用于下肢短缩不超过4cm的病人，主要有Salter髂骨截骨延长术和股骨一次性截骨延长术两种。Salter髂骨一次性截骨延长术可一次性延长3~4cm。股骨一次性截骨延长术（图15–5）是将股骨“Z”形截断后，术中可一次性延长3~4cm，过长会引起血管和神经损伤，股骨“Z”形延长后用髓内针和螺钉内固定。

（二）持续性骨延长

可用于股骨和胫腓骨延长，主要有骨骺牵伸延长术、干骺端截骨延长术、骨干截骨延长术和骨盆截骨延长术四种。

1. 骨骺牵伸延长术：是在骨骺线上下分别穿针，借助骨延长器在肢体两侧进行牵伸延长固定，术后第 5 天开始延长调节，每天以 1mm 的速度延长，最终至双下肢等长为止，最长可延长 13cm。

2. 干骺端截骨延长术：是将股骨或胫骨干骺端“Z”形或横行截断后，在截骨线上下分别穿入 2 枚克氏针，借助肌延长器在肢体两侧进行牵伸延长固定，术后第 5 天开始延长调节，每天以 1mm 的速度延长，最终至双下肢等长为止，最长可延长 13cm。

(1) 胫骨近端截骨延长术：胫骨延长术多数采用干骺端至骨干“Z”形截骨延长法，经比较优越于其他方法。具体方法是：先截断腓骨，然后在小腿上段外侧及胫骨上端内侧缘分别做一 7~10cm 切口，环形剥离骨膜后，在胫骨后侧将其截断 1/2，骨瓣延伸至胫骨前侧胫骨结节远侧，用框架固定器固定。术中不延长，术后 7 天开始以每天 1mm 的速度进行逐渐延长。

(2) 胫骨远端骨骺牵开延长术：采用胫骨远端骨骺牵开延长术方法是，交叉穿放 2 组 2.5mm 克氏针。第 1 组钢针穿放于胫骨中下 1/3，第 2 组钢针交叉穿放于骨骺端。术后第 3 天开始延长，每日延长速度限于 1~1.5mm，分 2~3 次完成。当骨骺出现分离时，应暂停延伸，待急性创伤消失后再重新开始。干骺端截骨延长区新骨形成的质量好，塑形快，愈合后新骨的力学性能强，有人动物实验已证明：胫骨干截骨延长区骨修复过程同时以膜内化骨和软骨内化骨两种模式进行。

骨膜在缓慢的牵拉过程中能同步增殖、伸延，在一定范围内不会撕裂骨膜。同时，截骨术和机械牵拉又可刺激和加速骨膜的成骨作用。完整的骨膜套可为两骨端和骨膜向延长区成骨和新骨连接提供贴附生长、限制性支架。

3. 骨干截骨延长术：是将股骨或胫骨干骺端“Z”形截断后，在截骨线上下分别穿入 2 枚克氏针，借助骨延长器在肢体两侧进行牵伸延长固定，术后第 5 天开始延长调节，每天以 1mm 的速度延长，最终至双下肢等长为止，最长可延长 13cm。

采用股骨上或下干骺端至骨干“Z”形截骨，术中一次延长，然后逐渐延长的方法获得极满意的疗效，愿推荐给同道们，以便进行共同探讨。手术在连续硬膜外麻醉下进行。大腿外侧纵形切口，长约 15cm，切开骨膜后进行环状剥离，约 6~10cm 长度。用骨锯在干骺端处将其锯断 1/2，然后留下骨瓣，其长度与肢体短缩长度相等，使其截骨线形成“Z”形。截骨完成后，采用半环槽式多平面框架固定器，在截骨上、下两端各穿 1 组 2.5mm 克氏针，将框架固定架装好，并立即在直视下延长约 1~2cm。术后 1 周再开始每天延长 1~1.5mm，直到达到预期目的。

4. 骨盆截骨延长术：硬膜外麻醉，患侧骨盆垫高 30°，沿髂嵴中点向下做 12~15cm 长皮肤切口，骨膜下暴露髋臼上部的髂骨内、外板至坐骨切迹，然后用线锯在髋臼上方 2~3cm 处绕过髂骨翼下部，在髂前上、下棘之间将其横断。用骨撑开器插入骨断端间，助手向下牵引患肢，术者旋动骨撑开器的螺旋，逐渐将骨盆撑开延长 4~6cm。撑开的间隙呈内窄外宽梯形，梯形间隙的比例是：若内侧距离 3cm，中间 4cm，外侧 5cm，需取同侧或健侧髂骨块，长 8cm，宽 3cm。将取下的骨块切成两段，一块长 5cm，一块长 3cm，将短的一块嵌入梯形间隙内侧，长的一块嵌入外侧，之后用钢板螺丝钉固定。术后 4~6 周扶拐下地。可用于股骨和胫腓骨延长，主要有骨骺牵伸延长术、干骺端截骨延长术和骨干截骨延长术三种（图 15-5）。

三、骨延长操作原则

在骨延长术的操作中应严格掌握以下基本原则：

1. 制订手术方案：施行手术前需从整体出发制订手术方案，尤其是脊髓灰质炎后遗症下肢肢体短缩畸形的骨延长术治疗，受限应考虑矫正肢体负重力线，然后矫正下肢肢体不等长，最后行关节稳定术和肌力平衡术。如对于一个屈髋膝、一侧肢体短缩并足下垂畸形的病人，应先矫正屈髋、屈膝畸形，然后行肢体延长术，最后行跟腱延长加三关节融合术。

2. 合适的延长部位：首先测量肢体的绝对长度，即股骨长度的测量由股骨大转子至股骨外上髁，胫骨长度的测量由腓骨小头至外踝。必要时拍 X 线片双侧肢体对比，以确定严重短缩的部位是在股骨还是在胫骨。严重短缩的部位就是需要进行截骨延长的部位。大腿短缩应行股骨延长，小腿短缩应行胫骨延长。一般股骨延长在股骨下段干骺端进行，其次是小转子以下的股骨干；胫骨延长的最佳部位在胫骨上段干骺端进行，也可胫骨上下干骺端联合截骨延长或胫骨与股骨联合截骨延长。

3. 适当的延迟牵伸：截骨后 10~14 天开始延伸调节为宜，有利于骨痂的形成及牵伸延长过程中的新骨形成，有利于截骨后的软组织消肿及修复。

4. 适当的延长速度：每天延长 1.0~1.5mm 的速度为最佳牵伸速度，其创伤反应小，骨膜撕裂小，新骨出现早，生长快。每天延长速度小于 1mm 可导致早期截骨线愈合，每天延长速度大于 1mm 则影响新骨生成，截骨处往往只有纤维结缔组织形成。如果出现神经或血管牵拉症状，可暂停牵伸，或减慢牵伸速度，减小每天牵伸长度。

5. 合理的增高调节频率：在每天延长度为 1mm 的情况下，可分多次调节，次数越多，调节频率越高，效果越好。一般可分 3~4 次调节。

6. 稳定的骨延长器：先用多平面及单平面双边骨延长器为佳。截骨线双侧骨段均至少有 2 根固定针牵伸固定，既有一定的牵伸力，又有稳定的固定作用，可以稳定地控制截骨端的对位和对线。

7. 早期功能锻炼：在开始进行肢体骨延长的同时，就应开始肢体关节的功能锻炼，尤其是膝关节的功能锻炼，否则，肢体延长后关节功能丧失，也是得不偿失的。

四、骨延长操作技巧

(1) 骨骺牵伸延长术宜先用半环槽式框架固定器作为骨延长器，它的水平交叉穿针非常适合于小骨骺的穿针固定，弓环的牵张作用可增强细固定针的牵伸力。

(2) 单边式骨延长器不宜选用，主要是因为：

①单边式骨延长器的固定针太粗，对骨骼损伤太大，容易造成固定针眼骨折，或去除骨延长器后的再骨折。

②单边式骨延长器的固定针容易弯曲，牵伸力量不足（图 15-7），难以达到或满足肢体需要延长的长度。

③单边式骨延长器在进行肢体延长过程中，如果出现骨延长区成角移位或侧方移位，难以进行调整矫正。

(3) 股骨延长宜选用钩槽式或组合式骨延长器，靠近会阴部可斜行穿针，尽可能使大腿内侧延长器的连接杆远离会阴部。

(4) 截骨前可先用细小钻头沿截骨线钻一排孔，然后用截骨刀截骨，以防止骨骼劈裂（图 15-8）。

(5) 由于固定针的柔韧和可屈性，骨延长器延长杆上每延长 1mm，实际肢体延长未必有 1mm，需通过拍 X 线片确定实际延长长度。

五、骨延长术后延长方法

(1) 术后第 10~14 天开始进行延伸调节，下肢置于 Braun 架上便于肢体消肿。

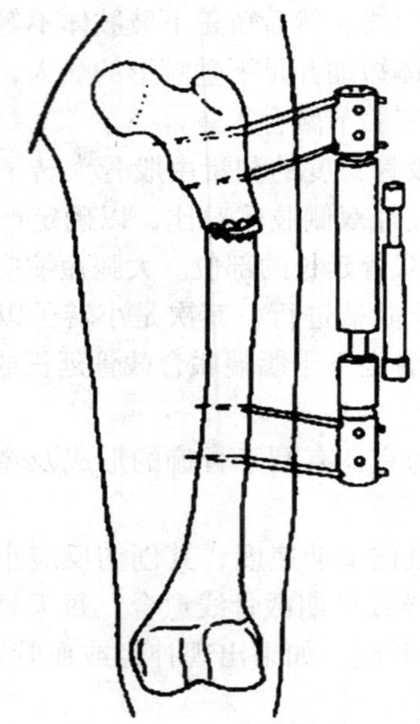
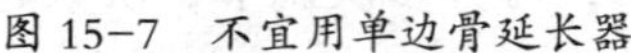

图 15-7 不宜用单边骨延长器

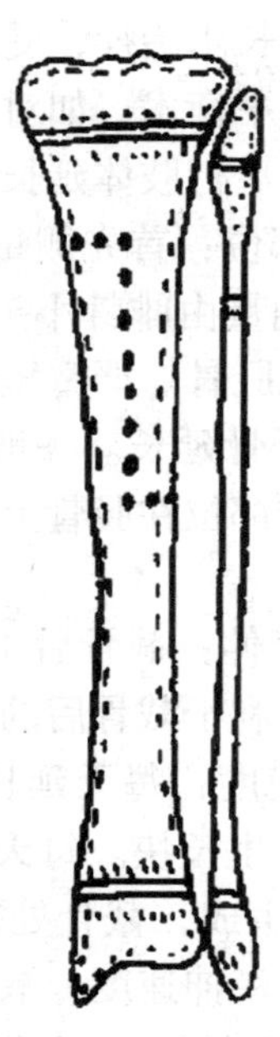

图 15-8 截骨前先用钻头钻孔

(2) 每天上午延长 0.5mm，下午延长 0.5mm，以此每天延长 1mm 的速度调节延长。

(3) 如果出现神经或血管牵拉症状，可暂停牵伸调节，或减慢牵伸速度，减小每天牵伸长度。

(4) 如果出现血管危象或神经性剧痛或感觉明显异常，应将骨延长器调节缩短 1mm，观察 5min 无缓解，可继续调节缩短 1mm，直至血管和神经危象解除。

(5) 延长 1cm 后拍 X 线片检查骨骼牵伸延长情况，再确定今后牵伸延长的方案和速度。

(6) 骨骺已闭合的成年人或还有 1~2 年骨骺即将闭合的青年人，将肢体延长至与健侧等长即可。

(7) 骨骺尚未闭合的青少年，要求肢体延长长度超过对侧正常肢体，以延长再次手术的时间间隔，或避免进行再次延长手术。

(8) 过去一般主张将骨延长长度限制于 3.5cm 左右，即骨骼原长度的 10%~15%，仅少数病例允许超过 6cm，否则术后不能保证肢体正常功能。随着缓慢持续延长方法的应用，人们逐渐发现肢体血管、神经和肌肉等软组织对一定速度的缓慢持续延长有很大的生物适应性，能随着缓慢牵伸而逐渐生长。迄今报道股骨和胫骨同时干骺端截骨延长有很大的生物适应性，能随着缓慢牵伸而逐渐生长。迄今报道股骨和胫骨同时干骺端截骨延长最长长度为 26cm，延长率为 85.3%。但对于肢体延长长度在 10cm 以上时，仍应持谨慎态度，以免中途失败。

第三节 骨骺牵伸延长术

骨骺牵伸可能造成骨骺生长功能损害或过早闭合，因此它仅适用于骨骺即将闭合前 1~2 年青少年，并且其延长长度宜较对侧肢体长 1~2cm，可补偿今后两年骨骺减慢的长度。骨骺端水平穿一直径 2~3mm 固定针，穿针应在电视 X 线机或拍片定位后进行，以防止固定针刺伤骨骺。远侧平行穿两针固定即可。该术式的另一严重并发症是邻近关节的僵硬。临床上常用的有股骨远端、胫骨近端、胫骨远端骨骺牵伸延长术几种。

一、骨骺牵伸延长术特点

在股骨远端骺板、胫骨近端和远端骺板的上下方穿牵引针，进行牵伸延长。一般用于下肢短缩 3cm 以上且骨骺尚未闭合者。

二、骨骺牵伸延长术适应证

(1) 肢体短缩至少在 3cm 以上，行走跛行，或有骨盆倾斜及脊柱代偿性侧凸的青少年。

(2) 年龄在 13 岁以上的青少年，骨骺板尚未闭合而即将闭合前 1~2 年，是最适合做此手术的年龄。

(3) 年龄较小的儿童，肢体短缩至少在 4cm 以上，跛行严重，为了防止脊柱侧凸、足下垂畸形等并发症发生，可考虑采用干骺端截骨延长术或骨干截骨延长术治疗。

(4) 骨骺线清晰可见，无硬化、模糊或骨桥形成等骨骺早期闭合的征象。

(5) 施行延长手术部位的骨骼直径不应小于 3cm，肢体肌力至少在 3 级以上，髋、膝、踝关节稳定，无明显骨质疏松。

(6) 需进行延长的肢体骨骼无骨质疏松症、骨纤维异常增生症、骨感染等骨骼病变。

(7) 需进行延长的肢体皮肤无大的瘢痕或骨周围软组织无感染等软组织病变。

(8) 全身各脏器功能良好，能够承受骨延长术。

三、骨骺牵伸延长术术前准备

1. 确定肢体短缩部位：包括健侧肢体在内的双侧肢体 X 线片，以进一步确定肢体短缩部位是在股骨还是在胫骨。

2. 排除骨骼疾病：确定短缩侧肢体骨骼有无骨质疏松症、骨纤维异常增生症等骨骼病变。

3. 检查骨骼畸形：确定短缩侧肢体骨骼有无内外翻等骨骼畸形，以便在肢体延长过程中一并进行矫正。

4. 观察骨骺发育状况：从 X 线片上观察骨骺发育是否良好，骨骺线是否清晰，骨骺有无损伤，是否即将闭合或已有部分闭合。

5. 麻醉的选择：腰椎麻醉、硬膜外麻醉或全身麻醉。

6. 骨延长器的选择：选用半环槽式框架固定器作为骨骺牵伸延长器最为适宜，它的水平交叉穿针非常适合于短小骨骺穿针固定，弓环的牵张作用可增强细固定针的牵伸力。

7. 固定针的选择：因病儿骨骼细小，骨骺短小，应选用直径 2mm 的克氏针作为固定针。

8. 牵伸部位的选择：骨骺牵伸靠近关节很近，对关节活动影响很大，加之延长时间较长，很容易出现关节僵硬和关节活动范围缩小。因此，小腿短缩，最好选择在胫骨远端的骨骺部位进行牵伸延长；股骨远端骨骺的牵伸延长时间不宜过长，以免造成膝关节僵硬。

四、骨骺牵伸延长术操作方法

（一）骨骺穿针

先在骨骺水平用直径 2mm 的克氏针，以水平交叉 25°~45°角穿第 1 组针固定，骨骺穿针最好在电视 X 线机的监视下进行，以免损伤骨骺线。胫骨远端延长时，可用一短固定针在腓骨远端骨骺穿针，将其固定于距骨上，以免牵伸延长时腓骨骨骺上移，使胫腓骨骨骺同步牵伸延长。

（二）骨干穿针

在骨干中段，以水平交叉 25°~45°角穿第 2 组针固定。再在长管骨牵伸骨骺的另一端干骺端处穿一针作为第 3 组针固定，以加强对骨干轴线的控制（图 15–9）。

（三）安装连接杆

先将 3 个弓环分别靠近 3 组固定针，套在需延长的肢体上，用两枚螺母将弓环夹持在螺纹连接杆上固定。

（四）延长方法

术后第 3~4 天开始进行延伸调节，每天上午延长 0.5mm，下午延长 0.5mm，以此每天延长 1mm 的速度调节延长。如果出现神经或血管牵拉症状，可暂停牵伸，或减慢牵伸速度，减小每日牵伸长度。

第四节 干骺端截骨延长术

仅适用于胫骨近远侧干骺端截骨延长，不可用于股骨远侧的干骺端截骨延长，因其严重妨碍膝关节的活动，容易造成关节僵硬甚至强直。

临床上常用的有股骨远侧干骺端、胫骨远侧干骺端、胫骨近远侧干骺端联合截骨延长术几种。

一、干骺端截骨延长术特点

一般在股骨远端和胫骨近侧端的干骺端处“Z”形截骨，再在截骨线的上下方穿针牵伸延长。

二、干骺端截骨延长术适应证

（1）肢体短缩至少在 3cm 以上，行走跛行，有骨盆倾斜及脊柱代偿侧凸的成人或骨骺已闭合的青少年。

（2）年龄较小的儿童，肢体短缩至少在 4cm 以上，跛行严重，为了防止脊柱侧凸、足下垂畸形等并发症发生，可考虑行干骺端截骨延长术治疗。但要求延长长度超过对侧正常肢体，以延长再次手术的时间间隔。

（3）骨骺已闭合或尚未闭合者，均可行干骺端截骨延长术。

（4）施行延长手术部位的骨骼直径不应小于 3cm，肢体肌力至少在 3 级以上，髋、膝、踝关节稳定，无明显骨质疏松。

（5）需进行延长的肢体骨骼无骨质疏松症、骨纤维异常增生症、骨感染等骨骼病变。

（6）需进行延长的肢体的皮肤无大的瘢痕或骨周围软组织无感染等组织病变。

（7）全身各脏器功能良好，能够承受骨延长术。

（8）小腿短缩在 6cm 以上的陈旧性严重肢体短缩畸形，宜先用胫骨远侧干骺端联合截骨延长术。

（9）胫骨骨干外伤性、感染性或肿瘤所致骨缺损 6cm 以上者，宜选用胫骨近远侧干骺端联合截骨延长术。

三、干骺端截骨延长术术前准备

1. 确定肢体短缩部位：拍双侧肢体 X 线片，以进一步确定肢体短缩部位是在股骨还是在胫骨，是在长管骨的近端还是在远端。

2. 排除骨骼疾病：确定短缩侧肢体骨骼有无骨质疏松症、骨纤维异常增生症及骨囊肿等骨骼病变。

3. 检查骨骼畸形：确定短缩侧肢体骨骼有无内外翻等骨骼畸形，以便在肢体延长过程中一并进行矫正。

4. 观察骨骺发育状况：从 X 线片上观察骨骺发育是否良好，骨骺线是否清晰，骨骺有无损伤，是否即将闭合或已有部分闭合，以确定肢体适当的延长长度。

5. 麻醉的选择：腰椎麻醉、硬膜外麻醉或静脉麻醉。

6. 骨延长器的选择：选用钩槽式框架固定器、组合式或半环槽式框架固定器作为干骺端骨延长器比较适宜。前二者比较轻便，装卸简单、方便；后者的水平交叉穿针非常适合于短小骨骺及干骺端穿针固定，弓环的牵张作用可增强细固定针的牵伸力。

7. 固定针的选择：因患侧骨骼细小，骨骺侧干骺端短小，应选用直径 3mm 以下的克氏针作为固定针。

8. 牵伸部位的选择：干骺端截骨线靠近关节，对关节活动有一定影响，加之延长时间较长，很容易出现关节活动范围缩小。小腿短缩，最好选择在胫骨远端侧干骺端进行牵伸延长；股骨远侧干骺端的牵伸延长时间不宜过长，以免造成膝关节活动范围减小。

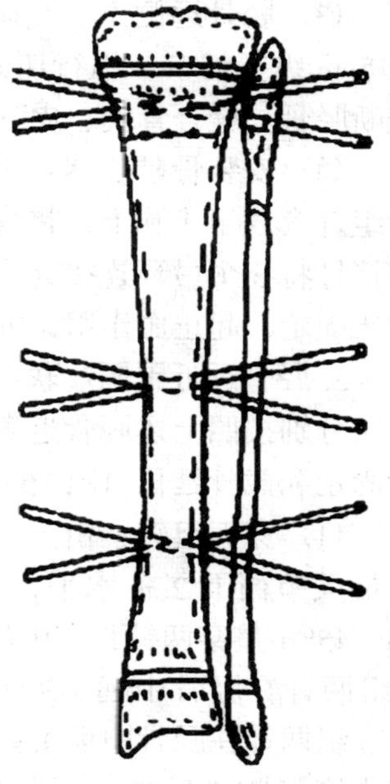

图 15-9
胫骨近侧干骺端截骨延长

四、干骺端截骨延长术操作方法

分胫骨近侧干骺端、胫骨远侧干骺端和股骨远侧干骺端三个部位进行截骨延长。

（一）半环槽式骨延长器

1. 胫骨近侧干骺端截骨延长术（图 15-9）

（1）穿三组针：第 1 组两针在胫骨近端关节面下 2cm 水平，分别从前外侧和后外侧向内侧水平交叉 25°~45°角贯穿两针，其中的一针需先穿经腓骨小头后再穿入胫骨。第 2 组两针在胫骨中央水平，分别从前外侧和后外侧向内侧水平交叉 25°~45°角贯穿两针，均无需穿经腓骨。第 3 组两针在胫骨中远 1/3 交界水平，从外侧向内侧水平横穿一针，需先穿经腓骨后再横穿胫骨。

（2）腓骨截骨：在胫骨近侧或远侧干骺端截骨延长时，必须进行腓骨截骨。在腓骨中段外侧做一纵行长 4cm 切口，显露骨中段，剥离骨膜，用截骨刀在骨膜下将腓骨斜形截断，缝合骨膜、皮下和皮肤。

（3）胫骨近侧干骺端截骨：分别在胫肌前嵴外侧 3cm 和胫骨内后缘，自胫骨关节面下 2cm 向远侧做两个长 5cm 纵行切口，纵行切开骨膜，并做环形剥离，前后向“Z”形截断胫骨。截骨时注意将髌韧带附着的胫骨结节保留在近侧截骨段，以免牵伸引起髌韧带痉挛，影响骨骼延长。缝合骨膜、皮下和皮肤。

（4）安装骨延长器：先包扎切口和针眼，将 3 个弓环分别靠近 3 组固定针套放于肢体上，将各固定针固定于弓环上，再安放 3 根螺纹连接杆将 3 个弓环连接起来。术中不作延长，可将两截骨端靠拢加压固定，起止血作用，可防止截面骨面渗出血形成血肿。

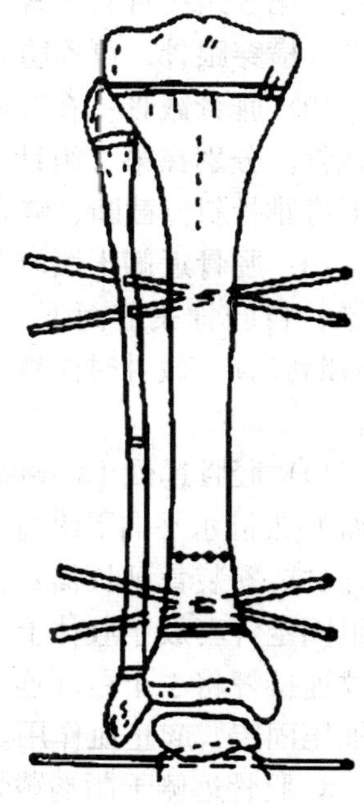

图 15-10
胫骨远侧干骺端截骨延长

2. 胫骨远侧干骺端截骨延长术（图 15-10）

（1）穿三组针：由上至下水平交叉穿三组针。第 1 组两针在胫骨中央水平，分别从前外侧和后外侧向内侧水平交叉 25°~45°角贯穿两针，其中的一针需先穿经腓骨后再横穿胫骨，以保证胫腓近端同步延长。第 2 组两针在胫骨远端关节面上方 2cm 水平，分别从前外侧和后外侧向内侧水平交叉 25°~45°角贯穿两针，其中一针需先穿经腓骨后再穿入胫骨以保证胫腓骨远端同步延长。第 3 组一针自内踝尖与跟骨后下缘连线的中点，由内侧向外侧进针横穿跟骨，可预防胫骨延长引起的跟腱挛缩及足下垂畸形。

(2) 腓骨截骨：在腓骨中段外侧第 1 组针下方 1cm 处做一长 4cm 纵行切口，切开并剥离骨膜，显露腓肌中段，用截骨刀在骨膜下将腓骨斜形截断，保持骨膜的完整性，缝合骨膜、皮下和皮肤。

(3) 胫骨远侧干骺端截骨：在胫骨前嵴外侧 3cm 处，自胫骨远侧关节面上 2cm 向远侧做一长 5cm 纵行切口，纵行切开骨膜，并做环形剥离，前后向“Z”形截断胫骨。缝合骨膜、皮下和皮肤。

(4) 安装骨延长器：先包扎切口和针眼，将 3 个弓环分别紧靠三组针套放于小腿上，将各固定针固定于弓环上，再安放 3 根螺纹连接杆将 3 个弓环连接起来。术中不作延长，可将两截骨端先靠拢加压固定，起止血作用，可防止截骨面渗血形成血肿。

3. 胫骨远近干骺端联合截骨延长术

分别按照上述胫骨近侧干骺端和远侧干骺端截骨延长术进行穿针固定和截骨延长（图 15-11）。

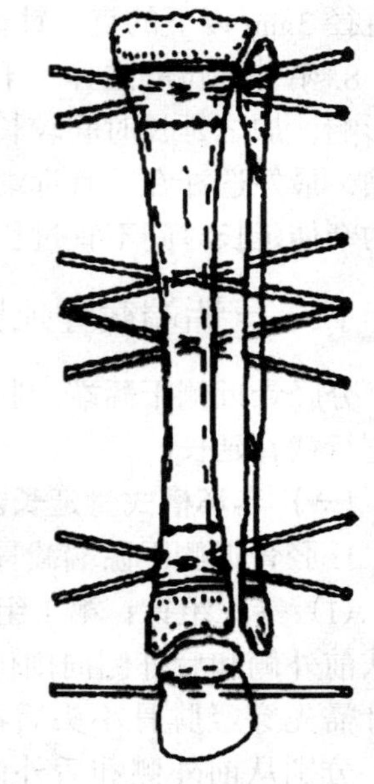

图 15-11　胫骨远近干骺端联合截骨延长

(1) 穿五组针：由上至下水平交叉穿五组针。第 1 组针在胫骨近端关节面下 2cm 水平，分别从前外侧和后外侧向内侧水平交叉 25°~45°角贯穿两针，其中的一针需先穿经骨小头后再穿入胫骨。第 2 组两针在胫骨中远 1/3 交界水平，由外向内水平贯穿胫腓两骨。第 3 组两针在胫骨中远 1/3 交界水平，从外侧向内侧水平横穿一针，需先穿经腓骨后再横穿胫骨。第 4 组两针在胫骨远端关节面上方 2cm 水平，分别从前外侧和后外侧向内侧水平交叉 25°~45°角贯穿两针，其中一针需先穿经腓骨后再穿入胫骨以保证胫腓骨远端同步延长。第 5 组一针自内踝尖与跟骨后下缘连线的中点，由内侧向外侧进针横穿跟骨，可预防胫骨延长引起的跟腱挛缩及足下垂畸形。

(2) 腓骨截骨：在胫骨远近干骺端截骨延长时，需行腓骨远近双截骨。分别在第 2 组针上方 2cm 和第 3 组针下方，用截骨刀在骨膜下将腓骨斜行截断，缝合骨膜、皮下和皮肤。

(3) 胫骨近侧干骺端截骨：分别在胫骨前嵴外侧 3cm 和胫骨内后缘，自胫骨关节面下 2cm 水平向下纵行切开骨膜，骨膜下“Z”形截断胫骨。截骨时注意将髌韧带附着的胫骨结节保留在近侧截骨段。

(4) 胫骨远侧干骺端截骨：在胫骨前嵴外侧 3cm 处，自胫骨关节面上 2cm 水平向下纵行切开骨膜，骨膜下“Z”形截断胫骨。

(5) 安装骨延长器：先包扎切口和针眼，将 5 个弓环分别靠近五组固定针套放于肢体上，将各固定针固定于弓环上，再安放 3 根螺纹连接杆将 5 个弓环连接起来。术中不作延长，可将两截骨端靠拢加压固定，起止血作用。

4. 股骨远侧干骺端截骨延长术

因大腿软组织丰厚，固定针眼容易出现流水、流血、炎症，一般较少采用，多用于股骨短缺 5cm 以上的严重肢短畸形（图 15-12）。

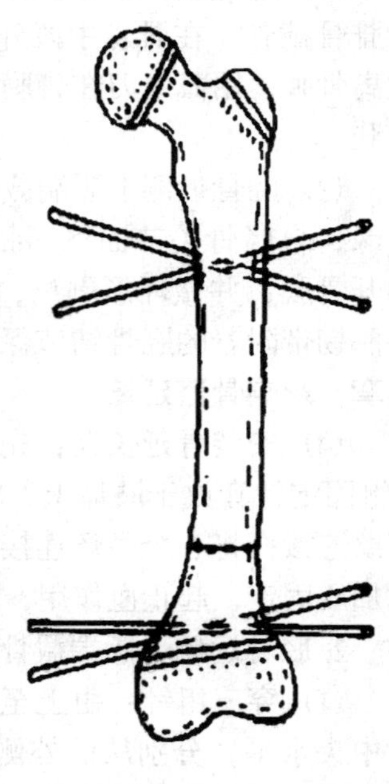

图 15-12　股骨远侧干骺端截骨延长

(1) 穿两组针：由上至下水平交叉穿两组针。第 1 组针在股骨中央水平，分别从前外侧和后外侧向内侧水平交叉 25°~45°角贯穿两针。第 2 组两针在胫骨远端关节面上方 2cm 水平，分别从前外侧和后外侧向内侧水平交叉 25°~45°角贯穿两针。

(2) 股骨远侧干骺端截骨：在股骨外侧自股骨远侧关节面上 4cm 向远侧做一个长 5cm 纵行切口，纵行切开骨膜，并做环形剥离，“Z”形截断股骨。缝合骨膜、皮下和皮肤。

(3) 安装骨延长器：先包扎切口和针眼，将 2 个弓环分别靠近两组固定针套放于大腿上，将各固定针固定于弓环上，再安放 3 根螺纹连接杆将 2 个弓环连接起来。术中不作延长，可将两截骨端靠拢加压固定，起止血作用。

(二) 钩槽式和组合式骨延长器

这两种骨延长器均采取单平面双边骨延长方式，截骨部位与半环槽式框架固定器相同，穿针方法有所不同。

1. 胫骨近侧干骺端截骨延长术：由上至下平行穿两组针。第 1 组针在胫骨近端骨骺和骺板下 1cm 水平，从外侧向内侧水平平行贯穿两针，骺板下的一针需先穿经骨小头后再穿入胫骨。第 2 组两针分别在胫骨中央和中远 1/3 交界水平，由外侧向内侧水平贯穿水平横穿一针，远侧一针需先穿经腓骨后再横穿胫骨。在两组固定针之间留有一定距离，便于骨延长时针组之间的软组织有更多的缓冲余地。

2. 胫骨远侧干骺端截骨延长术：由上至下平行穿三组针。第 1 组两针在胫骨中近 1/3 交界和胫骨中央水平，从外侧向内侧水平平行贯穿两针，其中胫骨中近 1/3 交界处一针需先穿经腓骨后再穿入胫骨，以保证胫腓骨近端同步延长。第 2 组一针在胫骨近端关节面上方 2cm 水平，从外侧向内侧水平平行穿两针，需先穿经腓骨远端后再穿入胫骨，以保证胫腓骨远端同步延长。第 3 组一针自内踝尖与跟骨后下缘连线的中点，由内侧向外侧进针横穿跟骨，可预防胫骨延长引起的跟腱挛缩及足下垂畸形（图 15-13）。

3. 股骨远侧干骺端截骨延长术：因大腿软组织丰厚，固定针眼容易出现流水、流血、炎症，一般较少采用，多用于股骨短缺 5cm 以上的严重肢短畸形。

穿两组针：由上至下水平平行穿两组针。第 1 组两针在股骨中近 1/3 交界和股骨中央水平，分别从外侧向内侧水平平行贯穿两针。为了使大腿内侧连接杆远离会阴部，股骨中近 1/3 交界处的一针，可由外上斜向内下。第 2 组两针分别在股骨远端关节面上方 4cm 和骨骺水平，从外侧向内侧水平平行穿针（图 15-14）。

4. 安装骨延长器：先包扎伤口和针眼，在距肢体 3cm 处，将两个连接杆分别紧靠肢体内外两组针，将各固定针固定于连接杆上。术中不作延长，可将两截骨端靠拢加压固定起止血作用。

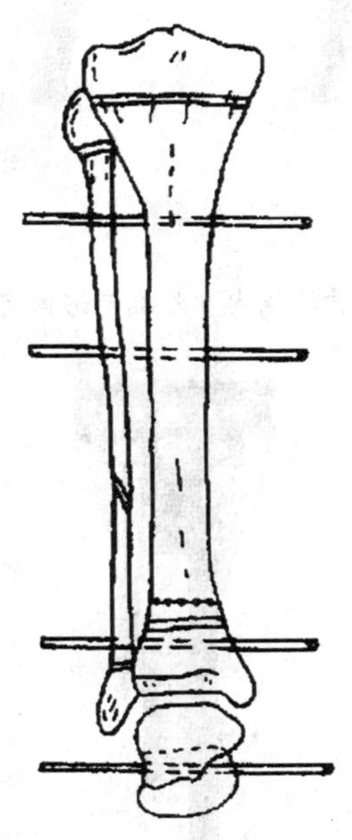

图 15-13 胫骨远侧干骺端截骨延长

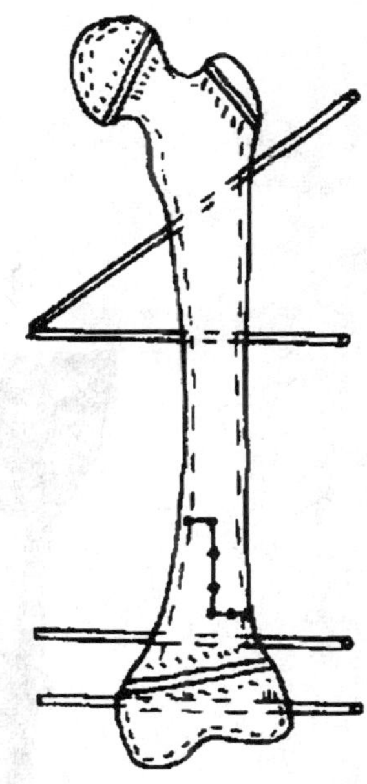

图 15-14 股骨远侧干骺端截骨延长

（三）Orthofix 框架固定器（图 15-15 ~ 图 15-25）

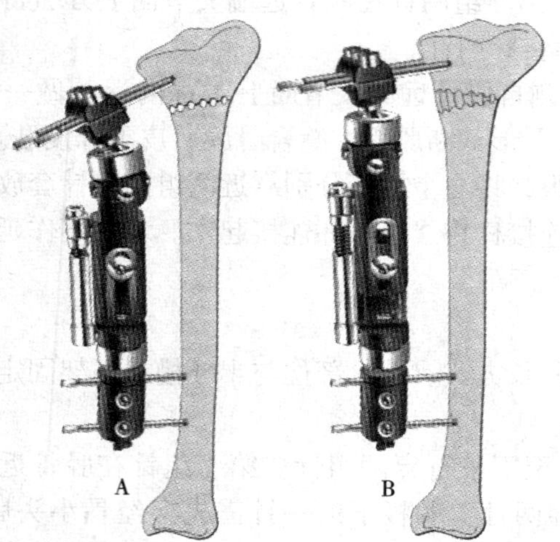

A. 截骨术后固定器安放部位
B. 用 hemicallotasis 逐渐矫正

图 15-15 用 self-aligning body 和 Torbay Garches lamp 治疗胫骨近端内翻畸形

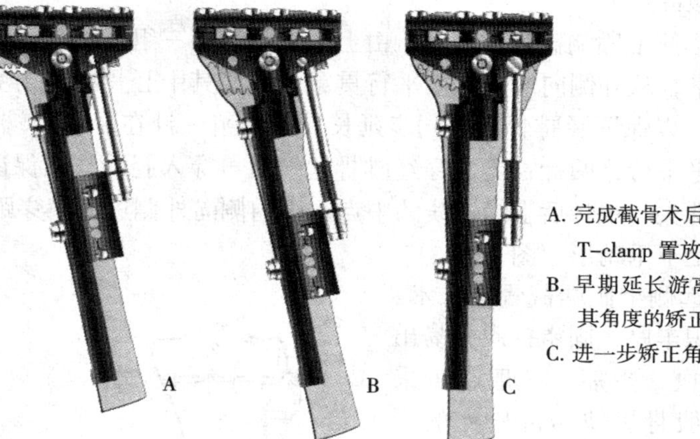

A. 完成截骨术后用 OF-Garches T-clamp 置放在胫骨近端
B. 早期延长游离骨折末端优于其角度的矫正
C. 进一步矫正角度

图 15-16 胫骨近端内、外翻畸形固定器使用方法

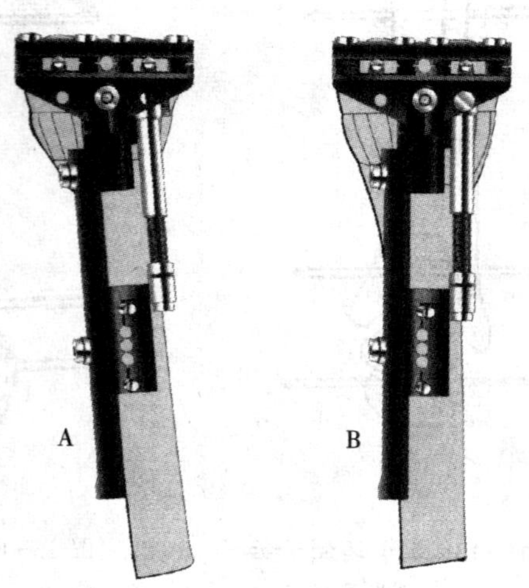

A. 完全截骨后，早期在畸形轴线上延长
B. 根据需要进一步延长，并逐渐矫正角度
注意：切除腓骨至少 1cm
远端韧带联合螺钉固定，注意不要损伤腓神经（不能快速矫正外翻畸形）

图 15-17 用 OF-Garch T-Clamp 的 LRS（50000 型）治疗胫骨近端内或外翻畸形

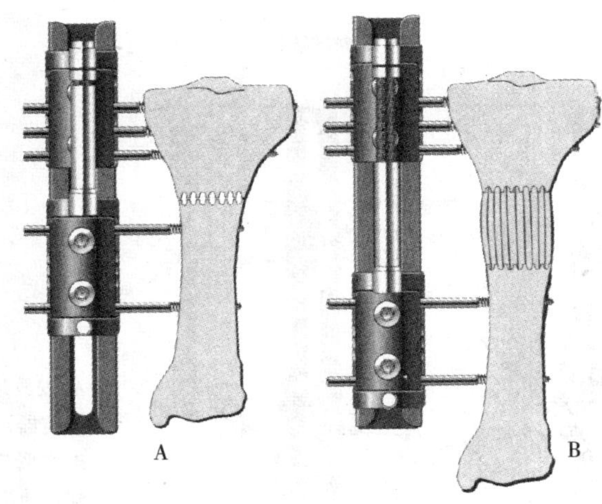

A. 胫骨过短，干骺端截骨后用 LRS（50000 型）固定

B. 单向延长

注意：切除腓骨至少 1cm 和远端韧带联合螺钉固定

图 15-18　LRS 延长胫骨

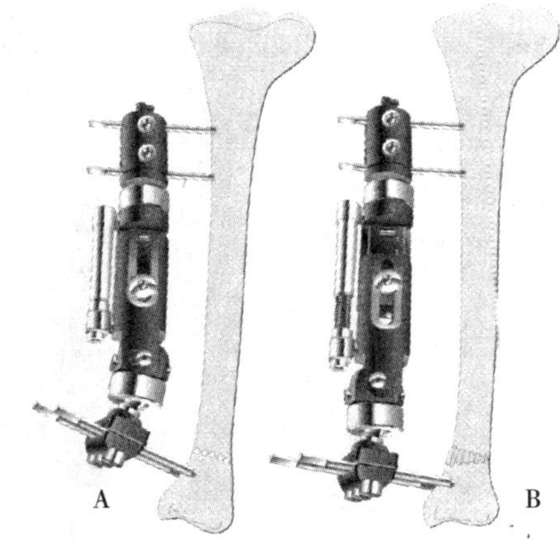

A. 截骨后固定器放置部位

B. 用 hemicallotasis 逐步矫正

图 15-19　self-aligning body 和 Torbay Garches Clamp 固定器（90000 型）治疗胫骨远端内翻畸形

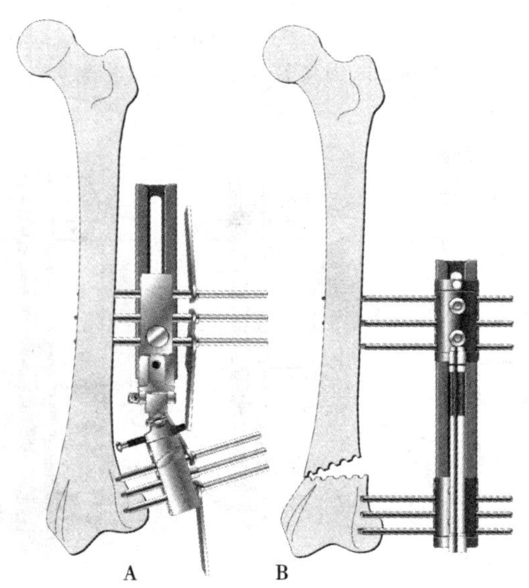

A. 夹住横杆模板并快速矫正横杆横板尾部

B. 截骨矫正畸形锁紧固定器，建议使用 HA-coated 螺钉

图 15-20　用带有快速矫正模板（template）的 LRS 治疗股骨远端成角（外翻）畸形

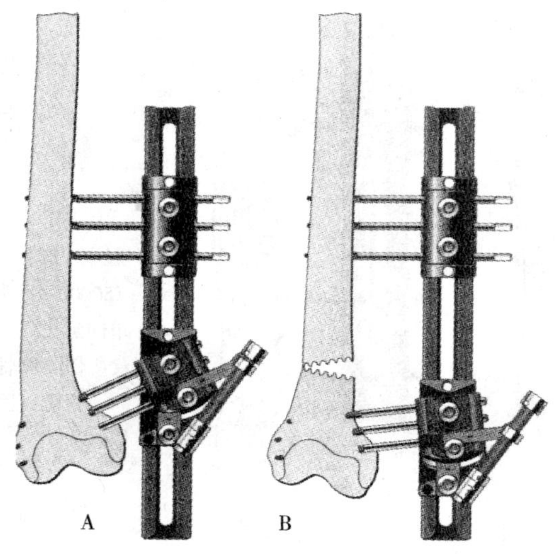

A. 安放远端带有微型旋转夹固定器（50000 型）的部位
B. 截骨后矫正畸形
建议使用 HA-coated 螺钉

图 15-21　用带有微型旋转夹的 LRS 治疗股骨远端外翻畸形

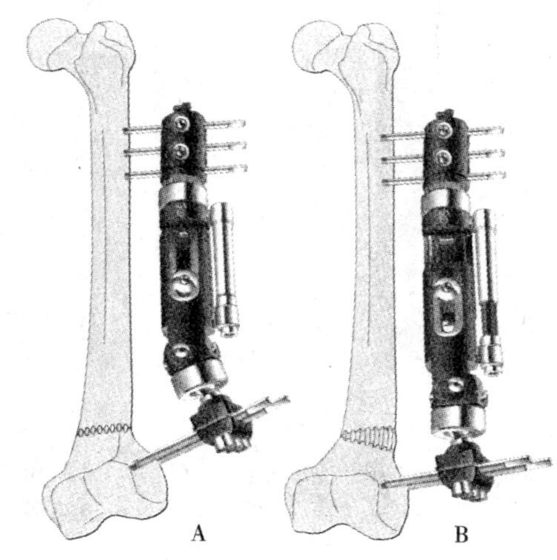

A. 截骨后在适当部位用固定器（90000 型）
B. 用 hemicallotasis 进一步矫正畸形
建议使用 HA-coated 螺钉

图 15-22　用带有自身调节装置和 Torbay Garches Clamp 的 Procallus 固定器治疗股骨远端外翻畸形

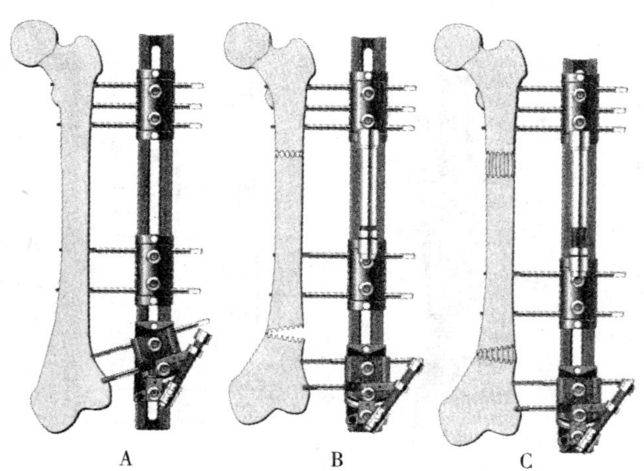

A. 在适当位置使用微型旋转夹固定器（50000 型）
B. 远端截骨，松开远端夹快速矫正畸形
C. 在截骨处近端延长
建议使用 HA-coated 螺钉

图 15-23　用带有微型旋转夹的 LRS 治疗短缩股骨远端的外翻畸形

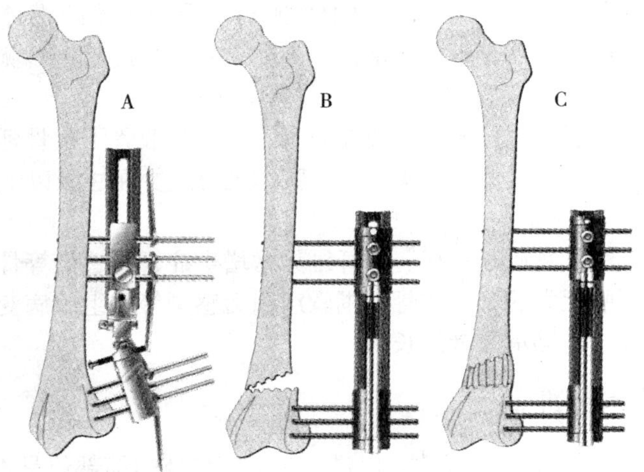

A. 夹住横杆上的横板并快速矫正横杆尾部的模板
B. 截骨并矫正畸形，锁紧固定器
C. 延长以恢复原来的骨长度
建议使用 HA-coated 螺钉

图 15-24　用带有快速矫正模板的 LRS 治疗短缩股骨远端外翻畸形

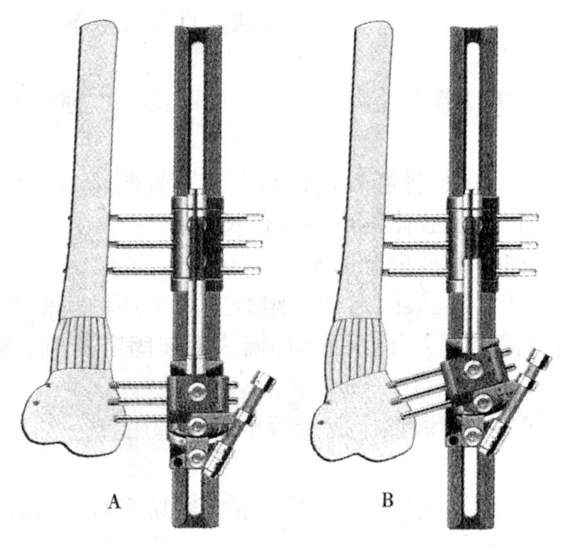

A. 固定器（50000 型）的远端夹是一个微型旋转夹，随着延长过程，成角畸形得以矫正
B. 利用快速短暂骨痂控制矫正畸形，建议使用 HA-coated 螺钉

图 15-25　用 LRS 延长中完成股骨远端内翻畸形的矫正

第五节　骨干截骨延长术

无骨骺牵伸延长导致骨骺过早闭合及干骨骺端截骨延长影响关节活动的弊端，可用于青少年的骨延长，但较干骺端骨愈合慢。

一、骨干截骨延长术特点

多用于股骨延长术，在股骨转子下骨干部做长“Z”形截骨，截骨长度应比需延长的长度长3~4cm。

二、骨干截骨延长术适应证

（1）大腿短缩至少在 3cm 以上，行走跛行，有骨盆倾斜及脊柱代偿性侧凸的成人或骨骺已闭合的青少年。

（2）年龄较小的儿童，大腿短缩至少在4cm以上，跛行严重，为了防止脊柱侧凸、足下垂畸形等并发症发生，可考虑行股骨干截骨延长术治疗。但要求延长长度超过对侧正常肢体，以延长再次手术的时间间隔。

（3）骨骺已闭合或尚未闭合者，肢短畸形主要在股骨，均可行股骨干截骨延长术。

（4）施行延长手术部位的骨骼直径不应小于3cm，肢体肌力至少在3级以上，髋、膝、踝关节稳定，无明显骨质疏松。

（5）需进行延长的肢体骨骼无骨质疏松症、骨纤维异常增生症、骨感染等骨骼病变。

（6）需进行延长的肢体皮肤无大的瘢痕或骨周围软组织无感染等软组织病变。

（7）全身各脏器功能良好，能够承受骨延长术。

三、骨干截骨延长术术前准备

1. 确定肢体短缩部位：拍双侧肢体X线片，以进一步确定肢体短缩部位是否在股骨。

2. 排除骨骼疾病：确定短缩侧肢体骨骼有无骨质疏松症、骨纤维异常增生症及骨囊肿等骨骼病变。

3. 检查髋臼发育情况：排除股骨头发育不良、股骨头缺血性坏死、髋关节半脱位和髋臼发育不良等髋关节病变。

4. 检查骨骼畸形：确定短缩侧肢体骨骼有无内外翻等骨骼畸形，以便在肢体延长过程中一并进行矫正。

5. 观察骨骺发育状况：从X线片上观察骨骺发育是否良好，骨骺线是否清晰，骨骺有无损伤，是否即将闭合或已有部分闭合，以确定肢体适当的延长长度。

6. 麻醉的选择：腰椎麻醉、硬膜外麻醉或静脉麻醉。

7. 骨延长器的选择：可选用半环槽式框架固定器、组合式或半环槽式框架固定器作为干骺端骨延长器。此二者比较轻便，装卸简单、方便。而半环槽式框架固定器由于距离会阴部太近，给病人解大小便带来一定困难。

8. 固定针的选择：因患侧骨骼细小，骨骺侧干骺端短小，应选用直径3mm以下的克氏针作为固定针。

9. 牵伸部位的选择：股骨转子下骨干较粗大，血运丰富，容易愈合。因此，大腿短缩，最好选择在股骨转子下骨干部位进行截骨牵伸延长。

四、钩槽式和组合式骨延长器

这两种骨延长器均采取单平面双边骨延长方式。

（一）穿两组针

由上至下水平平行穿两组针。第1组两针，第1针在股骨转子下由外上向内下到会阴部下方4cm处斜行贯穿在腿和股骨，或自大转子下方2cm穿入起码至穿透对侧骨皮质以半针固定，使大腿内侧连接杆远离会阴部；第2组两针分别在股骨远端关节面上方8cm和4cm水平，从外侧向内侧水平平行穿针，其中上方一针横穿股骨前半份中央。

（二）安装骨延长器

在距肢体3cm处，将两个连接杆分别紧靠肢体内外侧的两组针，将各固定针固定于连接杆上。

（三）股骨干Z形截骨

上方横行截骨线在小转子下方3cm处，然后沿股骨干中央将其纵行截骨分成前后两半，注意第1组两针应在股骨后半份中央，第2组两针应在股骨前半份中央，截骨长度应比肢体需延长长度长 2cm，再在纵行截骨线远端横行截骨。必要时可将大腿外侧髂胫束横行切断。

（四）缝合包扎

缝合骨膜、皮下和皮肤，包扎切口和针眼，术中不作延长，可将两截骨端靠拢加压固定，起止血作用。

五、Orthofix 框架固定器（图 15-26 ~ 图 15-43）

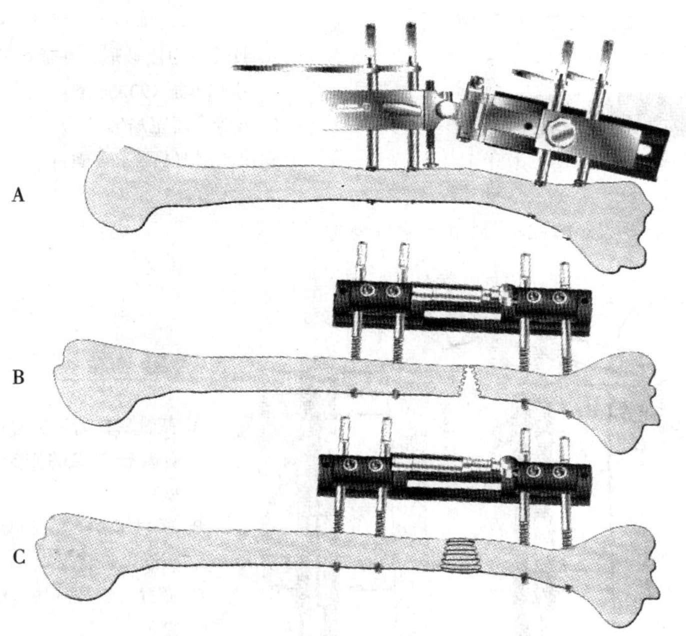

A. 夹住横杆上的模板并快速矫正横杆尾端的模板
B. 截骨后矫正畸形，在适当位置锁紧固定器
C. 在原发畸形位置进行延长
注意：松开所有螺钉过程中不要损伤桡神经

图 15-26 用带有快速矫正模板的 LRS 治疗肱骨短缩中段畸形

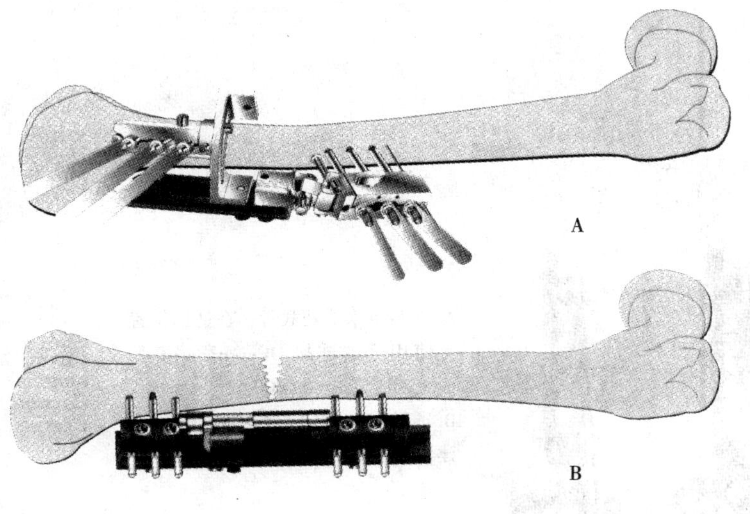

A. 夹住横杆上的模板并旋转矫正横杆上的模板装置
B. 截骨后矫正畸形，在适当位置锁紧固定器（50000 型）
建议使用 HA-Coated 螺钉

图 15-27 用带有快速矫正模板的 LRS 治疗股骨旋转畸形

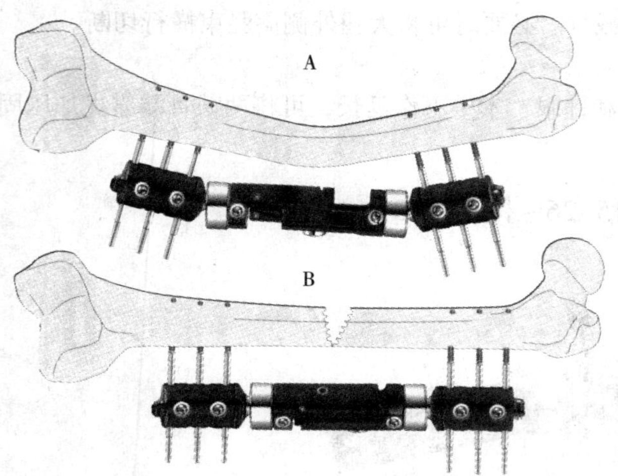

A. 股骨干中段畸形，在适当位置使用固定器（90000 型）
B. 截骨后矫正畸形
建议使用 HA-coated 螺钉

图 15-28 股骨干中段畸形

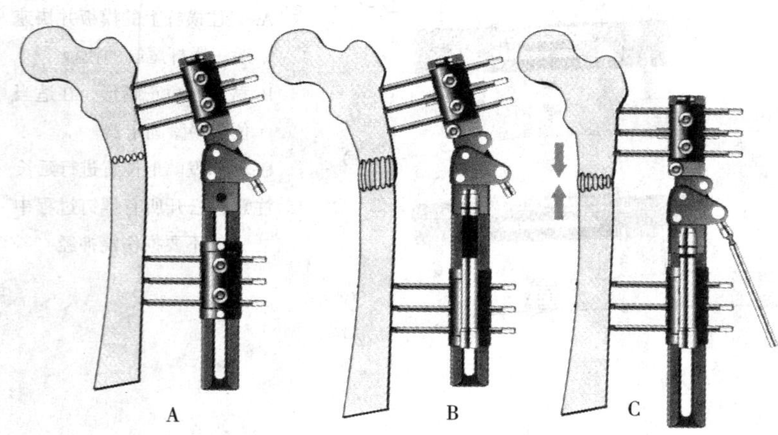

A. 截骨后在适当位置使用近端装有复合钳尖的固定器（50000 型）
B. 通过 Callotasis 初期延长以使缓慢延长软组织
C. 通过骨痂控制快速缩短并矫正成角
建议使用 HA-coated 螺钉

图 15-29 用带 multiplanar clamp 的 LRS 治疗股骨近端内翻畸形

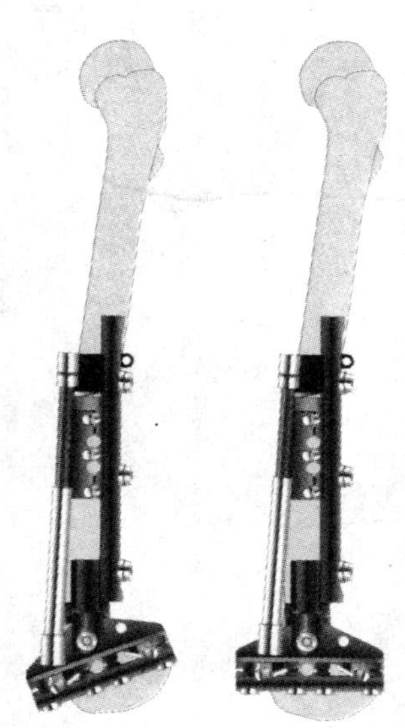

A. 在转折水平处截骨，在适当位置使用远端连接 OF-Garches-T 型夹的固定器（50000 型）
B. 通过 hemicallotasis 逐渐矫正畸形
建议使用 HA-coated 螺钉

图 15-30 用附加装置 OF-Garches T-Clamp 的 LRS 治疗远端股骨前曲或后曲畸形

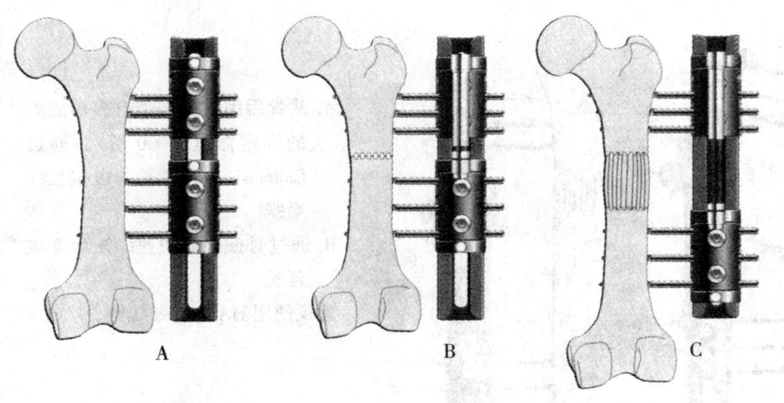

A. 短股骨，在适当位置使用 LRS（50000 型）
B. 截骨术
C. 单向延长
建议使用 HA-coated 螺钉

图 15-31 LRS（50000 型）固定器延长短股骨

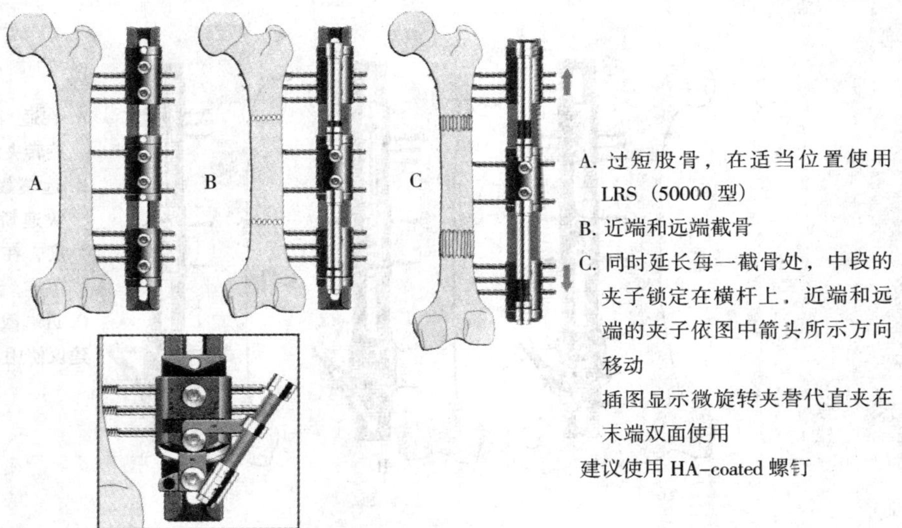

A. 过短股骨，在适当位置使用 LRS（50000 型）
B. 近端和远端截骨
C. 同时延长每一截骨处，中段的夹子锁定在横杆上，近端和远端的夹子依图中箭头所示方向移动
插图显示微旋转夹替代直夹在末端双面使用
建议使用 HA-coated 螺钉

图 15-32 过短股骨

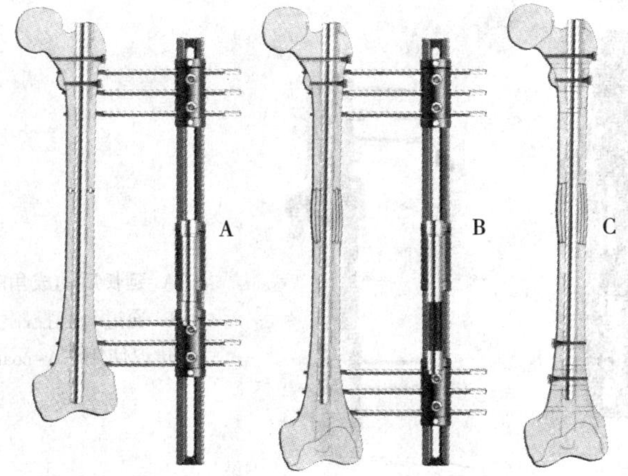

A. 短股骨用交锁髓内钉固定，但仅在近端交锁、中段截骨，在适当位置用 LRS（50000 型）
B. 将中间钳夹锁定在横杆上，在截骨处延长
C. 彻底延长锁定远端锁钉，并拆除固定器
建议使用 HA-coated 螺钉

图 15-33 LRS（50000 型）固定器和交锁髓内钉联合应用延长短股骨

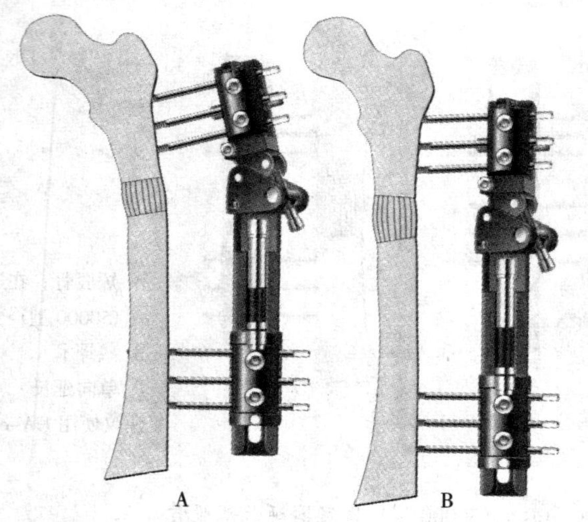

A. 截骨后用近侧端带有多功能夹的固定器（50000 型），通过 Callotasis 早期延长，以拉长软组织

B. 通过骨痂控制快速缩短而完成延长

建议使用 HA-coated 螺钉

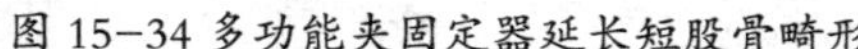

图 15-34 多功能夹固定器延长短股骨畸形

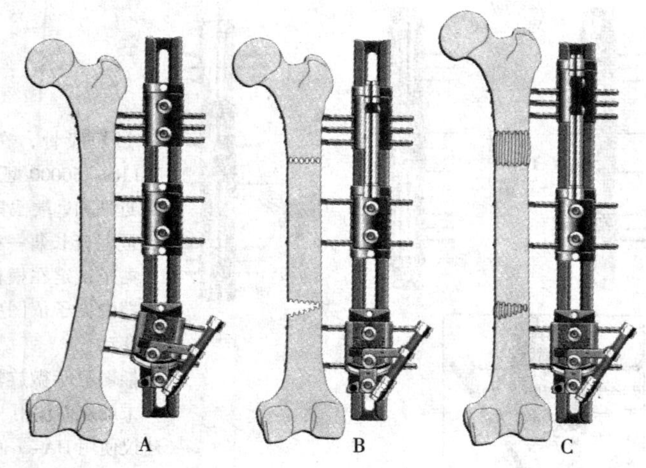

A. 在适当位置使用远端带有微型旋转夹的 LRS（50000 型）

B. 远端截骨，松开远端旋转夹，快速矫正畸形。注意正确转度，在中间和远端之间压缩骨不连，近端施行截骨延长

C. 近端截骨延长

建议使用 HA-coated 螺钉

图 15-35　LRS（50000 型）固定器治疗股骨干中段短缩畸形或骨不连

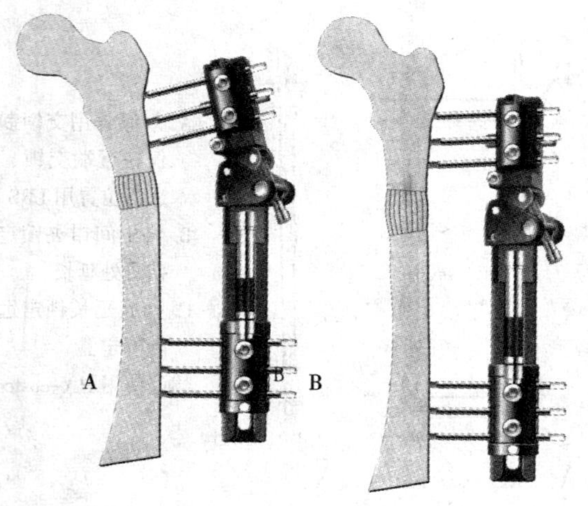

A. 延长后的成角畸形

B. 通过骨痂控制快速短缩和矫正畸形

建议使用 HA-coated 螺钉

图 15-36　多功能夹固定器矫正股骨延长后的近端内翻畸形

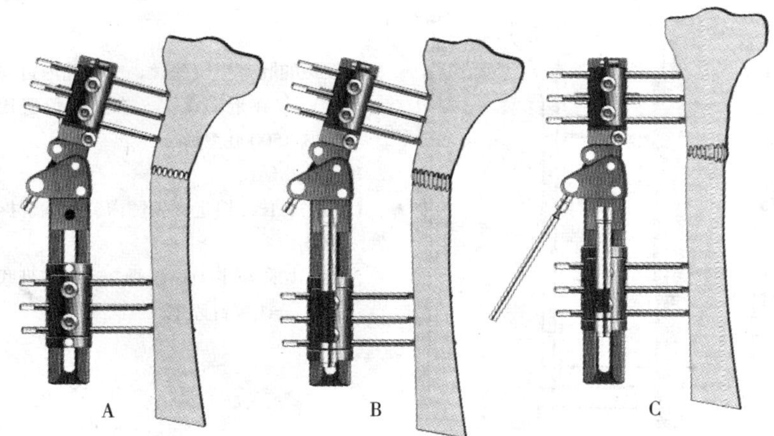

A.截骨后采用多功能夹固定器（50000 型）

B.通过 callotasis 初期延长（缓慢）软组织

C.通过骨痂控制快速短缩并矫正成角畸形

图 15-37 多功能夹固定器矫正骨近端外翻畸形

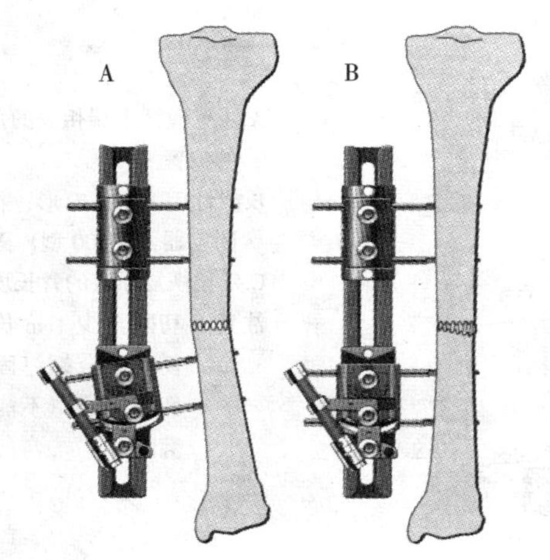

A.截骨后，在适当位置采用远端带旋转夹的固定器（50000 型）

B.通过 Callotasis 缓慢拉长软组织而达早期延长，通过骨痂控制快速短缩并矫正成角

图 15-38 带旋转夹固定器矫正胫骨干中段外翻畸形

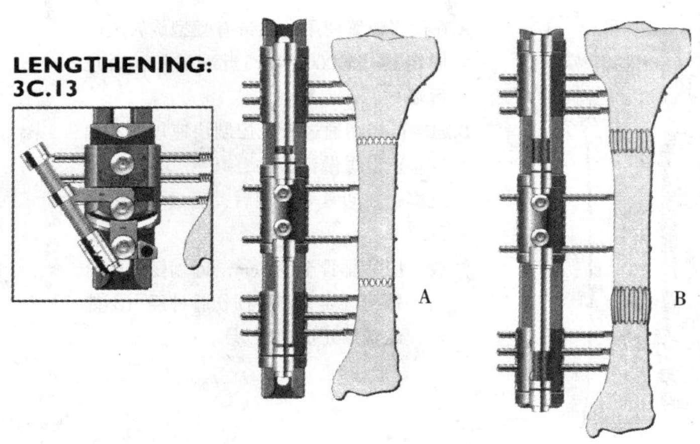

A.过短胫骨近端和远端截骨，在适当位置使用 LRS（50000 型）

B.同时延长每一截骨处。插图显示微型旋转夹以替代定型横杆末端的直线夹，可矫正在延长时发生的任何内外翻畸形

注意：切除至少 1cm 的腓骨，远端韧带联合螺钉固定

图 15-39 LRS（50000 型）固定器延长过短胫骨

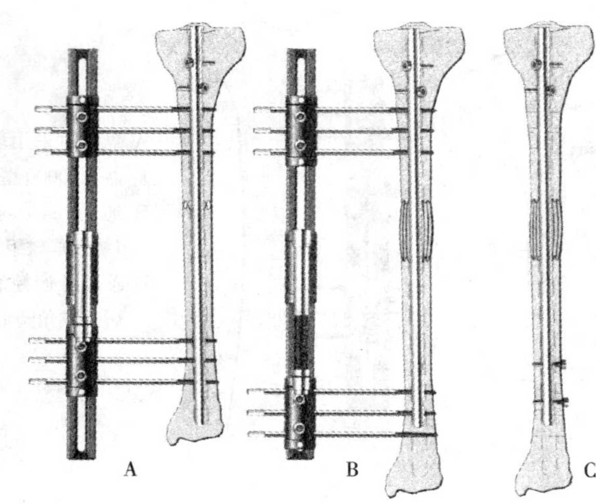

A.较短的胫骨中段截骨，交锁髓内钉固定，仅在近端锁定，在适当位置用LRS（50000型）

B.截骨处延长

C.彻底延长，锁定交锁髓内钉远端，拆除固定器

注意：切除至少1cm胫骨，远端韧带联合团螺钉固定

图15-40 LRS（50000型）固定器和交锁髓内钉联合延长较短胫骨

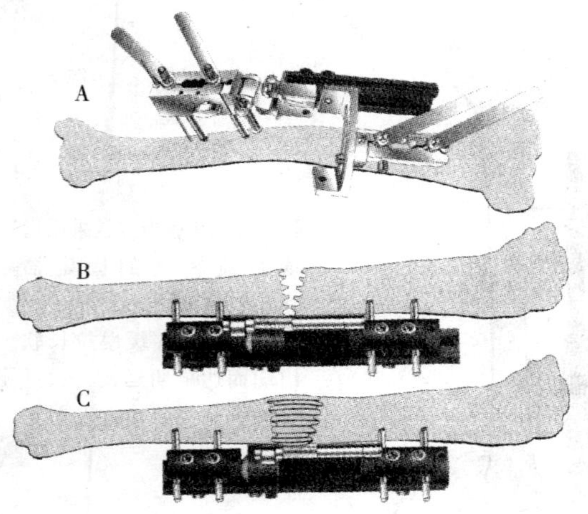

A.注意横杆末端相关的角度矫正模板的位置

B.截骨后，矫正畸形，在适当位置用固定器（50000型）固定

C.延长恢复原有的骨长度

注意：切除至少1cm长腓骨，远端韧带联合螺钉固定，不要损伤腓神经（不能快速矫正外翻畸形）

图15-41 LRS（50000型）固定器矫正较短胫骨干弯曲旋转畸形

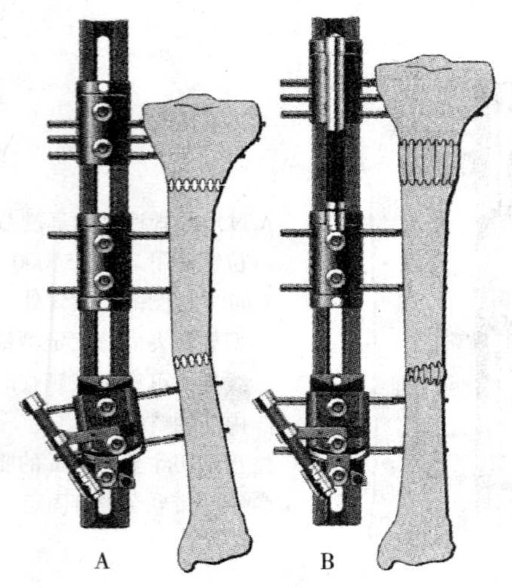

A.在适当位置使用远端带有微型旋转夹的固定器（50000型），近端延长，矫正远端

B.远端：初期通过骨痂控制快速短缩和角度矫正以缓慢延长软组织

近端：在通常等待期后，通过Callotasis延长

注意：切除腓骨至少1cm，远端韧带联合螺钉固定，不要损伤腓神经（不能快速矫正成角畸形）

图15-42 带旋转夹固定器延长并矫正短胫骨干畸形

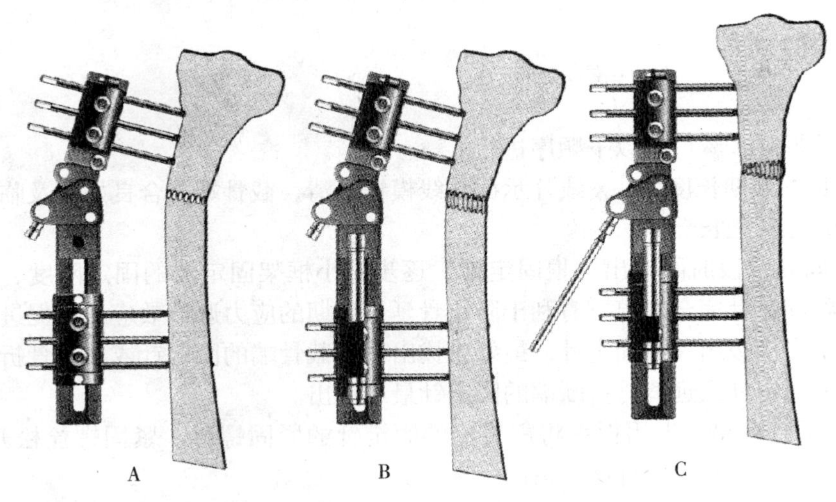

A.截骨术后，在适当部位使用近端带有多功能夹的固定器（50000 型）

B.最初延长仅缓慢拉长软组织

C.通过骨痂控制矫正缩短及成角畸形，再根据需要进一步延长

注意：切除至少 1cm 长腓骨，远端韧带用螺钉固定，不要损伤腓神经（不能快速矫正外翻畸形）

图 15-43　带多功能夹固定器矫正胫骨近端外翻畸形

第六节　骨延长术后处理

一、全身治疗

1. 术后静脉滴注抗生素 1~2 周，然后可改用口服抗生素。

2. 可根据病人术后贫血、肢体疼痛等不适进行对症治疗。

（1）贫血或体质虚弱：术中失血较多或术后伤口渗血较多者，应输血补足血容量；体质虚弱者应少量多次输血治疗，以提高体能，加速骨折愈合。

（2）术后肢体疼痛：可给予口服止痛药物或肌肉注射止痛药物。

二、局部处理

1. 抬高肢体：术后下肢置于布朗架上，以利肢体消肿。

2. 暴露针眼：每天用酒精棉签涂擦针眼一次，并将针眼处痂皮擦掉。针眼处无需覆盖纱布或纱条等敷料。

3. 血管危象：调节延长时注意观察患肢血液循环情况，若足青紫、苍白、肿胀或麻木等，则肢体有血管危象。应检查肢体是否包扎太紧或牵伸过快、过重等，可予以适当缩短调整。

4. 神经危象：调节延长时还应注意观察患肢感觉及足趾活动情况，若肢体远端剧痛、麻木、感觉异常等，或足趾主动活动丧失，则肢体有神经危象。应检查肢体是否包扎太紧或牵伸过快、过重等，可予以适当缩短调整。

5. 功能锻炼：指导病人做肌肉和关节功能锻炼，早期做肌肉舒缩活动，2 周后做关节活动，逐步加强活动强度，增大活动范围，有神经麻痹者，应做关节的被动活动，防止肌肉萎缩和关节僵硬。

6. 定期复查：肢体延长到预期长度后，无特殊不适情况时每月复查一次；有不适或碰撞等情况时，应随时复诊。每月拍一次 X 线片，检查截骨端对位、对线及愈合情况。

7. 肢体保暖：冬季应注意肢体保暖，可用棉被覆盖或包裹，防止受凉。

三、骨延长器的拆除

（一）正常拆除

正常愈合后的骨延长器拆除步骤应按以下顺序进行。

1. 拆除标准：肢体延长到预期长度后，X线片示截骨线模糊不清，截骨端愈合良好，及临床检查达愈合标准时，方可拆除骨延长器。

2. 逐步拆除法：即每间隔一段时间拔出一根固定针，逐步减小框架固定器的固定刚度，增加弹性固定的弹性，直到将固定针完全取出，有利于防止骨延长后期的应力遮挡效应，可促进骨折愈合速度。一般大约每隔2周拔出一根固定针，最好先拔出靠近截骨端的固定针或靠近骨折断端的固定针，远离截骨端的固定针或远离骨折断端的固定针最后拔出。

3. 拆除方法：不需用任何麻醉，先用扳手将需拔出的固定针的紧固螺母、紧固螺栓松开，再用丝钳逐一夹固定针尾部，将所有固定针逐一拔出。

4. 针眼消毒：用2.5%碘酊及75%酒精棉签先后消毒针眼2次。

5. 取针方法：用消毒后的钢针剪将肢体一侧固定针自针眼处剪断，然后消毒后从另一侧将其转动、拔出。

6. 针眼包扎：每拔出一针就用无菌纱布压迫针眼，绷带加压包扎止血。逐一用此法取出所有固定针，5天后去除敷料和绷带。

7. 取针后的行走：取针后可继续进行肢体抬举及关节屈伸活动，逐步练习扶拐行走。

（二）异常拆除

在肢体延长尚未达到预期长度，或截骨端尚未完全愈合时，如果发生了严重的针眼感染或难以缓解的血管、神经危象或关节活动障碍，而不得不将框架固定器拆除时，在骨延长器拆除后，应用石膏或夹板固定患肢，避免截骨端移位。

四、近期并发症及防治

（一）针眼异物反应及针眼感染

1. 引起原因：主要表现为针眼渗液、流水，针眼周围皮肤无红肿，分泌物细菌培养阴性。这主要是针眼异物反应所致，保持针眼引流通畅，几天后即可自愈。

多发生于股骨截骨延长、胫骨近侧段截骨延长的骨延长器针眼，因髋部、大腿部及膝关节周围软组织丰厚，固定针对肌肉舒缩活动有阻挡作用，骨延长器调节延长后针组间皮肤紧张，肢体活动时肌肉及皮肤发生较大位移，针眼极易产生炎症，流血，导致感染而流脓。骨延长时间长，针眼容易发生感染。固定针松动，左右滑动易导致针眼感染。

2. 防治方法

(1) 将针眼暴露，不用任何敷料覆盖，保持针眼清洁和干燥，每天用75%酒精涂擦针眼1次，将针眼处分泌物痂擦掉，防止痂下积脓，保持针眼通畅，有分泌物尽量挤压，让其自针眼流出，可预防针眼感染。

(2) 针眼一旦感染，应让患肢暂时制动，疏通针眼将脓液引出，并用75%酒精纱布湿敷红肿处。

(3) 注意固定针有无左右偏移，若有偏移，应用碘酒和75%酒精消毒后调至左右对称，不可随手将固定针推回。若固定针反复发生偏移，可用纱布敷衬垫于肢体和连接杆之间，以防止偏移。

(4) 静脉滴注抗生素预防全身感染。

（二）截骨端对位不良

1. 引起原因：经牵伸延长后截骨端出现侧方或成角移位，骨长轴对线差。

2. 防治方法

(1) 注意保持连接杆与患肢长轴成平行线，以维持牵伸延长处于正常状态。

(2) 截骨端已出现对位、对线不良时，可对固定针进行适当调整，使之恢复正常的对位和对线。

五、远期并发症及防治

（一）关节功能障碍

1. 引起原因：多见于邻近关节的截骨延长，邻近关节因固定针的牵拉疼痛，长期不敢活动，使皮肤活动受到限制，影响关节的活动范围。关节液及血液循环不畅，浆液性渗出和纤维蛋白沉积，发生纤维粘连和软骨变性，引起关节活动障碍，使关节僵硬。尤其以膝关节受限明显，屈膝不到90°时影响下蹲、骑车及开车等活动。其次为踝关节，牵伸延长容易使跟腱挛缩，导致踝关节僵硬。

2. 防治方法

(1) 在牵伸延长期间应鼓励病人进行关节活动，配合肌肉的等长收缩等，辅以肌肉按摩及关节的被动活动，以促进血液循环，保持肌力和关节的正常活动度，减少并发症的发生。

(2) 辅助磁疗和促进骨折愈合的药物治疗，加速截骨端愈合，尽早拆除骨延长器，开始关节锻炼活动。

(3) 发生关节僵硬不超过半年时，去除骨延长器后，可在腰麻下逐渐加大膝关节被动活动范围直至正常，然后置于下肢关节活动锻炼器（CPM）机上进行持续被动活动1周。

（二）针眼骨折

1. 引起原因：多发生于粗大的固定针对较细小骨骼进行骨延长术之后。快速电钻容易造成骨孔周围骨质灼伤和坏死，导致针眼骨折。

2. 防治方法

(1) 身材矮小、骨骼较细小的病人或青少年肢短病人，可选用较细的直径2mm的克氏针作为固定针。

(2) 采用慢速电钻或慢速气钻进针，忌用快速电钻或气钻，更禁用骨锤击入固定针。

（三）肌肉萎缩

1. 引起原因：肢体长期不活动，肌肉代谢活动减退，导致肌无力和肌萎缩。

2. 防治方法：早期鼓励病人做肌肉等长收缩，每天3遍，每遍20下，然后进行自我肌肉按摩。然后进行邻近关节的功能活动，逐步加强活动强度，增大活动范围，有神经麻痹者，应做关节的被动活动，防止肌肉萎缩和关节僵硬。

（四）足下垂

1. 引起原因：胫骨延长牵伸时，若不行跟腱延长或跟骨穿针将踝关节置于功能位，加之踝关节活动受限，会发生跟腱挛缩，产生足下垂畸形。此外，腓骨颈前缘穿针容易损伤腓总神经，或牵伸延长时牵拉损伤腓总神经，导致足下垂。

2. 防治方法

(1) 腓总神经损伤和跟腱挛缩均可引起足下垂。因此，胫骨近侧段穿针时，要准确定位，切忌腓骨颈前缘进针，以免误伤腓总神经。

(2) 如病人出现足背伸无力或不能主动背伸，则为腓总神经损伤的表现，应及时检查去除致病原因，如神经危象等。

(3) 胫骨骨延长时，最好在跟骨横穿一针，在胫骨延长的同时，对跟腱也进行延长。

(4) 每天应主动伸屈踝关节，如因神经损伤或脊髓灰质炎后遗症，踝关节不能自主活动，则应做被动足背伸活动，以防止关节僵硬和跟腱挛缩。

主要参考文献

1 李起鸿，曾宪政，区伯平，等. 半环槽式外固定器的研制和临床应用. 中华骨科杂志，1984，4：332
2 孟继懋. 中国医学百科全书. 骨科学. 上海：上海科学技术出版社，1984
3 孙玉林，等. 中国骨科新技术. 北京：中国科学技术出版社，1985
4 李起鸿，等. 骨骺牵伸延长术 55 例报告. 中华外科杂志，1985，23：106
5 李起鸿，等. 胫骨干骺端截骨延长术. 中华外科杂志，1986，24：109
6 杨克勤，过邦辅. 矫形外科学. 上海：上海科学技术出版社，1986
7 李起鸿，等. 山羊胫骨干骺端截骨与骨髓牵伸分离大幅度延长下肢的对比观察. 中华实验外科杂志，1989，6：87
8 李起鸿，马树枝，周仲安，等. 下肢短缩伴骨不连骨缺损患者的加压外固定与肢体延长治疗. 中华外科杂志，1990，28：163
9 陆裕朴，等. 实用骨科学. 北京：人民军医出版社，1991
10 李起鸿，等. 骨骺牵伸和干骺端截骨大幅度延长下肢的实验研究与临床疗效观察. 中华骨科杂志，1991，11：187
11 夏和桃，张晓林. 组合式外固定器的研制和临床应用. 中华创伤杂志，1992，5：263
12 阎敬军，吴其常，张志刚，等. 可调式肢体连续延长器的研制及临床应用. 小儿麻痹研究，1992，4：197
13 李起鸿. 骨外固定原理与临床应用. 成都：四川科学技术出版社，1992
14 孟和. 中国骨伤外固定博览. 北京：华夏出版社，1992
15 毕复海，等. 延长加压治疗胫骨不连接及畸形愈合. 中华骨科杂志，1993，13：349
16 孟和. 中国骨折复位固定器疗法. 北京：中国协和医科大学、北京医科大学联合出版社，1993
17 杨槐彭，等. 应用手指延长器加植骨治疗指骨缺损. 中华骨科杂志，1993，13：410
18 阎敬军，吴其常，张志刚，等. 弹性肢体连续延长器动物实验. 中国矫形外科杂志，1994，1：57
19 秦泗河. 伊里扎洛夫技术在矫形外科的应用. 中国矫形外科杂志，1994，1：57
20 刘国平，杜靖远，陈汝轻，等. 单侧多针平行双平面外固定器的研制. 中国医疗器械杂志，1996，20：22
21 高质钢，李起鸿. 不同延长速度对延长肢局部血流量及骨愈合的影响. 中华骨科杂志，1997，17：510
22 刘国平，等. 骨外科临床诊治学. 北京：中国科学技术出版社，1997
23 Ilizarov GA，Devyatov AA，Surgical elongation of the leg，Orthop Traumatol Protez，1971，32：20
24 Wagner H，Operative lengthening of the femur，Clin Orthop，1978，136:125
25 Monticell G，Spinelli R，Distraction epiphyseolysis as a method of limb 1engthening，Clin Orthop，1981，154：274
26 Anderson R，Femoral bone lengthening，Am J Surg，1986，31：178
27 Bastiani G，Aldegheri，Renzi-Briviol，et al，Limblengthening by callus distraction，J Pediatr Orthop，1987，7：129
28 Behrens F，Searls K， External fixation of the tibia：basicconcepts and prospective，evaluation，J Bone Joint Surg，1986，68-B：246
29 Green S，Complications of external skeletal fixation，Clin Orthop，1986，183：109
30 Aldegheri R，Renzi-Brivio L，AgostiniS，The callotasis method of limb lengthening，Clin Orthop，1989，241：137
31 Ilizarov GA，Clinical application of the tension-stress effect for limb lengthening，Clin Orthop，199O，250：8
32 Mosley CF，leg lengthening：the historica1 perspective，Orthop Clin North Am，1991，22：555

第十六章　四肢闭合性骨折框架固定技术

第一节　适应证与禁忌证

一、适应证

(1) 胫骨闭合性骨折是所有闭合性骨折中的最佳适应证。自小腿前内侧进针的单边框架固定器固定，几乎不穿经肌肉，对肢体活动影响最小，疗效很好。尤其是胫骨中远 1/3 段骨折，钢板或其他内固定治疗，需要广泛剥离骨膜，容易发生骨折延迟愈合和骨折不愈合。而框架固定器固定不需要剥离骨膜，对软组织损伤小，一般不易发生骨不连。

(2) 长管骨粉碎性骨折。往往有缩短移位，需借助框架固定器进行牵伸固定，维持肢体的正常长度。

(3) 不稳定性骨折，用其他内外固定方法难以达到稳定固定者。

(4) 全身多发骨折，如果多处手术切开复位，病人难以承受这些手术创伤，可选择简单的框架固定器固定治疗。

(5) 已发生或即将发生骨筋膜室综合征的骨折，在行肢体切开减压后，不宜用钢板内固定，它会增加切口皮肤的紧张度，切口感染率也很高。应选用框架固定器固定，固定针往往还有引流作用，减轻各骨筋膜室内的压力，也不会增加减压切口皮肤的张力。

(6) 合并有软组织挫伤或皮肤擦伤的四肢闭合性骨折，利用框架固定器固定可避免手术切口感染的发生。

(7) 膝关节、踝关节及腕关节面塌陷和劈裂骨折，可利用框架固定器跨关节牵伸固定，既可使骨折复位并达到可靠的固定，还可保证关节尽早进行功能锻炼活动，防止关节僵硬。

(8) 合并有其他脏器损伤的闭合性骨折。为了减轻病人的手术创伤，又有稳定、可靠的固定，应选用框架固定器固定为宜。

(9) 身体体质较差或有其他脏器病变，不适合手术治疗的闭合性骨折。可选用框架固定器固定，手术创伤小，有利于病人早日康复。

二、禁忌证

(1) 血友病病人，凝血功能差，难以避免框架固定器针眼出血。

(2) 糖尿病病人，框架固定器针眼感染难以预防和控制。

(3) 身体脏器病变，不能接受各种麻醉者。

(4) 拒绝框架固定器治疗的精神病人或精神错乱的病人。

(5) 骨折处创面较大又不能承受框架固定器手术的病人。

第二节 闭合复位框架固定的方法

一、闭合复位

（一）先行牵引复位

⑴ 尤其是股骨粉碎性骨折，需借助骨牵引或牵引复位床进行复位。

⑵ 在电视 X 线机监视下直到重叠缩短移位得到矫正为止，同时成角移位、塌陷移位和分裂移位也大部分得到矫正。

⑶ 上肢或小腿新鲜骨折，依靠手力牵引即可达到复位目的。

（二）矫正侧方移位

⑴ 尽量使骨折端对位达 4/5 以上，可缩短骨折愈合时间。

⑵ 功能复位虽在骨折愈合后不影响肢体功能，但明显延长了骨折愈合时间。

⑶ 复位较困难的侧方移位，可借助手法复位或骨折复位床的侧位复位杆进行牵拉、推挤复位。

（三）矫正分裂移位

⑴ 对于长管骨一端的劈裂骨折，大部分经牵引后可得到矫正。

⑵ 若牵引后未能复位者可借助跟骨夹进行钳夹复位。

⑶ 斜形或螺旋形骨折断端不能靠拢时，也可采用跟骨夹进行钳夹复位，使两骨折斜形断端靠拢对合。

（四）矫正旋转移位

进针前一定注意矫正肢体的旋转移位，将肢体摆正后方能进针。

二、进针方法

（一）单边框架固定器进针方法

1. 确定进针部位：胫骨中段及接近中段的骨折均宜从小腿前内侧、垂直于胫骨内侧骨面进针；股骨近中段骨折宜从大腿前外侧进针；尺骨骨折宜从前臂背侧进针；肱骨骨折宜从上臂前外侧进针；掌指骨及足部骨折宜从背侧进针。

2. 进针方法：在复位满意的状态下，采用慢速气钻或慢速电钻进针，选择好进针部位后，进针时无需做皮肤小切口，可将直径 3.5mm 或 4.0mm 斯氏针直接穿破皮肤和软组织至骨膜，当感觉到第一个落空感时，针尖进入骨髓腔，当感觉到第二个落空感时，针尖刚好穿过对侧骨皮质约 3mm 长度。

（二）双边框架固定器进针方法

1. 确定进针部位（图 16-1）：在膝、踝、肘关节，靠近关节面的骨折以及波及关节面的骨折，均宜从肢体外侧，以水平、垂直于肢体的方向向肢体内侧进针。股骨近中段不稳定骨折，固定针均宜从肢体外侧进针；骨折近段固定针应从肢体内上向肢体内下斜行进针，这样可避免肢体内侧连接杆触及会阴部，影响日常生活。股骨远端骨折需跨关节固定时，骨折线近侧需钻入两针，胫骨近端钻入一针固定，此针离关节愈近，术后关节活动度就愈大。胫骨近端骨折的固定，可在骨折线远侧钻入两针，股骨远端钻入一针固定。胫骨远端骨折的固定，可在骨折线近侧钻入两针，在跟骨钻入一针固定。肱骨远端骨折的固定，可在骨折线近侧钻入两针，在尺骨鹰嘴钻入一针固定，复位后安装连接杆时，应先将关节两端的针尽量向与关节相反的方向撑开，在这种状态下安装框架固定器，可防止关节面的塌陷，一般术后关节活动度可达 30°~40°。

2. 进针方法：在复位满意的状态下，采用慢速气钻或慢速电钻进针，选择好进针部位后，进针时无需做皮肤小切口，可将直径 2.5mm 或 3.0mm 固定针直接穿破皮肤和软组织至骨膜，当感觉到第一个落空感时，针尖进入骨髓腔，当感觉到第二个落空感时，继续进针穿过对侧皮肤。

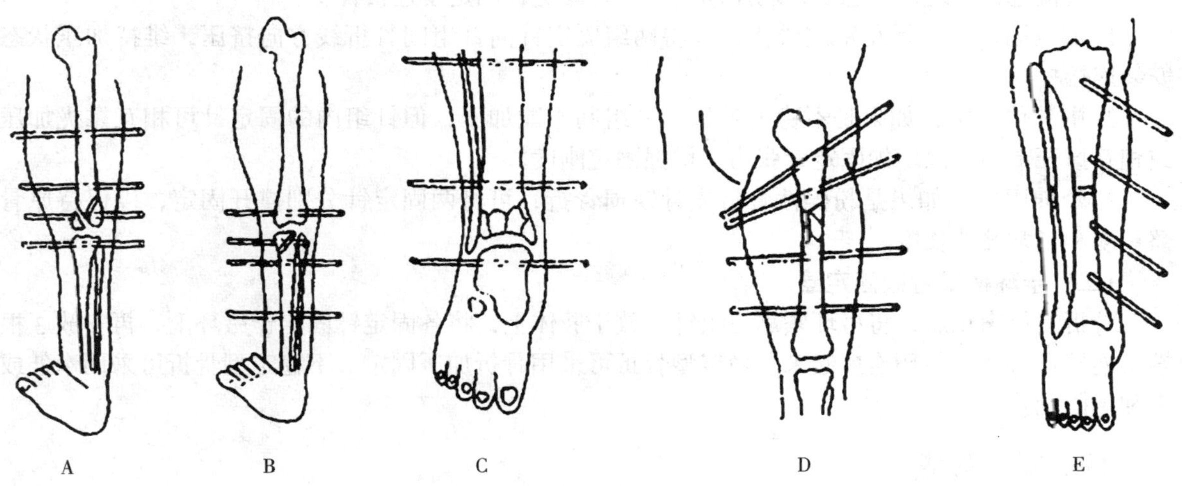

A.股骨髁骨折　B.胫骨平台骨折　C.踝关节骨折　D.股骨中段骨折　E.胫骨中段骨折

图 16-1　各骨折段进针部位

（三）半环槽式框架固定器进针方法

1. 进针平面（图 16-2）：一般选择三个水平面进针，较短骨折段的针组由两根相互交叉且在同一水平面的克氏针组成，较长骨折段的针组由 4 枚克氏针分别在两水平平面相互交叉进针。具体进针的水平面根据骨折类型和部位确定，并能对骨折端有稳定的固定作用。如胫腓骨远段骨折，可分别在远近两侧骨折段中央相互交叉、水平穿入两针，再在跟骨横穿一针固定。

2. 进针方法：用慢速电钻或气钻夹持固定针直接进针点穿入，经双侧骨皮质直到穿出肢体对侧皮肤。两针在同一水平面以相互交叉 25°~45°的角度进针，尽量与骨干长轴保持垂直。若采用两个弓环固定，可分别在远近骨折段的肢体前面补加两个半针固定，以增强对骨折端的固定强度。对于斜形、螺旋形和有较大骨折片的骨折，可利用侧方加压器横向穿针加压固定，使斜形断面和较大的骨折片紧密贴合。

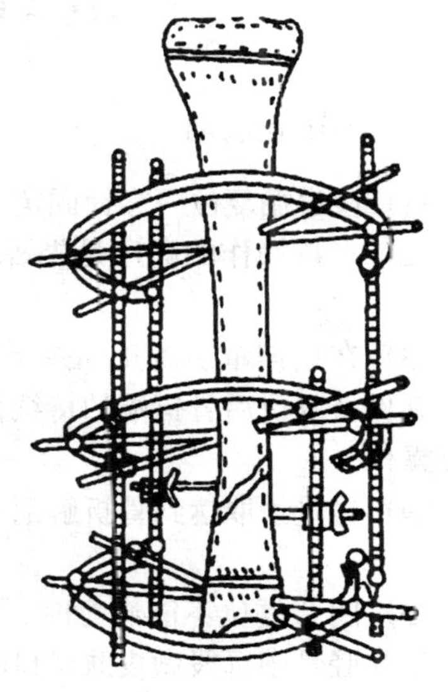

图 16-2　半环槽式框架固定器对斜形骨折横向加压

三、固定方法

（一）单边框架固定器

安装框架固定器时，连接杆离肢体越近，骨折固定越稳定；而连接杆距离肢体越远，骨折固定越不稳定。但连接杆离肢体太近，会导致针眼引流不畅，也不便于针眼消毒，因此以距离肢体宽松一横指（2cm）为宜。穿针时应尽量使所有固定针保持在同一平面或平行双平面内，可将针固定于连接杆一面或双面上，对于有少许偏移的针可放置平垫固定，对于有少许偏斜的针可用坡形垫固定。

（二）双边框架固定器

再次检查骨折复位满意后，利用固定夹将各固定针固定于连接杆上。

1. 加压固定：如果是稳定骨折，可将两组固定针向针组间骨折线方向挤压，维持加压状态安装连接杆。

2. 中和位固定：如果是不稳定骨折，针组间不能加压，但针组内的固定针可相互靠拢加压或相互撑开牵伸，以增加固定针张力，增强固定刚度。

3. 牵伸固定：如果是粉碎性骨折或骨缺损骨折，可将两固定针分别撑开固定，以保持原骨骼长度和正常肢体长度。

（三）半环槽式框架固定器

骨折复位满意后，将弓环紧靠三组针套放于肢体上，将各固定针固定于弓环上，再安放 3 根螺纹连接杆将 3 个弓环连接起来。稳定型骨折可采用骨折加压固定，不稳定型骨折可采用牵伸或中和位固定。

四、复查调整

在安装好框架固定器后，仍应再用电视 X 线机透视或拍片，复查一次骨折对位和对线情况，及半针固定的针尖是否穿入过深，必要时可进行适当再调整或将针退出些许。

第三节　切开复位框架固定的方法

一、操作原则

(1) 应遵循复位→穿针固定→复查调整的操作顺序进行，而不应是先穿针后复位。

(2) 复位操作的顺序是先矫正缩短重叠移位，再矫正侧方成角移位，最后矫正旋转分离移位。

(3) 在拔伸牵引矫正缩短重叠移位时，最好利用机械牵引，或借助骨牵引进行持续牵引复位，并保持复位后骨折端的持续稳定对位。而借助手力拔伸牵引，持续稳定性差，牵引力小，不便于操作。

(4) 尽量争取达到骨折解剖复位，可缩短骨折愈合时间，降低骨折延迟愈合和骨不连的发生率。

(5) 闭合复位不能满意时，可在骨折部做一小皮肤切口，在直视下进行复位，直到满意为止。但在胫骨中远段做皮肤切口时应注意尽量不要在前内侧做切口，此处皮肤紧贴骨面，皮肤切口不容易愈合，产生骨折暴露，往往需要行皮瓣移植，增加了治疗和处理难度。

二、切开复位

反复闭合位失败者，可在骨折端做一小皮肤切口，在直视下进行骨折复位操作，力争达到解剖复位。这在尚无电视 X 线机的基层医院尤为适用，加快了手术进度，缩短了手术时间，增加了骨折复位的可靠程度。手术切开操作中应注意以下几个方面。

（一）切口不宜过大

只需将骨折端暴露，用血管钳或骨膜起子进行撬拨复位，一指触摸骨折端对位情况。若骨折难于复位，可用持骨钳夹持两骨折端，先加大骨折端成角后，再反折复位即可。

（二）尽量不剥离两骨折端骨膜

尽量保留两骨折端骨膜，以保存骨折端血运，可加速骨折愈合。

（三）尽量利用反折、撬拨方法复位

反折、撬拨复位省力可靠，切口无需太大，骨膜无需剥离，但它仅适用于横形或斜度较小的斜形及螺旋形骨折。

（四）复位后用持骨钳或三爪固定器临时固定

复位后用三爪固定器固定，便于穿针进行最后的固定操作。

三、操作技巧

(1) 在手术复位和安装框架固定器之前，下肢骨折应先行骨牵引，上肢骨折可先行皮肤牵引，宜少许过度牵引，以便于术中进行骨折复位和调整。

(2) 无骨折复位机或复位床的医院，下肢骨折手术可在 Braun 架上，在维持骨牵引状态下进行复位和安装框架固定器操作，既省力又安全，复位可靠。

(3) 严重粉碎性骨折或螺旋形骨折，可借助框架固定器维持原骨骼长度，残存骨膜可生出新骨弥补骨缺损。

(4) 有较大骨缺损时，若骨膜完整存在，可借助框架固定器维持原骨骼长度，残存骨膜可生出新骨弥补骨缺损。

(5) 有较大骨缺损而无残存骨膜时，可行自体髂骨移植，或异体骨移植，以加快肌缺损的修复。

(6) 骨折固定后，固定针间皮肤紧张者，可在皮肤起皱处切一小口，让皱侧皮肤向紧张侧滑动。

(7) 进针方法：进针应满足力学特点，稳定布局，不要考虑皮肤切口，固定针可穿经皮肤切口。能避开皮肤切口尽量在切口外进针，有利于皮肤切口愈合。

(8) 安装方法：由于皮肤切口的原因，框架固定器连接杆应离肢体更远一点，以距离 2.5~3cm 为宜，便于创口换药和护理。

四、术后处理

(1) 术后适当抬高患肢，以得消除肢体肿胀，使创伤性炎症尽快消退，减轻疼痛。可用软枕或棉絮将患肢垫高，也可将患肢置于 Braun 架上休息。

(2) 观察肢端血运，甲床是否红润，足背动脉或腕桡动脉搏动是否有力。

(3) 针眼暴露，每天用酒精棉签擦洗针眼一次，擦去血痂和分泌物，保持针眼引流通畅。

(4) 功能康复：骨折经复位和固定后，应早期进行合理的功能锻炼，把固定和锻炼相结合。功能康复应循序渐进，先是进行肌肉等长收缩、等张收缩，结合利用 CPM 肢体功能锻炼器进行肢体关节的被动活动锻炼，逐渐加大关节活动范围。然后进行关节的主动活动锻炼，逐渐增加活动强度和活动范围。最后骨折基本愈合，方可进行负重锻炼活动。

①肌肉等长、等张收缩：可防止肌肉萎缩和粘连，肌肉收缩似血液泵一张一弛，使血液泵入泵出，促进血液循环，保持肢体正常肌力，为肢体关节活动做准备。

②关节被动活动锻炼：逐渐加大关节活动范围，可防止关节内的粘连，以及肌间隙之间肌膜的粘连，防止关节僵硬，防止肌腱和肌腹短缩或挛缩。

③关节主动活动锻炼：逐渐增加活动强度和活动范围，促进骨折局部的新陈代谢，促进骨折早日愈合。增强肌力，提高关节活动度，促进关节液的交换，增加关节软骨的营养。下肢主动活动应主要练习屈髋、屈膝和背伸踝关节，屈膝后抬高小腿，直腿抬高。上肢主动活动应练习肩关

节外展、屈肘和屈伸腕活动。肩关节应外展90°，屈肘时指尖应能触及肩峰，前臂旋转、腕掌屈、背伸应自如。

④肢体负重锻炼活动：在骨折未负重的情况下，使身体重力和应力自骨折的骨骼纵轴通过，有利于骨折愈合和塑型。应先扶拐轻度负重，逐渐加大负重重量和力度。患肢功能锻炼时，先以健肢带动患肢，活动次数由少到多，活动时间由短至长，活动幅度由小到大，以骨折局部不痛为原则。

主要参考文献

1 方先之，尚天裕. 中西医结合治疗骨折. 北京：人民卫生出版社，1966

2 孟和，尚天裕. 骨折复位固定器治疗四肢骨折的初步体会. 中医杂志，1980，5：36

3 傅征. 骨骼穿针外固定架的研究与应用. 人民军医，1983，10：63

4 孟和. 骨折复位固定器治疗成人不稳定性移位型胫腓骨骨折103例报告. 辽宁中医杂志，1983，7：22

5 李起鸿，曾宪政，区伯平，等. 半环槽式外固定器的研制和临床应用. 中华骨科杂志，1984，4：332

6 孙玉林. 中国骨科新技术. 北京：中国科学技术出版社，1985

7 孟和，黄克勤. 骨科复位固定器疗法. 天津：天津科学技术出版社，1986

8 荣金刚. 双针起重机固定架治疗股骨粗隆间骨折. 中华骨科杂志，1986，6：81

9 黄克勤. 骨科新技术荟萃. 北京：华夏出版社，1990

10 黄克勤. 现代创伤外固定学. 北京：华夏出版社，1990

11 宋广献. 钩拉复位固定器治疗胫骨平台骨折30例报告. 中医正骨，1990，2：5

12 汪键，杨中和，马兆钦，等. 多平面外固定器治疗下肢骨折86例报告. 骨与关节损伤杂志，1990，5：81

13 曹建中. 髋部骨折多功能骨外固定器的临床应用. 中国骨伤，1992，5：21

14 李起鸿. 骨外固定原理与临床应用. 成都：四川科学技术出版社，1992

15 孟和. 中国骨伤外固定博览. 北京：华夏出版，1992

16 夏和桃，张晓林. 组合式外固定器的研制和临床应用. 中华创伤杂志，1992，5：263

17 赵定麟. 实用创伤骨科学. 上海：上海科学技术出版社，1992

18 朱建防. 中国骨科论文集. 北京：中国医药科技出版社，1993

19 孟和. 中国骨伤外固定器疗法. 北京：中国协和医科大学、北京医科大学联合出版社，1993

20 王亦璁. 创伤早期处理. 北京：人民卫生出版社，1994

21 顾云五，尚天裕. 骨折、骨骺、软组织损伤治疗学. 天津：天津科学杂志，1994，10：183

22 黄孝舟，王以进，凡道斌，等. 全环移动式外固定器研制与临床应用. 中华骨科杂志，1994，14：605

23 刘国平，杜靖远，陈汝轻，等. 骨折复位机治疗难复位性骨折. 中国临床医学理论与实践，1994，3：1124

24 刘国平，杜靖远，陈汝轻，等. 老年股骨近端骨折的外固定器治疗. 伤残医学杂志，1995，3：5

25 曹建中. 当代中国骨科临床与康复. 北京：中国医药科技出版社，1995

26 孙永强，郑福增. 骨折外固定器疗法. 郑州：河南科学技术出版社，1995

27 李承球，朱盛修. 骨科手术图解. 南京：江苏科学技术出版社，1996

28 刘国平，杜靖远，陈汝轻，等. 单侧多针平行双平面外固定器的研制. 中国医疗器械杂志，1996，20：22

29 刘国平. 骨外科临床诊治学. 北京：中国科学技术出版社，1997

30 刘国平，杜靖远，陈汝轻，等. 撬拨复位加双侧外固定器治疗胫骨平台骨折. 中国矫形外科杂志，1997，4：269

31 BastianiGD，Thetreatmentoffracturewithaxialdynamicfixator，JBoneJointSurg，1984，66-B：538

32 WeberBG，MagerlF，Theexternalfixator，Berlin：Springer-Verlag，1985

第十七章　四肢开放性骨折框架固定技术

第一节　开放性骨折的皮肤软组织分型

开放性骨折在临床上十分常见，它与闭合性骨折的根本区别就在于骨折部位的皮肤或黏膜破裂，骨折处与外界相通，从而使其病理变化更为复杂，治疗更加困难，骨折的固定及伤口的处理十分棘手。开放性骨折治疗的目的是处理创口，防止感染，固定骨折，促进愈合。如果处理不当，创口发生感染，将影响软组织及骨折的愈合，影响肢体功能恢复。防止开放性骨折发生感染最根本的措施便是充分彻底清创。在此基础上采取可靠的手段稳定骨折端，并用及时有效的方法闭合伤口或消灭创面，而要做到充分清创又必须首先对局部皮肤软组织的损伤有确切的判断。开放骨折治疗原则：

1. 辨认开放性骨折的皮肤损伤。
2. 充分彻底清创。
3. 采取可靠的方法定骨折端。
4. 采取有效的方法闭合伤口消灭创面。
5. 合理使用抗生素。

这些原则彼此关系十分密切，尤其是彻底清创与闭合伤口之间，固定骨折端与闭合伤口之间，更是互相影响。因此，必须辩证地识别其间的主次关系，依赖关系，以指导具体的治疗。

一、开放性骨折皮肤软组织伤口分型

以往常以伤口的大小作为判断皮肤损伤的轻重依据，软组织损伤程度、创面污染程度及骨折外露情况分度，分为三型：

Ⅰ° 开放性骨折：创口长度在 3cm 以下，软组织轻度挫伤，无明显污染。

Ⅱ° 开放性骨折：创口长度在 3~15cm，软组织挫伤明显，污染明显。

Ⅲ° 开放性骨折：创口长 15cm 以上，污染严重，合并神经、血管损伤。

二、开放性骨折皮肤软组织 AO 分型（图 17–1）

IO1= 自内向外的皮肤破裂。

IO2= 自外向内的皮肤破裂，边缘碾挫＜5cm。

IO3= 皮肤裂损，边缘进一步碾挫，失去活力 75cm。

IO4= 广泛的全层皮肤碾挫、擦伤、大范围开放套脱，皮肤缺损。

三、开放性骨折皮肤软组织 Gustilo 分型

20 世纪 80 年代 Gustilo 和 Anderson 所建议的分型，已逐渐被广泛采用。其分型法对伤口大小、污染程度、软组织损伤和骨折的特点，进行了综合评估，最初分为三型（表 17–1）：

Ⅰ型：伤口不足 1cm，多为较清洁的穿透伤，骨折较简单。

Ⅱ型：伤口超过 1cm，软组织损伤较广泛，轻度或中度碾挫，伤口中度污染，骨折中度粉

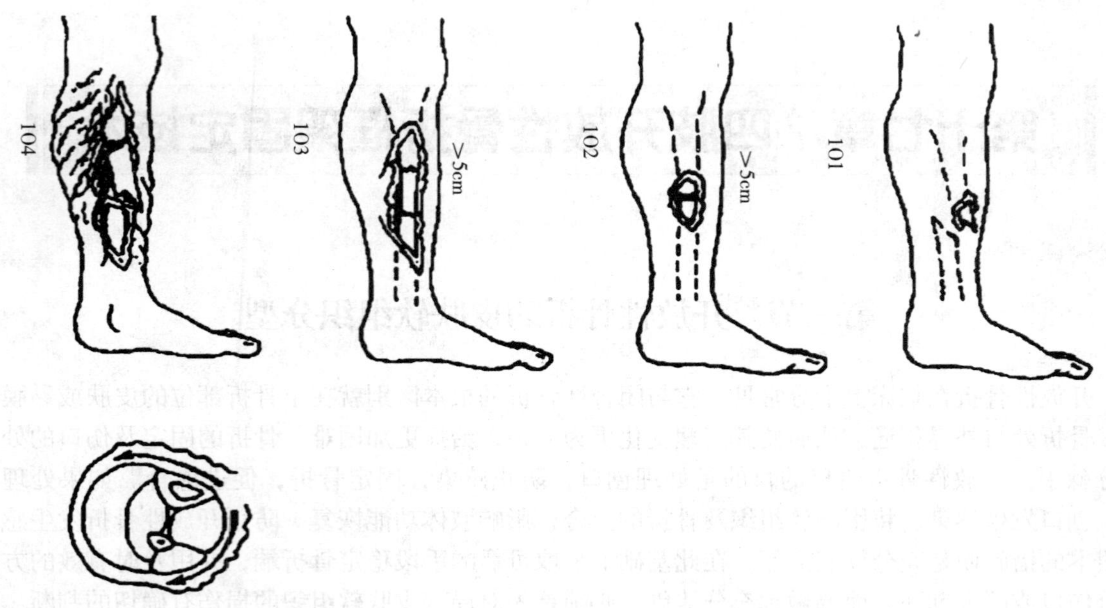

图 17-1 开放性骨折皮肤软组织 AO 分型

碎。

Ⅲ型：软组织损伤较广泛，多为高速高能量所致，污染严重，骨折粉碎，不稳定。

因在临床应用中发现存在不足，Gustilo 又于 1984 年将Ⅲ型再分为三个亚型：

Ⅲa 型：骨折处仍有软组织覆盖，骨折为多段或粉碎。

Ⅲb 型：软组织广泛缺损，骨膜剥脱，骨折粉碎严重，广泛感染。

Ⅲc 型：包括并发的动脉损伤或关节开放脱位（表 17-1）。

这种综合式的分型具有高度的概括性，判断预后较为准确。Kamp 等（1993 年）依照 Gustilo 分型对感染率做出预估：Ⅰ型为 2%；Ⅱ型及Ⅲa 型为 7%；Ⅲb 型为 10%～50%；Ⅲc 型为 25%～50%。

表 17-1 Gustilo 开放性骨折分型

类型	伤口	污染程度	软组织损伤	骨损伤
I	<1cm	清洁	轻中度，部分肌肉损伤	简单，轻度粉碎
II	>1cm	中度	严重，有碾压	中度粉碎
IIIa	一般 >10cm	重	皮肤严重受损	多粉碎，可能需软组织覆盖
IIIb	一般 >10cm	重	皮肤严重受损	骨折部外露严重，常需软组织覆盖
IIIc	一般 >10cm	重	血管伤需修复	骨折部外露严重，常需软组织覆盖

四、正确辨认软组织损伤

不同致伤原因所造成的开放性骨折，在皮肤软组织损伤、伤口污染以及骨折本身等方面都各有其特点。不能较好掌握皮肤软组织损伤特点，就很难得到较明确的判断。由于皮肤软组织损伤的严重程度实际上并不完全与分型所反映的总体严重程度相一致，各项因素相互间也不完全一致。因此，单从对皮肤软组织损伤的性质和严重程度的判断及治疗决策而言，只依靠 Gustilo 分型是不足的。伤口的大小是皮肤软组织损伤的特点之一，但它既不是惟一的特点，也不是主要的特点。伤口的大小是最容易看到的，但看起来很大很长的伤口，损伤有时不一定很严重，处理也不一定很困难，而较小的伤口有时却合并远较伤口广泛的皮肤闭合性软组织损伤，判断和处理更为困难。

要更全面地来认识皮肤损伤的特点与程度，既要看到开放伤口的大小，又要看到皮肤闭合损伤的范围；既要弄清伤口的形状，也要弄清损伤的性质（擦伤、穿破伤、撕脱伤、碾挫伤等）；既要明确皮肤本身的情况，也要明确骨折和伤口的关系；既要认识到开放伤口已经形成后的表现，还要推溯到在形成开放骨折当时的过程（骨折穿破皮肤的通路，外力造成开放骨折时对皮肤的影响等）。

不同的致伤原因，是构成各类伤口不同特点的主要根据。因此，按照开放伤口形成的机制，将开放骨折分类更为实际。

（一）自内而外的开放骨折

成角或扭转暴力造成骨折成角移位时，其一端自内而外穿破皮肤，多为间接暴力形成。

1. 尖端哆出（A1）：尖锐的骨端自内而外刺破皮肤，形成开放骨折。伤口可小如笔尖，大则不过 2cm。这类开放骨折的软组织损伤轻，骨端很少外露。

2. 钝端哆出（A2）：宽钝的骨折端自内而外穿破皮肤形成开放骨折。这类伤口多呈横向，其大小往往与穿出的骨端直径相当。骨端外露不易自行还纳，外露部分的骨膜大部剥离，伤口上缘的皮肤由于骨端在穿破皮肤之前，首先将其自内面斜向挫伤而变薄，伤口下缘则因骨端的碾压而使局部血运迟滞。如系远骨折段向上哆出时，则伤口上下皮缘的状况与前述者相反。由于这类损伤伤口不大，容易估计不足，创缘切除往往不够彻底。

3. 哆出合并撕裂（A3）：强大的暴力使骨端穿出，造成前述的横向伤口后，继续作用，使皮肤沿穿出骨折段的纵轴延长撕裂，而造成“L”形的伤口，长者可达 20 ~ 30cm。这类伤口边缘挫伤严重，骨折段外露很长，但下段皮肤却反而不形成嵌压；骨膜剥离严重，周围肌肉的损伤也往往相当可观。这类开放骨折的伤口在“L”形皮瓣的尖端处容易坏死，骨折移位趋势大，对皮肤很有威胁。

（二）自外而内的开放骨折

暴力直接作用于局部，同时损伤软组织及骨骼。

1. 穿入伤（B1）：弹片之类贯穿物穿破皮肤、软组织，击断骨骼，或再经对侧穿出。伤口的大小取决于贯穿物的大小，而伤口内部的肌肉组织损伤则因贯穿物的性质而不同，往往比皮肤损伤的程度更加严重。骨折多呈粉碎性。

2. 锐器伤（B2）：其中一种情况是锐器砍伤局部，同时造成皮肤裂伤和骨折，例如轧刀切割伤。这类开放骨折创缘较整齐，挫伤不严重，骨折移位趋势不明显。另一种情况也是外力同时造成皮肤裂伤和骨折。但皮肤裂伤既不是骨折端自内而外形成的，也不是外力造成骨折的着力点，而往往是由于坠落或倾倒的物体上较锐利的部分在接触肢体时造成的切割伤。这种皮肤裂伤不一定在骨折部位，但却和骨折端相通。这类伤口除去可能带入细菌而造成骨端感染外，伤口本身并不受到骨折端的威胁。

3. 撞击压砸伤（B3）：重物压砸、高速撞击（高速运动中的物体撞击，或自身高速运动中撞击，或相互高速运动中互撞）等类似的原因直接作用于局部，造成开放性骨折。皮肤的损伤很不规则，因致伤物不同而各异，有时为较长的裂伤，有时是多发而散在的小伤口，但伤口都正好是暴力的着力点，也正位于骨折上，其周围有一定范围的皮肤严重挫伤。深部组织的挫伤往往也很严重，骨折多呈严重粉碎性。正确地判断皮肤损伤的范围常较困难，而且在一个范围内挫伤的皮肤和正常的皮肤间隔存在，处理上也很棘手。

4. 绞轧撕脱伤（B4）：多为机器卷压绞轧造成。皮肤常为广泛的撕脱伤，甚至肢体大部发生脱套伤。撕脱的皮肤本身大都缺乏血运，而且常合并深部软组织损伤。如肌肉、神经、血管等，骨折常为多发的。如未发生撕脱，则皮肤大多为广泛碾挫，伴有散在的小伤口。

（三）潜在性开放骨折

由于重力碾挫，使皮肤广泛皮下剥离，但并无伤口，同时造成骨折，皮下剥离的皮肤大部分或全部坏死，因此是潜在性的开放骨折。但如果骨折周围包裹有完整的肌肉，则即使皮肤坏死也不会成为开放骨折。部分移位的骨端，尤其是胫骨骨折的上骨折端，自内而外压迫皮肤，但尚未穿通皮肤形成开放伤口，如未及时解除压迫，也会形成局部坏死，转化为开放骨折，这类情况也属于潜在性开放骨折。

潜在性开放骨折仅仅是存在转化为开放性骨折的可能性，如果能在早期及时做出确切的判断，采取必要的措施，例如将剥脱而又无生机的皮肤切除，植皮，上述转化是可以避免的。

由此可见，开放骨折的伤口大小只能部分地反映出其严重程度，更重要的则是对尚未形成伤口的皮肤挫伤部分的判断。如果不能预见到哪些部分将会演变为坏死，或在难于判断的情况下，不作严密的观察，就很可能由于估计不足而带来一系列不良后果。

按照创伤机制的分类可以看出，皮肤损伤和骨折、并发症之间具有鲜明的相关性（表17-2a、表17-2b）。创伤机制是决定各类开放骨折特点中的决定因素。

表 17-2(a)　严重开放性骨折的特点

皮肤损伤类型	损伤部位	损伤性质	伤口形状	伤口范围
A2	与突出骨端相应	裂伤及挫伤	横，垂直纵轴	中
A3			L形	大
B3		严重挫伤	不规则	大小不一
B4	与骨折部相同 不规则	严重挫伤撕脱	多处，不规则	广泛

表 17-2(b)　严重开放性骨折的特点

骨折类型	骨折位移	骨折再位移趋势	骨膜脱离	骨折并发症
A2（横，斜，蝶）	中	大	中	很少
A2（横，斜，蝶）	重	大	重	很少
B3（粉碎）	中	小	中	较多
B4（多段多发）	重	大	重	较多

致伤的原因是复杂的，因素是多方面的，上述分类并不足以概括完全。例如，高温滚筒压伤造成的开放骨折，就兼有压轧、碾挫和烧伤等几种因素的影响。因此，只有深入了解受伤情况，结合临床检查及X线片所见分析其创伤解剖，才能对组织的损伤做出较确切的判断。

各种不同的分类法，均有其侧重面，目的也不尽相同。但从临床治疗出发，尤其是从判断皮肤损伤的特点及严重程度，以决定采取的治疗措施考虑，依创伤机制分类更能起到准确的导向作用。因此，无论采用何种分类法，都仍需从创伤机制出发再加以分析，至少可作为参考。

第二节　清　创　术

清创术是处理开放性骨折最重要的一种手术方法。它包括切除失去活力和被污染的创面表层和组织，清除异物，使其变成由健康组织组成的新鲜创面，为闭合创面及修复重要组织结构创造条件，以达到防止感染、缩短疗程和减轻残废的目的。

清创术的处理原则是：及时处理，彻底充分清创，尽可能闭合创面，简单有效固定骨折端，必要时反复整理。

一、清创术适应证

一般在 24h 以内的开放性损伤，感染尚未确立，均有做清创术的指征。但清创缝合术只限于 6 ~ 8h 之内的开放性损伤，这一时间受创伤性质、污染程度、气温高低等因素限制，若强行给予缝合，则污染扩散，修复失败，甚至造成全身中毒及更为严重的后果。清创术前应详细了解病情及全身检查，简单检查伤口，以判断骨骼、血管、神经损伤情况及有无合并伤，充分做好术前准备。

二、清创术操作步骤

（一）麻醉的选择

在满意的麻醉下进行清创是十分重要的，可防止创伤性休克，病人不痛，清创才会更充分、彻底。根据病人伤情，一般上肢选用臂丛麻醉，下肢选用椎管内神经阻滞麻醉即硬膜外麻醉或腰麻，必要时给予全身麻醉。

（二）充分清洗

创口处理愈早愈好，即使伤后超过 24h，也可用创口浸泡法处理。

1. 喷射冲洗：利用小水泵将水泵出，形成一定的冲击力和压力，可将异物及污染物冲洗掉，清洗效果好（图 17–2）。

2. 创口浸泡：这对于伤后 24h 以上的创口处理尤为重要。目前多用 0.5%活力碘稀释液进行浸泡，有条件者最好将整个创面完全浸泡在消毒液内，持续至少 5~10min。并用纱布反复在创口内擦洗，有利于消毒液浸润组织内。这种浸泡可在清创后再进行一次。刷洗是机械地清除创面伤处皮肤上的污垢和细菌的有效措施，利用消毒毛刷和肥皂水刷洗伤处，是清创术中必不可少的步骤。

3. 刷洗范围：如伤处在四肢，刷洗前应在伤肢上臂或大腿缚止血带，以备必要时止血。其范围只限于伤肢的皮肤，包括伤口边缘的皮肤，而创面内的组织一般不宜刷洗，但若伤口内污染较重，并有较多的异物，如木签、棉花及泥沙等，也可以用轻柔的毛刷，边用水冲洗边刷，清除异物，以不再损伤创面内的组织为目的。

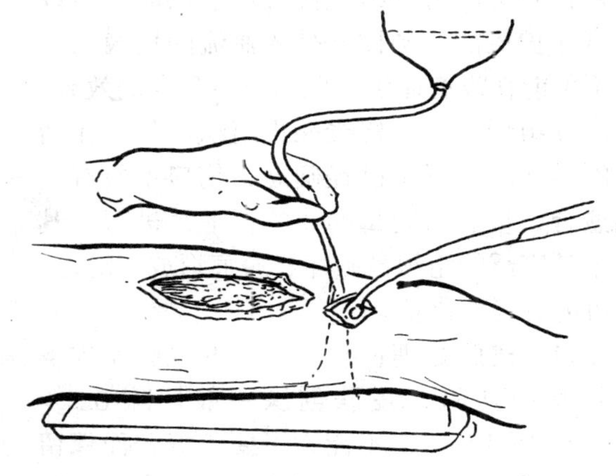

图 17–2　利用压力冲洗伤口

4. 刷洗顺序：刷洗一般从伤口周缘开始，向周围扩大，刷洗所用的刷子、手套、肥皂水应是消毒的，冲洗水应是自来水或生理盐水，一般刷洗 2 遍，污染较重的要刷洗 3 遍，刷洗后用消毒巾将伤肢擦干。

5. 注意事项：用碘酒、酒精消毒巾，创面内不要用碘酒、酒精消毒，以免损伤伤口内的组织，可用 1/1000 新洁尔灭或活力碘冲洗或浸泡。过去提的“彻底清创”，但迄今对软组织的损伤尚无科学的方法来准确地判定组织的存活与坏死，因此，早期无法清创彻底，只能凭借医师的经验来进行充分清创，尽量清除已不能存活的组织。“彻底清创”常使手术时间延长，且危及一些重要组织。一般最可靠的方法是切除肌肉、肌腱、脂肪等直到有出血为止。有栓塞的血管段应切除，必要时可行静脉移植；挫伤的神经应行束间松解，毁损严重者可行神经移植。尽量覆盖创口，必要可行皮瓣移植，确因污染严重，局部条件不允许，可敞开创口，以利引流，准备二期清创、闭合创口。创口充分清创后，再用 0.5%活力碘浸泡创口 5min。然后再铺一层无菌巾，更换或将清创器械用活力碘浸泡后再用。

（三）清创失活组织

清创是用刀、剪等锐器切除污染组织和失去活力的组织。

1. 清创顺序：清创应在熟悉局部解剖和正确判断组织的基础上，按一定操作顺序进行。

(1) 按一定方向：可按伤口的形状及特点选择一起点，从此点开始环绕伤口清除创缘，若伤面较大，可以从上到下或由下而上依次进行。

(2) 按层次：根据解剖层次，由浅入深地进行，如皮肤、皮下组织、筋膜、肌肉、骨骼等。每一层清创也按方向进行。

(3) 按组织：根据解剖考虑有无遗漏的组织，有时按方向、按层次进行时，也难免遗漏少许组织，如回缩至伤口内的肌腱，应注意检查，防止和减少遗漏的组织。

2. 异物处理：伤口内异物，应尽力取出，但弥散在组织内的细小异物，如沙子、弹丸等，完全取出往往不大可能，这些细小异物引起组织反应轻微，即使异物存在，伤口仍能愈合，不应为取较小的异物而广泛剥离、探查，反而增加组织损伤和感染的机会。

3. 软组织处理：又称重复清创。因早期清创时不能很好地判断组织的活力，过度清创不便于创面的闭合，且易伤及重要血管、神经和肌腱等。因此，目前许多专家呼吁早期进行充分清创，过一段时间坏死组织界限明显后，行再次清创，既便于控制创面感染，又有利于创面闭合。但也有完全相反意见的学者认为若不将创口边缘、皮肤和软组织切除或松动的骨碎片或异物遗留于伤口内，将不可避免地引起软组织和骨的感染。有一位医师曾经说过：“在所有的抗菌物质中，最好的是活组织，只有通过完整活组织的血液供应，才能产生身体的防御机能，以后，当感染的威胁已过去，修复的物质又可带进损伤区死亡和无活力的组织没有血液供应，所以没有保护机能，同样，带入血流的抗菌药物也不可能在没有血供应区内产生预期的效果，当肉芽组织长入，侵袭死亡组织和包围无活力的异物时，感染已经确立，伤口不能有一期愈合，侵袭与防御的斗争将继续进行，其后果是广泛的组织被破坏、瘢痕形成、畸形，并可能有慢性化脓。

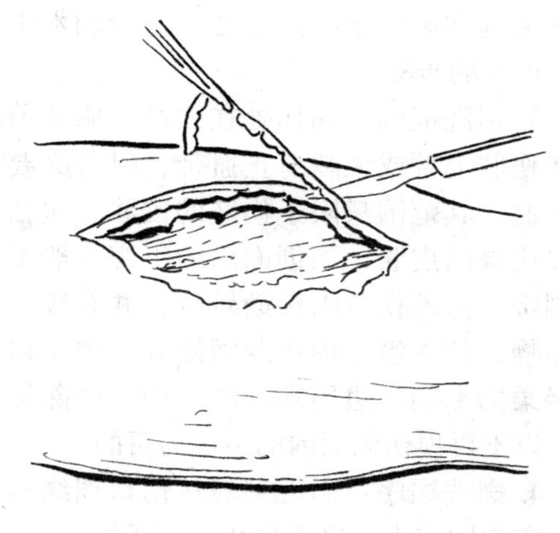

图 17-3　切除皮缘，一般为 0.2~0.3cm

(1) 皮肤处理：凡无生机的皮肤及皮下组织均应切除，皮肤创缘一般切除 0.2 ~ 0.3cm（图 17-3），不能为了便于缝合而保留已失去活力的皮肤，对于严重碾挫伤的皮肤切除后植皮，对大面积剥脱伤的皮肤，应将全部剥脱的皮肤切下来，做成中厚皮片植皮，覆盖创面。

（2）筋膜处理：按纤维方向切开筋膜，若筋膜张力较大，可横行切开减张，以免肌肉发生坏死，应彻底切除损伤、碎裂及污染的筋膜。

（3）肌肉处理：凡丧失生活能力的肌肉，均应切除，如肌肉形态和色泽有改变，刺激不收缩，切割不出血，均应切除（图 17–4、图 17–5）。凡骨质外露的部分，应利用周围的肌肉转移覆盖，若肌肉缺损过大，不能直接覆盖，在清创很彻底，骨折固定很坚强的基础上，可以考虑一期行肌皮瓣转移。若条件不成熟，切莫急于求成，可以二期做肌皮瓣转移。

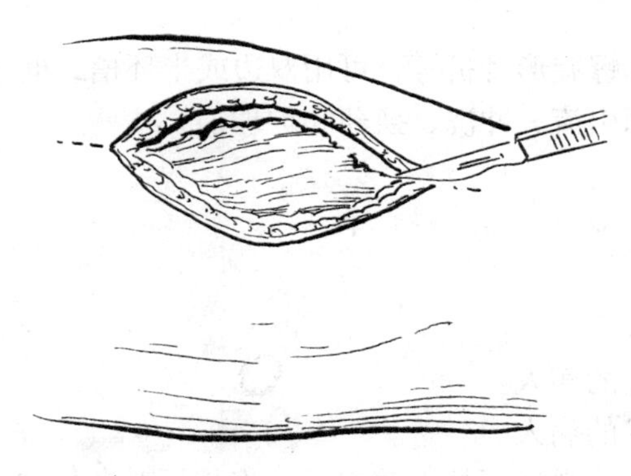

图 17–4　延长伤口探查

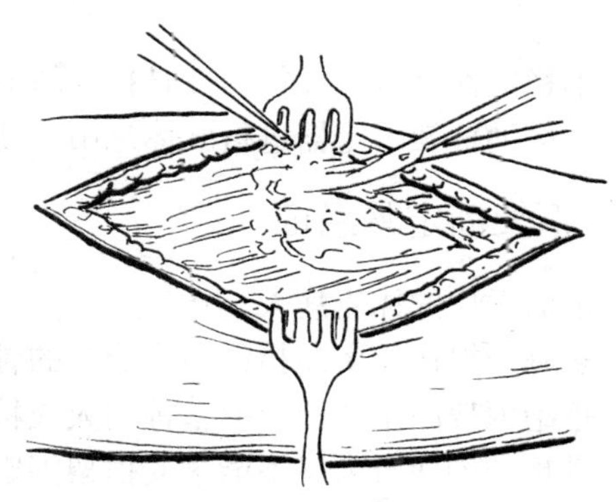

图 17–5　切除创口内失活组织

（4）肌腱处理：凡失去正常光泽、挫裂的部分均应给予切除，余下断端整齐的肌腱，可一期缝合或二期修补。

4. 血管神经处理：对不影响肢体存活的小血管，甚至于尺桡动脉，胫前和胫后动脉其中之一损伤者，均可以给予结扎止血，对影响肢体存活的血管，应给予修复。血管损伤除修复的动脉外，也应同时修复大的静脉，这样才能减少肢体肿胀，提高患肢成活率。较大的神经干断裂，断端相距不远，而且断端整齐的，尽可能做一期缝合；断端相距较远，污染较重，断端不齐的，清洗后断端作一标记，等待二期处理。

5. 截肢问题：合并大面积软组织损伤的开放性骨折多为粉碎性，软组织大块缺损或挫裂，污染严重，失血量多，综合全身及局部情况，确认肢体无保存希望或危及生命时，可考虑行截肢术。

（四）再冲洗

清创完后，可用 1/1000 新洁尔灭或洗必泰或浸泡 5min，再用生理盐水冲洗。若受伤时间距清创时间较长或某种特殊类型损伤，可用 3%双氧水浸泡，再用生理盐水冲洗，以减少厌氧菌感染的机会。清创完毕后，重新换铺消毒巾，清创时用的器械经新洁尔灭浸泡后再用，医生更换消毒手套，从而为深层组织修复和闭合创面打下优良基础。

第三节　框架固定器操作技术

合并大面积软组织缺损的开放性骨折，往往都是严重粉碎性骨折．清创后应用框架固定器固定骨折，这种装置对肢体软组织无压迫，可进行牵引或加压，便于调整骨折对位，观察和处理伤口，尤其适用于胫腓骨骨折。

一、框架固定适应证

⑴ 胫骨开放性骨折是框架固定器的最佳适应证。它便于创口引流、换药，比内固定手术损伤小，创口感染率大大降低。

⑵ 合并有大段骨缺损的开放性骨折。有些骨段在外伤时丢失，造成大段骨缺损，这时只要骨膜存在，维持原骨段长度，仍有可能借助残余骨膜，生长出新骨弥补大段骨缺损。

⑶ 所有污染严重的开放性骨折。在进行充分清创后，均以框架固定器固定为首选方法。

⑷ 稳定性骨折，如裂缝骨折、青枝骨折、嵌插骨折和横形骨折等，可用单边框架固定器固定。

⑸ 不稳定性骨折。如粉碎性骨折、斜形骨折和螺旋形骨折等，可用双边或半环槽式框架固定器固定，借助框架固定器进行肢体悬吊，便于创面引流、冲洗、换药和护理。

二、框架固定禁忌证

⑴ 生命垂危的休克病人。

⑵ 多脏器损伤，生命指征尚未稳定的骨折病人。

⑶ 拒绝框架固定器治疗的精神病人或精神错乱的病人。

⑷ 骨折处创面较大又不能承受框架固定器手术的病人。

开放性骨折框架固定器基本安装程序是：清创完毕更换新的无菌巾后，将骨折对合复位，用持骨钳或三爪固定器或巾钳临时进行固定，穿固定针，安装连接杆。

三、复位与临时固定

（一）骨折对合复位

助手牵拉远侧肢体，术者利用持骨钳、巾钳或骨膜剥离器撬拨骨折端，将骨折端对合复位。或先将两骨折端形成夹角，将两骨折端靠拢后再反折捺正，使骨折结合复位。

（二）临时固定

骨折复位后，用持骨钳或三爪固定器或巾钳临时进行固定，以便于穿针，安装框架固定器。

四、有效固定的选择

开放性骨折的简单有效固定当首推框架复位固定器。它与各种内固定器相比，具有以下优点：

⑴ 穿针简便，手术创伤小，避免了伤口扩大。

⑵ 避免了内固定复位和固定时产生的周围软组织损伤。

⑶ 不剥离骨膜，保护了骨折端及骨折片的血供，有利于骨折愈合。

⑷ 对于双重骨折或粉碎性骨折，除了固定上下骨折段外，还可在较大骨折片上穿针使其复位，以弥补骨折间的缺损，这是许多内固定所做不到的。

⑸ 便于伤口换药、观察、护理及组织重建和修复治疗，有利于肢体软组织修复。

⑹ 患肢可以早期开始关节活动锻炼，便于病人行走锻炼。骨折端及碎片处理。

骨折端的切除应尽量保守，污染不严重者，单纯给予清刮即可。一般碎骨片应尽可能保留，并给予适当复位；若污染严重且游离的骨片，清创后骨片用 1/1000 新洁尔灭浸泡 10min 后，放回原处，以免造成大块骨缺损而导致骨不连或肢体短缩畸形。

开放性骨关节损伤比较严重，大多会影响功能，要求清创彻底，但不可将关节囊、韧带等组织广泛切除，骨折应达到解剖复位。关节囊应一期修复。若缺损较多，可以用附近肌膜、肌肉覆盖修复，切莫使关节软骨外露。

（一）穿针框架固定

1. 穿针技巧：根据力学原理使固定针合理布局，以最少的固定针数争取达到最稳定的固定。进针可以通过创面，但不要妨碍创面皮肤的缝合。无论选用何种框架复位固定器，在每一骨折段的固定针数不应少于两针。用慢速电钻进针，边钻边在针眼处浇生理盐水降温，避免烧灼伤。

固定针不宜太粗，对不稳定型骨折可采用双边式框架固定器或半环槽式框架固定器固定，稳定型骨折可选用单边式框架固定器固定。

2. 安装连接杆：将预先消毒好的连接杆紧靠固定针安装，必要时可选用垫圈进行衬垫，用于骨折的对位和对线。

（二）框架固定与内固定的联合应用

不稳定性骨折尤其是斜形骨折、螺旋形骨折和粉碎性骨折等，有时单有内固定物进行固定时，或是需要很长的手术切口，剥离大段的骨膜，不利于骨折尽快愈合；或是固定不够稳定，容易出现骨折再移位。若单用复位固定器固定，两骨折段固定针之间的距离较远，骨折端固定不够牢固，也容易出现骨折再移位。

内固定与框架固定器联合应用，局部两骨折端借助简单的内固定牢固固定，加上框架固定器的大范围固定，两者的结合应用使不稳定性骨折得到更加牢固、更加稳定的固定。

框架固定与内固定联合应用有两个原则应当严格掌握：①内固定简单、易行。一般选用简单的螺钉、钢丝或钢板等简易内固定方法，仅用简单的皮肤小切口即可，无需大面积剥离骨膜，操作简单、方便，组织损伤小；②框架固定器简单、实用、可靠。一般选用单边框架固定器固定，连接杆应长一些，同一骨折段的固定针之间的距离尽量拉开一些，以达到大范围固定的目的。

1. 螺钉与框架固定器联合应用（图 17–6）。

（1）对于长斜形或长螺旋形骨折，为了保证骨折端的稳定，减少框架固定器固定针数，可利用 1 枚或数枚螺钉内固定协助固定骨折断端，固定效果更好，还可使两骨折端加压靠拢。

（2）对于较大的骨折片，也可用 1 枚或数枚螺钉将其固定于长骨端上，以弥补大段的骨缺损。固定螺钉一般选用松质骨加压螺钉为宜，对斜形骨折端有很好的加压作用。

（3）螺钉可横行穿入固定，也可斜行穿越两骨折斜面较粗大部分或较宽大部分，以防止钻入螺钉时骨折端的劈裂骨折，也可防止固定后骨折端崩裂。

（4）骨折端斜面较细小或窄长，应选用数枚较细长的螺钉，以 2 ~ 3cm 的间隔，分数点贯穿两骨折端进行固定。

2. 钢丝与框架固定器联合应用（图 17–7）。

（1）较细而长的劈裂骨折，可借助钢丝进行缠绕固定，或穿孔拧紧固定，使长斜骨折端加压靠拢。

（2）骨折面的斜度较大，斜面较长时，可以 2~3cm 的间隔缠绕 2~4 圈钢丝，使骨折端局部得到坚实、可靠的固定。其中 1~2 圈钢丝可缠绕骨折端外周固定，另外 1~2 圈钢丝可在骨折段钻孔，穿钢丝固定。这样可以防止钢丝滑动引起的骨折再移位。2~4 圈钢丝也可全部穿骨孔固定。

（3）钢丝不可太粗，以免拧紧固定时引起骨折端劈裂骨折；也不可太细，以免钢丝崩断造成骨折再移位。

3. 钢板与框架固定器联合应用（图 17–8）。

（1）双重或多段骨折，可借助钢板内固定使局部骨折稳定，再用框架固定器固定长段骨折，内外结合，使长距离骨折段更加稳定，固定可靠。

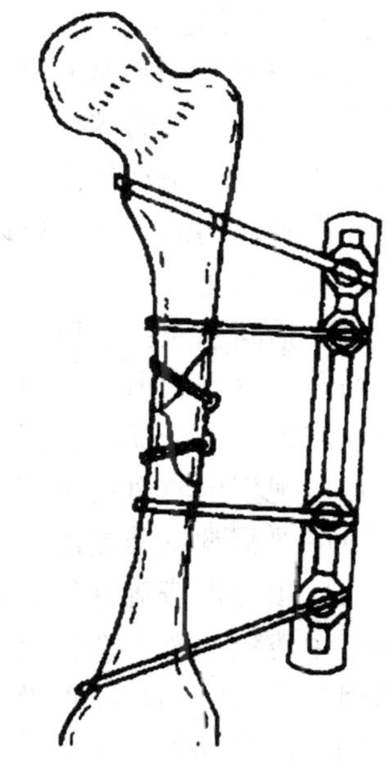

图 17–6　螺钉与框架固定器联合应用

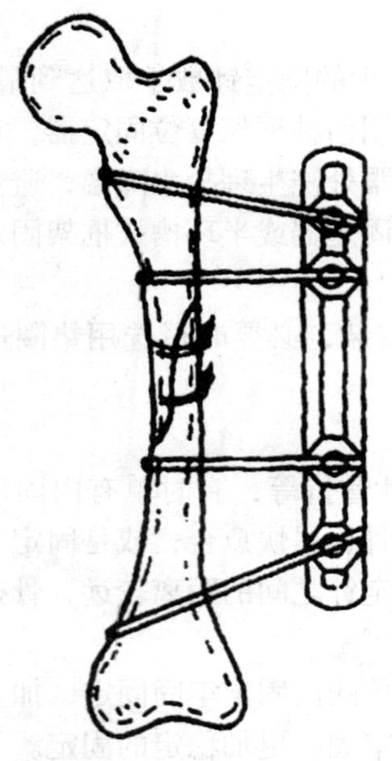

图 17-7 钢丝与框架固定器联合应用

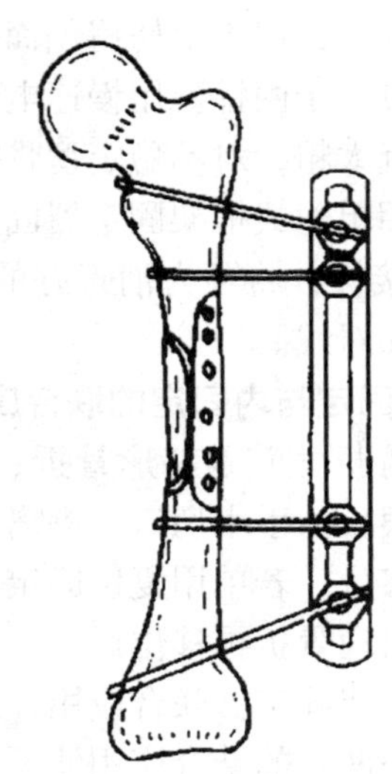

图 17-8 钢板与框架固定器联合应用

⑵ 应选用窄细的钢板固定，钢板不宜过长，只需将骨折端简单固定即可，以免剥离骨膜过长、过多，影响骨折的正常愈合。

⑶ 双重骨折或多段骨折，可选用 2 个或多个小钢板分别进行固定。也可选用钢板、钢丝或螺钉联合应用，再结合应用单边框架固定器固定。

五、术后处理与功能锻炼

（一）术后处理

1. 全身处理：开放性骨折由于损伤严重，清创手术时间长，术后观察尤为重要，麻醉反应及由手术创伤导致的继续出血和原有病情是否加重等，必须严密观察血压、脉搏及呼吸等生命体征的变化，应记录液体出入量，及时补充血容量，合理给予抗生素，并注意注射破伤风抗毒素。未合并内脏损伤的病人，可以口服营养液增加营养。

2. 局部处理

⑴ 抬高患肢：术后 4～5 天患肢肿胀明显，为了有利于静脉回流，一般均抬高患肢。

⑵ 观察创面出血：因软组织和骨关节损伤严重，伤口多必须予以引流，应注意观察伤口渗血及引流管引流情况，若怀疑有活动性出血者，应行手术探查止血。

⑶ 观察患肢血液循环：开放性骨折往往合并有血管损伤，若做了血管缝合或血管移植的病人，更应严密观察肢端血运。

⑷ 预防褥疮等并发症：长期卧床的病人，受各种外固定等原因的限制，很少翻身和活动，容易产生褥疮、坠积性肺炎、血栓性静脉炎等并发症，这更需加强护理，鼓励病人定时翻身，包括肌肉的收缩活动、深呼吸、多饮水等措施。

⑸ 观察伤面有无感染：若术后伤口疼痛，体温升高，血白细胞总数和中性白细胞比例升高，伤口局部肿胀，皮肤发红，有压痛，多为伤口感染。应及早敞开引流，行分泌物细菌培养加药物敏感试验，及时调整抗生素，局部抗生素加生理盐水冲洗。

（二）功能锻炼

功能锻炼的原则主要有以下几点。

1. 结合病人全身及局部情况，术后1周或全身、局部有感染时，应以休息为主、活动为辅；而全身情况良好时，以活动为主。

2. 以恢复患肢的功能为主，上肢以恢复手的功能为主，锻炼各方向的活动，下肢以恢复负重功能为主。

3. 功能锻炼应以主动锻炼为主，主动锻炼各关节的活动，加强肌肉的收缩活动，以恢复肌力及关节功能活动。被动活动不能操之过急，以免加重损伤。可配合理疗、推拿、按摩，但手法要轻柔，循序渐进。

主要参考文献

1 陈中伟. 创伤骨科与断肢再植. 上海：上海人民出版社，1974

2 阈再忠. 中医骨伤科学. 成都：四川人民出版社，1982

3 孟继懋. 医学百科全书·骨科学. 上海：上海科学技术出版社，1984

4 孙玉林. 中国骨科新技术. 北京：中国科学技术出版社，1985

5 张涤生. 显微修复外科学. 北京：人民卫生出版社，1985

6 王亦璁. 骨与关节损伤. 北京：人民卫生出版社，1986

7 蔡荣. 中国医学百科全书·中医骨伤科学. 上海：上海科学技术出版社，1986

8 孟和，黄克勤. 骨科复位固定器疗法. 天津：天津科学技术出版社，1986

9 王桂生. 骨科手术学. 第2版. 北京：人民卫生出版社，1988

10 尚天裕. 中国骨伤科学. 南宁：广西科学技术出版社，1989

11 黄克勤. 骨科新技术荟萃. 北京：华夏出版社，1990

12 黄克勤. 现代创伤外固定学. 北京：华夏出版社，1990

13 杨振宪. 四肢多发严重创伤82例处理体会. 骨与关节损伤杂志，1990，3：168

14 王亦璁. 多发创伤的救治是我们面临的一项重要课题. 骨与关节损伤杂志，1990，5：65

15 蔡汝宾. 对多发骨折脱位几个问题的探讨. 中华骨科杂志，1991，3：181

16 陆裕朴. 实用骨科学. 北京：人民军医出版社，1991

17 夏和桃，张晓林. 组合式外固定器的研制和临床应用. 中华创伤杂志，1992，5：263

18 赵定麟. 实用创伤骨科学. 上海：上海科学技术出版社，1992

19 孟和. 中国骨伤外固定博览. 北京：华夏出版社，1992

20 李起鸿. 骨外固定原理与临床应用. 成都：四川科学技术出版社，1992

21 刘国平，陈汝轻，杜靖远，等. 牵引加冲洗疗法处理36例骨折伴大片皮肤缺损创面感染的临床分析. 同济医科大学学报，1992，21：298

22 刘国平. 骨外科临床诊治学. 北京：中国科学技术出版社，1992

23 刘国平，杜靖远，陈汝轻，等. 骨牵引加创面冲洗疗法的疗效研究及临床应用. 中华实验外科杂志，1993，10：95

24 孟和. 中国骨折复位固定器疗法. 北京：中国协和医科大学、北京医科大学联合出版社，1993

25 方绍孟，王淑玉，孟素芹，等. 一期修复创伤性胫骨外露骨不连及骨缺损. 中华骨科杂志，1994，14：583

26 王亦璁. 创伤早期处理. 北京：人民卫生出版社，1994

27 孙永强，郑福增. 骨折外固定器疗法. 郑州：河南科学技术出版社，1995

28 朱通伯. 处理开放性骨折及关节创伤的新观点. 中华骨科杂志，1995，15：393

29 李承球，朱盛修. 骨科手术图解. 南京：江苏科学技术出版社，1996

30 刘国平，杜靖远，陈汝轻，等. 外固定器加冲洗治疗伴大面积创面感染骨折. 中华骨科杂志，1997，17：80

31 Ilizarov GA，Devyatov AA，Surgical elongation of the leg，Orthop Traumatol Protez，1971，32：20

32 Hierholzer G, Kleining R, Hoerster G et al, External fixation: classification and indications, Arch Orthop Trauma Surg, 1978, 92: 175

33 Robert et al, Results of treatment using the Hoffmann external fixator for fracture of the tibial diaphysis. The Journal of Trauma, 1982, 22: 960

34 Veiajco A, Open fractures of the tibia treated by the Hoffmann external fixator' Clin Orthop, 1983, 180: 125

35 Vidal J, External fixation: yesterday, today and tomorrow, Clin Orthop,1983, 180: 7

36 Behrens F, Johnson WD, Koch TW, Kovacevic N, Bending stiffness of unilateral and bilateral fixator frames, Clin Orthop, 1983, 178: 103

37 Darid A, Skeletal stabilization with a multiplane external fixation device, Clin Orthop, 1983, 180: 50

38 Bastiani GD, The treatment of fracture with axial dynamic fixator, J Bone joint Surg, 1984, 66-b: 538

39 Hierholzer G, Ruedi, Allgower M, Schatzker J, Manual On the AO / ASIF tubular external fixator, Berlin: Springer, 1985

40 Weber BG, Magerl F, The external fixator, Berlin Springer-Verlag, 1985

41 Behrens F, Searls K, External fixation of the tibia: basic concepts and prospective evaluation, J Bone Joint Surg, 1986, 68-B: 246

42 Greens, Complications of external skeletal fixation, Clin Orthop, 1986, 183: 109

43 Bastiani G, Aldegheri R, Renzi-Briviol, eta1, Limb lengthening by callus distraction, J Pediatr Orthop, 1987, 7: 129

44 Ilizarov GA, Clinical application of the tension-stress effect for limb lengthening, Clin OrthoP, 1990, 250: 8

45 Mosley CF, Leg lengthening: the historical perspective, Orthop Clin North Am, 1991, 22: 555

46 Liu GP, Du JY, Irrigation and traction therapy used for open fracture with large size full skin deficit and infected wound. Chin Med Sci J, 1995, 10: 109

47 Lin GP, Du JY, Biomechanical study on unilateral single-Plane external fixator, Chin Med Sci J, 1995, 10: 226

48 Liu GP, Du JY, Biomechanical study on osteotomized tibias fixed with unilateral adjustable external fixator, J Tongji Med Univ, 1995, 15: 215

49 Liu GP, Du JY, External fixator and irrigation therapy for open fracture with severe wound infection, Chin J Trauma, 1995, 5: 625

50 Lin GP, Du JY, Treatment of senile fracture of proximal femur with unilateral groove external fixator, Chin Med Sci J, 1997, 15: 625

51 Liu GP, Du JY, Percutaneous reduction and stabilization of complex tibial plateau fractures by bilateral groove external fixator, Chin Med Sci J, 1997, 12: 184

52 Charles, Experience with the Sukhtian-Hughes external fixation system, Journal of the Royal Sóciaty of Medicine, 75: 949

53 Lawyer JR, Lubbers LM, Use of the Hoffmann apparatus in the treatment of unstable tibial fractures, J Bone joint Surg (Am), 62: 1264

第十八章　断肢再植框架固定技术

第一节　断肢再植概论

一、断肢再植的定义

（一）断肢断指

因外伤或手术创伤造成完全或不完全离断，必须吻合动静脉才能存活的肢体称为断肢。手指从掌指关节以远部位离断者，称为断指。断肢分为完全离断伤和不全离断伤两种。

1. 完全离断伤：离断肢体或手指与身体之间无任何组织连系，或虽有少量挫伤的组织相连，但清创时又必须将其切断者，称为肢体或手指完全离断伤。

2. 不全离断伤：伤肢断面有骨折或脱位，与身体之间连系的软组织少于该断面的1/4，相连的皮肤不超过周径的1/8，主要血管断裂或栓塞，不接通血管将引起肢体或手指坏死者，称为肢体或手指不全离断伤。

（二）断肢再植

利用手术方法将断肢与身体之间的动静脉接通，恢复断肢的血液循环，修复断肢的神经、肌腱及皮肤，恢复肢体全部或主要部分功能，称为断肢再植。又可分为断肢原位再植、异位再植、缩短再植和肢体移植四种。

1. 原位再植：利用手术方法将断肢接回原位，使与身体之间连系的动静脉接通，恢复断肢的血液循环，修复断肢的神经、肌腱及皮肤，恢复肢体全部或主要部分功能，称为断肢原位再植。

2. 异位再植：断肢不接回原位，而是变换位置后在身体其他部位再植，称为肢体异位再植。

3. 缩短再植：将肢体中间一段恶性肿瘤或坏死病灶段截掉丢弃，将肢体远段与近段再植，称为缩短再植。

4. 肢体移植：将肢体离断后，移植于身体其他部位者，称为肢体移植，如足第2趾移植再造拇指术。

二、断肢再植发展史

断肢再植是一项复杂、艰难的综合性外科技术，其发展已有半个多世纪，近30多年来发展迅速。

（一）我国断肢再植发展史

1960年，我国屠开元等进行了狗腿完全离断后再植的动物实验，11只犬中有5只获得断肢再植成功，取得了成功的经验。

1963年，自陈中伟等在我国首先成功地进行一例前臂完全离断伤再植成功以来，全国各地广泛地开展了断肢再植及断指再植手术。使我国断肢再植技术在理论上、质量上和数量上均处于国际领先水平。北京积水潭医院和上海瑞金医院在显微镜下进行兔耳血管吻合和断耳再植的实验，获得成功。

1967 年，上海市第六人民医院报道自 1966 年以来再植成功 20 个手指。

1972 年，上海市第六人民医院报道断肢（指）再植 151 例，存活率 56.3%，按手指数计存活率为 50.2%。中山医学院附属第一医院报道完全断指 20 例，再植成功 11 例（55%）。

1978 年，上海市第六人民医院报道应用显微外科技术缝合血管，再植 92 个断手指，存活率为 91.3%。

1981 年，程国良等报道 1 年 9 个月再植 92 个断指，存活 83 个，存活率为 90.2%。

（二）国外断肢再植发展史

1903 年，Hopfner 进行了狗腿切断后再植的动物实验，实验结果不理想。

1906 年，Carrel 等将一只狗的后腿切断后再植成功。

1953 年，JIanqnhcknu 也获得狗腿再植成功。

1962 年，Soupault 报道了 2 例不全离断的上肢再植，1 例失败，1 例功能恢复欠佳。

自 1964 年开始，国外陆续发表了有关断肢再植的报道。Shorey 和 Malt 也分别报道了他们在 1962 年再植成功的 2 例上肢完全离断的病例。

1965 年，Kleinert 等报道了应用显微外科技术将几乎完全离断的拇指再植成功。Buncke 等报告了将恒河猴的拇指完全切断后，将外径仅 0.5~0.6mm 的血管接通再植成功。增原建二等将 1 例完全离断的拇指再植成功。

1968 年，小松重雄等报道他们在 1965 年再植成功了 1 例完全离断伤的拇指。

1970 年，美国首例断肢再植宣告成功。

经过 30 多年努力，断肢再植技术已经逐步提高到了相当水平。随着这一技术的不断发展与提高，人们已经从早期单纯追求再植肢体存活的初级阶段，发展到恢复再植肢体功能的高级阶段；从单纯追求再植成活率发展到重视再植后功能康复的重要意义，清楚地认识到再植的目的旨在最大限度地恢复肢体的功能。肢体及手指成活、美观舒适而又有满意的感觉与运动功能恢复，才能真正称之为再植成功。

第二节　适应证与禁忌证

在挽救伤员生命的前提下，挽救离断的肢体，恢复其功能。因此，选择适应证要谨慎、细心、周详。否则，可能为了断肢再植而危及伤员的生命。

一、断肢再植适应证

（一）全身情况

伤员全身情况尚好，无严重多发伤，应尽快行再植术。伤员全身情况较差，如发生了休克，应立即抢救休克，检查并发现休克原因，排除或处理颅脑、胸腹等部脏器损伤。离断肢体可暂时放冰箱 4°C 冷藏。待休克完全纠正，重要脏器伤得到妥善处理，尤其是死亡率高达 95%的成人呼吸窘迫综合征（ARDS）得到完全纠正，伤员全身情况好转，能够耐受手术后，方可慎重考虑实施再植手术。

1. 生命指征平稳：包括呼吸、血压和脉搏，均应在正常范围之内，体温不应超过 38.5℃，神志清楚，瞳孔光反射灵敏。如伤员有呼吸困难，应考虑 ARDS 发生的可能性，积极请麻醉师会诊，协助诊治和抢救。

2. 重要脏器无严重损伤：包括心、肺、大脑、肝、肾、脾、输尿管、膀胱及胃肠等脏器无挫伤、破裂出血或包膜下出血等严重损伤情况，否则，应优先处理这类损伤。

（二）断肢局部情况

经清创后断端相对完整，有可修复的神经、血管、肌肉和肌腱，预计再植存活后肢体能恢复一定功能。

1. 局部主要适应证

（1）指体基本完整的各种类型的拇指离断。

（2）指体完整的多指离断。

（3）末节基底以近切割断指或断肢。

（4）拇、食、中指的末节断指。

（5）指体完整的小儿断指。

（6）清创后指体缩短不超过 2cm 的上述各类断指及断肢。

2. 局部相对适应证

（1）手指旋转撕脱性离断。

（2）环、小指末节断指。

（3）指体有轻度挫伤的各种断指。

（4）60~65 岁以上老年人断指。

（5）经用各种刺激性液体短时浸泡的断指。

（6）热缺血超过 12h 以上，保存欠妥的断指。

（7）估计再植存活率低，术后外形功能不佳的断指。

3. 断肢部位：高位肢体离断伤，如伤后时间短，断端整齐，伤口组织污染和挫伤均较轻，伤员年轻，应力争再植；如离断部位高，受伤时间长，伤口组织污染严重，碾压挫伤面积大，较长段血管栓塞可能性大，再植危险性大，再植后功能恢复差，尤其是臂丛神经撕脱者，再植应慎重。

4. 再植时限：再植存活与否与肢体离断时间、离断平面、气候环境、污染损伤程度及保存方法等有密切关系。

（1）肢体离断时间：常温（20~24°C）下，再植的时限一般不应超过 5h，时间愈长，离断肢体组织缺血、缺氧时间越长，组织发生分解和变性的代谢产物越多，发生感染和中毒的危险性越大。断肢在常温下 10h 后糖原明显下降，乳酸急骤增高，变性细胞达 70%以上，其中重度变性细胞占 30%；15h 以后，糖原仅有微量残存，变性细胞达 90%以上，其中重度变性细胞占 50%以上，特别是肌肉，由于能量消耗最大而最不耐缺血和缺氧，如果缺血时间过长，即使离断肢体血运得到了重建，轻者可产生肌肉缺血性挛缩；重者可发生伤口感染，断肢坏死，或因气性坏疽而再截肢；更有危重者由于肌肉缺氧，代谢物被吸收，引起全身中毒症状，大量有毒物质通过肾脏排泄，可引起肾功能损害，甚至导致急性肾功能衰竭，最终危及生命。

（2）肢体离断平面：再植时限与离断的平面高低关系极大。离断平面愈低，断肢肌肉组织愈少，对缺血、缺氧的耐受性愈强，组织变性坏死愈轻，再植愈容易成活，再植时限可有所延长；反之断面愈高，肌肉组织就愈丰富，愈不容易成活，再植时限应有所缩短。实验证明 4℃冷藏以后的肢体，超过 110h，不仅全部组织变性，而且 50%以上的组织严重变性和坏死，再植以后，即使采用各种药物和高压氧治疗也难以奏效。

（3）气候环境：再植时限与气候环境关系密切。如在夏天的炎热气候环境中，对肢体离断时间的要求更严格。如果离断肢体已发生僵硬，或出现尸斑时，说明离断肢体组织已明显变性或发生了腐败，严禁再植。

（4）污染损伤程度：横断面污染重，污染深，术后容易发生感染，使吻合的血管栓塞，导致再植手术失败；损伤范围广泛，挫伤面积大，尤其是血管段挫伤较长，血管内膜剥脱范围广，吻合血管后容易出现血管栓塞。

(5) 离断肢体保存方法：再植时限与离断肢体的保存方法关系密切。在注意肢体离断时间及周围气候环境的同时，还应注意离断肢体的保存方法和措施。如肢体发生离断伤后，采取了适当的保存措施，如干燥、低温、冷藏保存，可大大减缓组织变性，再植手术时限可以适当延长。干燥的作用是防止组织水肿，减缓变性速度。低温的主要作用，在于降低组织的新陈代谢，降低组织的能量消耗，减少组织的需氧量，减少代谢性废物的产生及在组织中的蓄积。国外有最长冷缺血时间为 20h 的报告，国内有低温保存超过 96h 而再植成功的报道。

二、断肢再植禁忌证

1. 伤员为多发伤：除离断肢体外还有其他重要脏器损伤，全身情况差，尤其是年老体弱多病者，不能耐受再植手术时，为了挽救伤员生命，可暂不做再植手术。

2. 肢体广泛挫伤：血管床破坏范围广泛，不应行再植。肢体毁损严重，缺损过长，预计再植后肢体无功能，也不应勉强行再植手术。

3. 肢体离断时间过长：出现僵硬或尸斑，或断肢未干燥、冷藏处理，组织水肿、感染中毒症状明显，不应再植。

4. 肩部或髋部离断伤：断肢肌肉丰厚，难于保存，离断时间长，污染严重，血管挫伤广泛，软组织毁损严重，易并发感染及血管栓塞，不应再植。

5. 离断肢体原存有畸形和病废：再植后肢体不能获得满意的功能，如瘢痕引起的畸形、损伤或烧伤引起的继发性挛缩，脊柱和周围神经损伤引起的病废和中风后所产生的畸形等等，不应考虑再植。

6. 影响再植的其他原因：还有病人原有周围血管病变者，特别是在手术显微镜下发现其血管形态较差的病人，再植预后往往较差。糖尿病、类风湿性关节炎、红斑狼疮及其他血管胶原性疾病和明显动脉硬化者，都不应进行再植手术。此外，患有慢性或失代偿性疾病，如冠心病、心肌梗死、消化性溃疡、恶性肿瘤、慢性肾脏病、呼吸道疾病病人，都不应行再植手术。严重或发病频繁的精神病人，不应行再植手术。

第三节　清创与再植修复操作

断肢再植术难度较高，是一项复杂的综合外科技术，术者和助手均必须掌握肢体不同平面的解剖知识，熟练掌握基础外科、矫形外科、显微外科、周围血管外科、周围神经外科、整形修复外科及康复医学科等专科基本知识和操作技术。根据每个伤肢的具体情况，灵活掌握，但也有一定的操作原则。一般断肢再植手术顺序是：清创→固定骨骼→吻合静脉→吻合动脉→再清创→缝合肌腱→吻合神经→缝合筋膜→修复皮肤。断肢再植术中的清创术和血管吻合，是防止感染和再植成败的关键。

一、清创术

（一）清创术的目的和意义

及时、细致、彻底地清创是再植手术成功的关键之一。残留坏死、污染的组织，将导致严重感染及血管栓塞，严重影响组织愈合和再植肢体的存活，甚至可能发生威胁生命的并发症。

（二）清创术方法

1. 清创：为了缩短清创时间，肢体远近两断端断面的清创可分两组人员进行。

2. 冲洗和浸泡：一般先用大量生理盐水和 0.5%活力碘溶液或 1:1000 苯扎溴铵溶液反复交替

冲洗、浸泡创面，后者对血管刺激性小，去污能力强，冲洗后细菌数量显著减少。同时由外至里切除表面污染的挫伤组织，然后进行神经、血管解剖，根据神经、血管及肢体需要，再次细致地切除一切坏死组织。然后再次用大量生理盐水和 0.5%活力碘溶液或 1:1000 苯扎溴铵溶液反复交替冲洗、浸泡创面。

3. 皮肤的处理：凡有广泛而严重的皮肤撕脱伤，皮肤呈紫褐色，或有皮内血肿，或由于碾压伤，皮肤挤压挫伤严重，且与皮下组织广泛分离，则应视为失去活力的皮肤，应予以清除。在切除皮肤时，应尽量保护没有损伤的浅静脉，以留待随后的静脉吻合用。残端皮肤撕裂伤时，常伴有一长段皮肤似袖套状从离断的肢体近段撕脱，对于这种撕裂性的长块皮瓣，如皮肤无明显碾压挫伤，可暂不切除。尤其是皮肤内的浅静脉更需加以保护，留作吻合静脉时用。待血循环恢复后，注意观察该皮瓣血运情况，如血运不良，应切除其皮下脂肪，修成中厚度片用作游离植皮。若术中需扩大创口，切口应沿原伤口皮肤边缘做 60°“Z”形切开，缝合切口皮肤时可以防止术后切口瘢痕挛缩。

4. 灌洗断肢：清创完毕后，紧接着应进行断肢肝素盐水溶液灌洗，以了解血管床的情况，并清除血管腔内的瘀血及凝血块，预防血管内凝血或栓塞。先找到动脉血管断端，插入细平头针，接上微型冲洗器，低压灌注肝素盐水溶液，如果远端肢体组织张力正常，静脉断端迅速地有液体溢出，说明断肢组织的血管床完整，适宜做再植；如果静脉断端液体溢出不畅，而断肢无肿胀，说明血管床不完整，再植存活率低，必要时可考虑行动脉或静脉移植，修复血管；如果静脉内没有液体外溢而断肢迅速肿胀增粗，说明组织挫伤明显，血管床破坏严重，不适宜再植。

5. 肌肉肌腱的处理：近端肢体肌肉可根据色泽、弹性及有无收缩力来判断其坏死与否；远端离断肢体的肌肉，可根据肌纤维是否完整、肌肉有无血肿来判断。受到碾压的肌肉往往已成“肉泥”，未直接受到碾压的肌肉，由于冲击或挤压，肌纤维间纵行分离，使肌束间血管断裂，特别是离断肢体的远端，纵行分离的肌瓣常仅有止点与肢体相连，这样的肌肉外观似无挫伤，但无存活的希望，对于具有重要功能的肌腱尽量保留，对于无存活可能的肌肉可尽量切除。如不易判断肌肉坏死与否，可待血运重建后，补充清除失去血运的肌肉。撕脱性的断肢，远端肌腱常连同部分肌肉自近端抽出，可将附着在肌腱上的肌肉切除，保留肌腱，留待修复。对不必要的肌腱，应予以切除，以免粘连。

6. 骨骼的处理：离断肢体的骨骼缺损多少，对决定是否行再植手术有重要意义。对上肢来说，即使骨骼有些缺损，再植后仍可恢复一定的功能。然而如果下肢缩短超过 15cm，不仅影响行走和负重，而且妨碍安装假肢，因此这种情况下的再植应慎重。严重污染的骨端应予切除，与周围正常组织有连系的骨片和未严重污染的骨片不要轻易切除。

二、固定骨骼

（一）骨骼固定的目的和意义

骨骼复位和固定是再植术中一切组织开始重建的先决条件，没有固定骨骼起支架作用，血管、神经、肌腱以及皮肤等软组织的重建无从做起。它可以保证各种软组织的修复，尤其是动静脉血管吻合的顺利进行。骨骼的复位和固定可以防止骨折畸形愈合或不愈合，以最大限度地恢复肢体长度及功能。骨骼的固定可以防止因肢体活动引起的过大张力，有利于缝合的血管、神经、肌腱及肌肉等组织的愈合。肢端的移动，常引起术后血管痉挛，导致再植手术失败。

（二）骨骼固定的要求

(1) 骨骼固定的操作应简便易行，固定牢固，骨折不易发生再移位。

(2) 骨骼固定时分离组织少，损伤血管少。

(3) 剥离骨膜少，减少对骨折愈合的影响。

(4) 固定物尽量不跨越关节，不影响术后肢体的功能锻炼，以免术后引起关节僵硬或强直。

(5) 不妨碍显微手术及各种修复组织的手术操作。

(6) 固定物易于取出或去除。

(三) 骨骼固定的方法

可根据伤情不同而选择内固定和外固定两种。

1. 内固定：主要有克氏针、钢丝、钢板螺丝钉、髓内针及丝线等内固定方法。

(1) 克氏针内固定：可纵行固定、横行固定和交叉固定，多用于手指的断肢再植内固定。

(2) 钢丝内固定：可横穿固定和缠绕固定，多用于长斜形或长段螺旋形指骨、前臂骨折或上臂骨折的内固定。

(3) 钢板螺丝钉内固定：多用指钢板及AO钢板，用于指骨、掌骨、前臂及上臂横形骨折的内固定。但骨膜及软组织剥离范围较大，不便于骨折愈合及软组织尤其是血管的修复。

(4) 螺丝钉内固定：多用于长斜形或长段螺旋形手指、前臂骨折或上臂骨折的内固定，或骨端可嵌插的内固定。

(5) 丝线捆扎内固定：粗丝线捆扎法可用于长斜形或长段螺旋形指骨或掌骨骨折的内固定。

(6) 髓内针内固定：多用于横形前臂骨折或上臂骨折的内固定。髓内固定由于会影响骨髓内血液回流，故有人反对使用。

2. 外固定

(1) 支具外固定：在用内固定之后，可根据情况再选用指支具、屈指支具、伸指支具、对掌支具、拇腕支具或拇指支具等进行辅助外固定。

(2) 石膏外固定：前臂再植术后可选择前臂石膏托、前臂石膏夹板外固定。

(3) 套具固定：前臂再植术后3~4个月，可改用前臂皮革套具、前臂帆布套具或前臂弹力套具等外固定。

固定骨折或关节后，要将骨膜、关节囊和筋膜或肌膜等软组织缝合，以覆盖骨面，作为肌腱、神经、血管的软组织床。

3. 框架固定：框架固定器固定，固定物不经过断面，组织剥离损伤小，对修复手术影响小，固定后骨膜等软组织易于覆盖骨面，术后换药方便，易于去除，应优先考虑选用。肱骨的固定、尺桡骨的固定及掌骨的固定，均可选用框架固定器固定。

三、处理关节

临床上经关节离断伤比较多见，既要使关节固定稳定，又要不影响关节功能活动的恢复，处理十分困难，一般有两侧关节面均完整、一侧关节面完整另一侧关节面不完整及两侧关节面均不完整三种情况。

1. 两侧关节面均完整：可将关节复位后，用跨关节框架固定器固定，然后将关节囊原位缝合。早期两关节端均可用两针固定法，3~4周后可改用一针固定法，便于关节早期活动。

2. 一侧关节面完整：关节面完整的一侧，在缩短骨端时应尽量保留，而缩短另一侧创伤严重、关节面不完整的骨端，早期两关节端均可用两针固定法，3~4周后等待骨端有纤维愈合时，及时将关节两端去除一针固定，改用一针固定法，适当活动关节，进行功能锻炼，以便于关节早期活动。

3. 两侧关节面均不完整：关节面能够修复时，尽量修复，然后用跨关节框架固定器进行固定；关节面损伤严重，难于修复时，可早期行关节融合术，必要时可在后期行人工关节置换术。

四、修复血管

恢复断肢动静脉血液循环是再植肢体获得存活的关键。手术者必须高质量地尽快接通足够数量的静脉与动脉，既保证有足够流量的动脉血供应，又能维持充分的静脉回流，使动脉血液供应与静脉回流达到平衡。吻合血管时，应注意血管的清创、血管痉挛的处理、动静脉血管吻合的比例及血管深部软组织床的修复等问题。

（一）寻找与显露血管

为了便于检查、了解血管损伤状况，解除血管压迫和痉挛，达到无张力血管吻合，在吻合血管前均应沿血管走行方向切开皮肤、皮下，分离、切开附着的软组织，显露足够长度的血管以便于吻合。但应注意保护离断肢体侧的血管分支。

1. 寻找与显露静脉：在显露血管时，尤其是在离断侧断面寻找静脉比较困难。指背静脉紧靠皮下，清创时在指背皮下若见到暗红色出血点，往往正是指背静脉所在，可用缝线固定作为标志。手指腹侧的静脉位置较深，口径细小，一般难以缝合，吻合后也容易出现栓塞。

2. 寻找与显露动脉：寻找动脉比较容易，指动脉位于手指的掌面外侧方，贴近指骨面。也可先找到指神经，指动脉往往在指神经的背面外侧方，有时在手指掌侧皮下找到指动脉的小分支，也可用于动脉吻合，拇指的尺侧动脉较桡侧动脉粗，各手指近侧端指动脉也比较粗，皆可用于动脉吻合。

3. 血管清创：离断肢体的断面清创十分重要，而血管断端的清创则更不容忽视。找到断面血管后，可借助放大镜或手术显微镜，观察血管损伤状况，将挫伤和碾压的血管及可疑有损伤的血管段切除，直到血管内膜和血管壁完整无损的部位为止，以免发生血管栓塞。血管缺损，可做动脉或静脉血管移植修复。

4. 血管断端修整：用细镊子将血管外膜向断端外侧拉出，超出血管内膜平面，将这段超出内膜平面的外膜水平切除，任其自然回缩。于是血管断端 2~3mm 长的内膜显得光滑、平整，便于血管吻合，可避免因缝线把血管外膜带入内膜管腔。松开近端的止血带，放开近端的动脉夹，检查证实动脉搏动有力，动脉口有喷射性出血后，再阻断血流，做血管吻合。如动脉搏动无力，动脉口仅有渗血，可能是伤员血压过低所致；若动脉无搏动或动脉口无渗血，多由于局部血栓或血管痉挛所致。

（二）血管痉挛处理

1. 血管痉挛的原因：血管损伤、牵拉、分离外膜、骨折固定不稳的移动及炎症等刺激后，导致血管壁平滑肌纤维收缩，使血管呈严重痉挛收缩状态。疼痛、低温及寒冷刺激，导致交感神经兴奋，也可使血管痉挛收缩。血管愈小，管腔愈细，发生痉挛的几率就愈高。

2. 血管痉挛的检查：在吻合血管前，应先松开止血带，放开血管夹，检查动脉有无喷射性出血，血液的喷射是否有力。如无喷血或喷射力量较小，应先了解伤员血压是否正常，血容量是否已补足。应补充血容量，维持正常血压，增加血流速度。然后再检查血管近端有无受压或挫伤情况。如这些原因均被排除后，则很可能是血管痉挛，应针对血管痉挛的原因做相应处理，再辅以解痉药物处理，否则吻合后往往血流仍不通畅。

3. 血管痉挛的解除

（1）液压扩张：术中血管痉挛的解除最有效的办法是药物液压扩张，即将细平头针或细塑料管插入血管腔口内，注入肝素生理盐水或肝素普鲁卡因溶液，加压灌注扩张，扩张效果极好，而对血管壁无损伤。这种方法可使血管平滑肌得到膨胀拉长，使其发生再痉挛的机会减少，且有利于吻合血管的操作。

（2）止痛：麻醉太浅，容易产生创面疼痛，可加深麻醉。术后也可将麻醉导管保留 3~5 天，保持止痛效果，或给予止痛剂，患肢制动，减轻疼痛，防止血管痉挛。

(3) 补充血容量：输血补液，维持正常血压，增加血流量，加快血流速度，使血管充盈扩张。

(4) 解痉药物的应用：可配合肌肉注射3%盐酸罂粟碱注射剂，每次30~60mg，每6h一次。也可将复方丹参注射剂8~12ml加入500ml的5%葡萄糖溶液中，每天静脉滴注1~2次。术后发生小血管痉挛时，可在动脉吻合口的近端穿刺注射3%罂粟碱1ml，解痉效果良好。

（三）吻合血管的方法

分套接法与缝合法两类。目前以缝合法应用最广，因不受条件限制，各种口径血管都可应用。而在连续缝合法和间断缝合法中，尤其以间断缝合法应用最多，应用范围最广。

1. 连续缝合法：常用的有两定点连续缝合、褥式三定点连续缝合及四定点连续缝合三种。连续缝合适用于成年人，其血管直径大于2.5mm者，一般采用两定点或三定点缝合。缝合材料应根据血管粗细选用无创性血管缝合针，带有7~9-0的单丝尼龙线。其具体吻合方法如下：

(1) 修整扩张血管断端：缝合前宜用微型血管钳伸入管腔，轻柔地扩张血管断口，使之呈喇叭状，防止吻合口狭窄，邻近血管断口的外膜如前所述应尽量修剪。

(2) 预防血栓形成：缝合血管时如需要用血管夹阻断血流者，在动脉的近侧端，最好先向近侧管腔内注入3~5ml肝素生理盐水，再以血管夹阻断血流，以预防吻合时可能发生的血栓形成。

(3) 先缝合断口：定点将血管断口比作钟面，先缝合12点钟处与6点钟处各一针，将断口对合打结后，缝线留作牵引线，沿血管垂直方向向两侧牵开。

(4) 连续缝合前壁：每针距离不宜超过0.5mm，进针处与断口边缘的距离不超过0.3mm，血管越细，则针距、边距应越小。

(5) 连续缝合后壁：调换两定点牵引线的牵引方向，翻转血管，连续缝合后壁。

(6) 牵拉牵引线方法：缝合时助手轻轻地牵拉住牵引线，勿使缝线松脱，同时可使血管呈三角形，防止缝着后壁。牵拉缝线时，还应注意防止血管壁边缘内翻，牵拉不宜过紧，以免吻合口狭窄。经常滴注生理盐水，保持血管壁湿润。

2. 间断缝合法：一般用于断指再植术，手指血管外径多在0.05~0.2mm之间。

(1) 缝合材料：选用10~11-0无创性血管缝合针。

(2) 定点缝合：通常采用两定点间断吻合法，针数视血管周径而定，如果外径在0.2~0.3mm之间者，缝合4针；外径在0.3~0.55mm之间者，缝合6针；外径0.5mm以上者则需缝合8~10针。

(3) 对合吻合口：吻合时要求血管内膜外翻，针距和边距对称，以通血后不漏血为原则。

(4) 吻合口补泄漏：如果吻合口有血液喷泄，可在喷泄处加缝一针。如果吻合口有血液渗出，可用热盐水纱布热敷吻合口，数分钟后可止住渗血。

（四）血管缺损的处理

经过清创切除损伤的血管，虽经结扎不重要的分支并向上下游离，仍因长度不够而不能行对端吻合者，可采用下述方法。

1. 屈曲关节：适用于邻近关节平面的血管断裂，其缺损长度不超过1~2cm者，可以适当地屈曲关节，使血管断端靠拢后再行血管吻合。术后以石膏托固定该关节屈曲位3周。在更换敷料时亦应维持关节于屈曲位，以防吻合口撕裂。

2. 缩短骨骼：在骨骼清创时，适当缩短1~2cm，一般对肢体长度影响不大，但可使血管在无张力的状况下得到良好的对合。

3. 血管改道交叉吻合：适用于肢体数条主要血管不在同一平面断裂者。如桡动脉在较高平面断裂，尺动脉在较低平面断裂，而各自行对端吻合的长度又不够时，可将尺动脉的近端与桡动脉远端游离后做交叉吻合。

4. 自体动脉移植：如在肢体离断平面有数条口径相似的动脉离断．因缺损不能各自做对端吻合时，可分缺损长度，取一段影响较小而没有挫伤的动脉，缝合在另条挫伤的动脉端之间，以保证其中一条主要动脉血流通畅。

5. 自体静脉移植：这是修复血管缺损最常用的方法。多取自下肢的大、小隐静脉，或上肢的贵要静脉于头静脉。具体选择哪一段，则根据缺损血管的口径大小、缺损的长度和形态决定。进行自体静脉移植应注意，一是用静脉修复动脉时，其远近端必须倒置，即静脉远端与动脉近端吻合，静脉近端与动脉远端吻合；二是在切取静脉时，管壁因受机械刺激多有痉挛，在移植前应以肝素生理盐水做全长加压扩张。

（五）动静脉吻合顺序

应根据病情及断肢缺血时间长短而定。

1. 断肢缺血时间不长：最好先吻合一根较粗的静脉，这样在接通动脉后可减少血液流失，使手术野清晰，便于操作。

2. 断肢缺血时间长：应先吻合动脉，对断肢进行部分血液灌注，以尽早缓解组织缺氧状况。然后再在吻合口近侧用血管夹夹住止血，进行静脉吻合。

（六）断肢动脉与静脉的吻合比例

一般为1:2，即吻合1条动脉和2条静脉，或是2:3，即吻合2条动脉和3条静脉，如前臂再植时动脉与静脉之比为2:4及2:5较为理想。同时还应注意深、浅静脉吻合的比例，如腕以下的再植，一般只吻合浅静脉就足以维持静脉回流，但在前臂以上的离断，如只吻合浅静脉，就不能保证深部组织的静脉血回流，尤其是当创伤将深浅静脉间的交通支破坏时，更不能只吻合浅静脉，而必须吻合1~2条与动脉伴行的深静脉，以维持深部组织的静脉回流。

（七）血液循环恢复后的观察

当分别吻合完成一条动脉和一条静脉后，除去血管夹，恢复血液循环，这时可观察再植肢体的血液循环是否良好。血液循环良好的表现是：①断肢皮肤红润，毛细血管充盈时间不超过2s。②断肢体积有所膨胀，软组织恢复正常弹性。③动脉搏动良好，通过捋血试验证实静脉充盈良好。④断面有渗血或出血，再植肢体皮温逐渐上升。

（八）影响断肢血液循环的因素

1. 全身情况：若血压过低，也可引起指端循环不良。

2. 动脉原因：可能由于血管栓塞或痉挛，或血管的张力过大，或血管弯曲、受压。

3. 静脉原因：如静脉回流障碍，多为血管受压或血栓引起。

上述血循环障碍，均应及时对症处理。

五、再清创

血运恢复后应该由内向外对断肢进行再次检查和清创，尤其是对肌肉组织进行重点检查。

1. 肌肉的处理：血运、血供差的肌肉组织应彻底清除，一点一点剪除，直到血运正常，有渗血时为止。但对腱性部分应注意尽量保留。

2. 骨膜的处理：应尽量保留，尽量少剥离，使其尽量多与骨骼保持联系，以保证骨折断端的最大血供，促进骨折尽早愈合。

3. 肌膜与筋肢的处理：即使缺乏血供，也应尽量保留，用以覆盖骨髓和肌腱，随后毛细血管很容易长入，为血管、神经、肌腱及皮肤提供良好的软组织床，有利于后者的愈合及创面的闭合。

4. 皮下脂肪的处理：缺乏血供的皮下组织，容易产生液化，因此应尽量剪除。但在皮肤与肌腱之间无肌膜或筋膜隔离时，皮下脂肪组织可适当保留。

5. 皮肤的处理：无血供的皮肤，应当切除，然后用剪刀剪去皮下组织，制成中厚皮片，在皮肤缺损区域进行植皮。若皮片挫伤严重，可另取皮片植皮。受皮区缺乏软组织床时，可一期进行皮瓣移植，闭合创面。

六、修复肌肉与肌腱

（一）肌肉与肌腱早期修复的目的和意义

肌肉与肌腱的早期修复，有利于再植邻近关节的早期主动活动锻炼，可预防肌腱粘连和关节僵硬，促进再植肢体功能恢复。

（二）肌腱与肌腹的缝合

有肌腱、肌肉、肌腹与肌腱交界处的缝合三种情况。

1. 肌腱的缝合：当断面肌腱较多时，如腕部的断肢，必须根据横断面解剖，将肌腱一一对应原位缝合，防止错位缝合。尤其应注意，切勿将伸、屈肌腱相互混淆。整齐的切割伤，创面无严重污染时，均可进行一期肌腱缝合。手部伸肌腱缝合时，应注意缝合腱帽和侧索。

2. 肌肉的缝合：肌肉肌腹的离断可用丝线由深层至浅层做横褥式缝合，缝合时每针应通过断端边缘的筋膜，加强对肌肉和肌腹的把持力，防止肌纤维的劈裂。

3. 肌腹与肌腱交界处的缝合：可先将肌腹包裹在肌腱外面缝合数针，再用间断横褥式贯穿缝合法，穿经筋膜穿透全层肌腹和肌腱缝合数针，以增加肌腱与肌腹连接缝合的力量。

（三）常用的肌腱缝合法

有双十字缝合法、双“8”字形交叉缝合法和包埋缝合法三种。

1. 双十字缝合法：即在断端相互交叉缝合，操作迅速简便，缝合固定可靠，进针点应距肌腱断端 0.5cm，以免丝线自肌纤维间撕脱。必要时可绕断面交接处连续缝合一圈，使肌腱缝合更为可靠，吻合口更为光滑、平整。

2.“8”字形交叉缝合法：用粗丝线缝合，自一侧肌腱距断端 10~15cm 处横行贯穿一针，然后在同侧斜行进针至对侧，将针自断面穿出进入对侧断面，在对侧断端做一“8”字贯穿缝合。同法从肌腱侧面穿出抽紧打结，使肌腱对接良好。必要时可绕断面交接处连续缝合一圈，使肌腱缝合更为可靠，吻合口更为光滑、平整。

3. 包埋缝合法：粗细不同的肌腱可用包埋缝合法，即将较粗的肌腱末端一侧划开，展开成扇形，将较细肌腱端包绕埋入缝合。必要时可绕断面交接处连续缝合一圈，使肌腱缝合更为可靠，吻合口更为光滑、平整。

七、修复神经

（一）神经修复的目的和意义

对离断的周围神经，均应进行一期修复。这不仅有利于肢体功能的早日恢复，而且有利于提高肢体功能恢复的效果。神经早期修复远较晚期修复时的瘢痕少，疗效佳，效果更好。

（二）神经缝合的方法

常用的神经缝合方法是外膜缝合法，根据神经的大小，间断缝合外膜 6~8 针，操作容易，节省时间，效果可靠，只要准确对接，可望恢复良好功能。

（三）神经缝合的质量

神经缝合质量的好坏直接影响神经纤维的再通，神经功能的恢复。为了神经缝合的良好对合和神经功能的恢复，缝合神经时需注意以下几点：①神经缝合时，吻合口不能有张力。②神经吻合口周围需要有良好血供的软组织床。③周围神经多为混合神经，吻合时不能扭转，以免运动与感觉纤维交叉缝合。

（四）较短神经缺损的修复

如果神经缺损不超过 1~2cm，可采取以下方法进行缝合，但不能勉强缝合，吻合口张力不能太大，否则神经纤维可因牵拉而纤维化，影响神经的再生和传导功能的恢复。

1. 缩短骨骼：早期修复神经，在骨骼清创时适当缩短 1~2cm，一般对肢体长度影响不大，但可使神经在无张力的状况下得到良好的对合。

2. 屈曲关节：适用于邻近关节平面的神经断裂，其缺损长度不超过 1~2cm，可以适当地屈曲关节，使神经断端靠拢后再行缝合。术后以石膏托固定该关节屈曲位 3 周。在更换敷料时亦应维持关节于屈曲位，以防吻合口撕裂。

3. 神经改道：有些神经在改道后可保持神经吻合口松弛，如肘部的尺神经前移等，远较神经移植方便，功能恢复更为满意。

（五）较长段神经缺损的修复

当神经缺损超过 2cm 时，靠上述方法难以将神经断端靠拢时，可以考虑采取神经束间移植或血管套接方法，缝合神经。

1. 神经束间移植：对长度缺损较大而不能做对端缝合的神经，可做神经束间移植，常用的皮神经有前臂内侧皮神经、腓肠神经、隐神经、股外侧皮神经等。

2. 血管套接法：即在神经断端之间用一段静脉套接，应注意将静脉远、近端倒置。

（六）严重挫伤的神经处理

对撕脱、挫伤、碾压严重的神经，由于损伤范围不明确，不能早期决定其长度者，不宜早期修复，可用丝线固定两端于皮下，待二期修复。

八、皮肤覆盖

（一）早期皮肤修复的目的和意义

早期皮肤覆盖，闭合创面是预防感染，减少瘢痕并为后期修复手术创造条件的重要措施，血管吻合处或肌腱、神经、骨骼的裸露处均应用肌瓣、筋膜瓣、局部皮瓣或交腿、交臂皮瓣转移覆盖。

（二）皮肤覆盖方法

(1) 环形断面皮肤张力较大时，应常规采用“Z”形切开皮肤边缘后再缝合，即做几个与环形创口成 60°夹角的斜形小切口，然后交错插入，“Z”形缝合，以减少缝合口张力，防止后期瘢痕挛缩。

(2) 对减张切口或皮肤缺损所残留的创面，软组织床血运良好，再植后不需行抗凝治疗者，可采用中厚皮片移植覆盖。

(3) 如皮肤缺损创面的软组织床血运良好，术后需抗凝治疗者，则可先用凡士林纱布暂时覆盖创面，待肢体成活后行二期植皮消灭创面。

(4) 缝合皮肤前，深筋膜一般不予缝合，对离断时间较长，组织挫伤严重或其他原因可能引起深部组织压迫者，应沿肢体纵轴方向做预防性深筋膜切开减压。

(5) 浅筋膜应予以缝合，但缝合不宜过紧，尤其是沿肢体纵轴方向的创面更应注意，防止缝线压迫血管吻合口，影响血流通畅。

第四节 框架固定器的操作方法

一、术前准备

（一）选用框架固定器

一般选用单边框架固定器进行固定，以便于随后断肢再植手术操作的进行，尤其是应便于动静脉血管的吻合、神经的吻合和肌腱的缝合。一般可选用钩槽式框架固定器、组合框架固定器或AO框架固定器，对断面骨折进行坚固、可靠的固定。

（二）选用固定针

选用直径2.0mm克氏针用于固定掌骨骨折或指骨骨折，选用直径3.0mm或3.5mm斯氏针用于固定前臂骨折、上臂骨折或胫骨骨折。6岁以下的儿童四肢长管骨骨折，可选用直径2.0mm的克氏针作为固定针。固定针的前端无需制成螺纹状，采用扇形排列固定即可防止固定针的脱出。

（三）确定进针部位

以方便断面血管、神经和肌腱的吻合为准则，选择进针方向和进针平面。在方便断面血管、神经和肌腱吻合的前提下，小腿中段及接近中段的断面骨折，均宜从小腿前内侧、垂直于胫骨内侧骨面进针；大腿近中段断面骨折宜从大腿前外侧进针；前臂断面的尺骨骨折宜从前臂背侧进针；上臂断面的肱骨骨折宜从上臂前外侧进针；手掌断面的掌指骨骨折宜从背侧进针。

二、操作方法

（一）基本操作顺序

“复位→确定血管、神经吻合部位→穿针→固定”，直至复位和固定均满意为止。

（二）复位

穿针前应先进行骨折复位，将断肢远端与近端摆正对合。

（三）骨穿针技巧

在复位满意的状态下采用慢速气钻或慢速电钻进针，在确定好血管和神经的吻合方位和部位后，选择不影响血管和神经吻合的部位进针，进针时无需做皮肤小切口，可将直径2.0mm克氏针或直径3.0mm斯氏针直接穿破皮肤和软组织至骨膜，当感觉到第一个落空感时，针尖进入骨髓腔，当感觉到第二个落空感时，针尖刚好穿过对侧骨皮质约1~3mm长度。

（四）安装框架固定器

安装框架固定器时，连接杆离肢体越近，骨折固定越稳定；而连接杆距离肢体越远，骨折固定越不稳定。但连接杆离肢体太近，会影响再植手术中吻合血管、神经的操作，术后导致针眼引流不畅，也不便于针眼消毒。因此，应较闭合骨折框架固定器距皮肤的距离远一些为妥，即框架固定器连接杆距离肢体表皮宽松二横指（4~5cm）为宜。穿针时应尽量使所有固定针保持在同一平面或平行双平面内，可将针固定于槽形连接杆一面或双面上，对于有少许偏移的针可放置平垫固定，对于有少许偏斜的针可用坡形垫固定。

第五节 术后处理与并发症的防治

完成了再植手术，只是断肢再植存活的第一步，术后病人全身和再植肢体随时都可发生变化，出现各种并发症，稍一疏忽，即有丧失肢体，甚至丧失生命的危险。因此，术后必须经常仔细观察，周到护理，恰当治疗，积极预防和及时处理并发症，方能保证再植肢体存活。

一、全身情况的观察与处理

断肢再植术后的病人，除了应观察可能发生的颅脑、胸腹部等重要脏器合并损伤外，还应对断肢再植术后的一些严重并发症有充分的认识。

（一）常规处理

1. 维持恒定室温：病房温度保持在 23~25°C。

2. 隔离病房：病人应在隔离病房内，室内空气、物品要消毒。一切无关人员禁止入内。

3. 注意饮食：病人绝对禁烟，忌饮含有咖啡因的饮料，防止血管痉挛导致再植失败。

4. 预防感染：静脉滴注抗生素预防创面感染。

5. 抗凝治疗：每日静脉滴注低分子右旋糖酐 2 次，每次 500ml，持续 5~7 天；每天口服肠溶片阿司匹林 3 次，每次 0.5g，持续 7~10 天。

6. 解痉治疗：可口服罂粟碱，每天 2~3 次，每次 60~90mg。也可将复方丹参注射剂 8~12ml 加入 500ml 的 5%葡萄糖溶液中，每天静脉滴注 1~2 次。

7. 功能锻炼：术后第 3~4 周开始关节的自动和被动活动锻炼。

（二）血容量不足

导致病人血容量不足的原因主要有以下几点。

1. 受伤当时失血：断肢平面愈高，失血量愈多。大腿平面断肢的输血量约需 7500ml，小腿平面断肢约需输血 4500ml，足踝部平面断肢约需输血 2040ml，上臂平面约需 1500ml，最多者需输血 10800ml，平均约需 3500ml。

2. 手术中失血：断肢再植手术复杂，手术时间较长，术中出血较多。

3. 断肢的再灌注：断肢血液循环恢复后出现肢体的再灌注，要消耗一部分血容量。

4. 术后创面渗血：术后血管吻合口出血、创面渗血及渗出等，随时可能出现血容量不足，血压下降。

严禁在休克状态下行再植术。因为血容量不足引起血压下降，导致周围血管痉挛，引起血流变慢，血管吻合口容易栓塞，使再植手术失败。因此，应密切观察血压、脉搏，及时有效地输入全血，补足血容量，使血压维持在收缩压 13kPa 以上。还应强调一点的是，尽量不要使用升压药物，因为升压药使周围血管收缩和痉挛，造成再植肢体和肾脏等脏器缺血，加重再植肢体组织缺氧，并增加急性肾功能衰竭的发生机会。

（三）急性肾功能衰竭

急性肾功能衰竭是断肢再植术后最严重的并发症，因此，要特别重视本症的预防、早期诊断和治疗。其发病机制主要有肾缺血和肾中毒两种因素。病人因严重创伤大量失血、血容量不足引起休克，导致肾缺血；长期低血压，肾血管保护性收缩致肾缺血，引起肾小管上皮细胞坏死，破裂或急性肾皮质坏死；高平面离断肢体长时间缺血，或肢体挤压伤，或清创不彻底创面感染等，使大量肌红蛋白和有害物质吸收入血，引起肾中毒。急性肾功能衰竭的早期诊断可减少合并症，降低死亡率。其预防和治疗措施主要有以下几点。

(1) 为了早期诊断急性肾功能衰竭，对休克病人应持续导尿，记录每小时尿量，如每小时尿量小于 17ml，在排除其他因素情况下，应考虑急性肾功能衰竭的可能。一旦出现急性肾功能衰竭，则按有关原则进行紧急处理。

(2) 及早恢复血容量，使收缩压恢复到 13kPa 以上。如血压回升后，每小时尿量少于 17ml，应用 20%甘露醇 250ml 快速静脉滴注或肌肉注射速尿，以解除肾血管痉挛，增加肾血流量及肾小球滤过率，并可冲洗肾小管中的管型及沉淀物。

(3) 对高位离断肢体，再植适应证要严格掌握。

(4) 必须彻底清创，及时行深筋膜切开减压，术后严密观察。

(5) 如果出现急性肾功能损害，为了保全生命，应及早将再植肢体截除，决不可姑息。

(四) 脂肪栓塞综合征

脂肪栓塞综合征是发生于多发性创伤或长管骨骨折的一种严重并发症，由于临床医生在以往对此症认识不足而被忽视，以致误诊而危及病人生命，在创伤性断肢病人中也有一定发病率，因此在断肢再植术后观察中，有必要引起重视。

(五) 毒血症

主要由于离断肢体缺氧，代谢产物蓄积，有害物质再吸收所致。局部感染可能加重中毒症状。一般术后 3~4 天出现，病人高热，谵妄，呼吸急促，脉搏加快。可给予大量补液，加速毒性物质排出，同时给予高碳水化合物、高蛋白饮食及大量维生素，伴狂躁者给予镇静或冬眠疗法。如病情渐重，为了保全生命，应及早将再植肢体截除。

二、局部情况的观察与处理

(一) 常规处理

(1) 断肢再植术后，患肢应用石膏等妥善固定，使血管、神经和肌肉处于松弛位置。

(2) 抬高患肢，以利静脉回流，减少患肢肿胀，以高出心脏水平 10cm 为宜。

(3) 肢体温度保持在 36~37°C，避免寒冷刺激。可用 60~100W 照明灯，距离 30~40cm 局部照射，扩张血管，改善末梢循环。如断肢血液循环较差，则不宜灯烤，以免增加局部组织代谢产物的蓄积。

(4) 防止再植肢体受压，以免影响再植肢体的血液循环。

(二) 再植肢体血液循环危象

血液循环危象是再植肢体中的血液循环中断，常见的原因是血栓形成或血管痉挛。血栓形成常因血管清创不彻底，缝合不理想，血肿压迫，感染或长时间痉挛等原因造成，一旦确诊应立即探查处理。血管痉挛常因手术创伤、疼痛刺激、寒冷、炎症、血容量不足或肢体位置不正等原因引起。血管痉挛和血栓形成，有时较难鉴别，一般发现血液循环危象时，应立即手术探查，切不可观察过久延误时机。对于判断再植肢体血液循环的好坏，常用的观察指标有：

(1) 皮肤颜色及指腹的形态，皮肤红润，指甲粉红，指腹饱满，说明血液循环良好。

(2) 肢体位置改变时的皮肤颜色，测定动脉供血情况的简单方法是将患肢抬高 5~10mm 后放平，一般在 45~60s 内变红。

(3) 皮肤乳头下静脉网充盈情况，用手指压迫皮肤，皮肤颜色变苍白，移去后 2~3s 内皮肤颜色转红。

(4) 皮肤温度测定，注意相同条件、相同部位，患肢常较健侧高 1~2℃（室温 20℃）。

(5) 脉搏测定，检查再植肢体远侧桡动脉或足背动脉搏动情况。

(6) 针刺与切开，在患肢指（趾）端一侧做小切口或针刺，若有较多鲜红色血液流出，说明血液循环良好。若无渗血说明动脉血栓形成，渗血色红而量少可能为动脉痉挛，渗暗红色血而量多，说明静脉回流受阻。

(7) 超声波测定肢体血液循环的方法可很灵敏测及指动脉末梢，不增加组织损伤，可反复探测，是值得推广应用的一种新方法。

为了预防术后血管痉挛与血栓形成，可全身使用解痉药物和抗凝药物，但有一点必须认识清楚，血管是否通畅，关键在于吻合技术的细致与精确，以及无创伤操作技术，药物只是一种辅助措施，常用的解痉药物有：妥拉苏林 25mg，每 6h 肌注 1 次或口服一天 3 次；罂粟碱 30~60mg，每 6h 肌注 1 次；潘生丁、复方丹参等亦可选用。抗凝药物常有：6%低分子右旋糖酐 500ml，每天静滴1次，连用5~7天，肠溶阿司匹林片，成人每天0.3~1.0g，分3次口服，连用5~7天。

（三）再植肢体肿胀

再植术后，再植肢体均出现进行性肿胀，大约1~2周后逐渐消退。肿胀可影响血液循环，影响再植肢体成活，因此，必须密切观察，找出原因，及时处理。

1. 再植肢体肿胀常见原因

（1）静脉回流受阻，包括血管本身因素如静脉吻合数目不足，静脉血管痉挛，血栓形成，吻合口狭窄，静脉扭曲及动、静脉错接等。

（2）血管外因素，如皮肤缝合过紧，石膏或绷带包扎过紧，筋膜紧张、肌肉肿胀，伤口血肿等压迫静脉血管过紧。

（3）伤口感染坏死，导致吻合口肿胀，静脉血液回流不畅。

（4）淋巴回流障碍，组织液渗出增多，组织肿胀，挤压静脉血管，导致静脉回流不畅。

2. 诊断及治疗：肿胀的程度可根据皮肤的皱纹和弹性，肢体周径的变化和表面两定点间的距离增加速度来判断。术后要严密注意肿胀的发展，并及时处理，如取出血栓，解除过紧的缝线、石膏或绷带。血肿清除后仔细结扎出血点，首先切开紧张的筋膜，皮肤多处切开减压，或用50%硫酸镁溶液湿敷等等。同时采用高压氧、白蛋白、能量合剂、脱水、中药等措施，能有效地防止和减少肢体肿胀。

（四）再植后伤口感染

伤口感染是断肢再植的常见并发症，严重的可致再植失败。感染大多由于创伤时污染严重，断肢（指）时间过长，清创不够彻底，血肿等综合因素造成。针对上述原因，大部分感染是可以避免的。

一旦发生感染必须立即进行伤口内分泌物培养及药敏试验，选用敏感抗生素，局部拆线引流或进行坏死组织清除。处理时应注意保护血管，切勿损伤缝合的血管。如血管有裸露，应用局部健康的组织瓣覆盖。

（五）肢体缺血再灌注损伤

自由基在肢体缺血再灌注损伤中的作用引起了人们广泛的关注，许多学者认为自由基大量产生是再灌注损伤的主要原因。氧衍生的自由基主要通过氧化反应引起组织细胞损伤。血中丙二醛为脂质过氧化反应的主要代谢产物，特别是肌肉组织低灌注后缺血组织中通过黄嘌呤–黄嘌呤氧化酶基质，更是氧自由基的主要来源。

血中肌酸磷酸激酶浓度随着肢体缺血再灌注和手术创伤时间的延长而逐渐升高。由于机械性压迫肢体缺血本身可导致损伤，肌肉收缩性能降低，血管通透性增加而导致肌肉间隙水肿，肌原纤维肿胀，肌细胞崩解，血中肌酸磷酸激酶释放增加。这种改变除了组织本身缺血缺氧外，还与自由基反应有关，肌肉再灌注时氧自由基的来源可能主要是黄嘌呤氧化酶途径。

在正常生理状况下，由于机体有强大的自由基防御系统，如超氧化物歧化酶等可将体内代谢产生的自由基及时清除。而在创伤或疾病状态下，自由基产生明显增多，而清除能力下降造成自由基堆积。氧自由基增多后，其清除剂超氧化物歧化酶的含量则呈消耗性减少，同时氧自由基引发了脂质过氧化，使其产物丙二醛迅速相应增多，而血超氧化物歧化酶含量逐渐下降。自由基的主要致伤方式是破坏微血管的内皮细胞，使其通透性增加。

丹参是一种具有活血化瘀功效的中药，近年来在抗自由基损伤治疗方面有突出进展。丹参有调节电解质代谢，抑制Ca^{2+}反常活性，并保护肌酸磷酸激酶不轻易释放，减轻组织水肿、炎症、变性坏死，减少线粒体损伤，加快代谢产物的清除，加强组织修复等作用。丹参能清除氧自由基及增加内源性超氧化物歧化酶活性，消除自由基引起的连锁反应，降低血中脂质过氧化物，从而对肢体缺血再灌注损伤起到了一定的保护作用。但丹参并不能完全对抗机械性压迫和继发性长时间缺血导致的肢体再灌注损伤。因此，术中使用止血带时间以不超过 1h 为宜，即每隔 1h 放松止血带一次。复方丹参注射液 400mg／kg 加入 500ml 生理盐水中，静脉滴注，每天 1~2 次。

三、断肢再植术后的康复治疗

断肢（指）再植后功能恢复是一个困难的过程，康复治疗以运动疗法为主，此为肢体创伤功能康复中最为重要的环节。临床上许多再植条件较好的肢（指）体，由于忽视了运动康复，仍未能取得满意的功能恢复。相反，某些再植条件较差的肢体，由于注重术后系统正规的功能康复，仍获得了一定的功能恢复。在运动康复期间同时辅以理疗、按摩，以促进肢（指）体基本功能的恢复及代偿。在此基础上进行作业疗法，促进实用功能的恢复或重建。在注意运动功能康复的同时，应高度重视感觉功能的恢复。手指尖的压力感觉一旦恢复，应立即开始感觉功能训练。训练的重点在于识别刺激物的性质与部位，在遮断视觉的情况下检查是否正确，如此视觉与触觉结合训练，重建感觉的条件反射。

根据组织愈合与修复过程，为了便于选择与实施不同的功能康复方法，将术后康复治疗阶段分为早、中、晚 3 个康复期。

（一）早期（组织愈合期）

为术后 4 周以内的时段。此期康复的目的是促进血液及淋巴循环通畅，消除水肿，加速组织愈合与预防感染，为功能恢复创造有利条件。康复方法以物理治疗为主，如超短波、红外线照射、微波治疗或透明质酸酶离子导入等。同时抬高患肢，辅以向心性按摩，小心轻微地被动活动未固定的关节，以免因长期制动而影响这些关节的活动范围。

（二）中期（功能恢复期）

术后 5 周至 3 个月，组织已愈合，外固定解除后。此期康复的目的是防止关节僵硬、肌腱粘连，减缓肌肉萎缩，增加关节的活动度。康复方法以主动运动为主，即主动做关节各方向运动，各关节活动应达最大幅度，以关节区域产生紧张感或轻微疼痛为宜，可酌情选用相应部位的关节被动运动器进行被动持续的关节功能训练。临床证明，关节被动功能锻炼器在断肢再植术后的功能康复中具有特定的应用价值。在各关节活动度和肌力有一定恢复时，可及时开始作业疗法，即各种实用功能练习。鼓励病人积极使用患肢进行日常生活动作，同时练习打字、书写与使用各种工具。此期应同时辅以大范围的关节被动运动，以及超声、音频或碘离子导入等物理治疗。在此期后期可联合采用关节功能牵引的方法，以利持久有效地延伸纤维组织，达到矫治软组织粘连、关节挛缩与僵硬，增加关节活动度的目的。

（三）晚期（后期功能重建期）

为术后 3 个月以后，经过系统的康复治疗而肢体功能恢复欠佳，原有神经、肌位、骨骼未予修复或缺损等情况下，必须进行择期性矫形重建手术方能恢复肢体功能。常用的手术方法有：肌腱、神经粘连松解或后期修复，肌腱移位，关节成形，关节融合等。根据实际伤情、修复方式与功能恢复情况，适时进行妥善的后期功能重建手术，这对于断肢再植术后肢体功能的最终恢复具有重要作用，应引起临床的高度重视。

主要参考文献

1 陈中伟. 创伤骨科与断肢再植. 上海：上海人民出版社，1974
2 北京积水潭医院. 手外科学. 北京：人民卫生出版社，1978
3 孟继懋. 中国医学百科全书·骨科学. 上海：上海科学技术出版社，1984
4 孙玉林. 中国骨科新技术. 北京：中国科学技术出版社，1985
5 张涤生. 显微修复外科学. 北京：人民卫生出版社，1985

6 朱盛修，卢世璧. 骨科显微手术学. 北京：科学出版社，1985

7 孟和，黄克勤. 骨科复位固定器疗法. 天津：天津科学技术出版社，1986

8 王亦璁. 骨与关节损伤. 北京：人民卫生出版社，1986

9 宋儒耀，宋业光. 手部创伤的整形外科治疗. 上海：上海科学技术出版社，1988

10 王桂生. 骨科手术学. 北京：人民卫生出版社，198

11 朱盛修，王惠敏. 断指再植功能评定标准讨论. 中华显微外科杂志，1989，12：116

12 王亦璁. 多发创伤的救治是我们面临的一项重要课题. 骨与关节损伤杂志，1990，5：65

13 黄克勤. 骨科新技术荟萃. 北京：华夏出版社，1990

14 黄克勤. 现代创伤外固定学. 北京：华夏出版社，1990

15 李树春，王云飞，李景晟. 微型外固定架研制与应用. 中国骨伤，1991，4：28

16 陆裕朴. 实用骨科学. 北京：人民军医出版社，1991

17 卢绮萍，史陈让，王红，等. 大鼠肝缺血再灌注期间脂质过氧化自由基动态变化及病理改变同步观察. 中华实验外科杂志，1992，9：11

18 孟和. 中国骨伤外固定博览. 北京：华夏出版社，1992

19 过邦辅. 临床骨科康复学. 重庆：重庆出版社，1992

20 李起鸿. 骨外固定原理与临床应用. 成都：四川科学技术出版社，1992

21 刘国平，陈汝轻，杜靖远，等. 牵引加冲洗疗法处理 36 例骨折伴大片皮肤缺损创面感染的临床分析. 同济医科大学学报，1992，21：298

22 夏和桃，张晓林. 组合式外固定器的研制和临床应用. 中华创伤杂志，1992，5：263

23 赵定麟. 实用创伤骨科学. 上海：上海科学技术出版社，1992

24 朱家恺. 周围神经损伤学. 广州：三环出版社，1992

25 杨槐彭. 应用手指延长器加植骨治疗指骨缺损，中华骨科杂志，1993，13：410

26 刘国平，杜靖远，陈汝轻，等. 骨牵引加创面冲洗疗法的疗效研究及临床应用. 中华实验外科杂志，1993，10：95

27 兰文正，郭巨灵. 实用骨科手术学. 天津：天津科学技术出版社，1993

28 孟和. 中国骨折复位固定器疗法. 北京：中国协和医科大学、北京医科大学联合出版社，1993

29 黄恭康. 对断肢（指）再植的若干问题的讨论. 中华显微外科杂志，1994，17：67

30 裴国献. 断肢（指）再植康复观念的更新与对策. 中华显微外科杂志，1995，18：2

31 孙永强，邦福增. 骨折外固定器疗法. 郑州：河南科学技术出版社，1995

32 朱通伯. 处理开放性骨折及关节创伤的新观点. 中华骨科杂志，1995，15：393

33 刘国平，杜靖远，陈汝轻，等. 单侧多针平行双平面外固定器的研制. 中国医疗器械杂志，1996，20：22

34 刘国平. 骨外科临床诊治学. 北京：中国科学技术出版社. 1997

35 刘国平. 杜靖远，陈汝轻，等. 外固定器加冲洗治疗伴大面积创面感染骨折，中华骨科杂志，1997，17：80

36 Vidal J，External fixation：yesterday，today and tomorrow，Clin Orthop，1983，180：7

37 Bastiani GD，The treatment of fracture with axial dynamic fixator，J Born Joint Surg，1984，66-B：538

38 Weber BG，MagerI F，The external fixator，Berlin，Springer-Verlag，1985.

Mccord JM，Oxygen-derived free radicals in postischemia tissue injury，N Eng J Med，1985，312：159

39 Green S，Complications of external skeletal fixation，Clin Orthop，1986，183：109

40 Kerrigan CL，Stotland MA，Ischemia reperfusion Injury：a review，Microsurgery，1995，14：165

41 Liu GP，Du JY，External fixator and irrigation the repy for open fracture with severe wound infection，Clin J Trauma，1995，15：625

第十九章 四肢骨缺损框架固定技术

第一节 骨缺损概论

随着框架复位固定技术、骨与软组织修复技术的不断改进和提高，创伤性骨缺损的疗效稳步提高。自 Ilizarov 发现牵张应力对组织生长和再生有刺激效应，即牵张再生规律以来，对机械性刺激成骨又增添了新的理论。对肥大性骨不连可先施牵张，促进断端骨再生，待 X 线片有新骨形成后再对骨折断端加压，促使新生骨钙化及骨折愈合。对萎缩性骨不连则可先行压缩，产生炎症而激发愈合过程，而后牵张促使骨再生，最后再行压缩。对较大骨缺损（3cm 以上），可行一端或两端于骺端皮质截断术，将游离骨段逐步移向缺损区，再对骨端交替进行压缩和牵张。这样可同时纠正各种畸形，对有感染史的骨缺损和骨不连可能是惟一可采用的方法。

一、骨缺损的定义

当外伤引起骨折端处骨片丢失，或骨折片移位，或骨髓炎、骨肿瘤段切除等，均可造成四肢长管骨的骨骼缺损，不进行适当处理骨缺损不能愈合。骨缺损的好发部位大多位于四肢长管骨骨干，常见的好发部位有胫骨干中远 1/3 交界段、股骨中远段骨折，其中尤以胫骨中远 1/3 骨干最为多见，极少数位于长管骨干骺端的松质骨内。

二、骨缺损的分类

一般可分为创伤性骨缺损、感染性骨缺损、骨病变后骨缺损和先天性骨缺损四大类。

1. 创伤性骨缺损：又可分为闭合性和开放性创伤骨缺损 2 种。

2. 感染性骨缺损：多由开放性骨折、骨不连及开放性骨缺损引起。

3. 骨病变后骨缺损：主要有骨肿瘤瘤段截除后的骨缺损，骨髓炎死骨吸收后或病灶切除后的骨缺损，以及骨囊肿、骨纤维异常增生症病灶切除后的骨缺损等。

4. 先天性骨缺损：较多见的有先天性胫骨假关节骨缺损和先天性股骨部分缺如等。

三、骨缺损的原因

导致骨缺损原因是多方面的，主要有严重外伤、周围软组织严重挫伤、严重粉碎性骨折、开放性骨折创面污染严重、骨折感染、骨折延迟愈合、骨不连、骨外露坏死，急性或慢性骨髓炎、恶性或良性骨肿瘤瘤段切除、瘤样病病灶切除后，以及先天性和医源性因素等多种综合因素均可导致骨缺损。

1. 严重的开放性粉碎性骨折：受伤当时粉碎性骨折片已离体，而抢救人员未将骨片随伤员送往医院。

2. 闭合性粉碎性骨折复位不佳：较多碎骨片仍嵌入在软组织中，两骨断端之间仍存留有骨缺损区域。

3. 开放性粉碎性骨折感染：伤口流脓，骨质外露，并逐渐坏死、发黑，成为死骨，被组织溶解、吸收。

4. 长管骨松质骨嵌插、压缩骨折：部分骨骼压缩、嵌插入松质骨内，造成松质骨端骨折区骨缺损。

5. 瘤样病变如孤立性骨囊肿、动脉瘤样骨囊肿、骨纤维异常增生症等骨骼病灶切除后的骨缺损等。

6. 恶性或良性大段骨肿瘤瘤段截除后，存留下的大段骨缺损。

7. 急性或慢性骨髓炎死骨溶解、吸收后，或病灶切除后的骨缺损。

8. 先天性因素：较多见的有先天性胫骨假关节骨缺损和先天性股骨部分缺如等。

9. 医源性因素：主要是因为治疗方法不当所致。

(1) 开放性骨折清创手术过程中，随意将大、小骨片清除过多，或将污染严重的大块骨片剔除丢弃。

(2) 闭合性粉碎性骨折切开复位钢板内固定，术后伤口感染，伤口流脓，内固定物和骨断端外露，并逐渐坏死、发黑，成为死骨，被组织溶解、吸收。

(3) 固定不牢固，不稳定，或固定时间过短，造成骨折延迟愈合、骨不连，最后导致骨折断端骨质萎缩、坏死、吸收，产生大段骨缺损。

(4) 手术中骨膜广泛剥离或剥离过多，破坏了骨折断端血供，包括离断了骨折端的营养血管、骨内膜血供及骨外膜血供，使骨折端吸收，甚至坏死，导致骨缺损。

(5) 骨不连反复多次手术植骨，植骨块或坏死或被吸收。

四、骨缺损的诊断

(一) 临床表现

骨缺损区有反常活动或假关节活动，软组织有不稳定性疤痕或手术疤痕，或有软组织缺损，骨断端外露，骨表层发黑，或有窦道、创面红肿、流脓及炎性分泌物等感染征象。有的曾有长期感染，但软组织创面已愈合，窦道封闭。多有骨折邻近关节不同程度的活动范围减小，及肢体短缩。

(二) X线检查

X线片示骨缺损断端骨质有吸收，骨断端变细或增宽，表层光整、平滑，骨断端骨质密度降低或稍有增高，髓腔通畅或被硬化骨所封闭。骨缺损区有大、有小、有长、有短，骨缺损短者约有3cm左右，骨缺损长者可达20~30cm。

五、骨缺损的再生

Ilizarov框架固定技术的研究，也包括截骨延长过程中两骨段间隙创造“再生”新骨的问题。研究骨再生问题是骨科医生的新课题。Ilizarov框架固定器骨段牵开间隙的再生骨，可能因骨化太快而限制骨段牵开，或因框架固定器使用期骨延长进度过快以致骨化减慢，均较为常见。一般在长骨的皮质截骨术后，常于2周内出现小的模糊不清的片状钙化斑。如果皮质截骨术后牵开进度前5天每天略低于1.0cm，其余9天每天以1.0cm进行，如牵开裂隙仍未出现钙化迹象并不表明骨再生和骨化出了问题。其后，可继续以稍慢的牵开速度牵开2周。通过术后4周的牵开，通常牵开间隙内可以看到一些钙化。倘若尚无钙化出现，可行反牵引，裂隙加压超过2~3天。然后，于短歇3~4天后，重新开始牵开，在第二次牵开期间新骨即可形成。

任何骨延长过程中，当采用短时间的停歇或仅牵引影响牵开裂隙内的新骨形成时，就叫做“Z形或反折法”。最理想的新骨生长是再生骨像一个中心“生长带”，纵形的长条形连起两个骨皮质折片。

在骨延长或矫正术完成后，通常保留固定时间至少应长于骨延长或骨畸形矫正时间。采用

Ilizarov 框架固定器技术进行畸形矫正术治疗，病人和骨科医生于术后常常必须耐心等待中立位固定一段时间。Ilizarov 主张“刺激骨再生”，即于中立位固定期末，框架固定略施加压作用，这种方法常用于骨段牵开裂隙的骨再生和任何骨折延迟性骨不连或骨不连的不愈合部位。

如果骨不连已愈合，再生骨也骨化，即可去掉框架固定器。解除框架固定器的表现根据如下：

(1) 骨段牵开的三个愈合线，其骨再生缘无骨缺损或“锯齿状”。

(2) 骨再生区的中心再生带的透亮区完全钙化。

(3) 再生骨于两个投照面进行 X 线拍片，可发现邻近正常骨的皮质和髓腔之间新生骨密度均匀一致。

具备上述三个条件可决定解除框架固定器，但在解除前应做一定的准备工作。于拔除框架固定器的钉或针之前，每 1~2 天放松框架固定器 0.25~0.5cm 反牵引，和使完全松开的框架固定器于肢体上“浮动”，以便试验骨的稳定性。使用框架固定器进行肢体延长时，框架固定器的穿针通常由于牵开的作用力针弯向肢体的中心。如果连接金属环的螺纹杆松动，牵开区上、下失去固定有时发生疼痛。一旦框架固定器的固定，骨穿针与环松开出现肢体活动不便时，也可重新框架固定。因此，于中立位固定的末期，金属环的位置已改变，往往松动固定器，不利于肢体活动。

第二节　创伤性骨缺损的框架固定技术

一、概　念

创伤性骨缺损有两种。

无短缩的骨段部分骨缺损：骨段部分缺损（此时两骨段的一部分骨皮质长度可以达到接触，但另外一部分骨皮缺损）的治疗方法，常用骨片转位疗法治疗。其操作方法：为做皮质缘的一半纵向切开，然后纵向牵拉劈开的骨片，使其纵向移动至骨缺损处，直到骨片与缺损另一侧的骨段端相接触。

短缩的骨段部分骨缺损：在这种骨缺损情况下，有骨段缺损同时存在短缩，此时可完全相同的固定转位方法治疗。不过转位骨段（中间骨段）和接受骨段（最后接触骨段）在接触加压后，肢体骨已通过皮质截骨部位裂隙的出现和加大而被延长。在肢体需要延长的骨段缺损的骨有伴行骨时，往往两伴行骨（如小腿的胫腓骨）都存在不同程度的短缩。这时既需行骨段转位治疗骨缺损，又必须截骨牵伸使骨延长纠正肢体短缩。在下肢完成骨段转位消除胫骨缺损之后，必须再做腓骨截骨，延长胫腓骨恢复肢体长度。如果骨科医生做胫腓骨皮质下截骨后肢体延长前先进行胫骨骨段转位，则当开始肢体延长时，短缩腓骨的截骨线已经骨性连接，必须二次再做腓骨皮质截骨术。最理想的治疗方法是在骨段转位之前经胫骨和腓骨行皮质截骨延长肢体，以防止腓骨截骨线的骨性连接。因此，在伴行的胫腓骨线的牵伸裂隙骨化前应同时做胫骨的骨段转位。

必须强调指出，在延长伴行骨时，双骨的两骨端都必须牢固固定于固定器上，因为不是这个骨端，就是那个骨端将从其解剖位置上不全或完全离开。

二、术前准备

1. 检查病人全身：病人骨缺损长期不愈合，应检查血常规，了解病人是否有贫血及凝血功能如何；检查肝肾功能、心电图及肺部情况，确定能否承受手术创伤及输血治疗，能否承受长期治疗疗程的负担。

2. 确定肢体短缩长度：了解肢体短缩长度，以确定是否需要行术前牵引及需行骨延长的长度，便于确定手术及固定的方式。

3. 观察骨骺发育状况：从X线片上观察骨髓发育是否良好，骨骺线是否清晰，骨骺有无损伤，是否即将闭合或已有部分闭合，以确定肢体适当的延长长度。

4. 注意缺损肢体局部状况

(1) 骨缺损的具体部位及周围软组织血运情况，确定是否需要进行皮瓣移植及皮瓣移植的类型。

(2) 骨骼畸形程度，确定短缩侧肢体骨骼有无内外翻等骨骼畸形，以便在肢体延长过程中一并进行矫正。

(3) 骨缺损远近两端骨段的长度及骨质状况，以确定采用固定器进行截骨延长的时间，确定是同期进行还是延期进行。

(4) 两骨折断端骨萎缩或硬化的长度，以确定是选择加压固定促进愈合的方法，还是选择切除植骨的方法。

(5) 长管骨骨缺损另一端干骺端的骨质情况，确定干骺端骨骼有无骨质疏松症、骨纤维异常增生症等骨骼病变。

(6) 长管骨局部骨质疏松的程度，以补充治疗骨质疏松的药物，注意避免发生病理性骨折。

5. 锻炼：对于骨缺损邻近关节活动明显受限，肌肉明显萎缩的病人，术前应鼓励病人进行关节活动锻炼，改善肌肉萎缩。必要时可借助CPM功能锻炼器帮助关节活动，增大活动范围，改善局部血液循环。

6. 了解对侧肢体状况：有时可能需要行对侧肢体游离皮片移植或交腿皮瓣移植或取对侧腓骨移植。因此，应了解对侧肢体的皮肤有无瘢痕，血运是否良好，骨骼是否完整正常等。

7. 制订详细、周密的治疗计划：治疗计划包括手术切口、植骨范围、皮瓣修复、固定方法以及加压固定和截骨延长同期或延期进行的可能性。

三、骨断端间加压结合骨延长术

(一) 概 念

骨断端间加压结合骨延长是利用框架固定器既能靠拢加压又能牵开延长的性能，不植骨修复骨缺损，其特点是将骨延长术和骨断端间加压框架固定器相结合，骨延长区和骨断端间加压处，通过生物学、生物力学、生物电场和生物化学等因素作用，依靠骨自身的再生修复能力完成骨愈合，不植骨而修复骨缺损。此方法多用于下肢，上肢尤其是肱骨骨干缺损、短缩，对上肢功能影响不大，仅进行靠拢加压固定，单纯修复骨缺损即可满足上肢功能的需要。

将骨缺损断端清凿处理后，直接应用框架固定器加压，同期在长管骨另一骨端行骨骺牵伸或干骺端-骨干皮质“Z”形截骨或干骺端截骨术，然后再逐渐延长以恢复患肢长度。该手术适应证是骨缺损伴患肢短缩，骨缺损率为长管骨正常长度的15%左右。

骨骺牵伸延长仅适用于年龄在13岁以上的青少年，骨骺板尚未闭合而即将闭合前1~2年，是最适合做骨骺牵伸延长的年龄。年龄较小的儿童，可选择干骺端-骨干皮质“Z”形截骨或干骺端截骨延长术。

(二) 骨穿针前准备

1. 麻醉与体位：仰卧位。下肢选用硬膜外麻醉或全身麻醉。

2. 止血带：需要手术切开取出内固定物，并对骨缺损断端进行清凿处理，因此，应尽量在上臂近1/3部位或大腿近1/3部位缚上气囊止血带，便于手术操作。

3. 取出内固定物：先将固定不稳或断裂或松脱的内固定物取出，以利于对骨缺损断端进行必要的清理和对位加压处理。

4. 清理骨缺损断端：骨缺损断端的切除应尽量保守，单纯骨刀削刮，对断端稍加修整，使之适应轴向加压固定即可。如骨缺损断端硬化骨和纤维瘢痕组织，应将骨缺损断端髓腔打通，骨断端硬化面用骨凿凿毛糙，必要时将骨断端的硬化、坏死部分截除。一般碎骨片应尽可能保留，并给予适当复位。

5. 冲洗：可用 1:1000 苯扎溴铵或活力碘溶液和生理盐水冲洗伤口。

6. 截断腓骨：若腓骨未断或腓骨断端仍比胫骨断端长，应将腓骨截除一段，其截除长度应比胫骨骨缺损长 3~4cm，以便于胫骨断端接触加压固定。在腓骨中段外侧做一纵行长 4cm 切口，显露腓骨中段，剥离骨膜，用截骨刀在骨膜下将腓骨斜形截断，或截除一段腓骨，缝合骨膜、皮下和皮肤。

（三）骨穿针技巧

目前，国内主要用半环槽式框架固定器进行加压固定及同期肢体延长，一般加压固定需穿两组针，干骺端骨延长也需穿两组针，一共约需穿 4~5 组针。在骨缺损两侧骨段分别穿针加压固定，具体穿针方法依所用框架固定器的不同而有所不同。半环槽式框架复位固定器穿针加压固定的技巧：

1. 固定针的选择：因骨骺侧干骺端短小，应选用直径 3mm 以下的克氏针作为固定针，一般多选用直径 2mm 克氏针作为固定针。

2. 骨穿针的部位：因借助水平半环弓环固定交叉穿针，不管交叉穿针形成几个纵轴平面，弓环固定均很方便、可靠。一般先选择两个水平平面进针，较短骨折段的针组由两枚相互交叉且在同一水平面的直径 2mm 克氏针组成，较长骨折段的针组由两枚直径 2mm 克氏针在同一水平平面相互交叉进针。具体进针的水平平面根据骨折类型和部位确定，应能对骨折端有稳定的固定作用。如胫腓骨中远 1/3 段骨缺损，则应在胫腓骨近侧干骺端截骨延长肢体，可分别在远侧骨缺损两侧骨段交叉穿两组固定针进行固定。也可再在跟骨横穿一针加强对远侧断端的固定。

3. 骨穿针的方法：用慢速电钻或气钻夹持固定针直接自皮肤进针点穿入，经双侧骨皮质直至穿出肢体对侧皮肤。两针在同一水平面以相互交叉 25°~45°的角度进针，尽量与骨干长轴保持垂直。对靠近干骺端且有明显的骨质疏松者，可适当增加穿针的角度，增加固定的稳定性。术中直视下将骨缺损两侧骨断端紧密加压靠拢，相互嵌合。

胫骨近端骨缺损的加压固定，可在胫骨缺损远近两侧分别交叉钻入两组针进行固定，必要时再在股骨远端横行钻入一针固定。胫骨中段或中远段骨缺损的加压固定，可在骨缺损两侧，分别交叉钻入两组固定针，两组固定针至少应距骨折断端 3~5cm，即靠近骨折断端的固定针之间的距离（针组间距），不应小于 6cm，以便于固定针靠拢加压。胫骨远端骨缺损的加压固定，可在骨缺损远近两侧分别交叉钻入两组针，再在跟骨横行钻入一针固定。股骨中段骨缺损的加压固定，可在股骨骨缺损远近两侧分别交叉钻入两组针进行固定。

（四）安装框架固定器

直视下将骨缺损两骨断端相互嵌合，紧密接触，不留间隙，还可将一骨尖端插入另一侧骨髓腔内嵌合固定。将靠近骨缺损的两组固定针靠拢加压固定，加压力量应适中，不应过大。在距肢体 3cm 处，将两个连接杆分别紧靠肢体内外两组针，将各固定针固定于连接杆上。

四、截骨延长术

详见第十五章

（一）概　念

患肢长度重建有利于最大限度恢复肢体功能，如果长管骨一端骨缺损部位靠拢加压固定后，肢体缩短超过 3cm，可同时在长管骨另一端干骺端进行横形或“Z”形截骨，可根据情况同期或延期进行骨延长术。骨延长术应遵循缓慢、逐渐延长的生物学和生物力学原则，术后不应立即延长，一般在术后 7~14 天肿胀基本消退后开始延长，并可扶拐下床部分负重活动。

(二) 框架固定操作技术

1. 胫骨近侧干骺端截骨延长术（图 19–1）。

多用于胫骨中段或远侧骨缺损，两骨断端靠拢加压固定后的截骨延长。

(1) 穿两组针：由上至下平行交叉穿两组针。第 1 组两针在胫骨近端关节面远侧 2cm 水平或骺板下 1cm 水平，分别从肢体前外侧和后外侧向内侧水平交叉 25°~45°角贯穿两针，其中一针需先穿经腓骨小头后再穿入胫骨。第 2 组两针在胫骨中央水平，分别从肢体前外侧和后外侧向内侧水平交叉 25°~45°角贯穿两针，两针中必须有一针穿经腓骨。在两组固定针之间留有一定距离，便于骨延长时针组之间的软组织有更多的缓冲余地。

(2) 胫骨近侧干骺端截骨：分别在胫骨前嵴外侧 3cm 和胫骨内后缘，自胫骨关节面远侧 2cm 向远侧做两个长 5cm 纵行切口，纵行切开骨膜，并做环形剥离，前后向“Z”形截断胫骨。可先用细钻头沿截骨线钻几个孔，然后用气锯、电锯或薄骨刀沿钻孔截骨。截骨时注意将髌韧带附着的胫骨结节保留在近侧截骨段，以免牵伸引起髌韧带痉挛，影响骨骼延长。缝合骨膜、皮下和皮肤。

(3) 安装骨延长器：先包扎切口和针眼，将两个弓形环分别靠近两组固定针套放于肢体上，将各固定针固定于弓形环上，再与加压固定的 3 根螺纹连接杆连接起来。术中不作延长，可将两截骨端靠拢加压固定，起止血作用，可防止截骨面渗血形成血肿。

2. 胫骨远侧干骺端截骨延长术（图 19–2）。

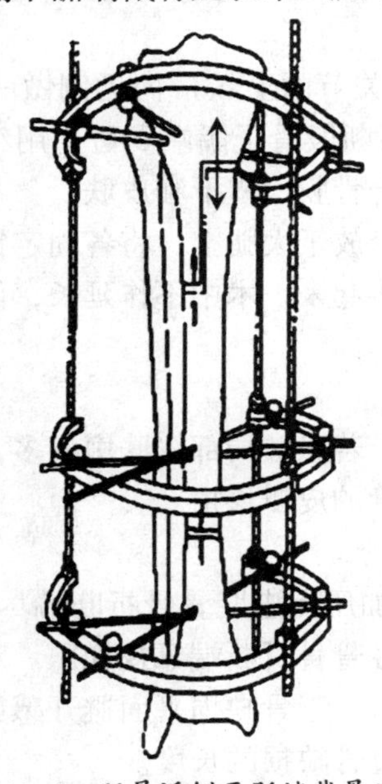

图 19–1　胫骨近侧干骺端截骨延长与骨缺损端加压固定

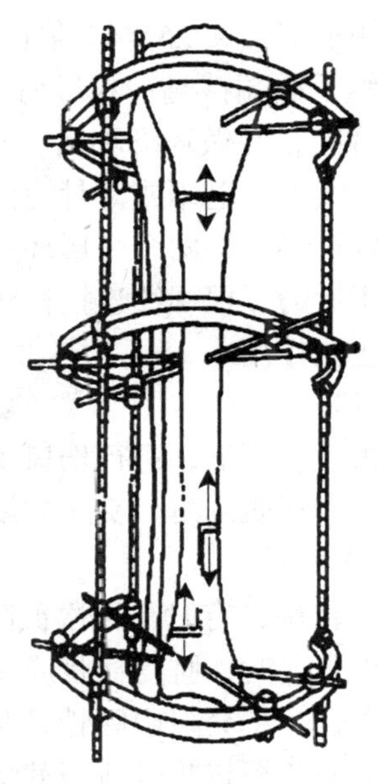

图 19–2　胫骨远侧干骺端截骨延长与骨缺损端加压固定

多用于胫骨近段骨缺损，两骨断端靠拢加压固定后的截骨延长。

(1) 穿两组针：由上至下水平交叉穿两组针。第 1 组两针在胫骨中央水平，分别从肢体前外侧和后外侧向内侧水平交叉 25°~45°角贯穿两针，其中一针需先穿经腓骨后再横穿胫骨，以保证胫腓骨近端同步延长。第 2 组两针在胫骨远端关节面上方 2cm 水平，分别从前外侧和后外侧向内侧水平交叉 25°~45°角贯穿两针，其中一针必须先穿经腓骨远段后再穿入胫骨，以保证胫腓远端同步延长。

有时尚可穿第3组针，以一针自内踝尖与跟骨后下缘连线的中点，由内向外侧进针横穿跟骨，可预防胫骨延长引起的跟腱挛缩及足下垂畸形。

（2）胫骨远侧干骺端截骨：在胫骨前嵴外侧3cm处，自胫骨远侧关节面近侧5cm向远侧做一个长5cm纵行切口，纵行切开骨膜，并做环形剥离，在关节面近侧3cm水平横形或“Z”形截断胫骨。可先用细钻头沿截骨线钻几个孔，然后用气锯、电锯或薄骨刀沿钻孔截骨。缝合骨膜、皮下和皮肤。

（3）安装骨延长器：将3个弓形环分别靠近三组固定针套放于肢体上，将各固定针固定于弓环上，再与固定加压针的3根螺纹连接杆连接起来。术中不作延长，可将两截骨端靠拢加压固定，起止血作用，可防止截骨面渗血形成血肿。

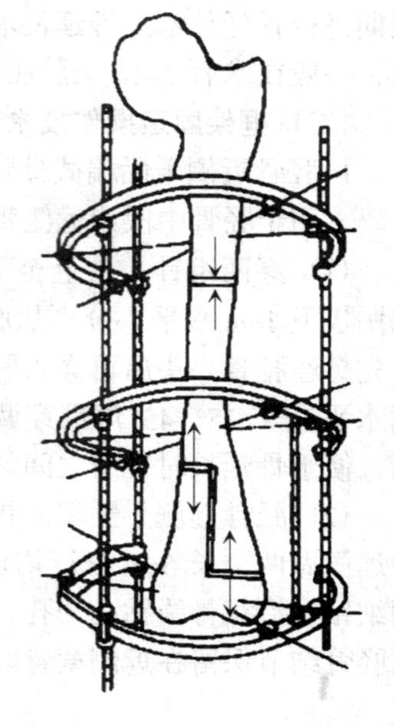

图19-3 股骨远侧干骺端截骨延长与骨缺损端加压固定

3. 股骨远侧干骺端截骨延长术（图19-3）。

多用于股骨中段5cm以上的骨缺损，两骨断端靠拢加压固定后的截骨延长。因大腿软组织丰厚，固定针眼容易出现流水、流血或炎症及针眼感染，一般较少采用。

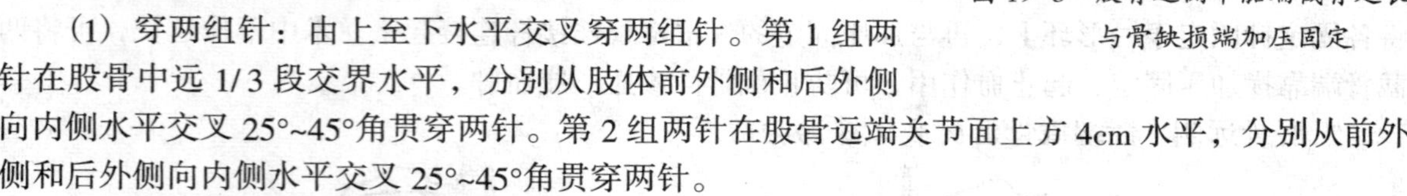

（1）穿两组针：由上至下水平交叉穿两组针。第1组两针在股骨中远1/3段交界水平，分别从肢体前外侧和后外侧向内侧水平交叉25°~45°角贯穿两针。第2组两针在股骨远端关节面上方4cm水平，分别从前外侧和后外侧向内侧水平交叉25°~45°角贯穿两针。

（2）股骨远侧干骺端截骨：在股骨外侧自股骨远侧关节面上4cm向远侧做一个长5cm纵行切口，纵行切开骨膜，并做环形剥离，横形或“Z”形截断股骨干骺端。可先用细钻头沿截骨线钻几个孔，然后用气锯、电锯或薄骨刀沿钻孔截骨。缝合骨膜、皮下和皮肤。

（3）安装骨延长器：将两个弓形环分别紧靠两组针套放于大腿上，将各固定针固定于弓形环上，再与固定加压针的3根螺纹连接杆将2个弓形环连接起来。术中不作延长，可将两截骨端靠拢加压固定，起止血作用。

（三）闭合伤口

应尽量在无张力状况下，进行伤口皮肤的直接缝合。若患肢局部皮肤瘢痕多，血运差，可考虑采用带蒂皮瓣、带蒂肌皮瓣、交腿皮瓣，或行吻合血管的皮瓣移植。

（四）腓骨再次截骨

由于腓骨愈合较快，有时需再次截除腓骨，以便于加压促进胫骨骨折断端尽快愈合。因此，在加压治疗胫骨骨不连时，腓骨截骨应多一些，以便于胫骨骨折断端靠拢加压。对胫骨骨缺损的病人，腓骨若已愈合，将会阻碍胫骨骨断端加压外固定者，于骨缺损平面避开感染灶外形切断腓骨，或根据骨缺损的长短将腓骨适当截除，其长度应超过骨缺损的长度。

五、双骨段截骨延长术

（一）概　念

双骨段截骨延长术的特点是通过正常干骺端截骨或皮质骨“Z”形截骨术，将骨缺损两侧的骨段向骨缺损区逐渐延长移位，待骨缺损断端靠拢时再行断端间加压固定。适用于修复长管骨中段骨缺损，尤其是胫骨骨缺损率在15%以上的大段骨缺损。框架固定器和骨延长器技术治疗骨缺损伴患肢严重短缩的病人，有方法较简便，不需植骨，创伤小，并发症少，可防止血管、神经挛缩及疗效确切等优点。有用此方法修复3~12cm长骨缺损的报道，以及骨缺损伴肢体短缩3~

26cm 取得良好疗效的报道。

骨缺损两侧骨段截骨延长术的操作步骤简述如下：分别在长管骨骨缺损两侧骨段的正常干骺端横形截骨或“Z”形截骨，然后分别逐渐进行延长，直到两骨断端靠拢后，继续稍加压固定，以促进骨缺损愈合，恢复患肢长度，最终修复骨缺损。半环槽式框架固定器同时具有固定、骨骼牵伸延长和靠拢压缩固定 3 种功能，因此，双骨段截骨延长术多选用半环槽式框架固定器。下面以胫骨中段骨缺损为例，介绍其具体操作方法。

（二）骨穿针前准备

1. 麻醉与体位：仰卧位。下肢选用硬膜外麻醉或全身麻醉。

2. 止血带：需要手术切开取出内固定物，对骨缺损断端进行清凿处理，并同时进行植骨，应尽量在上臂上 1/3 部位或大腿上 1/3 部位缚上气囊止血带，便于手术操作。

3. 取出内固定物：有内固定物者先将固定不稳或断裂或松脱的内固定物取出，以利于截骨延长，使骨缺损断端逐渐靠拢加压。

4. 不处理骨断端：骨缺损处无内固定物时，不需做专门皮肤切口，对骨缺损断端进行修整、凿刮和清理。有内固定物者，可在去除内固定物后，对骨缺损断端稍加修整，使之适应轴向加压固定即可。

5. 截断腓骨：若腓骨未断或腓骨断端仍比胫骨断端长，应将腓骨截除一段，其截除长度应比胫骨骨缺损长 3~4cm，以便于胫骨骨断端接触加压固定。

6. 截骨延长：分别在长管骨骨缺损两侧的干骺端进行横形或“Z”形截骨，可根据情况两侧同时进行骨延长。截骨顺序是先在胫骨近侧干骺端进行横形或“Z”形截骨，穿针固定后，再在胫骨远端干骺端进行横形或“Z”形截骨，穿针固定。

（三）骨穿针技巧

半环槽式框架固定器的应用（图 19-4）。

1. 胫骨近侧干骺端截骨延长

(1) 穿固定针：因借助水平半环弓形环固定交叉穿针，不管交叉穿针形成几个纵轴平面，弓形环固定均很方便、可靠。由上至下平行交叉穿两组针。第 1 组两针可在胫骨近端骨骺或骺板下 1cm 水平，从肢体前外侧和后外侧水平交叉贯穿两针，其中一针必须先穿经腓骨小头后再穿入胫骨。第 2 组两针在胫骨近中 1/3 段交界水平，从前肢体外侧和后外侧水平交叉贯穿两针，其中一针需先穿经腓骨后再横穿胫骨。在两组固定针之间留有一定距离，便于骨延长时针组之间的软组织有更多的缓冲余地。

(2) 胫骨近侧干骺端截骨：分别在胫骨前嵴外侧 3cm 和胫骨内后缘，自胫骨关节面下 2cm 向远侧做两个长 5cm 纵行切口，纵行切开骨膜，并做环形剥离，前后向“Z”形截断胫骨。可先用细钻头沿截骨线钻几个孔，然后用气锯、电锯或薄骨刀沿钻孔截骨。截骨时注意将髌韧带附着的胫骨结节保留在近侧截骨段，以免牵伸引起髌韧带痉挛，影响骨骼延长。缝合骨膜、皮下和皮肤。

(3) 安装骨延长器：将两个弓形环分别靠近两组固定针套放于肢体上，在距肢体 3cm 处，将各固定针固定于弓形环上，再用 3 根螺纹连接杆连接起来。术中不作延长，可将两截骨端靠拢加压固定，起止血作用，可防止截骨面渗血形成血肿。

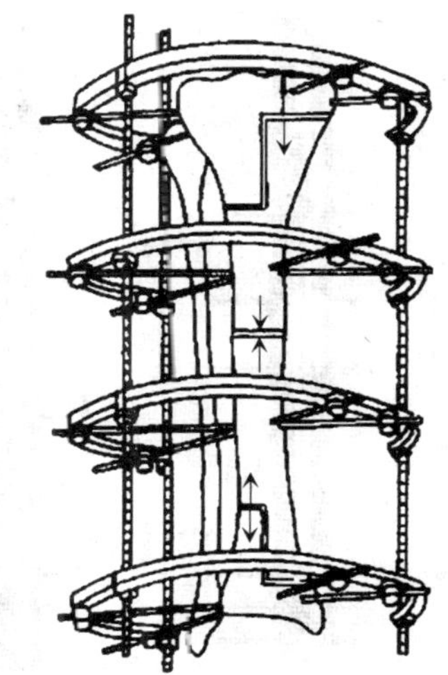

图 19-4 胫骨远近两侧干骺端截骨延长

2. 胫骨远侧干骺端截骨延长术

(1) 穿固定针：由上至下平行交叉穿 3 组针。第 1 组两针分别在胫骨中远1/3交界，从前外侧和后外侧水平交叉贯穿两针，其中胫骨中近1/3交界处一针必须先穿经腓骨后再横穿胫骨，以保证胫腓骨近端同步延长。第2组一针在胫骨远端关节面近侧2cm水平，从外侧向内侧水平平行穿针，必须先穿经腓骨远段后再穿入胫骨，以保证胫腓骨远端同步延长。第3组一针自内踝尖与跟骨后下缘连线的中点，由内向外侧进针横穿平行跟骨，可预防胫骨延长引起的跟腱挛缩及足下垂畸形。在两组固定针之间留有一定距离，便于骨延长时针组之间的软组织有更多的缓冲余地。

(2) 胫骨远侧干骺端截骨：在胫骨前嵴外侧3cm处，自胫骨远侧关节面上2cm向远侧做一个长5cm纵行切口，纵行切开骨膜，并做环形剥离，横形或Z形截断胫骨。可先用细钻头沿截骨线钻几个孔，然后用气锯、电锯或薄骨刀沿钻孔截骨。缝合骨膜、皮下和皮肤。

(3) 安装框架固定器：将3个弓形环分别靠近3组固定针套放于肢体上，在距肢体3cm处，将各固定针固定于弓形环上，再与胫骨近端骨延长用的3根螺纹连接杆连接固定起来。术中不作延长，可将两截骨端靠拢加压固定，起止血作用，可防止截骨面渗血形成血肿。

(四) 闭合伤口

应尽量在无张力状态下，进行伤口皮肤的直接缝合。

(五) 延长调节

骨延长调节应遵循缓慢、逐渐延长的生物学和生物力学原则，术后不应立即延长，一般在术后7~14天肿胀基本消退后开始延长。每侧截骨区每天延长1mm，分3~4次完成，两侧一共延长2mm，注意观察肢端血运及皮肤感觉的变化，根据情况，延长速度可适当放慢。

(六) 嵌合固定

随着长管骨两侧干骺端持续骨延长的逐渐进行，直至骨缺损两骨端最终靠拢。两断端靠拢后，仍继续加压，直至两骨断端完全靠拢，然后加压固定，使骨缺损两骨断端相互嵌合，紧密接触。

(七) 加针固定

若两骨断端靠拢加压时，骨断端有侧方或成角移位，可分别在远近骨段的肢体前面补加两个半针或全针固定，以增强对两骨段的固定强度。

(八) Orthofix 框架固定器 (图19-5~图19-17)

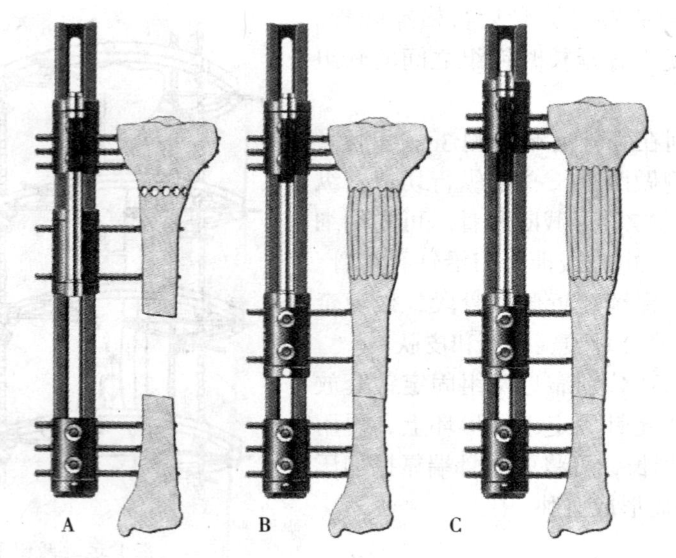

A. 胫骨远端较大缺损，于近端骨干截骨，在适当位置用LRS (50000型) 固定

B. 中间骨段向远端移动直至与远段靠拢

C. 如有指征，可选择向近端延长

注意：切除腓骨至少1cm，远端韧带联合螺钉固定

图19-5 LRS固定器治疗胫骨远端较大缺损

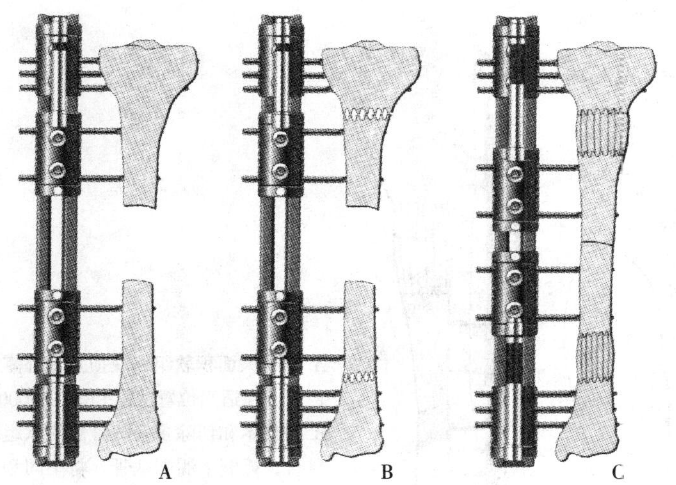

A. 较大的中间骨缺损，在适当部位使用LRS（50000型）
B. 近端和远端截骨
C. 同时将近端和远端迁移至缺损处靠拢
注意：所涉及延长的范围内切除腓骨至少1cm，远侧韧带联合螺钉固定

图 19-6　LRS（50000 型）固定器治疗胫骨中间较大骨缺损

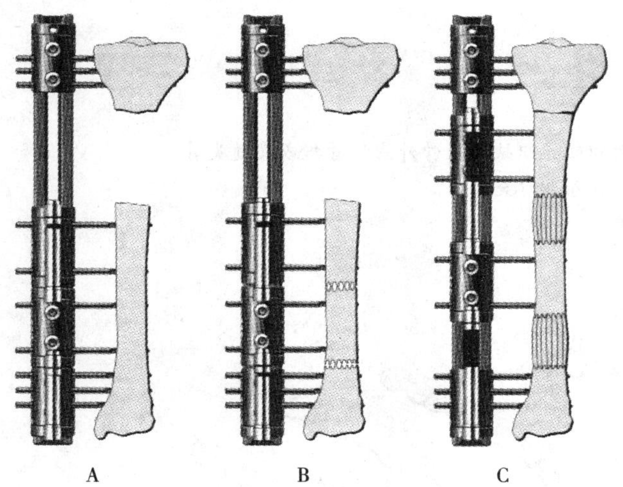

A. 近端较大骨缺损，在适当部位使用LRS（50000型）
B. 在较长的骨段施行两处截骨
C. 同时向近端迁移，并移动内部两个夹子至缺损处靠拢
注意：所涉及延长范围内，切除腓骨至少1cm，远侧韧带联合螺钉固定

图 19-7　LRS（50000 型）固定器治疗胫骨近端较大骨缺损

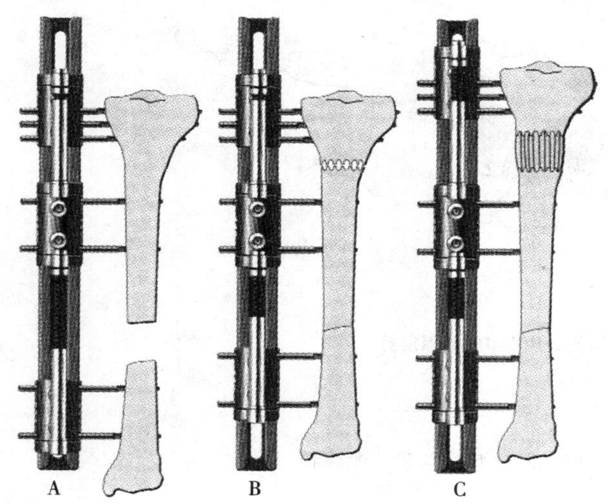

A. 胫骨远端较小缺损，在适当部位用LRS（50000型）
B. 近端截骨，立即在远端和中间夹子之间压缩
C. 在截骨处延长．直至恢复原有长度
注意：移动腓骨段比缺损处至少长1cm，远端韧带联合螺钉固定

图 19-8　LRS（50000 型）固定器治疗胫骨远端较小缺损

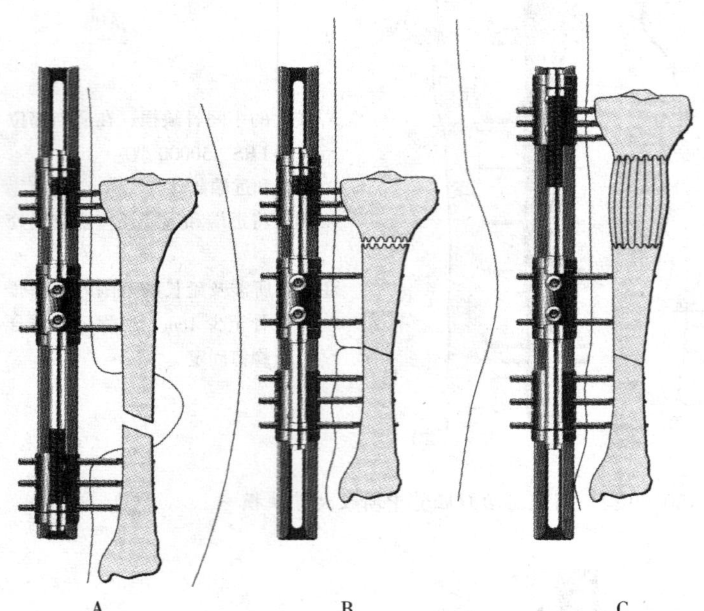

A. 伴有大面积软组织缺损及骨外露的骨折，在适当位置使用 LRS（50000 型）
B. 清创术和切除多余的骨骼使软组织闭合，近侧干骺端截骨，将中间和远端夹子向远端固定
C. 撑开中间和近端夹子间的距离，恢复原来的骨长度

图 19-9 伴有大面积软组织缺损及骨外露的骨折或骨髓炎骨不连接及软组织坏死

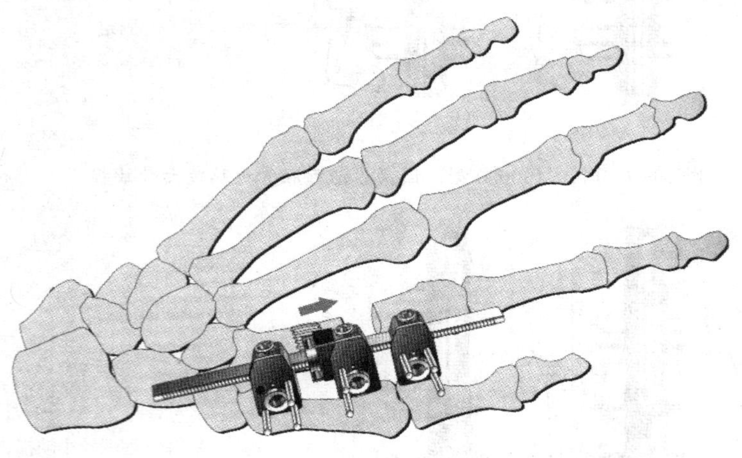

移植骨填充第二掌骨的缺损处用 M400 型固定器
箭头所示是中间夹子移动方向

图 19-10 M400 型固定器治疗第二掌骨骨缺损

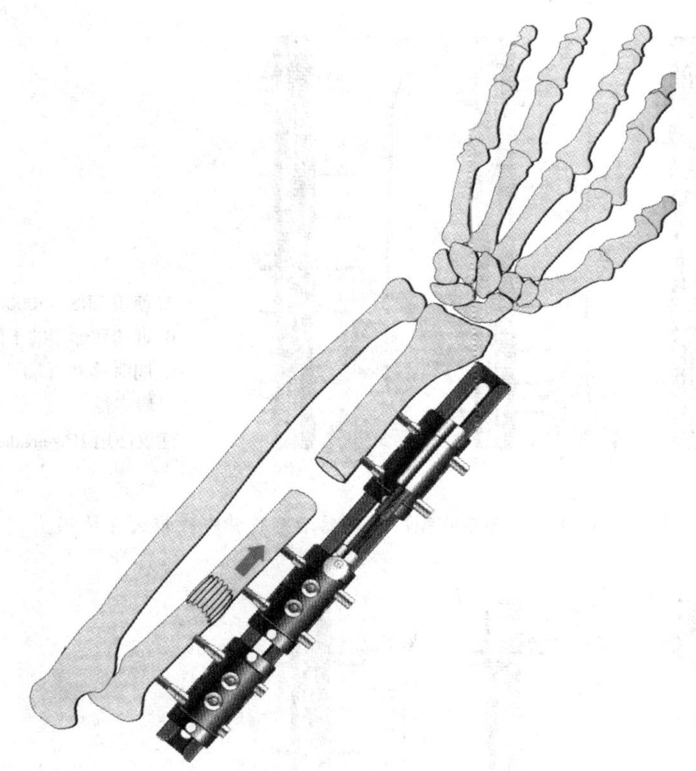

图 19-11　桡骨骨缺损用 55000 型固定器，通过转植骨治疗桡骨缺损

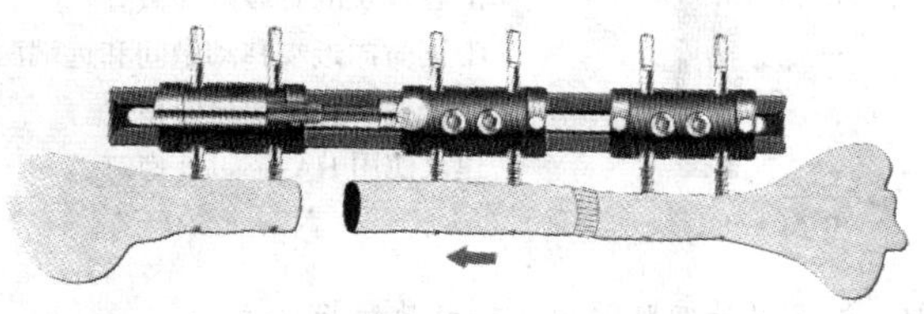

用 55000 型固定器通过移植骨治疗肱骨骨缺损
注意：不要损伤桡神经（所有螺钉打击过程）

图 19-12　55000 型固定器治疗肱骨骨缺损

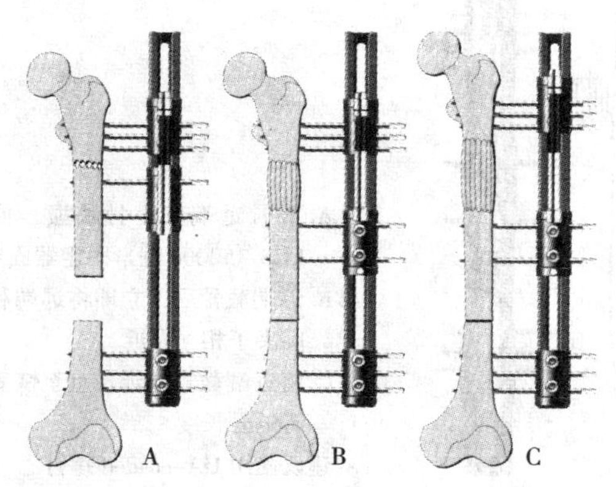

A. 股骨远端较大骨缺损，近侧干骺端截骨使用 LRS（50000 型）固定器
B. 中间段向远侧段移动直至与远段靠拢
C. 如果有特征，可选择性地向近端延长
建议使用 HA-coaded 螺钉

图 19-13　LRS（50000 型）固定器治疗股骨骨缺损

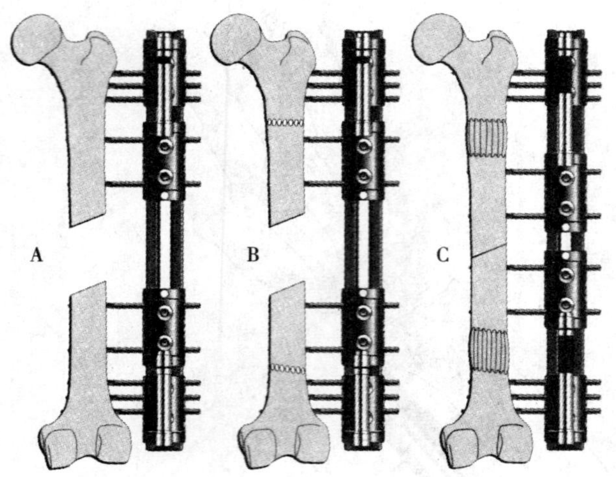

A. 使用 LRS（50000 型）固定器
B. 近端和远端的干骺端截骨
C. 同时移动近端和远端直至两骨段靠拢
建议使用 HA-coaded 螺钉

图 19-14 LRS（50000 型）固定器治疗股骨中段较大骨缺损

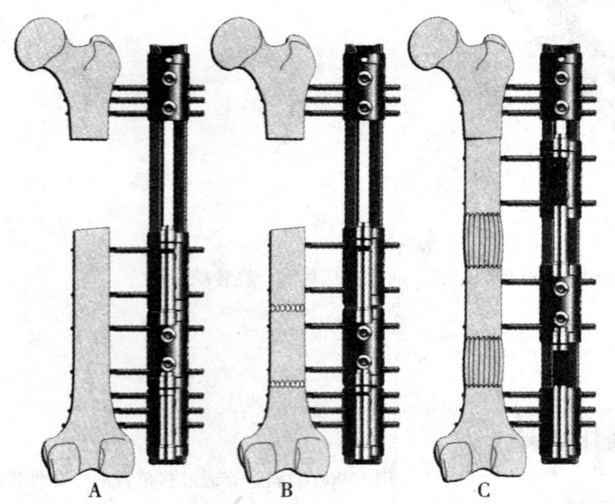

A. 使用 LRS（50000 型）固定器
B. 在较长的骨段两处截骨
C. 同时向近端移动中间和远端两个夹子直至缺损处靠拢
建议使用 HA-coaded 螺钉

图 19-15 LRS（50000 型）固定器治疗股骨近端较大骨缺损

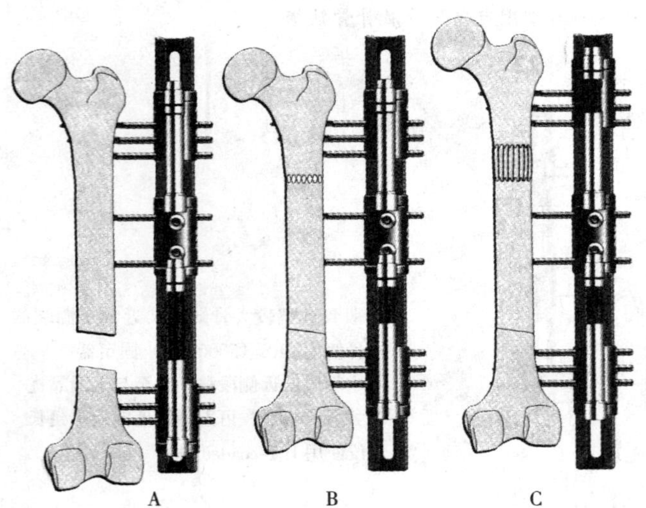

A. 股骨远端较小骨缺损，使用 LRS（50000 型）固定器固定
B. 近端截骨后，立即将远端和中间夹子相互靠近
C. 将近端截骨处延长直至恢复原有的骨长度
建议使用 HA-coaded 螺钉

图 19-16 LRS（50000 型）固定器治疗股骨远端较小骨缺损

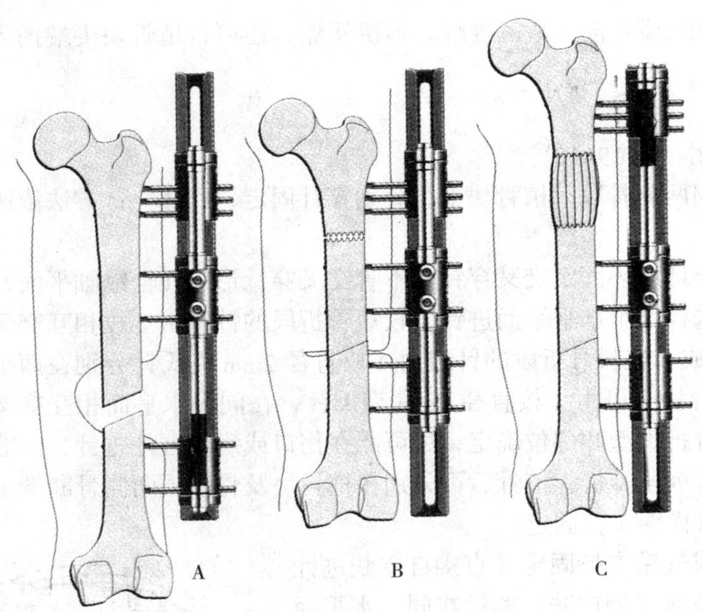

图 19-17　伴有大面积软组织缺损及股骨外露的骨折

六、植骨后框架固定器加压固定术

（一）概　念

同期植骨框架固定器加压固定术的操作步骤简述如下：将骨缺损断端清凿处理后，取髂骨骨块或同侧或对侧腓骨骨段进行植骨，并同时借助框架固定器进行靠拢加压固定。该手术适应证是长管骨中段骨缺损伴患肢短缩，骨缺损率为长管骨正常长度的15%左右。

适用于骨缺损长度在10cm以上，无感染伤口或伤口已经愈合的病例。同期行植骨框架固定器加压固定术，较双骨段干骺端截骨延长病程短，骨愈合较快，病人肢体功能恢复也更快、更好一些。

（二）骨穿针前准备

1. 麻醉与体位：仰卧位。下肢选用硬膜外麻醉或全身麻醉。

2. 止血带：需要手术切开取出内固定物或需手术清除感染病灶者，应尽量在上臂上1/3部位或大腿上1/3部位缚上气囊止血带，便于手术操作。

3. 取出内固定物：先将固定不稳或断裂或松脱的内固定物取出，以利于对骨缺损断端进行必要的清凿和植骨处理。

4. 清理骨缺损断端：对骨缺损断端的切除应尽量保守，单纯骨刀削刮，清除骨缺损断端硬化骨和纤维瘢痕组织，将骨缺损断端髓腔打通，骨断端硬化面用骨凿凿毛糙，对断端稍加修整，使之适应轴向加压固定即可。一般碎骨片应尽可能保留，并给予适当复位。必要时可将骨断端的硬化、坏死部分截除。

5. 冲洗：清理完骨断端后，可用1:1000苯扎溴铵或活力碘溶液浸泡5min，用生理盐水冲洗。然后用3%双氧水浸泡，再用生理盐水冲洗，以减少伤口感染的机会。

6. 不要截断腓骨：若腓骨未断或腓骨断端已愈合，应将完整腓骨保留，以增强胫骨骨缺损植骨固定的稳定性。

7. 植骨嵌合骨断端：根据骨缺损长度，取髂骨植骨。凿取的髂骨长度应较骨缺损长度长2~

3cm，植骨块两端分别与骨缺损两断端嵌合，紧密接触，不留间隙，还可将植骨块尖端插入骨断端髓腔内。

（三）骨穿针技巧

1. 半环槽式框架固定器的应用（图 19–18）

（1）穿固定针：直接在骨缺损两侧骨段和植骨块上，分别穿针固定，具体穿针方法依所用框架固定器的不同而有所不同。

（2）进针平面：因借助水平半环弓环固定交叉穿针，不管交叉穿针形成几个纵轴平面，弓环固定均很方便、可靠。一般只是选择 4 个水平平面进针，较短骨折段的针组由 2 枚相互交叉且在同一水平面的直径 2mm 克氏针组成，较长骨折段的针组由 4 枚直径 2mm 克氏针分别在两个水平平面相互交叉进针，另外，在植骨块上可由 2 枚直径 2mm 克氏针，在同一水平面相互交叉进针固定。具体进针的水平平面根据骨折类型和部位确定，尽可能在伤口或病变区外进针，并能对骨断端有稳定的固定作用。如胫腓骨远段骨折，植骨后可分别在植骨块及骨缺损两侧骨断端中央相互交叉、水平穿入 2 针，再在跟骨横穿 1 针固定。

（3）进针方法：用慢速电钻或气钻夹持固定针直接自皮肤进针点穿入，经双侧骨皮质直至穿出肢体对侧皮肤。两针在同一水平面以相互交叉 25°~45°的角度进针，尽量与骨干长轴保持垂直。若采用两个弓环固定，可分别在远近骨段的肢体前面补加两个半针固定，以增强对骨折端的固定强度。对于斜形、螺旋形和有较大骨折片的骨折，可利用侧方加压器横向穿针加压固定，使斜形断面和较大的骨折片紧密贴合。

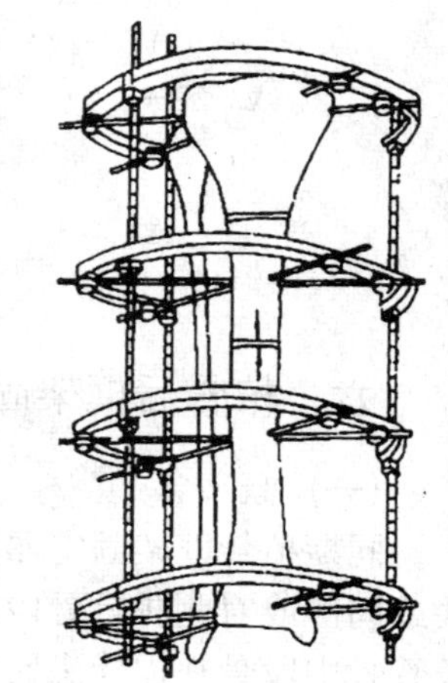

图 19–18 胫骨缺损植骨半环槽式框架固定器固定

2. 双边框架固定器的应用：多用钩槽式框架固定器、组合式框架固定器或 AO 螺纹棒式框架固定器进行加压固定。

（1）穿固定针：靠近干骺端骨缺损的植骨加压固定，固定针均宜从肢体外侧，以水平、垂直于肢体的方向向肢体内侧穿针固定。

（2）进针平面：腿骨近端骨缺损的植骨加压固定，可在股骨骨缺损远侧骨段平行穿入 2 针，骨缺损近侧骨段和植骨块中央各穿入 1 针及股骨远端横行穿入 1 针固定。胫骨中段或中远段骨缺损的植骨加压固定，可在骨缺损近侧骨段，平行穿入 2 根固定针，再在骨缺损远端骨段和植骨块中央各穿入 1 针加压固定，再在跟骨横穿 1 针固定。

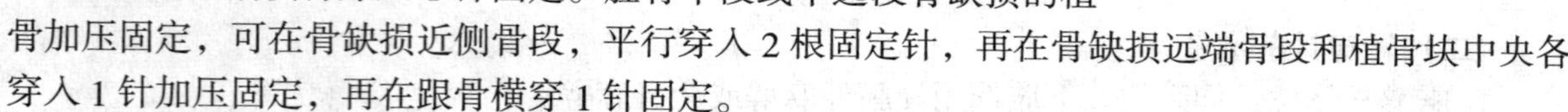

（3）进针方法：选择固定针的合理布局，生物力学测试结果证明，固定针距离骨折线越近即针组间距越小，或同一骨折段的固定针间距即针组内针距越大，骨折固定越稳定。反之，固定针距离骨折线越远即针组间距越大，或针组内针距越小，骨折固定越不稳定。因此，靠近骨折线的固定针距骨折线 2cm 为最佳，针组内针距不小于 5cm，否则骨折由于杠杆原理而固定不稳。

双边框架固定器固定针的布局一般选用平行排列方式，但仍应保持足够的针组内针距及最小的针组间距(图 19–19)。

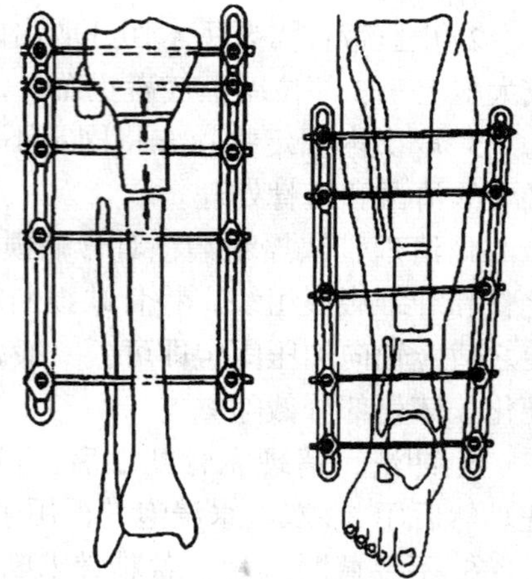

图 19–19 胫骨缺损植骨钩槽式框架固定器固定

（四）安装框架固定器

将靠近骨断端的 2 组固定针靠拢加压固定，加压力量应适中，不应过大。将植骨块的固定针一并固定在同一框架固定器连接杆上。

（五）闭合伤口

为保证伤口一期愈合，应尽量考虑在无张力状况下，进行伤口皮肤的直接缝合。若皮肤缺损过多，患肢局部皮肤血运较差，可考虑采用带蒂皮瓣、带蒂肌皮瓣、交腿皮瓣或行吻合血管的皮瓣移植。

第三节 框架固定器治疗感染性骨缺损

感染性开放骨折，系指创口已发生感染，骨折端部分或全部裸露于创面的一类开放性骨折。此类骨折，由于感染存在，给治疗带来很大困难。一般治疗原则是："先创面，后骨折"。这样做，不仅疗程长，且效果差。以框架固定与中西药物结合进行治疗，既可有效地降低创面的感染程度，使骨折得到较好地固定亦同时愈合，又能明显地缩短疗程，恢复肢体功能。通过本疗法，多能治愈，避免截肢致残之苦。

感染性骨缺损的治疗较为棘手，骨缺损病人的病程都很长，反复多次手术，患肢的功能、骨缺损邻近关节的活动度和血液循环均很差，肌肉萎缩、骨质疏松均较严重，有的伴有神经损伤，有的上下骨折断端萎缩变细，骨折断端浓密硬化死骨堆积，以及大量使用抗生素及大片软组织瘢痕使治疗极为困难。是先处理感染还是先治疗骨折？如何看待肢体短缩？认识上存在很大分歧。传统的治疗方法效果多不满意。

有许多学者认为，感染性长管骨骨缺损多由严重外伤和早期处理不当所致，但感染并非是骨缺损的惟一因素，早期内固定不确实常促使或加重感染，使感染难以控制，骨折不愈合，进而骨断端骨吸收，产生骨缺损。传统的治疗采用分期手术，先控制感染，消灭创面，再治疗骨折，较为复杂，病程较长。理想的治疗应同时兼顾控制感染、消灭创面、骨折固定及均衡肢体长度几个问题，而且上述几方面均相互影响，互相制约。

一、骨穿针前准备

（一）局部感染性伤口的处理

1. 伤口引流：保持引流通畅，使局部急性炎症得到及时处理和控制。坏死组织的清创术，目前仍然是骨髓炎手术的指征。一个常常被疏忽的重要治疗原则是必须清除感染骨内残留的死腔(实际为骨脓肿)。

2. 细菌培养：取伤口脓液及炎性分泌物做细菌培养，并做药物敏感试验，以选择有效的抗生素进行全身给药或局部用药。

3. 伤口冲洗：根据药敏试验结果，选取有效抗生素稀释在生理盐水中，对伤口进行持续冲洗。

4. 充分清创：取出内固定物，在反复冲洗的基础上，仅对骨折端进行适当修整，使之适应轴向加压固定，骨断端的处理不切除硬化的骨质及凿通髓腔。清创完毕后用洗必泰、双氧水反复冲洗、浸泡，最后用等渗盐水冲洗，再次消毒重新铺单。伤口部分闭合引流。待感染静息后再行肢体延长术。

（二）全身给药

根据药敏试验结果，选取有效抗生素静脉滴注。

（三）检查病人全身状况

病人伤口长期反复感染，应检查血常规，了解病人是否有贫血；检查肝肾功能、心电图及肺部情况，确定能否承受手术创伤及输血治疗，能否承受长期治疗疗程的负担。

（四）注意缺损肢体局部状况

(1) 肢体短缩长度，确定是否需要行术前牵引，及需行骨延长的长度，便于确定手术及固定的方式。

(2) 骨缺损的具体部位及周围软组织血运情况，确定是否需要进行皮瓣移植，皮瓣移植的类型。

(3) 骨缺损远近两端骨段的长度及骨质状况，以确定采用外固定器进行截骨延长的时间，确定是同期进行还是延期进行。

(4) 两骨折断端骨萎缩或硬化的长度，以确定是选择加压固定促进愈合的方法，还是选择切除植骨的方法。

(5) 长管骨缺损另一端干骺端的骨质情况，确定干骺端骨骼有无骨质疏松症、骨纤维异常增生症等骨骼病变。

(6) 检查骨骼畸形，确定短缩侧肢体骨骼有无内外翻等骨骼畸形，以便在肢体延长过程中一并进行矫正。

(7) 观察骨髓发育状况。从X线片上观察骨髓发育是否良好，骨髓线是否清晰，骨骺有无损伤，是否即将闭合或已有部分闭合，以确定肢体适当的延长长度。

(8) 长管骨局部骨质疏松的程度，以补充治疗骨质疏松的药物，注意避免发生病理性骨折。

（五）了解对侧肢体状况

有时可能需要行对侧肢体游离皮片移植或交腿皮瓣移植，或取对侧腓骨移植。因此，应了解对侧肢体的皮肤有无瘢痕，血运是否良好，骨骼是否完整正常等。

（六）功能锻炼

对于骨缺损邻近关节活动明显受限，肌肉明显萎缩的病人，术前应鼓励病人进行关节活动锻炼，改善肌肉萎缩。必要时可借助CPM功能锻炼器帮助关节活动，增大活动范围，改善局部血液循环。

（七）制订详细、周密的治疗计划

治疗计划包括手术切口、植骨范围、皮瓣修复、固定方法以及加压固定和截骨延长同期或延期进行的可能性。

二、框架固定器加压固定同期骨延长术

（一）概　念

利用固定器对长管骨一端骨缺损进行靠拢加压固定，此时肯定会出现肢体短缩；可同时在长管骨另一端的干骺端进行截骨延长，利用同一固定器进行持续性骨延长调节，以达到加压固定治愈缺损，同时又矫正肢体短缩，可谓“一举两得”。

固定器技术将骨延长术和骨断端间加压外固定相结合，不植骨修复骨缺损，骨延长区和骨断端间加压区，依靠加压和持续缓慢延长，借助自身的再生修复能力使骨不连愈合，并成功地恢复肢体正常长度，而无需植骨。这十分适用于四肢长管骨感染性骨缺损的治疗，可以免除植骨感染的危险。

在感染性骨缺损断端间加压外固定的同时或延期进行骨延长术是否会导致延长区感染是众所关注的问题，在牢固可靠的框架固定器、充分的引流和术后有效抗生素治疗条件下，感染均能迅速被控制，伤口也能很快愈合。

感染性骨缺损固定器加压固定同期骨延长术的操作步骤简述如下：将感染病灶清创处理，再将骨缺损断端清凿处理后，直接对位加压框架固定，同期在长管骨另一骨端行骨骺牵伸或干骺端-骨干皮质“Z”形截骨或干骺端截骨术，然后再逐渐延长以恢复患肢长度。伤口安放闭式冲

洗引流管。骨骺牵伸延长仅适用于年龄在 13 岁以上的青少年，骨骺板尚未闭合而即将闭合前 1~2 年，是最适合做骨骺牵伸延长的年龄。年龄较小的儿童，可选择干骺端–骨干皮质“Z”形截骨或干骺端截骨延长术。

（二）骨穿针前准备

1. 麻醉与体位：仰卧位。下肢选用硬膜外麻醉或全身麻醉。

2. 止血带：需要手术切开取出内固定物，需要手术清除感染病灶，因此，应尽量在上臂上 1/3 部位或大腿上 1/ 3 部位缚上气囊止血带，便于手术操作。

3. 固定针的选择：因患侧骨骼细小，骨骺侧干骺端短小，应选用直径 3mm 以下的克氏针作为固定针，一般多选用直径 2mm 克氏针作为固定针。

4. 取出内固定物：先将固定不稳或断裂或松脱的内固定物取出，以利于清除感染病灶，及对骨缺损断端进行必要的清除和植骨处理。

5. 清除感染病灶：清创术是处理感染性长管骨骨缺损的关键，对坏死和感染的组织清除要彻底，止血要充分，引流要通畅。用氯己定或 1:1000 苯扎溴铵或活力碘溶液反复冲洗、浸泡，再用大量等渗盐水清洗，以提高伤口的清洁度。对于内固定物及骨缺损断端外露或有伤口感染的病例，应按一定操作顺序进行严格、细致地清创处理，根据解剖层次，由外至内、由浅入深地逐层清创，如按皮肤→皮下组织→筋膜→肌肉→骨骼的顺序。若创面较大，可以从上至下或由下而上依次进行。凡丧失生活能力的肌肉及明显感染的肌肉均应切除，如肌肉形态和色泽有改变，刺激不收缩，切割不出血，均应切除。凡窦道周围的皮肤、皮下组织和肌肉等，均应切除一圈，至少应切去约 0.5cm 的宽度。骨质外露的部分，应利用周围的肌肉转移覆盖，若肌肉缺损过大，不能直接覆盖，在清创很彻底、骨折固定很坚强的基础上，可以考虑一期行肌皮瓣转移。

骨缺损断端的切除应尽量保守，污染不严重者，单纯骨刀刮除即可，对骨缺损断端稍加修整，使之适应轴向加压固定。一般碎骨片应尽可能保留，并给予适当复位；若污染严重且游离的骨片，清创后骨片用 1:1000 苯扎溴铵浸泡 10min 后，放回原处，以免造成大块骨缺损或肢体短缩畸形。表层骨骼有发黑坏死者，可予以刮除。

6. 冲洗：清创完毕后，可用 1:1000 苯扎溴铵或活力碘溶液浸泡 5min，用生理盐水冲洗。然后用 3%双氧水浸泡，再用生理盐水冲洗，以减少厌氧菌感染的机会。如此反复冲洗、浸泡数次，尽量减少感染复发的机会。

冲洗完毕后，重新换铺无菌巾，清创时用的器械经苯扎溴铵浸泡后再用，医生更换无菌手套，从而为骨组织修复和闭合创面打下良好基础。

7. 清除骨缺损断端硬化骨和纤维瘢痕组织：将骨缺损断端髓腔打通，骨断端硬化面用骨凿凿毛糙，必要时将硬化、坏死的骨折断端截除。

8. 截断腓骨：若腓骨未断或腓骨断端仍比胫骨断端长，应将腓骨截除一段，其截除长度应比胫骨骨缺损长 3~4cm，以便于胫骨骨断端接触加压固定。

（三）骨穿针技巧

在骨缺损两侧骨段分别穿针固定，具体穿针方法依所用框架固定器的不同而有所不同。目前，国内主要用半环槽式框架固定器进行加压固定及同期肢体延长。以下以股骨骨缺损半环槽式框架固定器的应用为例，介绍其具体操作方法。

1. 进针平面：因借助水平半环弓固定交叉穿针，不管交叉穿针形成几个纵轴平面，半环弓固定均很方便、可靠。一般先选择两个水平平面进针，较短骨折段的针组由两根相互交叉且在同一水平面的直径 2mm 克氏针组成，较长骨折段的针组由两根直径 2mm 克氏针在同一水平平面相互交叉进针。具体进针的水平平面根据骨折类型和部位确定，尽可能在伤口或感染病灶区外进针，并能对骨折端有稳定的固定作用。如胫腓骨中远 1/3 段骨缺损，而应在胫腓骨近侧干骺端截骨延长肢体，可分别在远侧骨缺损两侧骨段交叉穿两组固定针进行固定。也可再在跟骨横穿 1 针加强对远侧断端的固定。

2. 进针方法：用慢速电钻或气钻夹持固定针直接自皮肤进针点穿入，经双侧骨皮质直至穿出肢体对侧皮肤。两针在同一水平面以相互交叉 25°~45°的角度进针，尽量与骨干长轴保持垂直。对靠近干骺端且有明显的骨质疏松者，可适当增加穿针的角度，增加固定的稳定性。若采用两个弓形环固定，可分别在远近骨折段的肢体前面补加两个半针固定，以增强对骨折端的固定强度。对于斜形、螺旋形和有较大骨折片的骨缺损，可利用侧方加压器横向穿针加压固定，使斜形断面和较大的骨折片紧密贴合。术中直视下将骨缺损两侧骨断端紧密加压靠拢，相互嵌合。

胫骨近端骨缺损的加压固定，可在胫骨骨缺损远近两侧分别交叉钻入两组针进行固定，必要时再在股骨远端横行钻入 1 针固定。股骨中段或中远段骨缺损的加压固定，可在骨缺损两侧，分别交叉穿入两组固定针，两组固定针至少应距骨折断端 3~5cm，即靠近骨折断端的固定针之间的距离（针组间距）不应小于 6cm，以便于固定针靠拢加压。胫骨远端骨缺损的加压固定，可在骨缺损远近两侧分别交叉穿入两组针，再在跟骨横行钻入 1 针固定。

3. 安装框架固定器：直视下将骨缺损两骨断端相互嵌合，紧密接触，不留间隙，还可将一骨尖端插入另一侧骨髓腔内。将靠近骨缺损的两组固定针靠拢加压固定，加压力量应适中，不应过大。在距肢体 3cm 处，将两个连接杆分别紧靠肢体内外两组针，将各固定针固定于连接杆上。

4. 截骨延长术：患肢长度重建有利于最大限度恢复肢体功能，如果长管骨一端骨缺损部位靠拢加压固定后，肢体缩短超过 3cm，可同时在长管骨另一端干骺端进行截骨，可根据情况同期或延期进行骨延长术。骨延长术应遵循缓慢、逐渐延长的生物学和生物力学原则，术后不应立即延长，一般在术后 7~14 天肿胀基本消退后开始延长，并扶拐下床部分负重活动。

(1) 胫骨近侧干骺端截骨延长术：多用于胫骨中段或远侧骨缺损，两骨断端靠拢加压固定后的截骨延长。

①穿固定针：由上至下水平穿叉穿两组针。第 1 组两针分别在骺板下 1cm 水平，从肢体前外侧和后外侧水平交叉贯穿两针，其中一针必须先穿经腓骨小头后再穿入胫骨。第 2 组两针分别在胫骨近中段交界处或胫骨中央水平，从前外侧和后外侧水平交叉贯穿两针，其中一针必须先穿经腓骨后再横穿胫骨。在两组固定针之间留有一定距离，便于骨延长时针组之间的软组织有更多的缓冲余地。

②胫骨近侧干骺端截骨：分别在胫骨前嵴外侧 3cm 和胫骨内后缘，自胫骨关节面下 2cm 向远侧做两个长 5cm 纵行切口，纵行切开骨膜，并做环形剥离，前后向“Z”形截断胫骨。可先用细钻头沿截骨线钻几个孔，然后用气锯、电锯或薄骨刀沿钻孔截骨。截骨时注意将髌韧带附着的胫骨结节保留在近侧截骨段，以免牵伸引起髌韧带痉挛，影响骨骼延长。然后缝合骨膜、皮下和皮肤。

③安装骨延长器：将 2 个弓形环分别靠近两组固定针套放于肢体上，在距肢体 3cm 处，将各固定针固定于弓形环上，再与加压固定的 3 根螺纹连接杆连接固定起来。术中不作延长，可将两截骨端靠拢加压固定，起止血作用，可防止截骨面渗血形成血肿。

(2) 胫骨远侧干骺端截骨延长术：多用于胫骨近段骨缺损，两骨断端靠拢加压固定后的截骨延长。

①穿固定针：由上至下水平交叉穿三组针。第 1 组两针分别在胫骨中央水平，从肢体前外侧和后外侧水平交叉贯穿两针，其中一针必须先穿经腓骨后再横穿胫骨，以保证胫腓骨近端同步延长。第 2 组一针在胫骨远端关节面近侧 2cm 水平，从肢体前外侧和后外侧水平交叉穿针，其中一针需先穿经腓骨远段后再穿入胫骨，以保证胫腓骨远端同步延长。第 3 组一针自内踝尖与跟骨后下缘连线的中点，由内向外侧进针横穿跟骨，可预防胫骨延长引起的跟腱挛缩及足下垂畸形。

在第 1 组固定针与第 2 组固定针之间留有一定距离，便于骨延长时针组之间的软组织有更多的缓冲余地。

②胫骨远侧干骺端截骨：在胫骨前嵴外侧 3cm 处，自胫骨远侧关节面上 5cm 向远侧做一长 5cm 纵行切口，纵行切开骨膜，并做环形剥离，在胫骨关节面近侧 3cm 处横形或“Z”形截断胫骨。可先用细钻头沿截骨线钻几个孔，然后用气锯、电锯或薄骨刀沿钻孔截骨。缝合骨膜、皮下和皮肤。

③安装框架固定器：将 3 个弓形环分别靠近 3 组固定针套放于肢体上，在距肢体 3cm 处，将各固定针固定于弓环上，再与加压固定的 3 根螺纹连接杆连接固定起来。术中不作延长，可将两截骨端靠拢加压固定，起止血作用，可防止截骨面渗血形成血肿。

（四）皮瓣移植

切除皮肤及软组织的窦道，皮肤有宽而深的瘢痕或皮肤很薄且有瘢痕，血运极差者，应切除瘢痕，进行皮片或皮瓣移植，以增加血运，并使植骨区有良好的皮肤覆盖。根据局部软组织情况，应尽量选用方法较为简便、创伤较小的修复皮肤缺损的方法。

(1) 首先尽量考虑在无张力状况下，进行伤口皮肤的直接缝合。

(2) 若皮肤缺损过多，可考虑在肉芽创面行游离皮片移植或利用肌肉、筋膜等软组织覆盖骨骼、肌腱、神经等，然后再在其浅层行游离皮片移植。

(3) 若利用肌肉、筋膜等软组织也难以覆盖骨骼、肌肉神经等，可考虑行局部推移或转移皮瓣移植。

(4) 若患肢局部皮肤血运较差，可考虑采用带蒂皮瓣、带蒂肌皮瓣、交腿皮瓣，或行吻合血管的皮瓣移植。

（五）闭合伤口

为保证伤口内不积存分泌物，仅可部分闭合伤口，保持伤口引流通畅，放置负压吸引或安放导管进行持续灌洗。

（六）腓骨再次截骨

由于腓骨愈合较快，有时需再次截除腓骨，以便于加压促进胫骨骨折断端尽快愈合。因此，在加压治疗胫骨骨不连时，腓骨截骨应多一些，以便于胫骨骨折断端靠拢加压。对胫骨骨缺损的病人，腓骨若已愈合，将会阻碍胫骨骨断端加压外固定者，于骨缺损平面避开感染灶斜形切断腓骨，或根据骨缺损的长短将腓骨适当截除，其长度应超过骨缺损的长度。

三、框架固定器加压固定延期骨延长术

（一）概　念

适用于骨缺损较大，而伤口感染十分严重者，经切开引流、伤口冲洗及静脉滴注抗生素治疗，急性炎症仍难以控制的病例。一般可先行严格细致的清创及骨缺损断端靠拢加压固定，消灭感染伤口，待感染得到控制，伤口愈合后，再延期进行骨延长术。这样感染容易得到控制，骨延长区也可避免感染，较为安全一些。彻底清创及牢稳固定后，伤口感染一般均能很快得到控制，在清创后对裸露的骨断端应用有良好血供的软组织覆盖保护。在清除死骨及行骨缺损断端间加压外固定后，局部的软组织均较为松弛，创面也明显缩小，其修复多无困难。

感染性骨缺损框架固定器加压固定延期骨延长术的操作步骤简述如下：将感染病灶清创处理，再将骨缺损断端清凿处理后，直接对位加压固定。待感染得到控制，伤口愈合后，在长管骨另一骨端行骨髓牵伸或干骺端—骨干皮质“Z”形截骨或干骺端截骨术，逐渐延长肢体以恢复患肢长度。骨骺牵伸延长仅适用于年龄在 13 岁以上的青少年，骨骺板尚未闭合而即将闭合前 1~2 年，是最适合做骨骼牵伸延长的年龄。年龄较小的儿童，可选择干骺端-骨干皮质“Z”形截骨

或干骺端截骨延长术。

（二）骨穿针前准备

1. 麻醉与体位：仰卧位。下肢选用硬膜外麻醉或全身麻醉。

2. 止血带：需要手术切开取出内固定物，需要手术清除感染病灶者，应尽量在上臂上 1/3 部位或大腿上 1/3 部位缚上气囊止血带，便于手术操作。

3. 取出内固定物：先将固定不稳或断裂或松脱的内固定物取出，以利于清除感染病灶，及对骨缺损断端进行必要的清除和植骨处理。

4. 清除感染病灶：清创术是处理感染性长管骨骨缺损的关键，对坏死和感染的组织清除要彻底，止血要充分，引流要通畅。用 1:1000 苯扎溴铵或活力碘溶液及 3%双氧水反复冲洗后，再浸泡 5min，然后用大量生理盐水冲洗，有利于彻底清除感染病灶。对于内固定物及骨缺损断端外露的病例，应按一定操作顺序进行严格、细致地清创处理，由外至内、由浅入深地逐层清创。若伤面较大，可以从上至下或由下而上依次进行。凡丧失生活能力的肌肉，均应切除，如肌肉形态和色泽有改变，刺激不收缩，切割不出血，均应切除。凡窦道周围的皮肤、皮下组织和肌肉等，均应切除一圈，至少应切去约 0.5cm 的宽度。骨质外露的部分，应利用周围的肌肉转移覆盖，若肌肉缺损过大，不能直接覆盖，在清创很彻底、骨折固定很坚强的基础上，可以考虑一期行肌皮瓣转移。

骨缺损断端的切除应尽量保守，污染不严重者，单纯骨刀刮除即可，对骨缺损断端稍加修整，使之适应轴向加压固定。一般碎骨片应尽可能保留，并给予适当复位；若污染严重且游离的骨片，清创后骨片用 1:1000 苯扎溴铵浸泡 10min 后，放回原处，以免造成大块骨缺损或肢体短缩畸形。表层骨骼有发黑坏死者，可予以刮除。但坏死、硬化的骨端，也可切除后进行髂骨移植。

5. 冲洗：清创完后，再用 1:1000 苯扎溴铵或活力碘溶液浸泡 5min，用生理盐水冲洗。然后用 3%双氧水浸泡，再用生理盐水冲洗，以减少厌氧菌感染的机会。如此反复冲洗、浸泡数次，尽量减少感染复发的机会。

冲洗完毕后，重新换铺无菌巾，清创时用的器械经苯扎溴铵浸泡后再用，医生更换无菌手套，从而为骨组织修复和闭合创面打下良好基础。

6. 清除骨缺损断端硬化骨和纤维瘢痕组织：将骨缺损断端髓腔打通，骨缺损断端硬化面用骨凿凿毛糙，必要时将骨缺损断端的硬化、坏死部分截除。

7. 截断腓骨：若腓骨未断或腓骨断端仍比胫骨断端长，应将腓骨截除一段，以便于胫骨断端接触加压固定。

（三）骨穿针技巧

以半环槽式框架复位固定器的应用为例。

穿固定针：直接在骨缺损两侧骨段分别穿针固定，具体穿针方法依所用固定器的不同而有所不同。

1. 进针平面：因借助水平半弓形环固定交叉穿针，不管交叉穿针形成几个纵轴平面，弓形环固定均很方便、可靠。一般只选择 3 个水平平面进针，较短骨折段的针组由 2 枚相互交叉且在同一水平面的直径 2mm 克氏针组成，较长骨折段的针组由 4 枚直径 2mm 克氏针分别在 2 个水平平面相互交叉进针。具体进针的水平平面根据骨缺损类型和部位确定，尽可能在伤口或病变区外进针，并能对骨断端有稳定的固定作用。如胫腓骨远段骨折，或在胫腓骨远端干骺端截骨延长肢体，可分别在远近两侧骨折段或截骨段中央相互交叉、水平穿入 2 针，再在跟骨横穿 1 针固定。

2. 进针方法：用慢速电钻或气钻夹持固定针直接自皮肤进针点穿入，经双侧骨皮质直至穿出肢体对侧皮肤。两针在同一水平面以相互交叉 25°~45°的角度进针，尽量与骨干长轴保持垂直。若采用两个弓形环固定，可分别在远近骨折段的肢体前面补加两个半针固定，以增强对骨折端的固定强度。对于斜形、螺旋形和有较大骨折片的骨折，可利用侧方加压器横向穿针加压固定，使斜形断面和较大的骨折片紧密贴合。

以双边框架固定器为例。

(1) 进针平面：在我国多用钩槽框架固定器和组合式框架固定器进行加压固定。靠近干骺端骨不连的加压固定，固定针均宜从肢体外侧，以水平、垂直于肢体的方向向肢体内侧进针。

(2) 进针方法：胫骨近端骨缺损的靠拢加压固定，可在胫骨缺损区远近两侧骨段分别钻入两针固定，也可再在股骨远端横穿 1 针固定。胫骨中段或中远段骨缺损的靠拢加压固定，可在骨缺损区两侧骨段，分别穿入两根固定针，靠近骨折断端的两固定针应距骨断端 3~5cm，即靠近骨折断端的两固定针之间的距离（针组间距），不应小于 6cm；同一骨折段两固定针的距离即针组内针距，不应小于 5cm。胫骨远端骨缺损的靠拢加压固定，可在骨缺损区近侧骨段钻入两针，在骨缺损区远侧骨段钻入 1 针，再在跟骨横穿 1 针固定。

(3) 安装框架固定器：将胫骨两骨缺损断端相互嵌合，紧密接触，不留间隙，还可将一骨尖端插入另一侧骨髓腔内。将靠近骨折线的两固定针靠拢加压固定，加压力量应适中，不应过大。远离骨折线的两固定针，可置于中立位或少许向骨折端靠拢加压，然后固定。

（四）皮瓣移植

切除皮肤及软组织的窦道，皮肤有宽而深的瘢痕或皮肤很薄且有瘢痕，血运极差者，应切除瘢痕，进行皮片或皮瓣移植，以增加血运，并使植骨区有良好的皮肤覆盖。许建中等在临床观察发现，贴骨瘢痕并不阻碍加压外固定时骨断端的愈合。因此，一般不应对贴骨瘢痕进行处理。根据局部软组织情况，应尽量选用方法较为简便、创伤较小的修复皮肤缺损的方法。

(1) 首先尽量考虑在无张力状况下，进行伤口皮肤的直接缝合。

(2) 若皮肤缺损过多，可考虑在肉芽创面行游离皮片移植。或利用肌肉、筋膜等软组织覆盖骨骼、肌腱、神经等，然后再在其浅层行游离皮片移植。

(3) 若利用肌肉、筋膜等软组织也难以覆盖骨骼、肌腱、神经等，可考虑行局部推移或转移皮瓣移植。

(4) 若患肢局部皮肤血运较差，可考虑采用带蒂皮瓣、带蒂肌皮瓣、交腿皮瓣，或行吻合血管的皮瓣移植。

（五）闭合伤口

为保证伤口内不积存分泌物，仅可部分闭合伤口，保持伤口引流通畅，放置负压吸引或安放导管进行持续灌洗。

（六）骨延长术

如果骨缺损断端紧密靠拢加压后，肢体缩短超过 3cm，可待伤口感染得到控制，伤口顺利愈合后，再考虑在骨缺损的另一侧干骺端进行延期骨延长术。骨延长术应遵循缓慢、逐渐延长的生物学和生物力学原则，术后不应立即延长，一般在术后 7~14 天肿胀基本消退后开始延长，并扶拐下床部分负重活动。

1. 胫骨近侧干骺端截骨延长术：多用于胫骨中段或远侧骨缺损，两骨断端靠拢加压固定后的截骨延长。由上至下平行穿两组针，第 1 组两针可在胫骨近端骨骺或骺板下 1cm 水平，从肢体前外侧和后外侧水平交叉贯穿两针，其中一针必须先穿经腓骨小头后再穿入胫骨。第 2 组两针分别在胫骨中央或中远 1/3 交界水平，从肢体前外侧和后外侧水平交叉贯穿 2 针，其中一针必须先穿经腓骨后再横穿胫骨。在两组固定针之间留有一定距离，便于骨延长时针组之间的软组织有更多的缓冲余地。

胫骨近侧干骺端截骨：分别在胫骨前嵴外侧 3cm 和胫骨内后缘，自胫骨关节面下 2cm 向远侧做两个长5cm纵行切口，纵行切开骨膜，并做环形剥离，前后向“Z”形截断胫骨。可先用细钻头沿截骨线钻几个孔，然后用气锯、电锯或薄骨刀沿钻孔截骨。截骨时注意将髌韧带附着的胫骨结节保留在近侧截骨段，以免牵伸引起髌韧带痉挛，影响骨骼延长。缝合骨膜、皮下和皮肤。

2. 胫骨远侧干骺端截骨延长术：多用于胫骨近段骨缺损，两骨断端靠拢加压固定后的截骨延长。由上至下平行交叉穿3组针，第1组两针分别在胫骨中近1/3交界和胫骨中央水平，从外侧向内侧水平平行贯穿2针，其中胫骨中近1/3交界处一针必须先穿经腓骨后再横穿胫骨，以保证胫腓骨近端同步延长。第2组一针在胫骨远端关节面上方2cm水平，从外侧向内侧水平平行穿针，必须先穿经腓骨远段后再穿入胫骨，以保证胫腓骨远端同步延长。第3组一针自内踝尖与跟骨后下缘连线的中点，由内向外侧进针横穿平行跟骨，可预防胫骨延长引起的跟腱挛缩及足下垂畸形。

胫骨远侧干骺端截骨：在胫骨前嵴外侧3cm处，自胫骨远侧关节面上5cm向远侧做一个长5cm纵行切口，纵行切开骨膜，并做环形剥离，在胫骨关节面近侧3cm处横形或“Z”形截断胫骨。可先用细钻头沿截骨线钻几个孔，然后用气锯、电锯或薄骨刀沿钻孔截骨。缝合骨膜、皮下和皮肤。

3. 安装框架固定器：将靠近截骨线的两组骨延长固定针，也固定在靠拢加压固定的同一框架固定器连接杆上。在距肢体3cm处，将两个连接杆分别紧靠肢体内外两组针，将各固定针固定于连接杆上。术中不作延长，可将两截骨端靠拢加压固定，起止血作用。

（七）腓骨再次截骨

由于腓骨愈合较快，有时需再次截除腓骨，以便于加压促进胫骨骨折断端尽快愈合。因此，在加压治疗胫骨骨不连时，腓骨截骨应多一些，以便于胫骨骨折断端靠拢加压。

四、植骨后框架固定器加压固定

（一）概　念

适用于骨缺损长度在10cm以上，感染伤口经切开引流、伤口冲洗及静脉滴注抗生素治疗，急性炎症得以控制，伤口无脓性分泌物，伤口几近愈合或已经愈合的病例。可考虑行清创术后，同期行植骨框架固定器加压固定术。这样较延期干骺端截骨延长病程短，骨愈合较快，病人肢体功能恢复也更快、更好一些。

感染性骨缺损植骨后框架固定器加压固定术的操作步骤简述如下：将感染病灶清创处理，再将骨缺损断端清凿处理后，取髂骨骨块或同侧腓骨或对侧腓骨进行植骨，对位加压框架固定。

（二）骨穿针前准备

1. 麻醉与体位：仰卧位。下肢选用硬膜外麻醉或全身麻醉。

2. 止血带：需要手术切开取出内固定物，且手术清除感染病灶，应尽量在上臂上1/3部位或大腿上1/3部位缚上气囊止血带，便于手术操作。

3. 取出内固定物：先将固定不稳或断裂或松脱的内固定物取出，以利于清除感染病灶，及对骨缺损断端进行必要的清除和植骨处理。

4. 清除感染病灶：清创术是处理感染性长管骨骨缺损的关键，对坏死和感染的组织清除要彻底，止血要充分，引流要通畅。用1:1000苯扎溴铵或活力碘溶液及3%双氧水反复冲洗，浸泡5min后，再用大量生理盐水清洗，有利于预防伤口感染的复发。对于内固定物及骨缺损断端外露，伴伤口感染的病例，应按一定操作顺序进行严格、细致地清创处理，由外至内、由浅入深地逐层清创。若伤面较大，可从上至下或由下而上依次进行。凡丧失生活能力的肌肉，均应切除，如肌肉形态和色泽有改变，刺激不收缩，切割不出血，均应切除。凡窦道周围的皮肤、皮下组织和肌肉等，均应切除一圈，至少应切除约0.5cm的宽度。骨折端的切除应尽量保守，污染不严重者，单纯骨刀刮除即可，对骨缺损断端稍加修整，使之适应轴向加压固定。一般碎骨片应尽可能保留，并给予适当复位；若污染严重且游离的骨片，清创后骨片用1:1000苯扎溴铵浸泡10min后，放回原处，以免造成大块骨缺损或肢体短缩畸形。表层骨骼有发黑坏死者，可予以刮除。但坏死、硬化的骨端，也可切除后进行髂骨移植。

骨质外露的部分，应利用周围的肌肉转移覆盖，若肌肉缺损过大，不能直接覆盖，在清创很彻底，骨折固定很坚强的基础上，可以考虑一期行肌皮瓣转移。

5. 冲洗：清创完毕后，可用1:1000苯扎溴铵或活力碘溶液浸泡5min，用生理盐水冲洗。然后用3%双氧水浸泡，再用生理盐水冲洗，以减少厌氧菌感染的机会。如此反复冲洗、浸泡数次，尽量减少感染复发的机会。

冲洗完毕后，重新换铺无菌巾，清创时用的器械经苯扎溴铵浸泡后再用，医生更换无菌手套，从而为骨组织修复和闭合创面打下良好基础。

6. 清除骨缺损断端硬化骨和纤维瘢痕组织：将骨缺损断端髓腔打通，骨断端硬化面用骨凿凿毛糙，必要时将硬化、坏死的骨折断端截除。

7. 不要截断腓骨：若腓骨未断或腓骨断端已愈合，应将完整腓骨保留，以增强胫骨骨缺损植骨固定的稳定性。

8. 植骨嵌合骨折断端：根据骨缺损长度，取髂骨植骨。凿取的髂骨长度应较骨缺损长度长2~3cm，植骨块两端分别与骨缺损两断端嵌合，紧密接触，不留间隙，还可将植骨块尖端插入骨断端髓腔内。

（三）骨穿针技巧

以半环槽式框架固定器为例。

穿固定针：直接在骨缺损两侧骨段和植骨块上，分别穿针固定，具体穿针方法依所用框架固定器的不同而有所不同。

1. 进针平面：因借助水平半环弓环固定交叉穿针，不管交叉穿针形成几个纵轴平面，弓环固定均很方便、可靠。一般只是选择4个水平平面进针，较短骨折段的针组由2枚相互交叉且在同一水平面的直径2mm克氏针组成，较长骨折段的针组由4枚直径2mm克氏针分别在两个水平平面相互交叉进针，另外，在植骨块上可由2枚直径2mm克氏针，在同一水平面相互交叉进针固定。具体进针的水平平面根据骨折类型和部位确定，尽可能在伤口或病变区外进针，并能对骨断端有稳定的固定作用。

2. 进针方法：用慢速电钻或气钻夹持固定针直接自皮肤进针点穿入，经双侧骨皮质直至穿出肢体对侧皮肤。两针在同一水平面以相互交叉25°~45°的角度进针，尽量与骨干长轴保持垂直。若采用两个弓形环固定，可分别在远近骨折段的肢体前面补加两个半针固定，以增强对骨折端的固定强度。对于斜形、螺旋形和有较大骨折片的骨折，可利用侧方加压器横向穿针加压固定，使斜形断面和较大的骨折片紧密贴合。

以双边框架固定器为例。

多用钩槽式框架固定器、组合式框架固定器或AO螺纹棒式框架固定器进行加压固定。靠近干骺端骨缺损的植骨加压固定，固定针均宜从肢体外侧，以水平、垂直于肢体的方向向肢体内侧穿针固定。

胫骨近端骨缺损的植骨加压固定，可在胫骨骨缺损远侧骨段平行穿入2针，骨缺损近侧骨段和植骨块中央各穿入1针，及股骨远端横行穿入1针固定。胫骨中段或中远段骨缺损的植骨加压固定，可在骨缺损近侧骨段，平行穿入2枚固定针，再在骨缺损远端骨段和植骨块中央各穿入1针加压固定，再在跟骨横穿1针固定。

选择固定针的合理布局：根据生物力学测试结果证明，固定针距离骨折线越近即针组间距越小，或同一骨折段的固定针间距即针组内针距越大，骨折固定越稳定。反之，固定针距离骨折线越远即针组间距越大，或针组内针距越小，骨折固定越不稳定。因此，靠近骨折线的固定针距骨折线 2cm 为最佳，针组内针距不小于 5cm，否则骨折由于杠杆原理而固定不稳。

双边框架固定器固定针的布局一般选用平行排列方式，但仍应保持足够的针组内针距及最小的针组间距。

（四）安装框架固定器

将靠近骨缺损的 2 组固定针靠拢加压固定，加压力量应适中，不应过大。将植骨块的固定针一并固定在同一框架固定器连接杆上。

（五）皮瓣移植

切除皮肤及软组织的窦道，皮肤有宽而深的瘢痕或皮肤很薄且有瘢痕，血运极差者，应切除瘢痕，进行皮片或皮瓣移植，以增加血运，并使植骨区有良好的皮肤覆盖。根据局部软组织情况，应尽量选用方法较为简便、创伤较小的修复皮肤缺损的方法。

(1) 首先尽量考虑在无张力状况下，进行伤口皮肤的直接缝合。

(2) 若皮肤缺损过多，可考虑在肉芽创面行游离皮片移植。或利用肌肉、筋膜等软组织覆盖骨骼、肌肉神经等，然后再在其浅层行游离皮片移植。

(3) 若利用肌肉、筋膜等软组织也难以覆盖骨骼、肌腱、神经等，可考虑行局部推移或转移皮瓣移植。

(4) 若患肢局部皮肤血运较差，可考虑采用带蒂皮瓣、带蒂肌皮瓣、交腿皮瓣，或行吻合血管的皮瓣移植。

（六）闭合伤口

为保证伤口内不积存分泌物，仅可部分闭合伤口，保持伤口引流通畅，放置负压吸引或安放导管进行持续灌洗。

第四节　术后并发症及处理

一、并发症的问题

框架固定器最常发生的并发症和问题有以下几个方面：①针的问题：包括感染、死骨、松动、断裂。其中最多的是针道感染，发生率相差甚大，平均为 29%。②血管神经的损伤：包括进针的损伤，慢性侵蚀在拔针时损伤。③迟延愈合：在治疗粉碎性骨折时，由于牵拉和不稳定可产生迟延愈合。④框架固定器自生存在的问题。

世界 Ilizarov 协会的研究人员，总结了 1970~1975 年使用 Ilizarov 框架固定器的 3669 例患者的并发症。他们分析和统计针道感染，发现软组织化脓和骨质化脓性溶骨性破坏的发生率为 8.3%。肢体使用的框架固定器，不管是光滑针还是螺纹针穿过都破坏了肢体皮肤的完整，因而针道感染为应用框架固定器的主要并发症。

用于防止针或钉化脓感染的一个重要原则是阻止组织沿着插入物体（针或钉）运动。为了通过适当的处理措施以减少骨框架固定器插入物体（针或钉）的化脓感染发生率，于皮肤和框架固定器之间的空隙中包扎大量的无菌棉片非常重要，尤其在用骨框架固定器的第 1 个月。特殊开孔的海绵也很有用，可用于框架固定器穿针的固定。许多骨科医生把药瓶塞放在每一枚穿针的针端，与皮肤间置放无菌棉片或海绵隔离，从而起到穿针和皮肤之间的无菌与稳定作用。

根据几年以上的原始记录表明，框架固定器的任何针或钉并不是经过一次安装和处理，即可自始至终直到治疗过程完成。在治疗过程中，框架固定器要随时调整和处理。因此，框架固定器的针或钉部位如果检查没有什么问题，病人肢体框架固定器的针或钉部位也无触痛，则大量包缠无菌棉片后可暂不做其他处理。倘若病人在框架固定器上包缠了大量棉花、海绵，骨科医生应将框架固定器的针或钉部位重新垫好无菌棉片和海绵，采用上面所谈到的包缠方法。

框架固定器的针或钉发生化脓感染时，软组织一出现炎症应立即口服葡萄球菌抗生素治疗，病人需减少活动。如果这些治疗在 48~72h 不能使炎症减轻，这时病人必须住院选用肠道外抗生素治疗。必要时拔除框架固定器的针或钉，在无化脓部位另行插入。于拔除框架固定器感染的针或钉的同时，如果拍照 X 线片出现骨质破坏或死骨形成，应进行骨孔搔抓术。

框架固定器存在的问题是指框架固定器本身对病人引起的一些问题。譬如，骨科医生忽略了肢体的肿胀，框架固定器没为组织肿胀留出充足空间，从而肿胀组织可顶压在框架固定器的部件上。同样道理，框架固定器的各个部件也可妨碍肢体段的活动。必要时在移动框架固定器一些重要结构组成之前，先调整框架固定器的固定支柱，以达到不致发生上述情况。框架固定器的针或钉尖也可能挂住衣服和被褥，即使将针或钉的尖端包起来或卷进框架固定器里有时也难免发生。最好采用针或钉 2 倍粗的编织物将框架固定器围套起来。

目前，世界各国骨科医生进一步发展和扩大了 Ilizarov 框架固定器技术的适应证，在骨科的创伤矫形重建领域出现了空前的治疗效果。过去骨科医生认为绝无一点可能尝试的全新技术在我们面前展开。

二、术后早期处理

(1) 术后患肢置于布朗架上，便于肢体抬高消肿，预防肢体肿胀。

(2) 术后随时观察患肢远端血液循环和皮肤感觉改变，防止小腿骨筋膜室综合征，防止肢体缺血性坏死。

(3) 术后静脉滴注抗生素 1~2 周，然后可改用口服抗生素。

(4) 保持针眼清洁、干燥，每天用酒精棉签涂搽针眼 1 次，并擦去针眼处的分泌物、血痂等，针眼处无需覆盖纱布或纱条等敷料。

(5) 病人病程较长，多有贫血或体质虚弱，术中失血较多或术后伤口渗血较多者，应输血补足血容量；体质虚弱者应少量多次输血治疗，以提高体能，加速骨折愈合。

(6) 术后肢体疼痛，可给予口服止痛药物或肌肉注射止痛药物。

(7) 术后 2~3 天在床上做肌肉的等长收缩训练。

(8) 利用 CPM 肢体功能锻炼器进行被动活动锻炼。

(9) 进行肢体截骨持续延长者，一般在术后 7~14 天肿胀基本消退后开始延长，每日延长 1mm，分 3~4 次进行。

(10) 在肢体调节延长过程中，注意观察患肢血液循环情况，如果出现血管痉挛，如足青紫、苍白、肿胀等，或皮肤感觉异常，应检查肢体是否包扎太紧或牵伸过快、过重等，可适当停止或减慢延长速度，甚至可予以适当缩短调整。待肢体远端血运恢复正常，皮肤感觉也恢复正常后，再继续进行延长调节。

三、术后后期处理

(1) 术后 1~2 周做肌肉的等张收缩训练。

(2) 2 周后关节在无痛下做屈伸活动训练，逐步加强活动强度，增大活动范围，有神经麻痹者，应做关节的被动活动，防止肌肉萎缩和关节僵硬。

(3) 鼓励病人进行肢体主动活动锻炼。

(4) 2 个月后可鼓励病人扶双拐下床，进行部分负重锻炼。

(5) 术后每月摄一次 X 线片，以了解骨延长情况及骨缺损的治疗情况，防止骨缺损的侧方移位和成角移位。

(6) 当肢体延长完全恢复了患肢正常长度后，仍需维持固定一段时间，直到骨缺损区域及骨延长区域，达到坚固愈合强度，方可去除框架固定器，进行肢体功能锻炼活动。

(7) 嘱咐病人及家属每月复查，肢体延长到预期长度后，无特殊不适情况时每月复查一次；有不适或碰撞等情况时，应随时复诊。

(8) 冬季应注意肢体保暖，可用棉被覆盖或包裹，防止受凉。

四、框架固定器的拆除

(一) 正常拆除

正常愈合后的骨延长器拆除步骤应按以下顺序进行。

1. 拆除标准：肢体延长到预期长度后，X 线片示截骨线模糊不清，截骨端愈合良好，及临床检查达愈合标准时，方可拆除骨延长器。

2. 逐步拆除法：即每间隔一段时间拔出 1 枚固定针，逐步减少外固定器的固定强度，增加弹性固定的弹性，直到将固定针完全取出，有利于防止骨延长后期的应力遮挡效应，可促进骨折愈合速度。一般大约每隔 2 周拔出 1 根固定针，最好先拔出靠近截骨端的固定针或靠近骨折断端的固定针，远离截骨端的固定针或远离骨折断端的固定针最后拔出。

3. 拆除方法：不需用任何麻醉，先用扳手将需拔出的固定针的紧固螺母或紧固螺栓松开，用 2.5%活力碘酊及 75%消毒固定针尖 2 次，再用钢丝钳夹住固定针尾部，将固定针拔出。

当所有固定针均需拔出时，在松开所有固定针的紧固螺母或紧固螺栓后，取下骨延长器连接杆，用 2.5%活力碘配及 75%酒精消毒所有固定针尖 2 次，再用钢丝钳逐一夹住固定针尾部，将所有固定针逐一拔出。

4. 针眼消毒：用 2.5%碘和 75%乙醇溶液棉签先后擦洗、消毒针眼 2 次，并将固定针两侧也先后消毒 2 次。

5. 取针方法：用消毒后的钢针剪将肢体一侧固定针自针眼处剪断，然后消毒后从另一侧将其转动、拔出。

6. 针眼包扎：每拔出一针就用无菌纱布压迫针眼，绷带加压包扎止血。逐一用此法取出所有固定针，5 天后去除敷料和绷带。

7. 取针后的行走：取针后可继续进行肢体抬举及关节屈伸活动，逐步练习扶拐行走。

(二) 异常拆除

在肢体延长尚未达到预期长度或截骨端尚未完全愈合时，如果发生了严重的针眼感染或难以缓解的血管、神经危象或关节活动障碍，而不得不将框架固定器拆除时，在骨延长器拆除后，应用石膏或夹板固定患肢，避免截骨端移位。

五、电磁场刺激

据文献报道，电磁刺激疗法治疗骨折延迟愈合与不愈合的有效率在 70%~80%之间。

(一) 分　类

可根据电磁刺激对肢体有无损伤，以及作用电流的不同进行分类。

1. 根据电磁刺激对肢体有无损伤分类

(1) 创伤（invasive）法：极少应用，主要是电极完全植入体内、紧贴骨折端的电刺激疗法，疗效可靠，效果明显，但创伤较大，且有伤口及骨骼感染的危险。

(2) 半创伤 (semiinvasive) 法：利用框架固定器进行的交流电刺激疗法，以及恒定直流电刺激法均属于半创伤法。

(3) 无创伤 (non-invasive) 法：主要有交流电刺激法、静磁贴片刺激法、脉冲电磁场刺激法、旋磁场刺激法和 CCEF 法几种。

2. 根据作用电流及作用方式的不同分类：可分为直流电治疗、直流电针刺激法 (DC 法)、电容耦合治疗、脉冲电磁场刺激法和利用框架固定器固定针电刺激治疗等几类。

(二) 操作方法

1. 直流电治疗：在局麻或全麻下用 4 根不锈钢阴电极经皮插入至骨缺损断端接触部位，每个阴极通 20pA 连续直流电，每天 24h，连续 12 周，所有病人在 12 周内以不负重石膏固定。

2. 直流电针刺激法：其阴极为一金属针，消毒后直接插入骨缺损断端的间隙内；阳极是一金属片，紧贴于骨缺损附近的肢体表皮上。阴极和阳极分别通过导线连接到一直流电刺激仪上，刺激仪释放 10~20pA 的微弱直流电，每天通电 8~12h。

3. 电容耦合治疗：在新更换石膏对侧开窗，将直径 3cm 不锈钢电容板或电极放在皮肤上，60kHz5V 峰-峰相称三角正弦波加在电极板上，每天 24h，连续 12~24 周。

4. 脉冲电磁场刺激法：无需体内植入电极，在邻近骨缺损断端的肢体体表，以骨缺损断端为中心点，将线圈平行放置，治疗仪发出电流，波形近似矩形方波，频率为 50Hz。许兢斌等设计的锯齿波亚低音频脉冲电磁场仪，波形为更为有效的锯齿波，频率为 1.67Hz 的亚低音频。每天治疗时间为 8~10h，其间可适当休息 10~30min，以免治疗仪过热。使用过程中可用指南针检查磁场，总治愈率可达 80%。

5. 利用框架固定器固定针电刺激治疗：将 BU-型骨愈合治疗仪的两个电极分别连接于骨缺损断端两侧邻近的螺纹针或斯氏针上，螺纹针或斯氏针框架固定器连接杆解除部分用胶管绝缘。插入仪器电源插座，此时稳压电源的指示灯亮。按下红色电源按键，此时电源指示灯亮，即开始治疗。骨愈合治疗仪为恒压正弦波输出，工作频率 55~70kHz，输出电压 SV±10%，经测试证实通过骨折端的电流为 10~20pA。治疗完毕后，将红色按键按起，电源指示灯灭。每天治疗时间 5~10h，3 周为 1 疗程。

六、微动刺激

可选用 KM4 型扁型继电仪调节为直流电输出，连接在振动杆上产生 0.5Hz 脉冲频率，放在靠近骨缺损断端接触部位的体表，或靠近骨缺损断端的骨骼隆突部位，使骨缺损断端产生微细摆动，从术后第 4 天开始，每日上午和下午各振动 1 次，每次振动时间持续 30min。

每月摄一次 X 线片，一般 2 个月后，骨缺损断端之间出现较多骨痂时，可停止微动刺激治疗。

七、自体骨髓注射

采用注射用骨髓制剂促进新骨生成修复骨缺损，旨在获得一种损伤少的方法，以替代日常需用开放自体植骨法治疗，包括骨延迟愈合、不愈合、骨融合及骨缺损等。多数学者认为有较高的治愈率，优于切开植骨。

经许多学者的实验和临床应用结果证明，自体骨髓注射与自体植骨疗效接近。而且前者方法简单、损伤轻，病人可不需住院进行治疗。

(一) 分　类

包括骨髓注射、浓缩骨髓注射和混合移植三种方法。

(二) 操作方法

1. 骨髓注射

(1) 注射时机：注射的理想时机是在骨缺损加压固定或修复术后发热、肿胀消退，破骨细胞吸收后，通常为术后4~6周。

(2) 抽取骨髓部位：一般在髂前上棘处抽取病人新鲜骨髓，因髂前上棘处最为表浅，骨骼表层软组织最少。

(3) 消毒：分别在抽取骨髓的髂前上棘周围及需注射骨髓的骨缺损断端接触部位，进行常规消毒和铺无菌巾。

(4) 抽取与注射骨髓交替进行：先根据X线片所显示的骨折部位，用9号或12号针头探寻刺入骨缺损断端接触部位的间隙处，准备注射骨髓，必要时可在电视X线机透视下插针，以确保针头在骨断端间隙处；再在髂前上棘处皮下及骨膜下注入2%普鲁卡因溶液3ml，用套管针刺入髂前上棘处的髂骨内。为了防止骨髓凝结，用5ml注射器每次抽取2~3ml骨髓，移走注射器后，迅速插入套管针芯。将注射器迅速对准9号或12号针头，将骨髓迅速注入骨断端间隙处。如此反复交替进行多次，直至注入新鲜骨髓6~10ml为止。

(5) 按压止血：在髂前上棘处取出套管针后，用无菌纱布按压针眼止血10min。骨折部位取出9号或12号针头后，也需用无菌纱布按压针眼止血3min，然后用绷带加压包扎。

(6) 注射频率：按上述方法可每2周注射1次，严重的骨缺损，或病灶部位较大的骨缺损，可每周注射1次，每次注射量也应增加到10~15ml。

2. 浓缩骨髓注射：改善骨髓生骨疗效最有效的方法是用不同的离心作用增加细胞密度，使骨髓于细胞高度浓缩，得到生物生骨作用所需的关键性细胞簇。动物实验显示应用骨髓离心浓缩，可使异位骨和原位骨生成能力加速，明显增加新骨生成。骨折延期愈合的治疗，经离心浓缩的骨髓在人体内也显示新骨生成增加。临床上有报道，对于骨折部位小的病例，如腕舟骨骨不连，用简单离心浓缩的干细胞局部注射，明显促进骨愈合；对于较大的骨折，如股骨骨不连，浓缩骨髓的好处是减少了手术处理的时间和污染的机会。

(1) 抽取骨髓：一般在髂前上棘处抽取病人新鲜骨髓，因髂前上棘处最为表浅，骨骼表层软组织最少。用套管针抽取50~150ml骨髓，以400r/s离心后沉积的骨髓细胞直接注射在骨不连处，注射针头宜选用12号或16号针头，浓缩后的骨髓细胞可减少相当50%的容积。

(2) 按压止血：在髂前上棘处取出套管针后，用无菌纱布按压针眼止血10min。从骨缺损部位取出9号或12号针头后，也需用无菌纱布按压针眼止血3min，然后用绷带加压包扎。

3. 混合骨髓移植：动物实验观察到骨髓注射有从骨折处弥漫扩散的趋势，因此可将脱钙骨质作为骨诱导材料或骨架，用于修复骨缺损，与骨髓有协同生骨作用。

（三）注意事项

(1) 注射前需摄X线片，检查骨缺损断端接触及愈合情况，便于今后对照比较疗效。

(2) X线片显示骨缺损断端间隙不应大于8~10mm，否则应松开框架固定器重新复位，矫正骨折端的分离移位，以免软组织嵌入，影响骨髓注射疗效。

(3) 注射骨髓前，应注意检查骨缺损骨段固定确实、可靠，以免影响疗效。

(4) 推迟进行骨髓注射，可有效防止骨缺损断端感染，且早期骨缺损断端局部有血肿存在。因此一般选择在术后4~6周进行，疗效明显。

(5) 骨髓抽取后，应立即进行注射，以防止骨髓凝结，减少骨髓细胞的死亡。需要离心浓缩骨髓者，应在抽取的骨髓中加入抗凝剂。

(6) 抽取骨髓不宜过少，骨髓量过少使注射扩散面积太小，影响疗效。

(7) 抽取骨髓不宜过多，骨髓量抽取过多最后抽吸困难，且骨髓发生凝结，影响疗效。

(8) 加压包扎可防止骨髓细胞自注射针眼中流出。

八、超声波治疗

实验证实低能超声可促进骨痂成熟，加速骨折愈合。Heckman 等进行的多中心、前瞻性、随机、双盲并有安慰剂对照的临床研究，应用于 67 例胫骨开放性骨折，超声波平均强度为 $30mW/cm^2$，每天石膏开窗治疗 20min，明显地加速了骨折愈合。

主要参考文献

1 刘可佩. 微电流治疗骨折延迟愈合和骨不连 10 例小结. 天津医药骨科附刊，1978，2：54

2 刘海起. 磁与自然铜促进骨折愈合的初步实验研究. 中华外科杂志，1983，21：1

3 李起鸿，曾宪政，区伯平，等. 半环槽式外固定器的研制和临床应用. 中华骨科杂志，1984，4：332

4 方绍孟，王淑玉，孟素芹，等. 一期修复创伤性胫骨外露骨不连及骨缺损. 中华骨科杂志，1984，14：583

5 孟继懋. 中国医学百科全书·骨科学. 上海：上海科学技术出版社，1984

6 孙玉林. 中国骨科新技术. 北京：中国科学技术出版社，1985

7 王亦璁. 骨折治疗中常见错误. 中华骨科杂志，1985，5：316

8 张涤生. 显微修复外科学. 北京：人民卫生出版社，1985

9 孟　和，黄克勤. 骨科复位固定器疗法. 天津：天津科学技术出版社，1986

10 郭效东. 长骨骨折延迟愈合与不愈合病例的骨折复位固定器治疗. 中华外科杂志. 1986，24：577

11 安跃辉，虞大年，蔡汝宾. 骨电位测量Ⅲ. 创伤骨科学报，1987，4：324

12 李起鸿，区伯平，吴继明，等. 加压外固定治疗骨折不连接（附 22 例报告）. 中华骨科杂志，1987，7：249

13 李学民，高擎书，李孟军，等. 自体骨髓移植经皮注射骨折断端促进骨愈合的临床研究. 中国矫形外科杂志，1988，2：64

14 李人杰，柳用墨，王崇武. 旋磁场促进骨折愈合的初步实验研究. 中华骨科杂志，1988，8：445

15 柴本甫. 应力对骨及骨折愈合的影响. 生物力学，1988，1：53

16 徐莘香. 长骨的生物力学测试. 骨与关节损伤杂志，1988，3：55

17 许兢斌，方振东，赵红军，等. 自制锯齿波亚低音频脉冲电磁场仪治疗骨折及其病理探讨. 中华骨科杂志，1988，8：82

18 白和平. 髓内针快速腐蚀反应一例报告. 中华骨科杂志，1989，3：215

19 李起鸿. 山羊胫骨干骺端截骨与骨髓牵伸分离大幅度延长下肢的对比观察. 中华实验外科杂志，1989，6：87

20 李起鸿，马树枝，周仲安，等. 下肢短缩伴骨不连骨缺损患者的加压外固定与肢体延长治疗. 中华外科杂志，1990，28：163

21 陈其昕，袁中兴. 实验性骨折愈合中骨生物电变化. 中华医学杂志，1990，40：181

22 陈之白. 单侧纵轴动力外固定器的力学原理与临床应用. 中华外科杂志，1990，28：346

23 黄克勤. 骨科新技术荟萃. 北京：华夏出版社，1990

24 黄克勤. 现代创伤外固定学. 北京：华夏出版社，1990

25 陆裕朴. 实用骨科学. 北京：人民军医出版社，1991

26 孟　和. 中国骨伤外固定博览. 北京：华夏出版社，1992

27 孙仁贵，陈冠群. 胶原分子两端带正电是骨折愈合的理化基础. 四川师范大学学报（自然版），1992，6：139

28 赵定麟. 实用创伤骨科学. 上海：上海科学技术出版社，1992

29 李起鸿. 骨外固定原理与临床应用. 成都：四川科学技术出版社，1992

30 刘国平，博荫宇. 自体血管植入异种移植骨促进骨愈合的研究. 中华实验外科杂志，1992，9：22

31 孟　和. 中国骨折复位固定器疗法. 北京：中国协和医科大学、北京医科大学联合出版社，1993

32 毕复海. 延长加压治疗胫骨不连接及畸形愈合. 中华骨科杂志. 1993，13：349

33 兰文正，郭巨灵. 实用骨科手术学. 天津：天津科学技术出版社，1993
34 杨槐彭. 应用手指延长器加植骨治疗指骨缺损. 中华骨科杂志，1993，13：410
35 孙仁贵，陈冠群. 实验性骨折愈合的电子显微镜观察. 中华骨科杂志，1993，13：114
36 张 浩，狄勋元. 细微运动对长骨骨折愈合的作用. 系列研究（2）：髓内针内固定 AKP. β2M、GH 的变化观察，中国骨伤，1994，增刊：50
37 张效良. 金属内固定材料的体液腐蚀及预防. 骨与关节损伤杂志，1994，9：49
38 傅庭斌，宫丽莉，吴继明. 多平面加压外固定治疗外伤性胫骨干骨不连伴关节僵直. 中华骨科杂志，1994，14：580
39 韩祖斌，陈履平，杨秀珍，等. 振动促进骨愈合的实验研究. 中华外科杂志，1994，32：215
40 陈朝凯. 经皮骨髓移植治疗胫骨骨不连接. 中国矫形外科杂志，1995，2：64
41 刘焕义，狄勋元. 细微运动对长骨干骨折愈合的作用. 系列研究（3）：钢板内固定 AKP、GH、β2M 的变化，骨与关节损伤杂志，1995，10：38
42 江建明，狄勋元，张跃旋. 骨折段细微运动对长骨干骨折愈合的影响系列研究（1）：形态学观察. 中华骨科杂志，1996，16：249
43 刘国平，杜靖远，陈汝轻，等. 单侧多针平行双平面外固定器的研制. 中国医疗器械杂志，1996，20：22
44 孙仁贵. 损伤电场是骨折愈合的中药因素. 中国矫形外科杂志，1996，3：135
45 姚长海，侯树勋，史亚民，等. 利用外固定装置的电刺激疗法. 中国矫形外科杂志，1996，3：310
46 王安庆，洪 毅，张军卫，等. 四肢长骨干骨折骨不连的原因及治疗康复训练. 中国矫形外科杂志，1996，3：207
47 许建中，李起鸿，周仲安，等. 感染性骨不连骨缺损的骨外固定治疗. 中华创伤杂志，1997，13：136
48 许立新，李学军. 金属内固定材料的腐蚀反应. 中国矫形外科杂志，1997，4：292
49 董天华. 积极开展加速骨折愈合的研究. 中华创伤杂志，1997，13：133
50 李建福，李起鸿，张信东. 压应力促进骨折愈合的实验观察. 中国矫形外科杂志，1997，4：217
51 李建福，李起鸿. 加压外固定条件下实验性骨折愈合过程的生物电变化及其意义. 中华骨科杂志，1997，17：775
52 李起鸿. 我国修复长骨大段骨缺损的进展. 中华骨科杂志，1997，17：13
53 李远辉，周良安. 69 例骨不连原因分析及手术治疗. 中国矫形外科杂志，1997，4：203
54 刘国平. 骨外科临床诊治学. 北京：中国科学技术出版社，1997
55 刘国平. 老年骨骼疾病学. 北京：中国科学技术出版社，1998
56 井上四郎. でんき刺激法による骨愈合の促进について. 日本災害医学会誌，1979，28：25
57 深田荣一. 电气刺激と假骨. 应用物理，1979，48：381
58 深田荣一. 骨の生长と电气现象. 生物物理，1980，20：313
59 汤川佳宜. 交流电刺激による难治性骨折. の. 整· 災外，1982，25：385
60 酒勾崇. 微弱直流による电气刺激の骨折およびえの他の疾患に対する应用. 临整外誌，1983，18：1299
61 司马良一. Hoffmann-Vidal 型创外固定器. の疲劳特性上使用法，日整会誌，1984，58：1003
62 酒勾崇. 电气刺激の临床应用. 整形外科，1985，36：1867
63 汤川佳宜. 交流电刺激疗法. 手术，1989，43：37
64 平泉裕，藤卷悦夫. 电气刺激による骨组织修复. 整· 災外，1993，36：1437
65 Yasuda I，Fundamental aspects of fracture treatment，J Kyto Med Soc，1953，4：395
66 Brashear BR，Diagnosis and prevention of non-union，J Bone Joint Surg，1965，47-A：174
67 Friedenberg ZB，Brighton CT et al，Bioelectric potential in bone，J Bone Joint Surg，1966，48-A；915
68 Jahn TL，A possible mechanism for the effect of electrical potentials on apatite formation in bone，Clin Orthop，1968，56：261
69 Becker RO，Murry DG，The electrical control system veglating fracture healing in amphibans，Clin Or-

thop, 1970, 30: 169

70 Friedenberg ZB, Healing of nonunion of the medial malleolus by means of direct current: a case report, J Trauma, 1971, 11: 883

71 Jorgensen TE, The effect of electric current on the healing time of crural fracture, Acta Orthop Scand, 1972, 43: 421

72 Bassett CAL, Augmentation of bone repair by inductively electromagnetic fields, Science, 1974, 184: 575

73 Brighton CT, Direct-current stimulation of bone: its clinical application, J Bone Joint Surg, 1975, 57-A: 368

74 Brighton CT, Treatment of nonunion with constant direct current, Clin Orthop, 1977, 124: 115

75 Bassett CAL, A non-operative salvage of surgically resistant, pseudoarthrosis and nonunion by pulsing electromagnetic fields, Clin Orthop, 1977, 124: 128

76 Salama R, Weissman SL, The clinical use of combined xenograft of bone and autologous red marrow, J Bone joint Surg, 1978, 60-B: 111

77 Sarmiento A, Mullis DL, Lartta LL et al, A quantitative comparative analysis of fracture healing under the influence of compressionplate vs closed weight bearing treatment, Clin Orthop, 1980, 149: 232

78 Bassett CAL, Treatment of ununited tibial diaphyseal fractures with pulsing electromagnetic fields.J Bone joint Surg, 1981, 63-A: 511

79 Bassett CAL, Pulsing electromagnetic fields treatment fractures and failed authrodesis, JAMA, 1982, 247: 623

80 Vidal J, External fixation: yesterday、today and tomorrow, Clin Orthop, 1983, 180: 7

81 Bastiani GD, The treatment of fracture with axial dynamic flxator, J Bone joint Surg, 1984, 66-B: 538

82 Brighton CT, Treatment of nonunion of the tibia with a capacitively coupled field, J Trauma, 1984, 24; 153

83 Weber BG, MagerlF, The external fixator, Berlin: Springer-Verlag, 1985

84 Goodship AE, Kenwright J, The influence of induced micromovement upon the healing of experiment tibial fracture, J Bone Joint Surg, 1985, 67-B: 650

85 Green S, Complications of external skeletal fixation, Clin Orthop, 1986, 183: 109

86 Kenwright J, Goodship AE, Lanyon LE et al, Controlled mechanical stimulation in treatment of tibial fracture, Clin Orthop, 1989, 241: 36

87 Sharrad WJW, A double-blind trial of pulsed electromagnetic fields for delayed union of tibia fractures, J Bone Joint Surg, 1990, 72-B: 347

88 Kenwright J, Richardson JB, Cunningham JL et al, Axial movement and tibial fracture, J Bone Joint Surg, 1991, 73-B: 654

89 Cornell CN, Newest factors in fracture healing, Clin Orthop, 1992, 277: 297

90 Bolander ME, Regulation of fracture repair by growth factors, Proc Soc Exp Biol Med, 1992, 200: 165

91 Goodship AE, NorrodinN, FrancisM, The stimulation of prostaglandis synthesis by micromovement in fracture healing, In: Goodship AE, Micromovement in Orthopaedics, London: University of Oxford, 1992

92 Kerek EF, Kenneth DJ, Tony et al, Regulation of adaptive remodellng in Segmental defect fracture of apllied micromotion, In: Goodship AE, Micromovement in Orthopaedics, London: University of Oxford, 1992

93 Catagni MA, Guerreschi F, Holman J A et al, Distraction ostesgenesis in the treatment of stiff hyper-trophic non-unions usiug Ilizarov apparatus, Clin Orthop, 1994, 301: 159

94 Heckman JD, Ryaby JP, McCabe J et al, Acceleration of ftibial fracture healing by noninvasive, low intensity pulsed ultrasound, J Bone Joint Surg, 1994, 76-A: 26

95 Connolly JF, Injectable bone mzrrow preparations to stimulate osteogenic repair, Clin Orthop, 1995, 313: 9
96 Dendrinos GK, Kontos S, Lyritsis E et al, Use of the Ilizarov technique for treatment of non-union of the tibia associated with Infection, J Bone Joint Surg, 1995, 77-A: 835
97 Einhorn TA, Enhancement of fracture healing, J Bone Joint Surg, 1995, 77-A: 940
98 Mundy GR, Regulation of bone formation by bone morphogenetic proteins and other growth factors, Clin Orthop, 1996, 324: 25

第二十章 骨不连框架固定技术

第一节 骨不连概论

据统计，约5%~10%的骨折可因各种原因发生骨不连。随着骨与软组织修复技术的进步和提高，新的、有效的刺激和促进骨愈合方法如电刺激、外置磁场和内置磁场、超声波、骨髓注射及骨折愈合刺激素等辅助治疗方法的开发和应用，加之框架固定器技术的不断改进和提高，骨延迟愈合和骨不连的疗效有了十分显著的提高。

一、骨不连定义

（一）骨折延迟愈合

当骨折在超过一般骨折平均愈合时间后，而仍未形成骨性连接或骨性愈合，骨折局部有压痛或纵向叩击痛及轻微的反常活动，X线片示骨折线清晰，两骨折端尚无硬化现象。骨折端髓腔尚通畅者，称为骨折延迟愈合或迟缓愈合。

一般较骨不连的预后要好，有时仅需加强复位固定强度和稳定度，即可获得治愈。

（二）骨不连

当骨折在超过一般骨折平均愈合时间后，而仍未形成骨性连接或骨性愈合，骨折有局部压痛、纵向叩击痛及明显的反常活动，X线片示骨折线清晰，甚至增宽，两骨折端有骨硬化现象。骨折端髓腔已被硬化骨封堵呈平滑面，称为骨不连。

一般较骨折延迟愈合的预后要差，仅加强框架固定强度和稳定度，难以获得治愈。往往需要采用双边式、半环槽式或全环式框架固定器进行加压固定；或手术切开，刮除硬化骨，凿通髓腔，取松质骨植骨；术后再辅以电磁刺激、骨髓注射等辅助疗法，方可尽快获得治愈。

二、骨不连分类

（一）骨折延迟愈合

骨折延迟愈合可分为闭合性、开放性、感染性和软组织缺损性骨折延迟愈合四种。

1. 闭合性骨折延迟愈合：最多见于股骨颈头下型和经颈型骨折、股骨中远1/3段骨折、肱骨干骨折、腕舟骨骨折及足距骨骨折等。

2. 开放性骨折延迟愈合：最多见于胫骨中远1/3段骨折。

3. 感染性骨折延迟愈合：最多见于股骨和胫骨的开放性骨折。

4. 软组织缺损性骨折延迟愈合：最多见于胫骨中远1/3段骨折。

（二）骨不连

骨不连可分为闭合性、开放性、感染性和软组织缺损性骨不连四种。

1. 闭合性骨不连：最多见于胫骨中远1/3段骨折、股骨颈头下型和经颈型骨折、肱骨干骨折及腕舟骨骨折。

2. 开放性骨不连：最多见于胫骨中远1/3段骨折。

3. 感染性骨不连：最多见于胫骨开放性骨折。

4. 软组织缺损性骨不连：最多见于胫骨中远段骨折。

三、骨不连好发部位

（一）骨折延迟愈合的好发部位

多在四肢长管骨骨干，常见的好发部位有胫骨干中远 1/3 交界处、股骨颈骨折、肱骨干骨折和腕舟骨骨折，其中尤以胫骨中远 1/3 段骨干及头下型股骨颈骨折延迟愈合最为多见，极少数位于长管骨干骺端。

（二）骨不连的好发部位

多在四肢长管骨骨干，常见的好发部位有胫骨干中远 1/3 交界处、股骨颈骨折、腕舟骨骨折及足距骨骨折，其中尤以胫骨中远 1/3 段骨干最为多见，极少数位于长管骨干骺端。

第二节　骨不连发生原因

骨折延迟愈合与骨不连的发生原因是多方面的，主要由年龄、性别、因素、健康因素、营养因素、血供因素、骨骼创伤因素、软组织创伤因素、手术操作因素、内固定物因素和外固定物因素等一种或数种因素综合所致。

一、年龄、性别因素

人们的骨折发生率、骨折愈合速度、骨折延迟愈合和骨不连的发生率与人体年龄、性别关系十分密切。

1. 年龄：骨重建或再造过程贯穿于人的一生，主要是破骨细胞和成骨细胞发挥着骨吸收和骨形成的作用。

人体从胎儿骨能形成到 20 岁发育成熟阶段，骨骼不断发育生长，骨量和骨密度持续不断增加，成骨速度与破骨速度达到正平衡。此期间骨折愈合很快，尤其以婴幼儿和儿童期骨折愈合最快，如婴幼儿股骨干骨折大约 15 天左右即可坚固愈合。

在 20~40 岁期间，骨量达到最高水平，成骨速度与破骨速度达到平衡，骨折愈合速度明显减慢，如股骨干骨折大约 100 天左右方可坚固愈合，与我国的传统观念和俗语“伤筋动骨 100 天”十分吻合。

40 岁以后，组织再生和塑型能力下降，成骨细胞功能下降，骨质开始缓慢丢失，成骨速度与破骨速度成为负平衡，尤其以 60 岁以后的老人骨质疏松最为突出，骨折愈合速度显著下降，骨折延迟愈合和骨不连发生率明显升高。

2. 性别：男性骨量比同年龄的女性骨量高，Christiansen 发现 50 岁以下的女性骨量是同年龄男性骨量的 2/3。45 岁以后的男性骨量，以每年 0.5%的速度逐渐丢失，女性骨量的丢失速度为每年 0.9%。尤其是绝经后的妇女，开始 10 年中骨量以每年 3%~5%的速度迅速下降。

中老年女性进入更年期后，体内雌激素的水平便开始下降，导致在更年期起初数年的骨质流失速度明显加快，股骨颈骨折的发生率很高，骨折愈合速度明显减慢，且非常容易发生骨折延迟愈合和骨不连。

二、健康因素

严重影响骨折延迟愈合和骨不连的常见疾病主要有原发性骨质疏松症、皮质类固醇性骨质疏松症、局部性骨质疏松症、糖尿病性骨质疏松症以及外伤性骨营养不良等。另外，慢性消耗性疾病，如急性骨髓炎、急性化脓性关节炎、肺结核、骨与关节结核、恶性肿瘤以及糖尿病等，均可降低骨折愈合的速度。

（一）原发性骨质疏松症

在骨质疏松症中原发性占 80%，主要是指老年和绝经期后妇女骨骼骨量的严重丢失，并以含松质骨为多的脊柱椎体、股骨颈及长管骨骨端为主，这些部位轻微外伤或无外伤就可造成骨折。骨折的骨骼原本就患有骨质疏松症，如老人的股骨颈骨折。骨折后又容易产生骨折端骨质吸收，导致骨折延迟愈合甚至不愈合。该病主要与内分泌紊乱密切相关。

1. 性激素：人性腺通过雌激素、雄激素和孕激素抑制骨吸收，促进骨形成，对骨合成和骨量维持起重要作用。老人由于性腺功能下降，尤其是妇女绝经后卵巢功能衰退，使性激素生成明显减少，引起机体一系列反应。性腺激素对骨的合成作用与肾上腺皮质酮对骨的抗合成作用处于一个动态平衡。性激素减少无疑将使这一动态平衡遭到破坏，造成肾上腺皮质酮相对增高，骨形成延迟及减少，骨吸收、分解增强，其中雌激素缺乏对骨组织造成的影响尤为突出，其作用机制也较为复杂。

雌激素对骨的作用主要有四个。

（1）刺激前成骨细胞的生长，可能是通过对成骨细胞的原发性组成代谢作用，并对间充质、细胞基质有损害作用。

（2）可引起基质的透明变性。

（3）可造成原发性破骨与溶骨。

（4）损害骨髓网状细胞，以瘢痕形成的方式形成大量骨。由于雌激素受垂体激素的控制，对于软骨生长、钙化与骨化两者有协同作用。

雌激素包括雌二酮、雌二醇及雌三酮，绝经后雌二酮和雌二醇均明显减少，雌二醇下降最为明显，仅为绝经前的 1/10。雌二酮下降 1/3，成为绝经后主要雌激素。雌三酮作用最弱，是雌二酮和雌二醇的代谢产物。绝经后虽然雌激素明显减少，但仍有雄激素，尤其是外周烯二酮在脂肪中转化，这也是肥胖妇女雌激素水平相对较高，体重载荷增加，骨质疏松较轻的原因。而雌二醇的生成则仅为绝经前的 10%。雌激素减少后出现的骨量丢失是十分惊人的。有资料表明，绝经后妇女 20 年间总骨量丢失可达 20%~30%，骨质疏松和骨折的发生率明显高于同龄男性，如 65 岁以上妇女约有 2%发生髋部骨折，而同龄男性只有 0.6%。雌激素减少引起骨量丢失的机制，一般认为主要有以下四点：

①雌激素受体作用：成骨细胞上存在雌激素受体，它的表达依赖于雌激素，即雌激素可直接作用于成骨细胞，并刺激其制造骨基质。若雌激素缺少，将使成骨细胞活性降低，骨形成减少。

②雌激素对甲状旁腺素的促进作用：雌激素能降低骨基质分解，抑制骨对甲状旁腺素的应答反应，从而起间接促进甲状旁腺素分泌的作用。雌激素缺乏，使骨组织对甲状旁腺素的敏感性增加，骨盐溶解上升，导致骨吸收增加。

③雌激素对降钙素的调节作用：雌二醇可刺激甲状腺 C 细胞分泌降钙素，其分泌量与雌二醇浓度呈正比。当雌二醇不足时，降钙素减少，骨钙代谢障碍，骨吸收增加。

④雌激素缺乏使 $1,25-(OH)_2D_3$ 合成减少，肠钙吸收也减少。

自然绝经或卵巢切除后绝经均可导致骨量丢失，后者发展更快，松质骨中的小梁骨丢失更为明显。脊椎骨压缩性骨折常见，妇女发病率为男性的 6~8 倍。绝经后妇女应用雌激素替代疗法者，其髋、腕部骨折风险率要比不用者降低 50%。

孕激素对骨吸收和骨形成的过程也有很大影响。实验研究证明，成骨细胞的糖皮质激素受体也就是孕激素受体，因其可置换成骨细胞中的糖皮质激素，所以，也可以认为孕激素和糖皮质激素对成骨细胞具有竞争性。孕激素缺乏时，糖皮质激素处于优势，可直接抑制成骨细胞的活性，导致骨形成障碍。

体外培养显示成骨细胞有雌激素受体。应用特异性较高的抗雌激素受体单克隆抗体，发现雌激素可直接扩散入核与雌激素受体相结合。体外实验显示孕激素可置换成骨细胞中的合成糖皮质激素。孕激素可和成骨细胞的受体结合直接作用于骨，或通过和成骨细胞的糖皮质激素受体竞争而间接作用于骨。应用雌激素治疗骨质疏松如周期性加用小剂量孕激素，可减轻因单用雌激素引起的不良反应，并在停用雌激素后防止骨转换加快。

雄激素参与骨代谢，对骨的生长和骨量维持有重要作用。雄激素缺乏被认为是引起男性骨质疏松的最主要原因。尽管男性骨质疏松的发病率要远远低于绝经后女性，但其所造成的危害与女性病人相比却毫不逊色。血清睾酮水平开始下降是在 40 岁以后，其下降程度有很大差异，有相当多的男性可终身保持血清睾酮水平正常或稍低于正常。男性出现明显骨量丢失也多在 65 岁以后。雄激素不足引起肾脏 la-羟化酶活性降低，血 1,25-$(OH)_2D_3$ 水平下降，造成肠道对钙的吸收减少，引起骨质疏松。

男性睾丸功能在 40 岁后随增龄逐渐减退，50 岁后雄激素分泌开始减少，男性峰值骨量高于女性，因此，骨量丢失相对缓慢。新近研究表明，两性松质骨骨量丢失约在 35 岁以后慢慢开始发生，随增龄男性丢失 15%~45%松质骨和 25%~30%皮质骨，因而男性比女性更大程度上保持骨小梁结构，其原因是雄激素对皮质骨和松质骨反应不同有关。雄激素参与骨代谢有以下证据：多毛女性尽管雌激素水平低下或测不出，雄激素仍能维持正常骨量。Kelly 研究发现血清睾酮与桡骨远端骨密度呈正相关。Swartz 报道老年男性血清睾酮水平下降是骨折的危险因素，老年男性骨折中 58%有性功能低下，组织学证实，骨吸收明显增加，骨矿化明显减弱。Christian 首次报道血清睾酮对离体成骨细胞有直接作用，二氢睾酮对鼠成骨细胞增生起增强作用。也有学者报道血清睾酮是通过脂肪等组织芳香化成为雌激素，通过雌激素受体起间接作用。Colvard 利用 Northern 杂交技术在人成骨细胞上发现雌激素受体 tnRNA 表达，因此，雄激素对骨有直接刺激作用。

2. 甲状旁腺素：是一种能升高血钙水平的激素，是由约 84 个氨基酸组成的单链多肽，与骨的发育、成熟有关，在机体钙磷代谢的调节中起重要作用。甲状旁腺素与降钙素和维生素 D 一起被称为调节人体骨代谢的三大重要激素。骨是机体最大的钙储存库，体内 99%以上的钙储存于此。骨组织内沉积的钙和血液中游离的钙处于一种动态平衡。甲状旁腺素的主要生理功能是使骨盐溶解，动员骨钙游离，并转入血中。其作用机制是使骨细胞的胞浆突起向周围释放碱性磷酸酶和各种水解酶，使骨矿物溶解，钙及磷酸盐释出。大剂量甲状旁腺素能同时促进大单核细胞转化成破骨细胞，使破骨细胞数量增多，破骨细胞的溶骨作用超过成骨细胞的生成作用。甲状旁腺素还可通过增加尿磷酸盐排出，促进肠吸收钙，减少尿钙排泄，增加尿磷的排泄，使磷酸肌酸分解增加等作用参与机体的钙磷代谢。

甲状旁腺素刺激去卵巢骨质疏松大鼠的骨形成，对骨吸收无作用。Armamento 等发现，甲状旁腺素的生物作用主要决定于其肽链 N 端的前两个氨基酸。每周用 5 天甲状旁腺素治疗去卵巢大鼠 4 个月后骨量逆转。所以他们认为，甲状旁腺素具有逆转去卵巢大鼠骨量丢失的作用。现已证实，甲状旁腺素直接作用于成骨细胞，并提出两个受体模型：一个受体系统与 cAMP 生成相耦联，另一个与细胞内钙离子增加有关。甲状旁腺素促进小梁骨的骨形成，增加腰椎骨量，也促进皮质骨形成。

3. 降钙素：是由甲状腺的滤泡旁 C 细胞分泌的一种多肽激素，在胸腺与甲状腺中也存在，它是由 32 个氨基酸组成的多肽链。其生理功能与甲状旁腺素相反：甲状旁腺素增加骨钙释出，而降钙素则抑制骨钙外释。降钙素的作用主要通过骨、肾和肠三个主要靶器官实现。降钙素能直接作用于破骨细胞受体，使钙离子转入线粒体，降低破骨细胞的活性并抑制大单核细胞转为破骨细胞，导致溶骨减弱，成骨过程增加。在肾脏，降钙素作用于肾小管细胞的受体，抑制对钙、磷等离子的重吸收。降钙素刺激 Ia-羟化酶，加强 1,25-$(OH)_2D_3$；生成，对肠钙吸收产生作用。正常情况下，妇女降钙素基础分泌量低于男性，老年人血中降钙素水平低于年轻人。有作者认为，降钙素不足可引起骨代谢失衡，加剧骨量的丢失，并引起骨质疏松。但也有人发现，无论是甲状腺切除手术后病人的血降钙素浓度降低还是甲状腺髓癌降钙素分泌增加，对骨量的影响均不明显。

降钙素的分泌主要受血钙浓度的调节，也间接受甲状旁腺素的影响。血钙浓度升高时，降钙素分泌增加；血钙浓度降低时，则抑制降钙素的分泌。甲状腺素有升高血钙的作用，所以能间接促进降钙素分泌；大剂量降低血钙，也促进甲状旁腺素的分泌。在甲状旁腺素和降钙素共同调节下血钙浓度便能稳定于适宜水平。

降钙素对骨的作用主要是抑制骨的吸收，阻止骨盐溶解，尿中羟脯氨排泄减少，骨内破骨细胞数量迅速减少，血清钙离子浓度下降。抑制肾小管对磷的吸收，促进磷的排泄。实验证明，小量降钙素可抑制小肠对钙的吸收。

降钙素可直接作用于破骨细胞受体，抑制破骨细胞活性，降钙素还能抑制大单核细胞转变为破骨细胞，从而减少骨吸收。

女性基础降钙素及注射钙剂后血清降钙素值较男性低，老年妇女低于年轻妇女，而绝经后骨质疏松经雌激素治疗者其基础降钙素值升高。有些作者认为骨质疏松系由于降钙素绝对值或降钙素储备降低，但也有作者发现骨质疏松者其降钙素基础值设高，因此，对骨质疏松症发病并不重要。

（二）皮质类固醇性骨质疏松症

可分为内源性和外源性两种，前者为库兴综合征，后者是长期使用皮质类固醇类药物的结果。据统计，库兴综合征至少 40%的病人存在骨质疏松，发生脊柱骨折者则占 16%，长期给予超过生理剂量的皮质醇治疗，各年龄组脊柱椎体压缩性骨折的发生率升高，其中儿童和 50 岁以上的妇女的症状性骨质疏松更为明确。内源性和外源性皮质类固醇增高引起骨质疏松的病理机制，目前认为主要有直接的和间接的两个方面。

(1) 皮质类固醇对骨代谢的直接作用：成骨细胞胞浆内含有皮质类固醇的受体，皮质类固醇通过受体可直接抑制成骨细胞的活性，并减少成骨细胞骨胶原的合成，阻止前成骨细胞转变为成熟的成骨细胞，从而导致骨的形成减弱。

(2) 皮质类固醇对骨代谢的间接作用：皮质类固醇过量可影响小肠黏膜钙的运转，使小肠钙吸收障碍。每日接受泼尼松治疗（17.4±1.8mg/d）1.5 年，出现骨质疏松的病人，其肠钙吸收比正常组显著降低，血清甲状旁腺素则明显升高。大剂量皮质类固醇可造成维生素 D 代谢紊乱，影响肠钙吸收。任何原因的肠钙吸收下降，血钙水平降低均可引起继发性甲状旁腺功能亢进。皮质类固醇还可以直接刺激甲状旁腺分泌甲状旁腺素。

近来则发现肾小管细胞内也存在皮质类固醇受体，表明皮质类固醇增多可直接作用于肾小管，影响钙的重吸收，使尿钙丢失过多，引起骨钙反馈。所以，皮质类固醇增多可间接通过维生素 D 合成减少，肠钙吸收障碍，尿钙排泄增加，使血钙含量下降，引起继发性甲状旁腺功能亢进或刺激甲状旁腺素分泌增加，从而导致骨吸收增强，进而严重影响到骨折的愈合速度。

（三）局部性骨质疏松症

局部性骨质疏松症是指身体局部骨组织的骨小梁萎缩或减少，而其他部位骨骼不受影响。凡能引起肢体不活动的因素，如骨或关节损伤后的石膏固定、绝对卧床、肢体瘫痪等，均可引起局部骨骼出现骨质疏松症的改变。发病机制可能在于骨组织缺乏机械应力的刺激，成骨细胞活性明显降低，骨的成骨沉积活动减弱或消失，而正常的破骨活动则继续存在，骨重建的动态平衡遭到破坏，使骨吸收超过骨形成，引起骨量丢失。一般认为，失用性骨质疏松的程度与肢体的不活动时间平行，肢体不活动时间越长，骨组织内的新骨沉积越不能与破骨吸收并存，骨质疏松就越严重，同时病人尿钙和粪钙排出也增加，出现负钙平衡。组织学检查显示骨小梁萎缩、变薄，细的骨小梁可消失，骨的细胞数目减少，但细胞结构及骨的钙化正常。恢复活动后，局部骨质疏松现象往往能改善，骨质往往能恢复正常。但如肢体固定时间太长，则较难恢复原有骨量；在成年人尤其是老年人有始终不能恢复者。失用性骨质疏松症在骨、关节损伤病人中极为常见。每一种骨折，无论治疗如何，首先会出现骨质疏松。肢体外伤后及伤肢肌肉收缩或痉挛造成的疼痛可使伤肢不敢活动，骨端复位不良或肢体肿胀可限制活动，石膏、夹板或支具等外固定则可完全或部分地使伤肢功能处于失用状态，伤后伴有的肌肉粘连和关节僵硬，即使在外固定解除后仍可在不同程度和时间内使伤肢功能处于抑制状态。肢体不活动可引起骨骼的失用性改变，骨骼失用性改变又可抑制肢体功能活动，形成恶性循环。

力学变化决定骨骼的形态和构筑，运动量的大小与肌肉的强弱或肌肉的重量呈正比，与骨骼的密度及强度也呈正比，并可直接影响骨量。按 Wolff 定律，在运动和承受应力的部分，骨骼将增生；在不运动和缺乏应力的部位，骨骼将疏松。Aloia 在对 18 名绝经妇女运动锻炼后骨量变化的观察中发现，锻炼组 9 人全身骨量从 781±95g 逐步增加至 801±118g，而不锻炼组每人全身骨量均有下降，可见骨量与运动及负荷的关系是十分密切的。

长期卧床、肌肉瘫痪或宇航员航天飞行的失重状态，均可导致肌肉不运动，不负重，出现骨质疏松。同时，其尿钙和粪钙的排出亦明显增加，出现负钙平衡。一般认为，机械应力能刺激骨组织成骨细胞，使其活性增加，使骨质的合成处于主导地位，防止骨质丢失。肌肉和骨骼失用时，成骨细胞缺乏刺激、活性降低，破骨细胞的活性就会相应增高，使骨的吸收处于主导地位，出现骨量丢失。老年人因各种原因导致运动量明显减少，肌肉随之逐渐萎缩，肌力下降，骨骼缺乏必需的机械应力刺激，骨的形成必将受到抑制，出现骨质疏松。但这一情况如通过适当的体育锻炼和治疗常可使之恢复。

（四）糖尿病性骨质疏松症

继发于糖尿病。糖尿病是一种常见的内分泌代谢性疾病，有遗传倾向，病因尚不明确。其基本病理生理为胰岛素绝对或相对分泌不足引起的体内糖、脂肪及蛋白质等多种物质的代谢紊乱。多种物质代谢紊乱最终可导致骨代谢紊乱，出现继发性骨质丢失，也可发生骨髓炎及骨关节病等情况。糖尿病的发病率原估计占国内人口的 1%以下，近年有所增加。患病年龄半数以上超过 40 岁，约有 50%的糖尿病人可以发生继发性骨质疏松症。

糖尿病性骨质疏松症的病因除性别、年龄、体重、种族、饮食及营养状况等因素外，与胰岛素缺乏、维生素 D 代谢紊乱、矿物质代谢紊乱密切相关。成人体内至少 99%的钙、87%的磷和 50%的镁以无机盐形式（羟基磷灰石）存在于骨骼内，骨的矿化是一个复杂的过程，需要无机盐的沉积和多种因素的参与，其中维生素 D 对骨代谢的钙磷平衡具有重要的调节作用。在小肠的钙运转系统和无机磷酸盐运转系统中维生素 D 是激活剂，它使这两个运转系统能有效地吸收食物中的钙和磷。在肾脏，维生素 D 的代谢物能促进肾小管对钙和磷的吸收，防止钙、磷过多丢失。以往，维生素 D 被视为一种维生素，近年来，人们发现维生素 D 代谢物的化学结构及生物活性具有与其他内分泌素相似的特性，所以，认为人体内的维生素 D 及其代谢物是一种内分泌素。目前，有人将其与甲状旁腺素、降钙素一起并称为亲钙激素。糖尿病病人的胰岛素分泌不足，血中 $1,25\text{-}(OH)_2D_3$。水平降低。Schedl 的动物实验研究证实，用四氧嘧啶、链佐霉素引起的糖尿病大鼠，其体内维生素 D 代谢的 Ia-羟化受阻，$25\text{-}(OH)_2D_3$ 不能正常转为 $1,25(OH)_2D_3$，并引起肠道对钙的吸收减少。维生素 D 的合成需要胰岛素的参与，胰岛素的分泌也需要维生素 D 的作用。糖尿病病人维生素 D 代谢异常将影响肠钙、磷及镁的吸收，机体内钙、磷及镁来源不足，进而又能引起继发性甲状旁腺功能亢进，造成甲状旁腺素分泌过量，骨吸收增强，骨质丢失。由于胰岛素不足，糖代谢异常，糖尿病病人可出现高血糖和高尿糖，并可因大量尿液及渗透性排尿作用造成机体内钙、磷、镁等多种矿物质过量排泄。王维力对100例糖尿病病人的实验室研究证实，糖尿病病人的尿钙为236.7±103.9mg/24h，而对照组的尿钙为160.0±89.01mlg/24h。大量钙、磷、镁等矿物质随尿液的排出而丢失，对骨组织将带来严重的影响。

尿钙丢失过多与肠钙吸收减少引起的单纯缺钙即可导致骨质疏松。缺钙还可继发甲状旁腺功能亢进，使骨吸收增加，进一步加重病损。Raskin研究了20例糖尿病病人的骨代谢，在用胰岛素治疗前，有10例尿钙增多，治疗后除2例外，其余病例尿钙均降低，尿糖与尿钙是正相关，此时其甲状旁腺素都升高，故认为存在继发性甲状旁腺功能亢进。Heath的研究则发现糖尿病病人的尿糖、尿钙增高，而其他指标与对照组相比无显著增加，因此，认为肾小管对钙、磷的重吸收减少，尿钙、尿磷排出增多，就会引起骨形成减少，并非为甲状旁腺功能亢进所致。有研究资料表明：糖尿病病人发病3~5年内，尿钙排出增多，负钙平衡，每日丢失钙约50~100mg。骨矿含量可减少10%。糖尿病病人渗透性利尿造成浓磷过多排泄，同时1,25(OH)$_2$D$_3$；合成减少引起血磷吸收下降及甲状旁腺素过多分泌，使肾小管对磷重吸收减少，这些均可导致血磷水平降低。Marshall在对10名健康人和甲状旁腺功能亢进病人进行的磷剥夺试验中发现，低血磷时期对糖代谢有影响，短期内剥夺磷试验造成的低血糖可使糖对胰岛素的内源性拮抗增大。因此，糖尿病的渗透性利尿使肾小管对磷、钙、镁的重吸收减少，尿磷丢失增加，血磷下降，造成糖对胰岛素产生拮抗，对糖尿病治疗不利。而老年男性血磷经常处于低水平，更易发生糖尿病性骨质疏松。Certner对7名糖尿病人矿物代谢与胰岛素治疗反应的研究结果表明，糖尿病病人均有尿磷增加，血磷降低，但血钙和尿钙值正常，并不伴有25-(OH)$_2$D$_3$。、1,25-(OH)$_2$D$_3$的改变，他认为糖尿病病人有明显的磷代谢紊乱，胰岛素可直接作用于肾小管对磷的重吸收，还可拮抗高尿磷，减少尿磷排出，恢复正常血磷水平，进而减少骨丢失。所以，糖尿病胰岛素不足可发生磷代谢紊乱，引起并加重骨质疏松。糖尿病尿液中大量矿物盐丢失，还可产生低血镁。骨代谢与镁代谢有关，成人体内的镁约有1/2在骨内，并几乎集中于皮质骨，以磷酸镁、碳酸镁的形式存在，平时很少动用。低血镁往往伴有低血钙，即低血镁综合征。糖尿病酮症酸中毒时，尿镁明显增高，低血镁与低血钙一样，也可刺激甲状旁腺，继发甲状旁腺素分泌增多，使骨吸收增强，骨质丢失，导致骨折延迟愈合或骨不连。

（五）外伤性骨营养不良

外伤性骨营养不良是一种由于外伤引起关节附近的痛性骨质疏松症，也称急性骨萎缩及反射性交感神经性骨营养不良。主要原因是外伤引起肢体局部交感神经功能紊乱，交感神经的传入纤维和传出纤维均受到刺激。传入纤维在受到刺激后产生痛觉，传出纤维在受到刺激后导致血管扩张，使受伤的局部一直处于充血和瘀血状态，最终导致骨质疏松，严重影响骨折愈合。

三、营养因素

营养状况对于新骨生成、骨量的维持极为重要，蛋白质和钙尤其如此。长期蛋白质摄入不足，低蛋白血症，会引起骨基质蛋白质合成减少，妨碍新骨生成。合并有钙质不足时，骨量丢失就会加速出现。钙是人体骨骼保持力学特性的重要成分。骨钙和血钙在正常情况下的动态平衡，主要受甲状旁腺素、降钙素和1,25-(OH)$_2$D$_3$的调控。甲状旁腺素分泌增加可促进骨钙游离，1,25-(OH)$_2$D$_3$增加则促进肠钙吸收和肾小管对钙的重吸收，均使血钙升高。而降钙素却抑制破骨细胞活性，阻止骨钙外流，降低血钙。如人体对钙质摄入不足或吸收不足，引起血钙下降，将引起甲状旁腺素分泌增加，导致骨钙外流，骨量丢失。随年龄增加，人体肠道对钙的吸收会明显下降。特别是女性对钙的摄入，一般在平时就低于男性，这对于骨量的维持无疑会有影响。一项研究中发现，29名低钙饮食者低于10mg/kg·d，3/4有骨质疏松症，而35名高钙饮食者高于20mg/kg·d，仅1/4有骨质疏松症；在低尿Ca/Cr比值组，仅1/2有骨质疏松症，而高尿Ca/Cr

比值组，却95%有骨质疏松症。所以，骨质疏松症病人饮食中钙摄入量低，尿钙排出量高，从而形成钙的负平衡。有人认为，负钙平衡，机体动用骨钙补充，使血钙升高，还会反射性引起肠钙吸收被抑制。

肠道对钙的吸收必须有维生素D的参与。对于维生素D人体不能仅从饮食中获取，除鱼类外，一般饮食中维生素D的含量是有限的。因此，日光照射和额外补充维生素D是必需的。老年人户外活动少，25-$(OH)_2D_3$本身也降低，加之肾功能减退，将减少1,25-$(OH)_2D_3$的合成。绝经后妇女，肠黏膜对1,25-$(OH)_2D_3$还会产生一定的抵抗。日常饮食中其他一些成分，如磷、维生素C、氟、镁及锌等摄入不足或过多，对骨钙的维持亦将产生不利影响。如蛋白质摄入过多，特别是奶制品和鱼类，可使磷摄入增加，而磷却能增加肠道内钙的排出。维生素C能促进骨基质羟脯氨酸的合成，如维生素C缺乏就会减少骨基质合成。

1. 偏食：病人厌食那些适合骨骼生长的食物，如虾皮、骨头汤、鸡蛋、鱼类、豆腐、白莱、菠菜、萝卜干、牛奶等，偏爱那些缺乏钙质及阻碍钙吸收的食物，可严重影响骨折愈合速度。

2. 饮食错误：我们在临床经常发现，许多骨折病人常常非常相信"吃什么长什么"的俗语，每天3餐均要喝一大碗排骨汤或骨头汤。但往往事与愿违，"骨髓油"常常使病人身体养得很胖，而新生骨却生长得很少。

后来我们让病人每日早晨喝牛奶，中饭和晚饭多吃小鱼干，连鱼头、鱼肉与鱼刺一起咀嚼后食入，结果骨折处新骨生长很多、很快。过量饮酒亦可加快骨质疏松。正常人每天饮酒30g，3周后血中降钙素即下降，提示成骨细胞活性在降低。嗜酒可能会造成性腺功能减退，性腺激素分泌减少。而慢性酒精中毒致肝功能受损，必定会产生肝内25-$(OH)_2D_3$合成紊乱，影响钙的吸收。

咖啡饮用过多可加速尿钙的排出及内源性肠钙的丢失。

吸烟对骨量的丢失亦有影响。吸烟除可直接减少成骨细胞活动外，还可减少游离雌二醇和睾酮的生物活性，从而间接影响骨代谢。

3. 光照不足：日光照射是必需的。维生素D是类固醇衍生物，种类很多，其中维生素D_2和维生素D_3是参与人体钙磷代谢的最活跃的复合物。而维生素D_2是多角固醇经紫外线照射后产生，而维生素D_3是7-脱氢胆固醇经紫外线照射所产生，紫外线照射于C_{95}和C_{10}原子键之间打开固醇环。维生素D_3之所以是维生素D在人体内最重要的存在形式，是因为7-脱氢胆固醇是由人体合成的维生素D的前身，存在于皮肤内，是天然的维生素存在方式。7-脱氢胆固醇由肝脏和皮肤合成，合成后蓄积于皮肤内，经紫外线照射而激活成维生素D_3。虽然活性代谢产物维生素D_2与维生素D_3有类似的功能作用，但人体血浆中的维生素D多以维生素D_3形式存在。老年人户外活动少，1,25-$(OH)_2D_3$本身也降低，严重影响到肠道内的钙质吸收。

四、血供因素

1. 两骨折段之一的血供减弱：长管骨的血供主要靠骨髓腔内的滋养动脉。当骨折导致滋养动脉断裂后，往往一侧骨折段血供减弱。明显减慢骨折愈合速度。

2. 两骨折段的血供均减弱：当长管骨发生双重骨折或长段粉碎性骨折时，如果导致两骨折段的滋养动脉均断裂，往往两骨折段血供均减弱，骨折愈合速度将更加缓慢。

3. 一骨折段完全丧失血供：这多发生于股骨颈头下型骨折、长管骨双重骨折或双重粉碎骨折，两骨折断端之间的骨折段的滋养血管均遭到破坏，血供完全丧失，可能发生缺血性骨坏死。

五、骨骼创伤因素

1. 严重创伤：因严重创伤直接造成软组织挫伤、剥脱与缺损，导致骨延迟愈合。

2. 伤口感染：伤口感染是造成骨折延迟愈合的重要原因和常见原因之一。骨折一旦发生感染，大部分成骨细胞受到细菌和炎症细胞的侵害，部分细胞随脓液自创口流出，不但妨碍了骨折愈合，而且骨折周围软组织受到侵蚀和损害，形成大片瘢痕或组织缺损，骨骼外露、坏死。

导致创口感染的原因主要有：

(1) 开放性骨折未能及时清创，术前拖延时间过长，组织污染过深。

(2) 清创不彻底，伤口内仍有异物残留，或仍有较多缺血性坏死组织残留，导致伤口感染。

(3) 伤口张力性缝合，最后导致伤口周缘皮肤坏死，骨骼外露。

(4) 开放性骨折采用了复杂的内固定。

(5) 伤口放置的引流管过粗，放置时间过长。

六、手术操作因素

主要是因为治疗方法不当所致。

(1) 复位不满意，骨折端接触不良。如分离移位、软组织嵌入等，妨碍骨折断面的接触，阻止了骨折端之间骨痂的桥接，极易造成骨不连。

(2) 反复多次粗暴的手法复位，软组织损伤过重，皮肤水肿，缺血坏死。

(3) 固定不牢固，骨折端不稳定，骨折端出现应力干扰，当承受一定的应力时，新生的骨痂产生断裂，使膜内化骨和软骨内化骨速度减慢，甚至终止新骨的钙化。

(4) 内固定物松动或断裂，如螺钉、钢丝或髓内针松动或断裂，导致骨折端移位，骨折延迟愈合或骨不连。

①内固定钢板放置不当，螺孔位于骨折线处，不能如数拧足螺钉。

②螺钉拧入方向偏斜，未与骨干长轴垂直，螺钉之间承受拉压应力不匀，使钢板各部分承受拉压应力也不均衡，螺钉不易拧紧，容易产生松动。

③螺钉未穿透对侧骨皮质，螺钉容易松动脱落。

④钢板固定后的骨折端仍有较大的间隙，钢板容易弯曲、折断。

(5) 固定时间过短：可分为外固定时间过短和内固定时间过短。

①辅助外固定时间过短，单纯内固定难以保证骨折端不再成角或侧方移位，骨折端反复来回移动，极易导致骨折延迟愈合或骨不连。

②内固定取出过早，骨折端骨痂强度不够，甚至承受不起非负重性的肢体活动，过早地去除固定，可能出现再骨折。

(6) 固定时间过长：可分为外固定时间过长和内固定时间过长。

①外固定时间过长：尤其是长臂、长腿石膏托或石膏管型外固定，肢体不便于活动和行走锻炼，导致患肢失用性骨质疏松，新骨生成减慢，使骨折延期愈合。

②内固定时间过长：较多发生在钢板内固定和双边、半环以及全环式外固定器固定骨折时，固定时间过长，容易产生应力遮挡效应，造成骨折端骨质疏松，甚至骨质吸收，影响骨折的愈合。

(7) 手术中骨膜广泛剥离或剥离过多，造成新生骨减少。

(8) 手术中骨折碎片切除过多。

(9) 手术操作破坏了骨折端血供，包括离断了骨折端的营养血管、骨内膜血供及骨外膜血供，使骨折端吸收，甚至坏死。

(10) 牵引，多因为牵引重量过重且牵引时间过长。

(11) 内固定物断裂，造成骨折再移位，延迟愈合。

七、内固定物因素

1. 钢板短小：长度短于骨折端直径的5倍，固定骨折的力臂不够。

2. 钢板强度不够：难以对抗肢体功能锻炼时骨折再移位的折力。

3. 螺钉长度不够：未能穿透对侧骨皮质，容易造成螺钉脱出。

4. 髓内针较细：对骨折端髓腔把持力不够，不能有效地控制骨折端的旋转力及侧方应力，因而骨折端容易产生摆动或旋转移位。

5. 髓内针过短：对骨折端髓腔把持长度不够，不能有效地控制骨折端的剪力、旋转力及侧方应力，因而骨折端容易产生摆动、成角或旋转移位。

6. 髓内针强度不够：难以对抗肢体移动时的骨折端侧方应力。

7. 钢丝捆扎不牢靠：骨折端钢丝捆扎固定，容易产生滑动而松动。

8. 内固定物质量欠佳：其机械强度、抗酸碱腐蚀性能、抗电解性能、无磁性能及在人体内长期不老化等方面，达不到质量要求和设计性能要求，如钢板、螺钉、髓内针或钢丝折断导致骨延迟愈合，甚至感染产生骨不连。

9. 内固定物不配套或不是同一配套材料制成，如钢板、螺钉及钢丝不是同一金属材料制成，容易造成电解反应，出现金属腐蚀现象，内固定物就容易出现断裂和脱落。

10. 内固定物重复使用：如钢板、螺钉、髓内针等重复使用，使内固定物的表面结构和内部结构均发生了变化，容易出现腐蚀和疲劳性断裂。

许立新认为理想的内固定物之所以能耐腐蚀，对人体具有惰性，主要是依靠内固定物表面形成的纯化膜，纯化膜会使内固定物和机体电解质反应甚微。白和平报道，当髓内针表面保护膜破坏后，髓内针导致骨骼内有电流产生，电流达30mA。许多学者认为这一反应首先是物理过程，接着是化学过程。内固定物的破损、纯化膜的破坏及两种具有不同电位的金属相互接触，就会形成一种微电池，在阳极区域出现金属的溶解而腐蚀。内固定物在人体内还受机体交变应力的影响，在应力和腐蚀剂的共同作用下引起一种破裂过程——应力腐蚀开裂，导致金属内固定物的断裂。

八、外固定物因素

1. 外固定长度过短：固定力臂过短，骨折端有轻微错动，导致骨折延迟愈合，甚或发生骨不连。

2. 外固定质量欠佳：如石膏、小夹板及支具容易发生断裂或松散，造成骨折再移位，导致骨折延迟愈合或骨不连。

第三节 Ilizarov 框架固定器

一、Ilizarov 框架固定器进展

苏联外科医生 Gavriil A Ilizarov（1951），利用穿过各骨段的骨圆针拉紧后把诸骨段连在一起的方法，发明了一种圆环形骨骼框架固定器，即后来的 Ilizarov 框架固定器。这种框架固定器是苏联那时市面流行的一些用螺纹杆把 Kirschner 针弓连在一起的框架固定器原理的改进。Ilizarov 框架固定器为了增强对肢体骨折段的固定作用，采用坚固的金属圆环环绕肢体，以2个或2个以上拉紧的钢针连接起来。框架固定器本身具有弹性可使轴线微动，其牢固性足以能限制横向运动，通过螺纹连杆的附件调栓即可逐渐矫正各方向平面的畸形。

最初 Ilizarov 运用这种固定器进行肢体延长手术，做标准“Z”形截骨，继之牵引、裂隙的骨缺损区行骨移植。但在截骨端延长过程中，Ilizarov 看到随着框架固定器逐渐牵开的两骨段裂隙内有新骨形成。后来他做了广泛的实验观察，根据手术所形成裂隙内新骨产生的能力，正确使用截骨手术、保护软组织、合理的牵开延长和外固定，创立了一套完整的创伤和矫形的重建治疗技术。

最初，框架固定器是在骨折外固定和内固定治疗形式的共同启示下形成的一种治疗骨折的方法，Ilizarov 框架固定器属于全环形框架固定器，后进一步发展改进出 Ilizarov 半环形框架固定器（图 20–1）。

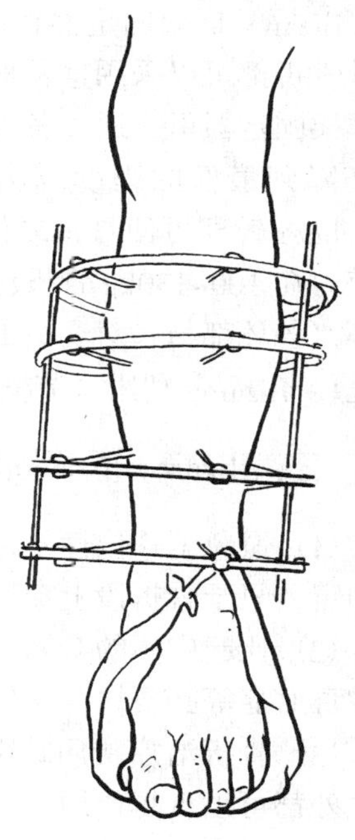

图 20–1　Ilizarov 框架固定器治疗小腿胫腓骨骨折

Ilizarov 框架固定器结构为多孔金属板构成的圆形环与成对交叉的 Kirschner 针相连，又通过螺纹杆或带孔纵行金属板的连杆以螺栓固定相邻金属环（全环或半环）而成。金属环于截骨（折骨、骨折）部位之远心端和近心端至少应用两环，有二环架、三环架、四环架、五环架等，视治疗需要而定。金属环可随治疗的加压、牵伸要求，上、下调动或左右前后横移。也可于连杆上使用螺栓固定的横向连杆再增设纵向平行连杆，固定特殊需要的另一个金属环。

Ilizarov 治疗技术是通过光滑的 Kirschner 针横穿过骨之后连到框架固定器上，拉紧对骨出现的固定作用进行治疗的。Ilizarov 框架固定器构成的部件不多，却能装配成无数不同的骨治疗形式。它虽然不能用于钢板螺丝钉、髓内针、螺纹针的固定，不过 Ilizarov 框架固定器的治疗方法仍然大大地发展了骨科的创伤和矫形重建技术。

二、Ilizarov 框架固定器治疗适应证

（1）经皮治疗骨的所有干骺端骨折、骨干骨折以及某些骨骺骨折。

（2）骨广泛缺损，无需神经、血管和软组织的组织移植，即可一期手术修复。

（3）由于美观和功能需要的骨增粗手术。

（4）先天性和创伤性假关节的经皮一期手术。

（5）通过牵拉性骨骺滑脱或其他方法行肢体延长术或生长阻滞术。

（6）长骨和关节畸形（包括痉挛性及复发性畸形足）的矫正。

（7）经皮的关节挛缩松解术。

（8）通过截骨术复位关节面，治疗各种关节病。

（9）经皮的关节固定术。

（10）肢体延长性关节固定术。为一种大关节融合而不出现肢体短缩的治疗方法。

（11）孤立性骨囊肿和其他骨病性孤立性骨囊肿的植骨充填。

（12）截骨残端的肢体延长术。

（13）下颌骨发育不全或小颌畸形的手术治疗。

（14）以非血管搭桥手术的方法治疗肢体某些血管阻塞性疾病。

（15）软骨发育不全性或其他病因侏儒症的治疗。

Ilizarov 框架固定器禁忌证与其他框架固定器一样，小儿骨折、稳定骨折和瘫痪肢体骨折等不宜选用。

Ilizarov 框架固定器在前苏联起初是作为一种急性骨折的治疗装置出现的，大多数的移位性长骨骨折都可以采用这种框架固定器复位和固定。选用这种装置治疗肢体急性骨折，骨折段在环形框架固定器里，通过各轴向运动对变位的矫正，使骨折最终达到解剖复位，复位过程中组织再损伤降到最低的程度。例如，胫骨短斜面不稳定骨折在这种框架固定器治疗下，仅用 8 枚 Kirschner 针即可使骨折复位和固定。骨折复位后要把框架固定器的调钮固定，通常 Kirschner 针的拉力在 100~130kg 骨折已被坚强固定。一般情况下，每个骨折段均垂直相连 1~2 个框架固定器的环（各环都与一对交叉的 Kirschner 针连接固定，每个骨折段至少要有一对交叉的 Kirschner 针穿过）。Ilizarov 利用调节框架固定器的相互位置，使骨折段复位，继之加压固定骨折。

三、Ilizarov 框架固定器治疗骨折优点

(1) 避免了移位性不稳定骨折必须行切开复位内固定治疗，减少了痛苦也免除了广泛的金属内固定，只于骨折段上穿过数枚钢针就能起到复位和固定的作用。

(2) 比起广泛的金属内固定治疗可不用或少用预防性抗生素，把抗生素留作开放性骨折发生了脓毒血症等必要情况下使用，特别是对先锋霉素等一些新型抗生素则临床意义更大。

(3) 骨折治疗费用减少，购买了 Ilizarov 框架固定器之后，每次骨折治疗，除几枚 Kirschner 针之外都可以重复使用。

(4) Ilizaro 框架固定器治疗骨折，医护人员劳动强度明显小于骨折切开内固定术，倘若三人协作施术就更能大大加速骨折复位和固定的完成。

(5) 对熟知局部解剖的骨科医生来说，只要仔细认真很少会发生因为穿针损伤局部的血管和神经。

(6) 愈后即可迅速取出钢针且操作技术非常简单，减少了病人的痛苦和费用。

(7) 不需要影像增强的 X 线透视检查，很适合用于我国广大厂矿农村基层单位治疗骨折病人。

其缺点为在少数类型骨折的治疗比用半针框架固定器操作时间较长，但可治疗的多数骨折半针框架固定器却不能治疗。

需要复位和固定的移位性关节面骨折，特别是那些广泛内固定治疗不适宜的部位，例如，胫骨或肱骨下端，可使用 Ilizarov 框架固定器治疗。传统的治疗方法为复位和用 Kirschner 进行内固定。Ilizarov 的方法是把 Kirschner 针用于复位的保持，穿过无骨折部分的 Kirschner 针与框架固定器牢固相连，从而起到固定作用，免除了金属内固定。只要技术熟练，选用 Ilizarov 环形框架固定器治疗闭合性骨干骨折明显优于其他疗法。Ilizarov 框架固定器技术不仅能在急性骨折时应用，更重要的是适用于骨科创伤学的创伤后重建，治疗骨不连，骨折畸形愈合，创伤后骨髓炎和肢体延长。

Ilizarov 框架固定技术被广泛地用于骨创伤后的骨折畸形愈合、骨不连和骨延长等重建治疗。骨折畸形愈合的治疗，包括成角畸形的矫正、短小肢体的延长等。骨不连的治疗，包括不同类型骨不连和感染性骨不连的处理。对某一种骨伤后重建来说只有一定的特殊性，但治疗作用和技术基本相同，下面分别作一讨论和介绍。

四、Ilizarov 框架固定器对骨创伤后的重建作用

骨折畸形愈合、骨折不连接和肢体延长的治疗，主要是如何促进新骨形成的问题。

认识和掌握 Ilizarov 框架固定技术的操作方法，对于理解这种方法如何为骨皮质截骨术后的骨裂隙内新骨形成提供了最佳的生物学条件非常重要。该方法的操作步骤包括：

(1) 采用“皮质截骨-折骨术”代替开放的横断截骨术。

(2) 坚强的骨骼固定足可消除截骨或骨折部位的剪力，而皮质截骨的弹性则能吸收力线上的微动。

(3) 在肢体延长或开放性楔形截骨术后，通常要经过一段间隔时间再进行骨段牵开，此时间约为皮质截骨术后1周左右（特殊情况也可延长或缩短一些）。

(4) 骨段牵开进度，每天约1.0mm，必要时也可改变，牵开进度可由牵开裂隙内新生骨形成的表现决定。一般为骨段渐进牵开，不是一次完成，至少每天分为4次，每6h1次，每次0.25mm。

(5) 于肢体延长时，框架固定器在固定期应做到舒适并允许关节有较充分的运动范围，借用生理学的作用机制以促进形成新骨的迅速钙化。

(6) 在骨段牵开之后的中立位固定期，为了使新生骨坚强有力，只要肢体延长或骨畸形矫正需要固定期延长，则应尽量长些。

为了证实上述治疗技术的作用，llizarov及其合作者利用朋友发明的骨骼环形穿针框架固定器以狗的股骨为模型，进行了下面一系列的著名实验。

其一，实验进行胫骨中段开放性横行截骨术，继之以三种方式用Ilizarov的环形框架固定器固定。这三种固定形式，一种比一种稳定性增大。第一种方式用两环架，于每个金属环上松松连接一对Kirschner针固定。第二种方式也用两环架，不同的是以紧张状态把每对交叉的Kirschner针固定到金属环上。第三种方式用四环架，每个金属环上都有一对交叉的Kirschner针紧紧相连将骨段固定。不难看出，这三种固定方式以第三种稳定性最大，第二种次之，第一种最差（图20-2)。

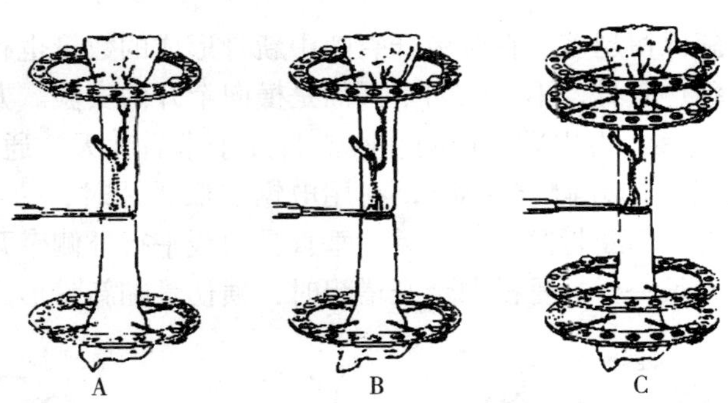

A.固定器为两环架，每对交叉Kirschner针松松相连（不稳定）
B.固定器为两环架，每对交叉Kirschner针紧紧相连（比较稳定）
C.固定器为四环架，每对Kirschner针紧紧相连（固定稳定）

图20-2 狗胫腓骨开放性横行截骨术后，采用以三种不同稳定形式的Ilizarov框架固定器固定

在截骨和应用Ilizarov框架固定器以三种不同形式固定后5天，开始进行截骨部位的牵开，进度为（0.125mm/6h)。Ilizarov及其同事观察到：第一种方式的Kirschner针松松相连的两环架，实验动物牵开的骨裂隙里，有局灶性出血和纤维组织形成，有些实验动物于截骨部位的骨干截骨面移位，导致纤维性骨不连。第二种方式的Kirschner针紧紧相连的两环架实验动物，牵开的骨裂隙里发生骨和软骨形成的修复区，可见软骨形成和与骨内膜相连的骨圆锥形成，但大多数实验动物最后仍形成骨不连。第三种方式的四环框架固定最稳定的实验动物，于牵开的骨裂隙里可不经过软骨阶段直接发生新骨形成。

作为上述实验的一部分，Ilizarov等使用相同的骨牵开速度（0.125mm/6h）牵开截骨部位和四环架固定方式进行另一项实验研究：作三种截骨，保留血供多少不同，观察对新骨形成的影响。①开放性横行截骨术，截断骨髓和营养血管。②开放性横行截骨术，只截断1/3骨髓。③闭合性折骨术，利用钢丝弓形折骨器的力学作用折骨（图20-3)，经研究发现，新骨形成数量与骨

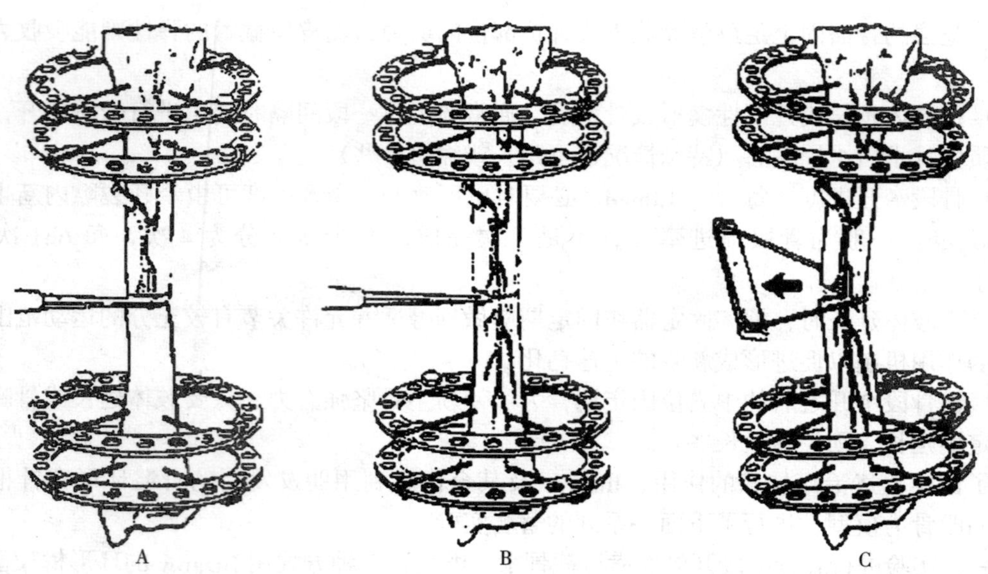

A. 开放性横断截骨术，横断骨髓和营养动脉

B. 开放性横断截骨术，只截断 1/3 骨髓

C. 利用钢丝弓形折骨器行闭合性折骨术

图 20–3 骨血供对新骨形成作用的实验

髓完整程度相一致，骨髓保留越多，在骨牵开裂隙中新骨形成的数量也越大。

其二，实验动物（狗）胫骨，不是纵向牵开而是横向牵开的实验。方法为用电锯切取胫骨骨片，其大小约胫骨长的 40%，占皮质周径的 30%。骨片于术后 3 天，通过改良的 Ilizarov 框架固定器向外侧方牵开（使骨片向外侧方移动），在用电锯切取骨片时，一半实验动物不切断骨髓，而另一半实验动物则以骨刀切断骨髓。观察骨片垂直骨力线平行外侧牵开方向新骨形成的量。实验结果，与骨纵向牵开延长一样，骨横向牵开增粗时，损伤骨髓新骨形成减少（图 20–4）。

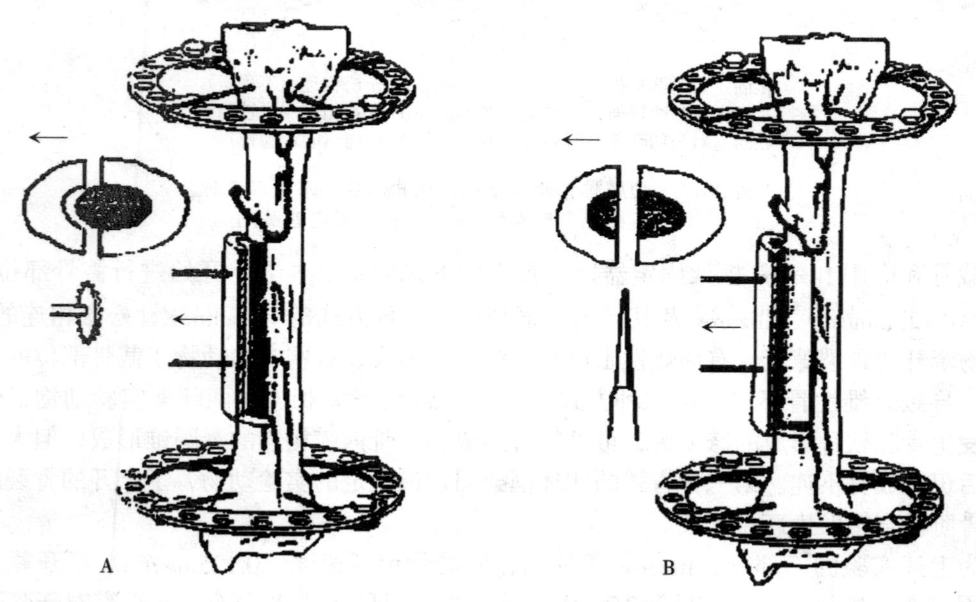

A.保留骨髓完整 B.切断骨髓

图 20–4 皮质骨片侧方牵开时，保留骨髓对新骨形成影响的动物实验

其三，实验也使用动物（狗）的胫骨，观察截骨或折骨后骨段牵开进度和分次对截骨（折骨）部位新骨形成的影响。方法：在开放性横行截骨术或闭合性折骨术后进行骨牵开延长。进度分别采用 0.5mm/24h，1.0mm/24h 和 2.0mm/24h 三种。每天可分成 1 次，4 次或 6 次开启自动牵开器。实验结果表明：牵开进度每天 0.5mm 分为 4 次完成时，导致骨段牵开裂隙里形成骨的未成熟性硬结，从而可发生继发性骨折。牵开进度每天 2.0mm 时，引起骨周围软组织损伤、新骨形成不良。牵开进度每天 1.0mm 分 60 次启动自动牵开器。可见牵开的骨段间隙里的新骨形成极好，牵开再生的生长区是一条穿过新骨形成中心的锯齿形透亮带。如每天牵开 1.0mm 分成 4 次开启自动牵开器时，新骨形成良好。倘截骨或折骨术后，每天使骨段牵开 1.0mm，但一次完成，则新骨形成明显不良。由此 Ilizarov 发现，牵开进度分成的次数越多，新骨形成的效果越好。故每天牵开进度分成的次数与产生的新骨有关，分成 6 次完成新骨形成的质量就优于 4 次也必然好于 1 次。骨折段牵开延长进度，每天分为多次进行，则使骨周围软组织包括神经、血管、筋膜和皮肤等更有利的发生适应性反应，而且也更类似生长的自然过程。当每天自动牵开器开牵 60 次时，相当于每 85μm/24min。此时延长组织在电子显微镜下组织学改变，组织呈现胚胎期、胎儿期和新生儿期组织细胞生长的特点。

显然，Ilizarov 提示了一个尚未被人知的骨组织生物学的生物环境适应性组织学。用 Ilizarov 技术骨科医生就能在骨的任何部位、于截骨（折骨）后的牵开过程中建立起一个类似骺板的骨生长结构（人工骺板）、从中心生长带向远近生长新骨。牵开区新生骨的中心生长带在电子显微镜下看到，于相对缺血的中心区出现成纤维样细胞，形成与牵开延长方向相平行的胶原纤维。在胶原纤维间的新生血管间隙里产生死骨细胞，直接在胶原分子上成骨，形成的新骨向骨的远近端凝缩成骨小梁。通常在牵开延长后的中立位固定期，骨的整个再生区出现凝结加固的进一步骨化。

骨折愈合过程中，适量的动力性轴向加压可加速骨折愈合，这一观点已被多数学者所接受。石膏固定期间肌肉收缩活动，下肢骨折肢体负重练习，以及具有动力性加压作用的内固定等均有利于骨折愈合。特别是经皮穿针固定器上附有轴向加压装置，可定期适量加压，加速骨折愈合。加压对骨折断端血供无明显干扰，术后可对加压量进行调整及应力遮挡小等优点已得到了骨科学术界的高度重视。

影响骨折愈合的主要因素是应力和血运。根据 Wolff 定律，活体骨对机械应力总是以对它最有力的结构性反应产生形态改变来适应的，压应力能驱动成纤维细胞向演变成骨细胞的方向发展，而骨小梁是按应力线排列的，压应力能促进骨愈合。理想的压应力是既能保持骨断端的紧密接触，又能提供牢稳的固定，同时对骨断端施加机械应力，对骨折断端的压应力不产生过大的干扰，这种外加的恒定性应力，在伤肢负重或功能锻炼时，能变为循环应力。对于长管骨来说，用于骨折轴向加压的方法很多，但内固定本身或多或少地影响骨折断端的血液循环而不利于骨折愈合，且由于应力遮挡效应而容易引发骨质疏松与骨萎缩，以及骨愈合质量降低等，难以获得十分满意的疗效。外固定加压具有对组织损伤小，不影响骨折端血液循环及固定力可随骨愈合的不同阶段进行调整等优点。

Bright 观察到骨细胞受载荷后，DNA 含量增加，而细胞内的 cAMP 含量变化不显著，但前列腺素却显著增高，可以推测，骨细胞受载荷后，细胞变化是通过前列腺素自己来传递的。框架固定器加压促进骨愈合的生物学基础是加压使骨折端的电场发生了变化，电位的改变能使细胞分化或再分化，是诱导成骨的重要因素。加压使骨折端出现负值应力电位，且维持较长时间（骨折后 4 周），其实质是轴向加压产生压电效应，从而促进骨折愈合。

1953 年，Yasuda 发现骨骼具有压电效应，Friedenberg 等又发现骨组织具有稳定的生物电位，此电位在骨生长活跃区如干骺端是负电位。当发生骨折后，骨折处立即出现一个绝对值更大的负电位。许多学者均证明该负电位与骨愈合存在着密切的关系，骨折端的负电位有利于新骨形成，明显促进骨愈合。

李建福等通过大白兔的动物实验发现，框架固定器固定针的穿放与否，对骨表面的电位无任何影响，而框架固定器对骨折进行加压靠拢固定后，骨折端电位变成绝对值更大的负电位，并持续到骨折后5周才逐渐恢复至骨折前水平，加压组的成骨作用较非加压组快。而骨折区域的负电位持续时间长则是促进骨折愈合的良好环境，任何影响骨折端电位变化的因素均可间接地影响骨折愈合速度。他们认为加压促进骨折愈合速度加快，除由于骨折端紧密接触与牢稳固定外，更与产生的负电位相关。近年来大量实验已证实，负电位促进新骨形成，电位改变可导致细胞分化或再分化，是诱导成骨的重要因素。框架固定器加压产生的这种电位改变，其实质就是所谓的压电效应，造成负电位环境，进而促进骨愈合。

加压对骨折愈合的影响主要发生在骨折的早期，后期特别是外固定应力保护比较小的情况下，这种加压带来的差异就逐渐消失。Brighton认为电位变化是指挥骨细胞对它所在的环境变化作出生理反应的一种信号。骨折断端间加压外固定是人工造成骨折端间的负电位和电场变化环境，从而达到促进骨愈合的目的。

骨折端的早期加压固定可消除骨端间隙，加强稳定性。实验证明，骨折稳定程度与局部产生胶原的类型及葡糖胺聚糖硫酸化的量和程度不同，提示骨折端稳定有利于骨折修复。

关于骨折断端间的加压量多大最为适合骨折愈合？多数学者的观点认为以生理加压或轻度加压最适宜，加压量过大，会使骨折端出现骨折坏死，影响骨折愈合。有学者认为治疗胫腓骨骨折，以病人体重的1/2~2/3倍加压量较为适宜。李建福等的实验结果提示：加压外固定的加压量为自身体重的1/2~1倍时，最有利于新骨形成，且以非典型一期愈合为主。

五、Ilizarov框架固定器操作技术

（一）框架固定器的一般技术

为了保证疗效，避免损伤神经血管，使用框架固定器前必须充分了解局部解剖和骨科手术的原则，熟知所用固定器的性能与特点。虽然骨固定器的类型很多，但是使用上却都有共同的技术要求：

（1）严格遵守无菌技术操作，手术应在手术室内进行。

（2）穿针应该在病灶区外，以免增加感染的机会。

（3）钢针在皮肤的进出口，应根据针的粗细切开0.5cm或先用粗针穿孔，以免压伤皮肤。

（4）为了保持针道正确，穿针最好在X线电视机监护下进行为宜，特别是在骨髓端穿针更应如此。

（二）骨创伤后重建的Ilizarov框架固定器技术

关于Ilizarov框架固定器的结构，使用方法和对急性骨折的处理已见前述。在这里再将骨创伤后重建中的Ilizarov骨固定器技术作一探讨。

1. 皮质截骨术：Ilizarov发明的截骨方法为骨的经皮截骨术。截骨时保存骨的周围和骨髓腔内的组织，不截断骨髓的营养血管。做这种手术，如果在骨干骺端称为皮质截骨术，若在骨干部则叫骨密质层截骨术。方法是切口不宽于一把窄骨凿，通常用一把小骨膜起子尽可能环绕骨的周围游离骨膜。继之于骨皮质上以骨凿打槽，锤打骨凿不断进入骨皮质。首先在骨的一侧，然后在骨的另一侧进行。由于骨凿压紧有助于凿入皮质，因此，骨科医生必须十分小心以防损伤骨髓。要随时扭动或摆动在骨皮质里的骨凿锋刃，避开骨髓和为骨凿进一步前进准备空间。这一点如果不加倍注意，骨凿就可能横断骨髓，以致使牵开前的准备时间超过规定，需推迟2~3天再进行骨段牵开。

通过旋转肢体90°凿断骨皮质相对的两侧，或相对旋转连于远、近截骨段上的金属环进行扭

转折骨，两种方法选择一种（由于向内旋转肢体可牵拉小腿的隐神经或上臂的桡神经，所以肢体的远截骨段应向外旋转）。

皮质截骨术的目的是建立一个非移位性骨折，因此，在完成截骨后应立即恢复截骨术前的正常对位对线状态。为了达到这一目的，在截骨前以 Ilizarov 框架固定器固定。显然，肢体全部被固定器固定，即将无法扭转截骨远段来折断骨皮质。所以，骨科医生一定要从骨固定器的金属环上拆开全部横越皮质截骨线的纵杆，待骨皮质截断后，必须立即把连杆以原来（截骨前）的长度连接到原来的位置上，从而重新出现骨皮质截断前的正常对位对线关系。为了保证对位对线准确，骨科医生在移动连杆前应数一下连杆所对的金属环的孔数，记住每一个连杆连接的位置。也可在金属环和连杆之间用螺母做短的连接或孔杆同样能起到这样的作用。在骨皮质截断之前，使孔杆或螺母与金属环分开，术后在原位连接起来。

2. 骨牵伸前的时间准备：在截骨后骨段开始牵伸前，需有一个时间的准备期。其目的使骨折处于愈合的第一阶段。力求牵伸过程中，截骨段的牵开与截骨部位的骨折愈合同步。在大多数情况下，于牵伸延长后中立位固定前牵开的骨段裂隙里没有已形成的新生骨。

一般来说，截骨后要等 5~7 天再开始牵伸。牵伸前这段准备期，有时需要延长或缩短，根据具体情况决定。例如，由于斜形皮质截骨比横形皮质截骨愈合快，所以在斜形皮质截骨后的牵伸时间准备期应缩短 1~2 天。又如，在下面这些情况骨段的牵伸时间准备期，则应延长：

（1）截骨时骨凿横过髓腔、伤及骨髓。

（2）截骨部位有明显粉碎。

（3）截骨时两折段有较大移位。

（4）后方骨皮质扭转折骨时，两折片反向旋转大于 30°，通常任何一种情况出现都要把准备期再延长 3~4 天。如果骨本身条件不佳（骨质致密硬化或疏松），骨段牵伸前的时间准备期应延长至 14 天，尤其是骨周围软组织条件不佳时更应如此。

3. 截骨段的牵开：截骨段经过牵伸前的时间准备期后，通常皮质截骨段每 6h 牵开裂隙 0.25mm。此速度也并非不变，取决于临床状态。对于骨质致密硬化、骨质疏松和骨周围软组织条件不良的成人，常采用每 8~12h 截骨段牵开 0.25mm 的进度。

4. 牵引针：穿过骨组织牢固地连到一个能动的金属环上可移动截骨段的针被称为牵引针。通常为了使牵引针起到这样的作用常常于同一金属环平面上穿过 2 枚与骨段轴线相垂直交叉的牵引钢针（Kirschner），如果同一金属环平面仅穿 1 枚牵引针，则将导致针的轴线扭动。由于被牵引的金属环逐渐沿固定架移动，所以，牵引针前移可引起软组织坏死而被切开。被前行牵引针切割开的坏死皮肤和其他软组织，于牵引针的后方相继愈合。此时，牵引针像一条炽热的金属丝横过冰块似的切开了软组织。随牵引针的缓缓移动，于骨段被牵开的过程中可伴有微痛。虽然 I1izarov 框架固定器做牵伸延长治疗时，牵引针能引起皮肤和其他软组织局灶性坏死，发生感染和疼痛，但任何经皮穿针的骨固定也都可以产生皮肤和其他软组织损伤、坏死和组织周围的炎症，从而导致疼痛和感染性渗出。此类疼痛和炎症，一般牵伸过程一结束，则炎症马上停止。尽管如此，在截骨段牵伸过程只要病人出现软组织炎症，仍应使用抗葡萄球菌性抗生素。

当按规定要求通过牵引针移动肢体骨段时，骨科医生一定注意牵引针开始牵伸和停止牵伸的位置，以及金属针对软组织的切割情况。骨段纵向移动，牵引针通常与神经、血管和肌腱平行，因此，出现横断这些重要结构的可能性不大。不过牵引针向近端牵伸移动时，要警惕伤及神经或血管分叉的危险性。

5. 定向牵引针：可用 1 枚或 1 枚以上的定向牵引针，穿过骨和软组织牵伸骨折段。对此，可用橄榄针、扭结针或曲折针。方法如下：斜穿过骨组织 2 枚钢针（Kirschner 针），于肢体对侧穿出软组织。钢针尖端用钳子掰弯；出端用钳子夹住，以锤子击打钳子，医生即可将针尖埋于皮下。

一旦针尖已埋入软组织内，钳夹钢针出端慢慢摇晃，同时锤击钳子使针前进，直到钢针扳弯尖端带动肢体骨段。通常钢针于骨上穿入，穿出部位应与骨缺损开始出现部位处于同一平面（钢针出端稍向骨缺损面倾斜）。其后，方向相反穿入另一钢针，穿入部位为骨缺损开始出现部位的另一平面，钢针末端同样以钳扳弯缩回皮下，钳夹钢针出端锤击向前牵引。这一过程反复进行，力求钢针最后达到一个最适当的位置。针的最适宜位置为有利于旋转 180°，以便掰弯的针尖能从肢体内抽出。位置适当的针弯曲端很容易通过皮肤，针尖不会伤及出孔附近的完好组织。有时把钢针的出端弯成直角，其方向与扳弯端相同，以此标示钢针穿入侧的弯曲方向，来帮助掌握定向针弯曲端的方向变化。

在大多数病例，Ilizarov 框架固定器用于压缩—牵开的纵向牵引针，分别经远、近截骨段的相邻皮肤穿出。然后将针固定到螺纹槽杆上，以便不断牵伸（通常在时间的准备期之后进行牵开）。虽然进行骨段压缩或牵开时，纵向牵引针的末端有些弯向牵伸方向与骨段的轴线方向成一锐角，不过牵伸过程并不受影响。在骨段间加压的力量，仅在最后阶段作用才不断减小。当此种情况出现时，病人必须去手术室拔除纵向牵引针，应用另外金属环与横穿骨的钢针牢固相连来闭合骨缺损。

原发性病变部位发生的骨不连和假关节比骨延长部位既常见，且治疗又困难。Ilizarov 骨固定器技术很难使肢体的萎缩性骨不连奇迹般的愈合。对于此类不易愈合的情况，Ilizarov 同时又加用了许多刺激骨愈合的治疗方法，而收到了良好的疗效。

（三）框架固定器的术后护理

(1) 保持针孔部位清洁干燥，每周针孔换药 2 次。

(2) 抬高患肢，减少肿胀。

(3) 定期检查肢端血循环与感觉情况。

(4) 活动上下关节与扶拐下地，负重行走。

(5) 针孔皮肤张力过大时，应切开减张。

(6) 检查固定器各部件螺母，防止松动。

第四节 常见骨不连框架固定技术

骨创伤后重建，主要指的是创伤后骨折畸形愈合、骨不连以及肢体短小延长等的矫形治疗。不同类型的骨不连，在治疗时一定考虑到本身的特殊性，需要对病人制订出各种特定的治疗方案。常见的骨不连类型，采用一般的骨愈合疗法即可达到治疗。以下所谈到的治疗原则，通常仅适用于骨不连的两骨端组织存活的病例，即骨不连的两侧骨端 X 线检查可发现增生性改变。如果骨不连呈滑膜性假关节表现，即假关节腔有滑膜覆盖和滑液充盈，则骨不连治疗前必须进行全关节腔清理手术，剥除两骨端的纤维软骨性骨组织。在某些病例，也可在假性关节腔上戳开一个小口插进一把刮匙，清除两骨端骨不连的骨不愈合组织。Ilizarov 指出，滑膜性假关节加压时间必须到 2 周，才能引起骨端的纤维软骨坏死和炎性反应。从而刺激假关节的骨迅速愈合。

如果 X 线检查为笔帽样假关节表现，骨不连只一侧骨端显示增生性改变，骨折后的另一侧骨不连骨端出现笔帽样变，这说明骨折后很快发生笔帽样改变一侧的骨端存在无生存能力组织才导致此种改变。这种病例，骨扫描能帮助明确诊断，无生存能力的骨组织表现血供减少。当骨扫描检查时，通过核素注射后创伤骨组织缺血坏死的早、中、晚不同时期的浓聚显现特点，使骨端的缺血坏死骨组织很容易与骨周围的骨膜组织反应区分开。如对骨端骨组织的实际生活能力是否存在仍有怀疑，骨科医生可探查骨折面确定。此外，如果不连接部位有反复性和顽固性流脓，则骨端无生机组织及其边缘上的生活组织均应一并行清创术，可根据本节后面所述原则进行。其后，骨缺损采用 Ilizarov 骨创伤后重建技术修复。对骨端无坏死和供血障碍的骨不连，即可选用下面的治疗原则和方法处理。

一、闭合性骨折延迟愈合或骨不连

（一）闭合性骨折延迟愈合

(1) 骨折端无骨缺损，局部软组织正常，内固定物无断裂或松脱，骨折端无移位，但有轻微移动及不稳定感。

固定方法：可选用小夹板、短管型石膏或支具等进行辅助外固定，但应注意框架固定不能妨碍骨折邻近关节的功能锻炼活动。若骨折延迟愈合病程较长，比较接近骨不连，选用小夹板、短管型石膏或支具等进行辅助外固定，仍不稳定、牢固，可考虑改用双边框架固定器加压固定。

(2) 骨折端无骨缺损，局部软组织正常，内固定物有断裂或松脱，骨折端明显成角或侧方移位。

固定方法：应选择手术切开，取出内固定物，将骨折重新复位后，改用双边框架固定器加压固定。若术中骨折重叠、缩短移位难以矫正，可选用骨延长器进行固定和肢体持续延长，逐渐进行骨折复位。

(3) 骨折端无骨缺损，局部软组织挫伤严重，骨折端明显成角或侧方移位。

固定方法：不应选择手术切开复位，也不应选用小夹板、短管型石膏或支具等进行辅助外固定，以免加重软组织损伤，影响骨折端血供，加重骨折延迟愈合。

应选择手法复位，改用双边框架固定器加压固定。若术中骨折重叠、缩短移位难以矫正，可选用骨延长器进行固定和肢体持续延长，逐渐进行骨折复位。

（二）闭合性骨不连

(1) 骨折端无骨缺损，局部软组织正常，内固定物无断裂或松脱，骨折端无移位，但有轻微移动及不稳定感。或者内固定物断裂或松脱，骨折端明显成角或侧方移位。

固定方法：不应选用小夹板、石膏或支具等进行辅助外固定，因为单纯靠稳固的固定难以使骨不连得到有效的治疗。应选用手术切开，取出原内固定物，切除硬化骨，凿通髓腔，髂骨植骨及加压钢板内固定。也可改用双边式、半环槽式或全环式框架固定器进行加压固定，借助压应力促进骨愈合。

(2) 骨折端无骨缺损，局部软组织正常，内固定物断裂或松脱，骨折端明显缩短移位。

固定方法：术前应先行骨牵引，矫正骨折缩短移位，再行手术切开，取出内固定物，切除硬化骨，凿通髓腔，将骨折重新复位，并取髂骨植骨及加压钢板内固定。也可改用双边式、半环槽式或全环式框架固定器加压固定。若术中骨折重叠、缩短移位难以矫正，可选用骨延长器进行固定和肢体持续延长，逐渐进行骨折复位。

(3) 骨折端无骨缺损，局部软组织挫伤严重，骨折端明显成角或侧方移位。

固定方法：不应选择手术切开复位，也不应选用小夹板、短管型石膏或支具等进行辅助外固定，以免加重软组织损伤，影响骨折端血供，加重骨不连。

应选择手法复位，改用双边式、半环槽式或全环式框架固定器加压固定。

二、开放性骨折延迟愈合及骨不连

（一）开放性骨折延迟愈合

(1) 骨折端无骨缺损，伤口周围软组织正常，伤口愈合良好，内固定物无断裂或松脱，骨折端无移位但有轻微移动及不稳定感。

固定方法：可选用小夹板、短管型石膏或支具等进行辅助外固定，但应注意框架固定不能妨碍骨折邻近关节的功能锻炼活动。若骨折延迟愈合病程较长，比较接近骨不连，选用小夹板、短管型石膏或支具等进行辅助外固定，仍不稳定、牢固，可考虑改用双边框架固定器加压固定。

(2) 骨折端无骨缺损，伤口周围软组织正常，伤口未愈合或裂开，甚至伤口有感染，内固定物有断裂或松脱，骨折端明显成角或侧方移位。

固定方法：应选择手术切开清创，取出内固定物，将骨折重新复位后，改用双边框架固定器加压固定。若术中骨折重叠、缩短移位难以矫正，可选用骨延长器进行固定和肢体持续延长，逐渐进行骨折复位。骨折及伤口感染严重者，应采用框架固定器加闭式冲洗引流的方法治疗。

(3) 骨折端无骨缺损，局部软组织挫伤严重，骨折端明显成角或侧方移位。

固定方法：不应选择手术切开复位，也不应选用小夹板、短管型石膏或支具等进行辅助外固定，以免加重软组织损伤，影响骨折端血供，加重骨折延迟愈合。

应选择手法复位，改用双边固定器加压固定。若术中骨折重叠、缩短移位难以矫正，可选用骨延长器进行固定和肢体持续延长，逐渐进行骨折复位。

(二) 开放性骨折不愈合

(1) 骨折端无骨缺损，局部伤口愈合，无伤口感染征象，骨折端有轻微移动及不稳定感；或者内固定物断裂或松脱，骨折端明显成角或侧方移位。

固定方法：不应选用小夹板、石膏或支具等进行辅助外固定，因为单纯靠稳固的固定难以使骨不连得到有效的治疗。应选用手术切开，取出原内固定物，切除硬化骨，凿通髓腔，髂骨植骨及加压钢板内固定。也可改用双边式、半环槽式或全环式框架固定器进行加压固定，借助压应力促进骨愈合。

(2) 骨折端无骨缺损，局部伤口裂开，部分骨骼及内固定物外露，骨折端无明显移位，伤口无脓性分泌物等感染征象。

固定方法：手术切开，取出内固定物，用活力碘溶液反复清洗伤口，最好能浸泡伤口5min。然后切除骨折端硬化骨，凿通髓腔，将骨折重新复位，并取髂骨植骨，改用双边式、半环槽式或全环式框架固定器加压固定。在取出内固定物后，如果伤口能够无张力闭合，最好将伤口直接进行缝合。如果伤口有一定张力，可做局部推移皮瓣。如果局部皮肤状况不佳，不适宜做局部转移皮瓣，可选择远距离岛状皮瓣或对侧肢体的交腿皮瓣移植。条件不允许者，可考虑行吻合血管的皮瓣或肌皮瓣或肌骨瓣移植，尽量使伤口闭合，以免骨骼外露容易发生坏死，伤口裂开，容易发生感染。

三、感染性骨折延迟愈合及骨不连

(一) 感染性骨折延迟愈合

骨折端无骨缺损，局部有感染性瘘道存在，并有脓性分泌物，瘘道周围软组织红肿，骨折无明显移位。

固定方法：应先用抗炎药物治疗，静脉滴注抗生素，局部伤口瘘道引流。待急性炎症控制后，选择手术切开，取出内固定物，清除伤口内的坏死组织，刮除感染病灶，刮除坏死部分的死骨，用活力碘溶液反复清洗伤口，最好能浸泡伤口5min。然后将骨折重新复位，改用双边式、半环槽式或全环式框架固定器加压固定。

在取出内固定物后，如果伤口能够无张力闭合，最好将伤口直接进行缝合。如果伤口有一定张力，可做局部推移皮瓣。

伤口闭合之前。应在伤口内放置闭式引流冲洗硅胶管，即取直径5~8mm、长25~30cm的硅胶管，在中央部位剪4个侧孔，将有侧孔段置于骨和软组织感染病灶明显处，一端经皮肤切口穿出皮外，作为冲洗入管，另一端经另一侧皮肤切口穿出皮外，作为引流管。这样可以防止冲洗引流管堵塞，即使发生脓性物或凝血块堵塞管腔，也可将冲洗管侧消毒后，将有侧孔段拉出至引流侧，将脓性物或凝血块去除后，再将引流管拉回至伤口内。冲洗液用庆大霉素 80000U 加生理盐水 500ml，每天持续冲洗，直到引流液清晰无浑浊后，可停止冲洗。但引流管暂时仍不能拔出，再保留观察 2 天，见无引流液流出后，方可用消毒剪刀在冲洗管皮肤切口处，将硅胶管剪断，消毒后将硅胶管自引流侧拔出。然后用无菌纱布覆盖伤口，并用绷带包扎。

（二）感染性骨不连

骨折端无骨缺损，局部伤口裂开，并有脓性分泌物，骨折端和内固定物明显外露，并有成角或侧方移位。

固定方法：应选择手术切开，取出内固定物，清除伤口内的坏死组织，刮除感染病灶，刮除坏死的部分骨皮质，用活力碘溶液反复清洗伤口，最好能浸泡伤口 5min。然后切除骨折端硬化骨，凿通髓腔，将骨折重新复位，并取髂骨植骨，改用双边式、半环槽式或全环式框架固定器加压固定。

在取出内固定物后，如果伤口能够无张力闭合，最好将伤口直接进行缝合。如果伤口有一定张力，可做局部推移皮瓣。如果局部皮肤状况不佳，不适宜做局部转移皮瓣，可选择远距离岛状皮瓣或对侧肢体的交腿皮瓣移植。条件不允许者，可考虑行吻合血管的皮瓣或肌皮瓣或肌骨瓣移植，尽量使伤口闭合，以免骨骼外露容易发生坏死，伤口裂开容易发生感染。

伤口闭合之前，应在伤口内放置闭式引流冲洗硅胶管，取直径 5~8mm、长 25~30cm 的硅胶管，在中央段剪 4 个侧孔，将有孔段置于骨与软组织感染病灶明显处，一端经皮肤切口穿出皮外，作为冲洗入管，另一端经另一侧皮肤切口穿出皮外，作为引流管。即使引流管发生堵塞，也可将冲洗管侧消毒后，将有孔段拉出至引流侧皮肤外，将脓性物或凝血块去除后，再将引流管拉回至伤口内。冲洗液用庆大霉素 80000U 加生理盐水 500ml，持续冲洗，直到引流液清晰后，停止冲洗，引流管再保留 2 天，见无引流液流出后，方可用消毒剪刀在冲洗管皮肤切口处，将硅胶管剪断，消毒后将硅胶管自引流侧拔出。然后用无菌纱布覆盖伤口，并用绷带包扎。

四、软组织缺损性骨折延迟愈合及骨不连

（一）软组织缺损性骨折延迟愈合

骨折端无骨缺损，局部伤口裂开，部分骨骼及内固定物外露．骨折端无明显移位，伤口无脓性分泌物等感染征象。

固定方法：手术切开，取出内固定物，用活力碘溶液反复清洗伤口，最好能浸泡伤口 5min。将骨折重新复位，并取髂骨植骨，改用双边式、半环槽式或全环式外固定器加压固定。在取出内固定物后，如果伤口能够无张力闭合，最好将伤口直接进行缝合。如果伤口有一定张力，可做局部推移皮瓣。如果局部皮肤状况不佳，不适宜做局部转移皮瓣，可选择远距离岛状皮瓣或对侧肢体的交腿皮瓣移植。条件不允许者，可考虑行吻合血管的皮瓣或肌皮瓣或肌骨瓣移植，尽量使伤口闭合，以免骨骼外露容易发生坏死，伤口裂开容易发生感染。

伤口闭合之前，应在伤口内放置橡皮引流条或闭式引流冲洗硅胶管，用庆大霉素 80000U 加生理盐水 500ml，每日持续冲洗直到引流液清晰后，停止冲洗，引流管再保留 2 天，见无引流液流出后，用消毒剪刀将硅胶管剪断，消毒后将硅胶管自引流侧拔出。然后用无菌纱布覆盖伤口，并用绷带包扎。

（二）软组织缺损性骨不连

骨折端无骨缺损，局部伤口裂开，部分骨骼及内固定物外露，骨折端无明显移位，伤口无脓性分泌物等感染征象。

固定方法：手术切开，取出内固定物，用活力碘溶液反复清洗伤口，最好能浸泡伤口 5min 然后切除骨折端硬化骨，凿通髓腔，将骨折重新复位，并取髂骨植骨，改用双边式、半环槽式或全环式框架固定器加压固定。在取出内固定物后，如果伤口能够无张力闭合，最好将伤口直接进行缝合。如果伤口有一定张力，可做局部推移皮瓣。如果局部皮肤状况不佳，不适宜做局部转移皮瓣，可选择远距离岛状皮瓣或对侧肢体的交腿皮瓣移植。条件不允许者，可考虑行吻合血管的皮瓣或肌皮瓣或肌骨瓣移植，尽量使伤口闭合，以免骨骼外露容易发生坏死，伤口裂开容易发生感染。

伤口闭合之前，应在伤口内放置橡皮引流条或闭式引流冲洗硅胶管，用庆大霉素 80000U 加生理盐水 500ml，每天持续冲洗直到引流液清晰后，停止冲洗，引流管再保留 2 天，见无引流液流出后，用消毒剪刀将硅胶管剪断，消毒后将硅胶管自引流侧拔出。然后用无菌纱布覆盖伤口，并用绷带包扎。

五、不同骨折类型骨不连

骨折端无骨缺损，局部软组织正常，内固定物断裂或松脱，骨折端明显缩短移位。

固定方法：术前应先行骨牵引，矫正骨折缩短移位，再行手术切开，取出内固定物，切除硬化骨，凿通髓腔，将骨折重新复位，并取髂骨植骨及加压钢板内固定。也可改用双边式、半环槽式或全环式外固定器加压固定。若术中骨折重叠、缩短移位难以矫正，可选用骨延长器进行固定和肢体持续延长，逐渐进行骨折复位。

（一）无短缩的横形骨不连

无短缩的横形肥大性骨不连（对位对线良好），曾长期采用骨框架固定器和其他各种疗法处理。不少这种病例，为了尽快愈合施用经皮或开放性腓骨截骨术或腓骨部分切除术。通常术后行轴线加压以保证骨愈合，尤其是对横形骨不愈合中的肥大性骨不愈合作用明显（图 20-5）。至于使用 2 环架还是 3 环或 4 环架，取决于骨折类型的稳定性（骨不连接越稳定所用固定架环数越少。若肢体短缩在 1.5cm 以下，则不必延长。

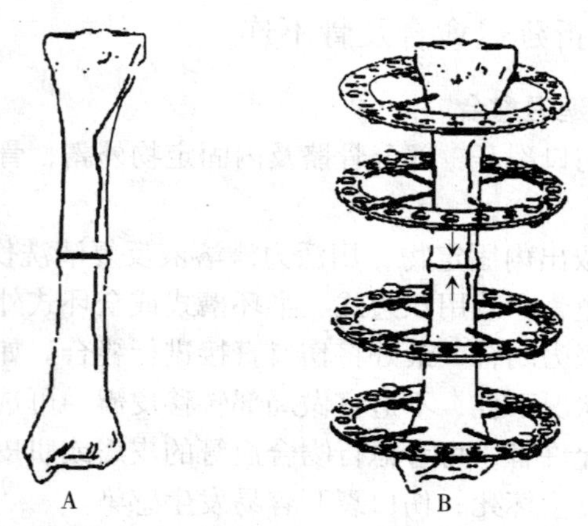

A.无短缩和成角的胫骨横形骨折　B.以坚强的 4 环架框架固定器加压固定

图 20-5　无短缩的横形骨不连

（二）短缩性横形骨不连

一般横形骨折发生的骨不连接对线良好，不出现短缩。但在某些情况下，横形骨不连接或者由于创伤性骨缺损或者由于骨折错位愈合，可以伴有短缩。这时骨科医生可做加压治疗骨折不愈合同时于肢体其他部位行皮质截骨延长术。也可采用单纯连续的加压-牵开接骨疗法。选择这种治疗时，骨不连部位先加压 2 周，然后再逐渐牵开（图 20-6），加压可刺激新生骨的产生，牵开能促进骨延长空隙的新骨形成。牵开方法为常规的标准进度（每次牵开 0.25mm，每天 2~4 次新生骨即可充满牵开间隙。骨缺损或骨折错位的横形肥大性骨不连，如果必要的话，必须逐渐重新对线，务使远骨折段达到对位对线。

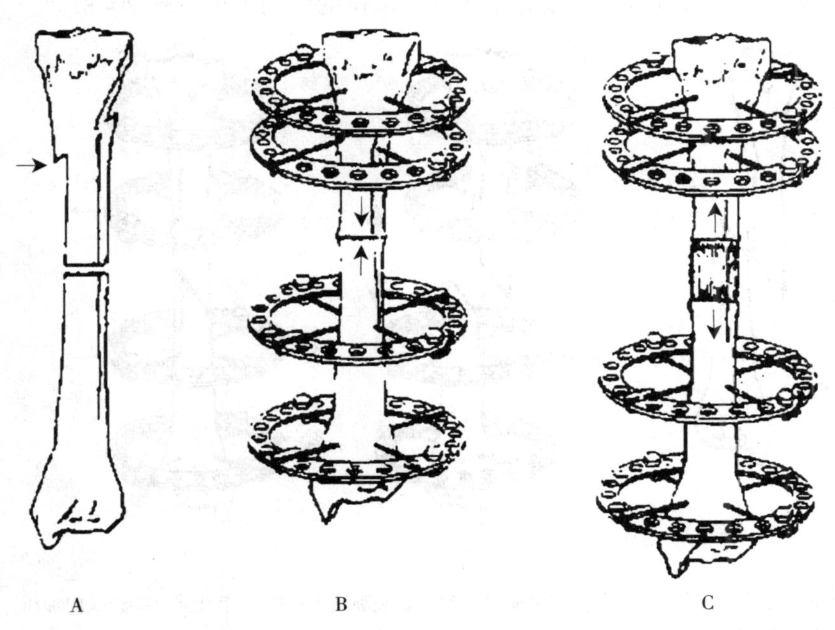

A. 骨干横形肥大性骨不连，并发它处骨折错位愈合 B、C. 处理方法为肥大性骨不连加压 2 周，继之牵开延长治疗短缩。只要加压刺激骨发生，则行肥大性骨不连牵开即可导致新骨形成

图 20-6 短缩性横形骨不连

（三）无短缩的斜形骨不连

斜形骨折的骨折线为不垂直于骨轴线方向的斜线，所以单纯的纵向加压就可能发生骨折片的相互滑动，从而导致肢体短缩。对骨折的斜行骨不连，应给予轴向（纵向）和侧向（横向）相结合的压力治疗（图 20-7）。

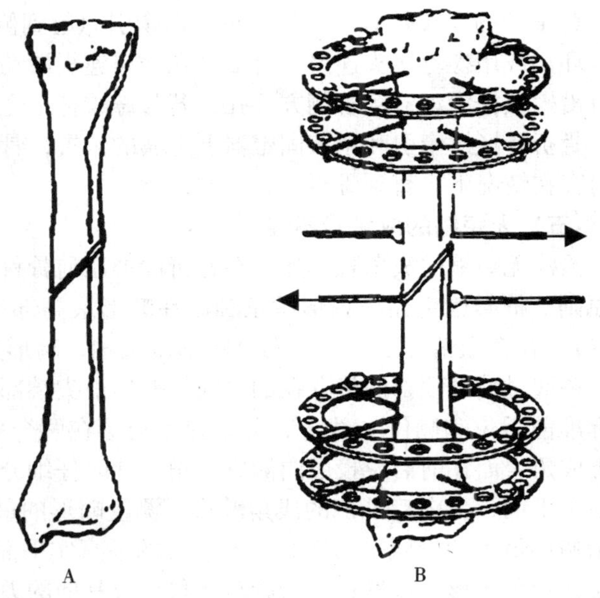

A.骨干无短缩和成角的肥大性斜形骨不连

B.治疗采用折片间（横向）橄榄针加压，轴向（纵向）框架固定器加压

图 20-7 无短缩的斜形骨不连

横向侧向冲压有许多方法：

（1）由骨折端的对侧分别穿过一橄榄针，用 2 枚针反向牵引加压。

（2）在 Ilizarov 框架固定器上，靠近骨折部位的两个环行与纵向相对离开的横向加压。

（3）“拱形针”，为常用于骨折复位的方法，略弯向加压方向的金属针 2 枚穿过两骨折段。因此，骨折段朝金属针凹向滑动时，针越变直，则2枚拱形针固定越坚固。骨折片间的横向加压，必须与纵向加压结合使用。

（四）有短缩的斜形骨不连

此种骨不连比较常见，可见于长骨的任何部位。通常骨科医生有时仅满足于原骨折位置的侧向加压进行治疗，往往疗效并不十分理想。其实，最好的处理方法还是牵引恢复肢体长度，于此同时用Ilizarov框架固定器恢复骨的轴线并增加骨折部位的侧向加压（图20-8）。

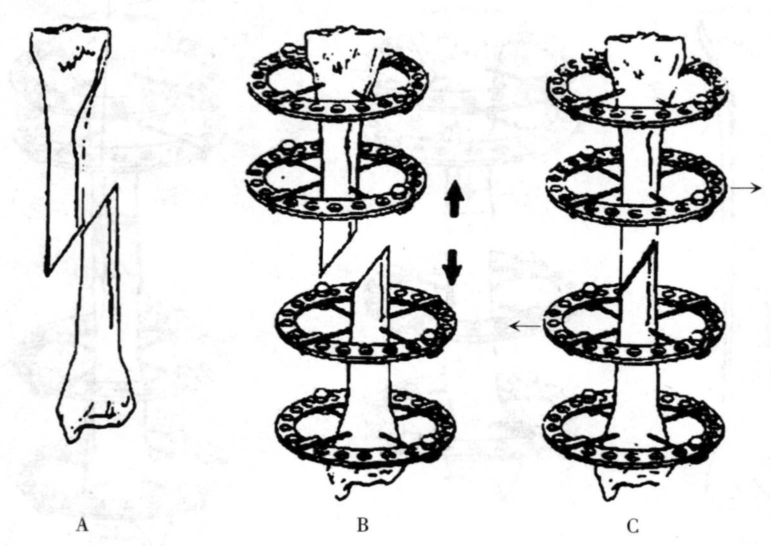

A. 有短缩的斜形骨不连 B. 直线的纵向牵开将使骨折裂隙增大 C. 如牵开同时结合横向加压，骨折部位即可复位。在横轴向加压下，直到骨愈合

图20-8 有短缩的斜形骨不连

为此，Ilizarov框架固定器在牵引过程中可使靠近骨不连部位最近的环沿固定器的构架上滑动，矫正骨的力线并对两个骨端行横向牵引（起到侧向加压作用）。固定器离骨不连部位最近的金属环，或用螺丝接头连接，可沿多孔金属连板滑动，或用两端各有一个螺丝母的套管连接，套管可沿螺纹杆滑动，套管侧方开孔，若与螺纹杆上金属环相连，即可同时上下移动。

骨折骨经过牵引和调节固定器上金属的位置，骨长度和力线完全恢复后，在纵向与侧向加压同时存在情况下，直到骨折愈合。

（五）无短缩的成角骨不连

治疗无短缩的成角骨不连，在骨折段加压前骨科医生应尽量使其对线，其方法可使用畸形矫正原则。框架固定器把畸形矫正轴放在畸形最高部位的顶端，以此为轴进行成角畸形矫正（图20-9）。在多数情况下，使用两个畸形矫正轴，畸形尖端或同一平面的某点入畸形矫正轴其实就是一条通过畸形顶部假想存在的轴线。畸形最尖端部位，一般来说确定并不容易。通常拍照畸形的标准前后位和侧位X线片，分别显示畸形在两个平面上的情况。例如，一种畸形侧位投照向后方成角，而在前后位投照向侧方成角。此时仔细分析畸形就会发现，畸形就其本身来说仅存在于一个平面，为向后外侧的成角畸形。测量畸形的最佳平面则需拍照肢体的几个不同的斜位像，显示畸形最大的投照平面即为畸形表现的最真实平面。此外，当畸形平面垂直于X线投照面时，则骨显示无畸形。显然，骨折旋转、移位或其他的力线改变都可以含有成角畸形，不过此成角畸形有时仅出现于一个投照平面。

当骨不连间隙两侧骨端为肥大性改变并接触良好时，框架固定器于远、近骨折段上各加用一对金属环，每个金属环都垂直于骨折段的轴线。然后，以远、近骨折段之间的成角畸形顶点为支点轴，通过远、近两组金属环对骨不连部位加两周，畸形此时可略有加重。经前期加压之后，即可利用四侧的螺旋牵开器逐渐矫正成角畸形。通常采用捻动螺纹杆达到牵开。如果骨不连不能弯曲，可用推进结构。以畸形凸侧的螺纹杆固定骨折远、近段金属环，再捻动畸形凹侧的螺纹杆，则在骨不连邻近的金属环上起到一个推开的作用。有牵开或推开两种方法张开畸形的楔形间隙。每天进度 1mm，分成数次进行，每次都要与计算的矫形率一致。当畸形完全纠正时，于骨不连部位出现一个充满新生骨的楔形三角间隙（图 20-9）。

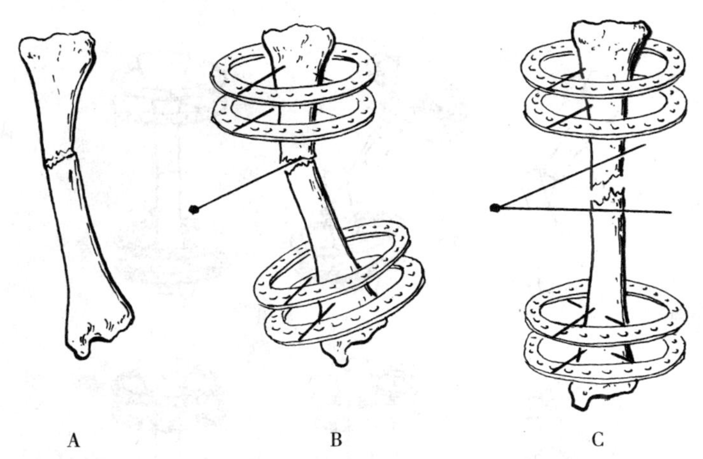

A. 无短缩的成角骨不连 B. 畸形尖端成角畸形矫正轴的位置与无短缩成角骨不连的治疗有重要关系
C. 使框架固定器的各个金属环与其相连接的骨段垂直。在开始的加压之后，以矫正轴为支点逐渐牵开对侧，于三角形的骨裂隙里，将产生一个楔形新生骨区

图 20-9 无短缩的成角骨折不愈合

（六）有短缩的成角骨不连

骨折不愈合的不少情况都是肢体骨短缩、成角畸形，但并无移位。短缩不单纯成角形成，还有其他原因所致。在这种情况下，矫正成角畸形同时尚需采用牵开楔形技术恢复肢体长度。在牵开裂隙内形成的新生骨将呈梯形，其长度与肢体骨牵开长度相一致（图 20-10）。为此，成角畸形矫正轴必须离开成角畸形顶点位于框架固定器上。其距离多少，可由胶片剪下的两骨段影像绕图钉（假设的畸形矫正轴）旋转测出。

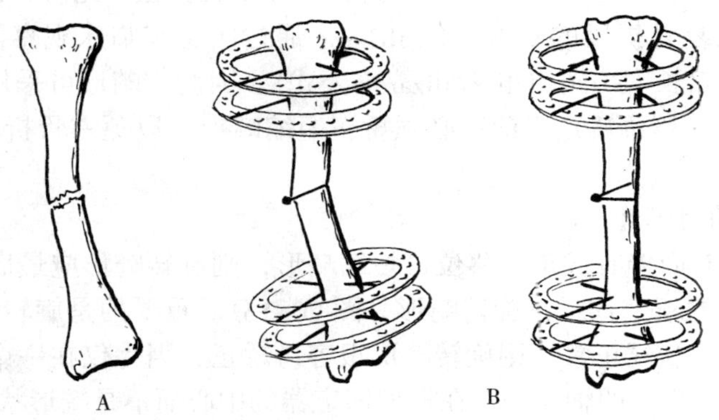

A. 有短缩的成角肥大性骨不连
B. 框架固定器上骨成角畸形矫正轴的位置（黑点），与畸形顶点有一定距离。逐渐牵开矫正成角畸形和延长肢体同时形成一个骨裂隙的斜方形再生区

图 20-10 有短缩的成角骨不连

（七）无短缩的移位成角骨不连

许多成角骨不连可显示一定程度的移位。虽然成角畸形已矫正，但远、近骨段仍不能对线。这种残留移位，一般都能通过 Ilizarov 框架固定器的移动轴进行简单的操作得到矫正。畸形矫正轴必须位于两骨折段畸形凸侧缘两线相交的尖端。测矫正角有个简单方法，就是做一个骨折图形，把每个图样分别放在透明胶片或 X 线片上，绕图钉轴旋转，通常即可在矫正移位之前测出畸形需要纠正的角度（图 20-11）。

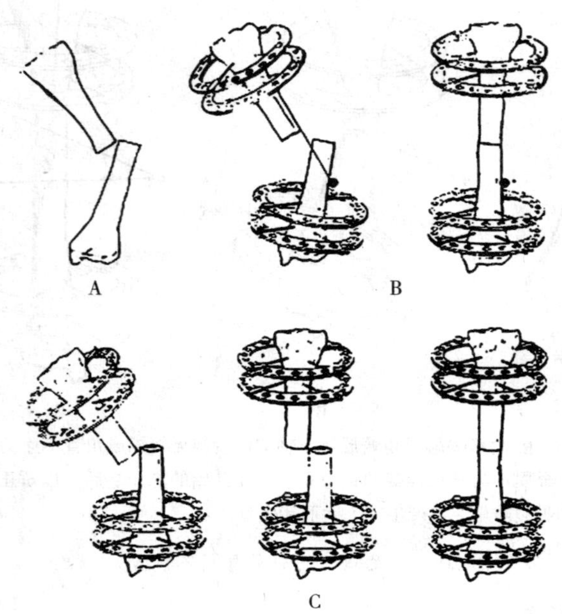

A. 有成角和移位的骨不连
B. 有些病例畸形可采用牵开绞锁进行矫正。旋转中心位于畸形凸侧两骨折皮质线的交点。与消除移位矫正畸形的同时逐渐复位
C. 处理成角移位性骨不连的一种选择性方法，其治疗顺序为：第一步消除成角，第二步消除移位，完成畸形矫正

图 20-11 无短缩的移位成角骨不连

（八）有短缩移位的成角骨不连

有成角、移位、短缩的骨不连，短缩大多由成角移位引起。此时，Ilizarov 框架固定器利用移动畸形矫正轴来恢复骨折段的对线。但 Ilizarov 通过实验和临床观察发现，畸形矫正轴离开皮质的距离，与骨短缩长度一致（也称 Ilizarov 公式）。因此，畸形可采用 Ilizarov 公式法或图形法的一种进行矫正。在移位矫正之前，必须矫正短缩畸形，以免一骨折段卡住另一骨折段（图 20-12）。

（九）旋转畸形的骨不连

如果旋转畸形同时尚伴有成角、移位、短缩畸形，则旋转畸形应最后矫正。在这种情况下，逐渐扭动两骨折段间的新生骨矫正旋转畸形（图 20-13）。重要的是旋转畸形必须矫正，一旦两骨折段对线、骨的轴线恢复正常，则旋转畸形很容易矫正，因为仅在一个平面上即可矫正畸形。矫正旋转畸形时，两骨折段的轴线一定在框架固定器的中心而不是畸形状态下的偏心位置。即骨折段必须对线，而不能处于非对线状态。倘若两骨折段不对线，则两骨折段就将环绕旋转畸形的两偏心轴旋转，此时两骨折段的轴线相对移位。选用框架固定器矫正旋转畸形，必须遵循先矫正成角、移位（或短缩），再矫正旋转畸形这个原则。在一般情况下，旋转畸形都存在合并的非旋转性畸形。

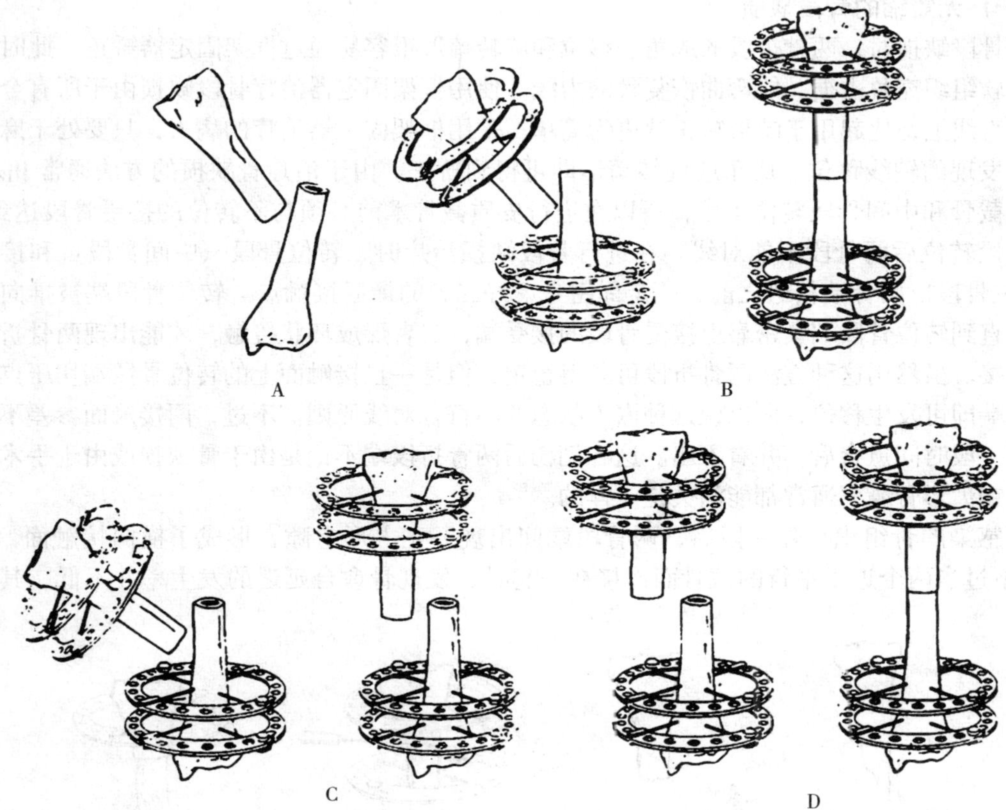

A. 成角、移位和短缩的骨不连

B. 以一个离开两骨折段相切处的凸侧骨皮质，距离等于短缩长度，为成角、短缩和移位的畸形矫正轴

C. 一种选择性方法，畸形矫正顺序为：首先矫正成角，其次矫正短缩

D. 最后矫正移位

图 20-12 有短缩移位的成角骨折不愈合

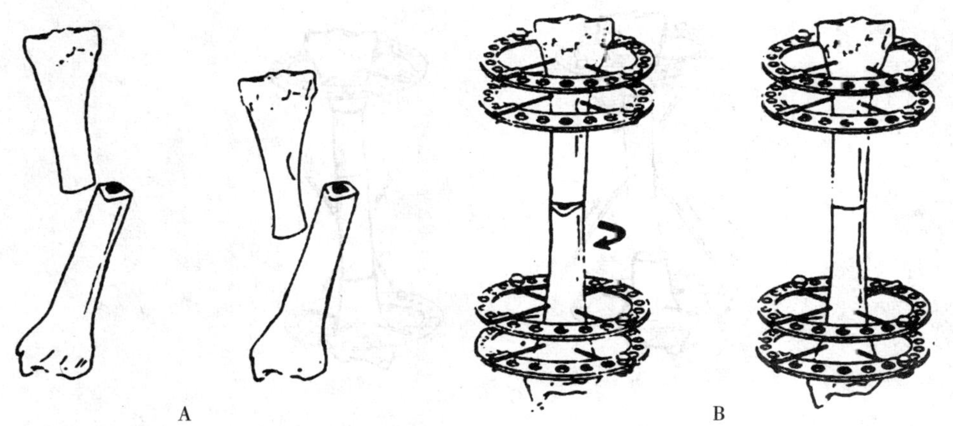

A. 旋转、成角、移位、有或无短缩畸形的骨不连

B. 两种情况最后都是矫正畸形，而且在矫正旋转之前，而骨折段的轴线必须相对和位于框架固定器的中心，以免两骨折段相对旋转，轴线相对移动

图 20-13 旋转畸形的骨不连

(十) 无短缩的骨段缺损

当骨段缺损时，两骨折段的成角、移位和旋转畸形很容易通过框架固定器矫正。此时，缺损部位被软组织充盈占据，能弯曲恢复骨的力线。使用框架固定器治疗骨段缺损由于所有金属环都在一条直线上，比起用于畸形矫正就更为简单。采用框架固定器治疗的病人，只要处于麻醉状态下，已发现的轴线移位、成角或旋转畸形即可得到矫正。由于治疗骨缺损的方法通常 llizarov 使用皮质截骨和中间骨段转位手术，所以在进行皮质截骨术前必须与不转位的接受骨段达到对线，否则骨段转位后两骨段不能对线。在进行骨段缺损治疗时，转位骨段（中间骨段）和接受骨段（不转位骨段）两骨端相遇之前，一定周密考虑好二者的最后接触点。转位骨段端被推向接受骨段端，直到转位骨段端紧密靠上接受骨段的接受端，二者形成环状接触，才能出现两骨折段最稳定的连接。虽然用这种方法两骨折段可获得稳定，但是一旦接触面上的转位骨段端切压点穿入接受骨段端即可发生移位，所以说这种嵌入状态并不符合对线原则。不过，两接触面参差不齐的连接经过一段时间愈合后，并看不出。这和创伤后两骨折段端不论是由于骨缺损或由于手术清创所产生的锯齿形骨缘，通常都能消失是一样的。

在感染的骨组织截除一段后，两骨段端间出现一正方形空隙，形成了横向接触面（图 20-14）。不过当两个近于平行的截骨面连接在一起时，发现骨愈合延迟的发生率并不低。其原因之

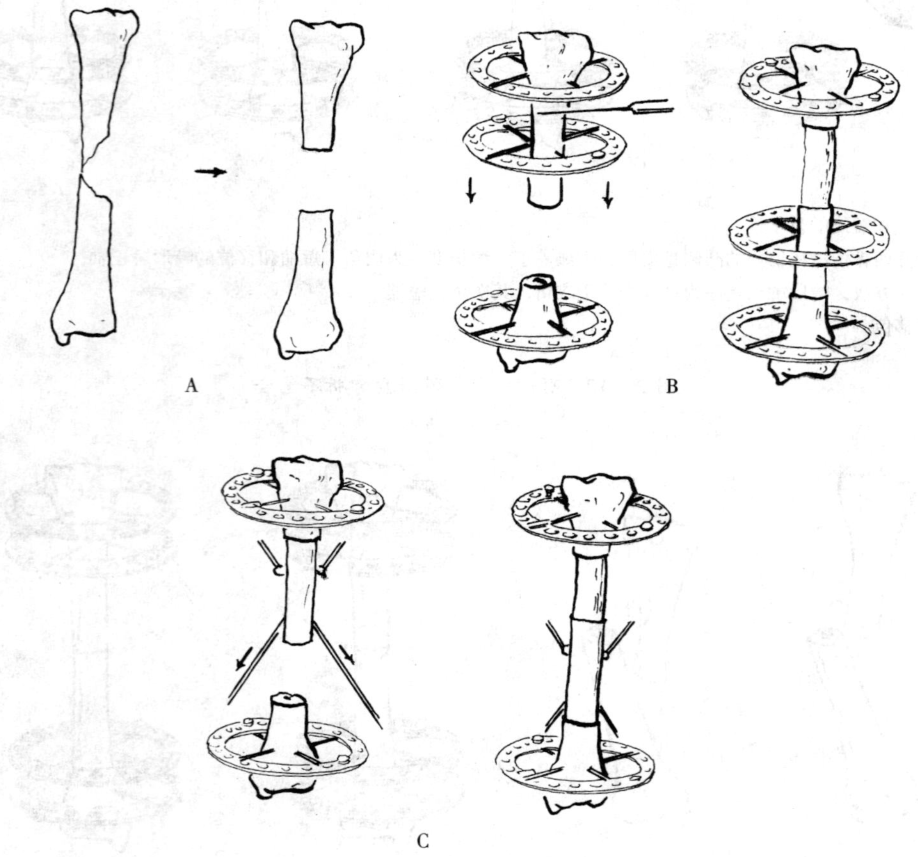

A. 把部分骨缺损转变为完全横形骨缺损，由骨转移法重建

B. 完全横形骨缺损经正常骨性皮质截骨术后，逐渐转移中间骨段（转移骨段）与接受骨段（连接骨段）对接，新骨形成于牵开的裂隙中

C. 也可采用闭合性定向针代替转移环，移动转移骨段（中间骨段）通过肢体

图 20-14 无短缩的骨段缺损

一为骨的截凿切割很难做到整齐，以致使骨段端接触于截骨面各点中的最高处。另外，如用摆锯截骨也可能把几层损伤的活骨细胞留在骨组织表面。因此，最好的截骨方法是采用骨刀（或骨凿）截骨并仔细锉平切骨面，在除掉两骨段端的粗糙面后再以刮匙或咬骨钳把两骨端修光滑。倘若在转位骨段（中间骨段）端和接受骨段（连接骨段）端之间接触面延迟愈合，也可以小松质骨条捆植于骨不连部位则迅速愈合。

骨科医生曾试将不接的异常骨组织切除，直接加压骨不连接的切骨部位，发生的短缩其后由正常骨组织延长恢复肢体长度。此种方法虽然很令人鼓舞，但经临床证实，缺损骨段长度超过2.5cm时就有使周围软组织出现扭转的危险（以致伤面难以闭合）。同时，也可引起受压以远区域的组织水肿（可能因淋巴、血管扭结所致）。为此，保留软组织长度，骨缺损通过骨段转移技术治疗是最理想的选择。如需要对骨段无生命骨组织广泛清创，则一骨端要形成尖端，另一骨端做成槽形，在转位骨段（中间骨段）转位后嵌入骨槽，以保证坚固的正常骨接触（图20-15）。

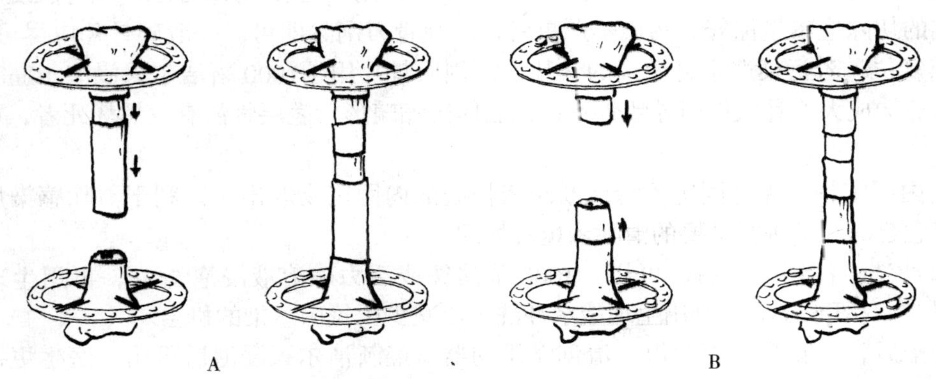

A. 骨缺损大，治疗方法可于长骨段骨的相邻两处做皮质截骨。第一个转位骨短，转位进度每天2.0mm，第二个转位骨短，转位进度每天1.0mm,则牵开的两骨裂隙各以1.0mm/d出现

B. 另一种治疗方法，缺损的远、近骨段端各做一处皮质截骨，所形成的两转位（中间）骨段相对移动，缺损闭合进度为2.0mm/d，单个皮质截骨部位牵开进度仅分别为1.0mm/d

图20-15　无短缩的骨段缺损

第五节　骨折延迟愈合框架固定技术

一、骨折延迟愈合诊断

（一）临床表现

创面有不稳定性瘢痕，骨外露，或窦道、创面红肿等感染征象。曾有长期感染，但软组织创面已愈合，窦道封闭。多伴有骨折邻近关节不同程度的活动范围减小及肢体短缩。

（二）X线检查

X线片示骨折端骨质有吸收，骨折线增宽，骨折端骨质密度降低或稍有增高，髓腔通畅，未被硬化骨所封闭，这是它与骨不连的最大区别点。

二、框架固定器操作步骤

（一）术前准备

1. 控制感染：有明显伤口感染的骨折延迟愈合，应静脉滴注抗生素，局部换药，使急性炎症得到控制后，再进行框架固定器加压固定手术。

2. 麻醉与体位：上肢选用臂丛麻醉，下肢选用硬膜外麻醉或全身麻醉。仰卧位。

3. 止血带：需要手术切开取出内固定物或需手术清除感染病灶者，应尽量在上臂近 1/3 部位或大腿近 1/3 部位缚上气囊止血带，便于手术操作。

（二）术中处理

1. 清除感染病灶：对于内固定物及骨折断端外露，或有伤口感染的病例，应在熟悉局部解剖和正确判断组织的基础上，按一定操作顺序进行严格、细致地清创处理，根据解剖层次，由外至内、由浅入深地逐层清创，如皮肤–皮下组织–筋膜–肌肉–骨骼等。每一层清创也应按方向进行，可按伤口的形状及特点选择一起点，从此点开始环绕伤口清除创缘，若伤面较大，可以从上至下或由下而上依次进行。凡丧失生活能力的肌肉，均应切除，如肌肉形态和色泽有改变，刺激不收缩，切割不出血，均应切除。凡骨质外露的部分，应利用周围的肌肉转移覆盖，若肌肉缺损过大，不能直接覆盖，在清创很彻底、骨折固定很坚强的基础上，可以考虑一期行肌皮瓣转移。

骨折端的切除应尽量保守，污染不严重者，单纯骨刀刮除即可。一般碎骨片应尽可能保留，并给予适当复位；若污染严重且游离的骨片，清创后骨片用 1:1000 新洁尔灭浸泡 10min 后，放回原处，以免造成大块骨缺损而导致骨不连或肢体短缩畸形。表层骨骼有发黑坏死者，可予以刮除。

2. 取出内固定物：先将固定不稳或断裂或松脱的内固定物取出，以利于清除感染病灶，及对骨折延迟愈合的断端进行必要的清除和植骨处理。

3. 伤口冲洗：清创完毕后，可用 1:1000 苯溴铵或活力碘溶液浸泡 5min，再用生理盐水冲洗。然后用 3%双氧水浸泡，再用生理盐水冲洗，以减少厌氧菌感染的机会。

冲洗完毕后，重新换铺无菌巾，清创时用的器械经新洁尔灭浸泡后再用，医生更换无菌手套，从而为深层组织修复和闭合创面打下良好基础。

4. 清除骨折断端硬化骨和纤维瘢痕组织：将骨折断端髓腔打通，骨折断端硬化面用骨凿凿毛糙，必要时将硬化坏死的骨折断端截除。

5. 截断腓骨：若腓骨未断或腓骨断端仍比胫骨断端长，应将腓骨截除一段，以便于胫骨骨断端接触加压固定。

（三）穿固定针

用小夹板或石膏固定骨折而产生的骨折延迟愈合，无需手术切开进行骨折断端刮除处理，可直接拆除小夹板或石膏外固定，在适当的麻醉下，直接在骨折线两侧骨折段分别穿针固定，具体穿针方法依所用固定器的不同而有所不同。

1. 半环槽式框架固定器

⑴ 进针平面：因借助水平半环弓环固定交叉穿针，不管交叉穿针形成几个纵轴平面，弓环固定均很方便、可靠。一般只是选择三个水平平面进针，较短骨折段的针组由 2 枚相互交叉且在同一水平面的直径 2mm 克氏针组成，较长骨折段的针组由 4 枚直径 2mm 克氏针分别在两个水平平面相互交叉进针。具体进针的水平平面根据骨折类型和部位确定，尽可能在伤口或病变区外进针，并能对骨折端有稳定的固定作用。如胫腓骨远段骨折，或在胫腓骨远端干骺端截骨延长肢体，可分别在远近两侧骨折段或截骨段中央相互交叉、水平穿入 2 针，再在跟骨横穿 1 针固定。

⑵ 进针方法：用慢速电钻或气钻夹持固定针直接自皮肤进针点穿入，经双侧骨皮质直至穿出肢体对侧皮肤。两针在同一水平面以相互交叉 25°~45°的角度进针，尽量与骨干长轴保持垂直。若采用两个弓环固定，可分别在远近骨折段的肢体前面补加两个半针固定，以增强对骨折端的固定强度。对于斜形、螺旋形和有较大骨折片的骨折，可利用侧方加压器横向穿针加压固定，使斜形断面和较大的骨折片紧密贴合。

2. 双边框架固定器：在我国多用钩槽式框架固定器和组合式框架固定器进行加压固定。在膝、踝、肘关节附近，靠近干骺端的骨折延迟愈合的加压固定，固定针均宜从肢体外侧，以水平、垂直于肢体的方向向肢体内侧进针。股骨近中段骨折延迟愈合的加压固定，固定针均宜从肢体外侧进针；骨折近段固定针应从肢体外上，向肢体内下斜行进针，这样可避免肢体内侧连接杆触及会阴部，影响日常生活。胫骨近端骨折延迟愈合的加压固定，可在胫骨骨折线远侧钻入2针，胫骨远端钻入1针固定。股骨中段或中远段骨折延迟愈合，可在骨折线两侧，分别穿入2枚固定针，靠近骨折断端的2枚固定针应距骨折断端2~3cm，即靠近骨折断端的2枚固定针之间的距离（针组间距），不应小于4cm，而不应大于8cm；同一骨折段2枚固定针的距离即针组内针距，不应小于5cm。胫骨远端骨折延迟愈合的加压固定，可在骨折线近侧钻入2针，在跟骨钻入1针固定。肱骨远端骨折延迟愈合的加压固定，可在骨折线近侧钻入2针，在尺骨鹰嘴钻入1针固定。

选择固定针的合理布局：生物力学测试结果证明，固定针距离骨折线越近即针组间距越小，或同一骨折段的固定针间距即针组内针距越大，骨折固定越稳定。反之，固定针距离骨折线越远即针组间距越大，或针组内针距越小，骨折固定越不稳定。因此，靠近骨折线的固定针距骨折线2cm为最佳，针组内针距不小于5cm，否则骨折由于杠杆原理而固定不稳。

双边固定器固定针的布局一般选用平行排列方式，但仍应保持足够的针组内针距及最小的针组间距。股骨骨折延迟愈合采用双边框架固定器固定时，应注意将股骨最近端的固定针由外近侧向内远侧斜形穿入，以使大腿内侧的连接杆与会阴部保持一定距离。

（四）安装框架固定器

将延迟愈合的两骨折断端相互嵌合，紧密接触，不留间隙，还可将一骨尖端插入另一侧骨髓腔内。如果骨折延迟愈合部位清除硬化骨较多，肢体缩短超过3cm，可将骨折断端紧密接触，靠拢加压。同时在干骺端进行截骨延长。然后将靠近骨折线的2枚固定针靠拢加压固定，加压力量应适中，不应过大。远离骨折线的2枚固定针，可置于中立位或稍向骨折端靠拢加压，然后固定。

（五）皮瓣移植

切除皮肤及软组织的窦道，尽量在无张力状况下，进行伤口皮肤的直接缝合。若皮肤缺损过多，应考虑行局部推移或转移皮瓣移植，或行吻合血管的皮瓣移植。

（六）腓骨再次截骨

由于腓骨愈合较快，有时需再次截除腓骨，以便于加压促进胫骨骨折断端尽快愈合。因此，在加压治疗胫骨骨折延迟愈合时，腓骨截骨应多一些，以便于胫骨骨折断端靠拢加压。

第六节 骨不连框架固定器技术

骨不连部位多位于骨干，极少数位于干骺端。有些是选用的内固定物不当，有些是内固定物质量欠佳，如钢板、螺钉或髓内针折断导致骨不连。感染性骨不连断端并非死骨，它仍具有满意的成骨活性，在牢稳固定的条件下仍可顺利愈合。一般认为感染性骨不连不宜采用内固定治疗，目前大多数学者主张采用框架固定器。固定器治疗骨不连的优点为：

（1）病灶区外穿针固定，可以避开感染病灶，且对骨断端的血供干扰小。

（2）框架固定器应力遮挡率低，术后可随时调整固定刚度及加压量，骨不连基本愈合时，可逐渐减少固定针，以减低固定刚度，促进骨改建和塑形。

（3）框架固定器通过连接杆悬吊肢体，便于观察，不影响伤口继续其他治疗。

（4）早期下床功能锻炼，便于患肢功能康复。腓骨适当截除是保证胫骨断端加压固定的重要步骤，腓骨切除应有适当的长度，一般要超过胫骨缺损长度。或将腓骨斜形截断，使之在加压过程中相互重叠移位。

增生性骨不连骨折端间连接较紧密时，做通过骨折线的皮下截骨术，穿入固定针，安装上骨延长器连接杆，自第5~14天开始进行延长撑开牵引，以0.25~1mm/d的速度延长。首先使用不平衡牵伸延长纠正成角移位，然后保持直线撑开牵伸，以恢复肢体长度。通过X线透视观察畸形纠正和骨痂生长情况，满意后停止撑开牵伸延长，维持一段时间后，待成角畸形纠正，肢体长度恢复和骨折完全愈合后去除框架固定器。

Charaley、Muller等曾强调骨折端的加压，指出骨折端的分离是导致骨不连的因素。骨折端靠近的骨不连在适当条件下的撑开牵伸延长能得到治愈，并且持续牵伸能纠正短缩，非直线牵伸延长能纠正成角畸形。增生性骨不连表明骨痂形成能力的存在，而所需做的是使其得到合适的力学环境以利于成熟模式。如果在某种条件下剪力的消除比加压对于骨愈合更为重要，则此条件可用框架固定器来获得骨折端的对位和对线、软组织的紧张度及外固定。牵伸成骨可成功地达到骨愈合，并同时纠正缩短及成角移位。

一、骨不连诊断

（一）临床表现

创面有不稳定性瘢痕，骨外露，或窦道、创面红肿等感染征象。曾有长期感染，但软组织创面已愈合，窦道封闭。多伴有骨折邻近关节不同程度的活动范围减小及肢体短缩。

（二）X线检查

X线片示骨折端骨质有吸收，骨折线增宽，两骨折端骨质密度明显增高，有较多硬化骨包绕，髓腔被浓密硬化骨所封闭，这是它与骨折延迟愈合的最大区别点。

增生肥大性骨不连、萎缩性骨不连，行放射性核素扫描检查，其硬化骨端放射性核素的沉积均高于健侧骨骼。

二、框架固定器操作步骤

（一）术前准备

(1) 有明显缩短移位的骨不连，术前应行骨牵引，待缩短移位基本矫正后，再进行框架固定器加压固定手术。

(2) 有明显伤口感染的骨不连，应静脉滴注抗生素，局部换药，使急性炎症得到控制后，再进行框架固定器加压固定手术。

(3) 麻醉与体位：上肢选用臂丛麻醉，下肢选用硬膜外麻醉或全身麻醉。仰卧位。

(4) 止血带：需要手术切开取出内固定物或需手术清除感染病灶者，应尽量在上臂上1/3部位或大腿上1/3部位缚上气囊止血带，便于手术操作。

（二）术中处理

1. 取出内固定物：先将固定不稳或断裂或松脱的内固定物取出，以利于清除感染病灶，及对骨不连断端进行必要的清除和植骨处理。

2. 清除感染病灶：对于内固定物及骨折断端外露或有伤口感染的病例，应按一定操作顺序进行严格、细致的清创处理，根据解剖层次，由外至内、由浅入深地逐层清创，如皮肤-皮下组织-筋膜-肌肉-骨骼等。每一层清创也按方向进行，按伤口的形状及特点选择一起点，从此点开始环绕伤口清除创缘，若伤面较大，可以从上至下或由下而上依次进行。凡丧失生活能力的肌肉，均应切除，如肌肉形态和色泽有改变，刺激不收缩，切割不出血，均应切除。凡骨质外露的部分，应利用周围的肌肉转移覆盖，若肌肉缺损过大，不能直接覆盖，在清创很彻底、骨折固定很坚强的基础上，可以考虑一期行肌皮瓣转移。

骨折端的切除应尽量保守，污染不严重者，单纯骨刀刮除即可。一般碎骨片应尽可能保留，并给予适当复位；若污染严重且游离的骨片，清创后骨片用 1:1000 苯扎溴铵浸泡 10min 后，放回原处，以免造成大块骨缺损而导致骨不连或肢体短缩畸形。表层骨骼有发黑坏死者，可予以刮除。但坏死、硬化的骨端，也可切除后进行髂骨移植。

3. 伤口冲洗：清创完毕后，可用 1:1000 苯扎溴铵或活力碘溶液浸泡 5min，再用生理盐水冲洗。然后用 3%双氧水浸泡，再用生理盐水冲洗，以减少厌氧菌感染的机会。

冲洗完毕后，重新换铺无菌巾，清创时用的器械经新洁尔灭浸泡后再用，医生更换无菌手套，从而为深层组织修复和闭合创面打下良好基础。

4. 清除骨折断端硬化骨和纤维瘢痕组织：将骨折断端髓腔打通，骨折断端硬化面用骨凿凿毛糙，必要时将硬化、坏死的骨折断端截除。

5. 截断腓骨：若腓骨未断或腓骨断端仍比胫骨断端长，应将腓骨截除一段，以便于胫骨骨断端接触加压固定。

（三）穿固定针

用小夹板或石膏固定骨折而产生的骨不连，无需手术切开进行骨折断端刮除处理，可直接拆除小夹板或石膏外固定，在适当的麻醉下，直接在骨折线两侧骨折段分别穿针固定，具体穿针方法依所用框架固定器的不同而有所不同。

1. 半环槽式框架固定器

（1）进针平面：因借助水平半环弓环固定交叉穿针，不管交叉穿针形成几个纵轴平面，弓环固定均很方便、可靠。一般只是选择三个水平平面进针，较短骨折段的针组由 2 枚相互交叉且在同一水平面的直径 2mm 克氏针组成，较长骨折段的针组由 4 枚直径 2mm 克氏针分别在两个水平平面相互交叉进针。具体进针的水平平面根据骨折类型和部位确定，尽可能在伤口或病变区外进针，并能对骨折端有稳定的固定作用。如胫腓骨远段骨折，或在胫腓骨远端干骺端截骨延长肢体，可分别在远近两侧骨折段或截骨段中央相互交叉、水平穿入 2 针，再在跟骨横穿 1 针固定。

（2）进针方法：用慢速电钻或气钻夹持固定针直接自皮肤进针点穿入，经双侧骨皮质直至穿出肢体对侧皮肤。两针在同一水平面以相互交叉 25°~45°的角度进针，尽量与骨干长轴保持垂直。若采用两个弓环固定，可分别在远近骨折段的肢体前面补加两个半针固定，以增强对骨折端的固定强度（图 20–16（1））。对于斜形、螺旋形和有较大骨折片的骨折，可利用侧方加压器横向穿针加压固定（图 20–16（2）），使斜形断面和较大的骨折片紧密贴合。

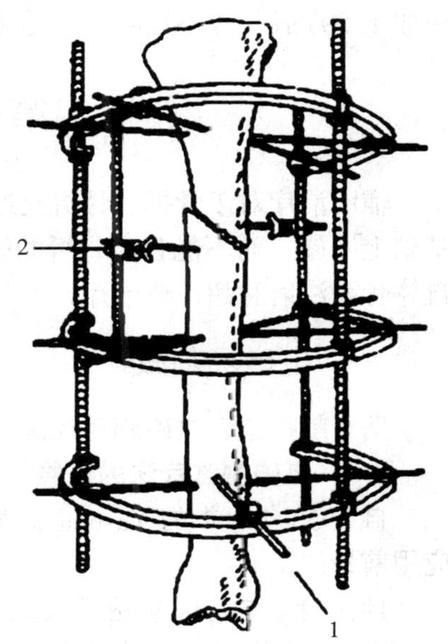

1.增加半针固定
2.增加侧方加压器加压固定

图 20–16　半环槽式框架固定器固定胫骨骨折

2. 双边固定器：在我国多用钩槽式框架固定器和组合式框架固定器进行加压固定。靠近干骺端骨不连的加压固定，固定针均宜从肢体外侧，以水平、垂直于肢体的方向向肢体内侧进针。

胫骨近端骨不连的加压固定，可在胫骨骨折线远侧钻入 2 针，股骨远端钻入一针固定。胫骨中段或中远段骨不连的加压固定，可在骨折线两侧，分别穿入 2 枚固定针，靠近骨折断端的 2 枚固定针应距骨折断端 2~3cm，即靠近骨折断端的 2 枚固定针之间的距离（针组间距），不应小于 4cm，而不应大于 8cm；同一骨折段 2 枚固定针的距离即针组内针距，不应小于 5cm。胫骨远端骨不连的加压固定，可在骨折线近侧钻入 2 针，在跟骨钻入一针固定。肱骨干骨不连的加压固定，可在骨折线近侧钻入 2 针，在尺骨鹰嘴钻入一针固定。

选择固定针的合理布局：生物力学测试结果证明，固定针距离骨折线越近即针组间距越小，或同一骨折段的固定针间距即针组内针距越大，骨折固定越稳定。反之，固定针距离骨折线越远即针组间距越大或针组内针距越小，骨折固定越不稳定。因此，靠近骨折线的固定针距骨折线 2cm 为最佳，针组内针距不小于 5cm，否则骨折由于杠杆原理而固定不稳。双边框架固定器固定针的布局一般选用平行排列方式，但仍应保持足够的针组内针距及最小的针组间距。股骨骨折延迟愈合采用双边框架固定器固定时，应注意将股骨最近端的固定针由外近侧向内远侧斜形穿入，以使大腿内侧的连接杆与会阴部保持一定距离。

（四）安装框架固定器

将骨不连的两骨折断端相互嵌合，紧密接触，不留间隙，还可将一骨尖端插入另一侧骨髓腔内。硬化、坏死的骨折断端截除后，肢体短缩时，可取髂骨进行植骨术。患肢长度重建有利于最大限度地恢复肢体功能，如果骨不连部位清除硬化骨较多，肢体缩短超过 3cm，可将骨折断端紧密接触，靠拢加压。同时在干骺端进行截骨延长，可根据情况同期或延期进行骨延长术。骨不连位于胫骨远端或有足下垂时，骨延长器连接杆延伸到足部。骨延长术应遵循缓慢、逐渐延长的生物学和生物力学原则，术后不应立即延长，一般在术后 7~14 天肿胀基本消退后开始延长，并扶拐下床部分负重活动。将靠近骨折线的 2 枚固定针靠拢加压固定，加压力量应适中，不应过大。远离骨折线的 2 枚固定针，可置于中立位或少许向骨折端靠拢加压，然后固定。

（五）皮瓣移植

切除皮肤及软组织的窦道，尽量在无张力状况下，进行伤口皮肤的直接缝合。若皮肤缺损过多，应考虑行局部推移或转移皮瓣移植，或行吻合血管的皮瓣移植。

（六）腓骨再次截骨

由于腓骨愈合较快，有时需再次截除腓骨，以便于加压促进胫骨骨折断端尽快愈合。因此，在加压治疗胫骨骨不连时，腓骨截骨应多一些，以便于胫骨骨折断端靠拢加压。

第七节 骨不连的辅助治疗

辅助治疗对于骨折、骨折延迟愈合和骨不连都是一样，都应在骨断端紧密对合、牢固固定的基础上实施，而不能替代骨折的固定。辅助治疗主要包括：饮食治疗、电磁场刺激、激动刺激、自体骨髓注射和超声波治疗，可不同程度加快骨缺损的愈合。

一、电磁场刺激

据文献报道，电磁刺激疗法治疗骨折延迟愈合与骨不连的有效率在 70%~80%之间。

（一）电磁刺激疗法的进展

自 1953 年日本的 Yasuda 发现骨具有压电效应后，人们已逐渐认识到压电效应在骨科治疗的应用前景。

1966 年，Friedenberg 等发现骨折处有一个很高的稳定的生物负电位。这一发现使得人们在 20 世纪 70 年代和 80 年代开始应用电磁场促进骨折愈合并用于治疗骨不连。

1968 年，Jahn 阐述了电刺激或离子电泳对细胞活性、胶原纤维的排列及磷灰石形成的影响。由此认为，磷灰石向骨折或骨愈合不良部位移行是电刺激促使骨愈合的关键因素之一。

1971 年，Friedenberg 等首次报道应用电刺激治愈 1 例内踝骨折不愈合的病例。

1972 年，Jorgensen 发表了将电刺激用于治疗足部骨折缩短愈合时间的报告。

1974 年，Bassett 等报道应用脉冲电磁场可促进骨折修复。

1975 年，Brighton 等报道了直流电刺激骨愈合临床应用的报告。

1978 年，刘可佩发表了微电流治疗骨折延迟愈合和骨不连 10 例的结果。

1979 年，井上四郎报道电流刺激可以促进骨愈合。深田荣一发表了电流刺激可以产生新生骨痂的报告。

1981 年，Bassett 等报道应用脉冲电磁场可治愈胫骨干骨不连。

1982 年，汤川佳宜发表了交流电刺激治疗难治性骨折的报告。Bassett 等成功地将脉冲电磁场用于治疗难治性骨折和关节融合。

1983 年，刘海起等发表了磁与自然铜促进骨折愈合的初步实验研究的报告。酒勾崇发表了微弱直流电刺激治疗骨折及其他疾患的报告。

1984 年，Brighton 等发表报告，将电极板贴敷于骨折断端肢体体表两侧，应用他所发明的方法（caPacitively couPled electrical field），成功地治愈了几例股骨骨折病例。从此开创了利用电场无助性治疗骨折的新方法。

1985 年，酒勾崇发表了电刺激临床应用的报告，发现最适合骨痂生长的电流强度为 5~20μA，超过 80μA 对组织有损害。

1988 年，李人杰等发表了旋磁场促进骨折愈合的初步实验研究的报告。许兢斌等发表了自制锯齿波亚低音频脉冲电磁场仪治疗骨折及其病理探讨的报告。

1989 年，汤川佳宜介绍了交流电刺激疗法。

1992 年，孙仁贵等发表了胶原分子两端带正电是骨折愈合的理化基础的报告。

1993 年，平泉裕和藤卷悦夫发表了电刺激促进骨组织修复的报告，通过对 17 例胫骨骨折病人进行半创伤电刺激治疗，结果证实电刺激治疗后 1~2 周即能见到新生骨痂形成。

1995 年，Brighton 等对直流电、电容耦合和植骨治疗胫骨不愈合的疗效进行了比较，在 10 个月时，无危险因素存在，3 种治疗方法的愈合率无明显差异。当危险因素逐渐增加，无论何种治疗，预测愈合率明显减少。在骨不连 70 个月且有 4 种或更多危险因素时，无论何种治疗方法，预测愈合率均很差。在无危险因素时，直流电、电容耦合或手术植骨治疗骨不连的愈合率是相同的。危险因素是指不愈合持续时间、粉碎或斜形骨折、开放骨折、萎缩性不愈合、骨髓炎病史、手术植骨或电刺激治疗失败过。无危险因素存在时，预期骨愈合率在直流电是 91%，植骨术是 90%，电容耦合是 71%。而当两个危险因素存在时，其预期愈合率分别降低至 81%、80%和 43%。萎缩性骨不连电容耦合治疗，与直流电和植骨治疗的愈合率相比明显降低。植骨失败后再次手术植骨，与直流电和电容耦合治疗愈合率相比明显降低。

1996 年，姚长海等发表了利用框架固定装置的电刺激疗法。

早期国外学者将穿入骨内的螺纹针用绝缘装置包裹，后来 Jorgensen 在动物实验基础上，通过显微镜观察发现，未绝缘的螺纹针之间通电之后，不仅能刺激骨痂形成，还能使螺纹针之间的软组织血管增生，从而改善骨折周围软组织的血液循环，促进骨痂形成。姚长海等在 35 例骨折病人的临床观察中，也充分证实了这一点：经过电刺激治疗的骨折部位比同一人体未经电刺激治疗的其他骨折部位，骨痂形成时间提前 1~2 周，最有说服力的是在同一人体、同一部位的骨折，经过电刺激治疗 3 周的胫骨中远 1/3 骨折处可见骨痂形成，这不能不承认是电刺激治疗的功效。

在电刺激方法的选择应用方面，有一个逐渐发展认识的过程。起初，人们普遍比较容易接受使用非创伤电刺激法，尤其是 1984 年 Brighton 等报道，将非创伤法具有代表性的 CCEF 法应用于临床，取得了满意疗效以后，无论从医疗角度，还是病人的耐受性方面，都把非创伤法作为首选方法。但在临床实践中发现，治疗骨折延迟愈合和骨不连时，与半创伤法或创伤法骨愈合率

(>85%) 相比，非创伤法的骨愈合率具有较低的倾向 (70%~80%)；而且与半创伤法或创伤法通电时间 (平均 4~5 个月) 相比，非创伤法的通电时间 (6~10 个月) 也要长得多。因此，多数学者认为，对于多次手术失败的骨不连病人，最好采用半创伤法或创伤法电刺激。

(二) 分 类

1.根据刺激电流和磁场的不同分类：可分为恒定直流电刺激法 (DC)、交流电刺激法 (AC)、静磁贴片刺激法、脉冲电磁场刺激法、旋磁场刺激法和 CCEF 法 (capacitively coupled electrical field) 6 种。

(1) 恒定直流电刺激法 (DC)：借助阴极的金属针直接插入骨折端的间隙内，阳极的金属片，紧贴于骨折附近的肢体表皮上。阴极和阳极分别通过导线连接到一直流电刺激仪上，刺激仪释放 10~20μA 的直流电流，骨折间隙处的电流使此间隙的氧分压下降，由于氧的消耗而产生了较多的氢氧基，导致局部 pH 值升高，有利于新骨的生成。

(2) 交流电刺激法 (AC)：目前，临床上应用较少。

(3) 静磁贴片刺激法：1983 年刘海起等采用静磁贴片促进了家兔骨折愈合。

(4) 脉冲电磁场刺激法：无须体内植入电极，可达到无损伤治疗，无副作用，使用方便，疗效好。脉冲电磁场刺激成骨是以"感应耦合"原理为依据，Bassett 认为它不是直接刺激新骨生成，而是表现在改变纤维、软骨细胞的功能，即消除妨碍骨间桥接的任何软组织，加快骨化进程，促进骨愈合。脉冲电磁场能促进骨不连处纤维软骨进行性钙化，在 X 线片上表现为骨折间隙密度增高。治疗仪发出电流，波形近似矩形方波，频率为 50Hz，通过线圈产生磁场，线圈被置于靠近骨折端的肢体体表，磁力线切割骨折部而产生一定的电流，达到刺激骨折愈合的目的，总治愈率为 80%。

许兢斌等设计、自制的锯齿波亚低音频脉冲电磁场仪，波形为更为有效的锯齿波，频率为 1.67Hz 的亚低音频，对临床 200 例骨折间距小于 0.5cm 且固定良好的骨不连进行治疗，获得满意疗效。

(5) 旋磁场刺激法：旋磁场将静磁转变为动磁，磁场变化频率大，磁力线切割快，在骨折局部可引起毫伏级的感应电势，增强了促进骨折愈合的生物学效应。旋磁场刺激能促进血肿机化，纤维骨痂形成；加快纤维、软骨骨痂的骨化进程，从而缩短骨折愈合时间。李人杰等认为旋磁场刺激能加速骨折处血液循环重建。骨折处微血管再生活跃可使局部血容量增加，血液供应丰富，促使纤维组织增生，纤维骨痂形成加快；软骨化骨、成骨细胞再生活跃，胶原纤维钙盐沉积加速，缩短纤维骨痂转变为软骨骨痂、骨性骨痂的过程。旋磁场刺激能加速骨痂组织的钙盐沉积，使骨痂的密度和刚度增大，恢复更快。采用磁学性能优异的磁片制成旋磁机促进骨愈合较静磁场更为适合有效。

(6) CCEF 法：是具有代表性的非创伤电刺激疗法。

2. 根据电磁刺激对肢体有无损伤分类

(1) 创伤法 (invasive)：极少应用，主要是电极完全植入体内、紧贴骨折端的电刺激疗法，疗效可靠，效果明显，但创伤较大，且有伤口及骨髂感染的危险。

(2) 半创伤法 (semi-invasive)：利用外固定器进行的交流电刺激疗法，以及恒定直流电刺激法均属于半创伤法。

(3) 无创伤法 (non-invasive)：主要有交流电刺激法、静磁贴片刺激法、脉冲电磁场刺激法、旋磁场刺激法和 CCEF 法几种。

文献报道电刺激疗法治疗骨折延迟愈合与不愈合的有效率在 70%~85%之间。直流电刺激时，需将阴电极插入骨折部位，脉冲电磁场及耦合电容则均属非创伤性。治疗过程中骨折仍需有效的固定，无活动性感染，无假关节形成，骨缺损最好不超过骨直径的 1/2。

(三) 作用机制

电磁刺激疗法促进新骨生长的机制十分复杂。深田荣一曾对此作过阐述。他将电刺激产生的骨痂称为“电刺激骨痂”，这种骨痂首先围绕阴极的中心生长，继而向阳极扩展。也即当阴极周围的环境为负电位时，产生旺盛的活动反应，骨痂生长活跃。在临床观察中发现，作为电极使用的螺纹针尖端形成一些羟基磷灰石结晶，这种结晶很可能是从体液中分解出来的钙、镁等离子成分。1968 年 Jahn 阐述了电刺激或离子电泳对细胞活性、胶原纤维的排列以及磷灰石形成的影响。从这种研究结果可以推论，磷灰石向骨折或骨愈合不良部位移行是电刺激促使骨愈合的关键因素之一。另外，电刺激还可以使包括骨未分化间叶细胞在内的细胞或组织发生变化，加速成骨细胞向骨细胞的分化，促进胶原纤维或骨样组织的形成，从而加速骨愈合。

自 1953 年 Yasuda 发现骨具有压电效应后，Friedenberg 等又发现骨组织具有稳定的生物电位，此电位在骨生长活跃区如干骺端是负电位。当发生骨折后，骨折处立即出现一个绝对值更大的负电位。他从家兔测到的负电位，与从 3~74 岁人体所测得的结果一致。

孙仁贵在小白鼠骨折实验中观察发现，在骨折之前骨表面有一个较低的负电位，大约为负 80mV。当长管骨一经折断，立即在断面出现一个绝对值很高的负电位，而且两个断面的电位值基本相等。他认为这种电位的产生，对于生物组织的修复具有非常重要的意义。骨的干骺端是生长活跃区域，呈负电位，那么，两个骨断面都是负电位，就预示着两个骨断面都将出现生长活跃的前景。他将骨折后两个带负电荷的骨断面在相隔一定的距离内所组成的特殊电场，命名为损伤电场（injury electric field）。

骨胶原是两端带正电的杆状生物大分子，是胶原纤维的分子单位，由 3 条 α-螺旋肽链相互缠绕的三重螺旋结构。骨胶原每条 α-螺旋肽链大约由 1000 个氨基酸残基组成，肽链的 N 端（氨基端）和 C 端（羧基端）的非螺旋区通常称尾肽。氨基既是共价交联合成胶原纤维的化学反应基团，又是处在损伤电场之中被电场力吸引的受力点。电场中的长形极性生物大分子，在电场力的作用下，接受力方向产生取向性排列。Becker 发现在直流电场中的阴极附近胶原纤维变成定向，就是电场对具有极性的骨胶原作用的结果。

由于骨折后产生的损伤电场，处在电场内的细胞被激活，启动了细胞内的酶系统，引起细胞的分化和增生。最明显的是骨外膜迅速增厚，其再生层的成骨细胞处于旺盛的分裂阶段。这些细胞在损伤电场持续作用 8h 后才开始分裂增殖。第 3 天成纤维细胞出现，第 5 天时成纤维细胞开始分泌胶原。成纤维细胞内的前胶原刚刚合成时，两端所带正电荷就开始受到电场力的作用，前胶原产生向引力较强的骨断面迁移的趋势，顺着电场力的方向被分泌出成纤维细胞外，在损伤电场力的作用下，密集、规则、排列方向一致的前胶原成连续状态延伸到骨断端，完成胶原纤维的桥接。

孙仁贵认为，在临床治疗中，骨折的最初几天都要求患部制动或施以坚强内固定，造成部分或绝大部分压电效应被抑制。此时激发细胞增生、分化和骨胶原的定向排列，直到桥接的形成过程，则完全依靠损伤电场来实现。因此可以确认，损伤电场在骨折愈合过程中起着重要作用。如果不恰当的内固定或外固定造成骨折间隙过大，连损伤电场也被削弱了，直接影响胶原纤维的桥接，造成骨折不连接。这时使用直流电、电场、脉冲电磁场或恒定磁场等，都可以促进骨愈合。之所以都能有效促进骨愈合，是这些治疗有一个共同点，都是以电磁能发挥作用。或许有的病人两个骨断面之间的间隙并不大，可能是病理或生理原因，造成损伤电场强度减弱，导致骨不连。此时，外加电磁能补充损伤电场能量的不足，加强骨断端的电场强度，骨折将再现上述进程，实现胶原纤维的桥接而重新愈合。

Brighton 等认为骨折间隙处的电流使此间隙的氧分压下降，由于氧的消耗而产生了较多的氢氧基，导致局部 pH 值升高，有利于新骨的生成。低氧压有利于新骨生成，这一结论的得出是基于 Howed 等在实验中观察到以下现象：①软骨生长旺盛处氧压很低；②在低氧条件下骨生长良好；③在低氧条件下骨与软骨代谢下降；④pH 值 7.7±0.05 的碱性环境有利于骨基质钙化。

（四）适应证

(1) 易发生骨折延迟愈合和骨不连的新鲜骨折类型，主要有粉碎性骨折、双重骨折或开放性骨折等，可进行预防性治疗及骨折延迟愈合或骨不连的辅助治疗。

(2) 易发生骨折延迟愈合和骨不连的骨折部位，主要有股骨颈骨折、胫骨中远 1/3 骨折、腕舟骨骨折或肱骨干骨折等，可进行预防性治疗及骨折延迟愈合或骨不连的辅助性治疗。

(3) 陈旧性骨折骨不连或骨折延迟愈合的辅助治疗。

(4) 感染性骨折延迟愈合和骨不连的辅助治疗，无活动性感染病灶。

(5) 先天性胫骨假关节的辅助治疗。

(6) 配合骨骼延长术的辅助治疗。

(7) 骨缺损的电刺激治疗，骨缺损最好不超过骨直径的 1/2。

(8) 配合骨缺损植骨或加压并骨延长术的辅助治疗。

(9) 骨缺血性坏死的辅助治疗。

(10) 骨囊肿刮除植骨术后的辅助治疗。

(11) 良性骨肿瘤刮除植骨术后的辅助治疗。

(12) 恶性骨肿瘤瘤段截除后植骨的辅助治疗。

(13) 骨纤维异常增生症的辅助治疗。

（五）操作方法

1. 直流电治疗

在局部麻醉或全身麻醉下用 4 根不锈钢阴电极经皮插入至不愈合部位，每个阴极通 20μA 连续直流电，每天 24h 连续 12 周，所有病人在 12 周内以不负重石膏固定。

2. 直流电针刺激法（DC）

其阴极为一金属针，消毒后直接插入骨折端的间隙内；阳极是一金属片，紧贴于骨折附近的肢体表皮上。阴极和阳极分别通过导线连接到一直流电刺激仪上，刺激仪释放 10~20μA 的微弱直流电，每天通电 8~12h。

3. 电容耦合治疗

在新更换石膏对侧开窗，将直径 3cm 不锈钢电容板或电极放在皮肤上，60kHz5V 峰-峰相呈三角正弦波加在电极板上，每天 24h，连续 12~24 周。

4. 脉冲电磁场刺激法

无须体内植入电极，在邻近骨折端的肢体体表，以骨折端为中心点，将线圈平行放置，治疗仪发出电流，波形近似矩形方波，频率为 50Hz。许兢斌等设计的锯齿波亚低音频脉冲电磁场仪，波形为更为有效的锯齿波，频率为 1.67Hz 的亚低音频。每天治疗时间为 8~10h，其间可适当休息 10~30min，以免治疗仪过热。使用过程中可用指南针检查磁场，总治愈率可达 80%。

5. 利用框架固定器固定针电刺激治疗：将 U-1 型骨愈合治疗仪的两个电极分别连接于骨折线两侧邻近的螺纹针或斯氏针上，螺纹针或斯氏针与框架固定器连接杆接触部分用胶管绝缘。插入仪器电源插座，此时稳压电源的指示灯亮。按下红色电源按键，此时电源指示灯亮，即开始治疗。骨愈合治疗仪为恒压正弦波输出，工作频率 55~70kHz，输出电压±5V±10%，经测试证实通过骨折端的电流为 10~20μA。治疗完毕后，将红色按键按起，电源指示灯灭。每天治疗时间 5~10h，3 周为 1 疗程。

二、微动刺激

（一）微动刺激的用途

1. 促进骨折愈合

江建明、张浩及刘焕义等人的系列动物实验研究证实，骨折断端的微细活动（micro-movement）可促进骨折愈合，为自然愈合模式，早期均有丰富的骨膜骨痂形成；骨折间隙充满软骨组织，随后骨化。骨膜骨痂与软骨骨痂并列生长，而实施微动的实验组较对照组骨痂形成快，数量多，软骨内骨化出现早，骨折愈合时间较对照组缩短 2~4 周。

韩祖斌等将兔桡骨中段切除 3mm，不用任何固定，由兔腕部施加轴向机械冲击力，每日 2 次，每次 30min。分别采用 12.SHz、25Hi、50Hi、100Hi 频率分组观察骨折愈合情况，与对照组比较。结果发现最佳微动频率为 25Hz，新生骨痂量多，骨折愈合时间较对照组提前 1 周；骨折愈合强度和硬度均大于对照组，强度较对照组增加 28%~30%。

2. 用于肢体延长

Figueiredo 将羊胫骨截骨造成 2mm 骨缺损，用 Oxfordl 型外固定器作小腿延长。然后在外固定器连接杆上安装液压唧筒，进行频率 0.5Hz、振幅 0.08mm、最大振动量为 40mm/s 的振动。术后第 2~4 周，实验组的骨痂量明显多于对照组，至第 12 周两组骨延长区均达到坚固愈合，而且实验组的抗扭力、骨质硬度和能量吸收均显著高于对照组。

（二）微动刺激的作用机制

1. 微动的刺激作用

Wolff 定律指出，骨折愈合对应力的刺激十分敏感。Kenwright 和 GoodshiP 等均曾经指出应力刺激能促使骨膜骨痂生长。

2. 炎症期延长

许多学者认为，骨折断端的微细活动可产生较多的炎症细胞，有利于骨痂生长。1990 年 Jovce 和 1992 年 Corned 等观察发现，在骨折修复的炎症期，细胞和毛细血管增生十分旺盛。微动刺激能增加骨折区的创伤反应，延长炎症期，激发炎症和较大的血管反应，而且控制性微细活动能支配骨折修复的最佳热能、化学和电的环境。

3. 增加肢体血流量

1992 年，Wallace 等通过实验性骨折证实，接受微细活动的骨折局部，术后 2 周血流量增加 2 倍。其中骨折段轴向位移 2mm 者最高，新生血管长入后，血管周围细胞分化，这是成骨和软骨细胞的重要源泉。

张浩等将髓内针用作新西兰兔股骨中段骨折和胫骨中段骨折的内固定，刘焕义等将 4 孔钢板和螺钉用作新西兰兔股骨中段骨折和胫骨中段骨折的内固定，然后应用针灸针插入兔股四头肌或胫骨前肌，接通 0.5Hz 脉冲直流电，刺激肌肉收缩，使股骨、胫骨骨折断端产生微细运动，每天 2 次，每次 30min，然后用 SH2 型超声多普勒血流仪检测兔后肢第 2、3 趾背血流量。结果发现：术后第 2~4 天，术侧后肢血流量低于术前和健肢；术后第 6 天术侧血流量迅速增加，至术后第 2 周、第 4 周、第 6 周、第 8 周，术侧血流量显著高于对照组。硫酸钡微血管铸型观察，及术后第 4 周和第 12 周的肌肉及骨膜周围的微血管造影观察发现，术侧微血管较对照组明显增加，提示骨折区血流丰富。

4. 前列腺素的作用

许多动物实验和临床观察均说明，微细活动能促进前列腺素释放量增加，是达到加速骨折愈合的重要因素之一。Dekel 经体内和体外观察发现，前列腺素 E_2 刺激 DNA 合成，并使血管扩张，渗透性增加，刺激细胞增生。前列腺素又是骨折炎症期的重要介导者，对骨折断端具有刺激和吸收的双重作用，依前列腺素的释放量而定。

Goodship 等发现骨折早期前列腺素刺激新骨形成，在骨膜及骨内膜区注射前列腺素 E_2，显示有较多新骨形成，在骨折愈合期应用前列腺素抑制剂能导致骨折延迟愈合。所以，前列腺素不仅刺激新骨形成，促进骨折愈合，有助于骨塑形，而且有助于骨折早期的修复。

Dekel 检测家兔实验性股骨骨折释放高浓度的前列腺素，显著高于非损伤侧，并持续到术后 28 天，直到骨折愈合才无显著差异。这些结果说明，机械力刺激骨痂形成，释放更多的前列腺素，而前列腺素又是机械力刺激骨痂形成和塑形的介导者。

Goodship 检测成年羊实验性胫骨骨折骨痂前列腺素 E_2 的含量，采用坚固内固定组前列腺素 E_2 释放量（1ng/ml）与完整胫骨含量（1.2ng/ml）对照，无显著性差异。但用框架固定器固定控制性轴向位移 2mm 组，前列腺素的释放量最高（4ng/ml），其次是位移 1mm 组（2ng/ml），而与运动周期时间无关。他还证实前列腺素 E_2 是在骨痂中合成的。

5. 骨折端活动幅度不应过大

骨折断端产生过大的应力–应变，超过修复组织的耐受性，只有原始骨痂形成，不能跨过骨折断端，常常导致骨折延迟愈合或骨不连，所以运动量是关键，局部活动的程度不易掌握。Goodship 等通过动物实验和临床观察证实，用 0.5Hz 频率产生骨折断端 1~2mm 位移的微细活动是不会产生修复组织的断裂反应，过度活动反而会导致骨不连。

6. 控制性微动

长骨干骨折用固定器做持续的刚性固定常使骨折中后期的修复速度减慢。为此，有人主张在骨折中后期改用弹性的固定器。Kenwright 认为小腿骨折应用石膏固定，骨折断端产生的位移要大得多，正常活动时位移几毫米是允许的。

骨折内固定的强度和刚度，直接影响到骨折愈合的组织形态学，并决定着骨折愈合的模式。如坚强内固定，常常无外骨痂生长，骨折一期愈合，进程缓慢，并导致骨折端应力遮挡反应。弹性固定，外骨痂生长丰富，骨折二期愈合、进程快，骨的应力遮挡效应轻。骨折断端控制性微细活动能刺激骨痂生长，促进骨折愈合，增加强度和刚度。骨折断端产生纵向活动，对骨折愈合有利；而侧方活动者，当侧方位移未超过修复组织的耐受性应变时，也能促进骨折愈合。纵向微细活动与侧方微细活动后，所产生的新生骨量无显著性差异。

江建明等通过动物实验发现，骨折固定 12 周后，会出现骨折的应力遮挡效应，所以，他们认为控制性微细活动只适用于骨折愈合早期。一旦骨折愈合后就无必要，而且骨折固定装置也应及早去除，才有利于骨折愈合后的塑形和重建，从而减少骨折的应力遮挡效应，减少骨量丢失。

（三）操作方法

可选用 KM4 型扁型继电仪调节为直流电输出，连接在振动杆上产生 0.5Hz 脉冲频率，放在靠近骨折断端的体表或靠近骨折断端的骨骼隆突部位，使骨折断端产生微细摆动，从术后第 4 天开始，每天上午和下午各振动 1 次，每次振动时间持续 30min。

每月摄 1 次 X 线片，一般 2 个月后，骨折断端出现较多骨痂时，可停止微动刺激治疗。

三、自体骨髓注射

经许多学者的实验和临床应用结果证明，自体骨髓注射与自体植骨疗效接近。而且前者方法简单、损伤轻，病人可不需住院进行治疗。

（一）骨髓注射的进展

如何加速骨折愈合，促进骨折延迟愈合和骨不连尽快愈合，特别是缺乏血供的胫骨中远段，容易造成骨不连，这是骨科领域尚待解决的难题。自 1869 年 Goujon 认为骨髓有成骨作用以来，许多学者专门研究利用骨髓代替骨移植。近年来借助骨髓移植促进成骨更是颇受重视，许多实验和临床应用结果证明本法与自体植骨疗效相仿，而方法简单、损伤轻。大量骨髓移植、骨髓和脱钙骨质混合移植作为刺激骨生成，与自体骨移植一样有效。特别是经皮注射在髓内针或其他内固定后骨折没有连接的部位，能促进骨折愈合。Salama 和 Chapman 等都报道用骨髓混合物移植治疗骨折延迟愈合及骨不连获得成功。

经皮注射骨髓与手术植骨比较，不能更快促进骨愈合。与手术植骨一样，延期连接通常在注射后 3 个月愈合，骨不连近 6 个月愈合。增加干细胞的浓度能改善骨髓移植的疗效，骨髓液中存在具有成骨潜能的细胞系，将其离心浓缩及纯化分离后可获得更高成骨效应的细胞液。对有骨缺损部位常需与载体联合应用，混合移植包括脱钙骨质或微晶羟基磷灰石使得骨髓移植也能用于治疗骨缺损。

经皮注射刺激骨生成有许多优点，方法简单，可在门诊无菌手术室进行，供区、受区的并发症明显减少，可促进骨折延迟愈合和骨不连的尽早愈合，减少长期固定的并发症，包括肌肉和关节功能的障碍。

应当引起注意的是，虽然动物实验证实骨髓有生成新骨的作用，但在临床实践中骨髓或骨髓混合物刺激新骨生成的作用小。

（二）作用机制

自体骨髓促进骨折愈合主要有以下作用。

(1) 骨髓提供了丰富的成骨细胞，因而提高了成骨活力，促进生成大量的新生骨。

(2) 骨髓可更早地启动骨愈合进程，使成骨活动能更早地进行，并及早完成，使骨愈合尽早处于一个更加成熟的阶段。

(3) 将自体骨髓注入骨折断端，对骨折端有一定扩张作用，是对骨折断端的再次损伤性刺激，可促使软骨组织释放更多的成骨活性物质，激活成骨活性物质的活性，促进骨折愈合过程加快。

(4) 干细胞的作用：骨髓注射的作用，主要取决于干细胞的存在，干细胞属于未分化细胞，能终生分裂成更多未分化干细胞，或进入增强而完全分化的过渡细胞，在成人这些是一簇更新的细胞，取代由于衰老、转移或损伤所丢失的细胞，其特点是生长缓慢，终生有自我再生及其他细胞的能力，有分化成各种不同细胞系的多种潜能。

(5) 基质干细胞的作用。造血干细胞不能单独存在于骨髓，除非有骨髓基质提供较好环境，即所谓造血诱导微环境。基质干细胞提供成骨细胞、成纤维细胞、脂肪细胞，构成骨结构和造血诱导微环境。

（三）操作方法

1. 骨髓注射

(1) 注射时机：注射的理想时机是在骨折术后发热及肿胀消退，破骨细胞吸收后，通常为术后 4~6 周。

(2) 抽取骨髓部位：一般在髂前上棘处抽取病人新鲜骨髓，因髂前上棘处最为表浅，骨骼表层软组织最少。

(3) 消毒：分别在抽取骨髓的髂前上棘周围及需注射骨髓的骨折延迟愈合或骨不连部位，进行常规消毒和铺无菌巾。

(4) 抽取与注射骨髓交替进行：先根据 X 线片所显示的骨折部位，用 9 号或 12 号针头探寻刺入骨折间隙处，准备注射骨髓，必要时可在电视 X 线机透视下插针，以确保针头在骨折间隙处；再在髂前上棘处皮下及骨膜下注入 2%普鲁卡因溶液 5ml，用套管针刺入髂前上棘处的髂骨内，为了防止骨髓凝结，用 5ml 注射器每次抽取 2~3ml 骨髓，移走注射器后，迅速插入套管针芯。将注射器迅速对准 9 号或 12 号针头，将骨髓迅速注入骨折间隙处。如此反复交替进行多次，直至注入新鲜骨髓 6~10ml 为止。

(5) 按压止血：在髂前上棘处取出套管针后，用无菌纱布按压针眼止血 10min。骨折部位取出 9 号或 12 号针头后，也需用无菌纱布按压针眼止血 3min，然后用绷带加压包扎。

(6) 注射频率：按上述方法可每 2 周注射 1 次，严重的骨折不愈合或病灶部位较大的骨折不愈合，可每周注射 1 次，每次注射量也应增加到 10~15ml。

2. 浓缩骨髓注射：改善骨髓生骨疗效最有效的方法是用不同的离心作用增加细胞密度，使骨髓干细胞高度浓缩，得到生物生骨作用所需的关键性细胞簇。动物实验显示应用骨髓离心浓缩，可使异位骨和原位骨生成能力加速，明显增加新骨生成。骨折延期愈合的模型，经离心浓缩的骨髓在人体内也显示新骨生成增加。临床上有报道，对于骨折部位小的病例，如腕舟骨骨不连，用简单离心浓缩的干细胞局部注射，明显促进骨愈合；对于较大的骨折，如胫骨骨不连，浓缩骨髓的好处是减少了手术处理的时间和污染的机会。

(1) 抽取骨髓：一般在髂前上棘处抽取病人新鲜骨髓，因髂前上棘处最为表浅，骨骼表层软组织最少。用套管针抽取 50~150ml 骨髓，以 400r/s 离心后沉积的骨髓细胞直接注射在骨不连处，注射针头宜选用 12 号或 16 号针头，浓缩后的骨髓细胞可减少相当 50%的容积。

(2) 按压止血在髂前上棘处取出套管针后，用无菌纱布按压针眼止血 10min。骨折部位取出 9 号或 12 号针头后，也需用无菌纱布按压针眼止血 3min，然后用绷带加压包扎。

3.混合移植：动物实验观察到骨髓注射有从骨折处弥漫扩散的趋势，因此，可将脱钙骨质作为骨诱导材料或骨架，用于修复骨缺损，与骨髓有协同生骨作用。

(四) 注意事项

(1) 注射前需摄 X 线片，检查骨折端愈合情况，便于今后对照比较疗效。

(2) X 线片显示骨折端间隙不应大于 8~10mm，否则应松开外固定重新复位，矫正骨折端的分离移位，以免软组织嵌入，影响骨髓注射疗效。

(3) 注射骨髓前，应注意检查骨折段固定确实、可靠，以免影响疗效。

(4) 推迟进行骨髓注射，可有效防止骨折端感染，且早期骨折端局部有血肿存在。因此，一般选择在术后 4~6 周进行，疗效明显。

(5) 骨髓抽取后，应立即进行注射，以防止骨髓凝结，减少骨髓细胞的死亡。需要离心浓缩骨髓者，应在抽取的骨髓中加入抗凝剂。

(6) 抽取骨髓不宜过少，骨髓量过少使注射扩散面积太小，影响疗效。

(7) 抽取骨髓不宜过多，骨髓量抽取过多导致最后抽吸困难，且骨髓发生凝结，影响疗效。

(8) 加压包扎可防止骨髓细胞自注射针眼中流出。

四、超声波治疗

实验证实低能超声可促进骨痂成熟，加速骨折愈合。Heckman 等进行的多中心、前瞻性、随机、双盲并有安慰剂对照的临床研究，应用于 67 例胫骨开放性骨折，超声平均强度为 30mW/cm^2，每天石膏开窗治疗 20min，可明显加速骨折愈合。

五、饮食治疗

人体能够适应钙含量不等的食物，在低钙饮食时，会增加对钙的吸收比例。食物中含有丰富的钙磷来源，在肠道内经特殊机制摄取。肠上皮细胞一侧的表面有微绒毛，细胞核位于靠近基底部位。微绒毛覆以黏多糖，内含阴离子，可结合钙或其他离子。

胃吸收的钙量极少，大部分在肠道内吸收。十二指肠的钙吸收率为其他小肠的 3 倍。

食物中含有丰富的钙磷，在肠道内经特殊机制吸收到体内。不同食物中的钙磷含量有所不同。牛奶与牛奶制品为钙的主要来源，鱼骨、绿叶菜次之。

含磷的食物种类较多，如牛奶、家禽、鱼、肉类及谷类等。

饮食上每天多饮牛奶，多食小鱼，连鱼头、鱼肉及鱼刺一起咀嚼碎后，食入。

45岁以上的中老年人，应口服预防或治疗骨质疏松的药物。

提前停经的妇女，应口服长效雌激素，以免骨质疏松，导致骨折延迟愈合加重。

第八节　骨不连并发骨质疏松症的治疗

一、老年人骨质疏松症

人类每个个体均严格遵循生物界新陈代谢、衰老死亡的必然规律，经历着胚胎、出生、发育、成熟和衰老直至死亡的部分或全部生命历程。机体的衰老是随着时间的推移和个体年龄的增长，机体由发育成熟阶段逐步演化为衰落和退化的生命过程，包括体表形态、解剖结构、生理、生化、免疫功能、行为和心理等诸多方面。由于地理条件、环境状况、工作强度、生活水平和习惯、社会关系和政治压力等各种因素的影响，使不同种族、不同国度、不同地区和不同个体的机体衰老表现和衰老速度存在很大差异。

随着社会的不断进步，人民生活水平的日益提高，医疗保健技术的逐步完善，人类的平均寿命逐渐增长，1990年中国人口普查结果显示：60岁以上的人口约达9725万，占全国总人口的8.59%。20世纪90年代以来，我国老年人口总数已达1.1亿，占人口总数的9.5%。超过10%即为“老年型”国家。2000年我国老年人口已达1.3亿，即本世纪末我国将成为“老年型”国家。预计2040年，我国每4人中就有一个老人。截止到1995年底全世界进入老龄化社会的国家已达69个。老年人口比率逐渐增大，老年人的医疗保健和生活质量问题已引起世界各国政府、科学家、医学专家及全社会的密切关注。

据统计，在骨质疏松症中，由老年人和绝经后妇女引起的原发性骨质疏松症占90%以上。这种无声无息、缓慢进展的疾病，给病人、家庭和整个社会都带来十分严重的身心和经济负担。为此，对骨质疏松症，尤其是骨质疏松预防的研究，已引起国内外学者的极大关注。

到目前为止，尚无一种安全有效的方法能使疏松的骨骼恢复正常骨量，陈旧性脊柱压缩骨折亦无法再使其复原。因此，对待骨质疏松，其重点在于预防。原发性骨质疏松症的发病因素是多方面的，对该病的预防最为主要的是青春期的最初骨量和在进入骨高峰值之前达到一个较高的骨高峰量。年轻时代增加和储存的骨量越多，达到的骨高峰量数值越高，以后发生骨质疏松的机会也就越少；即使因老年生理或病理因素，出现骨量的逐年丢失，其储备部分仍可使骨质疏松的损害减少到最小程度，并能应付由此而产生的骨折。

（一）危险因素

对于危险性较大的个体应加强教育，明确易患因素与生活习惯或生活方式的关系。目前公认的原发性骨质疏松症的危险因素有以下10个方面。①绝经提前或原发性闭经的女性。②不行卵巢切除者。③身体瘦小、体重过轻者。④长期缺乏体力活动或体育锻炼者。⑤长期钙质摄入不足者。⑥有骨质疏松家族病史者。⑦骨量峰值较小者。⑧素食或营养不良者。⑨吸烟、嗜酒及过量饮茶和咖啡者。⑩种族差别，白种人比黑种人易患骨质疏松症。

（二）一般预防措施

1. 运动锻炼：活动及体育锻炼可以预防骨质疏松，这是显而易见的。

(1) 机械应力可以提高成骨细胞的活性，增加骨的积累，减少骨的丢失。

(2) 青少年时期就应加强体育锻炼，以使骨量得到增加。

(3) 妇女在绝经期前应开始多做一些力所能及的体育活动。

(4) 中老年男性也应加强体育锻炼，多做一些力所能及的体育活动，并随着年龄的增长坚持不懈地做下去，如此，可以大大增强骨矿含量，减少骨量丢失。

(5) 活动及锻炼的形式不能强求一致，应该根据病人情况具体掌握。老年人心肺功能减低，骨骼的强度下降，应按照自身生理特性，采用适当的运动方式，如慢跑、打门球、健身操、游泳等均可选择。

(6) 运动量不能过大，不可急功近利，贵在坚持。美国诺丁汉大学的一项研究结果主张进行跳跃运动，研究者发现每天坚持做上下跳跃运动的女性，一年后骨密度普遍增加，其中股骨近端的骨密度增加 3%。他们认为这是地面冲击力作用于骨骼，促进骨质形成所致。其实，跳跃运动很简单，其方法为找一块平地，双足同时起跳，上下跳动，每天跳 50~100 次，就能收到良好效果。如感单调，亦可改为跳绳，做到手足并用，效果更佳。

(7) 平时不爱参加运动的中老年人，应对其加强说服和健康教育，劝其每天至少进行 1 次活动，每次不少于 30min，即使仅仅散步，亦有益处。

(8) 已发生骨质疏松的老人，运动量要严格掌握，有时即使轻微的外伤就可造成骨折。但也不能因噎废食，停止运动，反致病情加重。一般可采用散步、打太极拳等方式进行锻炼，并配合药物等治疗，以阻止或减少骨量的进一步缺乏。

(9) 体育锻炼不但可以增加骨量，还可以提高机体灵活性，减缓各组织器官的衰退，减少身体各部分遭受意外伤的机会。

(10) 室外活动又可使人体增加日晒的机会。太阳光里的紫外线可促进皮肤合成维生素 D，有利于肠道对钙质的吸收，这也是通过运动预防骨质疏松症的一种简易方法。

2. 营养补充

(1) 良好的营养是骨骼正常生长发育和骨量递增的基本条件，中老年人随年龄增长或绝经后应获取充分、合理的营养，保持正常体重，避免身体过瘦，适当参加户外活动与体育锻炼，增强肌肉与骨骼的健壮，减缓或防止骨钙丢失，减少骨质丢失，防止骨质疏松产生。营养中各要素全面、合理是十分重要的，某种或某一方面成分缺乏，都可能对骨代谢带来不利影响。为此，膳食中应保证足够的蛋白质、糖、钙质及多种维生素。

(2) 老年人的代谢过程以分解代谢为主，需要有充足的蛋白质来补偿蛋白质的消耗，而蛋白质还是骨基质合成必不可少的原料。蛋白质摄入不足或低蛋白血症可因骨基质合成减少而致新骨生成下降。日常饮食中，鸡蛋、肉类、乳制品等富含动物蛋白，豆类、豆制品则拥有优质植物蛋白。中老年人饮食中蛋白质的供给量一般为每天每千克体重 1.2~1.4g。蛋白质重要，但也不能摄入过量。蛋白质过多不但加重消化器官和肾脏的负担，还会增加肠钙排出，不利于骨质疏松的防治，应予避免。

(3) 钙质是骨矿物中最主要的成分，高钙饮食可以提高骨量，减少骨质丢失。一般成人钙的摄入量，每天约为 1000mg。青少年时期钙的供给应超过一般量，以增加骨量的储存，每天应达 1200mg。绝经后妇女有不同程度骨量丢失，每日钙摄入量需达到 1500mg；老年人肠道对钙吸收能力降低，每日钙摄入亦应达到 1500mg。但有资料表明，目前，我国每天平均摄钙量仅为 400~500mg，远低于营养专家制定的标准。这可能在于中国人进食以植物性食品为主，而较少饮用含钙丰富的乳制品，且植物中的钙不易被人体吸收，这就形成国内中老年人普遍缺钙的情况。为此，在中国人中提倡并采用高钙饮食是十分必要和迫切的，个别个体则应酌情服用钙剂。通常饮食中含钙量较高的食物有：虾皮、牛奶、骨头汤、鸡蛋、沙丁鱼、鲑鱼、豆腐、苋菜、菠菜、萝卜干等。

(4) 有些药物会降低肠道对钙的吸收，应予少用，如缓泻剂、某些抗生素等。对酒类和咖啡，应有一定的限制，因为嗜酒对肝脏功能有一定损害，会减少肠钙的吸收并增加尿钙排出；而咖啡饮用过多也可加速尿钙及内源性粪钙的流失。吸烟对骨量维持亦有不良影响。有报道，吸烟除可直接减少成骨细胞活动外，还可减少游离雌二醇和睾酮的生物活性，从而间接影响骨代谢。因此，克服不良嗜好，限制烟酒，有助于骨量的提高和维持。

(5) 维生素对骨组织的代谢具有很大影响。日常饮食中需要有充分的多种维生素，某些维生素缺乏有可能增加发生骨质疏松的危险。维生素 D 可促进小肠对钙的吸收；维生素 C 参与细胞间质生长及胶原合成，促进骨基质形成；维生素 K 能维持正常骨结构及骨矿化；维生素 A 能促进骨骼正常生长发育，而维生素 E 则能促进维生素 A 的吸收。绿叶蔬菜、水果、胡萝卜及动物内脏等分别含有某类含量较高的维生素，饮食结构多样化，合理化，保证足够的多种维生素含量，对于预防骨质疏松是不可缺少的。

(三) 药物措施

1. 性腺激素：雌激素是预防绝经后妇女骨质疏松的首选药，一般采用尼尔雌醇，每 2 周口服 2mg。男性肌肉注射丙酸睾酮 25mg，每 2 周 1 次。

2. 钙剂及维生素 D 制剂：常用钙剂种类较多，可采用碳酸钙 1~2 片，每日服用 1 次；或枸橼酸钙 1~2 片，每天服用 3 次等。

二、局部性骨质疏松症

一般无明显的症状。检查患肢可见周径缩小，软组织松软，一般同时出现肌肉萎缩、肌力下降、肌肉粘连及关节粘连或僵硬等现象。血清钙和无机磷量都正常，尿羟脯氨酸可增高。长期制动的病人有并发高血钙和尿路结石的危险。严重病人的伤肢在解除制动因素后，因搬动或活动不当可引起继发性病理性骨折，其中股骨踝上骨折较为多见。

(1) 主要是根据造成肢体不活动的原因进行针对性处理。

(2) 对骨折病人，尽早并牢固地固定骨折端和持续性功能锻炼，包括伤肢肌肉主动收缩和断端邻近关节的伸屈活动，可使局部性骨质疏松症减少到最低程度。

(3) 对于需采用石膏等外固定措施的病人，应将制动时间尽可能缩短，亦可酌情将石膏改用小夹板，以缩小固定范围，活动邻近关节。

(4) 即使在肢体制动期间也可进行伤肢的一些肌肉锻炼，凡不增加骨折端应力活动的肌肉收缩都是有利的，如伸直型肱骨踝上骨折的屈肘肌收缩，Colles。骨折的屈腕、屈指肌收缩，脊柱压缩性骨折的腰背肌收缩等。总之，在不妨碍治疗的情况下，应尽早合理地活动。

(5) 对绝对卧床病人，可根据病情积极进行床上四肢和躯干的主、被动功能锻炼。肢体瘫痪病人，伤肢无主动活动能力，可进行被动活动。被动活动包括按摩、关节被动活动、挛缩或粘连肌肉（腱）的牵长运动、僵硬关节的手法疗法及采用肢体持续被动运动器械（CPM）等。

(6) 对于失用性骨质疏松症病人解除制动因素后，除加强功能锻炼外，还可进行局部的物理治疗和中草药外用，以促进肢体软组织与骨骼的血液循环，配合体疗，增强肌力和新骨合成能力。

(7) 比较严重的失用性骨质疏松症应减少钙的摄入，增加饮水量，以改善高血钙. 减少尿路结石的机会。有些药物如二磷酸盐能抑制骨吸收，促进骨质恢复，可酌情使用。

三、糖尿病性骨质疏松症

(1) 糖尿病性骨质疏松症的治疗首先在于糖尿病的控制。

(2) 及时给予胰岛素，使血糖得到控制后，骨密度常可恢复正常。

(3) 在治疗糖尿病的同时，还应补充钙剂和维生素 D 制剂以进一步增加疗效。

(4) 如出现糖尿病性肾病或糖尿病性肝病，维生素 D 代谢异常，均可使 1,25-$(OH)_2D_3$ 合成减少，应注意保护肾功能或肝功能，可给予 1α-$(OH)D_3$、1,25-$(OH)_2D_3$ 或 25-$(OH)D_3$ 以增加肠钙吸收，减少尿液中钙、磷等矿物质的流失。

(5) 降钙素可降低骨吸收，缓解骨性疼痛，可予以应用。

(6) 高尿钙明显者，可选用噻嗪类药物，以减少肾钙丢失。

(7) 此外，还可选用性激素、氟化物、二磷酸盐等制剂。

(8) 适当活动，增加营养，给予高蛋白及含钙量高的饮食，亦有助于糖尿病性骨质疏松症的治疗。

主要参考文献

1 刘可佩. 微电流治疗骨折延迟愈合和骨不连 10 例小结. 天津医药骨科附刊,1978,2:54

2 刘海起. 磁与自然铜促进骨折愈合的初步实验研究. 中华外科杂志,1983,21:1

3 李起鸿，曾宪政，区伯平，等. 半环槽式外固定器的研制和临床应用. 中华骨科杂志，1984，4：332

4 孟继懋. 中国医学百科全书·骨科学. 上海：上海科学技术出版社，1984

5 王亦璁. 骨折治疗中常见错误. 中华骨科杂志，1985，5：316

6 孙玉林. 中国骨科新技术. 北京：中国科学技术出版社，1985

7 张涤生. 显微修复外科学. 北京：人民卫生出版社，1985

8 孟 和，黄克勤. 骨科复位固定器疗法. 天津：天津科学技术出版社，1986

9 郭效东. 长骨骨折延迟愈合与不愈合病例的骨折复位固定器治疗. 中华外科杂志，1986，24：577

10 李起鸿，区伯平，吴继明，等. 加压外固定治疗骨折不连接（附 22 例报告）. 中华骨科杂志，1987，7：249

11 安跃辉，虞大年，蔡汝宾. 骨电位测量Ⅲ. 创伤骨科学报，1987，4：324

12 李人杰，柳用墨，王崇武. 旋磁场促进骨折愈合的初步实验研究. 中华骨科杂志，1988，8：445

13 柴本甫. 应力对骨及骨折愈合的影响. 生物力学，1988，1：53

14 徐莘香. 长骨的生物力学测试. 骨与关节损伤杂志，1988，3：55

15 许兢斌，方振东，赵红军，等. 自制锯齿波亚低音频脉冲电磁场仪治疗骨折及其病理探讨. 中华骨科杂志，1988，8：82

16 白和平. 髓内针快速腐蚀反应一例报告. 中华骨科杂志，1989，3：215

17 李起鸿. 山羊胫骨干骺端截骨与骨髓牵伸分离大幅度延长下肢的对比观察. 中华实验外科杂志，1989，6：87

18 李起鸿，马树枝，周仲安，等. 下肢短缩伴骨不连骨缺损患者的加压外固定与肢体延长治疗. 中华外科杂志，1990，28：163

19 陈其昕，袁中兴. 实验性骨折愈合中骨生物电变化. 中华医学杂志，1990，40：181

20 陈之白. 单侧纵轴动力外固定器的力学原理与临床应用. 中华外科杂志，1990，28：346

21 黄克勤. 骨科新技术荟萃. 北京：华夏出版社，1990

22 黄克勤. 现代创伤外固定学. 北京：华夏出版社，1990

23 陆裕朴. 实用骨科学. 北京：人民军医出版社，1991

24 孟 和. 中国骨伤外固定博览. 北京：华夏出版社，1992

25 孙仁贵，陈冠群. 胶原分子两端带正电是骨折愈合的理化基础. 四川师范大学学报（自然版），1992，6：139

26 吴阶平，裘法祖，黄家驷. 外科学. 北京：人民卫生出版社，1992

27 赵定麟. 实用创伤骨科学. 上海：上海科学技术出版社，1992

28 李起鸿. 骨外固定原理与临床应用. 成都：四川科学技术出版社，1992

29 刘国平，博荫宇. 自体血管植入异种移植骨促进骨愈合的研究. 中华实验外科杂志，1992，9：22

30 毕复海. 延长加压治疗胫骨不连接及畸形愈合. 中华骨科杂志，1993，13：349

31 兰文正，郭巨灵. 实用骨科手术学. 天津：天津科学技术出版社，1993

32 孙仁贵，陈冠群. 实验性骨折愈合的电子显微镜观察. 中华骨科杂志，1993，13：114

33 孟 和. 中国骨折复位固定器疗法. 北京：中国协和医科大学、北京医科大学联合出版社，1993
34 杨槐彭. 应用手指延长器加植骨治疗指骨缺损. 中华骨科杂志，1993，13：410
35 张 浩，狄勋元. 细微运动对长骨骨折愈合的作用. 系列研究（2）：髓内针内固定 AKP、β2M、GH 的变化观察，中国骨伤，1994，增刊：50
36 张效良. 金属内固定材料的体液腐蚀及预防. 骨与关节损伤杂志，1994，9：49
37 方绍孟，王淑玉，孟素芹，等. 一期修复创伤性胫骨外露骨不连及骨缺损. 中华骨科杂志，1994，14：583
38 傅庭斌，宫丽莉，吴继明. 多平面加压外固定治疗外伤性股骨干骨不连伴关节僵直. 中华骨科杂志，1994，14：580
39 韩祖斌，陈履平，杨秀珍，等. 振动促进骨愈合的实验研究. 中华外科杂志，1994，32：215
40 陈朝凯. 经皮骨髓移植治疗胫骨骨不连接. 中国矫形外科杂志，1995，2：64
41 李学民，高擎书，李孟军，等. 自体骨髓移植经皮注射骨折断端促进骨愈合的临床研究. 中国矫形外科杂志，1995，2：64
42 刘焕义，狄勋元. 细微运动对长骨干骨折愈合的作用. 系列研究（3）：钢板内固定 AKP、GH、β2M 的变化. 骨与关节损伤杂志，1995，10：38
43 裘法祖. 外科学. 北京：人民卫生出版社，1995
44 孙仁贵. 损伤电场是骨折愈合的重要因素. 中国矫形外科杂志，1996，3：135
45 王安庆，洪 毅，张军卫，等. 四肢长骨干骨折骨不连的原因及治疗康复训练. 中国矫形外科杂志，1996，3：207
46 姚长海，侯树勋，史亚民，等. 利用外固定装置的电刺激疗法. 中国矫形外科杂志，1996，3：310
47 刘国平，杜靖远，陈汝轻，等. 单侧多针平行双平面外固定器的研制. 中国医疗器械杂志，1996，20：22
48 江建明，获勋元，张跃旋. 骨折段细微运动对长骨干骨折愈合的影响. 系列研究（1）：形态学观察. 中华骨科杂志，1996，16：249
49 董天华. 积极开展加速骨折愈合的研究. 中华创伤杂志，1997，13：133
50 李建福，李起鸿，张信东. 压应力促进骨折愈合的实验观察. 中国矫形外科杂志，1997，4：217
51 李建福，李起鸿. 加压外固定条件下实验性骨折愈合过程的生物电变化及其意义. 中华骨科杂志，1997，17：775
52 李远辉. 周良安. 69 例骨不连原因分析及手术治疗. 中国矫形外科杂志，1997，4：203
53 刘国平. 骨外科临床诊治学. 北京：中国科学技术出版社，1997
54 许立新，李学军. 金属内固定材料的腐蚀反应. 中国矫形外科杂志，1997，4：292
55 刘国平. 老年骨科疾病学. 北京：中国科学技术出版社，1998
56 井上四郎. でんき刺激法による骨愈合の促進について. 日本災害医学会誌，1979，28：25
57 深田榮一. 電氣刺激と假骨. 應用物理，1979，48：381
58 深田榮一. 骨の生長と電氣现象·生物物理，1980，20：313
59 汤川佳宜. 交流電刺激による難治性骨折の治. 整·災外，1982，25：385
60 酒勾崇. 微弱直流による電氣刺激の骨折およびえの他の疾患に對する應用. 臨整外誌，1983，18：1299
61 司马良一. Hoffmann-Vidal 型創外固定器. 疲劳の特性上使用法，日整会誌，1984，58：1003
62 酒勾崇. 電氣刺激の臨床应用. 整形外科，1985，36：1867
63 汤川佳宜. 交流電刺激療法. 手術，1989，43：37
64 平泉裕，藤卷悦夫. 電氣刺激による骨組織修复. 整·災外，1993，36：1437
65 Yasuda I，Fundamental aspects of fracture treatment，J Kyto Med Soc，1953，4：395
66 Eggers GWN，Shindler TO，Pomerat CM，The influence of the contact compression factor on osteogenesis in surgical fractures，J Bone Jo1nt Surg，1949，31-A: 693
67 Muller ME，Treatment of nonunions by compression，Clin Orthop，1965，43：83
68 Anderson LD，Boyd HB，Johnson DS，Changing concepts in the treatment of non-union，Clin Orthop，1965，43：37
69 Brashear BR，Diagnosis and prevention of non-union，J Bone Joint Surg,1965，47-A: 174

70 Friedenberg ZB, Brighton CT et al, Bioelectric potential in bone, J Bone Joint Surg, 1966, 48-A: 915

71 Jahn TL, A possible mechanism for the effect of electrical potentials on apatite formation in bone, Clin Orthop, 1968, 56: 261

72 Becker RO, Murry DG, The electrical control system veglating fracture healing in amphibans, Clin Orthop, 1970, 30: 169

73 Friedenberg ZB, Healing of nonunion of the medial malleolus by means of direct current: a case report, J Trauma, 1971, 11: 883

74 Ilizarov GA, Kaplunov AG, Degtarev VE et al, Treatment of pseudarthroses and ununited fractures complicated by purulent infection, by the method of compression-distraction osteosynthesis, Orthop Traumatol Protez, 1972, 33: 10

75 Jorgensen TE, The effect of electric curren on the healing time of crural fracture, Acta Orthop Scand, 1972, 43: 421

76 Bassett CAL, Augmentation of bone repair by inductively electromagnetic fields, Science, 1974, 184: 575

77 Brighton CT, Direct-current stimulation of bone: its clinical application, J Bone Joint Surg, 1975, 57-A: 368

78 Meyer S, Weiland AJ, Willenegger H, The treatment of infected non-union of fractures of long bones, J Bone Joint Surg, 1975, 57-A: 836

79 Weber BG, Cech O, Pseudarthrosis: Pathophysiology, biomechanics, therapy, results, Berlin: Huber, 1976

80 Bassett CAL, A non-operative salvage of surgically resistant, pseudoarthrosis and nonunion by pulsing electromagnetic fields, Clin Orthop, 1977, 124: 128

81 Brighton CT, Treatment of nonunion with constant direct current, Clin Orthop, 1977, 124: 115

82 Salama R, Weissman SL, The clinical use of combined xenograft of bone and autologous red marrow, J Bone Joint Surg, 1978, 60-B: 111

83 Rosen H, Compression treatment of pseudarthroses, Clin Orthop, 1979, 138: 154

84 Muller ME, Reconstructive bone surgery, In: Muller ME, AllLgower M, Schneider R, Willenegger H: Manual of internal fixation, 2nd ed, Berlin: Springer, 1979

85 Sarmiento A, Mullis DL, Lartta LL et al, A quantitative comparative analysis of fracture healing under the influence of compressionplate vs closed weight bearing treatment, Clin Orthop, 1980, 149: 232

86 Bassett CAL, Mitchell SN, Gaston SR, Treatment of ununited tibial diaphyseal fracture with pulsing electromagnetic fields, Clin Orthop, 1981

87 Weber BG, Brunner C, The treatment of nonunions without electrical stimulation, Clin Orthop, 1981, 161: 24

88 Bassett CAL, Pulsing electromagnetic fields treatment fractures and failed authrodesis, JAMA, 1982, 247: 623

89 Vidal J, External fixation: Yesterday, today and tomorrow, Clin Orthop, 1983, 180: 7

90 Weiland AJ, Moore JR, Daniel RK, Vascularized bone autografts: experience with 41 cases, Clin Orthop, 1983, 174: 87

91 Brighton CT, Treatment of nonunion of the tibia with a capacitively coupled electrical field, J Trauma, 1984, 24: 153

92 Bastiani GD, The treatment of fracture with axial dynamic fixator, J Bone Joint Surg, 1984, 66-B: 538

93 Weber BG, MagerlF, The external fixator, Berlin: Springer-Verlag, 1985

94 Brighton CT, Pollack SR, Treatment of recalcitrant non-union with a capacitively coupled electrical field: a Preliminary report, J Bone Joint Surg, 1985, 67-A: 577

95 Goodship AE, Kenwright J, The influence of induced micromovement upon the healing of experimented tibial fracture, J Bone Joint Surg, 1985, 67-B: 650
96 Green S, Complications of external skeletal fixation, Clin Orthop, 1986, 183: 109
97 Kenwright J, Goodship AE, Lanyon LE et al, Controlled mechanical stimulation in treatment of tibial fracture, Clin Orthop, 1989, 241: 36
98 Sharrad WJW, A double-blind trial of pulsed electromagnetic fields for delayed union of tibial fractures, J Bone Joint Surg, 1990, 72-B: 347
99 Kenwright J, Richardson JB, Cunningham JL et al, Axial movement and tibial fracture, J Bone Joint Surg, 1991, 73-B: 654
100 Kerek EF, Kenneth DJ, Tony et al, Regulation of adaptive remodelling in segmental defect fracture of apllied micromotion, In: Goodship AE, Micromovement in Orthopaedics, lst ed, London: University of Oxford, 1992
101 Bolander ME, Regulation of fracture repair by growth factors, Proc Soc Exp Biol Med, 1992, 200: 165
102 Cornell CN, Newest factors in fracture healing, Clin Orthop, 1992, 277: 297
103 Goodship AE, Norrodin N, Francis M, The stimulation of prostaglandis synthesis by micromovement in fracture healing, In: Goodship AE, Micromovement in Orthopaedics, London: University of Oxford, 1992
104 Heckman JD, Ryaby JP, McCabe J et al, Acceleration of tibial fracture healing by noninvasive, low intensity pulsed ultrasound, J Bone Joint Surg, 1994, 76-A: 26
105 Catagni MA, Guerreschi F, Holman JA et al, Distraction ostesgenesis in the treatment of stiff hypertrophic nonunions using Ilizarov apparatus, Clin Orthop, 1994, 301: 159
106 Connolly JF, Injectable bone marrow preparations to stimulate osteogenic repair, Clin Orthop, 1995, 313: 9
107 Dendrinos GK, Kontos S, Lyritsis E et al, Use of the Ilizarov technique for treatment of nonunion of the tibla associated with infection, J Bone Joint Surg,1995, 77-A: 835
108 Einhorn TA, Enhancement of fracture healing, J Bone Joint Surg, 1995, 77-A: 940
109 Mundy GR, Regulation of bone formation by bone morphogenetic proteins and other growth factors, Clin Orthop, 1996, 324: 25

第二十一章　四肢关节融合框架固定技术

关节融合术是在构成关节的各骨端之间造成骨性连接，切除关节软骨及软骨下皮质骨，使骨端松质骨粗糙面接触，产生骨性愈合，使该关节活动消失，以消除疼痛，稳定关节，矫正畸形，改善肢体功能。几乎所有关节融合术都需要进行外固定，然而，框架固定器固定明显优于其他外固定。

第一节　髋关节融合术

一、适应证

(1) 单侧髋关节顽固性疼痛，经药物、理疗治疗无效及全髋关节置换术失败者。

(2) 单侧化脓性髋关节炎，炎症得到控制 1 年，后遗股骨头和髋臼软骨严重破坏者。

(3) 单侧结核性髋关节炎，股骨头和髋臼软骨严重破坏，功能活动障碍。

(4) 单侧麻痹性髋关节脱位，经其他手术方法治疗失败者。

(5) 严重的骨性关节炎，股骨头和髋臼软骨破坏严重，关节间隙狭窄，骨质疏松，骨质增生明显，功能活动障碍，经其他治疗无效者。

(6) 严重的创伤性髋关节炎，股骨头和髋臼关节面软骨破坏严重，关节间隙狭窄，髋部广泛骨质疏松，功能活动障碍，经其他治疗无效者。

(7) 陈旧性髋关节脱位，行走疼痛，复位失败，关节活动障碍。

(8) 类风湿性髋关节炎，反复频繁发作疼痛，难以缓解，关节活动障碍，经其他治疗无效，年龄在 60 岁以下者。

(9) 严重外伤，难以行关节成形或人工关节置换的病例。

(10) 股骨近段肿瘤切除后，难以行关节成形或人工关节置换的病例。

二、禁忌证

(1) 年龄在 12 岁以下的少年儿童，尚在生长发育时期，不宜采用髋关节融合术。

(2) 年龄在 60 岁以上的老年人，且有严重骨质疏松症，关节融合术后难以愈合。

(3) 强直性脊柱炎病人，脊柱活动受限，髋关节融合术后活动会更加困难。

(4) 对侧髋关节活动障碍的病人，该侧在行髋关节融合术后，对侧髋关节的代偿功能丧失，病人行走或坐卧，会更加困难。

(5) 同侧膝关节强直的病人，在行髋关节融合术后，同侧膝关节的代偿功能丧失，病人行走或坐卧，会更加困难。

(6) 化脓性关节炎仍在急性期，化脓性炎症得到完全控制不足半年，不能立即进行关节融合术。

(7) 类风湿性关节炎在活动期，无菌性炎症尚未得到抑制，不能立即进行关节融合术。

三、术前准备

(1) 髋关节结核术前必须用 4 种或 4 种以上抗结核药物正规治疗 2 周。有混合感染者，术前

3 天用高效、广谱抗生素静脉滴注。

(2) 类风湿性关节炎，术前做好重要脏器的功能检查，如肝肾功能、心电图、血尿常规等。心电图有异常时，尚需加行心脏 B 超检查。

(3) 类风湿性关节炎，术前尽可能停用激素，改用非自体类药物维持。

(4) 髋部肌肉丰厚，不能缚扎止血带，术中出血量多，术前应备血 400~800ml。

四、操作方法

(一) 手术步骤

1. 麻醉与体位：一般选用硬膜外麻醉或腰麻。仰卧位，患侧腰及臀部用沙袋垫高 30°~45°。

2. 切口：采用改良 Smith-Petersen 切口，起自髂嵴中前 1/3 段交界处，沿髂嵴向前直达髂前上棘，再弧形转向大转子前方，至大转子下 7~8cm 处。

3. 显露股外侧皮神经：切开皮肤、皮下组织和浅筋膜，将外侧的阔筋膜张肌和内侧的缝匠肌之间的深筋膜切开后，在髂前上棘下 2~3cm 处，可发现自深筋膜深层穿出的股外侧皮神经，将其游离后向内侧牵开。

4. 显露髂骨外板：沿髂嵴外缘将阔筋膜张肌切下，用骨膜剥离器将骨膜及附着的臀中肌和臀小肌自髂骨外板剥离下来，用纱布填塞在骨膜与髂骨外板之间，用于止血。

5. 显露股直肌起点：在髂前上棘处切断缝匠肌，向内侧牵开，将阔筋膜张肌向外侧牵开，可见股直肌的两个起点，一个起点为直头，起自髂前下棘；另一个起点为斜头，起自髋臼外上缘。分别在离起点 1~2cm 处将股直肌两起点切断，向远侧翻转牵开。在髂前下棘下 5cm 处可找到旋股外侧动脉的升支，钳夹、切断后丝线结扎。

6. 显露股骨头及髋臼：掀起股直肌，深层即为髂股韧带和关节囊，沿股骨颈长轴切开关节囊，即可显露髋臼和股骨颈。自关节间隙插入弯剪，剪断圆韧带，切除关节滑膜。

7. 脱出股骨头：将下肢外旋、内收、后伸，使股骨头脱出髋臼。

8. 切除关节软骨：用电锯或气锯削去股骨头关节面的软骨及病灶，切除软骨后的股骨头仍应保持圆球形轮廓。再用髋臼锉锉去髋臼软骨，用刮匙刮去髋臼病灶。用盐水冲洗髋臼后，将股骨头放回髋臼。

9. 栓式植骨：在髂嵴处取一长方形骨条，用骨刀在髋臼外上缘与股骨颈之间，跨关节凿一长方形骨槽，将骨条紧密嵌入骨槽内。

10. 关闭切口：切口内置一硅胶管，留作引流。缝合股直肌起点于髂前下棘处，缝合缝匠肌于髂前上棘处，将阔筋膜张肌缝合于髂嵴处。间断缝合深筋膜、皮下组织及皮肤切口，用敷料覆盖伤口后，用绷带包扎。

(二) 传统固定方法

可选用 AO 钢板进行内固定，再辅以石膏、支具外固定；一般将髋关节固定于屈曲 10°~15°、外展 10°~15°位。

1. 内固定：在骨槽与骨条的上方或外侧，选用 AO 钢板进行内固定。

2. 外固定：在缝合完切口后，仍需辅以单髋关节外展支具或髋人字形石膏固定。

五、框架固定器操作技术

一般选择单边框架固定器固定（图 21-1），如钩槽式框架固定器、AO 框架固定器或组合式框架固定器。

以钩槽式框架固定器为例，具体操作步骤如下。

（一）骨穿针技巧

1. 股骨颈穿针：

（1）穿针部位：一般在大转子外侧下方，与股骨干移行的斜坡处，朝向股骨头方向进针，穿经股骨大转子和股骨颈，直至穿入髋臼固定。再在此针的上方和下方平行穿入 2 针，即共进 3 针进行定位。

（2）X 线检查确定针位：电视 X 线机监视或拍正侧位 X 线片监视固定针穿针的位置，拍侧位片时病人可仰卧位，将患髋屈曲外展成蛙式位，这样正位拍 X 线片即可显示股骨颈侧位片。

（3）保留 2 针固定：在股骨颈钻入 3 针后，电视 X 线机正侧位监视下，确定其中 2 枚位置最好的固定针，将另一根位置差的针拔出，保留 2 枚固定针固定。固定针穿出髂骨对侧骨皮质，不宜过深或过浅。

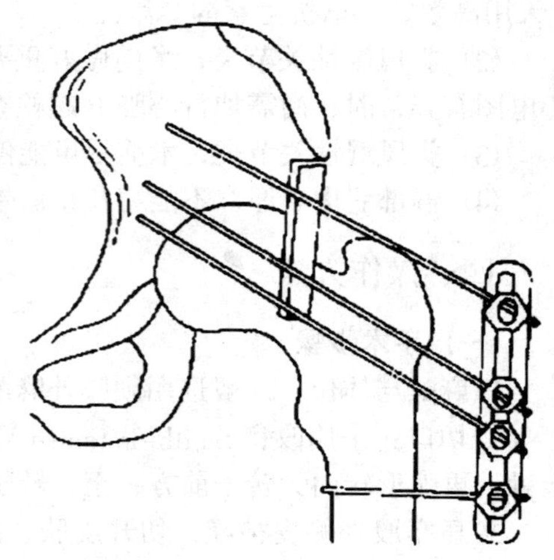

图 21-1 钩槽式框架固定器用于髋关节融合术

2. 髂骨穿针：平行股骨颈两固定针，在髂骨上穿入一针固定，钻穿髂骨内板即可。

3. 股骨干穿针：在股骨颈远侧 7~8cm 处，与股骨颈两固定针在同一平面钻入一针，钻穿股骨干两侧骨皮质。

（二）安装框架固定器

安装框架固定器时，连接杆离肢体越近，骨折固定越稳定；而连接杆距离肢体越远，骨折固定越不稳定。但连接杆离肢体太近，会导致针眼引流不畅，也不便于针眼消毒。因此以距离肢体宽松一横指（2~3cm）为宜。穿针时应尽量使所有固定针保待在同一平面或平行双平面内，可将针固定于连接杆一面或双面上，对于有少许偏移的针可放置平垫固定，对于有少许偏斜的针可用坡形垫固定。

六、术后处理

（1）术后平卧休息，患肢稍垫高，保持屈髋 10°~15°、髋外展 10°~15°位，便于肢体消肿。

（2）伤口引流管接上负压引流器，引流 36 小时后拔出。

（3）术后静脉滴注抗生素 1 周，预防伤口感染。

（4）术后静脉滴注止血剂 3 天，帮助伤口止血。

（5）术后复查 X 线片，检查髋关节融合情况。以后每月复查一次髋关节正位 X 线片，骨融合愈合良好后，即可去除框架固定器。

（6）去掉框架固定器后加强膝关节的活动锻炼，并可扶双拐练习行走。

第二节 膝关节融合术

一、适应证

（1）膝关节全关节结核，股骨髁和胫骨平台软骨及半月板破坏严重，功能活动障碍。

（2）严重的创伤性膝关节炎，股骨髁和胫骨平台关节面软骨破坏严重，关节间隙狭窄，膝部广泛骨质疏松，功能活动障碍难以用其他方法治疗或用其他方法治疗失败者。

（3）严重的骨性关节炎，股骨髁和胫骨平台关节面软骨破坏严重，关节间隙狭窄，骨质疏松、骨质增生明显，功能活动障碍。

(4) 陈旧性、复发性膝关节脱位，行走疼痛，复位失败，关节活动障碍。

(5) 类风湿性膝关节炎，反复频繁发作疼痛，难以缓解，关节活动障碍，经其他方法治疗无效者。

(6) 化脓性膝关节炎，炎症得到控制 1 年，而后遗股骨髁和胫骨平台软骨严重破坏者。

(7) 单侧麻痹性膝关节脱位，经其他手术方法治疗失败者。

(8) 严重外伤，难以行关节成形或人工关节置换的病例。

(9) 股骨远段或胫骨近端肿瘤切除后，难以行关节成形或人工关节置换的病例。

二、禁忌证

(1) 年龄在 12 岁以下的少年儿童，尚在生长发育时期，不宜采用膝关节融合术。

(2) 年龄在 60 岁以上的老年人，且有骨质疏松症者，关节融合术后难以愈合。

(3) 强直性脊柱炎病人，脊柱活动受限，膝关节融合术后活动会更加困难。

(4) 对侧髋膝关节活动障碍的病人，该侧在行膝关节融合术后，对侧髋膝关节的代偿功能丧失，病人行走或坐卧，会更加困难。

(5) 同侧髋关节强直的病人，在行膝关节融合术后，同侧髋关节的代偿功能丧失，病人行走或坐卧，会更加困难。

(6) 化脓性关节炎仍在急性期，化脓性炎症得到完全控制不足半年，不能立即进行关节融合术。

(7) 类风湿性膝关节炎正处在活动期，无菌性炎症尚未得到抑制，不能立即进行关节融合术。

三、术前准备

(1) 膝关节结核术前必须用 4 种或 4 种以上抗结核药物正规治疗 2 周。有混合感染者，术前 3 天用高效、广谱抗生素静脉滴注。

(2) 类风湿性关节炎，术前做好重要脏器的功能检查，如肝肾功能、心电图、血尿常规等。心电图有异常时，尚需加行心脏 B 超检查。

(3) 类风湿性关节炎，术前尽可能停用激素，改用非甾体类药物维持。

四、操作方法

(一) 手术步骤

1. 麻醉与体位的选择：一般选用硬膜外麻醉或腰麻。仰卧位。

2. 缚扎止血带：在患侧大腿中上 1/3 段，缚扎消毒气囊止血带，驱血后充气止血。

3. 切口：采用膝关节前方正中纵行切口，起自大腿中下 1/3 段，经髌骨正中纵行向下，直达胫骨结节下缘。

4. 显露股四头肌：切开皮肤、皮下组织和深筋膜，在筋膜下向两侧分离，显露股四头肌、髌骨前筋膜和髌韧带。

5. 清理膝关节腔：自股四头肌中央纵行切开，用骨膜剥离器剥离髌骨，切除滑膜囊及关节滑膜。将膝关节屈曲，显露膝关节前后交叉韧带及半月板，并均予以切除。显露膝关节两侧副韧带，予以切除。

6. 切除关节面软骨：用电锯或气锯，先水平平行切除股骨内外髁关节面软骨及病灶，再水平平行切除胫骨平台关节面软骨及病灶，约 1cm 厚度，注意防止损伤胫骨平台后方的胫后血管和神经。用盐水冲洗关节腔后，将股骨髁与胫骨平台截骨面复位，相互对合，置于膝关节屈曲5°、膝外翻10°~15°位，防止膝内翻或外翻。

7. 栓式植骨：将切下的髌骨做成一长方形骨条，用骨刀在截骨线上下的股骨髁和胫骨平台前方，跨关节凿一长方形骨槽，将骨条紧密嵌入骨槽内。再将剩下的骨片填塞入截骨线缝隙内。

8. 关闭切口：松去气囊止血带，用电凝对软组织的出血进行彻底止血。截骨平面以外骨骼上的出血点，用骨蜡按压止血。切口内放一硅胶管，留作引流。缝合股四头肌与髌韧带，间断缝合深筋膜、皮下组织及皮肤切口，用敷料覆盖伤口后，再用绷带包扎。

（二）传统固定方法

1. 内固定：可选用16孔或18双排孔AO钢板进行内固定，再辅以石膏或支具外固定；一般将膝关节固定于屈曲5°、外翻10°~15°位。

2. 外固定：缝合完切口后，仍需辅以髋踝长腿石膏或长腿石膏托双支条膝踝足支具、双支条锁定式膝踝足支具、四边口形承重膝踝足支具、单支条膝踝足支具、全塑膝踝足支具、金属加塑料膝踝足支具、锁定式膝支具、塑料膝支具或三点式膝支具外固定。

将已去除关节面软骨的股骨髁与胫骨平台紧密对合，在膝关节前方，选用AO钢板进行内固定。

五、框架固定器操作技术

一般选择双边框架固定器固定（图21–2），如钩槽式框架固定器、AO框架固定器或组合式框架固定器。

以钩槽式双边框架固定器为例，具体操作步骤如下。

（一）骨穿针技巧

1. 股骨穿针：先在股骨髁截骨平面近侧3cm处，平行截骨平面由内向外钻入1枚固定针，穿过股骨两侧骨皮质及皮肤，再在此固定针近侧5cm处由内向外贯穿1枚固定针。

2. 胫骨穿针：先在胫骨平台截骨平面远侧3cm处，平行截骨平面由外向内钻入1枚固定针，穿过胫骨两侧骨皮质及皮肤，再在此固定针远侧5cm处由外向内贯穿1枚固定针。

（二）安装框架固定器

在肢体两侧安装框架固定器连接杆，连接杆离肢体越近，骨折固定越稳定；而连接杆距离肢体越远，骨折固定越不稳定。但连接杆离肢体太近，会导致针眼引流不畅，也不便于针眼消毒，因此，以距离肢体宽松一横指（2~3cm）为宜。穿针时应尽量使所有固定针保持在同一平面或平行双平面内，可将针固定于连接杆一面或双面上，对于有少许偏移的针可放置平垫固定，对于有少许偏斜的针可用坡形垫固定。拧紧紧固螺栓之前，先将肢体两侧靠近截骨线的2枚固定针向截骨线方向稍加靠拢挤压，然后拧紧紧固螺栓。再将肢体两侧远离截骨线的2枚固定针向截骨线方向稍加靠拢挤压，然后拧紧紧固螺栓。

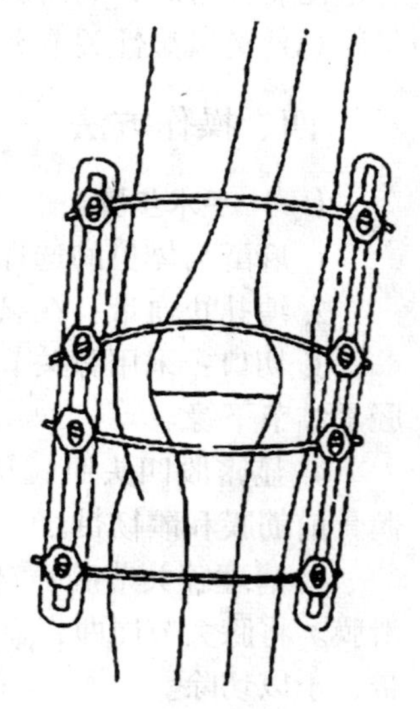

图21–2 双边框架固定器用于膝关节融合术

六、术后处理

（1）术后平卧休息，患肢稍垫高，保持屈髋10°~15°、髋外展10°~15°、屈膝5°、膝外翻10°~15°位，以便于肢体消肿。

（2）伤口引流管接上负压引流器，引流36小时后拔出。

（3）术后静脉滴注抗生素1周，预防伤口感染。

(4) 术后静脉滴注止血剂 3 天，帮助伤口止血。

(5) 6~8 周后，允许病人扶拐行走。框架固定期间可进行直腿抬高功能锻炼及伸屈踝关节的功能锻炼，防止屈髋肌及伸屈踝关节的肌肉萎缩。去掉框架固定器后加强髋关节及踝关节的活动锻炼。

(6) 术后复查 X 线片，检查膝关节融合情况。以后每月复查一次膝关节正侧位 X 线片，骨融合愈合良好后，即可去除框架固定器，进行行走功能锻炼。

第三节 踝关节融合术

一、适应证

(1) 踝关节全关节结核，胫骨远端和距骨关节面软骨破坏严重，功能活动障碍。

(2) 严重的创伤性踝关节炎，胫骨远端和距骨关节面软骨破坏严重，关节间隙狭窄，踝部广泛骨质疏松，功能活动障碍。

(3) 严重的骨性关节炎，胫骨远端和距骨关节面软骨破坏严重，关节间隙狭窄，骨质疏松、骨质增生明显，功能活动障碍。

(4) 成人陈旧性踝关节脱位，行走疼痛，复位失败，关节活动障碍。

(5) 类风湿性踝关节炎，反复频繁发作疼痛，难以缓解，关节活动障碍，经其他治疗无效者。

(6) 化脓性踝关节炎，炎症得到控制，后遗股骨远端和距骨关节面软骨严重破坏者。

(7) 单侧麻痹性踝关节脱位，经其他手术方法治疗失败者。

(8) 严重外伤，难以行关节成形或人工关节置换的病例。

(9) 胫骨远段肿瘤切除后，难以行关节成形或人工关节置换的病例。

二、禁忌证

踝关节融合术后，对下肢负重、行走功能及其他功能影响较小，因此禁忌证较少。

(1) 年龄在 12 岁以下的少年儿童，尚在生长发育时期，不宜采用踝关节融合术。

(2) 年龄在 60 岁以上的老年人，且有严重的骨质疏松症，关节融合术后难以愈合。

(3) 化脓性关节炎仍在急性期，化脓性炎症得到完全控制不足 1 年，不能立即进行关节融合术。

(4) 类风湿性踝关节炎正处在活动期，无菌性炎症尚未得到抑制，不能立即进行关节融合术。

三、术前准备

(1) 踝关节结核术前必须用 4 种或 4 种以上抗结核药物正规治疗 2 周。有混合感染者，术前 3 天用高效、广谱抗生素静脉滴注。

(2) 类风湿性关节炎，术前做好重要脏器的功能检查，如肝肾功能、心电图、血尿常规等。心电图有异常时，尚需加行心脏 B 超检查。

(3) 类风湿性关节炎，术前尽可能停用激素，改用非甾体类药物维持。

四、操作方法

（一）手术步骤

1. 麻醉与体位：一般选用硬膜外麻醉或腰麻。仰卧位。

2. 缚扎止血带：在患侧大腿中上 1/3 段，缚扎消毒气囊止血带，驱血后充气止血。

3. 切口：采用踝关节前方正中纵行切口，起自踝关节上方 8~10cm 处，经踝关节前方正中纵行向下，直达踝关节下方 3~5cm 处。

4. 显露小腿横韧带：切开皮肤、皮下组织和深筋膜，在筋膜下向两侧分离，显露小腿根韧带和小腿十字韧带。

5. 显露关节囊：切开小腿横韧带和小腿十字韧带，用拉钩将踇长伸肌、胫骨前肌、胫前动脉和腓深神经向内侧牵开，将伸趾总肌向外侧牵开，即可显露踝关节前方的关节囊。

6. 清理踝关节腔自踝关节前方正中纵行切开关节囊，用骨膜剥离器剥离胫骨下缘及腓骨下缘，切除关节滑膜。

7. 切除关节面软骨：将踝关节跖屈，显露踝关节的前后方，用鹅眉凿凿去腿骨远端踝穴关节面软骨和病灶，以及距骨关节面软骨和腓骨远端关节面软骨及病灶。凿去约 1cm 厚度，注意防止损伤踝关节后内侧的胫后血管和神经。

8. 复位对合：用盐水冲洗关节腔后，将凿去软骨的胫骨远端踝穴与距骨复位，相互对合，置于踝关节背伸 5°，防止足内翻或外翻。

9. 栓式植骨：在距骨前面凿一骨槽，再在胫骨远端前面，用骨刀凿取一长方形骨条，将骨条下移至距骨骨槽内，骨条跨越胫距交界线。骨条可用松质骨螺钉固定。

10. 关闭切口：松去气囊止血带，用电凝对软组织的出血进行彻底止血。截骨平面以外骨骼上的出血点，用骨蜡按压止血。切口内置 1 根硅胶管，留作引流。缝合小腿横韧带、十字韧带，间断缝合深筋膜、皮下组织及皮肤切口，用敷料覆盖伤口后，用绷带包扎。

（二）传统固定方法

可选用 4 孔 AO 钢板进行内固定，再辅以石膏、支具外固定；一般将膝关节固定于背伸 5°位。

1. 内固定：将已去除关节面软骨的股骨远端与距骨紧密对合，在踝关节前方，选用 AO 钢板进行内固定。

2. 外固定：在缝合完切口后，仍需辅以短腿石膏托或踝部“U”形石膏、短腿管型石膏、双向制动踝足支具、全制动踝足支具、足外翻矫形支具、双支条踝足支具、单支条踝足支具或硬式踝足支具等外固定。

五、框架固定器操作技术

一般选择双边框架固定器固定，如钩槽式框架固定器、AO 框架固定器或组合式框架固定器。

以钩槽式双边框架固定器（图 21-3）为例，具体操作步骤如下。

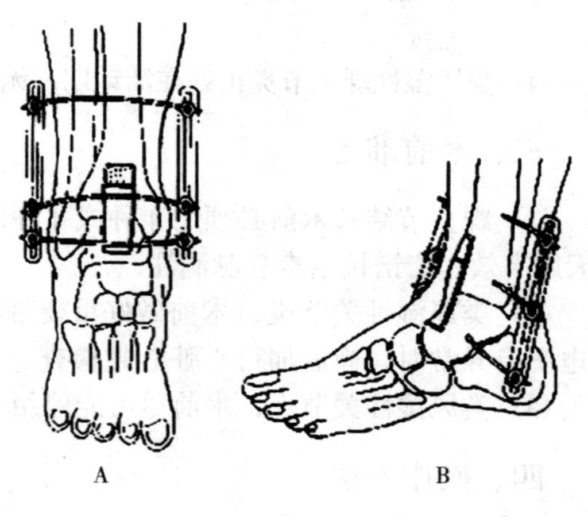

A.前面观 B.侧面观

图 21-3 双边框架固定器用于踝关节融合术

（一）穿针技巧

1. 距骨穿针：先在距骨体侧位中央偏前处，平行踝关节平面由内向外钻入 1 枚固定针，穿过两侧骨皮质及皮肤。

2. 胫骨穿针：先在胫骨远端截骨面近侧 3cm 处，平行截骨平面由外向内钻入 1 枚固定针，穿过胫骨两侧皮质骨及皮肤，再在此固定针近侧 5cm 处由外向内贯穿 1 枚固定针。

（二）安装框架固定器

在肢体两侧安装框架固定器连接杆，以距离肢体宽松一横指（2~3cm）为宜。穿针时应尽量使所有固定针保持在同一平面或平行双平面内，可将针固定于连接杆一面或双面上，对于有少许偏移的针可放置平垫固定，对于有少许偏斜的针可用坡形垫固定。拧紧紧固螺栓之前，先将肢体两侧靠近截骨线的两固定针，向截骨线方向稍加靠拢挤压，然后拧紧紧固螺栓。再将胫骨侧远离截骨线的一固定针，向截骨线方向稍加靠拢挤压，然后拧紧紧固螺栓。

六、术后处理

(1) 术后平卧休息，患肢垫高或置于布朗架上，便于肢体消肿。

(2) 伤口引流管接上负压引流器，引流 36 小时后拔出。

(3) 术后静脉滴注抗生素 1 周，预防伤口感染。

(4) 术后静脉滴注止血剂 3 天，帮助伤口止血。

(5) 6~8 周后，允许病人扶拐行走。框加固定期间可进行抬腿、屈髋及屈膝功能锻炼，防止下肢肌肉萎缩及关节僵硬。去掉框架固定后加强行走活动锻炼。

(6) 术后复查 X 线片，检查踝关节融合情况。以后每月复查一次踝关节正位 X 线片，骨融合愈合良好后，即可去除框架固定器。

第四节 肩关节融合术

一、适应证

(1) 肩关节全关节结核，关节盂和肱骨头软骨破坏严重，功能活动障碍。

(2) 严重的骨性关节炎，关节盂和肱骨头软骨破坏严重，关节间隙狭窄，骨质疏松、骨质增生明显，功能活动障碍。

(3) 类风湿性肩关节炎，反复频繁发作疼痛，难以缓解，关节活动障碍，经其他方法治疗无效者。

(4) 化脓性肩关节炎，炎症得到控制 1 年后，后遗肱骨头和关节盂软骨严重破坏者。

(5) 单侧麻痹性肩关节脱位，经其他手术方法治疗失败者。

(6) 严重外伤，难以行关节成形或人工关节置换的病例。

(7) 肱骨近段肿瘤切除后，难以行关节成形或人工关节置换的病例。

二、禁忌证

(1) 年龄在 12 岁以下的少年儿童，尚在生长发育时期，不宜采用关节融合术。

(2) 年龄在 60 岁以上的老年人，且有严重骨质疏松症者，关节融合术后难以愈合。

(3) 化脓性关节炎仍在急性期，化脓性炎症得到完全控制不足 1 年，不能立即行关节融合术。

(4) 类风湿性肩关节炎正处在活动期，无菌性炎症尚未得到抑制，不能立即行关节融合术。

三、术前准备

(1) 肩关节结核术前必须用 4 种或 4 种以上抗结核药物正规治疗 2 周。有混合感染者，术前 3 天用高效、广谱抗生素静脉滴注。

(2) 类风湿性关节炎，术前做好重要脏器的功能检查，如肝肾功能、心电图、血尿常规等。

心电图有异常时，尚需加行心脏B超检查。

(3) 类风湿性关节炎，术前尽可能停用激素，改用非甾体药物维持。

(4) 肩部肌肉丰厚，术中出血量多，术前应备血400~800ml。

四、操作方法

(一) 手术步骤

1. 麻醉与体位：一般选用全身麻醉或高位硬膜外麻醉。仰卧位，患侧肩背部垫高，与手术台呈45°。常规消毒皮肤后，将患侧上肢用无菌巾包裹，再用消毒绷带包扎，以便于术中活动肩关节及上肢。

2. 切口：以喙突为中心。从肩峰后外侧约3cm处起始，向前下越过肩锁关节，通过锁骨外1/3处，经喙突尖端，向下沿三角肌前缘至该肌前缘中下1/3交界处。

3. 显露头静脉：切开皮肤、皮下组织和深筋膜，可见三角肌前缘和胸大肌之间的三角胸大肌间沟，其内有头静脉和胸肩峰动脉的三角肌支。

4. 显露喙突：可将三角肌前缘与头静脉一并向内侧牵开，在锁骨、肩胛冈上肩峰起点处切断，连同皮缘向外后方翻转，即可见喙突和附着其上的喙肱肌和肱二头肌短头。

5. 显露关节囊：切断喙肱肌及肱二头肌短头肌腱，纵行切开肱横韧带，可见肱二头肌长头，用拉钩将其向内侧牵开。纵行切断肩脚下肌，即可显露肩关节前方的关节囊。

6. 切除关节面软骨：纵行切开肩关节囊，切除关节滑膜。外旋上臂，显露肩关节盂及肱骨头。用鹅眉凿凿去关节盂软骨和病灶，以及肱骨头关节面软骨和病灶，凿除厚度约1cm。

7. 复位对合：用盐水冲洗关节腔后，将凿去软骨的肩关节盂与肱骨头复位，相互对合，置于肩外展50°、前屈15°~25°、内旋25°位。

8. 关闭切口：用电凝对软组织的出血进行彻底止血。截骨平面以外骨骼上的出血点，用骨蜡按压止血。切口内置1根硅胶管，留作引流。将显露时切断的各肌腱、肌肉原位缝合，间断缝合深筋膜、皮下组织及皮肤切口，用敷料覆盖伤口后，再用绷带包扎。

(二) 传统固定方法

1. 内固定：可选用2枚长松质骨螺钉进行内固定。从肱骨大结节外下方，向内上方平行钻入2枚直径2mm克氏针固定，轻轻活动肩关节，检查固定稳定，经电视X线机透视确认固定针位置良好，即可退出1枚克氏针，然后拧入1枚长松质骨螺钉，再退出另1枚克氏针，拧入第2枚长松质骨螺钉。

2. 外固定：缝合完切口后，仍需辅以铁丝扶模肩外展支具、可调节肩外展支具、金属框肩外展支具、塑料板肩外展支具或肩外展人字形石膏等外固定，一般将肩关节固定于外展50°，前屈15°~25°，内旋25°的位置，固定2~3个月。

五、框架固定器操作技术

由于框架固定器在固定肩关节融合后，仍需借助支具或石膏固定肩关节于功能位，因此，框架固定器不适用于肩关节融合的固定。

六、术后处理

(1) 术后平卧休息，患侧肩部垫高，便于肢体消肿。

(2) 伤口引流管接上负压引流器，引流36h后拔出。

(3) 术后静脉滴注抗生素1周，预防伤口感染。

(4) 术后静脉滴注止血剂3天，帮助伤口止血。

(5) 术后复查 X 线片，检查肩关节融合情况。以后每月复查一次肩关节正位 X 线片，骨融合愈合良好后，即可去除框架固定。

第五节 肘关节融合术

一、适应证

(1) 肘关节全关节结核，关节软骨破坏严重，功能活动障碍。

(2) 严重的骨性关节炎，关节软骨破坏严重，关节间隙狭窄，骨质疏松、骨质增生明显，功能活动障碍。

(3) 类风湿性肘关节炎，反复频繁发作疼痛，难以缓解，关节活动障碍，经其他方法治疗无效者。

(4) 化脓性肘关节炎，炎症得到控制，后遗关节软骨严重破坏者。

(5) 肘关节骨化性肌炎，肘关节处于非功能位，经其他手术方法治疗失败者。

(6) 单侧麻痹性肘关节脱位，经其他手术方法治疗失败者。

(7) 严重外伤，难以行关节成形或人工关节置换的病例。

(8) 肱骨远段或尺骨近段肿瘤切除后，难以行关节成形或人工关节置换的病例。

(9) 肘关节强直于非功能位的病例。

(10) 肘关节过度活动而不稳定，并产生疼痛。

二、禁忌证

(1) 年龄在 12 岁以下的少年儿童，尚在生长发育时期，不宜采用肘关节融合术。

(2) 化脓性关节炎仍在急性期，化脓性炎症得到完全控制不足 1 年，不能立即行关节融合术。

(3) 类风湿性关节炎正处在活动期，无菌性炎症尚未得到抑制，不能立即行关节融合术。

三、术前准备

(1) 肘关节结核术前必须用 4 种或 4 种以上抗结核药物正规治疗 2 周。有混合感染者，术前 3 天用高效、广谱抗生素静脉滴注。

(2) 类风湿性关节炎，术前做好重要脏器的功能检查，如肝肾功能、心电图、血尿常规等。心电图有异常时，尚需加行心脏 B 超检查。

(3) 类风湿性关节炎，术前尽可能停用激素，改用非甾体类药物维持。

四、操作方法

(一) 手术步骤

1. 麻醉与体位：一般选用臂丛麻醉或全身麻醉。仰卧位，患侧肩下垫一薄枕，患肢置于胸前部进行手术操作。常规消毒皮肤后，将患侧前臂用无菌巾包裹，再用消毒绷带包扎，以便于术中活动肘关节、前臂和手。

2. 缚扎止血带：在患侧上臂中上 1/3 段，缚扎消毒气囊止血带，驱血后充气止血。

3. 切口：以尺骨鹰嘴为中心，做一肘后正中纵行切口。从上臂后侧正中，尺骨鹰嘴上方约 7~10cm 处起始，向下越过尺骨鹰嘴，至前臂后侧正中、尺骨鹰嘴下 5~7cm 处。

4. 显露尺神经：切开皮肤、皮下组织和深筋膜，在肘后内侧可见到尺神经沟，其内有尺神经通过，上下游离后用橡皮条向内侧牵开，予以保护。

5. 显露关节囊：纵行切开肱三头肌，切断肱三头肌在尺骨鹰嘴上的止点，用骨膜剥离器做骨膜下剥离，连同骨膜和附着于肱骨内外髁的肌腱及内外侧副韧带一起自骨端上剥离，即可显露肘关节囊。

6. 切除关节面软骨：纵行切开肩关节囊，屈曲肘关节，即可充分显露肱骨远端和尺桡骨近端。用鹅眉凿凿去关节面软骨和病灶，凿除厚度约 1cm。切除关节滑膜和病变组织。

7. 复位对合：用盐水冲洗关节腔后，将凿去软骨的肢骨远端与尺桡骨近端复位，相互对合，置于肘关节屈曲 90°位。若为两侧肘关节融合，一侧固定于屈肘 90°位，便于洗面、漱口和吃饭；另一侧固定于屈肘 65°位，手可达腰及会阴部，便于鞋裤的穿着。

8. 栓式植骨：在尺骨鹰嘴唇顶部凿一骨槽，再在肱骨远端后部正中，用骨刀凿取一长 7cm、宽 2cm 长方形骨条，将骨条倒置，骨条皮质骨居于下方并下移至尺骨鹰嘴骨槽内；或在髂骨凿取一长 7cm、宽 2cm 长方形骨条，嵌入骨槽内，骨条跨越肘关节。

9. 关闭切口：松去气囊止血带，用电凝对软组织的出血进行彻底止血。截骨平面以外骨骼上的出血点，用骨蜡按压止血。切口内置一硅胶管，留作引流。将显露时切断的骨膜、关节囊、各肌腱、肌肉原位对合缝合，将尺神经放回原位或前移至肘关节内侧前方。间断缝合深筋膜、皮下组织及皮肤切口，用敷料覆盖伤口后，再用绷带包扎。

（二）传统固定方法

可选用 3~4 枚长松质骨螺钉进行内固定，再辅以石膏或支具外固定；一般将肘关节固定于屈曲 90°。

1. 内固定：将已去除关节面软骨的肱骨滑车与尺骨的滑车切迹紧密对合，凿取肱骨条后倒置嵌入骨槽内，选用 3~4 枚松质骨螺钉进行内固定，螺钉长度恰好穿透对侧骨皮质。

2. 外固定：除内固定外，仍需辅以固定性肘支具、长臂石膏托或长臂管型石膏外固定。

五、框架固定器操作技术

一般选择单边三角式框架固定器固定（图 21–4），如钩槽式框架固定器、AO 框架固定器或组合框架固定器可组合成三角构形。

以钩槽式框架固定器为例，具体操作步骤如下。

（一）骨穿针技巧

1. 肱骨穿针：先在肱骨体侧位截骨面近侧 3cm 处，垂直肱骨干长轴由外向内钻入 1 枚固定针，直至穿透对侧骨皮质；再在此固定针近侧 5cm 处由外向内钻入 1 枚固定针，针尾稍向第一针倾斜 15°~30°，穿透对侧骨皮质。

2. 尺桡骨穿针：先在尺桡骨近端截骨面远侧 3cm 处，平行截骨平面由外向内钻入 1 枚固定针，穿过尺桡骨两侧骨皮质，再在此固定针远侧 5cm 处由外向内穿入 1 枚固定针，针尾稍向上一针倾斜 15°~30°，穿透尺桡骨两侧骨皮质。

（二）安装框架固定器

在患肢外侧安装直角式框架固定器连接杆，以距离肢体宽松一横指（2~3cm）为宜，对于有少许偏斜的针可用平垫或坡形垫固定。拧紧紧固螺栓之前，先将已去除关节面软骨的肢骨滑车与

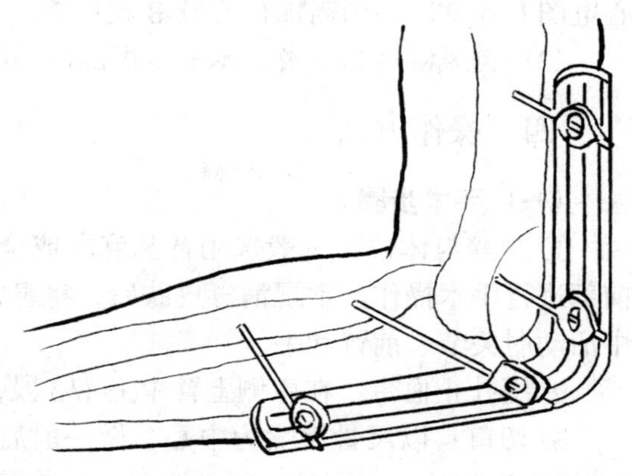

图 21–4　框架固定器用于肘关节融合术

尺骨的滑车切迹紧密对合。

六、术后处理

(1) 术后平卧休息，患侧上肢垫高，便于肢体消肿。

(2) 伤口引流管接上负压引流器，引流 36h 后拔出。

(3) 术后静脉滴注抗生素 1 周，预防伤口感染。

(4) 术后静脉滴注止血剂 3 天，帮助伤口止血。

(5) 术后复查 X 线片，检查肘关节融合情况。以后每月复查一次肘关节侧位 X 线片，骨融合愈合良好后，即可去除框架固定器。

第六节　腕关节融合术

一、适应证

(1) 腕关节全关节结核，关节软骨破坏严重，功能活动障碍。

(2) 严重的骨性关节炎，关节软骨破坏严重，关节间隙狭窄，广泛骨质疏松，骨质增生明显，功能活动障碍，经其他方法治疗无效者。

(3) 类风湿性腕关节炎，反复频繁发作疼痛，难以缓解，关节活动障碍，经其他方法治疗无效者。

(4) 化脓性腕关节炎，炎症得到控制，而后遗关节软骨严重破坏者。

(5) 严重外伤，难以行关节成形或人工关节置换的病例。

(6) 桡骨远段肿瘤切除后，难以行关节成形或人工关节置换的病例。

(7) 腕关节强直于非功能位的病例。

(8) 腕关节过度活动而不稳定，并产生疼痛。

(9) 腕舟骨骨不连继发创伤性腕关节炎。

二、禁忌证

(1) 年龄在 12 岁以下的少年儿童，尚在生长发育时期，不宜采用腕关节融合术。

(2) 化脓性关节炎仍在急性期，化脓性炎症得到完全控制不足 1 年，不能立即行关节融合术。

(3) 类风湿性腕关节炎正处在活动期，无菌性炎症尚未得到抑制，不能立即行关节融合术。

三、术前准备

(1) 腕关节结核术前必须用 4 种或 4 种以上抗结核药物正规治疗 2 周。有混合感染者，术前 3 天用高效、广谱抗生素静脉滴注。

(2) 类风湿性关节炎，术前做好重要脏器的功能检查，如肝肾功能、心电图、血尿常规等。心电图有异常时，尚需加行心脏 B 超检查。

(3) 类风湿性关节炎，术前尽可能停用激素，改用非自体类药物维持。

四、操作方法

(一) 手术步骤

1. 麻醉与体位：一般选用臂丛麻醉或全身麻醉。仰卧位，患侧肩外展，将患手置于手术台边的小手术桌上进行手术操作。常规消毒皮肤后，在患手上套一消毒橡皮手套，以便于术中活动手掌和手指。

2. 缚扎止血带：在患侧上臂中上 1/3 段，缚扎消毒气囊止血带，驱血后充气止血。

3. 切口：以腕关节为中心，做一腕背正中纵向切口。从前臂后侧正中，腕关节上方约 3~5cm 处起始，向下跨过腕关节，至手背正中、腕关节下 3~5cm 处。

4. 显露腕背侧韧带：切开皮肤、皮下组织和深筋膜，可见到腕背侧韧带。

5. 显露关节囊：纵向切开腕背侧韧带，将桡侧伸腕肌腱和拇长伸肌腱向桡侧牵开，将伸指总肌腱牵向尺侧，即可显露腕关节囊。

6. 切除关节面软骨：横向切开腕关节囊，切除关节滑膜和病变组织。屈曲腕关节，即可充分显露尺桡骨远端和腕骨。用鹅眉凿凿去尺桡骨远端关节面软骨和病灶，凿除厚度约 1cm。用咬骨钳咬除腕骨间关节面软骨。

7. 复位对合：用盐水冲洗关节腔后，将凿去软骨的尺桡骨远端与腕骨复位，相互对合，置于腕关节背伸 20°、拇指对掌及前臂中立位，桡骨中轴与第 3 掌骨成一直线，也即紧握拳头最得力的功能位。

8. 栓式植骨：在中央腕骨背部凿一骨槽，再在桡骨远端后部正中，用骨刀凿取一长 5cm、宽 2cm 长方形骨条，将骨条倒置，使皮质骨骨条居于下方；或在髂骨取一长 5cm、宽 2cm 长方形骨条，嵌入中央腕骨骨槽内，骨条跨越腕关节。

9. 关闭切口：松去气囊止血带，用电凝对软组织的出血进行彻底止血。截骨平面以外骨骼上的出血点，用骨蜡按压止血。切口内置一硅胶管，留作引流。将显露时切断的骨膜和关节囊对合缝合，间断缝合深筋膜、皮下组织及皮肤切口，用敷料覆盖伤口后，再用绷带包扎。

（二）传统固定方法

可选用 3~4 枚松质骨螺钉进行内固定，再辅以石膏或支具外固定；一般将腕关节固定于背伸 20°、拇指对掌及前臂中立位。

1. 内固定：将已去除关节面软骨的桡骨远端与腕骨紧密对合，凿取桡骨条后倒置嵌入骨槽内，选用 3~4 枚松质骨螺钉进行内固定，螺钉长度恰好穿透对侧骨皮质。

2. 外固定：除内固定外，仍需辅以前臂石膏托或短臂管型石膏外固定。

五、框架固定器操作技术

一般选择单边框架固定器固定（图 21-5），如钩槽式框架固定器、AO 框架固定器或组合框架固定器等。

以钩槽式框架固定器为例，具体操作步骤如下。

（一）骨穿针技巧

1. 掌骨穿针：先在掌骨近侧关节面远侧 2cm 处，垂直掌骨干长轴由尺侧向桡侧钻入 1 枚固定针，穿经第 5、4、3 掌骨，直至穿透第 2 掌骨骨皮质；再在此固定针远侧 3cm 处由尺侧向桡侧钻入 1 枚固定针，针尾稍向第 1 针倾斜 15°~30°，穿经第 5、4、3 掌骨，直至穿透第 2 掌骨骨皮质。

2. 尺桡骨穿针：先在尺桡骨远端截骨面近侧 3cm 处，平行截骨干面由外向内钻入 1 枚固定针（图 21-5）。框架固定器用于腕关节融合固定针，穿过尺桡骨两侧骨皮质，再在此固定针近侧 5cm 处由外向内穿入

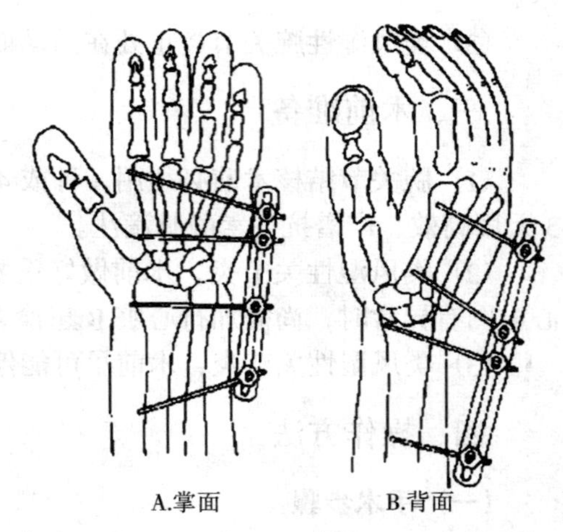

图 21-5　框架固定器用于腕关节融合术

1 枚固定针，针尾用向上一针倾斜 15°~30°，穿透尺桡骨两侧骨皮质。

（二）安装框架固定器

在患肢前臂腕部尺侧安装框架固定器连接杆，以距离肢体宽松一横指（2~3cm）为宜，对于有少许偏斜的针可用平垫或坡形垫固定。拧紧紧固螺栓之前，先将已去除关节面软骨的尺桡骨远端与腕骨近端紧密对合。

六、术后处理

(1) 术后平卧休息，患侧上肢前臂垫高，便于肢体消肿。

(2) 伤口引流管接上负压引流器，引流 36h 后拔出。

(3) 术后静脉滴注抗生素 1 周，预防伤口感染。

(4) 术后静脉滴注止血剂 3 天，帮助伤口止血。

(5) 术后复查 X 线片，检查腕关节融合情况。以后每月复查一次腕关节正侧位 X 线片，骨融合愈合良好后，即可去除框架固定器。

主要参考文献

1 Vidal J，External fixation：yesterday，today and tomorrow，Clin Orthop，1983，180：7

2 Weber BG，Magerl F，The external fixator，Berlin：Sgringer-Verlag，1985

3 孟继懋. 中国医学百科全书·骨科学. 上海：上海科学技术出版社，1984

4 孙玉林. 中国骨科新技术. 北京：中国科学技术出版社，1985

5 孟　和，黄克勤. 骨科复位固定器疗法. 天津：天津科学技术出版社，1986

6 黄克勤. 骨科新技术荟萃. 北京：华夏出版社，1990

7 黄克勤. 现代创伤外固定学. 北京：华夏出版社，1990

8 陆裕朴. 实用骨科学. 北京：人民军医出版社，1991

9 孟　和. 中国骨伤外固定博览. 北京：华夏出版社，1992

10 李起鸿. 骨外固定原理与临床应用. 成都：四川科学技术出版社，1992

11 夏和桃，张晓林. 组合式外固定器的研制和临床应用. 中华创伤杂志，1992，5：263

12 孟　和. 中国骨折复位固定器疗法. 北京：中国协和医科大学、北京医科大学联合出版社，1993

13 李承球，朱盛修. 骨科手术图解. 南京：江苏科学技术出版社，1996

14 刘国平. 骨外科临床诊治学. 北京：中国科学技术出版社，1997

骨科框架固定学

GUKE KUANGJIAGUDINGXUE

下篇

框架固定技术各论

第二十二章　脊柱骨折框架固定技术

第一节　脊柱应用解剖

一、脊柱标志投影

1. 第 7 颈椎棘突：颈项与胸部交界处向后最突出的骨性突起。
2. 第 3 胸椎棘突：两臂下垂时，两肩胛冈内侧端的连线平第 3 胸椎棘突。
3. 第 7 胸椎棘突：两臂下垂时，两肩胛下角的连线平第 7 胸椎棘突。
4. 斜方肌：在项部和背上部，可见斜方肌的外上缘的轮廓。
5. 竖背阔肌：在背下部可见此肌的轮廓。
6. 骶脊肌：脊柱两旁的纵形肌性隆起。

二、脊柱骨性结构

脊柱是由 7 节颈椎、12 节胸椎、5 节腰椎和骶尾骨共同组成的人体纵轴支柱。最上方的寰椎以椭圆形关节面与枕骨髁构成的寰枕关节和颅骨联结，下方骶骨与髂骨形成骶髂关节和骨盆相续（图 22–1）。

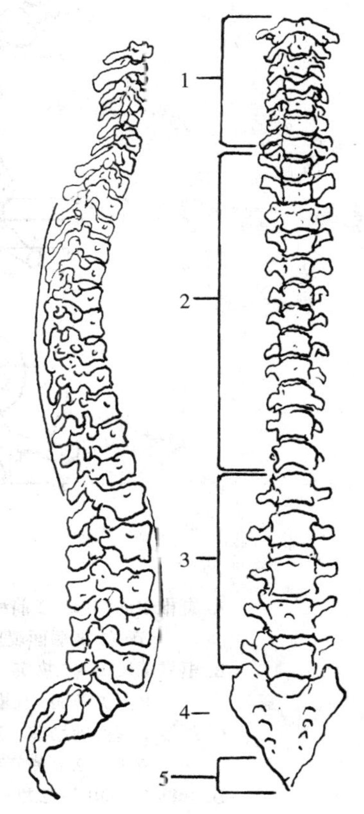

1. 7 节颈椎　2. 12 节胸椎
3. 5 节腰椎　4.骶椎　5.尾骨

图 22–1　脊柱前面观和侧面观

脊柱除具有支撑肢体保护内脏，吸收应力震荡和灵活的屈伸、旋转功能外，更重要的是具有对脊髓的保护作用。脊柱损伤可伤及脊髓和马尾神经，故对其应有足够的认识和理解。

（一）椎　骨

脊柱共有颈椎 7 个，胸椎 12 个、腰椎 5 个、骶椎 1 个（小儿时为 5 块）、尾骨 1 个（小儿时为 3~5 块），除 1、2 颈椎、骶椎和尾椎外，其余各椎骨的结构大同小异。

1. 椎体：椎体是扁圆形，位于椎骨前方，是椎骨最大，也是负重部分，椎体的上、下缘有隆起的骺环，前方较宽。由颈椎至骶，负重逐渐增加，椎体也逐渐增大，至腰 4、5 椎体和骶 1 椎体最大，也最坚强。显然在人体发育过程中，颈部利于灵活运动，腰椎利于负重。

2. 椎弓：椎弓前方稍宽与椎体相连，后方接横突、椎板和上关节突。由两侧椎板及椎弓根组成，位于椎骨后方，椎板平均厚度为 0.7mm，颈椎椎板清楚，胸椎椎板则多与下关节突相联合。每个椎弓有 7 个附属突起，即 1 个棘突、2 个横突及上下关节突各 2 个，并与相邻关节突关节面构成关节（图 22–2）。

3. 关节突：每个椎骨具有上、下各一对关节突。相邻两椎骨的下关节突（上位）及上关节突（下位）联合构成关节突关节。下关节突主要起自椎板下方，上关节突主要起自椎弓根部上方。颈段各关节突较短小，排列近水平位，受外力时脱位多于骨折。胸腰段各关节突较长、较大，排列近垂直位，受外力时关节突骨折多于脱位。腰椎关节突的排列，其关节面为矢状位，即前后位，但尚有倾斜。成人的两上关节突后缘之间距通常较前缘者宽约 1cm；两下关节突的后缘间距和前缘间距亦相差 1cm。胸腰椎关节突关节跳跃症，下关节突的宽后缘跳至上关节突的窄前缘之前时，不易用牵引或手法使之复位。

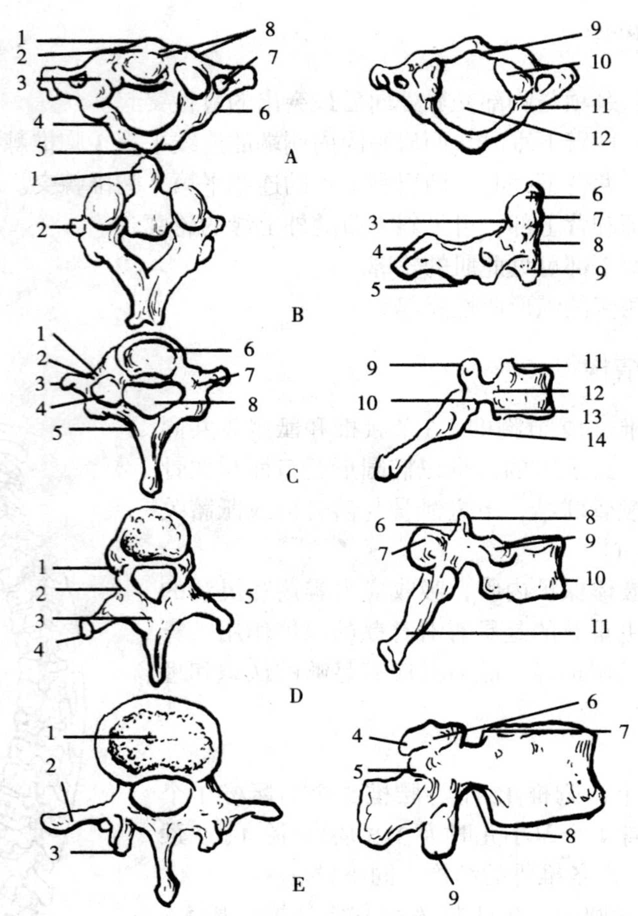

A. 寰椎 1.前结节　2.前弓　3.上关节面　4.后弓　5.后结节　6.椎动脉沟　7.横突孔　8.齿突及关节（1~8 后面观）　9.齿突关节面　10.下关节面　11 侧块　12 椎孔（9~12 下面观）

B. 枢椎 1.尺突　2.横突（1~2 上面观）　3.后关节面　4.棘突　5.下关节突　6.齿突　7.前关节面　8.上关节面　9.椎体（3~9 右侧面观）

C. 颈椎 1.横突前结节　2.脊神经沟　3.横突后结节　4.上关节面　5.椎弓　6.椎体　7.横突孔　8.椎孔　9.上关节突　10.脊神经沟　11.钩突　12.横突孔　13.横突　14.下关节突

D. 胸椎 1.上肋凹　2.椎弓根　3.椎弓板　4.横突肋凹　5、6.关节面　7.横突　8.上关节突　9.上肋凹　10.下肋凹　11.棘突

E. 腰椎 1.椎体　2.横突　3.上关节面　4.乳突　5.横突　6.上关节突　7.椎弓根上切迹　8.椎弓根下切迹　9.下关节突关节突面

图 22-2　椎骨的特征

4. 横突：横突的前部有肋突与其相融合，颈椎各横突上均有一孔，椎动脉自下而上由此通过，腰椎横突长短不同，腰 3 横突最长，腰 2 腰 5 次之，腰 1 腰 4 较短。因此，腰 3 横突受腰肌牵拉最多，常致腰肌筋膜附着点发生劳损。

5. 棘突：是椎弓中央部向后伸出的突起，从上到下都有骶嵴肌的起点，各棘突均成为骶嵴肌的一系列杠杆。第 1 颈椎没有棘突，骶骨的相应部分称为骶中嵴。第 2 颈椎棘突大，其余颈椎棘突尖端呈分叉状，第 7 颈椎棘突较长，临床上作为触诊的标志，颈椎胸椎棘突向后下方倾斜度较大，触摸定位时如不注意往往发生错误，腰椎棘突则近乎水平。棘突起于椎板的中部，向后突出，为肌肉和韧带附着处，彼此借棘上韧带和棘间韧带相连。

（二）椎管孔

1. 椎管：各椎体与椎弓相连，构成椎管，前方为椎体的后壁，两侧为椎弓根，后侧为椎板。椎管是骨纤维性骨道，由各椎骨的椎孔及其间的连接组织和骶管构成。椎管与脊柱相适应，在矢状面上有 4 个弯曲（图 22–3）。椎管长度平均约 70cm，其骨腔大小和形状在脊柱各部均不相同。

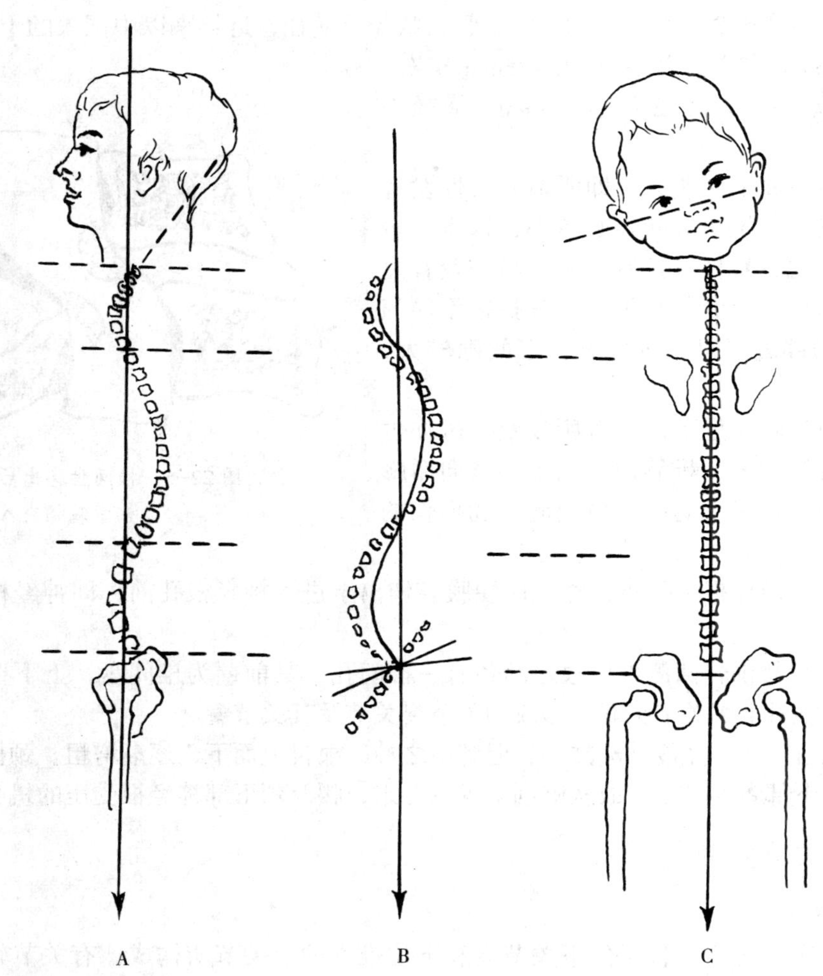

A、B. 侧位　C. 正位

图 22–3　直立姿势脊柱生理曲线

颈段呈三角形，胸段呈圆形，腰上段呈椭圆形，中段呈三角形，下段呈三叶草形（图 22–4）。

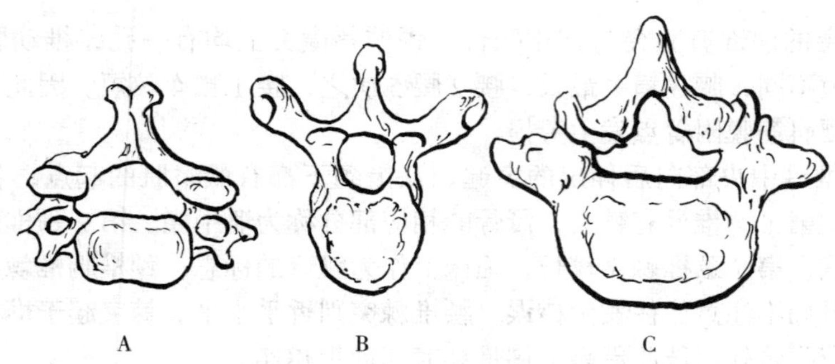

A. 颈椎呈三角形 B. 胸椎胸段呈圆形 C. 腰椎呈三叶草形

图 22-4 椎管形态

椎管在胎生时为卵圆形（Oval），出生后随年龄增长腰椎以上仍同前，腰 1 以下渐呈类三角形（Delfoia）及三叶（草）形（Trefol），后者多见于腰 4~5，形成了侧隐窝，其横断面积较前者为小，是形成腰椎管狭窄的解剖基础。腰椎管矢状径及横径，近年来以中国人的干骨标本测量：矢状径为 15~16mm 左右，横径为 22~25mm 左右。人体 X 线平片测量：矢状径为 17~18mm，横径为 25~29mm 左右。

椎管大小存在着个体差异，即所谓先天性发育因素。如椎弓很短，椎管矢状径必然小，这意味着代偿间隙小，因此，脊柱骨折脱位时，易伤及脊髓或马尾神经。如寰椎前脱位和齿状突骨折常不伴随骨髓损伤，其局部因素是寰椎后方代偿间隙较大，约为 8~12mm。

椎管的容积是随体位不同而有所改变。过伸位时，由于黄韧带皱褶伸向椎管内，间盘髓核向后膨出可使椎管变窄，这是无骨折脱位引起脊髓损伤的机理（图 22-5）。

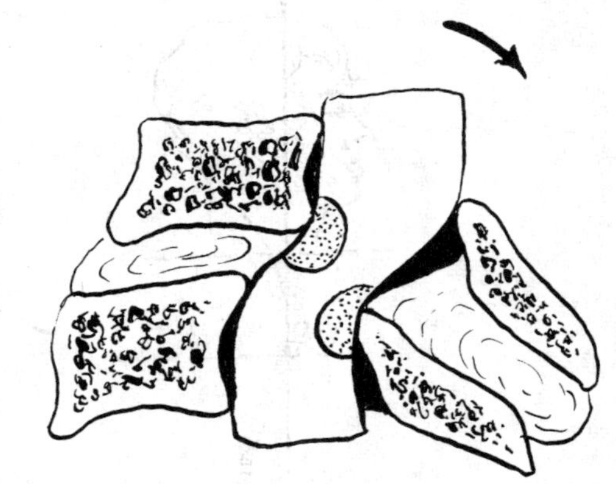

图 22-5 椎间盘膨出后移，黄韧带皱褶突入椎管

2. 神经根管：神经根管是指神经根由硬膜腔伸出至进入神经根孔前，即神经根袖这一段的间隙纵贯之称。

3. 椎间孔：相邻椎骨两侧椎弓根之间各有一椎间孔。其前壁为椎间盘，上下壁为椎弓根切迹，后壁为相邻椎骨上下关节突联合形成的关节突关节及其关节囊。

腰椎椎间孔自上而下宽度逐渐减小，但穿出之神经根自上而下，逐渐增粗。颈椎椎间孔的大小大致相同，但下部者亦较小。故从解剖学观点看来，腰及颈下部神经根受压的机会较多。

三、脊柱关节韧带

（一）脊柱关节

1. 关节突关节：为上位椎骨的下关节突和下位椎骨的上关节所构成，有关节软骨面及关节囊。有滑膜，能分泌滑液。脊柱各段关节突的形状及排列方向均不相同，以适应各部的运动。颈椎 2~7 关节面的排列，近于水平位，胸椎的排列近额状位，腰椎的排列则为半额状位及半矢状位，其横切面近乎弧形状。

关节突关节的神经供应来自脊神经后支的分支。在腰部，每节段神经除供应本节段的关节外，尚供应下一节段的关节；在胸部，各节段神经供应本节段及上一节段的关节，故各关节的神经供应均来自两个节段。

2. 钩椎关节：自颈2至颈7各椎体上缘侧方的骺环缘增高（钩突），与相邻上一椎体相应侧方形成一关节，称为钩椎关节或椎体间侧关节。因1858年Von.Luschka首先描写，故又名Luschka关节。其构造与关节突关节基本相似，有人认为钩椎关节并非真正滑膜性关节，而是椎间盘退化的结果。此关节构成椎间孔的前壁，由于活动较多，其边缘常形成骨唇，易于挤压神经根。

（二）椎间盘

自颈2至骶1共23个，约占脊柱全长的1/4，腰部间盘较厚，其总厚度为腰椎高度的30%~36%。椎间盘由纤维环、髓核及软骨板构成。

1. 纤维环：成人腰椎间盘厚约8~10mm，其横切面犹如洋葱皮的环状分层排列，为纤维与纤维软骨组织所构成，含有丰富的胶原纤维及少量黏多糖间质，各层纤维相互交叉，形成多数不规则菱形小格。可耐受脊椎的屈伸、侧屈及旋转等应力。其对髓核约束力如桎箍。

纤维环的纤维可分为三组，最外层的纤维附着在椎体及骺环的表面，中层纤维走行于两骺环之间，最内层纤维是位于两软骨板之间。纤维环椎体前的纤维被坚强的前纵韧带所加强，因后纵韧带薄弱，后方的纤维只附着在两软骨板之间。

2. 髓核：髓核为纤维环所包绕，为黏性、透明半胶体，含水分很多。在半胶状基质中含有细小的胶原纤维，是疏松网状不规则排列，其中有少数软骨母细胞及纤维母细胞，但具有大量细胞间质。随年龄增加，细胞间质减少，呈退行性变。成年人髓核与纤维环间无清楚界限，间盘具中胚性质及功能，髓核是否为背索的残留物，至今尚未明确。

3. 软骨板：软骨板为间盘上下两面的透明软骨板，镶嵌于椎体骨性皮质环之内，覆盖纤维环及髓核。其功能有三：①为幼小时椎体的生长区域；②帮助固定间盘；③将髓核与椎体松质骨分开。至8岁时，软骨板有自椎体进入纤维环及髓核的多数血管所穿过，血管闭塞后，间盘的营养即靠组织液扩散。所留痕迹构造较弱，可使髓核组织经过软骨板挤入椎体松质骨，称为许莫氏结节（Schmorl's Node）。如血管经此自椎体松质骨进入间盘，即导致间盘退化。

4. 椎间盘神经支配：脊神经后支除供应皮支及肌支外，在脊神经节的远侧有神经支发出，返回并经椎间孔进入椎管，称为脊膜返神经或窦椎神经（Nervors Sinu-Vertebralis）。后者感觉支分布至间盘附近韧带、骨膜及关节突关节，另有分支绕椎弓根，分为上行支至上一间盘，下行支至下一间盘，供应后纵韧带、骨膜、血管、硬脊膜及纤维环的后缘，两侧相邻神经并有吻合，但不进入纤维环内。因脊膜返神经有上行支及下行支，故椎管周围的韧带等结构均接受至少两个节段神经分支的供应。

另外，各脊膜返神经尚有交感神经节后纤维参加，故除传导脊柱内部及脊髓各种感觉外，因脊髓外尚有交感链存在，又可分流较高中心的髓内节段控制。

（三）脊柱韧带

为适应头部的复杂活动，在寰枢椎间除有前、后纵韧带和黄韧带外，尚有寰椎十字韧带、齿突间韧带和翼状韧带等。

1. 寰椎十字韧带：分为横部和直部两部分，前者又称寰横韧带。寰横韧带横行于齿突后面的浅沟上，犹如有横索带附于两侧块的内侧。此坚实韧带可防止齿突后移伤及脊髓。如寰横韧带撕断，齿状突失去阻挡后移，造成对脊髓压迫（图22-6）。

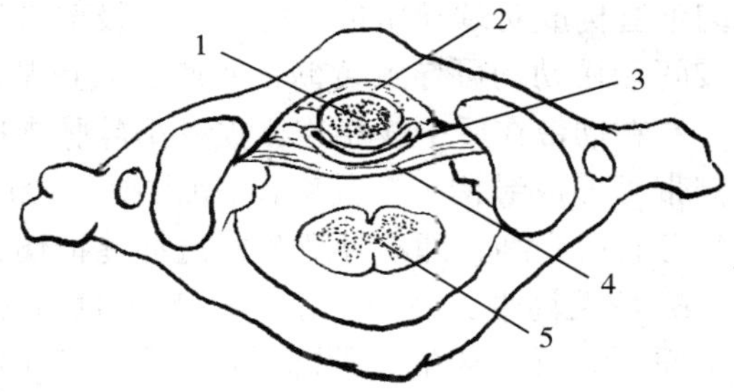

1. 枢椎齿突　2. 环齿前关节　3. 环齿后关节
4. 环椎横韧带　5. 脊髓

图22-6　寰横韧带阻挡齿状突后移位

2. 翼状韧带（图 22–7）：此韧带起自齿突，向外止于两侧枕骨髁内面。翼状韧带有限制头和寰椎在枢椎上旋转及防止侧方脱位的作用。若此韧带断裂，可造成颈椎 1~2 间旋转半脱位，在开口位 X 线平片中，可作出确切诊断。

3. 齿状尖韧带（图 22–7）：位于寰横韧带深面，于齿突尖与枕骨大孔前缘线于脊柱前方起自颅底，经颈、胸、腰椎体前方，纵行向下达骶骨。前纵韧带在跨经椎间盘时，较松弱，而且是一层纤维带，故较后纵韧带为弱。此韧带可防止脊柱后伸，另外，对胸、腰段楔形骨折，借助此韧带的牵拉，可达到整复的目的。

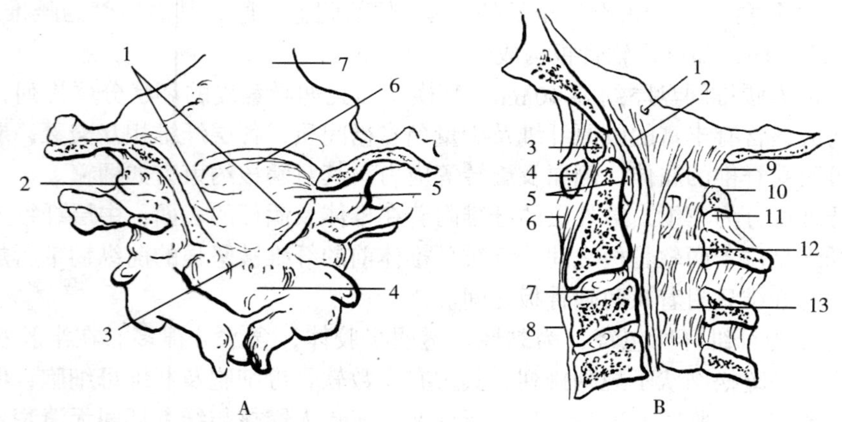

A. 正面观 1.寰椎横韧带 2.寰枕关节 3.十字韧带下脚 4.覆膜 5.翼状韧带 6.十字韧带上脚 7.枕骨斜坡

B. 侧面观 1.舌下神经管 2.寰椎十字韧带 3.齿突尖韧带 4.寰椎前弓 5.关节腔 6.齿突 7.椎间盘 8.第三颈椎椎体 9.寰枕后膜 10.寰椎横韧带 11.寰枢后膜 12.C2 椎板 13.C3 椎板

图 22–7 颈椎韧带正侧面观

4. 后纵韧带（图 22–8）：位于椎体后方，分为深浅两层。浅层是覆盖寰椎膜的向下延续；深层则坚固地附着于椎体和椎间盘。因两侧未将纤维环完全覆盖，故髓核多自韧带侧方突向椎管。较前者为窄，与椎间软骨密切相连，但与椎体连接不紧，两侧未将纤维环完全覆盖。后纵韧带上窄下宽，呈扇形，两侧较中央部为弱，故在压力的作用下髓核可自韧带的侧方向椎管前外侧突出。

5. 黄韧带（图 22–8）：为连接椎板间的韧带，富有弹性结缔组织所构成，呈淡黄色，故名为黄韧带，左右各一。各韧带起自上位椎板的前缘下方，止于下位椎板上缘，外侧止于关节突。两侧面向外延伸止于关节突深面。因此，韧带具有一定的弹性，而当颈部过度后伸时形成皱褶，可突向椎管构成对颈髓压迫。此韧带在腰部最为发达，某前外侧可达椎间孔的下部。一切原因引起的腰间盘松动均可导致黄韧带肥厚，其正常厚度各家测量不一，一般都超过 0.5cm，即可视为肥厚。左右韧带在后中线相连，仅有小静脉支通过。因黄韧带富有弹性，当颈椎过度伸展时，颈部黄韧带可形成皱褶，向前突出，而减少项部椎管的前后径，多至 30%。如椎管因颈椎后缘骨质增生已有所变细，即易导致颈椎过伸性损伤，甚至造成脊髓挤压。

6. 棘上韧带：各棘突后端以棘上韧带相连，称为棘上韧带。起于枕外隆凸，终于骶中嵴。自上而下纵行。韧带在颈部最厚，称为项韧带，有利于维持颈直立体位。各椎骨之间由韧带连接，脊柱韧带众多，长短不一，具有强大的韧力。

棘上韧带较强，与黄韧带一起可保护脊柱，免受过度屈曲损伤。但在腰肌交界处，此韧带较薄，有时甚至缺如，致使此处在解剖上较弱。

7. 棘间韧带（图 22-8）及横突间韧带：韧带较短，分别位于相邻两个棘突或横突之间。棘间韧带较棘上韧带为弱。连接脊柱上下各椎骨后部各韧带，除黄韧带外，虽均甚坚强，但当巨大暴力使脊柱过度屈曲，棘上韧带、棘间韧带、关节突关节，甚至后纵韧带均有时可部分或完全断裂。黄韧带富有弹性纤维，可稍伸长，断裂较少，此点有临床意义。

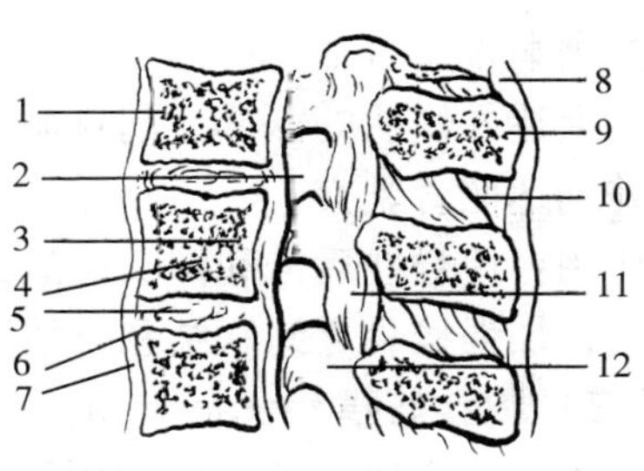

1.椎体　2.椎间孔　3.后韧带　4.椎体静脉　5.髓核　6.纤维环　7.前纵韧带　8.棘上韧带　9.棘突　10.棘间韧带　11.黄韧带　12.椎板

图 22-8　脊柱的韧带（侧面观）

四、脊柱肌肉筋膜

（一）脊柱浅层肌肉

位于躯干后面的肌群。肌的数目众多（图 22-9），分层排列，可分为浅、深两群。浅群主要为阔肌如斜方肌、背阔肌、肩胛提肌和菱形肌，它们起自脊柱不同部位止于上肢带骨或肱骨。深群位于脊突两侧脊柱沟内，可分为数层：浅层有夹肌，主要是长的竖脊肌；深层为节段性比较明显的短肌，能运动相邻的椎骨，也能加强椎骨间的连结。

1. 斜方肌 trapezius：位于项部和背上部浅层为三角形的阔肌，左右两侧合在一起呈斜方形，上项线、枕外隆凸、项韧带、第 7 颈椎和全部胸椎的棘突，上部的肌束斜向外下，中部的平行向外上方，止于锁骨的外 1/3 肩峰和肩胛冈。

作用：使肩胛骨向脊柱靠拢上部肌束，可上提肩胛骨下部肌束使肩胛骨下降。

2. 背阔肌 latissimus dorsi：为全身最大的扁肌，位于背的下半部及胸的后外侧，以腱膜起自下 6 个胸椎及全部腰椎的棘突、骶正中嵴及髂后部等处肌束向外上方集中以扁腱止于肱骨结节间沟底。

作用：使肱骨内收内旋和后伸。

3. 肩胛提肌 levalor scapulae：位于项部两侧、斜方肌的深面，起自上 4 个颈椎的横突，止于肩胛骨的上角。

作用：上提肩胛骨。如肩胛骨固定，可使颈向同侧屈曲。

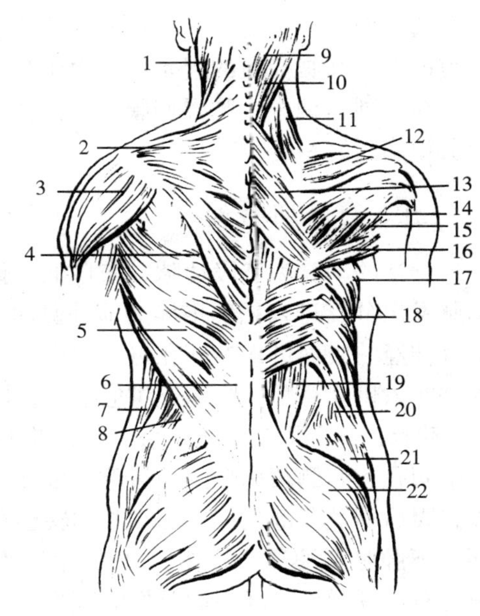

1.胸锁乳突肌　2.斜方肌　3.三角肌　4.听诊三角　5.背阔肌　6.胸腰肋膜浅层　7.腹外斜肌　8.腰下三角　9.头半棘肌　10.头夹肌　11.肩胛提肌　12.冈上肌　13.菱形肌　14.冈下肌　15.小圆肌　16.大圆肌　17.前锯肌　18.下后锯肌　19.竖脊肌　20.腹内斜肌　21.臀中肌　22.臀大肌

图 22-9　背部肌肉

4. 菱形肌 rhomboideus：位于背上部斜方肌的深面，为菱形的扁肌，起自第 6、7 颈椎和第 1~4 胸椎的棘突，止于肩胛骨的内侧缘。

作用：使肩胛骨向脊柱靠拢并略向上。

（二）脊柱深层肌肉

1. 夹肌 splenius：位于背部深层，在项部起自项韧带下部、第 7 颈椎棘突和上部胸椎，向上外止于乳突和第 1~3 颈椎横突。位于斜方肌和菱形肌的深面。

作用：此肌如单侧收缩，使头转向同侧，两侧收缩，使头后仰。

2. 骶棘肌 erector spinae：为背肌中最长，最大的肌肉，纵列于躯干的背面，脊柱两侧的沟内，居上述 5 块肌的深部。起自骶骨背面和髂嵴的后部，向上分出三群肌束，沿途止于椎骨和肋骨，并到达颞骨乳突。

作用：使脊柱后伸和仰头。骶脊肌深部为短肌，有明显的节段性，连于相邻两个椎骨数个椎骨之间，加强椎骨之间联结和脊柱运动的灵活性。

（三）胸腰筋膜 thoracolumbarfascia（图 22-10）

包裹在竖脊肌和腰方肌的周围，在腰部筋膜明显增厚，可分为浅、中和深层。浅层位于竖脊肌的浅面（背面观人体）向内附于棘突的棘上韧带，外侧附于肋角，与背阔肌的腱膜紧密愈合，向下附于髂嵴。中层分隔竖骶肌和腰方肌，中层和浅层在外侧会合，构成骶脊肌鞘。深层覆盖腰方肌的前面，三层筋膜在腰方肌外侧缘会合，作为腹内斜肌和腹横肌的起始部。由于腰部活动度大，在剧烈运动中，胸腰筋膜常可扭伤，造成腰背劳损病因之一。

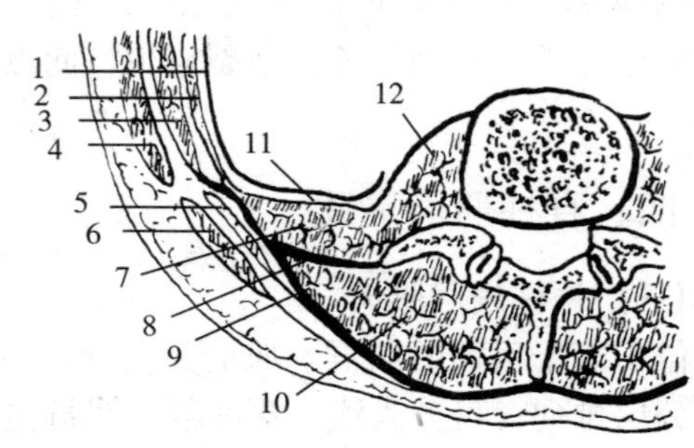

1.腹横筋膜　2.腹横肌　3.腹内斜肌　4.腹外斜肌　5.下后锯肌　6.背阔肌　7.腰方肌　8.胸腰筋膜中层　9.胸腰筋膜浅层　10.竖棘肌　11.胸腰筋膜深层　12.腰大肌

图 22-10　胸腰筋膜

五、脊柱血管神经

脊柱的动脉为节段动脉，来自椎动脉，椎间动脉，腰动脉的分支和骶外侧动脉等；自各节段动脉发出分支进入相邻椎体的前外侧面。在椎间孔出自节段动脉或其后支发出脊支或椎间动脉，沿脊神经的腹面进入椎间孔再分成三支：背侧支供应椎骨背侧部分，中间支供应包括神经根的硬膜并穿入供应脊髓。腹侧支供应椎体，硬脊膜前外侧部和硬膜外腔组织。每个椎体从后方可接受 4 支动脉，每侧两支，上下各一个。椎骨的静脉构成静脉丛，分椎内和椎外两部分。椎内静脉从经椎间孔和两侧黄韧带间的裂隙与椎外静脉丛相连，还经枕骨大孔与颅内的基底静脉丛相通，所以，腹后壁及背部炎症，癌细胞的转移有时可经椎静脉丛蔓延至颅内。血流逆转也使椎管内和蛛网膜下腔脑脊液压力增高，并可刺激神经根产生疼痛。也曾见有因硬膜外麻醉引起脑脊髓膜炎发生的病例。

六、脊髓和脊神经

位于椎管内的脊髓（图 22-11）长约 40~45cm，男性平均为 45cm，女性为 42cm。胚胎时期，脊髓充满整个椎管，自胚胎 3 个月后，椎管生长速度超过脊髓发育，故脊髓逐渐向上移位。至成年脊髓末端圆锥达第 1 腰椎下缘或第 2 腰椎上缘。脊髓圆锥向下逐渐变细移行为终丝，将脊髓固定于尾椎上。脊髓在颈腰段，相当于臂丛和腰肌丛发出处，形体较粗形成颈膨大和腰膨大。

脊神经共有 31 对，即颈神经 8 对，胸神经 12 对，腰骶神经各 5 对和 1 对尾神经。脊神经自脊髓发出后，除上 2 对颈神经向上外，其余均走向下外。如起自腰膨大的神经根则纵行向下形成马尾。

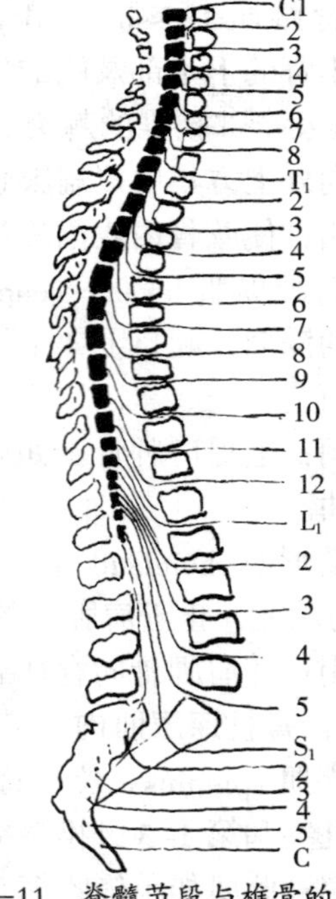

图 22-11　脊髓节段与椎骨的水平关系

据国内资料报道，中国人的脊髓圆锥下极比欧美人偏高一个锥体，故笼统认为其下极位于腰椎 1 下缘是不确切的。国内成人脊髓下极位于胸 12 上 1/3 至腰 2 下 1/3 之间，相差约 10cm，其中位于腰 1 上 1/3 者最多，占 24%；位于腰 1 中 1/3 者占 17%；而位于腰 1 下缘者仅占 14%。脊柱损伤中，以胸 12 至腰 2 发生率最高，对此应有明确的认识，否则将对临床出现的神经损伤体征难以作出合理的解释。

脊髓节段与椎骨的水平大致有一定的规律。一般认为颈椎加 1，上胸椎加 2，下部胸椎加 3 即是脊髓节段。实际上由于脊髓圆锥和脊髓各节并非固定不变，即圆锥水平愈高，二者差距愈大；反之圆锥水平愈低，则差距愈小。据国内观察资料所示：胸椎 5 相当于第 7 胸髓，圆锥低位者也相当于第 6 胸髓节；圆锥高位者则相当于第 8 胸髓节。故实际情况是：椎体序数加 1（或 2、3）胸椎 12 相当于腰髓 3、4、5，腰椎 1 相当于骶脊髓 1~5，腰以下则为马尾。

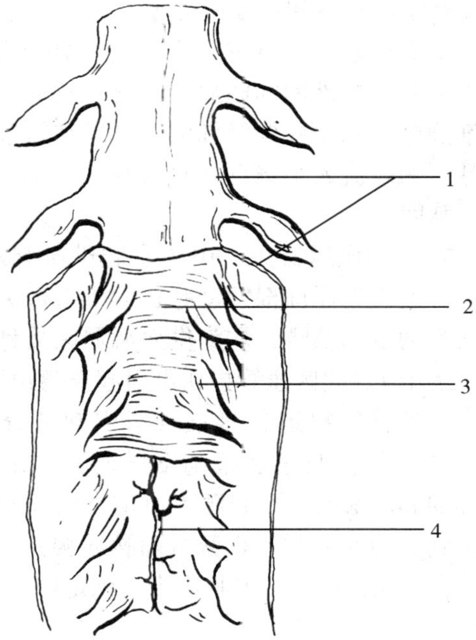

1.硬脊膜　2.蛛网膜　3.齿状韧带　4.软脊膜

图 22-12　脊膜的解剖

（一）脊髓被膜

被膜分三层，外层是坚韧的硬脊膜，中层为半透明的蛛网膜，内层是贴附于脊髓表面的软脊膜（图 22-12）。

（二）脊髓外形

其外形呈扁圆柱形，长约 40~45cm。上端在枕骨大孔水平与延髓相续，下端圆锥末端的终丝将脊髓固定于尾骨背侧。其全长粗细不均，在颈、腰处特别膨大，称之为颈膨大和腰膨大。表面有 8 条沟裂，位于前正中线的是深而宽的前正中裂，居后正中线的是浅而宽的后正中沟。前外侧沟和后侧沟各两条分别位于脊髓腹侧和背侧，是脊神经前后根进出处，后中间沟位于脊髓背侧的后正中沟和后外侧沟之间，左右各一条。

（三）脊髓血运

1. 脊髓动脉：脊髓供血动脉分为两个来源：一是椎动脉，另一组是伴随脊神经前后根而至脊髓的根髓动脉。根髓动脉的数目和大小变异较大，它分为前后两支，即前根髓和根髓动脉，其中前根髓大动脉（Adamkiewicz 动脉）对胸腰段脊髓供血极为重要，伤及此动脉，有可能造成脊髓血运障碍。

（1）脊髓前动脉（图 22-13）：它由双侧椎动脉发出，于颈髓 2~3 水平处汇合为一。脊髓正中裂下降，下行达脊髓圆锥水平。在其行程中依次分出沟动脉进入脊髓实质，营养脊髓的前角、侧角及中央管周围神经组织。

（2）脊髓后动脉：它们均发自椎动脉，分别位于脊髓的背外侧沟，营养脊髓后面和后索。

（3）根脊髓动脉：依次起自颈升，肋间、腰和骶外侧动脉，沿相应脊神经通过椎间孔进入椎管后，再分为前根和后根动脉，分别参与

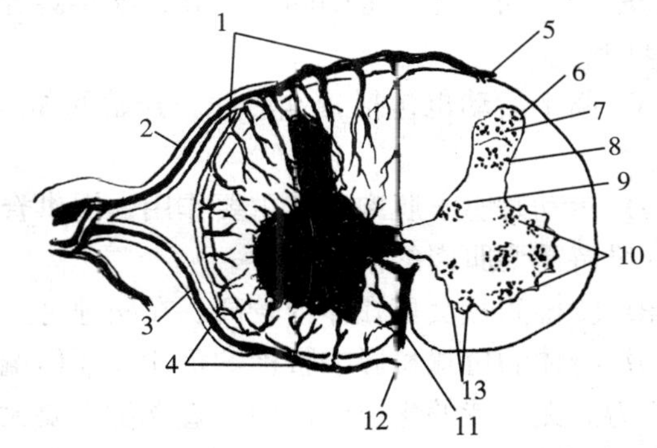

1、4.冠动脉　2.后根动脉　3.前根动脉　5.脊髓后动脉　6.后缘细胞（角周围细胞）　7.胶状质　8.固有核　9.背核　10.外侧细胞群　11.中沟动脉　12.脊髓前动脉　13.内侧细胞群

图 22-13　脊髓的血供

形成脊髓前动脉和脊髓后动脉。

2. 脊髓静脉：脊髓实质内呈放射排列的髓内静脉引流到脊髓外围的髓周围静脉，再通过根静脉流入椎静脉丛和脊柱外静脉网。最后在腰段流入腰升静脉，颈段流入半奇静脉和奇静脉，上颈段则经颅内静脉回流。

3. 脊髓血运特点：由于脊髓供血有两个来源，在二者连接处保证根髓动脉正常供血极为重要。一般认为胸至胸及腰，均为供血薄弱区故称为危险区（图 22-14）。此区血管损伤可引起脊髓功能障碍。

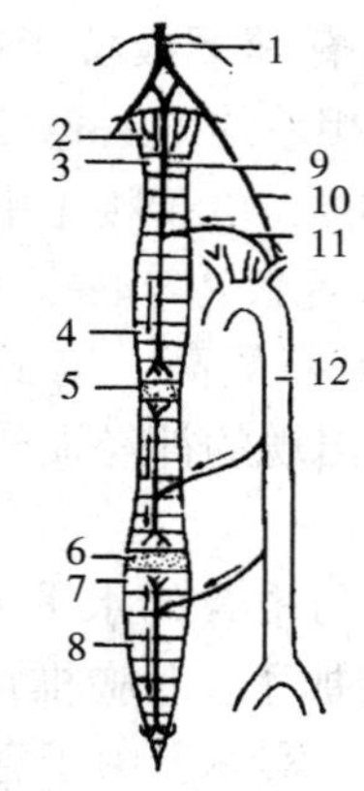

1.基底动脉 2.延髓 3.第 1 颈髓节 4.第 1 胸髓节 5、6.危险区 7.第 2 腰髓节 8.第 5 腰髓节 9.脊椎前动脉 10.椎动脉 11.颈升动脉 12.主动脉

图 22-14 脊髓血供薄弱区

文献曾经报道，腰椎骨折引起了骨髓功能障碍，推论是伤及第 3 根髓动脉所致。前根髓动脉（Adamkiewicz 动脉）起源不恒定，约 80%发自左侧胸$_4$~胸$_{11}$肋间动脉，少数可随腰或腰神经发出，因此，应有充分认识，如临床中遇到定位体征和骨折部位不相符应注意到伤及根髓动脉的可能性。

第二节 脊柱生物力学

一、脊柱生物力学特点

（一）腰椎生物力学特点

（1）椎体-椎间盘-椎体单位构成一个运动节段，是脊椎的功能单位。

（2）椎间盘除作为一个运动性制约因素外，它也是运动力段的流体静力性功能结构，它储存能量和分散负荷。椎间盘退变后，这些功能将减退。

（3）当压缩负荷施加于椎间盘上时，主要是在椎间盘的内部，即髓核，而拉张应力主要是在外衬内，即纤维环。

（4）关节突的主要功能是引导运动节段的活动。关节突的定向决定于脊椎在任何水平上可能发生的活动类型。关节突也承受挤压负荷，特别是在后伸时，更为显著。

（5）两椎体之间的活动度很小。在体内不能独立活动，所以脊椎的功能性运动总是几个运动节段的联合行动。运动范围因人而异，随年龄的增长而减小。腰椎运动节段的即刻中心往往处于椎间盘内。

（6）躯干活动也包括骨盆活动。开始的 50°~60°前屈发生于腰椎，以后的前屈主要是骨盆的前倾。

（7）运动时躯干肌肉也起重要作用，提供脊椎的外稳定力，韧带和椎间盘提供内稳定力自立状态的维持需要肌肉的活动。

（8）腰椎间盘负荷在体内较高。在松弛直立位，挤压负荷约为体重的 2 倍。

（9）身体的位置将影响腰椎的负荷。任何偏离松弛直立位，如前屈或扭转，将在腰椎上产生较高应力。无支持的坐位将产生比直立位还要大的负荷。

（10）脊椎前屈时，椎间盘突向脊椎曲线的凹侧，自凸侧回缩。前屈和扭旋负荷在椎间盘上所产生的应力，要比轴向挤压所产生的负荷大。

（11）外加负荷，如举重或拎提物体可使腰椎承受很大的负荷。虽然腹内压力有助于支持脊椎，并能减轻这些负荷，但仍使腰椎承受不小的负担。为了使脊椎在拎提物体时减少负荷，身体与物体之间的距离，应越短越好。

（12）当椎体承受的挤压负荷超过疲劳点时，终板或椎体在间盘损害之前，就先会有骨折。

（二）颈椎生物力学特点

（1）颈椎有两个非典型椎体：C1（寰椎）和 C2（枢椎）；尚有 5 个典型的椎体：C3~C7；枕寰关节属颈椎功能的一部分。

（2）C3~C7 关节突的方向与横水平面呈 45°，可引导运动，但不限制运动。

（3）交叉韧带是 C1~C2 关节的主要稳定因素，可防止齿状突在 C1 环内向后位移。

（4）颈椎是脊椎最大活动范围的区域，它的总运动范围有 145°屈曲、18°轴向旋转和侧弯 90°。C1~C2 运动节段提供 50%的轴向旋转。

（5）切线运动（滑动）在正常颈椎屈伸时，发生于关节突关节之间。

（6）后侧韧带提供颈椎前屈时的主要稳定力，而前侧韧带则提供颈椎后伸时的主要稳定力。

（7）在松弛站立和坐位时，颈椎负荷较轻；在旋转和侧弯时，负荷将增加；在极度屈曲时，负荷将有很明显的升高，特别是在下颈椎的运动节段。

（8）颈于屈曲位牵引时，有加强治疗作用，因为前屈可使运动节段的脊椎棘突分开，扩大椎间孔。

（9）颈椎最常见的损伤是屈–伸损伤，如车祸时出现的挥鞭式损伤。

二、脊柱活动节段

脊柱中除寰枕和寰枢是具有独特的功能活动节段外，自 C2 以下都很相似，实际上整个脊柱是由各个活动节段重叠集合而成，每两个相邻的椎骨及其间的组织构成一个活动节段（图 22–15）称最小功能单位。

功能单位前部包括相邻两椎体，其间是一个称为椎间盘的液压减振系统。椎间盘是一个完整充有液体的弹性系统，能吸收振动，允许暂时压缩，其中的液体也能在这个具有弹性的容器内移位，因而可使功能单位发生活动和变形。这样，整个脊柱就具有较大的活动范围（图 22–16）。椎间盘的上方和下方的板状结构是椎体的终板，终板是关节玻璃样软骨，同深面有弹性的椎体骨质直接相连，组成间盘头侧和尾侧壁。

椎间盘外壁——纤维环是弹性纤维网交织形成的，包绕着椎间盘的胶状基质。纤维环的纤维彼此斜向交叉，环绕上下两侧终板的周缘附着于椎体。纤维环这种交织方式使椎体之间可以发生旋转运动和水平方向移动（图 22–17）。

椎间盘的基质——髓核，位于上下椎体终板之间。椎间盘的弹性来源于纤维环而不是可流动的髓核。髓核流体被容纳在密闭的容器内，据流体承压定律（帕斯卡定律），它不能被压缩而将单位面积承受的压力毫无改变地传送到容器的每个单位面积上。这样髓核内压使纤维分离，保持纤维环的紧张状态。纤维环的某一些纤维放松，另一些纤维紧张，使脊椎产生各方向的运动，而椎间盘的内压保持不变。

功能单位的后部是两个椎弓，两个横突，一个居于正后方的棘突和一对小关节构成。后部小关节的关节面互相对合。关节面的倾斜度因部位不同而异。在颈段上椎体的下关节呈叠瓦状覆盖着下椎体的上关节突与水平面成 45°角，与额状面平行，故可做屈、伸、侧屈和旋转运动（图 22–18A）胸椎关节面与水平面成 60°角，与额状面成 20°角，故可做侧屈、旋转和少许屈伸活动（图 22–18B）。腰椎与水平面成 90°角，与额状面成 45°角，可做屈伸，而旋转功能极微（图 22–18C）。因上述解剖因素故脊柱遭受暴力时，颈椎易发生脱位，而胸腰椎小关节易发生骨折。

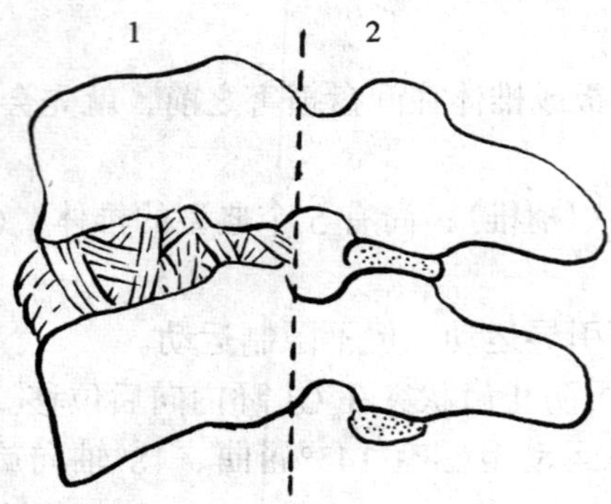

1. 前部 2. 后部

图 22-15 脊柱的活动节段

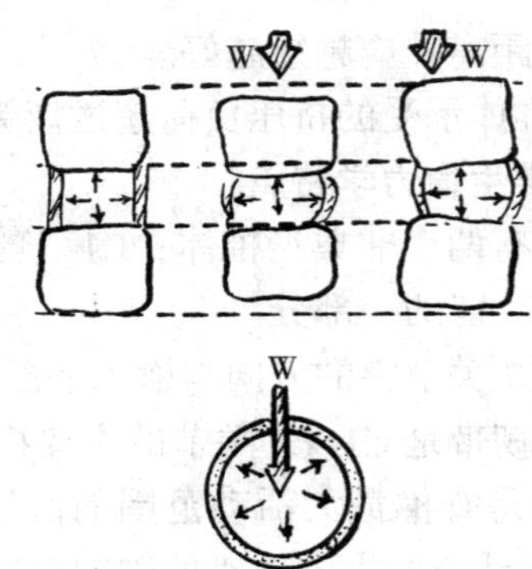

图 22-16 椎间盘的液压机制

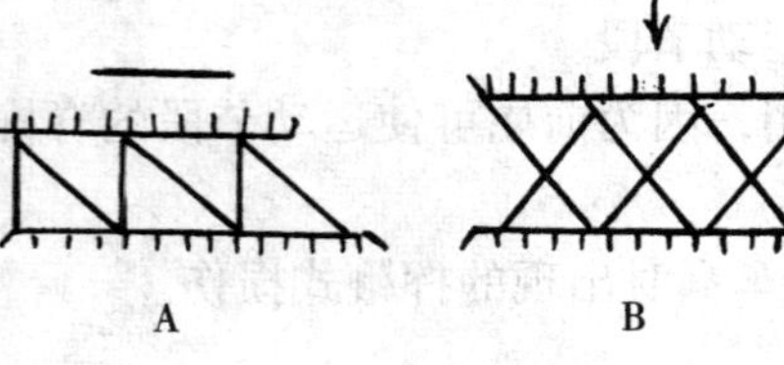

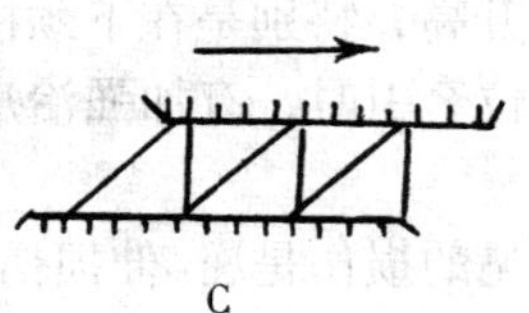

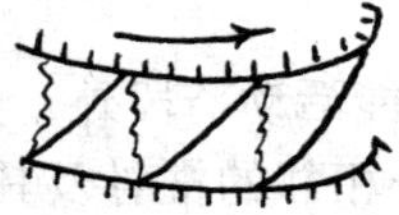

A. 纤维环的纤维彼此斜向交叉 B. 可产生水平方向移动 C. 旋转运动

图 22-17 纤维环纤维的弹性

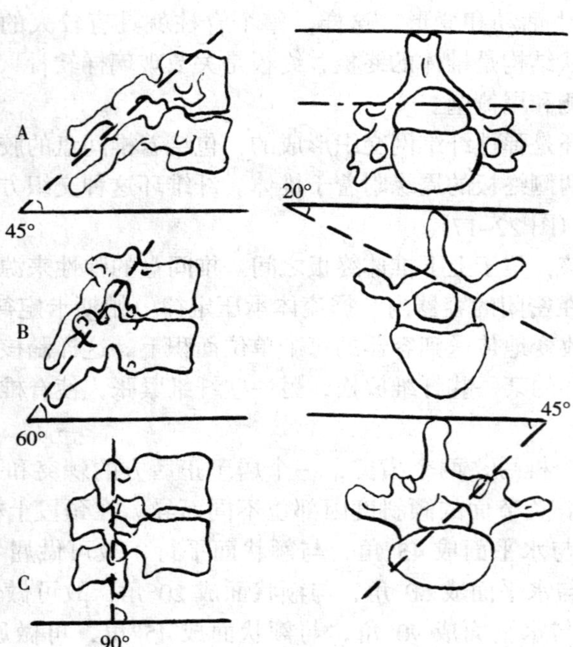

A. 颈椎 B. 胸椎 C. 腰椎

图 22-18 脊椎后关节面方向的近似值

三、脊柱生理弯曲及功能

正常脊柱各段均具有一定弧度，称为生理性弯曲。胸段和骶段凸向后方颈段和腰段凸向前方，前两者于婴儿出生后即存在，称为原发曲度；后者当幼儿能抬头及站立时方逐渐形成，称为继发曲度。继发曲度的形成乃因各部各椎体及椎间盘前厚后薄（以椎间盘为主）所致。在老年人，因椎间盘髓核脱水，椎盘间逐渐退化、缩窄，颈、腰椎前凸可逐渐消失，患者出现驼背，称为老年性驼背。腰椎前凸的程度因性别而异，女性一般较男性为大。正常情况下，腰椎前凸的顶部为第 3 和第 4 腰椎体前面，直立从侧面观人体重力线经过耳垂、肩中点、股骨大粗隆、膝外侧中点及外踝上，正常脊柱各段均具有一定弧度，称为生理屈度。

胎儿椎间盘的血液来自椎间盘的周围和邻近椎体的血管。椎体血管通过软骨板到达椎间盘而不到髓核。这些血管在婴儿出生后即发生退行性变化，随年龄增长，深层血管逐渐变少，13 岁已无血管穿入深层。有人说 25 岁就全无血管了，所以椎间盘是个无血管组织。椎间盘的神经仅分布于纤维环的浅层；纤维环深层和髓核则无神经分布。神经自含有交感纤维和传入纤维的脊膜支，经椎间孔进入椎管分升、降两支，分布于后纵韧带；神经纤维也可到达纤维环表面，因此，后纵韧带及纤维环受刺激时，患者可有疼痛感觉。

四、脊柱的三柱理论

外伤造成脊柱各种不同类型的骨折脱位，尤其涉及脊髓损伤的问题时就认为与脊柱不稳定有关。1949 年，Nicoll 就注意到骨折类型与脊柱稳定性的问题。1968 年，Kelly 和 Whitesides 首先提出两柱学说，指出在爆裂型椎体骨折，前柱后方椎体破坏突入椎管才是重要的危险因素。1983 年，Denis 根据 400 例骨折所见，在胸腰段椎体因屈曲、垂直压缩、牵开和严重的骨折脱位又提出了三柱概念，其关键是脊柱稳定与否取决于中柱损伤情况。1984 年，Ferguson 进一步完善了 Denis 的三柱概念：前柱包括前纵韧带、椎体和椎间盘的前 2/3；中柱包括后 1/3 椎体，椎间盘和后纵韧带；后柱包括棘上棘间韧带、黄韧带、椎板、后关节突及关节囊。但 Roy-Camille 又有修改把中柱扩大到后关节突，即凡围绕椎管周围区包括椎体后 1/3 加上两个后关节的支撑点，都算为中柱，而把关节突后方的椎弓、横突、棘突等定为后柱。但这种三柱骨型分类法尚不能解释所有可能涉及的脊髓损伤，如间盘、韧带的早期损伤，骨质疏松及细微骨折；早期虽无明显解剖影像学的变形，也能逐渐发展导致晚期变形和不稳定影响脊髓。所以，在评价脊柱脊髓损伤和稳定性时，仍应结合临床体征，全面分析诊断，然后制定合理有效的治疗方案。

五、脊柱的功能运动

支撑及保护内脏：脊柱位于背部中央，上承颅，下接下肢带骨，由 24 块椎骨及骶骨与尾骨以关节、韧带和椎间盘等连结而成；是一个复杂的、可控的、既能灵活运动又极稳固的构造。脊柱的前面由椎体堆集而成，其前与胸腔内脏邻近，不仅保护贼器本身，同时尚保护至脏器的神经、血管。脊柱的后面由各椎骨的椎弓、椎板、横突、棘突组成。彼此借韧带相互联系，其浅面仅覆盖肌肉，比较接近体表，易于扪触。在脊柱前后两面之间为椎管，内藏脊髓；其周围骨性结构如椎体、椎弓、椎板，当骨折或其他病变侵入椎管时，即可引起脊髓压迫症，甚至仅小量出血及肉芽组织即可引起截瘫。脊柱由椎骨与椎间盘及韧带连接组成。脊柱位于背部正中轴，上接颅骨、下联髋骨，胸部有肋骨附着。脊柱中央形成椎管，为脊髓的通道。因此，脊柱具有支持体重、维持重心、减轻冲击、保护脊髓和内脏的功能。脊柱常呈整体活动，由于个体差别大，因此，也无正常值。活动范围也因年龄和性别而异，由青年到老年后可减少至 50%。

（一）屈伸活动

脊柱开始屈曲的前 50°~60°，主要来自腰椎（Farfan 1975 年）。骨盆前倾可增加其屈曲。胸椎对整个屈曲动作帮助不大，这是由于关节面的方向和几乎垂直的棘突以及胸廓的限制造成的。屈曲开始来自腹肌和脊柱部位的腰肌，体重加大转动力矩而增加屈曲，伸腰肌也加大收缩以对抗屈曲时身体的重量。髋后方肌肉收缩以阻止骨盆前倾。在完全屈曲后，伸腰肌则停止活动，此时前屈的体重仅靠后方韧带来平衡。韧带在脊柱开始前屈时松弛，到达一定程度后由于脊柱伸长，使韧带被动牵伸。脊柱从极度屈曲到直立过程中，肌肉及韧带的改变则呈现逆转的现象。由屈曲到直立过程中肌肉所做的功要大于由直立到屈曲的过程。躯干由直立后伸时，背伸肌先收缩；在后伸过程中收缩力逐渐减低，此时，腹肌开始做拮抗的收缩活动。极度过伸时，伸腰肌又重新开始收缩。

（二）侧屈和旋转

躯干侧弯活动在胸和腰椎最为明显。胸椎关节面允许侧弯，依个体而异。腰椎在侧弯时也可在椎间关节的楔形间隙上呈现各种不同的改变。侧弯时双侧肌肉均同时做收缩与拮抗的协调动作。旋转常伴同侧弯而呈联合动作，上胸部表现最为明显，也同时发生在腰骶关节的部位。当脊柱在某个区域活动受限时，则必须增加其他部位的活动度。如支具限制胸腰部活动时，将使活动移至腰骶水平（Norton，Brown 1957 年），胸背支具或紧身围腰如在躯干前方支持腹部，超过肌肉作用时，可以影响肌力而减少其活动。

（三）颈椎的运动

颈椎的运动范围较大，环椎无棘突，可使头部屈伸范围增大。人们的“点头”动作，主要发生在环枕关节。颅骨及第 1 颈椎在第 2 颈椎上通过环枢关节旋转运动范围很大。第 2 颈椎棘突较宽大，在上述旋转运动中发挥重要的杠杆作用。第 3~7 颈椎的屈伸、旋转及侧屈运动范围，均较脊柱其他部分大。颈椎的旋转活动范围左、右各约 70°。

（四）胸椎的运动

各胸椎（胸 11、胸 12 除外）棘突向后下方倾斜，上下重叠，胸椎间盘较薄，各胸椎借各肋骨前方与胸骨相连，其运动甚受限制。第 11、12 对肋骨在前方游离，为浮肋，故第 11、12 胸椎活动范围较大。胸椎间旋转活动也较小。

（五）腰椎的运动

人直立时，所有腰椎间盘均前部较厚，形成正常的腰椎前凸。充分弯腰时，间盘前后部厚度大致相等。一般认为腰部屈曲运动范围较大，很多人在伸膝姿势下弯腰，手指可接触地面。但实际上，腰椎高度屈伸位侧位 X 线片显示：各腰椎间仅有少量活动。尽量后伸时，腰椎间盘前部稍加宽，后部稍缩窄；尽量前屈时，椎间盘的运动则与此相反，仅见腰椎正常生理前凸消失或微显后凸。故尽量弯腰时，运动弧的大部系发生于骶关节，约为其 80%，而腰椎间屈曲仅占 20%。Albrook 曾经测量，当腰椎由高度屈曲位转至高度伸展位时，腰椎及椎间盘前缘的总长度仅增加 12mm（即每个椎间盘平均增加 2.4mm），其后缘总长度缩短仅约 5mm（即每个椎间盘平均压缩 1mm）。可以看出，腰椎间盘在腰椎运动中实际活动范围较小，而起“滚珠”作用。

股后肌与脊柱活动也有关系，在脊柱屈曲运动中，股后肌需有正常长度及弹力，以便使骨盆可以向前旋转约 90°。同时棘上韧带、黄韧带及后纵韧带可限制脊柱过度屈曲。

腰椎的旋转活动较大，仅次于颈椎。各个腰椎虽仅可旋转约 5°，但 5 个腰椎及腰骶关节旋转运动的总和，左右均可达到 40°~45°。旋转运动主要在腰骶关节，因后者关节突关节多呈额状排列。

六、脊柱的动力学

脊柱的负荷，首先来自体重再加上肌肉的收缩拉力和外在的负荷重量。脊柱在不同平面的承受重量，可用简化的孤立体分析技术（simplified free bcdy technique）进行测算。孤立体分析技术是指分出物体一部分并确信其处于静力平衡时，加力于该物体再测定物体受力大小的方法。这样单个椎间盘的负荷量就可在人体内或体外进行测试。腰部是人体主要的负重区也就是最易发生劳损疼痛的部位。在平衡状态下作脊柱的静力分析时，发现脊柱各处的负荷量是依不同的体位而异，不同动作体位均将不等量的增加负荷。缓慢步行可加大腰椎负荷，剧烈运动增加更多。做腰背肌锻炼时，腹背肌肉收缩也同样加大腰椎的负荷。站立时脊柱类似一个具有弹性的弯曲柱体，生理弧度可增加脊柱的耐压能力。切除肌肉后脊柱的临界负荷量大约是 20N（Lucas and Bresler 1961 年），所以肌肉对体位的支持作用很重要。生理体位站立时肌肉用力很少。正常身体的重心位于脊柱前方，躯干的重心线则通过第 4 腰椎中心的腹侧以维持平衡。人站立时并非绝对静止，少许活动将反射性地增加肌肉收缩以维持平衡，因此，人体常出现间歇性的摇摆活动。骶骨基底向前倾斜约 30°，其楔形被腰肌间盘所代偿。骶骨的倾斜度大时将增加腰背肌的活动，反之则减少。骨盆的前倾后倾均同时能影响到腹背及腰肌的收缩以调节身体平衡。

当人站立时，躯干、两上肢和头部的重量经过椎间盘向下传导；当坐位并将手放在椅子扶手上时，重力的影响稍有减轻，完全卧床时，重力向椎间盘的影响即消失，但椎旁肌的正常张力对间盘仍不断挤压，睡觉时也不消失。

椎体的弹性模量比椎间盘高，椎体骨质的强度比构成椎间盘的物质约大 100 倍，所以，在椎间盘发生任一压应变要比椎体中发生的容易 100 倍。根据这个道理，在压力低于破坏骨质所需要的应力时，所有的实际压缩位移都在椎间盘。而当椎间盘的变形已达到最大应变时，骨质就开始破碎。另一方面，负荷基本正常而骨质脆弱时，也可以发生骨折。

脊柱承受压力的大小与身体运动状态密切相关，背抬与搬取重物时，脊柱承受外力更大，下腰部承受的重量最大。Morris 估计，搬取重物时根据杠杆力距原理腰间盘所承受的力量大为增加，按三角学原理计算能充分说明下腰部取重物时承受外力之大，而不能作为绝对数值。因为躯干部肌肉还可分担脊柱所承受的机械重力，每个人的肌力大小悬殊较大。

第三节 脊柱骨折

脊柱脊髓损伤是急诊常见的严重损伤之一。此类损伤可引起严重后果，重者可危及生命，轻者可导致终身残废。据资料统计，我国每年约有 10000 人遭受脊柱脊髓损伤。北京积水潭医院对 13678 例新鲜骨折脱位临床资料进行统计，其发生率占 2.91%。主要致伤原因是坠落、摔伤、挤压和交通事故四种方式所致。其中坠落伤高达 36.10%，而交通事故只占 9.0%。西方国家交通事故占第一位，约占 30%~50%，其发病率也高于我国，如美国外伤性截瘫，每年因交通事故所致者约占截瘫患者的 20%~60%。发病率如此之高，显然给家庭和社会带来了繁重负担。

一、脊柱骨折致伤机理

脊柱损伤机理与一般骨折的发生机制大体相似，主要由直接暴力、间接暴力及肌肉拉力所致，但病理性骨折在脊柱上较其他骨骼机会更多。

（一）损伤原因

1. 坠落伤：从高层建筑物或施工的脚手架上跌下时，从地面上传至脊柱的暴力，可使脊柱发生骨折脱位。如跌下时，躯干呈屈曲位，可造成脊柱屈曲位损伤。轻者可发生胸腰段楔形压缩骨折，重者可发生屈曲性骨折脱位。如躯干呈垂直位跌下，则可导致椎体垂直爆裂骨折。

2. 交通事故伤：这类损伤多发生在撞车和翻车事故中。由于车身突停减速，头颈依惯性过度前屈，可造成颈椎过度屈曲性损伤。轻者可造成颈椎楔形或泪滴骨折，重者可发生双侧椎小关节前脱位。如头部撞击在固定物体上，头颈依然强力后伸可造成后伸颈椎骨折。

3. 挤压伤：多见于房屋倒塌或矿井塌方事故中。多数情况下，脊柱处于屈曲位，故多引起脊柱屈曲性骨折脱位。

4. 摔伤：摔倒时由于臀部着地，由于躯干前屈而发生胸腰段楔形压缩骨折。老年人多伴发骨质疏松，故多发生此类骨折，但很少伴发脊髓损伤。

（二）直接暴力

暴力直接损伤脊柱较少见，以交通事故、自然灾害及火器伤为多见。弯腰工作时，重物落下打击头、肩或背部等，使脊柱急剧屈曲，也可产生同样损伤。多伴有软组织和内脏损伤，应注意检查。

（三）损伤暴力

当脊柱遭受到超常暴力时，由于暴力性质和受伤时的体位不同，常可将致伤暴力归纳为下列各类型：

1. 垂直压缩：指暴力沿脊柱纵轴传递，如暴力向上通过枕骨髁可引起 Jefferson 骨折或通过骨盆巨大向上的暴力引起椎体爆裂骨折。

2. 伸展压缩：由于脊柱后伸时受到后部附件的阻挡，可引起椎弓或椎板骨折。

3. 屈曲压缩：躯体前屈，轴向压力使椎体前缘受到挤压，引起最常见的椎体楔状压缩骨折。

4. 侧方压缩：脊柱极度侧屈压缩，可引起一侧椎体侧方压缩骨折。

5. 屈曲旋转暴力：可引起一侧或双侧小关节脱位，严重时伴发后方韧带断裂，则可发生椎体骨折脱位。

6. 屈曲分离暴力：可造成典型的安全带损伤。当突然刹车时，由于安全带限制躯干和骨盆前移，使腰部受到屈曲分离暴力，轻者可引起后方韧带撕裂，如涉及小关节可发生一侧或双侧小关节脱位骨折。严重时，骨折线通过棘突、椎板、椎弓根、椎体和椎间盘而发生典型的 Chance 骨折。

7. 平移暴力：来自后方的平移剪力可使脊柱发生平移型骨折脱位。

8. 伸展分离暴力：这类损伤可造成前柱张力性破坏和后柱压缩骨折，但一般情况下前纵韧带不全遭到严重破坏，故常不伤及脊髓。如前纵韧带发生断裂，由于屈曲位时可自行复位，故侧位 X 线片常示正常，但结合病人有严重脊髓损伤体征时，应考虑伸展分离暴力引起了脱位。

（四）肌肉韧带牵拉

多见于脊柱附件上或椎体前缘的撕脱骨折。如横突、棘突、关节突等的泪滴形骨折。

（五）病理性骨折

临床上较为多见，高龄者更为多见。当脊柱椎体有转移性肿瘤或骨质疏松时，对正常人不致引起骨折的轻微外力即可招致椎体压缩性骨折，此种情况在临床上易与外伤性骨折相混淆。

二、脊柱骨折临床类型

（一）根据暴力作用的方向分类

1. 屈曲型损伤：最常见，受伤时暴力使身体猛烈屈曲，椎体互相挤压，使其前方压缩，同时棘上韧带也常断裂而分离。如暴力水平分力较大，就易产生脱位，上一椎体常前移，可有关节突脱位或骨折。最常发生于胸–腰段交界处的椎骨。

2. 伸直型损伤：极少见，高空仰面落地，中途背部被物阻拦，使脊柱过伸，前纵韧带断裂，椎体横形裂开，棘突互相挤压而断裂，或上一椎体向后移位。

3. 屈曲旋转型损伤：暴力不仅使脊柱前屈，同时又向一侧旋转，可发生椎间小关节脱位。

4. 垂直压缩型损伤：暴力与脊柱纵轴的方向一致，垂直挤压椎骨，如从高处落下时，足跟或臀部垂直着地，或在站立时重物落于头顶，可引起胸、腰椎粉碎压缩骨折或环椎裂开骨折。

（二）根据损伤机制的部位分类

1. 颈椎损伤类型：按颈椎的损伤机制可将颈椎损伤分类于下：

（1）屈曲

①颈椎前半脱位（anterior subluxation）。

②双侧小关节脱位（bilateral interfacetal dislocation）。

③楔形压缩骨折［simple Wedge（Cormpression）fracture］。

④棘突铲土者骨折［clay-shoverler（coal-shoveler）fracture］。

⑤屈曲泪滴状骨折（flexion teardrop fracture）。

（2）屈曲-旋转单侧小关节脱位（unilateral interfaceal dislocation）。

（3）伸展-旋转单侧关节突骨折（pillar fracture）。

（4）垂直压缩

①Jefferson 骨折（jefferson bursting fracture of atlas）。

②爆裂骨折（burst fracture）。

（5）过伸损伤

①过伸脱位（hyperextension dislocation）。

②环椎前缘撕脱骨折（avulsion fracture of anterior arch of atlas）。

③枢椎泪滴骨折（extension teardrop fracture of axis）。

④环椎后弓骨折（fracture of posterior arch of atlas）。

⑤椎板骨折（laminar fracture）。

⑥绞刑者骨折［traumatic spondylolisthesis（Hangman′s fracture）］。

⑦后伸性骨折脱位（hyperextension fracture dislocation）。

（6）侧方屈曲单侧关节突骨折（uncinate process fracture）。

（7）损伤机制未完全明确型

①环枕脱位（atlanto-occipital dislocation）。

②齿状突骨折（odontoid fracture）。

2. 胸腰段骨折分类：对胸腰段骨折分类至今仍存在着不同意见。

1949 年，Nicoll 将其分为稳定和非稳定两种类型：

①稳定性骨折：单纯椎体前方、侧方楔状骨折和腰以上的椎板骨折都属稳定型骨折。

②非稳定性骨折：而骨折脱位伴发棘间韧带断裂和腰以下的椎板骨折都属非稳定型骨折。

1963 年，Holdsworth 对 Nicoll 分类进行了修改，提出胸腰段可遭受方向不同暴力（屈曲、屈曲旋转、伸展和压缩）并导致不同类型骨折，他认为后方韧带复合体的完整是保持伤后稳定的重要因素。其按损伤机理的分类法为今日胸腰段骨分类奠定了基础。

1968 年，Keily 和 Whitesides 提出了两柱理论，将脊柱分为前柱和后柱并认为爆裂骨折侵及椎管的骨块是导致脊髓损伤的主要因素，并提出对此类骨折应从前方直接手术减压，因而产生了第二代的分类理论。

于 1983 年，Dents 通过对 400 例胸腰段骨折的 CT 所见分析，提出了三柱分类理论并将胸腰段骨折分为：

①压缩骨折（前柱损伤）。

②爆裂骨折（中柱损伤）。

③安全带损伤（中、后柱损伤）。

④骨折脱位（前、中、后三柱损伤）。

因而建立了第三代三柱理论的分类法（图 22-19）。

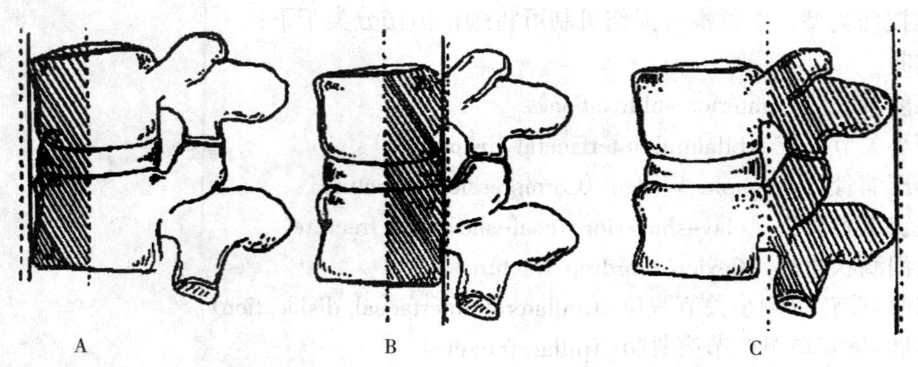

A. 前柱，包括前纵韧带、椎体和椎间盘的前 2/3
B. 中柱，包括后纵韧带、椎体和椎间盘后 1/3
C. 后柱，包括椎弓、黄韧带、后关节囊和棘间韧带

图 22-19 脊柱三柱理论的分类法

三、脊柱骨折诊断方法

（一）脊柱脊髓伤的诊断注意事项

在当前设备条件下，对任何类型的脊柱骨折的诊断应无任何困难。由于核磁共振仪的出现，使脊髓损伤与脊髓休克的鉴别已有可能获得解决。但无论如何，临床诊断仍应放在首位。因此，对每位受伤者均要求按正规的临床检查顺序进行检查，在获取初步印象后再去做更进一步的特殊检查。这样更有利于诊断的准确性。

临床检查 对伤后早期来诊者，应依序快速作出以下判定：

1. 受伤史：应扼要、简单询问患者或陪送者，有关患者致伤机理、着地部位及伤后情况等。对全身情况不清者应边检查边收取病史。

2. 意识情况：意识不清者表示颅脑多合并损伤，且危及生命，应优先处理。同时应迅速检查双眼瞳孔及对光反应，并注意双耳及鼻孔有无脑脊液样物及鲜血流出。

3. 心肺机能：检查有无胸部合并伤，对膈肌麻痹者，有可能系颈 4 以上损伤所致；血压升高者多为颅脑伤所致；血压过低者则多合并有四肢伤，应迅速找出原因。

4. 脊柱局部：包括局部压痛，双侧竖直肌紧张度，棘突向后方突出的部位及程度，以及传导叩痛等均易于发现及确定诊断。检查时切忌将患者任意翻动，以防加重损伤的程度。

5. 感觉与运动：应对上肢、躯干及下肢的感觉、主动运动做一全面检查，以推断有无脊髓受损、受损平面及受损的程度等，对每例患者均不应遗漏。

6. 会阴部和足趾的感觉、运动及反射：对脊髓受累者，尤其是严重型病例，均应对肛门周围的感觉及缩肛反射，足趾的感觉与运动等作出判定。即使少许功能残留，而肢体的感觉运动基本消失者，也仍属脊髓不全性损伤。因此，脊髓受损程度的判定及与完全性损伤的鉴别至关重要，切勿忽视。

（二）脊柱骨折临床表现

视脊柱损伤部位、程度、范围、时间及个体特异性不同，临床症状与体征差别较大。现就其共性症状分述之。

1. 疼痛：具有骨折病人所特有的剧烈疼痛，尤其在搬动躯干时尤甚，常感无法忍受。因此，患者多采取被动体位而不愿做任何活动。

2. 压痛、叩痛及传导痛：骨折局部均有明显压痛及局部叩痛（后者一般不做检查以免增加患者痛苦）。单纯椎体骨折者，压痛较深在，其主要通过棘突传导。椎板及棘突骨折，压痛较浅。除单纯棘突、横突骨折外，一般均有间接叩痛，叩痛部位与损伤部位相一致。

3. 活动受限：无论何型骨折，脊柱均出现明显的活动受限。在检查时，切忌让患者坐起或使身体扭曲，以防使椎管变形而引起或加重脊髓及脊神经根损伤；亦不应让患者做各个方向的活动（包括主动与被动活动），以免加剧骨折移位及加重损伤，甚至造成截瘫。

4. 其他症状：根据骨折脱位的部位、损伤程度、脊髓受累情况及其他多种因素不同，出现某些其他症状与体征，其中包括：

（1）肌肉痉挛：指受损椎节椎旁肌肉的防御性挛缩。实质上，它对骨折的椎节起固定与制动作用。

（2）腹肌痉挛或假性急腹症：常见于胸腔段骨折。主要原因是由于椎体骨折所致的腹腔后血肿刺激局部神经丛，造成反射引起腹肌紧张或痉挛。个别病例甚至可出现酷似急腹症样症状与体征，以致被误诊而行手术检查，在术中才发现系腹膜后血肿所致。

（3）发热反应：见于伴有高位脊髓伤者，主要因全身的散热反应失调所致，亦与中枢反射、代谢产物的刺激与炎性反应等有关。

（4）急性尿潴留：除脊髓伤外，单纯胸腔段骨折亦可发生。后者主要由于腹膜后出血反射性所致。

（5）全身反应：除全身创伤性反应外，其他如休克及其他并发症等均有可能发生，应全面观察。

（三）关于脊柱稳定的判断

脊柱损伤后，必须正确的判断其稳定性。如属非稳定型骨折，是指骨折有继续发生移位的危险，对此类骨折一定要采用行之有效的固定措施。

Nicoll 和 Holdsworth 认为后方韧带断裂是区分稳定和非稳定的基本原则，如在侧位 X 线片上发现棘间韧带的间距加宽表明棘间韧带断裂，应认为此类损伤属非稳定性，Keily 和 Whitesides 认为前柱严重损伤同样可导致脊柱不稳定。1970 年，Roberts 和 Cortiss 又提出了急性和晚期不稳定的概念。1980 年，Mcffee 再次强调晚期不稳定的问题，指出爆裂骨折和严重楔形压缩骨折引起的后凸畸形和损伤后的椎管狭窄都能导致迟发性神经功能障碍。Dents 则认为微小骨折包括棘突、横突关节突骨折属于稳定性，又将非稳定性分为Ⅲ°，Ⅰ°为机械性不稳定，在生理负荷下脊柱发生了成角或变弯畸形，如椎体严重压缩骨折和安全带骨折都属此类。Ⅱ°是迟发神经性不稳定，指未复位的椎体爆裂骨折引起的晚发性神经功能障碍者。Ⅲ°指三柱损伤引起的骨折脱位伴神经功能障碍者。

结合上述显然有关两者的区分尚无统一观点。究其原因是脊柱损伤的一个复杂问题，多家提出的分类都是建立在自己的追踪病例和临床经验基础上，故不可能提出包罗万象的完整系统概念。1984 年，Trafton 报道了爆裂骨折伴发水平移位骨折，显然这种损伤还无法归属于目前已被提出的那种分类中。另外，静态影像检查是不能检查出由于韧带损伤引起的脱位，因已自行复位的过伸位损伤 X 线片可显示出完全正常。笔者认为对稳定和非稳定的确定一定要对病人资料进行全面分析并借鉴已提出的概念和经验，结合具体病例制订出行之有效的合理的治疗方案。

（四）脊柱骨折的定位诊断

对每例脊柱损伤均应进行受损椎节的定位，除椎骨外，尤其应注意对脊髓受累部位的判定。

1. 椎骨的一般定位：当对患者完成临床检查后，依据椎骨的特点及其体表标志，一般不难作出对受累椎节的定位。个别困难者可依据常规 X 线片或其他影像学检查。

2. 脊髓受累节段的定位：椎骨有外伤存在，与脊髓受累节段多相一致。但如波及脊髓的大根动脉时，则脊髓受累的实际节段明显高于受伤平面。因此，临床判定脊髓受累平面时，切忌仅凭 X 线平片来决定，以防片面。

现将脊髓受累不同平面的主要症状特点分述如下：

(1) 上颈髓损伤：指颈髓 1~4 段之间的受损，主要表现为（图 22-20）临床意义。

①呼吸障碍：多较明显，尤其损伤在最高位时，常死于现场。视膈神经受损程度不同而表现为呃逆、呕吐、呼吸困难或呼吸肌完全麻痹等。

②运动障碍：指头、颈及提肩胛等运动受限，视脊髓受损程度不同而出现轻重不一的四肢瘫痪，肌张力多增高。

③感觉障碍：受损平面可出现根性痛，多表现在枕部、颈后部或肩部。在受损平面以下出现部分或完全性感觉异常，甚至消失。

④反射：深反射多亢进，浅反射如腹壁反射、提睾反射或肛门反射多受波及，并可有病理反射出现，如霍夫曼征、巴彬斯基征及掌颏反射等。

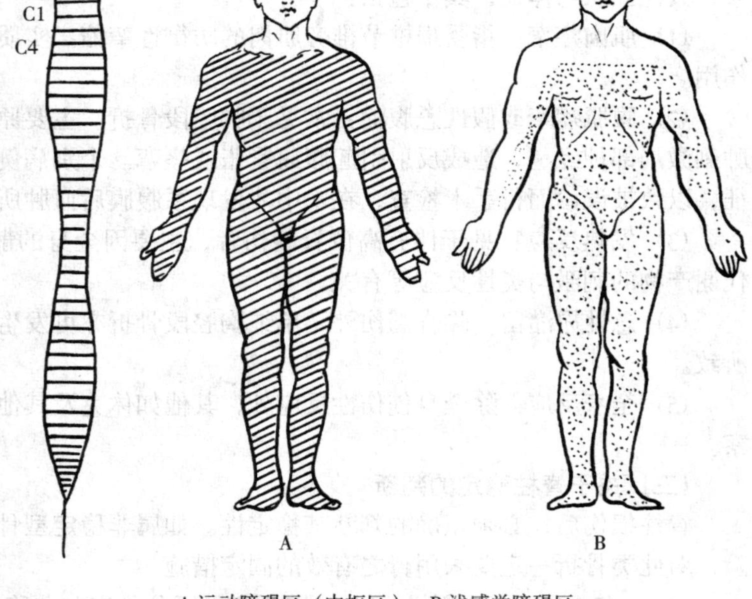

A.运动障碍区（中枢区） B.浅感觉障碍区

图 22-20 上颈髓损伤综合征

(2) 下颈髓损伤：指颈髓 5~8 段之间的受累。其主要表现如下（图 22-21）：

①呼吸障碍：较轻，因胸部

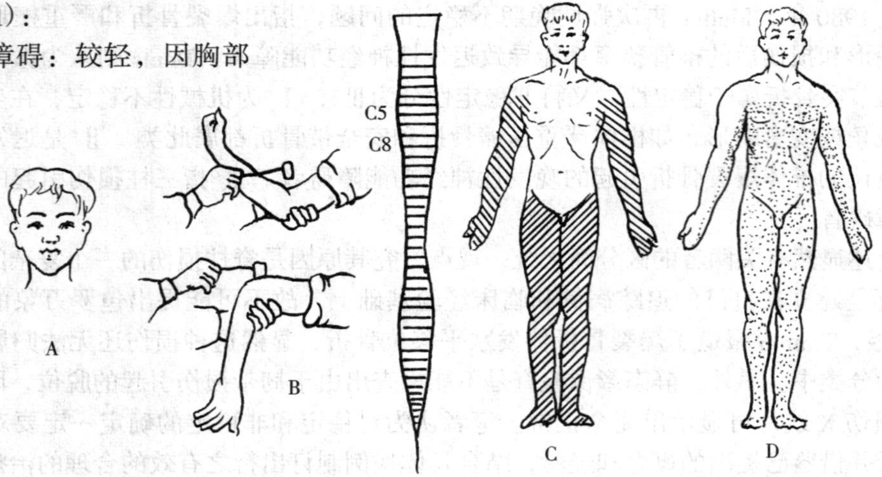

A. Horners 综合征 B. 肱二、肱三头肌腱反射消失 C. 运动障碍区（周围区） D. 浅感觉障碍区

图 22-21 下颈髓损伤综合征

肋间肌受累，而膈神经正常之故。

②运动障碍：主要范围为肩部以下躯干及四肢。受累局部呈下神经元性瘫痪，而其下方则为上神经元性。前臂及手部肌肉多呈萎缩状。

③感觉障碍：根性痛多见于上臂以下部位。其远端视脊髓受累程度不同，而表现为感觉异常或完全消失。

④反射：肱二头肌、肱三头肌及桡反射多受波及而出现异常。

(3) 胸髓损伤：较少见，视其节段不同而表现受累范围不同的运动及感觉障碍（图 22-22）。在通常情况下，受累范围介于前者及后者之间。

(4) 胸腰段或腰膨大部损伤：主要表现为腰髓膨大部或稍上方处的脊髓受累，临床发现如下（图 22-23）：

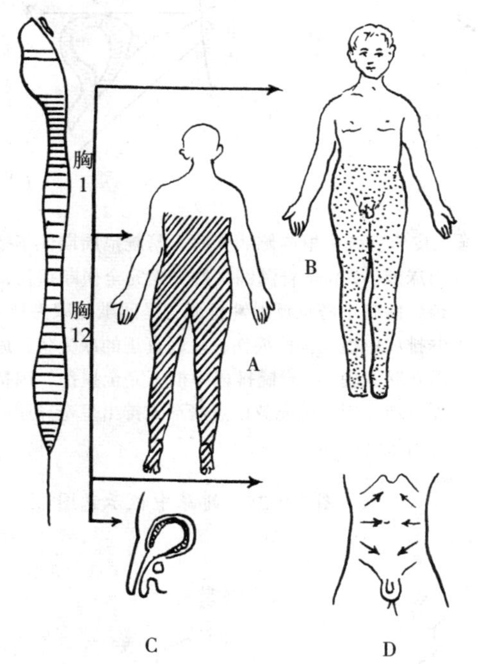

A. 浅感觉障碍　B. 中枢性瘫痪
C. 中枢性排尿障碍　D. 腹壁反射消失

图 22-22　胸髓损伤综合征

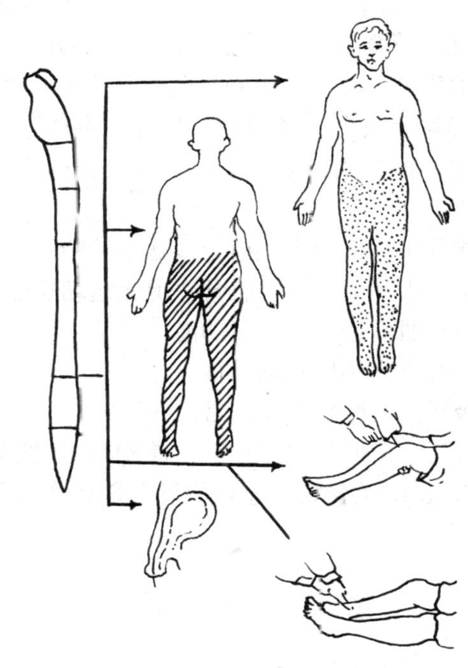

图 22-23　胸腰段损伤综合征

①运动障碍：髋部以下多呈周围性瘫痪征。视脊髓损伤程度而表现为完全性或不全性瘫痪。轻者肌力减弱影响步态，重者双下肢呈软瘫状。

②感觉障碍：指臀髋部以下温觉、痛觉等浅感觉障碍，脊髓完全性伤者，双下肢感觉丧失。

③排尿障碍：因该节段位于排尿中枢以上，因此，表现为中枢性排尿障碍，即呈间歇性尿失禁（图 22-24）。膀胱在尿潴留情况下出现不随意反射性排尿，此与周围性排尿障碍有所差异。

(5) 圆锥部脊髓损伤：该处位于脊髓的末端，呈锥状，故名。此种损伤临床上多见，在损伤时主要表现如下（图 22-25）：

①运动：多无影响。

②感觉障碍：表现为马鞍区的麻木、过敏及感觉迟钝或消失。

③排尿障碍：因系排尿中枢所在地，如脊椎完全损伤，则因尿液无法在膀胱内滞留而出现真性小便失禁。如系不完全损伤，括约肌尚保留部分作用，当膀胱充盈时出现尿液溢出现象，但在

空虚时则无尿液滴出。

(6) 马尾受损：见于上腰椎骨折，临床上亦多见。其主要表现如下（图 22-26）：

①运动障碍：指下肢周围性软瘫痪。其程度视神经受累状况而差异较大，从肌力减弱到该支配肌肉的完全瘫痪。

②感觉障碍：其范围与程度亦与运动障碍一致。除感觉异常外，且可伴有难以忍受的根性痛。

③排尿障碍：亦属周围性排尿障碍。

（五）脊髓损伤程度的判定

(1) 一般判定标准各家意见不一，国内曾按伤者的运动、感觉及两便功能，依据属部分障碍或完全障碍的程度，分为 6 级制。此种分法虽简单易行，但难以确切反映出患者的致伤程度，有待进一步改进与完善。国外则多采用 Franlk 氏分类标准，共分五级，即：

A 级受损平面以下无感觉及运动功能。

B 级受损平面以下有感觉，但无运动功能。

C 级有肌肉运动，但无功能。

D 级存在有用的运动功能。

E 级运动与感觉基本正常。

亦有人主张将其分为：脊髓完全性损伤，Brown-Sequard 症候群，急性脊髓前部损伤及急性颈髓中央症候群四大类。

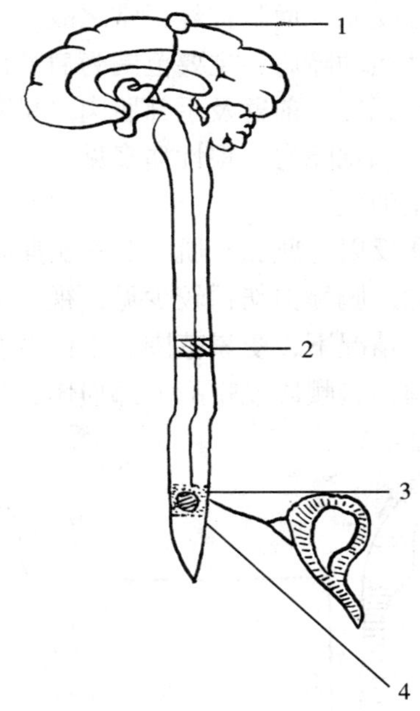

1.皮质膀胱中枢两侧病变时，膀胱呈周期性不随意排出尿液 2.高于脊髓圆锥的脊髓完全横断损伤，尿潴留，膀胱不随意反射性排尿，呈间歇性尿失禁 3.脊髓排尿中枢完全性损伤，呈现真正的尿失禁，尿不停滞在膀胱内 4.脊髓排尿中枢不完全损伤，因括约肌部分地作用膀胱充盈以点滴形式排出呈奇异尿壁（矛盾的尿壁）

图 22-24 排尿中枢示意图

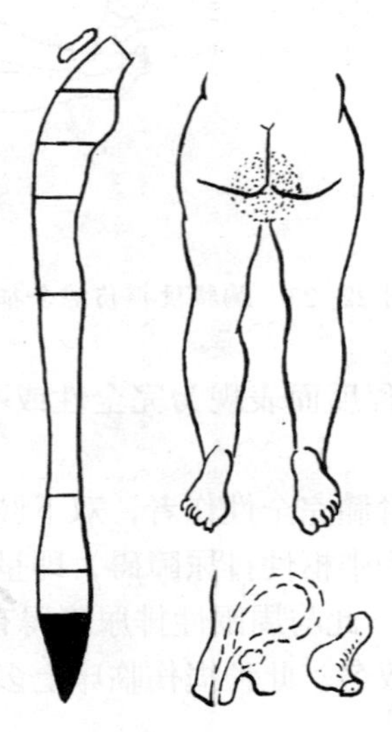

图 22-25 圆锥部脊髓损伤

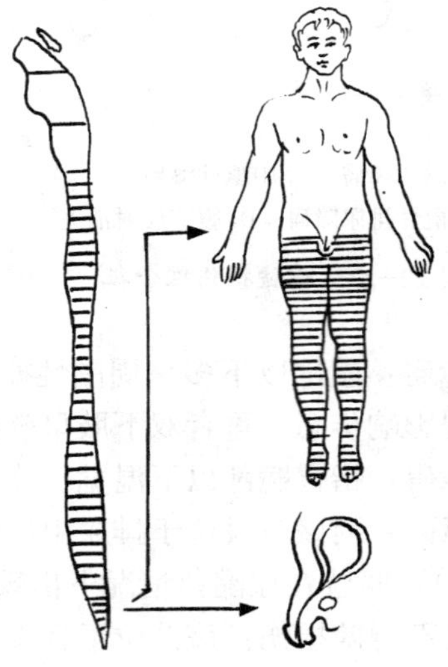

图 22-26 马尾损伤综合征

(2) 完全性与不完全性脊髓损伤的鉴别，一般多无困难（表 32-1）。

表 22-1　完全性与不完全性脊髓损伤的鉴别

项　目	不完全性	完全性
运动障碍	不完全，不对称	完全，对称
感觉障碍	可保留部分感觉	完全丧失
括约肌障碍	较轻	完全
脊髓休克期	短，不超过 1 周	多在 3 周以上
反射障碍	不对称，不完全	完全，对称
病理反射	可有可无	多有

(3) 对严重的不完全性脊髓损伤与脊髓横断性损伤的鉴别：该鉴别在临床上为一大难题，核磁共振、脊髓造影等特殊检查亦难以区分。笔者建议在临床检查时，以下几点可能有助于两者的鉴别。

①足趾有自主性微动者：说明属不完全性脊髓损伤（图 22-27）。

②马鞍区有感觉者：属不完全性瘫痪（图 22-28）。

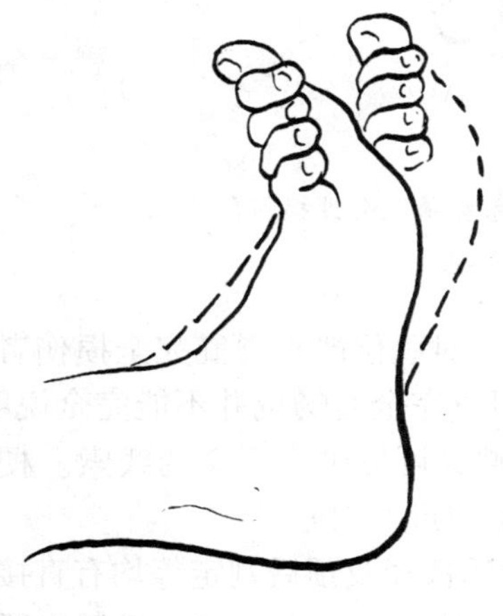

图 22-27　足趾微动者，说明不完全性脊髓损伤

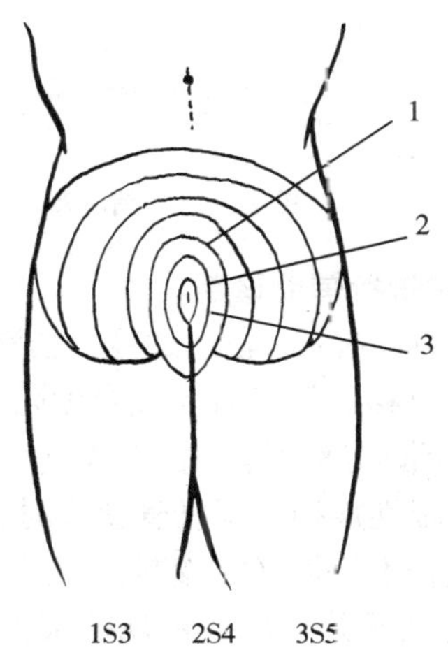

图 22-28　马鞍区有感觉存在者，属不完全性瘫痪

③缩肛反射存在者：系不完全性脊髓损伤（图 22-29）。

④有尿道球海绵体反射者：多属不完全性脊髓损伤（图 22-30）。

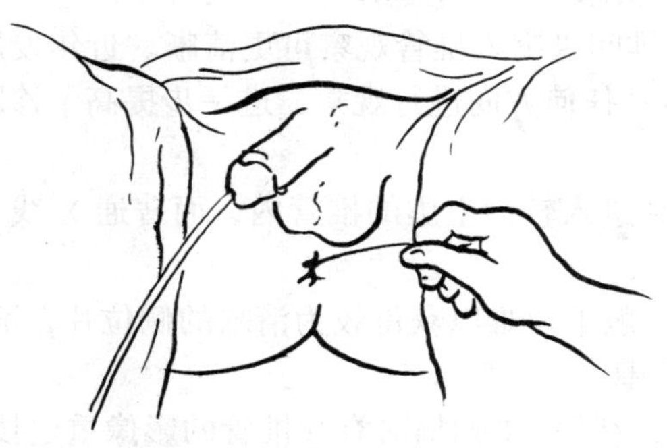

图 22-29　缩肛反射存在者，多属不完全性脊髓损伤

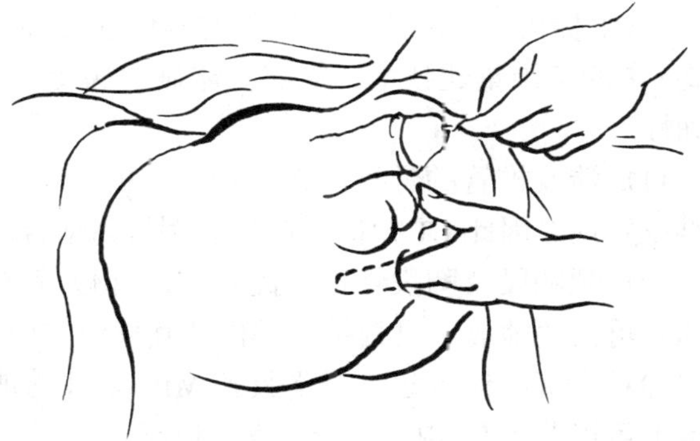

图 22-30　有尿道球海绵体反射者，系不完全性脊髓损伤

⑤足趾残留位置感觉者：系不完全性脊髓损伤。

⑥刺激足底足趾有缓慢屈伸者：多系脊髓完全性损伤（图 22-31）。

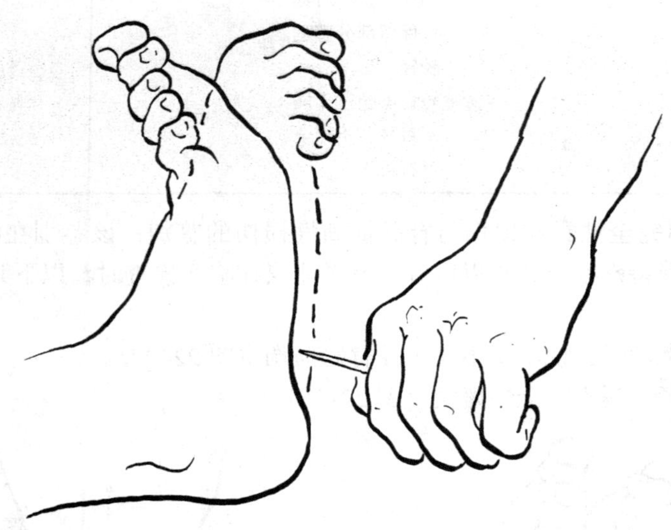

图 22-31 刺激足底足趾有缓慢屈伸者：多系脊髓完全性损伤

（六）脊柱骨折辅助诊断

1. 奎肯（QuecKenstedt）试验：脑脊液流通试验及测压。对脱位严重脊髓完全损伤者无任何意义，但无明显移位的患者若腰穿梗阻应考虑压迫因素，即或完全通畅也并不能完全说明问题。若 X 线显示正常而感觉运动丧失或进行性麻痹平面上升，腰穿可提供有意义的线索。梗阻部位下能确定，或根性疼痛怀疑椎管狭窄时，可做脊髓造影以确定梗阻部位。

影像学检查不仅可确定诊断，而且对其分型、治疗方法的选择及预后判定等均有直接关系。

2. 普通 X 线平片：应按常规拍摄正、侧位 X 线片。侧位片意义更大，它能显示出脱位和骨折损伤的程度。在无加重或引起脊髓损伤危险时，亦可拍摄动力性侧位片（除非特别需要，一般不拍动力性正位片）。在观片时应仔细观察及判定骨折局部的特征，并注意骨折片的移位方向，特别注意有无向椎管内滑入。对难以判定者，需拍摄点片。损伤波及颈椎 1~2 时，应补加开口位；涉及椎弓根及小关节者，则需加拍左右斜位。X 线片与神经损伤平面不符时就应仔细分析原因。

3. 断层摄影：对骨折片的移位方向较之普通平片清晰，可酌情选用。

4. CT 扫描：主要用于对碎裂的椎体前后移位或椎间盘突入椎管观察可更清晰。近年发展的螺旋 CT 的三维重建技术，能够立体显示病变，又可从任何方向进行观察，进一步提高了诊断的准确性。

（1）涉及椎管的骨折：在椎管周围的骨折片甚易进入较为空虚的椎管内，而普通 X 线平片又难以发现。因此 CT 扫描对此类病例最为适合。

（2）颈胸段及胸段骨折：此处解剖部位特殊，一般平片难以获得较为清晰的侧位片，而 CT 扫描则可清楚地显示出骨折的部位及其移位方向和范围。

（3）椎管影像重建：对不具备 MRI 条件的地区，利用 CT 扫描对脊柱椎管的影像重建技术，基本上可以获得与 MRI 相似的椎管形态，从而为判定椎管的形态及阻塞部位提供客观依据。

5. 核磁共振（MRI）：MRI 可以在脊柱矢状面及横切面成像，查看脊柱及脊髓变化，前后矢状面断层成像可看到脊髓前后方受压情况、范围及长度等，并可区别脊髓软化、囊肿、创伤性脊髓空洞症及创伤后脊髓粘连、血管改变、脊髓萎缩等情况。

此项检查除对脊柱完整性的判定可获得清晰的解剖图像外，主要优点为便于对脊髓受损程度的观察，用于脊髓休克的鉴别诊断。但此种检查价格昂贵，并非每个大城市均有此设备，不应过分强调做此检查。

6. 脊髓造影：对急性病例，尤其合并脊髓损伤者不宜采用。无脊髓受累者，亦无需使用。对晚期病例可酌情选用，造影剂应选择非离子碘水溶液为佳。

7. 其他检查

(1) 诱发电位检查：此项检测对脊髓、脊神经根或马尾受累的判定有所帮助，可酌情选用。

(2) B型超声检查：有助于血肿部位及大小的判定，而对骨折的诊断则无特别优越之处。

(3) 肌电图检查：属侵入性检查，在无诱发电位的情况下，可酌情选用。

(4) 数字减影：除对椎动脉外，主要用于脊髓滋养动脉及前脊髓中央动脉等血管的通畅和走行状态等的判定。

依据上述诸项检查，对脊柱骨折、脱位及有无伴发脊髓损伤的判定多无困难，即使是一位初学者，只要能认真地检查病人，合理地利用辅助诊断手段，均可在较短时间内作出诊断。

四、脊柱骨折传统治疗

治疗脊柱脊髓损伤，自古以来是医家的难题，近代已成为临床矫形外科学家重要研究课题之一。治疗脊柱骨折与脱位，用外固定治疗脊柱损伤和疾患早已有之。我国自古就有“攀索叠砖”整复脊柱骨折脱位和“腰柱”固定法。其基本治疗原理与现代医学相同。

(一) 闭合手法复位外固定

(1) 单纯较轻脊柱骨折可绝对卧硬板床及患部垫薄枕。

(2) 颈椎骨折可采用颈托及颅骨牵引固定。

(3) 胸腰椎体压缩较严重则可悬吊复位后石膏背心固定。

(二) 开放手术复位内固定

凡脊柱骨折伴有脊髓损伤而发生截瘫者以及骨折不稳定或椎管内有骨折碎片者，都应尽早行脊柱骨折脱位切开复位，椎板减压加脊柱内固定术。

常用内固定术有：

(1) 棘突钢丝固定。

(2) 棘突槽式接骨钢板固定。

(3) 哈氏棒（Harrington´s）固定。

(4) Dick´s 钉系列固定等。

第四节 脊柱骨折框架固定技术

近年来，随着生物医学工程与临床医学的密切结合，各种脊柱外固定支具相继问世。

1959年，Perry与Nickel二氏首次介绍了应用颅环支撑牵引装置，首先制成颅环并用于临床，为麻痹性颈椎和胸椎疾病做脊柱融合术治疗中进行制动，至20世纪70年代得到广泛应用。

1967年，More应用颅-股骨悬吊牵引。继之，Rancholos Amoos医院就用此法治疗麻痹性脊柱侧弯。后来发现，颅环-股骨牵引对脊柱控制不够，又不能早期离床活动，并有因过度牵引而引起髋关节脱位和其他损伤者。

1969年，Levine开始制作了颅环-骨盆环支撑装置，Halo-pelvic distraction治疗严重先天性脊柱侧弯，以后并成功地用于脊柱多种疾病，如脊柱外伤性不稳定，先、后天脊柱侧弯和后弯等。

1970 年，Dewald 与 Ray 二氏应用颅环–骨盆环矫正脊柱结核严重后凸畸形，并获得较好疗效。

1972 年，Haulkin 和 Levine 将 Perry 和 Nickel 设计的颅环冕上附架去掉，改由两侧肩部作支撑，称为颅环枷（Hafoyoke）。自此以后，颅环支撑牵引的应用逐渐推广。目前，欧、美、日本均已成为定型器械，得到较广泛的应用。

我国骨科医生使用颅环的还较少，1980 年协和医院王桂生教授在北京市骨科学会上首先报告了 4 例应用颅环支撑牵引治疗颈椎骨折脱位的病例。我国学者马景崑 1980 年用颅环冕支撑牵引装置治疗脊柱骨折脱位及结核，收到了很好的效果。同年他开始制成颅环冕，治疗环枢椎半脱位获得成功。继续应用于颈椎骨折脱位；以后制成了颅环–骨盆环支撑牵引装置，矫正脊柱结核严重后凸畸形获得成功，此后逐渐应用到脊柱侧弯、脊柱骨折严重移位的病例。目前对脊柱侧弯手术的病人，基本上用作常规的术前牵引和术后固定。

一、框架固定适应证

颅环支撑牵引装置有两种类型：一种是靠颅环上端附加的冕架及胸前的两根支柱杆向上支撑牵引，可称为颅环冕；一种是靠两肩上的支撑杆向上支撑牵引的，称为颅环枷（Halo–Yoke）。

（一）颅环冕

上胸石膏或马甲牵引颈椎（图 22–32）。

（二）颅环枷悬垂牵引

⑴ 用于不能起床的病例。卧床，用颅环代替螯状钳以绳索悬垂牵引，多用于颈椎骨折脱位的急性复位，或作为各种支撑牵引的预备牵引。

⑵ 颅环–股骨或胫骨牵引：做股骨或腔骨穿刺与颅环做对抗牵引，马氏曾用于一例连续有 6 个椎体大量破坏，高度后突变形及右侧关节结核、左侧股骨颈骨折的病例。

⑶ 颅环–轮椅牵引：颈、胸、腰椎均可应用。病人可乘轮椅活动，上身体重为对抗拉力。晚间可移于斜坡床上继续牵引。特别适用于老年人的颈部疾病，但也有应用于脊柱侧弯者。

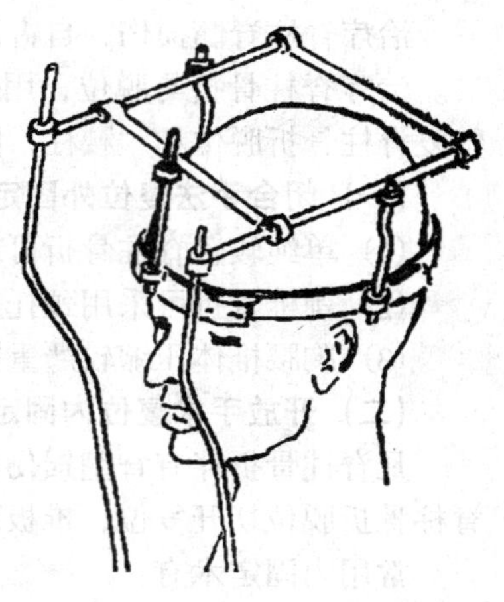

图 22–32 颅环冕

（三）其他

⑴ 陈旧性胸腰椎骨折、脱位的牵引复位治疗。

⑵ 胸腰段结核病灶清除后矫正后突的牵引治疗。

⑶ 脊柱侧凸的术前术后牵引治疗。

⑷ 如只用颅环作悬垂牵引，除婴儿外均可应用。如作颅环支撑牵引，不论是哪种装置老年人都不能忍受。

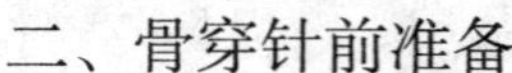

二、骨穿针前准备

以颅环一骨盆牵引装置操作为例。

⑴ 剃发：不论男女病人，均剃去头发。因大凡用颅环牵引的病例，多需较长时间戴用。一方面光头的无菌条件好，对防止针孔感染有利；另一方面长时间不能洗头，长发不如短发舒适。国外多不剃发，报道中有因针孔感染引起颅骨骨髓炎，甚至脑脓肿者。马氏的 60 余例尚未见有颅骨感染者。

⑵ 灌肠：最好做清洁灌肠，有时因定位不良或骨盆倾斜，一次未能穿准，反复多次穿针可能引起出血，刺激后腹膜，术后 1~2 天出现腹胀。

⑶ 麻醉与体位：成人可在局麻下进行，儿童多用氯胺酮麻醉，否则易躁动，不能合作。成

人可取坐位或仰卧位，儿童因全麻均取仰卧位，头部略伸出床头，以便钻孔和安装颅环。成年人可用局部浸润麻醉、硬膜外麻醉或氯胺酮麻醉。局部浸润麻醉是用1%普鲁卡因紧贴髂嵴于内外两侧做浸润注射，髂前上棘及髂后上棘部钢针的进入与穿出部做皮内麻醉。术时取侧卧位，穿针侧在上，使肠管向对侧沉坠。

(4) 无菌技术：颅环可用高压或福尔马林熏蒸消毒。常规消毒铺巾，严格按无菌操作进行。

三、骨穿针技巧

(一) 骨穿针的解剖学特点

椎骨为不规则骨，每块椎骨包括椎体、椎弓、关节突、棘突和横突。熟悉椎骨各组成部分的几何形状，是进行脊柱穿针框架固定治疗的最基本条件。

1. 椎体：椎体呈扁圆形，腰椎比较粗厚，胸椎次之，颈椎更细小。椎体之上、下缘有隆起之能环，前方较宽。

2. 椎弓：由两侧椎板及椎弓根组成，椎板平均厚度为0.7mm，颈椎之椎板清楚，胸椎椎板则多与下关节突相联合。

3. 关节突：每个椎骨具有上、下各一对关节突。相邻两椎骨的下关节突（上位）及上关节突（下位）联合构成关节突关节。下关节突主要起自椎板下方，上关节突主要起自推弓根部上方。颈段各关节突较短小，排列近水平位，受外力时脱位多于骨折。胸腰段各关节突较长、较大，排列近垂直位，受外力时关节突骨折多于脱位。腰椎关节突的排列，其关节面为矢状位，即前后位，但尚有倾斜。成人的两上关节突后缘的间距通常较前缘者宽约1cm；两下关节突的后缘间距和前缘间距亦相差1cm。胸腰椎关节突关节跳跃症，下关节突的宽后缘跳至上关节突的窄前缘之前时，不易用牵引或手法使之复位。

4. 横突：横突的前部有肋突与其相融合，颈椎各横突上均有一孔，椎动脉自下而上由此通过，腰椎横突长短不同，腰3横突最长，腰2、腰5次之，腰1、腰4较短。因此，腰3横突受腰肌牵拉最多，常致腰肌筋膜附着点发生劳损。临床上该部经常有疼痛及压痛，为常见慢性腰痛原因之一。第5腰椎的横突及椎弓根较其他腰椎粗厚，并有到髂嵴的髂腰韧带及到骶骨翼的腰骶韧带，这种解剖上的加强，说明了腰部在承担上身体重及脊柱伸屈或旋转运动中的重要性。腰椎各横突为腰方肌及腰大肌的纤维起点。

5. 棘突：是推弓中央部向后伸出的突起，从上到下都有骶嵴肌的起点，各棘突均成为骶嵴肌的一系列杠杆。第1颈椎没有棘突，骶骨的相当部分称为骶中嵴。第2颈椎棘突大，其余颈椎棘突尖端呈分叉状，第7颈椎棘突较长，临床上作为触诊的标志，颈椎胸椎竦突向后下方倾斜度较大，触摸定位时如不注意往往发生错误，腰椎棘突则近乎水平。

脊柱的结构及形状较骨干复杂，而且不规则性特别大，其中间及周围的重要组织较多，所以较少采用局部穿针外连接框架固定器。

(二) 髂骨穿针技巧

1. 骨针的选择：一般用30cm长、0.35~0.4cm直径的骨圆针。穿针后其前后端必须各露出3~4cm，才能与骨盆环上的固定器相连接固定。

2. 进针的部位：进针点是在髂前上棘上后方2cm处穿入，术时取侧卧位，穿针侧在上。

3. 进针的方法：首先将导向器（图22-33)(导向器系用平行四边形的原理导向器为弓形，后端有短的尖头钉可刺入髂后上棘，前端有恰能通过骨圆针的金属导针管。此管腔以恰能通过0.5cm直径之骨圆针为度，不可过粗，否则针可在管内微斜，出管后可形成大的偏离。此管可在弓内外移动，视病人髂骨翼前后长度而调整，弓内管的尖端制成叉状，以便钉入骨质后不发生移动，保证钢针行进方向的准确性)(图22-34）的后端钉尖刺入髂后上棘内，将前端的套管尖刺入

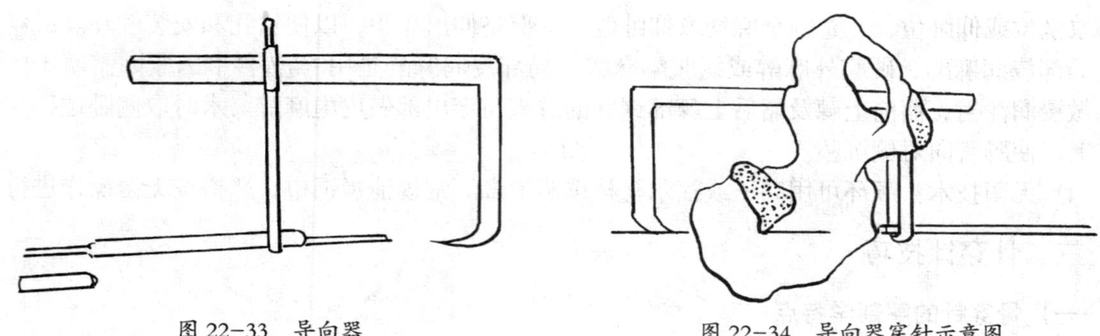

图 22-33 导向器　　图 22-34 导向器穿针示意图

抵于髂前上棘上后方，由套管远端穿入钢针，使钢针在距髂前上棘上后方 2cm 处穿入，骨盆有前倾者，还应再靠后一些穿入才好。瞄准前后端方向，证实无误以后，用锤徐徐打入。最好用锤而不用手钻，因手钻易晃动，使针尖偏离方向。绝对不能用动力钻，因动力钻钻入太快，一旦偏离方向有误伤盆腔内脏甚至脊椎及神经根的可能。穿针进程中，握钢针的手应时时感触针的进度及针所接触组织的性质，如有较多的空虚感，应查证有无偏入盆腔；如有坚硬感，要考虑是否误入脊椎体内。用导向器虽可以帮助定位准确，但不能完全控制钢针进入后的轻度偏离。临打出前的针夹角偏斜，不会偏离髂后上棘多远，而刚打入时的针尖轻度偏斜，会偏离很多，误入歧途。所以每穿入一节就要反复判断一下，万不可完全依赖导向器一味打入。国外报道有穿入腹腔者，亦有穿入对侧神经根的。所以有的医生宁愿不使用导向器。由髂前上棘至髂后上棘的髂骨翼水平断面不是纯弧形，而是略呈横“~”形，钢针的穿行如横穿“∞”状，即穿针的行进入髂骨翼前部时有一段要经过骨盆内壁的髂肌，然后再斜穿一段髂骨至髂骨后方横突部分臀肌，最后又进入髂骨后部，由髂后上棘穿出。因此，即便不用导向器，只要紧紧掌握这一要领，随时注意调节偏斜，感触组织性质，也可准确打入。一侧针穿好后，将针孔盖好敷料，再翻身用同法穿对侧的针。

四、安装框架固定器

（一）安装颅骨环

颅环结构：全部装置除固定颅骨的螺钉为不锈钢制品外，其余均宜选用铝合金为宜，即坚固又质轻。颅环上有 4 个螺钉固定器，必须具有双层螺纹，它是由颅环在这四个部位加成突出的双层构成。双层间距 5mm，以保证螺钉旋入颅骨后稳定可靠。此固定器可采用滑动定位或间隔定位两种方式，以便正确选择颅骨钻孔的部位。4 个螺钉固定器不是均等地配列在颅环上，而是偏向前方。正确穿钉部位是：前方要在眉弓外 1/3 上外方 1cm 处，后方穿针部位在耳翼上后方 2cm 处。这是选择颅骨既坚固又可避开颅内血管的部位。

另在颅环的周径上均匀的分布着 4 个支撑杆固定器，采用的颅环螺丝钉，长 6cm，直径 6mm，尖端不超过 2mm，与钉轴呈 60°斜坡，防止钉尖和钉体进入颅板内。颅环支撑牵引装置构造的最基本装具是颅环，颅环是向上牵引的着力点。任何型的支撑牵引装置，必须以颅环为头侧的支点。因此，无论何型均可称为颅环牵引。

颅环为一圆形环，可按患者头形略为塑形，使之与头围保持 0.5~1.0cm 间距。过近易产生压迫，过远则不稳。环壁厚 0.3~0.4cm，环壁宽 2.0mm。过窄薄不够坚固，承受不住支撑力；过宽厚则增加重量，又会压迫耳翼、眉弓等处。戴圆形颅环卧床时，头部不能直接着枕，必须垫头后部以着枕，故又有后部上翘的颅环（图 22-35）。

颅环上的支撑点，在颅环冕、颅环枷、颅环-骨盆支撑装置上各不相同。颅环冕的颅环上具有三个支撑点，前方正中一个，两侧固定器后方各一个；颅环枷的颅环固定器只有两个，分别在两侧与前方；颅环-骨盆环支撑牵引装置有四个固定器，几乎是均匀分布在环的周径上。

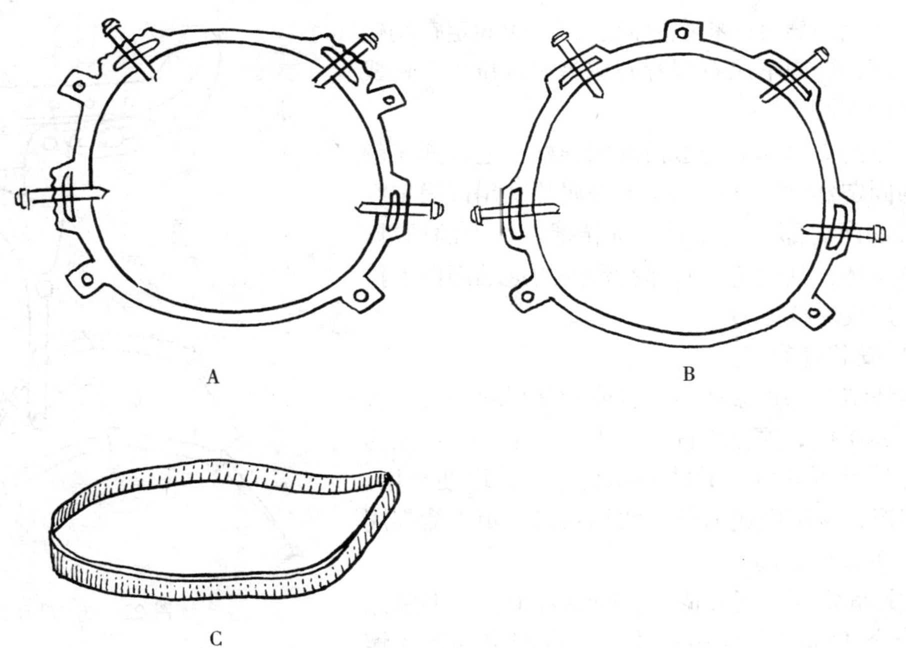

图 22-35　A、B、C 颅环部分结构

颅环临时固定器（图 22-36）分别安装在颅环的两侧及后侧，可旋入，又能退出，顶端可安上橡皮垫。放好颅环后，安上、旋紧，顶紧头部，做临时固定，便于钻孔及上螺钉，上好后即可除去。如无此临时固定器，必须有专人托扶颅环，甚为不便。

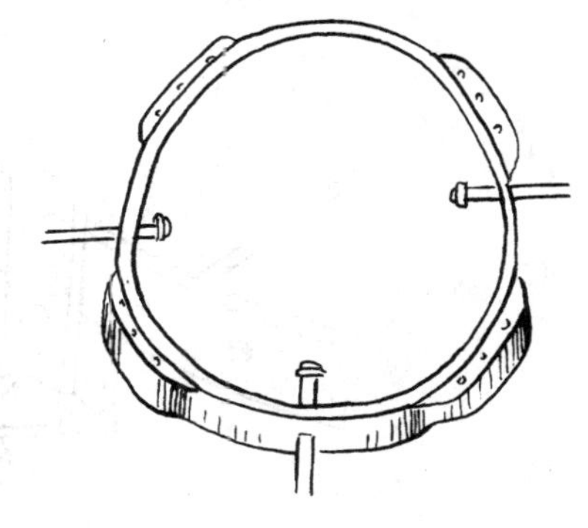

图 22-36　颅环临时固定器

固定颅环的螺钉必须用不锈钢制成，螺钉尖端不宜过尖，与一般固定骨折的螺钉尖相同。螺钉用 GB67-76、GB53-76、GB97-76 国家标准，3.5mm 直径，1.0cm 长。

选合适的颅环套于头上，放好位置，旋紧临时固定器，颅环即稳固在头上。然后开始钻孔，拧螺丝钉。钉的位置，前方在两侧眉弓中外 1/3 交点的外上方 1~2cm 处，后方在两侧耳翼顶部的后上方 2cm 处。一般最好先钉前方一侧的螺钉。再钉其对角线后侧的螺钉，成对角线的两根钉拧牢后，颅环就不易再移位，在相应部位的头皮刺一小口，通过螺钉固定器上的螺丝孔伸入麻花钻头，不一定钻透颅骨外板，只钻入 2~3cm 即可，然后拧入螺钉。将 4 根钉都拧进后，再成对角线的相互拧紧，这样颅环就不致于偏向一侧。颅环是靠 4 根螺钉相互挤卡的力量固定卡牢。不钻透颅骨外板，也有利于防止颅骨感染。螺钉固定器上有双层螺纹，其目的是防止螺钉自动旋入、旋出或扭摆。

（二）安装支撑杆

颅环-骨盆环的支撑杆有 4 根，上下端有弓形弯曲，以防压迫肩部及胸腹部。最好用管柱，直径 1.0cm 左右。支撑杆中段装有双向螺旋，可撑可缩，其调节长度需有 20cm。简易的支撑杆可不带中间的调节螺旋，只用颅环部的螺母旋转支撑也可。为了能调节头的后伸程度，在螺旋杆与颅环间再装上一弧形带槽的调节板，借其滑动即能使头后伸或前屈（图 22-37）。

颅环冕的支撑部分有 3 根曲形短调节杆，分别连于颅环的三个固定器上，其顶端连在 4 根平衡杆上；另外，还有 2 根支柱杆，此杆上端与平衡杆相连，下端固定在胸前石膏的两侧。支撑时旋转调节杆上的螺母，将颅环向上撑，而固定在胸壁上的支柱杆，即向下压石膏背心成为对抗拉力，构成了对颈椎的支撑牵引。

颅环枷的支撑部分为 2 根短螺旋杆，上端连于颅环两侧的固定器，下端连一弧形金属片，用以固定在短胸石膏的两肩部。支撑时，旋转螺旋杆上的螺母，向上支撑颅环，其固定在肩部石膏内的远端即向下推压肩部，形成对抗拉力。

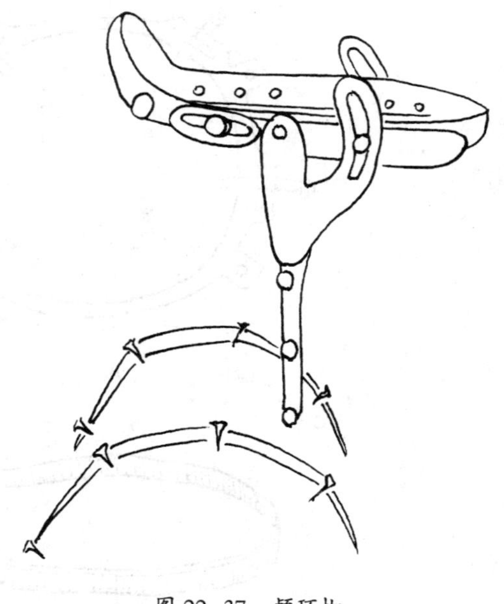

图 22-37 颅环枷

（三）安装骨盆环

骨盆环结构：骨盆环用板状或管状材料均可，板状者厚 0.2~0.3m，宽 2.0cm，管状者以 1.0cm 直径为宜。环必须是可开可闭并能伸缩大小者，以便装用。可做成圆形，也可做成前后窄的椭圆形，距骨盆部周围要有 2~3cm 的距离。

骨盆针固定器，近端固定在骨盆环上，并能随意滑动选择合适部位，远端略伸出装有固定钢针的螺旋，以便将骨盆穿针固定牢固（图 22-38）。

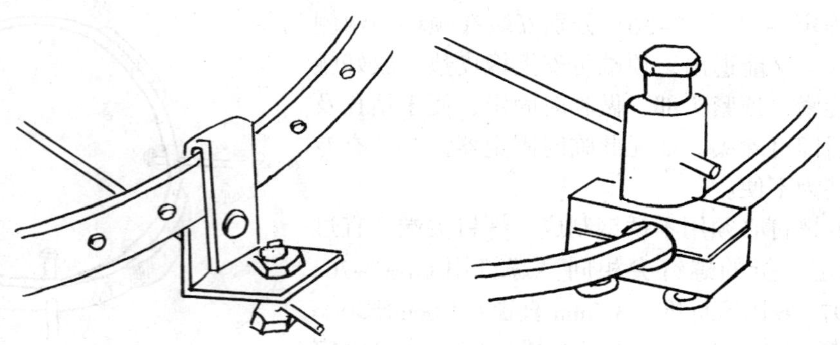

图 22-38 骨盆针固定器

骨盆环可用福尔马林蒸汽消毒。穿好骨盆针后，即可安装骨盆环。环可张开放入，根据骨盆周径大小将环闭锁，将前后外露的钢针固定在骨盆针固定器上，应注意的是，后方两个针尖有时相距很近，因骨盆倾斜两针尖可以上、下交叉，以致无法固定，这时需选用不同长度的固定器才能克服。

（四）支撑力的测试弹簧与压力表

为了能测定及控制支撑力，可在支撑杆下端装上可供 20kg 重量的弹簧，另有压力表可随时安上，测量支撑的压力，不用时即可取下。Ransford 等认为如不超过 18kg 的撑开力，就不会发生严重的并发症。此种装置一般不一定需要，因为单纯靠压力大小不能完全反映病人的耐受量，能否继续撑开，要根据病人的临床表现来决定，因为每个病人的病理改变和组织僵硬程度不完全一致。

不论哪一种颅环支撑牵引，均需在颅环及骨盆环安装后 3~5 天，待钻孔创痛及不适感消失后，再安装支撑杆，并开始支撑牵引。在上好颅环及骨盆环后，先取坐位，用颅环做向上的悬吊牵引，加重量至臀部略离开座垫，在这种牵引位置下，安装支撑杆，插入固定器中，旋至两环间最短长度，去掉悬吊牵引。待其适应后，即可开始旋转支撑杆，撑开速度每天 2mm。脊柱骨折的复位，要达到完全复位的要求，而脊柱矫形的牵引，需达到最大可能的矫正程度（图 22-39）。

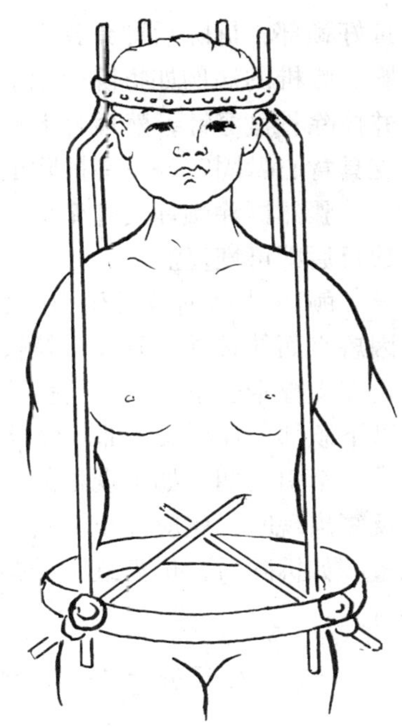

图 22-39　颅环－骨盆环牵引装置

五、操作注意事项

（1）颅环冕及颅环枷需打短胸石膏，石膏必须将双肩包住，只有通过支柱杆或支撑杆将双肩上的石膏向下压，才能产生抗拉力。颅环冕的支柱杆固定在两侧胸前，颅环枷的支撑杆固定在双肩上的石膏内。

（2）对骨盆倾斜度大，脊柱旋转较重的病人，因 4 个支撑杆上的支撑力不能平行，如直接开始支撑，是必使颅环上的 4 根固定针受力方向不一致，就会出现一个颅环钉松动，致不能再支撑。因此，凡是这种病例，在上好颅环及骨盆环后，先取坐位，不上支撑杆，用颅环做向上悬吊牵引，加重量至臀部略离开座垫，这种牵引可部分地矫正其任何倾斜度，同时可平均增高 5cm 左右。在这种牵引位置下安上支撑杆，去掉悬吊牵引，再开始支撑，就不致再发生颅环钉脱出的现象。

（3）撑开速度每天以 2mm 为度。颈椎牵引一般比较快，主要应注意调节所需后伸的程度。胸、腰椎的牵引，对新鲜骨折脱位或脊柱结核手术后不久的病例，进展也较快。脊柱侧弯则较慢。不论哪一种牵引都不可将头放在前屈位，因为头前屈位不仅影响病人的呼吸，更重要的问题是，将颈部的受力过多地移到颈后部，环枢椎部受力较大、易出现环、枢椎的合并症。因此，除去需要头部后伸的颈椎骨折脱位的病例外，对胸、腰椎的牵引，头要保持在中立位，这样可使颈前后部的肌肉受力均等，不仅可避免环枢椎并发症，而且产生的牵引力也较大。

（4）颅环-骨盆牵引治疗脊柱骨折脱位和脊柱畸形是一种较好的方法，但实际操作、安装和调整技术则要求很高，在整个过程可能出现许多并发症。因从头颅到骶椎，脊柱受到了纵向的牵拉，在颅神经，常见舌下神经过牵；在上、中胸椎的侧凸及小儿麻痹症所引起的侧凸。则出现臂丛神经受牵；严重的脊柱侧弯病例，当牵引达到一定程度时，会出现脊髓过牵的症状。这些都可在放松牵引后，数日内逐渐恢复。牵引时，头的位置应放在中立位，时间最长不超过 6 个月，以防齿突缺血性坏死，或其他颈椎并发症。操作中较难掌握的是髂骨穿针术，术前最好做清洁灌肠，术时取侧卧位，使肠管向对侧沉坠；穿针不直反复多次，否则容易刺激后腹膜，出现腹痛和腹胀；导向器易出现偏差，临床实际上较少应用，实用的方法是，术者一手把住钢针，一手用锤打入，一定要凭着手感来判定穿针的行程方向和部位，防止误伤盆腔脏器及脊神经。

（5）颅环支撑牵引的使用年龄问题：如只用颅环做悬垂牵引，除婴儿外均可应用。如做颅环支撑牵引，不论是哪一种装置，老年人都不能忍受。文献中报道最小年龄为 3 岁。实践证明，儿童对此装具忍受性较成年人为好。幼儿骨质疏松，颅骨钻孔时应多注意。马氏报道 50 岁以上的 4 人，1 例为颈椎骨折脱位，3 例环枢椎不稳。由于不能忍受，2 例放弃，其余 2 例虽然能坚持下来，但诉痛苦较大，勉强维持 2~3 周即除去。

（6）颅环支撑牵引装具的拆除：颅环支撑牵引装置的拆除时间因每个病例的病情不同而异。综合文献记载以最长不超过 6 个月为宜，超过 6 个月有发生齿突坏死或环枢椎自发融合的危险。当牵引达到治疗的要求，不再需要支撑牵引时，即可考虑拆除牵引装置。如拆除后仍需继续维持固定时，可改用石膏或其他支具的固定。颈椎支撑牵引拆除后仍需固定者，如用围领，可预先测量好颈部，拆除后即刻戴上；如需用石膏固定者，带着颅环枷就能打石膏围领，打上后再拆除。胸、腰椎的病例如拆除牵引后仍需固定者，可用三角架先将颅环吊起，再拆除支撑杆及骨盆环，并拔除骨盆穿针，然后打上石膏背心，将石膏背心打成后，即可放下悬吊，拆除颅环。如只需用支具背心做固定，可在拆除前量制好，拆除后即刻戴上。

骤然拆除颅环支撑牵引的病人，不论继续用什么固定，病人全身会有突然无所依靠的感觉，数日后即可恢复。

颅环–骨盆环支撑牵引的病人，在牵引时可增高十几厘米，去掉牵引后，除去矫正的畸形部分因矫直而伸长外，其他被拉长的椎间隙都要恢复原有长度。固定石膏包括颈部的病人，因为石膏是在支撑牵引下打的，故拆除牵引后颈椎要恢复原有长度，此时，病人会感到石膏妨碍张口，顶磨下颌部、耳部及头部，以至不能进食，必须将石膏上端拆除一部分，到能张口感到舒适为止。

牵引后期，如出现颈部、胸腹壁、头后部等不可缓解的疼痛，臂丛、脊髓或颅神经过牵症状反复出现时，就应停止牵引。当牵引达到治疗的要求，不再需支撑牵引时，即可考虑拆除牵引装置。如拆除后，仍需继续维持固定时，可改用石膏或其他支具固定，牵引最长时间不宜超过6个月。

六、术后处理及并发症防治

国外文献记载的并发症较多，甚至有脑脓肿及截瘫等较严重的病例，但都是发生在开始使用此装置的时期。随着严格选择适应证，改进装置设计及安装技术，调整牵引力和缩短持续牵引时间等措施后，其并发症也随之减少。结合马氏的经验及文献的报道分析其并发症可概括为四大类。

（一）器械的并发症

1. 颅环针的并发症：文献中报道，有拔钉后形成慢性窦道，取出小死骨片者；有因穿透颅骨内板，导致脑脓肿形成者；有头皮蜂窝织炎者。钉孔的感染虽不多见，但螺钉松动移位经常发生，如发生后能找到原来的孔洞最好，放入原孔拧紧。如原孔有炎症时，可移到邻近固定器孔处，在局麻下另钻孔拧入，尚未见因移换钉孔而感染者。术前要坚持剃去头发，国外不剃头而留长发，仅将钉孔附近的头发剪去，可能是感染多的原因。

2. 骨盆针的并发症：可分为穿针错误的并发症和穿针后期的并发症，前者文献中报道有一例误穿入腹腔撕破腹膜，有一例误由对侧髂后上棘穿出损伤骶神经者。马氏曾有一例误从同侧椎体旁穿出，但未引起副损伤。凡此都是操作不仔细，或过分依赖骨盆穿针导向器所造成。只要操作仔细都能避免。后期的并发症，有支撑中穿针折断者，这可立即更换。一个不为少见的并发症是髋部疼痛不能充分伸展及屈曲，走路困难。这是由于穿针要经过一段前方的髂肌所致，一般1周左右即能自行恢复。也有个别在拔针后髂肌形成瘢痕挛缩者，影响髋关节充分活动，但认真锻炼可以恢复，很少有需要手术松解者。

针孔的感染较颅环钉要多，但很少需要做切开引流者。个别报道有拔针后形成慢性窦道，需要做窦道切除者。报道中有在支撑情况下由髂骨取骨作植骨用，往往造成针的移动，压迫皮肤造成较大的感染。必须一直避免在支撑情况下从髂骨取骨作植骨用，对脊柱侧弯的植骨，应当一直是取凸侧刀背的肋骨，既安全方便，又有助于背部隆凸畸形的减少。在牵引的后期，穿针孔已松动，穿针带着骨盆环可前后移动。如不注意随时调整，背侧固定器可压迫形成溃疡。因此，细微地观察及高度负责的护理，经常清洁消毒穿针孔是防治骨盆针并发症的关键。

（二）神经系统的并发症

颅环支撑牵引时从头到骶椎受到纵向的牵引，某些颅神经、脊髓及周围神经可受到一定的纵向或斜纵向的牵拉，如超过其弹性极限时，就产生其功能支配区的症状。

1. 脑神经的并发症：文献报道颇多，但均在放松牵引后逐渐恢复，尚未见有永久残留的报道。外展神经受累出现斜视，有文献报道一例，放松牵引后 2~3 周恢复。迷走神经受累表现为吞咽困难和发声带鼻音，马氏报道一例出现吞咽困难者，放松后 2 天恢复。此外，经常见到初牵引时有恶心、呕吐、腹痛等症状，也有可能是迷走神经受累，也可能是胸腹部直接受到牵拉所引起。舌下神经受累，有文献报道有一例，出现舌摆动不灵，说话大舌音，放松后 2 天即恢复。此等颅神经症状多在牵引的早期出现，经放松恢复后再继续支撑，未见再发生者。

2. 脊髓的并发症：脊髓受累主要见于严重脊柱侧弯的病例。牵引达一定程度时，出现弛缓性瘫，下肢软弱无力，经放松牵引后，均能在数天内恢复。Rausford 等 1975 年报道，有 2 例放松后未恢复，成为永久性瘫痪，经后来手术探查证实，患者原有脊髓纵裂（diastematomyelia）。故对有先天性脊椎畸形的病例，使用颅环支撑牵引时应特别注意。必要时可先做脊髓造影。除外脊髓的先天畸形。

3. 臂丛神经的并发症：颅环支撑牵引中，臂丛神经受到过度牵拉的机会较多，表现为上肢的麻木感、放射性疼痛及肌无力等，有文献报道 4 例，1 例为 27 岁严重脊柱侧弯，支撑数天后即出现肱二头肌无力，经放松 3 周后始渐恢复；1 例为 25 岁，90°以上的脊柱侧弯，只要一加支撑即出现上肢麻痹，反复数次都出现，只得放弃牵引。还有 2 例也是脊柱侧弯，牵引已达到大部矫正，还想再继续撑开时出现上肢疼痛，经略放松后即恢复，反复实验支撑均出现症状，随即停止再支撑。因此认为，牵引后期出现的臂丛症状，可作为停止继续支撑的标志之一。

4. 其他神经的并发症：文献报道中有坐骨神经受累者，症状表现为小腿外侧麻木或软弱无力。还有报道股外侧皮神经麻痹者，但经放松支撑后均得到恢复。

（三）颈椎的并发症

香港 Tredwell 1975 年报道在用颅环-骨盆环支撑牵引治疗脊柱结核后突畸形及非结核性脊柱侧弯的 94 例中，有 13 例 X 线片上看到有齿突缺血坏死，其中 4 例病人丧失了环枢椎的运动功能。其诊断标志是：X 线片上看到齿突有囊性变、硬化及外形不规则。13 例中 10 例是脊柱结核后突畸形，其余 3 例是脊柱侧弯。平均年龄 16.8 岁，平均牵引时间是 9.5 个月，平均牵引力是体重的 78.1%。虽然其文章中统计了年龄、牵引时间和牵引重量与齿突坏死发生率的关系，结果发现年龄、牵引时间和重量在统计学上没有显著意义。但牵引平均 9.5 个月，时间未免太长，一个正常关节固定 9.5 个月，也会出现退行性变，何况在牵引状态下的固定呢。

为了观察牵引中颈椎的改变，过去在牵引中主张每周摄颈椎 X 线片一次，以观察颈椎有无半脱位，实践证明未发现有颈椎半脱位情况出现。近年来，一些学者已不再主张每周摄 X 线片。Schatyke 等报道，齿突血运来源有两条，其一是由前方进入并上升到齿突中央的中央动脉；其二是通过后方的舌状韧带及翼状韧带、副韧带进入的动脉。经注射研究相信，舌状韧带和翼状韧带来的血运对齿突的供应起着重要作用。如在屈头位牵引时，这些韧带就被过度拉紧而缺血，影响其动脉对齿突的血液供应，如头在中立位牵拉，就可避免这一情况的发生。马氏的病例，牵引时间没有超过 6 个月者，牵引时头的位置注意放在中立位，因此，未见到齿突缺血坏死或其他颈椎并发症。一般在除去牵引后，颈椎在最初几天不易转动，但数日后即逐渐恢复正常。

（四）一般并发症

牵引初期的颈痛，为颈部肌肉的痉挛所致，放松后即自愈。然后再支撑，待适应后即不再发生。支撑牵引后期出现的颈痛，属颈肌已达相当紧张程度，为不能再支撑的征兆之一。每日查房时触摸颈部肌肉的紧张程度，也可作为支撑程度的参考。胸、腹壁的疼痛多见于支撑牵引后期，不严重者不必放松，数日后如果缓解，还可再撑，如不能缓解，也为不能再支撑的征兆之一。

第五节 脊柱骨折常用框架固定器介绍

一、颈椎骨折脱位框架固定器

（一）结构简介

一个固定头部的金属圈（相当于颅环），金属圈上有螺钉固定器和支撑杆固定装置。4 根用作支撑杆的可伸缩的金属管，其下部联结胸肩背心。胸肩背心包括胸部背心和肩部弧形杆，胸部背心由人造革制作，其上散布有透气孔，分为前后两部分；在肩部由弧形杆联结在一起。弧形杆与胸部背心联结后，横跨于肩部与支撑杆联结，而起到下部支点的作用。

（二）适应范围

颈椎骨折脱位。

（三）操作方法

首先，行颌下牵引带牵引 2 周，使骨折逐渐复位，这一段时期可配合治疗由于脱位刺激脊髓造成的水肿。2 周后，视骨折及脱位情况，再行复位和固定器固定。安装头部金属圈同安装颅环相同；然后穿戴胸背心和连接弧形杆。将支撑杆同上下端连接，旋动支撑杆的可伸缩调节部，骨折脱位的残余错位即可逐渐纠正。复位满意后，检查各固定装置是否牢固，固定完毕。

（四）注意事项

本框架固定器用途较广，颈部损伤，手术前、后，均可使用。固定时间 3 个月。复位及固定过程中，一定要循序渐进，避免暴力，以免加重脊髓损伤。

二、颅环枷

（一）结构简介

颅环枷固定头部的颅环上有 3 个支撑杆固定器，两侧及前正中各 1 个。其支撑部分为短螺旋杆 2 根，上端连于颅环两侧的固定器上，下端连 1 个弧形金属片，用以固定在石膏背心的两肩部。支撑时旋转螺旋杆上的螺母，向上支撑颅环，其固定在肩部石膏内的远端即向下推压肩部，形成对抗拉力。为了能调节头的屈伸程度，在螺旋杆与颅环间再装上一个弧形带槽的调节板，借其滑动即能使头后伸或前屈。

（二）适应范围

颈椎骨折、脱位；环枢椎不稳。

（三）操作方法

首先，安装颅环，其具体方法详见颅环–骨盆牵引装置部分。所不同的是下部需打上石膏背心，将弧形金属片固定在石膏背心的两个肩都。3 天后即可安装螺旋杆。旋转螺旋杆上的螺母，向上支撑颅环和向下推压肩部。牵引复位满意后，即上紧各部位维持固定。

（四）注意事项

固定过程中，要定期拍 X 线片，以观察骨折及脱位情况。同时要注意有无神经系统的并发症，一旦发现，要立即采用措施。

三、颅环冕

（一）结构简介

颈椎固定器即颅环冕。其固定头部的颅环同颅环枷相同，上有 3 个支撑杆固定器，前正中 1 个，左右两侧各 1 个。颅环冕的支撑部分有 3 根弧形短调节杆，分别连于颅环的 3 个固定器上，其顶端连在前及左右的平衡杆上。另外，还有 2 根支柱杆，此杆上端和平衡杆相连，下端固定在背心胸前的两侧。支撑时，旋转调节杆上的螺母，将颅环向上支撑，而固定在胸壁上的支柱杆，即向下压背心肩部，成为对抗力，即构成了对颈椎的支撑牵引（图 22-32）。

（二）适应范围

1. 颈椎骨折。
2. 颈椎脱位。
3. 环枢椎不稳。

（三）操作方法

首先，在局麻下安装颅环。然后打一石膏背心，将支柱杆固定在两侧胸前。3 天后，开始连接各部件，颅环向颅顶伸出 3 个短支撑杆，其顶连以四方架，架的前方与两长支柱杆相连。根据情况，旋转伸长 3 个短支撑杆，将颅环向顶上牵拉，通过胸前 2 根长支柱杆向下推压背心的两肩，形成对抗支撑牵引。调节两支柱的弧度，保持颈的伸屈程度。拍 X 线片，复位满意后，旋紧各部件，注意观察病情变化。

（四）注意事项

同颅环枷。

主要参考文献

1 Hirsch C et al: Structural changes in the cervical spine: A study on autopsy specimens in different age groups. Acta Orthop Scand 1967, Suppl P. 109

2 Reuleaux F: The Kinematics of Machinery: Outline of a Theory of Machincs. Macmillan, London. 1876

3 White AA et al: Biomechanical analysis of clinical stability in the cervical spine. Clin Orthop 1975, 109: 85

4 Harms-Ringdahl K: On assessment of shoulder exercise and load-elicited pain in the cervical spine. Biomechanical analysis of load-EMG-methological studies of pain provoked by extreme position. Thesis, Karolinska Institute, University of Stockholm. 1986

5 Moroney SP et al: Analysis and measurement of loads on the neck. Trans Orthop Res Soc 1985, 10: 329

6 Wiktorin C V H et al: Introduction to Problem Solving in Biomechanics. Lea & Febiger, Philadelphia, 1986, pp 145~170

7 Urban JPG a1 Swelling Pressure of thc intervertebral disc: of protooglycan and collagen contents. Biorheology 1985, 22: 145

8 Kulak RF et al : Biomechanical characteristics of vaterbral motion segments and intervertebral discs. Orthop C1in N Am 1975. 6: 121

9 Nachemson AL et al: Mechanical properties of human spine motion segments. Influence of age,sex. disc level and degeneration.Spine 1979. 4: 1

10 White AA et al: Clinical Biomecnics of the Spine, Lippincott.Philadelphia. 1978

11 El-Bohy AA et al: Intervertebral disc and facet contact pressure in axial torsion. ln l986 Advances in Bioengineering. Ed S. A. Lantz andA. I. King, l986. Am Soc of Mechanical Engineers. New York. P. 26

12 Gertzbein SD et al: Centrode patterns and segmental instability in degenerative disc discease. Spine 1985, 10: 257

13 Biering-Sqrensen F: Physical measurements as risk indicators for low back trouble over a one-year period. Spine 1984, 9: 106

14 Norton PL and Hrown T: The inmmobilizing efficiency of back braces.Their effect on the posture and motion of tbe lumbosacral spine. J Bone Joint Surg 1957, 39A、111

15 Wilder DG et al: The functional topography of the sacroiliac joint. Spine 1986, 5: 575

16 Schultz AB et al: Analysis and measurement of lumbar trunk loads in tasks involving bends and twists. xx J Biomech. 1982, 15: 669
17 Floyd WF et al: The function of the erectores spinae muscles in certain movements and postures in man. J. Physiol. L955, 129: 184
18 Stokes IAF et al: Influcnce of the hamstring muscles on lumhar curvature in sitting. Spine, 1980, 5: 525
19 Eie N: Load capacity of the low back. J Oslo City Hosp 1966, 16: 73
20 Lin HS, Liu YK et a1: Mechanical response or the lumbarintervertebral joint under physiological (complex) loading. J Bone Joint Surg 1978, 60A: 41
21 Cappozzo A: Compressive loads in the lumbar vertebral column during normal level walking. J Orthop Res 1984, 1: 292

第二十三章　骨盆骨折框架固定技术

第一节　骨盆应用解剖

一、骨盆标志投影

1. 髂脊：全长均可触及。
2. 髂前上棘：即髂脊的前端。
3. 髂后上棘：即髂脊的后端。
4. 髂结节：髂前上棘后上方 5 ~ 7cm 处的突起。
5. 坐骨结节：屈髋时在臀下方可触及。
6. 耻骨联合上缘：即腹壁正中线下端。
7. 耻骨结节：位于耻骨联合外侧约 2.5cm 处的骨突。

二、骨盆骨性结构

骨盆由髋骨及骶骨形成完整的骨盆环。后环由髂骨通过骶髂关节与骶骨相连组成，是骨盆的承重结构。躯干的重力由骶骨传到骶髂关节到髋臼。前环为耻骨支、坐骨支借耻骨联合相接，是后环的支撑部分。骨盆由松质骨构成，骨折后髓腔出血较多。

骨盆由左右髂骨与骶骨和尾骨借左右骶髂、耻骨联合和骶尾联合以及骶棘韧带、骶结节韧带连接成盆状，成为躯干下部的骨性结构。骶骨胛和两侧髂骨弓状线、耻骨梳和耻骨结节形成一环形线，称为界线，线上部分无骨性前壁称为大骨盆；线下为小骨盆，四壁均为骨性，其内外表面为肌肉和筋膜覆盖。骨盆腔内容纳泌尿、生殖和消化器官以及血管神经等重要结构。骨盆有保护盆腔内器官及传递重力的作用。

(一) 髋　骨

由髂骨、坐骨、耻骨三骨组成，初生后三骨间为软骨连接，在 16 岁左右形成骨性连接，成为形状不规则的髋骨。此外，髂脊、髂前上棘、坐骨棘、坐骨结节和髋臼均有继发骨化中心，在 15~30 岁间相继与髋骨形成骨性连接。在髋骨外侧中央为髋臼，与股骨头构成髋关节。髋骨后端有一耳状面与骶骨耳状面构成骶髂关节，两侧耻骨上下支的内侧相互结合构成耻骨联合（图 23-1）。

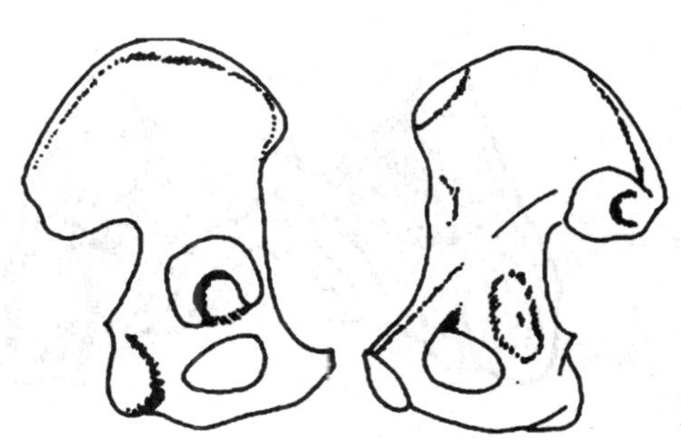

图 23-1　髋骨内、外侧观

(二) 骶骨和尾骨

骶骨由 5 节独立的脊椎于 17~25 岁时融合而成，骶骨呈略为扁平的三角形，稍向后下方弯曲。在骶骨外侧部上 2 节或上 3 节两侧各有一耳状面；骶骨上方中央的椭圆形骨面称骶骨底，借椎间盘与第 5 腰椎相接。骶骨骨盆面平滑略凹，有 4 对骶前孔与筋骨椎管相通，骶神经前支及血管由此通过；骶骨背面粗糙隆凸，亦有 4 对骶后孔，骶神经后支及血管由此进入椎管。第 5 骶骨椎体构成骶尖，借椎间盘和韧带与尾骨相接（图 23-2）。

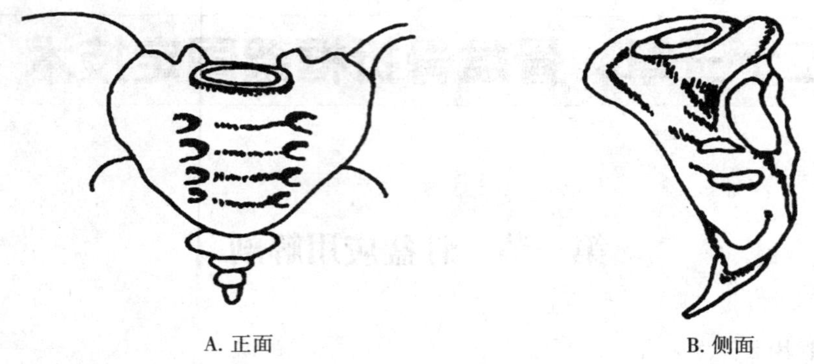
A. 正面　　B. 侧面

图 23-2　骶骨与尾骨

三、骨盆关节韧带

（一）骶髂关节及韧带

骨盆是由耻骨联合与骶髂关节借助强韧的韧带联结起来的。以上均为微动关节，活动范围很小，所以在临床上骨折的发病率高于关节脱位。

属滑膜性微动关节，由骶骨和髂骨的耳状关节面构成。在成人关节软骨表层为纤维软骨，深层为透明软骨，两个关节面凹凸不平互相嵌合。骶髂关节腔的方向是由后内斜向前外，其关节囊虽较为薄弱，但关节周围有 6 个方向不同的韧带组成稳定关节的坚韧结构。位于关节前方的骶髂前韧带宽而薄，有防止髋骨外旋的作用；骶髂后韧带由短和长韧带组成，长韧带又可分为内、外两束；骶髂骨间韧带充填于关节囊的上方与后方，为骶髂后韧带覆盖，是全身最坚强的韧带。当半骨盆遭受强大的内旋外力时，此韧带常保持完好，而其附着处的骨质被撕脱（图 23-3）。位于关节后方的骶髂后韧带和骶髂间韧带形似悬吊式桥梁的钢索，将前宽后窄的骶骨悬吊并牢固固定于两髂骨之间，是为骶髂关节后方的主要稳定机制（图 23-4）。

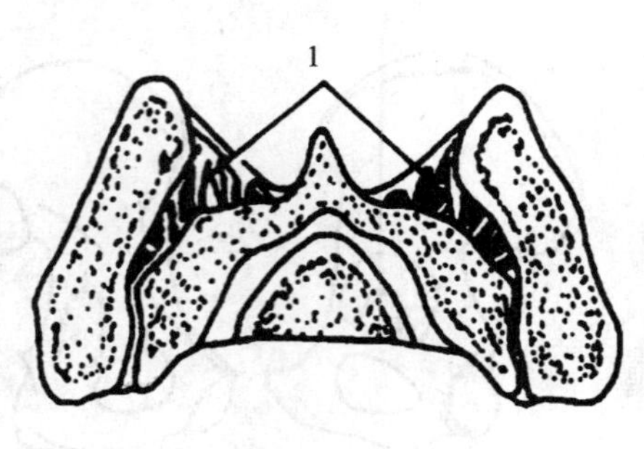

1. 骶髂间韧带

图 23-3　骶髂关节横断面

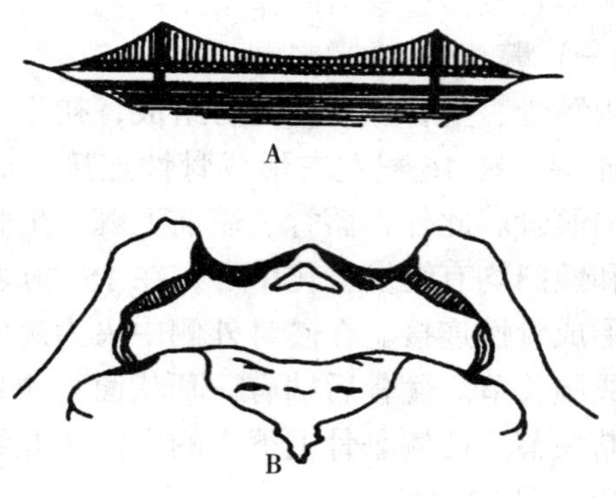

A. 形似吊桥　B. 骶髂关节

图 23-4　后侧结构

髂腰韧带起于第 5 腰椎横突和髂骨峡之间，部分纤维止于髂窝与骶骨底。骶结节韧带起自髂后下棘、骶骨下部的外侧缘和尾骨的上部，韧带呈扇形，斜向外下方止于坐骨结节内侧缘和坐骨下支。骶棘韧带位于骶结节韧带的前方，较薄，呈三角形，起自骶骨和尾骨的外缘，向外止于坐骨棘。此两韧带有限制半骨盆内旋、垂直位移和骺骨向前旋转的作用，有助于骶髂关节的稳定（图 23–5）此外，骶骨上宽下窄，嵌合于两髂骨之间，有如拱门或石桥的结构，负重越大则嵌合越紧（图 23–6）。总之，由于骶髂关节特殊的骨结构和多个坚强韧带的加固，使之极为稳固，惟有在高能量外力作用下，方可伤及骶髂关节。

骶骨两侧的耳状关节面与两侧髂骨同名的关节面相吻合，形成一微动关节。其间隙为一不规则的狭长裂隙，关节面亦为透明软骨组成。耳状关节面分成上、中、下三个部分，结构各异，从而增加其稳定性。关节腔内滑液较少，关节周围除关节囊和滑膜外，前侧的韧带比较薄弱，后侧的骨间韧带和后韧带坚强有力，在侧方挤压或垂直剪力作用下，可使后侧韧带断裂而丧失骶髂关节的稳定性。站立时，骨盆向前倾斜，骶结节韧带、骶棘韧带和髂腰韧带紧张，亦有稳定骨盆的作用。上述韧带断裂亦可使骶髂关节的稳定性遭到破坏。

（二）耻骨联合及韧带

耻骨联合位于左右耻骨联合面之间，联合面上被覆透明软骨，借纤维软骨板连接，成为耻骨联合。软骨板内有一矢状狭窄的缝隙，称为耻骨联合腔，腔内无滑膜覆盖。位于耻骨上方的耻骨韧带亦称耻骨上韧带，前方的耻骨前韧带、后方的耻骨后韧带和张于两侧耻骨下支之间的耻骨弓状韧带，共同加固耻骨联合，以抗衡负重或遭受外力时的张力、压力及剪切应力（图 23–7）。

从水平切位观察，耻骨联合由软骨和纤维软骨连接成关节。由矢状面观察，耻骨的关节面呈卵圆形，其长轴斜向前上方。关节的前面及后面均有韧带相连。自前面观察，关节的上下缘均有致密的韧带联结。关节间由透明软骨和纤维软骨盘组成。耻骨联合是整个骨盆环最薄弱的环节，前后挤压、左右分离或上下剪切的外力均可造成耻骨联合分离。

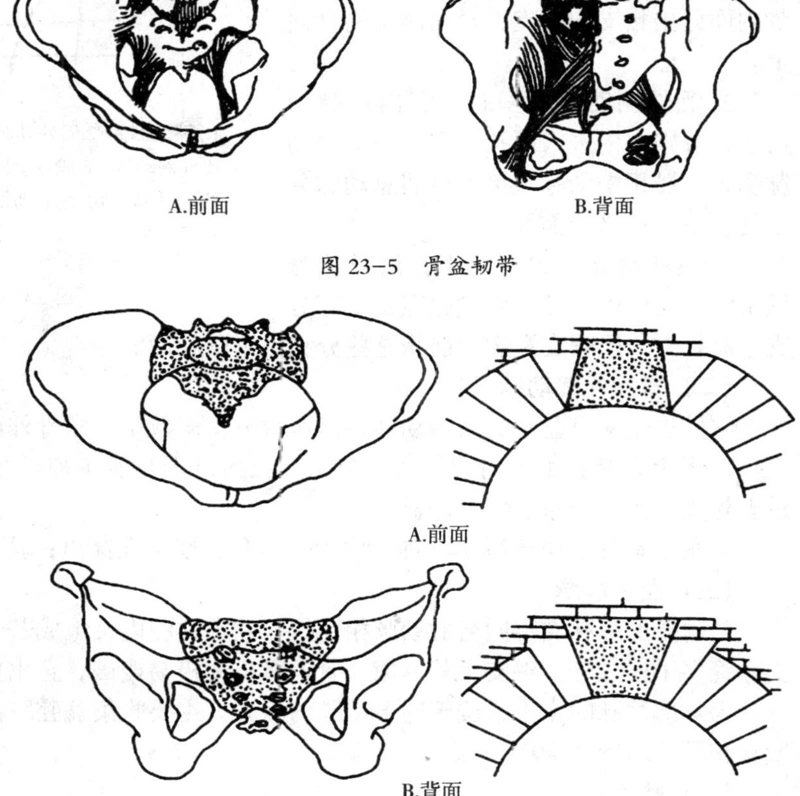

图 23–5　骨盆韧带

图 23–6　骨盆拱顶式结构

四、骨盆肌肉筋膜

如将骨盆的关节、韧带视为支点，则骨盆周围的肌肉相当于力点。在一般情况下，骶棘肌、臀肌松弛，腹肌、髂腰肌紧张，骨盆向前倾斜，以维持脊柱的生理弧度及骨盆的稳定性，如负重则上述肌肉作用相反，骨盆前倾消失，腰椎生理前突变小。骨盆环的周围附着的肌群非常广泛，互相制约以维持骨盆的稳定性。如附着骨盆的腹直肌、骶棘肌、腰方肌、腰大肌和腹内、外斜肌等躯干肌群，多数为垂直走行，附着面积多，肌腹宽大，肌纤维长，拉力大。而附着骨盆的髂腰肌、臀肌、内收肌、缝匠肌、股直肌和腘绳肌等下肢肌群，多数为斜行，附着点少，有的肌腹小且短，拉力差。因此，骨盆骨折后半骨盆常向颅侧移位，只有在脱位侧施行下肢牵引，依赖下肢肌群和关节的牵引力，方能抵抗躯干肌向颅侧牵引而获得半盆复位。侧方挤压或垂直剪力所造成的骨盆环骨折脱位，由于骶髂关节和耻骨联合韧带的断裂，半盆均有不同程度的内旋变位，必须依赖于臀肌、下肢内收肌和髋关节外展牵引，内旋的半盆才能复原。否则，造成骶髂关节不稳。

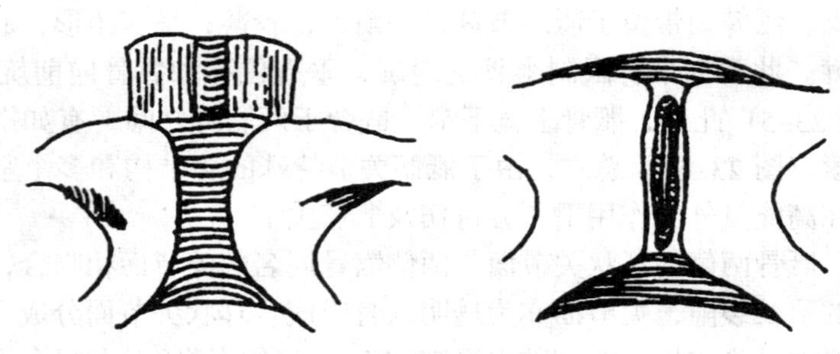

图 23-7 耻骨联合结构

五、骨盆血管神经

（一）骨盆内壁动脉（图 23-8）

主要来自髂内动脉，它位于腰大肌内下缘，近坐骨大孔的上方分为脏支和壁支，壁支分为5支，它又与腹主动脉和髂外动脉分支等相吻合。

1. 髂腰动脉：来自髂内动脉成直角分出，沿骶骨外上面向外上方走行，至髂骨内面分出腰支和髂支，紧贴髂窝的骨面上。

2. 骶外侧动脉：多起于髂内动脉的后干，分别向内进入骶孔，末端与骶中动脉吻合。骶正中动脉直接来自髂总动脉分叉处，下行达骶骨前面。

3. 闭孔动脉：起自前干，沿骨盆侧壁由闭孔肌内面前行，由盆腔穿出，其分支达骶骨支、坐骨支和髋臼前缘这些分支也紧贴骨面。

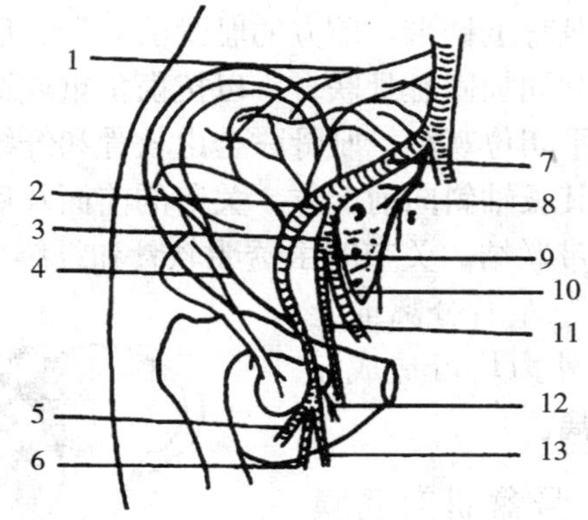

1.髂腰动脉 2.髂外动脉 3.髂内动脉 4.旋髂深动脉 5.旋股外侧动脉 6.股深动脉 7.髂总动脉 8.骶正中动脉 9.骶外侧动脉 10.臀上动脉 11.闭孔动脉 12.旋股内侧动脉 13.股动脉

图 23-8 盆内动脉及分支

（二）骨盆外壁动脉

它们也是来自盆腔的髂内动脉，但血管分支多数是在髂骨外面。

1. 臀上动脉：由髂内动脉后干分出，在腰骶干与骶1神经之间穿出梨状肌上孔，呈锐角绕过坐骨大切迹，分布在髂骨外板。

2. 臀下动脉：位于骶1~2神经之间，由梨状肌下孔穿出，其分支达骶骨外面和坐骨体。

（三）髂内静脉

骨盆壁的静脉支与同名的动脉相伴行。它在盆腔内又组成若干静脉丛，位于盆筋膜下，较壁支血管多10~15倍，壁支无静脉瓣，骨盆骨折时极易撕破，且出血不止。

为盆部静脉的主干，位于同名动脉的后方。主要收集盆腔脏器及盆壁的静脉血。其属支包括壁支和脏支（图 23-9）。

（四）腰　丛

是由腰1~3神经前支和腰4前支的一部分组成，腰2~4又组成股神经和闭孔神经。腰丛位于腰大肌之后，腰椎横突之前。骶丛是由腰 3 和骶 1~2 神经前支，腰 4、骶 3 神经前支一部分组成，位于骶骨前面。从骶丛发出的神经与腰 4 神经前根组成腰骶神经丛。腰 5 和骶 1~3 神经根组成坐骨神经（图 23-10）。腓神经和胫神经是坐骨神经的两个终支，前者由腰 4~5 和骶 1 组成；后者由腰 4 到骶 3 神经组成。骶 1~4 又组成阴部神经。腰丛是由腰 1~3 神经前支和腰 4 前支的一部分组成，腰 2~4 又组成股神经和闭孔神经。

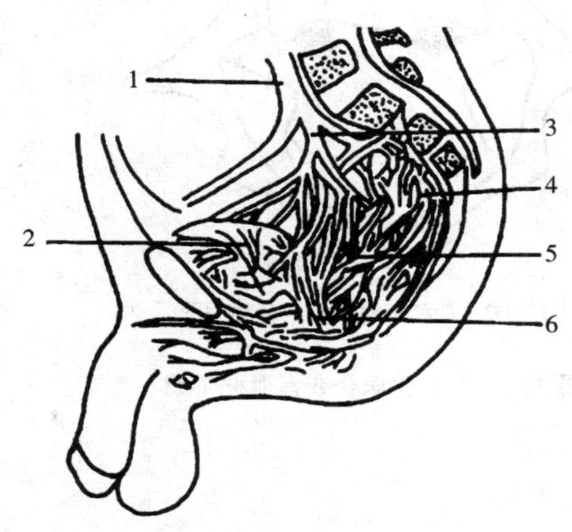

1.下腔静脉 2.膀胱丛 3.髂内静脉
4.骶前丛 5.直肠丛 6.阴部丛

图 23-9 盆内静脉及静脉丛

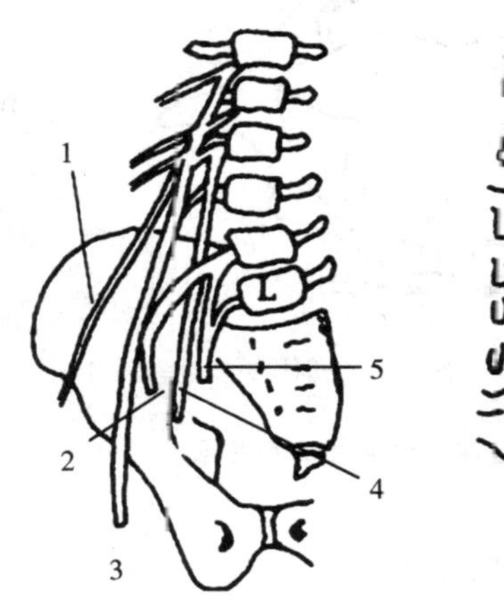

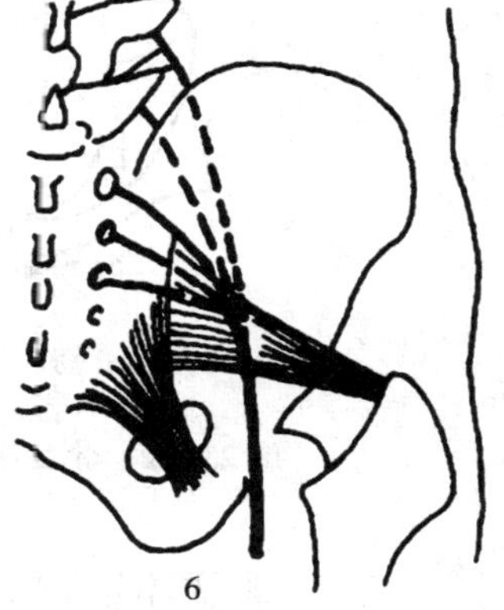

1.股外侧皮神经 2.生殖股神经 3.股神经
4.闭孔神经 5.腰骶干 6.坐骨神经

图 23-10 骨盆内神经

第二节 骨盆生物力学

一、骨盆的重力传导

骨盆位于躯干的基底，它支托腹部并连接脊柱和下肢，支持体重。两个对称的髋和骶骨借两个骶髂关节和前方的耻骨联合连成一体，形成一个骨关节环，称为骨盆。两髋臼联线将骨盆环分为前后两部分。骨盆后部是主要的承重部分，故称承重弓，是股骶弓和坐骶弓组成。当人站立时，躯体的重力从骶骨经两侧骶髂关节传至髂骨后部，再向下传递至髋臼，形成股骶弓承重。坐位时重力由骶骨经骶髂关节，向下传至髂骨后部，再向下经坐骨上支至坐骨结节，形成坐骶弓负重（图 23-11）。骨盆前部由两侧耻骨上、下支与耻骨联合构成的弓形结构联结两侧承重弓称为联结弓或约束弓，临床上简称为前环，其作用是防止承重弓向中线移位或分离，是稳定和加强承重弓的力学因素。

承重弓和联结弓的骨骼粗厚，内部骨小梁的排裂与作用于弓的力线一致，但承重方弓较联结弓的骨质更为坚强。当骨盆环遭受外力时相对薄弱的联结弓（前环）。可发生骨折；当强大暴力造成坚固的承重弓（后环）破裂时，联结弓几乎均有损伤。

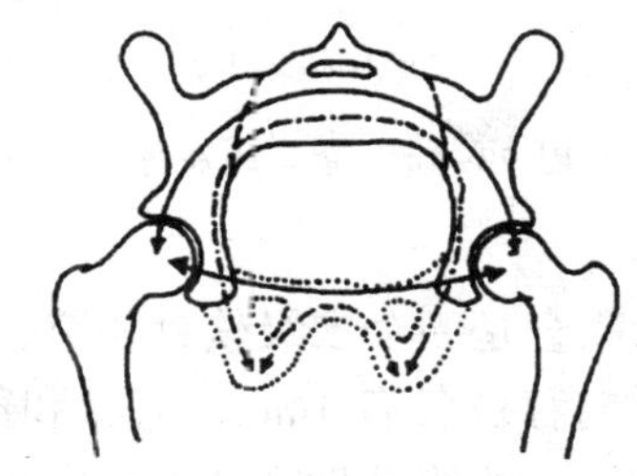

实线为股骶弓及其联结弓，虚线为坐骶弓及其联结弓

图 23-11 骨盆承重弓

从额状面看，上宽下窄的骶骨犹如卡在髂骨间

的一个楔子，当骶骨承重越大则骶髂关节的韧带越紧张，因而形成了一个坚固的自锁系统。当韧带断裂后，骶骨或半盆承重时，将导致骶髂关节移位。从横断面来看，每侧髂骨可视为支点在骶髂关节的杠杆，其后方坚韧的骶髂韧带（L1、L2）构成力学阻力，在耻骨联合相对应的压力（S1、S2）是其力点（图 23-12）。若耻骨联合脱位，两侧耻骨分离（S），使骶髂关节增宽，骶骨失去紧密的韧带固定，致使骶骨前移（D1、D2），（图 23-13）。

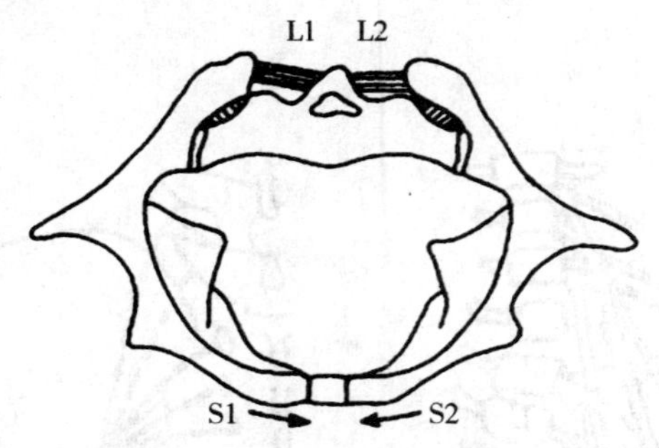

L1、L2：韧带，S1、S2：挤压力

图 23-12 骨盆环整体互相依存关系

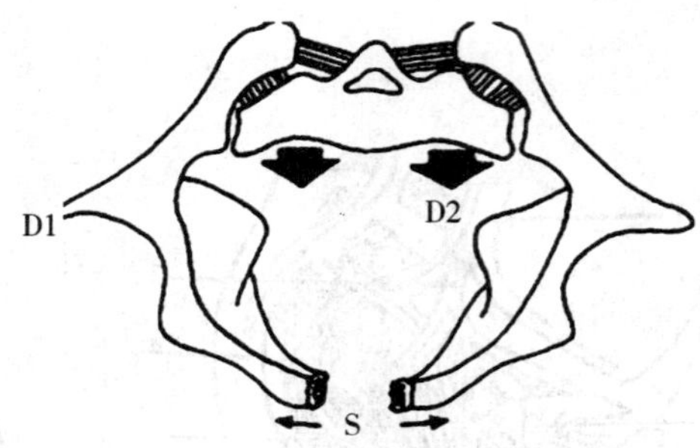

D1、D2：滑移，S1、S2：分离力图

图 23-13 耻骨联合分离骶骨不稳

二、骨盆环生物力学

人体直立时，骨盆向前方倾斜，骨盆上口平面与水平面呈 50°~60°倾斜角度。当运动时骶骨围绕着以骶髂关节后方韧带为横轴出现范围小但很复杂的屈伸活动（图 23-14）。在骶骨的屈伸活动时，不同作者观察到骨盆前后径有 3~17.5mm 的改变，同时髋骨也出现旋转变化（图 23-15）。

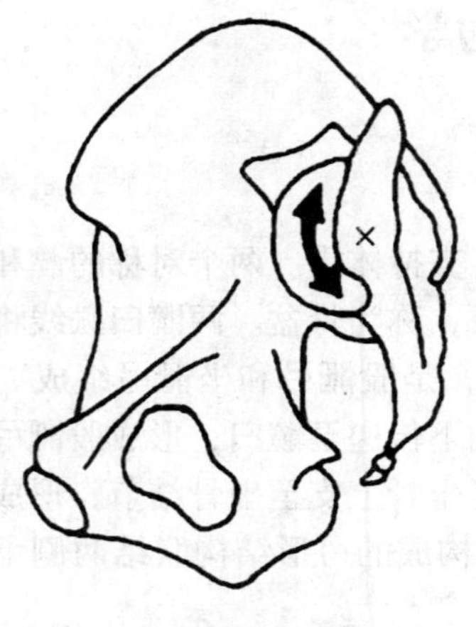

×为活动中心

图 23-14 骨盆的屈伸活动

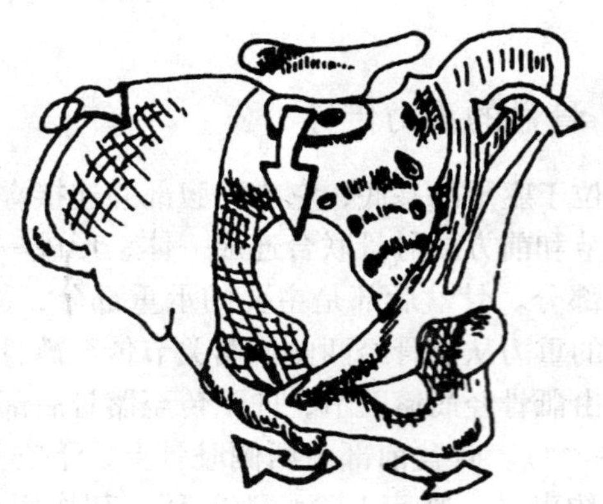

图 23-15 骨盆屈伸时相应变化

耻骨联合是一个二级软骨关节，活动范围小。Walheim 用电子力学方法测定其生理活动：是横向、纵向移位各有 1mm，矢状和额状面旋转各 1.5°，垂直活动 2mm。由于耻骨联合周围坚强的韧带结构，致使耻骨联合不易发生脱位，而耻骨支相对薄弱，常易发生骨折。

人体处于不同体位时骨盆的关节所变应力不同：当两腿站立时，躯干重量作用于骶 1 上面，产生驱使骶骨岬下沉的力，造成骶骨沿骶髂关节轴心前倾的趋势（N1），与此同时，体重作用于地面的反作用力，沿股骨上传至双侧髋关节造成与使骶骨前倾方向相反的力距（N2）。由于骶髂前、骶棘和骶结节韧带能有效地限制骶骨前倾（图 23-16）。因此，在实际上几乎不出现以骶髂关节为轴的骶骨屈伸活动。但是当稳定骨盆环的韧带损伤，特别是骶棘和骶结节韧带断裂后，作用于骶髂关节的压应力和作用于耻骨联合的张应力，将造成或加重骨盆环损伤后的畸形。坐位时两侧坐骨结节承重，若两坐骨结节间距小于骶髂关节压力中心间距，耻骨联合的应力为压应力，反之，则为张应力。

当单腿站立或迈步时，支撑腿向上传递体重作用于地面的反作用力，同侧髋关节上升，对侧则因下肢重量的作用而下降，于是在耻骨联合处出现剪力（图 23-17）。与此同时，骶髂关节即会发生与同侧耻骨相反的活动。但是由于骶髂关节和耻骨联合牢固的结构，实际上无论在耻骨联合或骶髂关节均不会出现任何活动。若创伤后耻骨联合脱位或骶髂关节损伤，即会出现移位或异常活动，以致每迈一步均可引起疼痛。

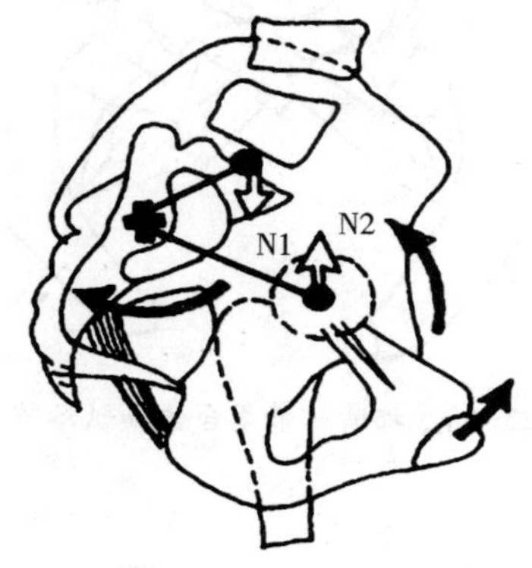

图 23-16　双足站立时骨盆受力移位倾向

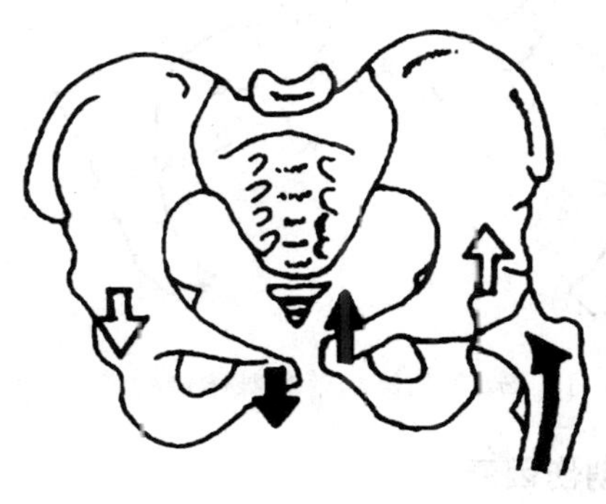
图 23-17　单足站立时骨盆受力移位倾向

平卧时，骶骨后面、骶尾旁和两髂后棘部所承受的部分躯干重量不足以造成骨盆环活动，但髋关节屈曲和伸直使伸髋或屈髋肌处于紧张状态，会影响骨盆环的倾斜度，引起骶骨岬、坐骨结节和尾骨位置的改变。据 Kapanji 观察：在平卧髋关节从伸直至屈曲时，骶骨岬有 5.6mm 位移，盆腔的容量发生明显变化。

总之，对人体几个不同位置骨盆的生物力学已有初步研究，但与膝、髋关节相比，仍有很大差距。此外，脊柱侧弯或生理弯曲改变，髋关节畸形，下肢缩短等均会影响骨盆的位置和运动方式，并以此取代上述畸形，调节人体达到新的静态和动态平衡。

三、骨盆不稳定因素

骨盆的稳定有赖于骨盆环的完整，包括组成骨盆的各骨和各骨间相连的韧带，如上述结构遭到破坏，则可能导致骨盆不稳定。下列各种因素常可导致骨盆不稳定。

（一）生理性因素

女性妊娠期，由于雌性激素分泌增多导致骨盆环韧带松弛。正常分娩中也可导致耻骨联合轻度分离，以上因素都可能引起骨盆不稳定。一般情况下，当雌激素分泌降至正常水平时，骨盆环可恢复到正常状态。少数产后妇女可因耻骨联合分离未恢复到正常而出现耻骨疼痛症状。骨盆 X 线片发现除耻骨间距增宽外，还能见到骶髂关节处有硬化。显然上述改变是由于骨盆环前方不稳定导致了后方应力集中。

（二）医源性因素

骨科医生由后路行髂骨取骨时，伤及骶髂韧带，也能导致骨盆不稳定。

（三）韧带断裂

Tile为了验证韧带损伤引起不稳定的程度，曾做过韧带切断实验研究，先切断耻骨联合并不引起明显的骨盆不稳定，如进一步切断骶棘韧带和骶髂前韧带，在外旋应力作用下，则骨盆环前方张开，直至髂后上棘顶住骶骨（图23-18）。

因后方韧带复合体仍保持完整，故尚不能发生垂直面上的上下移位。如把后方韧带复合体和骶结节韧带均切断，则垂直面上也会出现移位（图23-19）。上述研究结果为临床应用提供了科学的实验依据。

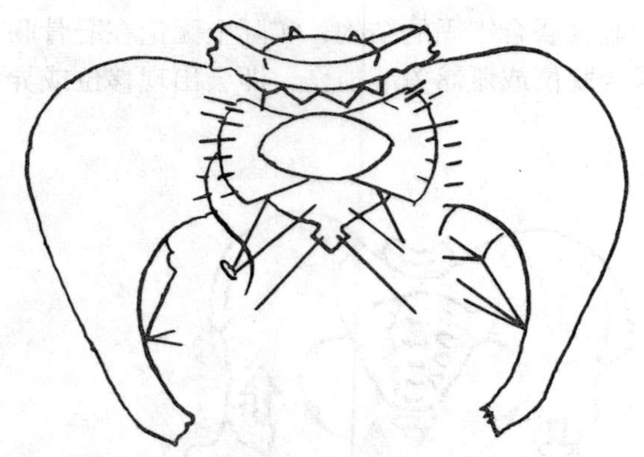

图23-18 切断骶棘韧带和骶髂前韧带

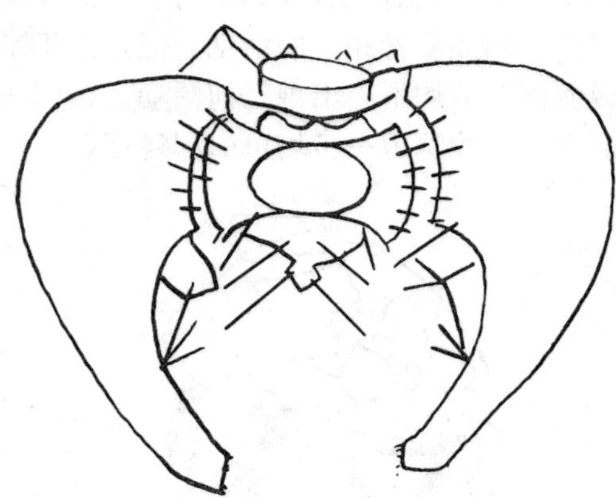

图23-19 切断韧带复合体和骶结节韧带

（四）创伤因素

其致伤暴力可分为外旋、侧方挤压、垂直暴力和复合性暴力。

1. 外旋暴力：直接作用在髂前上棘或双侧股骨的外旋暴力，都可能导致耻骨联合分离。另外，来自后方的冲击力，也能造成耻骨联合分离，原因是传至前方的外力，对耻骨的作用是使耻骨外展旋转，故同样可造成耻骨联合分离（图23-20）。

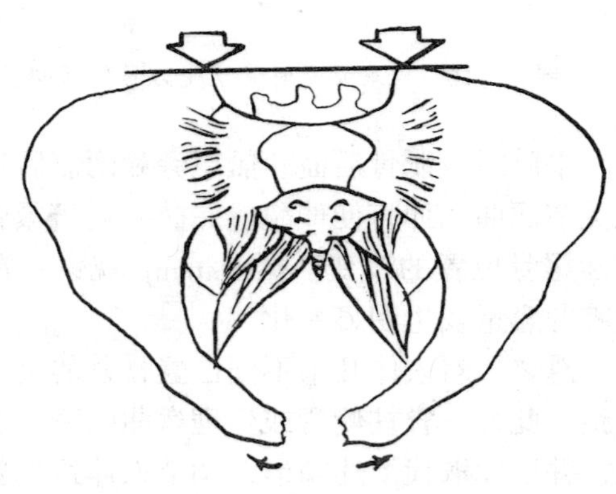

图23-20 后方冲击力造成耻骨联合分离

2. 侧前方挤压力：来自侧方的挤压暴力可造成耻骨骨折，发生骨折后，外力作用仍未能解除则可导致耻骨的重叠移位（图23-21）。如侧方挤压暴力偏后，则可导致骶髂骨压缩骨折和前方的耻骨分离骨折（图23-22）。

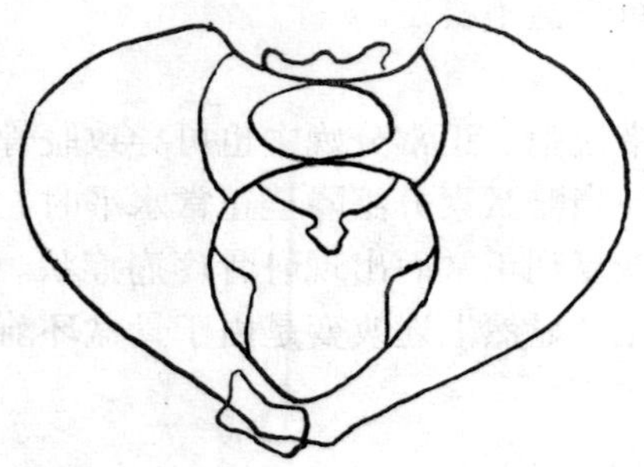

图23-21 侧前方暴力致伤

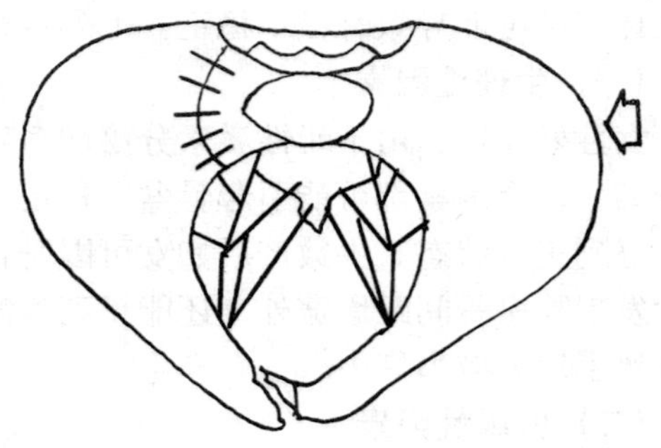

图23-22 侧后方暴力致伤

3. 剪力：剪力损伤实质上是直接作用半侧骨盆的垂直暴力。强大的剪切力可导致骶髂关节脱位，韧带复合体断裂，甚至使整个半骨盆撕脱。

4. 复合性暴力：如上所述都是从单纯致伤外力进行分析的，实际上多数情况下遭受的外力都是复合性的。为作出正确的判断，必须结合伤情特点、X 线片等进行综合分析，才能作出符合客观实际的确切诊断。

四、骨盆框架固定器生物力学测试

Slatis 等（1975 年）应用壮年男性新鲜骨盆骨 7 具尸体，保留骨盆韧带，除去所有软组织，然后切开耻骨联合及左侧骶髂关节，造成创伤性半骨盆脱位的模型。在分离的骶髂关节间与耻骨联合间，各放置气囊一个，气囊连接一条橡皮管分别与水银阀的玻璃管及测压管相接。按常规用骨盆框架固定器加压骨盆骨折脱位的模型。用钳子夹住连接耻骨联合的橡皮管，放开连接骶髂关节的橡皮管，可测得骶髂关节的压力。夹住连接骶髂关节的橡皮管，放开连接耻骨联合的橡皮管，可测得耻骨联合的压力。7 例标本模型测得结果，骶髂关节的压力较耻骨联合的压力高约 $10kg/cm^2$（图 23-23）。

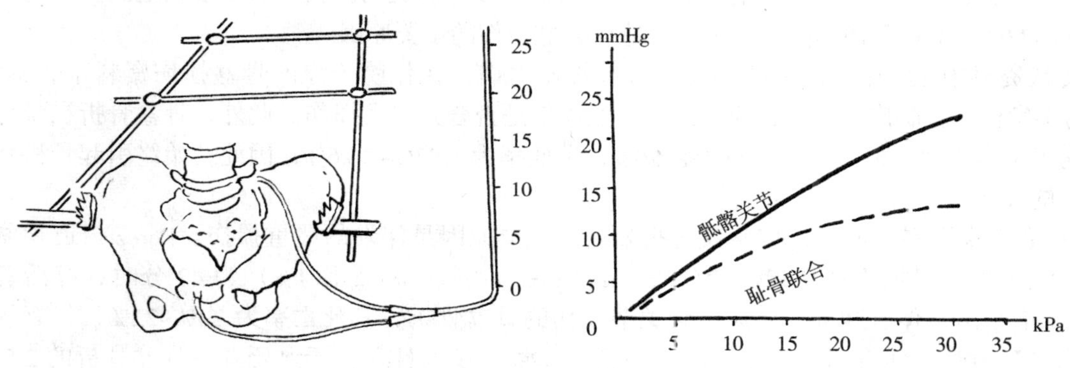

图 23-23 框架固定器对骨盆环生物力学测试

骨盆骨折脱位整复后，根据 Hoffmann 压架（梯形架）实验室和临床上应用，主要靠带有螺旋的中间横棒，横棒旁安装有压力指示器，最合适的压力为 20±5kPa，梯形架的第一根横杆为加压力的支点，第二根带有指示器的横棒为力点。加压力通过两侧纵棒将作用力传达到骶髂关节和骶骨，其次是骨盆前环。该框架固定器与躯干纵轴呈 70°角，对骶髂关节压力最强。设横棒的加压力为 kPa，骶髂关节和耻骨联合为 kPa/cm^2，加压力与承受的压力成正比（表 23-1）。

表 23-1 骶髂关节和耻骨联合压力测试结果

固定器的压力（kPa）	骶髂关节（kPa/cm^2）	耻骨联合（kPa/cm^2）
1.40	0.60	0.12
3.40	1.32	0.72
5.40	1.92	0.66
7.40	2.40	1.08
9.20	3.00	1.32
14.6	4.20	1.62

（引自孟和，黄克勤主编的骨科复位固定器疗法）

从生物力学证实框架固定器虽有足够的固定力，但很难维持复位和抵抗负重力。因此，对患者不宜强调过早下地活动。Wild（1982 年）应用三角形框架固定器，固定不稳定性骨盆骨折，得到类似梯形框架固定器的加压效果。改良的梯形骨盆框架固定器比三角形框架固定器轻巧，操作简单，与国外制作的框架固定器比较在生物力学的作用力上相同，在治疗上的效果是一样的。

第三节 骨盆骨折

骨盆骨折和脱位的发生率相对较低。欧美国家资料中骨盆骨折的发病率为 20~35.2/10 万。但一旦发生骨盆骨折，往往都是比较严重的损伤。至于来自各医院的资料中，骨盆损伤的发生率则因年代、国家、地区、医院规模和性质以及其他因素的不同而异。一般来说，大城市大医院的骨盆损伤占骨关节损伤的 1%~3%，在住院病人中则为 0.3%~6%。如北京积水潭医院为 1.43%，天津骨科医院为 1.16%。坑道作业发生骨盆损伤的几率较高,我国煤矿医院资料中骨盆损伤占 3.4%~9%。

骨盆损伤多系高能量外力所致，交通伤是骨盆伤的重要因素，在欧美国家资料中约占 50%，少数则高达 79%~92.6%。20 世纪 90 年代，在一些儿童骨盆伤的数据中，交通伤占 68.4%~90%。目前，我国大城市医院 1/4~1/3 骨盆损伤系交通伤所致，而机动车较少的城市和地区，交通伤仅占 5.6%~23%。重物砸伤和高处坠落也是造成骨盆损伤的重要原因。

文献资料中 12.3%~37.3%的多发伤者有骨盆损伤，在住院治疗的骨盆损伤资料中，28%~65%为多发伤。在临床工作中，应多注意骨盆损伤是否合并多发损伤。此外，骨盆骨折在骨与关节损伤中虽占少数，但死亡率却达 5%~20%，致残率为 1.87%~36.6%，因此，始终引起骨科和创伤医生的关注。

近 20 年来资料表明，造成骨盆骨折死亡的主要原因是伴发的严重损伤。Perez 报道骨盆骨折，死亡者按多发损伤创伤指数计分法（Injury Severity Score 简称 ISS）为 42 分时，存活者为 17%。Tile 指出：伴有胸部、泌尿或骨关节损伤的骨盆骨折，其死亡率为 20%~22%，伴有颅内占位伤者为 50%，伴有明显出血的腹内伤者为 52%，仅因骨盆骨折致死者占骨盆骨折的 2.5%~12.9%。Mucha Jr 报道 533 例骨盆骨折，死亡 34 人，其中 4 人（11.8%）死于骨盆骨折，18 人（53%）骨盆骨折是造成死亡的附加因素，另 12 人（35%）死因与骨盆骨折无关。由此可见，533 例骨盆骨折中直接死于骨折者仅 4 例（0.75%）。由于骨盆骨折严重程度有所不同，重度骨盆损伤常伴发或合并损伤，其死亡率可高达 42%，而轻度骨盆骨折的死亡率只有 3.4%。此外，开放性骨盆骨折死亡率则高达 30%~50%。至 20 世纪 90 年代，随着院前急救，急诊复苏救治和骨折治疗的进步，严重骨盆骨折的死亡率已有所下降。

一、骨盆骨折致伤机理

（一）直接暴力

多为直接暴力所引起的前后冲撞或侧方挤压伤，多见于严重的交通和工伤事故，如车祸、房屋倒塌或塌方等，该类型所致的骨折，不仅多见，而且伤势多较严重。暴力的大小往往决定骨折类型，骨盆承受暴力后，先在骨盆前侧（耻骨、耻骨坐骨支或耻骨联合）发生单处骨折。若暴力较大，骨盆环的承重弓随着破裂分离，引起骨盆环多处骨折。

（二）间接暴力

即由下肢向上传导抵达骨盆的暴力，因其作用点集中于髋臼处，引起中心性髋关节脱位或髋臼缘骨折。

（三）肌肉拉力

即肌肉突然收缩所致的髂前上棘、髂后上棘及坐骨结节骨折等。

二、骨盆骨折临床类型

（一）Watson-Jones 骨盆骨折分类法

早在20世纪40年代 Watson-Jones 将骨盆环损伤分为三个类型：

1. 撕脱骨折。
2. 骨折脱位。
3. 骶尾骨骨折。

（二）Pennal 和 Tile 根据外伤机制的分类法

1980年，Pennal 和 Tile 根据损伤的机制分为四种类型：

1. 前后挤压型（开书型）：骨盆前后挤压致使耻骨联合分离，单侧或双侧耻骨支、坐骨支骨折分离错位，常将骶髂关节前韧带撕裂造成骶髂关节分离。

2. 侧方挤压型：骨盆两侧受暴力挤压、受作用力较大的一侧发生耻骨支、坐骨支骨折，或耻骨联合交锁，随即同侧髂骨或骶骨骨折，或骶髂关节后韧带及前韧带先后断裂、骶髂关节不稳，造成半盆向内旋转和向颅侧移位。经骶骨纵行骨折也为同样机理。

3. 垂直剪力型：坠落伤或多方面暴力造成的单侧或双侧半盆骨折脱位。由于半盆向颅侧脱位冲击第5腰椎横突而骨折，它不仅使骶髂前、后韧带断裂，同时亦将骶结节和骶棘韧带撕裂，半盆向颅侧移位可超过2cm。该种类型是最不稳定的。

4. 髋臼中心型：多由于脸部侧方外力导致髓臼中心骨折脱位，股骨头脱入盆腔，常伴有耻骨体骨折或耻骨联合乃至同侧骶髂关节分离。

（三）Key 和 Conwell 的分型

1984年，Key 和 Conwell 的分型，至今仍有人应用。

Ⅰ型：骨折不涉及骨盆环。

Ⅱ型：环一处断裂。

Ⅲ型：环二处断裂。

Ⅳ型：髋臼骨折。

到20世纪80年代，学者们将骨盆环骨折和髋臼骨折分别论述。由于不同方向致伤外力造成的骨盆环骨折各有其特点，即出现了根据外伤机制的分类方案。骨盆框架固定器旨在治疗骨盆不稳定骨折，此外，骨盆骨折后，判明骨盆环是否稳定以及在哪个方向不稳定对早期救治和选择确定性治疗方法均至关重要。在外伤解剖和外伤机制两种分型的基础上，着眼于骨盆环的稳定情况，1988年，Tile 提出了一个目前被广为认可的骨盆环骨折分型。

（四）Tile 骨盆骨折分类法

A型　稳定，裂隙和撕脱骨折

B型　旋转不稳定，垂直稳定

　B1 开书（前后挤压）

　B2 侧方挤压、同侧骨折耻骨联合交锁

　B3 桶柄损伤　一侧前环，对侧后环

C型　旋转及垂直不稳

　C1 单侧——骶骨骨折骶髂关节脱位

　C2 双侧

　C3 伴髋臼骨折

（五）Burgess 和 young 骨盆骨折分型

1990年，Burgess 和 young 分型亦有人应用。

1. 侧方挤压

(1) 前环骨折，无明显移位。

(2) 前后环伤有移位。

(3) 前后环伤，明显不稳，对侧半盆外旋。

2. 前后挤压

(1) 耻骨联合分离轻微，骶髂关节前部间隙增宽。

(2) 联合明显分离或耻骨支骨折。

(3) 联合明显分离或耻骨骨折，骶髂关节破裂。

3. 垂直分离

耻骨联合分离或耻骨纵折，骶髂关节破裂，半盆向头侧移动。

4. 混合机制损伤。

(六) AO 分类

此外，AO/ASIF 组织于 1991 年在其《固定手册》中制订的骨盆骨折 AO 分类与 Tile 分型基本相同，其不同点将 B2 分为 B2:1 和 B2:2 两型，C1 分为 C1:1,C1:2 和 C1:3 三型。

A 型 稳定损伤、撕脱和无移位裂隙

B 型 旋转不稳定，垂直稳定

B1 开书——外旋不稳定

B2 侧方挤压——内旋不稳定

B2：1 侧方挤压——同侧

B2：2 侧方挤压，桶柄型

B3 双侧

C 型 旋转及垂直不稳定

C1 单侧损伤

C1：1 骶髂骨折

C1：2 骶髂脱位或骨折脱位

C1：3 骶髂骨折

C2 双侧损伤

C3 双侧及髋臼骨折

1996 年，Isler 将外伤机制置于次要地位，着眼于骨盆后环的完整和稳定，并与 AO 骨折分类接轨，在 Tile 分类基础上提出一个更为详尽的分类。该分类将 AO 分类中 A、B、C 三型，每型再细分为三大类、三小类，并将前环损伤分为三类单列于 A、B、C 三型之外。在分类时骨盆后环损伤加上前环损伤分类，即为显示骨盆环损伤特点的、完整的骨盆骨折分类。本法复杂，难以记忆，若根据作者在 1996 年 Injury 杂志增刊上的图解进行分类，则简单易行。

(七) 以暴力方向和伤后是否稳定进行分类

骨盆骨折的分类法颇不统一，有的按损伤部位，有的按致伤暴力方向，有的则按骨折的稳定性。以暴力方向和伤后是否稳定进行分类对治疗有指导意义，所以应将二者结合起来进行分类。

1. 稳定性骨盆骨折：骨盆环的一处或多处发生骨折，但其后方韧带结构完整，骨盆的稳定性未遭到破坏均属稳定性骨折。稳定性骨折按其方向可分为两种。

(1) 前后压缩性骨折：这类损伤暴力来自前方，暴力直接作用在髂前上棘，或作用在处于外旋位的双侧的股骨上端均可造成此类损伤，双侧髂骨后方遭到大的冲击暴力也可造成类似损伤。伤后可发生下列情况：

①耻骨联合分离：可分为Ⅲ°。Ⅰ°耻骨联合分离在 2.5cm 以内，大于 2.5cm 者为Ⅱ°损伤，

Ⅲ°损伤因伤及前方骶骨韧带，故耻骨联合严重分离，常并发直肠、膀胱或尿道损伤。

②耻骨支骨折：常累及双侧上、下支，故又称之为四支骨折。临床上单纯四支骨折比较少见，多伴有骨盆后环损伤。

(2) 侧方压缩骨折：致伤暴力来自骨盆侧方，如交通事故中，汽车头部撞击一侧骨盆或伤者在卧位受到严重挤压损伤都可造成此类损伤，且常出现下列不同情况。

①耻骨支骨折伴发后方骶髂关节压缩骨折。

②一侧耻骨支骨折、对侧骶髂复合体损伤，如后方韧带撕脱，则半骨盆出现向上、向内移位，临床表现为下肢内旋短缩。

③双侧耻骨上、下支骨折，造成所谓“蝴蝶样”骨折，同时伴有后方骶髂复合体压缩骨折或韧带损伤，有时骨折可波及髋臼。

2. 非稳定性骨盆骨折：非稳定性骨折是由强大的暴力致伤。多因由高处跌落或交通事故造成。伤后半骨盆可出现移位，造成骨盆严重不稳。

(1) 前后挤压型骨盆骨折脱位：这类损伤遭受的暴力是来自前后方。由于致伤暴力使髂骨翼外翻外旋，先造成耻骨支、坐骨支骨折或耻骨联合分离。若暴力继续作用，则可引起一侧骶髂关节脱位，后方韧带断裂，骶孔或骶骨翼后部直线骨折。其特点是骨盆环一侧脱位或骨折，骨折向伤侧扭转变形。

(2) 侧方压缩型骨盆骨折脱位：致伤暴力来自侧方。地震伤中多因伤者在侧卧位，重物从上方直接压下引起。交通事故中多因汽车头端撞击到骨盆侧面造成。暴力首先使较薄弱的骨盆前后环损伤，引起耻骨支、坐骨支骨折或耻骨联合分离，暴力继续作用则可导致骨盆后环损伤，引起骶髂关节脱位或髂骨翼、骶骨骨折，其特点是骨盆环一侧脱位或骨折，骨盆向对侧扭转变形。

(3) 垂直剪切型骨盆骨折脱位：这类损伤多是由高处跌落致伤或在交通事故中，沿骨盆矢状面强大的暴力导致骨盆前后损伤甚而波及整个骨盆，造成严重的骨盆骨折，除前环骨折外，可使一侧或双侧骶髂关节脱位骨折（图 23-24），对这类损伤常需经前后路手术切开复位才能获得骨盆稳定的恢复。

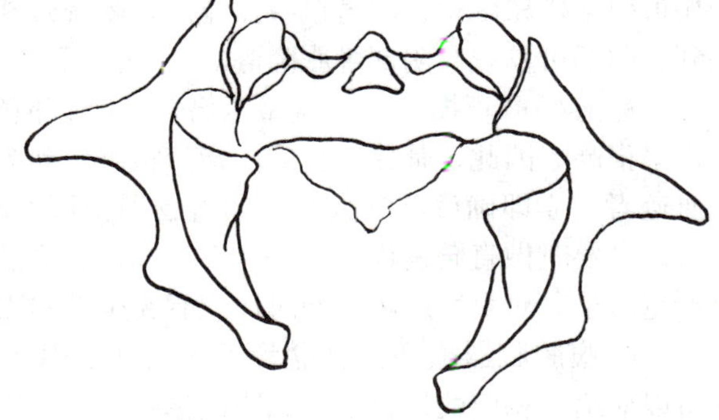

图 23-24 双侧骶髂关节脱位

(八) 根据骨盆环是否完整的分类

1. 骨盆环完整的骨折：此型对骨盆的稳定性影响不大，包括：

(1) 髂骨翼骨折。

(2) 耻骨支或坐骨支骨折。

(3) 肌肉附着点撕脱性骨折。

(4) 骶尾椎骨折。

2. 骨盆环单骨折：指骨盆环仅一处骨折者，此型已使骨盆环的完整性受到破坏，但较后者轻，包括：

(1) 同侧耻骨上、下支骨折。

(2) 单纯性耻骨联合分离。

(3) 邻近骶髂关节的髂骨骨折。

(4) 骶髂关节脱位。

3. 骨盆环双骨折：指较大暴力所致的骨盆环两处以上骨折者，因合并伤多，休克率高，病情危重，甚易引起死亡，此型临床上处理最为困难。包括：

(1) 双侧耻骨支同时骨折。

(2) 单侧或双侧垂直型骨折。

(3) 侧向挤压（压迫）型骨折。

(4) 骨盆脱臼型骨折。

(5) 粉碎性（多发性）骨盆骨折。

4. 髋臼骨折：也可视为第Ⅰ型骨折中的一种，因其损伤机制及治疗要求均较特殊，故列为第Ⅳ型。有关内容详见髋关节脱位的章节。

三、骨盆骨折诊断方法

（一）合并损伤的诊断

骨盆前环骨折对骨盆损伤的临床检查除包括骨盆本身外，还应重视其合并损伤。

1. 出血性休克：骨盆骨折是松质骨骨折，故出血较多，如伤及动、静脉则会发生大出血而导致失血性休克。如髂外动、静脉破裂，由于迅速出血而使患者全身皮肤苍白，腹股沟部出现巨大血肿，患侧触不到足背动脉及胫后动脉，若为髂外或股静脉挫伤栓塞，患侧下肢逐渐肿胀并伴有剧烈疼痛。骨盆骨折可伤及髂外动脉或股动脉。损伤局部出现血肿或足背动脉、股动脉搏动消失是其重要体征，切勿忘检查。骨盆前环的发病率为后环骨折的 3 倍，而后环骨折脱位的失血量却为前环的 4 倍，约 2000ml 以上。骨盆粉碎骨折的失血量可达 3000ml 以上。骨盆前环骨折如伴有内脏或大血管损伤，失血量也可达 3000ml 以上。开放性骨盆骨折失血量更多，死亡率也较闭合性骨盆骨折高，约为 50%。如病人来院时已处于失血性休克状态，应积极采取输血措施，以挽救病人生命。大血管损伤多为骨盆受直接暴力引起，一旦发生，常来不及抢救而死亡。

2. 膀胱尿道损伤：最常见的损伤是尿道断裂，其次是膀胱破裂。有时导尿管经过断裂的尿道插入盆腔血肿内，导尿管引流的血性液体不止，常误认为肾脏损伤，必要时造影检查。尿道损伤可引起排尿困难，尿道口有血流出。膀胱破裂，尿液可流入腹腔内，呈现腹膜刺激征。尿液渗到会阴部可发现会阴部肿胀隆起。

3. 直肠肛管损伤：骨盆碾压伤合并肠管损伤较常见，特别是直肠损伤，由于出血量大而死亡率很高。因此，骨盆骨折肛门指诊检查应列为常规，如肛管触及有裂口、摸到骨折片和指套有血迹者，立即确诊肛肠破裂。如直肠损伤可引起腹内严重感染，对严重骨盆骨折都应做肛门指检，必要时做直肠镜检查。一旦发生损伤，应及时清创修补并加结肠造瘘，否则延误治疗将带来严重后果。对女性患者应同时注意有无生殖器损伤。

4. 腹腔脏器损伤：骨盆骨折多属并发损伤，故应除外是否伴有腹腔实性脏器或脏器损伤，所以应给予相应的检查以早期明确诊断。

5. 神经损伤：不同的骨折部位可伤及邻近的神经，如坐骨神经、阴部神经和骶神经根等，对此应给予相应的感觉运动功能检查以确定诊断。骨盆不稳定性骨折脱位常损伤腰 4 至骶 5 神经根，尸体解剖证实骶髂关节损伤波及腰 4 至骶 1 占多半数。骨盆前环骨折损伤闭孔神经多于阴部神经。骶神经根有高度的活动性，不容易损伤，但是经骶骨孔纵形骨折半盆脱位或髂骨横形骨折前后错位者，常损伤骶 1~2 神经，多数为牵拉伤、挫伤和压迫伤，而撕裂伤和断裂伤很少。晚发性神经损伤是由于伤后数个月，骨折脱位处的血肿机化粘连或骨痂形成压迫神经引起。骨盆骨折并发神经损伤文献报道不多，尚未引起重视，故常发生漏诊。腰骶丛神经损伤的主要是坐骨神经症状，其次是股神经症状，闭孔神经和阴部神经症状很少。神经体征轻者，单侧或双侧下肢知觉减退、麻木、肌力减退和肌萎缩；重者，尿失禁、肛门括约肌松弛、性功能障碍、运动功能减弱或瘫痪。如无神经根断裂一般均可逐渐恢复。

（二）局部检查

1. 疼痛：骶髂关节脱位，患侧肢体活动时，骨盆受髂腰肌、臀肌等收缩牵拉，使脱位侧关节产生剧烈疼痛。粉碎性骨盆骨折患者，稍加移动即剧痛。开放性骨盆骨扩，在未给麻醉前任何检查都会加重患者疼痛和出血。

2. 体征：侧方挤压和垂直剪力造成的骨折脱位，髂骨内旋变窄，髂前上棘与脐的距离较健侧缩短。前后挤压造成的骨折髂骨外旋变宽，脐的距离较健侧延长。不稳定的骨盆脱位，髂后上棘较健侧隆起和下肢短缩。骨盆挤压和分离试验，骨折或脱位区域有明显的疼痛。骨盆后环损伤较前环损伤并发神经体征为多，在抢救时因忽略检查而被漏诊。骶髂关节脱位易损伤腰 4 至骶 2 神经丛，耻骨支、坐骨支骨折易损伤坐骨神经所属腓神经最多。股神经、闭孔神经和阴部内神经损伤较少见。肌电图检查显示侵犯神经的数目多于临床的检查。

3. 血肿：骨盆骨折伤及臀上动脉出血，自坐骨大孔流出聚集在臀肌下面形成深部血肿。耻骨支骨折损伤闭孔动脉分支出血，流注到会阴部而急剧肿胀。骨盆粉碎骨折髓腔出血和被撕裂的盆腔静脉丛出血，由盆腔流注到后腹膜形成血肿，其体征是下腹部、会阴部、臀部、腰部和胁腹部肿胀并有瘀斑。

（三）放射学 X 线检查

1. X 线平片：骨盆前后位 X 线检查不能完全说明骨折真象。只有多种位置的 X 线检查，才不致忽略骨盆骨折各个部位的破坏。应当注意，骨盆前后位 X 线平片检查不完全说明问题，只有拍摄多种位置的 X 线平片，才不致于遗漏骨盆各部位的损伤。

（1）前后位相：包括骨盆全部，不可切掉任何一边，以免漏诊。腰髂关节和第 5 腰椎横突亦应包括在内，以排除脱位和骨折。骶髂关节呈 45°角，关节面形成两个间隙，故在前后位平片上每侧关节出现两个密度减低的阴影，正常为 3mm，如骨盆前环有分离，则后环的骶髂关节间隙亦分离。分离的间隙越大，说明骶髂前韧带断裂的越多，骨盆越不稳定。耻骨联合正常的间隙为 4mm，超过此间隙即诊断为耻骨联合分离，妊娠妇女骨盆除外。耻骨联合分离超过 10mm，常并发尿道断裂。骶骨骨折在前后位相可显示双侧骶孔不对称，有断续密度减低区，有时不显示，对可疑者拍摄侧位 X 线平片即可观察骨折错位或骨折线。

（2）斜位相：有两种投照方法，临床上以髂骨斜位的实用价值较闭孔斜位相为高。

①髂骨斜位相：患者仰卧呈 45°，患侧向下着板（向患侧旋转），X 线垂直对准患侧髋臼投照。此位置闭孔重叠，显示出髂骨全部和坐骨。髂骨骨折在前后位相无明显改变者，而在髂骨斜位相上可显示骨折明显的改变。

②闭孔斜位相：患者仰卧呈 45°，患侧向上，腰骶外侧着板（向健侧旋转），X 线垂直对准患侧髋关节，该位置重叠前后髂骨棘，显示闭孔全部和髂骨前部。如耻骨体或髂骨前部骨折，在前后位相骨折线显示不够清晰者，在闭孔斜位相，可完全显示。

（3）入口位相：患者仰卧位，X 线由颅侧向尾侧呈 30°~40°角，对准骨盆正中，可显示骨盆入口的冠状位（图 23-25）。

由此位可观察骶髂关节上端两侧关节间隙对比有无增宽，髂骨后方向内、向背侧旋转变位的程度，骶骨侧块有无骨折，骶髂关节间隙有无夹杂的碎骨片，耻骨支粉碎性骨折向盆腔内移位的多少，均可清晰地显示。

（4）出口位相：患者仰卧，X 线由足侧向头侧呈 30°~40°角，对准骨盆正中，显示骨盆前环、侧壁和后环的图像。前环的裂纹骨折，后环的骶骨骨折和髂骨骨折均可清晰地显示（图 23-26）。

因此，对骨盆前后位 X 线片上有骨折移位的骨盆环损伤，应再投照 X 线向头侧倾斜 30°~40°的骨盆入口位和向尾侧倾斜 30°~40°的骨盆出口位，对疑有髋臼骨折者应投照伤侧骨盆外旋 45°的髂骨斜位和内旋 45°的闭孔斜位，以显示前后位上未能显示的骨折和移位（图 23-27）。Tile 提出骨盆前后位入口位和出口位 X 线片显示骨盆环骨折创伤解剖的准确度可达 94%。

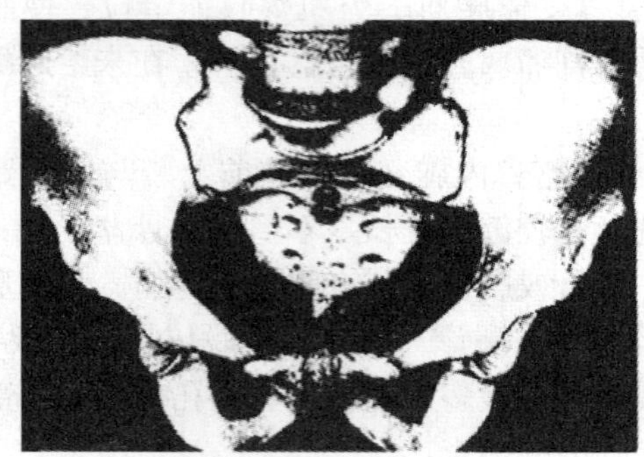
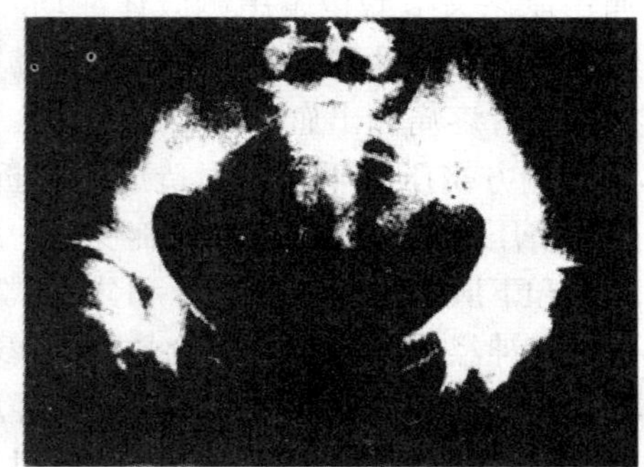

图 23-25　骨盆入口位

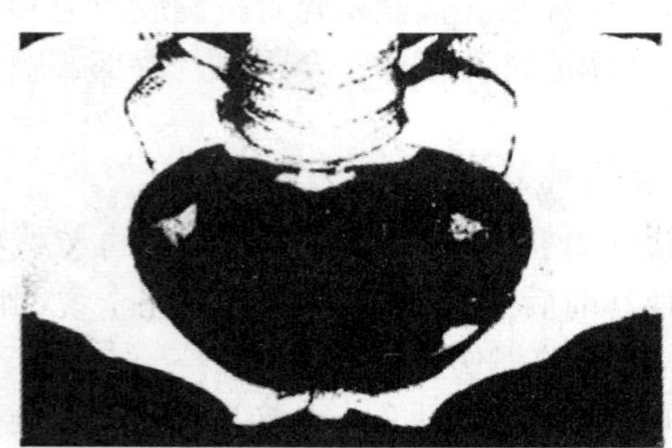
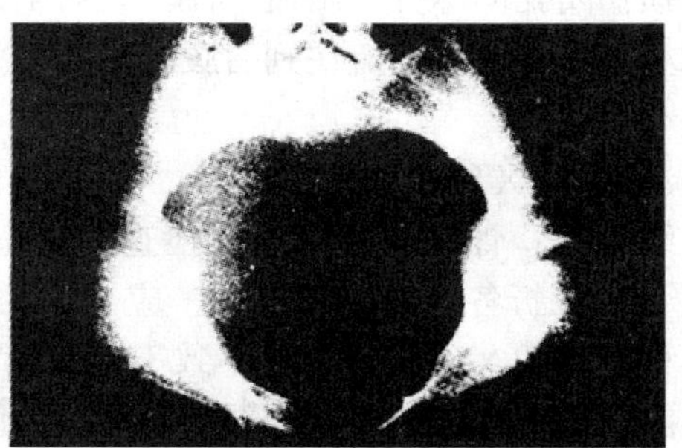

图 23-26　骨盆出口位

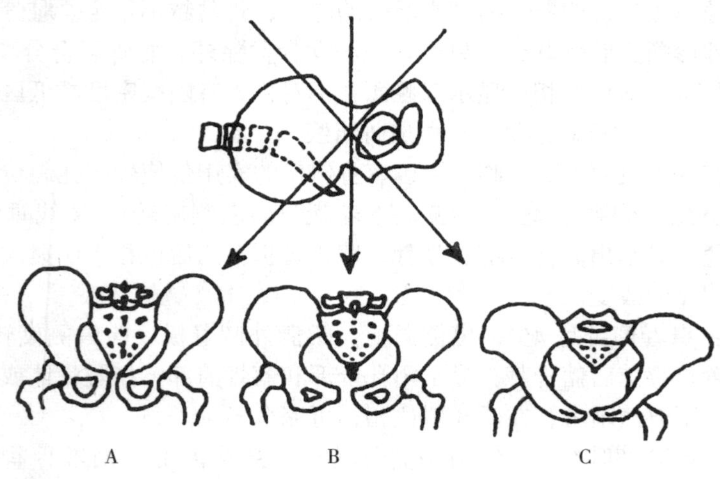

A. 出口位　B. 前后位　C. 入口位

图 23-27　骨盆前后、入口、出口位

2. 血管造影：对血管损伤可行股动脉插管造影检查。通过血管造影可确定出血部位，对中等血管出血可做栓塞止血治疗。

3. 计算机断层摄影（CT）检查：CT 对于骨盆有严重创伤以及怀疑有不稳定分离的患者，应考虑做 CT 检查，CT 能弥补 X 线片的不足，能清楚地显示骨盆的移位的平面和立体方向，能详细地显示出髋臼的情况。

能在多个平面上清晰显示骨盆骨与关节的外形和内部结构，揭示在 X 线不能发现的骶骨骨折、骨折碎片、骨折和关节的轻度移位，以及骨盆内的软组织情况（图 23-28）。据文献报道约 9%~85%X 线片未能显示的损伤可被 CT 发现。CT 检查出髋关节内的骨折片，其中 80%在 X 线未能显示。因此，涉及后环和髋臼的损伤应做 CT 检查。此外，CT 影像重建图像或螺旋 CT 可在整体上显示骨盆损伤后的全貌。为治疗提供信息。计算机放射学（CR）提高了骨与关节的清晰度。

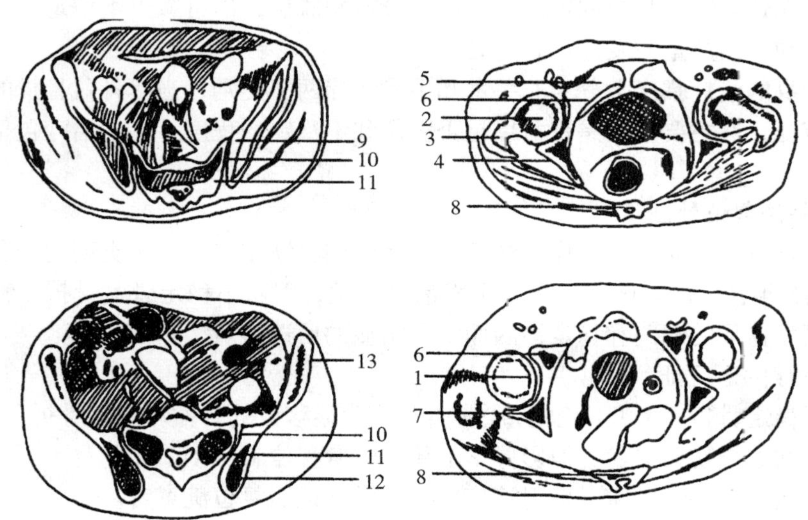

1.股骨头　2.股骨颈　3.大粗隆　4.髋臼后部　5.耻骨　6.髋臼前部　7.髋臼后缘
8.尾骨　9.髂骨耳状面　10.骶髂关节　11.骶骨　12.髂后棘　13.髂骨翼

图 23-28　CT 图像

（四）磁共振成像（MRI）

用于骨盆的报道较少，Berquist 认为 MRI 可发现骨盆部位的肌肉、肌腱、韧带、神经等软组织损伤和隐匿的骨盆应力骨折。

总之，骨盆前后位 X 线片是诊断骨盆损伤所必需，伤及骨盆环者应摄入口和出口片，伤及髋臼者，应摄闭孔和髂骨位，对后环和髋臼损伤者应做 CT 检查。骨盆损伤的影响学检查，不仅是诊断的需要，也是骨盆损伤分型的依据，对指导治疗和检查治疗效果均十分重要。

四、骨盆骨折传统治疗

从 20 世纪 70 年代以来，对骨盆骨折特别是不稳定骨折采用手术治疗有了很大进展，尤其急诊时框架固定器的应用成为治疗骨盆骨折的可取有效方法。对有骨盆骨折的多发伤者其治疗原则仍然是：首先治疗威胁生命的颅脑、胸、腹损伤，其次是设法保留损伤的肢体，而后及时有效的治疗包括骨盆骨折在内的骨与关节的损伤。1980 年，Mcmurtry 着眼于严重骨盆骨折及其伴发和合并损伤的救治，曾提出 ABCDEF 方案，具体内容是：A（airwny 气道）通畅呼吸道，注意胸部伴发伤。气管插管、胸腔闭式引流。B（bleeding 出血）扩充血容量，危重者可急输 O 型血。输注 5L 液体和血后，给予 2~3 个单位新鲜冻干血浆和 7~8 个单位血小板。抗休克裤。监测凝血指标。C（CNS 中枢神经系统）过度通气，保持 PCO_2 在 30~35mmHg、肾上腺皮质激素。D（digestive 消化）腹内脏器损伤、脐上诊断性腹腔灌洗。E（excretory 排泄）尿道、膀胱损伤。F（fracture 骨折）其他部位骨与关节损伤。根据近年来的进展，应在 B 项中增加 7.5%高渗盐溶液 200ml 静脉推注和用框架固定器固定不稳定骨盆骨折；C 项中肾上腺皮质激素应改为大剂量方案；D 项中将腹部 B 型超声列为筛查腹部内脏损伤的首选方法。

20世纪80年代以来对骨关节损伤早期手术固定的主张和成功的实践促使将需要手术固定的不稳定骨盆环骨折也列入早期适应证，以求减少FES、DIC、AHDS等严重并发症。1991年Intenser等报道在伤后8h内早期固定不稳定骨盆骨折较晚期手术者并发症少，存活率高，康复快。此外，在伴发腹内脏器和泌尿生殖系统损伤的骨盆不稳定骨折者，应在手术治疗脏器损伤的同时，对移位的耻骨联合或耻骨联合附近的耻骨支骨折进行整复内固定，或应用框架固定装置。仅固定前环虽不能达到完全整复固定后环移位的骨折和脱位，但可减少不稳定骨盆骨折的异常活动，对控制出血和预防严重并发症仍有益处。

骨盆骨折本身的治疗临床上分为非手术和手术治疗两个类别，当然骨盆骨折的非手术和手术治疗各有其适应证，其主要依据是骨盆环是否稳定和不稳定的程度。手术治疗包括固定器和切开复位内固定。

（一）闭合手法复位外固定

是传统的治疗方案，非手术治疗方法简单。无创伤，恢复好，许多类型的骨盆仍采用非手术治疗。20世纪70年代以前临床多采用非手术治疗方案，但对不稳定骨盆骨折，特别是有明显移位者多不能恢复骨盆环的解剖和稳定，因而常有明显的后遗症。

1. 非手术治疗的适应证

（1）骨盆环稳定骨折（A型），如撕脱骨折和无明显移位的骨盆环一处骨折。

（2）骨盆环两处损伤而失稳，但影像学上无或轻微移位者（B1、B2）。

（3）因早期救治需要经卧床、牵引治疗后，影像学证明复位满意者。

（4）有手术禁忌或不宜手术治疗的多发伤者。

2. 常用外固定治疗方法

（1）卧硬板床

大多数骨盆骨折仅通过卧床休息数周即可获得痊愈。如单纯髂骨翼骨折，只需卧床休息至疼痛消失即可下床活动；稳定性耻骨支骨折及耻骨联合轻度分离者卧床休息数天至疼痛消失可逐步负重活动，卧床期间，腰下置以软垫，保持髋关节于屈曲位；髂前上、下棘撕脱骨折卧床3~4周，卧床期垫高腰部，保持髋关节适当屈曲位以松弛肌肉；坐骨结节撕脱骨折保持伸髋屈膝位卧床3~4周；骶椎及尾骨横断骨折无移位者也仅需卧床数周，坐位时加用气圈保护；骶髂关节无移位者卧床休息数周即可。

（2）牵引

①牵引方法：牵引在骨盆骨折的治疗中应用最为广泛。牵引可解痉止痛、改善静脉回流。减少局部刺激、纠正畸形、固定肢体、促进骨折愈合，并方便护理。骨盆骨折中应用牵引治疗一般牵引重量较大，占体重的1/7~1/5，牵引时间较长，一般6周之内不应减重，时间在8~12周，过早去掉牵引或减重可引起骨折再移位。牵引方法一般采用双下肢股骨髁上或胫骨结节骨牵引，可以更好的使骨盆固定，防止骨盆倾斜，并根据骨折情况采用双侧重量不等。

垂直压缩型骨折可先用双侧胫骨结节或股骨髁上牵引以固定骨盆并纠正上、下移位，向上移位侧的牵引可加大重量，3~5天后摄X线片复查，待上、下移位纠正后，加用骨盆兜带交叉牵引以矫正侧向移位，维持牵引8~12周。前后压缩型骨折基本方法同上，但需注意防止过度向中线挤压骨盆，造成相反的畸形。侧方压缩型骨折，应用双下肢牵引，加用手法整复，即用手掌自髂骨嵴内缘向外按压，以矫正髂骨内旋畸形；或用“4”字整形手法矫正，即将髋关节屈曲、外展，膝关节屈曲，患侧足置于对侧膝关节前面，两腿交叉呈“4”字形，术者一手固定骨盆，一手向下按压膝关节，使之向外旋转复位，然后再行骨牵引。如为半侧骨盆单纯外旋，同时向后移位，可采用三个90°牵引法，即在双侧股骨髁上做牵引，将髋、膝、髁三个关节皆置于90°位，垂直向上牵引，利用臀肌做兜带，使骨折复位，优点在于方便护理，减轻骶部压迫，防止褥疮发生。

②牵引并发症及其处理

a.穿针部位感染：主要在预防，加强无菌的操作，针道每天涂碘酊或乙醇 2~3 次。

b.牵引不当：过度牵引、重量不当、方向不准等导致骨折畸形连接、不连接及延迟连接，应适当增加牵引重量、正确支托肢体及牵引与反牵引的合并应用等。

c.损伤神经：患肢位置不当等可导致该处神经压迫，应注意调整肢体及牵引针的位置。

d.长期牵引而并发泌尿系、呼吸系感染，肢体肌肉萎缩，关节强直，功能障碍，应加强活动部位的功能锻炼，并适当用药物预防治疗长期卧床的并发症。

(3) 石膏外固定：骨盆骨折亦可用石膏外固定，有缩短住院时间的优点。一般多用双侧短髋“人”字形石膏，自下胸部到膝上，石膏带使用次序为腰带、两侧后带及两侧前带。一般应用石膏卷带法较为方便，固定时间一般为 10~12 周。

(二) 切开手术复位内固定

1. 手术指征：适用于所有不稳定型骨盆骨折。尤其是后环不稳定或移位大于 1cm 的骨折，包括骶骨、髂骨、骶髂关节骨折及脱位，证实有韧带的完全性断裂；耻骨联合分离大于 3cm 或耻骨联合脱位伴有不稳定的后部损伤；分离或移位明显的耻骨支骨折。

2. 手术时机：骨盆骨折内固定大多数不在伤后急性期内进行，一般在病人全身情况稳定的 2~3 天内施术。如果病人施行急诊剖腹探查术，则一部分耻骨支骨折或耻骨联合分离可同时进行；这种早期内固定有利获得初期复位及骨折稳定。

3. 手术方式

(1) 骶骨骨折及骶髂关节脱位的后路螺丝钉内固定术（Matta 和 Saucedo 术式）：病人俯卧于骨科手术台上，旁开棘突 2cm 处取标准后路垂直切口，将臀肌从髌骨后翼上剥离，从骶骨上剥离臀大肌起点，暴露坐骨大切迹以确定复位情况，分开多裂肌，暴露骶骨后板的骨折。

对骶髂关节脱位，从骶骨至髂骨翼置放复位钳，触摸坐骨大切迹或直接观察复位情况。

在影像增强器监控下，从髂骨翼垂直拧入一螺钉，跨过骶髂关节进入骶骨翼，最后螺钉头端拧入骶 1 椎体。在操作过程中需多次进行前后位、向头（尾）侧成像，以确保进针位置的准确。

对骶骨骨折，基本手术方法同上。触摸或直接观察骶骨后板以确定复位情况。从髂骨翼外侧面向骶 1 椎体拧入 1~2 枚螺钉。如果需要，可再在骶骨后部坐骨大切迹上方两髌骨间置放一弹性钢板。最后闭合伤口，放置引流物。

术后处理：预防性应用抗生素 48~72h，术后 48h 去除引流物。如果是单侧损伤，在病人无不适时即可行步态训练，术后 4~7 天患侧肢体开始进行 15kg 的负重训练，术后 6~8 周循序渐进锻炼。如果是后部双侧不稳定骨折，允许进行轮椅训练，术后 6~8 周不能负重。

(2) 垂直剪切骨折的后路开放复位内固定术（Ward，Thomasin 和 Vandergriend 术式）：病人俯卧或侧卧，患侧肢体不予固定以便术中牵引及骨折复位。首先复位固定后环骨折，因为前环固定后半侧骨盆即不能移动而影响后环复位，如果前环已放置框架固定器，则必要时可拆卸部分设备以利后环复位。

如果骨折累及骶髂关节和髂骨，则在骶髂关节外侧做一垂直切口；如果骨折累及骶髂关节及骶骨，则切口在内侧。将臀大肌起止从骶骨及髂骨翼后部剥开，显露破裂的后方骶韧带，从上到下显露整个骶髂关节和髂骨翼。检查骶髂关节并清除残留的撕裂的前、后骶部韧带，直视下复位，防止损伤可能嵌入骨折端的神经根；触摸骶髂关节下缘，如为平滑连续的曲线，则证实向头侧移位的半侧骨盆已复位，触摸骶髂关节前部，如为平滑紧密则证明旋转及向后移位已纠正。摄前后位 X 线片确证复位。如果需要，在拧入螺钉时可同时应用克氏针维持复位；沿髂后上棘的前方近 3cm 处垂直用摇钻钻孔并拧入螺钉，显露出第 2、第 3 骶骨后孔并插入牵开器，以标志出骶骨前孔水平及存在的骶神经根；以牵开器为标志，于两牵开器间向骶骨体内拧入螺钉，避开骶骨孔及前方的骶神经根，用 3~4 枚直径 6.5mm 带有垫圈的松质骨螺钉，或用短钢板替代垫圈，螺钉横跨骶髂关节，长度 40~50mm 即可达到足够的固定，如骨折线波及骶骨，螺钉长度需达到 45~60mm。如骨折线从骶髂关节延伸到髂骨，则在髂骨翼加用钢板。最后，闭合伤口，放置引流物。此处的前环骨折，可将病人翻身置于仰卧位，前环骨折应用框架固定器、内固定等方式处理。

术后处理：48h 后拔除引流，术后 7~10 天可扶拐不负重，12 周后可负重行走。

(3) 骶髂关节前路稳定术（Simpson 术式）：病人仰卧，沿髂脊取 S-P 切口上半部。向上扩大切口至髂脊上方部分，向下至髂前下棘。骨膜下剥离髂骨内板肌止并连同腹内容物一起向内侧牵开，显露骶髂关节。小心勿伤及骶髂关节内侧 2~3cm 处的腰 5 神经根。向骶骨翼插入两把牵开器将腹内容物向内侧牵开，牵引应间歇，以避免引起腹股沟及腰骶神经根神经痛。显露骶髂关节，进行半骨盆复位，复位时患侧肢体应予牵引，并内旋半骨盆。勿清除关节内的软骨面。复位后，将骶骨翼与髂骨用 2 块 2 孔自身加压钢板和 4.5mm 直径螺钉固定，逐层关闭切口，放置引流物，前环骨折应用梯形框架固定器固定。

术后处理：卧床 2~7 天，扶拐不负重行走。

(4) 耻骨联合分离的钢板螺钉内固定术（Webb 术式）：沿耻骨联合部做一垂直或横形切口，显露耻骨联合分离处，并骨膜下分离，显露耻骨上部及内侧面，直视下压迫双侧髂骨复位分离的耻骨联合，复位时用手触摸耻骨联合盆腔侧，确认无膀胱颈及尿道挤压。用 2 孔钢板横置，2 枚 6.5mm 直径螺钉从前上向后下拧入耻骨，固定耻骨联合。冲洗并逐层关闭切口，放置引流物。

术后处理：如无其他部分骨盆骨折，则术后 2 天即可让病人开始从床到椅的转移训练，根据骨折愈合情况，逐渐锻炼负重。

(5) 骶骨骨折髂骨间棒固定（Muller 术式）：病人俯卧，从髂前上棘至髂后上棘间于髂嵴外侧做一长 6cm 的纵形切口（双侧）。切开皮肤、皮下组织，分离肌肉，显露约 6cm 长的髂骨，应用影像增强器确证复位后，用导针穿过两侧髂骨做临时固定。将一直径为 8~10mm 的带螺纹斯氏针从一侧髂骨的外侧面穿过到对侧髂骨外侧面，两端拧上螺帽（可带或不带垫圈）并加压。此处不用螺钉以防伤及骶神经根。向远侧约 1.5cm 处与第一根棒平行击入第二根棒。影像增强器监控或摄前后位 X 线片证实复位。冲洗并逐层关闭切口，放置引流物。如果需要，将病人翻身仰卧，于前部应用内或外固定处理骨折脱位。

术后处理：24~48h 去除引流，术后 24~48h 可进行从床到椅转移训练，当病人能控制肢体并能松腿时，即可进行扶拐行走训练，严禁负重，术后 8~12 周待骨折愈合后可正常行走。

第四节 骨盆骨折框架固定操作技术

骨盆框架固定器自 20 世纪 70 年代起，已在欧美开始应用。Connes 等（1973 年）；Sldtis 等（1975 年）；Brooker 和 Edwards（1979 年）；Muller 等（1978 年）；Tile 和 Pennal（1980 年）等相继开展尝试。创伤骨科医师用框架固定器治疗骨盆骨折脱位达到有效的稳定作用。患者于伤后可以早期扶拐下床活动，能够达到稳定骨盆控制出血的目的，从而得到比较满意的治疗效果。我国孙锡军医师于 1980 年在 Hoffmann 支架的基础上，设计改制一种梯形骨盆框架固定器，经多次尸体实验后，1981 年，用于临床，也取得了非常满意的效果。Riemer（1993 年）等将框架固定器列入救治循环和骨折均不稳定的骨盆骨折救治方案，结果使此类损伤的死亡率自 22%下降至 8%。Meighan（1998 年）明确指出，框架固定器是急诊处理严重骨盆骨折时最为恰当的措施。

骨盆不稳定骨折或合并多发性损伤患者，在治疗中一直是难题。过去应用单纯患侧下肢骨牵引和骨盆悬吊牵引治疗方法，有时达不到满意的效果，特别是在抢救并发症时，常将骨盆整复和牵引时间延误，而造成半侧骨盆畸形愈合产生下腰痛和跛行后遗症。采取双下肢骨牵引或半人字石膏裤固定和患侧下肢骨牵引等方法，虽然有利于骨盆复位，但卧床较久，治疗时间长，痛苦大。且对多发性损伤或地震时大量伤员的抢救，应用上述方法难以处理。倘若使用骨盆框架固定器治疗，患者疼痛立即减轻，易于搬运。经急症整复和框架固定的骨盆骨折脱位，由于骶髂关节面复位或骨折端互相嵌插挤压，可控制断端出血，既减少输血量，缩短休克时间，又降低死亡率。对合并内脏损伤及多发性骨折患者，使用框架固定器固定可早期活动，减少并发症及繁重的护理。框架固定加牵引治疗，可使半侧骨盆移位达到或基本达到解剖复位，从而减少后遗症。但是它亦有不足之处，应用框架固定还要做骨牵引，较为繁琐；髂骨穿针要求精确，否则易造成框架固定的失败。

一、框架固定适应证

(1) 在急诊科用于有明显移位的 B1、B2 和 C 型不稳定骨盆骨折，特别是并发循环不稳定者，以求收到固定骨盆和控制出血的效果，并有减轻疼痛和便于搬动伤员的作用。

(2) 旋转不稳定（B1）型的确定性治疗。

(3) 开放性不稳定型骨折，Riemer（1993 年）等将框架固定器列入救治循环和不稳定的骨盆骨折救治方案，结果使此类损伤的死亡率自 22%下降至 8%。

(4) Meigham（1998 年）明确指出，框架固定是急诊处理严重骨盆骨折时最为恰当的措施。

二、骨穿针前准备

(一) 先抗休克

除骨盆本身骨折外，多并发有创伤性失血休克、内脏和血管外伤等。在进行复位前必须积极抗休克治疗。

骨盆骨折患者入院后，血压低于 90mmHg 时应立即穿用抗休克裤、给予充气至 20mmHg，5min 左右可将横膈以下血液 1000ml 转移到膈以上，供应脑、心、肺脏等，同时尽快争取经肱静脉（插入导管至上腔静脉）快速输血输液。待休克情况好转，对脱位或错位的半盆行急症整复，以控制骨折断端出血，有利控制休克发展。如骨盆骨折合并内脏损伤和休克患者，应用抗休克裤及补足血容量后，1~2h 血压不稳或不升，中心静脉压低于 6mmHg，红细胞计数、血色素和红细胞压积值比偏低者。可将抗休克裤的腹部气囊部分解除，留待剖腹探查，而双下肢气囊继续应用。术毕，在手术台上进行整复，备好患侧股骨髁上牵引。

(二) 骨盆骨折复位

1. 手法复位：患者仰卧位，在全麻下，用折叠好的大床单，经躯干绕过会阴部，助手握住床单的两头，准备向上牵引，另一助手分别握住双下肢，准备向下牵引，术者双手重叠置于患侧髂骨脊上，准备将脱位的半盆向相反的方向推动。整复时术者和助手各在不同的方向同时用力，手法宜轻柔，以免损伤腰骶神经丛。对分离型半盆脱位，待半盆牵引接近正常水平，按单纯分离型手法整复。对侧方挤压髂骨内旋，前环交锁的半盆脱位，先按单纯交锁方法，解除前环交锁，再分别上、下牵引，半盆接近复位，术者向外下方推动半盆。对垂直剪力型半盆脱位，上、下牵引，向下推动半盆，患侧下肢中立位牵引。

2. 框架固定器及牵引复位：在急症整复和维持牵引下，经 X 线复查骨盆环已复位，立即安装框架固定器固定移位的骶髂关节和骨折，可控制骨盆出血。但是由于伤后立即用框架固定器给予骨盆加压，常发生半盆内旋变位。有学者为解决此问题，采取框架固定器加患侧下肢骨牵引，伤后 24~48h，待休克复原，可略松解框架固定器，暂靠下肢牵引，3~4 天再经 X 线复查，若半盆内旋纠正，脱位复位，根据骨盆骨折的类型，重新调节框架固定器达到加压或分离的目的，以控制再发生髂骨旋转变位。

(1) 耻骨联合分离及耻骨支、坐骨支骨折分离错位与耻骨联合交锁。患者入院后，在氯胺酮麻醉下，按急症给予整复。

①分离型：患者侧卧位，助手使患侧下肢屈髋、屈膝位，以股骨为支点，小腿为力点内旋下肢，股骨头顶挤半盆向内旋移位，同时术者双手掌置于两侧髂骨脊上，向内推挤分离的半盆，则前环复位。

②交锁型：与上述整复方法相反，下肢屈曲外旋，仍以股骨为支点，小腿为力点，髋关节向外牵引半盆，半盆向外旋转，则骨盆前环被解锁复位。

经手法整复，前环复位后，安装骨盆框架固定器。分离型者给予加压固定；交锁型者给予分离位固定。如患侧半盆无明显移位者，不需做患侧下肢牵引。伤后 2~3 天 X 线复查，需要进一步整复或纠正者，再调节框架固定器的正反螺旋管，即可达到目的。

(2) 半盆脱位（半侧骨盆脱位）各种类型的骨盆骨折，如半骨盆发生向颅侧移位者，首先行患侧股骨踝上牵引，重量 8~10kg，牵引 2~3 天拍 X 线片复查，若脱位的半盆或错位的髂骨骨折已复位或基本复位，半盆的旋转亦得到纠正者，便可安装框架固定器。合并有神经症状者，宜逐渐增加牵引重量，牵引 1 周再拍 X 线片复查，若复位满意可减去 2~4kg，半盆脱位的前环骨折有错位者，加 6kg 侧方牵引，复位满意再加用框架固定器固定。

（三）床醉与体位

患者仰卧位，多选用全麻或局麻。

（四）无菌技术

严格消毒，常规铺巾，整个过程必须在无菌操作下完成。

（五）作出穿针标记

在每侧髂前上棘或髂前下棘处的皮肤上作好进针点的部位作一标记，再距此处 3~5cm 和 6~10cm 处皮肤作出标记。

三、骨穿针的技巧

框架固定器品种多样，但均由针、针夹和连接棒三部分组成。安装框架固定器的具体步骤是：

（一）骨穿针特点

骨盆是由骶骨、尾骨和左右两髋骨联结围成的骨性环。骶骨最初由 5 块合成，呈三角形，上端大，粗厚；下端细而小，成骶骨尖；两侧也是上部粗大，越至下部越细，至尖部变为一线。正常骶骨后凸以增加骨盆容量。骶骨底和一般椎骨无异，上面有一扁平和卵圆形的关节面，与第 5 腰椎椎体的下面做成腰骶关节。基底的两侧平滑，名骶翼。骶骨的两侧上部粗糙，此由于三个骶椎横突相融合所致，该部呈耳廓状，称为耳状面，与髂骨相当的关节面做成骶髂关节。骶骨的侧缘在骶髂关节以下窄薄部分为骶结节韧带和骶棘韧带附着处。骶骨的前面光滑，在正中线的两侧有两排骶前孔，每侧各为 4 个，从骶管出来的骶神经前支由此穿出。骶骨的后面粗糙不平，正中隆起为骶中嵴；由 1~4 骶椎的棘突连成，在骶中嵴的两侧，各有一条断续的骶中间嵴。由各骶椎的关节突连成，在每侧骶中间嵴的外侧各有 4 个骶后孔，骶神经的后支由此经过。

尾骨呈三角形，最初由 4~5 节合成，以后互相愈合。有时尾骨和骶骨相愈合形成一骨。尾骨下端尖，上端为底，其卵圆形关节面与骶骨尖相关节，其间有纤维软骨盘，尾骨后上部的凹陷与骶骨相连部分称为骶尾间隙；尾骨的侧缘是韧带和肌肉的附着部。尾骨底的后缘较前缘高，朝前下，它的前面稍凹、平滑，后面突出并粗糙。

髋骨由 3 块骨组成即髂骨、耻骨及坐骨。两侧髋骨外形不规则，中部较缩窄，上下部较宽阔。其外侧面的中部有一深窝，叫髋臼，与股骨头形成髋关节。在髋臼的前下方有一卵圆形大孔，叫闭孔。髂骨的上部较宽阔，其上缘称髂嵴，其前后端的突起部，分别叫做髂前上棘和髂后上棘，在髂前上棘的后上方，髂嵴外唇向外隆起，称为髂结节，为髂嵴最高点。坐骨体近似锥形，构成髋臼的后上部。坐骨体的外侧面有闭孔外肌附着，内侧面光滑。构成小骨盆侧壁的一部分，有闭孔内肌附着，后面为髋关节面囊的附着部，其下部有一宽的闭孔切迹。坐骨上支的前缘形成闭孔的后界。坐骨下支的前端移行为坐骨下支。坐骨后下部骨质粗糙而肥厚，称为坐骨结节，在坐位时是支持身体重量的重要部分。许多屈膝、伸髋的肌肉起于其上。耻骨分耻骨体与耻骨支，两侧耻骨借纤维软骨构成耻骨联合。耻骨与坐骨支形成一个不规整椭圆形的孔，称为闭孔，内有闭孔神经及血管通过。髂骨与耻骨上支在前相联结的部分形成髂耻隆起，显著凸出。耻骨上支上缘锐薄，称为耻骨梳。耻骨梳向前终于一个隆起部分，中耻骨结节，是腹股沟韧带的内侧起点。

（二）骨穿针部位

第 1 枚针的进针点应为髂前上棘后方 1.5cm，第 2、3 枚针也按上法锤入，各针距离保持 1.5cm。为了加强骨髂把持骨针的效果，有在髂前下棘处平行穿入两针的方法（图 23-29）。

（三）骨穿针方法

1. 骨圆针穿入法：髂嵴正中处，距髂前上棘后方 1.5cm 处（图 23-30），经皮穿针至髂嵴顶部，将针体与躯干保持在矢状面约呈 15°~20°角（图 23-31），同时助手以拇、食指触及髂嵴内外侧缘，术者掌握好角度，最好用锤击法将骨圆针穿入髂骨，将克氏针锤入松质骨内，一面锤击，一面摇动克氏针。若无摆动又有阻力，证明针已进入髂骨的松质骨内，可以锤至 5cm 深度。倘若锤击克氏针时发现既晃动又无阻力，为克氏针在骨外，拔出该针重新锤入。穿针的角度>20°容易穿入盆腔，<15°则可能穿出髂骨外板（图 23-31）。在第 1 枚针的后方每隔 1.5cm 处，分别穿入第 2、3 枚针，穿第 3 枚针时，正好是髂骨变窄，髂骨变薄处，操作时应小心谨慎。每侧髂骨穿入 3 枚克氏针后，针尾留在体外 5cm，3 枚针连成一条直线。固定的 6 枚克氏针，其中一根不牢将影响有效的固定作用。如选用直径

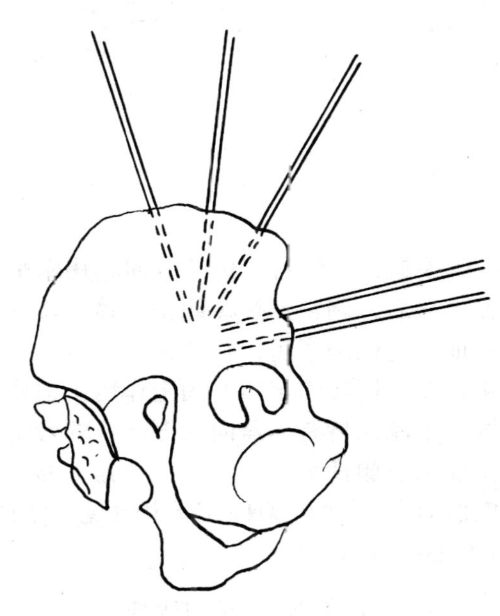

图 23-29　髂骨髂前下棘穿针部位

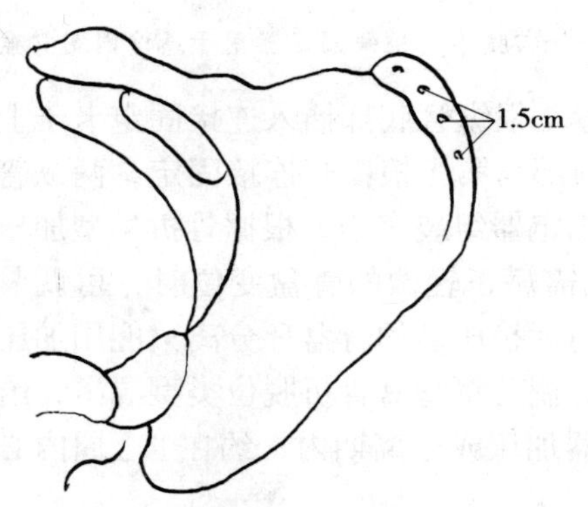

图 23-30　穿针部位

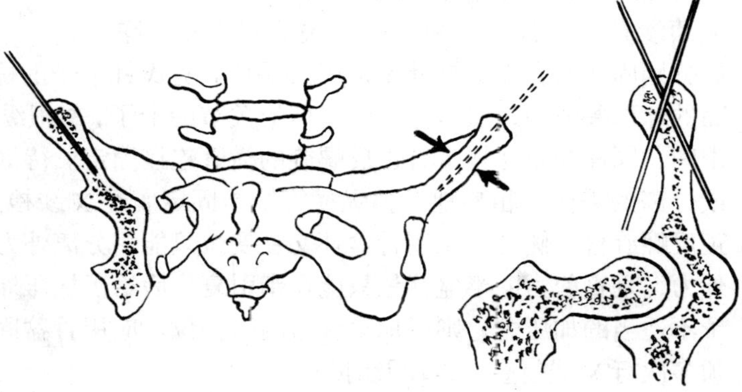

图 23-31　穿针角度（>20°，<15°）

2~2.5mm不锈钢针代替，但在固定器加压时，因该针易发生弯曲而减弱其固定力。

2. 螺纹针穿入法：在每侧髂前上棘后方髂嵴处的皮肤上作一标记，再在距此处3~5cm和6~10cm处皮肤作出标记。局部麻醉后，顺序自3个标记处经皮在髂骨翼内外板之间分别用直径5mm螺纹针，钻入4~5cm（若用2.5mm骨圆针深达7~8cm），3针采用平行或不平行穿入法，决定于不同框架固定器针夹的设计。用针夹把持住穿入3针的尾部，再用连接棒将两侧针夹连成一体（图23-32）。

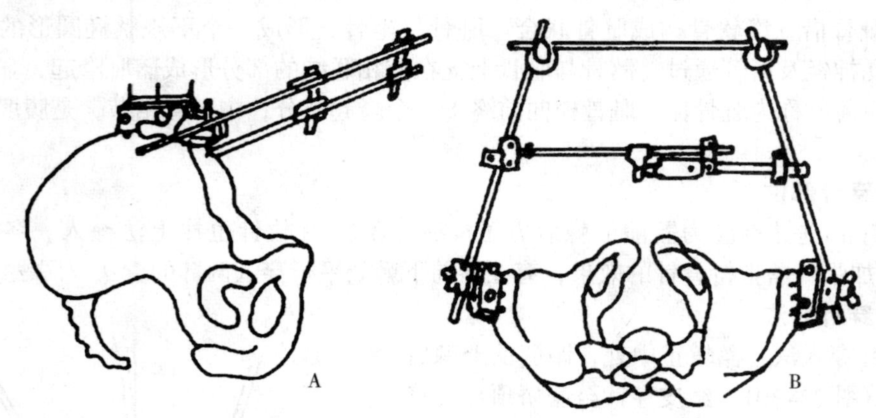

A. 侧面观　B. 正面观

图23-32　梯形骨盆框架固定器

根据骨盆骨折移位的方向，用牵引矫正半盆上移后，调整连接棒纠正骨盆旋转畸形。摄片证实复位满意后，拧紧框架固定器各固定旋钮，保持框架固定器的固定作用。但框架固定器多不能保持有半盆向头侧移位的骨折，对此应加用患侧骨牵引，以防止半盆上移。有人将四肢骨折单边框架固定器用于急诊固定骨盆（图23-33）收到效果。

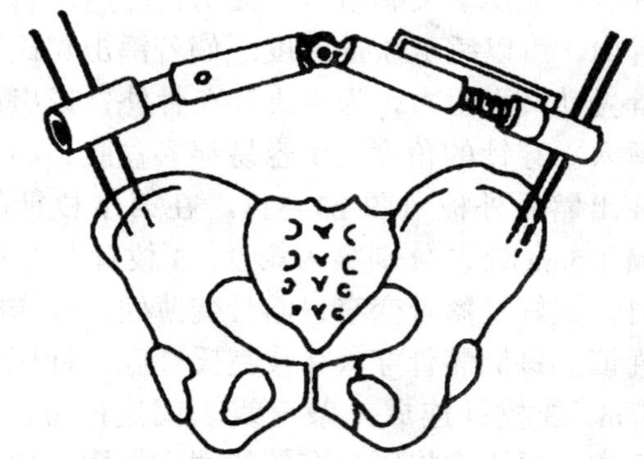

图23-33　四肢单边框架固定器用于急诊固定骨盆

四、安装梯形框架固定器

克氏针固定后，将留在皮外的针尾部分用无菌纱布环形包扎。两个球形关节固定器拭净后分别固定髂骨克氏针针尾，用扳手拧紧克氏针卡子的螺钉。2根纵管底部插入连接固定卡于上面的球形关节内，然后拧紧固定球形关节的卡子，2根纵管顶部与第1根横管连接固定，两纵管中间，同样与第2根带有正反螺旋的横管连接固定。待框架固定器组装完毕，根据骨折类型加压或分离的需要，粗略地调整纵横管给予固定。经X线检查尚需矫正轻微的骨盆变位时，可调节正反螺旋管。侧方挤压型骨盆环交锁变位只能用分离外力，前后挤压型的骨盆环分离只能用加压外力，垂直剪力的半盆移位只能在牵引复位后给予加压外力。倘若将骨盆骨折脱位类型混淆，给予不适当的加压力，则可加重骨盆畸形移位。应用骨盆固定器加压或分离期内，约在1~2周内必须多次行X线复查，以便及时纠正。

在固定期间应定期摄片复查并根据情况调整框架固定器。对用框架固定器不能有效固定或框架固定器失效者可改为切开复位内固定。

此外，为了控制出血和稳定后环 Ganz 推出了抗休克钳，亦称 AOC 形钳，用于急诊科作为临时固定，并取得相应的效果。骨盆框架固定器的并发症主要是针道感染。文献资料记载中针道感染率最高达 22%；将针穿入髋臼、股骨头或损伤股部血管者多发生在髂前下棘穿针入路，应用影像手段监控穿针，当可避免。

五、操作注意事项

(1) 骨盆骨折采用框架固定器治疗，其进针点和方向很重要。

(2) 术者掌握好角度，将针体与躯干保持在矢状面约呈 15°~20°。将骨圆针穿入髂骨穿针的角度>20°容易穿入盆腔，<15°则可能穿出髂骨外板。

(3) 骨圆针最好用锤击法，选用直径 2.5~5mm 的骨圆针，针径越细进针应越深，2.5cm 骨圆针应进针深度为 7~8cm。

(4) 螺纹针：一般选 4~5mm 螺纹针，进针针深 4~5cm。

六、术后处理及并发症防治

(一) 术后处理

伤后应用框架固定器固定及牵引，患者翻身无痛苦，术后 5~7 天可以坐起。在下肢牵引期间患腕和膝关节功能锻炼，可防止关节僵直。牵引时间一般为 4 周，最长者为 5~6 周，除去牵引可以带框架固定器下地。由于患者早期下地活动，减少并发症和繁重的护理。垂直剪力型骨盆骨折脱位的不稳定性大于侧方挤压型，牵引时间至少在 6 周。老年患者应用框架固定加牵引，半盆脱位虽达到解剖复位，因骶髂关节较青壮年愈合迟缓，牵引时间亦应延长到 5~6 周。除去牵引后先在床上锻炼 1 周再下地，患肢不负重。并发腰椎与横突骨折及髂后上棘较健侧隆起者，是骨盆环最不稳定的征兆，不仅骨牵引时间延长，框架固定器固定时间亦要延长 8~10 周。嗣后，检查患者骨盆分离挤压试验阴性，骶髂关节叩击无疼痛者，可允许下肢逐渐负重。延长牵引和固定时间有利于骶髂关节纤维愈合的坚强性或髂骨骨折大量骨痂的形成，如此，反而促进恢复期活动量的增加。并发内脏损伤患者，骨盆骨折给予框架固定后，允许翻身，可防止褥疮的发生。

(二) 并发症防治

1. 克氏针固定不稳：两侧髂骨固定的 6 枚克氏针，最常发生的是克氏针钻入后自外板穿出而固定不牢。露在皮外的针尾随翻身时摇摆，刺激针眼周围皮肤发炎、液化和疼痛，常在 3 周后被迫拔出克氏针和除去框架固定器，而发生半盆再脱位。因此，6 枚针中任何一枚针松动，均可导致治疗上的失败。

2. 针道感染：国外应用的针直径 4~5mm，钻针时先切开皮肤暴露髂骨嵴。孙氏最早的病例是选用直径 2.2mm 克氏针，经皮穿刺用手摇钻钻入髂骨，针在皮肤内旋转摩擦，而有不同程度的组织损伤。如果克氏针进髂骨髓腔尚无影响，倘若该针钻出外板固定不牢者，则出现针眼感染，致使患者疼痛难忍，有时克氏针自行窜出。因此，术后拍片一旦发现任何 1 枚克氏针穿出内板或外板，应重新拔出锤入。直径 2.2~2.5mm 克氏针的强度不够，不能承受框架固定器的压力而弯曲，失去应有的固定作用，选用直径 3mm 钢针不但钻入困难且易造成针眼感染。实践证明以直径 2.7mm，长 10~12cm 特制的钛合金钢针最适宜。术者摆好进针角度并严加把持，由助手负责锤入，命中率高且减少皮肤磨损所造成的组织炎症反应。

3. 骨盆骨折迟缓愈合：骨盆骨折迟缓愈合和不愈合在国内尚未有大量的报道。Pennal（1980 年）报道 39 例骨盆骨折迟缓愈合和不愈合，原因是框架固定平均 8.4 周。另外，许多作者强调闭合整复失败者应手术复位内固定。孙氏报道 1 例左侧髂骨、耻骨支、坐骨支骨折半盆错位，整复和固定6周除去框架固定器，髂骨骨折间隙仍宽，半年后随访，骨折部位有叩击痛，行走时有不适感。在Pennal启发下，对髂骨骨折错位患者，经拍摄前后位，髂骨斜位和骨盆入口位X线片对照；其中只要有一张X线片显示骨折间隙特别宽者，不再做框架固定治疗，而选用手术开放复位内固定，术中证实在髂骨骨折间有臀肌和髂腰肌等嵌入，是造成迟缓愈合或不愈合的因素。

第五节 骨盆骨折常用框架固定器介绍

目前，国内外的骨盆框架固定器结构大同小异，都是在髂骨穿入数枚半针，再以锁针的销子或螺栓与支撑杆相连，形成不同几何形状的稳定结构，以达到整复骨折、稳定骨盆、早期活动的治疗目的。

一、梯形骨盆框架固定器

（一）结构简介

由铝合金制成，包括4根管、4个固定管的旋转卡子、2个连接克氏针的卡及2个连接管的球形关节卡，组成A字形、四边形和梯形框架固定器。通常以梯形框架固定器较为常用，梯形架的第二横管中间，带有正反螺旋扣，调整该螺扣，对骨盆骨折具有加压和分离作用。克氏针为钛合金制成，直径2.7mm，长10cm，另有一扳手专供松紧固定克氏针卡子用。

（二）适应范围

骨盆骨折。

（三）操作方法

1. 克氏针固定术。首先，在骨盆穿针范围内备皮消毒铺巾，患者一般取仰卧位。在局麻下，从髂前上棘后方5cm处，用刀尖在进针点戳一小口，在髂嵴正中穿针进髂骨，并保持与躯干矢状面成15°~20°角，若进针角度大于该角，则钢针易穿入盆腔，小于该角，则穿出髂骨外板。进针时，由术者准确地持稳钢针的角度，助手把持住针尾，锤击钢针，有阻力感，并且无晃动不易拔出，即为合格，否则应拔出重新安放。钢针进入髂骨的深度为5cm，针尾留在体外也为5cm。第2、3枚针也按上法锤入，各针距离均保持1.5cm，相当一横指宽。3枚钢针穿入髂骨后，针尾在体外应排成一条直线，以利钢针固定卡子坚强固定。每侧髂骨穿放3枚，两侧共6枚，其中任何一枚如未按规定穿放，安装框架固定器后，发生晃动，难以承受外固定的平均压力，而导致失败。

2. 组装梯形框架固定器（图23-34），先将克氏针固定卡子分别固定于各侧的钢针针尾上，位于钢针卡子外侧相连的球形关节卡子，其间有一万向的空心球，将铝管套入空心球内，并拧紧该卡子上面的螺钉，形成梯形架的纵形架。同样固定另一侧；2根纵形支架的顶端，固定第1根横杆，1根纵形支架的中端，同样固定第3根带有正反螺旋扣的横管。4根纵横连接的铝管，连接后，暂勿拧紧铝管上的旋转卡子，根据骨盆骨折类型，待整复复位后，再将旋转卡子固定紧。如拍骨盆平片，骨盆环尚需轻微加压或分离时，只要调节第2根横管子上的正反螺扣，即可获得应有的效果。梯形固定器由4根支撑杆组成，2根纵管的一端

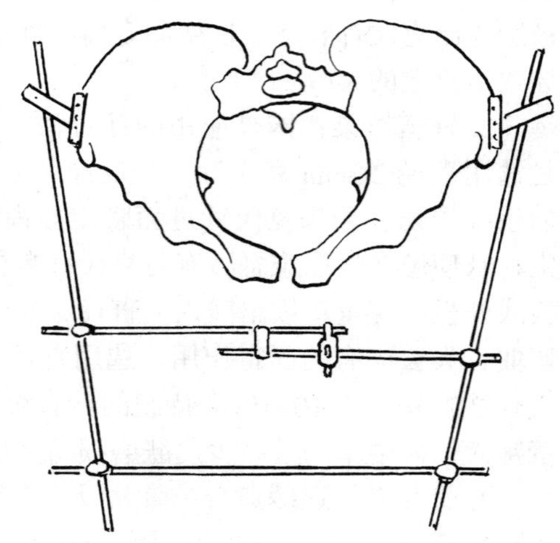

图23-34 梯形骨盆框架固定器

用球形关节与穿入髂骨的克氏针相连，另一端以支架连接器与第1根横杆相连。第2根横杆带正反螺旋调节器，在第1根横杆与髂嵴之间与两根纵杆相连。调节第2根横杆可对骨盆骨折脱位进行加压或分离。

（四）注意事项

⑴ 框架固定器安装后，3天内在床上不宜过多翻身，4周后可带框架固定器下地活动。

⑵ 放置的钢针应锤入，并确保在髂骨髓腔内，以达到坚强的固定作用。锤入第3枚钢针时，较第1、2枚困难，特别是女性和瘦弱的患者，因该部位的髂嵴变窄、髂骨翼相对变薄，故要细心掌握。

⑶ 对于旋转及垂直不稳定的骨盆骨折使用框架固定器时，应配合牵引。

二、四边形骨盆框架固定器

（一）结构简介

由4根支撑杆组成，其中两根横杆中间有正反螺旋调节器，可使支撑杆伸长或缩短。2根纵杆的两端各由1根横杆以支架连接器相接。2根纵杆的中间以球形锁针器与穿在两侧髂骨上的骨圆针相连。这种结构对骨盆的加压或分离作用较强，但对患者的日常活动会带来不便（图23–35）。

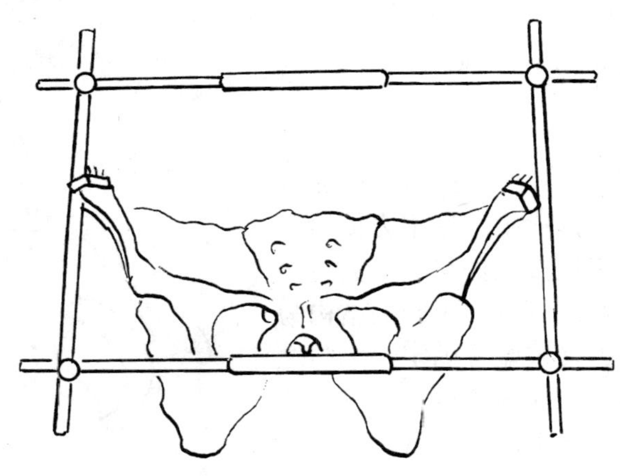

图23–35　四边形骨盆框架固定器

（二）适应范围

骨盆骨折。

（三）操作方法

基本同梯形骨盆框架固定器操作相同。

（四）注意事项

⑴ 框架固定安装后，3天内在床上不宜过多翻身，4周后可带框架固定架下地活动。

⑵ 放置的钢针应锤入，并确保在髂骨髓腔内，以达到坚强的固定作用。锤入第3枚钢针时，较第1、2枚困难，特别是女性和瘦弱的患者，因该部位的髂嵴变窄、髂骨翼相对变薄，故要细心掌握。

⑶ 对于旋转及垂直不稳定的骨盆骨折使用框架固定器时，应配合牵引。

三、三角（A字）形骨盆框架固定器

（一）结构简介

由两根纵杆和一根带正反螺旋扣的横杆组成。这种结构的稳定性较好，但调节范围比梯形和四边形框架固定器要好（图 23-36）。

（二）适应范围

骨盆骨折。

（三）操作方法

基本同梯形固定，不同的是，只用 3 根铝管组成 A 字形，用旋转卡子交叉固定，主要应用耻骨联合过度的分离，确保完全复位。两根纵杆与克氏针的连接方法同梯形框架固定器，顶端以连接器交叉连接，带正反螺旋扣的横杆连接在两根纵杆的中间。

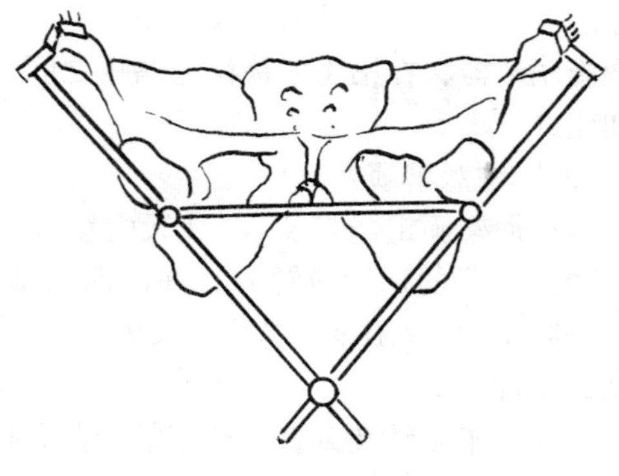

图 23-36 三角形或 A 字形固定器

（四）注意事项

(1) 框架固定器安装后，3 天内在床上不宜过多翻身，4 周后可带框架固定器下地活动。

(2) 放置的钢针应锤入，并确保在髂骨髓腔内，以达到坚强的固定作用。锤入第 3 根钢针时，较第 1、2 根困难，特别是女性和瘦弱的患者，因该部位的髂嵴变窄、髂骨翼相对变薄，故要细心掌握。

(3) 对于旋转及垂直不稳定的骨盆骨折使用框架固定器时，应配合牵引。

四、钳夹式骨盆框架固定器

（一）结构简介

钳夹式骨盆框架固定器（图 23-37）由加压器、固定夹板，和把加压器所施的作用力传给夹板的铰接杠杆，以及属于铰接杠杆与固定夹板之间的自压机构和弓形弹片组成。加压器的结构为在铰接杠杆的两个施力力臂末端各固定一个与之垂直可绕纵轴旋转的直杆，加压螺杆自一直杆的圆孔中穿出，套入一压缩弹簧后旋入另一直杆的螺孔中旋紧螺杆便可使两施力力臂合拢，从而对骨盆产生挤压力。固定夹板由可透 X 光的薄塑料板弯成弧形，内面衬以软垫制成。铰接杠杆为空间直角形状，与固定夹板相接的阻力臂为弯形力臂，与加压器相接的一端为施力力臂，施力力臂的远段向上翻转 90°，与弯形力臂相垂直，弯形力臂由两个活动杆铰接而成。在相铰接的两对活动杆间各桥接了一只螺栓，以使弓形力臂能固定于所需的任意角度，铰接点两侧的活动杆为可以调节长度的伸缩套管，调整其长度及两杆的角度，可以适用不同体形的病人，并可以调节固定夹板的施力方向，从而选择性地加大对骨盆前环或后环的压力。与施力力臂延续的活动杆在近铰接点处均外翻 45°，使框架固定器与病人更为贴合，铰接杠杆与固定夹板以自压结构和弓形弹片相连。自压结构由导管、加压滑块和限位弹簧组成，弓形弹片的作用是将加压器所施经铰接杠杆传递的作用力转化为更具弹性的固定力。

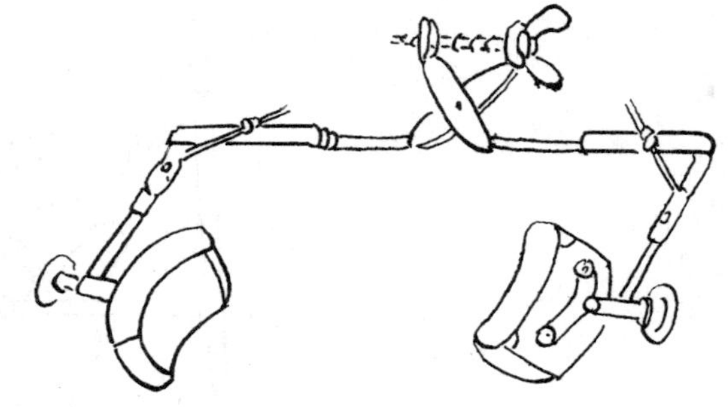

图 23-37 钳夹式骨盆框架固定器

（二）适应范围

不稳定性骨盆骨折。

（三）操作方法

病人入院后先按照 Murray'sA-F 方案处理，对于骨折本身则均行急症整复或在并发伤手术结束后而行整复，耻骨联合损伤无明显移位者以固定器钳夹于两侧髂翼，旋紧加压器即可，有明显分离者及分离型骨盆环前后联合损伤者，则先侧卧于床上，利用自行研制的便携式功能骨折脱位整复器的强大的杠杆力量使其复位，而后使病人仰卧，将两块固定夹板分别夹在骨盆两侧，调整弯形力臂的长度及角度，使框架固定器与病人最为贴合，并确定其对骨盆的加压方向，再拧紧加压螺栓。便可对骨盆施行复位固定，垂直型骨盆环前后联合损伤者，则先仰卧于床上，将便携式多功能骨折脱位整复器接单边加强牵引方式组装上，以顶托抵于健侧耻骨支，旋转患侧牵引杆手柄，必要时配合下推髂嵴，将上移的肢体牵下，再使患者侧卧于健侧，将便携式多功能骨折脱位整复固定器组成前述杠杆形式。以侧托抵于患侧髂嵴上，下压牵引杆尚有分离的骨盆合拢，最后使患者仰卧，将框架固定器钳夹固定于两髂翼上。对发生于同一侧的垂直型骨盆环前后联合损伤，则先行股骨髁上持续牵引，待骨折下移后，方可整复骨盆分离及钳夹固定。压缩型骨盆环前后联合损伤者先以“4”字形整复手法矫正骨盆内旋畸形，钳夹固定。

（四）注意事项

术后需每天检查加压的松紧度，过紧可产生压疮，过松则易脱落，松紧度以框架固定器不能被上、下、前、后推动而病人又能耐受为宜。创伤早期需由旁人帮助翻身，中后期则可自行翻身，如此，可防止褥疮并便于腰骶部创面的治疗和护理。4~6 周后可带架下地锻炼，8 周左右可拆除框架固定器。

五、多功能骨盆框架固定器

本器械采用了弧形支撑杆和针栓式锁针器。上下支撑杆之间有可伸缩螺杆相连，锁针器可同时固定 8 根钢针。缩短伸缩螺杆，可对折端起到固定和加压作用（图 23–38）。布针灵活，适用于骨盆多发性骨折。

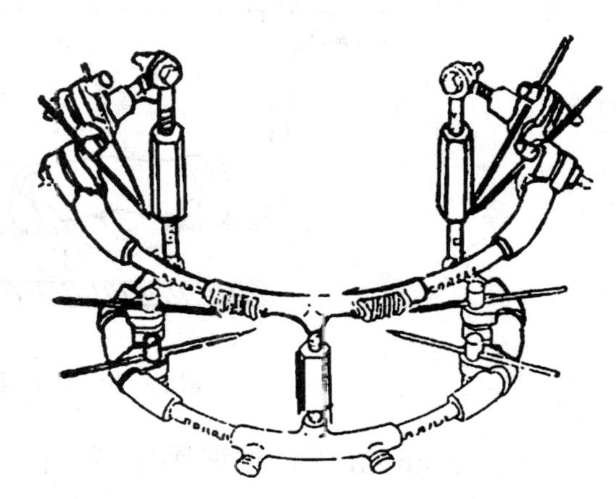

图 23–38 多功能骨盆框架固定器

六、Ganz 复位固定器（图 23–39）

病人取俯卧位，双侧髂后上棘与髂前上棘联机上旁开髂后上棘 3~4 指处为进针点（图 23–39A），注意勿偏离以免伤及臀部血管、坐骨神经。于双侧进针点分别击入斯氏针，并确定固定架上两侧臂能自由滑动（图 23–39B），将斯氏针击入骨皮质约 1cm 深（图 23–39C），将两侧臂向中间滑动至螺栓顶端，沿着斯氏针一直接触到骨皮质，拧紧双侧螺栓，对不稳定半骨盆起加压作用，从而纠正骨盆分离并稳定后环（图 23–39D）。

此框架固定器可倾斜放置，将一侧斯氏针置于稳定侧半骨盆的髂前上棘，当拧紧螺栓时，不稳定侧产生一个直接向前的力量，可促使后侧骨盆复位；安装框架固

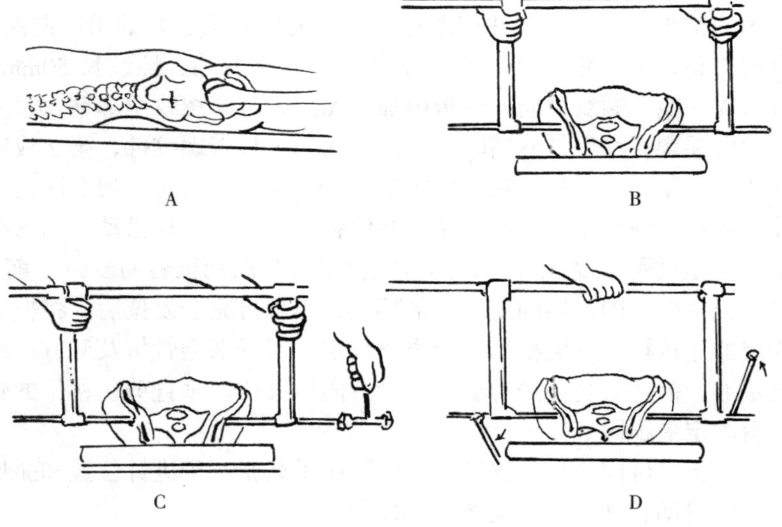

图 23–39 Ganz 框架固定器的应用

定器后，其他的治疗措施可照样施行；如需行剖腹探查时，可将框架固定器推向足侧避开腹部；反之需于股部施术时可将其推向腹部避开施术部。另外，需行内固定术时可先将框架固定器取下而保留斯氏针，待术后再行安装。

七、Ganz 抗休克骨盆钳和 ACE 骨盆钳

重度骨盆骨折者骨折部位和盆内静脉损伤是出血的主要部位，因此，急诊或紧急复位和固定不稳定性的骨盆骨折是控制出血的必要措施。用框架复位固定器固定骨盆可控制出血。20 世纪 90 年代应用 Ganz 抗休克骨盆钳或 ACE 骨盆钳（图 23-40）固定不稳定的骨盆后环损伤，对固定骨盆和控制出血均更为简捷有效。不稳定的骨盆骨折必须在早期妥善固定，这一概念和做法目前仍未得到骨科和创伤医生应有的重视，致使部分循环状态不稳定的严重骨盆骨折者出血未得到及时控制，使休克严重、迁延，因而引发 DIC、FES、MODS 等严重并发症，甚至死亡。因此，强调在院前急救和急诊科救治时，固定不稳定的骨盆骨折至关重要。

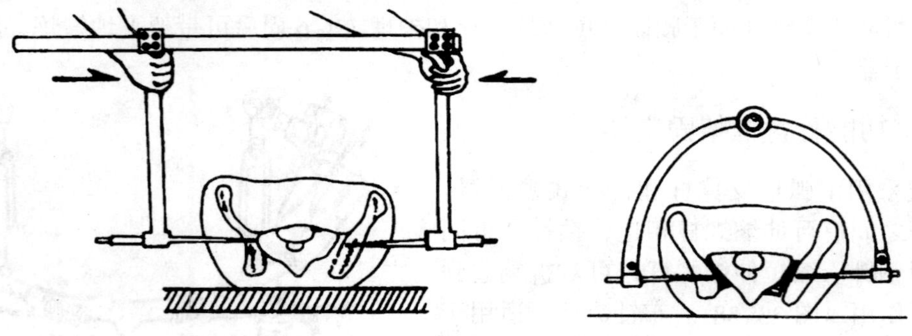

图 23-40　Ganz 抗休克骨盆钳和 ACE 骨盆钳

八、Johnson 骨盆框架固定器（图 23-41）

病人取俯卧位，先牵引、旋转使得骨盆与下肢在一条直线上。于髂前上棘后约一横指处向髋臼方向钻入一斯氏针，于进针位置外侧探入一钝直的克氏针，探查骨盆外壁以取得进针的合适角度，或做一皮肤切口，用手指沿骨盆外壁探入确定进针角度。针的角度为向内侧成 30°角，向远侧成 40°角，始终与髂嵴垂直；于进针位置做一 2cm 长切口，向髂嵴方向钻入一直径 4mm 带有外鞘的钻头进入髂嵴；并在髂骨内、外皮质间按选好的角度向髂嵴内钻一深约 4mm 骨孔，而后沿前边钻好的、带有外鞘的骨孔内钻入直径 5mm、螺纹长 50mm、全长 190mm 的半针，将这带有自攻功能的螺纹针向髂骨板内加压钻入，直至螺纹全部钻入骨质内。如果针插入合适，则不会在骨内摇摆，在后外侧髂嵴依上法插入第 2 枚带螺纹针，第 2 枚针在第 1 枚针后 5~7cm。当两侧共 4 枚针插好后，每枚针上固定好一个支架，而后在支架上固定一个弧形环，紧固各部螺丝及螺栓使得弧形环离皮肤仅两指宽，并使各部件间无一丝松动。当这些弧形环牢固的固定在骨折部位上时可通过手法复位骨折，如有耻骨联合分离则很容易复位。前后平面旋转有时可使复位更好。然后，将框架固定器固定于弧形环上，当骨折完全复位后，将框架固定器紧固。单边或双边框架固定器连接杆的安装根据骨折类型决定。对开书型骨折及侧方压缩型骨折，单一连杆框架固定器已足够，但对更复杂的骨折，如骨折向后移位。垂直剪切移位的骨折，应用双连杆框架固定器可使得固定更稳固。

骨折复位固定后，进针位置皮肤应予减张，于进针位置和弧形环之间紧紧缠绕一层纱布以减少皮肤滑动，并将整个支架各部件紧固。

术后处理：根据骨折类型和复位情况，框架固定器可放 8~12 周。垂直剪切型骨折常不易维

持准确复位，因为病人经常在床上活动。对这些复杂性骨折，如果复位不注意，则伤后 3~6 天考虑改行内固定术或重新手法复位并骨牵引治疗。

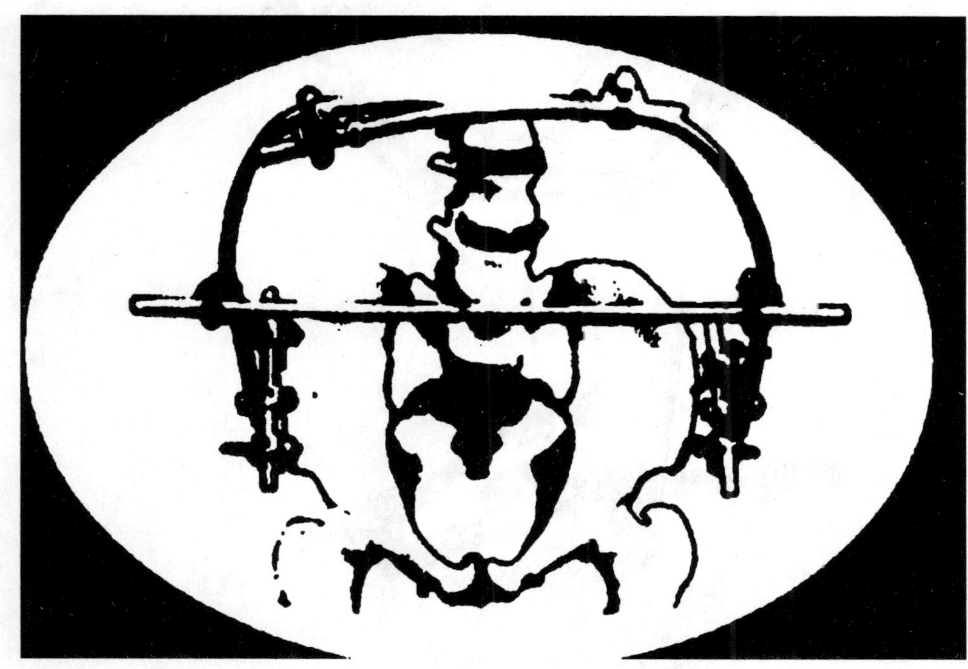

图 23-41 Johnson 骨盆框架固定器

九、Orthofix 骨盆框架固定器（图 23-42 ~ 图 23-44）

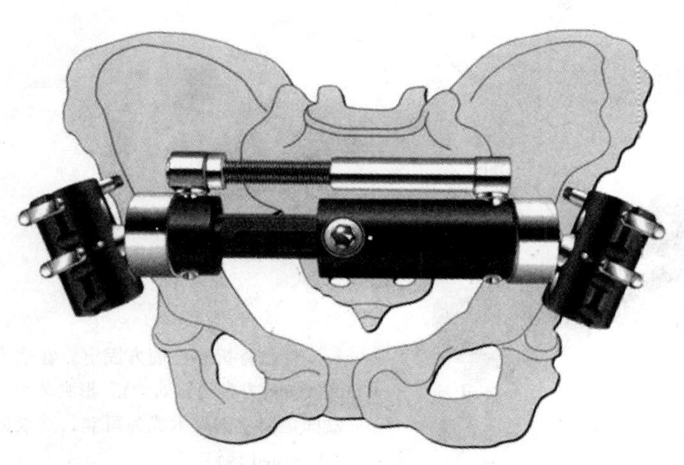

骨盆骨折脱位前方固定可用带“T”形夹的前固定装置（10000 型），也可使用（90000 型），建议使用 HA-coated 螺钉

图 23-42 平行框架固定器

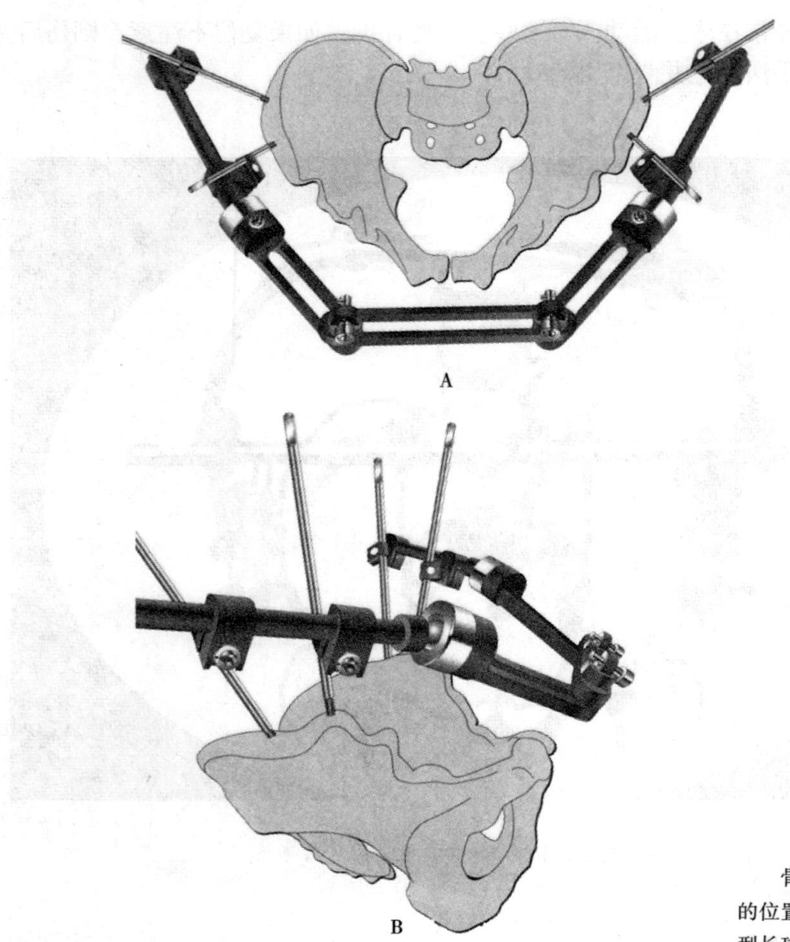

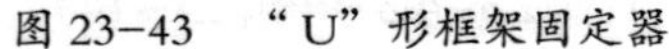

A. 正面观 B. 侧面观

图 23-43 "U"形框架固定器

骨盆骨折脱位前方固定，在适当的位置安装顶端（lliac crest）带有微型长球体关节连接装置的骨盘固定器使剖腹术成为可能，建议使用HA-coated 螺钉

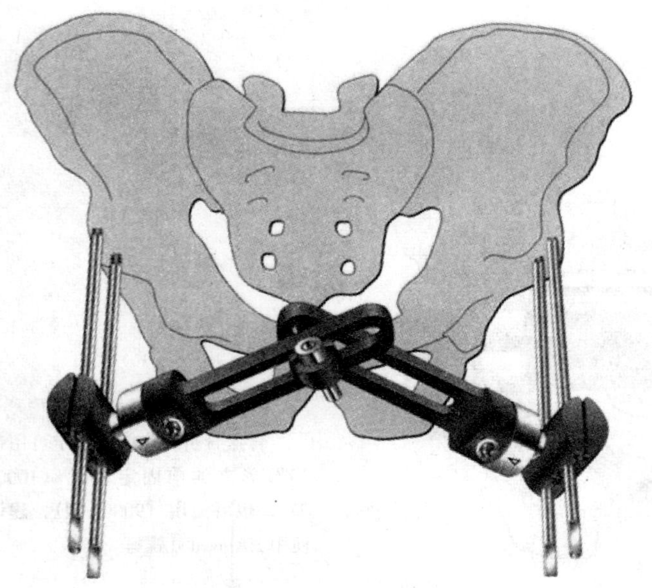

骨盆骨折脱位前方固定，在适当位置安装前方带有短的"T"形夹装置的骨盆固定器使剖腹术成为可能，建议使用HA-coated 螺钉

图 23-44 "V"形框架固定器

主要参考文献

1 黄克勤主编. 现代创伤外固定学. 北京：华夏出版社，1990
2 赵定麟主编. 实用创伤骨科学. 上海：上海科学技术出版社，1993
3 荣国威，等译. 骨科内固定学. 北京：人民卫生出版社，1995
4 蔡郑东主编. 骨盆外科学. 南京：江苏科学技术出版社，1999
5 王亦璁主编. 骨与关节损伤. 北京：人民卫生出版社，2001

第二十四章 髋部骨折框架固定技术

髋关节是全身六大关节之一，受损伤的机会较多。髋部骨折脱位最常见有：股骨颈骨折、粗隆间骨折、髋关节脱位等。

髋部特别容易在三个年龄阶段遭受损伤而导致骨折脱位。不同年龄易遭致不同损伤：在青少年时，骨骺线融合以前，大转子骨骺可发生撕脱性骨折或股骨上端骨骺发生变位；在老年期，因老年性骨质疏松，股骨颈经简单的绊碰或轻微的劳损，都可发生股骨颈骨折；在中年期，髋关节也会处于某种位置而容易遭受损伤，即髋关节于90°内收位时，只有关节囊处于这个位置，如果沿股骨纵轴而强烈推撞，可使髋关节脱位。

第一节 髋部应用解剖

一、髋部标志投影

1. 大转子：髂结节下方约10cm处。

2. 臀上血管和神经：自髂后上棘至大转子的连线，其上、中1/3交点即臀上血管神经的出口点。

3. 臀下血管和神经：髂后上棘与坐骨结节连线的中点，即臀下血管和神经的出口点。股动脉在腹股沟韧带中点处的下方可触及搏动点，自此点到收肌结节连线的上2/3一端，为股动脉体表投影。髂后上棘至坐骨结节连线的下、中1/3交界处相当于臀下动脉表面投影。

4. 坐骨神经：髂后上棘与坐骨结节连线的中点，坐骨结节与股骨大转子连线的中点稍外侧；股骨内外侧髁之间的中点，此三点连线即为坐骨神经在臀部和股后部的投影。

二、髋部骨性结构

（一）髋　臼

髋臼系由髌骨、坐骨和耻骨三骨汇合而成，位于骨盆的两侧，与身体矢状面约呈40°向后的角度；与身体横断面呈60°向外的角度，因而髋臼的开口斜向前、向外和向下。由于有圆韧带通过，故其软骨面略呈马蹄形，边缘部分较厚，中央部分较薄。髋臼周缘上有纤维软骨形成的关节盂唇加深了髋臼的深度，可容纳股骨头的2/3，且与股骨头之间有潜在的强大真空吸引作用。这些都加强了关节的稳定性。

（二）股骨头

股骨顶端呈圆球状，头顶端稍内下方有一小凹称股骨头凹，此处有一股骨头圆韧带与髋臼顶部连接，其中有小凹动脉为股骨头1/6血供来源。

股骨头略呈多半个球状，但并非正圆形，当股骨头在髋臼内旋转时，只是在中立位负重的条件下才取得最大的适应和接触面积。除圆韧带进入处均被软骨所覆盖，股骨头中央部分的软骨较厚，周缘部分较薄。软骨下为一层致密骨，厚约5~8mm，其余部分为不同类型的骨小梁。

（三）大小转子

股骨头的下外侧接股骨颈，颈的外侧为大转子，前下方的突起为小转子。两转子之间，前面有转子间线，后面有转子间嵴。在活体，大转子尖正对髋关节中心，并与耻骨联合上缘在同一水平内；大转子尖的内面有小窝，称为转子窝。

（四）股骨颈

股骨头下方明显变细部分为股骨颈。其上缘短小而下喙细长，其中皮质骨和松质骨各占一半。股骨颈纵轴与股骨干纵轴形成一个颈干角，正常值在范围 110°~140°，平均为 127°~132°。大于正常值称为髋外翻，小于正常值称为髋内翻。股骨颈的纵轴线与股骨两髁中点间的连线形成一个交角，称为前倾角，正常值为 12°~15°。在治疗股骨颈和股骨粗隆间骨折时，必须注意恢复、保持这两个角度，尤其是颈干角的正常。

股骨颈为一管状结构，横断面略呈扁圆状，内下方皮质骨最坚厚。股骨颈连接股骨头与股骨干，形成两个角度，即颈干角和前倾角。

1. 颈干角：股骨颈与股骨干之间所形成的角度，称为颈干角（图 24-1）。在婴儿时期约为 150°，至成人其正常范围可在 110°~140°之间，但大多数为 125°~135°（127°）。

由于股骨颈及颈干角的存在，使粗隆部及股骨干远离髋臼，以适应髋关节大幅度活动的需要。颈干角正常时，股骨头的负荷与股骨颈所承受的应力之间达到生理平衡；当颈干角减小（髋内翻）时，股骨头的负荷减少，但股骨颈所承受的应力则大增；反之，当颈干角增大（髋外翻）时，股骨头负荷增加，但股骨颈所承受的应力则相应减少，以致可使剪应力完全变为压缩力。无论髋内翻或髋外翻，均可引起股骨近端负荷及应力的改变，终至继发结构异常和功能障碍，因此，在治疗时应注意保持正常颈干角。

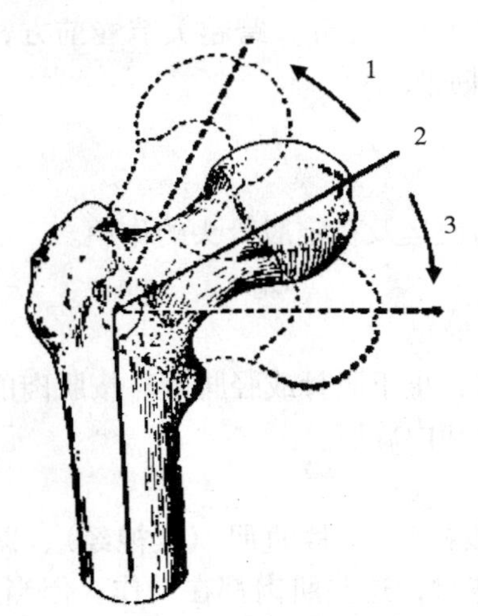

1.髋外翻　2.正常　3.髋内翻

图 24-1　颈干角

在临床上，常可遇到一些股骨头的病变，使股骨头与髋臼之间失去对称关系，使负重接触面积缩小而导致功能障碍。在这种情况下，可以利用颈干角的改变，即内翻或外翻截骨，以求得负重面积的扩大，从而改进功能。

2. 前倾角：下肢在中立位时，股骨头与股骨干不在同一个冠状面上，股骨头居前，股骨颈向前倾斜，与冠状面形成一个角度，称为前倾角（图 24-2）。在婴儿期，约为 20°~30°，随年龄的增长而逐渐变小，至成年人平均为 12°~15°，女性者稍大于男性。前倾角为臀中肌提供一个在矢状面上的杠杆臂，使肌肉效能成倍增加，这个杠杆臂越长，为保持直立姿势所需的臀中肌力越小，但过度前倾，则有碍于髋关节的外旋活动，且造成脱位的潜在趋势。

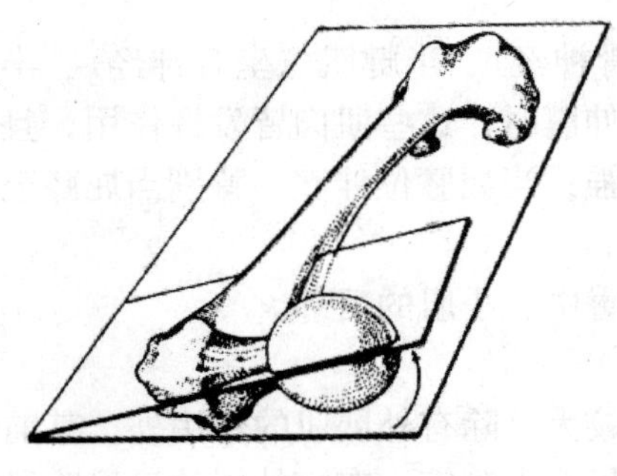
图 24-2　前倾角

三、髋部关节韧带

（一）髋关节

由髋骨的髋臼与股骨头构成。为典型的杵臼关节。较深的髋臼，其周缘又有纤维软骨构成髋臼唇，更增加髋臼的深度。髋臼切迹由横韧带封闭。球形的股骨头关节面约 2/3 纳入髋臼与月状面接触，髋臼窝内充满脂肪组织以缓冲股骨头的冲力，并藏匿股骨头韧带免受挤压。关节囊甚厚而坚韧，上端附着于髋臼周缘的骨面，下端附着于股骨颈，前面达转子间线，后面没有全部包裹股骨颈，仅达股骨颈内侧 2/3。故股骨颈骨折有囊内和囊外之分。关节囊被周围的韧带加强，其中以前方的髂股韧带最强大。其上端附着于髂前上棘，呈“人”字形，经关节前方，止于转子间线，能防止髋关节过伸，对维持人体直立姿势起很大作用。关节囊内有股骨头韧带，一端连于髋臼横韧带，另一端连于股骨头凹，韧带内含有营养股骨头的血管，另一部分股骨头的营养来自关节囊的血管，当股骨颈骨折发生在囊内时，完全断绝了经关节囊来的血供，单靠股骨头韧带的血供明显不足，故易发生股骨头坏死。关节囊下壁较薄，髋关节脱位时，股骨头易从下方撬出。

（二）关节囊

关节囊由坚韧的纤维组织形成，内衬以滑膜，起于髋臼周缘，与关节盂唇紧密相连，向下包绕股骨头和股骨颈，止于股骨颈基底部，只有股骨颈后外侧的一小部分露于囊外，因此，股骨颈骨折均为囊内骨折。股骨处于外旋和微屈位时，关节囊最为松弛，关节腔容积最大；而当内旋和伸直时，则关节囊被拉紧，再加上髂腰肌的压迫，因而使关节腔容积变小。

（三）四大韧带

韧带之间形成薄弱区，遭受外力时，股骨头可经由此薄弱区脱出。

1. 髂股韧带：为髋关节最强大的韧带，起于髋臼上缘的髂骨部分，跨越关节囊前方，分两股分别止于股骨颈基底部前方及小粗隆前方，又称“Y”形韧带。

2. 耻股韧带：该韧带位于关节囊前下方。

3. 坐股韧带：该韧带位于关节囊后方。

4. 圆韧带：为关节内韧带，由髋臼进入股骨头，有供给血运及稳定股骨头的作用。

四、髋部肌肉筋膜

六组肌群：髋关节周围有丰厚的肌群，大多数起自骨盆，止于股骨或胫腓骨。按肌肉的主要功能可区分为：屈髋肌、伸髋肌、外展肌、内收肌、外旋肌和内旋肌。

（一）屈髋肌

主要屈髋肌有：阔筋膜张肌（臀上神经）、缝匠肌（股神经）、股直肌（股神经）、髂腰肌（腰神经），由浅至深，由外至内按顺序排列。当站立位屈膝时，这些肌肉都在动作；但当坐位，亦即屈髋超过 90°时，则髂腰肌成为有足够张力的惟一屈髋肌，而其他屈髋肌皆失去其张力强度，作用甚微。

辅助屈髋的肌肉有：耻骨肌、内收长肌、内收短肌、内收大肌和股薄肌。

（二）伸髋肌

主要伸髋肌有：臀大肌（臀下神经）、股二头肌（坐骨神经）、半腱肌（坐骨神经）、半膜肌（坐骨神经），由浅至深，由外至内按顺序排列。当伸膝位伸髋时，这些肌肉皆发挥作用，且可看到臀大肌于髋关节外旋位时，其伸髋作用较内旋位明显增强；当屈膝位伸髋，特别当屈膝至锐角时，除臀大肌外皆丧失大部张力强度，伸髋力量大为减弱。

辅助伸髋的肌肉有：内收长肌、内收短肌、股薄肌和臀中、小肌的后部。

（三）外展髋肌

主要外展髋肌有：臀中肌和臀小肌。由于臀中肌面积较大，除有外展肌的作用外，其前部肌纤维有内旋髋的作用；而后部肌纤维则有外旋髋的作用。另有人测定，在髋外展的最后阶段，髂腰肌亦有活动，由于在外展过程中，该肌随止点逐渐外移至髋关节旋转中心的外侧，故而能够发挥外展作用。

辅助外展髋的肌肉有：臀大肌的上部肌纤维、阔筋膜张肌、缝匠肌及梨状肌。

（四）内收髋肌

主要的内收髋肌有：耻骨肌（股神经和闭孔神经双重支配）、短收肌（闭孔神经）、长收肌（闭孔神经）、大收肌（闭孔神经）、股薄肌（闭孔神经），由浅至深，由外至内按顺序排列。

辅助内收髋的肌肉有：耻骨肌和股薄肌。

（五）外旋髋肌

主要的外旋髋肌有：阔筋膜张肌（臀上神经）、缝匠肌（股神经）、臀中肌（臀上神经）、臀小肌，由浅至深，由外至内按顺序排列。在伸髋位时其外旋作用最强；屈髋位时则减弱，屈至90°时则有外展作用。

辅助外旋髋的肌肉有：臀大肌、臀中肌的后部纤维及髂腰肌。

（六）内旋髋肌

主要的内旋髋肌有：臀中、小肌的前部肌纤维。屈髋时，阔筋膜张肌；伸髋时，某些内收肌亦有内旋作用。

上述每个肌肉各有其主要功能，但由于髋关节具有无数轴的自由活动度，再加上有些肌肉的起止点往往不在一个点或面上，这就造成了肌肉功能的复杂性和可变性，常常出现以下几种情况。

1. 一个肌肉具有多种功能：例如，髂腰肌有屈髋和外旋髋的功能。臀大肌既是伸髋肌，又是外旋髋肌。耻骨肌既是屈髋肌，又是内收髋肌等。

2. 一个肌肉于不同部位具有不同功能：如臀大肌的上部有外展作用，而下部则有内收作用。臀中肌的前部有内旋作用，而后部则有外旋作用。

3. 由于肢体位置的改变而引起肌肉功能的改变：如内收长肌除内收功能外，在最初70°屈髋过程中，有屈曲作用；但超过70°时，则有伸髋作用；在伸髋位时，有弱的内旋作用；在屈髋位时，则有弱的外旋作用。再如内收短肌，除内收功能外，在最初屈曲50°内是一个屈肌；超过50°则成为一个伸肌。

4. 超越两个关节肌肉功能的制约：有些肌肉超越两个关节，则受关节位置的影响。如股直肌的屈髋作用，在屈膝时增强；同样道理，其伸膝作用，在伸髋时增强。再如腘绳肌的伸髋作用，在伸膝时增强；而其屈膝作用，在屈髋时增强。

了解以上这些肌肉的功能解剖特点，对于临床检查、诊断和治疗都是有帮助的。

五、髋部血管神经

（一）四个血供来源（图24-3）

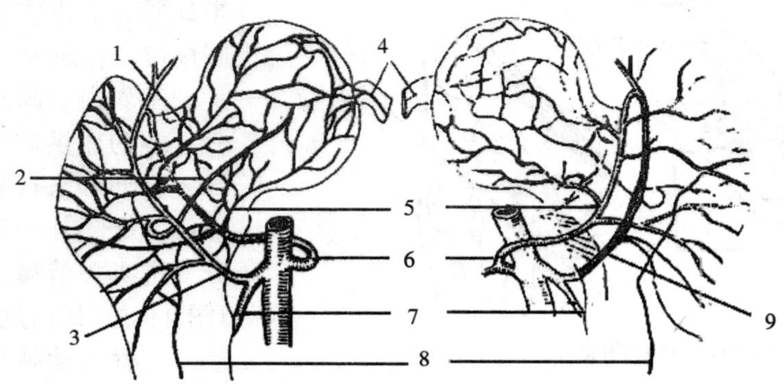

1.后上支持带动脉 2.前支持带动脉 3.旋肌外侧带动脉 4.股骨韧带动脉 5.后下支持带动脉 6.旋股内侧动脉 7.股深动脉 8.股骨滋养动脉 9.旋股外侧动脉

图 24-3 髋部血供来源

旋股内动脉、旋股外动脉、闭孔动脉和骨滋养动脉。

1. 旋股内动脉：发自股动脉或股深动脉，先向后行于髂腰肌与耻骨肌之间，然后穿行于内侧关节囊与闭孔外肌之间，发出分支为内侧颈升动脉，又称下干骺端动脉或下网状动脉，穿过关节囊至股骨颈。在关节囊后面粗隆间线处发出第2分支为后颈升动脉，穿入关节囊。在关节囊外侧面，由旋股内动脉的终支延续为外侧颈升动脉，又称上干骺端动脉或上网状动脉，经闭孔外肌浅面，斜行经过后粗隆间凹，穿入关节囊内，供应股骨头和股骨颈的大部分血液。此动脉发出的分支最多，所有分支、干骺端支都发自同一动脉干，一旦损伤极易导致股骨头缺血坏死，特别当囊外动脉环不完整时，更易发生。

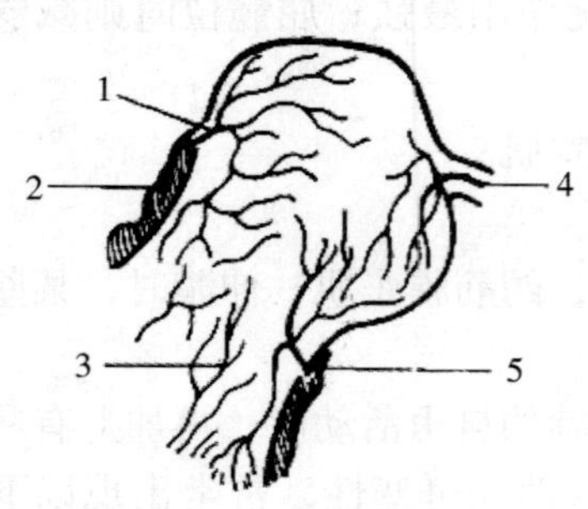

1. 上干骺端动脉　2. 关节囊　3. 骨干营养动脉
4. 圆韧带动脉　5. 下干骺端动脉

图 24-4　干骺端血供

2. 旋股外动脉：发自股深动脉或股动脉，向外行于髂腰肌前面，发出前颈升动脉至股骨颈。囊内动脉环：以上四组颈升动脉在关节软骨边缘，股骨颈表面组成囊内动脉环，最后进入骨内，分别供应骺与干骺端的血运（图 24-4）。由于骺板的屏障作用，使骺与干骺端之间在骨内无吻合支，而是在骨外吻合，就形成了股骨头骺更易坏死的解剖学基础。

旋股外侧动脉和旋股内侧动脉在转子间的关节囊附着处外侧缘的股骨颈基底部形成基底动脉环，由此环发出前支持带动脉、后支持带动脉、后上支持带动脉和后下支持带动脉分支经股骨颈至股骨头。后上和后下支持带动脉为旋股内侧动脉的分支，是股骨头血液供应的主要来源。前支持带动脉是旋股外侧动脉的细小分支。

3. 闭孔动脉：发出的髋臼支为圆韧带动脉，仅供应卵圆窝附近的小区域血运，大部分不深入股骨头，且时有变异和缺如，故不是肌骨头内的主要血供来源。

4. 骨滋养动脉：一般只达股骨颈与股骨头内血管有很少的吻合支。

股骨头的血供：不少学者均对股骨头的血供应进行过研究，Tueta 在这方面作出了较大的贡献。由于人体之间血管分布的变异及研究方法的不同，故所得结果并不完全一致，现介绍其基本结构如下。有人发现供应股骨的动脉不经过髋关节囊壁层，供应关节囊的动脉不进入股骨。股骨头、股骨颈的血液供应分别来自闭孔动脉、旋股外侧动脉和旋股内侧动脉这三支动脉的分支，这三支发出的主要分支是：股骨头圆韧带动脉、前支持带动脉、后支持带动脉、后下支持带动脉。股骨头圆韧带动脉来源于闭孔动脉的分支。

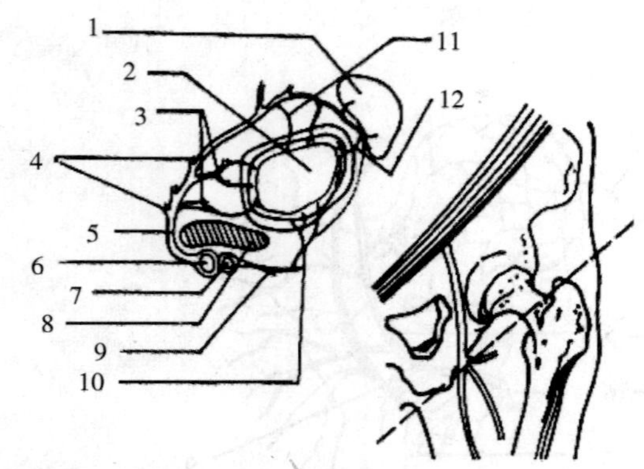

1.大粗隆　2.股骨颈基底　3.内颈升动脉　4.闭孔肌肌支
5.旋骨内动脉　6.股动脉　7.股深动脉　8.髂腰肌　9.旋股外动脉　10.前颈深动脉　11.后颈深动脉　12.外颈深动脉

图 24-5　囊内动脉环

①囊内动脉环：关节囊支：股骨近端的血供应主要来自旋股内动脉，少部分来自旋股外动脉。两者形成一个囊外动脉环；另发出颈升分支进入关节囊，形成囊内动脉环（图 24-5）最后进入骨内。

②囊外动脉环：由旋股内动脉组成环的内侧、后侧和外侧部，旋股外动脉组成环的前部。此环大多是不完整的。

③股骨头凹动脉：来源于闭孔动脉，其沿圆韧带走行，甚细，平均直径为0.328mm。该动脉与年龄关系密切，幼年时，时有缺如，随着年龄的增长而其血供逐渐增加。当股骨头的骨骺与颈部闭合后，其与关节囊动脉之间有一吻合支。

④圆韧带动脉：发自闭孔动脉的髋臼支，仅供应卵圆窝附近的小区域血运，大部分不深入股骨头，且时有变异和缺如，故不是股骨头内的主要供血来源。

转子间的血供①骨干营养动脉：一般只达股骨颈，与股骨头内血管有很少的吻合支。股骨转子部及转子间部均为松质骨构成，周围有许多肌肉和关节囊附着，血液供应丰富，因此，股骨颈基底部、转子部和转子间骨折，通过闭合非手术治疗，很容易获得早期愈合。②股骨滋养动脉：来源于髓内滋养动脉的上行支。

（二）神经分布

1. 股神经 n.femoralis：经肌腔隙于股动脉的外侧进入股三角，位于髂筋膜深面。肌支分布于股四头肌、耻骨肌和缝匠肌，关节支分布于髋、膝关节，皮支分布于股前区，其末支为隐神经，在股动脉前方入收肌管。

2. 闭孔神经 n.obturatoria：起自腰丛第2~4腰神经，经闭膜管出骨盆后，分为前、后两支。前支位于短收肌表面，分支至长收肌、股薄肌、短收肌、耻骨肌以及膝关节。后支位于短收肌后面，支配闭孔外肌和大收肌。闭孔神经皮支于大腿内侧中份穿出深筋膜，分布于大腿内侧皮肤。

3. 坐骨神经 n.ischiaticus：从梨状肌下孔出盆，在臀大肌深面下行，经坐骨结节与大转子之间沿股后中线于股二头肌长头和大收肌间下行。坐骨神经通常到达股中、下为交界处再分为胫神经与腓总神经。在臀大肌下缘与股二头肌长头外侧缘的夹角处，坐骨神经浅面仅有皮肤及浅筋膜覆盖。此处为检查坐骨神经压痛点的常用部位。

4. 臀上下神经：穿梨状肌上孔的结构：自外向内为臀上神经、臀上动脉和臀上静脉。穿梨状肌下孔的结构：由外向内有坐骨神经，股后皮神经，臀下神经，臀下动脉、静脉，阴部神经和阴部内动、静脉。阴部神经和血管先出梨状肌下孔绕坐骨棘进入坐骨小孔，达坐骨直肠窝分布于会阴及外生殖器。

第二节　髋部生物力学

髋关节是骨盆与下肢直接承重的三维关节，髋臼是将人体重力传达到足底的第一个重要传力结构。

一、髋关节生物力学特点

（1）髋关节是一个球窝关节，由髋臼和股骨头所组成。

（2）股骨头与髋臼上的软骨厚度和机械性能在各点上都有所不同。

（3）为了在正常状态下进行日常活动，髋关节前屈至少有120°，外展至少有20°，外旋至少有20°。

（4）在单足站立、骨盆于中和位时，髋关节将承受约体重3倍的关节反应力；其幅度随上身位置的变化而不同。

（5）髋关节反应力的幅度受外展肌力和重力杠杆臂的比率的影响。低比率比高比率产生更大的关节反应力。

（6）在行走时，站立相的髋关节反应力可高达体重的6倍或更大，而在摆动相时，髋关节反应力约与体重相等。

（7）步态速度的增加将在摆动相和站立相时都将增加髋关节反应力的幅度。

(8) 在日常生活活动中，内固定物承受的力很大地依赖于护理和病人进行的治疗性活动。

(9) 下肢使用支具可改变髋关节反应力的幅度。

二、髋关节运动学

在考虑到髋关节的运动学时，应注意到它的稳定杵臼状态，而股骨头能在髋臼内进行各方向的活动。这是认识髋关节运动学的基础。

(一) 运动范围

髋关节可在三个面上活动：矢状面（前屈和后伸）、额状面（外展和内收）和横状面（内旋和外旋）(图 24-6)。在矢状面上，其运动度最大，屈曲可从 0°~140°；后伸可从 0°~15°；外展范围是 0°~30°；内收范围较小，从 0°~25°；在髋前屈位时，外旋从 0°~90°，内旋从 0°~70°；在髋后伸位，

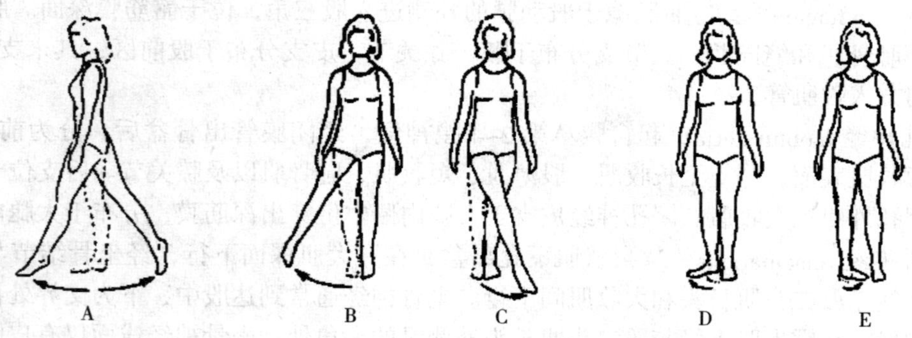

A. 前屈和后伸　B. 外展　C. 内收　D. 外旋　E. 内旋

图 24-6　髋关节的活动

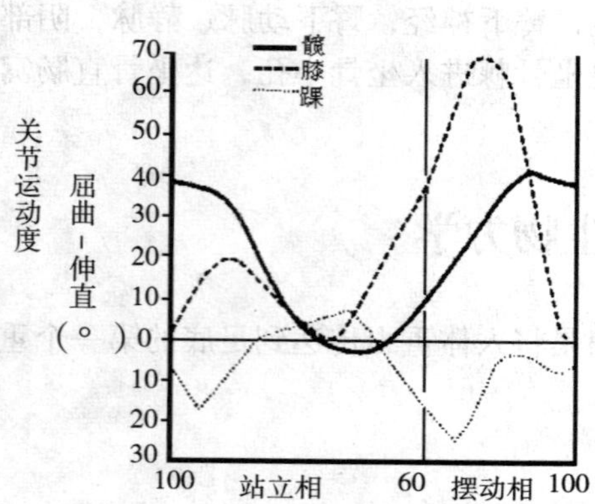

此图代表一个步态周期，可同时观察膝和踝的运动范围，以资对照

图 24-7　在平地上行走时显示的矢状面上髋关节的运动范围

旋转度较小，因为受到软组织的制约。

在行走时，髋关节的运动范围可用电测角法（electro-goniometry）来测量所有的三个平面活动。行走时矢状面的测量显示：当下肢向前用后跟着地的步态摆动相后期时，关节的前屈度最大；在站立相开始时，身体向前移动，关节乃向后伸；在后跟离地时，后伸度最大；在摆动相时，关节回复到前屈，再次达到最大的前屈度；在后跟着地时，达 30°~40°。步态周期内矢状面上髋关节运动的形态（图 24-7），可与膝和踝的活动相对照。额状面上的活动（外展和内收）和横状面上的活动（内旋和外旋）的步态（图 24-8），在摆动相时的外展，显示刚在足趾离地时为最大，持续至站立相的后期。在整个摆动相内，髋关节一直是外旋的，直至后跟着地时，才内旋。关节持续内旋，直至站立相后期，在额状面上的正常人活动度为 12°，在横状面为 13°。

随着年龄的增长，行走时的下肢运动范围将逐渐减小。在矢状体位，两种不同年龄的人的行走姿态和后跟着地的不同形式（图 24-9），老年人的跨步较小，髋前屈和后伸的范围也小，踝跖屈也小，跨步侧的后跟-地面角也小，前进下肢的踝背屈也小，以及足趾翘起的程度也小。

日常生活中的三面活动范围，如系鞋带，坐入椅内，从椅内坐起，上楼等活动都可用电测角器来测量。测得各种活动的平均值（表 24-1）。矢状面上的最大活动（髋屈曲）度见于系鞋带和

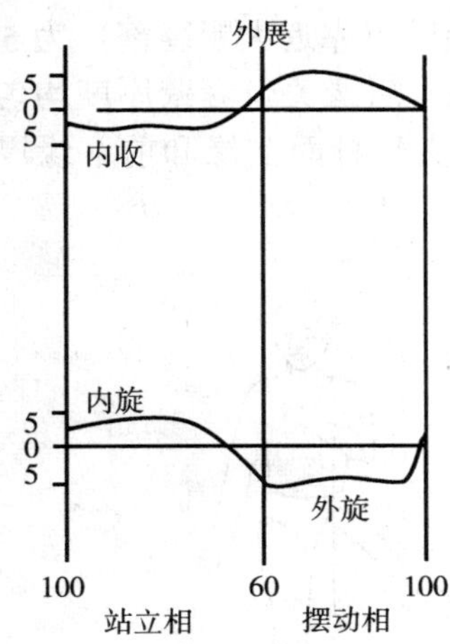

额状面上的典型运动范围形式（上）和横状面上的典型运动范围形式（下）属一个步态周期

图 24-8　平地行走时的运动范围

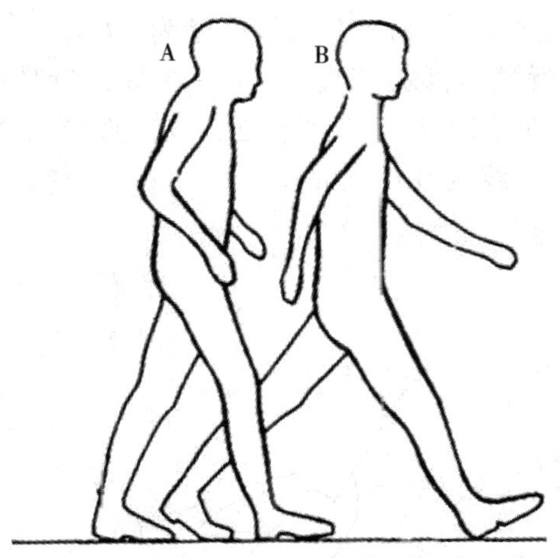

老年人（A）与年轻人（B）在后跟着地时，矢状位出现不同体位；老年人显示小步，髋前屈与后伸的运动范围减小，踝背屈减小，跨步侧的后跟－地面减小，同时踝背屈也减小，前进下肢的足趾翘起的幅度也较小

图 24-9　老年人与年轻人行走体态的差异

表 24-1　最大髋活动平均值

活动方式	活动面的矢状	活动面的额状	活动面的横状
足踩地时系鞋带	124	19	15
交叉腿时系鞋带	110	23	33
坐椅和站起	104	20	17
弯腰拾物	117	21	18
下蹲	122	28	26
上楼	67	16	18
下楼	36	—	—

弯腰拾物。额状面（外展-内收）和横状面（内旋-外旋）的最大活动度见于下蹲和交叉腿系鞋带。这些常见活动的值表明髋前屈至少需 120°和外展外旋至少 20°，才能正常运行日常的生活。

（二）关节面活动

髋关节面的活动可认为是股骨头在髋臼上的滑动。球与窝在三个面上的枢轴转动，环绕股骨头中心的活动，产生关节面的滑动。若股骨头不平整，滑动就不能与关节面平行或正切，关节软骨也将受异常挤压或牵伸。用 Reuleaux 法分析即刻中心不能正确地用于髋关节，因为活动是在三个面上同时进行的。

Mwrray（1967 年）研究指出：髋关节活动范围（图 24-10）：在矢状面运动最大，屈曲 0°~140°，伸展 0°~15°；在冠状面能外展 0°~30°，内收 0°~25°；在横截面，外旋 0°~90°，内旋 0°~70°受应力的刺激，为对抗股同骨头的挤压，形态呈髋臼凹面向外、向前、向下，外缘与后缘增厚，形成髋关节稳定的重要条件。髋臼呈马蹄形，在坐骨一侧缺如，称为髋臼切迹。髋臼与股骨头接触仅有 40%，髋臼周围镶嵌着丰厚的纤维软骨，富有弹性和强度，增强了髋臼的深度和关节的稳定性。关节囊与韧带对髋关节的稳定，起着重要作用。

有学者在新鲜尸体解剖中测得关节囊的厚度为：关节囊前缘壁厚 3.0mm，前下缘 1.7~2.0mm，内侧缘 2.0~3.0mm 前上缘最厚壁为 1.0~1.2mm，前上缘是薄壁（靠近大粗隆部）为 5.0~7.0mm，后上缘近髋臼部关节囊厚 2.0~3.0mm，近基底部 2.0~3.0mm，后缘关节囊壁厚度均匀，为 1.0~3.0mm。圆韧带长度为 2.5~2.7mm，直径为 2.0~3.0mm。骨头软骨面前缘和前下缘厚度为 0.3~0.4mm，上缘为 0.1~0.2mm。

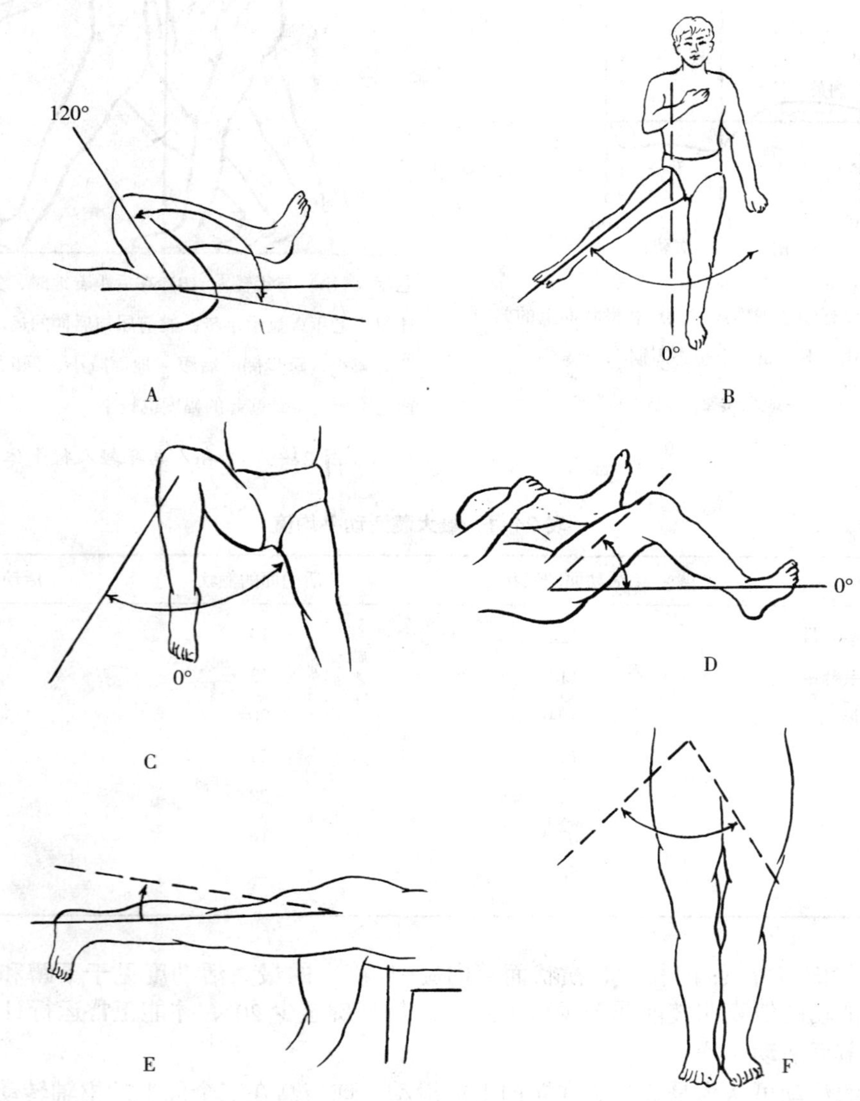

图 24-10 髋关节活动范围

髋关节和肩关节一样，亦可作三轴运动。但由髋关节相对窝深，头小，关节囊紧张，又有坚强的韧带限制，其运动幅度远不及肩关节，然而它有强大的稳固性，以适应其支持体重和行走的机能。髋关节在屈膝屈髋时，股骨前部可抵达腹前壁，活动范围约 114°；在伸膝时屈髋，受股后部肌肉紧张的限制仅达 80°左右。后伸受髂股韧带的限制，一般只有 35°左右。展和收的运动范围约 45°，内旋和外旋的总和约 40°~50°，外旋大于内旋。

X 线诊断：“Y”线的来源是在儿童生长期由髂骨、耻骨、坐骨组成髋臼，在骨骺未完全融合之前，髋臼在软骨下可见三条骨骺线，此线呈“Y”形交叉在髋臼偏中心位置。

根据 Woltt 定律，股骨头颈的内部结构按力学的要求排列，是适合能量变化的结果。股骨头表面在电镜下观察，软骨面有排列均匀的细微小孔，内储滑液用以营养关节面、软骨外层、软骨细胞和滑润关节。当关节面受力后，滑液渗出向四周扩散，产生压渗作用，承受重力。解除受力后滑液又吸回关节中央。

三、髋关节动力学

动力学研究显示髋关节在单一活动时所承受的真正力的情况。这对髋关节病变而需进行合理的康复治疗方案时，必需了解产生这些力的因素，才能获得有效疗效。

（一）髋关节静态力学

两下肢于站立位时，身体的重力线通过耻骨联合的后侧。由于髋关节是一个稳定的关节，不需肌肉收缩来达到直立状态，只需关节囊和关节韧带就能起到稳定作用。若在髋关节周围不需有肌肉活动所产生的力矩，则关节反应力的计算可变得很简单。在站立位，每一个股骨头所承受的力为人体重量的一半。由于每个下肢的重量是体重的1/6，每一髋关节的反应力将是剩余的2/3体重的一半，即整个体重的1/3。如果髋关节周围肌肉收缩以防止摇晃和保持身体于直立位，即持续于站立位，则髋关节所承受的力与肌肉活动量将成正比的增加。

若一个人自两足站立改为一足站立，身体的重力线将在所有的三个面上移动，髋关节周围产生的力矩必须有肌力来抗衡，也将增加关节的反应力。力矩的幅度，即关节反应力的幅度取决于脊椎的姿势、非负重下肢和上肢的位置，特别是骨盆的倾斜度。在额状面上重力线如何按上身和骨盆倾斜的四个不同方位而移动：骨盆于中和位站立，上身于支持髋关节的最大倾斜站立位，上身倾离髋关节的站立和自支持髋关节下沉而离开骨盆（Trendelenbur 试验）位站立。重心线的移动，从而改变重力杠杆臂的长度（重力线与股骨头旋转中心之间的垂直距离），将影响髋关节力矩的大小。若躯干在髋关节上倾斜，重力杠杆臂和关节反应力可降至最低度。

下面是采用两种方法来列举作用于股骨头的关节反应力的幅度：它们是简化离体技术测试所有面上的共同力和使用平衡方程式的数学方法。

（二）简化离体技术测算总面力

下述技术的例子用于单肢站立，骨盆处于中和位时，在额状面上，来估计股骨头上的关节反应力。站立肢体当作是离体，画出离体图像。从作用于离体上的所有的力，三个主要总面力可鉴别为足所承受的体重力（地面反应力），这个力经胫骨传至股骨髁；由内收肌收缩所产生的力和股骨头上的关节反应力。地面反应力（W是已知数，等于体重的5/6，是已知的意识、着力线和着力点。外展肌力（M）可从X线片上估计到肌肉的肌起和肌止，知道其意识、着力线和着力点，但其幅度仍是未知数。由于许多肌肉牵涉到髋的外展动作，但可确定力的方向作为简化假设。此外，稳定髋关节的其他肌肉所产生的力尚未考虑在内。关节反应力（J）是股骨头面上的已知着力点，但它的意识、幅度和着力线是未知数。

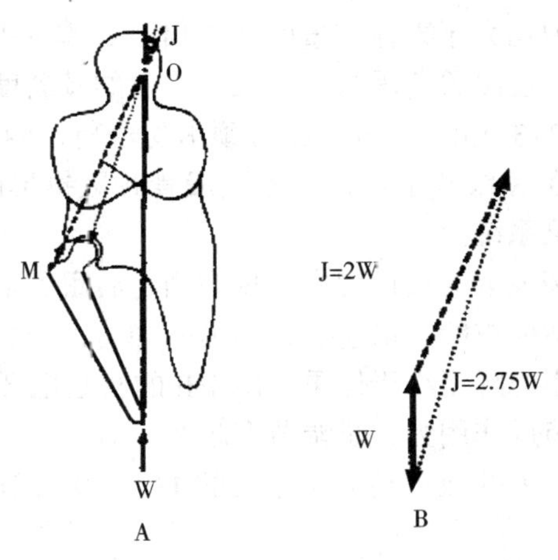

A. W和M的着力线可延伸至两线相遇（交叉点O），着力线J是在髋臼和股骨头的接触点与交叉点O相连来求得

B. 可构成三角形，M和J的力幅度可从W量出，W等于体重。力M约为体重的2倍，力J约为体重的2.75倍

图24-11　上身离体和支持下肢的图像

外展肌力和关节反应力的幅度可从离体图像上所有三个力来推算（图24-11A），构成力的三角（图24-11B）。肌力约为体重的2倍，而关节

反应还要更大些。

（三）动态力学

不少学者研究在动态活动时的髋关节负荷，对正常髋关节，采用力板系统和运动学资料。Paul 检查正常男女在行走时股骨头上产生的关节反应力，并用肌电图来记录特异性肌肉活动，并与顶峰幅度联系起来。在男性，当外展肌收缩来稳定骨盆时，在站立相可产生两个顶峰力。一个顶峰是刚在后跟着地时，达体重的 4 倍；在足离地以前，可达体重的 7 倍（图 24–12A）。足放平时，关节反应力降至接近体重，因为体重中心迅速减速。在摆动相时，关节反应力受伸肌收缩的影响，使大腿减速，幅度仍保持于较低度，约与体重相等。

在女性，力的模式基本相等，仅幅度略低，在站立相后期，幅度仅达到体重的 4 倍（图 24–12B）。女性的髋关节反应力幅度可能起于几个因素：女性骨盆较宽，股骨颈干角的倾斜度不同，着鞋不同和步态模式也不同。

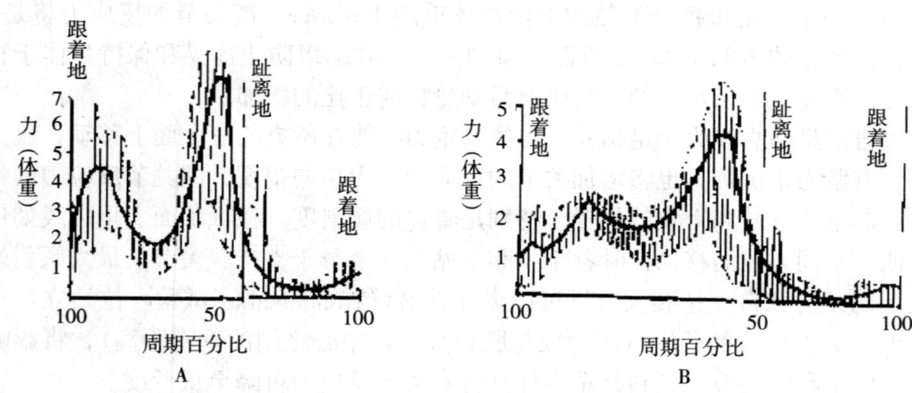

直线区说明不同人的差异，A.正常男人的力模式；B.正常女人的力模式

图 24–12　在一个步态周期内行走时出现的体重单位的髋关节反应力

髋关节处于静态时，力矩及力之和等于零。当髋关节荷载时，双足站立，处于功能位，主力线由耻骨联合后部和骨盆后半环向下传递，股骨头承受的压力为体重的 1/2。单足站立，股骨头的静力均大于人体重量的 2~3 倍。身体重力线在髋关节以上三个平面发生位移，受髋关节力矩的影响，使髋关节承受力加大，骨盆的倾斜度与脊柱的弯曲决定力矩的大小。髋关节正常承受压应力为 2~3（M·N/m²）。股骨颈承受弯矩，内下方为压应力，外上方为拉应力，颈的轴向力为压应力，在 X 线片上可以观察到股骨颈区拱形的拉应力线，扇形的压应力线以及拱形交叉粗隆间的骨小梁系统。

髋关节的反作用力表现为当足后跟着地时，约为体重的 4 倍，为一峰值。足趾翘起离开地面前可达体重的 7 倍左右，为另一峰值，当足底面完全与地面接触时，身体重心瞬间转移，关节的反作用力降至小于体重。Rydell 的实验也证实了这一点，再行走中的站立相时，股骨头承受很大的关节反作用力，步幅节奏越快，对侧（患侧）股骨头上的反作用力由于肌力增强而加大。摆动相时，力的数值约为站立相的 1/2。髋关节承受的压力大小也决定髋部肌力力臂和重力力臂的比值。

股骨颈骨折多发生于老年人，有的学者认为是老年人的灾难。骨折后自身修复矫形功能很差，因为骨组织的脆性大，骨质疏松，骨骼强度低，刚性弱，故对股骨颈骨折治疗要求严格。要做到多方向准确对位、对线、恢复正常颈干角和生理性持重力线，保持骨折端稳定，恢复骨关节的拱形结构发挥骨的优化性能，控制骨折断面的剪切应力对骨折端稳定的影响，促进骨折的愈合。颈干角一旦变小，形成髋内翻，股骨颈上方抗拉力骨小梁将发生断裂。

力臂式框架固定器治疗股骨颈和粗隆间骨折，使针体对骨折端产生稳定的固定力，骨针在骨体内起到夹筋作用。框架固定器的外力系能保证骨折复位后骨折断面上的最佳生理应力。使病人能在1周内下地离床进行功能锻炼，避免了股骨头坏死，达到早期愈合的目的。

四、股骨近端的内部骨结构

股骨近端的内部骨结构完全适应生理应力的类型和大小，包括骨小梁的分布方向和量（图24-13）。在正常情况下，股骨头主要承受压缩应力，因而骨小梁由股骨头周边沿压缩合力的方向下行，汇合至内侧骨皮质，形成最大的一组骨小梁，称为主要抗压缩骨小梁。另一方面，由于股骨头和股骨颈亦承受剪应力，从而于颈上方产生张力，因而有一组骨小梁由外侧骨皮质沿张力方向延伸至内侧皮质，称为主要抗张力骨小梁。两组骨小梁约呈60°交叉，两组交叉之间承受应力最小，故骨小梁亦减到最少程度，此区称为Ward三角。在此两组骨小梁之间，分别有次要抗压缩骨小梁和次要抗张力骨小梁。由大粗隆下行至外侧骨皮质有一些骨小梁，称粗隆部骨小梁。

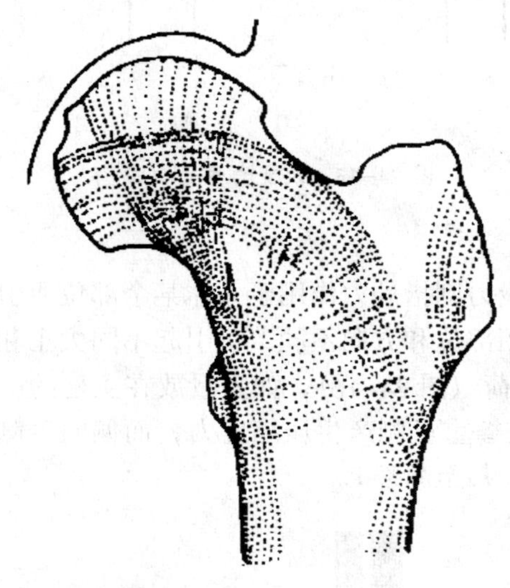
图24-13 股骨头内骨小梁

颈干角的改变引起股骨近端负荷与应力的改变，终将导致骨小梁的重新调整。当髋外翻时，由于压缩力增加，使抗压缩骨小梁增加，抗张力骨小梁减少，以致消失；当髋内翻时，则抗张力骨小梁增加，抗压缩骨小梁减少。因而，可以由骨小梁结构的改变，反映出股骨近端负荷与应力的变化。

股骨距：股骨距实际上是股骨干后内侧皮质骨的延伸，其厚度亦基本相同。位于股骨颈与股骨干连接部的后内方，为多层致密骨构成的纵行骨板。上极与股骨颈的后侧骨皮质衔接，下极与小粗隆下方的股骨干内后侧骨皮质衔接，并与两组主要骨小梁亦多有密切连接。由于股骨距走向的影响，当股骨外旋超过30°时，始能在前后位X线片上显示清楚股骨距的存在，大大加强了颈干连接部对应力的承受能力，是直立负重时压缩应力最大的部位，同时也加强了抗压缩和抗张力两组骨小梁最大受力处的连接，形成一个完整的负重结构。这种结构具有临床意义，如股骨颈骨折行内固定时，使内固定物紧贴股骨距，可增强内固定的效果；又如行人工股骨头置换时，注意保全股骨距，可减少人工股骨头松动或下陷的机会和程度。

五、髋部受力与运动

（一）股骨近端的生理负荷

在站立位时，股骨近端的生理负荷以R来表示（图24-14），可以粗略计算其大小。用K表示负荷体重（即体重减去负重侧下肢的重量），其作用力线与身体重心S相交，呈垂线方向；M表示外展肌肌力，按其作用方向与垂线相交；R即作用于股骨头上的压缩合力，其作用方向由股骨头的旋转中心与MK的交点相交，适与垂线呈16°角。按力学原理计算，R=MK的矢和（即有方向、有大小的力量和），其中起主要作用的是外展肌力M的大小。

在一般情况下，体重的力臂OC约为外展肌力力臂OB的3倍，结果作用于股骨头上合力R接近负荷体重的4倍。很显然，外展肌力及其力臂是影响股骨近端负荷的决定因素。如延长其力臂，可减少所需要的外展肌力，从而降低股骨近端的负荷；缩短其力臂，则可得到相反的效果（图24-15）。

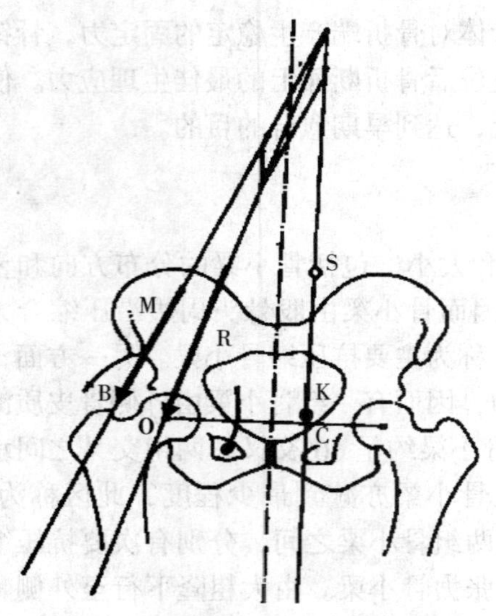

图 24-14 股骨近端生理载荷

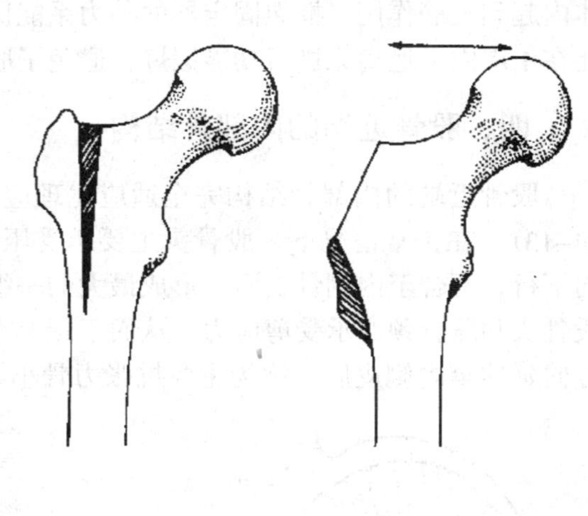
图 24-15 改变力臂的截骨

（二）股骨近端的生理应力

应力与负荷不同，负荷是指作用于人体的外力；而应力则指外力作用于人体某个部位所引起的效果，两者有根本的区别。同样大小的负荷，由于作用部位和方向不同，可引起不同大小和类型的应力。例如，在一根立柱上分别施加同等大小的负荷（图 24-16），如重量放在主柱的中心 A，则引起纯粹的压缩应力；如重量偏向一侧 B，则在支撑重量侧产生压缩应力，而偏向对侧则产生张应力；重量偏离立柱愈远，所引起的应力也愈大，甚至断裂 C。

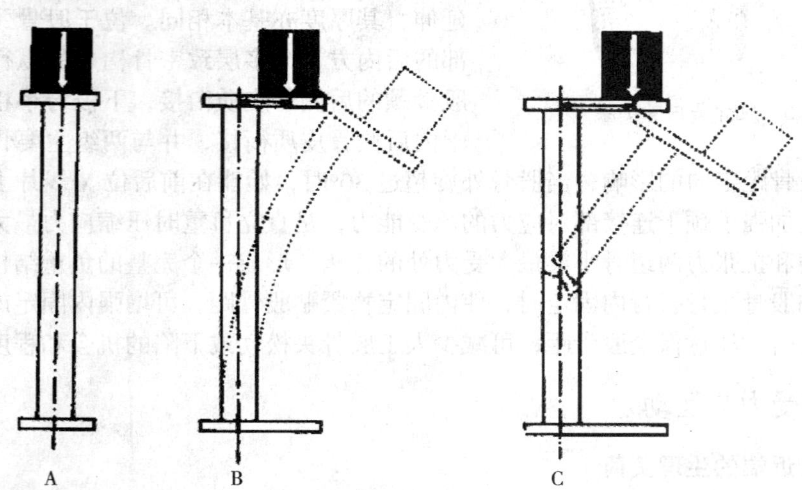

图 24-16 立柱应力

股骨近端并非一个简单的立柱，因此，所产生的应力亦较复杂（图 24-17）。已如上述，作用于股骨近端的生理负荷是垂直于股骨头和关节面的，因此，在股骨头内所引起的是纯压缩应力，而这种压缩应力是平均分布在负重区的。因此，股骨头内压缩应力的大小不只决定于负荷的大小，同时还决定于负重面的大小。

但对股骨颈来讲，由于颈干角与前倾角的存在，使得合力 R 不能垂直作用于股骨颈的横断面，结果就产生不同类型的应力（由于前倾角所造成的影响可忽略不计）。由于合力 R 与股骨颈轴线不一致，即 R 的作用方向偏离股骨颈的核心之外，因而在股骨颈内侧产生压缩应力 D，在颈外侧产生较小的张应力 Z，另外还承受一种剪应力 S，这种剪应力是 R 的分力所引起的。

临床实践表明，纯压缩应力可促进骨折的愈合；张应力可推迟骨折的愈合；剪应力则可阻止骨折的愈合。因此，在治疗股骨颈骨折时，如何消除剪应力，扩大压缩应力，即具有重要的理论和临床意义。另外，如何恢复股骨头的正常负重面积，也是重要的治疗原则。这些都是通过临床治疗，如正确的复位和内固定以及各种截骨术等可以达到的。

（三）髋关节的运动

1. 着运动轴：髋关节可以围绕以股骨头为中心的无数轴而运动，但为了便于分析，而选择互相垂直的三个轴为代表。两股骨头中心的连线为横向水平轴，围绕此轴线的运动为髋关节的屈与伸。围绕通过股骨头前后方向水平轴的运动为内收与外展。髋和膝关节两中心的连线称机械轴（图 24–18），是髋关节的旋转轴。在日常活动中，大多为三种运动的联合。

2. 负荷的变化：在站立和运动时，关节的负荷是有明显变化的，在正常双足站立时，作用于每个髋关节的力约为整个体重的 1/3，或者为髋关节以上体重的 1/2。单腿站立时，作用于负重侧髋关节的外力要大得多，约为体重的 2.5~4 倍。与身体重心和力臂的变化有关，身体重心距负重侧股骨头越远，即力臂延长，则所需外展肌力越大，负荷增加越多。

身体的重心位于第 5 骶椎之前，与髋关节中心的水平距离为 8.5~10cm，在髋关节上的垂直距离为 3cm，在正常行走时，身体重心的左右移动距离约为 4~4.5cm，这种交替移动是平稳的、有节奏的，而且只需最低的能量消耗。但由于每个髋关节都需要偏心地支持体重，故作用于股骨头上的力比站立时更行增加，在行走过程中，负荷的主要部分来自肌肉的作用，有三个负重高峰：受力最大的时间是在足跟着地后，由部分负重转为完全负重时，约为体重的 5.8 倍；另两个较小的高峰发生在对侧足跟将着地时和同侧足趾离地时。有人测量步行的速度越快，髋关节的受力越大。即使在不负重的状态下，如当仰卧位直腿抬高，或俯卧位伸髋时，由于肌肉的收缩亦可使受力大于体重。了解这些，对于临床治疗以及指导功能锻炼等方面，均有指寻意义。

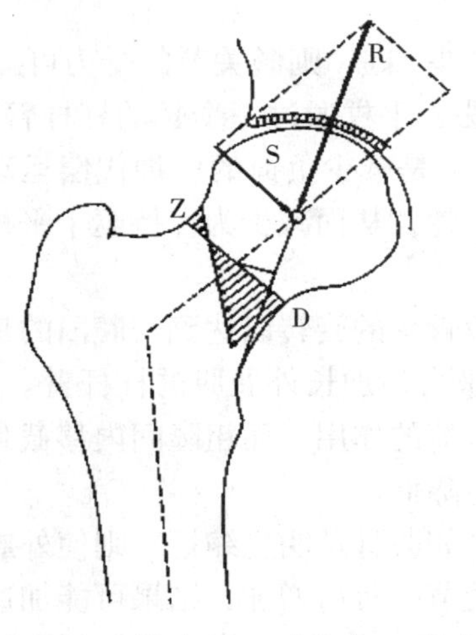

R. 合力　D. 压缩应力　Z. 张应力　S. 剪应力

图 24–17　股骨近端生理应力

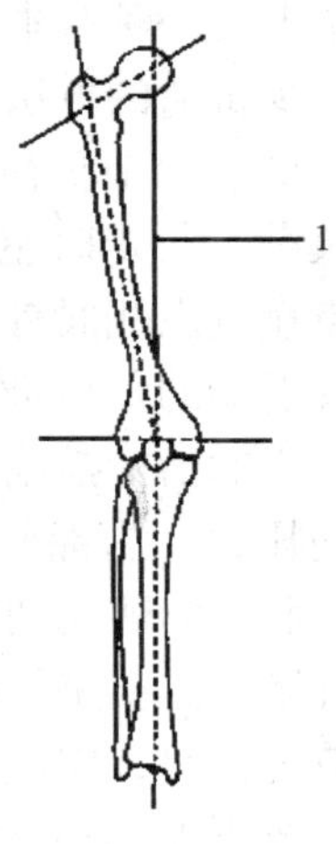

1.机械轴

图 24–18　股骨机械轴

3. 关节的形变：髋臼和股骨头主要由海绵质骨小梁组成，具有一些弹性，再加上两层关节软骨的弹性，使关节间隙在不负重或低负荷情况下，保持轻度的不相称；而在高负荷下，必然发生骨小梁的形变，才能获得最大的关节接触面（图 24–19）。相反，如果在无负荷时关节间隙是完全相称的，那么，在高负荷下，就会导致不相称的关节关系，使接触面明显减小（图 24–20），结果使局部受力大为增加，以致造成损害。因此，在无负荷或低负荷情况下，髋关节轻度不相称是生理上的必需，只有这样，才能在高负荷下，通过骨小梁的形变而获得最大的接触面积，从而降低单位面积的负荷。但过度形变有可能导致微细骨折，如反复发生严重的小梁骨折，则终将导致骨小梁结构的僵硬，进而发生关节面破坏和骨关节病。这里应当指出，从微细结构上看“关节面不是绝对相称的”与大体解剖上认为“关节面是相称的”并非矛盾，只不过是反映了认识上的深化。

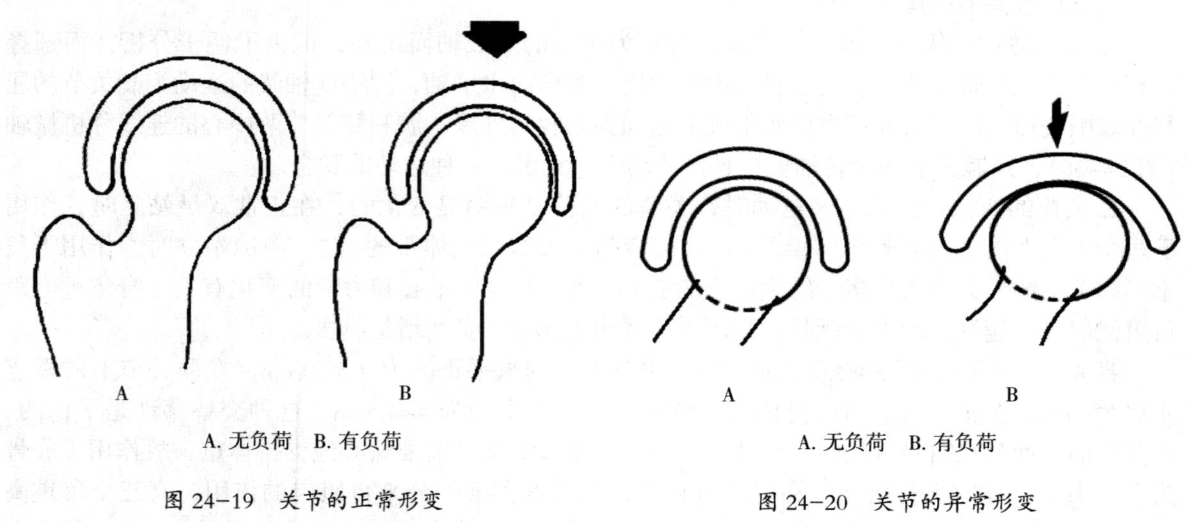

A. 无负荷 B. 有负荷

图 24-19 关节的正常形变

A. 无负荷 B. 有负荷

图 24-20 关节的异常形变

（四）临床意义

在临床上，很多髋部疾患都是由机械应力与组织耐受能力之间的不平衡所引起的，为了降低机械应力，达到新的平衡，经常采用的治疗方法是减少关节的负荷，或扩大关节的负重面积，这已成为髋关节治疗学上的一种基本原理。

一个最直接的减少负荷的方法是减少体重，体重每减少 1kg，则髋关节的受力可减少约 3kg。使用手杖或拐，是降低髋关节负荷的最有效而常用的方法，手杖通过一个长的杠杆臂而起作用，可显著降低患髋的负荷。行走时躯干向患髋倾斜（跛行），是减少负荷的一种代偿运动，这样可以将身体重心转移更靠近患侧股骨头中心，以缩短其杠杆臂，从而减少为保持躯干平衡所需的外展肌力，结果使股骨近端的负荷降低。

截骨术是临床常用的治疗措施，其主要机制是通过股骨头的旋转以达到与髋臼的最大接触面积，从而降低关节内压力。内翻截骨还可降低外展肌的张力，加长外展肌的杠杆臂。外翻截骨，同时行外展肌、内收肌和髂腰肌切断，皆可有降低关节负荷的作用。而粗隆间内移截骨术对于降低关节负荷的作用甚微，主要是使内收肌及髂腰肌的张力降低。

在施行人工关节置换时，应注意保留股骨颈的长度，如股骨颈明显缩短，则使外展肌的杠杆臂相应变短，因而需要更大的外展肌力以稳定躯干，使关节的负荷增加，结果可能加速髋臼的磨损，或在股骨内下沉。

第三节 股骨颈骨折

在全身骨折中，股骨颈骨折占 3.6%。曾有人指出：自 35 岁起，女性每增加 5 岁、男性增加 7 岁，股骨颈骨折发病率就将上升 1 倍。股骨颈骨折的发病率除有年龄因素外，还有一定的地域和人种因素。国外文献报道，以 1977 年度的美国人口构成，为标准人口构成，芬兰的赫尔辛基市为 44/10 万；瑞典的 Malme 是 69.9/10 万；美国为 98/10 万；日本的雅内市为 24.7/10 万；香港为 31.5/10 万。一般认为白种人发病率高，黄种人次之，黑种人最低。我国有关流行病学资料尚未见到。但有人 1976 年对广西壮族自治区桂东南地区的农民进行调查，股骨颈骨折者占受调查总数的 31/10 万。根据北京积水潭医院 13399 例骨折统计，其中股骨颈骨折占 3.58%。如粗略地将其看作是发病率，和香港的发病率相近。在股骨骨折中，上、中、下段三者之比约为 65:30:5，股骨颈骨折至今仍属“未解决的骨折”，尽管新的治疗方法不断出现，但其不愈合率及股骨头坏死率仍高于 30%。由于大多数患者是老年人，故随着我国人均寿命的延长，在人口日趋老化的今天，本病发病率逐年上升，已成为急待解决的社会问题。

长期以来认为股骨颈骨折后就已决定治疗的失败，其原因为：

（1）骨折移位血管损伤或断裂，股骨头供血破坏难以修复。

（2）股骨颈骨折，解剖复位复杂，难以固定。

（3）手术内固定破坏性大，称之为伤上加伤。

（4）方法固定不确切，固定复位带有盲目性。故列为不治症。

（5）病人老年高龄，身体机能衰竭给治疗带来很大风险，对身体干扰大的治疗手段需慎重。

（6）西医手术血管骨瓣移植，股骨头供血复合等手术选择性强，不能完全适应。

一、股骨颈骨折致伤机理

（一）骨质疏松

临床上股骨颈骨折的青壮年病人，多由强大暴力所致，老年患者常受到轻微外力发生骨折，提示老年人股骨上端抵抗外力的能力下降。

骨质疏松是骨强度下降的主要原因。中老年人多存在全身性骨质疏松，女性大部分为绝经后骨质疏松。骨基质和骨矿物质成比例减少，且随年龄增加而加剧。病变尤以富含骨小梁和负重的骨骼，其骨皮质变薄，骨小梁数目减少、变细。股骨上端强度下降，是骨折的内在因素。

（二）暴力作用

外来暴力是造成骨折的直接因素，又以间接暴力为常见。关于暴力破坏的机制曾有人进行研究，与临床情况有一定差距。笔者曾用光弹性贴片法，对股骨上端应力状态进行观测。发现生理情况下，股骨上端作用着压缩、弯曲、扭转等多种应力。各种载荷均转变成拉、压等应力形式，按骨小梁结构较均匀地分布到整个结构中，只有股骨颈基底部内侧有一高应力区。骨质疏松不仅使整个股骨颈的强度下降，还会使力的传递改变，在某一部位出现应力集中区域。当暴力作用时就会使应力集中区首先破坏，裂纹迅速扩展，造成骨折。

压缩、弯曲、扭转等载荷都会引起骨折，但多以弯曲和扭转为主。骨的力学性能以抗压强于抗拉、弯曲时产生的正应力，一侧为拉，一侧为压。受拉应力作用的一侧常首先发生破坏，扭转加重破坏的程度。临床上股骨颈骨折多数断端呈螺旋状，与扭转有密切关系。

总之，骨质疏松降低股骨上端强度，并出现应力集中区，是骨折的内因。而受伤时的姿式、体位、外力强度和作用部位、方向等，决定着暴力的大小、方向、作用点、影响骨骼的病理变化，是骨折的外因。二者共同决定着骨折发生与否及其变化。

（三）疲劳骨折

股骨颈疲劳骨折多为老年人。骨质疏松使股骨上端的骨小梁减少、变细。骨小梁变细，强度即下降；数目减少，反使骨小梁所承受的应力增加。当应力超过骨小梁强度极限则骨小梁就会断裂，称之为纤维骨折。损伤的刺激使纤维骨折处于修复状态。纤维骨折更增加了健在骨小梁的负荷，继续发生纤维骨折。周期性的关节反力作用，股骨颈内部反复出现骨小梁的骨折，同时引起纤维骨折的修复。当纤维骨折明显大于修复时，股骨颈不能承受正常体重时，股骨颈最终导致骨折。

二、股骨颈骨折临床类型

股骨颈骨折的分类方法有许多种，现仅就对临床治疗和预后有较大指导意义的方法，介绍几种。

（一）按骨折部位分型（图 24-21）

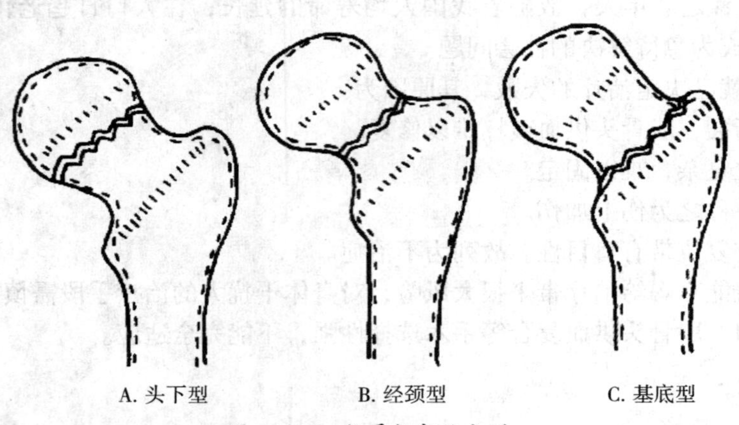
A. 头下型　B. 经颈型　C. 基底型

图 24-21　按骨折部位分型

1. 股骨颈头下骨折：指股骨颈头颈结合部发生骨折。这一部位血液循环最差，骨折后常断绝股骨头的血运，不愈合、股骨头坏死发生率高。颈中和头下骨折因都发生在关切囊内，故又称之为囊内骨折。

2. 股骨颈颈中骨折：指股骨颈中部，被关节囊完全包裹处发生骨折。此部位血液循环较差，如骨折移位严重，损伤外骺动脉，常至骨折近端血运断绝，发生骨折不愈合和股骨头缺血坏死。

3. 股骨颈基底部骨折：指股骨颈外侧未被后侧关节囊包裹部分发生骨折，又称之为囊外骨折。该部位血液循环丰富，骨折远、近端均有血运供应，骨折愈合能力好，后期也很少出现股骨缺血性坏死。

（二）按骨折线的走行分类（Pauwel 分类）

依据 X 线正位片所示骨折线的走行及其与骨盆水平线（通过双侧髂前上棘画一横线）所形成的夹角不同（图 24-22）而分为以下三型：

1. 外展型：指骨折线夹角（Pauwel）<30°，大多在外展状跌倒时所致，骨折远端部分或大部分嵌于内侧端内，移位较轻，其稳定性良好，血管损伤累及少，愈合较快，并发症少，故预后佳。

2. 中间型：骨折线夹角（Pauwel）在 50°左右，其稳定性及各种情况都介于内收和外展两型之间。

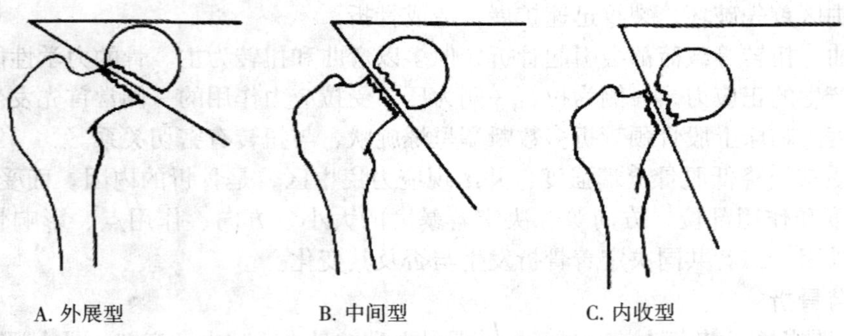
A. 外展型　B. 中间型　C. 内收型

图 24-22　按骨折线的走行分类（Pauwel 分类）

3. 内收型：指骨折线夹角（Pauwel）>70°，大多因较大的剪切力所致，骨折近端部分呈内收状远侧端则外旋及缩短，两者呈分离状，故极不稳定，难以愈合，并发症少，故预后差。

（三）按骨折移位程度分类（Garden 分类）

是目前较常用的分类方法，这种分类方法（图 24-23）较明确地判断骨折的预后，对临床治

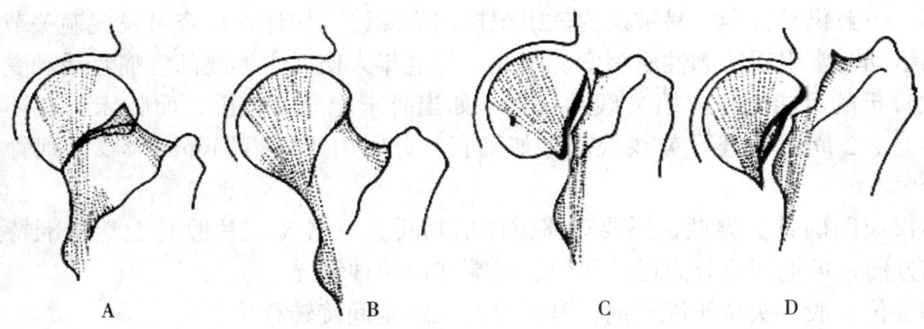

图 24-23 按骨折移位程度分类（Garden 分类）

疗有较高的指导价值。因股骨颈基底部骨折预后一般较好，故该分类法更多用于囊内骨折。

1. 不完全骨折（Garden Ⅰ型）：股骨颈骨折，骨折线未及整个股骨颈，部分骨小梁仍保持连续（图 24-23A）。

2. 无移位骨折（Garden Ⅱ型）：股骨颈完全骨折，骨小梁的连续性全部中断，但骨折没有移位（图 24-23B）。

3. 轻度移位骨折（Garden Ⅲ型）：股骨颈骨折，两骨折端有较小的移位。血运遭到一定程度的破坏，预后较上两型差（图 24-23C）。

4. 完全移位骨折（GardenⅣ型）：骨折端移位较大，血运破坏严重、复位困难，是预后最差的骨折（图 24-23D）。

三、股骨颈骨折诊断方法

（一）临床表现

1. 外伤史：中老年人患者一般多由轻微暴力所致，如平地滑倒，从自行车上摔下等；青壮年或儿童患者则常是强大暴力致伤，如交通事故、高处坠跌等。一些高龄患者可能没有明显外伤史。

2. 症状体征

（1）瘀斑与疼痛：患侧臀部、大腿外侧有瘀血斑。腹股沟略饱满，患髋疼痛。

（2）压痛与叩痛：腹股沟中部有明显压痛，患肢纵轴叩击痛明显。

（3）功能障碍：不能站立行走，以内收型骨折最为明显。但有些外展型骨折或不完全骨折者，仅有患髋轻度疼痛或不适，可继续行走或骑自行车。

（4）畸形显著：外展型者多不明显，而内收型者可能出现患肢呈外旋，短缩畸形；可触及大粗隆上移。

（5）测量：除对比测量双侧肢体长短外，还应检测奈拉通氏线（Nelaton）征（大粗隆上移）、布瑞安三角（Bryant）征（底边缩短）。

（二）X 线检查

应拍髋关节正位和股骨颈轴位像，观察骨折类型和移位方向以及程度。临床上有些不全骨折和裂纹骨折不易发现骨折线，故凡疑为股骨颈骨折者，X 线又未发现骨折线者，应于 1 周后再次拍片检查。

综合以上内容即可作出正确诊断。尤其是错位型股骨颈骨折的诊断并无困难，伤后患髋疼痛，不能站立，患肢呈现内收，外旋和短缩畸形，大粗隆向上移位。髋前方有按压痛，叩击大粗隆或足跟时，均可使疼痛加剧。通过 X 线检查可证实诊断，并进一步判断类型。

但应引起警惕的是无错位的嵌插型骨折，往往症状甚轻微，患肢无畸形，只是在腹股沟或膝部有些疼痛，一般仍可行走，易被认为软组织损伤而漏诊。如仔细检查可发现髋关节活动范围减小，于被动活动时常出现防御性肌痉挛。因此，对老年人伤后主诉髋部疼痛且活动受限者，均应想到股骨颈骨折的可能性，应拍 X 线片证实。如当时未能显示骨折，而临床仍有怀疑者，可嘱患者卧床休息，2 周后再进行 X 线检查，如确有，此时由于骨折局部的吸收，则骨折线清晰可见。

诊断不仅应明确骨折类型，还要对移位作出判断。根据 X 线片股骨上端解剖特点，分析移位的程度和方向，可把移位分为近端移位、远端移位两种情况。

1. 近端移位：股骨头位于髋臼内，骨折可在三维空间旋转移位。

（1）股骨头在额状面旋转：如骨折近端向上旋转，髋关节处于外展位，正位 X 线可见骨小梁髋臼角和骨小梁外展角增大，圆韧带窝下移。若骨折近端向下旋转，髋关节表现为内收位，X 线征象与上相反，即骨小梁髋臼角和骨小梁外展角减小，圆韧带窝上移（图 24–24）。

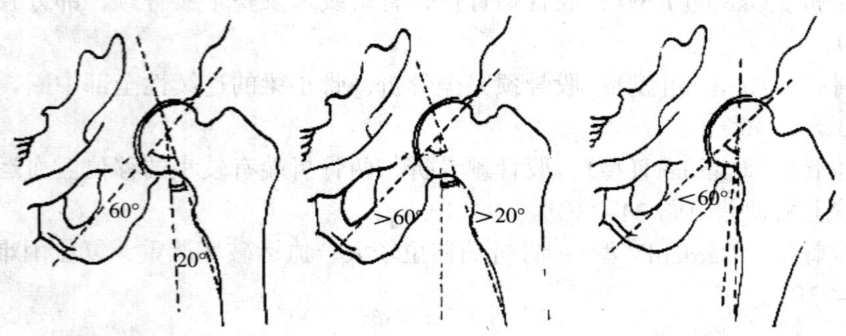

图 24–24 股骨头在额状面旋转

骨小梁髋臼角：在髋关节正位片上，股骨头内有一束由内上向外下呈扇形的骨小梁。此束骨小梁的轴线和髋臼上、下缘的连线所形成的夹角就是骨小梁髋臼角，正常为 60°。

骨小梁外展角：从髋臼上缘向下引一条垂线，此线与骨小梁轴线所成夹角，称骨小梁外展角，正常为 15°~20°。

（2）股骨头在矢状面旋转：骨折近端向前旋转，髋关节为后伸位，可见骨小梁外展角变小，股骨颈投影明显：向股骨头后旋转，髋关节呈前屈位，表现为股骨头变圆，骨小梁外展角变大，股骨颈下缘逐渐与头相重叠（图 24–25）。

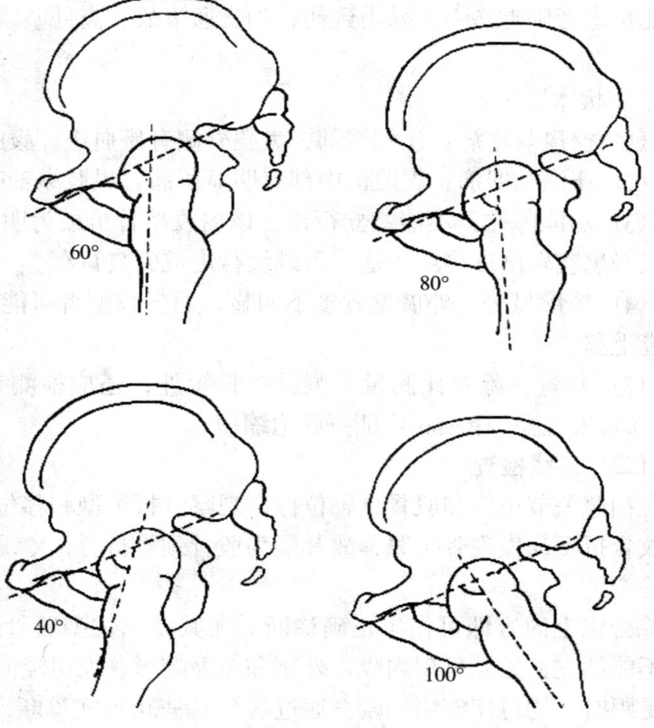

图 24–25 股骨头在矢状面旋转

（3）股骨头在横截面旋转（图 24–26）：如骨折近端向前旋转，表现为髋关节内旋，正位片可见骨小梁外展角不变，圆韧带窝渐变圆。内旋 20°时圆韧带窝最明显，超过 20°则渐向股骨头影内移，股骨头颈上缘交界处成角明显。若骨折远端向后旋转，髋关节呈外旋位，骨小梁外展角变小，股骨头颈上缘斜坡消失、头变圆，圆韧带窝投影于股骨头内。骨折近端移位有

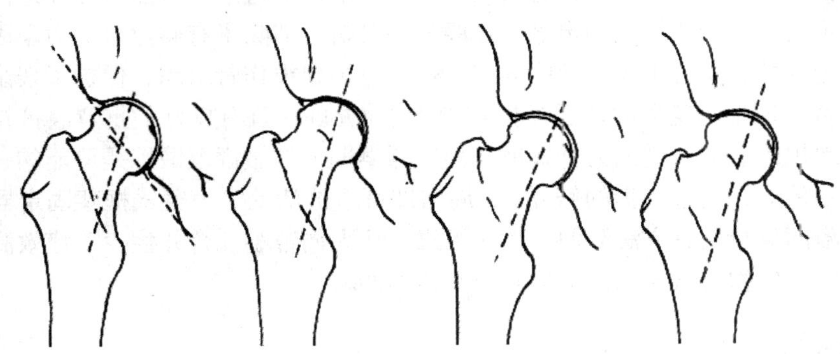

图 24-26　股骨头在横截面旋转

时可混合出现，应根据以上 X 线片的特征分辨清有几种旋位，以何种旋转移位为主。

2. 远端移位：股骨颈骨折远端移位比较单纯，主要表现为远端向上和外旋移位，X 线片容易识别，也可以通过下肢的畸形而推测。

四、股骨颈骨折传统治疗

股骨颈骨折的治疗有一定困难。我国清代的《医宗金鉴·正骨心法要旨》、《伤科补要》等医籍中，都载有“老人左股压碎者”，属“十不治证”的诫条，说明本病预后不佳。16 世纪 Amdroise　Pare 首次明确记载本病以来，数百年间没有一种疗法能使股骨颈骨折获得愈合，特别是高龄患者，由于长期卧床引起全身并发症，死亡率极高。以至有些人认为股骨颈骨折不可能有骨性愈合，称之为“尚未解决的骨折”。股骨颈骨折和股骨粗隆间骨折是髋部较常见的损伤。

（一）闭合手法复位外固定

1902 年 Whitman 第一次使用外展石膏固定法治疗该病，其愈合率达到 40%左右，打破了股骨颈骨折不能愈合的陈旧观念。但这种疗法仍需长期卧床，并发症多，不愈合率和股骨头坏死率仍较高。不愈合率为 10%~20%。骨折后供血阻断不仅影响骨折愈合且可能发生股骨头缺血性坏死发生率为 20%~40%。除外骨牵引也是常用方法，但因卧床时间长，且易发生关节僵硬、骨折畸形愈合、坠积性肺炎和褥疮等并发症。

（二）切开手术复位内固定

1931 年，Smith 报道了三翼钉内固定法治疗本病，将愈合率提高到 80%左右。之后，不少人对内固定物和术式进行了一系列探索和改进，产生了许多类似的内固定疗法，但都没能彻底解决骨折不愈合和股骨头缺血性坏死。不论是三翼钉，还是鹅头钉内固定，都因剥离骨膜及软组织广泛，手术创伤大，易诱发心脏和脑血管意外等病症，且易并发伤口感染，尤其是三翼钉内固定易导致骨折延迟愈合、骨折不愈合甚至股骨头缺血性坏死，目前已基本遭到淘汰，多被可折断或螺纹钉或空心加压螺纹钉或动力髋固定所替代。

1950 年，Jubet 首次使用人工股骨头置换术治疗股骨颈骨折，取得了良好的近期疗效，消除了骨折不愈合和股骨头坏死。随着时间的延长，暴露了人工假体置换术的问题，如髋臼磨损、假体松动、假体下沉等并发症发生率逐年上升。这些并发症严重影响髋关节的功能。直至现在，还存在难以对付的股骨颈骨折不愈合、股骨头坏死、全身并发症等。

第四节 闭合复位力臂式框架固定器操作

自从力臂式框架固定器治疗股骨颈骨折以来，已从消极等待顺其自然的保守疗法当中解放出来，有了突破性进展。力臂式框架固定器治疗股骨颈骨折，消除了有碍愈合的力学因素，提供了骨折修复期的稳定环境，实现了既有效的固定，又不过多地损伤骨组织，保护了残余的血运，在解剖学复位下力臂式框架固定器固定后模拟实验负重 176kg，且有良好的抗弯、抗拉、抗扭作用的时候，方可下地规范活动，借助力臂式框架固定器早期下地做规范锻炼是可能的、允许的，并能得到良好的生物效应，促进骨折的修复，1 周内即可下地活动。力臂式框架固定器对治疗老年股骨颈骨折、粗隆间骨折具有方法简便、性能可靠、病人痛苦小、合并症少、疗效高、疗程短等优点。固定方法符合生物力学要求，治愈有效率达 100%。

一、框架固定适应证

（一）适应证

（1）新鲜股骨颈囊外骨折。

（2）新鲜囊内骨折属 Garden Ⅰ、Ⅱ型者。

（3）新鲜颈中骨折属 GardenⅢ型者。

（4）以上患者伤前应具备行走能力，除外严重的全身器质性疾病。

（二）禁忌证

力臂式框架固定器以稳妥、无损固定为特点，消除不利于愈合的力学因素，并为早期下地提供了前提条件，有效地预防长期卧床并发症。因此，选择伤前能行走者，以发挥其优势，但力臂式框架固定器不能改善血运，故凡考虑严重血运破坏的患者，均不宜采用本法。

（三）时机选择

固定股骨颈骨折复位后，经 X 线检查达到标准，即可行骨穿针术。选择闭合复位穿针固定术的时机，应根据病情、伤后时间等而定。伤后未超过 8h，血肿未明显形成，骨折移位不大者，应立即行复位穿针固定术。如伤后已超过 24h，或肢体瘀血较多，血肿过大，可先行牵引，1 周后再行穿针固定术。

二、骨穿针前准备

（一）体位与麻醉

麻醉根据病情及骨折情况而定。如患者身体较好，骨折没有移位，或仅有轻度移位，经牵引后即可复位，可以选用局部浸润麻醉。如患者有其他疾病，不能耐受刺激，或骨折移位需用手法纠正者，最好采用硬脊膜外麻醉，减轻复位和穿针术引起的不良刺激。患者取仰卧位，患侧臀及大腿下垫一高约 10~15cm 的平垫，抬高患侧以便于穿针操作。

（二）先行复位

以股骨颈骨折为例。如采用股骨颈牵引复位器，配合电视荧屏监视复位穿针更为理想，解剖复位率达 100%。虽然方便简单，但目前尚未普及。

复位是骨折治疗的第一步，患者住院后都要立即进行复位。如损伤严重、伴有休克和全身疾病者，在复位的同时给予内科必要的治疗。复位时，减少骨折的刺激，对这些疾病也是有益的。

复位方式有徒手复位和牵引器复位两种方法。体位取仰卧位，双下肢伸直，外展各 30°，徒手上下对抗双下肢的同时持续牵引，防止单侧牵引使骨盆倾斜。待两下肢等长时，各内旋 15°~20°，按股骨颈轴线方向叩击。对少数股骨头极度前屈者，可用 Wnit Rnan 法复位。X 光检查证实复位效果。

骨折近端移位需用手法复位，主要是针对囊内骨折而言。囊外骨折因其近端仍有关节囊附着，其近端移位不多。囊内骨折近端通过圆韧带与髋臼相联系，位置深在，其移位单靠牵引难以纠正。可采用手法，通过远端肢体的活动带动近端活动，以纠正近端的旋转移位。手法复位应配合适宜的麻醉，一般在穿针固定术之前进行。

1. 手法复位

(1) 纠正股骨头在额状面旋转移位：如股骨头呈内收位，由一助手固定双腋，另一助手持患足踝，先在略内收位对抗牵引。牵引力量要持续稳定，当骨折牵开后，术者用双手环抱大腿上端用力向外牵引，以解脱骨折端的嵌插，然后再与牵引足踝的助手配合，外展髋关节至外展位。如股骨头呈外展移位，两助手在患髋外展位牵引，术者向外牵拉大腿上端，令助手内收髋关节至中立位。

(2) 纠正股骨头在矢状面旋转移位：股骨头前屈移位，牵引时应使髋关节在屈曲位下进行，术者向外略上方向牵拉大腿，助手将患髋嵌在中立位或略内收位伸直，纠正前屈移位。股骨头处于后伸位，则应中立伸直位牵引，骨折嵌插解脱后，再屈曲髋关节，移位纠正后，术者放松牵引，使断端对合。

(3) 纠正股骨头在横截面旋转移位：在横截面上旋转移位，多数是远端外旋带动股骨头内旋移位。纠正这种移位，一般只要将远端内旋至旋中位，或略内旋位，两骨折端的移位即可纠正。

2. 牵引复位：又可分为皮肤牵引和骨牵引，一般中老年人可采用皮肤牵引；如骨折远端移位较多，或年轻体壮，肌肉发达者，宜胫骨结节骨牵引。牵引重为 3~5kg，开始牵引时，应顺原畸形方向牵引约经 2 天左右，骨折牵开后，再把患肢摆至中立、旋中位，继续维持牵引。

股骨颈骨折近端旋转移位，大部分是由于远端活动带动近端移位。因此，搬动、运输、检查病人都应尽量少移动患肢。牵引时更要注意，万勿在牵引开始就变换肢体位置，以免引起近端的位置变化。

3. 器械复位：一般在术中使用。股骨颈骨折牵引复位床，体积大，移动不便，需有配套的设备进行工作。单纯手法牵引复位固定，术者操作时间一久，助手难以控制牵引力量及保持折端稳定，易造成再移位。骨折牵引复位器能弥补上两种复位法的不足。

骨折牵引复位器是由一根呈“⊥”形的金属杆制成。牵引支架长度为 67cm，重量为 4kg，携带方便、使用灵活，可不受其他条件限制，在临床医院是一种理想的髋关节复位器械（图 24-27）。经几百家医院临床验证，解剖复位率达 97%，有效率 100%。该器械的各种性能完全能满足股骨颈骨折复位的要求，能组合拆卸，对控制体位内旋、外旋、外展、内收、牵引、缩短均有良好功能，螺纹部件通用性能强，用一个扳手能紧固牵引器各部件螺丝。纵向杆装有伸缩螺纹，可随意调整牵引长度，其上端与会阴托板相连。会阴托板上装一气压囊，外接气压表，可指示牵引力值。纵向杆另一端在横杆中间孔穿过以螺

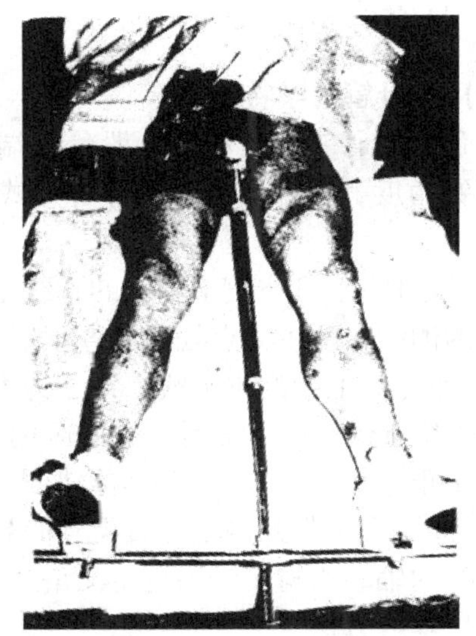

图 24-27　股骨颈骨折牵引复位器

栓固定在横杆上不能随意活动。横杆两端各有一块足蹬板。足蹬板可沿横杆滑槽任意移动和绕足蹬板轴转动。用以调节两足外展内旋位置和两下肢的外展内旋角度。当病人在牵引支架上固定后，用摇把摇动纵杆调节螺旋，即开始牵引。术者一手用掌心向内推挤大粗隆；另一手放在大腿的上 1/3 处顺势内旋。当摇动牵引手柄有阻力感，压力表显示 6865kPa 左右时即可复位。这时双下肢等长，拍 X 线片检查，一般均能一次复位成功。初操作者可在 X 光下观察复位时骨折端变化的全过程，体会使用牵引力的大小，再次即可准确操作。当 X 线片证实复位已满意后，即可准备进行穿针。

（三）无菌技术

消毒敷巾，消毒范围应从脐部及膝关节以下，会阴部以红汞或 1‰新洁尔灭消毒，余部皆先用 75%酒精消毒一遍，再以碘酒外涂，75%酒精脱碘两遍。等酒精干后，按髋关节手术要求敷巾，仅将大腿上下端外侧暴露。应在严格的无菌条件下进行，凡参加手术人员均应穿戴手术衣帽、手套、口罩，遵守无菌操作规程。

（四）画线定点

复位后应由两助手维持患肢体位。术者用龙胆紫在腹股沟股动脉搏动点下 1cm 处定第 1 点；在大腿外侧大粗隆顶点下 3cm 定第 2 点；大粗隆顶点下 5~6cm 定第 3 点；股骨外侧髁上 8~10cm 阔筋膜张肌后缘定第 4 点。取第 1 枚克氏针放在第 1、2 点的皮肤连线上，第 2 枚针放在第 1、3 点的皮肤连线上，并测量 1 至 2、3 点的距离，加以记录。第 3 枚针放在第 4 点上，使该针与大腿纵轴相垂直。针放好后用橡皮膏粘贴固定。

（五）X 线拍正位片观察、调整针的投影位置

使第 1 枚针投影紧贴股骨颈外侧骨皮质之下，第 2 枚针投影紧贴颈内侧骨皮质之上，并通过股骨距。如有电视 X 线机则可透视观察调整，更为方便。针的投影位置理想后，用龙胆紫沿 3 枚针画线，再以碘酒将线固定，以免消毒时把线涂掉。第 1 枚骨针放在股骨头与髋臼间隙处作头上缘标记。第 2 枚骨针和第 3 枚骨针通过压缩骨小梁和张力骨小梁区交叉或 A 字形摆好，针尖要对准股动脉搏动点，用胶布固定，作为标记。拍片优选出进针的正确位置后，用美蓝沿标记画线，得出进骨长度和角度，以备穿针。

三、骨穿针技巧

（一）穿针解剖学特点

股骨颈、股骨头、大粗隆、股骨上端除解剖学上的有关骨性标志与解剖学特点外，为了正确掌握穿针角度、各种类型骨折穿针形式，在临床实践中测得几种骨性标志，对穿针有一定意义。

（1）股骨头下缘与股干轴心的垂线正通过大粗隆外下 3/4 处，股骨干轴心延长线进入大粗隆突起之内侧缘，两线交点处于股骨颈基底部与粗隆线相交，此处正是骨质疏松区。

（2）股骨头上缘的水平线，针 2 为大粗隆顶点的水平线，此线向股骨头方向延长正通过股骨头圆韧带窝上缘，位于股骨头中心区偏上；针 3 为股骨头下缘水平线，巧合针 3 与针 2 距离为针 2 与针 1 距离 2 倍。骨小梁的结构形式呈拉应力，压应力网织结构。

（3）通过大粗隆外侧下方骨突到股骨头圆韧带窝作一连线，在矢状面上正是大粗隆、股骨颈、股骨头的轴心线与股骨轴线交叉角约 130°。

（二）穿针方法

在电视荧光屏幕监视下，当骨折复位，颈干角恢复到 127°~130°时，将第 1 枚斯氏针自股骨大粗隆下缘靠近股骨距由外向内上与肢体股骨轴线呈 130°角斜行穿入。针尖达到股骨头软骨下 0.2cm（不要穿出股骨头的骨皮质，以防发生创伤性关节炎）即可。第 2 枚斯氏针在第 1 枚针下方 2.0cm 处穿入，和股骨轴线约呈 150°角。第 3 根斯氏针在股骨髁上 10cm 处，且垂直于股骨轴线、位于股骨侧方穿入，不透过对侧骨皮质。

将穿入骨内的 3 枚骨针，以锁针器固定在主体杆（支撑杆）上。再通过支撑杆的端调旋钮，将骨针调节到合适的距离，以达到对骨折断端加压固定。按已定好的标记，在粗隆下不切开皮肤，斜行与骨干呈 30°~40°角，直接打入或用骨钻钻入斯氏针 2 枚。在股骨外髁上方 5~10cm 处与骨干垂直打入 1 枚斯氏针，不透过对侧在两助手维持患肢体位下，再由一助手在健侧固定患肢。术者穿针前应测量针的长度，并预计进针深度。用骨钻在大腿外侧大粗隆下 3cm 处穿第 1 枚克氏针，在第二点处直接把针刺入软组织至骨质表面，再摇动骨钻沿所画线方向进针。进针时凭手感估计针的位置，并参考所测的进针长度。开始进入骨皮质时阻力较大；穿透皮质进入骨小梁区时，阻力略小；穿过骨折线时有落空感；针进入股骨头内，阻力增大。未达到预计的进针深度时，针落空后阻力持续变小，说明针可能穿出骨外。当进针深度较所测量的进针长度约短 1~2cm 时，即可停止进针。在第 3 点处穿入第 2 枚克氏针，针进入骨皮质后，通过股距时阻力变大，手感与第 1 枚针穿入时一样。穿这两枚针时要考虑到前倾角的影响，使针向前倾斜约 10°~15°左右，顺应股骨上端的解剖形状。上端两枚针是固定的关键，一定要保证针在骨内的位置。对有些特殊病人要充分考虑到，如裹足妇女由于足部畸形，长期站立行走为获平衡，双下肢均呈严重的外旋畸形，股骨前倾角不仅可以消失，甚至还可变为负角。如穿针将患肢置于旋中位，穿针时应略向后倾斜，以防向前穿出。因此，术前拍摄股骨颈的正轴位片，观察并测量其前倾角、颈干角，以发现异常，并据此采取相应的措施。

上端两枚针穿定后，可略活动其髋关节，如针在骨内位置良好，活动时可有整体感和联结感，助手放松牵引，患者患肢不再发生外旋畸形，此时可拍摄股骨颈的正、轴位片，证实针的位置。如距股骨头软骨下尚有 1~2cm，可用骨锤轻轻叩入，针尖到软骨下骨质即停进针。

在大腿下端外侧第 4 点处穿入第 3 枚针，勿穿入阔筋膜张肌，影响下肢活动。此处为坚质骨，不可用骨锤打入，以免引起骨干劈裂骨折。当穿通外侧骨皮质进入髓腔后有一明显落空感，针的深度以略穿透内侧骨皮质为宜，并保持针与股骨干相垂直。

穿针完毕后，将针道皮肤向外展平。如针道周围皮肤有明显受压、牵引时，可用尖刀将受压侧皮肤和软组织切开，缓解针对皮肤的压迫和牵张，以减少针道的渗液和感染。若切口过大，当压迫、牵张缓解后，将皮肤缝合，尽量密闭针道。

（三）骨穿针形式

股骨颈骨折、股骨粗隆间骨折，应用骨穿针力臂式框架固定器治疗，已在全国推广，百余家医院应用，积累病例千余份，本疗法得到肯定，是治疗老年股骨颈骨折、股骨粗隆间骨折的一种简单，安全、便于推广普及且确有疗效的新疗法。

在完成解剖学复位后，穿针正确与否是骨折能否愈合，功能能否恢复的重要步骤，关于股骨颈骨折穿针方法及穿针形式很多，大致分为：

1. 股骨头双针固定法

（1）A 形穿针法：双针尖部在股骨头上端会合，成 A 形。有以下三种形式（图 24–28A、图 24–28B、图 24–28C）。

（2）平行穿针（图 24–29A、图 24–29B）。

（3）交叉穿针：

①双针交叉于头内（图 24–30A、图 24–30B、图 24–30C、图 24–30D）。

②双针交叉于股骨头与股骨颈交 30°角（图 24–31A、图 24–31B、图 24–31C）。

③双针交叉于粗隆及基底部（图 24–32）。

④双针交叉于股骨外（图 24–33）。

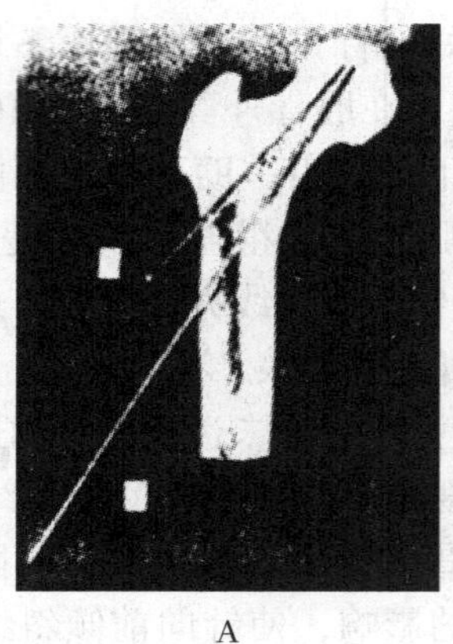
A

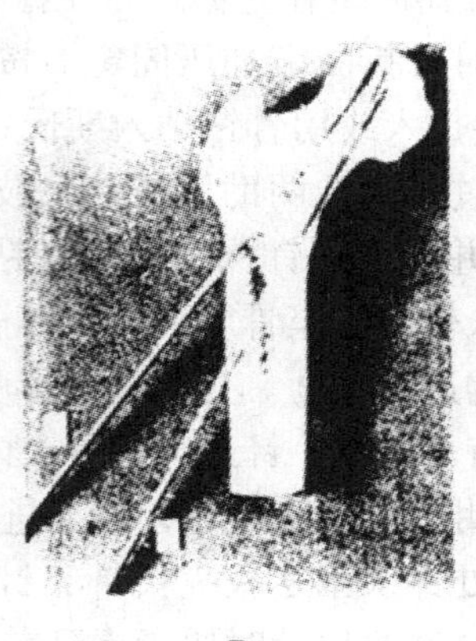
B

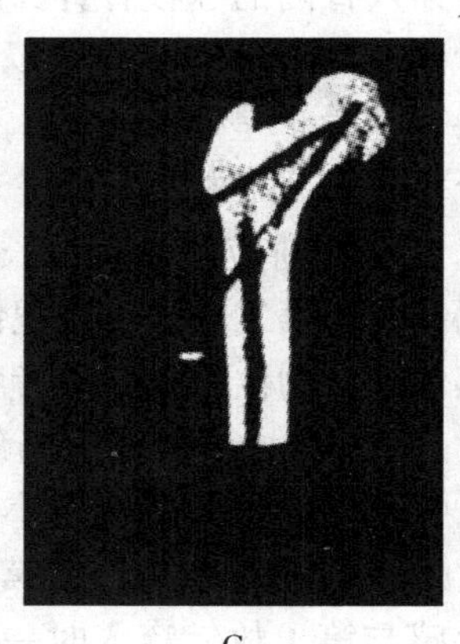
C

A. 针 1 进针部位在粗隆下 1cm 处，针 2 在针 1 下 1cm 处，近于股骨颈下缘、股骨距段通过，双针在股骨头会合

B. 针 1 在股骨颈轴线通过，针 2 紧贴股骨颈内侧缘通过。双针尖进入股骨区会合，适用于头下型固定。

C. 针 1 由大粗隆外侧下方骨突 45° 处进针，针通过股骨颈轴心，针 2 与针 1 距离 1cm，双针交会点在头中心下方，适用于股骨颈基底部骨折的穿针

图 24-28 A 形穿针法

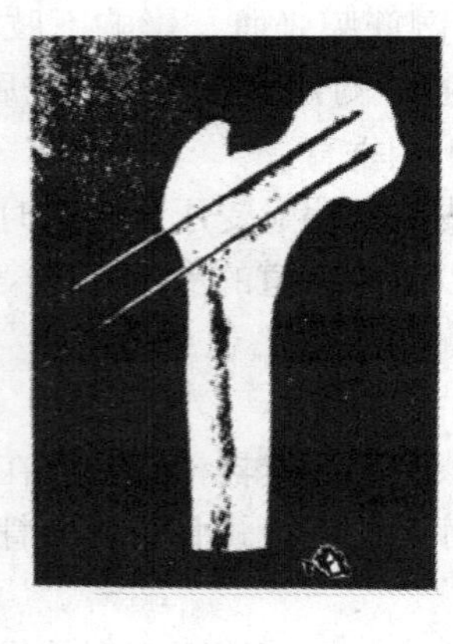

A

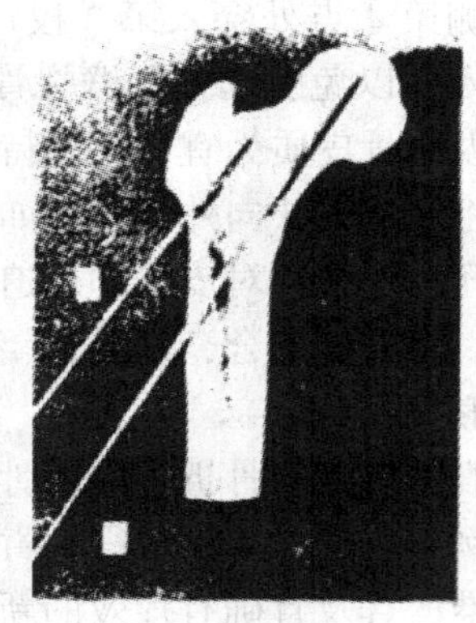
B

A. 双针平行，间距相等，双针位于股骨颈上缘和下缘，针尖部在头的中心上下方固定，针与骨轴约呈 45° 角

B. 双针近似平行，一短一长，针 1 由大粗隆外下骨突 1cm 处进至股骨颈基底部缘骨区内，作顶翘针用，针 2 由股骨颈下缘进针，尖部在股骨头中心

图 24-29 平行穿针

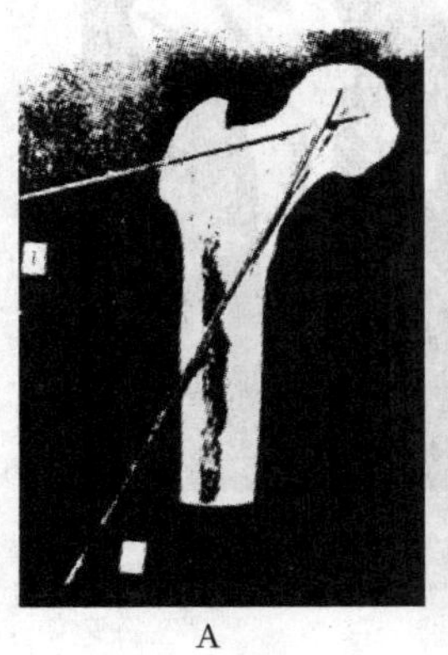
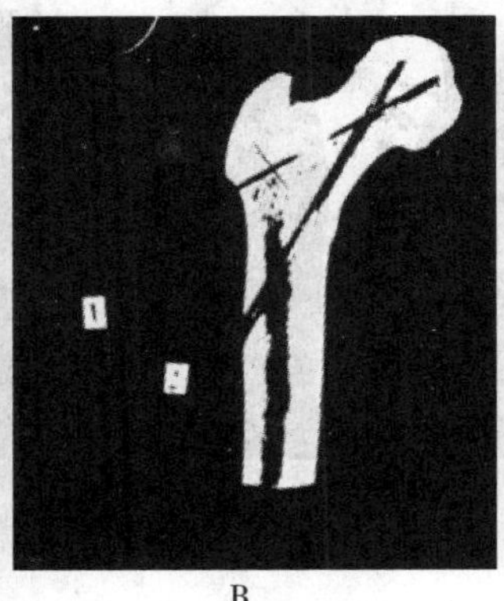
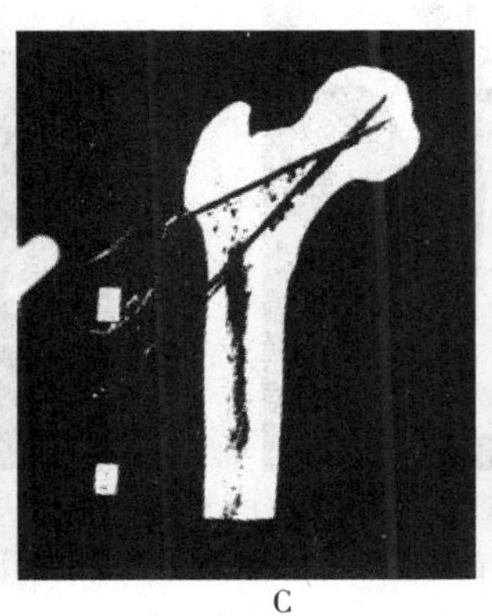
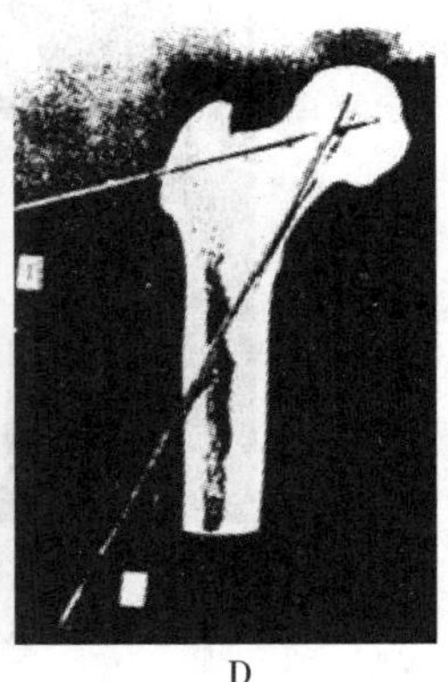

A　　B　　C　　D

A. 小交叉穿针：针 1 通过大粗隆外下缘骨突处，股骨颈轴心进针，针 2 距针 1 下方 2cm 呈 30° 夹角近于股骨下缘，针尖部在头中心，双针小交叉在股骨头区

B. 大交叉穿针：针 1 在大粗隆下进股骨头区，针 2 在股骨干坚质区斜穿入股骨头区，双针形成大交叉角，双针交叉不要在骨折轴线上，而在头内大交叉

C. 针 1 由大粗隆松质骨区通过股骨颈区进入股骨头中心，针 2 由股骨干上 1/3 段由密质骨进入，通过股骨颈近下缘，针尖部在股骨头中心与针 1 交叉

D. 双针在股骨头区内形成小夹角固定，双针交叉点在股骨头中心偏外侧

图 24-30　双针交叉于头内

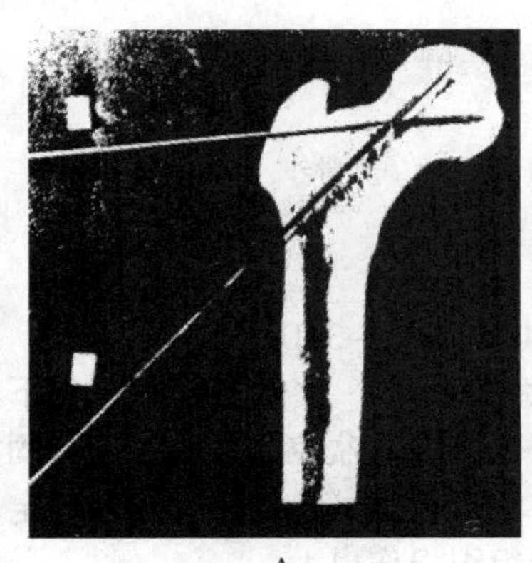
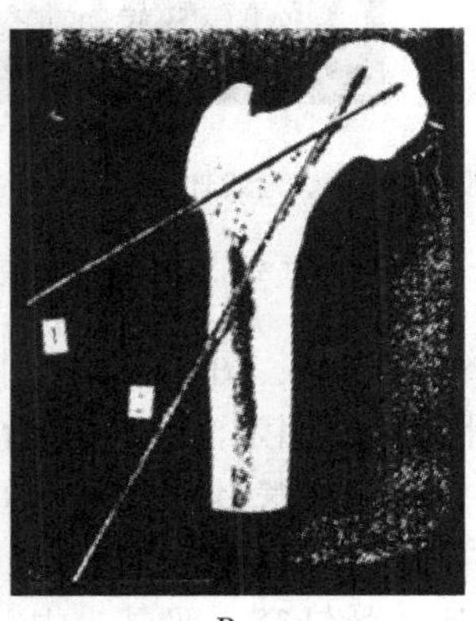
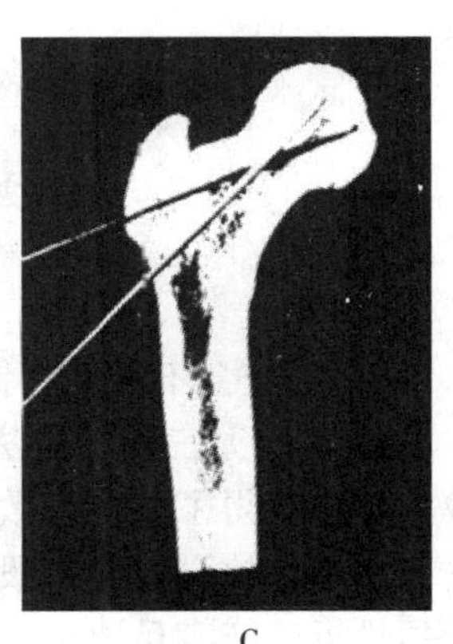

A　　B　　C

A. 针 1 通过大粗隆中部近于 90° 进针，针 2 由大粗隆下部骨突处 1cm 处进针，针尖在头中心位偏上，交叉位于股骨头和股骨颈骨区内。虽然针 1 近于水平位，但是双针与力臂式固定器联结后，向中心加压，承受压力时，也能满足功能锻炼要求

B. 针 2 在股骨干中上段进针，针体与骨干夹角较小支撑力强，与针 1 交叉于股骨头与股骨颈交接处

C. 双针近似于大粗隆区、股骨颈区中心，在股骨头区内双针尖部展开形成 30° 夹角。双针在股骨头与股骨颈交接处交叉

图 24-31　双针交叉于股骨头与股骨颈交接处

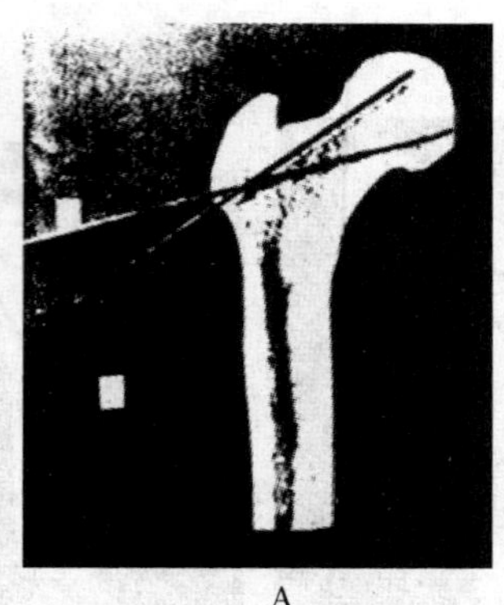
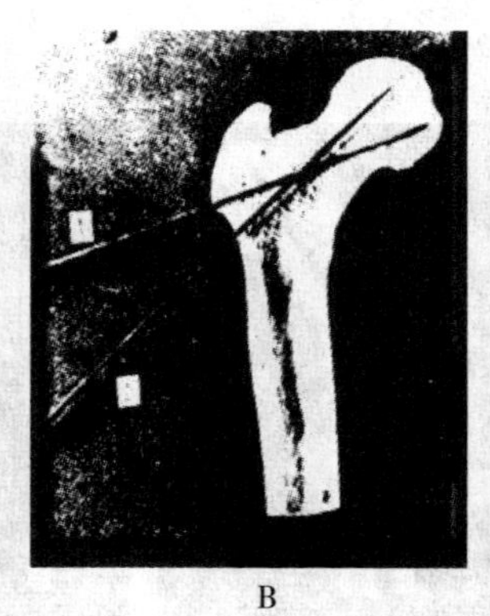
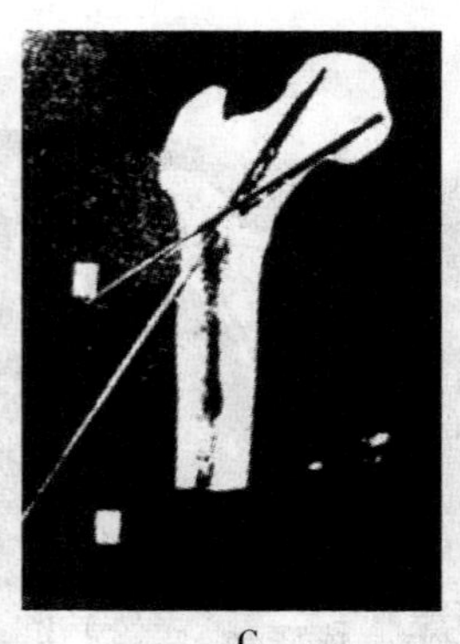

A　　B　　C

A. 双针交叉在大粗隆内侧下方骨突附近，适用于股骨颈中段，头下骨折

B. 双针交叉在股骨颈基底部中空段骨区内

C. 针 1 由大粗隆下 2cm 与股骨轴线成 45° 角，沿股骨颈下缘进入股骨头区，针 2 由股骨外侧 20° 夹角斜向股骨头区上部。双针均由股骨密质区斜行进入头颈区，进针时较难

图 24-32　双针交叉于粗隆及基底部

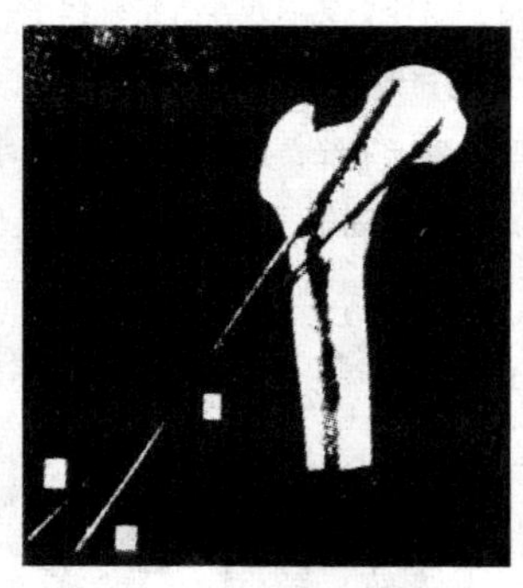

双针在股骨颈和股骨头区内，沿股骨颈上下内侧缘进针，而双针交叉在股骨外

图 24-33　双针交叉于股骨外

(4) 交会不交叉穿针法（图 24-34A、图 24-34B、图 24-34C、图 24-34D）

2. 股骨头三针固定法：股骨头三针固定法在传统治疗股骨颈骨折时，常做三针固定皮下埋藏。此法取得了一定疗效，但固定时间稍长针在骨区内退出皮外也有进入盆腔的报道。三针固定法，是用 3 枚骨针穿入股骨颈，针尾部用固定支架联结，此种方法经力学试验结果，双针固定股骨颈骨折已能满足要求，无需再用 3 枚针穿入股骨头内，并对骨组织损伤也大。

(1) 股骨头内三针交叉穿针法（图 24-35）：针 1 大粗隆侧方中间穿入进入股骨头中心区，针 2 由股骨上端近大粗隆处沿股骨颈轴心进入到股骨下，针 3 在股骨外侧距针 1 约 10cm 处，3 针体外距离相等贴股骨颈下缘骨区内针尖进入股骨头与针 1 交叉，成 50°角。

(2) 三针 A 形穿针法（图 24-36）：3 针由大粗隆下方股骨外侧，沿颈干角角度上下两针偏于股骨颈轴心上下缘，进入股骨头区，中间针近于上下两针等宽顺股骨颈轴心穿入。

(3) 三针不等式穿入法（图 24-37）：1、2 两枚针近水平由粗隆间骨区内进入股骨头中心区偏下，针 3 由股骨干，127°角通过股骨颈轴心，在头下区与 1、2 区交叉，针尖进入股骨中心偏上固定。

(4) 三针平行固定法（图 24-38）：三针等距，由大粗隆下开始，每间隔 1.5cm 向股骨头区进针固定。

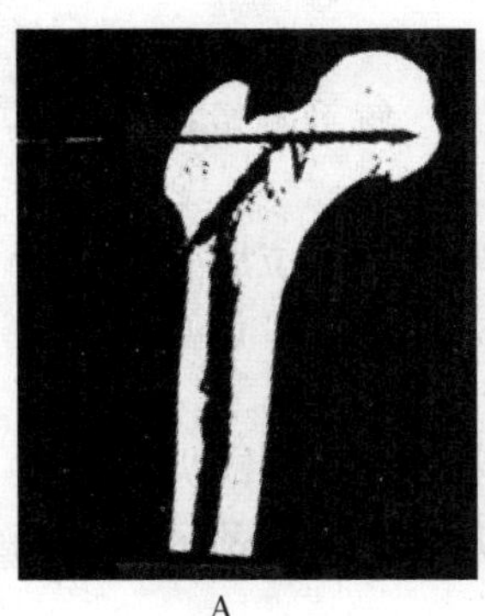

A

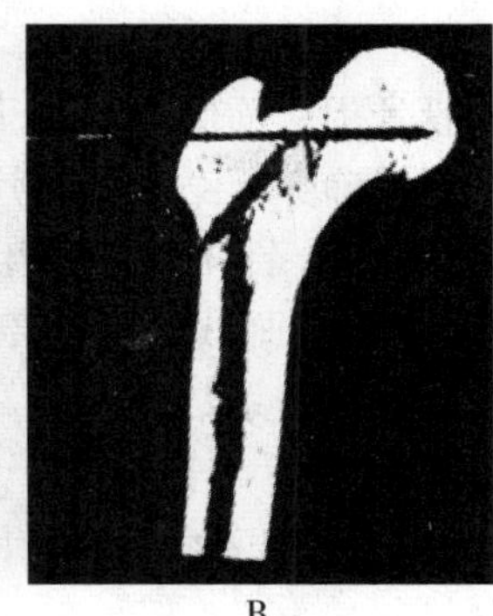

B

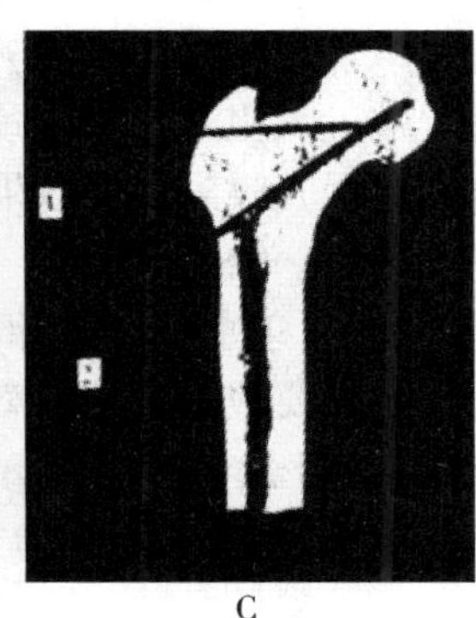

C

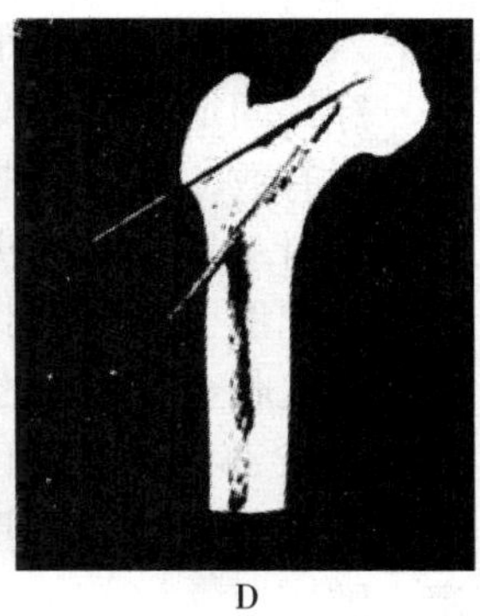

D

A. 针 1 与股骨干垂直，针体在骨内粗隆段，股骨颈段偏于轴心上部，针尖部偏于头区下部，针 2 由大粗隆骨突下 1cm 与针 1 呈 45° 角进针，这种穿针法，用于特殊骨折形式，要靠力臂或固定器加压来维持骨折端的稳定

B. 双针尖在股骨头下骨区内交会成 45° 角，针尖部不进入股骨头区内，适用于粗隆间骨折的固定

C. 针 1 由大粗隆上部近于股骨颈上缘水平进针，针头部位于股骨头中心偏下，针 2 由大粗隆下 1cm 偏下股骨颈轴心，针尖固定于股骨头中心略偏下；与针 1 不交叉，在骨区内呈 45° 角

D. 针 1 由大粗隆松质骨区进入股骨头区偏上，针 2 在股骨外侧密质骨按颈干角角度进入股骨颈区与针 1 会合，适用于股骨颈基底部、粗隆间骨折的穿针框架固定

图 24-34　交会不交叉穿针法

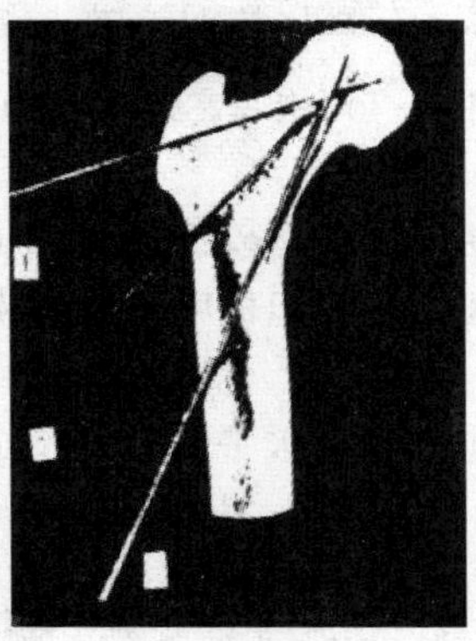

图 24-35　头内三针交叉

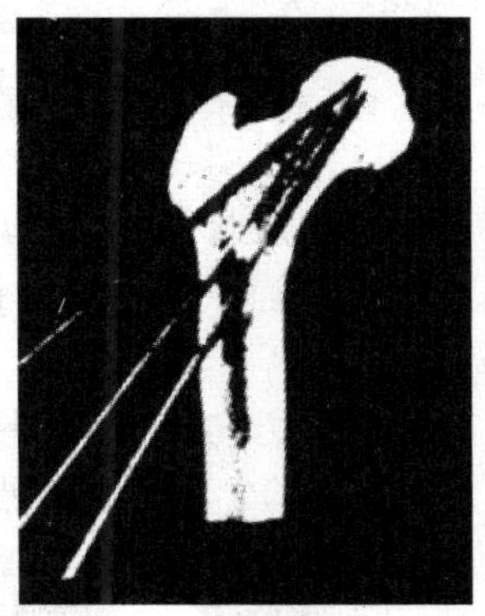

图 24-36　三针 A 形

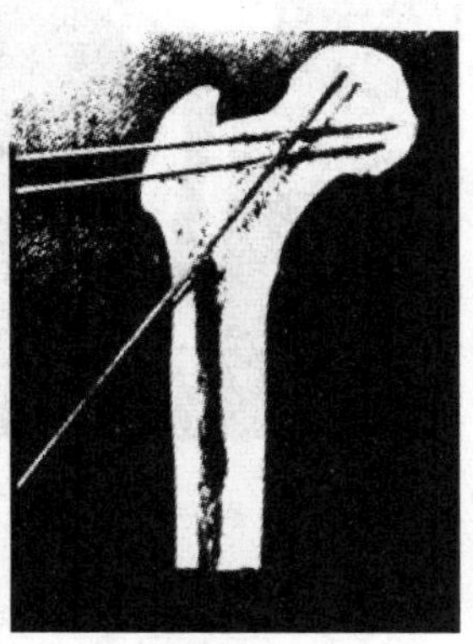

图 24-37　三针不等式

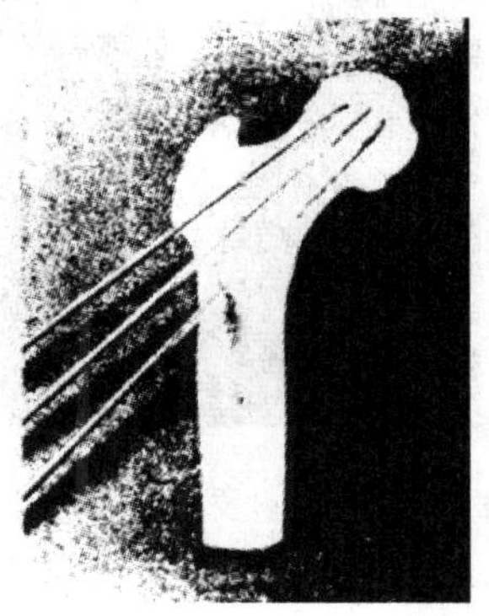

图 24-38　三针平行

（四）不正确穿针法

穿针固定术要对股骨近端、大粗隆、股骨颈、股骨头、前倾角、颈干角、解剖测量指数等做到心中有数，穿针才能准确无误，收到良好效果。不正确穿针结果使治疗失败。

1. 针 1 穿出股骨头进入髋臼（图 24-39）：失败原因，针 1 进针大粗隆偏上，位股骨颈区骨针已穿出股骨颈上缘骨皮质。过穿原因，穿针前没能定点画线，按解剖标志测量，认真研究 X 线片由皮肤至股骨头的距离，并要减去投照距离影像放大的系数。

2. 尖部由股骨颈区穿出（图 24-40）：针 1 由大粗隆下与骨干近于 127°进针，针尖固定在股骨头区，针 2 虽由股骨上端离外侧进针，但穿针角度不正确，致使针尖部由股骨颈区穿出固定失败。

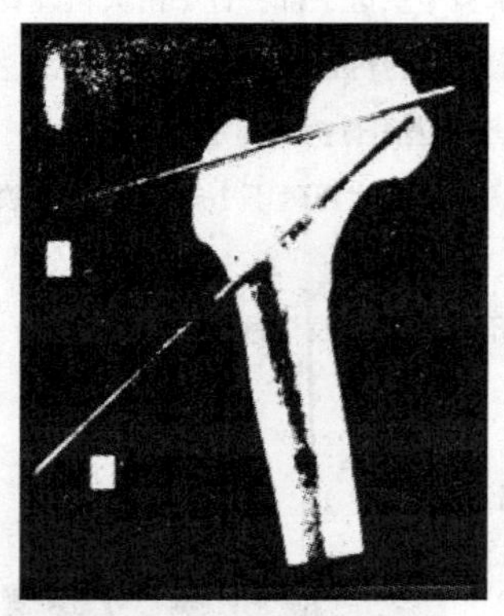

图 24-39　针 1 进针位置过高且穿进髋臼

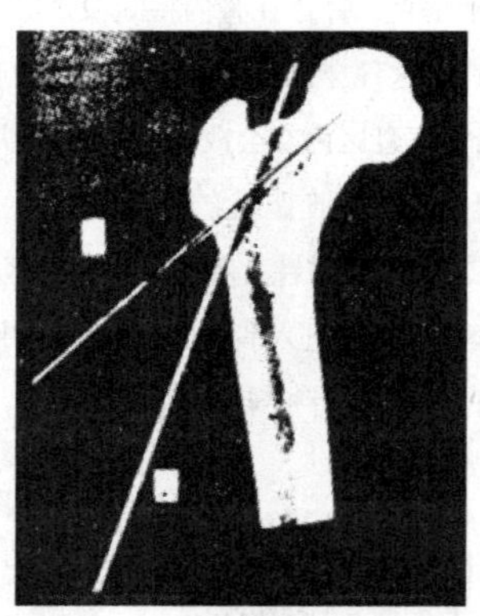

图 24-40　针尖穿出股骨颈外

3. 双外交角穿出股骨头（图 24-41）：针 1 针 2 进入角度可以，双外交角穿出股骨头，进入髋臼两针交叉。不正确原因，进针长度与 X 线片测量有误差造成，如在电视屏幕监视下穿针就不会发生。

4. 针尖向股动脉方向刺入（图 24-42）：针 1 因进针点向下又呈水平进针，造成针尖向股动脉方向刺入，非常危险，这种进针没能掌握颈干角的角度。

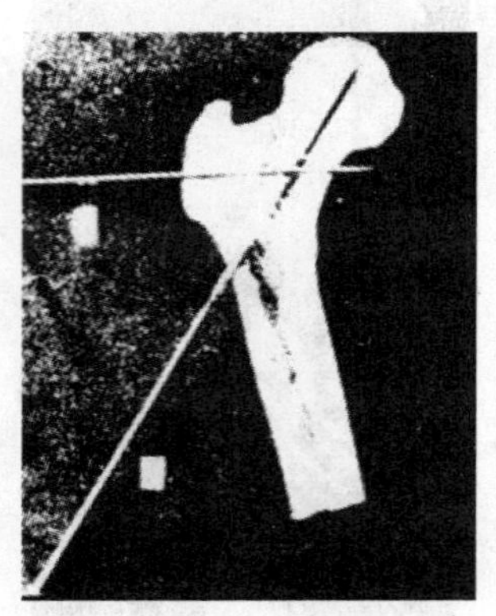

图 24-41　双针交角穿出股骨头

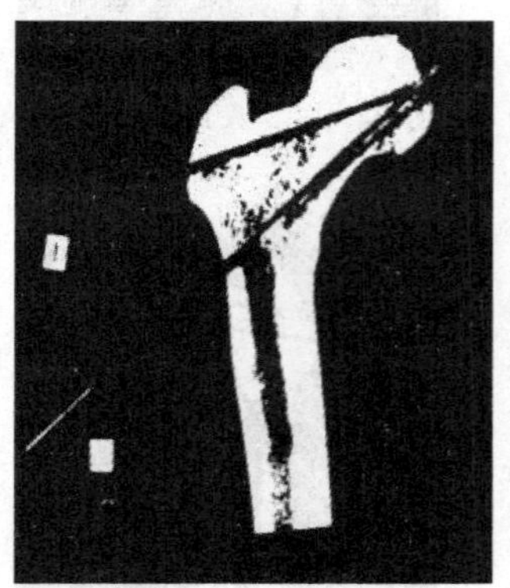

图 24-42　针 1 与骨干呈 90°　针尖向股动脉方向刺入非常危险

5. 双针尖穿出骨外（图 24-43）：骨外交叉，夹角过大，两针针尖距离已超过股骨颈、股骨头的宽度，根据两针交叉对顶角相等，也可了解判定针尖已不在股骨头内了。

6. 针尖由股骨颈上方穿出（图 24-44）：针 1 进针位置在大粗隆下 1cm 处，但其尾部与针 2

尾相交，势必导致在骨区内针尖方向由股骨颈上方穿出。

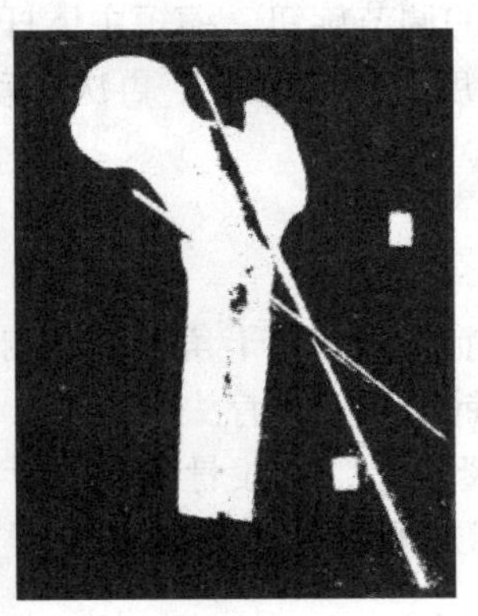

图 24-43 骨外交叉夹角过大两针尖穿出股骨颈外

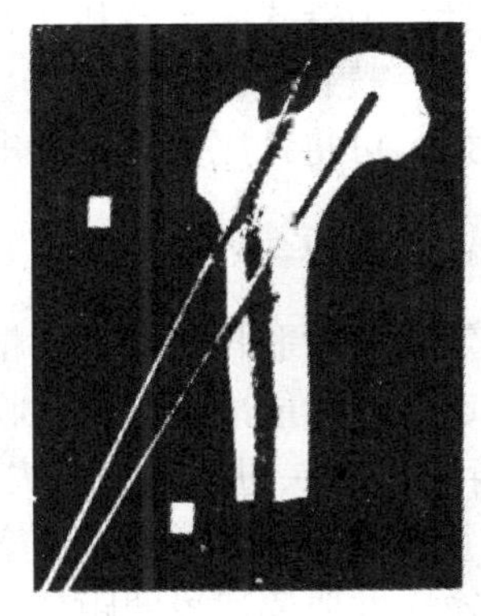

图 24-44 针 1 进针角度不当针尖从股骨颈上方穿出

（五）几种新定位方法介绍

股骨颈、股骨头、大粗隆、股骨上段除解剖学上的有关骨性标志与解剖学特点外，为了正确掌握穿针角度、各种类型骨折穿针形式，有学者测得几种骨性标志，对穿针有一定意义。

1. 骨性标志（图 24-45）：股骨头下缘与股干轴心的垂线正通过大粗隆外下 3/4 处，股骨干轴心延长线近于大粗隆突起之内侧缘；两线交点处于股骨颈基底部与粗隆间相交，此处正是骨质疏松区。

2. 骨性标志（图 24-46）：针 1 为股骨头上缘的水平线；针 2 为大粗隆顶点的水平线，此线向股骨头方向延长正通过股骨头圆韧带窝上缘，位于股骨头中心区偏上；针 3 为股骨头下缘水平线，巧合针 3 与针 2 距离为针 2 与针 1 距离的 2 倍。骨小梁的结构形式呈拉应力，压应力网织结构。

3. 骨性标志（图 24-47）：针 1 通过大粗隆外侧下方骨突到股骨头圆韧带窝作一连线，在矢状面上正是大粗隆、股骨颈、股骨头的轴心线，与股骨轴线交叉角近于 130°角。

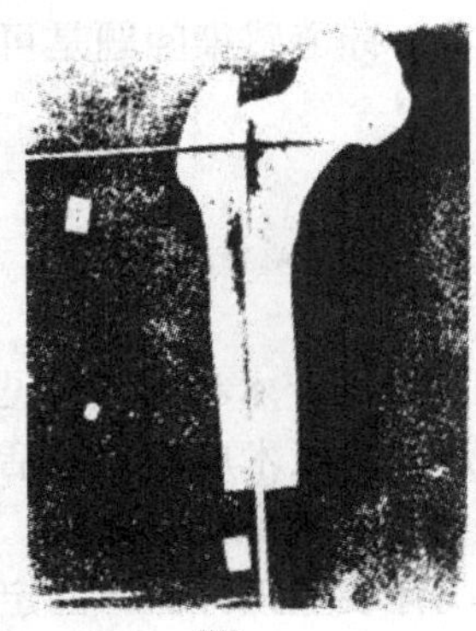

图 24-45 骨性标志

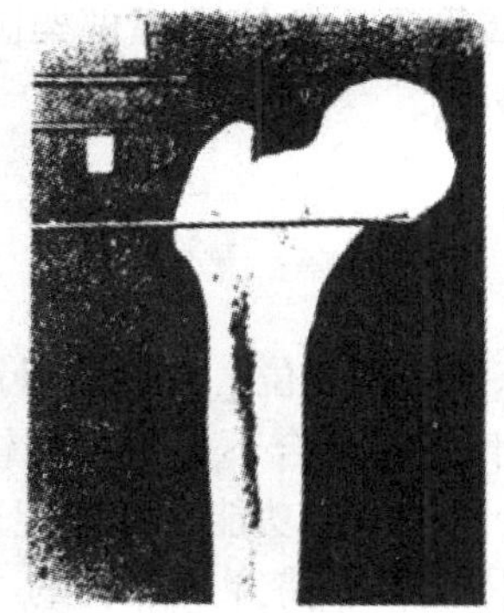

图 24-46 骨性标志

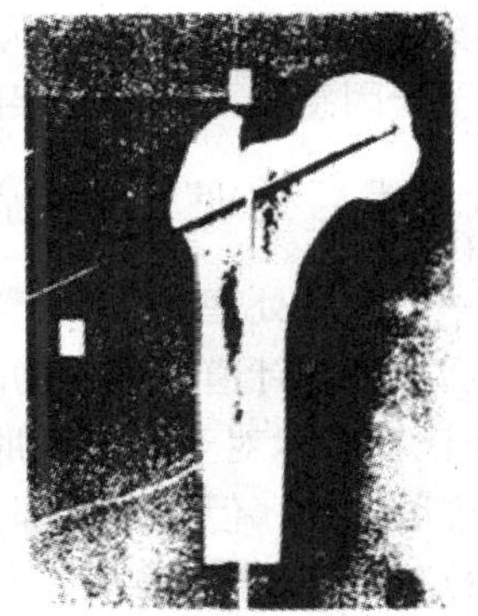

图 24-47 骨性标志

（图 24-28~ 图 24-41 引自黄克勤编著的现代创伤外固定器）

四、安装框架固定器

确信穿针位置满意后，用敷料覆盖针道，即可把力臂式框架固定器固定在 3 枚克氏针上。先把锁针器套在主体杆件上，拧松针栓螺帽，将克氏针尾穿入针栓内，调节锁针器的位置，使针道周围的皮肤在松弛状态下。应将上端的 2 枚针一根置于主体杆件之前，一根置于主体杆件之后，不处于同一平面。摆放力臂式固定器与大腿外侧皮肤相平行，二者相距约 0.5cm。拧紧针栓螺帽，把克氏针、力臂式固定器和伤肢固定在一起。旋紧两端的调节旋钮，缩短主体杆件，使上端两枚针和下端一枚针间距变小，产生一定压力，提高固定强度，预防滑针。再次活动患髋关节，证实固定良好，可将针尾剪短，橡皮膏粘贴。以免划伤皮肤。

五、操作注意事项

穿针固定术要对股骨近端、大粗隆、股骨颈、股骨头、前倾角、颈干角、解剖测量指数等做到心中有数，穿针才能准确无误，收到良好效果。不正确穿针结果使治疗失败。

⑴ 穿出股骨头进入髋臼。失败原因，针 1 进入大粗隆偏上，位股骨颈区骨针已穿出股骨颈上缘骨皮质。穿过原因，穿针前没能定点画线，按解剖标志测量，认真研究 X 线片由皮肤至股骨头的距离，并要简述投照距离影像放大的系数。

⑵ 由大粗隆下与骨干进入 127°进针，针尖固定在股骨头区，针 2 虽由股骨上端外侧进针，但穿针角度不正确，致使针尖部由股骨颈区穿出，固定失败。

⑶ 针 1、针 2 进入角度可以双针交角穿出股骨头，进入髋臼两针交叉。不正确原因，进针长度与 X 线片测量有误差造成，如在电视屏幕监视下穿针就不会发生。

⑷ 针 1 因进针点向下又呈水平进针，造成针尖向股动脉方向刺入，非常危险，这种进针没能掌握颈干角的角度。

⑸ 骨外交叉，夹角过大，两针针尖距离已超过股骨颈，股骨头宽度，根据两针交叉对顶角相等，也可了解判定针尖已不在股骨头内了。

⑹ 进针位置在大粗隆下 1cm 处，但其尾部与针 2 尾相交，势必导致在骨区内针尖方向由股骨颈上方穿出。

⑺ 低位穿针时，病人在功能锻炼时，屈膝受限，疼痛影响活动。穿针要注意在髋颈束前外侧进针。高位穿针固定即可解决。

⑻ 要做到骨折端达不到解剖学复位不穿，进针角度，针在骨折远近端位置不正确一定要重新设计进针，准确为止，决不可以勉强固定，严格无菌操作，及时换药保持针道口清洁，患肢佩戴护套预防污染。只要对病人加强管理，熟练掌握框架固定技术，针道感染问题是可以避免的，不至于因感染而除去框架固定器。

六、术后处理及并发症防治

（一）术后处理

术后护理、针道护理、功能锻炼与切开复位，与肌蒂骨瓣移植穿针固定术相同（参见有关内容），麦氏截骨术对于陈旧性股骨颈骨折不愈合不失是一种较好的疗法。虽术后髋关节活动范围变小，患肢短缩，但可以大部分恢复髋关节的功能，并能促进骨折愈合，消除局部疼痛。

⑴ 拍片复查满意后安装框架固定器。将穿入股骨的 3 枚斯氏针装上锁针器，固定在支撑杆上，拧紧锁针螺母使骨针固定。将支撑杆两端螺母向右旋转加压，使针体出现轻度弧形桡曲即可。

⑵ 术后取平卧位，将患肢放在中立或略外展位，髋关节旋中位，膝关节伸直。患侧小腿及足处置一护被架，以防毡、被等覆盖物压在足尖，造成外旋，使骨折端处产生过大的应力。术后第 2 天扶拐离床活动。病人必须做到不盘腿、不内收、不侧卧、上下床患肢要端平抬好，尽量减少剪切力。

⑶ 为防止针道感染，采用打入式进针方法，在定位准确后，用骨锤将针徐徐打入。皮肤组织不切口、不钻孔，损伤小，针道密闭较好，可防止针道口感染。实践证明打入比钻入进针的

抗拉力大。采用钻入式进针最好使用变速电钻，谨防速度快引起组织损伤。针道感染是本疗法主要并发症，提高针道护理质量，减少并发症，是获得良好疗效的措施之一。

针经软组织穿入骨内，针与皮肤间形成了防御屏障薄弱区，细菌可经此侵入，造成感染。软组织因针的刺激产生渗液，和少量的组织间液一起经针道流出。如处理不及时，污染针道，增加了感染的机会。一般穿针术后1~4周是针道渗液最多时期，从针道中渗出黄色稀薄无味的液体。应根据渗液的多少决定换药间隔时间，渗液较多者可每天换药1次，少者可2~3天换药1次。换药时用碘酒、酒精外涂周围皮肤和针尾，无菌敷料封闭针道，注意无菌操作。5周后针道渗液渐少，可在皮肤和针之间出现结痂，此时感染机会减少。每周换药2次即可。严格及时的换药是预防针道感染的惟一有效措施。故要重视换药的重要性。换药原因不仅是保持针道清洁，还应注意针道和固定的情况，并根据情况予以处理。根据我们的经验，针道感染绝大多数发生在上两枚针处，又以肥胖者为多。因此，对体质肥胖或伴有糖尿病者，尤其应提高警惕。经数千病例统计，针道感染率为7%左右。

（二）合并症处理

在力臂式框架固定器治疗期间，可能出现如下合并症：

1. 针道感染：一旦针道感染要及时发现和处理。感染早期，针道分泌物增多，呈白色或黄色脓样液体，有腥臭味，周围皮肤红、肿、灼热，病人主诉疼痛，一般没有全身症状。处理应让患者卧床休息，停止下床及患肢活动，以减少针的刺激；增加换药次数，可每天2次，认真清理分泌物，保持引流通畅；根据敏感程度，合理使用抗生素。多数可得到控制，不影响固定。少数患者感染进一步发展，局部脓肿形成，出现高热、出汗等全身中毒症状，应及时拆除框架固定器，拔出克氏针，改用牵引固定。做脓肿切开引流，保持引流通畅，全身应用抗生素及其他药物，以控制感染。术后患肢加用护套，防止针道口感染。换药时要严格遵守无菌操作。在肥胖病人固定时出现第1、第2针针道口处皮肤有轻微炎症、分泌物。由于皮下脂肪丰厚，针体刺激，出现淡黄色渗液，可用碘酒、酒精消毒，减少活动，使骨针与组织减少蠕变即可痊愈。

2. 固定针松动：固定器锁针部位固定不稳发生松动，针体在骨、肌肉区段轻微窜动，皮肤针道口不能闭锁，开放针道孔过大也能造成针道感染。紧固部件，控制窜动，局部消毒处理，无菌干燥纱布封闭或用纱布条敷于创口即可痊愈。另外，滑针也是固定失败的原因，临床并不多见。预防滑针的方法是换药时要注意针的固定情况，如针的压力消失，可适当旋紧两端的长度调节螺母，始终保持针对骨的压力，增大摩擦力。如针部分外滑，可拆除框架固定器，把针尾彻底消毒后，向内侧推进克氏针，重新安装力臂式框架固定器。

3. 穿针角度不正确：造成过穿进入髋关节腔或穿过髋臼，要在X线监视下退针，进入适当位置。如果针尖部进入大粗隆上方或股骨头下方软组织内，一定要重新穿针固定，切不可保留体内再加一根固定针。针在软组织内加压固定病人产生疼痛，骨折端移位易造成感染。

（三）框架固定器的拆除时间

一般固定术后3~4个月后，骨折已基本愈合，即可拆除力臂式框架固定器，拆除之前应详细进行检查，并参考X线片，确证愈合后方可拆除。

先将锁针器的针栓螺母拧松，将器械从外侧拿下。如考虑骨愈合未坚强，可把力臂式框架固定器从中间拧开，仅用半段固定上端两枚针，拔掉股骨下端的克氏针。骨折完全愈合后，则可拔掉3枚克氏针。

拔针时应在无菌操作下进行。首先用碘酒、酒精严格将皮肤和针完全消毒，钳子夹住针尾向外拔出。一般拔针时没有困难，病人也无痛苦。有时针不易拔出，应考虑原因，常是拔针的方向不对，或针与骨间摩擦力过大。适当调整变换拔针的角度，并旋转向外拔出。拔针后针道可有少量出血，再用干棉球压迫片刻。止血后针道处放一酒精纱条，盖无菌敷料，橡皮膏贴牢。

上端 2 枚针和半段力臂式框架固定器固定如无感染，可延续至术后 6 个月左右，骨折完全愈合即可拆除。粗隆间骨折操作方法基本与股骨颈操作法相同，只是进针深度略浅些。在手法牵引复位后，颈干角正常，纠正了旋转畸形，双下肢等长，即可穿针，安装好框架固定器后要适当加压，使颈干角稳定。

（四）功能锻炼

使用该疗法的主要特点是早期下床功能锻炼，经数千病例资料统计，病人平均下地时间为术后第 8 天。一般患者穿针固定术后 1 周，即可扶双拐下地，进行患肢免负荷功能锻炼。

首次下床时应由医护人员指导进行。患者应先将健肢移到床下，双手抬扶患肢至床下，臀部坐在床边，双手扶拐，腋部撑住，健肢负重，从床边立起。

站起后先迈患肢，步幅要小，患足处于跃屈位，健肢撑重并站稳，然后向前移动双拐，双上肢扶拐支撑体重，迈健足与患足平齐，注意患肢不要负重，并由髋屈位变成中立位。再向前迈患肢，重复上述步态，始终保护患足在前。

锻炼 3~4 周后，可以逐渐向正常步态过度，健足可迈过患足，但患肢仍应免负重。3 个月后骨折初步愈合，X 线检查又见骨折线模糊，骨小梁通过骨折线，并已连续。患者自觉患肢有力，局部压痛不明显，患肢可部分负重锻炼，但负重量勿过大。如负重后感髋部不适，酸痛或沉重，系负重大所致，应减轻负重量，或继续免负重。

创伤性股骨头坏死常与负重过早、过大有关，这已被大量病例所证实。因此，股骨颈骨折，即使完全愈合后，也应扶单拐行走 1 年以上。股骨头坏死常出现在骨折 1~3 年，这段时间，患侧肢体不宜负重过久、过大，减少此症的发生。

七、治疗效果评定标准

按老年人的特点，根据生活自理和活动情况、X 线表现、髋关节疼痛程度、下蹲能力、屈髋功能、从事家务能力及生活是否可以自理等，拟评定标准为：优、良、可、差。

优：无疼痛，下蹲正常，X 线显示颈干角在 130°左右，折线消失。

良：偶有轻度疼痛，可全蹲或半蹲，可从事家务，生活自理，颈干角在 110°以上，折线消失。

可：颈干角在 90°~110°间，折线消失或模糊，能从事简单家务。

差：走路持拐，跛行明显，有畸形、颈干角在 90°以下。

八、影响疗效的因素

（一）骨折内在因素

1. 股骨上端的血运特点：股骨上端的血运主要有以下几个途径：

(1) 上、下干骺端动脉：二者均经旋股内动脉或旋股外动脉、臀下动脉和闭孔动脉的吻合部至关节囊的附着部，分为上、下干骺端动脉进入股骨颈。上干骺端的动脉在关节囊的滑膜与骨膜之间走行，在股骨颈基底部的上外侧进入骨内，营养该部，并有吻合支与滋养动脉、下干骺端的动脉相交通。上分支为外骺动脉；供应股骨头的外上部。下干骺端动脉进入股骨颈基底部的内下侧，供应股骨颈内下部的血运，与滋养动脉有交通支。

(2) 股骨干滋养动脉：滋养动脉仅达到股骨颈基底部，有交通支与上、下干骺端动脉相吻合。

(3) 闭孔动脉：闭孔动脉的一小支动脉，较细，供血量有限，经圆韧带窝进入股骨头，仅营养股骨头的内下部分，与外骺动脉有吻合支。成年后该动脉常闭塞不通。

囊外骨折一般不破坏股骨头的血运，而囊内骨折则会破坏其血运，而且和骨折移位程度成正比。

2. 股骨颈局部缺乏骨外膜：股骨颈大部分被关节囊所包裹，几乎没有骨外膜附着。骨折愈合中起主要作用的外骨痂由骨外膜所形成。股骨颈骨折的愈合主要依靠血肿机化和骨内膜成骨形成的，愈合过程缓慢。

3. 生物力学因素：股骨上端存在着多种生理应力，如弯曲、扭转、压缩、剪切等。据生物力学研究，骨折早期一定程度的压应力刺激，可促进骨折的愈合。弯曲、扭转、剪切等应力，不利于骨折的愈合。但对愈合的中、后期有益，如促进软骨骨化，增强骨痂的力学性能等。股骨颈骨折愈合缓慢，弯曲、扭转、剪切等较长时间障碍骨折的愈合。

4. 年龄：老年人多有一定程度的骨质疏松，成骨活动低下是骨质疏松的病理机制。老年股骨颈骨折的病理基础就是骨质疏松，其成骨能力低下，导致了愈合的困难。

（二）治疗因素的影响

1. 复位：复位是骨折移位的逆过程，复位质量对骨折修复起着至关重要的作用。复位的质量可以从以下三方面判断。

（1）时间：早期复位较易达到准确复位的标准，受损的血液循环系统也可早期获得再通或侧支循环的重建，促进骨折愈合。股骨颈骨折应争取尽早复位，只要条件许可，伤后即行复位。但股骨颈骨折愈合过程缓慢，如未超过 4 周，仍可按新鲜骨折处理，及早予以复位。

（2）复位程度：股骨颈骨折的复位要力争达到解剖对位，恢复颈干角和前倾角。衡量复位准确与否，应从股骨颈正位、轴位 X 线片判断。股骨颈正位片：股骨头骨小梁轴线与股骨干上端内侧皮质呈 160°~180°；股骨颈轴位片：股骨颈轴线与股骨头长轴呈 180°~160°，即可认为复位达到标准。

（3）复位方式：选择不破坏局部血运的方式，闭合复位可用牵引和手法复位，切开复位应避免损伤上、下干骺端动脉，减少医源性损伤。

2. 固定：为骨折修复造成良好环境，是功能锻炼的基础。要求两个条件：

（1）稳妥：固定的稳妥不仅要消除骨折断端的不良的力学因素，还能充分利用生理应力刺激，加速骨折的愈合。

（2）无损：固定的稳妥不应靠损伤骨质和血液循环来换取，过粗、过大的内固定物固定虽然稳妥，但对组织伤害严重，不利于骨折的愈合。

3. 长期卧床：股骨颈骨折后，髋关节功能丧失，由于治疗的需要，长期违反生理的卧床，会出现一系列的并发症，如心、脑血管疾患，呼吸、泌尿系感染，褥疮等，尤其老年人更容易发生这些疾病。这些并发症的原因是长期卧床所导致的，故又称为长期卧床并发症。这些疾病的出现，使病情更加严重和复杂，治疗更加困难，往往成为老年患者的死亡原因，长期困扰着股骨颈的治疗，是影响疗效的一个重要因素。

综上所述，欲使股骨颈骨折的治疗效果提高，应消除局部的有害力学因素；改善骨折的血运，尤其是股骨头的血液循环，以加速骨折愈合和预防股骨头坏死。及早下床进行功能锻炼，预防全身并发症。

第五节　切开复位力臂框架固定器操作技术

一、切开复位＋肌蒂骨瓣＋力臂固定器操作技巧

新鲜股骨颈骨折经颈型和头下型有移位者，外骺动脉受损；股骨头血运破坏，使愈合和股骨头的存活带来一定困难，而移位较大靠闭合复位也难以达到理想位置。陈旧骨折如有移位也因血肿机化和纤维组织增生，复位也不会理想，骨折局部血运存在障碍。因此，采用切开复位消除有

碍复位因素；同时予以肌蒂瓣移植，增加股骨头的血运，改善局部血液循环；配合力臂式固定器穿针外固定，克服有害的力学因素影响。

肌蒂骨瓣移植术有多种，我们体会：缝匠肌蒂骨瓣疗效好。因其肌蒂较长，骨瓣移植术操作方便，也不会因肌蒂牵拉，刺激血管，影响血运。骨瓣为髂嵴，结构强度较大，除了改善血运，还能起到固定作用，并且旋髂浅动脉在缝匠肌附着处筋膜下通过，有分支进入髂前上棘，骨瓣血运丰富。整个手术不破坏股骨上端组织，较股方肌蒂骨瓣优越。

（一）适应证

1. 新鲜颈中骨折 Garden Ⅳ 型者。
2. 新鲜头下骨折 Garden Ⅲ、Ⅳ型者。
3. 陈旧性股骨颈骨折，颈无明显吸收，股骨头无坏死征象者。

（二）术前准备

1. 牵引：新鲜骨折采用皮肤牵引，陈旧骨折，体格健壮者选取胫骨结节骨牵引。牵引约 1 周左右，恢复患肢长度和颈干角，纠正骨折远端移位。
2. 全身治疗：老年人或者全身性疾病者。进行必要的治疗，促进体质恢复。同时要注意一般情况变化。
3. 备皮：术区常规备皮 3 天，应从脐部至膝以上，包括会阴部。

（三）操作方法

1. 体位与麻醉：患者取平卧位，患侧臀下垫枕，患肢中立位，一般采用硬脊膜外麻醉。
2. 切口：采用改良 Smith 氏切口，上端起自髂前上棘外上 2cm，沿髂峭至髂前上棘，再向下外转，沿大腿的前外侧直行 10cm。
3. 暴露：沿切口方向切开皮肤，皮下组织和筋膜，把皮瓣向内侧牵开。寻找阔筋膜张肌和缝匠肌的间隙，向深部解剖，分离股外侧皮神经和旋股外侧动脉上外支，尽量予以保护。向上游离外侧一束缝匠肌至髂前上棘，注意分离保护旋髂浅动脉，保留该动脉进入髂前上棘附近的分支。将髂前上棘外侧髂嵴连同缝匠肌束附着处一起凿下，骨瓣约 1cm×1cm×2cm 左右，用生理盐水纱布保护。将其余缝匠肌于肌起处剪断，向下牵拉，并把切口两侧肌肉牵开即可暴露髋关节囊前壁。横行切开关节囊，暴露骨折远端、股骨头和髋臼上缘。
4. 复位固定：骨折端暴露后，认真清理局部增生的纤维组织和机化组织。直视下复位移位的骨折，由两助手做患肢对抗牵引，术者用骨膜剥离器撬拨骨折近端，纠正股骨头的旋转移位，直至解剖复位。继续对抗牵引，维持体位。在骨折的远近端的前侧凿长约 1.5cm，宽约 1cm，深约 1.3cm 的骨槽，再向近端掏入 0.5cm，保留前壁骨皮质，使整个骨槽能容纳骨瓣为度。把骨瓣略加修整，将骨瓣一端插入骨折近端的骨洞内，再轻轻叩击，按压骨瓣的外侧端，使之完全植入骨槽内，防止骨瓣滑脱出槽，固定骨折端。
5. 穿针技巧：与闭合穿针操作相同，直视下穿针较容易。穿针固定后，略运动髋关节，并拍股骨颈的正位、轴位像，检查针的位置。确认固定良好，用温生理盐水冲洗手术切口，彻底结扎术野中的活动出血点，缝合关节囊和切断的缝匠肌，逐层关闭手术切口。
6. 安装框架固定器：与闭合穿针操作相同。

二、麦氏截骨＋力臂式固定器操作技巧

（一）适应证

⑴ 陈旧性股骨颈骨折不愈合，股骨颈已有部分吸收，但股骨头无坏死征象，形态正常无髋关节骨性关节炎者。

⑵ 患者全身情况允许行该手术：陈旧性股骨颈骨折不愈合者，目前，常用人工股骨头置

换术治疗，具有较好的近期疗效对于一些高龄患者是适应证。但因其远期疗效存在一些问题，所以，我们主张对于陈旧性股骨颈骨折不愈合，年龄在60岁以下，或不宜采用人工假体置换术者，最好采用本疗法。

（二）术前准备

(1) 术前备血400~800ml。术区常规备皮3天，范围与以上疗法的备皮区域相同。

(2) 如为内固定失败者，应详细观察正位、侧位X线片，确定内固定物所处位置，以便手术时将其取出。

（三）体位和麻醉

患者仰卧于手术台，患臀及大腿下垫枕，抬高患肢，采用硬脊膜外麻醉或腰麻。

（四）手术操作

1. 切口：取髋关节外侧切口，上端起自大粗隆顶点上5cm，向下延长约10~12cm。

2. 暴露：沿切口方向切开皮肤、皮下组织筋膜，将皮瓣向前后牵开，暴露阔筋膜。用剪刀纵形剪开，暴露股外侧肌，切开股外侧肌直至股骨、暴露股骨上端后，纵行切开骨膜，用骨膜启子做骨膜下剥离，显露股骨上端到达小粗隆之上。

3. 截骨：用手触摸大粗隆的位置，确定大粗隆基底部和小粗隆上缘。大粗隆基底部下约2cm和小粗隆上缘之间连成直线，此即是截骨线。先用小而薄的骨刀切断小粗隆上缘的骨皮质，再沿截骨线由内向外轻凿出截骨标志线，用薄骨刀从大粗隆下沿截骨线向内截断股骨上端。

4. 穿针固定：嘱一助手固定患者双腋部，另一助手握患侧小腿，二人先在中立位下对抗牵引，使上下截骨面略分离后，再令牵引小腿的助手使患肢外展。术者用骨锤轻叩股骨干上端，使之内移外展，当下截面内移托住上截骨面时，停止锤击。下截面位于股骨头、颈和骨折线的下面，即可放松牵引。

穿针固定可在直视下进行，第1枚针由截骨面上3cm处穿入，于股骨颈外侧骨皮质下，经过骨折线，到股骨头内即可；第2枚针在截骨面下2cm处穿入，经截骨面至股骨颈，使其位于股骨颈内侧骨皮质之上，直至股骨头内。

穿针固定好后，冲洗伤口，彻底结扎术野中的出血点，缝合骨膜、股外侧肌筋膜、阔筋膜，逐层逢合组织，关闭切口。

5. 安装框架固定器：将力臂式框架固定器固定好（安装方法同闭合复位力臂式固定器）。

第六节　力臂式框架固定器力学研究

一、力臂式框架固定器原理特点

（一）力臂式框架固定器恢复股骨颈拱形结构的原理

力学理论揭示，拱形结构有稳定性好、承载能力大等特点。但拱的各处必须处在最佳受力状态下才会稳定，若其中一处损坏或偏离受力点，则整个拱的平衡就会被破坏。在人体上由股骨头向上经过骨盆环到对侧股骨头引一条抛物线正相当是一个复杂的拱形结构。上部的负重通过拱顶向下传递。若骨折一旦在股骨颈或粗隆间发生，则整个拱的受力平衡状态便遭到破坏，从而失去稳定。

人体的受力要比单纯的拱形结构（图24-48）受力复杂得多，股骨颈或粗隆间一旦发生骨折，在骨折断面上便会受压力、剪力复合作用，沿颈轴的压力是有利的，而剪力则是移位的驱动力。在保证骨折的解剖学对位稳定，恢复原来的正确受力位置的情况下，拱形结构又得到恢复，这时用3根斯氏针固定在力臂式框架固定器上，使骨针去维持拱形结构不被破坏，则骨针便要承受变矩、扭矩等复合载荷作用。实践和理论上都可证明，这种固定方法会取得满意的固定效果。

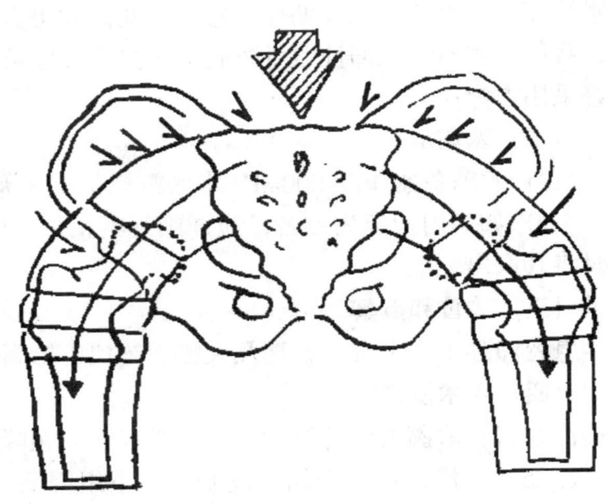

图 24-48 人体骨骼拱形图

（二）力臂式框架固定器治疗股骨颈骨折的特点

1. 固定牢靠：影响股骨颈骨折愈合的力学因素有剪切、弯曲、扭转等。内固定物穿入股骨上端，剪应力很容易被消除，弯曲和扭转是障碍修复的主要力学因素。

力臂式固定器借助 3 枚穿入股骨内的克氏针，与伤肢组成一个几何形状不变的体系，充分发挥器械和骨的作用，共同抵抗外力，保证了骨折局部稳定。材料力学指出：物体在弯曲、扭转变形时，其表面所受应力最大。股骨颈骨折内固定后，断端是最薄弱的部位，只有固定物抵抗外力，固定物抵抗外力的能力与其直径和所处位置有关。力臂式固定器上端的两枚针分别紧贴股骨颈内外侧骨皮质，充分发挥抵抗弯曲和扭转的作用，并和伤肢、体外杆件相互连结成一个整体，使其固定强度更为提高。

有人用生物力学方法比较了力臂式固定器、三翼钉、加压螺纹钉、2 枚克氏针四种方法的固定作用，证明在压力为 160kg 以下时，力臂式框架固定器的固定作用最好。三翼钉、加压螺纹钉虽然针体粗大，但因其在骨的中心区，即弯曲和扭转变形的低应力区，不能充分发挥其固定作用。2 枚克氏针虽所处位置为高应力区，但没有外侧杆件和肢体连接成整体，单独抵抗弯曲和扭转的能力很低。

2. 损伤小：固定作用与固定物的直径有一定关系，但直径过于粗大的固定物，增加了骨骼和骨内血运系统的损伤，影响骨折的愈合。即使骨折愈合后，拔除固定物，骨组织内遗留一空洞，可能发生再骨折、股骨头塌陷等。因此，固定物的直径又受到生物因素的制约。力臂式框架固定器在股骨上端仅穿两枚直径为 3mm 的针，与临床常用的内固定器械，如三翼钉、加压螺纹钉等相比，对骨和血运系统的损伤明显小得多。体现了依靠合理科学的设计，以最小的组织损伤，换取尽可能大的固定效应的原则。

3. 使用方便：力臂式框架固定器的调节装置灵活，可以体外调节，使针对骨产生压力，以增加固定效果。另外，作为股骨上端的固定装置，既可以闭合复位穿针固定，又可以结合必要的手术，如带肌蒂骨瓣移植术，截骨术等，进行穿针固定。这种疗法不要求特殊设备和器械，只要具有骨科手术的基本条件即可开展。

4. 手法柔和复位准确：人乐于接受，克服了那种粗暴牵引盲目外固定。早期（3 天后）下床规范锻炼。减少了并发症，痛苦小。减少护理工作量，减少社会负担。

力臂式框架固定器于 1985 年在北京通过专家鉴定，“认为本器械对治疗老年股骨颈骨折，股骨粗隆间骨折方法简便，病人痛苦小，合并症少，疗程短，疗效较好，此项科研成果达到了国内先进水平”。经全国 100 多家医院临床应用，收到满意效果。

二、力臂式框架固定器的结构性能

（一）力臂式框架固定器的结构（图 24-49，图 24-50）

1. 主体杆件。

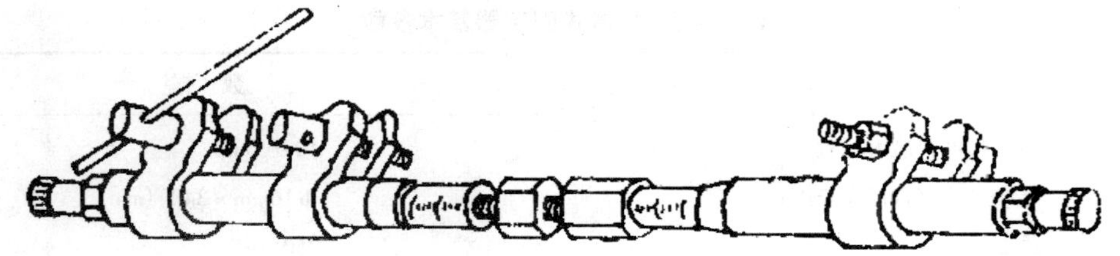

图 24-49 力臂式固定器

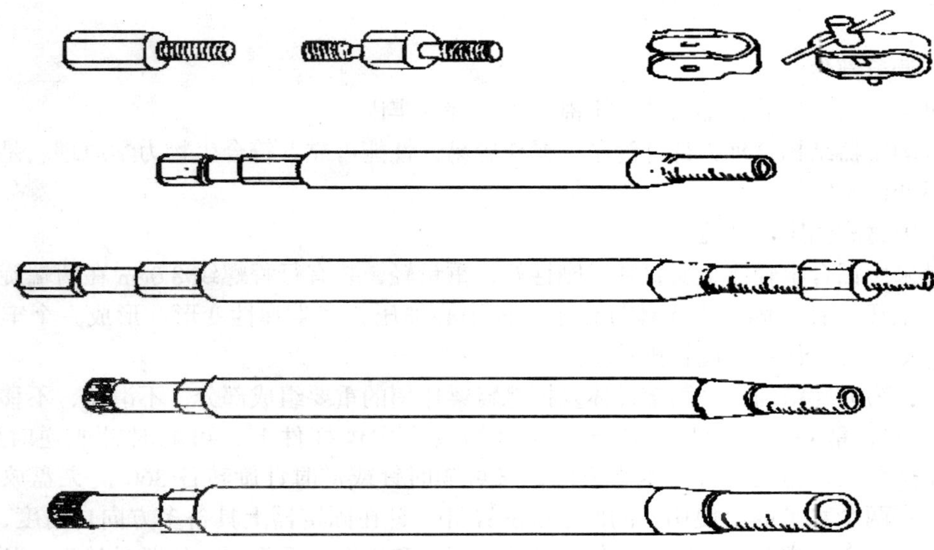

图 24-50 力臂式锁针器零件图

（引自黄克勤编著的现代创伤外固定学）

2. 内外层套管。
3. 内套芯伸缩螺纹杆。
4. 旋转延长调节螺母。
5. 锁针器、闸豆式弹性固定盘。
6. 针栓、螺帽。
7. 内套刻度尺。

（二）力臂式固定器的基本参数（表 24-2）

1. 两套管可调最大行程：6.0~8.0cm。
2. 外形尺寸（直径×长度）1.6cm×24.0cm。
3. 体积：24.0cm×1.6cm×1.6cm。
4. 重量：250g。
5. 穿针角度：0°~360°。
6. 双平面穿针距离：2.0cm。
7. 外套筒直径：16mm。

所有合金制件，均进行氧化处理，色泽一致，氧化膜与基体结合牢固，组织紧密，所有螺纹连接件按 GB197-81《普通螺纹精度等级标准》精度制造。

表 24-2 力臂式固定器基本参数

项 目	数 据
两套管可调最大行程	10.0（cm）
外形尺寸（直径 × 长度）	φ16mm × 340（mm）
总重量	250（g）
穿针角度	10° ~ 170°
针夹内径（外套筒直径）	φ16（mm）

（引自黄克勤编著的现代创伤外固定学）

（三）调节部件

转动灵活，固定牢靠，不松动，不滞，连接部件牢固。

力臂式固定器结构合理，部件简单，操作容易，性能可靠，符合生物力学原理。是一种三角几何图形不变体系结构。

（四）力臂式固定器性能

本器械采用铝合金轻体金属材料，刚性好，重量轻，装有行程螺纹 8.0cm 在两端旋钮调节可进行牵引、加压。针体固定在主体杆件上，向中心加压，产生弹性变形，形成一个牢固的悬臂梁，加强了支撑负重作用，使骨折端稳定。

锁针器：为弹性结构，是固定针体发挥悬臂梁作用的重要组成部分，不滑脱，不移位，不受穿针角度限制，能在各自由度上固定。锁针器套在主体杆件上，可顺时针或逆时针各旋转 360°。针在夹盘上，与主体杆是水平方向，又可顺时针或逆时针旋转各 360°。夹盘放在主体杆上，能上下在两个水平面上使用，间距 2.0cm 穿针。针在固定器上具备多方向自由度，能交叉、水平或多平面固定完成牵引、加压，各种角度的固定和支撑负重作用。使股骨的头、颈、粗隆间及骨干部恢复了拱式内负重系统的平衡状态，抗压强度增大，剪切力变小，内应力和外应力的相互影响，使骨的承重作用和承张作用得到发挥，使股骨头的复合性载荷得到恢复，保证了骨折端相对稳定，克服了髋内翻。使生理应力刺激集中在骨折的断面上，加速了愈合。

三、几种固定方法的比较

股骨颈骨折的三种常用固定方法是：①双针皮下埋藏固定法；②固定器加布带稳定法；③力臂式固定（加稳定针）法。

（一）双针皮下埋藏固定法（图 24-51）

全靠骨针与松质骨的摩擦力和骨折面的嵌插作用，平衡股骨头移位的倾向力和力矩。上侧骨针受拉、弯和剪切力作用，下侧骨针受弯、剪力作用。骨针的稳定主要靠松质骨支持，当针道周围的松质骨由于骨针的巨大挤压应力作用而坏死萎缩后，便可松动甚至滑脱。一旦发生松动又无法补救。因此，这种固定法承载能力小，新骨模拟实验表明，这种固定法所能承受的极限力 W 为 7.5kg。

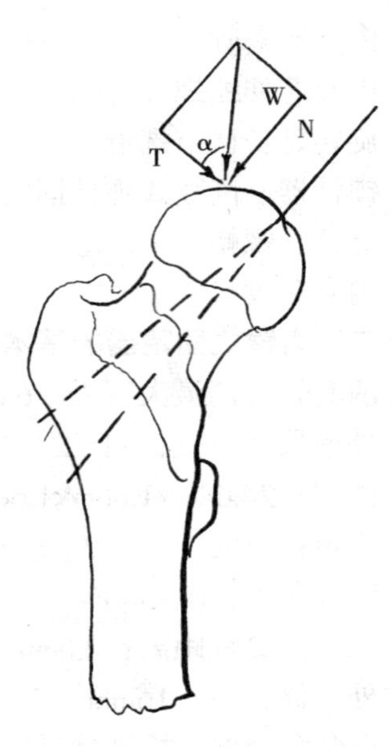

图 24-51 双针皮下埋藏固定法

如果改用螺纹骨钉取代光滑圆针，其承载能力将会增大很多，一旦松脱也无法补救。综合评价，这种固定法最不利于固定。

（二）框架固定器加布带稳定法

支撑杆自由端加布带固定法比双针皮下埋藏固定法有很多优点。首先是支撑杆远端用布带固定，则施加一个力 Q，Q 对两枚固定针产生一个力矩 $M-QL_4$（图 24-52）用以平衡股骨头下弯的倾向力矩。可以防止骨折面上部分离产生间隙，发生髋内畸形。其次，由于肢体活动、肌腱舒缩、患者体位的变换及股骨的负重作用，常使固定针松动或滑移。施加 M 力矩后可以使固定针与松质骨间的摩擦力加大，骨针与骨质牢固嵌合，增大骨针抗弯能力，使其不易松动和滑移。从而骨折断面保持了稳定，防止愈合不良或固定失效。其三，用调节布带松紧的方法可以补偿由于针道骨质萎缩形成的骨针松动现象。

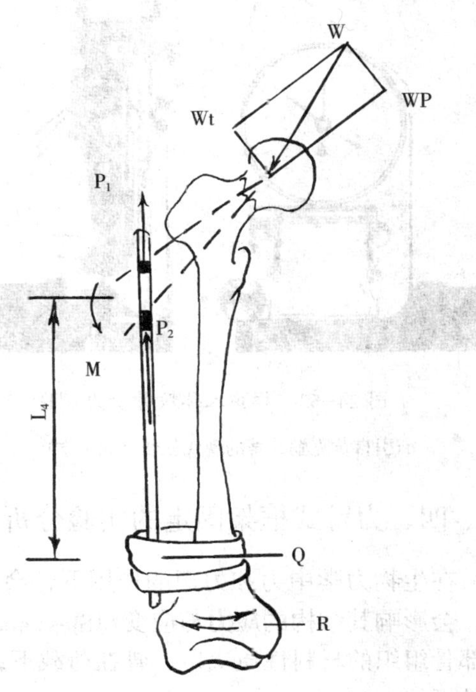

Q. 布带固定　R. 旋力

图 24-52　固定器加布带稳定法

框架固定器加布带稳定法也有其不足之处。那就是：

（1）由于体位的变化、肌肉的运动和在功能锻炼中会发生布带移位错动，造成布带拉力波动，影响固定效果。

（2）由于布带长期压迫肌肉，使肌肉局部血液循环不良，造成萎缩或发生痛感。

（3）当股骨头受扭转作用时，可能会使支撑杆远端与布带接触处发生摆动。当布带受某种外力作用时可能转动，对支撑杆下端施以旋转力，可以引起股骨头发生旋转移位。

（三）力臂式框架固定法

此法是用稳定骨针取代布带。布带的稳定力是通过肌肉传递给股骨干的，而力臂式固定法是通过稳定针直接作用于股骨干上，这样使固定针、支撑杆、稳定针与股骨干形成一个几何不变体系。整个力臂架相当于在由股骨颈、股骨干组成的拱脚上又加上了一个相当坚强的拱脚一样，大大减轻了股骨颈的承受力，通过人体新骨模拟实验表明，力臂式固定法能使股骨头承受 76.6kg 力而不移位，由此可见，力臂式框架固定法采用在支撑杆远端加稳定针的方法，确有抗弯、抗扭及增大骨折面压应力的作用，从而保持了骨折处嵌合的良好稳定。

提醒注意，由于采用的是弹性固定，因此，规范的功能锻炼对发挥支架的作用、保证早期骨折愈合有重要意义。手术前、固定治疗期、解除固定期、2 年后复查 X 线片，经黑白 X 线片彩色化图像编码分析、黑白 X 线片彩色合成图像分析结果表明，弹性穿针解剖学复位固定，病人 3 天内即能下地规范锻炼，应力延骨轴传递，使骨折端得到生理性应力刺激，并对骨折断端血运恢复快，图像合成显示骨密度均匀，修复加快。与采用三翼钉，加压螺纹钉或手术方法对比，后者出现小灶硬化坏死区。

双针皮下埋藏固定法和加布带固定法，在综合力学测试机上做人体新鲜股骨模拟功能持重实验时发现皮下埋藏穿针固定股骨头，在轴向力超过最大限度 12kg 时骨折端松动，上端出现裂隙失稳，进一步做复合受力实验时，骨针移动有退出趋势，假若固定 1~2 周后，做此项实验，由于在骨区内针体与骨组织间隙扩大，骨针在骨区自动退出或顺针道进入盆腔是可能的，在临床上也有过类似报道。

双针固定在支架上，远端将支架固定在大腿上，模仿股骨功能持重受力实验，结果股骨颈折端承载荷 2.6kg（最大限度）若继续加载，布带固定端失稳，旋转，支架窜动，悬臂梁作用失稳，头部在受力下，颈干角变小，骨折线裂隙加大（图 24-53，图 24-54）。

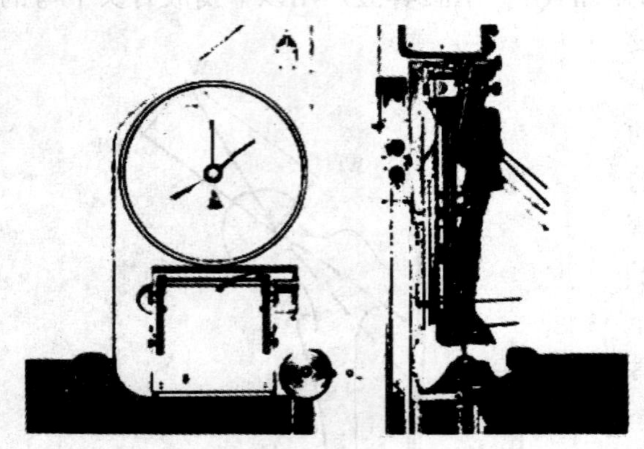

图 24-53 模拟人体股骨受力实验

（引自黄克勤编著的现代创伤外固定学）

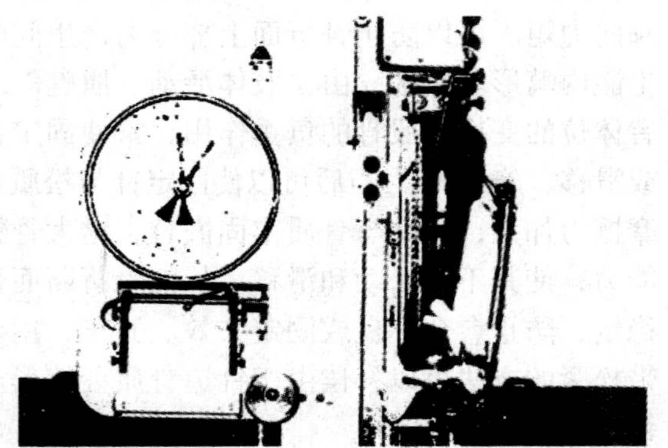

图 25-54 模拟人体股骨穿针布带固定实验

（引自黄克勤编著的现代创伤外固定学）

四、力臂式框架固定的实验分析

在生物力学中力和力矩的作用下，会发生骨结构形态的改变。骨载面上强度（Stvength）变化，会影响其结构的应力与应变（Stess and Strain）的改变。在骨的特定点，应力-应变关系可由局部骨组织的材料性质决定，骨在荷载下，该部的应力超过骨组织的耐受极限时，就会发生破坏而骨折（Failure）。

在力学中，拱形结构有稳定性好、承受力大等优点，但拱的各处必须稳定在最佳受力点上。若其中一处损坏或偏离受力点，则整个拱就会破坏。在人体上由股骨的上端、股骨粗隆，股骨颈、股骨头、髋臼、骨盆再经过骶髂关节通向对侧至股骨上端，引一条抛物线时，正是一个复杂的拱形结构。上部的负重通过拱向下传递发挥拱形结构稳定性好、承受力大等优点，若骨折一旦在某处出现，则整个拱的受力状态遭到破坏，从而失去稳定。

人体的受力比起单纯的拱形结构受力要复杂得多。特别是股骨颈、粗隆间骨折，骨折后的断面受压缩力、弯矩、扭矩等复杂性载荷。压缩是我们需要的，而弯矩、扭矩则是我们不需要的，有时上述各因素是同时出现，根据股骨头上各种载荷的利弊，在保证骨折的对位、稳定、恢复或接近原来的正确受力位置的情况下，用 3 根斯氏针固定，形成几何不变体系，这就克服了因固定物过分粗大使骨组织破坏的弊端。

骨折复位后，颈干角保持在 125°~130°，直接或在电视荧光屏幕监视下将第 1 枚斯氏针自股骨大粗隆下缘靠近股骨距，由外向内上与肢体（螺旋杆平行于肢体股骨轴线）成 135°角。靠近股骨距斜行穿入斯氏针，针尖达到股骨头软骨干 0.2cm（不要穿出股骨头的骨皮质，以防发生创伤性关节炎）。第 2 枚斯氏针在第 1 枚下方 2cm 处穿入和股骨轴线约为 150°角，使它与第 1 枚针在俯视水平面内和在正视铅垂面内的投影夹角分别成 15°左右，第 3 枚斯氏针在股骨髁上 10cm 且垂直于股骨轴线。

将穿入骨内的 3 枚斯氏针加以固定，锁针器可以在主体杆上（铅垂线）在水平面顺时针或逆时针各旋转 360°角，同时，针在锁针器夹盘上顺时针或逆时针各旋转 360°角，所以每枚斯氏针在相对螺旋杆可处于任何方位，也就是说调整角度加以固定，就可将穿入骨内的斯氏针和螺旋杆成为一体（达到要求的目的），然后将针紧固于锁针器上，将锁针器固定于螺旋杆上，再通过微调螺旋栓可把针调整到合适的距离以达到对骨折力的加压。

(一) 实验内容

测验稳定针的力学参数。

(二) 实验方法

取从尸体分离出来的鲜股骨，从股骨颈上折断。行 X 形穿针，用力臂式固定器，分别进行高位、低位固定。采用电测法。

(三) 测试结果

1. 大号力臂式框架固定器。

(1) 低位穿针固定：稳定骨针的有效长度 l 等于 42mm。使支撑杆缩短 1mm 时，稳定针进入支撑杆处的位移等于 0.55mm，所得参数见表 24-3。

表 24-3　大号力臂式框架固定器低位穿针固定参数

支撑杆缩短 (mm)	针　径 d (mm)	头上压力 P (kPa)	弯　矩 M (kPa·cm)	骨针弯曲正应力 σ (kPa/mm²)
1.0	3.5	1059.0	2226.0	4883.3
1.0	3.0	568.7	1196.3	4510.8
1.0	2.5	304.0	637.4	4138.1

(引自黄克勤编著的现代创伤外固定学)

(2) 高位穿针固定：稳定骨针的有效长度 l 等于 58mm，使支撑杆缩短 1mm 时，稳定针进入支撑杆处的位移等于 0.7mm，所得参数见表 24-4。

2. 中号力臂式固定器。

表 24-4　大号力臂式框架固定器高位穿针固定参数

支撑杆缩短 (mm)	针　径 d (mm)	头上压力 P (kPa)	弯　矩 M (kPa·cm)	骨针弯曲正应力 σ (kPa/mm²)
1.0	3.5	622.7	1804.3	4285.2
1.0	3.0	335.4	972.7	3667.4
1.0	2.5	158.9	469.7	3069.3

(引自黄克勤编著的现代创伤外固定学)

(1) 低位穿针固定：稳定骨针的有效长度 l 等于 42mm，使支撑杆缩短 1mm 时，稳定针进入支撑杆处的位移等于 0.55mm，所得参数见表 24-5。

表 24-5　中号力臂式框架固定器低位穿针固定参数

支撑杆缩短 (mm)	针　径 d (mm)	头上压力 P (kPaf)	弯　矩 M (kPa·cm)	骨针弯曲正应力 σ (kPa/mm²)
1.0	3.5	1176.7	2283.1	5873.8
1.0	3.0	637.4	1241.2	5050.1
1.0	2.5	333.4	696.2	4549.9

(引自黄克勤编著的现代创伤外固定学)

（2）高位穿针固定：稳定骨针的有效长度 l 等于 58mm，使支撑杆缩短 1mm 时，稳定针进入支撑杆处的位移等于 0.74mm，所得参数见表 24–6。

表 24–6 中号力臂式框架固定器高位穿针固定参数

支撑杆缩短（mm）	针 径 D（mm）	头上压力 P（kPa）	弯 矩 M（kPa·cm）	骨针弯曲正应力 σ（kPa/mm²）
1.0	3.5	65.90	191.22	454.02
1.0	3.0	35.50	102.96	380.32
1.0	2.5	7.35	49.81	325.56

（引自黄克勤编著的现代创伤外固定学）

（四）结论

该实验只对大号和中号框架固定器进行测试。用 d 等于 3.5mm 骨针低位固定，支撑杆最大调节范围 2mm，能提供的固定力在 2157~3354kPa。斯氏针在弹性范围内。高位固定时，支撑杆可缩短 2.4mm，能提供的固定力为 1471~1569kPa。用 d 等于 0.3mm 骨针低位固定，支撑杆可缩短 2mm，能提供的固定力为 1177~1275kPa。高位固定，支撑杆可缩短 2.6mm，能提供的固定力为 838~981kPa。

五、固定后受力分析

下面从治疗期的三个阶段（卧床期、功能锻炼期、恢复正常功能期）来看框架固定器的作用。

（一）卧床期

应用力臂式框架固定器治疗本病，卧床约 1 周左右即可。这时患肢基本处于静态，受力较小。由于框架固定器对骨折面进行加压，使骨折远近两端较稳固地成为一体，在此期间能保证骨折断面嵌插，颈干角保持正常。

根据临床上的统计数据，斯氏针直径 d=3.0cm，第 1、第 2 枚斯氏针在骨折端内的平均长度为 l_1=45mm，l_2=50mm，头下型在近端骨区长度约 3.0cm，由人体松质骨和斯氏针之间摩擦力计算公式：

$F=f\cdot\delta\cdot s$（kPa）

式中：

f——摩擦系数；

δ——骨对骨针的挤压应力；

s——骨与骨针的接触面积。

实验测定：松质骨质的，f=0.3，δ=0.2kPa/mm²，骨针直径 d=3mm。

将上列数据代入摩擦公式得：

第 1 枚骨针的摩擦力：

F_1=0.3×0.2×3.14×3×45=2491kPa

第 2 枚骨针的摩擦力：

F_2=0.3×0.2×3.14×3×50=2765kPa

两枚骨针的总摩擦力：$F=F_1+F_2$=25.4+28.2=5256kPa

计算表明，即使不考虑骨针交叉形成对股骨头分离的阻抗作用，至少也可抵抗骨折近端和远端的分离力 5256kPa。由于卧床期为 1 周左右，这时针道的骨组织还未发生吸收萎缩，摩擦力基本保持不变。因此，在摩擦力作用下，也会保证卧床期固定是可靠的。若卧床期延长，针道周围骨组织受针体的挤压作用，发生吸收萎缩，使针道孔扩大，这时仅仅靠摩擦力是不够的了，必须借助于固定器的加压来保持骨针在骨内的稳定。

另外，卧床期并不能保证患者绝对不活动，因下肢的力臂很长，稍一活动就可能使骨折断面错动。若患者屈膝、屈髋 90°时，力臂减短一半，对骨折断面的力矩也减少一半。若站立行走则骨折面的剪切力会减小。所以，对股骨颈骨折和股骨粗隆间骨折病人，并不期望他长期卧床，要早日下床活动为好。

（二）功能锻炼期

患者手术后 1 周左右下床，借助双拐在医护人员的护理下进行规范的功能锻炼。据 Paue 和 Morrison 等人分析，正常人行走的五种步态。当脚跟着地时，通过计算表明：体重 W=5716kPa（571.7N）的人，此时作用在股骨头上的力为：

P=5884kPa（588.4N），

在 XYZ 方向的分力为：

P_x=−4295kPa（−429.5N）

P_y=−3991kPa（−399.1N）

P_z=608kPa（60.8N）

根据 Hadinge 实验，压缩股骨头的力分布在各针上的百分比为：第 1 枚斯氏针大约承受 52% 作用于股骨头上的力 P；第 2 枚斯氏针大约承受 48%力 P，并计算得出骨折近端相对骨折远端的位移为：

Δx=−0.82mm

Δy=−0.78mn

Δz=0.06mm

可见，相对位移量很小。说明应用力臂式固定器不会产生内翻或外翻及其他旋转情况。另外，从负值可见：X、Y 轴方向上呈现压缩现象，即骨折断面处呈压应力刺激，会促使骨折尽早愈合。所以在功能锻炼期，力臂式框架固定器不仅稳妥可靠，而且有利于骨愈合。

另外，通过计算，第 1、第 2 枚斯氏针所受的轴向力分别是 f_1=2795kPa（279.5N），f_2=2259kPa（256N），它们要比骨针与骨质间的摩擦力略大些，这就保证了在骨折端受力作用时，会得到嵌插力作用。所以，只要实现解剖学复位，就可以在固定稳定的情况下促进愈合。

在骨折断面处，两枚骨针对骨质的压应力分别是：δ_1=310kPa / mm²，δ_2=292kPa / mm²，没有超出一些学者得到的骨压缩强度的实验值。所以，总体来看不会出现因骨针将骨质压坏，造成骨坏死以致影响骨愈合的情况。

（三）拆除框架固定器期（恢复正常功能期）

拆除框架固定器期 8~12 周后，骨折端已稳定，骨折面纤维连接，骨形态近于正常，受力点落在拱轴最佳位置上，便可以拆除框架固定器。

由以上分析可见，不论从克服广义位移还是从许用应力的角度来看，力臂式框架固定器治疗股骨颈骨折和股骨粗隆间骨折，都是一种比较好的方法。

第七节　股骨颈骨折常用框架固定器介绍

一、力臂式框架固定器

（一）结构简介（图 24-49）

本器械是一种几何不变体系框架固定器，采用铝合金轻体金属材料制成，重量 156g，体积

24.5cm×1.4cm×1.4cm。共分两大部分，即主体杆和固定夹。主体杆两端有旋转螺母。可随意牵引、加压，延长行程6.0~8.0cm。在主体杆上可安装4个固定夹，固定克氏针或斯氏针，固定夹围绕在主体杆上，顺时针或逆时针方向回转角度各360°。针在固定夹盘上与主体杆呈水平方向旋转，顺时针或逆时针回转角度各360°，固定夹在主体杆上呈两个平面，间距2.0cm处固定穿针成为刚体铰接点，这样，针在框架固定器上具备各方向自由度。

（二）适应范围

1. 股骨颈骨折。

2. 股骨粗隆间骨折。

（三）操作方法

以股骨颈骨折为例。采用基础麻醉加局麻，患者仰卧位，双下肢伸直，各外展30°，双下肢同时牵引，防止单侧牵引，骨盆倾斜，待两下肢等长，各内旋15°~20°；按股骨颈轴线方向叩击，对少数股骨颈近折端极度前屈，可用Whitman法复位。将准备好的克氏针按体表投影将第1枚针斜放在股骨头与髋间隙，第2枚针和第3枚针通过压缩骨小梁区和张力骨小梁区交叉成八字形，拍片选出正确的进针位置，用美蓝按标记画线，计算进针深度和角度，以备穿针。大粗隆下不切开皮肤，斜形与骨干成30°~40°，直接打入斯氏针2枚，在股骨外髁上方5~10cm处与骨干垂直打入另1枚斯氏针，不透过对侧皮肤。拍片复查满意后，安装框架固定器，将打入股骨的3枚斯氏针套上固定夹，固定在主体杆上，拧紧螺母，使针体紧固。最后将主体两端螺母向右旋转加压，使针体出现轻度弧形即可。

（四）注意事项

术后2天，患者可扶拐离床站立活动，但病人不要盘腿、不要内收、不要侧卧，上、下床患肢要端平抬好，免受剪切力。粗隆间骨折操作方法与上述方法基本相同。对年老血肿较大的病人，为防止过早穿针造成的血肿引流性渗出，应在2周后局麻下穿针。穿针时，为防止针道感染和针的稳定性好，最好采用锤击法。

二、螺旋针调节式框架固定器

（一）结构简介

螺旋针调节式框架固定器是由螺旋针和外固定杆构成的。螺旋针是一根尖端为棱刃三角形，前部为带螺纹的不锈钢针；外固定杆则由两个可互相折曲的分杆组成的，折曲的最佳角度为120°~180°，分杆外部均装有外套管，依此可行伸缩调节，螺旋针用嵌针盘固定在外固定杆上。其采用螺旋式进针，对骨折端有持续嵌压作用，固定稳牢、无滑脱，可随时控制松紧，促进骨折愈合。

（二）适应范围

股骨颈骨折（尤其适宜于老年性股骨颈骨折）。

（三）操作方法

一般采用硬膜外麻醉或腰麻，年老体弱合并心脏疾患者可局麻。首先手法整复骨折，先屈曲患髋，再伸髋，持续外展牵引患肢10~15h，然后足内旋，一般即可复位。保持此位置，固定在复位床的支架上。局部皮肤消毒并铺无菌巾，于患侧股骨大粗隆下1~2cm处，用手摇钻将导针穿入股骨颈及股骨头的中央；以导针为参照物，在导针上下各切开约0.4cm长的皮肤切口，由此两切口内向股骨颈、股骨头内各锤入1枚螺旋针，待接近骨折线时，再用手柄插入螺旋针尾部，将该螺旋针拧进，使其尖端距股骨头边缘0.5~10cm处为宜。螺旋针进入理想位置后，拔出导针和手柄，螺旋针周围皮肤用酒精纱布及无菌敷料包扎。然后，再于股骨干中上段外侧，用手摇钻将1枚骨圆针垂直穿入，并以穿透对侧骨皮质为宜，骨圆针周围用无菌敷料包扎。将折曲分杆调成 130°左右，再把嵌针盘调整至适当位置，分别将 2 枚螺旋针、1 枚骨圆针固定在装有外套管的分杆上。利用外套管伸缩调节装置，根据实际情况，随时调整固定针间距离。术后 1 周可扶双拐下床活动，患侧可暂不负重。待骨折达临床愈合后可拔除螺旋针及骨圆针。

（四）注意事项

本器械主要是为了防止固定股骨颈骨折的骨针容易松动滑脱而设计，其螺旋式进针方式符合生理学的要求。2 枚螺旋针的进针部位，最好 1 枚位于股骨颈上半部张力区，另 1 枚位于下半部压力区。穿针后 2 周内，因针道容易渗出血性液体，需要每天清洁 1 次，更换无菌敷料。只要注意严格无菌操作，及时更换皮肤针道处无菌敷料，便可以避免针道感染。

三、双关节可调式髋关节框架固定器

（一）结构简介（图 24–55）

可调节的腰臀固定带 1 个，大腿固定带 1 个，其中包括有弹性钢板，外衬海绵垫。在 2 个固定带之间，用 1 个双关节可调节的万向联结器来联结，双关节内有牙盘，固定后很牢固。足部配穿 1 只“T”形防旋转鞋。

（二）适应范围

1. 稳定性股骨颈、股骨粗隆间骨折。
2. 髋关节脱位复位后。
3. 股骨上段骨折内固定术后。
4. 人工髋关节置换术后辅助固定。

（三）操作方法

根据临床要求，调整髋关节外展、屈曲的角度。一般将框架固定器调整为外展 30°，屈曲 15°位，固定两个关节牙盘，然后将两个固定带固定在患者腰臀部和大腿上，扣好皮带即可。屈伸可通过扇形牙盘外调节，外展、内收，需调节万向联结器的连结杆。防旋转鞋调整为中立位，穿到患侧足上以防下肢旋转，通过防旋鞋上的环可进行牵引。

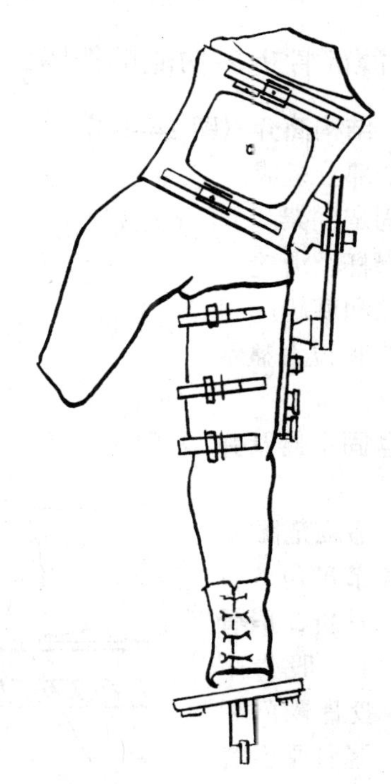

图 24–55　双关节可调式髋关节框架固定器

（四）注意事项

皮带要掌握松紧。以防太紧，影响肢体循环，太松达不到固定目的。

四、三角力臂加压框架固定器

（一）结构简介

主要由以下部分组成：上下插入杆，撑开加压杆，外加固定钢板。另外，尚有配合手术时的穿刺针、骨钻、瞄准引导器等。

（二）适应范围

股骨颈骨折。

（三）操作方法

首先进行手法复位，在电视 X 线透视下检查复位满意后，局部皮肤常规消毒铺巾。在大粗隆下 3cm 处，用穿刺针穿刺达粗隆下，股骨外侧纵轴中央并呈 45°角，抽出针芯。套入瞄准引导器的下插入杆，装上定标器，定标杆尖正对腹股沟中点，瞄准器与股骨纵轴平行。用 5mm 钻头，通过下插入杆瞄准器，钻开骨皮质，打入下插入杆。在打入下插入杆时，一定要正对定标点，以便在钻入上插入杆时，上杆远端螺纹能正确无误地对准下插入杆远端内螺纹孔。若初次应用该器械，可先用导针照X线片，导针位置满意后，再沿导针打入下插入杆，打入下插入杆后，在上瞄准孔钻入直径3mm前端有螺纹的斯氏针，并拧紧于内螺纹孔内，将上下插入杆安装于外固定杆上。在上下插入杆间，安装撑开杆，完成加压作用。安装完毕后，剪去多余上下插入杆，用无菌纱布包扎，并加防护套，结束操作。

（四）注意事项

术后第2天即可行膝部功能锻炼，术后1周扶双拐下床不负重活动。注意锁杆器不要松动，定期检查，术后8周可以逐渐负重，视X线愈合情况而决定拆除框架固定器。

五、髋部骨折多功能框架固定器

（一）结构简介（图24-56）

有5个部分组成。

1. 外固定框架。
2. 升降杆及滑轮。
3. 手轮和棘轮。
4. 拉线和拉力显示器。
5. 骨盆固定器及弹力固定带。

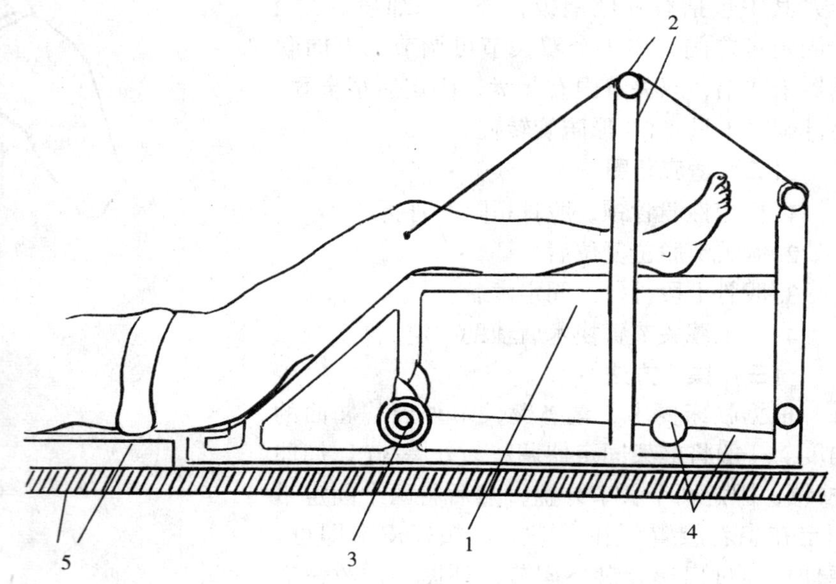

图24-56　髋部骨折多功能骨折框架固定器

（二）适应范围

1. 近关节部位的骨折：股骨颈骨折，股骨转子间骨折，股骨下1/3骨折，股骨髁间粉碎性骨折，胫骨平台骨折，胫腓骨下1/3骨折。
2. 长骨干骨折：股骨干骨折，胫腓骨骨折，下肢开放性骨折。
3. 下肢关节脱位：髋关节脱位，膝关节脱位。

（三）操作方法

1. 手法整复：对移位大、剪应力大的骨折在固定牵引前先行手法复位。
2. 安置框架固定器：根据骨折部位、移位的程度和骨折类型、年龄以及骨折的剪应力大小分别选用股骨髁上、胫骨结节或跟骨牵引。然后安置框架固定器及附件部分。牵引重量7~15kg，根据剪应力大小和骨折部位选择。
3. 骨盆固定的周围加厚海绵垫，系好弹性固定带。
4. 远端床脚垫高25~30cm。以抬高患肢和加大牵引和反牵引力。

（四）注意事项

对于移位大、剪应力大的骨折，经手法整复后，可以加重牵引重量，最大牵引力可达15kg。

老年骨折患者因有各种手术禁忌证，故可提倡应用本固定疗法。

六、连环可调式加压框架固定器

（一）结构简介

主要由球体及调节螺杆构成。骨圆针通过球体中心固定。螺杆可在任意方向作 30°的摆动，便于骨圆针的固定。通过调节螺杆可以使 3 枚骨圆针的间距在 30~50cm 之间变动。本器械外形尺寸最大可调至 80mm，最小 60mm。

（二）适应范围

股骨颈骨折。

（三）操作方法

患者仰卧，手法复位后，两助手维持对位。常规消毒铺巾，在大转子部位皮肤进针处用 1% 的普鲁卡因局麻。在电视 X 线机透视下，直接观察进针深度与角度。在股骨粗隆部不同部位呈三角形布针，将 3 枚 2.5mm 直径的骨圆针经皮肤用骨锤击，穿过股骨颈骨折线，距股骨头边缘 0.2cm 以内。针尾留于皮外，安装连环框架固定器。术后当天即可下地扶双拐活动，固定 2 个月后拔针，患肢 3 个月内勿负重。

（四）注意事项

2 个月后一律按时拔针，针拔后，扶拐不负重行走。早点解除框架固定器，可使股骨颈内起到减压作用，有利于血管再生，改善血循环，促进骨折愈合。

七、维压框架固定器

（一）结构简介（图 24-57）

维压框架固定器由点针器和维压臂组成。点针器由点针器固定体、推进螺母、推进螺丝组成。维压臂由骨圆针套管加强臂、骨圆针加强套管、固定环组成。它用于治疗下肢骨干、关节内及近关节不容易复位的骨折时，先在横穿骨干的骨圆针上固定维压臂，并在它的固定环上连接点针器，以固定先打入错位骨折段的钢针。再旋转点针器、推进螺母、压迫钢针推挤错位的骨茬复位，而能持续地维持压力。

（二）适应范围

1. 股骨粗隆下骨折。
2. 股骨上段骨折。
3. 内外踝骨折合并下胫腓关节分离。
4. 胫骨平台骨折。

（三）操作方法

首先行股骨踝上牵引，骨折端如已牵开，重叠纠正；在股骨近折端的前外侧，离骨折面 1~2cm 处打入克氏钢针 2cm，钢针长度比点针器长 4~5cm，然后，将点针器固定在维压框架固定器的加强臂上；在股骨外侧髁上针的上方 5cm 处，平行再穿 1 枚骨圆针，稍穿过对侧骨皮质，维压框架固定器的骨圆针套管和骨圆针加强套管分别固定在股骨外侧的 2 枚骨圆针上。根据延长加强臂，将点针器固定在加强臂的固

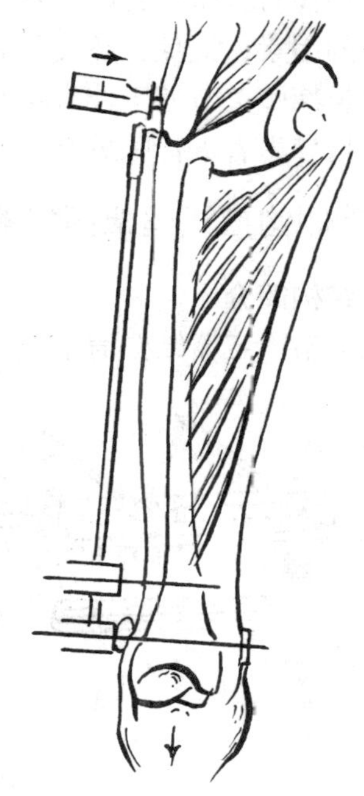

图 24-57　维压框架固定器

定环上并旋转推进螺母，以纠正骨折远端的向外移位，使骨折复位。框架固定器固定 4 周，摄 X 线片，如断端已有骨痂连接，可拆除维压框架固定器，继续维持髁上牵引，直至骨折临床愈合。

（四）注意事项

股骨近端的穿针不宜穿透对侧皮质，以防推进时骨针穿过松动，起不到复位固定作用。

八、撑开互锁式框架固定器

（一）结构简介（图 24–58）

本固定器由 4 个针头、针夹座及针夹压紧螺丝、长度调压螺杆、螺杆锁紧螺帽、转角调整块。针夹主架组成，其主要优点是可以从不同角度调节固定。

（二）适应范围

股骨颈骨折。

（三）操作方法

入院后立即行手法整复，持续皮牵引 2~3 天，局麻或腰麻，透视下定标针，确定进针方向与深度。沿标针美蓝画线、方向顺股骨颈方向打入 2~3 枚斯氏针，进针深度需通过骨折线且距股骨头关节面 0.5~1.0cm 为宜。于粗隆间打入一斯氏针。在进此针时，有与经股骨颈骨圆针相撞的情况，可调整进针方向再打入。3 枚针通过股骨颈呈交叉形最稳定。进针后将凹陷的皮肤拉出，上框架固定器，拧紧螺丝后主轴适当撑开互锁。

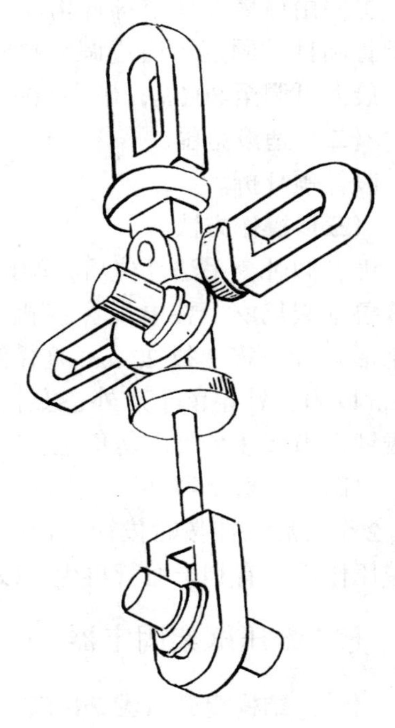

图 24–58 撑开互锁式框架固定器

（四）注意事项

撑开互锁式框架固定在股骨髁上有一枚固定针，此针穿过髂筋束，膝关节呈伸直位，限制了膝关节的活动，骨折需固定 3~5 个月，拆除框架固定器后膝关节呈现僵直，将股骨髁上骨圆针反向移到粗隆间，术后膝关节活动不受限制，去除了产生膝关节僵直的因素，避免了膝关节僵直并发症的发生。值得注意的是，虽然外固定对膝关节功能无影响，但长期膝关节处于伸直状态卧床休息，也可因关节液沉积纤维化而粘连导致关节功能障碍，故术后指导患者进行膝关节功能锻炼非常重要。

九、单侧钩槽式框架固定器

（一）结构简介

钩槽式框架固定器结构简单，由以下四部分组成（图 24–59）。

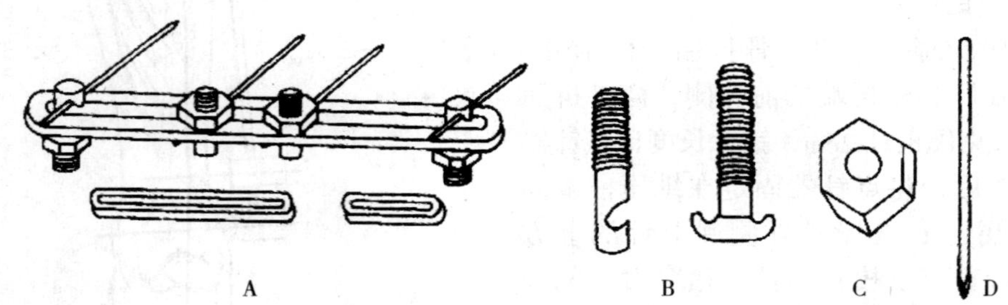

A. 槽形连接杆　B. 钩形螺栓　C. 螺母　D. 钢针

图 24–59 钩槽式框架固定器结构

1. 槽形连接杆。

2. 钩形螺栓。

3. 螺母。

4. 钢针。

（二）适应范围

1. 股骨颈骨折。

2. 转子间骨折。

3. 转子下骨折：以不稳定型骨折居多，以选择单侧框架固定器固定为宜。如果选择 130°钢板固定，骨膜剥离广泛，且将钢板准确击入股骨颈难度较大，手术创伤较大。

（三）操作方法

1. 骨折闭合复位的意义

（1）股骨近端新鲜骨折一般经外展牵引容易复位，但多需较大的牵引重量。

（2）闭合复位不切开皮肤，不剥离肌肉，软组织损伤小，避免了伤口感染。

（3）闭合复位不切开关节囊，不剥离周围骨膜和软组织，对股骨颈部的血供破坏较小。

2. 术前准备

（1）骨髂牵引：股骨近端骨折多有缩短移位，应先行股骨髁上或胫骨结节牵引复位。牵引复位时，如果转子间部已下移，而股骨颈部仍有重叠移位，可在大转子部拧入一长松质骨螺钉，沿股骨颈长轴向外侧辅助牵引复位。

（2）股骨头体表定位：先在腹股沟连线下缘，髂前上棘与耻骨联合连线中点，股动脉外缘定一点为股骨头在体表的投影。

3. 操作方法

（1）麻醉：多采用硬膜外麻醉或腰麻。

（2）电视 X 线机监视：或拍正位、侧位 X 线片监视固定针穿针的位置，拍侧位片时病人可仰卧位，将患髋屈曲外展成蛙式位，这样正位拍 X 线片即可显示股骨颈侧位片。一般在大转子外侧下方，与股骨干移行的斜坡处，朝向股骨头体表投影方向进针，再在此针的上方和下方平行各进 1 针，即共进 3 针进行定位。

（3）穿针技巧：选用直径 3mm 固定针，在电视 X 线机监视下将骨折牵引复位后，从外侧大转子下方 2cm 和 3cm 处，朝股骨头方向平行或交叉钻入 2 针（图 24-60）。若是转子间骨折，应在距上针 7cm 的股骨干处再钻入 1 针（图 24-61）。若是转子下骨折，应在远、近两侧骨折段分别钻入 2 根固定针，即除朝股骨头方向平行或交叉钻入 2 针外，在远侧骨折段距骨折线 2cm 处，垂直股骨长轴钻入 1 针，再在距骨折线 10cm 处钻入 1 针。电视 X 线机监视固定针在股骨颈中的位置满意后，利用螺栓和螺母将固定针固定在连接杆上，半针固定（图 24-62）。

（4）保留 2 枚固定针：在股骨颈钻入 3 针后，电视 X 线机正位、侧位监视下，确定其中 2 枚位置最好的固定针，将另 1 枚位置差的针拔出，保留 2 枚固定针固定。

4. 植骨：如果是股骨颈头下型或经颈型骨折，最好是在框架固定器固定的基础上，进行带血管蒂或带缝匠肌肌蒂的髂骨瓣移植。

（1）带血管蒂髂骨瓣移植

①显露旋髂深动、静脉　自髂嵴中点至腹股沟韧带中点做一切口，显露股动、静脉，分离并结扎旋髂浅动、静脉，在腹股沟韧带稍下方可见到股动脉外侧有一向外上方行走至髂前上棘方向的旋髂深动、静脉，细心分离至髂前上棘稍下方。

②显露髂骨外板：沿髂嵴外唇切开髂骨外板肌肉附着处，从骨膜下剥离、显露髂骨外板。

③显露髂骨内板：髂骨内唇及筋骨内板肌肉附着点保留 1cm 厚，切断附着的肌肉，以保持

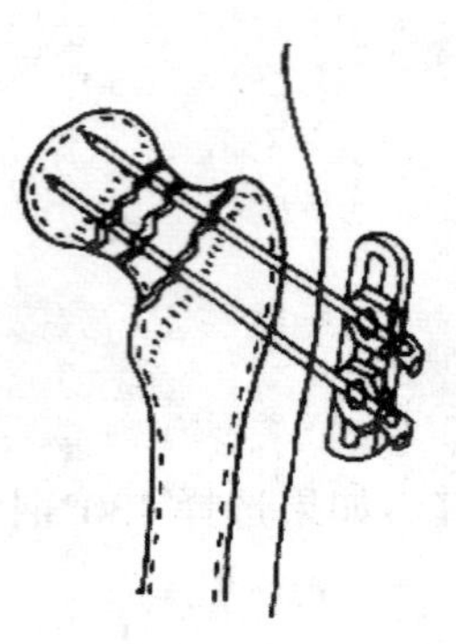
图 24-60 单侧钩槽式框架固定器骨颈骨折

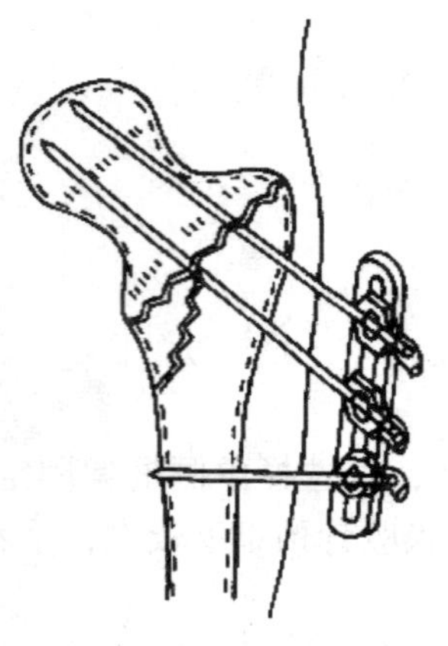
图 24-61 单侧钩槽式框架固定器治疗转子间骨折

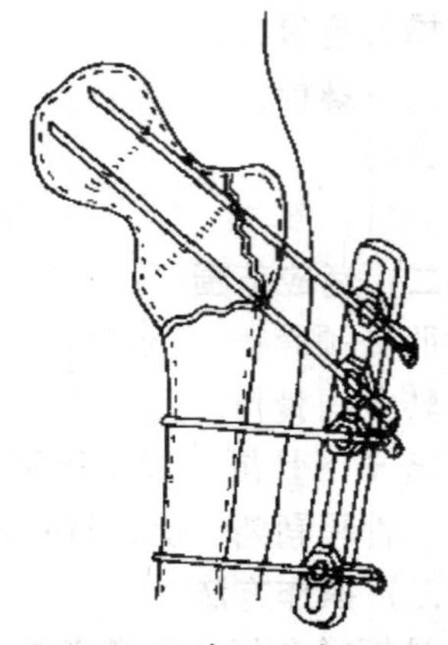
图 24-62 单侧钩槽式框架固定器治疗转子下骨折

旋髂深动脉进入髂骨的小分支完好无损。

④凿取骨瓣：用骨刀从髂骨外板向内侧凿取一块 3cm×1cm×1.5cm 大小的骨块，保持髂前上棘与血管相连，可见骨瓣断面有渗血。

⑤暴露股骨颈骨折：采用 Smith-Petersen 切口，自中部沿髂嵴中部向前至髂前上棘，然后呈一弧形向下后方延伸 10~12cm。在外侧的阔筋膜张肌及内侧的缝匠肌和股直肌之间切开大腿的深筋膜，在缝匠肌浅层、髂前上棘下 2~3cm 处游离股外侧皮神经，并牵至内侧予以保护。在髂前上棘处仔细分离并切断缝匠肌起点，不要损伤血管蒂。在髂前下棘处显露并切断股直肌，将其向远侧翻转，在其外侧缘、髋关节下 5cm 处可见旋股外侧动脉的升支，注意不要损伤。用骨膜剥离器推开关节囊前部的髋股韧带，显露关节囊，沿股骨颈纵轴切开关节囊，即可见股骨颈骨折。

⑥凿骨槽：在股骨颈骨折处跨越骨折线凿一长条形骨槽，骨槽与骨块一样大小。

⑦植入骨块：将骨瓣嵌入骨槽内，注意不要使血管蒂扭转。

(2) 带缝匠肌肌蒂的滚骨瓣移植

①切口：采用 Smith-Petersen 切口，注意仔细在髂前上棘处分离、显露缝匠肌不要切断缝匠肌起点。

②显露髂骨外板：沿髂嵴外唇切开髂骨外板肌肉附着处，从骨膜下剥离、显露髂骨外板。

③显露髂骨内板：髂嵴内唇及髂骨内板肌肉附着点保留 1cm 厚，切断附着的肌肉。

④凿取骨瓣：用骨刀从髂骨外板向内侧凿取一块 3cm×1cm×1.5cm 大小的骨块，保持髂前上棘与缝匠肌相连，可见骨瓣断面有渗血。

⑤暴露股骨颈骨折：在髂前下棘处显露并切断股直肌，将其向远侧翻转，注意不要损伤旋股外侧动脉的升支。用骨膜剥离器推开关节囊前部的髂股韧带，沿股骨颈纵轴切开关节囊，即可见股骨颈骨折。

⑥凿骨槽：在股骨颈骨折处跨越骨折线凿一长条形骨槽，骨槽与骨块一样大小。

⑦植入骨块：将骨瓣嵌入骨槽内，注意不要使缝匠肌扭转。

(四) 注意事项

1. 术后处理

(1) 如果是用单侧框架固定器固定，术后无需石膏外固定或穿用“丁”字鞋。

(2) 术后静滴抗生素抗感染治疗 2 周，闭合穿针病人可口服抗生素预防感染即可。

(3) 下肢置于 Braun 架上休息 1 周，1 周后置于下肢功能锻炼器上，行踝、膝和髋关节功能锻炼。

（4）在框架固定器治疗股骨近端骨折的过程中，最常见的并发症是针眼感染，而老人转子间骨折更容易发生针眼感染。老人抵抗力差，皮肤及软组织松弛，髋部软组织丰厚，髋关节活动范围大，软组织容易与固定针产生摩擦，反复刺激使针眼产生炎症，流水、流血。如果针眼引流不畅，可能导致针眼感染。

2. 防治方法：让针眼暴露，每天用酒精棉签涂擦针眼 1 次，并将针眼处痂皮擦掉。

一旦发现针眼感染，如针眼分泌物增多，针眼周围发红，局部疼痛、肿胀加重，甚至针眼有脓性分泌物，应立即停止下肢关节功能活动锻炼，抬高患肢，局部及时清除分泌物，保持针眼处的皮肤清洁和干燥。静脉滴注抗生素，预防全身感染。

1 个月后扶双拐练习行走，待术后 1~3 个月 X 线片示骨折愈合后去掉框架固定器。

3. 功能康复

（1）骨折经复位固定后，早期置于 Braun 架上 1 周，行肌肉等长、等张收缩，1 周后置于下肢功能锻炼器（CPM）上，行踝、膝和髋关节被动活动功能锻炼。

（2）2 周后进行髋关节的主动屈髋活动锻炼，逐渐增加活动强度和活动范围。

（3）每月复查 1 次 X 线片，待骨折基本愈合后，方可进行负重锻炼活动。

（4）在骨折可负重的情况下，使身体重力和应力自骨折的骨骼纵轴通过，有利于骨折愈合和塑形。应先扶拐轻度负重，逐渐加大负重重量和力度。

（5）患肢功能锻炼时，先以健肢带动患肢，活动次数由少到多，活动时间由短至长，活动幅度由小到大，以骨折局部不痛为原则。

第八节 股骨粗隆间骨折

股骨粗隆间骨折又称股骨转子间骨折，股骨粗隆部骨折系指由股骨颈基底至小粗隆水平以上部位的骨折，包括粗隆间骨折、大粗隆骨折和小粗隆骨折，其中最常见者为粗隆间骨折。单独的大、小粗隆骨折少见。多由强大暴力所致。

股骨粗隆间骨折的发生率几乎与股骨颈骨折相同，而患者的平均年龄则稍高于股骨颈骨折的患者。由于粗隆部的血运丰富，无论何种类型的骨折，均极少不愈合，即使不处理亦可愈合，主要的问题是常遗留有髋内翻、下肢外旋和短缩畸形。骨折愈合后，很少发生股骨头缺血性坏死等其他合并症，例如 1973 年 Mann 报道在 1600 例粗隆间骨折中，发现股骨头缺血性坏死 5 例。

股骨粗隆间骨折也是老年人的常见损伤。与股骨颈骨折相比，股骨粗隆间骨折发病率较之为低，在全身骨折中占 1.38%；但平均发病年龄反较之稍高数年，青壮年患者临床少见，

股骨粗隆间骨折的发生，有内、外两方面的因素。老年性骨质疏松，使股骨上端的抵抗外力能力明显减退，加之关节不灵活、运动迟缓，对外力作用的保护机制不完善，是老年人发生该骨折的内因。造成股骨粗隆间骨折的直接因素是暴力作用，临床上常见间接暴力为主。如患者跌落时患足着地，暴力经下肢向上传至股骨干上端；体重经脊柱、骨盆作用到股骨头、股骨上端弯曲变形，在粗隆部的弯距最大，造成该部骨折。少数情况下，也有直接暴力造成骨折者，如患者侧身摔倒，大粗隆部直接触地，或是粗隆部被物体撞击等，造成骨折。

一、股骨粗隆间骨折致伤机理

其受伤机制与股骨颈骨折者相似，亦可由直接或间接外力，或两种外力引起。直接外力即外力直接作用于粗隆部，或沿股骨干长轴作用于粗隆部；间接外力即指粗隆部受到内翻及向前成角的复合应力，因而往往以小粗隆为支点，嵌压形成小粗隆蝶形骨折。但亦有人持不同见解，认为小粗隆骨折系由髂腰肌牵拉所致。

二、股骨粗隆间骨折临床类型

（一）按骨折线走行方向和部位分型

临床上第 1、2 型最常见，第 3、4 型较少见。

1. 顺粗隆间骨折：骨折线由大粗隆顶点之上或稍下方，斜向内下走行，直至小粗隆上方或略下方，骨折线与粗隆间嵴或粗隆间线相平行。小粗隆可完整，也可成为游离骨片，但股骨上端内侧骨皮质仍保持完整（图 24-63A）。

2. 顺粗隆间粉碎骨折：骨折线的走行方向和部位与上型几乎一致，但骨折端呈粉碎状。除了小粗隆游离外，大粗隆及股骨干上端内侧骨皮质也呈粉碎（图 24-63B）。

3. 逆粗隆间骨折：骨折线方向由外下向内上走行，位于大粗隆下方和小粗隆上方之间。骨折线与粗隆间线和粗隆间嵴相垂直、小粗隆可能游离（图 24-63C）。

4. 粗隆下骨折：骨折线位于大、小粗隆的下方，为横形或略斜形。骨折端可有粉碎的骨片（图 25-63D）。

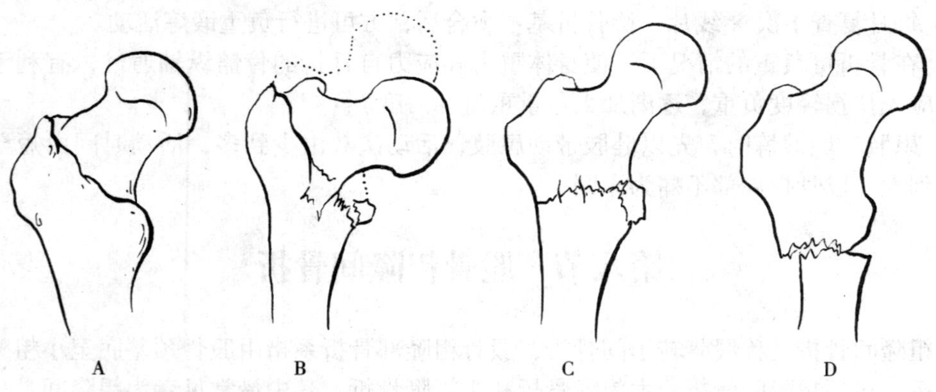

图 24-63 按骨折线走行方向和部位分型

（二）按骨折的稳定程度分型

1. 稳定型：骨折断端比较稳定，复位、固定后，骨折不易发生再移位，畸形愈合发生率极低。如顺粗隆间骨折，股骨干上端内侧骨支持组织完整，较少出现髋内翻。

2. 欠稳定型：骨折端欠稳定，即使骨折处理后，仍有可能出现再移位。但如复位、固定均良好时，尚可以预防畸形愈合。如逆粗隆间型、粗隆下型，骨折近端因外展外旋肌群的收缩而外展外旋；远端因内收肌、髂腰肌的牵引而向内、向上移位。骨折明显成角。由于骨折端有骨性支持，畸形纠正后给予稳妥固定，这种导致移位的力量是可以克服的。

3. 不稳定型：骨折端极不稳定，即使复位固定后，较易发生髋内翻畸形愈合。如顺粗隆间粉碎骨折严重者，股骨上端内侧骨皮质不仅粉碎，而且移位较多，尽管复位、固定后，骨折端的内下部常因缺乏骨性支持组织，在肌力和关节反力的作用下，出现髋内翻畸形。

三、股骨粗隆间骨折诊断方法

患者多系老年人，常有轻微外伤史。伤后髋部疼痛明显，功能障碍严重，不能站立和行走。患肢外旋畸形，移位明显伴患肢短缩、患侧大粗隆上移。大腿可见肿胀及大面积瘀斑，大粗隆及腹股沟中点外下方有压痛，患肢有纵轴叩击痛。粗隆间骨折和股骨颈骨折的临床表现极为相似，有时仅凭临床检查难以鉴别，需拍 X 线片明确诊断。

诊断应根据全身和局部临床表现、X 线检查及其他实验室检查，对全身疾病和骨折作出明确的诊断。临床表现与股骨颈骨折者基本相同，在拍摄 X 线片前往往不易鉴别，但仔细分析仍可发现一些特点。

（一）年龄

平均年龄较股骨颈患者高，而青、壮年患者的发病率更为明显下降，在儿童中更为罕见。

（二）局部体征

由于骨折在关节囊外，因而局部肿胀及压痛均较股骨颈骨折者显著。如时间较为拖延，伤后数小时后即可于髋外侧出现皮下瘀血斑，而股骨颈骨折系在关节囊内，则无此体征。另外，伤肢的外旋和短缩畸形亦常较明显。最后肯定诊断需靠 X 线检查。

四、股骨粗隆间骨折传统治疗

粗隆部血运丰富，骨折无论何型，其近、远部都有血液供应，故粗隆间骨折很少发生骨折不愈合、股骨头无菌性坏死，预后较好。在临床治疗中主要的问题有全身长期卧床并发症和髋内翻畸形。卧床并发症严重者可导致死亡，因此，在骨折治疗的同时，更应注意预防、治疗并发症。

（一）闭合手法复位固定

牵引治疗适用于各种类型的骨折，以 Russell 骨牵引较为合适。牵引时置患肢外展位，注意防止内收内旋，一般牵引为 8~12 周。

（二）切开手术复位内固定

1. 钉板固定：稳定型用 130°钉板，不稳定型则用 150°钉板。

2. Richards 压缩螺钉固定。

3. 髓内钉固定：①Küntscher 钉；②Ender 钉；③Küntscher“Y”形钉。

第九节 股骨粗隆间骨折框架固定技术

本疗法的特点主要是固定稳妥和早期下地，良好的固定可保持复位的位置，为早期下地准备了条件，有效地降低了髋内翻畸形和长期卧床并发症的发生。根据我们临床资料统计，本疗法髋内翻发生率为 5.26%，全身并发症发生率为 11.54%。

一、框架固定适应证

（一）适应证

（1）新鲜股骨粗隆间骨折，无论是否稳定，皆可采用本法治疗。

（2）陈旧性股骨粗隆间骨折畸形愈合，需手术治疗者。

（3）陈旧性股骨粗隆间骨折不愈合者。股骨粗隆间骨折不愈合者十分少见，常是因不合理的内固定所造成，如内固定不起作用，手术感染、固定物电解、脱落等。对于类似原因导致的不愈合，就需手术取出固定物，重新复位和穿针固定。

（二）治疗时机的选择

新鲜股骨粗隆间骨折，无论是否稳定，都可在急诊施行手术切开复位固定器治疗。

（1）骨折后未超过 4h，局部出血不多，肿胀不明显，无瘀斑或是瘀斑较小，患者无严重的全身疾病，可立即行手法复位、穿针固定术。

（2）受伤后已超过 4h，或局部出血较多，肿胀明显，大腿外侧有较大瘀斑，或伴有全身器质性疾病，可先行牵引复位，给予内科治疗。待血肿吸收、机化，全身情况好转后，再做穿针固定术。

（3）股骨粗隆间骨折属关节囊外损伤，局部血运丰富，骨折后易在大腿上端形成血肿和瘀斑。穿针过早并通过血肿或瘀斑，瘀血可经针道向外溢出，或虽无外溢，也易造成细菌侵入血肿，造成针道感染。故对血肿过大者，应推迟穿针时间，应待血肿凝固、机化后进行。

二、骨穿针前准备

（一）麻醉与体位

根据病人年龄、血压及其他情况，采用硬脊膜外麻醉、腰麻等。患者仰卧，垫高患臀。

（二）先行复位

股骨粗隆间骨折近端有髋关节囊等软组织附着，移位较小；骨折远端因肢体重量、肌肉牵拉有向上、外旋等移位。近端移位单纯，常可通过纠正远端移位过程中而达复位标准。因此，股骨粗隆间骨折的复位相对容易，无论采用手法还是牵引，只要将远端移位纠正，恢复正常的颈干角和前倾角，断端对位准确，骨折即达到复位要求。

1. 手法复位：患者平卧，一助手固定双腋部，另一助手握患踝部，使伤肢在中立外旋位对抗牵引，双侧下肢等长，将伤肢内旋至中立位。术者以肘部套在患膝部，另手按压大粗隆部，将患髋略外展，骨折即可复位。

2. 牵引复位：大部分采用患肢皮肤牵引，如青年患者或肌肉发达、皮肤过敏者，可采用胫骨结节骨牵引。置患肢于中立、外旋位牵引 2~3 天后，双下肢等长，再改为略外展、旋中位牵引。牵引重量为 3~5kg，一般经 1 周左右，骨折可自动复位。

骨折复位后，双下肢等长，大粗隆降至正常位置，需拍 X 线片检查骨折对位情况。

（三）无菌技术

1. 手术操作：取髋关节前外侧切口，以大粗隆为中心，上下各延长 5cm 左右。沿切口方向纵行切开浅层组织和阔筋膜张肌和髂胫束。并将其向两侧牵开，暴露股外侧肌和筋膜，将此肌自大粗隆及粗线附着处剥下，向前下方牵开，暴露大粗隆和股骨干上端外侧骨皮质。

2. 取出固定物：仍取前外侧切口暴露。大粗隆显露后，取出固定物，切除骨折周围的机化组织和增生纤维组织，用刮匙清理骨折端。

直视下复位，复位后根据骨折类型决定穿针的方式，力臂式框架固定器上好后，检查固定效果，缝合组织，关闭切口。由于粗隆部血运丰富，因此，一般均不需植骨。如长时间形成的不愈合，可考虑取髂骨做骨移植，促进愈合。

3. 外展截骨：在大粗隆顶点下 4cm 处，相当于小粗隆的下方进行截骨。截骨时先用骨钻沿截骨线钻一些孔，使截骨块呈一尖端向内的楔形骨块，尖端角度约 30°。骨孔钻好后，用薄骨刀截下骨块，将患肢外展 30°，使截骨端对合密切。

三、骨穿针技巧

穿针要求、操作、步骤等均与股骨颈骨折相同，请参考上节有关内容。由于粗隆间骨折部位和类型不同，穿针部位及针处骨内位置有所变化。

1. 逆粗隆间骨折：是稳定型骨折，复位后穿点画线和穿针与股骨颈骨折完全相同，是该疗法的最好适应证。

2. 顺粗隆间骨折和粗隆下骨折：骨折线低并呈横断或斜形，上端 2 枚针（图 24-64）应交叉穿入。画线以骨折线为中心，顺粗隆间骨折第 1 点在大粗隆顶点下 3cm，第 2 点在大腿

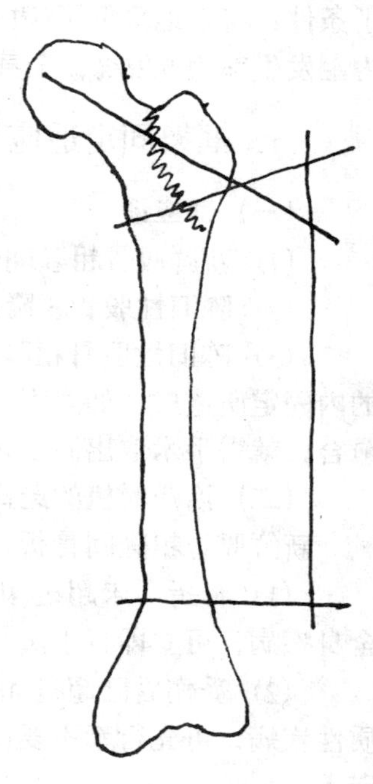

图 24-64　逆粗隆骨折上端穿针

内侧距耻骨下缘约 2cm，连接两点放 1 根克氏针，橡皮膏粘牢；第 3 点在大粗隆顶点下 7cm，第 4 点在腹股沟中点外下 2cm，在 3、4 点间放另 1 枚骨针；第 3 枚针在股骨下端，与股骨颈骨折的穿针部位相同，针贴牢后，拍股骨上端正位 X 线片，观察针投影的位置，如不理想可适当调整。粗隆下骨折第 1 点定于大粗隆顶点下 4cm，第 2 点位于大腿内侧耻骨下约 4cm，两点间置一针。第 3 点在大粗隆顶点下 10cm，第 4 点处在腹股沟中点外下方 2cm，3、4 点间放 1 枚克氏针。第 3 枚与股骨颈骨折的股骨下端的针位置相同，上端 2 枚针的理想位置见图 24-65。

穿针时用骨钻将直径 3mm 克氏针自外侧穿入，并凭钻入时的手感预测针进深度和位置。如有电视 X 线机监视，操作可更为方便。第 1 枚针以略穿透股骨内侧骨皮质，第 2 枚针以达股骨颈头结合部为宜。穿针时禁用骨锤打入，以防造成股骨劈裂骨折。

3. 顺粗隆间粉碎型：是最不稳定的，复位时要尽力使粉碎骨片归位，以增加股骨上端骨支持柱的支撑作用。穿针时要使上端的针在股骨颈中部相交叉（图 24-66），针尖至股骨头软骨下，尽可能使针靠近骨折线的上、下端，以增加固定作用位置。①应在大粗隆顶点下 1cm；②在腹股沟中点外下 2.5cm，在两点间放 1 枚针；③在大粗隆顶点下 12cm；④于腹股沟中点，连接两点放

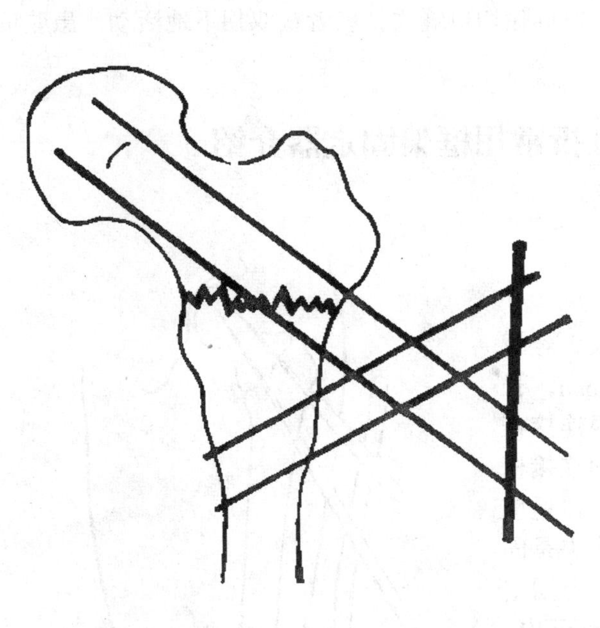

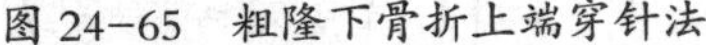

图 24-65　粗隆下骨折上端穿针法

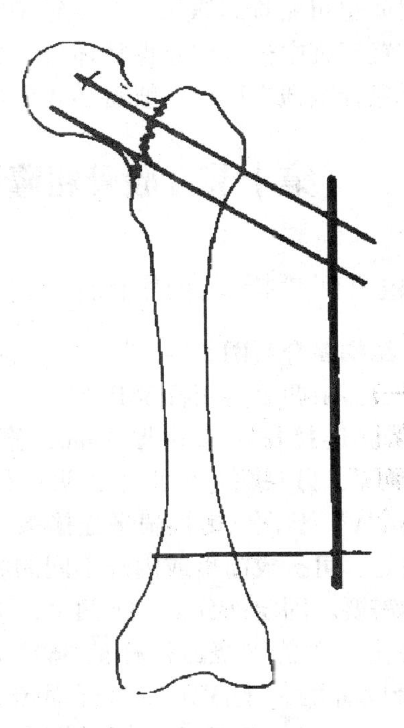

图 24-66　顺粗隆间粉碎型穿针

1 枚骨针。经 X 线检查针的投影位置，调整如图 24-66 后，用龙胆紫画线。第 3 枚与上述股骨下端的针位置相同。

穿针时应注意第 2 枚针，因其倾斜角过大，常向上滑动，不易钻入。开始时可略向上倾斜减少角度，当钻入骨皮质的 1/3 时，再向下倾斜恢复原来的角度。

穿针部位：穿针时应在直视下进行。第 1 枚针在大粗隆顶点下 3cm 处斜向内下经截骨线，至股骨干内侧骨皮质，针尖略穿透骨皮质即可。第 2 枚针在大粗隆下 5cm 斜向内上穿入，经截骨线，直达股骨头内，使 2 枚针相互交叉。第 3 枚与股骨颈骨折所穿股骨下端针的位置一样。

四、安装框架固定器

穿针完毕后，将上端的 2 枚针固定在力臂式框架固定器的上半部，下端的 1 枚针固定于下半

部。锁针器螺母拧紧后，调节两端的螺母，短缩主体杆件，使针产生轻度弯曲，处在预应力状态，增加固定效果。然后将力臂式固定器固定在 3 枚针上，适当紧缩两端螺母，检查截骨处固定情况。确信固定良好，把截下骨块做成碎骨片摆放于截骨线四周，促进愈合。术野彻底止血，缝合各层组织，关闭切口。安装框架固定器，然后将力臂式框架固定器固定在 3 枚针上，适当紧缩两端螺母，检查截骨处固定情况。确信固定良好，把截下骨块做成碎骨片摆放于截骨线四周，促进愈合。术野彻底止血，缝合各层组织，关闭切口。

五、操作注意事项

有关事宜与股骨颈力臂式框架固定相同。

六、术后处理及并发症防治

术后护理：穿针固定术后的体位、针道护理等均与股骨颈骨折相同。术后护理应强调针道护理和下床时间。股骨粗隆间骨折的穿针固定法的针道感染较股骨颈骨折高，故更应提高换药的质量。下地时间也可略推迟数天，欠稳定型或不稳定型可于 10~14 天后下床，行患肢免负荷锻炼。术后将患肢置于旋中位，注意保持体位。2 周左右拆除切口缝线，患者扶双拐下地活动。患肢负重应待骨折愈合坚强之后，一般需 2~3 个月。

第十节　股骨粗隆间骨折常用框架固定器介绍

一、粗隆间骨折框架固定器

（一）结构简介（图 24-67）

框架固定器由两个连接杆及其上、下固定夹，经螺钉拧合而成。连接杆一端由厚 1mm，直径 6mm，长 11cm 的金属管，另一端为扁平连接头；另一根连接杆的连接头为“V”形，以衔接扁平连接头；该两连接杆通过连接头处，可折成前后或内外不同的成角，以适应骨折固定的需要。固定夹分上、下两个，下固定夹是固定在连接杆上，并能围绕连接杆呈 360°旋转；上固定夹是固定骨圆针的；上固定夹与下固定夹间也可内、外、上、下成 30°角，以适应骨折复位后固定位置的需要。骨穿钉钉长 12~25cm，长短不等的骨穿钉，穿过股骨粗隆部至股骨头下，根部粗 7mm，中部为 5mm，尖部为 6mm。制成螺纹，似螺丝钉。另一种为 6mm 粗，12cm 长，尖端 4~5cm 为螺纹，横插入股骨中下 1/3。

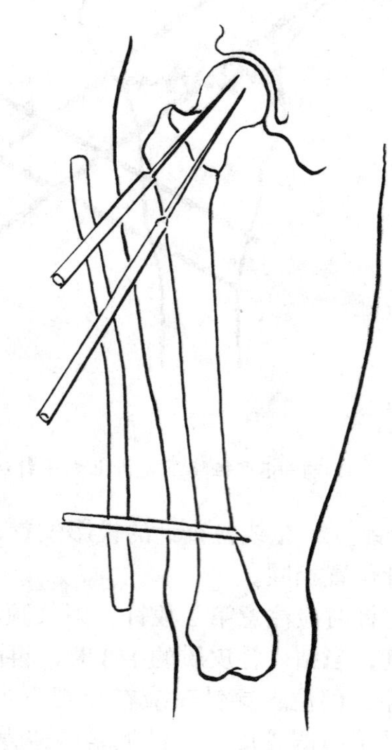

图 24-67　粗隆间骨折框架固定器

（二）适应范围

1. 股骨粗隆间骨折。

2. 反粗隆间骨折及混合型骨折。

（三）操作方法

由于损伤骨折类型不同，内固定钉钉入法有三种：

1. 类似三翼钉固定法：适用于稳定及不稳定性骨折。沿股骨距上缘，垂直压力线，相当于小粗隆水平下 2~3cm 处，打入第 1 枚钉，用尖刀在进针点沿股骨纵轴垂直刺入，直至骨膜，继用套管保护，取比内固定钉略细的钻头，沿股骨距上缘打一隧道，在电视X线机观察下，证实在股骨颈内以后，拔出钻头，选择合适的加压钉打入股骨头下。第2枚钉在大粗隆部，斜向上，相当于张力系统的下缘，同第1根打入法，同样进针方法，于股骨中下1/3外侧与股骨纵轴垂直处横行打入第3枚内固定钉，此钉穿过对侧骨皮质2~3mm，然后装上固定架，调整好角度，将骨穿钉固定。

2. 与骨折线呈垂直的横行固定法：适用于反粗隆间骨折。在牵引下骨折端复位满意后，用上述同样方法，从股骨外侧及大粗隆部与骨折线呈垂直打入2枚骨穿钉，再于股骨中下1/3处由外向内横行打入2枚骨穿钉，外置框架固定器。

3. 混合固定法：适用于混合型骨折。即将第1、第2两种固定方法混合应用，既有斜向的，又有横行的，将粉碎的大骨片及远近端通过骨穿钉串连固定起来。

（四）注意事项

本固定器符合生物力学原理，能早期下床负重活动。对于稳定型骨折，术后第2天，即可下地活动。累及股骨上1/3粉碎性骨折，一般延后2~3周下地活动。年老患者或患有偏瘫，本身不能下床活动者，不宜采用本疗法。

二、外展牵引框架固定器

（一）结构简介

它主要由腰部固定圈、大腿根部固定圈及螺旋支撑杆组成。腰部固定圈和大腿根部固定圈紧缚于腰部和大腿根部；螺旋支撑杆两根，它可根据骨折移位情况进行延长，以起到牵引复位作用，其上连接大腿根部固定圈，下连股骨髁上牵引针。支撑杆、腰部固定圈和大腿根部固定圈借助铝合金板相连，并有活动关节，以增强其灵活性。

（二）适应范围

股骨粗隆间骨折。

（三）操作方法

首先，在局麻下行股骨髁上牵引，斯氏针打入后，安装外展牵引框架固定器，缚紧腰部固定圈和大腿根部固定圈，拧动螺旋撑开杆，根据折端移位成角情况进行牵引复核。为恢复正常颈干角、一般内侧螺杆较外侧长，透视下骨折复位满意后，上紧各部件。

（四）注意事项

本框架固定架器与其他固定装置有别，其腰部固定圈克服了强大的内收肌力，通过大腿根部固定圈增加对内收肌的正压力和摩擦力，同时运用了机械杠杆原理，增加骨折端向外侧的牵引力，防止髋内翻畸形的发生。应用框架固定器期间，患者不应长期卧床。在护理人员保护下逐渐下地活动，以避免并发症的发生。

三、外展框架固定器

（一）结构简介

外展支具包括外展固定架，双侧可调螺杆，骨圆针1枚、直径3.5~4mm；另有夹板4块，式样同股骨干夹板，但外侧板比普通股骨干夹板长10cm，内外侧板远端分叉：2号大平纸垫10cm×10cm×1cm、绷带、棉花若干；布带4条。

（二）适应范围

1. 顺粗隆间骨折。

2. 反粗隆间骨折。

3. 粗隆下型骨折及粉碎性骨折。

（三）操作方法

术者在无菌操作下，在股骨髁上由内向外打入骨圆针，无菌敷料包扎。然后行拔伸牵引，一助手把住骨盆，另一助手握住踝部，使患肢由屈曲外旋位逐渐变成中立位。再行捺端推挤法。术者根据移位程度、方向，自后向前，由外向内托，使其内嵌插，纠正向外成角，在牵引外展的同时稳定内侧弓，保持患肢外展30°，足踝处于外展中立位。助手维持牵引。在患肢大腿周围缠绕薄棉和绷带，在骨折处前、外侧各放一平纸垫，再放夹板固定。最后上外展支具，调节两侧螺杆，使内侧长、外侧短，以保持外展位，固定完毕。

（四）注意事项

术后抬高患肢，膝下垫枕，外展30°，早期练习足踝背伸、跖屈及股四头肌收缩。及时调整外固定支具及夹板松紧度，防止松动，保证下肢外展位。在医护人员指导下，扶双拐下地活动，2周后摄X线片复查。临床愈合后，拆除外展框架固定器。

四、双针起重机式框架固定器

（一）结构简介（图24-68）

本器械是由2根直径4mm，长18cm，针尖部螺纹长2~3cm的固定针，以及锁针器、螺旋杠、螺母加压螺杆、约束带和4块木板组成。

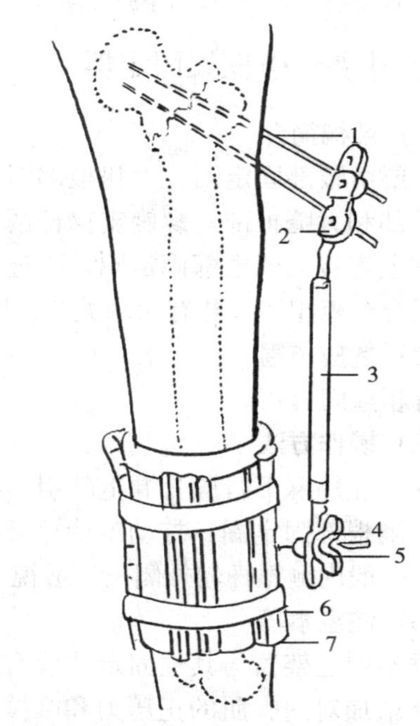

1.固定钢针 2.锁针器 3.螺旋杠 4.螺母
5.加压螺杆 6.约束带 7.四块木块

图24-68 双针起重机式框架固定器

（二）适应范围

1. 顺粗隆间骨折（包括粉碎性骨折）。

2. 粗隆间横断骨折。

（三）操作方法

一般行胫骨结节牵引复位或手术牵引床快速复位。患肢中立位，髋关节屈曲10°~15°，采用局部麻醉。在髋关节前面皮肤上，于股动脉和腹股沟韧带下缘至股骨大转子下缘，用美蓝画一连线，平行于连线上面，放置一枚定位针，摄正位X线片，即可测量出进针点、角度和深度。术时无菌操作，在进针点用尖刀切开皮肤和筋膜约0.5cm宽，直至大转子下骨膜。插入固定针。用瞄准器瞄准颈干角和前倾角的进针方向。分别将2枚固定针顺股骨颈纵轴，呈倒"V"形，用锤击入到股骨头软骨板下0.5cm，针尾留于皮外3cm。将4块夹板用约束带固定在大腿下段，安装起重机式框架固定器。上紧锁针器，将螺旋杆顺加压螺杆内移2~3cm，紧固螺母。

（四）注意事项

1. 术后第2天开始作髋、膝、踝关节伸屈功能活动，3~7天可扶双拐下地，部分负重行走，负重力量逐渐增大。

2. 对下床活动的病人，要使框架固定器螺旋杆保持内移2~3cm的弹性距离，使两枚固定针始终保持杠杆应力，方可维持颈干角的恒定，否则固定针将发生松动、脱出和髋内翻。

3. 经常检查框架固定器各个部件，如发生松动，应及时打紧，否则就会失去固定作用。

4. 框架固定6~8周，拍X线片复查。如折端有大量骨痂生长，可拆除框架固定器，扶拐锻炼直至骨愈合。

五、骨折压缩框架固定器

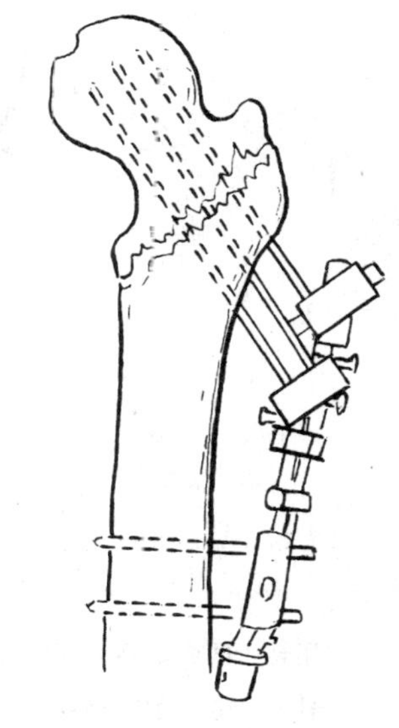

图 24-69　骨折压缩框架固定支器

（一）结构简介（图 24-69）

连接杆长 15cm，直径 0.6cm，连接 3 个侧块，每个侧块上再连一小侧块可在冠状面与矢状面各旋转 360°，有多个螺帽可以加压。

（二）适应范围

股骨转子间骨折。

（三）操作方法

在局麻或硬膜外麻醉下复位固定于牵引床，常规消毒铺巾、在股骨转子下 12.5cm、4cm 处经皮分别平行钻入斯氏针 3 枚，通过股骨颈达头下 1cm（φ3~3.5cm），再在最下一枚斯氏针下 7~10cm 处垂直钻入斯氏针 2 枚达对侧皮质骨，或穿出 1mm（两针相距 1.5cm）。在皮肤外安装支架，针孔处盖无菌纱布，调节螺旋加压。

（四）注意事项

次日即可坐起，翻身活动关节。术后 6~8 周拔斯氏针，可以早期下床活动。生物力学实验分析表明，它在治疗转子间骨折具有较好效果，符合生物力学原理，强度刚度均比较高，固定后能达到正常股骨强度的 60%以上，它比 Ender 钉固定高 20%，比鹅头钉高 36%，而且框架固定器结构型式合理，特别对稳定型骨折更为有效。框架固定器固定后，整体稳定性比较好，在生理载荷下位移最大为 0.8mm，张开角仅为 0.54°，固定稳定牢固，压应力强度承载力高，有利于骨折愈合，框架固定器可以加压产生压缩应力刺激，加速骨痂生长。

六、Orthofix 框架固定器（图 24-70、图 24-71）

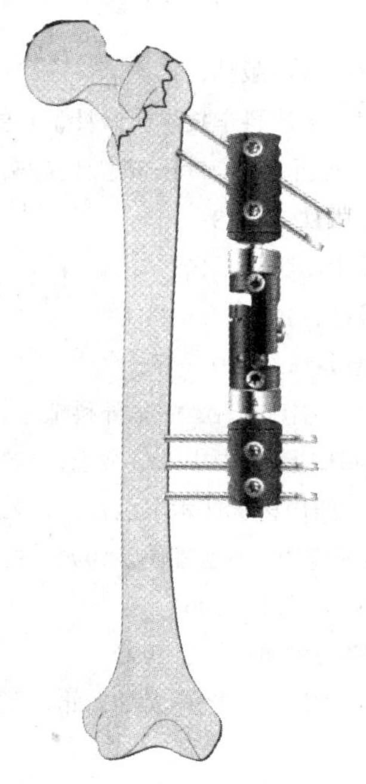

近端带有角度针夹的固定器（90000 型）固定转子间骨折，建议在近端夹子上使用 HA-coated 螺钉

图 24-70　固定器（90000 型）固定转子间骨折

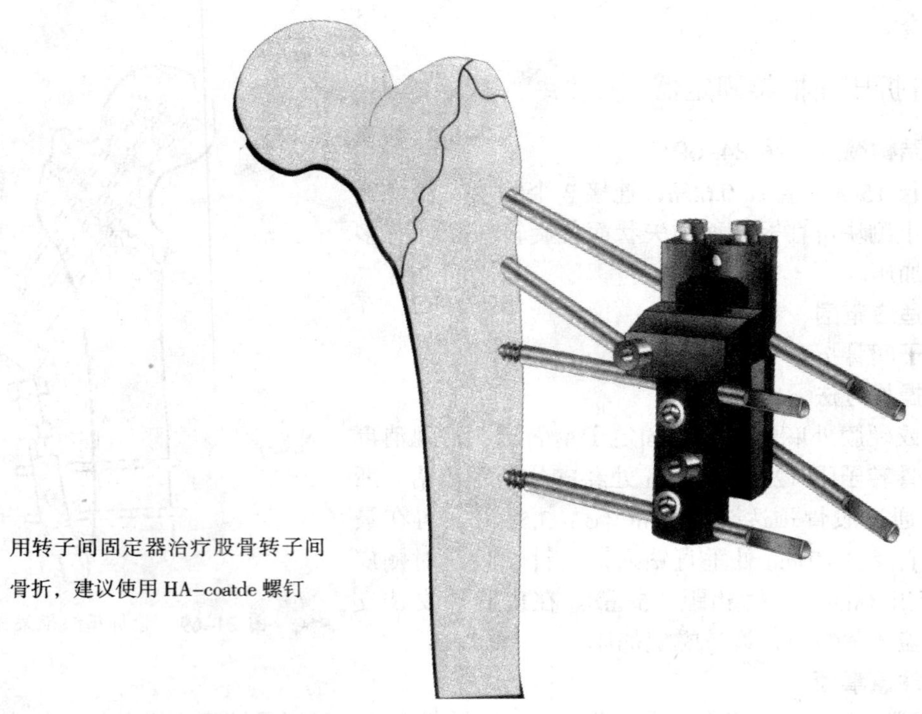

图 24-71 固定器固定转子间骨折

主要参考文献

1 孙玉林. 中国骨科新技术. 北京：中国科学技术出版社，1985

2 孟和，黄克勤. 骨科复位固定器疗法. 天津：天津科学技术出版社，1986

3 荣金刚. 双针起重机固定架治疗股骨粗隆间骨折. 中华骨科杂志，1986，6：8

4 郭维淮. 中国骨伤科学. 南宁：广西人民出版社，1988

5 尚天格. 中国骨伤科学. 南宁：广西科学技术出版社，1989

6 黄克勤. 骨科新技术荟萃. 北京：华夏出版社，1990

7 黄克勤. 现代创伤外固定学. 北京：华夏出版社，1990

8 除之白. 单侧纵轴动力外固定器的力学原理与临床应用. 中华外科杂志，1990，28：346

9 张启宜. 股骨颈骨折导针定向器的研究与临床应用. 中华骨科杂志，1990.10：222

10 李起鸿. 骨外固定原理与临床应用. 成都：四川科学技术出版社，1992

11 曹建中. 髋部骨折多功能骨外固定器的临床应用. 中国骨伤，1992，5：21

12 孟 和. 中国骨伤外固定博览. 北京：华夏出版社，1992

13 赵定麟. 实用创伤骨科学. 上海：上海科学技术出版社，1992

14 孟 和. 中国骨折复位固定器疗法. 北京：中国协和医科大学、北京医科大学联合出版社，1993

15 张志刚. 中国骨伤科学. 北京：科学出版社，1993

16 顾云五，尚天裕. 骨折、骨骺、软组织损伤治疗学. 天津：天津科学技术出版社，1994

17 合润基，等. 股骨转子间骨折压缩外固定支架的生物力学研究与应用. 中华骨科杂志. 1994，14：586

18 曹建中. 当代中国骨科临床与康复. 北京：中国医药科技出版社，1995

19 刘国平，杜靖远，陈汝轻，等. 老年股骨近端骨折的外固定器治疗. 伤残医学杂志，1995，3：5

20 孙永强，郑福增. 骨折外固定器疗法. 郑州：河南科学技术出版社，1995

21 刘国平，杜靖远，陈汝轻，等. 单侧多针平行双平面外固定器的研制. 中国医疗器械杂志，1996，20：22

22 李承球，朱盛修. 骨科手术图解. 南京：江苏科学技术出版社，1996

23 李安庆，等. 外固定支架治疗股骨转子间骨折及生物力学研究. 中国矫形外科杂志，1997，4：185

24 刘国平. 骨外科临床诊治学. 北京：中国科学技术出版社，1997

25 Kettelkamp DP：An electrogoniometric study of knee motion in normal gait. Jour Bonr Joint Surg 1970，52A：775

26 Selvik G：Rontgen Stereophotogrammetry in Orthopaedics. In Biostereometrics,´ 82, Ed by R.E. Herron. Proc SPIE 361 1983. 178-185

27 Reuleaux F：An The kinematics of machinery. Outline of a Theory of Machine, London, Macmillan，1976

28 Frankel VH et al：Biomechanics of internal derangement of the knee, Pathomechanics as determined by analysis of the instant centers of motion. Jour Bone Joint Surg 1971，53A：945

29 Helfet A：Disorders of the Knee. Philadelphia, Lippincott, 1974

30 Morrison JB: The mechanics of the knee joint in relation to normal walking. J Biomech 1970，3：51

31 Seedhom BB et al：The load-bearing Function of the Menisci：A Preliminary Study. In the Knee Joint，Recent Advances in Basic Research and Clinical Aspects. Ed by O.S.Ingwersen et al Amsterdam, Excerpta Medica, 1974，37

32 Smidt GL：Biomechanical analysis of knee flexion and extension. J Biomech 1973，6：79

33 Wiktorin CvH and Nordin M：Introduction to X Problem Solving in Biomechanics, Philadelphia, Lea & Febiger，1986，87~129

34 Reilly DT et al：Experimental analysis of the quadriceps muscle force and patello-femoral joint reaction force for various activities. Acta Orthop Scand 1972，43：126

35 Goodfellow J et al：Patello-femoral joint mechanics and pathology. I. Functional anatomy of the patello-femoral joint. Jour Bone Jojnt Surg 1976；58B：287

36 Zernicke RF et al：Human patellar-tendon rupture. Jour Bone Joint Surg 1977, 59A：179

第二十五章 股骨干骨折框架固定技术

第一节 大腿应用解剖

一、大腿标志投影

1. 股动脉：在屈膝屈髋大腿稍外展外旋位，自腹股沟韧带中点至大收肌结节的连线上 2/3 段即为股动脉体表投影。紧邻股动脉外侧为股神经，内侧为股静脉。

2. 坐骨神经：自坐骨结节与股骨大转子连线的中点稍外侧至股骨内、外侧髁之间中点的连线即坐骨神经主要的行程。

为避免穿针时损伤大血管和神经干，必须熟悉这些结构。

二、大腿骨性结构

(一) 股骨外形

1.股骨是全身最长、最粗大的长管骨，其骨干粗大、坚硬，长度约占人体身高的 1/4 ~ 1/3。

2.股骨体呈圆柱形。由于人体重力线通过髋关节后部至足部，因而股骨干呈弧形向前弓凸，因此，在行髓腔内髓内针内固定时应适当扩大髓腔，注意不要将髓内针击出髓腔。

(二) 股骨嵴阔筋膜

(1) 股骨干后面有一纵行隆起为股骨嵴，在切开复位时可以股骨嵴作为骨折复位对位准确与否的重要骨性标志。

(2) 股骨嵴近端分叉，向内上经小转子移行为转子间线，向外上延续为臀肌粗隆。

(3) 股骨嵴远端也分为内外两支，分别延续至股骨远端内外上踝。

(4) 股骨嵴远端的内外分支线性隆起之间的骨面为股骨腘平面。

(5) 在股骨嵴内侧近中点处有一开口向下的滋养血管孔。

三、大腿肌肉筋膜

(一) 阔筋膜

1. 阔筋膜：股部的深筋膜坚韧致密称阔筋膜。为全身最宽阔的筋膜，其外侧部特别厚而坚韧，称髂胫束。阔筋膜在耻骨结节下外方约 3cm 处，有一个 2 ~ 4cm 直径的薄弱区，称隐静脉裂孔（卵圆窝），有大隐静脉穿过并注入深面的股静脉。

2. 股筋膜鞘：阔筋膜及其向深面发出的内、外、后三个肌间隔与股骨之间形成三个股筋膜鞘。

(1) 前股筋膜鞘包裹着股前肌群和股动脉、股静脉以及股神经和腹股沟深淋巴结。

(2) 内侧股筋膜鞘包裹着股内收肌群和闭孔动脉、静脉及神经。

(3) 后股筋膜鞘包裹股后肌群和坐骨神经。

由于股筋膜鞘坚韧，因此，在受挤压或其他损伤时，引起鞘内容物急剧增加将使鞘内压急剧增高。又进一步阻断了肌肉的血液循环，导致缺血—水肿恶性循环，直至肌肉坏死。导致骨筋膜鞘综合征，应及时切开筋膜减压。

3. 肌腔隙和血管腔隙：是位于腹股沟韧带与髋骨之间的间隙。由髂耻弓将其分成外侧的肌腔隙和内侧的血管腔隙。肌腔隙内有髂腰肌和股神经通过，血管腔隙内由外向内分成三个筋膜格。

(1) 外侧格通过股动脉。

(2) 中间格通过股静脉。

(3) 内侧格称股管，容纳一个淋巴结。

(4) 股管上口称股环。

(5) 下端正对隐静脉裂孔。

4. 股三角：位于股前内侧上 1/3。上界为腹股沟韧带，外侧界为缝匠肌内侧缘，内侧界为长收肌外侧缘。此三角内通过的内容自外向内排列为股神经、股动脉、股静脉。股神经分布于股前肌群、膝关节、股前皮肤，最长的皮支隐神经随股动脉入内收肌管，向下分布于小腿前内侧皮肤。

5. 收肌管：位于大腿中 1/3 段，长约 15cm 的肌间隙，前壁为缝匠肌和大收肌腱板，外壁为股内侧肌，后壁为大收肌和长收肌，上口正对股三角的尖，下口为大收肌腱裂孔，向下通腘窝。管内由浅入深通过隐神经、股动脉和股静脉。由内向外在股骨中下段穿针外固定时应注意避开肌管内结构。

6. 后骨筋膜鞘包裹着股后肌群和坐骨神经。坐骨神经自梨状肌下孔穿出骨盆后，在股二头肌与半腱肌、半腹肌之间下降至股后部中、下 1/3 交界处分为胫神经和腓总神经，坐骨神经主干位于股骨后方，肌支多从内侧发出，故手术分离或穿针固定，在股骨外侧实施是安全的。

(二) 肌　肉

大腿肌肉分为前群、后群和内侧群三群肌肉，呈环形紧密包绕股骨。

1. 前群：有股四头肌和缝匠肌。

(1) 股四头肌：股四头肌是全身体积最大、最强壮的肌肉，它有四个头，分别称为股直肌、股内侧肌、股外侧肌和股中间肌。股直肌位于大腿前面，起自髂前下棘，股内侧肌和股外侧肌分别位于大腿的前内侧和外侧，各起自股骨嵴的内侧唇和外侧唇，股中间肌在股直肌深面，股内外侧肌之间，起自股骨前面，四个头向下形成一个腱，包绕髌骨的前面和两侧，向下延伸为髌韧带，止于胫骨粗隆。

(2) 缝匠肌：缝匠肌是全身最长的肌肉，扁带状起于髂前上棘，经大腿前面，转向内侧立于胫骨近端的内侧面。

2. 后群：有股二头肌、半腱肌和半膜肌，统称为腘绳肌，共同起于坐骨结节。

(1) 股二头肌：位于股骨后外侧，有长短两个头，长头起自坐骨结节，短头起自股骨粗线，两头合并成一根长链止于腓骨小头，在腘窝的外上界可触及到。

(2) 半腱肌：起自坐骨结节，止于胫骨近端的内侧，肌肉窄细，位置浅表靠外。

(3) 半膜肌：在半腱肌深面起自坐骨结节，止于股骨内髁后部。在腘窝内上界可触及半腱肌和半膜肌，半膜肌粗而圆钝，稍靠内。

3. 内侧群：有耻骨肌、长收肌、股薄肌短收肌和大收肌，分别起自闭孔周围的耻骨支、坐骨支和坐骨结节等骨面，5 块肌肉均向外下方延伸，由上至下依次止于股骨嵴全长及内收肌结。

(1) 耻骨肌：为长方形短肌，由内上至外下斜形位于髂腰肌内侧。

(2) 长收肌：为三角形扁肌，由内上至外下斜形位于耻骨肌内侧。

(3) 股薄肌：为带状长条形肌，由内上至外下斜形位于长收肌内侧，大腿内侧肌群的最内侧，向内下止于股骨近端内侧。

(4) 短收肌：为三角形扁肌，在耻骨肌和长收肌的深面，由内上至外下斜形位于大收肌的外上方。

(5) 大收肌：为最大的内收肌，为三角形长肌，位于短收肌内下方，一部分止于股骨嵴，一部分止于内收肌结节。在大收肌腱与股骨之间有一裂孔，称为收肌腱裂孔，股动脉在此移行为动脉。

股骨四周大腿肌肉丰厚，因此，用框架固定器固定股骨骨折时，无论从何方向进针，固定针对肌肉的舒缩活动均有不同程度的影响，容易出现肌肉异物刺激反应和针眼感染，往往严重影响髋关节和膝关节的屈伸和外展，因此，目前除严重的粉碎性骨折不得不采用框架固定器固定外，股骨中远段骨折一般多采用弧形钢板或"L"形钢板内固定。

四、大腿血管神经

(一) 股动脉

股动脉为下肢动脉主干，分布于除臀部以外的整个下肢，股动脉于腹股沟韧带后方继髂外动脉而起，经股三角进入收肌管，穿过大收肌裂孔，入腘窝，改名为腘动脉。股动脉在腹股沟韧带下方3~5cm处，向后外发出股深动脉至长收肌深面离开股三角，股动脉在进入股前部约1cm处发出3支浅动脉，即腹壁浅动脉、旋髂浅动脉和阴部外动脉，而后发出最粗大的股深动脉。股深动脉为股动脉最大的分支，于腹股沟韧带下方2.5~5cm处起于股动脉后外侧壁，下降至长收肌、大收肌之间和股内侧肌内侧，其终末支穿大收肌下部至股后部。股深动脉沿途发出以下分支：

(1) 旋股内侧动脉，起于股深动脉后内侧，环绕股骨内侧，经闭孔外肌下缘，穿至股后部，与臀下动脉、旋股外侧动脉及第1穿动脉的分支形成十字吻合。

(2) 旋股外侧动脉，起于股深动脉外侧壁，向外走行，于缝匠肌和股直肌深面，分为升、横、降3支。

(3) 穿动脉，3~4支，由股深动脉发出，绕股骨穿向股后，营养大腿后部肌。

髂外动脉在腹股沟韧带中点深面移行为股动脉，经股三角进入大腿中部收肌管，管的前壁为缝匠肌，后壁为大收肌，外侧壁为股内侧肌。因此，股骨中部发生的骨折，一般不容易伤及股动静脉。在收肌管内股动脉由股骨前部转至股骨内侧，出收肌腱孔至腘窝，移行为腘动脉在股深动脉起始部发出旋股内侧动脉和旋股外侧动脉，少数由股动脉直接发出。它们绕至股后部参与髋关节动脉网的构成。营养髋关节和股骨上端。股深动脉沿大收肌起始部下行并向后发出3~4支穿动脉，营养股后肌群。

(4) 股骨滋养动脉：股动脉在腹股沟韧带下方2~5cm处发出股深动脉分支，股深动脉在大腿中段发出三条分支，由上至下为第1、第2、第3穿动脉。沿股骨后侧的股骨嵴内侧近中点处的滋养动脉孔进入股骨。因此，在手术切开复位时，应尽量避免损伤股骨中远段后侧，避免损伤股骨滋养动脉。

(二) 股神经

股神经（腰2~4）是腰丛的最大分支，在腰大肌与髂肌之间下行，伴随腰大肌，经腹股沟韧带中点深面进入股部，行于股动脉外侧，随即分为数支。

1. 肌支：股神经是大腿前群肌的运动神经，从腹股沟韧带中点后方出现后立即分支。其肌支进入并支配缝匠肌、股直肌、股外侧肌和股中间肌。股中间肌神经发支到膝关节肌。

2. 前皮支：常有2支，在大腿上、中1/3交界附近，分别在缝匠肌内侧，穿过缝匠肌（支配该肌）至阔筋膜深面，继而穿过阔筋膜，分布于大腿前面中、下部的皮肤。

3. 隐神经：属皮支，为股神经最长的终支，伴股动脉下行入收肌管，在管的下段伴膝降动脉的分支穿过收肌腱膜，然后在缝匠肌后方沿膝关节内侧直向下行，在胫骨粗隆内侧自缝匠肌与股薄肌之间浅出皮下，继沿大隐静脉循胫骨内侧缘下降达足内侧缘中分，沿途发支分布于皮肤。

（三）坐骨神经

坐骨神经出盆点在髂后上棘至坐骨结节连线的上、中 1/3 交界处，神经行向下外，经过坐骨结节至大转子尖连线中点稍内侧。继沿股后部中线下降至腘窝上角，以上三点的连续即为坐骨神经的体表投影。坐骨神经（腰 4 至骶 3）是骶丛发出的全身最粗大的神经，经梨状肌下孔出盆，在臀大肌深面，下降于坐骨、闭孔内肌腱、孖肌和股方肌的后面，经股骨大转子和坐骨结节之间入股，在股后部区分成两段，但仍包在一起，位于股二头肌与半腱肌、半膜肌之间，行向腘窝。通常在股下 1/3腘窝上角处分为胫神经和腓总神经。

五、大腿横断面解剖

环绕断面表层为皮肤。浅筋膜内的前内方有大隐静脉，浅筋膜深面为阔筋膜及向深面发出的股内、外侧和后肌间隔。前骨筋膜鞘内为股前肌群，股骨的大部分由股四头肌包绕。缝匠肌、长收肌与股内侧肌之间为收肌管，内有隐神经、股动脉和股静脉。内侧骨筋膜鞘内有股薄肌、长收肌与大收肌。后骨筋膜鞘内有半膜肌，半位肌及股二头肌长、短头。股后肌群与大收肌之间穿行有坐骨神经，其浅层有股后皮神经（图 25-1）。

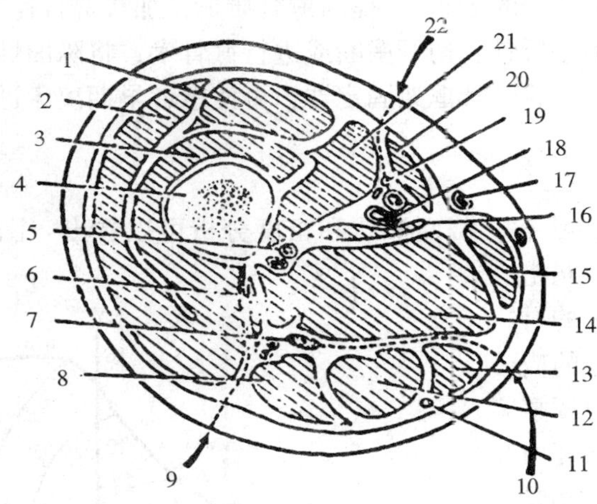

1.股直肌　2.股外侧肌　3.股中间肌　4.股骨　5.股深动静脉　6.股二头肌短头　7.坐骨神经　8.股二头肌长头　9.股外侧肌间隔　10.股后肌间隔　11.股后皮神经　12.半腱肌　13.半膜肌　14.大收肌　15.股薄肌　16.长收肌　17.大隐动脉　18.股动静脉　19.膝降动脉　20.缝匠肌　21.股内侧肌　22.股内侧肌间隔

图 25-1　右侧股部中 1/3 横断面（远侧面）

第二节　股骨生物力学

一、肌肉动力与生物力学

股骨干有轻度向前突出的弧线，这个弧线有利于股四头肌发挥其伸膝作用，整复骨折时应尽可能保持此弧线。

在股骨干周围的肌群中，伸、屈肌群互相拮抗保持平衡。由于股骨干周围没有足以与内收肌群相对抗的外展肌群，所以，骨折远端经常有内收移位的倾向，当骨端对位后，又经常有向外侧凸出成角的倾向，这种移位和成角倾向，在骨折的治疗过程中，必须注意纠正和防止。

框架固定器与肌肉内在动力互相依存等治疗观点，把骨折的整复、固定、功能锻炼 3 个步骤密切结合在一起。达不到增加局部损伤而将骨折整复，不妨碍（或少妨碍）肢体活动而进行骨折固定，使病人在治疗期间过着接近正常人的生活，经 1000 例的临床实践证实，骨折愈合和功能恢复，无论从速度和质量上都得到比较理想的结果。

股骨干是全身最长的骨，周围附着强有力的肌群，一般不易骨折，一旦骨折部位完全断裂由于肌群的牵拉和肢体动力的影响，发生错位，复位、固定困难，愈合慢疗程长。框架固定器治疗，使病人自觉地功能锻炼，变不利因素为有利因素，成为骨折整复和维持固定的可靠保证。内收肌群收缩所引起的杠杆作用非常大，甚至内固定物如钢板及螺钉亦可被弯曲或折断。股骨干骨折复位后固定困难，容易再移位。如复位不良或复位后固定不妥当，或无保护下过早负重，就可以发生重叠、旋转或成角畸形。这些畸形未能及时纠正，则骨折便在畸形的位置上愈合。股骨有一个向前外侧的生理性弯曲，必须与畸形愈合相区别，向前侧 15° 以内的弯曲可以接受，但是向外侧弯曲将影响下肢的力线和膝关节负重时的应力改变，造成膝关节的创伤性关节炎。若畸形明显应早做治疗。采用固定与活动（功能锻炼）相结合的原则，固定是从肢体能活动的目标出发，而活动又以不影响骨折部的固定为限度。活动不但能保持骨折端的良好位置、矫正骨折端的残余成角及侧方移位，同时功能锻炼还可以对断面施加生理性的刺激（促进血液循环，以增强组织代谢，保持肢体功能，调整力的分布），提高愈合质量，加快愈合速度。

将畸形愈合的部位用手法折骨、切开凿断或进行截骨术，将陈旧性骨折变为新鲜骨折，直视下骨折端对位对线满意后，安装股骨框架固定器，可使患者早期离床进行功能锻炼。

二、股骨生理应力

通过对股骨干中段受力状态，截面形状和密度分析可以看出（图 25-2），骨以较多的材料（较大的厚度和较大的骨单元密度）承受较大的应力；较少的材料（较小的厚度）承受较小的应力。由此，可以看出，应力调整了骨的形态和代谢，正常限度内的应力刺激是骨正常发育的必要条件。即使在骨折愈合过程中也是如此。

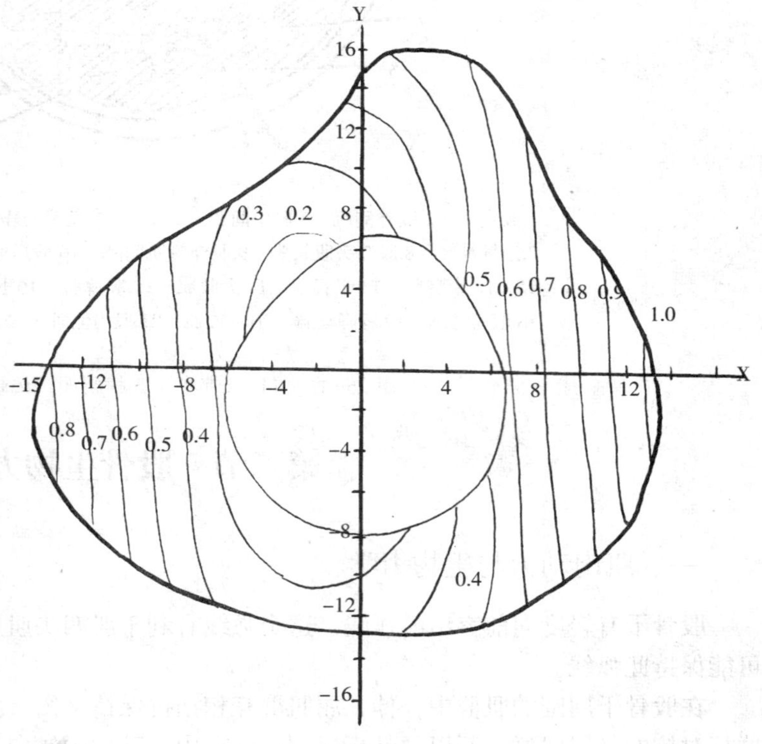

图 25-2　股骨干中段受力状态，截面形状和密度分析

前已叙述，断面的应力刺激，对骨折愈合颇为有利，适当的应力刺激，不仅加速断面的愈合速度，且能提高愈合质量，局部外固定治疗股骨干骨折，就是根据这一原理进行的。生理应力可根据来源的方式不同（静态，动态）分成恒定生理应力和间断性生理应力两种，骨折断面的生理应力系指两者的叠加。

功能锻炼是有选择、有节制的肌肉活动，它是使骨折断端获得间断性生理应力的良好手段。

当患肢肌肉处于静态平衡（不进行功能锻炼）时，断端获得的压应力称为恒定生理应力。

（一）静态生物应力

当断面是横截面或接近横截面断面倾角在 0°～15°时，肌群的收缩力 P，牵引力 F，纸垫对骨的作用力 G 组成一个力学系统。

在这种断面形式下，G 不能产生有效的压应力刺激。所以使断面得到生理应力，复位后应减小牵引力，使肌肉力 P 与牵引力 F 的合力 N 为：

$$N=P+F$$

对骨折端产生压应力刺激，合力 N 的作用线要求与轴线平行，且通过骨折断面的截面核心，否则只能形成部分断面压紧，部分断面分离，这对骨折的愈合是极为不利的。

断面倾角较大时（>15°），前已说明，没有框架固定器的作用断面不能实现自锁，通过加压、压板和穿针角度，断面便形成稳定状态，并可以给断端施加压力刺激。但此时，断面压应力刺激从轴向 N 及横向作用力 G 两方面获得（图 25-3）。

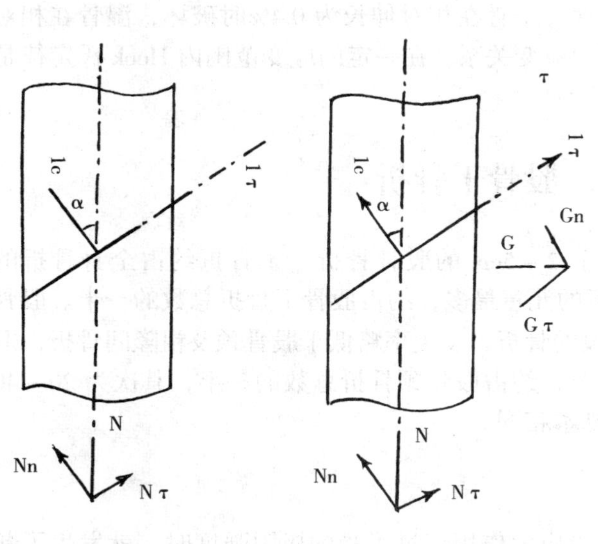

图 25-3　轴向 N 及横向作用力 G

要想提高 G 值，可以通过加大小夹板的约束力即扎紧布带或增大纸压垫的面积和厚度来实现。在静态平衡情况下，G 值的提高是有限度的，对软组织的静压应力值不能超过 68g，否则将影响静脉回流。另一方面，也可通过功能锻炼实现不连续的较强的应力刺激。进行功能锻炼时，肌肉的内在动力使小夹板受到附加压应力（一般 68g），这种压力通过纸压垫反作用在骨上，从而实现对断面的间断性生理应力刺激，这种附加的压应力刺激对骨折的愈合是颇为有益的。

对于横断或接近横断骨折（15°以下），通过功能锻炼以加大 N 值，可使断面得到间断性生理应力。

综上所述，卧床治疗期间，正确的穿针位置，合适的牵力，小夹板、纸压垫的作用力及恰当的功能锻炼，可实现对骨断面的生理应力刺激，促进骨折愈合。

（二）动态生物应力

实践证明，通过上述治疗，一般在 4～6 周内，患者即可在小夹板固定下早期下床活动，进行步行功能锻炼，股骨作为一个以承受压、弯为主的构件，在其四个侧面上呈现不同的应力分布，从而骨在发育中也以不同的几何形式及密度分布充分适应其应力状态。

所以，要使断骨愈合后完全恢复肢体正常功能，就应使骨折端在愈合过程中形成的骨痂不断得到加强和改造，以其不同的几何形式及密度分布适应其不同的应力分布，但这种几何条件与密度状态的形成又是以骨折断面上不均匀的应力刺激为前提的，这种前前后后、内内外外侧，部位上不同的应力状态是床上功能锻炼无法实现的，它只能通过下床进行步行活动而获得。所以，早期下床功能锻炼对于骨痂的改造和加强是极为重要的。

早期下床功能锻炼，一定要在小夹板或框架固定器的固定下进行，因此，对骨痂发育比较脆弱，不适应下床时的应力状态，由于髋关节对股骨头的作用，在形成骨痂的断面上（特别是接近

45° 倾角时）产生较大的剪应力，有可能因剪切变形导致骨痂的破坏，所以，通过小夹板的横向作用，改变断面上的剪应力分布，阻止剪切变形发生。

功能锻炼可以给骨折断面以间断性压应力刺激，来促进骨折愈合，对骨组织生理、肢体血运等有着很大影响。肢体遭受外伤发生骨折后，整个肢体呈现充血状态，功能锻炼可以发挥肌肉对血液循环的“水泵作用”，促进了软组织和骨内的血液循环。血液不仅回收了骨折局部的代谢产物，亦带来了成骨所必需的氧及其他物质，为新骨形成打下了基础。根据在人体和动物体上的实验证明，受实验者前臂肌肉持续强烈收缩 1min 或狗的小腿腓肠肌收缩 3min 肢体动脉血流量增加 3～4 倍。骨组织的代谢是非常活跃的，正常人血浆的总钙量（280mg 左右）平均每分钟与体液钙（约 500mg）和骨钙（约 1000～1500g）交换一次，正常人此种交换是平行的，但当全身及局部功能活动因损伤或其他原因受到抑制时，骨钙与体液钙及血浆钙间的交换即发生负平衡，久之，则导致全身或局部性骨质疏松，这不但是脱钙，它意味着一部分骨小梁的“总崩溃”。功能活动是增强骨质代谢，提高骨折组织修复能力的有效措施。此外，功能锻炼对防止关节功能障碍、肌肉萎缩等均是不可缺少的。

股骨干为管状坚质骨，实验指出，骨呈脆性，干骨在相对伸长为 0.4%时破坏，湿骨在相对伸长为 1.2%时破坏。骨具有类似工程材料的应力应变关系，在一定的应变范围内 Hook 氏定律是适用的。

第三节　股骨干骨折

股骨干骨折包括粗隆下 2～5cm 及股骨髁上 2～5cm 的股骨骨折。本骨折约占全身骨折的 6%。男多于女，左右约相等。患者以 10 岁以下的儿童最多，约占股骨干骨折总数的一半。股骨干骨折系指小粗隆下至股骨髁上部之间的骨干段的骨折，发生率略低于股骨颈及粗隆间骨折，但也占全身骨折的 6%左右。好发于 10 岁以下儿童，约占股骨颈骨折总数的一半，其次为 20～40 岁年龄组。男性多于女性，左侧与右侧发生率基本相同。

一、股骨干骨折致伤机理

股骨干是厚而坚强的人体最长的管状骨，当应力作用超过了骨的极限强度时，就发生了断裂。股骨干受强大暴力除骨折外，偶尔出现合并髋关节脱位和膝关节韧带及神经血管的损伤，应引起临床医生的注意。股骨干骨折多由强大暴力所造成，除不全骨折或青枝骨折外，股骨干骨折均为不稳定性骨折。股骨干周围附着强大的肌群，正常情况下由于肌肉保护，股骨干非强大暴力不易发生骨折。但是一旦骨折发生，由于肌群强有力的牵拉，几乎全部骨折都产生骨折端移位。由于肌肉组织丰厚，给骨折复位与固定造成很大的困难。功能恢复时间长。

在不同性质力的作用下，可以产生不同类型的骨折。

1. 直接暴力：包括车辆直接撞击、机器挤压、重物击伤及火器伤等所致。多为横断骨折、蝶形或粉碎骨折。造成开放骨折的可能性多。

2. 间接暴力：多系高处坠落受伤等所产生的杠杆作用及扭曲作用所致。常出现斜面或螺旋骨折。多为闭合骨折。

3. 扭转性暴力：造成的股骨干骨折多见于儿童。可能为不全骨折或青枝骨折。

二、股骨干骨折临床类型

除不全骨折或青枝骨折外，股骨干骨折均为不稳定性骨折。股骨干骨折断端移位的类型与暴力作用、肌群收缩、坠下时本身的重力、搬运、手法整复各种力的作用有关，可以发生各种移位。在很少的情况下，股骨干骨折合并髋关节脱位。

骨折发生的部位以中下 1/3 交界处骨折发生最多。股骨髁上区也容易发生骨折。

1．股骨干上段骨折（上 1/3 骨折）：近折端由于受髂腰肌、臀中肌、臀小肌和梨状肌等牵拉呈屈曲、外展、外旋位；远折端因受内收肌群的作用，可向后、内、上方移位，断端并向外突出成角（图 25-4）。

2．股骨中段骨折（中 1/3 骨折）：除前、后肌群痉挛产生的重叠缩短畸形外，骨折移位常与暴力方向有关。骨折远端因受内收肌群的牵拉，多向外突出成角畸形（图 25-5）。

3．股骨下段骨折（下 1/3 骨折）：骨折远端因受腓肠肌内、外侧头的牵拉，常向后方倾倒，极易损伤腘窝内的血管和神经（图 25-6）。

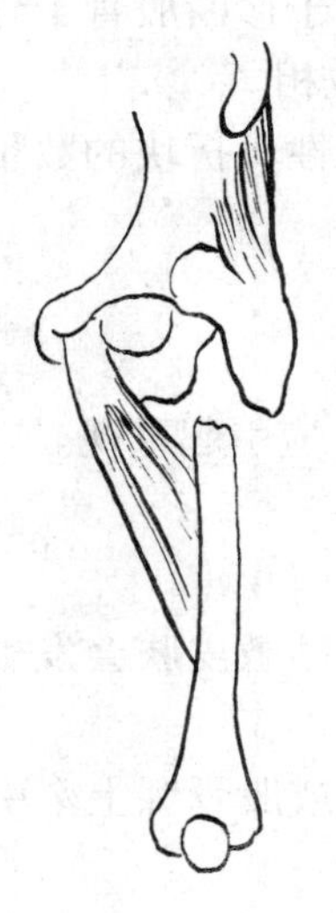

图 25-4　上 1/3 骨折

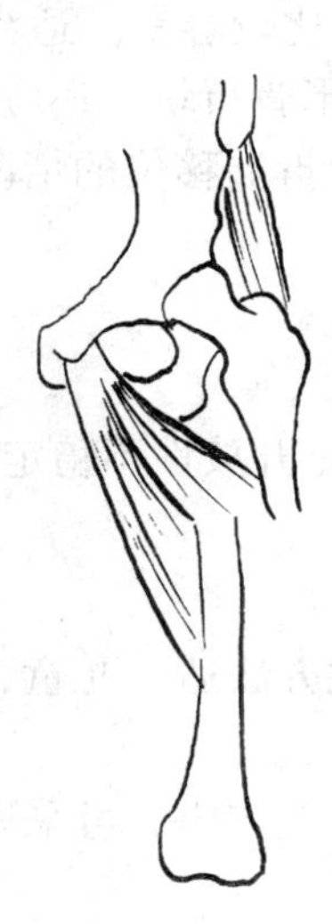

图 25-5　中 1/3 骨折

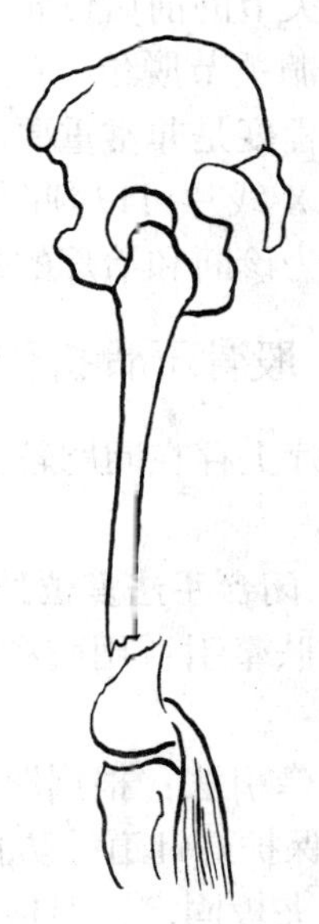

图 25-6　下 1/3 骨折

三、股骨干骨折诊断方法

(一) 临床表现

1. 外伤史：除非病理性骨折，一般均有较明确严重的外伤史，且多属比较严重。

2. 全身表现：健康人的股骨干比较坚强，非强大暴力不能引起骨折，所以，骨折端一般移位明显，软组织损伤也较严重，特别是直接暴力的损伤，股骨干骨折后内出血有时可多达 500 ~ 1000ml，积存于软组织间隙中，出血多的患者在骨折发生数小时后可能出现休克现象。当股骨干骨折合并其他系统的损伤时，病人出现休克更为常见。在强大暴力下所致的股骨干骨折，软组织损伤也同样严重，骨肉相连，骨折后肌肉、血管、股肌腱有时神经也伴随着损伤，股骨挤压伤也可以引起致命的挤压综合征。治疗时应慎重。

3. 局部表现：患肢骨折局部有严重的疼痛、压痛、肿胀和功能障碍。多数伴随明显的肢体短缩，成角或旋转畸形，故股骨干骨折诊断比较容易。除具有骨折的共性症状，包括患肢骨折局部有严重的疼痛、压痛、肿胀畸形（多数伴明显的肢体短缩、成角或旋转畸形）和功能障碍等外，还必须注意：

(1) 偶尔股骨干骨折可以合并髋关节脱位，此点极易为临床医生所忽视而漏诊，应提高警惕。

(2) 膝关节可以有严重的韧带损伤，根据事故的类型而不同。

(3) 伤肢的神经血管应该仔细检查。股动脉可以在内收大肌裂孔附近受到损伤。股骨下 1/3 骨折，远折段向后倾斜，可以压迫腘动脉和神经。所以，应仔细地检查胫后动脉和足背动脉搏动的有无，足踝关节运动和感觉有无障碍，以除外血管和神经的损伤是非常重要的。伤肢的神经血管应该仔细检查。坐骨神经的损伤虽然不甚常见，但是，发生过股骨干骨折合并坐骨神经损伤的病例。股动脉可以在内收大肌裂孔附近受到损伤。仔细判定足部的毛细血管循环状况将能帮助确定是否有血液供应到肢体的末端，如果有任何怀疑，可以采用血管造影检查或请对血管方面有经验的医生会诊。

(二) X 线检查

损伤的早期阶段，股骨干骨折可以合并髋关节脱位或膝关节的损伤，所以，必须要有包括髋关节和膝关节的前后位相及侧位相。必要的时候，还应该拍摄骨盆的前后位相，以排除是否有骨盆骨折或髋关节脱位。故股骨干骨折诊断比较容易。适当的 X 线照片对于诊断股骨干骨折和估价损伤的程度是非常重要的。当怀疑有蝶形骨折块，还应该拍股骨的斜位相。

根据 X 线片可以判断骨折的类型和骨折端移位的情况，特别是粉碎性骨折块的数量和移位情况，作为诊断和治疗的重要依据。

四、股骨干骨折传统治疗

在治疗上存在问题较多，尤其困难的是开放性不稳定性骨折的治疗，应引起重视。以往传统治疗有：

(一) 闭合手法复位外固定

1. 皮肤牵引：用胶布条固定牵引，此方法适于儿童，用此法因胶布贴敷皮肤会发生皮肤过敏。

2. 骨牵引法：根据股骨干骨折部位移位方向，可采取胫骨结节牵引或股骨髁上牵引，牵引时要注意保护好针道，防止针道感染。

3. 小夹板固定：对横断骨折，可采用中医手法整复、小夹板固定方法治疗，不稳定型骨折采用手法整复、骨牵引加小夹板固定法。

4. Thomas 氏架牵引法：选用 Thoams 氏架最重要的是要选择圆环与大腿周径合适，圆环到达坐骨结节处，圆环与皮肤之间有一指宽的空隙，防止挤压皮肤。

5. 人字形石膏固定：对稳定的股骨干骨折可用髋人字形石膏治疗。石膏范围包括患肢足趾以上至脐下。

(二) 开放手术复位内固定

1. 髓内钉治疗：适用于股骨中上段骨折或在一肢体上多段横断骨折，常用逆行穿针法。对粉碎性骨折、较大的斜形骨折和中下段的股骨干骨折不宜应用。

2. 交锁髓内钉治疗：适用于较大的斜形骨折和中下段的股骨干骨折。

3. 钢板内固定治疗：可选用加压钢板或足够长度的多孔钢板固定，术后石膏固定。待骨折愈合后再手术取出内置物。

4. 动力髁（95°角钢板）治疗：股骨髁上骨折。

第四节 股骨干骨折框架固定技术

一、框架固定适应证

(1) 应用保守疗法失败者。

(2) 不能坚持在床上长期牵引，需要尽早下地活动的股骨干骨折。

(3) 开放性骨折合并软组织损伤，不能一期缝合伤口需要换药的骨折。

(4) 畸形愈合，影响功能与外观者。

(5) 肢体短缩，骨盆不能代偿，走路跛行者。

(6) 内置钢板松动、断裂和髓内针弯曲，骨折端畸形的内置物固定失败者。

(7) 骨折畸形愈合成角 15° 以上，旋转畸形 30° 以上者。

(8) 骨折延迟愈合或不愈合者。

二、骨穿针前准备

基本操作顺序是“复位→穿针→固定→调整”，贯穿于整个手术过程，反复进行直至复位、固定满意为止。

(1) 要认真观察病情，熟悉 X 线片，设计穿针点，选择合适的固定器械，特别是在术前医者要熟练掌握固定器械性能、结构、操作方法，明确固定器械的适应范围，切勿盲目操作。

(2) 先行复位：穿针前应先进行骨折复位，按先后复位顺序是“缩短移位→旋转移位→侧方移位→分离移位→成角移位”。无缩短移位的骨折将肢体摆正以矫正旋转移位。有缩短移位的骨折，可利用骨折牵引床或骨折复位床进行牵引复位，通过电视 X 线机进行监测和调整。开放性骨折可通过伤口在直视下进行复位操作。在无电视 X 线机的基层医院，可做一小切口，在直视下复位、对合骨折端，待复位满意后再穿针固定。只要骨折端对位满意，有少许成角移位（＜30°）可留待 3 周后调整。

对于有明显重叠缩短移位的骨折，尤其是陈旧性股骨中段粉碎性骨折，多合并有股骨缩短移位，应先行骨骼牵引，利用牵引锤的重量矫正缩短移位。牵引钢针一般穿入胫骨结节水平，进行股骨结节牵引。一般可将肢体置于布朗架上，利用钩状可取式牵引弓牵引（图 25-7）。

(3) 麻醉与体位：闭合穿针选用局部麻醉，有限手术穿针，采用硬膜外麻醉。仰卧位。伤员平卧位，患肢外展 10°，无旋转。臀部放置硬垫，使患侧臀部抬高 5cm。

(4) 患肢常规消毒铺巾，严格遵守无菌操作技术。

(5) 备骨钻及骨锤各一把，3～3.5mm 直径克氏针 2 枚。

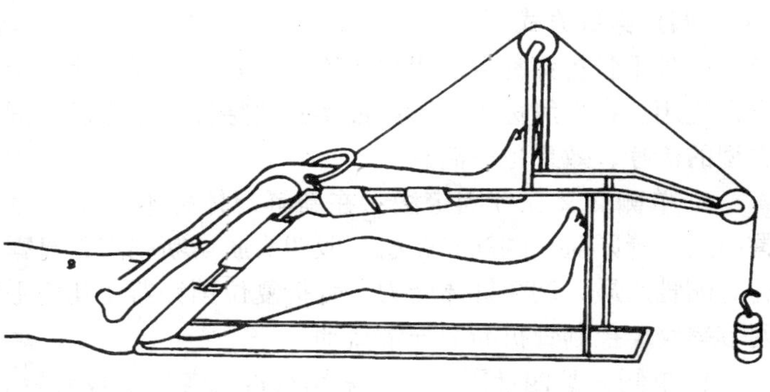

图 25-7 股骨中段骨折骨骼牵引

三、骨穿针技巧

(一) 穿针解剖学特点

股骨颈及粗隆部，由于此部位的特殊构造，对于其骨折，应用框架固定器治疗时，无法采用框架及空间式外固定。而只有通过介入股骨头颈或粗隆部的钢针，在其留于皮外部位与支撑物连接而达到固定效果。而其介入头颈部分的钢针必须注意三方面：一是股骨颈颈干角度；二是头颈与干的前倾角度和头颈解剖测量指数；三是股骨颈的穿针形式，它包括股骨头双针固定法和三针固定法。双针固定法的双针在股骨头上端会合，成“A”形，也可平行穿针，头内大小交叉穿针，体外交叉穿针等。三针固定法的穿针形式有头内三针交叉固定法、三针“A”形穿针法、三针不等式及三针平行穿针法。股骨上 1/3 骨折近端穿针点，是在股骨大粗隆部画一条水平线，在腹股沟部股动脉搏动点外侧 3cm 画垂直线，两线交点即为进针点。中 1/3 及下 1/3 骨折的近端穿针点，是作一髂前上棘至股骨内髁部内收肌结节的连线，在此连线的外侧缘向着股骨干进针即为安全点。中下段骨折也可采用髂前上棘至髌骨内缘作一连线，在连线上向股骨外后穿针，并且骨针与水平床面呈 30° 角。如应用单边式框架固定器，股骨全段的外侧皆可进针。

（二）穿针设计

穿针前要在皮肤上将进出针部位以龙胆紫定点画线。按预先的定点画线，选择进针点。

(1) 进针点不要近于骨折端，因骨折断端已有微细的骨裂纹，针体进入断端易造成劈裂，骨针固定不稳，影响骨折愈合。

(2) 骨针进针点也不要远离骨折端，过远骨针固定无力，不能控制骨折端异常活动，一般在骨折端 2.0 ~ 10cm 处进针为宜。

(3) 骨针要通过骨的截面核心为好，进针角度要求与骨轴线呈 90° 角，特殊骨折处理，进针可按骨折移位逆向受力方向选择最佳位置和角度进针。

(4) 骨折远近折段通常用 3 ~ 4 枚骨针固定即能达到稳定目的，不要盲目追求穿针数量，针多不一定稳定。针径要求 3.0 ~ 4.0mm。

(5) 骨针施布应遵照材料结构力学的固定条件，达到几何不变使骨折“构件”在骨针与框架固定器械控制下，实现解剖学复位，规范锻炼时骨折端无异常活动受力不受干扰。

(6) 骨针设计避免单平面固定，要把骨针设计成多维平面固定，才能达到几何不变。

硬膜外或椎管内神经阻滞麻醉。应急时也可采用局部麻醉。

（三）穿针部位

用于上 1/3 骨折的近端穿针点是：在大粗隆部画一条水平线，在腹股沟部股动脉搏动点外侧 3cm 画垂直线，两线交点即为进针点。由前向后约向外倾斜 30°角穿入斯氏针。

用于中 1/3 及下 1/3 骨折的近端穿针点是：作一髂前上棘至股骨内髁部内收肌结节的连线。在此连线的外侧缘向着股骨干进针即为安全点。

远端穿针部位是：在股骨髁上缘 1 ~ 2cm 处自内向外与膝关节面平行穿针即可。

（四）穿针方式

股骨干骨折穿针方法很多，固定形式也多样，骨干半针固定（不穿透对侧）的方法在临床中也常应用。在新鲜标本实验中证实只要穿针施布合理，固定方法得当，对一些开放性骨折的特殊类型的治疗，效果也很满意。

1. 单侧交叉三针固定法：在新鲜尸体标本实验中将大腿及髋部皮肤切开剥离，将臀中肌、臀小肌、缝匠肌、阔筋膜张肌、股四头肌切断剥离，显露骨折端，近端交叉穿针远端单针均不穿透对侧骨皮质，调整针体受力，骨折复位锁针器在几何平面上固定。通过两侧加压、牵引，驱动调节螺纹，控制骨折断面异常活动。

2. 单侧交叉四针固定法：采用远近端各用 2 枚骨针，近端采取交叉穿针固定，远端 2 枚骨针平行固定。

3. 双交叉固定法：双交叉固定是采取远近端骨针行交叉穿针固定，利用交叉穿针的受力变化和锁针器在支撑杆上的空间固定来控制成角和位移。

4. 双针平行固定法：此方法在远近端各穿 1 枚骨针，平行固定，因受力不稳，折端出现的异常活动，不能控制双针平行穿针只能在稳定型骨折中应用。加压使折端嵌插更稳定。

5. 远端交叉三针固定法：这种方法要求斜面骨折穿针时，将远端斜向骨折处贯穿骨折斜面使骨折对合固定，受力方向针略向近端形成挠曲，交叉针另 1 枚受力方向相反，近端针与股骨垂直穿针，框架固定器联结固定。

6. 平行三针固定法：这种穿针特点为 3 针均在一骨轴线上，近端 1 枚骨针，远端 2 枚骨针，针进位置近于骨折线，适用于横断骨折，断面不光滑。加压，沿骨轴固定时能加强稳定性，但对斜行不稳定型的骨折用此法固定不妥。

7. 内交叉固定法：在骨折线两端交叉，进针角度不是垂直于骨干而是将远折端骨针穿于近折端呈 45°角固定，近折端骨针穿于远折端呈 45°角固定，双针在折线两侧交叉，骨针受力方向可根据骨折错位肌力收缩来调整骨针角度，针可向骨折线方向施力，也可向相反方向施力，控制骨折对侧由于受力偏心出现裂隙。这种固定方法能控制骨折端异常活动，并通过内交叉斜行穿针又可将两骨端同时固定。

8. 四针平行固定法：每枚针均垂直于骨轴线，用锁针器联结在支撑杆上，支撑杆要求与骨干呈平行，通过骨针传力体来控制骨折端异常活动。牵引、加压时要保持受力均匀使骨轴应力不产生偏心。

9. 平行、交叉四针固定法：这种单侧固定方法特点在远折端近骨折线采用交叉穿针控制稳定远折端小腿的剪切力，近端采用垂直于骨轴平行穿针，两针距离体内外部分均等平行固定。侧方移位用交叉针调整受力方向解决。

上述九种穿针外固定方法对股骨上 1/3 骨折，贯穿固定有困难者更为适用，在应用中要结合对穿针固定技巧掌握程度合理设计布针均可收效。

（五）穿针方法（中 1/3 骨折为例）

针的前端无需制成螺纹状，可用慢速电钻或气钻直接钻入。

1. 近端穿针方法：由髂骨前上棘至髌骨内缘作一连线，在连线上向股骨外后穿针，骨针与床面呈 30° 角为安全区。

2. 远端穿针方法：根据骨折位置，一般在股骨髁上穿针，要求针与关节面平行。

四、单边式钩槽框架固定器操作技术

（一）选用固定针

选用直径 3.5 ~ 4.0mm 斯氏针用于远近两骨折段的固定。婴幼儿及 6 岁以下的儿童股骨中段粉碎性骨折，可选用直径 2.0mm 的克氏针作为固定针。针的前端无需制成螺纹状。

（二）确定进针部位

一般自大腿外侧向肢体内侧水平进针。

（三）选择针的合理布局

(1) 生物力学测试结果证明，固定针距离骨折线越近即针组间距越小，或同一骨折段的固定针间距即针组内针距越大，骨折固定越稳定。

(2) 反之，固定针距离骨折线越远即针组间距越大，或针组内针距越小，骨折固定越不稳定。

(3) 因此，靠近骨折线的固定针距骨折线 2cm 为最佳，针组内针距不小于 4cm，否则骨折由于杠杆原理而固定不稳。

(4) 单边框架固定器固定针的布局，主体结构以扇形布局为最佳，即靠近骨折线的两针垂直于长管骨进针，远离骨折线的两针向骨折线方向倾斜进针（图 25-8）。这样可减小槽形连接杆型号，固定针不易脱出，且离关节更远一点，便于关节活动。

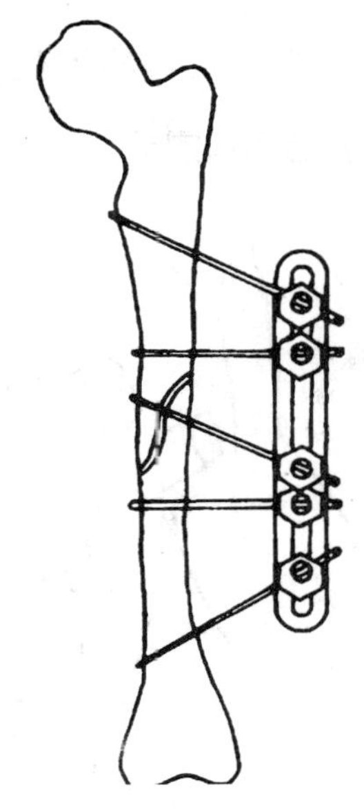

图 25-8　股骨中段骨折扇形固定

(5) 固定针扇形排列时，需注意固定针的倾斜角度，以向近端倾斜 30°为宜，倾斜角度过大，会大大减小固定刚度，也有可能斜穿入关节内，刺伤关节软骨。

(6) 也可选用钩槽式框架固定器，利用股骨远端前后径较宽的特点，让固定针前后排列，分别固定连接杆的前后面，既可构成稳定的三角构形，又在尽可能的范围内加大固定针间距，可获得较满意的固定效果。

(7) 除主体结构外尚可对大的骨折片加用稍细（直径 2 ~ 3mm）的固定针贯穿固定或侧方加压固定。

(四) 进针方法（图 25-9）

在复位满意的状态下，选择好进针部位后，进针时无需做皮肤小切口，可将直径 3.5mm 或 4mm 斯氏针直接穿破皮肤和软组织至骨膜，采用慢速气钻或慢速电钻进针，如感觉到第一个落空感时，针尖进入骨髓腔，当感觉到第二个落空感时，针尖刚好穿过对侧骨皮质约 3mm 长度。

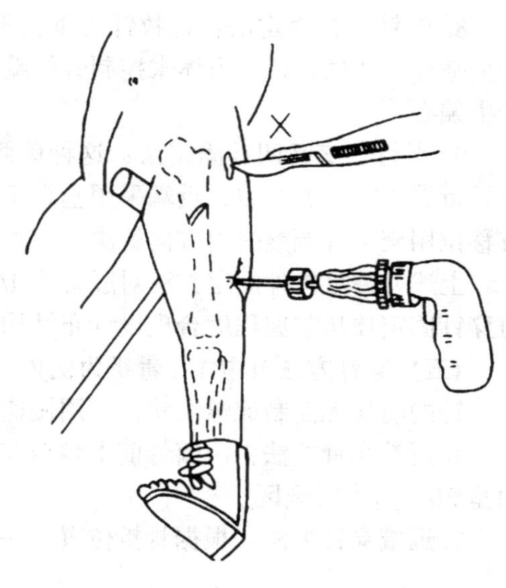

图 25-9 进针或针穿出皮肤时无需做皮肤切口

(五) 安装框架固定器

安装框架固定器时，连接杆离肢体越近，骨折固定越稳定；而连接杆距离肢体越远，骨折固定越不稳定。但连接杆离肢体太近，会导致针眼引流不畅，也不便于针眼消毒。因此，以距离肢体宽松一横指（2cm）为宜。穿针时应尽量使所有固定针保持在同一平面或平行双平面内，可将针固定于钩槽式连接杆一面或双面上，对于有少许偏移的针可放置平垫固定，对于有少许偏斜的针可用坡形垫固定。

(六) 复　查

在安装好框架固定器后，仍应再用电视 X 线机透视或拍片，复查一次骨折对位和对线情况，及半针固定的针尖是否穿入过深，必要时可进行适当再调整或将针退出少许。

五、双边式钩槽框架固定器操作技术

(一) 选用固定针

选用直径 3 ~ 3.5mm 斯氏针，用于远近两骨折段的固定。婴幼儿及 6 岁以下的儿童股骨中段粉碎性骨折，可选用直径 2.0mm 的克氏针作为固定针。针的前端无需制成螺纹状。

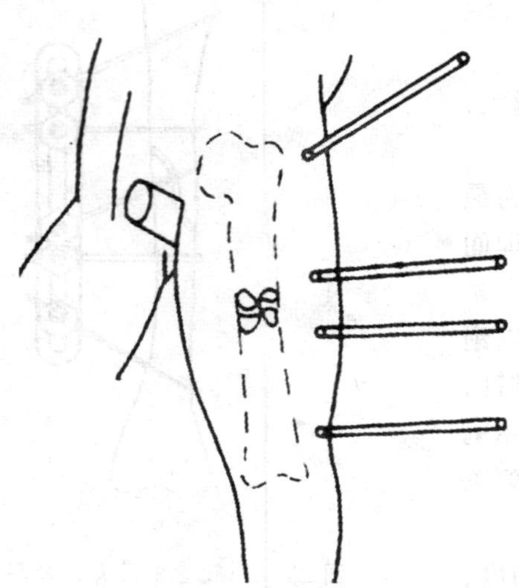

图 25-10 股骨中段粉碎性骨双边式框架固定器进针部位

(二) 确定进针部位（图 25-10）

(1) 股骨中段的骨折，固定针均宜从肢体外侧，以水平、垂直于肢体的方向向肢体内侧进针。

(2) 骨折近段两固定针，一针靠近骨折线横行水平穿针，远离骨折线的一针，应从肢体外上进针，向肢体内下斜行进针，这样，可避免肢体内侧连接杆触及会阴部，影响患肢功能活动和行走功能锻炼。

(3) 股骨远侧骨折段可横行贯穿钻入两针固定，两针间距尽可能争取大于 5cm。

(4) 复位后安装连接杆时，应先将骨折线两端的针尽量向与骨折线相反的方向撑开，在这种状态下安装框架固定器，可防止骨折缩短移位。

(三) 选择针的合理布局

(1) 生物力学测试结果证明，固定针距离骨折线越近即针组间距越小，或同一骨折段的固定针间距，即针组内针距越大，骨折固定越稳定。因此，进针时在框架固定器连接杆的长度范围内尽量增大针组内间距，减小针组间距以增加骨折固定的稳定性。

(2) 骨折线的固定针距骨折线至少应有 2cm，针组内针距不小于 4cm，否则骨折由于动力臂长于固定臂而固定不稳。

(3) 双边框架固定器固定针的布局，一般选用平行排列方式，但仍应保持足够的针组内针距及最小式框架固定器进针部位的针组间距。股骨不稳定型骨折采用双边框架固定器固定时，应注意将股骨最近端的固定针由外近侧向内远侧斜行穿入，以使大腿内侧的连接杆与会阴部保持一定距离。

(四) 进针方法（图 25-11）

在复位满意的状态下，采用慢速气钻或慢速电钻进针，选择好进针部位后，进针时无需做皮肤小切口，可将直径 3.5mm 或 4mm 斯氏针直接穿破皮肤和软组织至骨膜，采用慢速气钻或慢速电钻进针，如感觉到第一个落空感时，针尖进入骨髓腔，当感觉到第二个落空感时，再继续穿出对侧软组织和皮肤。

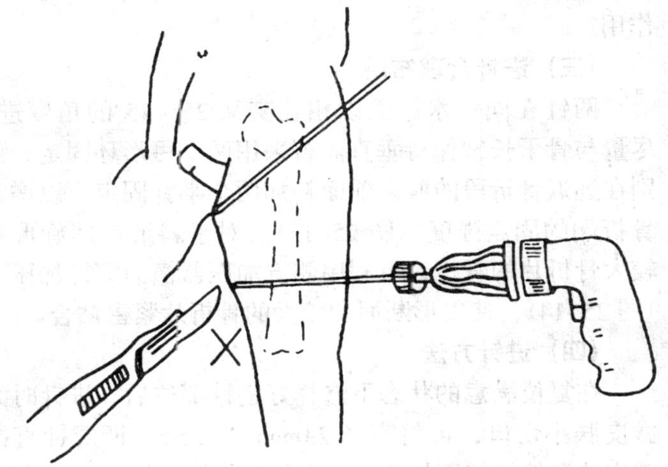

图 25-11 进针或针穿出皮肤时无需做皮肤切口

(五) 安装框架固定器

安装框架固定器时，连接杆离肢体越近，骨折固定越稳定；而连接杆距离肢体越远，骨折固定越不稳定。但连接杆离肢体太近，会导致针眼引流不畅，也不便于针眼消毒。因此，以距离肢体宽松一横指（2cm）为宜。穿针时应尽量使所有固定针保持在同一平面或平行双平面内，可将针固定于钩槽式连接杆一面或双面上，对于有少许偏移的针可放置平垫固定，对于有少许偏斜的针可用坡形垫固定。

1. 中和位固定：如果骨折无缩短移位，患肢无短缩，针组间无需牵伸或靠拢加压（图 25-12）。但针组内的固定针可相互靠拢加压或相互撑开牵伸，以增加固定针张力，增强固定强度。

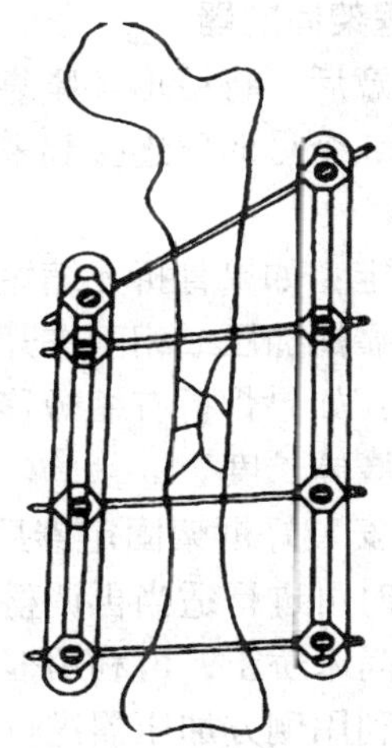

图 25-12 股骨中段粉碎性骨折双边式框架固定器固定

2. 牵伸固定：如果骨折有缩短移位，患肢有短缩，可将两组固定针分别撑开固定，以保持原骨骼长度和正常肢体长度。

（六）复　查

在安装好框架固定器后，仍应再用电视 X 线机透视或拍片，复查一次骨折对位和对线情况，必要时可进行适当再调整。

六、半环式钩槽框架固定器操作技术

（一）选用固定针

选用直径 2～2.5mm 斯氏针用于远近两骨折段的固定。婴幼儿及 6 岁以下的儿童股骨中段粉碎性骨折，可选用直径 2.0mm 的克氏针作为固定针。

（二）确定进针平面（图 25–13）

因借助水平半环弓形环固定交叉穿针，通常所说的沿长骨纵轴平面进针在此显得不必要了，不管交叉穿针形成几个纵轴平面，弓形环固定均很方便、可靠。一般选择三个水平平面进针，近侧骨折段的针组由 2 枚相互交叉且在同一水平面的克氏针组成，远侧骨折段的针组由 4 枚克氏针分别在两个水平平面相互交叉进针。具体进针的水平平面根据骨折类型和部位确定，并能对骨折端有稳定的固定作用。

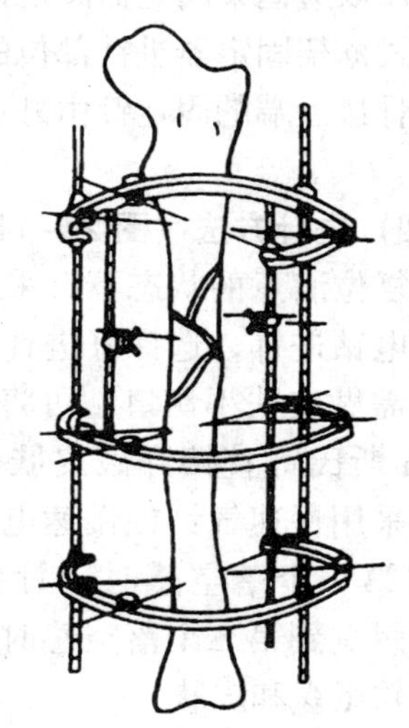

图 25–13　股骨中段粉碎性骨折半环槽式框架固定器进针平面

（三）进针合理布局

两针在同一水平面以相互交叉 25°~45°的角度进针，尽量与骨干长轴保持垂直。若采用两个弓形环固定，可分别在远近骨折段的肢体前面补加两个半针固定，以增强对骨折端的固定强度（图 25–13）。对于斜形、螺旋形和有较大骨折片的骨折，可利用侧方加压器横向穿针加压固定(图 25–14)，使斜形断面和较大的骨折片紧密贴合。

（四）进针方法

在复位满意的状态下选择好进针部位后，进针时无需做皮肤小切口，可将直径 2.0mm 或 2.5mm 斯氏针直接穿破皮肤和软组织至骨膜，采用慢速气钻或慢速电钻进针，当感觉到第一个落空感时，针尖进入骨髓腔，当感觉到第二个落空感后，再继续穿出对侧软组织和皮肤。

（五）安装框架固定器

骨折复位满意后，将弓形环紧靠三组针套放于肢体上，将各固定针固定于弓环上，再安放 3 根螺纹连接杆将 3 个弓形环连接起来。稳定型骨折可采用骨折加压固定，不稳定型骨折可采用牵伸或中和位固定。

1. 中和位固定：如果骨折无缩短移位，患肢无短缩，针组间无需牵伸或靠拢加压。但针组内的固定针可相互靠拢加压或相互撑开牵伸，以增加固定针张力，增强固定强度。

2. 牵伸固定：如果骨折有缩短移位，患肢有短缩，可将两组固定针分别撑开固定，以保持原骨骼长度和正常肢体长度。

3. 复查：在安装好框架固定器后，仍应再用电视 X 线机透视或拍片，复查一次骨折对位和对线情况，必要时可进行适当再调整。

若缩短移位尚未矫正，可利用框架固定器的牵伸作用进行复位。缩短移位矫正后，侧方移位难于矫正者，可利用侧方加压器进行侧方挤压复位。

七、操作注意事项

(1) 对于严重的股骨中段粉碎性骨折，只能选用双边框架固定器、半环槽式框架固定器或全环式框架固定器固定。

(2) 对于较稳定的股骨中段粉碎性骨折，如仅有一小块蝶形骨折片的股骨中段粉碎性骨折，可考虑采用单边式框架固定器固定。

(3) 对于12岁以下的少年儿童的股骨中段粉碎性骨折，因儿童骨折愈合较快，可选用单边式固定器固定。

(4) 穿针时要保持皮肤松弛，不要在皮肤受张力下穿针。移位骨折需靠骨针做移位逆向受力矫正畸形时要先将皮肤向对侧牵拉，以防止骨针受力时皮肤紧张拉伤皮肤。一旦皮肤过紧，要切口减张。

(5) 穿针时，针与皮肤夹角不可过小，针进入骨组织后留在体外的骨针与皮肤夹角小于30° 时，针道口皮肤将受压迫，易造成坏死引起针道感染。

八、术后处理及并发症防治

(一) 体位与功能锻炼

病人术后回到病房，需平卧略向健侧倾斜约30°。最好用软垫将固定器近端半环形的托板衬托垫起，使托板不接触床面，以免托板的活动造成骨圆针在针道内窜动，这对预防针道反应有很大作用。

待麻醉消退后，即令患者进行足背伸和股四头肌舒缩活动。一般2周后可持双拐下床。初次下床时应先练习在床旁站立，待体力适应后再扶双拐练习步行。迈步时先出拐，患肢在前，足尖不要超过双拐连线，健肢在后，步距宜小，全足负重，步态要稳。患肢的活动量、负重量及步距都要随着锻炼日程及骨折端稳定程度而相应增加，不可操之过急。对于斜形及粉碎性骨折，负重要轻、要晚。

伤员开始下地步行锻炼的初期，上下床时需由有经验的医护人员扶持好伤肢。下床时，患者双上肢用力支撑床面，健肢屈曲用力蹬床，使臀部抬起，医护人员一手握持伤肢髁上部，一手托住骨折的远端，将伤肢稳健缓慢地向床下搬动，待足底接近地面后方可放平。然后健肢随之下床站立。上床时，患者先在床边坐好，健肢先上床，医护人员以同样方法抬患肢上床，摆好体位。

(二) 框架固定器及针道的管理

可随时调整双侧支撑杆的伸缩螺母以使骨折端的间隙分离或减小。若远折段有旋转，可调整两枚针的夹角。如有成角改变，可调整一侧支撑杆上的伸缩螺母使之纠正。

根据骨折端的成角和侧移位趋势，随时调整弧形压板的位置及压力。同时检查皮肤受压情况，以防压疮发生。

每次查房时应观察针道的情况，尤其是上端针道，因穿针部位软组织丰厚，骨圆针易出现窜动，较易出现针道反应。故穿针后要注意针孔的干燥和清洁，每2～3天要用碘酒、酒精擦拭针道周围皮肤，以无菌干纱布更换敷料1次。如针道周围皮肤有受针压迫切割的情况，应在受压侧皮肤上及时切开减除压力。如发现针道周围皮肤有炎性反应要及时换药，必要时应用抗生素。病人回病房后，佩戴护套，患肢抬高，保持针道清洁，3天后下地规范锻炼。

(三) 框架固定器的拆除

股骨干框架固定器拆除的时间以骨折达到临床愈合伤肢的踏力达到或接近体重的100%为宜。一般拆除时间8～12周。如拆除框架固定器后感到骨愈合尚不坚固，再以小夹板外固定2～3周保护。

九、疗效分析

股骨干为人体最长的管状骨，坚强粗大，周围有强大的肌群包绕。根据大腿的物理力学特点，一旦发生骨折，骨折移位明显，治疗难度大，病人要长期卧床。要使骨折端达到解剖学复位不是一件容易的事，采用本法治疗多数可达到解剖学对位。骨折临床愈合时间平均在 5～7 天左右，与卧床重力牵引或石膏固定疗法相比，可提前 20 天左右。

(1) 功能恢复好，采用局部穿针固定不包括上下关节，固定后数天就可扶拐规范锻炼，无一例发生关节僵硬功能障碍。

(2) 避免了骨折病发生。

(3) 由于大腿肌肉丰厚，承受力大，活动时肌肉与体内针段摩擦窜动，针道口易出现分泌物，要注意针道口清洁消毒，无菌纱布密封。

(4) 对斜面形骨折、螺旋形骨折可选用空间穿针，将斜面或螺旋两断面扣合后穿 1 根骨针，控制段面分离或重叠错动。

(5) 解除框架固定器时间一般在 4～8 周左右。X 线片显示骨折线模糊，即可改换塑形托板固定。

第五节　股骨干骨折常用框架固定器介绍

一、双针撬拨板式框架固定器

（一）结构简介（图 25-14）

用于治疗股骨干骨折的板式牵引架，股骨干夹板，骨圆针 2 枚，带槽直角架 1 根，直径约 0.8cm、长约 6cm 的标定弹簧 1 个。

（二）适应范围

股骨干上 1/3 骨折。

（三）操作方法

首先，将板式牵引架安装好，并将患肢放于其上，将带槽直角架穿入骨折部外侧的牵引架底部，取屈髋屈膝、外展外旋位。第 1 枚骨圆针做股骨髁上或胫骨结节常规纵轴牵引；于股骨大转子下，离近骨折端约 1～2cm 处（转子下骨折者，可从转子间进入），与股骨干相垂直的方向，打入第 2 枚钢针至对侧骨皮质，以不穿透对侧骨皮质为佳。然后，于针尾距皮肤 3cm 处，接上标定弹簧，将其拉紧后固定于与针垂直的直角架底部，再将针尾酌情抬高后，插入直角架纵边的小孔道或槽阶内。用抬高针尾时小弹簧的拉力所产生的杠杆作用力，使骨折近端的向上畸形得以纠正面与骨折远端会合，达到复位。定期拍片复查骨折对位及骨痂生长情况，40 天后可拔出第 2 枚针。2 个月后可拔除牵引针，拆除牵引架，扶双拐下地行功能锻炼。

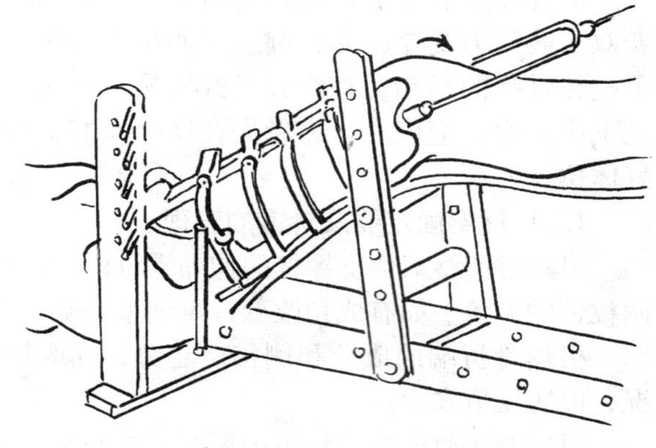

图 25-14　双针撬拨板式框架固定器

（四）注意事项

(1) 第 2 枚撬拨针的进针点。如离近折端太远（靠上），可减小对近折端的撬拨作用，难以复位，而距折端太近，又易使骨折端劈裂，致固定失败，操作时一定要注意选择适当的进针点。

(2) 第2枚撬拨针最好不穿透对侧骨皮质，否则会损伤股上部内侧血管束。

(3) 牵引期间，加强股四头肌锻炼；经常检查固定装置，鼓励患者坐起，以松弛髂腰肌，减轻对股骨近端的牵拉。

二、股骨骨折全环框架固定器

（一）结构简介（图25-15）

本器械除了少量易于耗损的部件选用不锈钢制成外，其余部件均采用质地轻、具有一定机械强度、不妨碍或少妨碍X线穿透的合金铝（主要材料）制成。分为牵引加压部分和复位固定两大部分。牵引加压部分包括半环形大粗隆部托板，环形髁上部托板，两根可调支撑杆与六角形伸缩调节螺母与两个半环连接在一起，两个环上有克氏针插座的滑动槽。复位固定部分由附加在两根支撑杆上的元宝形挂钩与紧固螺丝，以及滑轨、复位固定调节螺杆、定位固定螺母和弧形压板组成。

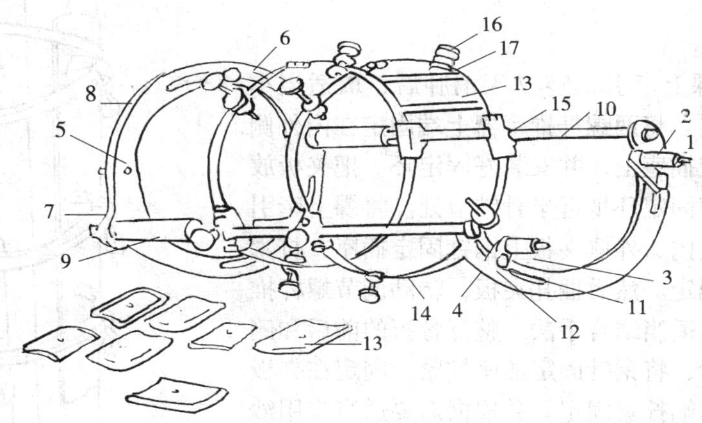

1.克氏针固定螺栓　2.克氏针插座　3.克氏针固定孔　4.跨度调节板　5.髁上部托板调接螺栓　6.髁上部托板滑动槽　7.加压弹簧卡　8.环形髁上部托板　9.桶形伸缩调节螺母　10.支撑杆　11.半环形大粗隆部托板　12.大粗隆部托板滑动槽　13.弧形压板　14.滑轨　15.元宝形挂钩与紧固螺母　16.定位固定螺母　17.调节螺杆

图25-15　股骨骨折全环框架固定器

（二）适应范围

股骨干骨折。

（三）操作方法

首先，在局麻下于股骨髁上，由内向外经皮穿过1枚2.5～3mm的斯氏针，再于股骨大粗隆部，股动脉搏动点外两指处，由前向后约向外倾斜30°角，穿入同样规格的斯氏针，安装固定器与两针相连，首先调整两针之夹角，以纠正骨折端的旋转畸形。然后将针座固定牢，旋转两个支撑杆上的伸缩螺母，进行牵引。可适当过牵，采用复位手法，使折端复位，随之上好横向固定的弧形压板，防止骨折端成角和侧方移位。然后进行X线检查，如仍有问题，可再调整横向弧形压板逐渐复位。术后平卧，抬高患肢，在床上行大腿肌群和小腿肌群的舒缩活动。术后1周，可扶双拐下床，下床锻炼时要循序渐进，最初站在床旁，继而扶双拐步行，跨度要小，全负重，活动量逐渐增加。骨折达到临床愈合后，拆除固定器。夹板纸压垫维持固定2～3周。

（四）注意事项

近折端的穿针点的位置及角度一定要严格掌握，否则有误伤股动脉及坐骨神经的可能。若为中下段骨折，两枚针可以平行从内向外方向穿过。框架固定器安置完毕后，若属横断骨折，可以旋转支撑杆上伸缩螺母，对骨折端进行加压，使三个骨折端紧密接触，但对斜面、螺旋、粉碎三类骨折则不能加压，否则容易造成移位和骨短缩畸形。

三、小夹板整复框架固定器

（一）结构简介（图 25-16）

本器械包括螺杆推牵器 2 个，内外侧铝合金小夹板 2 块，前后侧柳木板 2 块。外侧板比内侧板长 6～10cm，内外侧板远端中央沿纵轴有一长方形开口槽，上面可放置钢针固定插座 2～4 个。固定插座松动时，可在槽内上下滑动，远端有一固定片，用以加强钢针固定插座的固定作用，以防滑脱。内外侧夹板近端后侧由一半圆形固定环连接，中央有 1 个大孔，2 个小孔，大孔用以切开复位，外加压钢针固定时，安装一钢针固定插座，小孔用以安装螺杆推牵器的固定座。螺杆推牵器的中央为可调的推牵部分，上下端为钢针穿行固定装置。

（二）适应范围

闭合股骨干骨折。

（三）操作方法

首先，行股骨髁上牵引，5～7 天消肿后，取适当小夹板整复框架固定器。将两螺杆推牵器上端固定在内外侧铝合金夹板上的固定插座上，并安装好固定环。把夹板放置在大腿内外侧，使固定环抵近坐骨结节处。将髁上牵引钢针内、外两端穿过内、外侧夹板上钢针固定插座，打紧钢针顶丝，使钢针固定。然后捆扎夹板，转动调节螺杆推牵器。骨折牵开后，适当结合手法。整复骨折的前后和侧方移位。骨折复位后，将钢针固定插座拧紧，固定在夹板上，然后将固定片远端拧紧固定。并根据需要适当应用纱布压垫于夹板和皮肤间，以维持骨折对位对线。捆扎固定带 3 根，近端扎带先穿过内外侧板槽式固定环，斜行绕一圈后再横行绕两圈结扣。经透视或摄片检查复位满意后，即可取下两侧螺杆推牵器，完成整复固定。

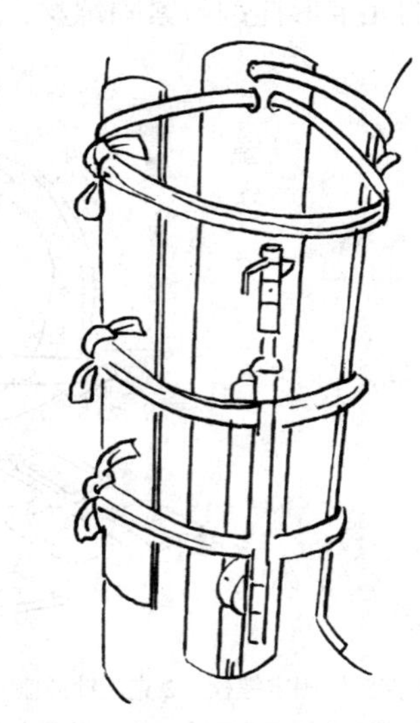

图 25-16 小夹板整复框架固定器

（四）注意事项

固定后伤肢膝关节屈曲 30°~60°位，膝下置枕头或其他软垫，进行股四头肌锻炼。1 周后可伸屈活动膝关节，2～3 周复查 X 线片，如无移位情况，可扶双拐下地活动。6～8 周再摄片复查，如骨折临床愈合，可拔出钢针，单纯小夹板固定。进行持重锻炼。

四、股骨骨折半环框架固定器

（一）结构简介（图 25-17）

本器械由两部分组成：

1. 牵引加压部分，包括髁上和股骨干部半环，2 个半环上有克氏针插座的滑动槽，槽上各备 1 个克氏针插座，由 2 根可调支撑杆及六角形伸缩调节螺母与 2 个大半环相联结在一起。每套器械配有 1 个水平穿针插座。

2. 复位固定部分，由附加在 2 根支撑杆上的元宝形挂钩与滑轨上的固定螺母、复位固定

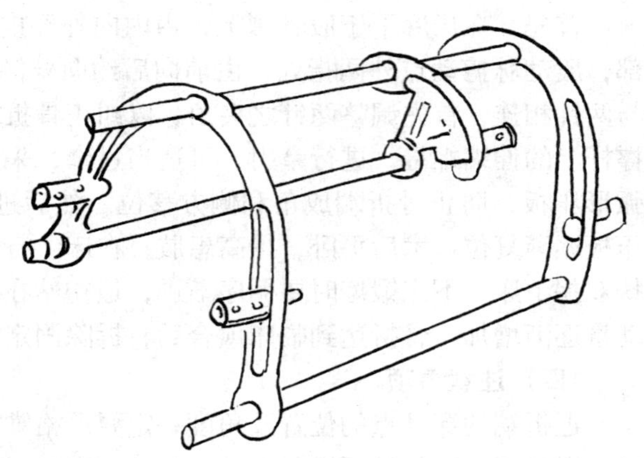

图 25-17 股骨骨折半环框架固定器

螺杆及弧形托板若干组成。此外，尚有固定主要移位侧穿第 3 枚钢针用的中央支撑杆及其上面的可动固定座，克氏针固定螺母等部件。

（二）适应范围

1. 新鲜、陈旧的股骨干骨折。

2. 股骨髁上截骨矫形外固定。

（三）操作方法

首先，徒手牵引整复骨折，并把皮肤向骨折处方向推移，使之放松，穿针部位距骨折面远近端越远越好，一般为 5～15cm，针需穿在骨干中心。髁上的一针由内向外平行于膝关节和床面，近侧的骨圆针进针部位需在同侧髂前上棘与股骨内髁连线上，使针与床面呈 30°～35°角，又与远侧针有一夹角，此角之大小与骨折后侧方成角度数相同。第 3 枚针其前方有螺纹，故需选好螺纹长度正好等于股骨直径者，对股骨上 1/3 及中 1/3 骨折，其近端常向前外侧成角，可在近侧端之前外侧穿第 3 枚针，穿透对侧骨皮质即可。如为下 1/3 骨折，因远端易向后成角，故第 3 枚针可穿在远端的前侧。对股骨髁上截骨矫形，可在直视下把截骨近端的前侧骨皮质插入远端髓腔内约 2mm，然后，第 3 枚针穿在近侧段，通过近侧髓腔对远侧骨皮质的约束力可起到充分固定作用。将框架固定器 2 个大半环向上，2 根撑杆向下，放于大腿前部。将远近侧 2 骨圆针与克氏针插座相连，再将插座置于半环上的针座滑动槽中，然后，将克氏针插座固定稳妥，再借助 X 线，准确复位固定。借助第 3 枚针和弧形压板的作用纠正成角与移位。术后 3～7 天可扶拐下床活动，40 天左右拆除外固定器。

（四）注意事项

术中穿近侧骨针时需注意避免损伤股动、静脉，只要近侧进针严格按上述要求操作，则针离股动、静脉在 2～3cm 以上，就不会造成损伤。

五、半环槽式框架固定器

（一）结构简介（图 25-18）

该框架固定器属组合式。它包括：

(1) 半环槽式稳定弓，弓槽供锁针器上下滑动，正中及两端有供插放螺杆的缺口。

(2) 螺杆 3 根，供连接固定弓环和对骨断端纵向加压或牵伸延长。

(3) 螺母与垫圈各 18 个，螺母将弓环固定于螺杆上，拧动螺母可推移弓环而实现力加压或牵伸。

(4) 锁针器 12 个，经骨交叉穿放的钢针由锁针器通过弓槽将克氏针固定于稳定弓。

(5) 侧方加压器 2 个，供安放钢针从侧方加压纠正骨断端侧方移位或推压分离的大骨块复位。

（二）适应范围

1. 股骨干骨折。

2. 胫腓骨骨折。

3. 儿童下肢短缩畸形。

4. 膝关节融合。

（三）操作方法

本器械组装的步骤是先选定穿针平面，紧依钢针套放稳定弓于肢体，再用螺杆与螺母将稳定弓连接固定，最后用锁针器通过弓槽将克氏针牢固地固定。具体分以下四个步骤：

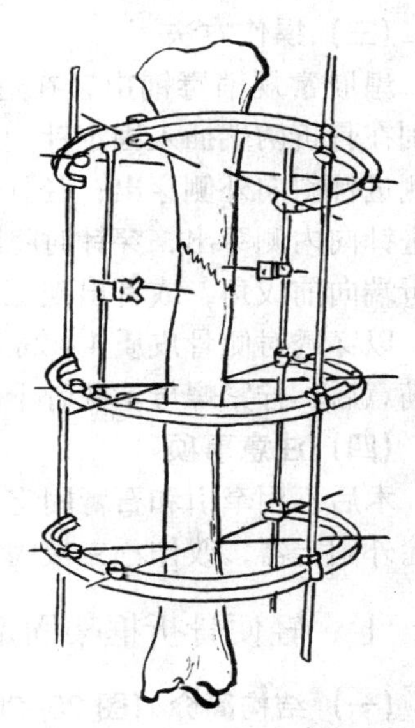

图 25-18　半环槽式框架固定器

1. 穿针平面的选择：通常是选择 3 个平面穿针，近折端穿放 1 组，远折端 2 组。具体的穿针位置按临床需要确定，原则是尽可能在病灶外穿针。从而保证骨折端固定后的稳定。

2. 穿针：每组的 2 枚克氏针应在骨的同一平面相互交叉，成 25° ~ 45°角，钢针之间应互相平行。骨骺端穿针需在 X 线控制下进行，以保证钢针不伤及骺板，而沿骺板旁平行穿过。

3. 骨针复位固定：先穿放钢针，用螺杆将弓环连接固定，将骨折近端的钢针固定于弓环，然后用手法整复骨折，复位满意后，再将骨折远端钢针固定。如果手法复位困难或失败，或为陈旧骨折，则先用框架固定器过度牵开骨折端，然后放松远折端固定的钢针，即用手法矫正侧方移位，或用侧方加压器直接加压于骨断端，从侧方挤压骨片复位。

4. 骨断端加压或牵伸固定：在对骨折与骨不连加压固定治疗或在截骨延长术与牵伸骨骺延长肢体时，对骨端加压或牵伸是通过拧旋固定稳定弓的螺母来实现。

由于本固定器采用的骨穿针较细，钢针在组织内不窜动皮肤 – 钢针界面稳定，所以针道感染少。术后鼓励患者适当练习关节伸屈活动，病情许可时，应让病人扶拐下床练习部分负重行走。

（四）注意事项

由于钢针贯穿肌肉，有限制肌肉伸缩幅度的缺点，练习关节屈伸时，速度应缓慢，行走时步幅要小，过快或幅度过大，易造成肌肉拉伤，针孔可出现浆液性渗出物，此时必须控制活动量。一般在减少活动量和抬高伤肢后，肌肉的创伤炎症可很快消退。

六、双钢板框架固定器

（一）结构简介（图 25–19）

该固定器由钢针、钢板、螺丝、螺母等部件组成。钢板中间设有滑槽，用以调节各针之间的距离。螺丝具有一定的升降范围，用以调整进针角度纠正旋转移位。在肢体两侧放置钢板，连接横贯骨干的钢针，螺丝拧紧、针与钢板形成封闭的四边形结构，使几何位置相对不变。达到固定目的。

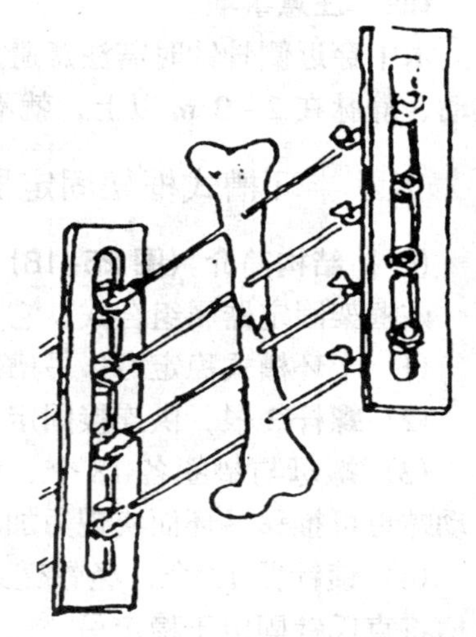

图 25–19 双钢板框架固定器

（二）适应范围

(1) 四肢骨干新鲜与陈旧骨折。

(2) 闭合与开放的不稳定或移位较大的各种类型骨折。

（三）操作方法

患肢常规消毒铺巾，在进针点切开皮肤及筋膜约 0.5cm，分别在骨折两端插入固定针。股骨干骨折，用斯氏针经大腿前内侧进针斜向外侧穿出；胫腓骨干骨折，也用斯氏针经小腿外侧进针向内侧穿出，穿针时将踝关节置于背伸位，否则穿针后骨折端向前成角，或者出现足下垂，影响背伸功能；肱骨干骨折，以穿透对侧骨皮质 1 ~ 2mm 为度，安放钢板，借助滑槽调节针距，纠正重叠移位，透视下复位满意后，拧紧螺母。肱骨干骨折用单钢板固定，针孔用酒精敷料包扎。

（四）注意事项

术后不用牵引和石膏固定。经常检查固定架各个部件，以防发生松动。折端临床愈合后，可拆除外固定器，改作小夹板固定。

七、轻便骨折框架固定器

（一）结构简介（图 25–20）

本固定器采用优质不锈钢制造，按肢体长短制成大、中、小号，共有 20 种规格，重量 50 ~

300g，每副由锥形螺纹针 4 根，固定板 1 块和垫片 8 块组成。针前端有锥形螺纹，固定板呈长方形，上面有平行的双槽，供 V 形螺钉移动；垫片有各种规格，供针尾偏斜时选用；操作器械由手柄、针锁、扳手、套管、锥形钻头等组成，供框架固定器固定与拆除时使用。

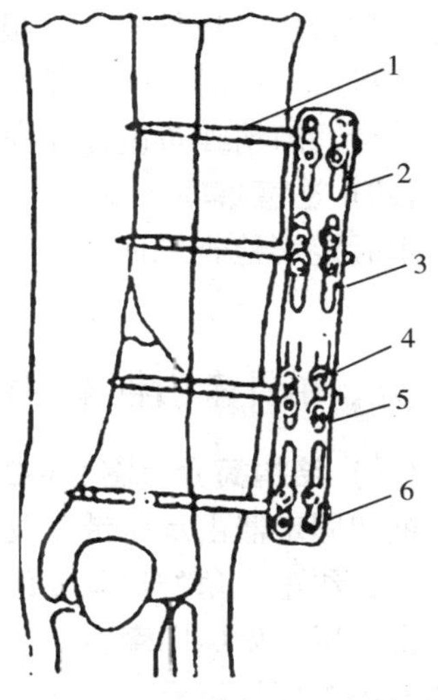

1.锥形螺纹钉　2.固定板　3.槽
4.V 形螺钉　5.垫圈螺帽　6.针尾

图 25-20　轻便骨折框架固定器

（二）适应范围

股骨、胫腓骨、肱骨、尺桡骨闭合与开放骨折。

（三）操作方法

首先，定进针点，骨折整复后，根据骨折类型，避开伤口，在肢体一侧的骨折远近端各定两点在一直线上，点间距离 3 ~ 10cm。用比固定针小 1mm 的锥形钻头在定点处的骨干中部钻孔。把针尾装于手柄上，将针尖从定点的皮肤上插入骨孔，顺时针旋转手柄，使针尖穿出对侧骨皮质 2mm。按针的位置把“V”形螺钉置入固定板槽内，再套在针尾上，固定板距皮肤 1cm，拧紧螺帽把针尾锁紧。如针尖进入骨内不在一直线上，致使针尾偏斜，选择适宜的垫片，塞入针与板的间隙中，再拧紧螺帽。横断形骨折，将针靠拢，使其断端相互嵌插。长斜形或螺旋形骨折，用 1 ~ 2 枚针贯穿远近端的两个斜面。如一次复位不满意，拧松固定螺帽，手法矫正对位后，再将螺帽拧紧。术后麻醉未消失者，当时可调节；术后麻醉已消失者，待术后 7 ~ 10 天再调节。

（四）注意事项

穿针时一定要注意针尖穿透对侧骨皮质稍许，如未穿透，则把持力不强，如穿出过多，则可损伤对侧重要组织。定期检查固定板螺帽，以防松动，失去固定作用。X 线片上有中等量骨痂生成时，可拆除固定器，小夹板维持至完全骨愈合。

八、多平面框架固定器

（一）结构简介（图 25-21）

该装置由固定板 2 块（B1、B2）铝合金制成，固定针 4 枚（Z1 ~ Z4）组成，全重 250g。专用工具包括：软组织保护器，手柄，钻头，扳手。钢板有纵横移动孔，可使固定针在骨横断面形成一定夹角，并在一定范围内随意置针以适应骨断端的不同情况。两块钢板可轴向抽动，以适应肢体的不同长度及产生加压或牵伸作用，固定针为带螺纹的仿 Denhan′s 针，可牢固地固定在骨内。

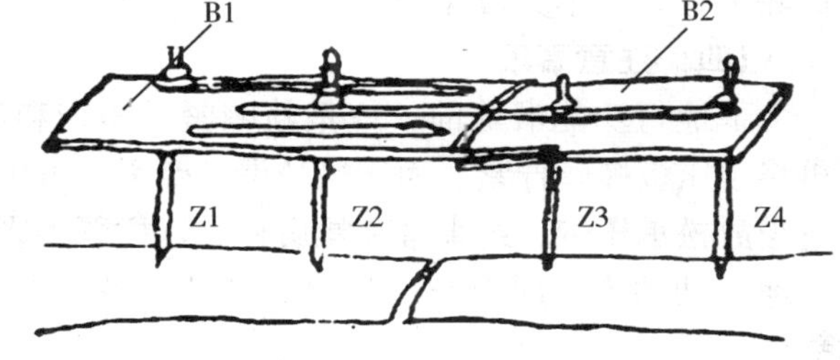

图 25-21　多平面框架固定器

（二）适应范围

1. 闭合性股骨干骨折。
2. 胫腓骨骨折。

（三）操作方法

采用传统手法，先将骨折端复位，并纠正成角。在常规局麻下，按无菌操作原则进行，骨断端暂时固定。在骨折远近端适当部位做 1 ~ 2cm 长皮肤切口，钝性分离肌组织至骨干，在软组织保护器保护下，钻头顶住骨干钻孔，攻丝后拧入固定针至穿过对侧骨皮质 3 ~ 5mm。要求 Z1 ~ Z4 连线尽量与骨纵轴平行，Z1 与 Z3，Z2 与 Z4 在骨横轴面形成 10° ~ 30°夹角，4 枚固定针拧入后，将其套入钢板各相应移行孔内，调整钢板位置，使其距皮肤 2～3cm。拧紧各固定针螺母后，相对挤压钢板，对骨断端施以适当压力使其对合满意，拧紧钢板，紧固螺栓。针眼缝合一针，酒精纱布包绕针杆，将钢板一同包入无菌敷料内，钢板应置于骨干张力侧。

（四）注意事项

术后定期检查创面，2～3 周后，下床不负重行走，至外骨痂形成，骨折线模糊后，拆除钢板。

九、单针牵引框架固定器

（一）结构简介（图 25-22）

框架固定器由承压带以及特制木板 4 块，直径 3～4mm 骨圆针 1 枚，固定远端骨圆针的锁针器 2 个，纠正成角的顶压复位板 1 块，另外，还有固定在顶压复位板上的顶压螺丝，缠绕夹板的约束带，用于做纵向牵引，上端连接承压带，下端连接锁针器的螺旋牵引杆和放置在顶压复位板下的方垫等部件组成。

（二）适应范围

1. 闭合性新鲜股骨干骨折。
2. 轻度的股骨干开放骨折。
3. 陈旧性股骨骨折畸形愈合后手法或手术再折骨。

（三）操作方法

首先，行股骨髁上牵引穿针，安装单针架，根据年龄、体重不同分别给予 4～10kg 滑动牵引，然后用单针架进行复位。先绑紧承压带和约束带，后把两侧螺旋牵引杆向两端旋转至长 2～3cm，后用顶压板矫正侧方移位 3～5min 后，将承压带、约束带、顶压板和螺旋杆放松，紧接着再重复以上操作步骤，如此反复进行 1～3 次，一般均能达到满意的复位。对于部分残余错位可利用顶压板间断挤压复位即可。顶压板应根据股骨自身的解剖特点，垫在股外侧之骨折断端以抵抗骨折断端向外移位和成角力量。术后垫枕抬高患肢，维持 2～6kg 的滑动牵引，第 2 天开始髋、膝、踝关节和各肌群的功能锻炼。术后 7 天左右可扶双拐下地负重，2 个月后骨折端如有骨痂生长，可拆除单针架、小夹板保护。

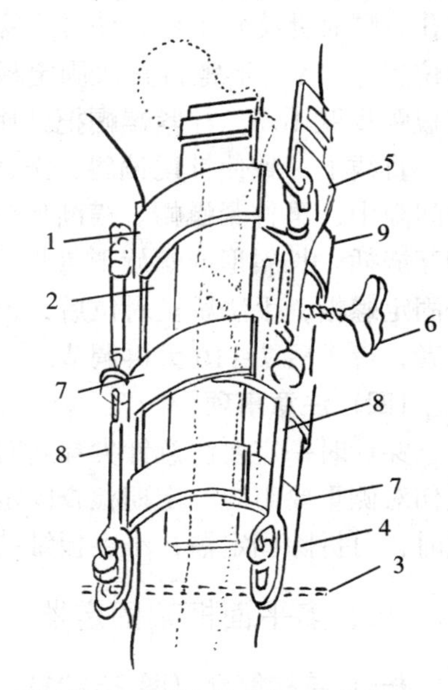

1.承压带 2.特制木板 4.块 3.直径 3～4mm 的骨圆针 4.锁针器 5.顶压复位板 6.顶压螺丝 7.约束带 8.螺旋牵引杆 9.方垫

图 25-22 单针牵引框架固定器

（四）注意事项

下地行功能锻炼前，应重新绷紧承压带和约束带，把两侧螺旋牵引杆向两端延长 2～3cm，再将顶压板螺丝拧紧，而后摘掉滑动牵引，方可下地活动。床上休息时，先挂好滑动牵引，然后适当放松承压带、约束带和螺旋杆，这样既不影响固定又改善了患肢的血液循环，消除肿胀。在下地活动的第 1 周内要及时拍 X 线片，及时发现和调节后垫、顶板、牵引力量和角度，防止再移位。

十、牵引框架固定器

（一）结构简介（图 25-23）

本器械由一个支撑套和两条牵引杆组成。支撑套系用可透 X 线的金属铝板制成，分前后两叶，均呈半圆形，两叶接合处附有铁耳和螺栓可拆卸合拢。合拢后上端呈斜喇叭状，内侧有一鸭

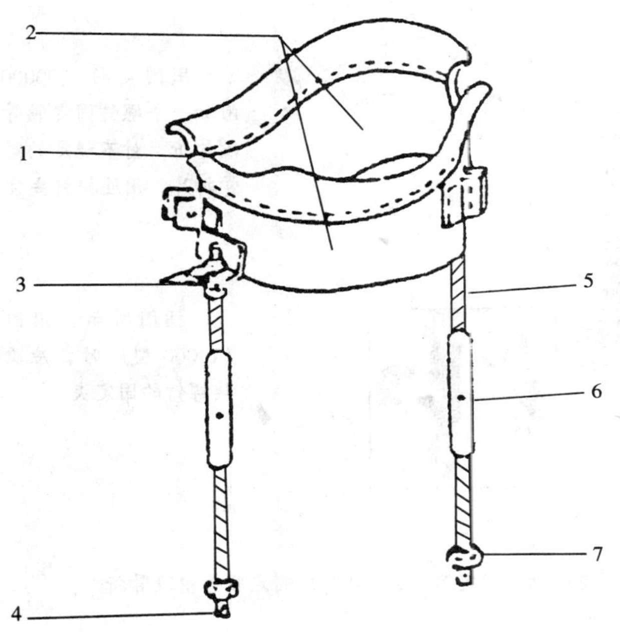

1.支撑套　2.金属铝板　3.固定槽　4.骨圆针孔
5.螺丝形铁棍　6.伸缩调节管　7.固定螺母

图 25-23　牵引框架固定器

嘴状凹陷与耻骨衔接。支撑套内面衬有海绵垫，在套的内外两侧各有一牵引杆、固定槽和固定螺栓以备安装牵引杆，每条牵引杆由三部分组成，两条长 2cm、直径 10cm 的仝长螺丝形铁棍，铁棍中部套有一长 18～20cm 带正反螺丝的伸缩调节管，牵引杆的下端有骨圆针孔和固定螺母。

（二）适应范围

股骨干骨折。

（三）操作方法

在股神经加坐骨神经阻滞麻醉下，先于股骨髁上打 1 枚 3～4mm 粗的骨圆针，然后用拔伸牵引、两臂钳式剪力等手法整复骨折。复位满意后，根据原骨折情况常规用三点挤压小夹板外固定，再将支撑套安装在大腿根部，将两条牵引杆的上端安插在固定槽内，并拧紧上下螺母，远端固定在骨圆针上，同样拧紧螺母，调节中间的伸缩管，使牵引力恰好适应于维持整复后位置即可。在治疗过程中，可利用内外侧牵引力的大小来矫正骨折断端侧向移位及成角畸形。若出现向内成角或移位，可减弱内侧牵引杆的牵引力，同时加大外侧牵引杆的牵引力，随着病人的功能锻炼，上述状况即可纠正。若出现前后移位，可均衡加大两侧牵引力，并以纸压垫来矫正。术后 3～7 天可在医务人员指导下带固定牵引器扶双拐，伤肢不负重行走，3～4 周后扶单拐，患肢负重行走。

（四）注意事项

术后锻炼过程中，因耻骨联合部承受支撑套的压力较大，下床初期个别病人感到有轻度疼痛，但慢慢可以适应。一般 5 周后解除牵引，酌情用夹板外固定到临床愈合。

十一、Orthofix 框架固定器（图 25-24 ~ 图 25-25）

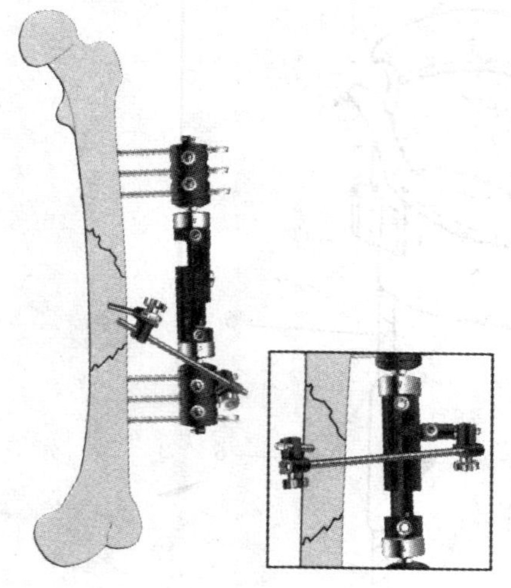

用固定器（90000 型）附加一个螺钉固定股骨干中段骨折，对不稳定的第三段骨折片，用连接杆夹住螺钉

插图所示，用固定器（10000 型）时，应更换连接螺钉的固定夹

图 25-24 固定器（90000 型）固定股骨中段骨折

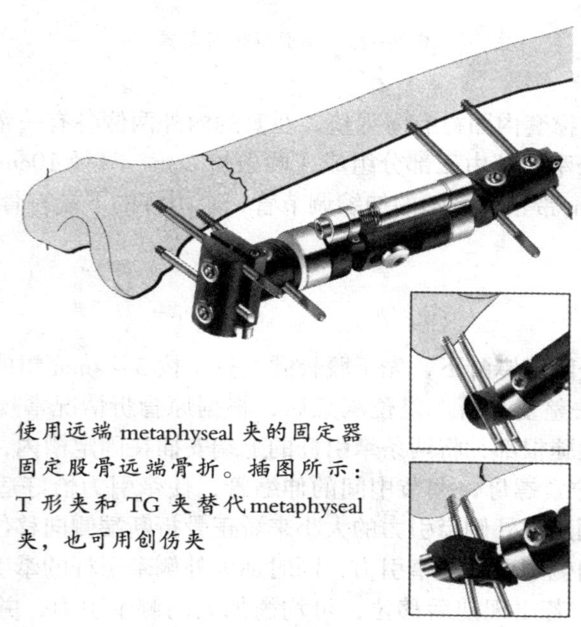

使用远端 metaphyseal 夹的固定器固定股骨远端骨折。插图所示：T 形夹和 TG 夹替代 metaphyseal 夹，也可用创伤夹

图 25-25 固定器（90000 型）固定股骨远端骨折

第六节　特殊股骨干骨折框架固定技术

如果骨折后复位不良或复位后固定不妥当，或无保护下过早负重，就可以在骨折远、近端之间发生重叠、旋转或成角畸形。这些畸形未能及时纠正，则骨折便在畸形的位置上愈合。这在非手术疗法中（如骨牵引或石膏制动）比较常见。股骨有一个向前外侧的生理性弯曲，必须与畸形愈合相区别，向前侧 15° 以内的弯曲可以接受，但是向外侧弯曲将影响下肢的力线和膝关节负重时的应力改变，造成下肢的功能障碍和膝关节的创伤性关节炎。若畸形明显应该早做治疗。

一、股骨干畸形愈合传统治疗

股骨干骨折畸形愈合病例在临床中多见，常因骨折复位不良，固定不稳，过早负重致使骨折端出现成角、旋转、重叠畸形愈合。也有因骨折损伤严重畸形愈合所致。股骨干骨折的畸形愈合影响负重，常累及髋、膝、踝三个关节，致使功能障碍并发创伤性关节炎，应及早治疗。

（一）闭合折骨复位外固定

在 12 ~ 13 岁以下的病人，畸形程度不严重，在发育过程中畸形常能自行矫正，不需特殊处理。如畸形严重而影响肢体功能时，应该及早治疗。处理畸形愈合上主要保守方法有两种：①折骨术；②凿骨术。把陈旧骨折变成新鲜骨折，然后再按新鲜骨折处理。手法折骨或手术凿断，术后均需进行骨牵引，牵引部位根据骨折类型，分别采用股骨髁上或胫骨结节牵引。成人牵引重量一般 8 ~ 10kg。应经常测量肢体长度，并与健侧对比，以防过牵，造成迟延愈合。要注意观察足背动脉和皮肤感觉，如出现血管神经症状时，要减轻牵引重量和延长牵引时间。股骨干短缩 6cm，一般在 2 周内可以获得矫正。重叠畸形矫正后可减轻牵引重量。伤口愈合后再进行夹板纸压垫固定。侧方移位在夹板纸压垫的杠杆力与功能锻炼时所产生的肢体内在动力相结合作用下，可自行矫正。一般 6 ~ 8 周后去除牵引，指导病人积极功能活动，以防关节僵硬。

（二）开放截骨复位内固定

一般认为最好的方法是在骨折畸形愈合的部位做切开截骨术，将畸形矫正满意后，用加压钢板或髓内外做坚强的内固定。需要矫正的数量和楔形骨块的大小都要事先在 X 线片上测量计算好，使得矫形更加满意。靠近关节骨折，畸形严重，畸形愈合坚固，周围软组织萎缩，时间已超过 4 个月以上，如无手术禁忌证，可以考虑手术切开复位内固定及植骨术。如加压钢板内固定髓内外植骨术，髓内针内固定髓外植骨术，骨圆针交叉固定术等。多采用后外侧入路。植骨的目的在于防止骨折延迟愈合或不愈合。

二、股骨干畸形愈合框架固定技术

将畸形愈合的骨折部用手法折骨或采用几种新的术式切开凿断，或进行截骨术，将陈旧性骨折变为新鲜骨折，然后安装股骨框架固定器，早期离床步行功能锻炼，收到良好效果。

（一）手法闭合折骨术

1. 适应证

（1）伤后 3 个月，骨折畸形愈合，成角畸形在 10° ~ 15°以上，旋转畸形在 30°以上，或重叠超过 3cm。骨折部已呈纤维性愈合，或不坚强的骨性愈合，如棉絮状骨痂，或密度较低的板样骨痂，或骨折线仍然存在者。骨折部位接近骨干中段。

（2）伤后 3 ~ 9 个月，骨折愈合已比较坚固，X 线片骨折线已经消失，骨折端无重叠或很少重叠，主要表现为严重的成角畸形，同样，骨折部位靠近骨干中段者，都可以利用手法折骨术将畸形愈合的部位折断。

2.禁忌证：若病人年纪较大，患有高血压、心、肝、肾功能不好，不要采用这种方法。骨干皮质骨过度疏松，有神经血管损伤的病人也应视为禁忌。

3.操作方法：在充分麻醉下，一般多采用腰麻，病人平卧位。术者双手握住骨折远端，助手抱住近段，在对抗牵引下，慢慢地旋转骨折远段，使之在骨折部位产生一种扭转力，将骨折断端之间的骨痂折断。如此反复多次扭转，直到骨折端松动为止。然后再按原骨折成角方向进行反折。也可以使用三角凳，高 10～15cm，垫在凸处作支点（注意保护皮肤及软组织），利用杠杆原理，顺其成角方向，逐渐加大成角，最后反折，即可完全折断骨折部。重叠移位的骨折，折骨方向选择骨痂薄弱的一侧进行。若折骨有困难，可利用长圆针穿过皮肤在预定截骨线上钻孔数个，在折骨时钻孔处产生应力集中现象，使之容易折断。

在折骨过程中，用力要稳、准，持续，切忌暴力太大，用力过猛，急于求成造成其他部位的损伤。折骨力只能作用于远、近骨折段，而不能超越关节，以免损伤关节囊和韧带。折时的角度和旋转的角度不可太大，以防损伤重要的血管神经束。总之，折骨必须注意安全。

（二）切开凿断术或截骨术

凿断术式有三种：

1. 分离法凿断术（图 25-26）：适用于伤后半年以上，临床及 X 线片检查已达骨性愈合的患

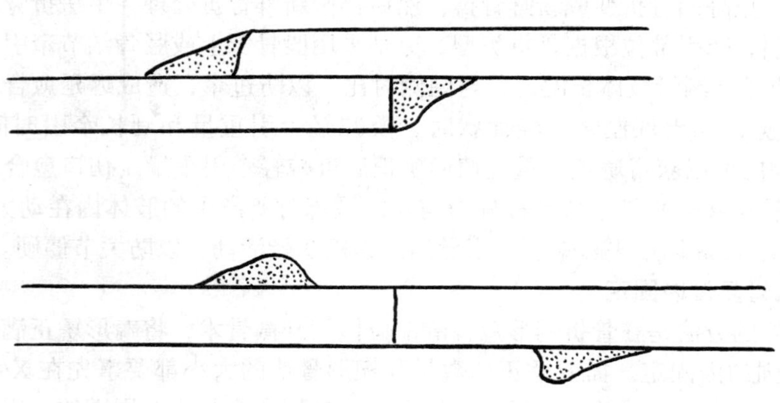

图 25-26 分离法凿断术

者，尤其是骨折端重叠移位较大而畸形愈合坚固者或用闭合骨折失败的病例。凿断方法：是将骨折端重叠部分，沿两骨干皮质方向，用分离法凿断并保留两端的骨痂，然后进行牵引逐渐恢复骨的长度，最后对位对线安装框架固定器。

除需要取出内置物时切口要大些，一般要求在定位下只在骨折端上下各延长 2cm 左右做一小切口，直视下处理骨折端使其解剖学复位，几何穿针，安装框架固定器，再做模拟肢体功能活动，观察骨折端确实稳定，接受各种剪力时，骨折端无异常活动时，再关闭切口，用这种方法治疗复杂疑难骨折均能获得解剖学复位，无须二次手术，关节功能不受限制，病人 3 天下床活动，骨折端受到间断性生理应力刺激，可改善伤肢循环，加速组织代谢，促进骨折修复，骨痂抗折能力增强，防止了骨折病的发生。有限手术下穿针外固定，是在特殊条件下闭合穿针有困难或不允许时，需做手术切开穿针框架固定。

适用于伤后半年以上，临床及 X 线片检查已达骨性愈合的患者，尤其是骨折端重叠移位较大而畸形愈合坚固者。凿断方法是，将骨折端重叠部分，沿骨干皮质方向凿断，并保留两端的骨痂，然后穿针安装框架固定器，进行牵引，逐渐恢复骨的长度，最后达到对位对线。

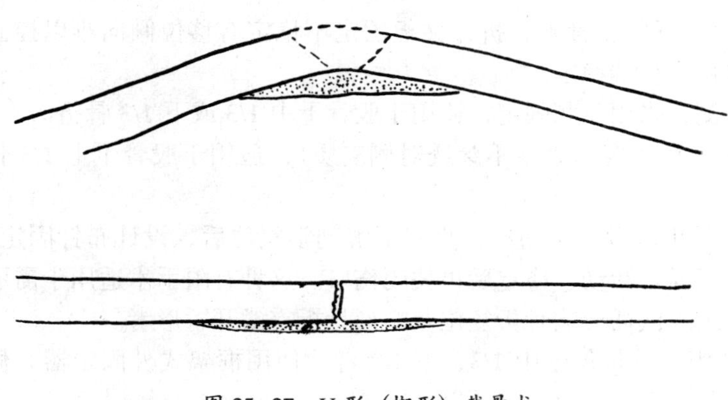

图 25-27 V 形（楔形）截骨术

2. V 形（楔形）截骨术（图 25-27）：适用于成角较大的畸形愈合，或有内固定物如钢板，髓内针等已松动、弯曲、骨折端成角畸形明显者。在成角凸侧做楔形截骨，将四侧骨痂保留在近折段，起到“骨挡”和“植骨”的作用，有利于骨折端的稳定并能促进骨折愈合。在直视下安装复位固定器，一次性使骨折端对位对线。

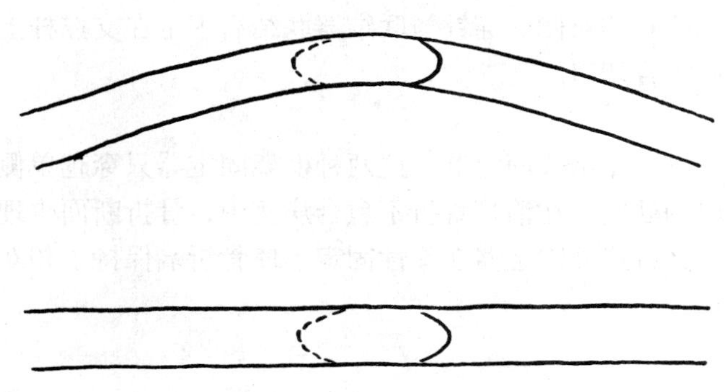

图 25-28 长舌形骨瓣截骨术

3. 长舌形骨瓣截骨术（图 25-28）：适用于成角畸形严重，已达骨性愈合且骨折端形成粗大的梭形骨痂患者。在骨折成角部做冠状面的大斜面截骨，这样可将骨折远段外展以纠正成角畸形。然后在远近骨折段的舌形瓣中心相对处钻一骨孔，用粗丝线穿过骨孔系紧固定。安装复位固定器使骨折端维持对位对线。

总之，截骨时要注意手术切口，只要求暴露骨折畸形愈合的部位，尽量减少软组织的损伤和骨膜的剥离。

（三）折骨注意点

(1) 麻醉下，仰卧位，助手固定近折端，术者握住远折端，轻轻牵拉，慢慢旋转使骨折部位加强扭转剪切应力，使骨折端骨痂脱壳或折断，再加大畸形角度，进一步使骨折部松动。

(2) 在松动的基础上，将畸形角置放在折骨架上，用手法反折至完全折断为止。

(3) 手法折骨术必须掌握手法指力适中，通过手法使骨轴在折端产生剪切、扭转应力，切忌粗暴盲目折骨。术者必须了解局部解剖，特别是骨折畸形愈合的断层解剖关系，如有重要血管、神经通过时，或接近骨关节部位可采用闭合连续钻孔使畸形连接处造成裂隙后再折骨。

(4) 闭合钻孔再折断畸形部位时，钻孔要设计好。要有目的地使钻孔连线能形成骨折断面呈犬齿形，折端稳定，不致再移位。

(5) 畸形愈合的股骨干骨折手法折骨成功后，可按新鲜骨折处理。断面稳定者可按骨折损伤部位来确定采用何种形式穿针和选用何种框架固定器。上 1/3 骨折用单臂式框架固定器；中 1/3、下 1/3 骨折用框架式贯穿固定为宜。根据骨折部位肌肉收缩骨折变形特点，正确选择框架固定器是非常重要的。把一种器械视为万能的做法是不利的，也是不科学的。

(6) 如遇到骨折断面固定不稳，虽用手法折断复位固定仍不成功者，不要勉强反复操作。要采取有限手术，将骨折端嵌插的软组织或骨片处理妥善，在直视下解剖复位后穿针框架固定。要严格掌握几何穿针控制移位，选用多平面框架固定器研究所研制的曲杆式空间外固定器治疗。骨折固定后在手术台上做模拟功能活动，观察骨折端有无异常活动，确实稳定后关闭切口，嘱病人规范锻炼。

（四）框架固定操作方法

1. 闭合穿针固定疗法：适用于中、下段股骨干骨折，夹板固定不稳定有移位倾向难以控制者，用框架固定器几何穿针固定，保持骨折端稳定。

(1) 框架式固定器，骨针贯穿对侧，采用双侧固定，适用于股骨干中 1/3 或下 1/3 骨折。

(2) 单臂空间框架固定器，采用半针固定（骨针不穿透对侧皮质），适用于股骨干上 1/3 骨折和股骨干大斜面劈裂骨折固定。

2. 有限手术穿针框架固定器：在骨折端做一小切口，直视下解剖学复位后，设计布针固定，做模拟肢体功能活动，观察骨折端有无异常活动，稳定后再关闭伤口。这种有限手术适用于需取出内置物改变固定方式和骨折端有软组织嵌插影响骨折复位及畸形骨折需凿开矫形者。

(1) 有限手术穿针框架固定器选用，骨折位于中 1/3、下 1/3 者，使用框架式外固定器，做贯穿肢体穿针固定。

(2) 上 1/3 骨折，在有限手术直视下外侧穿针，针的设计沿骨轴垂直穿针，骨折远近端可各用 2 枚骨针，切忌在一条轴线上，骨针不能穿透对侧。穿针与联结器联结后固定在支撑杆上，直视下观察骨折端是否稳定，无异常活动后闭合切口。

（五）讨 论

采用的固定器以力臂式固定器为主，以及龙爪式固定器。这两种框架固定器只穿越单侧皮肤和内肌，因此，安全可靠，并有利于伤口的处置。在治疗骨折不愈合病例中，骨折断面生理性应力刺激在规范锻炼下应力沿骨轴线传递，力臂式外固定器在弹性固定下使骨折端保持了相对的稳定，促进了骨愈合。

三、骨不愈合框架固定技术

（一）骨折不愈合的原因

医者所采用的治疗和固定方式各异，如切开内固定，由于固定的材料不牢靠、固定的时间不足等，均能在折端产生剪力，使折端长时间得不到应有的弹性固定，在肢体的重力作用影响下，折端的异常活动使远近端硬化，髓腔封闭而不愈合。

由于外力及手术时骨外膜过多地遭到破坏，周围血管损伤，即使固定牢靠，也能造成骨折的延期愈合或不愈合，延期愈合的重要原因是骨折端长期的异常活动。陈旧性骨折不愈合或畸形愈合及骨感染的病例，在临床中常见的原因为：

1. 骨折早期治疗方法不当或固定不牢靠造成的骨折不愈合。

2. 开放骨折处理不当。

3. 闭合骨折内固定术后因骨感染造成的骨不连接。

（二）骨折复位与器械操作

(1) 认真研究 X 线片，明确骨折的移位、成角及旋转的情况。

(2) 用碘酒、酒精消毒穿针部位皮肤，铺无菌巾。

(3) 穿针方式：骨折后，肌肉的收缩，致伤力作用使骨的形态改变，出现各式各样的畸形移位。骨穿针固定的目的就是在于纠正骨折后的畸形和移位，恢复骨的正常形态。针的受力变化影响骨折端位置的稳定与异常活动。本书主编在新鲜尸体做骨穿针模拟实验时，发现骨针受力方向、针的夹角变化能增加骨折复位的稳定，控制移位相反的力；使用不当也可使骨折端失稳错位加重。

①内交叉反向受力：内交叉反向受力，做骨折端复位固定模拟实验。去除肌肉的作用力，观察复位情况，远端第 1 枚骨针受力方向错误，即使其他 3 枚骨针受力正确也造成远折端向前外侧移位。

②内交叉外加压受力：内交叉外加压受力，内交叉针靠近骨折线，有时也可以通过上下骨折斜面，固定骨折端，保持骨折端稳定远近端的2枚骨针向骨折线受力，产生弹性加压骨折对位，骨折端不产生异常活动。针在这种受力状态下用联结器与框架固定器固定，保持针受力的最佳形式至骨折愈合。

③内交叉针内加压受力：内交叉针内加压受力模拟实验。采取外侧穿针法下2枚骨针近于垂直骨干，2枚交叉针由近端穿入远折端，远折端骨针穿入近端，内交叉针做内加压受力时，交角变小，穿针侧产生加压，骨折对侧则出现偏心受力后的裂隙。这种骨针受力要注意不能过大，在不出现骨折对侧裂隙成角为妥，远近端骨针受力要以双调式支撑杆上固定，做沿骨轴运动，保持骨针受力均匀。

④内交叉针向骨折线受力：当骨针在新鲜尸体上做对骨折端受力实验时，内交叉骨针外侧交叉角变小时，两针体向一起靠拢；由于骨针受力的作用（从远端排列顺序号1、2……），针2受力后使骨折远折端向外侧成角，针3受力后使近侧骨折端向内侧成角，致使骨折分离；与交叉针侧夹角越小，骨针挠曲越大，骨针作用在骨折端力也越大，错位也越严重，1、4针也无法控制；通过四针分布调整受力关系，使骨折复位，采用有限手术直视下操作，发挥四枚针体受力拮抗作用。

⑤内交叉针同方向受力：在新鲜尸体标本上，将股骨段前侧皮肤皮下脂肪剥离，分离股四头肌等显露股骨前、外、内侧三面，按骨折受力方式，造成股骨下1/3骨折类型后，采取单侧穿针固定方法，观察骨针受力对骨折复位固定的影响。四枚骨针穿入股骨外侧方（针顺序由近端至远端1～4排列），1针进针角度近于与骨干垂直，2针45°角斜穿入远折端，3针45°角斜穿入近折端，第2与第3针呈交叉，4针斜穿股骨髁上方，第2针、第3针向远端同方向受力，骨折线对合。对受力后的骨折端运动情况表明针3能控制远折端的外侧移位能力，针2能控制接近折端向内侧移位的倾向力，针1、针4在完成穿针复位后，在支撑杆上起到加强稳定控制骨折再移位的作用。

⑥不规则受力：骨针顺序号由近端向下，针1垂直于骨干进针，针2呈45°角度斜穿于近端，针尾在远折端，针3、针4穿入远折端，针3、针4向对合力，针出现挠曲，针在骨区内段摩擦力加大，骨针不易脱出，对远端运动影响不大；针1同时向远折端受力，造成近折端向内侧移位受力，针2在此种情况下无法控制局面，造成骨折端错位加大，这种受力是盲目受力，不能稳定骨折端。

（三）穿针方法

近端先穿入克氏针。在预定的穿针点由前向后，针尾向内侧倾斜约30°，刺入皮肤；穿过软组织，针尖抵达大粗隆部骨皮质，先探明大粗隆的外侧缘，再将针尖向内侧移动2cm钻入，穿出对侧皮肤后适当长度。

上端穿针经过缝匠肌阔筋膜张肌，抵达大粗隆前侧骨皮质，通过大粗隆后侧骨皮质，再穿过臀大肌，穿针距位于内侧的股动脉、股静脉、股神经约2～3cm，距坐骨神经约5～6cm。

远端克氏针由预先定好的穿针点自外向内穿入，通过股骨干由对侧皮肤穿出。务使针与膝关节面平行亦与床面平行。

对用于股骨干中、下1/3部位骨折的短式（N型）框架固定器，近端克氏针由预先定好的穿针点上由内向外，针尾需抬高30°进针，抵达骨皮质时，以针尖探明骨干直径，然后在骨干中点进针。

股骨干骨折包括由股骨小粗隆以下至股骨髁以上的骨干骨折。股骨干为人体最长的管状骨，由厚而坚硬的皮质骨构成。骨干表面光滑骨致密，在穿针外固定时，采取锤击进针易造成骨的劈裂。

（四）安装框架固定器

根据骨折的部位，选用的器械不同。对于上1/3股骨干骨折，需采用长式（I型）股骨骨折复位固定器，对于中 1/3 及下 1/3 股骨干骨折可采用短式（II 型）股骨骨折框架固定器。

股骨干的髓腔略呈圆形，上 1/3、下 1/3 段髓腔较宽，中 1/3 髓腔较窄，在治疗中要注意此特点。中 1/3 后侧有一条骨嵴，为肌群附丽处，也是处理骨折的骨性标记，骨干的血管也多由此进入骨内营养骨的发育。股骨干有向前和向外侧呈 100°~150°生理性弧度，增强了骨干的力学性能，有力发挥了股四头肌的伸膝作用。在骨折治疗中要保持其生理弧度，对防止膝关节、髋关节随轴向力的改变有其重要意义。

用于中、下 1/3 骨折的近端穿针经过内收大肌、股内侧肌，进入股骨、穿过对位骨皮质，经过股外侧肌、髂胫束。股动、静脉位于穿针内侧 2cm，坐骨神经位于针后侧较远。

远端穿针经过髂胫束、股外侧肌，穿过股骨远端皮质，穿过股内侧肌。股动、静脉及坐骨神经均位于针后方较远。

按穿针的距离先大致调好支撑杆上两半环框架间距离，将框架固定器戴在患肢上，将克氏针两端穿入克氏针固定座，紧固。

旋转两侧支撑杆上的伸缩螺母进行牵引。待重叠畸形纠正后，根据骨折平面及骨折端移位方向用端、挤、提、按等手法整复骨折的成角和侧方移位。根据骨折端原始移位情况，在相应位置上安装具有径向固定作用的弧形压板，用以防止骨折端成角及侧方移位。在压板下放置 8~12 层纱布与皮肤接触，用胶布粘好，以防滑落。压板位置要准确，压力不可过大过小，一般以指压时上下活动 0.5cm 左右为宜。

穿针固定后应进行 X 线透视或拍片检查，验证穿针的位置及骨折端整复是否满意。

（五）框架固定器治疗骨不愈合的优点

切开暴露断端，做残端修整，挖槽镶嵌植骨，而后骨体上下端定位穿针，力臂外固定器加压固定敞开或闭合切口，选用有效的中药内服和外敷。镶嵌植骨是植骨术中的方法之一，在供骨区取一足够的长形骨块，经修整，使之嵌入到两折端挖好的骨槽内，起到稳定两断端，使之成为骨桥。植骨块尽量保留一侧的骨膜和密质骨及绝大部分的松质骨，可使表面部分的骨细胞成活。在松质骨部分，经紧密接触性刺激的骨诱导，使之形成新骨。折端两侧的骨膜，如若尚存在时，尽量少剥离，可使骨膜下成骨早日形成，并使骨痂跨越，使之尽快愈合。在骨端有缺如时，配合折端周围条状植骨。实践证明，不愈合骨折的镶嵌植骨愈合率高，尤其适用于病理骨折和骨折端感染的陈旧性不愈合骨折，植骨后都要有一个牢靠的固定。当然固定方法很多，那就要有比较地选择最佳固定方案，采用力臂式框架固定器最为合适。

其一，这种框架固定优于紧贴于骨体上的内固定。因为内固定术中要破坏不愈合的骨体上大面积的骨膜，不利于骨膜下成骨，影响骨折的愈合。框架固定器对骨膜无任何破坏，只在折端及骨体闭合穿针 3~4 枚。

其二，框架固定只做一次性切开，而内固定在骨折愈合后，还需要第二次手术取出固定物；框架固定器只在骨折愈合后在体外拔除即可。内固定本身属于体内异物，有不少内固定器材不配套，造成电解氧化反应，影响骨折愈合或造成不愈合，框架固定器则无此弊病。

其三，其他外固定往往卧床时间长，不能早期规范锻炼。力臂式框架固定器固定牢靠，不涉及关节，可早期下床活动，有利于骨折的愈合。

主要参考文献

1 周人厚. 牵引治疗股骨干骨折的疗效及牵引中的几个问题. 中华外科杂志，1958，5：527

2 王亦璁. 运用牵引及早期功能锻炼的方法治疗股骨干骨折. 天津医药骨科附刊，1962，6：143

3 周映清. 中西医结合治疗股骨干骨折. 天津医药骨科附刊，1966，10：12

4 方先之，尚天裕. 中西医结合治疗骨折. 北京：人民卫生出版社，1966

5 李起鸿，曾宪政，区伯平，等. 半环槽式外固定器的研制和临床应用. 中华骨科杂志，1984.4:332
6 孙玉林. 中国骨科新技术. 北京：中国科学技术出版社，1985
7 孟和，黄克勤. 骨科复位固定器疗法. 天津：天津科学技术出版社，1986
8 王亦璁. 骨与关节损伤. 北京：人民卫生出版社，1986
9 王志彬，等. 平衡固定牵引架治疗股骨干骨折负重测试. 中西医结合杂志，1988，8:347
10 郭维淮. 中国骨伤科学. 南宁：广西人民出版社，1988
11 尚天裕. 中国骨伤科学. 南宁：广西科学技术出版社，1989
12 姜延州. 外固定器治疗关节和骨端骨折的初步报告. 中国中医骨伤科杂志，1989，5:19
13 毕复海. 支架撑拉治疗膝关节僵直. 中国中医骨伤科杂志，1990，6:43
14 黄克勤. 骨科新技术荟萃. 北京：华夏出版社，1990
15 黄克勤. 现代创伤外固定学. 北京：华夏出版社，1990
16 汪键，杨中和，马兆钦，等. 多平面外固定器治疗下肢骨折 86 例报告. 骨与关节损伤杂志，1990，5:81
17 李起鸿. 骨外固定原理与临床应用. 成都：四川科学技术出版社，1992
18 孟　和. 中国骨伤外固定博览. 北京：华夏出版社，1992
19 赵定麟. 实用创伤骨科学. 上海：上海科学技术出版社，1992
20 吴阶平，裘法祖，黄家驷. 外科学·第 5 版. 北京：人民卫生出版社，1992
21 夏和桃，张晓林. 组合式外固定器的研制和临床应用. 中华创伤杂志，1992，5：263
22 张志刚. 中国骨伤科学. 北京：科学出版社，1993
23 孟　和. 中国骨折复位固定器疗法. 北京：中国协和医科大学、北京医科大学联合出版社，1993
24 顾云五，尚天裕. 骨折、骨骺、软组织损伤治疗学. 天津：天津科学技术出版社，1994
25 朱式仪，刘伟航，李佩芳. 应用调节固定器治疗股骨髁间骨折的研究. 中华骨科杂志，1994，14:19
26 孙永强，郑福增. 骨折外固定器疗法. 郑州：河南科学技术出版社，1995
27 裘法祖. 外科学·第 4 版. 北京：人民卫生出版社，1995
28 李承球，朱盛修. 骨科手术图解. 南京：江苏科学技术出版社，1996
29 刘国平，杜靖远，陈汝轻，等. 单侧多针平行双平面外固定器的研制. 中国医疗器械杂志，1996，20:22
30 刘国平. 骨外科临床诊治学. 北京：中国科学技术出版社，1997
31 司马良一. Hoffman-Vidal 型創外固定器の疲劳特性上使用法. 日整會诘，1984，58 1003
32 新村哲也. Hoffman-Vidal 型創外固定器の强化たつひい. 日整會诘，1984，58:485
33 BastianiGD. reatmnt of fracture with axial dynamic fixator.J Bone Joint Surg，1984，66—B:538
34 Charles.Experience With the Sukhtian—Hughes external fixation System.Journal Of the Royal Sociaty of Medicion，75：949
35 Darid A. Skeletal Stabilization With a multiplane external fixation device Clin Orthop，1983，180：50
36 Vidal. External fixation：Yesterday，today and tomorrow. Clin Orthop，1983，180：7
37 Weber BG，Magerl F. The external fixator. Berlin Springer—Verlag，1985

第二十六章 膝部骨折框架固定技术

膝关节是人体负重大关节之一，结构复杂，损伤机会较多。膝部骨折多见于成年人，骨折常累及关节面，破坏膝关节结构的完整性，给治疗带来一定的困难，许多病人常遗留不同程度的残疾，并成为日后创伤性关节炎的诱因。因此，膝部骨折对劳动力的危害较大。

膝部骨折包括股骨远端骨折、髌骨骨折及胫骨近端骨折。治疗方法很多，其中穿针框架固定疗法对提高疗效有重要意义。股骨髁骨折临床较少见，约占股骨骨折的5%，约占全身骨折的0.2%；髌骨骨折占全身骨的2%～10%；胫骨近端骨折为0.6%左、右。膝部骨折大多为关节内骨折，应尽可能达到解剖复位，防止膝关节因骨折畸形愈合而发生膝内或外翻畸形或因关节面不平整而继发创伤性关节炎。

第一节 膝部应用解剖

一、膝部标志投影

1. 髌骨：位于膝关节前方。
2. 髌韧带：位于髌骨下方。
3. 胫骨粗隆：胫骨上端髌韧带的止点。
4. 腓骨头：位于胫骨粗隆外侧。
5. 动脉投影：平大腿中下1/3交界处作一环形线，此线与股后正中线相交处内侧2.5cm为起点，此点至腘窝中点的连线。为腘动脉斜行段的投影，经腘窝中点的垂线即腘动脉垂直段的投影。

二、膝部骨性结构

（一）股骨下端

股骨下端膨大，为内踝及外髁，其间为髁间窝，内髁的横径较外髁者长，而纵径（前、后径）则较外髁短；内、外髁的软骨面与胫骨上端相关节，其前方两髁之间软骨面则与髌骨之后软骨面相关节。

（二）胫骨上端

胫骨的上端膨大成为胫骨髁，其关节面较为平坦，称为胫骨平台，略向后倾斜；在胫骨内、外髁之间骨质粗糙，其上突出部分为髁间隆突，在其前、后各有一窝，即髁间前窝和髁间后窝；在胫骨外髁之外下向有一关节面，与腓骨头构成关节，不与膝关节相通。

（三）髌 骨

略呈三角形，尖端向下，被包于股四头肌肌腱内。其后方为软骨面，为股骨的两髁之间的软骨面相关节；其下极为粗糙面，在关节以外；髌骨后方的软骨面有两条纵嵴，中央嵴与股骨滑车的凹陷相适应，并将髌骨后的软骨面分为内、外两部分，内侧者较窄厚，外侧者较扁宽。内侧嵴又将内侧部分分为内侧面及内侧偏（odd facet），髌骨的下端通过髌韧带连于胫骨结节。

(四) 半月板

夹于股骨、胫骨内髁及股骨、胫骨外髁之间的内、外侧半月板是一纤维软骨组织，其水平面为半月形，而切面为楔形，内侧半月板之前角附于前交叉韧带旁，后角则附于胫骨棘后方的凹陷部，侧方与关节囊紧密相连，外侧半月板较小，前角附于前交叉韧带的外侧边缘，而后角则附于胫骨棘后方凹陷，紧靠后交叉韧带，其侧方虽与关节囊通过短纤维相连，但与外侧副韧带隔开，后外侧面与腘肌腱相邻，并在二者之间有一滑囊，内、外侧半月板在前方借横韧带相连。内、外侧半月板之后缘分别有半膜肌及腘肌附着，依靠肌肉的作用可牵拉有关半月板后移。

三、膝部关节韧带

膝关节包括由股骨下端和胫骨上端构成的内侧和外侧胫股关节，以及由髌骨和股骨滑车构成的髌股关节。

(一) 膝关节构造

是全身中结构最复杂、最大，所受杠杆作用力最强的一个关节。它虽为屈戍关节，但其运动则是三维的。伸屈和旋转是主动的，而内、外翻是被动的。运动范围虽不及肩、髋关节广泛，却具有更为精确、复杂的规律。

由于胫骨平台上关节凹甚浅，与股骨内、外侧髁形成的关节面不相适应，稳定性较差。然而关节腔内有内、外侧半月板加深了关节窝，又有前、后交叉韧带相应增加了稳定性，两侧有副韧带加强，更加强了膝关节的稳定性。副韧带在伸膝时紧张，半屈曲状态最松弛，此时胫骨可做少许旋内和旋外运动。在膝关节伸直时如遇侧向的暴力，则可造成副韧带的断裂。关节囊宽阔而松弛，各部薄厚不一，附着于关节面的周缘，关节囊的前臂不完整，由髌骨和髌韧带填补。膝关节运动主要是屈、伸运动。半月板在伸膝时滑向前方；屈膝时滑向后方。旋转时则一侧向前方而另一侧向后方。当急骤地伸小腿并有强力的旋转时（如踢足球），半月板退让不及，可发生半月板挤伤甚至破裂。股骨干的解剖轴——机械轴(即股骨头中心至股骨髁间的连线)之间呈 6° 向外倾斜夹角，女性者由于骨盆较宽，此外倾角也较男性者大。在直立位时，股骨的机械轴并非完全垂直于地面，而是与垂线之间有 3° 的夹角。胫骨纵轴与股骨的机械轴约为一直线。因此，股骨干与胫骨干之间存在一外翻角，即正常的股外翻。

(二) 膝关节的关节囊（韧带）及韧带系统

是保护膝关节及其稳定的重要结构。前方关节囊为股四头肌肌腱。髌韧带所覆盖及保护（图 26–1）。在髌骨及髌韧带内侧则为阔筋膜及股四头肌肌腱的扩张部分所加强。后方关节囊则由半膜肌附着点之一向外上反折部分所加强，称为腘斜韧带（图 26–2）。内侧关节囊分为前、中、后三部分，中部者与内侧半月板之边缘紧密相连，半月板以上部分称为半月板 – 股骨韧带，以下部分称为半月 – 胫骨韧带，较松弛，可允许半月板与胫骨平台之间有较多的活动余地；后部分斜行，称为后斜韧带（图 26–3）。外侧关节囊偏后方有腘肌腱斜行穿过进入关节。在膝关节内、外及后侧均有关节外韧带保护和加强，内侧侧副韧带起自股骨内上髁内后方深层，扁而宽，很强韧，其深部为关节囊韧带之中 1/3，被称为侧副韧带深层（图 26–3）。外侧副韧带起于股骨外上髁，经过关节间隙时，有腘肌腱将其与外侧半月板隔开，止于腓骨头（图 26–4）。后外方有弓形韧带，起自腓骨头，上行分为两束，外束与腘肌腱同止于股骨外髁，内束覆盖于腘肌后上部，止于胫骨后面（图 26–4）。

位于膝关节内、滑膜外的交叉韧带是稳定膝关节的重要组织，前交叉韧带自胫骨髁间前窝斜向外后上方，呈散开状，止于股骨外髁内侧间的后部，后交叉韧带自胫骨髁间后窝斜向内前上方，止于股骨内髁的外侧面，二者相互交叉，膝关节滑膜在交叉韧带处，自后向前绕经交叉韧带形成反折，将膝关节后方隔开，因此，膝关节内、外侧仅在前方沟通。

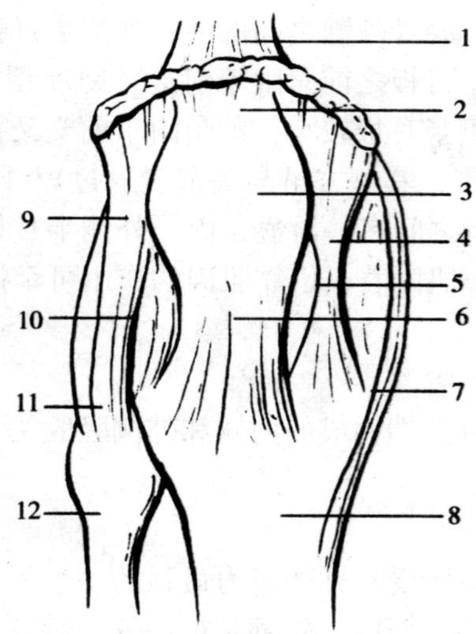

1.股中间肌腱 2.股直肌腱 3.髌骨 4.股内侧肌腱 5.内侧支持带 6.髌韧带
7.内侧副韧带 8.胫骨 9.股外侧肌腱 10.外侧支持带 11.外侧副韧带 12.腓骨

图 26-1 膝关节前侧结构

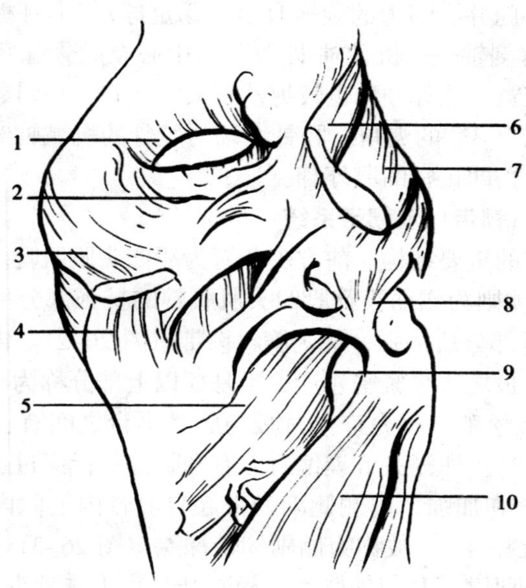

1.腓肠肌内侧头 2.腘斜韧带 3.关节囊韧带后 1/3 4.半膜肌 5.腘肌
6.跖肌 7.腓肠肌外侧头 8.弓形韧带 9.腓骨头 10.比目鱼肌

图 26-2 维持关节后侧稳定的“后侧结构”

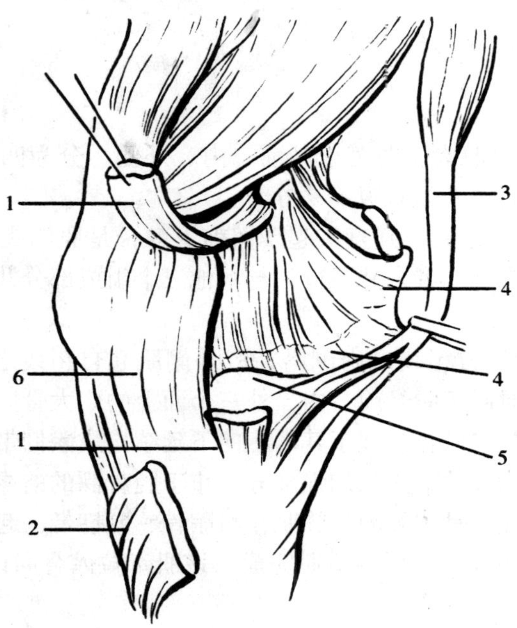

1.内侧副韧带　2.鹅足　3.半膜肌　4.关节囊韧带后 1/3
5.关节囊韧带中 1/3　6.关节囊韧带前 1/3

图 26-3　维持关节内侧稳定的“内侧结构”

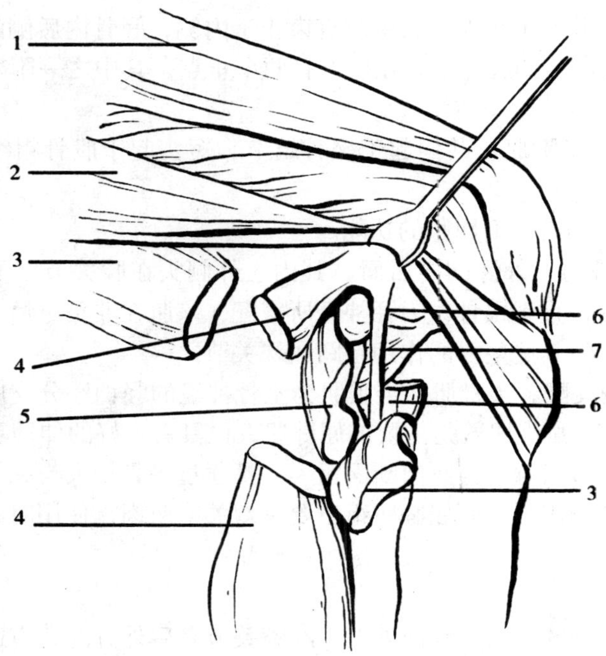

1.股直肌　2.髂胫束　3.股二头肌　4.腓肠肌外侧头
5.弓形韧带　6.外侧副韧带　7.腘肌腱

图 26-4　维持关节外侧稳定的“外侧结构”

四、膝部肌肉筋膜

（一）伸膝肌组

股四头肌为大腿最粗大的肌肉，覆盖于其前、内、外侧，分为四个部分：股直肌、股内侧肌、股外侧肌及股中间肌，后三者的肌腹不易分开。

1. 股直肌：居于前方浅层中央，其直头起于髂前下棘，是股四头肌中惟一的一个跨髋关节的肌肉，反折头起于髋臼上缘，二者合并下行，与其他三个组成部分共同形成股四头肌腱，止于髌骨上。

2. 股内侧肌：起自股骨后方粗线之内侧唇，股外侧肌起自粗线之外侧唇及股骨前面上部，股中间肌起点以上，股中间肌起于股骨前、内、外三个面上的广大骨面上，三者合于一处与股直肌的肌腱联合止于髌骨上，并将髌骨包埋于其内，向下延续构成髌韧带，止于胫骨结节。髌骨两侧之四头肌腱扩张部分则成为膝关节囊的加强部分，止于胫骨髁的前缘。

股四头肌为股神经所支配，是主要的伸膝肌，与髌骨、髌韧带一起统称为伸膝系统，在伸膝运动中，最后的伸膝动作，主要是由股内侧肌完成，该肌牵拉髌骨向内上，以防止其向外滑脱，股直肌除伸膝外，也有辅助屈髋的作用。

（二）屈膝肌组

1. 腘绳肌：为膝关节的主要屈肌，包括半腱肌，半膜肌及股二头肌，前二者位于内侧，称为内侧腘绳肌，后者称为外侧腘绳肌。

2. 半腱肌：起于坐骨结节，经膝关节之后内侧，向下止于胫骨髁内侧面，缝匠肌与股薄肌的下方，三者之联合肌腱称为鹅足。

3. 半膜肌：起于坐骨结节的外侧面，在股二头肌长头及半腱肌的深层行走，经膝关节后内侧止于胫内髁及后内侧，共5个止点：前束及直束止于内侧，胫骨内后侧的止点向外上反折形成腘斜韧带，终于腓肠肌外侧头的起点处，在后方有两个止点，其中之一附着在内侧半月板后角及后关节囊。

4. 股二头肌的长头与半腱肌：共同起于坐骨结节，短头起于股骨粗线，二者会合后经膝关节之后外侧止于腓骨头。

5. 股薄肌及缝匠肌：均有协助屈膝的功能。

6. 腓肠肌：起于股骨内、外髁的内后面，其内、外侧头在膝关节以下会合，并在小腿中部与比目鱼肌共同组成跟腱，止于跟骨，为胫神经所支配，该肌在非负重情况下，可协助屈膝，当足固定于地面时则相反。但其更主要的作用是跖屈踝关节。

腘绳肌为坐骨神经所支配，半腱肌、半膜肌为坐骨神经的胫神经分支所支配，股二头肌则由坐骨神经的腓总神经支配，腘绳肌既是主要的屈膝肌，也具有良好的伸髋功能。

伸膝肌组主要是单关节肌肉，其肌肉断面粗大，且通过髌骨加大与膝关节轴的垂直距离，力距远较屈膝肌组大，杠杆作用强，而屈膝肌组主要是双关节肌肉，使用时其长度－张力因素则远较杠杆因素大。

（三）旋转肌组

1. 腘肌：起于胫骨上端的后面，斜向外上，经膝关节囊后外方的孔道进入关节，在关节囊的纤维层与滑膜层之间向前上走行，与外侧半月板交叉，止于股骨外髁，受股神经支配，为小腿的内旋肌，或当足固定于地面时的股骨外旋肌，有起动或反扣锁机制的作用，该肌亦可协助屈膝，当人屈膝负重时，可协助后交叉韧带防止股骨在胫骨平台上向前滑。

2. 半腱肌、半膜肌及股薄肌：均为屈膝位的内旋小腿肌。

3. 股二头肌及阔筋膜张肌：则为屈膝位的外旋小腿肌。

（四）同时作用于髋关节及膝关节的双关节肌肉

双关节肌肉极少同时运动两个关节，从长度－张力关系而言，是不利的，已如前述，通过髋、膝关节的肌肉在前面的是股直肌直头，在后方的是腘绳肌，前者的作用是屈髋及伸膝，伸膝是主要的，其杠杆作用远较屈髋者大，后者的作用是伸髋、屈膝，二者的杠杆作用相近。

1. 屈膝－伸髋：当直立位伸髋同时又屈膝时，均属一腘绳肌的作用，腘绳肌必须通过两个关节而收缩，不易充分发挥作用。在前面的股直肌则经两个关节而被动牵拉，因疼痛而反射性收缩，限制了腘绳肌的屈膝伸髋作用。

2. 伸膝－屈髋：即在平卧时的直腿抬高动作，此动作在一段过程中无困难，但以后则由于腘绳肌经过两个关节被动牵拉而限制了直腿抬高动作，股直肌因经两个关节而收缩，失去了其有利的长度－张力关系。

3. 屈膝－屈髋：腘绳肌在屈髋位被动延长，处于有利的长度－张力关系，因此屈膝动作的功效大，股直肌作为屈髋的协助肌亦处于相似情况，二者是协同的。

4. 伸膝－伸髋：日常生活中的常见动作，如自坐位站起、上台阶、跑、跳等，此时股四头肌伸膝，腘绳肌伸髋，二者均处于同样的有利条件，但作用方向则恰与屈膝屈髋相反。

由此可见，屈膝－伸髋或伸膝－屈髋是不利的，不但从长度－张力关系来看是不利的，而且就拮抗肌而言，承受了过度的牵拉而会产生症状。相反，屈膝－屈髋或伸膝－伸髋则是有利的，对作用肌而言，可以使其一端经非作用关节而延长，以有利的长度－张力关系，供其另一端在作用关节发生功效，而拮抗肌反而变成了协同肌。

五、膝部血管神经

膝关节的血供主要是腘动脉的分支构成的膝关节动脉网。主要血管神经干都位于膝关节后方。所以膝关节附近穿针外固定在两侧或前内侧实施是安全的。

（一）腘动脉

动脉是分布于小腿和足的动脉干，是股动脉的延续，经过大收肌裂孔进入腘窝斜向下外，继续垂直下降于胫神经和腘静脉的深面，达腘肌下缘，分为胫前、胫后两终支。其上段与股骨腘面紧邻，当股骨下段骨折时，易伤及此动脉。

膝关节动脉网（图 26–5）是由腘动脉的 5 条关节支（膝上内、外侧动脉，膝下内、外侧动脉和膝中动脉）股动脉的膝降动脉，旋股外侧动脉的降支以及胫前动脉等 8 支相互吻合而成。若腘动脉损伤或栓塞时，此网有一定的代偿功能。

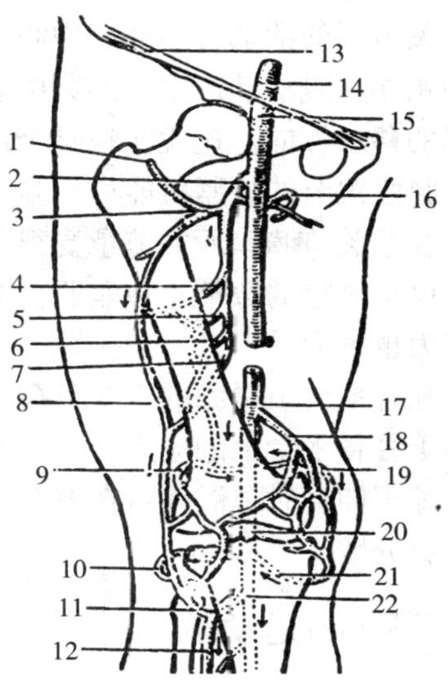

1.旋骨外侧动脉升支　2.股深动脉　3.旋骨外侧动脉　4.第 1 穿动脉　5.第 2 穿动脉　6.第 3 穿动脉　7.第 4 穿动脉　8.旋外侧动脉降支　9.膝上外侧动脉　10.膝下外侧动脉　11.胫前返动脉　12.胫前动脉　13.腹股沟韧带　14.髂外动脉　15.股动脉　16.旋股内侧动脉　17.股动脉　18.膝降动脉　19.膝上内侧动脉　20.腘动脉　21.膝下内侧动脉　22.胫后动脉

图 26–5　膝关节周围动脉网

（二）腓深神经

于腓骨长肌上部深面，在腓总神经绕过腓骨头处发出，即穿过腓骨长肌，在趾长伸肌与股骨前肌之间。与胫前动脉一起在小腿骨间膜前面下降至踝关节前方，它沿途分支支配胫骨前肌、趾长伸肌、拇长伸肌和第 3 腓骨肌，并发关节支至踝。

第二节 膝关节生物力学

膝关节是人体内最大的、最复杂的一个关节。它有两个关节结构，含有胫股关节和髌股关节。由于膝关节承受高大的力，并处于身体两个最长的杠杆臂之间，所以特别容易受伤。本节将介绍一些基本概念，解释研究方法，并分析关节运动和作用于关节上的力矩的计算方法。

膝关节是一个进行生物力学分析的最理想的关节，因为在膝关节可以简化分析，但仍能显示有用的资料。虽然膝关节可以同时在三个面上发生运动，但由于在一个面上的活动较大，以至可认为这个面上的活动是全关节的活动。同时又由于虽有许多肌肉产生力于膝关节，但在特定情况下，一群肌肉占主要地位，它们所产生的力之大可认为是膝上的主要肌力，所以基本生物力分析可限于一个面和一组肌肉所产生的力，也可认识膝关节的动作和估计膝上主要力和力矩的幅度。

任何关节运动的分析需要使用运动学资料。运动学是机械学的一个分支，针对身体的活动，而不涉及力或物体，所以在分析力与力矩作用时，必需使用运动学与动力学资料。动力学也是机械学的一个分支，针对力和／或力矩作用而形成身体的活动。

一、膝关节生物力学特点

(1) 膝是两个关节的结构，即胫股关节和髌股关节。

(2) 在胫股关节内，可同时产生三个面上的面活动，最大活动是在矢状面。在髌股关节内，面活动同时产生于两个面上，即额状面和横状面，以前者较大。

(3) 关节面的活动可用即刻中心技术来描述。以正常膝关节来说，这方法显示胫股关节于矢状面上的顺序间隔活动产生的即刻中心，可形成一个半圆形行径，胫骨接触点的移动在胫骨面上呈正切形的移动方向，这说明在整个运动范围内，关节有滑动状态。

(4) 胫股关节的旋紧机能可在膝完全伸直时增加关节的稳定性。

(5) 胫股关节和髌股关节承受很高的力。肌力对关节反应力的幅度有极大的影响，在两个关节面上，可达体重的数倍。在髌股关节内，膝屈曲也会影响关节的反应力，膝屈曲越大，形成的关节反应力也越大。

(6) 胫骨平台虽是膝的重要负荷结构，但软骨、半月板和韧带也起负荷作用。半月板有助于分散施加于胫骨平台上的应力。

(7) 膝于伸直时，髌骨可在整个运动范围内有助于延长股四头肌的杠杆臂，使挤压应力能在股骨上广泛分散。

二、膝关节运动学

运动学是指运动范围，并在三个面描述关节的面活动：即额状面（冠状面或纵向面）、矢状面和横状面。在膝的两个关节中，胫股关节最适用于进行关节运动范围的分析，关节面的运动分析适用于研究胫股关节和髌股关节。

（一）膝关节的运动范围

是由其构成关节的骨骼形状及韧带的制导作用所决定的。主要是伸屈运动，在屈曲位兼有旋转运动，同时有很小范围的内、外翻的被动运动。

伸展与屈曲：是在矢状面上的运动，在伸屈时，股骨髁与胫骨髁的相对运动大部分过程是滑动方式，其运动轴横贯内、外髁，为额面轴，随滑动而变动，伸展时轴偏前，运动的半径亦长；屈曲时轴偏后，运动的半径渐变短，最前方与最后方半径之比为 9∶5。此额面轴的轨迹是心形，

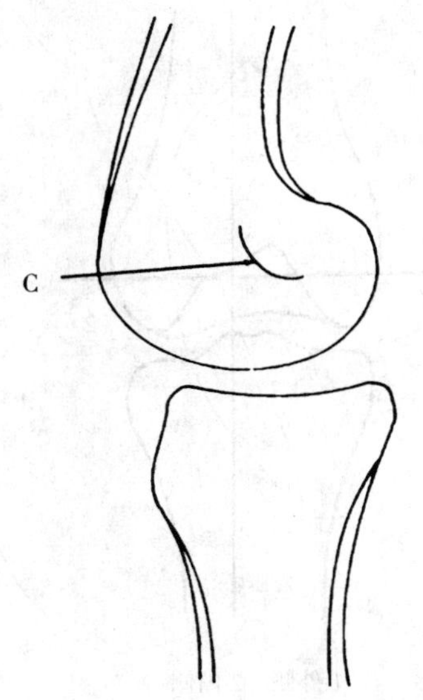

图 26-6 膝关节额面轴移动轨迹 C 即伸屈运动的瞬时中心曲线

称为伸屈运动的瞬时中心曲线（图 26-6）；在伸展的最后 20°时，股骨髁与胫骨髁的相对运动乃变为滚动方式，但股骨内、外髁的滚动幅度不一致，外髁在最后 20°时开始，而内髁则在最后 10°开始，因此，自然形成股骨髁在最后伸直时发生内旋（即小腿的外旋），此阶段内每 1°的伸展约伴有 0.5°的股骨内旋，此伸膝运动的终末旋转可使膝关节更趋稳定，称之为膝关节的扣锁机制(screw home)。相反，当伸直位开始屈曲时，在最初的 20°伴有股骨的外旋（即小腿的内旋），滚动式的运动较滑动式的运动稳定。

任何关节的运动范围均可在任何面上测量，粗糙的测量可用量角器（goniometer），但较特定的测量则需用更精确的方法。如电测角仪（electrogoniometry）、X 线摄片、立体照相或用骨针进行拍照和录相技术。

在胫股关节，三个面上都有活动。

在矢状面：从完全伸直至完全屈曲。矢状面运动可从 0°～140°。

在横状面：内旋与外旋将受关节在矢状面的位置的影响。在膝完全伸直时，旋转几乎完全受股骨髁和胫骨髁相互交锁而制约。这主要是由于股骨内髁比外髁为长。当膝屈曲时，旋转范围随着增加，待屈曲至 90° 时，旋转可达到最大度，在此位置，外旋可自 0°～45°，内旋可自 0°～30°。超过 90° 膝屈曲，内旋和外旋幅度又将减小，这主要是受到软组织的限制。

在额状面：外展和内收同样受关节屈曲度的影响。在完全伸直时，额状面上的所有活动几乎完全消失，当膝屈曲至 30° 时，被动的外展和内收会有所增加，但最大仅有数度。若膝屈曲超过 30°，额状面的活动又将减少，这也是由于软组织限制其活动。

不同体力活动所需的胫股关节运动幅度可用运动学分析来测定。行走时此关节的活动可在所有的面上进行测定。在平地行走，矢状面上的运动范围可用电测角器来测量。在完全步行周期内，膝从来不会完全伸直，在开始站立相时的足跟着地，以及在站立相时足趾离地之前，膝近似伸直，但仍有 5° 屈曲（图 26-7）。在摆动相中期，屈曲度最大，可达 75°。

旋转运动：只有在膝关节屈曲位才存在。旋转轴（垂直轴）位于胫骨髁隆突的内壁（图 26-8）胫骨平台的内髁关节面形如一椭圆体的截面，其纵轴正指向隆突内壁（图 26-9）。在屈膝时做侧副韧带放松，外侧则更明显，也容许股骨外髁在胫骨平台上有较内侧大的旋转幅度。此旋转轴并非固定不变，随着屈曲角度的增加而略向后移。在伸屈运动的同时还伴随有旋转运动，自伸而屈曲时，小腿内旋，反之外旋。旋转范围因屈曲位置不同而异，以 90° 屈曲位最大，外旋约 40°，内旋约 30°。的内、外翻运动。在日常生活中膝关节的活动所需范围如下：行走：5°～67°(±)，上楼：81°(±)，下楼：

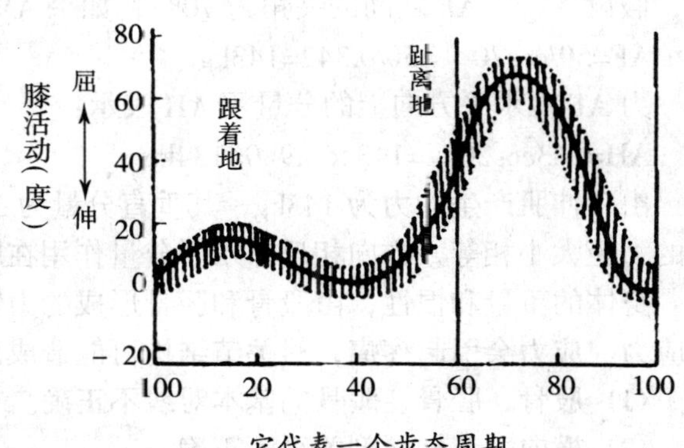

图 26-7 平地行走时在矢状面上胫股关节的运动范围

83°(±)，坐位：93°(±)。

如在屈膝位检查膝关节内、外翻活动，从踝部测量，约有1~2cm的横向距离，但无自主的内、外翻运动。

行走中的膝关节运动范围和行走时的频率，步距等有关。按一般人正常中速行走（约95步/min）则计算，步态的每个周期中膝关节的运动范围约在5°~67°之间。在负重期开始，足跟着地阶段，膝关节接近完全伸直，而在摆动期开始后，膝关节最初先加大屈曲，约达70°(±)，然后渐伸直。但实际上膝关节在整个周期并未完全伸直达到0°。只有在站立时，主要是一足负重时才完全伸直，呈现扣锁。在上、下楼时所需的度数则和人的高度以及台阶的高度有关。

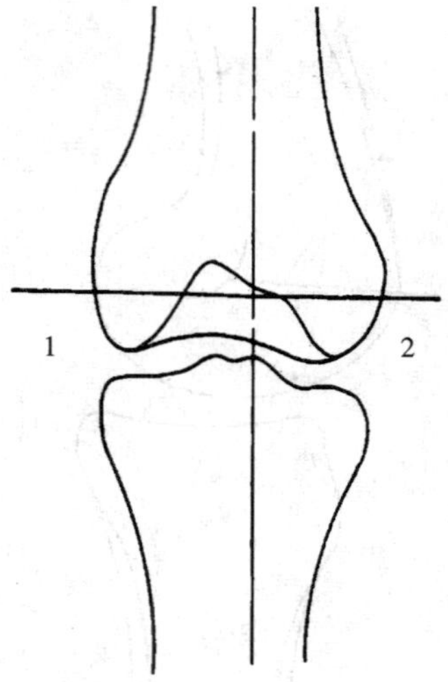

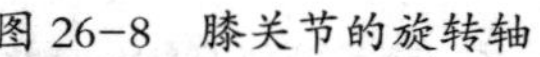

1.外侧　2.内侧

图 26-8　膝关节的旋转轴

（二）肌对在膝关节运动的作用

膝关节可以视为由两根长连杆（股骨和胫骨）连接在另外两个支点（髋关节与踝关节）之间。股骨和胫骨骼占人体的整个高度的25%，这些长连杆产生的力臂能在膝关节上产生很大的应力。

由股骨和胫骨产生的力臂长度要求关节周围韧带和内部韧带很强，这些长的杠杆也需要肌肉去控制膝关节的大小。一个人穿着Delorm靴练习，训练设备的重量是15kg，腿和脚的重量忽略不计。假设膝中心到重力作用鞋的距离是0.8m，那么，使膝弯曲的力矩就是：15kg×0.8kg=12.5kg·m

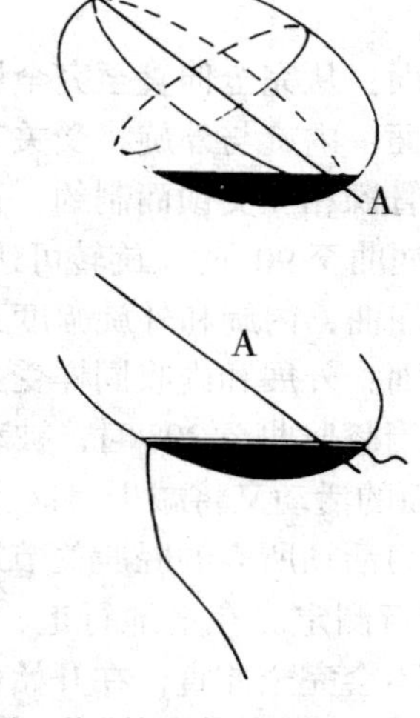

黑色部分：其纵轴(A)直指胫骨内侧隆突的坡面

图 26-9　胫骨平台的内髁关节面形如一椭圆体的截面

伸膝肌产生的力的作用点，假设该点到膝轴距离是1.6m。肌力在垂直方向的分力，用AV表示。AF表示肌力，建立膝关节的转动平衡，假设AV与AF之间的夹角为70°，如果AV=50kg，那么，伸膝产生的力：

AF=50/cos70°　=50/0.342=143kg

力AF在水平方向上的分量用AH表示：

AH=143cos20°　=143×0.940=134kg

由膝伸肌产生的力为143kg，其垂直分量为50kg。垂直分量产生的力矩与练习设备重量所产生的力矩大小相等，方向相反。水平分量作用在胫股关节面上，产生的压缩载荷是134kg。

身体的重量和惯性，由股骨和胫骨形成的力臂、肌力值，这些共同作用使膝关节产生了很大的应力。应力会引起疼痛，对关节结构可能造成危险，也可能导致下列情况出现偏离：

(1) 股骨、胫骨、髌骨的基本对线不正确。

(2) 横向关节轴解剖关系不正确。

(3) 股骨、胫骨、韧带和肌肉载荷分布不当。

（三）关节面活动

关节面之间的活动可用立体照相术来描述。由于这方法需要高技术，操作复杂，还是以 Reuleaux 的办法比较适宜。这种即刻中心技术适用于矢状面和额状面，但不易在横状面进行关节面活动的分析。

身体节段的骨骼部分称为链环（link）。一个链环在另一个链环上旋转时，总有一点是不动的。这点称为零速度点，这点构成运动的即刻中心，有时称为瞬息中心。与一个邻近链环的关系，是链环从一个位置移至另一个位置，链环上两个点的变位，可找到这即刻中心将原始位置移动链环上的点和它变位上的点画线连接这两条垂直等分线的交叉点就是即刻中心。

在临床上，在不同位置上（一被相隔 10°）连续拍关节的 X 线片，可以求得即刻中心，也即可用 Reuleaux 方法在每一个运动间歇确定即刻中心。

1.胫股关节：在胫股关节矢状面上的运动，可作为使用即刻中心技术的例子。胫骨必须与摄片台面平行，并防止胫骨在股骨上旋转。为了确定膝关节在屈曲时的即刻中心途径，先在完全伸直位拍摄侧位 X 线片，然后在每屈曲 10° 位拍一张 X 线片。若病人的膝运动有限制，膝关节只能在病人能够耐受的情况下进行。

股骨上有两个点容易于所有的 X 线片上显示出来，它们可在每一张 X 线片上选用和标明。X 线片可成对比较，将胫骨影像重叠。若胫骨对线有明显差别，就不可使用。在股骨两个位置上的两点之间画一连线，再画一条对这些线的垂直等分线。这两条线的交叉点就是每 10° 活动的胫股关节的即刻中心。如此就可描述出膝于完全屈曲和完全伸直过程中的即刻中心行径。正常膝关节的胫股关节即刻中心行径呈半圆形（图 26–10）。

确定胫股关节的即刻中心后，可描述面运动。在每组重叠的 X 线片上，可确定胫股关节面的接触点（关节间隙的最窄点），将此点与即刻中心画一条连线。与这条线画一条垂直线，表明接触点的变位方向。从完全伸直至完全屈曲的每一个运动间隔，正常膝关节上的线与胫骨面呈正切，表明股骨在胫骨髁上的滑动（图 26–11）。

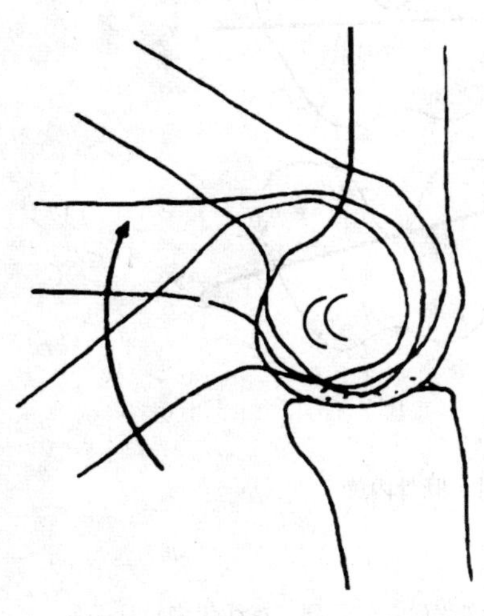

图 26–10　正常膝关节胫股关节即刻中心行径

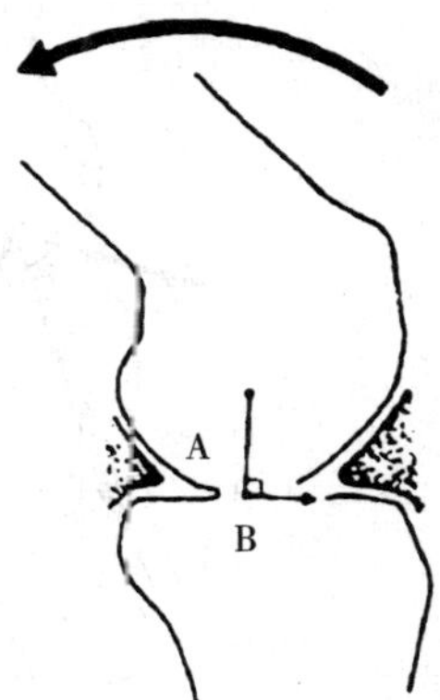

在正常膝关节上，从胫股关节的即刻中心画一条连线至胫股的逶触点(A 点)与胫骨面上的正切线(B 线)成直角。箭头表示接触点的变位方向。B 线与胫骨面正切，说明在测量运动间隔时，股骨在胫骨髁上的滑移

图 26–11　膝的滑移活动

Frankel 等确定胫股关节的即刻中心行程，并分析 90° 屈曲位至完全伸直时胫股关节面的活动。所有的测试均显示为正切滑移、膝关节紊乱，显示在有些运动中即刻中心有变动。

如果膝关节在变位的即刻中心上屈伸，胫股关节面不会在运动范围内有正切滑动。而是被拉开或挤压（图 26–12）。这种膝关节很像门的铰链操作弯曲的面，门不会贴住门的侧壁。若膝关节保持勉强活动，它会逐渐适应这种变位即刻中心的环境，或牵伸韧带及其他支持的软组织，或在关节上施加异常高压。

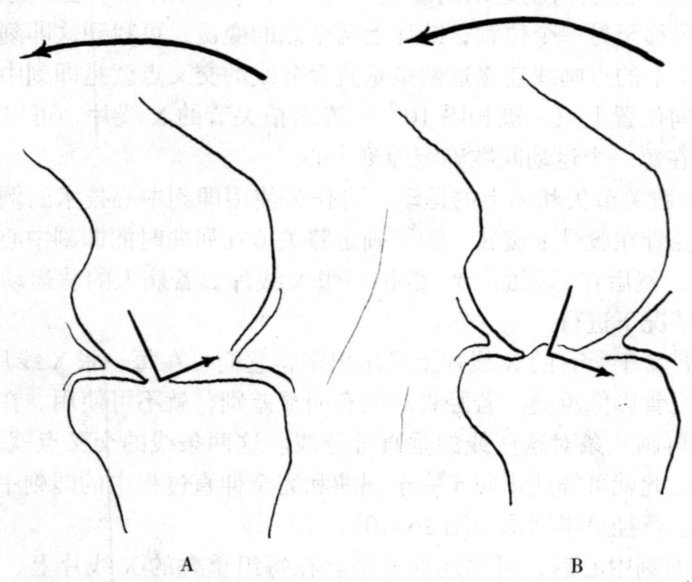

两个关节的箭线与即刻中心和胫股接触点的联线形成直角，表明接触点的变位方向

A. 小箭线表明胫股关节的再度屈曲，将关节拉开　B. 关节再屈曲时，关节将发生挤压

图 26–12　两个胫股关节在变位的即刻中心的面上活动

胫股关节的内在紊乱将影响所谓旋紧机能，即膝的伸直和胫骨的外旋发生联合动作（图 26–13）。胫股关节不是一个单纯的屈戌关节，而是有螺旋形活动。胫骨在屈伸时的螺旋活动起

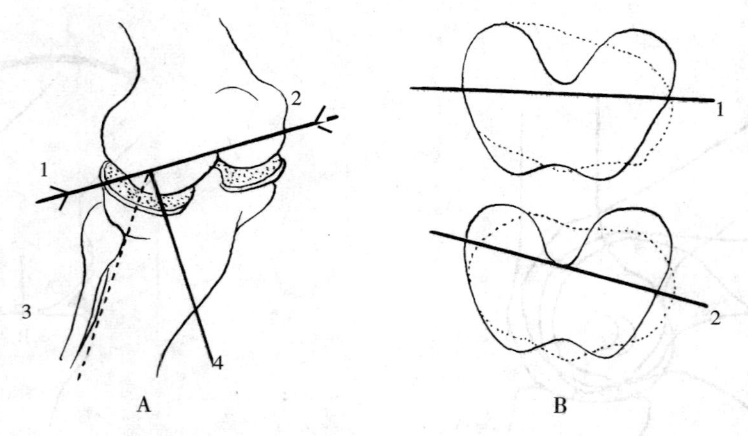

膝于伸直时，胫骨外旋；膝于屈曲时，胫骨内旋

A. 股骨与胫骨的斜位，影区表明胫骨平台

1.屈　2.伸　3.内旋　4.外旋

B. 上面观显示膝于屈曲时和伸直时胫骨平台在股骨髁下位置实线代表股骨髁；虚线代表胫骨平台

1.屈曲加内旋　2.伸直加外旋

图 26–13　胫股关节的旋紧机能

于股骨内踝的形状。正常膝关节的内髁比外髁长 1.7cm。胫骨自完全屈曲至完全伸直时的活动，它按股骨内髁的曲线先下沉，然后上升，同时外旋。自完全伸直至完全屈曲时的活动，运动方向与上述相反，这种旋紧机能可使膝在任何部位产生最大的稳定力，比单纯的铰链形状要稳定得多。

Helfet 实验是一种临床实验，常用于检查胫股关节在膝完全伸直时有否外旋活动，从而了解旋紧机能是否完整。实验方法是将病人的膝和髋均屈至 90° 位，小腿下垂，在髌骨的内侧缘和外侧缘做好标记，画出髌骨的中线，检查胫骨结节和髌骨的对线。正常膝关节屈至 90°时，胫骨结节和髌骨内侧半处于一条线上。然后将膝完全伸直，观察胫骨结节的活动。正常膝关节的胫骨结节在伸直时。将向外侧移动；待完全伸直时，胫骨结节和髌骨内侧半处于一条线上。正常膝的旋转活动可能有半个髌骨那样大。紊乱的膝关节则表现于伸直时，胫骨不向外旋转。由于膝的运动面的改变，如果强力将膝伸直，胫股关节将受压异常，关节面将遭受破坏。

（四）膝关节稳定性的维持

1. 站立时稳定性的维持：直立位时，人体的重心线落在膝关节前方，有迫使膝关节被动伸直的趋势，此时关节外韧带紧张以维持关节的稳定，另一方面，臀大肌及小腿三头肌同时作用，牵拉股骨及胫骨上端向后，以防止膝关节发生屈曲动作。

直立时，踝关节处于 90°位，当踝关节背屈并使之稳定在 90°左、右的同时，小腿三头肌也必然要牵拉股骨下端及胫骨上端向后（图 26–14），不使膝关节发生屈曲动作，因此，腓肠肌对膝关节而言，虽为协助屈膝的作用，但当足固定于地面时，其作用即变为牵拉股骨下端向后，使膝关节维持在伸直位，小腿三头肌的另一头比目鱼肌则牵拉胫骨上端向后，成为腓肠肌的协同动作。

2. 单足负重时（如稍息位）：该侧膝关节趋向于更多的伸展，通过扣锁机制使膝关节更加稳定，此时股四头肌是松弛的，但在双足同时负重时，则膝关节往往处于轻度屈曲位，依赖股四头肌的作用以维持其稳定，从而避免在扣锁机制时的完全伸直所引起的不适。

3. 膝关节活动范围：在 0°~60°间，当足跟着地时接近完全伸直，以后转为屈曲，到足跟开始离地时又接近伸直。这一范围的屈伸活动，可以起到吸收足跟触地时的振动，同时也使身体重心的垂直方向的上、下移动尽量减小。从足跟开始离地时，膝关节渐屈曲，至摆动期最大，达到 60 步，步速愈快，摆动屈膝愈大。

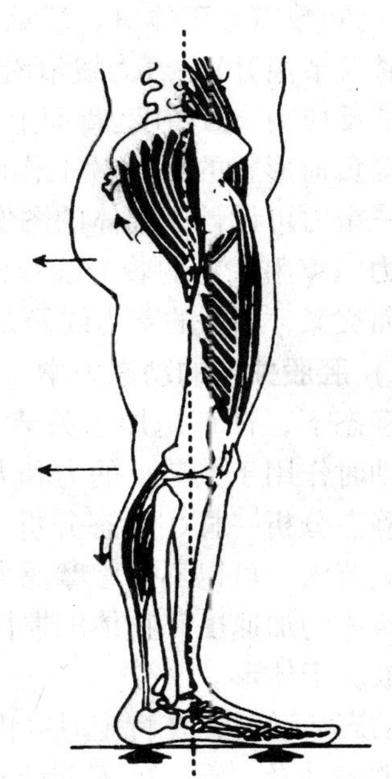

图 26–14 小腿三头肌及臀大肌协同伸膝的作用

三、膝关节动力学

动力学包括作用于关节上的力和力矩的静态分析和动态分析。静态力学是身体在平恒状态时的力和力矩的研究，如在休息状态或在恒定速度下的活动，欲使身体获得平衡，需有两个平衡状态：即力和力矩的平衡，前者为力的总和为 0，后者为力矩的总和为 0。动态力学是身体在活动时的力和力矩的研究（加速成减速）。这时力的总和不是 0，力矩也不是 0，身体沿轴线旋转，与力的面垂直，产生力矩。动态力学的分析可确定体重、肌肉动作、软组织抗力，以及在任何位置上所施加的负荷，不论是静态或动态而在关节上所产生的力和力矩的幅度，并可认出在哪些部位可产生更大的力和力矩。

（一）胫股关节的静态力学

静态力学分析可用于测定无动作时关节所承受的力和力矩，或在动力活动时，如行走、跑步或举重时的一段时间内关节所承受的力和力矩。它可在任何部位、任何负荷状态下，发生于任何关节上，进行分析，不论是用图像或数学，都能解答未知的力和力矩。

一个完整的静态分析，包括关节的三维力和力矩，是非常复杂的，所以常用简化方法。常用的离体上三个主要总面力和关节上的主要力矩，使之能获得最小幅度的力和力矩。

当使用离体分析技术测试总面的力时，用于身体的一部分，有别于整个身体。在离体上能获得所有的力，可以画出离体在负荷时出现的图像，并进行分析。在离体图像上，可找出离体上的三个主要总面力。

若知道四个特性，即幅度、意识、着力线和着力点，这些力称为矢量（方向是指着力线和意识）。若三个力的着力点和两个力的方向为已知数，其余特性可得到力的平衡状态。若离体处于平衡状态，三个主要总面力将是一致的，即它们将交叉于一个共同点上。换言之，这个力形成一个闭合系统而无总合力，矢量总和为0。所以，如果另两个力的着力线都是已知数，可构成一个力的三角，从这个三角，可以量出所有三个力的幅度。

对膝的总面力可用简化离体方法来测定。可用以测定在上楼梯时，另一条腿举起时，负重腿的胫股关节所承受的关节反应力的最小幅度。小腿可作为离体来探索。与身体的其他部位不同，可以画出一个上楼梯时的离体图像。作用于离体上的所有的力，三个主要总面力可认为是地面反应力（等于体重），由股四头肌经髌韧带而发生的拉张力和胫骨平台上的关节反应力。地面反力（W）是已知数（等于体重、感觉、着力线和着力点（足与地面之间的接触点）。髌腱力(P)是已知数（自膝关节离开）、着力线（沿髌腱）和着力点（髌腱在胫骨结节上的止点），但其幅度为未知数。关节反应力（J）在胫骨面上有已知的着力点（在胫骨髁与股骨髁之间的关节面上的接触点，可在正确负荷形状的X线片上作出估计），但幅度、感觉和着力线为未知数。

这三个力可设计于离体的图像上。由于小腿处于平衡状态，三个力的着力线交叉于一点。由于两个力（W和P）的着力线是已知数，第三个力J就能算出其着力线，力W和力P的着力线可延伸而交叉，力J的着力线乃是经交叉点从胫骨面上的着力点至交叉的线。

（二）胫股关节的动态力学

在静态下，计算施加于关节上的力和力矩虽有用，但人的多数动作是动态的，而不是静态的。运动时作用于关节上的力和力矩的分析，需用动态的技术方法来解决。

与静态分析一样，动态分析中的主力是由体重、肌肉、其他软组织和外加负荷而产生的力。在正常关节内，可以不考虑摩擦力，它不必计算在内。在动态分析时，要比静态分析多考虑两个因素：身体的加速度和物体的惯性力矩；后者是一种单位，用以表示转矩的量，是人体加速的所需，它取决于体形。

在动态活动时，在特定时间内，计算作用于关节的最小的力的幅度步骤是：

1. 明确涉及力产生的解剖结构。
2. 测定移动身体部分的成角加速度。
3. 测定移动身体部分的物体的惯性力矩。
4. 计算关节上的转矩。
5. 计算主要肌力加速身体部分的幅度。
6. 用静态分析计算在特定时间内关节反应力的幅度。

首先，明确在关节上产生力的身体结构。它们是活动的身体部分，以及产生活动的有关关节主要肌肉。在肢体上关节、体段的加速涉及到关节角的变化，这可用照相术表现出来。可用动态镜（stroboscope）的光和电影摄像机，加上录像摄影，采用Selspot系统和其他方法显示出来。如此可对特定的活动在最大成角加速度上计算出来。

其次，确定移动身体部分的物体惯性力矩。这可用在身体部分上的人体测量资料（Anthropometric data)。由于这种资料的计算很复杂，最常用表格来测算。

最后，采用牛顿（Newton）的运动第二定律来计算关节的转矩，即如果运动为成角，转矩是身体部分的物体惯性力矩乘这部分的成角加速度

$$T=Ia$$

式中：T 为力矩，单位为牛顿·米（N·m）。

I 为物体惯性力矩，单位为牛顿·米乘秒的平方（$N·m·s^2$）。

a 为成角加速度，单位为每平方秒的弧(r / s^2)

转矩不仅是惯性物体力矩和体段成角加速之积，也是加速体段主要肌力和自关节运动中心的力的垂直距力之积，所以

$$T=Fd$$

式中：F 为力，单位为牛顿（N）。

d 为垂直距离，单位为米（m）。

由于 T 是已知数，d 可以从着力线的力到关节运动中心测算出来，所以从方程式上可算出 F。当 F 算出后，其余部分可用解答静态问题时所用的简化离体技术方法来求得，以确定在特定时间内作用于关节的最小关节反应力的幅度。

（三）髌股关节的静态力学和动态力学

在动态活动时，直接作用于关节的肌肉力幅度将影响关节反应力的幅度。一般来说，肌力越强，关节的反应力也越大。

在髌股关节，股四头肌力随膝的屈曲而增大。在放松直立时，股四头肌只需最小的力来抗衡髌股关节的小的屈曲力矩，因为身体重力中心是在膝以上，几乎直接处于髌股关节的旋转中心之上。随着膝屈曲的增加，重力中心移离旋转中心，从而增加屈曲力矩，由股四头肌力来抗衡。由于股四头肌力升高，也提高了髌股关节的反应力。

膝关节屈曲也会影响髌腱力和股四头肌力之间的幅度而影响髌股关节反应力。这两个力组成的角在膝屈曲时成为锐角，增加髌股关节反应力的幅度，即是它们的合力（图 26-15）。图

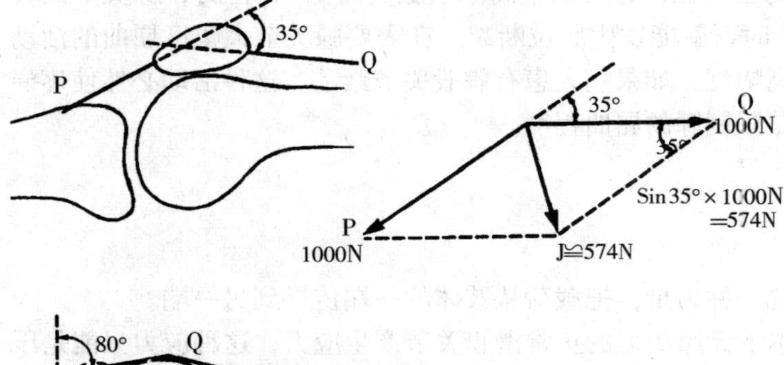

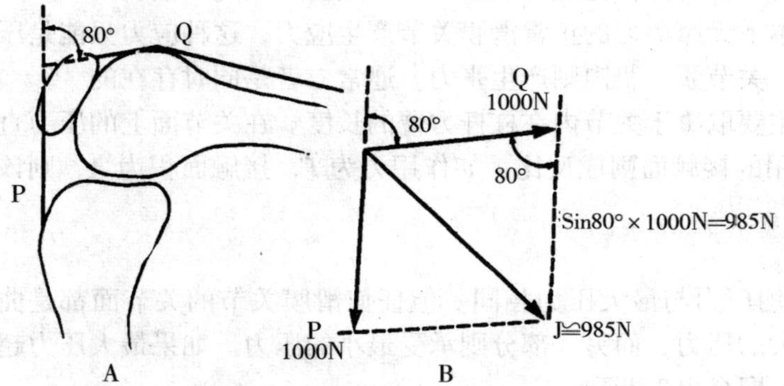

A.当膝屈曲至 5°时，髌腱（P）和股四头肌（Q）之间的角度为 35°；待屈曲至 90°时，两脚形成的角将为 80°。这是用两根金属丝放在肌腱上，拍摄 X线片所获得的角度

B.在每一个位置上画出力的平行四边形，并使用三角学计算，可获得膝于 5°和 90° 屈曲位的髌股关节反应力。髌股关节反应力（J）为髌腱（P）和股四头肌腱（Q）两个等力的合力。由于膝的更大屈曲，这两个力的组成之间的角将更呈锐形，从而关节反应力的合力将变得更大

图 26-15 随着髌腱和股四头肌之间的角度的改变，膝的屈曲将影响髌股关节的反应力

26-16 显示即使股四头肌力保持恒定，髌股关节反应力仍可增加膝的屈曲。

Reilly 等测试当不同量的膝屈曲所产生不同活动力活动时的髌股关节反应力的幅度。在平地行走时，一般不需太大的膝屈曲，故反应力很低。在站立相中期，当膝屈曲最大时，其顶峰值为体重的一半（图 26-16）。

在需要更大的屈曲活动时，关节反应力将更大。膝屈曲至 90°时，力将达到体重的 2.5 ~ 3 倍（图 26-17）。通过膝的屈曲，髌股关节反应力比股四头肌力要大。在上、下楼梯时，膝保持于约 60° 屈曲时，顶峰值可达体重的 3.3 倍。

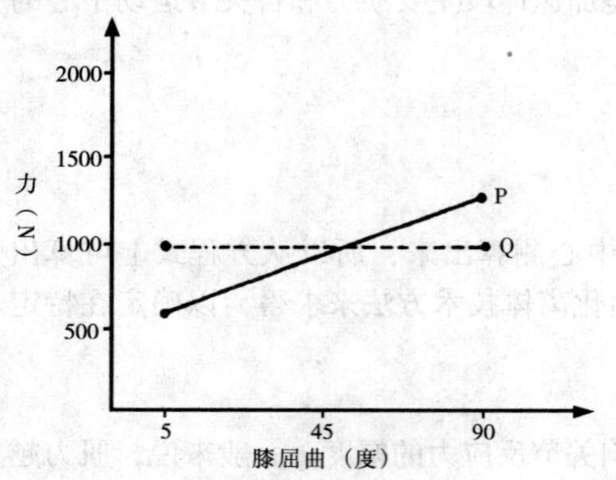

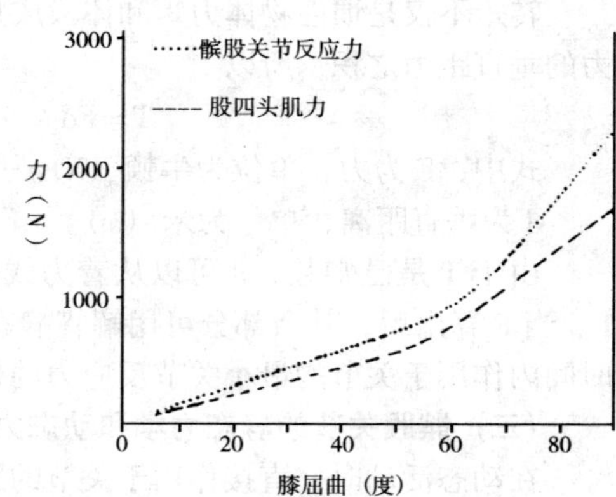

这是在推理位置上股四头肌力(Q) 如果保持在 1000N，膝屈曲于 5°、45°和 90°位而呈现的髌股关节反应力（P）

图 26-16 膝屈曲时，髌股关节反应力增加

图 26-17 膝屈曲至 90°位时所显示的髌股关节反应力和股四头肌力

当膝关节伸直时，髌骨下方紧贴股骨。当膝关节屈曲至 90° 位时，髌骨与股骨的接触面乃向上移动并增大。在一定程度上，膝屈曲时增大的接触面可代偿较大的髌股关节反应力。

在有些情况下，股四头肌力和髌股关节周围的转矩可以非常大；特别当膝屈曲时，和在举重时所产生的外转矩，如举起 175kg 重的哑铃杠，力可以极高。当膝屈曲至 90°位时，膝关节的转矩可达 550Nm，股四头肌力为 10330N 时，就能发生肌位断裂。在需要膝关节大幅度屈曲的活动时，股四头肌力和关节反应力必然有高幅度，如果病人患有髌股关节紊乱，这种活动必然使疼痛加剧。为了减小这些力，有效方法乃是限制膝的屈曲程度。

四、膝关节的载荷传导

（一）滑膜关节传导载荷的机制

肢体的基本功能都是运用或者抵抗一种力量，把载荷从肢体的一端传导到另一端。

当各种载荷成分传经肢体时，基本上无摩擦力的正常滑膜关节产生应力，这种应力只能是压力；而通过关节周围的软组织、韧带、关节囊、肌肉则产生张力。通常二者是同时存在的。

任何关节面所承受压力的大小，主要取决于关节内在杠杆力臂的长度。在关节面上的压力直接受作用力大小的影响，但和力所作用的接触面则成反比。如作用力为 F，接触面积为 A，则该面上的平均压力 P 为：

$$P=F/A$$

假如滑膜关节面为平面，则其平均压力与最大压力相同。但任何滑膜关节的关节面都是曲面，因此，此曲面的某一部分承受最大的压力，而另一部分则承受最小的压力。如果最大压力超越构成关节面物质所能承受的限度时，即会出现断裂。

当形成关节的两个相应曲面完全吻合时，称为吻合曲面，否则称为不吻合曲面。在吻合曲面

上作用力 *F* 所产生的压力呈不均匀的分布，位于表面任何点上的压力都和通过该点的直线与力线 *F* 二者之间的夹角大小有关（图 26-18），而在和 *F* 力线一致的点上所承受的压力最大，且出现了最高压力和平均压力之间的显著差别。这种曲面对传导载荷不理想，造成了某一局部的压力过高。

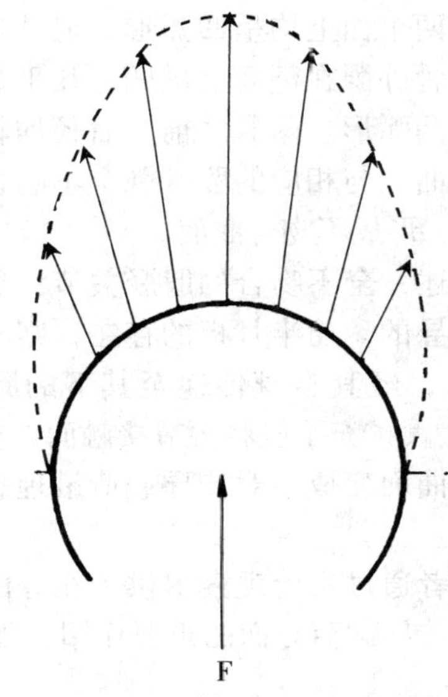

图 26-18 完全不吻合曲面的载荷传导作用力呈不均匀分布

完全不吻合曲面同样不利于载荷传导，例如，球体作用传导作用力呈不均匀分布于平面上，作用集中于极小的接触面上，形成了压力过高的现象。肢体上的关节往往呈现轻度不吻合曲面状态，这种轻度不吻合曲面十分有利于载荷的均匀传导。髋关节即属于此类轻度不吻合的杵臼关节。当轻度载荷时，接触发生在前部及后部髋臼缘，而不出现于顶部。当载荷传导逐渐增加而达到并超过体重的 50%时。由于关节软骨及其下骨质具有一定程度的顺应性，在载荷增加时会发生变形，使接触面积逐渐增加，最后达到曲面完全吻合，和作用力 F 力线一致的点由于开始时并未与相应面积接触，仅在最后形成接触，因此，该部位所承受的压力与平均压力之间的差别很小，整个关节面上的压力分布更为均匀（图 26-19）。

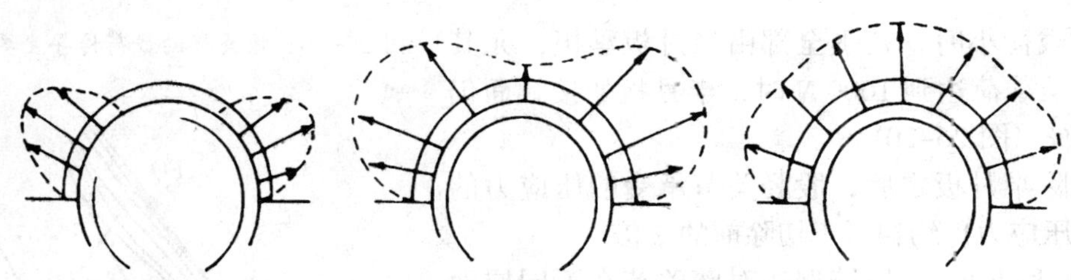
当作用力逐渐增加时（自左至右），整个关节面上的压力分布更为均匀

图 26-19 轻度不吻合曲面的载荷传导

概括来说，平均压力的大小和关节的接触面相关，接触面越大，平均压力越小，而压力分布的均匀程度则与以下三方面因素有关：即：①关节面之间的精确关系，使其在负重初期呈轻度不吻合状态；②构成关节的组织所具备的顺应性（compliance）或可塑性；③加之于关节上载荷的大小。

由此可见，无论关节面外形的改变或是关节软骨面或其下骨质变性，失去顺应性，均会减小接触面，使平均压力增高，并导致压力分布的过分不均匀，不利于载荷传导。

（二）膝关节的接触面及其载荷传导

膝关节的接触面上所受的压力取决于以下因素：①接触面之间，以及夹入物体(半月板)与之相应的几何学关系；②作用于关节面之间的载荷和力距；③关节面及其下物质的弹性性能；④关节面及其下物质的粘弹性性能。

1. 股胫关节的接触面及其载荷传导：股骨的两髁，无论从额状面或矢状面看，都是凸弧形。

胫骨内髁在两个面上均呈凹弧形，但其半径远较股骨髁为大；胫骨外髁在额面上微凹，几乎是平面，而矢状面上则呈凸弧形。两髁之前、后径均较横径长。胫骨两侧髁的曲面与相应的股骨髁全不吻合，尤其是外侧股胫关节，形成不吻合曲面。

如上所述，全不吻合的股胫关节，显然是十分不利于载荷传导的。而半月板的存在，则不仅直接将大部分的载荷，经其本身传递至其下的胫骨面（或反之），而且大大扩充了股胫关节接触面，更重要的则是使全不吻合曲面变成了对传导载荷最理想的轻度不吻合曲面。

一些学者通过实验观察提供了充分的证据，说明了半月板在传导载荷方面的重要作用。如 Toru 等的实验观察表明：

(1) 股胫关节的接触面随载荷的增加而增加，开始时增长速度较快，后渐平缓，所以平均压应力渐上升。切除半月板之前的接触面约为切除后的 2 倍多。内侧股胫关节面的接触面较外侧大，但随着载荷的增加，二者之间的差别渐减小，说明内、外侧载荷渐平衡。

(2) 当载荷小时，几乎全部由半月板承担，尤其是外侧，甚至载荷达到 1000 N 时，半月板的接触面仍占 50%～70%（图 26-20）。

(3) 切除半月板之后，股胫关节承受的压应力的峰值（最高压应力）约相当于切除前的 2 倍。

Wallker 和 Erkman 用铸型法对膝关节在不同屈面角度上，承受轻度至 2 倍于体重的载荷时，股胫关节面的接触面情况做了详细的观察。当轻度载荷时，接触面主要发生于半月板的侧方及后缘以及内侧胫骨隆突的内面。随着载荷的增加，半月板以及未被半月板覆盖的胫骨软骨面的接触面也渐增加，在内侧的胫骨软骨面尤其明显（图 26-21）。载荷小于体重时，仅在内侧半月板未覆盖的关节软骨面有接触，而外侧则在载荷相当于体重以后，该软骨面才有接触。这种表现正符合于轻度不吻合曲面的传导载荷的特点。

Wallker 和 Erkman 的实验还证明：股胫关节的最高压应力在内侧位于软骨面，而在外侧则位于半月板，在内侧软骨面和半月板所承受的载荷相当，而在外侧载荷大部由半月板承受。

2. 髌股关节的载荷传导：髌股关节上的作用力（patello-femoral joint reaction force，PFJRF）是和股四头

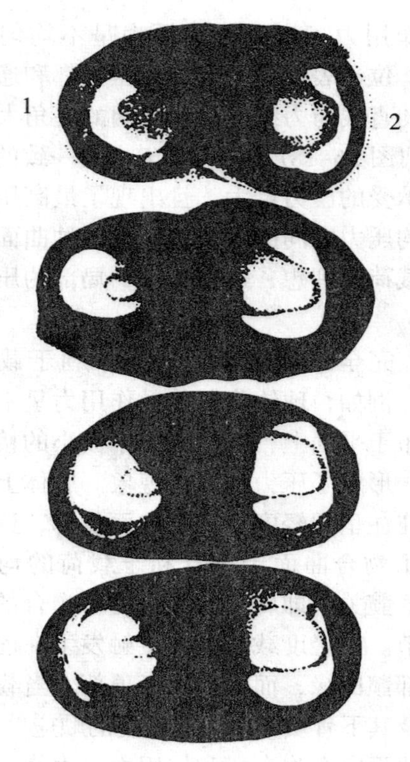

1. 外 2. 内

图 26-20 膝关节的载荷传导主要通过半月板

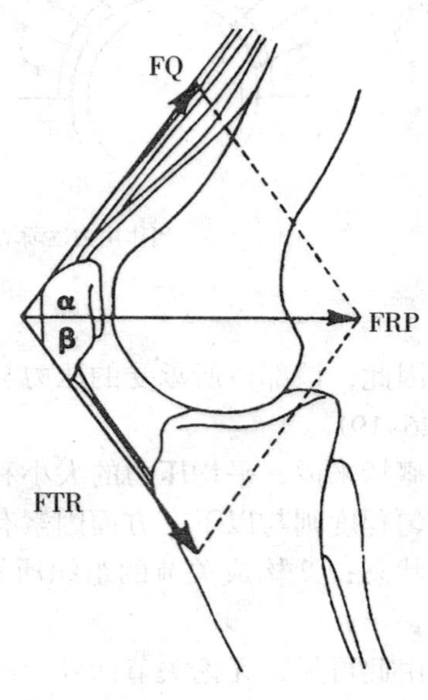

用铸型法观察承重时的股骨髁与其下面的半月板及胫骨关节面的接触面自上而下压应力逐渐增加 FQ：股四头肌收缩力 FIR：髌腱拉力 FRP：髌股关节上的作用力

图 26-21 髌股关节上的作用力

肌及髌韧带的合力相等而方向相反。PFJRF 随着膝关节屈曲程度的增加而增长，因为屈曲度加大，股四头肌与髌韧带之间的夹角随之减小，同时，股骨和胫骨的作用力臂也减小，膝于 30°位时，伸膝装置的力臂，即髌腱与该位置的旋转中心垂距最长，所以此时的力矩最大，而当屈曲至 120°位时，力臂最短，力距也最小，需要更大的股四头肌肌力以抵抗体重对膝关节形成的屈曲力距。

在绝大多数的活动中，股四头肌收缩力和体重都对 PFJRF 直接产生影响，屈曲增加，股四头肌作用力增加，结果 PfJRF 也增加。

(1) 平地行走时：所需膝关节屈曲度数很小，在负重期屈曲只需 30° ±，PFJRF 约相当于1/2体重。

(2) 上、下楼梯时：所需屈膝度数明显增加，在 90°屈曲时，PFJRF 约相当于体重的 3.3倍。

(3) 站位下蹲时：当屈膝到 90°时，PFJRF 约相当于体重的 2.5 ~ 3.0 倍。

髌股关节的接触面也随着膝关节屈曲程度的增加而转换并且增加，从 0°~90°，二者成正比。据 Aglietti 等人的实验结果，髌股关节的接触面在屈膝 30°位时为 2.95cm^2；60°位时为 4.72cm^2；90°位时则增至 5.0cm^2。因此，是维持单位面积恒定载荷的重要因素。

第三节　股骨髁上骨折

股骨远端骨折十分常见，包括股骨髁上骨折及髁间骨折两种类型。因骨折线靠近膝关节，因而治疗比较困难：由于股骨远折端很短，髓腔特别宽大，不适用于髓内针固定；手法复位后石膏外固定，固定时间较长，易导致膝关节僵硬甚至强直；钢板内固定术后仍需石膏外固定，也易导致膝关节僵硬。

股骨髁上骨折是指发生于股骨髁至股骨干干骺端的联结部，也即密质骨和松质骨的移行部位的骨折，大多数病例为高速损伤及由高处坠落所致。在老年患者，由于干骺端骨质疏松，在屈膝位跌倒时，可引起该处嵌入骨折。此骨折常呈典型移位，骨折端向后成角及远骨折块由于股四头肌、腘绳肌及腓肠肌的牵拉而向后移位。大腿肌肉的强烈收缩，可造成骨折的短缩及内收肌的作用使股骨干外旋（图 26-22）。根据所采用治疗方法的不同可将其分为单纯股骨远端骨折和骨折线波及关节面的股骨远端骨折两类。

一、股骨髁上骨折致伤机理

多为以下两种暴力：

(一) 直接暴力

来自横向的外力直接作用于股骨髁上部，则可引起髁上骨折，如偏向下方的内髁部，则出现髁部骨折。多见于高速撞击，外力经髌骨将应力变为造成单髁或双髁骨折的楔形力。当外力水平方向作用于髁上区时，常造成髁上骨折。

(二) 间接暴力

多在高处坠下时如膝关节处于屈曲位，亦可引起髁上骨折。由高处坠落，在膝关节伸直位或屈曲位，不同方向的应力，可造成股骨下端不同部位的骨折。股骨髁上骨折是指发生于股骨髁至股骨干骺端的联结部，也即密质骨和松质骨的移行部位的骨

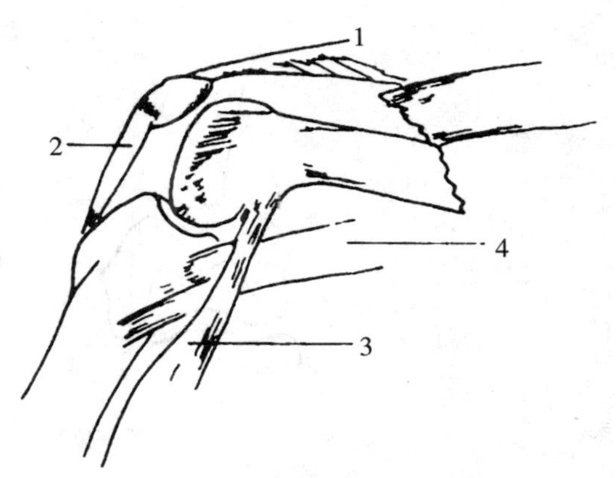

1. 股四头肌　2. 髌腱　3. 腓肠肌　4. 腘绳肌

图 26-22　股骨髁上骨折区骨折的典型移位，图示肌肉在移位中的作用

折，大多数病例为高速损伤及由高处坠落所致。在老年患者，由于干骺端骨质疏松，在屈膝位跌倒时，可引起该处嵌入骨折。此骨折常呈典型移位，骨折端向后成角及远骨折块由于股四头肌、腘绳肌及腓肠肌的牵拉而向后移位。大腿肌肉的强烈收缩，可造成骨折的短缩及内收肌的作用使股骨干外旋。

该处骨折多呈横形或微斜形，而螺旋形及长斜形者较少见，个别病例可呈粉碎性或与髁部骨折伴发。股骨髁上骨折后，远侧端受后方强而有力的腓肠肌作用而向后方屈曲移位。如此则甚易造成对腘动脉损伤，亦有可能伤及相伴行的神经。

膝关节常有生理性外翻，外髁的应力比内侧集中，且外髁的结构较内侧薄弱，因此，损伤常在外髁。外翻应力，可造成股骨外髁斜形骨折，有时产生内上髁撕脱骨折、内侧副韧带撕裂或胫骨平台外侧骨折。内翻应力可造成股骨内髁斜形骨折。如果发生胫骨平台骨折，则由于胫骨平台内髁的抗力较强，骨折线先出现在股骨外侧，经过骨干与干骺端的薄弱区再转至内侧。

(1) 股骨远端骨折常由于交通事故和机械操作不慎所引起。

(2) 骨折可呈横形、斜形、螺旋形及粉碎性。

(3) 股骨远端因受腓肠肌和膝后方关节囊的牵拉而向后倾斜，骨折端可压迫或刺伤动脉、股静脉和坐骨神经。

二、股骨髁上骨折临床类型

股骨髁上骨折可区分为无移位或嵌入的和有移位的骨折。骨折常是呈横断或斜形，偶尔是粉碎性的（图 26-23）。开放骨折也并非少见，开放伤口常位于髌上区域，由骨折端刺破皮肤所致。

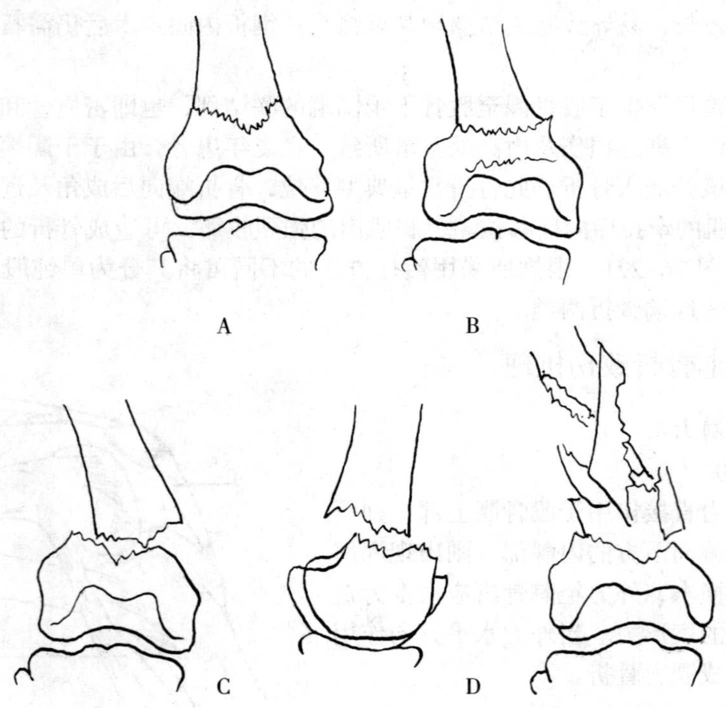

A. 无移位型 B. 嵌插型 C. 移位型 D. 粉碎性

图 26-23 髁上骨折的分类

三、股骨髁上骨折诊断方法

一般多无困难，除外伤史及一般临床症状外，特别要注意足背动脉有无搏动及其强度，并与健侧对比。同时注意足趾的活动与感觉，以确定腘部的血管及神经有无被累及。X线平片可清晰显示骨折的类型及移位情况。有明确的外伤史。膝关节积血、肿胀、局部疼痛及功能障碍。可出现各种畸形。有异常活动。常合并半月板或韧带损伤。应注意合并血管神经损伤。伤后除有典型的骨折征象，由于骨折的远骨折端向后移位，偶有导致腘动脉损伤的可能，局部可见张力性肿胀，小腿表现有肢体缺血征象。在开始治疗前，若未能注意到，常引起不良后果。摄X线片可确定诊断及分型，了解骨折的类型和移位情况，有助于对创伤病理的分析。同时X线片应包括整个股骨干和髋关节，以免漏诊股骨颈骨折和髋脱位，偶尔需摄其他方位X线片确定骨折是否波及到关节内。

四、股骨髁上骨折传统治疗

髁上骨折的治疗困难在于复位及维持其位置，虽然近年来采用闭合或开放复位已逐步提高疗效，但由于强大的肌肉作用常难以用闭合手法复位，有时甚至切开复位也常有困难，牢固内固定也难以得到，所以踝上骨折的治疗需要细致的处理，以获得良好功能。

（一）闭合手法复位外固定

1. 石膏固定：大多数嵌入骨折可用塑形很好的长腿石膏固定，直至骨愈合。

2. 牵引：由于强力的大腿肌肉作用，引起成角畸形或移位，若做到和维持骨折的充分复位，其结果常可被接受（Steisert 67%，Neer 84%）。故对骨折的早期最好牵引数周。

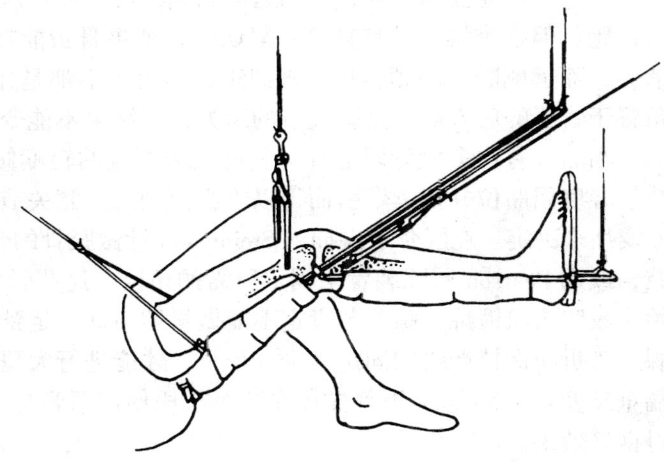

图 26-24 胫骨近端骨牵引法

最常用的牵引治疗方法是作胫骨结节骨牵引（图 26-24），患肢置于托马斯架上，膝关节处于轻度屈曲位。最初牵引重置为15～20磅，此后逐渐减少。最常见错误是牵引时屈膝过多。若单独牵引不能复位，可在麻醉下辅以手法复位，此可在影像增大器监测下进行。维持牵引至骨愈合（通常是8～12周）或在骨折纤维愈合后改用石膏管型或石膏支具。牵引期间鼓励作膝关节活动，防止粘连。牵引时应避免过牵而发生迟延愈合或不愈合。

为利于骨折达到确切复位和维持位置，可用双针牵引法。通过股骨远端附加一牵引针，允许膝关节早期活动，作第二个穿针时，需注意勿损伤血管及骨折区的感染（图 26-25）。

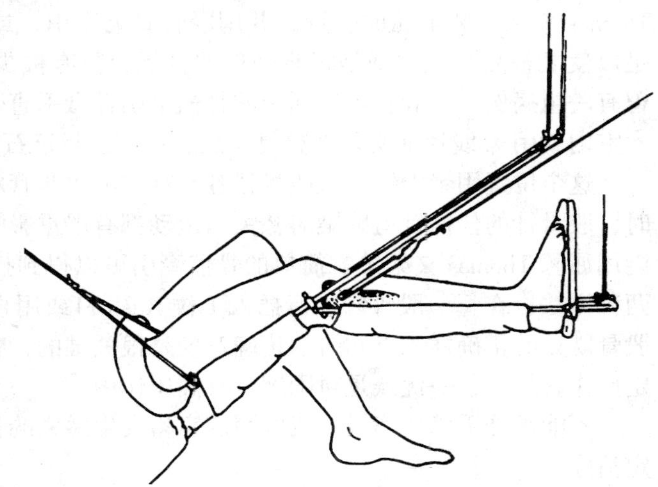

图 26-25 经股骨远端和胫骨近端双针牵引法

保守治疗最不满意的结果是膝关节活动受限，出现内翻和内旋畸形。

（二）开放手术复位内固定

1. “L”形钢板固定：单纯股骨远端骨折病人，如果能够承受手术治疗，或合并有血管、神经损伤的病人，可手术切开复位，在探查血管和神经的同时，选用L形钢板内固定，对膝关节的早期活动影响较小。经常选择软组织条件较好，有做到牢固内固定的技术和设备条件的情况。当然，一些经牵引复位失败的病例也可选用。其优点是可得到确切复位和牢固的内固定，使膝关节伤后除有典型的骨折征象，由于骨折的远骨折端向后移位，偶有导致腘动脉损伤的可能，局部可见张力性肿胀，小腿表现有肢体缺血征象。在开始治疗前，若未能注意到，常引起不良后果。

2. 髓内钉固定：①Rush钉常得不到牢固的固定短期常辅以石膏外固定；②交锁髓内钉，尤其是逆行交锁髓内钉固定较牢固。

很少有损伤比股骨踝上骨折的处理更困难。问题在于这种损伤并不太多见，以致很少有外科医生有足够的经验。小的远侧断端只有一块肌肉附着，即腓肠肌，它有将骨断端拉至屈曲位的趋向。如果这种倾斜不纠正，而骨折与向后成角位连接，则将因膝反屈而造成严重的病废。另一个甚至更严重的危害是腘动脉处于易遭受损伤的位置，往往在损伤时有时就损害，或在较晚阶段，被股骨远侧断端的尖缘所压迫。

第四节 股骨髁上骨折框架固定技术

为了有效地控制这种骨折的远侧断端，历代外科医生曾费尽了心机。虽用手法和牵引能改善其位置，但很难维持其整复。一般认为，如果骨折能在Thomas夹架上用牵引固定，肌肉痉挛将消失，而远侧断端的倾斜也可被纠正，但可惜不都是如此。Bohler主张用Braun夹架，使夹架转角置于骨折的后方而不是膝关节的后方，但结果不能令人满意。

当然，有许多股骨髁上骨折只是远端断端的轻度倾斜，是可以在整复后，用Thomas夹架支持于轻度屈曲位并持续牵引而得以恰当控制的。膝关节所需的正确曲度，必须根据手法整复时的X线片来决定。在胫骨上端插入Steinmann针做胫骨的骨骼牵引，并用弯曲的Thomas夹架支持患肢，或用Pearson屈膝装置来固定所需的角度。这些骨折由于非常靠近膝关节，所以不要迫切开始作股四头肌锻炼，膝关节肯定不能做早期活动。足趾、足与踝的关节可以锻炼，但整复的股骨髁上骨折应保持严格的固定至少6个月，才能进行大腿肌肉的锻炼，过早的膝关节活动必将使断端重新变位。Mooney等曾描述在这个阶段使用石膏型支架，便于膝关节屈曲和进行性负重，取得良好效果。

有时，由于腓肠肌没有抗衡的牵拉，使股骨远侧小断端的变位非常显著，以致简单地在Thomas夹架上装上屈曲装置，并用胫骨骨骼牵引，或在Braun夹架上用技术较差的牵引，都不足以使之整复。这的确是很难处理的骨折，只有极少数的外科医生有处理2~3例以上的经验。曾有一组病例，用胫骨远侧断端的骨骼牵引针做垂直牵引，同时仍维持胫骨上的骨骼牵引，在手术室内就用X线片证实是否整复，然后将钢针封于石膏内，获得成功效果。

这个位置用牵引针插入股骨很容易穿破内收肌管内的股动脉，这个方法当然是很危险的。同时，股骨针的任何针道感染对膝关节运动都有严重影响。这可能是一种罕见的股骨髁上骨折而不能用屈膝Thomas夹架单靠简单的骨骼牵引可以得到控制，必须进行切开整复和内固定。这可用两种方法：在每一股骨髁逆行插入1枚Rush钉或用直的角状刀片。前一方法比较难做，选择在股骨髁处的正确插入点和钉的正确弯度是很关键的，整个来说，不主张用这种手术方法。对内固定操作容易，另一优点是对固定可有加压作用。

不能承受手术的病人，或内固定容易发生感染的骨折病人，可采用单边或双边框架固定器固定治疗。

一、框架固定适应证

1. 单纯股骨远端骨折：单纯股骨远端骨折系指骨折线未波及关节面的股骨远侧 1 / 4 骨折，远折段受腓肠肌的牵拉而向后倾斜，易压迫或刺伤股动脉、股静脉和坐骨神经。

2. 波及关节面的股骨远端骨折：多为粉碎性骨折“T”形或“Y”形骨折比较多见。因属关节内骨折，复位和固定均十分困难。

二、骨穿针前准备

先行手法复位：穿针前应先进行骨折复位，按先后顺序矫正“缩短移位→旋转移位→侧方移位→分离移位→成角移位”。无缩短移位的骨折将肢体摆正以矫正旋转移位。有缩短移位的骨折，可利用骨折牵引床或骨折复位床进行牵引复位，通过电视 X 线机进行监测和调整。开放性骨折可通过伤口在直视下进行复位操作。在无电视 X 线机的基层医院，可做一小切口，在直视下复位、对合骨折端，待复位满意后再穿针固定。只要骨折端对位满意，有少许成角移位（<30° ）可留待 3 周后调整。

三、骨穿针技巧

（一）单边框架固定器

对于稳定性骨折或斜形骨折，可采用单边式框架固定器固定。

1. 选用固定针：选用直径 3.5mm 或 4mm 斯氏针用于股骨骨折。婴幼儿及 6 岁以下的儿童股骨骨折，可选用直径 2.0mm 的克氏针作为固定针。针的前端无需制成螺纹状，采用扇形固定即可防止固定针脱出。

2. 确定进针部位：股骨远端骨折的单边式框架固定器固定，固定针均宜从大腿外侧或前外侧进针。

3. 固定针的合理布局

（1）固定针距离骨折线越近即针组间距越小，或同一骨折段的固定针间距即针组内针距越大，骨折固定越稳定。反之，固定针距离骨折线越远即钉组间距越大，或针组内针距越小，骨折固定越不稳定。

（2）因此，靠近骨折线的固定针距骨折线 2cm 为最佳，针组内针距不小于 4cm，否则骨折由于杠杆原理而固定不稳。

（3）单边框架固定器固定针的布局，主体结构以扇形布局为最佳，即靠近骨折线的两针垂直于长管骨进针，远离骨折线的两针向骨折线方向倾斜进针。这样可减小连接杆型号，固定针不易脱出，且离关节更远一点，便于关节活动。

（4）但固定针扇形排列时，需注意固定钉的倾斜角度，以向近端倾斜 30°为宜，倾斜角度过大，会大大减小固定强度，还有可能斜穿入关节内，刺伤关节软骨。

（5）也可选用钩槽式框架固定器，利用股骨远端前、后径较宽的特点，让固定针前、后排列，分别固定于连接杆的前、后面，既可构成稳定的三角构形，又在尽可能的范围内加大了固定针间距，可获得较满意的固定效果。

（6）除主体结构外，尚可对大的骨折片加用稍细（直径 2 ~ 3mm）的固定针贯穿固定或侧方加压固定。

（二）双边框架固定器

若为不稳定骨折，可采用双边框架固定器固定，当股骨远端较短时。固定股骨远端的两枚固定针，一枚可固定于前上方，另一枚可固定于股骨远端的后下方（图 26–26）。

进针方法：在复位满意的状态下，选择好进针部位后，采用慢速气钻或慢速电钻进针，进针时无需做皮肤小切口，可将直径 3.5mm 或 4.0mm 斯氏针直接穿破皮肤和软组织至骨膜，当感觉到第一个落空感时，针尖进入骨髓腔，当感觉到第二个落空感时，针尖刚好穿过对侧骨皮质约 3mm 长度。

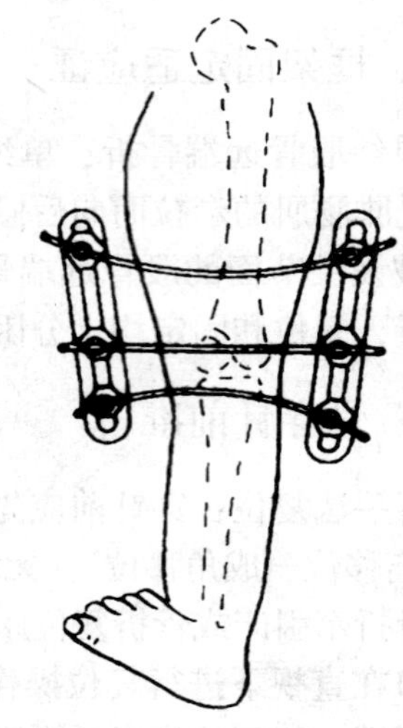
图 26-26 双边框架固定器固定股骨远端骨折

四、安装框架固定器

连接杆离肢体越近，骨折固定越稳定；而连接杆距离肢体越远，骨折固定越不稳定。但连接杆离肢体太近，会导致针眼引流不畅，也不便于针眼消毒，因此，以距离肢体宽松一横指（2cm）为宜。穿针时应尽量使所有固定针保持在同一平面或平行双平面内，可将针固定于槽式连接杆一面或双面上，对于有少许偏移的针可放置平垫固定，对于有少许偏斜的针可用坡形垫固定。

在安装好框架固定器后，仍应再用电视 X 线机透视或拍片，复查骨折对位和对线情况，及半针固定的针尖是否过深，必要时可进行适当调整或将针退出些许。

五、操作注意事项

(1) 固定针应尽量远离膝关节，以免妨碍膝关节的屈伸功能锻炼活动。

(2) 单边框架固定器疗法利用固定针的扇形固定，使固定针尽量偏离膝关节，减少对膝关节功能活动的影响。

(3) 必要时可将大腿外侧针眼附近的阔筋膜，做一小的侧切，可以减轻膝关节活动时阔筋膜对固定针的阻碍作用。

六、术后处理及并发症防治

(1) 术后患肢置于 Braun 架上 1～2 周，以利于消除肢体肿胀。

(2) 术后 1 周即可开始进行膝关节伸屈活动，并随着时间的推移逐渐加大活动范围大约 0°～30°，以使关节早期进行磨合。

(3) 也可置于 CPM 下肢功能锻炼器上，进行膝关节的被动活动锻炼，逐渐调节加大膝关节活动范围、活动频度和速度。

(4) 膝关节应早活动、晚负重。待 2～3 个月后，X 线片示骨折基本或完全愈合，骨折线模糊不清时，方可开始下地练习负重。

(5) 1～2 个月后拍 X 线片，待骨折愈合后去除外固定器进行膝关节屈伸活动锻炼。

第五节 股骨髁部骨折

股骨髁部骨折包括：股骨髁间骨折，内髁或外髁骨折，内、外髁双骨折及粉碎性骨折等，其发生率占全身骨折脱位的 0.4%。

一、股骨髁骨折致伤机理

股骨髁骨折易发生骨折块分离，而不同于胫骨髁那样产生塌陷。这是由于股骨髁解剖上的薄弱点是在髁间窝，三角形髌骨如同楔子指向它，易将两髁劈开。此外，股骨干有一向前弯曲的弧度，前面骨皮质坚硬，后面的骨皮质又为股骨嵴所增强，皮质骨移行至股骨髁，呈蜂窝状松质骨处为其薄弱部是骨折的好发部位。致伤机理与股骨髁上骨折基本相似。其中直接暴力多引起髁部的粉碎性骨折。而间接暴力则易招致"V"形、"Y"形或"T"形骨折；亦易合并膝关节内韧带及半月板损伤。

（一）直接暴力

直接暴力作用于股骨髁部，先造成股骨远端骨折，骨折线呈横形，残余暴力及地面反力进一步作用于骨折远端，将股骨髁间劈裂，形成股骨髁间骨折，骨折线呈"T"形，称为股骨髁间"T"形骨折，骨折可有重叠及分离移位。直接暴力引起的股骨髁部骨折多为开放性的，多为粉碎性骨折。

（二）间接暴力

间接暴力引起的股骨髁部骨折则以闭合性骨折多见。则易招致"V"形、"Y"形、"T"形骨折（图 26–27），亦易合并关节内韧带及半月板损伤。由坠落造成的胫股间的传导暴力，在伸膝位时，可造成股骨或胫骨的单髁或双髁劈裂骨折。由于膝关节有生理性外翻，外髁的应力比内侧集中，而且外髁的结构比内侧薄弱，因此，外髁骨折较为多见。

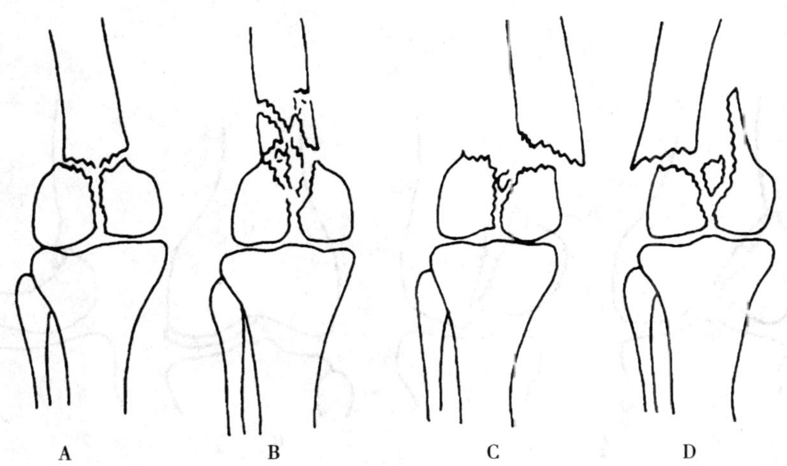

A.轻度移位　B.向内移位　C.向外移位　D.合并髁上和骨干骨折移位

图 26—27　股骨髁间骨折

股骨髁骨折可由直接或间接暴力损伤。直接暴力常经髌骨将应力转变为造成单髁或双髁骨折的楔形力。当暴力呈水平方向作用于髌上部位时，常造成髁上骨折。直接的内、外翻暴力造成股骨髁骨折较少见。

Neer 分类在膝关节呈屈曲位，来自胫股骨部位的冲击力（伴内翻或外翻）首先使膝关节处于最大限度的屈曲，以此吸收部分外来的能量，继而造成股骨髁或胫骨平台骨折，股骨髁表现为单一的后髁骨折。

（三）外翻应力

外翻应力可产生股骨外髁的斜形骨折，有时产生股骨内上髁撕脱骨折，内侧副韧带撕裂或股骨外髁骨折。内翻应力可造成股骨内髁斜形骨折，如果发生胫骨髁骨折，由于胫骨内髁的抗力较强，骨折线先出现在胫骨棘外侧，经过骨干与干骺端的薄弱区再转至内侧。

当膝关节周围肌肉收缩时，股骨髁承受来自胫骨髁及髌骨两方面的应力。在膝关节由伸到屈时，髌股关节及胫股关节面之间的应力有不同程度的增加，此两种应力的合力方向指向股骨髁的后上面。髌骨与股骨之间，无论是伸直位还是屈曲位，总有一部分关节面相接触。屈膝时，髌骨还伴有由前向后的运动，与损伤时膝关节经常处于屈曲状态相一致，这样在外力作用下，有利于髌骨楔形作用的发挥。因此，股骨髁易于产生“T”形骨折。

二、股骨髁骨折临床类型

（一）股骨单髁骨折分型

Hohl 将股骨单髁骨折分为三型。

1. 矢状位骨折：骨折线在矢状面呈垂直型。自股骨髁间窝向外上至外上踝上方的干骺端皮质骨，或向内向上至内上髁上方的干骺端皮质骨。骨折块仍有同侧的副韧带和关节囊附着，亦可能有膝交叉韧带附着，故一般移位不太严重，骨折块向上移位时，可引起膝内翻或外翻畸形。

2. 冠状位骨折：又称 Hoffa 骨折。此骨折在股骨外髁的发生率较内髁多 2～3 倍。在膝关节部分屈曲时，股骨后侧突起部受到胫骨平台撞击所造成，骨折线在冠状位呈垂直。骨折块含有股骨内髁或外髁后部突起的关节面。外髁骨折块可呈向后外旋转移位，仍可有膝前交叉韧带和腘肌股附着。内髁骨折块可能无膝后交叉韧带附着。

3. 混合型骨折：骨折线介于矢状位和冠状位骨折之间（图 26-28）。

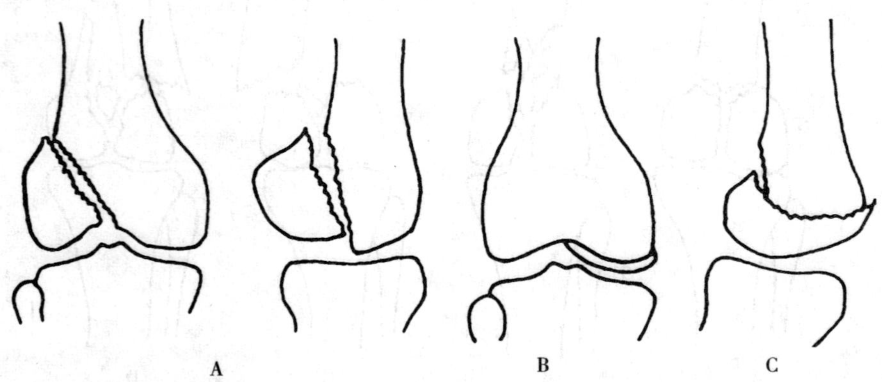

A. 股骨髁矢状位骨折　B. 股骨髁冠状位骨折　C. 股骨髁混合型骨折

图 26-28　股骨髁骨折 Hohl 分型

（二）股骨髁间骨折

常称为“T”形或“Y”形骨折，Neer 分类通常为学者接受。

1. 轻度移位：常由膝关节处屈曲位受撞击伤造成，多发生于骨质疏松者。由扭转暴力造成的螺旋形骨折较少见。两折端呈嵌插或轻度移位。股四头肌常无损伤。骨折整复后稳定。

2. 股骨髁向内移位：膝关节呈屈曲位，暴力来自前外侧，骨折线由股骨外上髁近侧向内向上斜形至内上髁上方。股骨髁受内收大肌的下部肌纤维牵拉而发生向内和内旋移位。股骨两髁相互分离者少见。近侧骨折端向前外移位，在髌骨上缘处可损伤伸肌腱。远骨折块，髌骨和胫骨向后移位。由于腘绳肌和股四头肌牵拉，近远侧骨折端互相重叠。近侧骨折端可刺入伸肌腱并穿破皮肤，造成开放骨折，伤口常位于大腿前外侧。

3. 股骨髁向外移位：膝关节处伸直位，暴力来自大腿外侧，造成横断骨折，骨折线可略呈斜形，自内下方至外上方。近侧骨折端向内移位，可穿破大腿内侧皮肤，造成开放性骨折。或由大腿内侧暴力，膝关节在屈曲位，也可造成此型骨折。股骨髁裂开较常见。由于腘绳肌和股四头肌牵拉而发生重叠移位，远骨折端向后屈曲移位者少见，伸肌腱常无损害。

4.合并髁上和股骨干骨折移位（图 26–27）膝关节屈曲，暴力来自前方，髁上部常呈粉碎骨折，近侧骨折端可穿破髌骨上缘皮肤，股骨内、外两髁分离。由挤压伤引起粉碎骨折常伴有髌骨骨折和严重伸肌腱损伤，或腘部大血管损伤。

（三）按骨折的部位和形态分型

股骨髁部骨折的部位及骨折形态分类：临床上根据股骨髁部骨折的部位及骨折形态分类，分为股骨内髁骨折，股骨外髁骨折，股骨髁间骨折，股骨髁间骨折又分为“T”形和“Y”形粉碎性骨折。临床常用分类方法有两种。

Ⅰ种：

1. 单髁骨折：指内髁或外髁仅一侧骨折者（图 26–29）。

2. 双髁骨折：指内、外髁同时骨折者（图 26 –30）。其形状似“V”形或“Y”形者，亦可称之为“V”形骨折或“Y”形骨折。一般多伴有不同程度之移位。

3. 粉碎性骨折：一般除股骨髁间骨折外，多伴有髁上骨折或邻近部位骨折。其中似“T”形者，称之为 T 形骨折（图 26–31）。骨折端移位多较明显。

4. 复杂型骨折：指伴有血管神经损伤的髁部骨折，各型有移位之骨折均可能发生。

Ⅱ种：

1. 股骨内髁骨折：膝关节于内翻伸直位从高处坠落，足先着地，传导暴力经股骨内髁撞击股骨内髁，造成股骨内髁骨折，骨折线从股骨髁间沟斜向内上方，内髁骨折块向内上方移位。暴力的作用可同时造成膝关节外侧副韧带及交叉韧带损伤。此外，直接暴力作用于股骨内髁，亦可造成股骨内髁骨折，骨折常呈开放粉碎性骨折（图 26–32）。

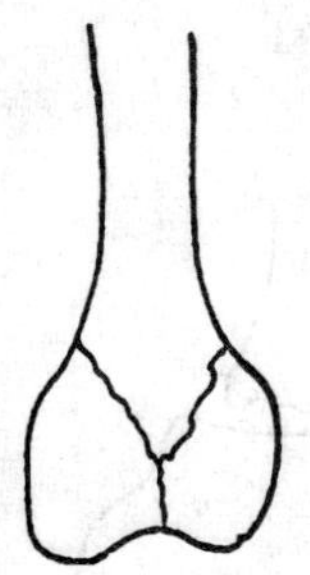
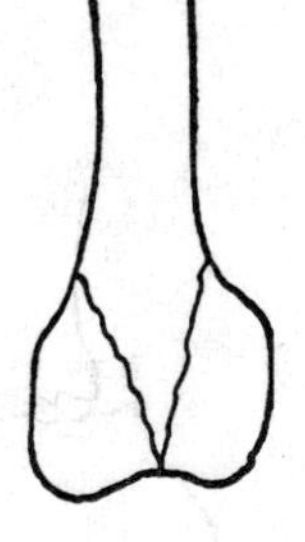

图 26–29 股骨单髁骨折

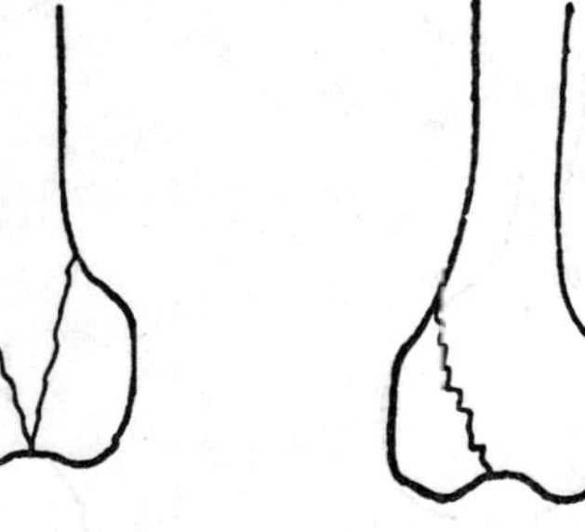
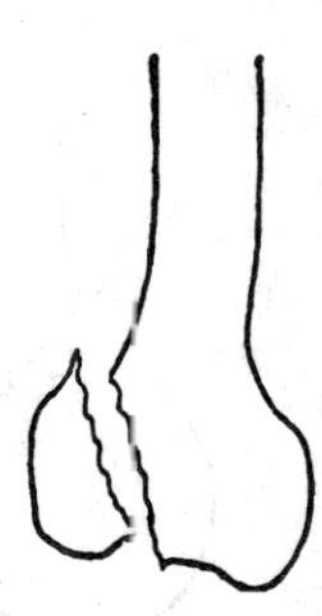

图 26–30 股骨双髁骨折

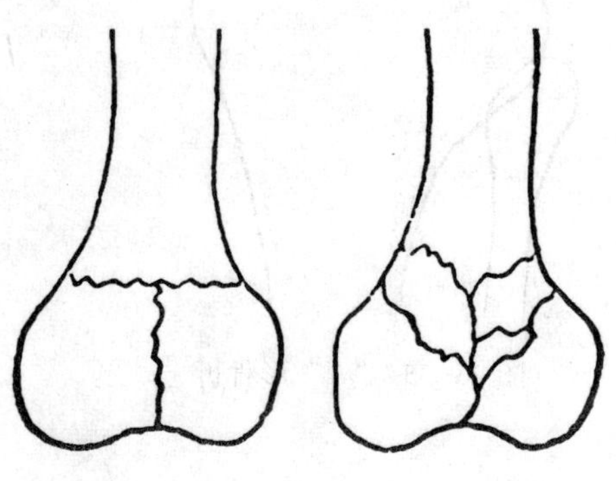
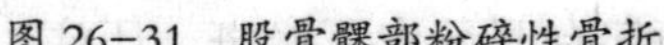

图 26–31 股骨髁部粉碎性骨折

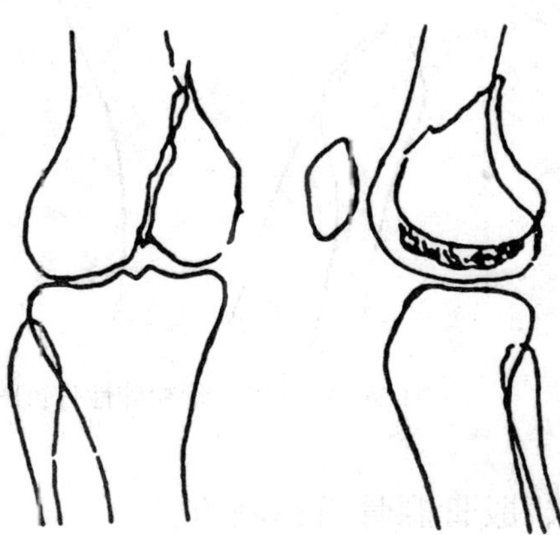

图 26–32 股骨内髁骨折

2. 股骨外髁骨折：膝关节外翻伸直位从高处坠落，足部先着地，传导暴力经胫骨外髁作用于股骨外髁，造成股骨外髁骨折，骨折线从股骨髁间沟斜向外上方，外髁骨折块向外上方移位。暴力的作用可同时造成膝关节内侧副韧带及交叉韧带损伤。直接暴力作用于股骨外联亦可造成股骨外髁骨折，且骨折常为开放粉碎性骨折（图 26-33）。

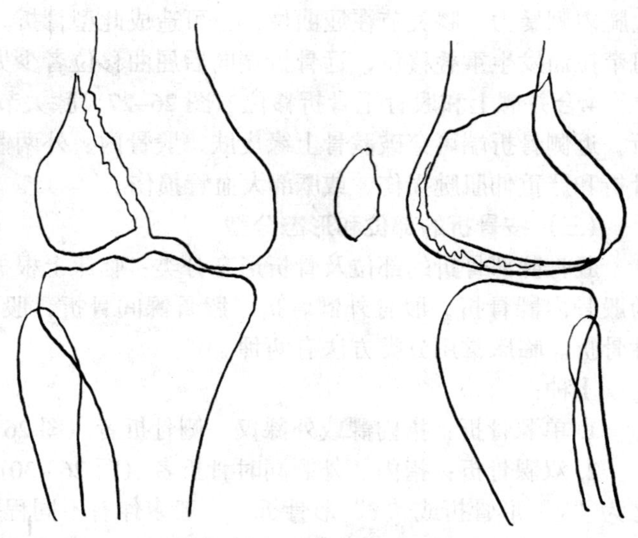

图 26-33 股骨外髁骨折图

3. 股骨髁间骨折：膝关节中立伸直位从高处坠落，足先着地，跌仆力经股骨干向下传导，地面反力经胫骨平台作用于股骨内、外髁，三个力形成对股骨髁的剪切作用，造成股骨髁间骨折，骨折线呈“Y”形，称为股骨髁间“Y”形粉碎性骨折，骨折近端将股骨内、外髁骨折块分离，骨折重叠移位明显（图 26-34）。若直接暴力作用于股骨踝部，先造成股骨远端骨折，骨折线呈横形，残余暴力及地面反力进一步作用于骨折远端，将股骨踝间劈裂，形成股骨踝间骨折，骨折线呈“T”形，称为股骨踝间“T”形骨折，骨折可有重叠及分离移位（图 26-35）。

（1）无移位型：指无移位的裂缝骨折或骨折纵向移位不超过 3mm，旋转不超过 5°者。

（2）移位型：指超过前述标准的移位。

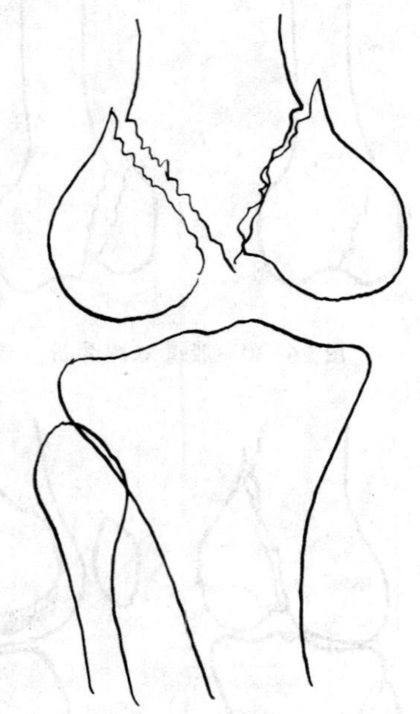

图 26-34 “Y”形粉碎性骨折图

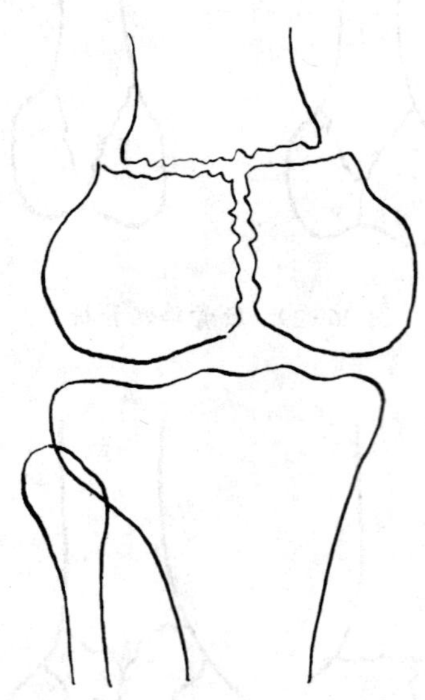

图 26-35 “T”形骨折

三、股骨髁骨折诊断方法

外伤后膝关节明显肿胀、疼痛、畸形、活动障碍，局部有明显皮下瘀斑、压痛、纵向叩击痛及骨擦音。合并股动脉损伤者，出现肢体远端血运障碍的表现。合并股部神经损伤者，出现相应神经支配区的感觉及运动障碍。膝关节正侧位 X 线片可明确诊断骨折类型及骨折移位方向和程度。单髁骨折者应拍膝关节应力 X 线片，以协助判断是否有膝关节韧带损伤。拍摄 X 线片应包括股骨髁及股骨中段。诊断依据外伤史，临床特点及 X 平片所见，股骨髁部骨折的诊断均无困难，同时应注意有无血管神经损伤伴发。

前、后及侧位 X 线片常不能满足确定骨折的范围和移位的要求。常需摄斜位 X 线片作诊断参考，来明确髌股关节构形和髌股关节面的关系。这在决定治疗上极为重要。

四、股骨髁骨折传统治疗

由于股骨髁周围有关节囊、韧带、肌肉及肌腱附着，骨折块受这些组织的牵拉而不易复位；骨折的同时可并有动脉、神经及其周围软组织的广泛损伤而影响肢体血运及功能；如支持结构侧副韧带、十字韧带损伤时，可造成膝关节不稳定，也可因股四头肌的损伤，髌上囊的损伤而造成股骨髁与胫骨平台，髌骨与股骨关节面之间相应关系的破坏，改变了膝关节的正常解剖轴线与机械轴线，破坏了膝关节的正常负荷传导；上述这些原因均可是导致疗效不满意的原因。股骨髁部骨折治疗较为复杂，治疗结果十分不同，在处理上视骨折的部位及类型不同而难易不一，预后亦相差较大。其治疗结果取决于关节面损害的范围，股骨髁形态及髌股之间滑动面恢复是否满意。

（一）闭合手法复位外固定

一般采用骨牵引及石膏固定。

(1) 骨牵引：多采用胫骨结节骨牵引或股骨髁部牵引，牵引力线尽量将膝关节置于 120°左、右，以放松腓肠肌而有利于复位。

(2) 石膏固定：牵引 2～3 周后，改用下肢石膏固定，膝关节屈曲 120°~150°为宜。对位满意者：包括无移位的骨折及虽有移位，但通过手法复位已还纳原位、基本上达解剖对位者，可采取非手术疗法。患肢以下肢石膏固定，但应注意避免内、外翻及旋转移位。4～6 周后拆除石膏，及早行功能锻炼以恢复膝关节的活动范围。但下地负重时间不宜过早，一般在 8～12 周以后。

（二）开放手术复位内固定

对于复位不佳，未达到功能要求者，或有软组织嵌顿及血管神经损伤者，则需开放复位及内固定，伴有血管神经刺激、压迫或损伤症状者，均应考虑及早施术探查与复位。视手术目的不同可采取侧方或其他入路显示骨折断端，并对需要处理及观察的问题加以解决，包括血管神经伤的处理、嵌顿肌肉的松解等，而后将骨折断端在直视下加以对位。对复位后呈稳定型者，一般无需再行内固定术，但复位后有再移位倾向的不稳定型则需附加内固定。视类型、骨折移位程度、可否复位及每位医师的临床经验等不同，在处理上差别较大，但仍应采取较为稳妥的方式。

对位不佳者，应及早行开放复位 + 内固定术，其内固定方式有：

1. 单纯螺钉固定：适用于单踝骨折。
2. 骨栓 + 钢板螺丝钉固定：多用于“T”形“Y”形“V”形及粉碎性骨折。
3. 单纯骨栓固定：适合于髁间骨折和双髁骨折。
4. “L”形（Moore 式）钢板螺钉固定：多适用于粉碎性骨折。
5. Ender 针固定：适用于髁上骨折。
6. 动力髁固定：适用于各型骨折。
7. 合并有其他损伤：应酌情加以处理。血管伤多因骨折端刺激腘动脉引起血管痉挛所致，破裂者较少见，先予以牵引下手法复位，如足背动脉恢复或好转，可继续观察，择期行探查术（可与开放复位及内固定时进行），如复位后足背动脉仍未改善，且疑有动脉损伤者，则应立即手术探查。

8. 神经损伤：以观察为主，除非完全断裂者，一般多留待后期处理。

（三）传统治疗疗效不佳原因

股骨髁关节面为拱形结构，能承受较大的压力，一般不易发生骨折，只有当强大暴力作用于股骨髁时才会造成骨折，骨折块常包括整个股骨内或外髁，多呈粉碎性，移位明显。由于骨折损伤可损害关节面或改变下肢负重轴线，对此骨折需有正确复位，手法复位常较困难，多需做手术切开复位内固定。无论选用何种治疗方法，重要的是重建膝关节的解剖结构，不但要求骨折尽可能的达到解剖复位，而且若有韧带支持结构或半月板损伤也应做相应的修复。对有移位的骨折，保守治疗常难以做到这一点。复位不良或畸形易造成早期创伤性关节炎。对无移位或经手法复位骨折较稳定的股骨髁部骨折，可采用单纯小夹板纸压垫超膝关节固定或用下肢长腿石膏固定6～8周。对移位明显的股骨髁部骨折，亦可采用超膝关节夹板固定加骨牵引治疗，疗效尚满意，但病人需长期卧床。切开复位内固定复位较准确，内固定一般较牢固，但对严重粉碎骨折常无法内固定，且切开复位内固定有感染的可能，一旦感染发生，则后果十分严重。框架固定器疗法兼取夹板外固定与切开复位内固定的长处，既能使骨折复位准确，又能牢固固定，早期功能活动练习，因而对股骨髁部骨折有较好的疗效。严重者，若治疗不当，可发生骨折畸形愈合，造成膝内或外翻畸形或膝关节活动受限或膝关节失稳，影响疗效。很少有损伤比股骨髁骨折的处理更困难。问题在于这种损伤相对少见，约占大腿骨折的5%，以致很少外科医师有足够经验。治疗方面的复杂性仅次于股骨颈骨折，小的远侧段只有一块肌肉附着，即腓肠肌，它有将骨折端拉至屈曲位的趋势。如果这种倾斜不纠正，而骨折干向后成角位连接，则将因膝反屈而造成严重病废。另一个甚至更严重的危害是腘动脉易遭受损伤的位置，往往在损伤时就有损害，或在较晚阶段被股骨断端所压迫。因此，在处理上应小心谨慎。为了有效地控制股骨远端的骨折，历代外科医师曾费尽了心机，虽用手法和牵引能改善其位置，但很难维持其整复。

股骨髁部骨折疗效往往不满意。其原因如下：

(1) 骨髁周围有关节囊、韧带、肌肉及肌腱附着。骨折块受这些组织的牵拉，不易复位也不易维持复位。

(2) 股骨髁骨折，可并发腘动脉、神经及其周围软组织的广泛损伤。

(3) 在伴有相邻支持结构如侧副韧带、交叉韧带损伤时，可造成膝关节不稳定，也因股四头肌、髌上囊损伤而造成伸膝装置粘连，损害膝关节功能。

(4) 骨折可造成股骨髁与胫骨平台、髌骨与股骨关节面之间相应关系的破坏，改变了正常膝关节的解剖轴与机械轴，破坏了膝关节正常负荷与传导。

(5) 股骨髁骨折易发生骨块分离而不产生塌陷，这是由于三角形髌骨如同楔子指向股骨髁解剖上的弱点髁间窝，易将两髁劈开。此外，股骨干有一向前弯的弧度，前面骨皮质坚固，后面的骨皮质又为股骨粗线所增强。因此，骨折易发生在股骨髁附近，皮质骨移行成为松质骨薄弱部位。

(6) 当胫股关节周围肌肉收缩时，股骨髁承受来自股骨髁与髌骨两面的应力。在膝关节由伸到屈时，髌股关节及胫股关节面之间的应力，有不同程度的增加，此两种应力的合力方向指向股骨髁的后上方髌骨与股骨之间，无论是伸直位还是屈曲位，总有一部分关节面相接触。屈膝时，髌骨还伴有由前向后的运动，与损伤时膝关节经常处于屈曲状态相一致，这样在外力作用下，有利于髌骨楔形作用的发挥。因此，股骨髁易于产生“T”形或“Y”形骨折。该骨折较之髁部骨折相对多见，因易引起腘动脉的刺伤而为大家所重视和警惕。如果该血管一旦受损，引起肢体的坏死率在大血管损伤中占首位，因此，在处理时务必小心谨慎。

第六节　股骨髁骨折框架固定技术

治疗股骨髁部骨折可采用股骨骨折框架固定器或胫腓骨骨折框架固定器，两种框架固定器均为半环形框架式结构，稳定性好，使用调节方便，既可纵向牵引或加压，又可利用压板的挤压作用控制侧方移位，使骨折与框架固定器联结成一个三维稳定的力学结构，有效地固定骨折。

一、框架固定适应证

股骨髁部骨折骨折线波及关节面的股骨远端骨折，以采用双边框架固定器固定为主，宜采用跨关节双边框架固定器撑开固定。

二、骨穿针前准备

（一）手法复位

整复固定过程遵循手法→器械→手法→器械的程序进行。在有效麻醉下，患者仰卧伸膝位，两助手分别握患肢大腿及小腿进行对抗牵引，纠正重叠移位。对单联骨折，术者先用端提手法纠正骨折块的前、后移位，再用两手拇指顶住股骨髁骨折块，内髁骨折向外下方推挤；外髁骨折向内下方推挤骨折块，同时远端助手在维持牵引下，内髁骨折使膝关节强力外翻；外髁骨折使膝关节强力内翻，利用膝关节周围软组织的牵拉作用及手法的推挤力使骨折复位。对股骨髁间粉碎性骨折，则术者两手十指交叉，用两手掌扣挤股骨内、外髁，使分离的骨折块靠拢复位，之后由助手固定股骨干，术者两手握股骨内、外髁骨折块，使之作为一个整体进行端提挤按，纠正骨折的侧方移位。各型股骨髁上骨折初步复位后，术者用手固定骨折部，远端助手在牵引下小范围屈伸膝关节，使骨折块复位更准确。

（二）术前牵引及复位

股骨远段骨折多有缩短移位，首先，在布朗架上进行胫骨结节牵引 2～7 天，既有利于消除肢体肿胀，又有利于塌陷的骨折复位，往往有部分病人经单纯骨牵引后关节面骨折即可得到良好复位（图 26-36）。

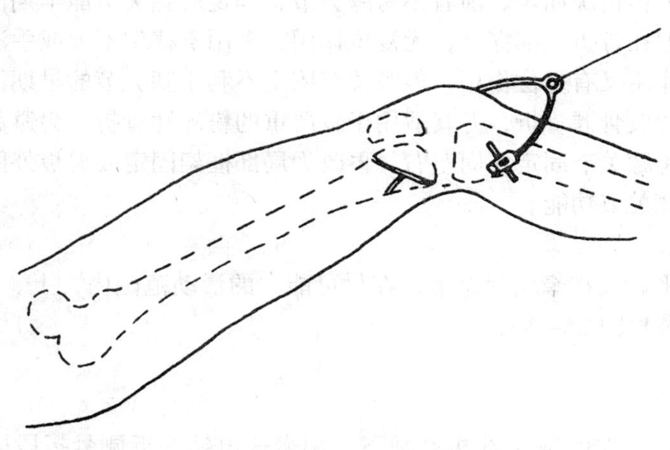

图 26-36　股骨远端骨折的胫骨结节牵引

（三）术中牵引及复位

骨折复位和框架固定器固定的操作也应在牵引状态下，甚至在少许过度牵引状态下进行。经牵引骨折未能得到很好复位者，可在腰麻或硬膜外麻醉下利用骨折牵引床进行牵引复位（图26–37）。

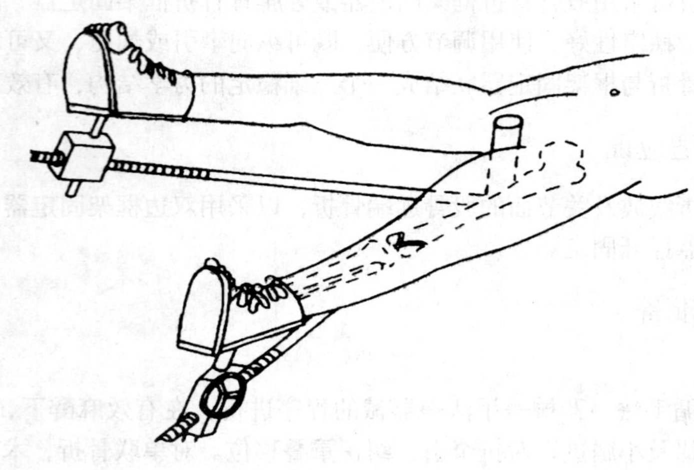

图 26–37 骨折牵引床牵引

（四）钳夹复位

(1) 有内外髁分离移位者，在牵引状态下用跟骨夹从肢体两侧进行钳夹复位（图 26–38）。

(2) 跟骨夹与肢体皮肤之间应垫一层较厚的棉花或棉垫，以免皮肤挤压伤，防止骨折端刺破皮肤。

(3) 钳夹时注意避开血管和神经，以免骨折端刺伤或钳夹挤压伤血管和神经。因此，股骨远端骨折，应避免从肢体前、后侧进行钳夹复位。

（五）器械复位

框架固定治疗股骨髁骨折有两种基本形式，即不跨关节局部框架固定及跨关节框架固定，具体应用应根据病情及复位情况而定，前者不跨膝关节，固定后膝关节能早期活动，保持膝关节功能，促进骨折愈合，但在骨折线部穿针，无复位作用，多用于移位不大或手法复位准确的股骨髁骨折；后者既有固定作用又有复位作用，但跨关节固定不利于膝关节的早期活动，适用于移位严重而手法复位不准确的股骨髁骨折，尤其适用于较严重的粉碎性骨折。为避免跨关节固定造成膝关节僵直，应有限期跨膝关节固定 6 周左右，再改为局部框架固定或夹板外固定，以尽早开始膝关节屈伸活动，恢复膝关节功能。

（六）磨合关节面

关节面有塌陷不平者，在牵引状态下，在尽可能大的活动范围内，上、下推移活动膝关节，使关节面进行磨合复位（图 26–39）。

三、骨穿针技巧

待骨折复位满意后，在电视 X 线机监视下，用慢速电钻在近侧骨折段以 50mm 间隔分别钻入 2 枚直径 5～4mm 斯氏针，从大腿外侧水平平行钻入，钻穿双侧骨皮质及皮肤。远侧短骨折段钻入 1 枚固定针，再在胫骨结节平面横行钻入 1 针。骨折段间若有较大的骨折片，可钻入 1 针进行复位和固定，以弥补骨折段间的骨缺损。

在手法复位满意后，经皮穿针时按严格的无菌操作技术进行。在麻醉及无菌操作条件下，

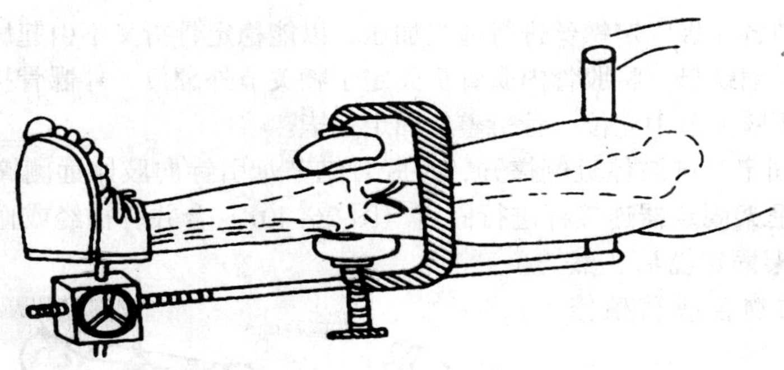

图 26-38 股骨远端骨折的钳夹复位

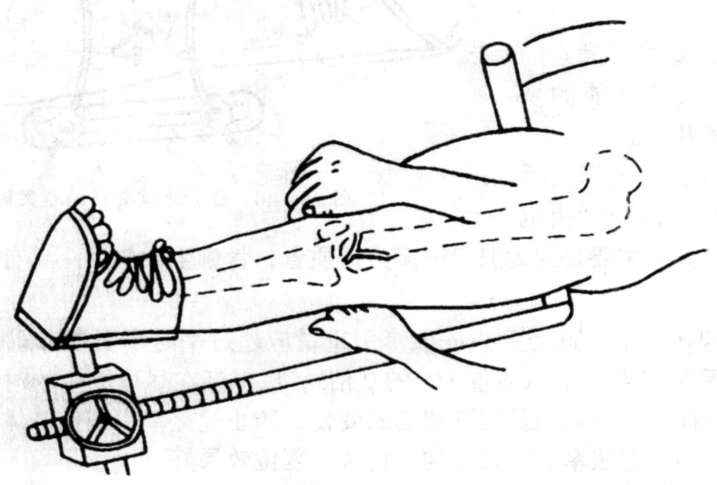

图 26-39 股骨远端骨折的磨合复位

局部穿针外固定，先在股骨髁关节面水平上方1～2cm处，内髁骨折及髁间骨折从内向外、外髁骨折从外向内平行于膝关节面水平贯穿1枚直径3mm的克氏针，将骨折块钉住（必要时可平行于此针在其后方再穿1枚克氏针，针距1～2cm），为防止穿针误入膝关节，可在膝关节内、外侧间隙各插1枚针头作标记。另外，在股骨中上段缝匠肌前缘，由前内向后外穿1枚直径相同的克氏针，保持此针与髁部克氏针平行，若穿针后髁部骨折块仍有分离移位，可在保护软组织的情况下，从侧方钝性撞击骨折块，使之紧密复位，然后将上、下2枚克氏针与股骨框架固定器连接固定。跨关节穿针外固定在初步手法复位后，先在股骨中段或中下段缝匠肌前缘，从前内向后外贯穿1枚直径3mm的克氏针，保持针与膝关节面平行，另在胫骨中下段从外向内经断骨前缘贯穿1枚同样针径的克氏针，下一枚针的方向根据骨折类型而定，内髁骨折者此针应从内上稍向外下方倾斜5°~10°，使固定时膝关节呈外翻位；外髁骨折则相反，由外上向内下倾斜5°～10°，使固定时膝关节呈内翻位；髁间骨折则保持此针与上1枚针平行，使固定时膝关节呈中立位。穿针后安装胫腓骨框架固定器进行牵引，利用软组织的牵拉进行复位。牵引复位时可适当过牵。

四、安装框架固定器

经上述手法及器械复位后，骨折多已复位，再用手法进一步纠正残余移位，局部穿针框架固定者不跨关节，在推挤股骨髁的情况下小范围屈伸膝关节，有助于关节面恢复平整；跨关节穿针固定者可用手推挤骨折块，以纠正残余侧方移位。骨折复位后，根据骨折类型在适当位置安放固定压板。内髁骨折在股骨内髁的内侧及后侧各安放一块弧形压板；外髁骨折在股骨外髁的外、后侧方各放一块弧形压板；髁间骨折则在股骨内、外侧髁侧方及股骨远端骨折部前、后侧分别安放一块弧形压板，调节各压板固定螺丝进行适当加压，以能稳定骨折又不引起压疮为度，同时调节框架固定器支撑杆伸缩螺母，将股骨内髁骨折固定于膝关节外翻位，外髁骨折固定于膝关节内翻位，髁间骨折固定于膝关节中立位，骨折整复固定完毕。

将近侧骨折段固定针向肢体近侧撑开，将胫骨结节牵引针向肢体远侧撑开，然后在肢体两侧分别装上钩槽式框架固定器连接杆进行固定（图 26–40）。合并有神经或血管损伤时，也可行切开复位，安装框架固定器后，然后行神经或血管的吻合或移植修复。

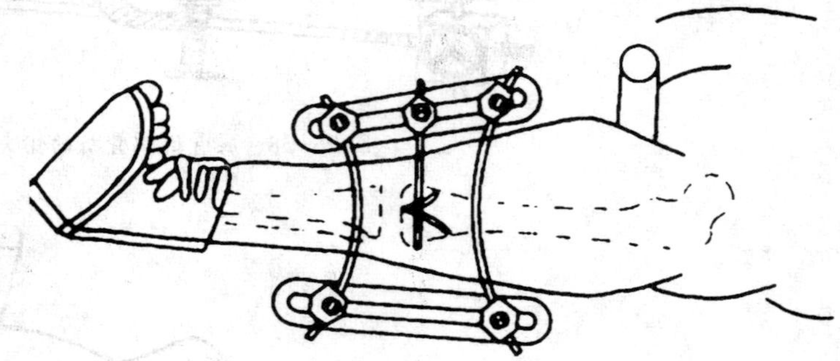

图 26—40 股骨远端骨折的框架固定器固定

五、操作注意事项

股骨远端骨折要获得满意的骨折复位、愈合及关节功能的恢复，一定要注意以下几点。

(1) 尽早牵引复位。对于伤后 3 周以上的塌陷骨折，即使撬拨也难于达到满意的复位。这主要是因为股骨髁多为松质骨，骨痂生长快，一旦有较多骨痂生长就很难撬拨复位。

(2) 短期超重快速牵引。此类病人一般牵引重量应超过平时牵引参考重量的 1 倍，如体重 60kg 的病人，牵引重量应为 15kg（体重 1/8 的 2 倍），以保证在尽可能短的时间内，矫正缩短移位和塌陷骨折。但应注意肢端血运及皮肤感觉的变化，防止过重牵引损伤肢体血管和神经。

(3) 利用机械牵引较手法牵引力量均匀、持续，复位效果好。

(4) 超重牵引 1 ~ 2 天后，即应在床边拍摄 X 线片，复查骨折复位情况，确定是否需要再增加或减轻牵引重量。以便尽快安排手术，尽早复位和框架固定。

(5) 跟骨钳夹和关节面上、下磨合，是矫正骨折分裂移位和关节面不平的重要手法，可反复交替进行。

(6) 安装框架固定器时应将关节上、下的固定针向相反方向撑开，达到增大关节间隙、防止关节面再塌陷的目的，这对于满意复位的维持和固定是十分重要的。

(7) 患肢膝关节应早活动、晚负重。尽早在床上进行屈伸活动，负重行走则应在骨折大部分或完全愈合之后。

(8) 穿针应在严格的无菌操作下进行，股骨干部穿针应避免损伤内收肌管内的股神经及股动、静脉，以及后侧的坐骨神经，穿针前必须明确画出缝匠肌前缘，在缝匠肌前缘由前内向后外侧穿针即可避免损伤重要血管神经。股骨髁部穿针应先标出关节间隙，防止克氏针穿入关节内。

(9) 压板应垫上 12 ~ 18 层纱布，加压以用两手指轻轻按压能出现约 0.5cm 的间隙为度。

(10) 骨折复位固定后应早期功能活动，局部框架固定器及跨关节框架固定器拔针拆除后，均不应负重行走，以免引起骨折移位，必须待骨折骨性愈合后方可逐渐负重。

六、术后处理及并发症防治

(1) 术后患肢置于 Braun 架上 1 ~ 2 周，以利于消除肢体肿胀。

(2) 术后 1 周即可开始进行膝关节伸屈活动，并随着时间的推移逐渐加大活动范围大约 0°~30°，以使关节早期进行磨合。

(3) 也可置于 CPM 下肢功能锻炼器上，进行膝关节的被动活动锻炼，逐渐调节加大膝关节活动范围、活动频度和速度。

(4) 膝关节应早活动、晚负重。待 2～3 个月后，X 线片示骨折基本或完全愈合，骨折线模糊不清时，方可开始下地练习负重。

(5) 1～2 个月后拍 X 线片，待骨折愈合后去除固定器进行膝关节屈伸活动锻炼。

术后针道用无菌剪口纱布覆盖，保持局部清洁干燥，每隔 3～5 天清洁换药 1 次。术后抬高患肢，即刻开始股四头肌舒缩及足背伸跖屈活动，框架固定者术后 3～5 天开始膝关节屈伸活动，术后 1～2 周扶双拐下床患肢不负重练习行走，直至骨折愈合，拔除克氏针并拆除框架固定器，逐渐练习负重行走，一般拆除框架固定器时（术后约 6～8 周）膝关节功能已基本恢复正常。超关节框架固定术后 10 天左右扶双拐下床练习负重行走，因穿针远离骨折线，负重力主要由克氏针及框架固定器承担，不会造成骨折再移位及成角，而有利于骨折愈合。术后 6 周骨折已稳定或愈合，即可拆除框架固定器，若愈合尚不牢固或未愈合者，改用框架固定或跨关节夹板框架固定，同时开始膝关节屈伸练习，拆除框架固定器后下床练习行走时患肢应避免负重，以免因骨折愈合未坚固而发生畸形愈合或再移位。骨折骨性愈合后开始逐渐负重。

第七节 股骨远段骨折常用框架固定器介绍

一、股骨牵引框架固定器

（一）结构简介（图 26-41）

本器械由用于固定臀部、大腿和小腿的腰臀托、大腿托和小腿托、承力板、固定皮带、套管刻度的弹簧秤螺杆式牵引器、冰钳式带针张力牵引弓组成。

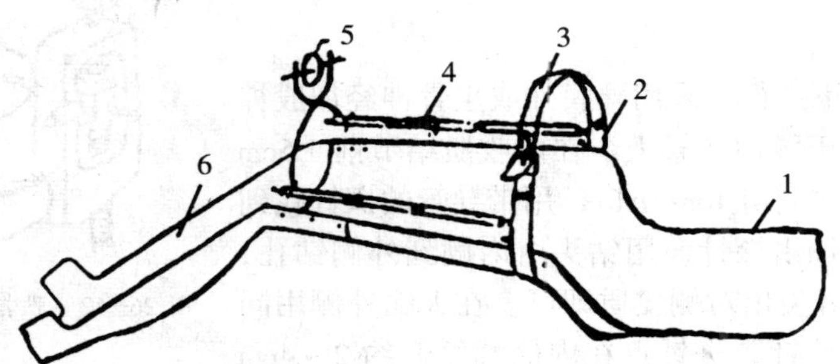

1.腰臀和大腿托 2.承力板 3.固定皮带 4.弹簧秤螺杆式牵引器 5.冰钳式带针张力牵引弓 6.小腿托

图 26-41 股骨牵引框架固定器

（二）适应范围

1. 成年人股骨干中下段骨折。
2. 股骨粗隆间及股骨髁上骨折。

（三）操作方法

首先，在局麻下，于股骨髁上或髁间安装冰钳式带针张力牵引弓，再行手法复位。病人平卧在床上，由一助手固定骨盆，另一助手抬起小腿用力沿大腿纵轴方向牵引拔伸，术者依 X 线检查情况进行矫正接合。先用棉花将托板衬好，加绷带包缠，放置于托板上安装牵引器，并根据伤腿长度大体调整好牵引器的长度，将牵引器的前端与伤腿上的带针牵引弓或牵引针相连接，旋动牵引器的调整螺母，使牵引器伸长，产生推顶力。此力大小可从套管刻度读出，将其调整到适宜大小，即可产生预期的牵引作用。髋膝关节可取40°~50°的半屈曲位，再依骨折部位的不同做适当调整。上段骨折应适当加大髋关节外展和前屈，下段骨折应加大膝关节屈曲度，以松解腓肠肌牵拉。上架后，在骨折部的前内、外侧各放一个小夹板，连同大腿托在一起，用4条较宽的布带包扎固定。一般情况下牵引力量为3~7kg，持续4~7周。2周后骨折部已出现纤维性粘连，可取半卧位和坐位，身体好的青壮年，2~3周可扶双拐离床活动。6~7周左右可拆除框架固定器。

（四）注意事项

复位满意后，即应减少牵引力，改为维持牵引。要注意防止压伤大腿屈侧和腘窝的皮肤，以及神经、血管。牵引期间，应及时观察复位及固定情况。

二、股骨髁间调节框架固定器

（一）结构简介（图26-42）

（1）内、外侧螺旋杆各一根，用于矫正重叠和内、外翻成角，以及复位后使骨折端紧密嵌插。

（2）股骨穿针所用的螺纹钉2枚。

（3）髁部螺纹钉2枚。纵向螺杆上有锁针器和调节微调器，调节微调器和髁部螺纹针的受力方向，可矫正髁间侧向分离和倾斜。另有用于将整个装置连为一体，维持侧方扣挤作用的扣压连接环。扣压连接环上还装有矫正骨折前后移位的可移动压垫。

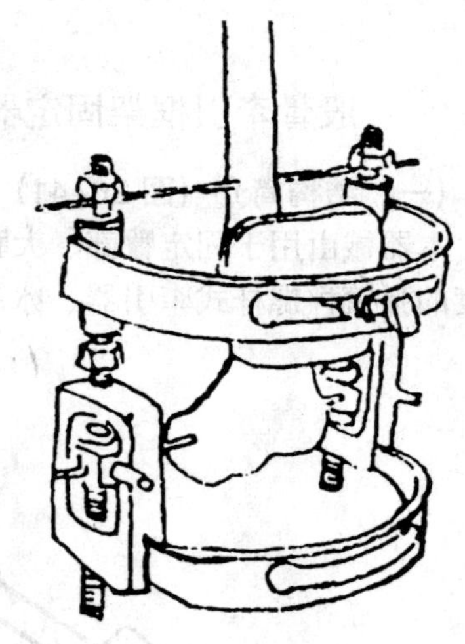

图26-42 股骨髁间调节框架固定器

（二）适应范围

股骨髁间骨折。

（三）操作方法

操作在电视X线下进行。采用硬膜外或坐骨神经加股神经阻滞麻醉，患肢置于膝功能架上。在内收肌结节前1.5cm以近的8cm处，大腿内侧切1cm小口，用带导管的探针找到股骨内侧面的中点，抽出探针，用钻头由内侧到外侧钻孔，再拧入股骨螺纹针，针尖出对侧皮质即可。在大腿外侧用同样方法再拧入1枚螺纹针，进针点在内侧螺纹针约2~4cm处。若骨折移位不大，也可用1枚骨圆针由内侧向外侧贯穿在骨折近端的股骨上。在内、外髁最突出处略偏前进针。钉入骨质尽可能深些，但勿穿越髁间骨折线，内外髁螺纹针应在同一水平，然后对抗牵引，用髁部钉撬拨复位或辅以手法复位，如髁间骨块已复位，可将髁部钉贯穿固定。连接调节框架固定器，在透视下调节，以求复位满意。为防止骨折块旋转，有时需在内外髁分别钻入2枚髁部螺纹针。术后即可在膝功能架上练习伸屈活动，3周左右下地，重复加大膝活动范围，根据骨痂生长情况，4~6周拆除框架固定器，继续加强功能锻炼和康复治疗。

（四）注意事项

本器械可以多方向、多部位进行应力调节，起到对骨折的牵引、撬拨和扣挤作用，较好地解决了难以克服的髁间分离和远端后移倾向，使骨折达到满意复位，配上膝关节功能架，创造了病人早期主动与被动活动膝关节的条件。因此，是治疗股骨髁部骨折的最好方法。但本器械应用时，一定要注意，股骨穿针内侧进针点进针时，针尖切忌向后及向近侧滑动，以免刺伤内收肌管内的神经及血管。

三、自制框架固定器

（一）结构简介（图 26-43）

框架固定器主要由固定支架和多功能调节装置两大部分组成，铝合金质量，多功能调节装置两侧功能相同。其固定的基本原理是，框架固定器的支架固定在小夹板上，利用小夹板的固定力作为支撑点，通过牵开螺杆作用于下端的蛇头形针作为牵引点，伸长牵开螺杆，在骨折重叠错位得到矫正的基础上，根据骨折错位情况，分别调整调节装置，直至复位满意。

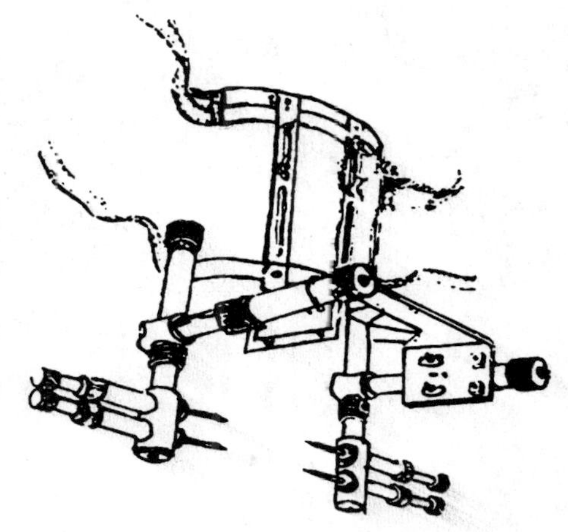

图 26-43　自制框架固定器

两侧牵开螺杆的下端有直径 5mm 蛇头形针 2 枚，使用时可根据需要安装 1 枚或 2 枚，距针的尖端 2.5cm 处，有特制台阶、防止进入骨质太深，并在对挤时对骨折维持一定压力，牵开螺杆的延长、可矫正骨折的重叠错位，回缩则可对折端施加压力，对挤两侧蛇头形针可使两髁靠拢复位；两侧升降装置可矫正骨折的前后错位；旋转撬拨装置可矫正旋转错位。使用时有为框架固定器配套用的股骨夹板 4 块。

（二）适应范围

股骨下端及髁上骨折。

（三）操作方法

在硬膜外或局麻下，常规消毒铺巾。在 X 线机控制下进行操作。牵开螺杆下端各装 1 枚或 2 枚针，进针点靠近远折端的折端，针进入骨皮质后，不要越过台阶，放置框架固定器，将框架固定器的支架固定在股骨夹板上，首先伸长牵开螺杆，矫正重叠错位，然后分别调节矫正内外、前后旋转错位装置。复位满意后，锁紧各个螺母固定。如有向内或向外成角畸形，可使外侧或内侧牵开螺杆伸长，内侧或外侧螺杆缩短；如有前后成角，可使两侧调节装置旋后或旋前，即可矫正。单髁骨折，可单独调节骨折一侧装置。对股骨两髁错位不一致或相反错位时，可对两侧装置分别进行调节，使之复位。牵开螺杆下端各装 2 枚针，可更好地防止远折端旋转错位。

（四）注意事项

自制框架固定器治疗股骨下端及髁上骨折，既解决了保守治疗复位困难问题，也避免了手术框架固定时对骨膜及髓腔内血液循环的再破坏，而且复位后固定牢固，允许早期活动，不仅改善局部血液循环，局部物质代谢加速，修复能力增强，而且在下床活动中，患肢的肌肉收缩以及负重时固定器在夹板上的回缩弹力，可对骨折断端施加生理性压力和刺激，这种压力和刺激可使成骨细胞活动加强，钙盐吸收和沉积加快，为骨折后骨组织钙化提供了必要条件。其设计原理是根据股骨下端及髁上骨折有重叠，前后错位、分离、旋转、成角等情况，设计有牵开、提按、挤压、旋转等应力调节装置，整个器械具有多点应力，可多方向调节。但在使用中应注意：①双侧进针点位置力求对称，不能太偏前或偏后，而且靠近远折端的骨折面为好，这样用力直接，复位省力省时。②有重叠错位的骨折，一定要先牵开重叠后，方可使用调节装置，纠正其他错位。③双侧钢针进入骨质深度以台阶不进入骨皮质为宜，否则，一侧针进入太多会引起对侧针外脱，影响固定效果。④双侧牵开螺杆的下端设计了 2 枚针，主要是为了防止远折端发生旋转错位。⑤本器械不适用于严重开放性骨折、骨折合并血管损伤及股骨单髁骨折冠状错位者。

四、Orthorfix 固定器（图 26-44 ~ 图 26-46）

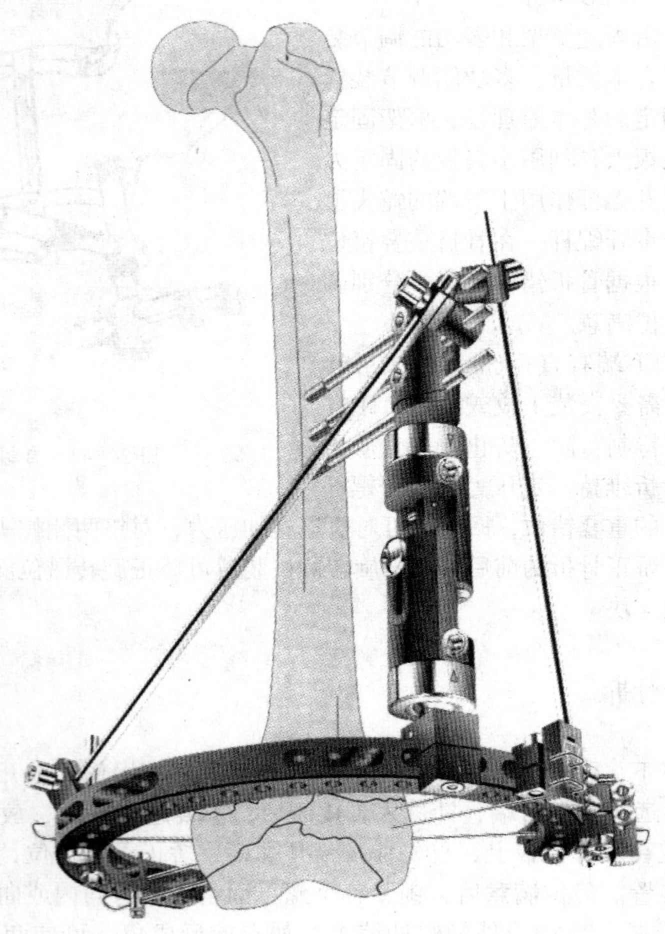

用带有一个金属环的固定器（OHFA）（90000 型）治疗
股骨远端关节内骨折，在骨折愈合过程中注意调节加固杆

图 26-44 OHFA 固定器

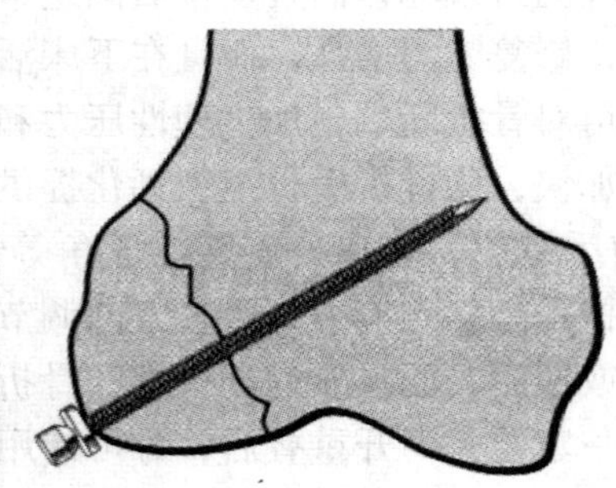

用骨片固定系列最低限度固定骨碎片同时联合使用框架固定

图 26-45 股骨远端关节内骨折

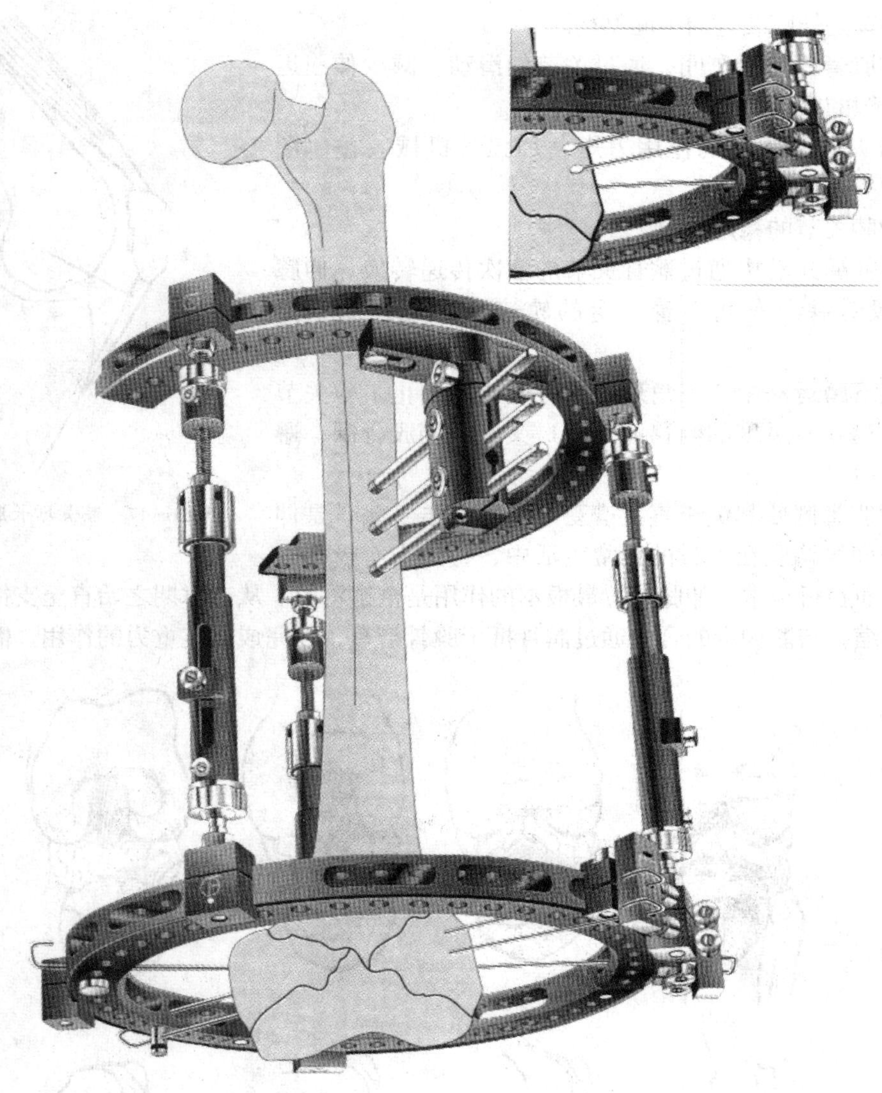

用复位杆连接两个金属环的固定器（SHFA）固定股骨远端关节内骨折，插图所示，用中央的橄榄夹连接 Kirscher 针

图 26-46 SHFA 固定器

第八节 髌骨骨折

髌骨骨折的发生率约为 1.05%，其中以中壮年多见，占 58.7%，50 岁以上占 35.5%，青少年很少发生。髌骨骨折多见于 30 ~ 50 岁的成年人，儿童极为少见。

一、髌骨骨折致伤机理

其类型主要取决于受伤机制。依其不同的类型，结合说明其受伤机制如下。

（一）髌骨的作用及髌股关节的运动

髌骨是全身骨骼中最大的籽骨，在膝关节生理运动中其主要作用有：

1. 传导并增强股四头肌的作用力

(1) 髌骨是伸膝装置的中间结构。

(2) 与股骨髁的滑车间，通过关节的滑动，减少伸屈运动中相对组织的摩擦。

(3) 增大股四头肌的作用力矩，加强其机械效益（图26-47）。

2. 维护膝关节的稳定

(1) 在伸屈运动中通过髌骨关节的依次传递转换，伸膝装置能在股骨髁滑车间沿着一定的轨迹稳定地运动（图26-48）。

(2) 在下蹲运动中，三角形的髌骨既协助防止了膝关节异常的侧方运动（过度的内移或外移）又能抵挡股骨髁，避免其向前滑动。

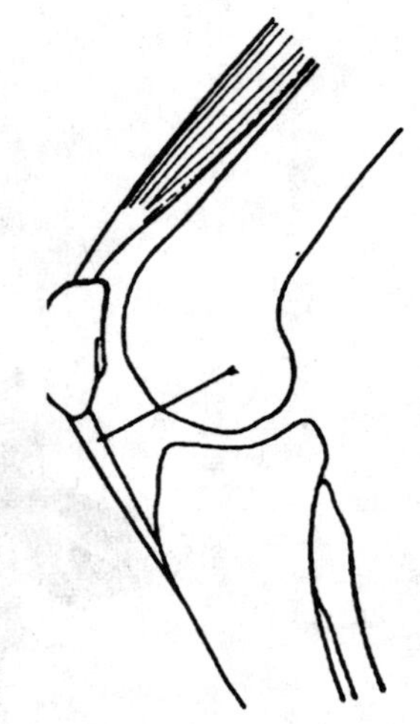

图 26-47 髌骨增长股四头肌力矩

3. 保护股骨髁使其免于直接遭受外伤性打击：髌骨是伸膝装置的中间结构。在大量的日常生活中，行走占有极其重要的地位。而在行走中，伸膝装置最根本的作用是拮抗重力。从支撑期之始直至支撑中期，股四头肌强力收缩，与髌韧带的合力通过髌骨抵于股骨滑车，以完成拮抗重力的作用。髌股关节上的作用力（patella—femoral joint reaction force，PFJRF）与股四头肌和髌韧带的合力相等而方向相反。髌骨的存在不仅使股四头肌更为有效，而且通过髌股关节接触面的合理分布，使得PFJRF的传导也更为均匀。因此，就伸膝装置作用而言，如髌骨一旦缺如或失常，则拮抗重力的功能必然大受影响。

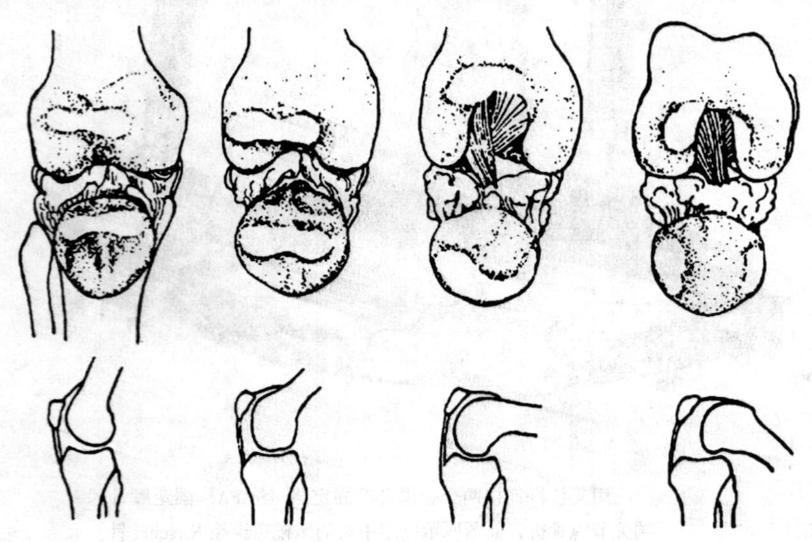

图 26-48 髌股关节的运动

(二) 直接撞击

跌倒时膝跪倒着地，或重物撞击及急刹车时等，可引起髌骨星状粉碎性骨折。此型临床上约占20%～25%左右。

(三) 肌肉拉力

即当平地或高处跌下时，由于股四头肌防御性突然猛烈收缩，即可引起髌骨中部的横形骨折，并出现分离移位。此型临床上多见，约占60%。肌肉收缩的暴力集中在髌骨下极所致髌骨下极撕脱性骨折，对关节面多无影响。此型临床上少见，约占3%～5%。

即收缩力较强的一侧通过髌韧带的扩张部将暴力集中到髌骨的侧方，尤其是伴有屈曲动作时易引起纵形骨折。此型骨折一般多无明显移位。

横断者包括斜形，约占所有髌骨骨折的 2/3，这种类型骨折的受伤机制为间接暴力。当屈膝 30° 位时，髌骨略倾斜，仅其下 1/3 部一横形条状关节面与股骨髁接触；随着膝关节屈曲程度的增加，髌骨接触面渐向上移，髌股关节间所承受的压应力随着屈曲度的增大而增加。当股四头肌突然强力收缩时，所在位置的髌骨横形条状接触面形成支点，而造成横断骨折。例如，疾步行走中在未及防备的情况下突然绊于树桩或由高处跳下两足着地，股四头肌突然强力收缩以防跪倒而造成骨折。两骨折块分离愈大，髌骨两侧股四头肌肌腱的扩张部分撕裂也愈严重且广泛。有些发生横形骨折后跌倒，其下骨折块撞击于地面进而形成粉碎折块，但其基本骨折线仍为横形，仍应包括于此类型中。

一般先因肌肉拉力引起骨折后，继之患者跪地跌倒着地，使远端又遭受直接暴力而出现上方横形骨折、下方粉碎骨折。此种类型约占 10%左右。

二、髌骨骨折临床类型

依其不同类型，髌骨骨折可分为四个基本类型：即横断、粉碎、纵形和撕脱型（图 26-49）。

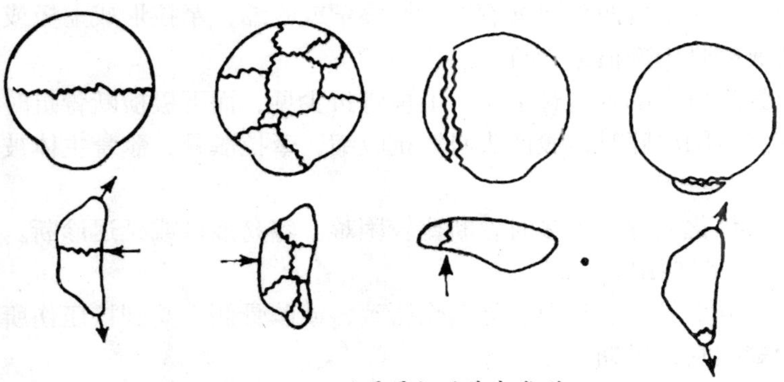

图 26-49　髌骨骨折的基本类型

（一）根据有无移位髌骨分类

1. 无移位髌骨骨折（图 26-50）：可由直接暴力或间接暴力造成，但以直接暴力者多见，暴力直接作用于髌骨前方，使髌骨破裂骨折，但由于髌骨周围软组织的包裹作用，骨折无明显移位。

2. 有移位髌骨骨折（图 26-51）：约 80%多为剧烈直接暴力所致，间接暴力如肌肉牵拉多导致横形骨折。

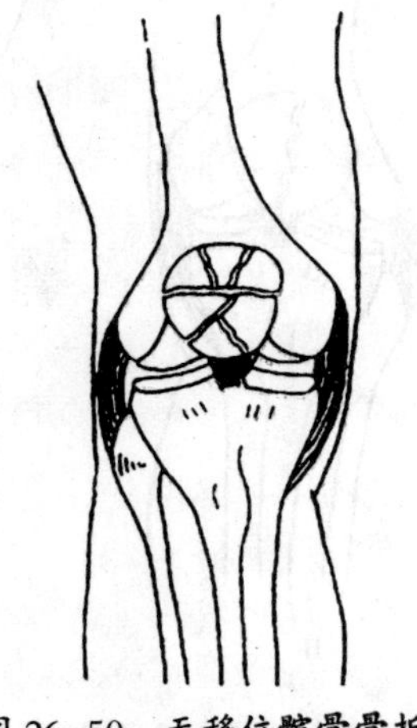

图 26-50　无移位髌骨骨折

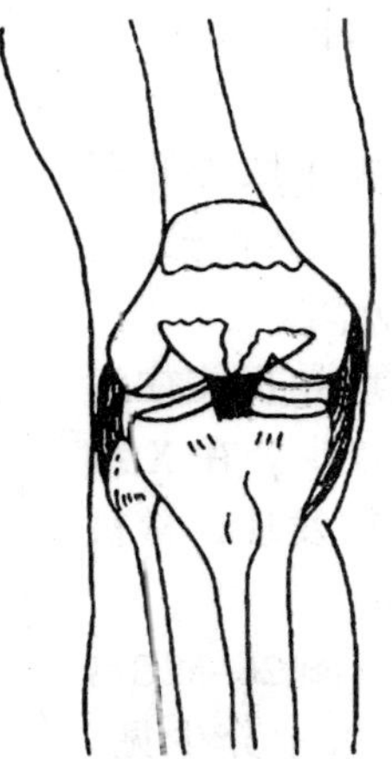

图 26-51　有移位髌骨骨折

（二）根据骨折线的形态分为以下几种类型

1. 髌骨横断骨折：多由间接暴力引起。当膝关节处于半屈曲位时，髌骨与股骨滑车顶点紧密接触成为支点，若外伤使股四头肌反射性骤然收缩，使髌骨受三点压力的作用而发生骨折，其原理同利用三点压力折断木棍的作用完全一样。骨折线呈横形，可位于髌骨上极、中部及下极，由于股四头肌强力收缩的残余暴力的牵拉作用，常将骨折近端向上牵开，造成两骨折端明显分离移位。髌骨两侧的腱膜和关节囊常有明显的撕裂伤。

2. 髌骨粉碎性骨折：多由直接暴力所致，如重物直接撞击髌骨造成骨折，骨折常为粉碎性，可因髌骨破裂而形成若干骨折块，亦可局限于髌骨的上、下极，形成髌骨上极或下极粉碎性骨折。由于髌骨周围腱膜及关节囊等软组织破裂不多，故骨折移位较轻。若同时受股四头肌强力收缩的牵拉作用，可使关节囊及腱膜撕裂严重，形成明显的骨折分离移位。

3. 髌骨纵裂骨折：多由直接暴力引起，暴力作用点偏于髌骨的一侧，使髌骨发生骨折，骨折线呈纵向行走，骨折移位较少，一般不会因股四头肌收缩而使骨折块分离。

（三）根据骨折线走行方向分类

根据骨折线的走行方向可将髌骨骨折分为横形骨折、纵形骨折和斜形骨折三类。

1. 横形骨折（图 26-52A）：横形骨折包括上极、中部及下极横形骨折。

（1）多为剧烈活动时，股四头肌突然爆发性痉挛或收缩，牵拉形成上极或下极撕脱骨折，或突然急剧屈膝时造成髌骨中部横形骨折。

（2）髌骨横形骨折以中部骨折较多见，上极骨折少见，而下极横断骨折时有发生。

（3）多由于突然急剧屈膝时，股四头肌对抗收缩，牵拉髌骨，髌骨主体被牵拉上移，移位较大。

（4）当髌骨尚未骨化或骨化不多时诊断比较困难。容易漏诊或延迟诊断。

2. 纵形骨折（图 26-52B）。

（1）纵形骨折十分少见，多为刀、斧砍伤所致，或髌骨侧方受到挤压伤所致。膝关节屈伸活动时，髌骨在股骨髁间窝上滑动。

（2）当膝关节屈曲 145°左右时，髌骨的内、外侧缘架于股骨内、外髁上。而髌骨中央部架空，故此时以较小的外力直接作用髌骨前面时，即可使髌骨中央向后折断。

（3）由于髌骨两侧股四头肌扩张部紧张髌骨内、外侧缘产生张力，对骨折的产生起着一定的作用。

（4）由于髌骨关节面的纵向骨嵴外侧比较薄弱，而且相对稳定，骨折以外 1/3 处多发。

（5）骨折后由于股外侧肌的收缩牵拉，产生向外的分力，向外移位，骨块分离。

（6）髌骨纵形骨折往往症状不明显，体征较少。在 X 线正侧位片又不易被发现，常被漏诊而延误治疗。

3. 斜形骨折（图 26-52C）：单纯髌骨斜形骨折十分少见，多见于粉碎性骨折中。

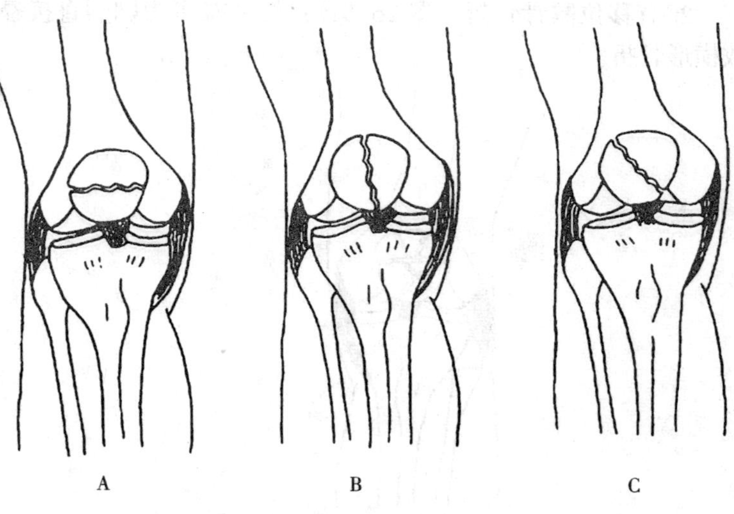

图 26-52 髌骨骨折线走行方向分类

（四）根据骨折碎裂程度分类

根据骨折碎裂程度可将髌骨骨折分为撕脱性骨折、横形骨折和粉碎性骨折三大类。

1. 撕脱性骨折（图 26–53）：撕脱性骨折又称上极或下极撕脱性骨折，多为剧烈活动时，股四头肌突然爆发性痉挛或收缩，肌肉牵拉造成。

2. 横形骨折

(1) 横形骨折又称两分骨折，多为突然急剧屈膝时，股四头肌剧烈牵拉造成。

(2) 也有一些是由于直接暴力撞击造成。如跌倒时髌骨体直接撞击在有棱角的物体上，由于棱角的切割力造成髌骨横形骨折。

(3) 间接暴力是由股四头肌强烈收缩、牵拉髌骨向上，而髌韧带固定髌骨下部，股骨髁部与股骨关节面紧密接触向前顶压髌骨形成支点。这三种力量同时作用于髌骨，造成髌骨横断骨折。

(4) 骨折后近端骨块被股四头肌继续牵拉上移，两骨折块相互分离，一般移位较大。

3. 粉碎性骨折（图 26–54）：粉碎性骨折包括上极、下极粉碎性骨折及星状骨折。髌骨粉碎性骨折较多见，多由直接暴力所致，如在快速奔跑或急速行走时跌倒，跪姿膝关节着地，髌骨前面与地面或物件直接碰撞，髌骨后面受股骨髁的夹击而骨折。骨折后往往由于股四头肌继续收缩牵拉，造成髌骨腱膜和关节囊的撕裂，骨折块相互分离，偶有外力直接冲撞或打击髌骨而发生粉碎性骨折。此时，髌骨腱膜及关节囊多保持完整，一般骨折移位较小。

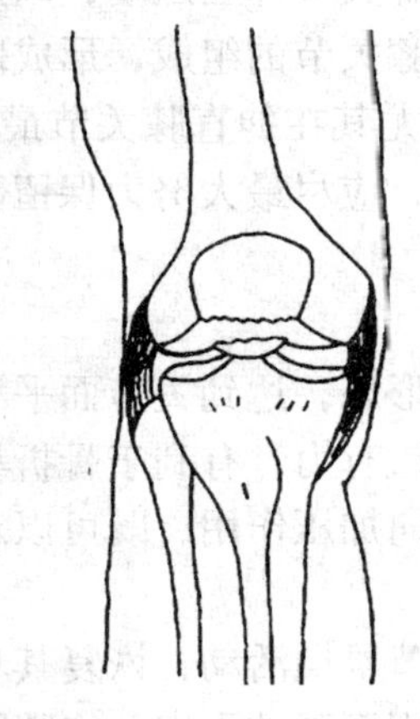

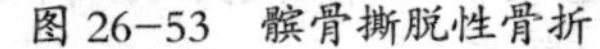

图 26–53　髌骨撕脱性骨折

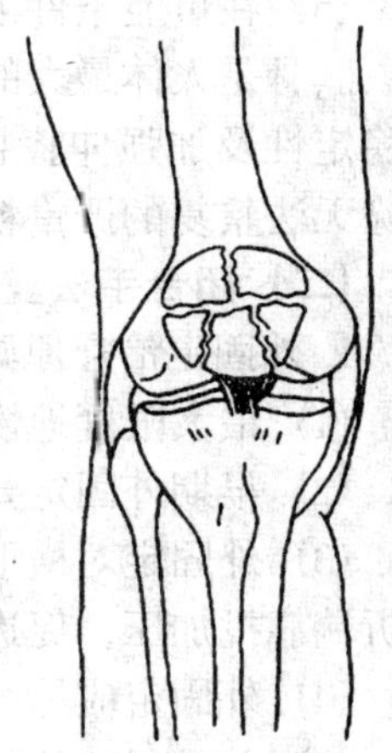

图 26–54　髌骨粉碎性骨折

(1) 三分骨折：除了横形骨折线将髌骨分成上、下两部分外，髌骨上部分或下部分骨折片又被再分裂为左、右两部分，而形成三分骨折。

(2) 四分骨折：除了横形骨折线将髌骨分成上、下两部分外，髌骨上部分和下部分骨折片又均被再分裂为左、右两部分，而形成四分骨折。多需切开复位，交叉张力带钢丝内固定。

(3) 星状骨折：骨折碎片较多，难于复位和固定。

三、髌骨骨折诊断方法

通过病史、体检以及 X 线片检查，诊断无困难。但对以下几方面需加以注意。

患者有明显外伤史，局部肿胀疼痛，膝关节不能自主伸直，常有皮下瘀斑及膝部皮肤擦伤，髌骨有明显压痛，膝关节积血，有分离移位时，可以摸到骨折断端，局部可有骨擦音或异常活动。髌骨位置表浅，骨折时诊断较容易。

拍摄髌骨正、侧、轴位 X 线片可明确诊断、骨折类型及移位程度。摄 X 线片时应采用膝关节侧位及斜位，而不用前、后位。侧位虽然判明横断骨折以及折块分离最为有用，但不能了解有无纵形骨折以及粉碎骨折的情况。斜位可常规采用外旋 45° 位，以避免与股骨髁重叠；既可显示其全貌，更有利于诊断外侧的纵形骨折。如怀疑内侧有损伤时，则可取内旋 45° 位。但对纵形骨折应注意观察，除正、侧位片外，尚需加拍上、下轴心位片，以便于发现骨折线。如临床高度怀疑有髌骨骨折而斜位及侧位 X 线片均未显示时，可再照髌骨切位 X 线片。

临床上怀疑有髌骨骨折而 X 线片阴性者，还应考虑有股四头肌的髌骨附着部或髌韧带的髌骨附着部损伤可能。这两类损伤可以不带有骨折片，但局部应有显著的压痛，伸膝困难。

在鉴别诊断中应注意除外两分髌骨。它多位于髌骨外上极（约占 75%），位于外缘及下缘者少见。副髌骨与主髌骨之间的间隙较整齐，临床上局部无压痛。但如有髌骨的应力骨折则与副髌骨或其损伤较难区别。

四、髌骨骨折传统治疗

当髌骨发生骨折后，以上作用即暂时丧失。治疗髌骨骨折的根本目标，即恢复其正常功能，而绝非简单的恢复伸膝装置的连续性。

（一）髌骨骨折的治疗原则

基于前述理由，髌骨骨折的治疗原则应该是：

(1) 尽可能保留髌骨。

(2) 充分恢复其后关节面的平整。

(3) 恢复股四头肌扩张部分的横形裂伤。

(4) 早期锻炼股四头肌。

(5) 在可能条件下，早期练习膝关节伸屈运动，以期通过磨造，使髌股关节恢复吻合。

髌骨是人体最大的籽骨，参与膝关节的组成，形成髌股关节，具有保护膝关节、增加膝关节的稳定性及加强伸膝装置的作用，尤其在伸直膝关节最后 10°~15°中起重要作用。因此，髌骨骨折除无法整复的严重粉碎性骨折外，应尽最大努力保留髌骨，不可轻易地采用髌骨切除术。

（二）闭合手法复位外固定

1. 外固定治疗原则

(1) 最大限度地恢复关节面的形态，达到关节面平滑，防止创伤性关节炎的发生。

(2) 早期外固定要稳定、可靠、有力，有利于骨折早期愈合。

(3) 外固定对横形骨折应有纵向加压作用，既可以对抗股四头肌的牵拉分离力量，又可以使骨折端靠拢加压，促进骨折愈合。

(4) 外固定应尽可能保证膝关节早期活动，恢复其功能，预防关节僵硬。

(5) 髌骨无移位裂缝骨折可选用石膏外固定、抱膝圈外固定、多头弹力兜外固定或支具外固定。

(6) 有明显移位、需行手法复位的髌骨骨折，应选用局部麻醉、腰麻或硬膜外麻醉，以使股四头肌松弛，尽可能使骨折满意复位。复位满意后，可选用抓髌器、鹰爪持髌器或微型外固定器进行加压固定。

(7) 为了保证膝关节的早期活动，6 ~ 10 周后可改用非限制性膝支具、半限制性膝支具、锁定式膝支具、多轴心膝支具、三点式膝支具、双搭扣膝支具、铰链膝支具或膝反屈支具外固定，逐渐进行膝关节的屈伸功能锻炼。

(8) 为了使膝关节得到完全康复，并预防膝关节的再损伤，12 ~ 16 周后再改用弹力膝套具、皮革膝套具、皮革护膝带或帆布膝套具外固定。

2. 外固定治疗方法：髌骨骨折的非手术外固定治疗，包括伸直位石膏固定、抱膝圈外固定、多头弹力兜外固定和支具外固定。适用于无移位的髌骨骨折或稍有移位而移位不超过 1 ~ 2cm 的髌骨骨折，其髌骨腱膜和关节囊无撕裂、关节面光滑完整者。对移位明显的髌骨骨折，因石膏或抱膝圈不易有效地对抗造成骨折断端分离移位的股四头肌收缩力，故固定效果常不甚满意。

(1) 石膏外固定：石膏外固定包括长腿石膏托和长腿管型石膏外固定。

固定方法：先清洗局部皮肤，在严格无菌操作下抽吸关节腔内积血。有移位者手法挤压骨折块，使其相互靠拢。同时可小范围活动膝关节，使关节面自动恢复平整，然后用长腿石膏固定患膝于伸直位。若以管型石膏外固定，在石膏塑形前抹出髌骨轮廓，并适当向髌骨中央挤压，使骨折块断面充分接触。这样固定牢靠，可早期做股四头肌收缩锻炼。预防肌肉萎缩和粘连。外固定时间不宜过长，一般不要超过12周。拆除石膏后做膝关节屈伸活动，逐渐加大活动范围。若适应证选择得好，髌腱膜及关节囊较完整，即使稍有损伤，此时已愈合，适当活动不致造成骨折分离和移位。

(2) 抱膝圈外固定

①抱膝圈的构造：抱膝圈由一铰链式长托木板、棉圈和绷带缠绕构成。

②固定方法：在无菌条件下，用18号针头将膝关节内的积血抽吸干净后，根据髌骨大小，用纱布、棉花做成套圈，或选用合适的成品套圈和弧形托板。处理皮肤、抽吸关节腔内积血后，将铰链式长托板置于下肢后侧，铰链对准膝关节的活动轴，以便于今后膝关节的功能锻炼活动。将套圈套好，并将4条布带绕于托板后方收紧打结，托板的近、远端用绷带固定于大、小腿上。固定2周后开始股四头肌收缩锻炼，3周后可下床练习步行。4～6周后去除外固定，不负重做膝关节活动。此方法简单，操作方便，但固定效果不够稳定，有再移位可能，注意固定期间定时检查纠正。同时注意布带有否压迫腓总神经，以免造成腓总神经损伤。

抱膝圈固定可较多地暴露膝关节，能较好地结合中医的贴敷、熏洗等方法，促使局部消炎、消肿散瘀，促使骨折愈合。

(3) 多头弹力兜外固定。

①多头弹力兜的构造：由一个铰链式长托木板、两个半月形抱骨垫、帆布和弹力带做成的两个半月形多头弹力兜及一个髌前弹力带构成。

②固定方法：无菌条件下，将关节内积血抽吸干净，一助手用手推压髌骨近侧断端，使其与远侧断端靠拢。另一手拇指及中指捏挤远侧断端，使髌骨骨折获得良好的复位。临时用棉花垫和多头弹力兜固定后，用电视X线机透视检查骨折复位情况。若髌骨表面和关节面不平整，可在髌骨表面触压、按摩复位。

骨折复位满意后，将铰链式长托板置于下肢后侧，铰链对准膝关节的活动轴，以便于今后膝关节的功能锻炼活动。将两个半月形抱骨垫分别置于髌骨的上、下缘，然后用胶布稍加固定。先用一半月形多头弹力兜固定在远侧骨折段的抱骨垫上，将多头带稍稍斜向膝关节上方，系于铰链式长托木板上，起向上牵拉固定的作用。用另一半月形多头弹力兜固定在骨折段的近侧抱骨垫上，将多头带稍稍斜向膝关节下方，系于铰链式长托木板上，走向下牵拉固定的作用。

(4) 支具外固定

① 支具类型：可用于髌骨骨折外固定的支具主要有双支条膝踝足支具、双支条锁定式膝踝足支具、四边口形承重膝踝足支具、单支条膝踝足支具、全塑膝踝足支具、塑料膝支具和金属塑料膝踝足支具等几种。

② 固定方法：无菌条件下，将关节内积血抽吸干净，用手推压股骨近侧断端，使其与远侧断端靠拢。另一手拇指及中指捏挤远侧断端，使髌骨骨折获得良好的复位。用棉花垫衬垫后，将两个半月形抱骨垫分别置于髌骨的上、下缘，然后用胶布稍加固定，再用膝部绷带螺旋形包扎法和横8字形包扎法包扎，用电视X线机透视或摄X线片检查骨折复位情况。若髌骨表面和关节面不平整，可在髌骨表面触压、按摩复位。

骨折复位满意后，在下肢外面安装下肢支具进行外固定。6～10周后可改用非限制性膝支具、半限制性膝支具、锁定式膝支具、多轴心膝支具、三点式膝支具、双搭扣膝支具、铰链膝支具或膝反屈支具外固定，逐渐进行膝关节的屈伸功能锻炼。12～16周后再改用弹力膝套具、皮革膝套具、皮革护膝带或帆布膝套具外固定，可促使膝关节完全康复，并预防膝关节的再损伤。

（三）开放手术复位内固定

1. 髌骨周围缝合术：利用不锈钢丝或粗丝线等绕髌骨周围环形或双环形缝合。

2. 髌骨螺钉固定。

3. 张力带固定：为AO学派所首创并推行的方法。当膝关节伸展运动时，其髌骨的前侧有分离趋势，为张力侧。因此，固定应经髌骨的前方，使张力转变为压力。

4. 内聚髌器固定：利用镍钛记忆合金制成的内聚髌器，可将髌骨骨折块自周缘向中心聚拢并维持复位。

5. 髌骨切除术：部分或完全切除髌骨（难以保留），将髌韧带或股四头肌肌腱缝合于保留的上部或下部髌骨断端。如完全切除需注意修补原髌骨部位的空隙。

手术切开复位内固定虽能准确复位，较牢固地固定，却有增加局部损伤、术后仍需较长时间外固定及伤口可发生感染等问题。

（四）传统治疗措施存在的问题

1. 无移位的骨折：无论是何种类型，如X线片未显示移位，均可保守治疗。但如侧位显示骨折上、下两部分之间有大于2mm以上的台阶者，应通过手法、针拨或手术予以矫正，单纯使用长腿前、后石膏托即可获得有效的固定，膝关节置于10°屈膝位，以避免因长期完全伸直所引起的不适，甚至腓总神经麻痹。如关节肿胀明显，可先穿刺抽出积血，包扎，然后固定。

2. 有分离的横形骨折：应以手术修复为首选。横形或兼有小部分粉碎骨折者，多存在两个主要骨块，较易对合，而且对合固定一般较稳定。

髌骨周缘环形缝扎是多年来常用的方法，至今在国内仍屡见不鲜。其中粗丝线半环缝合法使用最多，它比单根钢丝整环缝合更易于扎紧，从四周向髌骨中心均匀挤压。

AO张力带缝合已在原有基础上进行了若干改良，应用较广泛的仍是双克氏针钢丝环绕法。2枚克氏针纵行穿过骨折线，两针各自的一端弯成钩状，每枚针的两端露出骨外，将钢丝绕经此四个外露的针端，然后扎紧，并将钩端击入骨内。此手术的关键是使缝合固定的钢丝在髌骨前方形成拉力以抵消骨折前方的分离张力。因此，决不可使纵行跨过骨折线的钢丝过分偏向侧方从而失去其张力带固定的作用。

AO张力带固定法与既往惯用的环形缝合法最根本的区别在于：前者是以髌股关节的运动特点为依据而设的，即当膝关节进行伸屈运动时，股骨髁形成髌骨运动的点，其前方产生分离力，是为张力侧。在前方进行张力带固定即可消除运动时的分离趋势，维持复位。后者则相反，自髌骨周缘基底部环形缝合可迫使髌骨骨折块向中心聚拢并维护之。但一旦开始屈伸运动，前方即出现分离，继而移位，造成畸形愈合。除非骨折缝合后以石膏固定于近伸直位8周以上，待其坚强愈合后再行功能锻炼。显然这种处理极易遗留功能障碍。临床上环形缝合后4周甚至6周开始膝关节屈伸活动者，其髌骨常呈长弯曲状畸形愈合，髌股关节的对合关系必然遭到破坏。因此，单独使用环形缝合或类似方法是不可取的。

AO张力带固定在应用中经常出现的错误是克氏针过长、上端未折弯并敲入骨内。钢丝未尽量贴近根部环绕扎紧等，或影响伸屈活动，或钢丝滑脱而失败。

3. 有移位的粉碎骨折：此类骨折复位及固定均有一定困难，可先以双半环髌骨周围缝合法缝合，在拉紧的过程中同时复位，边收缩拉紧，边平整复位。对一些容易坠入关节腔内的小骨块可去除。也可以在周围缝合后，先将较大的骨块对合，并以克氏针固定，再将缝合线或钢丝拉紧。移位较明显的粉碎骨折，既要保留髌骨，又要使其后方平整，其难度较大，有时仍难免遗留不平整的台阶。但如与部分切除下折块者相比，则保留髌骨虽可能存在局部的不平整，但大部分髌股关节在运动中仍能保持正常的对合关系。

在环行缝合的基础上，如何对粉碎骨折施行张力带固定有一定难度。缝合髌前腱膜的破裂处，然后在前方加以双圈张力带缝合，不足以保证在膝关节屈伸运动时维持复位。选择较大的骨块纵向穿针行张力带固定理论上是可行的，但可供选择穿针的骨块有限，位置也不一定理想。关键在于克氏针所提供的钢丝环行路线是否确实自髌骨前方纵向跨越。此外，还需注意在穿过骨块时勿造成附加的骨折而致手术失败。横向贯穿克氏针不失为一种选择，但钢丝必须能在前方呈“8”字形交叉缝扎。

个别确实难以缝合保留髌骨者，如系上部粉碎需切除，则无错格之虞。如必须全部切除者，则在缝合股四头肌肌腱腔与髌韧带时，可将股四头肌肌腱下端部分向下翻转以填补切除髌骨后遗留的空隙，再与髌韧带缝合，并将两侧扩张部覆盖以加强之。注意上、下缝合时应稍加紧缩，否则容易出现股四头肌肌无力。

张春才所倡导的镍钛记忆合金内聚髌器兼有复位与固定的作用。由于材料本身的性能，以及爪支形状的特点，使其能多方向，向心持续自动地向骨断端间施加聚合加压力，尤其是内聚髌器各爪支的连接体部正位于髌骨前表面，固定完全符合张力带原则，固定效果远较其他方法可靠，可更早地进行膝关节功能锻炼。根据不同的粉碎情况，选择适当型号的内聚髌器，使周缘的爪支能十分准确地拢住粉碎的折块，无需附加任何其他辅助固定。据已有的报道，用此法以及类似的非记忆合金的，或拼联式的内聚髌器治疗粉碎性髌骨骨折不仅疗效高，而且方法简便易行，并发症少。到目前为止，可认为是一种较为理想的手术方法。

（五）治疗效果的衡量标准

其标准应包括以下四项内容：

(1) 完全无痛或偶有轻痛，但不影响日常生活及工作。

(2) 股四头肌肌力 5 级。

(3) 膝关节主动伸直正常，屈曲受限在 20°以内。

(4) 无晚期创伤性关节炎症状出现。

以此标准分析既往治疗的结果，保留髌骨者疗效好，部分切除者略差，全切除者最差。髌骨全切除者主要的问题是股四头肌肌力弱，其次是伸膝受限，髌骨全切除后，股四头肌力臂明显缩短，必须增加 15%～30%的肌力才能完成拮抗作用（或抗阻力伸膝）。尽管股四头肌有一定的潜力来代偿，但体弱年老的患者，或在站立、行走过久后，很容易出现股四头肌肌力弱，打软腿以至膝关节不稳。如在手术时为避免出现力弱而加强重叠缝合，则又会遗留屈曲受限。此外，当髌骨存在时，膝关节的伸屈运动是由摩擦系数很小的髌股关节面之间的滑动来完成的。一旦切除后，则由肌腱直接在股骨滑车软骨上滑动，不仅增加了运动时的摩擦力，而且肌腱承受摩擦及压力的能力也远不及其承受拉伸力的能力。同时还直接造成股骨髁软骨的磨损。由于肌腱不具有适应股骨滑车的外形，滑动时很不稳定，易出现股四头肌肌腱滑脱，乃至发生断裂或部分断裂。部分切除组中，主要问题是晚期的创伤性关节炎，其次是屈曲受限。尽管有些病例原始损伤并不严重，或为下极粉碎骨折，而上骨折段较完整，甚至完全未涉及髌骨的后关节面，但当髌骨下部切除后，其上骨折段与髌韧带缝合，势必造成保留的髌骨整体下移，所有髌股关节接触面完全错格，有学者称之为错格现象。

第九节　髌骨骨折框架固定技术

一、框架固定适应、禁忌证

在治疗髌骨骨折时，应该根据髌骨骨折类型，严格掌握微型框架固定器的适应证和禁忌证，以免影响骨折的治疗效果和关节功能的正常恢复。

（一）适应证

（1）髌骨上、下骨折块较大的新鲜横形骨折。

（2）骨折块较大的新鲜上极或下极骨折。

（3）开放性髌骨骨折。

（二）禁忌证

（1）髌骨表面皮肤严重挫伤、擦伤的髌骨骨折。

（2）污染严重的开放性髌骨骨折。

（3）严重的髌骨粉碎性骨折，微型框架固定器难于使骨折碎片聚合，髌骨关节面难于恢复平整。

（4）髌骨骨折块分离较远的陈旧性骨折，利用微型框架固定器聚拢复位，复位力量不足。

（5）患有严重糖尿病而未能得到良好控制的病人。双边式微型框架固定器可分为单平面双边式和双平面双边式两种。

二、微型钩槽式框架固定器构造

微型框架固定器是利用2根短小、轻便的连接杆，通过2枚固定针对骨折进行牵伸复位，及靠拢加压固定，使髌骨两骨折块聚拢固定。与钩槽式框架固定器结构相同（图26-55），由以下四部分组成。

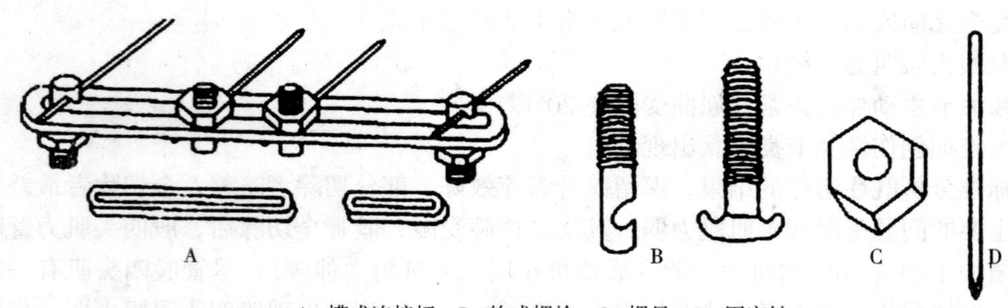

A. 槽式连接杆 B. 钩式螺栓 C. 螺母 D. 固定针

图26-55 微型钩槽式框架固定器结构

1. 槽式连接杆：有长短不等各种型号，长度分别为120mm、90mm和60mm，宽均为20mm。由轻金属铝合金材料铸成，重量轻、质硬、坚韧，主要用于单纯固定、一次性牵伸和一次性加压固定。

2. 钩式螺栓和螺母：螺栓直径6.5mm，可夹持直径3.5～4.0mm的固定针，并可随骨折固定的需要进行各个方向和各种角度的调节，以矫正侧方、分离和成角等移位。

3. 垫圈：有不同厚度的平垫和不同坡度的斜形垫，可根据骨折复位的需要选用不同的垫圈。

4. 固定针：根据病人骨骼的粗细，固定针可选用直径2.0～4.0mm粗细不等的克氏针或斯氏针。

5. 扳手：14号和17号双头固定扳手或棘轮扳手，用于紧固螺母。

三、骨穿针前准备

1. 麻醉与体位：临床应用在股神经阻滞或局部浸润麻醉下，可选择硬膜外麻醉、腰麻或膝关节腔浸润麻醉。患者仰卧，膝关节屈曲15° 位，

2. 无菌操作：常规消毒铺巾，在严格的无菌操作下，用12号长针头做膝关节穿刺，将关节

内积血抽吸干净。

3. 骨折复位：助手用双手推挤髌骨两骨折块，使之靠拢，术者用手指和手掌均匀按压髌骨表面，既可使髌骨关节面对合平整，又可使髌骨表面皮肤凹陷性水肿消肿，使皮肤与髌骨贴近，清楚地显示出髌骨上、下极和左、右侧轮廓。并用双手对向推挤髌骨远、近折端骨折块，使骨折端靠拢，缓慢屈曲膝关节 45°，再慢慢伸直膝关节，然后均匀按压髌骨表面，反复交替进行 3 次，让髌骨关节面与股骨的髌面反复磨合，使髌骨关节面对合得更为平整。

四、骨穿针技巧

（一）髌骨穿针特点

因其位于膝关节前侧，周围无重要血管和神经，故可根据需要和设计原理而随意进针。

由于框架固定疗法具有损伤小，复位准确，固定牢固，功能恢复快等优点，用于治疗移位明显的髌骨骨折，可以弥补石膏或抱膝圈和手术治疗的不足，提高疗效。

股四头肌的收缩力是造成髌骨骨折分离移位及影响骨折固定的主要因素，而关节面平整与否对关节功能的恢复有重要影响。因此，有效地对抗股四头肌对骨折块的牵拉作用及准确整复关节面是治疗髌骨骨折的关键。

（二）穿针方法（以微型钩槽式框架固定器为例）

初步整复骨折后，助手双手绷紧髌前皮肤，同时用拇指顶住骨折块内缘，从骨折块外缘进针，术者用拇、食指摸清骨折块前、后缘厚度及上、下极中线，在骨折块上、下极和前、后中点连线交点进针，进针时应将针紧紧顶住进针点处骨质，防止滑移，保持针和髌骨纵轴垂直，和地面平行，缓慢地钻出对侧皮肤外，若髌骨上极粉碎性骨折，骨折近端不允许穿针大，则对经髌骨上极软组织附着部的侧方中点穿出对侧皮外，若髌骨下极粉碎性骨折，骨折远端不允许穿针者，则可在股骨下极髌下韧带附着部的侧方中点穿过并穿出对侧皮肤外。当上、下骨折块或经股骨上、下极处软组织各穿一枚直径 2mm 或 2.5mm 的克氏针，上、下两针相互平行。

五、安装框架固定器

在髌骨两侧分别装上钩槽连接杆，将 2 枚固定针稍靠拢固定，使髌骨骨折端紧密嵌插，达到使髌骨骨折复位、固定和加压聚合的目的（图 26-56）。

让助手慢慢放松推挤髌骨的双手，确定髌骨骨折已被牢牢聚拢后，缓慢屈曲膝关节至 45°，检查微型钩槽式框架固定器把持髌骨骨折的牢稳度。用电视 X 线机透视髌骨侧位或拍 X 线片，检查髌骨骨折复位及对合情况。

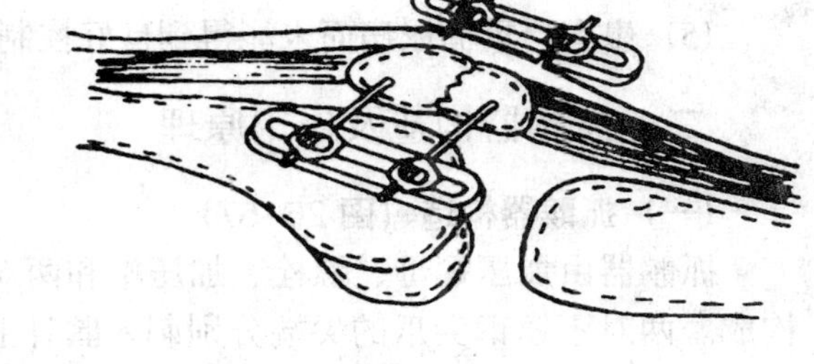

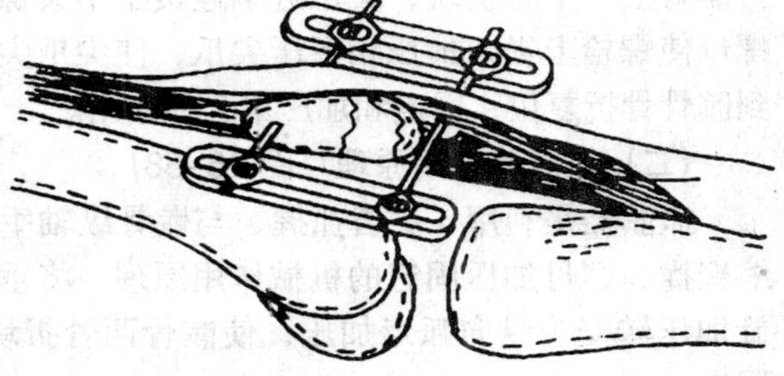

图 26-56　微型钩槽式框架固定器固定髌骨骨折

六、操作注意事项

（1）穿针前应绷紧髌前皮肤，以免穿针加压后造成髌前皮肤堆积受压，增加针道感染机会。

（2）穿针应在严格的无菌技术下进行，因髌骨外缘较内缘略厚，故应从外向内穿针。针应穿过髌骨侧方中点或稍偏后，不可偏前，以防止加压后造成骨折向后成角，关节面张口不平整。

(3) 功能锻炼应以无痛性活动为主，膝关节屈伸活动早期活动范围不宜过大，应在0°~30°范围内，防止骨折再移位。

七、术后处理及并发症防治

(1) 术后无需加用任何其他外固定，患肢置于Braun架上或用棉垫垫高，便于肢体消肿，手术当天可练习股四头肌舒缩活动。

(2) 术后第2天下地活动，患膝自然伸直行走。在无痛范围内轻轻屈伸患侧膝关节，有利于关节面骨折线的磨合，防止肌肉萎缩。

(3) 每隔2天可适当拧紧加压螺母半圈或1圈，维持对骨折的持续加压作用。

(4) 术后第3周开始逐步加大屈膝活动范围和强度，直至屈膝120°。

(5) 每月拍1次X线片复查。术后6周，膝关节屈伸接近正常，步态自如，X线片示骨折愈合，即可去除框架固定器。皮肤针眼用酒精纱布覆盖3天即愈。

第十节 髌骨骨折抓髌器固定技术

一、抓髌器固定适应证

(一) 适应证

(1) 适用于髌骨上、下骨折块较大的新鲜横形骨折。

(2) 髌骨左、右骨折块较大的新鲜纵形骨折。

(3) 开放性髌骨骨折。

(二) 禁忌证

(1) 股骨表面皮肤严重挫伤、擦伤的髌骨骨折，皮肤上抓髌器的爪眼容易发生感染。

(2) 污染严重的开放性髌骨骨折，髌骨及皮肤上抓髌器的爪眼容易发生感染。

(3) 严重的髌骨粉碎性骨折，抓髌器难于使骨折碎片聚合，髌骨关节面难于恢复平整。

(4) 髌骨骨折块分离较远的陈旧性骨折，利用抓髌器聚拢复位，复位力量不足。

(5) 患有严重糖尿病而未能得到良好控制的病人。

二、抓髌器构造及作用原理

(一) 抓髌器构造（图26-57）

抓髌器由加压螺母、螺栓、加压帽和两对不锈钢尖爪构成。两对不锈钢尖爪的尖端分别刺入髌骨上、下极，把持髌骨上、下骨折块，尖爪近端连接于中央螺栓上，旋转螺母使螺栓上提，加压帽下压尖爪，使尖爪尖端聚拢，达到髌骨骨折复位、固定和加压聚合的作用。

(二) 抓髌器作用原理（图26-58）

抓髌器是利用4尖齿抓握、与髌骨纵轴垂直的螺栓伸缩聚拢、螺母加压固定的机械作用原理，将垂直向下的螺旋加压转变为纵向弧形加压，使髌骨两骨折块聚拢复位、固定。

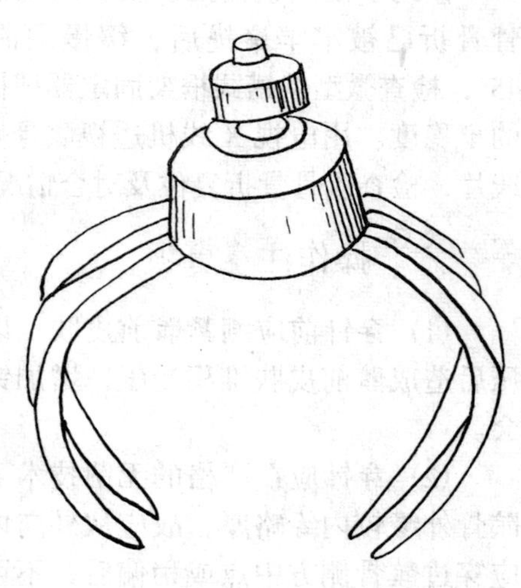

图26-57 抓髌器的构造

三、抓髌器的操作技术

1. 体位与麻醉：病人平躺仰卧，双膝伸直。可选择硬膜外麻醉、腰麻、股神经阻滞麻醉或膝关节腔浸润麻醉。

2. 常规消毒铺巾，用 12 号长针头做膝关节穿刺，将关节内积血抽吸干净。

3. 手法复位：

(1) 助手用双手推挤髌骨两骨折块，使之靠拢，术者用手指和手掌均匀按压髌骨表面，既可使髌骨关节面对合平整，又可使髌骨表面皮肤凹陷性水肿消肿，使皮肤与髌骨贴近，清楚地显示出髌骨上、下极和左、右侧轮廓。缓慢屈曲膝关节 45°，再慢慢伸直膝关节，然后均匀按压髌骨表面，反复交替进行 3 次，让髌骨关节面与股骨的髌面反复磨合，使髌骨关节面对合得更为平整。

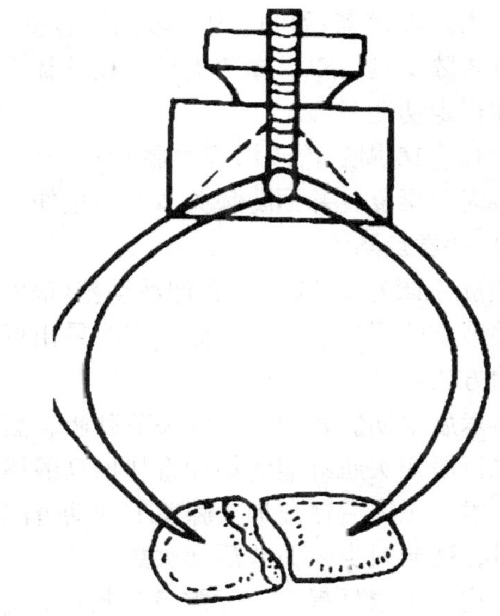

图 26-58　抓髌器的作用原理

(2) 若为髌骨横形骨折，术者将已消毒的抓髌器尖爪尖端刺入皮肤直至髌骨上、下极的前侧缘上；若为髌骨纵形骨折，则将已消毒的抓髌器尖爪尖端刺入皮肤直至髌骨的左、右侧缘上。双手稳稳地把持住抓髌器的 4 个尖爪，让助手稍稍放松推挤髌骨的双手，确定已抓牢髌骨缘后，让另一助手拧紧加压螺母使螺栓上提，加压帽下压尖爪，使尖爪尖端聚拢，使髌骨骨折端紧密嵌插，达到髌骨骨折复位、固定和加压聚合的作用。

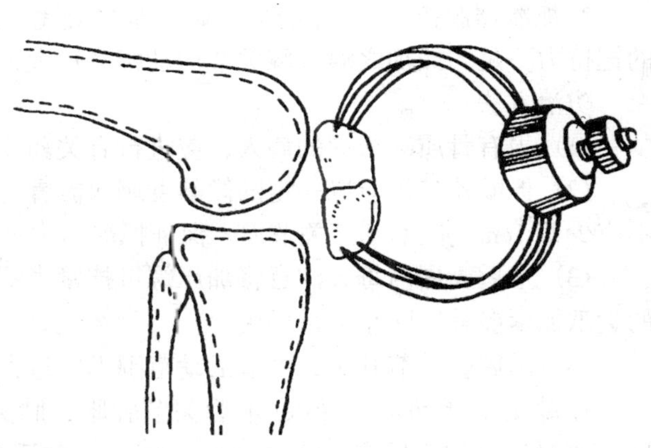

图 26-59　抓髌器的操作技术

(3) 让助手慢慢放松推挤髌骨的双手，确定髌骨骨折已被牢牢聚拢后，缓慢屈曲膝关节至 45°，检查抓髌器把持髌骨骨折的牢稳度（图 26-59）。

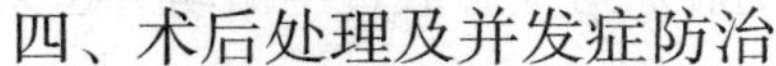

四、术后处理及并发症防治

（一）术后处理

(1) 术后无需加用任何其他外固定，患肢置于 Braun 架上或用棉垫垫高，便于肢体消肿，手术当天可练习股四头肌舒缩活动。

(2) 术后第 2 天下地活动，患膝自然伸直行走。在无痛范围内轻轻屈伸患侧膝关节，有利于关节面骨折线的磨合，防止肌肉萎缩。

(3) 每隔两天可适当拧紧加压螺母半圈或 1 圈，维持对骨折的持续加压作用。

(4) 术后第 3 周开始逐步加大屈膝活动范围和强度，直至屈膝 120°。

(5) 每月拍一次 X 线片复查。术后 6 周，膝关节屈伸接近正常，步态自如，X 线片示骨折愈合，即可去除抓髌器。皮肤爪尖眼用酒精纱布覆盖 3 天即愈。

(6) 去除抓髌器后可选用非限制性膝支具、半限制性膝支具、锁定式膝支具、多轴心膝支具、三点式膝支具、双搭扣膝支具、铰链膝支具或膝反屈支具外固定，逐渐进行膝关节的屈伸功能锻炼和行走功能锻炼。

(7) 12～16周后再改用弹力膝套具、皮革膝套具、皮革护膝带或帆布膝套具外固定，可促使膝关节完全康复，并预防膝关节的再损伤。

(二) 并发症防治

1. 皮肤爪眼感染:膝关节屈伸活动范围较大，大约伸10° 至屈曲135° ，加之病人需要早期进行膝关节功能锻炼活动，因此，很容易出现皮肤爪眼感染。

防治方法:

(1) 术后早期髌骨周围及膝关节肿胀，髌骨表面皮肤紧张，因此，膝关节不宜过早大范围活动，宜先行股四头肌舒缩活动和直腿抬高锻炼活动。

(2) 术后1周后逐渐加大膝关节活动范围，爪眼周围有皮肤发红等炎症表现时，应减小膝关节活动量，适当减少膝关节活动次数。

(3) 皮肤爪眼处暴露，无需覆盖敷料，每天用酒精消毒1～2次，擦去爪眼周围的分泌物和血痂，保持爪眼引流通畅和干燥，可预防爪眼感染。

(4) 一旦发生爪眼感染，可挤压爪眼周围软组织，使分泌物自爪眼流出，再用酒精纱布湿敷。

(5) 若病人出现发热，应静脉滴注抗生素，以预防全身感染。

2. 抓髌器脱落: 抓髌器的尖爪刺入髌骨太浅，或病人患有骨质疏松症，抓髌器对髌骨松质骨的把持力不足，或加之病人膝关节活动幅度过大，容易产生抓髌器脱落。

防治方法:

(1) 患有骨质疏松症的病人，应进行有关药物治疗。

(2) 抓髌器尖爪应以一定的倾斜度刺入髌骨，以使尖爪在髌骨内有一定的深度，其深度至少不应少于1cm，但不刺穿关节面，保证抓髌器尖爪对髌骨具有一定的把持力。

(3) 术后1周内每天注意将加压螺母拧紧半圈至1圈，使骨折端加压，也使活动后有所松动的尖爪抓紧髌骨，防止尖爪松脱。

(4) 术后膝关节肿胀，关节活动范围不应过大，以免抓髌器在股骨内移动松脱。

3. 膝关节活动范围受限: 术后关节肿胀，膝关节疼痛，病人心理紧张、焦虑，不愿活动锻炼。有时抓髌器爪眼有流水或流血，病人不敢活动关节，最后造成膝关节活动范围受限，关节僵硬。

防治方法:

(1) 术后患肢抬高，可置于Braun架上休息，促进患肢消肿。避免患肢过早活动引起关节疼痛，造成病人心理紧张，影响以后的关节功能活动锻炼。

(2) 应做好病人的咨询工作，解释爪眼流水或流血并不可怕，可继续进行适当的功能锻炼活动，爪眼只需用酒精消毒，保持爪眼引流通畅即可。

(3) 病人害怕疼痛时，可先将患肢置于下肢功能锻炼器 (CPM) 上，进行被动活动锻炼，逐渐加大活动范围。待病人经过一段时间适应后，即可进行膝关节的主动活动锻炼。

(4) 先在床边练习膝关节屈曲，1周后再练习双膝下蹲，再1周后练习上、下阶梯。逐步加大活动范围和运动量。

4. 关节面不平整：复位时关节面复位不满意，或关节活动锻炼后，髌骨关节面又发生移位，上、下关节面相差超过1～2cm。如果不予以矫正，就会造成膝关节创伤性关节炎，患肢关节活动时产生疼痛。

防治方法：

(1) 髌骨复位固定后，应用电视 X 线机检查骨折复位情况。若反复多次仍不能满意复位，应考虑改用手术切开复位，抓髌器固定或张力带钢丝内固定。

(2) 膝关节活动锻炼不应过早、过急，应逐渐加大活动范围和运动量，以免骨折再移位。

(3) 术后早期每天将加压螺母拧紧半圈或 1 圈，防止抓髌器尖爪松动、脱落，防止髌骨骨折再移位。

(4) 若出现髌骨关节面再移位，应进行再次手法复位，或考虑改用手术切开复位，抓髌器外固定或张力带钢丝内固定。

第十一节　髌骨骨折鹰爪持髌器固定技术

鹰爪持髌器既可用于髌骨骨折，又可用于尺骨鹰嘴骨折，故又称髌鹰抓持器。

一、鹰爪持髌器固定适应证

应该严格掌握鹰爪持髌器的适应证和禁忌证，以免影响髌骨骨折的治疗效果和膝关节功能的正常恢复。

(一) 适证证

(1) 适用于股骨上、下骨折块较大的新鲜横形骨折。

(2) 髌骨左、右骨折块较大的新鲜纵形骨折。

(3) 髌骨上极或下极骨折。

(4) 开放性髌骨骨折。

(二) 禁忌证

(1) 髌骨表面皮肤挫伤、擦伤的髌骨骨折。

(2) 污染严重的开放性髌骨骨折。

(3) 严重的髌骨粉碎性骨折，弧形爪难于使骨折小碎片聚合，髌骨关节面难于恢复平整。

(4) 髌骨骨折块分离较远的陈旧性骨折，由于近段上极骨折片向近侧移位较远，加之股四头肌挛缩，髌骨周围粘连，鹰爪持髌器的复位力量不足，难于将骨折片聚拢复位。

(5) 患有严重糖尿病而未能得到良好控制的病人。

二、鹰爪持髌器的构造及作用原理

(一) 鹰爪持髌器的构造（图 26-60）

鹰爪持髌器由加压螺母、开有槽的螺杆和两对相对的不锈钢弧形爪构成。两对不锈钢爪的尖端分别刺入髌骨上、下极，把持髌骨上、下骨折块。一对弧形爪尖距较窄，近端连接固定于螺杆一端；另一对弧形爪尖距较宽，借助加压螺母可在螺杆上旋转移动，使弧形爪尖端聚拢，达到髌骨骨折复位、固定和加压聚合的作用。弧形爪长 40～50mm，直径 2mm，尖端制成锌尖形，以利于刺入皮

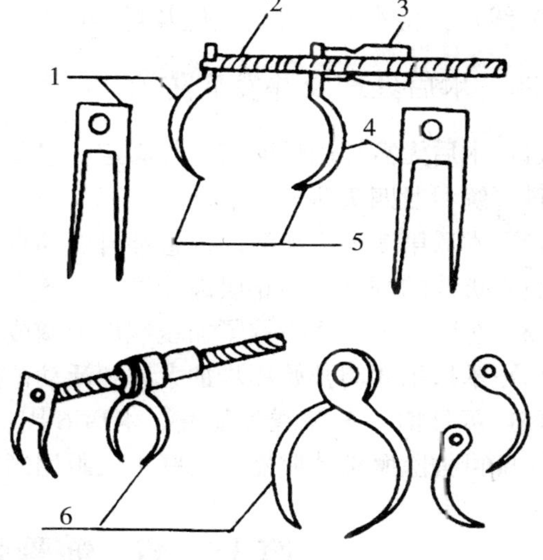

1.窄爪　2.螺纹杆　3.螺母　4.宽爪　5.弧形爪　6.钳形爪

图 26-60　鹰爪持髌器的构造

肤及增加对髌骨的把持力。螺杆长 80～100mm，直径 5mm，一侧开有一纵形长槽，起定向作用，使机械螺旋加压成为水平方向的对向压力，复位时使骨折远、近两端呈平行靠近，便于对位和复位。

（二）鹰爪持髌器的原理（图 26-61）

鹰爪持髌器与抓髌器一样，也是利用尖齿抓握，但是借助与髌骨纵轴平行的螺杆伸缩聚拢、螺母加压固定的机械作用原理，将直线横向螺旋加压转变为直线弧形加压，使髌骨两骨折块聚拢复位、固定。

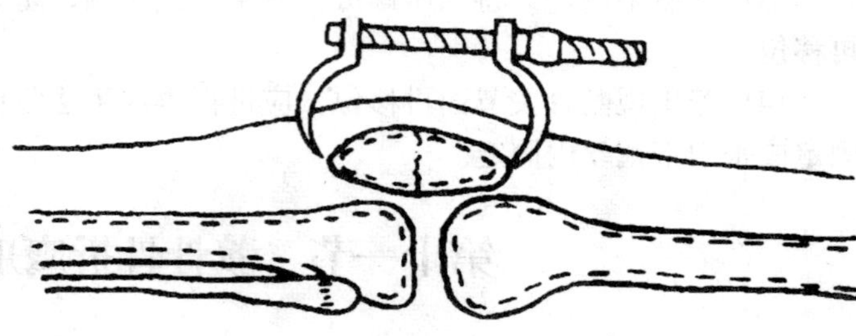

图 26-61 鹰爪持髌器的作用原理

三、鹰爪持髌器的操作技术

1. 体位与麻醉：病人平躺仰卧，双膝伸直。可选择硬膜外麻醉、腰麻、股神经阻滞麻醉或膝关节腔浸润麻醉。

2. 无菌技术：常规消毒铺巾，用 12 号长针头做膝关节穿刺，将关节内积血抽吸干净。

3. 复位方法：助手用双手推挤髌骨两骨折块，使之靠拢，术者用手指和手掌均匀按压髌骨表面，既可使髌骨关节面对合平整，又可使髌骨表面皮肤凹陷性水肿消肿，使皮肤与髌骨贴近，清楚地显示出髌骨上、下极和左、右侧轮廓。缓慢屈曲膝关节 45°，再慢慢伸直膝关节，然后均匀按压髌骨表面，反复交替进行 3 次，让髌骨关节面与股骨的髌骨面反复磨合，使髌骨关节面对合得更为平整。

若为髌骨横形骨折，术者将已消毒的弧形爪尖端刺入皮肤直至髌骨上、下极的前侧缘上；若为髌骨纵形骨折，则将已消毒的弧形爪尖端刺入皮肤直至髌骨的左、右侧缘上。让助手稍稍放松推挤髌骨的双手，确定已抓牢髌骨缘后，双手稳稳地把持住持髌器的两对弧形爪，让助手旋动加压螺母，两对弧形爪即抓住两骨折块逐渐靠拢复位，使髌骨骨折端紧密嵌插，达到髌骨骨折复位、固定和加压聚合的作用。

让助手慢慢放松推挤髌骨的双手，确定髌骨骨折已被牢牢聚拢后，缓慢屈曲膝关节于 45°，检查鹰爪持髌器把持髌骨骨折的牢稳度。

髌骨横形骨折用电视 X 线机透视髌骨侧位，髌骨纵形骨折用电视 X 线机透视做骨轴向位，或拍 X 线片，检查髌骨骨折复位及对合情况。

四、术后处理及并发症防治

⑴ 术后无需加用任何其他外固定，患肢置于 Braun 架上或用棉垫垫高，便于肢体消肿，手术当日可练习股四头肌舒缩活动。

⑵ 术后第 2 天下地活动，患膝自然伸直行走。在无痛范围内轻轻屈伸患侧膝关节，有利于关节面骨折线的磨合，防止肌肉萎缩。

⑶ 每隔两天可适当拧紧加压螺母半圈或 1 圈，维持对骨折的持续加压作用。

⑷ 术后第 3 周开始逐步加大屈膝活动范围和强度，直至屈膝 120°。

⑸ 每月拍一次 X 线片复查。术后 6 周，膝关节屈伸接近正常，步态自如，X 线片示骨折愈合，即可去除鹰爪持髌器。皮肤爪尖眼用酒精纱布覆盖 3 天即愈。

第十二节 髌骨骨折常用框架固定器介绍

框架固定器治疗原理：器械结构与性能常用于治疗髌骨骨折的框架固定器有两类，即抓髌器和微型加压固定器。抓髌器主要由髌骨抓钩、固定盘及加压螺旋组成，其中髌骨抓钩分为上极及下极两组，均由双钩组成，上极抓钩的间距较宽，下极抓钩的间距较窄。抓钩起钩住髌骨上、下极的作用，固定盘及加压螺旋则起固定及使抓钩抓紧加压的作用，因而既能整复又能加压固定髌骨骨折。微型加压框架固定器主要由套管式支撑螺杆、固定盘、加压螺母、锁针螺丝钉及克氏针组成，克氏针穿过髌骨骨折块并与加压框架固定器联结，通过调节支撑杆的加压螺母，即可达到整复及加压固定髌骨骨折的目的。

一、加压框架固定器

（一）结构简介

该器械结构简单，由克氏针 1 枚，采用螺帽调节骨折位置；连接克氏针的加压杆 2 根，“鞍”形加压弧 1 副组成。

（二）适应范围

1. 髌骨横形骨折。
2. 粉碎及下极骨折。

（三）操作方法

患者仰卧位，患膝屈曲 20°~30°，使髌骨显露清楚、无菌操作。根据膝关节侧位 X 线片选定进针位置，局部麻醉。助手用拇、食指固定髌骨，术者用骨钻将钢针横向穿入髌骨近侧骨折块后，伸膝 10°~15°，使骨折复位，将“鞍”形加压弧，顶住髌骨下极两侧，并用绷带固定好。用加压杆连接钢针和加压弧，调整双侧加压杆螺帽，至骨折满意复位为止，针孔用消毒敷料包扎。

（四）注意事项

该疗法疗效的优劣，与穿针技术有关，钢针横穿近侧骨折块，距骨折端 0.5 ~ 1cm 为宜。钢针应与髌骨纵轴垂直，否则，将导致近侧骨折块旋转移位。另外，中 1 / 3 横断和粉碎性骨折，钢针以横穿髌骨前、后的中线为宜，下极骨折，钢针应在髌骨前、后中线的前侧穿入，翻转型和近段向后移位的骨折，钢针应在髌骨前、后中线的后侧穿入。由于肿胀的消退，负重行走，以及膝关节屈伸活动有减弱固定力的可能，故需加强对固定装置的管理。下床活动早期，患膝要限制在 10°~30°范围以内。否则易导致骨块分离移位。本框架固定器对下极片状撕脱，以及纵形骨折不适宜。

二、卡髌器

（一）结构简介（图 26-62）

卡髌器由固定板和滑动加压板组成。固定板前部呈弧形弯曲，后部呈蘑菇状突出、固定板中央前部设加压拉杆 1 根，附有加压螺母和固定螺母。在蘑菇状突出部，设两个并列钢针固定柱，此柱倾斜 30°，各安装 1 枚直径 2mm 克氏钢针和固定螺丝。两侧为空心支柱，内有拉簧运动。滑动加压板的形态规格与固定板相同，仅钢针固定柱间距略窄，这样就形成一个与膝部形态相协调的框架结构。固定板上的钢针卡在髌骨上极，滑动加压板上的钢针卡在髌骨下极，双手可将滑动加压板调整到所需要的距离。然后把钢针安装在上、下极。解除手部拉力后，在拉簧的作用下，上、下极钢针即可将骨折块自动复位固定。

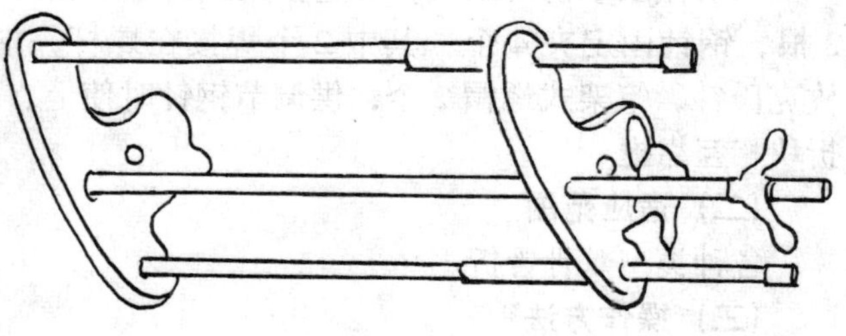
图 26-62　卡髌器

（二）适应范围

髌骨横断骨折。

（三）操作方法

卡髌器需在X线监视下使用。病人取仰卧位，膝部略屈，局部浸润麻醉。操作者必须首先检查一次器械的安装和性能，双手拇、食、中三指将滑动加压板拉开一定距离，把固定板钢针刺入上极软组织内，直达骨块的理想位置。拉上极骨块向下极靠拢，且顺势将滑动加压板的距离进一步扩大，钢针刺入下极软组织内直达骨块，在X线下观察下极钢针的位置是否理想，缓慢放松手部拉力，此时，上、下极钢针在弹簧的拉力下，渐渐地将骨块复位固定。在X线下再检查复位情况，然后旋紧拉杆上的加压螺母，使骨折间隙缩小，最后将稳定螺母旋紧，以阻止继续加压并防止压碎骨块或使装置松动。

（四）注意事项

本卡髌器是对髌骨进行弹性固定，术后可进行早期的膝关节伸屈活动，利用弹簧的反作用力，对折端产生间隙性压力刺激，加速骨折愈合，4～5周可拆除卡髌器。

三、改良抓髌器

（一）结构简介（图26-63）

改良部分在原有装置上另加1根螺帽，减少松动，不增加原螺杆的长度。减小固定钉爪圆盘上槽口内径，原内径比钉爪近端大0.8mm，现改为大0.5mm，从而阻止近端摆动。同时减小钉爪近端圆孔内径0.2mm，使钉爪转动方向较前定向固定。将原半圆形带有“盾”状的钉爪，改为椭圆形钉爪，从而增加了向心合力。置入后，断端压应力增大，滑脱和松动减少。

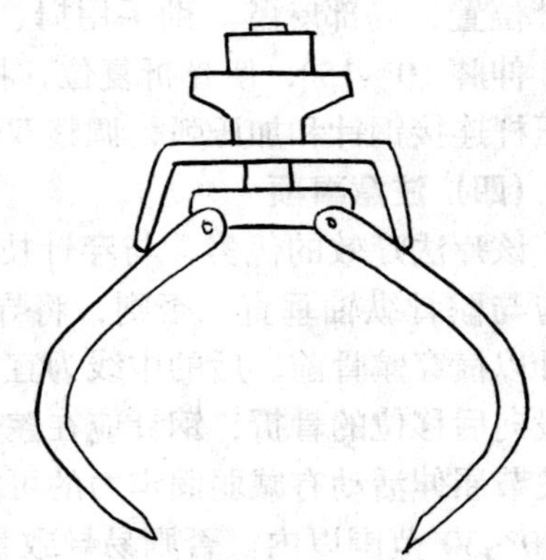
图26-63 改良抓髌器

（二）适应范围

1. 髌骨横断骨折。
2. 髌骨粉碎骨折。

（三）操作方法

在股神经阻滞麻醉下，无菌操作，先抽吸膝关节内积血，在电视X线下将改良抓髌器钩尖刺入皮肤，分别抓在髌骨上、下极的前侧缘上，稳住并抓牢髌骨后，拧紧螺旋和螺帽。

（四）注意事项

屈膝10°左、右姿势下置入抓髌器容易成功，术后膝下常规垫枕，早期肿胀消退后，鼓励病人下床活动，至6周后，拆除抓髌器。

四、微型加压框架固定器

（一）结构简介（图26-64）

本器械系不锈钢制成，双边框架式构型，由螺丝杆2根，钢针固定夹4个，其中2个焊接在螺杆一端。2枚克氏针，笔架式螺帽2个，供调节钢针时使上、下骨折块相互靠拢。

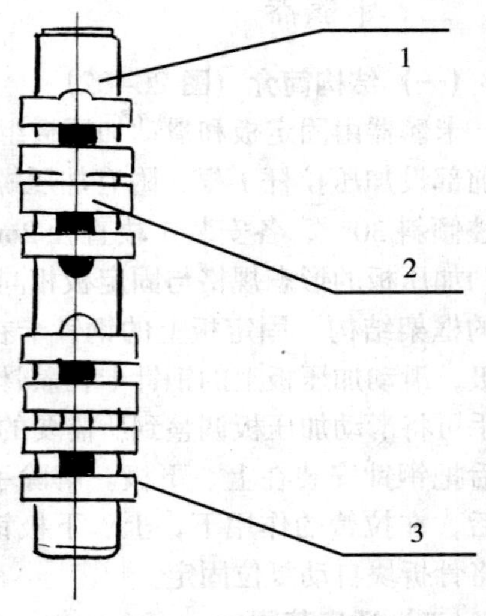

1.螺杆 2.螺母 3.穿针孔

图26-64 髌骨加压框架固定器

（二）适应范围

各种类型髌骨骨折。

（三）操作方法

以2%普鲁卡因做血肿内麻醉，另在预计穿针进、出口区域局麻。尽量抽尽关节内积血，助手双手绷紧髌前皮肤，使骨折断端靠近，同时用拇指顶住骨折块内缘和穿针对抗，从骨折块外缘进针。术者用拇、食指摸清骨折块前、后缘厚度和上、下极中线，选骨折块上、下极和前、后中点连线交点进针。当针经皮刺骨时，紧紧顶住，防止滑脱，保持针与股骨垂直，和地面平行，钻出对侧皮肤。若属下极骨折块粉碎性骨折，针经皮刺入髌下韧带附着部侧方中点，再穿出对侧皮外，上、下骨折块或髌下韧带附着部各穿 1 枚克氏针，上、下 2 针相互平行，安装加压器。拧紧 4 枚小螺钉，固定 2 枚克氏针四端，旋拧螺帽，进行加压。当骨折间距约 0.5cm 时，暂停加压，术者用双手大鱼际合力挤压髌骨内、外缘，以矫正内、外移位。同时，双手四指抱住患膝，做小幅度伸屈数次，让髌股关节相撞，纠正残存成角移位。这时术者左手托住腘窝，使膝关节稍屈，维持在 15°，右手掌紧压髌骨前，助手再行加压，这样骨折块前、后受挤，而致平整。术毕，针孔周围无菌敷料包扎。

（四）注意事项

加压固定后，针应弯曲 5°~10°，这样说明折端压力适宜，但规定使用的克氏针应是长 10cm、直径 2.5cm。术后即鼓励患者扶拐行走。适应后再弃拐练习行走和膝关节伸屈活动，6 周后拔针。

五、髌骨加压框架固定器

（一）结构简介（图 26-64）

本器械由螺杆、螺母组成。螺杆内有供克氏针插入的侧孔槽，用螺母调节和压缩距离，锁紧克氏针，起到加压和固定作用。

（二）适应范围

1. 髌骨粉碎。
2. 横断。
3. 上、下极骨折。

（三）操作方法

操作前详细阅读患膝正、侧、斜位 X 线片，了解骨折块分布及相应关系。患膝肿胀触摸不清，可先绘出健侧髌骨体表投影及上、下极关系标志线。参照健侧，依次绘出息侧髌骨骨折块位置的大体图形。于膝外侧骨折间隙，以尖刀刺入关节腔做 0.5 ~ 1.5cm 小口，用尖嘴止血钳（蚊式钳）伸入探测骨块间关系，并排尽积血和瘀血块。采用合骨手法使其复位。对难复位病例，可用蚊式钳或钢针将骨块拨正复位，用布巾钳 2 把，经皮钳持上、下骨块做固定。于拟穿针点距骨折断面 0.5 ~ 1.0cm 处，以 2.5mm 钻头平行钻孔，穿上 2mm 粗细克氏针，套上加压器，术者按压髌骨，并将膝关节于 0°~45°位伸屈数次，使关节面得到磨合，伸直位再拧紧加压器，使骨折端紧密对合。

（四）注意事项

术后可让患者于患膝自动伸直位下地行走，床上抬腿加强股四头肌锻炼，在无痛范围内进行少许膝关节伸屈活动，以利于关节面塑形，隔日更换敷料，摄 X 线片检查骨折复位情况。3 周后积极练习屈膝活动，5 周后多数病人能屈膝至 90°，6 周后拔除钢针，穿戴护防膝，继续锻炼伸屈活动。

六、髌鹰抓持器

（一）结构简介（图 26-65）

主要由一对相对的不锈钢双刺弧形爪、1 个单刺钳形爪、1 个有槽的螺纹杆和 1 个螺母组成。弧形爪的两刺间距一只较窄，一只较宽；弧形爪刺长 40 ~ 50mm，直径 2mm，两刺弯成半圆的弧形，尖端制成锌尖形。钳形爪由两个相对的不锈钢弧形的单刺相对重叠组成。套在一个短套座

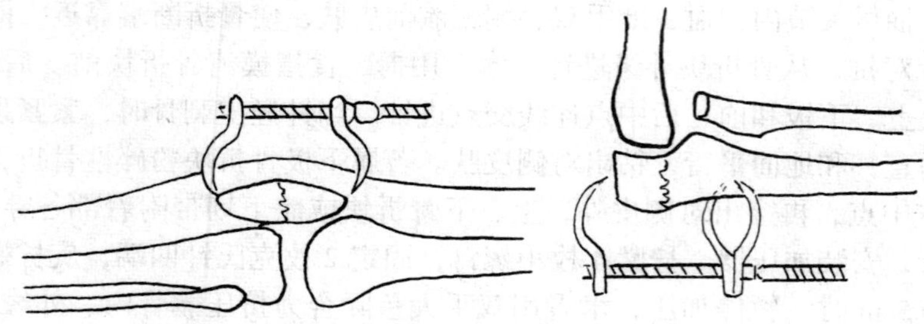

图 26-65 髌鹰抓持器

上，刺长 40～50mm，基底稍宽，渐向尖端渐细，以利刺入尺骨嵴两侧的骨皮质。螺纹杆长80～100mm，直径 5mm，一侧有一小槽，将套在螺纹杆上的套座，以销子与之嵌插，起定向作用，使机械压力成为水平方向的对向压力。如用于髋骨骨折，则用两个弧形爪，如用于尺骨鹰嘴骨折，则将套在螺纹杆上的宽爪卸下，换上钳形爪。

（二）适应范围

1. 髌骨横断。
2. 髌骨上、下极骨折。
3. 髌骨粉碎性骨折。
4. 尺骨鹰嘴骨折。

（三）操作方法

在股神经阻滞麻醉或局麻后，无菌操作下，抽净关节内积血，伸直患肢，以双手推挤上、下骨块，使骨折块接近。如局部肿胀明显，可用手指按压髌骨上、下极皮肤，触摸髌骨上、下缘，然后把钳形爪的刺分别经皮刺入髌骨的上、下缘，旋动螺母，两爪即渐靠近。随着双爪的靠近，即可将髌骨牢牢地把持住，使骨折复位并使两骨折端保持持续接触与加压力，促进骨折愈合。

（四）注意事项

术后即拍片或透视，如不理想可行调整。术后关节仍有积血积液者，应予抽吸。术后不用其他制动与固定，即可下床活动，自然伸直行走，并逐渐屈膝锻炼，逐日加大伸屈活动度，临床骨愈合后可去除固定。

七、髌骨抓持器

（一）结构简介（图 26-66）

由两块带爪的固定板组成，两板重叠，开有移行孔，装有固定螺栓。两端髌骨爪可沿水平方向开合，从而使髌骨得到加压固定。

（二）适应范围

1. 髌骨横断骨折。
2. 髌骨粉碎骨折。

（三）操作方法

手法复位后，在髌骨上极股四头肌腱两侧和髌骨下极髌韧带两侧各做一 0.5cm 皮肤切口。止血钳钝性分离至髌骨上、下极骨端，将抓持器拉开，两端的固定分别插入髌骨上、下极切口，达髌骨端面，用手相对挤压两固定板，使骨折面对合，适当加压，

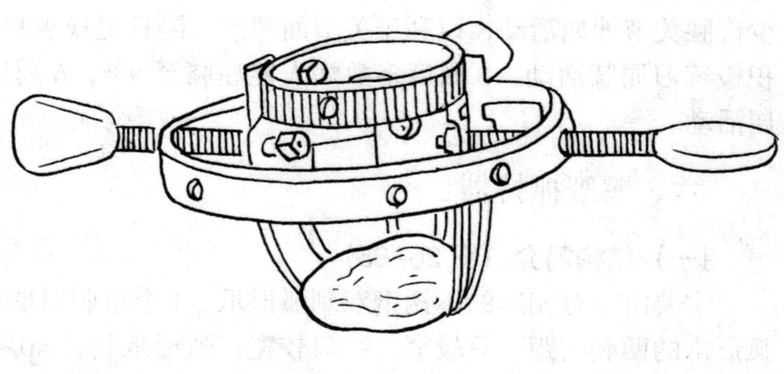

图 26-66 髌骨抓持器

拍片满意后，包扎伤口。

（四）注意事项

本固定器并不能完全防止髌骨张力面的分离和骨折块的错位，因此，术后仍需伸直位石膏托固定 2 ~ 3 周。解除石膏后，继续维持该固定装置，下床不扶拐行膝关节功能锻炼。5 周后拆除抓持器。

八、髌骨抱聚器

（一）结构简介

抱聚器选用不锈钢材料制作，基本框架是由内径分别为 4cm 和 8cm 的两个不同平面的同心环组成。两环三处等分焊接在一起，带手柄的螺丝可经外环上的螺丝孔拧入内、外环之间以安置固定针板。针板长 5.5cm，有针距为 2cm 和 1cm 两种，上针板和侧方针板分别为圆弧形，下针板为钝角钩状，内环的外侧和针板的上方内侧有齿相吻合。

（二）适应范围

各种类型的髌骨骨折。

（三）操作方法

首先仔细阅读 X 线片，患者仰卧，股神经阻滞麻醉，电视 X 线透视下无菌操作。先抽净膝关节腔内积血，由于髋前肿胀及软组织损伤严重，髌骨下极有时触摸不清，可利用胫骨结节正对髌骨外缘的关系，在胫骨结节偏内上部位，将抱聚器的下钩刺入皮肤，进入髌骨下极非关节面的下方，并向上提拉，透视下可见骨折块是否活动，以确定是否抓持住下极。如为远端骨折块向前下翻转应利用刺入下极针板的直接作用向后上接拉，并用拇指后推骨折块。让助手两手拇指在膝关节两旁推挤皮肤及皮下组织向后以矫正翻转移位。将上针板刺入皮肤，扎在近骨折块的前缘上，术者一手稳住上、下针板，令助手拧动上、下针柄，直至针板与内环靠近，术者另一手拇指按压即将接触的骨折端，并扪压内、外侧，以防侧方错位。如为粉碎性骨折，则根据折块所在位置，安放侧方螺丝及针板，刺入骨折块的内、外侧缘上，并复位加压固定。髌骨复位后，可利用髌骨沿股间窝下滑及膝关节伸屈角度不同，和髌股接触面的变化，伸屈膝关节，纠正残留成角和侧方移位，透视观察膝关节正位、左、右斜位及屈曲 90° 的侧位，确定骨折端稳定后再适当加压。因髌骨下极非关节面基本是悬空的，还需观察下极骨折固定是否牢固。术后即可进行股四头肌锻炼，第 2 天下地扶拐练习行走，在不负重情况下，尽可能地做膝关节伸屈活动。3 周后可鼓励病人做上、下楼梯活动等，4 周后拍片临床检查，证实骨折已达临床愈合，可拆除抱聚器。

（四）注意事项

抱聚器能从多方向持续地向骨折块施加聚合力，根据骨折块的位置，任意调整，及时纠正固定偏差。其下钩一定要钩住髌骨下极的非关节面。并经常检查针板螺丝松紧，及时上紧手柄，因为其伸屈活动可使上、下钩在骨内深度变化以及骨折块的进一步压紧都可使针板松动。

九、微型髌骨框架固定器

（一）结构简介（图 26–67）

本器械由侧杆及 2 枚克氏针组成。侧杆有 6 个圆和装有拧紧螺丝钉的侧孔，侧孔中的螺丝钉，可固定穿过相应圆孔中的克氏针。

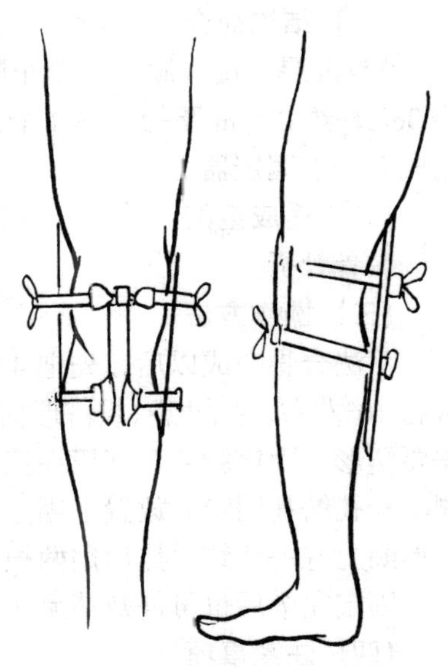

图 26–67　微型髌骨框架固定器

（二）适应范围

髌骨横断骨折。

（三）操作方法

局部浸润麻醉，用手摇钻，将克氏针从髌骨近折端距折端1.0～1.5cm的前、后缘中点处穿出。再将另一枚克氏针用同样方法从髌骨的远折端距折线1.0～1.5cm处横行穿出，使两针保持平行。进一步调整对位后，使折端严密接触，将克氏针两端加压，选择相应的横孔，固定克氏针两端，拧紧螺丝钉，穿针处以酒精纱布块覆盖。术后3天可在床上做轻微关节练习，14天后离床扶拐活动，4～8周去除框架固定器，功能锻炼。

（四）注意事项

如系开放性骨折，可先行清创术，将骨折块复位，然后于远近端骨块进行穿针，再适当加压。术后功能锻炼可于伤后3周进行。加压时，可使2mm的克氏针发生3°～5°的弯曲约750g力量为理想对位加压的最佳值。

十、髌骨骨折行动器

（一）结构简介

系两半圆形轻金属框，一周分布有6处穿钢针处，厚1cm，穿钢针处2cm，另有活动钢钉6枚和固定钢钉的螺丝钉6枚。外加调节松紧带1条。

（二）适应范围

髌骨骨折。

（三）操作方法

先将患肢关节消毒，根据髌骨骨折的分布情况，采用合骨手法，使上、下折端靠拢。将钢钉通过半环形框上的钉孔，刺入到髌骨的外侧缘上，调节框侧方螺丝，予以固定。针眼处用无菌敷料包扎，将松紧带扣上，即可离床下地活动。

（四）注意事项

固定后即可行股四头肌锻炼，2周后逐渐行膝关节伸屈活动。4～5周后拆除框架固定器。

十一、新型髌骨框架固定器

（一）结构简介

0.5cm厚，由大腿中部至小腿中部长、膝部稍宽，两侧各插入2个羊栓孔的单夹板1块；直径3cm，约0.4cm厚的棉垫4个；沙袋1个（或用数层药棉叠成塔形）；平垫1块；取10号铅丝制成上、下固定器。

（二）适应范围

髌骨骨折。

（三）操作方法

手法合骨完成以后，先把4个圆形棉垫分别用胶布固定在髋骨上、下缘的自然凹陷处，将膝微屈10°左右，把沙袋（或塔形棉垫）放入腘窝内，同时放置单夹板，然后放置固定器。放置时首先要塑形，固定脚要正好压在棉垫的中央，把两根系带一头先固定在固定器脚上，另一头穿过两侧羊栓孔结扎固定。放置下固定器时，远折端髌骨前置一平垫，两侧系带穿过羊栓孔后绕至髌前凹形圈上打一活结，然后用两根牛皮筋穿过凹形圈的突起部经上固定器的下缘穿出在髌前上缘打结。固定完毕后也可外敷消瘀接骨类药膏，用绷带包扎即可。

（四）注意事项

本固定器的发明是在合骨手法的启迪下，对“凹缺形抱膝圈”（李同生）和“双圈固定法”

（苏宝恒）进行了改进，其固定比较科学地对折端产生持续挤压，符合加速骨折愈合的生物力学要求。利用4个圆形不相接的棉垫放置在髌骨上、下缘的自然凹陷处，一是能作为固定脚的支点，使之不直接作用于软组织，提高了软组织的耐受程度，避免了压疮的形成。二是通过固定器的联合作用才真正起到积极的纵向挤压作用。下固定器凹形中央置一平垫，控制远折端向前张口移位，然后把上、下固定器用两根牛皮筋纵向结扎，使扎带及固定器造成的对软组织的直接压力转化成合理的持续合骨应力，再度克服了软组织的直接压迫问题。既解决了折端分离移位这一矛盾，又兼顾了远折端向前侧方移位，使骨折端趋向稳定，持续对位。紧密嵌插具有对位好，骨痂生长快，固定时间短，功能恢复快，患者乐于接受等优点。在固定过程中，要注意松紧适宜，定期检查有无固定器滑脱而损伤软组织而影响疗效。

十二、髌骨平行加压钩拉框架固定器

（一）结构简介

本器械由1根带螺纹调节螺杆、1根加压螺杆、2块不锈钢弧形弯钩组成。弧形弯钩由钢板加工而成，弯钩柄为直板，直板上、下有2个直径约7.5mm的圆孔，供调节螺杆和加压螺杆穿过，其直板内、外侧的螺母即可调节两直板距离，又可起到加压作用。弯钩部为双支，其前部尖锐，用于钩拉髌骨下极和髌骨前侧缘。

（二）适应范围

1.髌骨横断形骨折。

2.髌骨粉碎性骨折。

3.髌骨下极骨折。

（三）操作方法

患者仰卧，可采用局麻或神经阻滞麻醉。无菌操作下，仔细分辨清骨折块的分布情况，将下部弯钩刺入皮肤，钩拉住下极，而将上部弯钩刺入皮肤，固定在髌骨的前侧缘上。而后拇、食指把持住上、下弯钩，旋动调节螺母，使上、下弯钩靠近，待上、下弯钩直板平行，经透视折端复位良好后，再旋动下方的加压螺母，使折端加压活动固定后的髌骨，使其成为一体，而后紧固内、外侧调节螺母。术后第2天即可下床扶拐不负重行走，4周可拆除框架固定器。

（四）注意事项

该器械显露皮外部分较多，给护理及下床活动带来不便。最好的办法是在休息时用铁丝罩将其盖位，以防患部意外拉脱。

十三、防折顶髌骨框架固定器

（一）结构简介

该框架固定器为不锈钢材料制成，由1根主轴、2块针板和防折顶装置组成。主轴为1根螺栓车成上、下扁平的长轴；另用2块不锈钢材料，中间有扁圆形孔，套在主轴上；两侧各钻一小孔，分别插入直径2mm的克氏针做成针板，在主轴上每隔8~10mm钻一直径为3mm的孔，旋入平头螺丝。另有一木板（内衬一软毡垫）作为框架固定器的防折顶装置。

（二）适应范围

各种类型的髌骨骨折。

（三）操作方法

患者仰卧。患膝伸直，在髌骨上、下缘两侧分别选取4个进针点。进针点应用局部浸润麻醉，无菌操作下切开皮肤及筋膜，在上、下进针点分别插入针板，钩住髌骨上、下缘，通过手法按压端提，使骨折复位，上紧螺帽，在髌前放置一木板，旋入上紧防折顶螺丝。术后即可进行股四头肌功能锻炼，第3天可扶拐下地行走，不负重做膝关节屈伸锻炼。X线检查骨折达临床愈合，即可拆除框架固定器。

(四) 注意事项

本器械可有效地对抗股四头肌和髌韧带以及髌股关节所致的折端向前成角，从而可保证早期下床活动。下床活动时应定期复查，并及时调整加压，以防止松动而固定失败。

十四、鹰爪式立体框架固定器

(一) 结构简介（图 26-68）

该框架固定器由鹰爪钩、单调螺丝、鹰爪钩副杆、铰链、调节螺母、丝杆、壳体、片弹簧、壳体下盖、纱布垫组成。

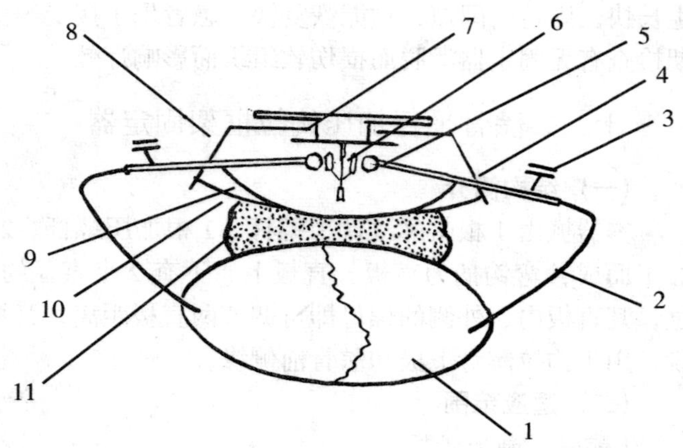

1.髌骨 2.鹰爪钩 3.单调螺丝 4.鹰爪钩副杆 5.铰链 6.调节螺母 7.丝杠（旋钮） 8.壳体 9.片弹簧 10.壳体下盖 11.纱布垫

图 26-68 鹰爪式立体框架固定器

(二) 适应范围

各种类型的髌骨骨折。

(三) 操作方法

其应用方法同抓髌器相同。其不同原理是：当右旋丝杠旋钮时，调节螺母向上运动，螺母上的3~6个铰链牵动3~6个鹰爪钩闭合；旋钮左旋，螺母向下运动，鹰爪钩在片弹簧托扶下张开。鹰爪钩副杆和鹰爪钩同装在铰链上，用其上的顶丝可单独调节该鹰爪钩的抓紧力。壳体下盖通过纱布垫紧贴在髌骨上，使抓髌器稳定。

十五、不锈钢微型框架固定器

(一) 结构简介（图 26-69）

不锈钢微型框架固定器为双边式固定器，重量轻，体积小，容易操作。不锈钢微型框架固定器是由不锈钢材料制成的双边框架固定器，由以下几部分构成。

1. 连接杆：为2根长50mm、直径4mm的螺纹杆，主要起着连接固定夹及进行轴向牵伸与加压的作用，连接杆近端约有5mm长一段无螺纹，可使近端固定夹在连接杆上自由转动。近端

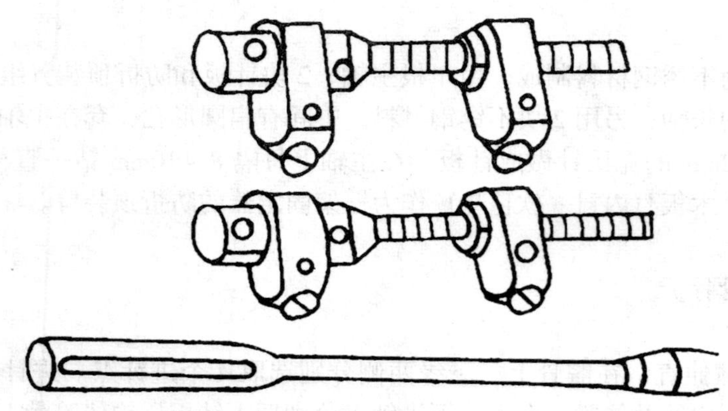

图 26-69 不锈钢微型框架固定器

头部有 4 个小孔以便于转动螺纹杆，使远侧固定夹靠拢或远离，起加压或牵伸的作用。

2. 固定夹：4 个单针孔固定夹，孔径 2.5mm，可穿放固定针，通过顶端的紧固螺钉对固定针进行固定。远端固定夹穿放连接杆的孔接杆可使远端固定夹近移或远离，起加压或牵伸作用。

3. 固定夹固定螺母：2 个起防止近端固定夹移动的作用。

4. 紧固螺钉：4 个安装于固定夹顶端，拧紧后可将固定针紧固在固定夹的针孔内。

5. 固定针：一般选用直径 2mm 的克氏针进行穿针固定。

6. 螺钉起子：一端呈扁刀形，用于紧固或松解螺钉；另一端呈细圆针状，可插入连接杆近端的孔内，用于转动连接杆，使远端固定夹近移或远离，通过固定针对骨折加压或牵伸。

（二）适应范围

1. 髌骨骨折。

2. 尺骨鹰嘴骨折。

3. 掌骨及指骨骨折。

（三）操作方法

（1）体位与麻醉：病人平躺仰卧，双膝伸直。可选择硬膜外麻醉、腰麻、股神经阻滞麻醉或膝关节腔浸润麻醉。

（2）常规消毒铺巾，用 12 号长针头做膝关节穿刺，先将 1% 普鲁卡因溶液 10～20ml 注入关节腔内，10min 后将关节内积血抽吸干净。

（3）助手用双手推挤髌骨两骨折块，使之靠拢，术者用手指和手掌均匀按压髌骨表面，

使髌骨关节面对合平整，皮肤与髌骨贴近，以清楚地显示出髌骨上、下极和左、右侧轮廓。缓慢屈曲膝关节 45°，再慢慢伸直膝关节，然后均匀按压髌骨表面，反复交替进行 3 次，让髌骨关节面与股骨的髌骨面反复磨合，使髌骨关节面对合得更为平整。

（4）髌骨横形骨折固定时，术者用手指顶住髌骨内侧缘，从髌骨外侧将直径 2mm 的固定针刺入皮肤，穿经髌骨中层直至穿出髌骨内侧缘皮肤 30mm。上、下骨折块中央各穿入 1 枚固定针后，双手稳稳地把持住固定针，助手稍稍放松推挤髌骨的双手，确定已抓牢髌骨后，让助手在髌骨两侧分别装上连接杆，转动连接杆使远侧固定夹慢慢靠拢，使髌骨骨折块紧密嵌插，达到髌骨骨折复位、固定和加压聚合的目的（图 26-70）。

（5）慢慢放松推挤髌骨的双手，确定髌骨骨折已被牢牢聚拢后，缓慢屈曲膝关节 45°，检查微型外固定器把持髌骨骨折的牢稳度。

（6）用电视 X 线机透视髌骨侧位或拍 X 线片，检查髌骨骨折复位及对合情况。

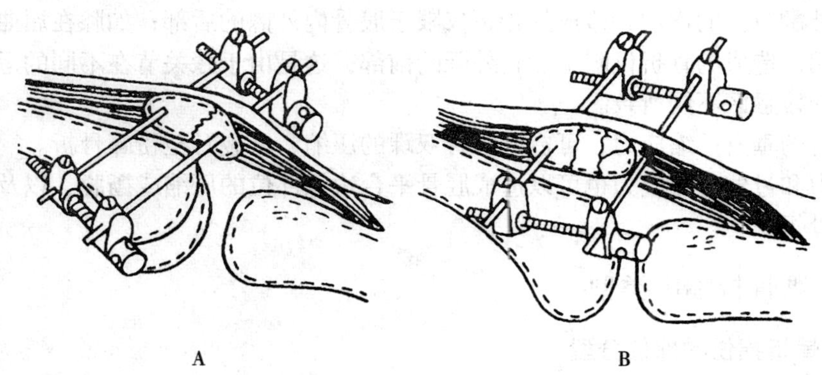

A. 经骨折块穿针固定　B. 经髌下韧带附着部穿针固定

图 26-70　不锈钢微型框架固定器固定髌骨骨折

（四）术后处理

骨折愈合，即可去除框架固定器。皮肤针眼用酒精纱布覆盖3天即愈。术后针道用无菌剪口纱布覆盖，保持清洁干燥，每隔3~5天清洁换药1次。

术后抬高患肢，开始行股四头肌舒缩活动，但粉碎性骨折估计加压后不稳定者，则应在术后3周开始活动。1周后若骨折稳定，可持拐下床负重行走。2~3周后开始膝关节屈伸活动，活动范围由小到大，逐渐增加，以不引起局部疼痛为原则。术后6周骨折临床愈合，即可拔针并拆除框架固定器。同时加强膝关节功能锻炼，并应用中药外洗以促进膝关节功能的恢复。

第十三节 胫骨髁骨折

胫骨髁骨折较为常见，约占各种骨折的4%，男性患者多于女性患者，好发于青壮年。胫骨踝骨折常影响胫骨平台关节面，还可合并半月板，甚至交叉韧带，侧副韧带的损伤，因而易于造成不良后果——关节疼痛、僵硬。不稳定或畸形。

一、胫骨髁骨折致伤机理

（一）直接暴力

由于暴力直接作用于胫骨内外髁部，以汽车前方保险杠和自行车前轮等直接撞击较多见，或其他外力所致也有之。

（二）间接暴力

多系自高处跌下或滑下时所产生的垂直压缩力所致，且易引起双侧髁部骨折。如骨折外形似倒T形者，则称为“T”形骨折；若骨折形似倒“Y”形者，则称为“Y”形骨折。

（三）扭屈暴力

多因下肢突然内旋或外旋所致，且常伴有内翻或外翻，以致易同时出现关节内韧带损伤。此情况多见于各种剧烈比赛中，因此，以青状年多见。

多为严重暴力所致，常见于高处坠下（17%），交通事故及生活伤（2%）。膝关节受轴向压应力及内翻或外翻应力的联合作用而造成形态多样的骨折。

外翻应力造成腿骨平台的压缩和劈裂，由于致伤力强弱不同，作用时间不等与骨质情况各异，因而其损伤情况也呈多样性。由于有生理性膝外翻角的存在，此种类型的损伤最多见。

内翻伤可造成胫骨内髁的压缩和劈裂，但较少见。

同样的内外翻应力作用于处于不同方位的膝关节时，可以产生不同形态的骨折，如膝关节在屈曲位受到内外翻应力的作用，造成的骨折仅限于股骨内外髁的后部；如膝在屈曲外旋位，受到外翻应力的作用，造成的骨折仅限于股骨外髁的前部，这是由于膝关节在不同的运动方位时，胫骨髁与股骨髁的接触区不同所致。

高处坠落时的垂直压缩应力，可造成胫骨双踝的压缩、劈裂乃至粉碎骨折。

内外翻应力和过伸过屈应力也可以造成胫骨平台边缘部位的压缩或撕脱，以及前后交叉韧带附丽处的撕脱骨折。

二、胫骨髁骨折临床类型

（一）根据骨折损伤的部位分型

1. 胫骨外髁骨折：直接或间接暴力作用于膝关节，使之同时受强度外翻和纵向压力的作用，即可造成胫骨外髁骨折。当外力较小时，腿骨外髁发生单纯劈裂骨折，骨折块向后、外、下方轻度移位，关节面塌陷不明显，且多数无韧带合并损伤，可合并有腓骨小头骨折；若外力强大，除造成胫骨外髁劈裂外，由于腓骨小头的支撑作用，限制了外髂劈裂的骨折块向下移位，在残余暴力继续作用下，使关节面塌陷并部分粉碎，形成胫骨外髁劈裂塌陷性骨折，严重者可合并胫侧副韧带和前交叉韧带损伤，使关节失稳且整复困难。由于关节面塌陷粉碎，不易恢复平整，后期常并发创伤性关节炎。

2. 胫骨内髁骨折：直接或间接暴力迫使膝关节强度内翻，加上股骨髁传达的轴向压力的作用，即可造成胫骨内髁骨折。由于胫骨内髁从胫骨中轴线向内侧膨大伸出，形成悬臂梁样结构，在膝内翻和轴向压力的作用下，使胫骨内髁受弯矩的作用，而弯矩最大值在胫骨内髁靠近胫骨中轴部，即胫骨联间崎部（根据力学原理可知，悬臂梁结构在受力产生弯矩作用时，弯矩的最大值在悬臂梁的固定端）。所以，临床上胫骨内髁骨折线常位于胫骨髁间嵴附近，内侧髁骨折块较大，关节面一般粉碎塌陷不明显，但关节面可随骨块向后内下方移位，可伴有外侧副韧带损伤。骨折常能较好地复位而使关节面恢复平整。

3. 胫骨双髁粉碎性骨折：较强大的直接或间接暴力的作用，可造成胫骨双髁粉碎性骨折，骨折线的形态由于外力不同而异，可呈倒“T”形或倒“Y”形骨折。当高处坠落，间接暴力作用于膝关节，身体的重力及下坠力通过股骨内、外髁传导，形成两个向下的分力分别作用于胫骨内、外侧髁，而小腿传递的地面反力主要通过胫骨中轴线传导，形成一个向上的反作用力作用于胫骨上端，三个力共同作用于股骨上端，即可将胫骨内、外髁劈开，发生胫骨双髁倒“Y”形粉碎性骨折；当汽车撞击等直接暴力作用于胫骨上端时，先造成胫骨上端横形骨折，同时胫骨髁受重力和地面反作用力的作用，使胫骨髁劈裂而形成胫骨双髁倒“T”形粉碎性骨折。

不论直接或间接暴力作用造成胫骨双髁骨折时，因胫骨内髁下方无骨性支撑，其骨折块向下移位不受影响，故内髁关节面损害较轻；而外髁下方有腓骨小头支撑，限制了骨折块向下移位，暴力持续作用于外侧髁骨折块及其关节面，故外髁关节面损害常较严重。

虽然双髁骨折所受暴力大而骨关节损害严重，但暴力主要是轴向压力，且受伤时膝关节常处于中立位，故附着于内、外髁骨折块的韧带及关节囊等软组织损伤较轻，成为骨穿针外固定时牵引复位的重要组织结构基础。

（二）根据骨折线形态分型

1. 劈裂骨折。

2. 塌陷骨折。

3. 双髁“T”形或“Y”形粉碎骨折。

（三）Robert 三度分型

Ⅰ型：指单纯的、无移位的内髁或外髁骨折。一般以非手术疗法为主，预后佳。

Ⅱ型：指一侧的平台塌陷，并多伴有关节面断裂，因同侧的韧带松弛，而使关节间隙增宽。

Ⅲ型：指波及内、外双髁的骨折，常累及关节内韧带、半月板或腓骨头。不仅治疗难度大，且预后存在问题较多。

由于致伤力的大小、方向、作用时间的长短不同，伤者骨质的机械强度不同，受伤瞬间肢体位置不同，使得胫骨髁骨折呈现多种形态，可以是劈裂、压缩、粉碎骨折；可以是 1/4 髁或单踝，乃至双髁骨折；可以是裂纹乃至严重错位畸形；可以是单纯骨折或合并有严重韧带伤。因此之故，分类方法甚多。

（四）Duparc＆Facit 分类

最简洁清楚的分类是改良的 Duparc＆Facit 分类（1960 年）：即将胫骨平台骨折分劈裂、压缩、混合型及双髁骨折。由于简便，至今仍有许多人使用（图 26-71）。

（五）Hohl，M（1983 年）＆Moors，P.分型

HOhl，M.（1976 年）将骨折分为五型：无移位骨折、局部压缩骨折、劈裂骨折、单髁骨折、

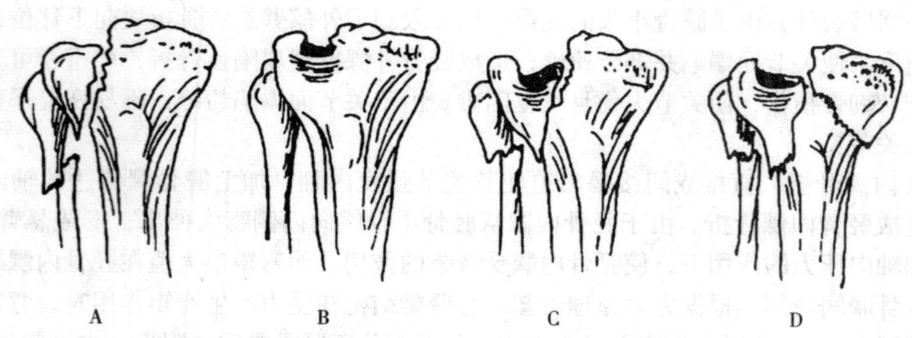

A. 劈裂 B. 压缩 C. 混合型 D. 双髁骨折

图 26-71 胫骨平台骨折分型（Duparc＆Facit）

双髁骨折。

Hohl，M（1983 年）＆Moors，P.又将之重新分为五型（图 26-72）即劈裂骨折、整个平台骨折、边缘撕脱骨折、边缘压缩骨折、四块骨折。

（六）Schatzker，J 分型

Schatzker，J 1987 年将胫骨平台骨折分为六型（图 26-73）。

Ⅰ型：胫骨外侧平台的楔形骨折，常见于年轻人。

Ⅱ型：胫骨外侧平台楔形骨折合并程度不同的平台负重区的压缩骨折，压缩部位可以在前侧、中部、后侧或全部累及。

Ⅲ型：胫骨外侧平台关节面中心部的压缩骨折，不合并楔形骨折。压缩范围可以是中央部或整个平台。

Ⅳ型：胫骨内侧平台骨折，常见于高龄骨质疏松者。

Ⅴ型：双侧平台的楔形骨折，由轴向压应力所造成。

Ⅵ型：复杂骨折，显著特点是折块分离，牵引将使折块更为分离。

（七）创伤机制及损伤程度分型

以对治疗的指导作用考虑，将胫骨髁骨折作如下分型：

1. 平台关节面骨折

（1）外翻型：外翻应力所引起，约占胫骨踝骨折的 70%，按其损伤程度可分为四度（图 26-74）。

Ⅰ°：无移位或轻度移位的外踝劈裂骨折或压缩骨折，压缩凹入程度不超过 0. 5 cm。

Ⅱ°：外髁外侧 1/3 关节面劈裂骨折，向外侧轻度移位，其内侧 2/3 关节面被股骨外髁压缩凹入，但不超过 1cm。

Ⅲ°：双髁骨折，外髁骨折处同Ⅱ°但压缩更重，常呈粉碎状甚至波及髁间棘。凹入部位形态与股骨外髁形态一致。胫骨髁的宽度超出股骨髁，胫骨内髁关节面完好，内髁下方的骨折线斜向外上方，通达外髁压缩骨折处。

Ⅳ°：胫骨外髁内侧 2/3 对关节面的压缩情况Ⅲ°。胫骨内髁关节面完好。自外髁压缩骨折处至内髁下方为一斜形骨折，短缩移位明显。胫骨外髁 1/3 与胫骨保持连续（可以有裂纹骨折）并向近侧移位，达于股骨外髁侧方，呈脱位状，造成膝部内翻内旋畸形。

（2）内翻型：由内翻应力引起，约占胫骨髁骨折的 18.2%，表现为胫骨内髁的压缩或劈裂骨折，均无严重移位。膝关节屈伸位置不同，所造成的胫骨内髁骨折形态也不相同，接近伸直位的损伤，表现为整个髁的骨折；屈曲位的损伤仅表现为内髁后半侧的劈裂或压缩；如膝屈曲位且小

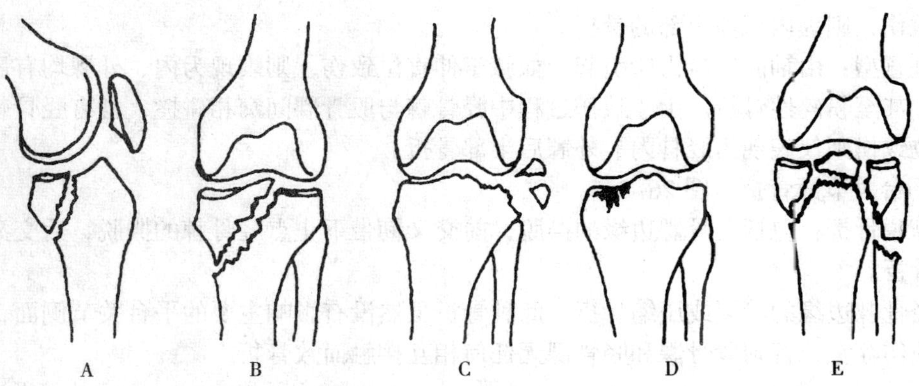

图 26-72　胫骨髁骨折 Hohl 分型(1983 年)

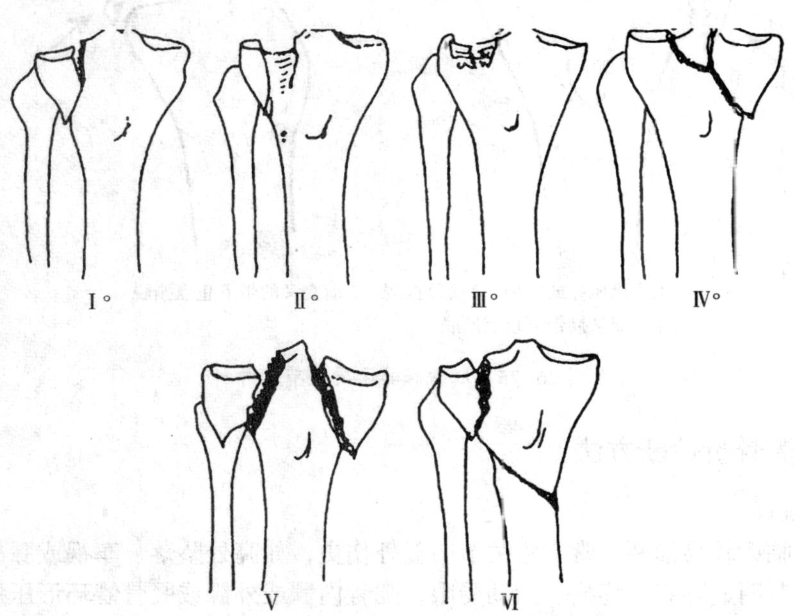

图 26-73　胫骨平台骨折分型（Schatzker，J　1987）

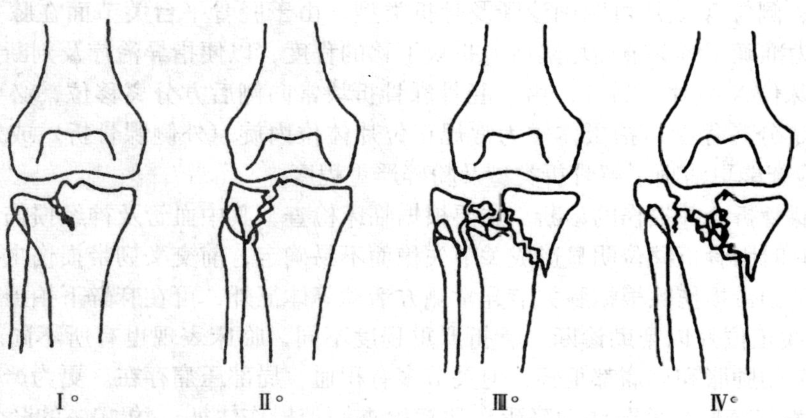

图 26-74　胫骨平台关节面骨折外翻型

腿内旋位致伤，则为内髁前半部的骨折。

(3) 垂直型：由轴向压应力所引起，如膝于伸直位致伤，则表现为内、外髁均有压缩骨折或劈裂骨折，甚至粉碎性骨折。由于致伤过程中胫骨棘与股骨髁间窝相碰撞，常有胫骨棘骨折。如膝在屈曲位致伤则仅表现为胫骨内、外髁后半部骨折。

2. 非平台关节面骨折（图 26-75）。

(1) 撕脱骨折：包括胫骨髁边缘的撕脱，前交叉韧带下止点胫骨棘的撕脱，后交叉韧带下止点的撕脱骨折。

(2) 胫骨髁边缘的劈裂或压缩骨折，此种骨折虽然没有影响主要的平台关节侧面，但常预示着有韧带损伤存在，否则股骨髁和胫骨髁无任何相互接触而致骨折。

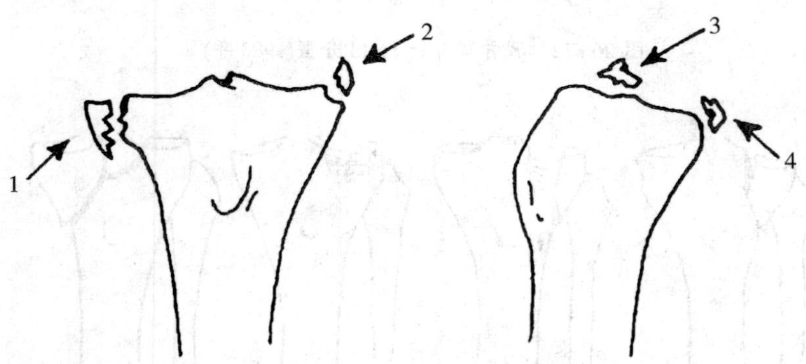

1.边缘压缩或劈裂 2.边缘撕脱 3.前交叉的带下止点撕脱
4.后交叉韧带下止点撕脱

图 26-75 胫骨髁非主要关节面骨折

三、胫骨髁骨折诊断方法

（一）临床表现

胫骨髁骨折临床较易诊断，常有膝关节明显外伤史，如高处坠落、车祸或膝部受侧方外力撞击等，伤后膝关节明显肿胀、疼痛、活动受限，腿骨内髁或外髁或胫骨髁环形压痛，膝关节有异常内翻或外翻活动，有移位骨折可闻及骨擦音。膝关节常有明显积液征。注意检查韧带损伤体征，约有 10%的胫骨髁骨折存在韧带损伤。

（二）X 线检查

膝关节正、侧位 X 线片可明确诊断及骨折类型。由于胫骨平台关节面在膝关节完全伸直时稍向后倾斜，为准确了解关节面塌陷或骨折块下移的程度，以便指导治疗及判断整复效果，应拍摄胫骨平台特殊位 X 线片。另外，由于胫骨髁骨折块常向侧后方分离移位，必要时应拍摄胫骨髁斜位片以确定分离程度，拍摄体位为常规正位片体位内旋（外侧髁骨折）或外旋（内侧髁骨折）45°。CT 检查能更清晰了解骨折类型及粉碎严重程度。

至于胫骨髁骨折合并损伤的诊断，主要根据临床检查，其中血管及神经损伤诊断较易，韧带合并伤的诊断有时因骨折移位明显造成关节失稳而不易确定，前交叉韧带损伤主要根据抽屉实验进行诊断，侧副韧带损伤除根据膝关节异常侧方活动等体征外，可在麻醉下拍摄双膝关节强迫内翻或外翻位 X 线正位片以帮助诊断。骨折严重程度不同，临床表现也有所不同。单髁的轻度压缩骨折，膝关节的肿胀和疼痛都很轻，但关节多有积血，局部压痛存在。更为严重的骨折除肿胀明显外，可见关节畸形，关节活动障碍。注意检查韧带损伤体征，约 10%的胫骨踝骨折存在韧带损伤。

正、侧位X线片是必需的，拍正位片时球管向足侧倾斜15°更易观察关节面的损伤情况。但X线片常不能反映出骨折的全部情况，特别是粉碎骨折时，此时，CT或MRI检查将可详细了解各骨折块的相互关系和移位情况，甚至可重建立体影像，对治疗方案的制订颇有帮助。

四、胫骨髁骨折传统治疗

胫骨髁骨折由于常波及关节面，引起关节面的不平整，肢体对线的改变以及关节的不稳定，而造成关节的疼痛和功能障碍。因此，如何治疗以避免此种情况的发生成为大家关心的课题。治疗方法上的争论由来已久，近年来随着手术和内固定物的进步，对移位骨折多主张手术复位，内固定，在解剖复位的基础上，最大限度的恢复膝关节的功能。但也应该看到，不成功的手术治疗其后果较非手术治疗更差。不幸，此种情况十分常见，所以应根据自己的技术条件、手术经验，患者的具体情况慎重地做出治疗方法的选择。

（一）闭合手法复位外固定

非手术治疗并不意味着你要接受一个坏的治疗结果，一些病例的长期随诊表明其结果意想不到的良好，并与骨折类型无关（Apley，A.G. 1956 Drennan，D.B. 1979 Scotland ，T 1981）。

1. 石膏或支具制动：适用于外翻型1~2度，无移位或轻度移位的劈裂骨折，或压缩不超过1cm的平台压缩骨折。制动时间不宜过长，以4周为宜。骨折初步愈合后即可去除固定，练习关节活动，但负重行走应晚于8~10周。

2. 持续牵引：牵引是行之有效的治疗方法，适用于外翻型、内翻型及垂直型。以骨牵引为宜，牵引针置于小腿下1/3，大腿托以Thomas架，小腿置于Pearson附架上，牵引中利用附架早期练习膝关节伸屈活动。这种办法可使骨软骨在修复过程中，按股骨髁形态重新模造成型。一些骨折后行关节造影或关节镜检结果证实：模造成型后的关节面意外地平整，有时半月板也与骨折处粘连愈合衬垫在骨折凹陷处。

（二）开放手术复位内固定

手术切开复位内固定治疗有移位的胫骨髁骨折，已成为今日的主流。其目的是恢复胫骨髁的正常解剖形态，使用可靠的内固定，以便术后尽早活动关节，从而获得良好的功能结果。

根据骨折类型，手术治疗采取如下原则：

1. 劈裂骨折：采用前外侧直切口显露，以螺钉、垫圈内固定。如果移位轻微，可经皮内固定。

2. 压缩骨折：采用前外侧直切口显露，在外侧半月板的下面（胫骨面）横行切开关节囊及髂胫束，即可看到压缩区。于干骺端皮质骨处开骨窗，通过此窗顶抬起压缩骨折块，使之复位。骨缺损区充填自体移植骨块，缺损较大者可使用异体骨，人工骨充填。尽量不使用骨水泥，因其可妨碍愈合。使用螺钉或支撑钢板固定。

3. 混合型骨折（外翻型2度）：采用外侧直切口显露，切断半月板前角附着点，以翻开书本方式分开前侧骨折线，即可见到被压缩回入的骨折块，直视下复位，充填植骨后再复位劈裂骨折，以支撑钢板内固定。修复半月板前角附着点。

4. 双髁骨折（外翻型3~4度，垂直型，Schatzker第五型）：采用外侧直切口，切断半月板前角附着点以显露外侧平台，在胫骨内侧缘关节水平以远做纵形小切口（8cm）显露以髁骨折，复位后使用骨栓或螺钉、支撑钢板内固定。亦可使用膝正中切口显露，断开髌腱直视下做双髁的复位，以单或双侧支撑钢板固定。此切口显露虽好，但切断髌腱必须修复，术后长期制动，影响关节功能的恢复。

5. 髁间棘骨折：髁间棘骨折可合并于胫骨平台外翻型或垂直型损伤，亦可单独发生。前者于处理平台骨折时一并处理，后者可做髌旁内侧切口显露，以丝线或钢丝通过骨隧道固定于胫前，注意是否有内侧副韧带损伤同时存在，如有应同时修复。石膏制动8周。

6. 后交叉韧带下附着点撕脱骨折移位：骨折移位明显者应及时手术，超过两周者复位困难。切口选用膝后侧波状切口，沿腓肠肌外侧头的内缘分离即可见到移位的骨折块，因折块一般较小，难以螺钉直接固定，可通过骨隧道以丝线或钢丝固定于胫前。石膏制动8周。

7. 胫骨髁边缘部位的压缩和撕脱骨折：预示着存在膝关节韧带的损伤，修复韧带损伤比处理骨折更重要。

第十四节 胫骨髁骨折框架固定技术

一、框架固定适应证

（1）移位明显的胫骨内、外髁及双髁骨折，骨折不稳定者，包括开放性和闭合性新鲜股骨髁骨折。

（2）合并神经、血管损伤需手术探查的胫骨髁骨折。

（3）软组织肿胀严重，出现张力性水泡不宜采用其他外固定方法治疗的胫骨髁骨折。

二、骨穿针前准备

1. 麻醉与体位：患者仰卧位，选用局麻或硬膜外麻醉。

2. 手法复位：两助手分别握住小腿下段及股骨中上段进行对抗牵引，牵引时，双髁骨折膝关节保持中立位，外髁骨折膝关节保持过度内翻位，内髁骨折则膝关节保持过度外翻位。对单髁骨折，术者两手环抱胫骨上端，两拇指置于骨折块的侧后下方，沿骨折移位的相反方向推挤骨折块使之复位；对双髌骨折，术者双手以合抱手法推挤胫骨内、外髁，使之复位。在手法整复骨折的同时，远侧端助手在持续牵引下小范围屈伸膝关节，利用股骨髁关节面的挤压作用使胫骨平台关节面恢复平整。

三、骨穿针技巧

穿针外固定治疗胫骨髁骨折有两种具体方法，一是局部穿针框架固定，不固定膝关节；二是超膝关节穿针框架固定。两者各有优缺点，前者不固定膝关节，有利于膝关节早期活动，并可利用股骨髁关节面对胫骨平台关节面进行磨合，促进关节功能的恢复，不足之处是固定后不易进一步纠正残余移位，适应症范围较小，穿针部位在骨折线部位，有发生局部感染的可能；后者同时具有整复和固定作用，复位固定后仍可对残余移位进行复位，穿针部位远离骨折部，不易造成感染，同时能有效地消除造成骨折再移位的内翻力或外翻力及纵向压力对骨折部的作用，不足之处是需固定膝关节一定时间，不利于膝关节早期功能锻炼。

两种穿针固定方法的选择主要是根据骨折类型和骨折复位情况来定。局部穿针框架固定适用于单髁骨折块较大（有利于局部穿针固定），关节面粉碎塌陷不明显，经手法整复骨折复位准确，关节面平整者，或双髁骨折经复位后关节面平整，骨折对位对线良好者。超膝关节穿针外固定适用于单髁或双髁骨折关节面塌陷明显，骨折块移位大，经手法复位仍不能恢复关节面平整及骨折对位对线者，或经手法复位虽达到满意复位，但估计局部穿针框架固定不能稳定骨折（如骨折块过小穿针后不稳或不易穿针）者。

（一）局部穿针框架固定操作方法

胫骨髁骨折手法复位满意后，在胫骨上端用2枚直径2.5cm的克氏针经骨折块贯穿胫骨上端并穿出皮肤，两针在同一水平线与膝关节面平行，一前一后，内髁骨折从内后向前外穿针，外髁骨折则相反，从后外向前内侧穿针。之后，另在胫骨下段（外踝上 4 ~ 6cm）腓骨的前缘，用 1 枚直径 3mm 的克氏针从外向内贯穿胫骨并穿出对侧皮肤，保持此枚克氏针与胫骨上端 2 枚克氏针平行。将胫骨上、下 3 枚克氏针固定于胫腓骨骨折框架固定器上，调节框架固定器支撑杆上的可调螺母进行牵引，可纠正部分残余移位。

（二）超膝关节穿针框架固定的操作方法

胫骨髁骨折经初步手法复位后，即用 1 枚直径 3mm 的克氏针在股骨髁上从内向外贯穿股骨并穿出外侧皮肤，穿针部位可在通常股骨髁上牵引的穿针部位，亦可在股骨下段，另外，在胫骨下段由外向内用另 1 枚直径相同的克氏针贯穿胫骨并穿出内侧皮肤（方法及穿针部位同前）。两针的位置关系应根据不同类型骨折而定，双髁骨折时，两针应相互平行，并与膝关节面平行；外髁骨折者，为将骨折固定于内翻位，故两针间的距离应外窄内宽，即在穿股骨髁上的克氏针时，克氏针应由内上向外下稍倾斜，而胫骨下端克氏针则由内下向外上稍倾斜，使两针形成顶角向外的 5°~10°角；内髁骨折要求骨折固定于外翻位，故两针间距应内窄外宽，形成向内的 5° ~ 10°角。将上、下 2 枚克氏针固定于胫腓骨骨折框架固定器上，调节支撑杆上的可调螺母进行牵引，利用附着于胫骨髁上的软组织的牵拉作用，纠正骨折重叠移位，并将固定螺母锁紧，使双髁骨折固定于膝关节中立位，外髁骨折固定于膝内翻 5°~10°位，内髁骨折固定于膝外翻 5°~10°位。

四、安装框架固定器

经上述手法与器械结合复位后，多数骨折已达到满意复位，若仍有少许残余移位，再用手法推挤使之复位。双髁骨折分别在股骨内、外髁和胫骨远折段的前、后侧安放弧形压板；外髁骨折在胫骨外髁后外下方安放一弧形压板；内髁骨折在内下方安放一弧形压板，然后用滑轨上的加压螺丝将各压板顶住，将框架固定器各部位的螺母拧紧固定，此复位固定过程即告完毕。

五、操作注意事项

（1）穿针时应严格执行无菌技术，防止针道感染，并注意针道的清洁换药。

（2）超关节穿针框架固定时，股骨髁上及胫骨下端的克氏针应根据骨折类型调整其角度，以保证双髁骨折膝中立位固定，内髁骨折膝外翻位固定，外髁骨折膝内翻位固定。

（3）局部穿针框架固定时，贯穿胫骨上端的 2 枚克氏针应在安全区内穿针，即在股二头肌腱之前及鹅掌腱之前穿针，不会造成神经及血管损伤。

（4）穿针时应定点画线，防止误将克氏针穿入膝关节内。

（5）压板位置应放准确，压力适中，才能有效地稳定骨折，同时又避免发生压疮。

（6）功能活动应以早活动、晚负重为原则，在骨折愈合之前应严禁负重，以免骨折再移位及关节面塌陷，影响治疗效果。

六、术后处理及并发症防治

针道用无菌剪口的纱布覆盖，保持局部干燥清洁，每隔 3 ~ 5 天清洁换药 1 次。麻醉恢复后，即嘱病人进行髁关节屈伸及股四头肌收缩活动，术后 1 ~ 2 周，局部穿针框架固定者，可开始进行膝关节小范围屈伸活动，术后 2 ~ 3 周可扶双拐下床患肢免负重练习行走，术后 6 ~ 8 周骨折临床愈合，即可拔针拆除框架固定器。若 6 ~ 8 周骨折尚未愈合者（如双髁粉碎性骨折因骨缺损而延期愈合者），单纯局部穿针框架固定的可继续维持固定，而超关节穿针框架固定的，为防止膝关节因长期固定而强直，应拔除股骨髁上部的克氏针，改在胫骨上端穿针（1 ~ 2 枚克氏针），将超关节固定改为局部穿针框架固定，同时开始膝关节屈伸活动，并坚持扶双拐患肢免负重行走练习，直至骨折临床愈合后再去除框架固定器。骨折临床愈合并去除框架固定后，患肢仍应免负重行走至术后 3～4 个月，以免关节面再次塌陷。

第十五节 胫骨髁骨折常用框架固定器介绍

框架固定器治疗原理：膝关节受强力内翻力或外翻力及股骨髁传导的纵向压力的作用，是造成胫骨髁骨折及骨折移位的主要力学因素，其中对胫骨髁起直接破坏作用的是纵向压力，内翻力或外翻力则使纵向压力的作用力线偏于胫骨髁的一侧，并加强了纵向压力的作用。因此，有效地对抗作用于股骨髁的纵向压力和使膝关节内翻或外翻的力，是整复骨折和保持骨折稳定的关键。

一、钩拉挤压框架固定器

（一）结构简介（图 26-76）

该器械选用不锈钢材料制作。由两部分组成。一部分为钩拉部件，另一部分为侧方挤压器。拉钩形似秤钩状，用于套拉钩的螺杆与股骨夹板上的直角钢板相连，旋转螺帽即可产生钩拉力。股骨夹板 4 块。侧方挤压器是由螺丝将两直角钢板连接而构成一个框架，它可根据肢体需要调整距离。蝶形钢板 2 块，用螺丝将其固定在直角钢板下端供加压使用。供固定的梯形钢针 4 枚，长 5cm，直径 3mm。

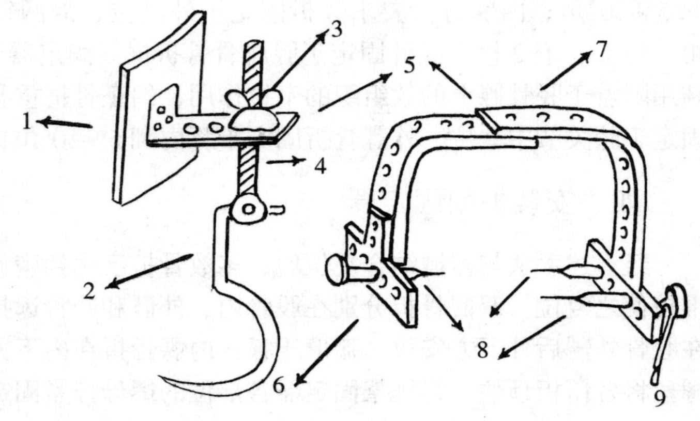

1.股骨夹板 2.拉钩 3.螺母 4.螺杆 5.直角钢板 6.蝶形钢板 7.螺栓 8.梯形钢针 9.加压螺栓

图 26-76 钩拉挤压框架固定器

（二）适应范围

胫骨平台骨折。

（三）操作方法

选用股神经加坐骨神经阻滞麻醉，患肢常规消毒铺巾。先将带有直角钢板的 4 块夹板缚在大腿下段，两助手先对抗牵引，矫正膝关节内、外翻畸形。根据 X 线显示的骨折移位情况，先用手法整复错位，错位严重的可使用钩拉器钩拉复位。透视下，把拉钩尖端打入骨折块内，进针点多选在骨折块下 1 / 3 处，进针深度为骨折块的 2 / 3；拉钩达到合适部位后，把钩柄与直角钢板圆孔内的螺杆套在一起，旋转螺帽，骨折块即被机械力量钩拉住而固定复位。透视下观察骨折块复位后，即可停止钩拉。然后使用侧方挤压器，根据骨折块大小，选择进针点和进针数目。单髁骨折可选用 3 枚针固定，形成三点挤压；对粉碎性或双髁骨折应选用 4 枚针，形成4 点对应平行加压。透视下旋转加压螺栓，推动螺栓内钢针，直接抵住骨折块挤压，迫使骨折块复位。然后去除钩拉器，保留侧方挤压器。术后第 1 周练习踝关节背伸、跖屈及股四头肌收缩，第 2 周开始锻炼膝关节 30° 以内的伸屈活动。每周拍片一次，了解骨愈合情况。5 周左、右骨折线模糊达临床愈合，去除加压器，并逐渐开始负重锻炼行走。

（四）注意事项

术后膝关节应置于与受伤机理相反的位置。即外侧平台骨折，膝关节应置于轻度内翻位；内侧平台骨折，置于轻度外翻位。无明显韧带损伤者，2 周后可扶拐下床锻炼，但应避免膝关节内、外翻动作。

二、撬拨复位托举框架固定器

（一）结构简介（图 26-77）

该框架固定器由双爪、固定座、螺旋杆、固定螺母组成。双爪内有供克氏针穿放的针孔，旋紧固定螺母即可将用于撬拨复位的克氏针予以固定。调长螺杆所产生的向上向内的托举力和向中线的挤压力作用于钢针，将骨折块托起，并向中线位移。

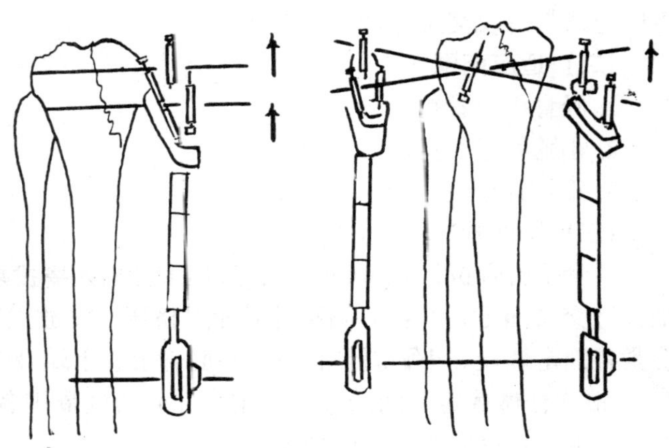

图 26-77 撬拨复位托举框架固定器

（二）适应范围

胫骨平台骨折。

（三）操作方法

患者仰卧位，常规消毒，局部浸润麻醉。以胫骨结节最高处为起点，向小腿内、外侧画线，标出小腿的横截面，根据骨折移位情况，选择有利于骨折复位处，穿 1 枚直径 2.5mm 的骨圆针，作撬拨复位。内侧平台骨折，需从内侧横线上 0.5cm 处，将上述骨圆针钻入，以穿透对侧骨皮质为度；然后自距该针前或后 1cm 处，由内向外穿入第 2 枚骨圆针，使两针交叉或平行。外侧平台骨折，进针点应在腓骨头前方，由前外向后内贯穿胫骨上端。双侧平台骨折，也由外向内穿针，但需穿出内侧皮肤。第 3 枚骨圆针选用直径为 3mm，单侧平台骨折，由小腿中段的内或外侧，穿透对侧骨皮质，双侧平台骨折，需要穿出对侧皮肤。然后安装双爪框架固定器（单侧骨折用一副爪，双侧骨折用两副爪）。将螺杆调长呈托举固定，酒精纱布包扎针孔。

（四）注意事项

术后患肢抬高，当天开始主动做踝关节背伸、跖屈和股四头肌收缩锻炼。术后 5～7 天，开始做膝关节伸屈活动，活动范围由小到大。4～5 周逐渐负重。6～8 周骨折达临床愈合时，拆除框架固定器。9～10 周骨折线模糊或消失，可逐渐增加行走负重量。

三、关节和骨端骨折框架固定器

（一）结构简介（图 26-78）

该框架固定器由四部分组成。①马蹄形稳定弓，稳定弓的连杆及顶压针底座能够在弓槽中滑移、旋转、升降，以便达到随意选择进针位置，两者均用螺栓固定在弓槽内；②有升降功能的连杆 3～4 根，连杆为两段套接而成，杆内装有螺纹杆，在其一端旋钮可调节两段间升降，连杆供连接 3 个稳定弓及对骨折端可控性支撑或压缩；③顶压固定钉底座，底座能在稳定弓槽内前、后滑动及旋转来调整位置，也能够通过底座基部螺

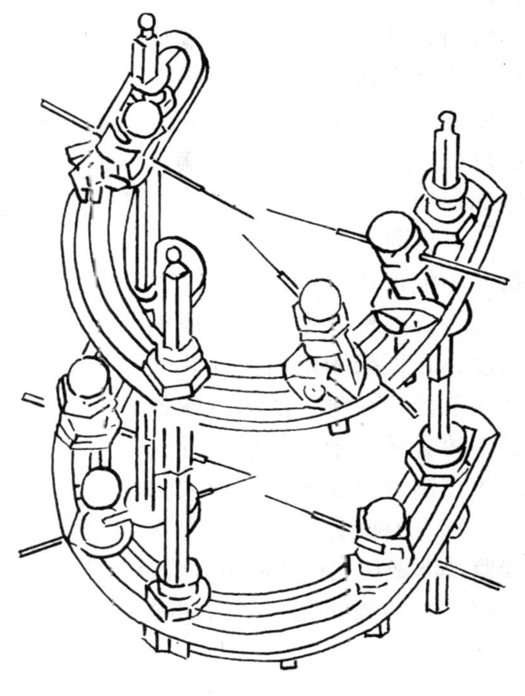

图 26-78 关节和骨端骨折框架固定器

栓做调整，使底座在稳定弓上升降。另外，底座上部有万向关节，使进针位置角度达到任意调整；④螺纹顶压固定针，其尾部呈方形便于扳手固定，针端为钝头或尖头，根据骨折固定程度，可以通过骨折线交叉穿针挤压固定。

（二）适应范围

1. 胫骨平台骨折。

2. 小腿斜形骨折。

3. 跟骨骨折。

（三）操作方法

胫骨平台骨折，对粉碎骨折，采用多针插入撬拨复位及配合手法复位，待复位满意后，选用细长针交叉固定，并在对侧穿针做相对挤压，安放固定器。根据骨折情况，适当调整升降螺杆，旋紧各固定螺栓。小腿斜形骨折，在胫骨上、下端及骨折处各加稳定弓并各钉入 4 枚固定针，用 3 ~ 4 根连杆做稳定弓间的连接固定，在骨折线周围各方向进针，向中心挤压抱骨，然后由胫骨上、下端稳定弓做骨折纵向加压固定。

（四）注意事项

骨折早期坚强固定，骨折后期放松稳定弓上各连接杆的固定性顶丝，使稳定弓随肌肉收缩和肢体负载沿连杆纵向滑动，产生间断性生理应力刺激。3 ~ 4 根连杆仍然有控制骨折端旋转和横向错位作用，从而获得弹性固定。术后患肢抬高，可作膝关节伸屈及踝关节背伸功能锻炼。定期拍片复查，待骨折临床愈合，可拆除框架固定器。

在 X 线下调整骨折端的旋转畸形，再将锁针器固定在桥架上，旋转支撑杆带螺纹的一端，使两侧支撑杆延长，纠正骨折端的重叠。本着欲合先离的原则，使骨折端略有间隙，结合骨折端成角和侧方移位方向，施以中医手法使其复位。对横断骨折，使驱动杆回缩断端加压，骨折端紧密嵌插，保持沿骨轴方向使骨折断面均匀接受生理性应力刺激，使骨折端自锁加强稳定性。

对斜面、螺旋、粉碎性骨折，不能加压，将骨折断端对合后，支撑杆要保持肢体原来长度，在框架固定器上安装空间调节器，在骨折的远近端各穿一枚骨针，不透过对侧骨皮质，控制骨折端成角畸形或侧方位移，空间针固定后要在 X 线监视下做功能活动模拟试验，观察骨折端确实无异常活动时为止。

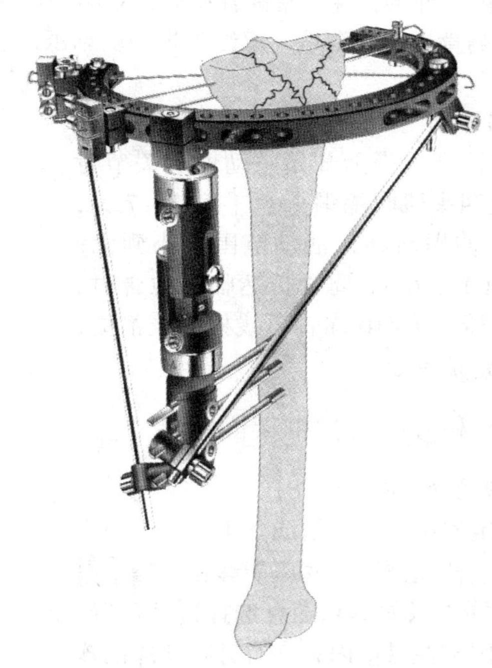

图 26-79 SHFA 框架固定装置治疗胫骨关节内骨折

四、Orthofix 框架固定器（图 26-79 ~ 图 26-82）

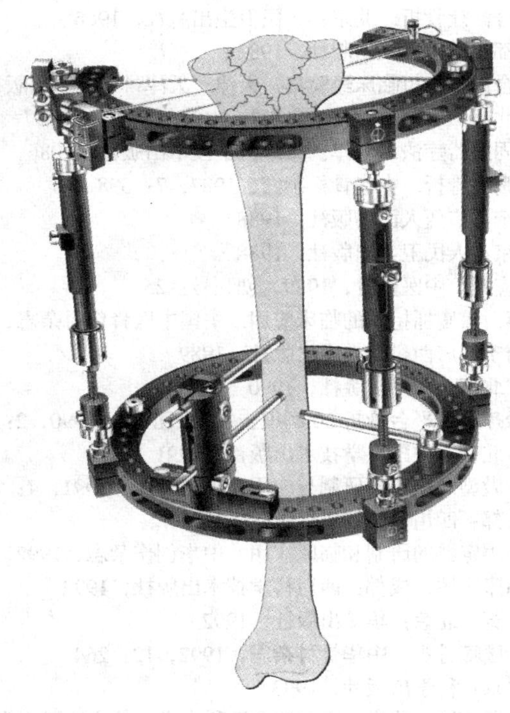

图 26-80　SHFA 框架固定器治疗胫骨平台骨折及直角螺钉的应用

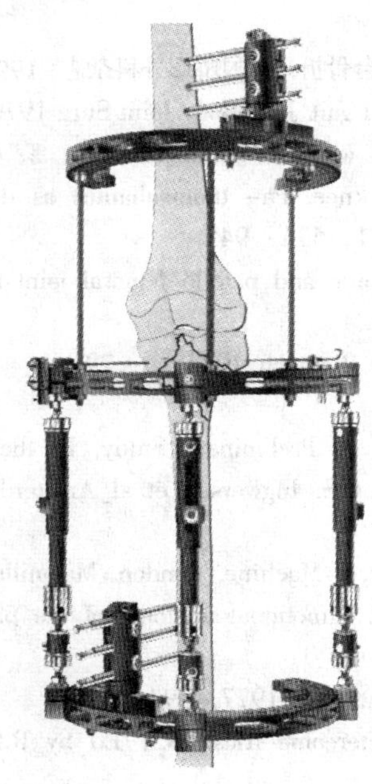

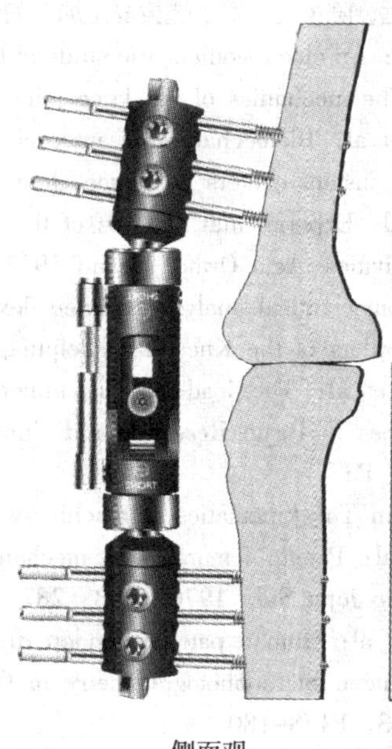

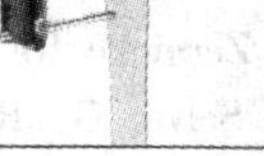

图 26-81　SHFA 框架固定器治疗胫骨平台骨折及跨膝关节固定以利骨折愈合

图 26-82　固定器（90000 型）用于膝关节融合

主要参考文献

1 方先之，尚天裕．中西医结合治疗骨折．北京：人民卫生出版社，1966
2 厥再忠．中医骨伤科学．成都：四川人民出版社，1982
3 尚天裕，顾云五．中西医结合治疗骨折临床经验集．天津：天津科学技术出版社，1984
4 孙玉林．中国骨科新技术．北京：中国科学技术出版社，1985
5 孟 和，黄克勤．骨科复位固定器疗法．天津：天津科学技术出版社，1986
6 姜友民．钳夹固定治疗尺骨鹰嘴骨折．中华骨科杂志，1987，7：398
7 郭维淮．中国骨伤科学．南宁：广西人民出版社，1988
8 张安桢．中医骨伤科学．北京：人民卫生出版社，1988
9 许鸿照．双爪固定器的临床应用．中医正骨，1989，创刊号：25
10 雷明新，杨宽宏，刘辉，等．髌鹰抓持器的临床应用．中国中医骨伤科杂志，1989，5：39
11 尚天裕．中国骨伤科学．南宁：广西科学技术出版社，1989
12 黄克勤．骨科新技术荟萃．北京：华夏出版社，1990
13 宋广献．钩拉复位固定器治疗胫骨平台骨折30例报告．中医正骨，1990，2：5
14 尚天裕．尚天裕医学文集．北京：中国科学技术出版社，1991
15 李树春，王云飞，李景晟．微型外固定架研制与应用．中国骨伤，1991，4：28.
16 张希彬．中医骨伤科学．成都：四川科学技术出版社，1991
17 夏和桃，张晓林．组合式外固定器的研制和临床应用．中华创伤杂志，1992，5：263
18 李起鸿．骨外固定原理与临床应用．成都：四川科学技术出版社，1992
19 孟 和．中国骨伤外固定博览．北京：华夏出版社，1992
20 庞桂根．用鹰嘴钩治疗尺骨鹰嘴骨折．中华骨科杂志，1992，12：264
21 张志刚．中国骨伤科学，北京：科学出版社，1993
22 孟 和．中国骨折复位固定器疗法．北京：中国协和医科大学、北京医科大学联合出版社，1993
23 顾云五，尚天裕．骨折、骨髓、软组织损伤治疗学．天津：天津科学技术出版社，1994
24 刘国平，杜靖远，陈汝轻，等．交叉张力带钢丝治疗髌骨粉碎性骨折．中国矫形外科杂志，1995，2：236
25 孙永强，郑福增．骨折外固定器疗法．郑州：河南科学技术出版社，1995
26 刘国平，杜靖远，陈汝轻，等．单侧多针平行双平面外固定器的研制．中国医疗器械杂志，1996，20：22
27 刘国平．骨外科临床诊治学．北京：中国科学技术出版社，1997
28 刘国平，杜靖远，陈汝轻，等．撬拨复位加双侧外固定器治疗胫骨平台骨折．中国矫形外科杂志，1997，4：26
29 Kettelkamp DP: An electrogoniometric study of knee motion in normal gait. Jour Bonr Joint Surg 1970, 52A: 775
30 Morrison JB: The mechanics of the knee joint in relation to normal walking.J Biomech l970，3：51
31 Frankel VH et al：Biomechanics of internal derangement of the knee, Pa- thomechanics as determined by analysis of the instant centers of motion. Jour Bone Joint Surg 1971，53A：945
32 Reilly DT et al：Experimental analysis of the quadriceps muscle force and patello-femoral joint reaction force for various activities. Acta Orthop Scand 1972
33 Smidt GL：Biomechanical analysis of knee flexion and extension. J Biomech 1973，6：79
34 Helfet A：Disorders of the Knee. Philadelphia, Lippincott, 1974
35 Seedhom BB et al：The load-bearing Function of the Menisci：A Preliminary Study. In the Knee Joint, Recent Advances in Basic Research and Clinical Aspects. Ed by O.S. Ingwersen et al Amsterdam, Excerpta Medica, 1974，P37
36 Reuleaux F：An The kinematics of machinery. Outline of a Theory of Machine, London, Macmillan, 1976
37 Goodfellow Jetal：Patello-femoral joint mechanics and pathology. I. Functional anatomy of the patello-femoral joint. Jour Bone Jojnt Surg 1976，58B：287
38 Zernicke RF et al：Human patellar-tendon rupture. Jour Bone Joint Surg 1977，59A：179
39 Selvik G：Rontgen Stereophotogrammetry in Orthopaedics. In Biostereome-trics，82，Ed by R.E.Herron.Proc SPIE 36l, 1983，P178-180
40 Weber BG, Magerl F. The external fixator. Berlin: Spring-Verlag, 1985
41 Green S. Complications of external skeletal fixation. Clin Orthop, 1986, 183:109
42 Wiktorin CvH and Nordin Mf Introduction to X Problem Solving in Biomechanics, Philadelphia, Lea & Febiger，1986，P 87-129

第二十七章 胫腓骨干骨折框架固定技术

第一节 小腿的应用解剖

一、小腿标志投影

1. 胫骨前缘：清楚可见。

2. 胫骨粗隆：胫骨上端髌韧带的止点处，明显向前方的隆起。

3. 动脉：平大腿中 1/3 交界点作一环形线，此线与股后正中线相交处内侧 2.5cm 为起点，此点至腘窝中点的连线，为腘动脉斜行段的投影；经腘窝中点的垂线，即腘动脉垂直段的投影。胫神经与垂直段伴行。

4. 胫前动脉：自胫骨粗隆与腓骨头连线的中点至内、外踝前方连线的中点之间的连线即为胫前动脉的投影。

5. 胫后动脉：自腘窝中点下方 7～8cm 处至内踝与跟腱之间的中点，两者之间的连线即胫后动脉的投影，胫神经与之伴行。

6. 腓总神经自腘窝上角画线至腓骨头，即代表腓总神经的行程。

二、小腿骨性结构

小腿部的上界和下界分别为通过胫骨粗隆和内外两髁基底部上方的环形线。

（一）胫　骨

胫骨较大，位于内侧，前内侧几乎全部位于皮下近端膨大为内、外两髁，顶端为胫骨平台，与股骨内、外髁形成膝关节。胫骨外髁后外下侧有一小关节面，与腓骨头形成胫腓关节，它的小滑膜腔有时通过腘下窝与膝关节腔相通。胫骨髁以下为胫骨体（干），为三棱形管状皮质骨，上 1/3 呈三角形，下 1/3 略呈四方形，有前、内、外三嵴，内嵴又称骨间嵴，将胫骨分为内、外、后三个面。胫骨干并非完全垂直，在上端它凸向内侧，在中下段它凸向外侧，形成胫骨的生理弧度为 4°~6°，前后无明显弯曲。胫骨结节和前嵴突出较明显，容易触摸，是良好的骨性标志。在闭合骨折时，应该注意这些骨性标志，并恢复其生理弧度，通过手的触摸，确定整复效果。胫骨中下 1/3 交界处，为三棱形和四方形骨干移行部，比较细弱，为骨折好发部位并常为斜形骨折。胫骨内侧面仅有皮肤覆盖，容易发生开放性骨折，手法折骨成角方向不能向内，以免折端穿破皮肤，手术切口不应选择前内侧，因为无肌肉附着，易发生坏死。胫骨的营养血管，由胫骨干上 1/3 后外侧穿入，在密质骨中下行一长距离，而后进入髓腔，而且胫骨干下段无肌肉附着，故下 1/3 骨折，往往因为局部血运不良，容易发生迟延愈合或不愈合。

胫骨下端内侧骨质突出形成内踝，与腓骨下端所形成的外踝构成踝穴，与距骨滑车构成踝关节。膝关节与踝关节在平行轴上活动，故在治疗胫腓骨折时，必须防止成角和旋转移位，保持膝踝关节轴平行一致，避免日后发生创伤性关节炎。

（二）腓　骨

腓骨头位于皮下，内侧有一个关节面与胫骨形成关节。腓骨头与腓骨干之间的移行部为腓骨颈，腓总神经从其外侧绕过，在此局部最容易受到损伤。在上端骨折或截骨，以及采用各种外固定及功能锻炼时应注意腓总神经的损伤问题。

腓骨干细长，有前嵴、后嵴、骨间嵴，将腓骨干分为内、外、后三个面，嵴和面向下逐渐呈向外螺旋状。下端膨大形成外踝。外踝对稳定距骨很重要，处理腓骨下 1/3 骨折及截骨时应考虑外踝的稳定作用。倘若距骨外移 2mm 则踝关节负重能力将损失 1/4。

腓骨四周有肌肉保护，虽不主要负重，但有支持胫骨的作用。故胫骨发生骨折时，腓骨可以起到“胫骨夹板”的作用。很少发生腓骨单独骨折，骨折后移位不多，容易愈合。腓骨下 1/4 至外踝位于皮下，易于暴露。植骨术取用皮质骨时，常切取腓骨下部。胫骨骨折或截骨矫形安装框架复位固定器时，常在外踝上约 8 ~ 9cm 处，以外下内上斜行截断腓骨，以便对胫骨骨折部加压与矫形。一般距外踝 5cm 以上截断腓骨并不影响踝关节功能。在截骨或切取腓骨时应注意保护外踝上 9 ~ 10cm 处的皮神经。

胫腓骨由胫腓上滑膜关节、骨间膜和下胫腓联合韧带联结在一起，有时在胫骨下端之间，由于踝关节突出的膨大囊而变成滑膜关节。小腿负重主要是胫骨，腓骨对负重有一定作用，绝非可有可无。在发育中的青少年若腓骨缺如，日后胫骨容易发生畸形。若胫骨缺如，则腓骨可以变得很粗大。

三、小腿肌肉筋膜

小腿分四个骨筋膜室：前、外、后浅及后深骨筋膜室（图 27–1）。

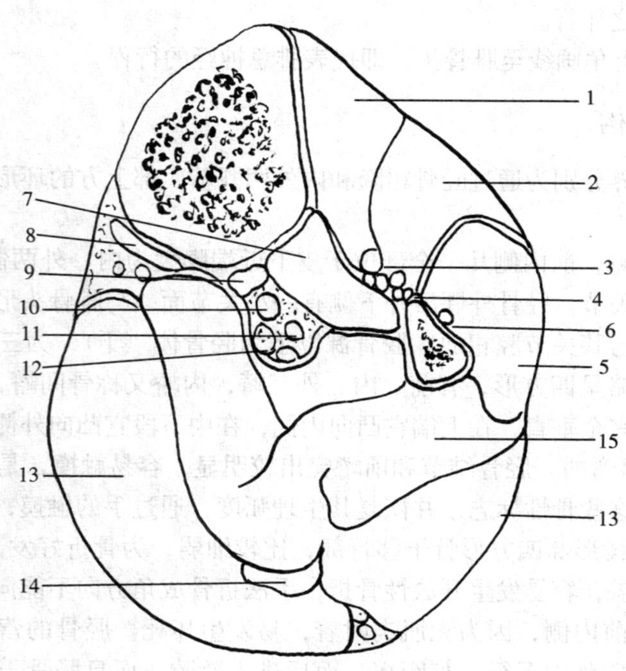

前区包括：1.胫前肌 2.伸拇、伸趾 3.肌胫前动脉 4.腓深神经
外区包括：5.腓骨肌 6.腓浅神经
深区包括：7.胫后肌 8.腘肌 9.屈拇、屈趾肌 10.胫后动脉 11.腓动脉 12.胫后神经
后浅区包括：13.腓肠肌 14.跖肌 15.比目鱼肌

图 27–1 小腿骨筋膜室分布

（一）前骨筋膜室

小腿前骨筋膜室包括胫前肌、伸趾长肌。伸拇长肌和第 3 腓骨肌。这些肌肉被包绕在相当坚实的间隔内。外侧为腓骨，内侧为胫骨，后方为骨间膜，在胫骨与腓骨前方有结实的筋膜相连。前间隔还包括有胫前动脉和腓深神经。胫前动脉和腓深神经均在肌肉的深层走行。

在正常情况下受外力时由于肌肉的保护可免受损伤。在接近踝关节的部位，胫前肌肌腱、伸拇长肌肌腱、伸趾长肌肌腱的走行逐渐靠近胫骨，因此，在此部位骨折形成的骨痂会影响这些肌腱的滑行。因为骨筋膜室的四壁很坚硬，如果骨筋膜室内压力增加会产生肌肉缺血变化，称为胫骨前骨筋膜室综合征。

有小腿前群肌、胫前血管和腓深神经，肌肉由内向外排列依次为胫骨前肌、拇长伸肌和趾长伸肌。胫前动脉在小腿上 2/3 位于胫骨前肌与趾长伸肌之间，紧贴骨间膜前面下行；在下 1/3 行于胫骨前肌和拇长伸肌之间至踝关节前方延续为足背动脉，行程中有静脉和腓深神经伴行。

（二）外侧骨筋膜室

外侧骨筋膜室由腓骨长、短肌占据整个外侧间隙，该两个肌肉的肌腹保护了除踝关节附近以外的腓骨骨干。腓浅神经在腓骨肌和伸趾长肌的肌间隙内经过，除了腓骨颈骨折外，腓神经很少因为腓骨干骨折致伤，而腓骨颈骨折合并腓神经损伤的比例较高。

（三）后深骨筋膜室

后深骨筋膜室的前壁为胫骨后面及胫腓骨骨间膜，骨筋膜室最小，但有重要组织穿行。胫后神经、胫后动脉及其主要分支腓动脉走行于胫后肌和屈拇、屈趾肌之间并受其保护。

浅层有小腿三头肌，深层自外向内有拇长屈肌、胫骨后肌和趾长屈肌。在内踝后上方趾长屈肌腱越过胫骨后肌浅面斜向外侧。在浅深两层肌之间有胫后动脉及伴行的静脉和胫神经，经内踝后方入足底。胫后动脉近起始部发出较大的分支腓动脉，沿腓骨后面下行，分布于小腿外侧肌群和腓骨。

（四）后浅骨筋膜室

后浅骨筋膜室最大，包括腓肠肌、比目鱼肌、跖肌和紧贴于胫骨内后壁的腘肌。此区张力较小，有腓骨长肌和腓骨短肌，腓总神经分出腓浅神经行于腓骨长短肌之间，支配此二肌。至小腿中、下 1/3 交界处自深筋膜浅出分布于皮肤。

1. 小腿前间隔肌肉：即前肌、伸拇长及伸趾长肌和第 3 腓骨肌。通常还将伸趾短肌也归入这一组。这些肌肉均在踝关节轴前方，可使足内翻、踝背伸、伸拇及伸趾，第 3 腓骨肌还可使足外翻。在行走时，这些肌肉在负重期的最后 10% 时限内及摆动期时使踝背伸。这些肌肉的功能丧失就可导致在行走时抬高大腿、膝关节屈曲增加的跨门坎步态，前足掌着地。

2. 小腿后间隔肌肉：后间隔肌有腓肠肌、比目鱼肌、胫后肌、屈拇长肌及屈趾长肌。这些肌肉都在踝关节轴的后方，因此，可将其视为一个功能单位。主要作用为使踝跖屈、足内翻和屈拇及屈趾。在行走中，后间隔的肌肉在负重期的 15% 时限后开始活动，大约该期的 50%时停止活动。其功能为控制负重足的前移。

3. 小腿外间隔肌肉：只有腓骨长肌及腓骨短肌，其功能为伸屈踝关节并可使足外翻。在步态中，其活动与小腿后侧间隔的肌肉同时发生。

四、小腿血管神经

胫骨的血液供应有两个来源，滋养动脉和骨膜血管。胫骨的滋养动脉源于胫后动脉，在胫骨的后外侧面进入骨皮质（图 27–2）。进入的水平在胫骨后面的斜线，正是腓肠肌的起点处。

该动脉分成三个上行支，仅有一个下行支。再分成小支供应骨内面，胫前动脉沿骨间膜而下发生很多分支供应胫骨骨膜，关于滋养动脉或骨膜的血液供应在胫骨骨折的愈合中哪个起主要作

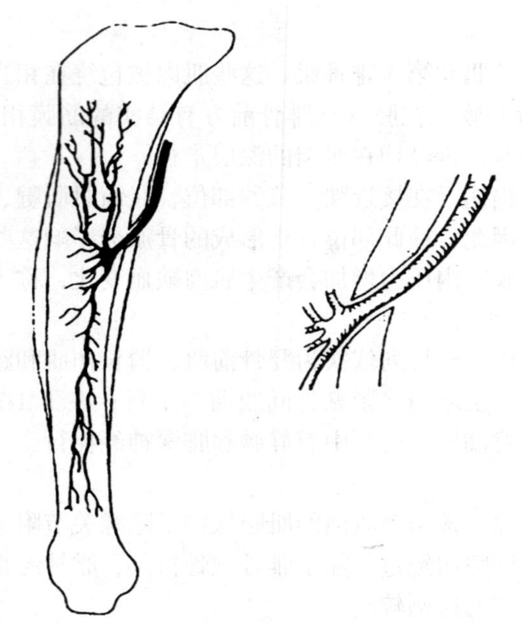
图 27-2 营养动脉的入骨部位在胫骨后外中上 1/3 交界处

用有着不同的意见。在正常情况下，骨膜在胫骨皮质的血液供应中起较小的作用，当胫骨骨折后由滋养动脉来的髓内血液供应遭到破坏时，骨膜的血液供应就逐渐成为主要作用。因此，治疗中应尽量少破坏胫骨骨膜。胫前动脉在其刚从腘动脉分支出来的部位极易损伤。在该部位，胫前动脉穿过骨间膜上部的小孔，走向小腿前部，贴着骨间膜下行。必须了解，在后侧骨筋膜室的腓动脉有一个分支通向足背动脉，因此，当胫前动脉因创伤栓塞后，仍可触及足背动脉的搏动。但足背动脉有搏动并不意味着胫前动脉没有损伤。

（一）胫前动脉

胫前动脉是小腿前区和足背的动脉干，为腘动脉的终支之一。起于腘肌下缘，穿过小腿骨间膜上分到达小腿前区。它在小腿上分居胫骨前肌与趾长伸肌之间，于小腿下分位于胫骨前肌与拇长伸肌之间，并与腓深神经及两条同名静脉伴行，至足背改名为足背动脉。足背动脉位置表浅，在内外踝连线的中点或于足舟骨背面，可摸到其搏动。它行经拇长伸肌外侧，向下走在拇短伸肌深面，其终支在第 1 跖骨间隙发出足底深支，穿入足底。

（二）胫后动脉

是分布于小腿后区和足底的动脉干，在腘肌下缘起自腘动脉。它与胫神经伴行，经过比目鱼肌腱深面，于小腿后面浅、深肌层之间下降，经内踝后方至拇展肌深面，分为足底内侧动脉和足底外侧动脉，供应足底。足底外侧动脉与足背动脉的足底深支吻合成足底弓。胫后动脉约在腘肌下缘以下 2.5cm 处，发出腓动脉，腓动脉紧贴腓骨的内后侧，向下行于腓骨与拇长屈肌之间，发出 1～2 支腓骨滋养动脉，穿滋养孔营养腓骨；另发出 8～10 支弓形动脉环绕腓骨周围，营养及附近的肌、腓骨骨膜及腓骨。

（三）胫神经（腰 4 至骶 3）

是坐骨神经较大的终支，在股下 1/3腘窝上角分出，经腘窝之间垂直下降，与腘血管伴行达腘肌下缘，并一起穿过比目鱼肌蹬弓深侧，继而与股后动脉并行至小腿深、浅两层肌之间，至小腿下 1/3 时，仅被皮肤及筋膜覆盖，行向内踝后方，在内侧韧带深面分为足底内、外侧神经两终支。

（四）腓总神经

腓总神经（腰 4 至骶 2）是坐骨神经的另一终支，在股后部下 1/3 分出以后，斜向下外侧，沿股二头肌腱深面下降至腓骨颈。经腓骨长肌深面，绕腓骨颈分为腓深神经和腓浅神经两终支。

（五）腓浅神经

在腓骨长、短肌和拇长伸肌之间下行，发出肌支支配腓骨长短肌。其主干行向下，在小腿下部穿出深筋膜，外侧皮支，分布于小腿内侧，足背及除拇趾与第 2 趾比邻缘以外的各趾皮肤。

五、小腿横断面解剖（小腿中 1/3 横断面）

浅筋膜的内侧都有大隐静脉，其后有隐神经，后部中份有小隐静脉，此静脉两侧为腓肠内、外侧皮神经、深筋膜与胫、腓骨及其骨膜共同形成前、后、外三个骨筋膜鞘，以及各鞘内的肌肉、血管与神经。在前骨筋膜鞘内可见腓深神经和胫前动、静脉，居胫骨前肌与拇长伸肌之间。在外侧骨筋膜鞘内可见腓浅神经居腓骨长、短肌的腓侧表面。在后骨筋膜鞘内可见浅、深两层肌，其腓侧有腓动、静脉，胫侧有胫后动、静脉与胫神经（图 27-3）。

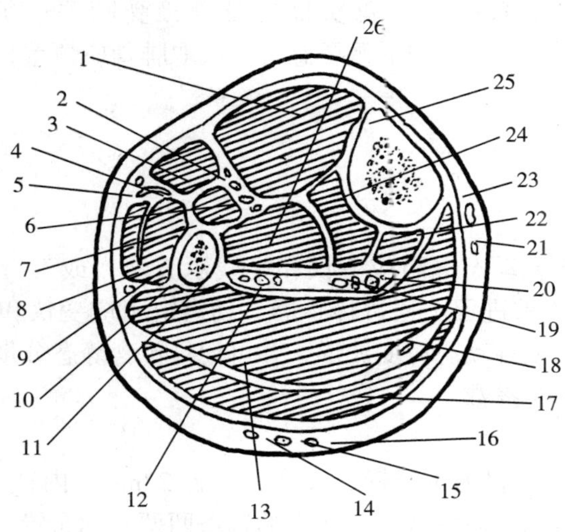

1.胫骨前肌　2.腓深神经　3.趾长伸肌　4.小腿前肌间隔　5.腓浅神经　6.胫前静、动脉　7.拇长伸肌　8.腓骨长肌　9.腓骨短肌　10.小腿后肌间隔　11.腓骨　12.腓动、静脉　13.比目鱼肌　14.腓肠外侧皮神经　15.小隐静脉　16.腓肠内侧皮神经　17.腓肠肌　18.跖肌腱　19.胫神经 20.胫后动、静脉　21.隐神经　22.趾长屈肌　23.大隐静脉　24.胫后肌　25.胫骨　26.拇长屈肌

图 27-3　右小腿中 1/3 横断面（远侧面观）

第二节　胫腓骨的生物力学

一、胫骨的力学性质

人体新鲜湿润胫骨，模拟正常人持重胫骨截荷作用下的力学性质，研究胫骨的结构和功能，骨折愈合机理，进一步了解胫骨弯曲破坏荷载、弯曲强度、极限桡度、应力－应变曲线、弹性系数、刚性模量系数，破坏形状等。王以进、王公林教授所做的工作为临床研究做出贡献，对骨穿针框架固定器治疗骨折具有重要意义。胫骨最大弯曲破坏荷重 280～300kg，最大弯曲应力 15.6kg／mm^2，最大桡度为 10.5mm，胫骨的弹性系数 1038.812kg／mm^2 和 1062.421kg/mm^2，刚性系数 2327kg／mm^2 和 1781kg／mm^2，韧性系数 0.033 和 0.034。

本实验与采用胫骨年龄、性别、骨发育程度、骨结构质量等有一定差异，对测试受到一定影响。胫骨稳定问题涉及到一个长细比的研究，在不同平面均有失稳条件，小腿的畸形、膝外翻、膝内翻、胫腓骨骨折等。当选用骨穿针框架固定器治疗骨折时，要求临床医师克服盲目性，要结合胫骨力学性质、长细比的力学参数，根据骨折类型，选用合适的框架固定器械及穿针角度等。这对治疗胫腓骨各类骨折具有更重要的意义。

二、胫腓骨弹性应力分析

腓骨、胫骨及相关的韧带，在运动中负重功能均起重要作用，踝关节是离地面最大的关节，在行走负重受力时单肢负重受力最大，腓骨、胫骨的受力，腓骨承担和传导 11.8% 的轴向力。戴克戎教授测得胫腓骨横截面积在不同因素条件下，腓骨单位面积上承载的轴向力为胫骨的 41.2% ~ 56.5%。长期以来，临床医师认为，腓骨仅为肌肉附着，无承重参与踝关节运动的重要作用，故常截取腓骨为植骨材料；Lamber 氏首次报道腓骨接受膝关节负荷的 1/6，Ogden，Teitz，Nogucher 等实验，也证实了腓骨在下肢的重要意义。截取腓骨应慎重，截取腓骨植骨实际是破坏了踝关节的负重结构。

三、负重力的测试

（一）测试仪器

测试仪器采用 YJD–15 型动态电阻应变仪和光线示波器（或 X–Y 记录仪）。病人脚穿测力鞋，稳步完成不同阶段的负重进程。通过传感器、动态电阻应变仪和光线示波器组成的测力系统，精确的记录下病人的周期性动态应变波形，并可记录包含静态分量的动态应变波形，通过数据处理可得到动态负重的力学参数。

（二）制作弹性元件

采用轮辐式弹性元件，材料为不锈钢，尺寸：外径 27mm，内径 25mm，高 6.5mm，辐条宽 4mm，厚 2.5mm，见图 27–4 A。轮辐式弹性元件的辐条两两对称布置。现取一对对称辐条进行应力应变分析。其力学分析的计算简图见图 27–4B。

在距离中间加力部分为 L_o 的地方贴上应变片，L_o 截面上的弯距为：

$M=P/4\ (L-2L_o)$

在 L_o截面处的下（上）表面的应变为：

$$\varepsilon=\frac{M}{E\cdot\frac{bh^2}{6}}=\frac{\frac{P}{4}(L-2L_o)\times 6}{Ebh^2}=\frac{3P\,(L-2L_o)}{2Ebh^2}$$

$$\therefore P=\frac{2Ebh^2}{3(L-2L_o)}\ \varepsilon$$

式中：P——外载荷（被测的力）；

ε——L_o 截面处的应变值；

E——轮辐材料的弹性模量；

b——辐条的宽度；

h——辐条的高度（厚度）；

L——对称辐条的总长度（即弹性元件的内直径）。

为消除偏心和轴向截荷引起的误差，在四条轮辐的 L_o 截面上下表面都贴上应变片，并结成全桥线路（图 27–4 C）。

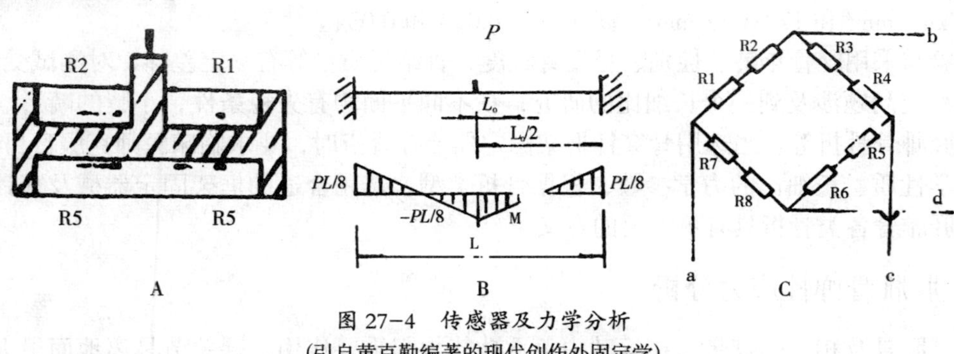

图 27–4 传感器及力学分析

（引自黄克勤编著的现代创伤外固定学）

整个传感器的应变与外载荷 P 的关系式为：

$$P=\frac{2Ebh^2}{3(L-2L_0)}\varepsilon$$

该传感器精度高、线性好、抗横向力及偏心载荷能力强，且尺寸小、重量轻，尤其是高度小，很适合于测力鞋用。为保证传感器精度，应进行温度选片，采用温度系数相同的应变片安装。

（三）传感器的标定

对制作好的传感器进行标定，找出 P 值与应变输出 ε 的关系——传感器标定曲线，以便进行力值的换算。传感器的应变输出采用 RJD- 型静态电阻应变仪的读数反映。

根据误差传递理论，标定装置的精度应比被标定传感器的精度高一级的要求，选用标准测力仪。加载卸载取额定载荷 6865kPa 内分 981kPa/ 次进行，并分别测定加程和减程的读数 3 次，算出平均值，给出标定曲线（图 27–5）。其换算常数 $K=P/\varepsilon$。该传感器的非线性、重复性及滞后误差均小于 1%。测力鞋底用铝合金板制成，长短可调。

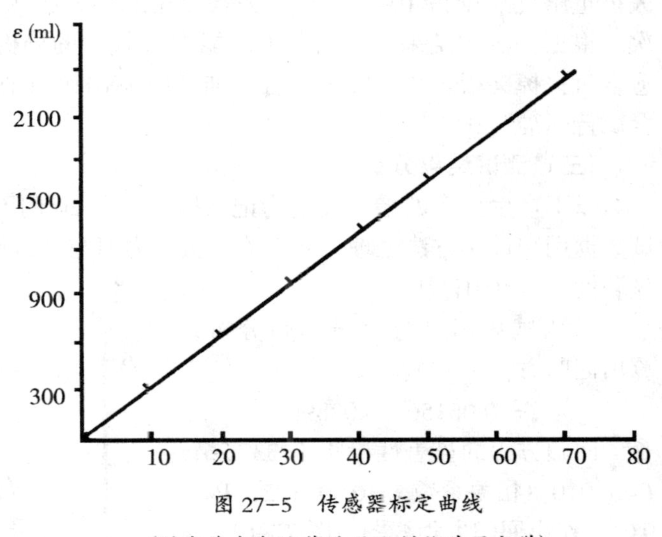

图 27–5　传感器标定曲线

（引自黄克勤编著的现代创伤外固定学）

（四）Franrel 指出的足的负重特征

在正常站立时足与地面相接触的部分，大约有 50% 的载荷由足跟承担，50% 是经跖骨头传递的。第 1 跖骨头的载荷是外侧 4 个跖骨头每个载荷的两倍。行走中载荷大部分是通过第 2 跖骨头传递的。

鉴于上述情况，测力鞋底上放了三个微型测力传感器，跟骨处放置一个，前足放置两个传感器。这与 Ranu 设计的一种测力鞋的传感器组装方式基本相符。他的测力鞋共装了五个传感器，前足三个，跟骨处两个，这样组装传感器可测出足部中心的力值。

四、下肢框架固定负重力

框架固定器治疗小腿骨折，远端骨穿针，通常在内、外踝上部贯穿，此方法有待商榷。内、外踝关节的贯穿进针限制并控制了胫腓骨的远端自控调节作用和轴向活动关系，框架固定器与骨针牵引紧固，使外力系扭距加大，影响了小腿正常形态恢复，对骨折端稳定和解剖复位不利。临床证实，将远端穿针改为跟骨为宜。

框架固定治疗下肢骨折，确定解除框架固定装置安全时机，正确指导病人功能锻炼，掌握治疗进程，克服盲目性，采用静态力值测试仪和动态力值测试仪，了解病人负重和耐受限度。骨折的整复固定为骨折愈合创造了条件，骨折愈合速度关键在于规范活动。规范活动以恢复肢体的固有生理功能为目的，对于小腿则以增强其负重步行能力为中心。在治疗胫腓骨骨折的过程中，测试分析病人下地负重力的静、动态变化情况，提供一些生物力学参数，对临床治疗是有所帮助的。

五、静态负重力检测

（一）静态力值测试仪

病人体重为静态负重对比力值。静态测试仪分为踏式和足蹬式两种。

踏式静态测试仪：病人先测体重后，每周用患肢持重在仪器上分别记录，至最后患肢能完全代替自身重量负重，至正常为止。通过患肢负重变化，结合 X 线片，指导病人有限活动。

蹬式静态测试仪：放在病人足下，仰卧位先用健侧足蹬，记载最大力值数，后用患侧足蹬，记载受力数据，每周一次。

（二）下肢负重能力大小可显示骨折修复的程度

Meggitt 提出一个骨折强度恢复过程的功能测定法，即“10s 稳定站立试验”。借鉴这种方法让病人穿好测力鞋，双下肢垂直站好，对初期病人扶双拐，取患肢耐受无痛性负重状态，达到最大负重限度后维持 10s。单拐、去拐皆用此种方法测试。一般从术后 3、4 周开始，每周测试 1 次。根据测试的结果，病人负重的能力 X 线片的分析，逐步改为单拐、去拐，当骨折达到临床愈合时去掉夹板。骨折临床愈合标准采用 1961 年中西医结合治疗骨折学术会议拟定的“骨折愈合试行标准”。

（三）测试结果分析

以不产生疼痛的最大负重为记录标准，对 20 例不同类型骨折病人做静态负重值测试。将测试数据用统计学方法处理，证实静态负重力值与骨折修复时间具有相关关系存在，即相关系数有显著性（$P<0.01$）。

对测试数据进行直线回归分析，算出回归方程：

$$Y=0.06156x-0.02896$$

回归方程的显著性检验 $F=337.26$，$P<0.010$（相关系数 $r=0.994122$，$P<0.01$，作出回归方程线图（图 27-6）。

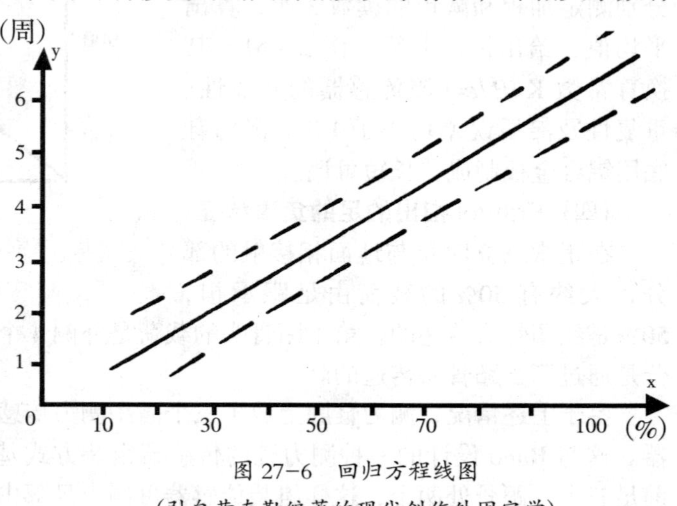

图 27-6 回归方程线图

（引自黄克勤编著的现代创伤外固定学）

（四）分析结论

（1）除根据病人情况、X 线片的分析去衡量、判定骨折临床愈合的时间外，还可借助于负重力这一指标作为参考。在所谓的 20 例病人中，所有的负重均用体重%表示。

（2）测试结果说明，下地负重活动的初期，患肢的负重力仅占 19.33%体重，尚需扶双拐下地活动，而后一二周，患肢的负重力上升到 49.95%，达到体重的 1/2，此时改为单拐负重活动是适宜的。在负重达到 88.62%时，即超过体重的 4/5 时，病人即可主动去除双拐活动。在至临床愈合时去除小夹板固定，肢体负荷可达到 97.7%。

（3）Meggitt 指出当患肢负重达到 80%，即可去除框架固定器，表示骨折已愈合。去框架固定器后立即再实验，往往机械指数下降，但在 1～3 周内即可迅速地回升到体重的 100%。小夹板固定骨折，主要为横向力作用，支撑是靠骨折端本身。所以在拆除夹板后，并不影响负重，一般在拆除夹板后 3～7 天左右，患肢负重能力会进一步达到 97%～100%。

六、动态负重力测试

（一）动态力值测试仪

在一条 5m 长，2m 宽的踏板上，下边装有负重电子计量仪器。病人踏上首先测得体重数，再让病人在 5m 长的踏板上行走，分别记录双下肢在动态下各负重的重量，每周 1 次。动态下负重力值要取患侧，在踏板上走 5 步的平均值及各步负重的力值。

（二）判断骨折临床愈合结果

根据 X 线片分析，结合负重力值变化综合研究，对指导病人功能锻炼、观察骨折愈合与肢体负重变化是有一定意义的。初期：病人下地患肢负重力均占 18.5% ~ 20%，2 ~ 3 周以后，患肢负重力上升到 45% ~ 48%左右，近于体重的一半，这时病人在双拐下行走变为单拐行走；后期：患肢负重力达到 85% ~ 90%左右时，超过体重的 4/5，就可弃拐行走了。在 20 例病人的动态测试组中，男性 18 例，女性 2 例，最大年龄 55 岁，最小年龄 19 岁，平均体重 59.43kg。患者一般从 3 、 4 周去掉牵引开始测试，每周 1 次，共记录了 6 周的静态和动态应变波形图，进行了数据分析。

（三）测试结果见图 27-7、图 27-8。

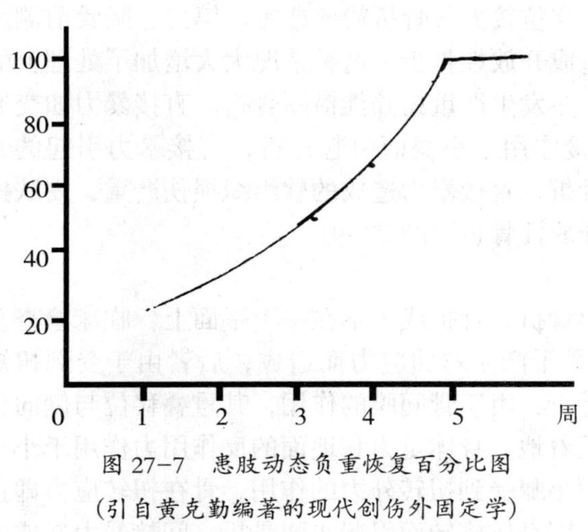

图 27-7　患肢动态负重恢复百分比图
（引自黄克勤编著的现代创伤外固定学）

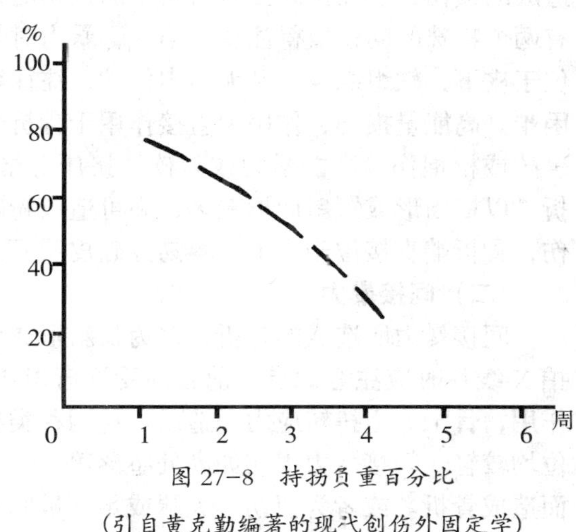

图 27-8　持拐负重百分比
（引自黄克勤编著的现代创伤外固定学）

（四）结果分析

胫腓骨的主要功能是承受载荷，根据 Wolff 法则，胫腓骨骨折的修复，即恢复正常功能的速度和质量是与断端生理应力相关的。适时地下地负重活动，由于左右脚的交换过程所产生的交变应力使骨折端能随不同的骨折愈合期，得到间断的不同的生理应力刺激。由动态波形可以清楚地看到负重力呈周期性变化，并且从患肢负重力曲线及拐的负重力曲线看，基本接近于线性。

从测试结果还可以看到，患者在外伤性炎症恢复期后，纤维性骨痂形成不久，即 3 周末或 4 周初下地负重活动，患肢的负重力大约可达到体重的 20%左右，此后每周基本以相同速率上升，于骨折后第 7、8 周负重达到 90%左右，即可完全去掉双拐活动。因此，当用小夹板固定治疗胫腓骨骨折时，选择 3、4 周负重对骨折愈合是有利的。

Woo（1980 年）报道实验猪运动组的骨皮质比不运动组增厚 17%，骨灰质重量也比对照组增加。文献 Justus 的实验表明发生变形的骨组织间质液中 Ca 浓度增大，因为应力改变了羟基磷酸钙溶解度。深田荣发现在骨轴方向的压力可以产生电压效应，能够促进骨的重建。Cowin 研究认为，无论压应力、张应力或剪应力都会对骨表面重建起作用。Wolff 也通过实践证明：间断性、周期性的负载对加速骨折愈合，提高愈合质量是有益的。经动态负重测试，病人适时地下地负重活动，使胫腓骨干骨折治疗效果满意，符合生物力学规律。

第三节　胫腓骨骨折

在骨科临床实践中，胫腓骨骨折的发病率很高，约占全身骨折的 9.5% ~ 13.7%。可以发生于任何年龄，常与各种意外事故及灾害有关。其中多为双骨折。而小腿开放性骨折又在各部位中发生率居首位。一般认为，胫骨骨折是一个大的损伤，诊断虽无困难，但有些严重的并发症不容忽视。因其经常发生延迟愈合，成角畸形很常见，感染率比其他骨折高，骨折的治疗时间及患肢的功能恢复时间都比较长。

一、胫腓骨骨折致伤机理

胫骨干骨折可以由于直接暴力或间接暴力造成。

（一）直接暴力

如交通事故或枪炮伤等高能暴力或刀砍、挤压等暴力直接作用于小腿而引起骨折。直接暴力造成的损伤，往往比间接暴力所致的损伤的预后更差。由于直接暴力的力量大而且能量高，所以有两个特殊的问题值得注意。第一，暴力时骨折块移位较大，骨折粉碎严重。第二，胫骨前侧面位于皮下，软组织少，又无肌肉保护，往往容易造成开放性骨折，这种情况大大增加了处理上的困难。高能量损伤，作用力直接作用于骨折部位，多发生严重粉碎性横断骨折。直接暴力如交通事故或枪炮伤等高能暴力或刀砍、挤压等暴力直接作用于小腿而引起骨折，直接暴力引起的骨折，以横断形或短斜面形最多，亦可造成粉碎性骨折，直接暴力造成的软组织损伤严重，皮肤挫伤，骨折端直接位于皮下，容易穿破皮肤而造成开放性骨折（图 27–9）。

（二）间接暴力

间接暴力所造成的骨折，多为长斜形或螺旋形骨折，骨折线多不在一个平面上，临床检查及拍 X 线片时应注意此点。前者因受到弯矩作用，骨干产生弯曲应力而造成，后者由于受到扭矩作用，骨干产生扭转应力而造成。这两种类型的骨折，由于骨间膜的作用，其重叠移位与侧向移位均较轻。间接暴力损伤如高处坠落等，病人双足着地，身体重力和地面的反作用力作用于小腿而造成骨折。或者为扭伤，大腿或足部被固定，而小腿受到扭转外力的作用，骨在扭转应力即扭矩作用下而产生骨折，如滑雪时足被固定于滑雪板因身体旋转而引起小腿骨折。间接暴力造成的骨折，多为斜面或螺旋形，软组织损伤轻，多为闭合性骨折，偶尔出现骨折移位，骨尖穿破皮肤形成小开放性骨折，预后较好（图 27–10）。儿童多为青枝型或裂纹型骨折，由于骨膜厚、移位轻，若不注意检查，临床容易漏诊。

大多数腓骨骨折发生与胫骨骨折受伤机制相同。偶尔见到单独的腓骨骨折由于小腿外侧面受到直接创伤而造成。通常是暴力作用平面的横形骨折并有小的移位倾向。其余的腓骨单独骨折一般与踝关节损伤有关，由于杠杆作用，还和骨膜的撕裂有关，此种骨折谓之 Maisonneuve 骨折。间接暴力致使软组织损伤，多出现扭曲、牵拉。在不超过撕裂强度时，软组织损伤较轻，有时造成皮肤被刺破，污染开放性骨折。

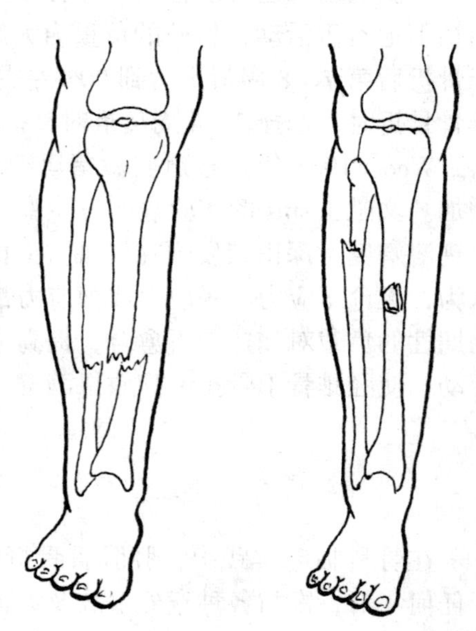
图 27–9 直接暴力骨折　图 27–10 间接暴力骨折

二、胫腓骨骨折临床类型

分类必须为治疗服务，并能估计其预后。Ellis 氏发现损伤严重程度能直接影响骨折愈合的时间，他注意到影响损伤严重程度有三个因素：

1. 骨折的严重移位：骨折移位的存在，重大移位能使骨折延迟愈合。

2. 开放骨折伴严重软组织损伤：有无严重的开放伤口，如果是一个明确的开放，而且很严重，则肯定会延迟骨折愈合过程。

3. 多发性的粉碎性骨折：粉碎的数量，粉碎性骨折肯定会延迟骨折的愈合。

（一）Ellis 分类法（严重程度）

Ellis 考虑到这些因素，根据骨折严重程度制定了胫骨骨折分类为轻度、中度、严重三种程度。Ellis 氏证明损伤程度为轻度者，骨折愈合时间为 10 周而延迟愈合率占 2 %；中度者骨折愈合时间为 15 周，延迟愈合率 11%；严重骨折愈合时间为 23 周，而延迟愈合率高达 60%。这个分类优点在于能预告骨折多长时间愈合以及延迟愈合的可能性。但是这种分类未能说明骨折愈合时间与骨折部位之间的关系。

（二）Johner 和 Wruhs 分类

将腿骨干骨折分为简单型、蝶形及粉碎性，并以此反映出其常见原因和机制，但并不涉及骨折移位及软组织损伤的严重程度。有一定的参考价值。骨折后移位的趋势固然和骨折的类型有一定的相关性，但创伤机制以及肌肉牵拉二者的影响更为直接。小腿双骨折绝大部分的移位是向内、向前成角，极少有反向者（图 27–11），而单独胫骨骨折则主要向外成角。

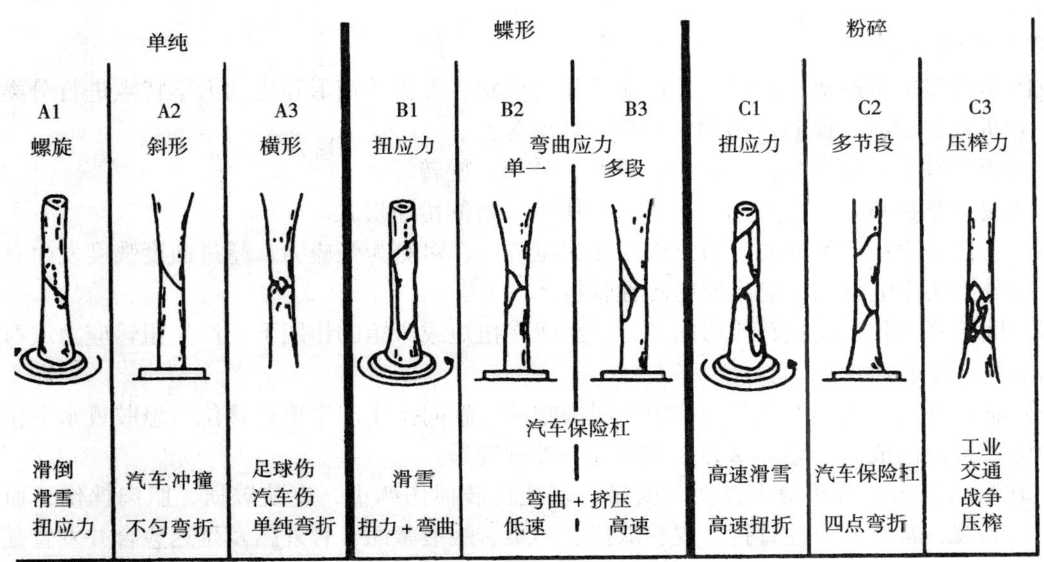

图 27–11　小腿骨折的类型、常见原因和创伤机制

（引自 Johner，R.；wruhs，o.clin　Orthop　1983）

（三）生物力学特点分类

我国有些学者主张按骨折发生过程中的生物力学特点进行分类，外力的方向、大小、作用点和作用形式不同，骨折局部骨质便产生了不同形式的应力和应变。直接暴力作用于骨折局部产生了弯曲应力，受力侧为压应力，对侧骨皮质为张应力，超过骨的弯曲强度，便发生骨质断裂。骨折端为横断形或短斜形。外力的方向多为外侧向内，骨折局部在弯曲作用下容易向内侧成角。如果直接外力能量很高，骨折局部应力大而集中便发生粉碎性，如“保险杠骨折（汽车保险杠体撞击胫骨）。间接暴力多为扭转和弯曲的外力，如足部固定身体扭转或跌倒，小腿骨折局部承受扭矩或弯矩的作用，骨质内产生相应扭转应力或弯曲应力，而造成螺旋形或大斜面骨折，如滑冰、滑雪时的骨折。

骨折后，折端继续受小腿和足部重力的影响以及小腿部肌肉收缩作用力，便发生各种移位。如与纵轴垂直的外力作用，便可产生骨折端的侧方移位，肌肉收缩的纵向挤压作用力，可使不稳定的折端产生重叠移位，若病人卧床，小腿重力可使折端向前成角，足部重力使远折段受到外旋力作用使其产生外旋畸形。

另外，外固定使骨端承受的力不平衡，也可少产生相应的各种畸形。如侧位成角重叠、旋转、分离等畸形。

软组织的损伤，在直接暴力和间接暴力的作用下有显著差别。直接暴力作用于损伤部，由于挤压、碾挫等作用而损伤严重。皮肤皮下组织的缺损，肌肉的挫伤，血管神经挫伤或断裂，由于软组织的破坏或缺损常致开放性骨折。伤口与作用物及环境接触而受到污染，易发生外伤性骨髓炎。间接暴力作用于骨端，对骨折部位软组织多为扭转、牵拉等作用，往往不超过断裂强度，故软组织损伤小。除非骨折端穿破软组织和皮肤而形成由内向外的穿破性开放性骨折，一般都是闭合骨折，折端污染机会很少。

总之，分类是根据暴力形式的生物力学特点及其所造成的骨折端的几何形状、骨折端畸形而进行的。骨折端的几何形态如横断、短斜面、粉碎、长斜面、螺旋等，折端的畸形如侧方移位、成角、重叠、分离、旋转等。另外，兼顾软组织损伤及有无开放伤口，骨折端是否外露。生物力学为这种分类及在治疗时采取手法复位、使用框架固定器、早期功能锻炼提供了依据，并且便于估计预后。

（四）习惯分类

我国学者多主张按暴力形式，骨折端的几何形状、骨折的畸形和生物力学特点进行分类：

1. 骨折几何形状：横断、斜面、粉碎、螺旋等。

2. 骨折端畸形：侧方移位、成角、重叠、分离、旋转等。

3. 生物力学特点：外力方向、大小、作用点、力的传递形式。

（1）直接暴力：产生弯曲应力，作用点为压应力，对侧为张应力，超过曲度强度发生骨折断裂。直接外力集中能量高，易出现粉碎性骨折。

（2）间接暴力：产生扭转或弯曲外力，小腿在扭矩或弯矩的作用下，产生扭转应力或弯曲应力，出现螺旋形斜面骨折。

（3）轴向外力：使骨折端侧方移位。肌肉收缩，轴向挤压产生重叠移位。患肢置水平位，受重力影响骨折向前成角，患部重力影响使远端外旋畸形。

4. 软组织损伤：直接暴力损伤、受挤、碾挫伤肢损伤严重，皮肤破损，肌肉挫伤，血管神经损伤或断裂，常为开放性骨折。皮肤缺损、感染、瘢痕挛缩、骨外露及延迟愈合并发骨髓炎。

三、胫腓骨骨折诊断方法

（一）临床表现

1. 受伤情况：受伤情况主要是反映其创伤机制，通过对创伤机制的分析，掌握其骨折的特点，软组织损伤的范围及程度，并发症存在的可能以及其发展的趋势等。

受伤时间、受伤情况以及伤后经何处置，都需要了解清楚，尤其对于开放性骨折更为重要。受伤时间愈长，其可能形成的伤情严重程度愈大。例如，伤口感染、内出血形成的间隔区内压力增高等。

伤后曾经何处置主要涉及运送中有否固定，何种固定，固定时间多长，有否使用止血带，伤口是否包扎，使用过何种药物等。

2. 局部肿胀、压痛及骨摩擦音：因为胫骨仅位于皮下，骨折早期即可发生血肿，软组织肿胀、皮肤挫伤、皮下瘀斑等。胫骨骨折病人在骨折部位有明显的疼痛，负重时疼痛加重。疼痛局限的部位有一定的特点，有明显环形压痛及纵轴叩击痛。压痛是反映骨折存在部位的基本体征。小儿青枝骨折或裂缝骨折临床症状很轻微，如患儿伤后拒绝走路或站立，局部有轻微肿胀及压痛，即应考虑为此种骨折。肢体短缩、成角及足外旋畸形。在儿童的青枝骨折，成人的胫骨骨折，有时尚可负重行走，而固定且限局的压痛则警示骨折存在的可能性很大。必须摄 X 线片予以证实或排除。对小腿部的肿胀应有充分的警惕，尤其是触诊张力大，牵拉相关肌肉引起疼痛时，则应立即行骨筋膜室压力的检测及监测，以及时发现筋膜间室综合征并予以解除。

胫骨骨折后出现畸形，如成角、侧移位、重叠、旋转等。畸形的出现和严重程度，往往与骨折端的形状、类型以及腓骨是否也同时骨折有重要关系。不稳定骨折如胫骨干斜面、螺旋、多段、粉碎或缺损骨折容易移位产生畸形。稳定骨折如横断、不完全骨折或青枝骨折，不易移位产生畸形。胫骨骨折而腓骨完整，腓骨有“胫骨夹板”作用，一般畸形不严重。若腓骨同时存在骨折，则骨折容易产生畸形。若胫腓两骨折不在同一平面，由于骨间膜的作用，往往畸形亦较轻。如已有局部异常活动，乃至出现成角外旋畸形，则无需再查压痛，而只需对合并症的征象加以核实，以及拍 X 线片了解骨折的特点。经 X 线摄片，可明确骨折类型、部位及移位方向。软组织损伤的情况需仔细地估计。有无开放伤口，有无潜在的皮肤坏死区，在预后估计上均有重要的意义。碾挫伤对皮肤及软组织均会造成严重的影响，有时软组织和皮肤损伤的真正范围要经过若干天才能确切判断。

胫骨骨折后发生功能障碍，其主要原因是，骨干作为肌肉收缩力量的杠杆作用消失，出现假关节活动、疼痛、肌肉痉挛、软组织损伤等。开放骨折，骨折端与外界相通，甚至骨折端外露，软组织损伤往往非常严重，皮肤、皮下组织、肌肉、肌腱，甚至血管神经挫伤严重，伤口常有污染或存留异物，容易引起骨髓炎。特别在最初的检查，要注意有无容易被忽视的与骨折端相通的小伤口，或者骨折端由内向外顶压可能造成潜在性的伤口，皆可以造成与开放骨折同样的后果，应该引起注意和警惕，若用石膏管型固定，病人有不明原因的发热现象，往往是因软组织坏死而使闭合骨折变成开放性骨折。对于软组织损伤要仔细检查，对其范围做出充分的估计，因为软组织损伤的范围往往不明显。若不正视这一点，就无法选择最适当的处理方法。应该记住，开放骨折和闭合骨折的治疗方法和预后必然不同。

严重移位者可有判断供应患肢血运的血管状态也至关重要。特别是胫骨近 1/3 的粉碎性骨折，胫前动脉通过骨间膜孔的部位可能被损伤，这是一种导致筋膜间隔综合征的损伤类型。由于有侧支循环，在筋膜间隔综合征的早期也可扪及足背动脉，此点需引起注意。如有条件要测筋膜间隔内的压力值，以便作出及时的处理。全部胫腓骨骨折的病人都应该判断观察患肢远端毛细血管充盈是否良好。一旦出现间隔综合征须及时切开减压。判断供应患肢血运的血管状态也事关重要，特别是胫骨近 1/3 的粉碎性骨折，胫前动脉通过骨间膜孔的时候，可能被损伤，在此平面上动脉可以是完全的撕裂或者严重的挫伤，这是一种导致前筋膜间隔综合征的损伤类型。胫前动脉完全切断时由于有侧支循环，也可以触及足背动脉，此点不能忘记，有条件的医院要记录前筋膜间隔部位的压痛程度和前筋膜间隔内的压力数量，以预防前筋膜间隔综合征的发生或做出适时的处理。全部胫骨骨折的病人都应该以判断观察患肢远侧毛细血管充盈是否良好。

胫骨上端骨折，因前方有髌韧带附着，内侧半腱肌、半膜肌附着，由于这些肌肉的作用，骨折近端向前内移位。因胫骨上段有胫前动脉和胫后动脉紧贴骨面下降，上端骨折可伤及此两动脉，发生缺血性肌挛缩。

小腿受暴力后胫腓骨常同时骨折，骨折线常在同一平面，肌肉常受挫伤，皮肤容易穿破，造成开放性骨折。小腿中下段骨折很少有血管神经损伤。

对小腿骨折要进行该下肢详细的神经系统检查。胫骨骨折合并神经损伤并不常见，而腓骨近端骨折可能合并腓总神经损伤。体检可以发现趾不能背屈，第 1 趾蹼处的皮肤感觉减退，这是腓深神经受损的特征。胫腓骨骨折直接合并神经损伤很少见，只在腓骨颈骨折容易合并腓总神经损伤。但是，每个胫腓骨骨折的病人必须要记录踝关节背伸、跖屈，足趾的背伸和跖屈以及足的皮肤感觉等神经系统的情况，以备了解有无前筋膜间室综合征发生的征兆以及是否发生石膏压迫腓总神经的情况。胫腓骨骨干骨折直接合并血管损伤的可能性也不多。但是胫骨上端骨折发生血管损伤可能性较大，胫前动脉在该处穿过骨间膜，骨折时容易拉伤，或被附近的骨折块损伤。另一处有可能损伤血管的部位是胫骨下端的骨折，无论什么部位胫腓骨骨折的病人，必须检查足背动脉和胫后动脉有无搏动，此外，还要检查其他有关血运的体征，如毛细血管的充盈、肌肉的收缩力。皮肤感觉及疼痛的类型等，并作详细的记载。伤肢远端温暖以及足背动脉搏动决非供血无障碍的证据，有任何可疑时，均应行 Doppler 超声检测，乃至动脉造影。

(二) X 线检查

除明确骨折部位、类型、移位程度等内容外，还应由此分析其创伤机制。骨膜损伤的情况以及移位趋势，为治疗提供依据。

有些线状骨折不一定能在 X 线片上显示清楚，可疑时必须结合临床，并以临床为主，先行保护。有些则可以通过骨折表现的特点推论出其机制和真正应归属的类型。

X 线片应包括相应的膝、踝关节，以了解上下关节面的关系，尤其是在复位后。长度不够的 X 线片有时可能遗漏高位的胫骨骨折。

有损伤病史并随之作胫骨区发生疼痛的所有病人，均应进行 X 线检查，对骨折的早期诊断，一般都需要标准的前后相及侧位相。X 线片不仅包括胫骨和腓骨，而且要包括相邻的膝关节和踝关节，不能只包括疼痛的部位，这样会漏掉腓骨近侧部骨折。包括膝、踝关节的 X 线片，可以明确骨折端有无成角并能测定其成角度数。在治疗过程中，如果标准的前后位片及侧位片不能充分肯定骨折愈合的数量，那么，应该照斜位片或骨折区局部的 X 线片，对愈合数量的判断则可大有裨益。

阅读小腿骨折 X 线片时，应注意以下几个重点：

(1) 骨折水平，胫骨近 1/3、中 1/3 或远 1/3。

(2) 骨折端分离的距离。

(3) 单纯横断骨折、螺旋骨折或是斜形骨折，有无粉碎骨折。

(4) 骨折端成角度数。

(5) 骨折端移位的数量，它是创伤严重性的指征，必须由前后位片和侧位片二者来判定，例如，在前后位片上骨折端移位可能不明显，而在侧位片上可见到明显的移位存在。

(6) 骨折段旋转的数量，应该结合临床和 X 线片二者来判定。

(7) 有无腓骨骨折，若腓骨完整，一般胫骨骨折端移位的数量小，有关的软组织损伤小。

(8) 最后，必须注意软组织中有无异物的存在。

(三) 容易出现误诊或漏诊的问题

胫腓骨骨折本身的诊断并不困难，而有些合并伤和并发症却时有遗漏，甚至造成严重后果，不能不十分慎重。

(1) 皮肤损伤：伤口的大小不足以反映皮肤及皮下组织损伤的严重程度，潜在性开放骨折更是如此。

(2) 神经损伤：有三种可能，神经本身损伤、血管损伤或骨筋膜室综合征，需加以区别。

(3) 血管损伤。

(4) 骨筋膜室综合征。

(5) 同侧膝关节损伤。

(6) 高位腓骨骨折。

以上各项将在开放性骨折一节及并发症一节中深入讨论。

四、胫 / 腓骨骨折传统治疗

治疗上有多种方法可供选择，意见也不尽一致。开放性小腿骨折的治疗有一定难度，易发生若干种并发症及后遗症。显然，任何一种治疗方法都不能适于在所有的时间内及各种环境下治疗全部类型的骨折。外科医生的责任就是清楚地了解各种可采用的治疗方法．根据具体情况，采用最恰当的治疗。

对于骨折治疗的根本目的是在于使得骨折尽快愈合，早日恢复肢体的功能。Robertjones 早在 1921 年就说过："功能是矫形外科医师的目标，他的专业是了解选用最好的方法去获得功能，手法或手术是治疗的开端，最卓越的功绩只能从它功能上的成功来衡量。"小腿的功能是负重及膝踝关节的正常活动。治疗的要求就是骨折愈合后必须保持其负重力线，治疗的过程中不能使膝踝关节的活动受影响，与其被动地恢复肢体的功能，还不如主动地一直保持其功能的存在。手术与非手术疗法都有所进展，但仍存在着争论。治疗原则是骨折解剖复位或功能复位，对位、对线满意。因为下肢的主要生理功能是负重、站立和行走，所以矫正下肢的力线尤为重要。但是单纯追求解剖复位而忽视了治疗中的其他方面是无益的。早期功能锻炼，给予骨折端以生理性应力刺激，促进骨折愈合过程，避免相邻关节僵直，预防骨折病的发生，都应是治疗中所考虑的问题。先将有关传统的治疗方法简述如下，以供参考。

（一）闭合手法复位外固定

1. 闭合复位石膏管型固定：Watson–Jones 主张闭合复位坚强的石膏外固定，但他们的观点是保守的。

Dehne Sarmento 提倡新型保守疗法，治疗原则是早期负重。1961 年，Dehne 等报道，用小腿石膏管型治疗胫骨骨折，使髌韧带及胫骨内外髁着力以达到病人早期负重活动的目的。1967 年，Sarmento 对小腿骨折采用先长腿石膏管型固定 1 周，待肿胀消退后再改用"全接触髌韧带负重石膏"固定。允许早期负重和关节活动，改善了治疗效果。但这种方法也产生了一些混乱的结果。Hooper 和 Boxton 报道 106 例胫骨骨折（70%为单纯骨折）用功能支架治疗后，成角超过 15° 者占 25%。King 报告用髌腱负重石膏治疗胫骨骨折，短缩超过 13mm 者占 2.5%。Vander Linden 和 Larson 发现用石膏管型治疗的病人中有 50%对位不良。

单纯无粉碎骨折处理时要注意骨折端移位的大小、成角的度数、旋转的程度。原始的骨折端移位的数量决定创伤的严重程度，移位越大，创伤越严重。

单纯地追求解剖复位并非必要，骨折端一定程度的移位可以允许，但骨折端对位应不少于 50%。前后或内外侧方向的成角大于 5°~10°者不能接受。大于 5°~10°的成角将妨碍正常功能。必须保持膝、踝关节面的互相平行以防止作用于膝、踝关节的负重压力改变，而容易发生创伤性关节炎。患肢治疗后应达到正常的、无损伤肢体的外观，例如，未损伤的腿有轻度的内翻畸形，而骨折的腿在整复后有 5°~10°的外翻角，则认为失误而不能接受，换言之，希望使双腿对称。

旋转畸形必须矫正到接近完全复位。伤肢与健肢比较有内旋或外旋畸形，无论病人或医生都是不愉快的。在做复位的时候，要进行充分的临床估计，判断旋转的度数，整复时在医生的脑海里保存着清晰的健肢影像，一旦完成复位和石膏管型固定，就应该将患肢与健肢进行仔细地比较，看是否有旋转畸形。

复位的方法，一期闭合复位，病人仰卧位，小腿悬垂于担架或台子的一端，以便小腿自身重量调整复位时的牵引重量，健肢小腿也垂于台端，以便术者在复位过程中对外形进行比较。如果病人疼痛剧烈而不能耐受复位，可施行腰麻或全麻，使之足够放松而获得适当复位。复位后穿戴膝下管型石膏，足置于中立位，若引起骨折端向前成角，可置于轻度马蹄足 4 ~ 6 周。若使用长腿石膏管型，保持膝关节在充分伸直位，可以直接传送重力通过骨折端。一旦病人能够耐受，就可以允许步行和负重。7 ~ 10 天大多数患者是可以充分负重的。合理的早期负重，促进组织水肿的减退。由于伤肢回到功能性使用血运可以增加。因为积极负重，压力直接通过骨折部，压电效应的变化也通过骨折部，将有助于骨痂形成而促进骨折的愈合。

美国 Dehne 氏最早推广治疗胫骨骨折早期负重的原理。Sarmiento 进一步发展了这个概念，他做了关于负重对软组织的作用和对骨折愈合的实验研究，这种治疗形式利用了流体静力学原理，穿戴合体的石膏管型作用于软组织的平衡压力均匀地分布通过骨折端，而减少了移位的趋势。

充分负重，1 个月后将长腿石膏管型换成 Sarmiento 式髌腱负重管型，胫骨髁和髌骨的周围仔细地塑形，控制旋转。髌腱负重管型的主要目的在于使骨折部位有一定的负重，骨折端的压力可以促进愈合。此种管型一直穿戴到骨折端有愈合的证据为止，需要有临床及 X 线片二者证实。一般复位后当天、1～3 周要进行拍 X 线片随诊。

为了早期恢复踝关节的活动功能，在骨折后 6～8 周使用短腿支架。偶尔用于胫骨骨折的辅助保护性装置是 Delbet 氏皮腿套，用于骨折愈合过程中，在没有一些支持的情况下尚不能允许充分负重。一般用于青年人，预防过多的负重使正在愈合的骨折端受到过度的压力，影响骨折愈合。

单石膏长托适用于儿童的青枝型骨折，成年人的裂纹形骨折及不完全骨折。双石膏长托适用于患肢肿胀严重或皮肤有挫伤的无移位的横断骨折或锯齿状斜面骨折。轻度移位的横断骨折、锯齿状骨折或发生弯曲的青枝骨折，在手法整复后可以用双石膏长托固定。

2. 手法整复夹板固定：绝大多数的胫腓骨骨干骨折都可以采用手法整复夹板局部外固定治疗，疗效满意。

夹板局部外固定是中医治疗骨折的主要方法。4 世纪，葛洪在《肘后救卒方》中首次倡导用竹板固定治疗骨折。新中国成立以来，夹板局部外固定治疗骨折的方法逐渐普及开来。尚天裕等采用跟骨牵引并用小夹板外固定治疗胫腓骨折，治疗结果优良率可达 92.7%。临床愈合时间为 60.9 天。夹板固定还存在着一些问题有待研究和发展。在某些严重的感染开放骨折，关节内骨折的治疗中，夹板的应用有其局限性。

整复手法包括：牵引、端提法以矫正前后侧移位，分骨挤按，摇摆碰触等。然后以拇指及食指沿胫骨前嵴及内侧面来回触摸骨折部，是否平整，对线是否良好，对位对线力求满意，尽量达到解剖复位，但不强求解剖复位。

复位满意后，用夹板固定胫骨上 1/3 骨折，可用超关节夹板固定；中 1/3 骨折可选用小腿局部夹板固定；下 1/3 骨折，可选用超踝关节夹板固定。

无移位的胫腓骨干骨折，不需复位，直接用夹板固定即可。有移位的稳定性骨折，如横断形、锯齿形，可在适当麻醉下进行手法整复，夹板、纸压垫固定。长螺旋形及长斜面形骨折，如原始移位不大也可以手法整复后，夹板、纸压垫固定。但此型不易达到解剖复位，容易发生短缩畸形，可辅加跟骨牵引以防止之。

夹板局部外固定强调早期功能锻炼，一般在麻醉作用消失后，即指导病人作踝关节背屈活动和股四头肌等长收缩锻炼。有跟骨牵引者在练习上述动作时，需用健腿蹬住床面，双手支撑体重抬起臀部，避免单独用力伸膝，稳定性骨折固定 2 周后，在医生指导下练习抬腿及屈膝活动，3 周后扶双拐不负重步行。不稳定性骨折，根据临床表现及 X 线片上骨痂生长情况，稳定程度，一般可在 3～4 周后拆除牵引，在床上继续锻炼 1 周后，即可扶双拐下床不负重步行。只要病人不感觉疼痛，自觉患肢有力，即可改用单拐，一般需在 4～5 周之后。在此期间（3～5 周内）如果出现成角畸形，尚可利用不同体位矫正。如单枕法矫正骨折端向后成角；双枕法矫正骨折端向前成角；盘腿姿势矫正骨折端向内成角。利用肢体本身重力的生物力学作用来恢复胫骨的生理弧度。一般 6～7 周后，可以弃拐慢步行走，8 周后根据 X 线片及临床检查，达到临床愈合标准，即可去掉外固定。

（二）开放手术复位内固定

在手术治疗上最早使用螺钉钢板固定骨折的是 Hansmann（1886 年），后来 Lane（1894 年）和 Sherman（1912 年）加以推广应用。1948 年，Egger 首先使用滑槽加压钢板。20 世纪 60 年代，Muller 等提出了系统的骨折加压固定理论和方法。Allg6wer 成立了 AO 内匿定小组，并制定了内固定的四条原则：①解剖对位；②坚强的内固定；③对软组织及骨做无创手术；④早期无痛的积极活动。但加压钢板固定治疗骨折的缺点也越来越为人们所认识。首先，它干扰了骨折的血运，有感染的危险；其次，强硬的钢板替代了骨折处的生理应力，造成钢板下的骨质疏松萎缩。

1918 年，Hey Groves 提出了髓内固定骨折的概念。大部分髓内固定装置可以看作是弹性固定。所以用髓内针固定的骨折在愈合过程中有外骨痂形戎。由于骨折邻近的关节可以早期活动，所以功能的恢复与治疗的过程是齐头并进的。髓内固定方法还存在着一些技术上的困难及力学上的问题。髓腔的解剖结构限制了某些髓内针的插入，扩大髓腔又损害了皮质骨内侧 2/3 的血液循环。其他尚有针松动问题及在近关节处骨折处理方面的局限性等。

1. 髓内针固定：胫骨髓内针方法对于不稳定的多段骨折可以考虑采用，但是在全部胫骨骨折处理方法中它的使用是非常有限的。Lotter 氏是胫骨髓内针的主要倡导者，并发展了自己的专门器械。Kuntscher 过去在欧洲也普及这种方法，目前，此种方法已很少使用。Lotter 氏手术方法是病人在适当的麻醉下，通常是腰麻或硬膜外麻醉下，在患肢胫骨结节附近做一小切口，先钻骨孔然后打入 Lotter 氏针，针向远侧通过髓腔，越过骨折线而进入远侧骨折段。它的优点是不暴露骨折部位，使感染的危险减少。但是，由于胫骨的远侧 1/3 逐渐变粗，髓腔增大，所以髓内针不能紧紧地抓住远骨折段，不能提供坚强的固定。因此，很多医生使用髓内针再加用行走石膏管型辅助外固定，可以立即开始完全负重。若骨折局部开放复位并用髓内针固定，将会严重地影响骨折段的血液供给，所以此种方法很少使用。

2. 开放复位和加压钢板固定：开放复位使用加压钢板等内固定，为 AO 系统所提供。Hep-penstall 认为此种方法可以用于难于维持复位并需要进行骨移植的骨折不愈合的病例。或用于分段骨折复位后难于维持稳定者，可以采用加压钢板内固定。在新鲜闭合性胫骨骨折的处理中，此种方法很少使用。这种方法在瑞士和法国受到热烈支持，亦受到各个欧洲中心的嘉许。美国采用这种方法加植骨治疗胫骨骨折不愈合。

这种方法最大的问题是感染，把一个“闭合”骨折转变为“开放”骨折，任何手术方法都肯定有感染的危险。加压钢板固定后，为了行走必须用石膏作辅助外固定。坚强的加压钢板固定下会发生明显的骨质疏松，骨折愈合后骨的强度减低，去掉加压钢板后可以发生再骨折。

加压螺丝钉治疗胫骨斜形、螺旋形、分段骨折，固定不够坚强，同样有感染的危险。在英国尚未被广泛接受。

上面介绍的这些方法为国外近年来治疗胫骨骨折的一些趋向。总之，过去这些骨折的不愈合率为 20%～60%，近年来使用闭合复位和适当的石膏管型，早期负重，使骨折的不愈合发病率已下降到 20%以下。

第四节　胫腓骨骨折框架固定技术

因某些特殊情况，方法不适宜或者复位后不能维持其位置，而采取手术复位固定。在胫腓骨骨折的治疗，许多学者曾做了大量的研究工作，并收到一定的效果。

1. 穿针与石膏固定：在难于维持骨折复位的不稳定病例，穿针和石膏固定的方法是有用的。Stader 和 Anderson 采用骨折部远近侧各穿 2～3 针加上外部装置，控制针的活动。Boh1er 采用骨折部位远、近侧穿针，然后将针打在石膏管型中。

Stader 和 Anderson 方法特别适用于胫骨骨折合并严重的软组织缺损，针保持复位并被外部装置所固定，使软组织缺损区的检查和处理比较方便。最近又有 Hoffman 装置（支架）用于处理这类损伤。

在穿针与石膏固定的方法中，一般在骨折部近侧穿 2 枚针，在远侧穿 1 根针，或者远、近侧各穿 2 针，对骨折段有更好的控制，操作程序简单易行。在适当麻醉及无菌情况下，在近骨折段上横行穿过 2 枚无螺纹的 Steinmann 针，两枚针的距离应在 4～5cm。同样方法，再在远侧骨折段穿过两枚针，使其与近侧的两枚 Steinmann 针平行。然后，术者对骨折端进行适当整复，便可得到满意的复位。整复后穿戴标准的膝下石膏管型，将 4 枚针固定于管型上，照 X 线片检查骨折端的位置，一旦复位满意，即延长管型而成为长腿管型。穿针的感染率极低，若某枚针针道感染可以将针去掉，复位仍能维持。

对合并有严重软组织胫腓骨骨折的，不适宜此种方法。

一般病人 6 周内避免负重，6 周后拔除骨圆针，并允许病人在管型中主动充分负重，长腿石膏管型固定再保留 3 周，再换成塑形髌腱负重管型。一旦骨折愈合，即可去除石膏管型固定，对于骨折复位后不稳定或者骨折块有大的移位者，开始负重时间可适当推迟，穿针和石膏管型固定的时间也会相应延长。

2. 跟骨牵引：此种方法适用于胫骨前侧面有重大软组织损伤或开放骨折的病例，便于检查和确定是否有前筋膜间隔综合征的发生。在消毒和适当麻醉下，将骨圆针穿过跟骨，安装牵引弓，牵引重量一般 3～4kg 就可以维持复位，将患肢置于 Thomas 架或 Bohler 架上，牵引后拍摄 X 线片，调整牵引重量，使之达到满意的复位，在此期间若发现前筋膜间隔的过度肿胀和剧烈压痛，预示即将发生前筋膜间隔综合征，如果综合征发生，可以手术处理，在术中和术后均保持跟骨牵引。

一旦软组织损伤愈合满意后，可用石膏管型包裹跟骨针固定。

3. Hoffman 框架固定：Hoffman 框架固定器非常适用于处理不稳定性、粉碎性和开放型的胫骨骨折。它有以下一些优点：

(1) 采用针和杆架构成一个坚固的框架固定器，为骨折部位提供非常好的稳定性。它的稳定性约为“针加石膏”固定的稳定性的 40 倍。

(2) 一个不稳定的分离的骨折块可以穿 1 枚单独的针固定在一侧架杆上使之固定。

(3) 通过加压架杆使骨折部位获得主动加压。

(4) 骨折段缺损，用骨块移植放入缺损部位可以被安全的制动。

(5) 使用此架固定可以部分负重。

(6) 便于对软组织损伤进行检查和处理。

(7) 鼓励膝和踝关节的活动以促进愈合过程及预防关节挛缩僵直。常规在骨折部位上、下各穿 3 枚针，将针固定在架杆的叉架装置上。

框架固定器疗法就是在前研究的基础上产生的。它作为其他治疗方法的补充手段与内容是有必要的。Malsaigne（1853 年）首先，以一爪形装置经皮应用以加压固定髌骨骨折。Parkhill（1897 年）在长骨上下端各穿两个半针以达到骨折复位和制动。Pitkin 和 Blackfield（1931 年）首先提倡穿针到双侧骨皮质。Hoffmann（1938 年）描述了他的框架固定装置和方法，引起欧洲许多骨科医生的关注，被认为是当时理想的框架固定装置，且一直沿用至今。Vidal（1968～1970 年）改变原 Hoffmann 单边半针架为四边全针框架，大大增强了架子的刚性。在 20 世纪 40 年代，由于针道感染，稳定不充分，延迟愈合，导致几乎在北美和欧洲大部分框架固定器的完全废除。当 Hoffmann 装置被 Vidal 和 Adrey 改进后，应用穿针框架固定的兴趣再起。穿针框架固定方法在对不稳定性骨折，开放骨折，感染性不愈合的治疗上显示出独特的优越性。但也存在一些令人关心的问题，如针道的感染，刚度过大的支架引起的应力遮挡作用而造成的延迟愈合或再骨折。某些解剖部位限制了穿针框架固定的应用。

一、框架固定适应证及禁忌证

（一）适应证

(1) 斜面骨折和螺旋骨折需重力牵引下长时间卧床的病人，接受外固定疗法可早期离床者；短螺旋、短斜面、粉碎或多段不稳定性胫腓骨骨折，及完全移位的横断骨折，也可视为不稳定性。

(2) 受暴力致伤，胫腓骨粉碎性骨折或开放软组织损伤严重，夹板固定有困难者。

(3) 骨折后合并有小腿肌间隔综合征，需早期切开减张者。

(4) 胫腓骨多段骨折或双下肢骨折，重力牵引有困难者，可用内固定和穿针框架固定疗法联合治疗。

(5) 新鲜开放性骨折，伤口超过 2cm，伴有严重的碾挫伤不能用小夹板或石膏固定，或开放伤口暴露时间较长，失去一期缝合机会者。

(6) 感染性开放性骨折，软组织条件较差者，可用穿针外固定，伤口可用中药换药。

(7) 迟延愈合、不愈合的胫腓骨骨折，骨折迟延愈合及不愈合需加压固定者。

(8) 畸形愈合的胫腓骨骨折，经手法折断或手术折骨后需较长时间，较大牵引力维持其力线者。

（二）禁忌证

婴幼儿及青枝骨折或无移位的稳定性骨折患者不需采用穿针框架固定器治疗。

（三）框架固定器应用的时机

(1) 立即应用：创伤和感染组织在稳定的环境下愈合较好，这时组织的耗氧量减少，并且制动的组织接受更持续的血流，因此，损伤部位的即刻固定比延迟固定更利于缺血软组织存活。

(2) 延迟应用：在伴有蜂窝织炎或感染性不愈合的患者，最好首先给予引流，抗生素和骨牵引直到软组织感染消除。在感染性不愈合的治疗上，一般主张在手术清创所有坏死组织和蜂窝织炎消退后再应用框架固定器。

(3) 暂时应用：用于稳定骨折，膝踝关节融合，治疗跨越大关节的广泛软组织损伤时。

(4) 明确地应用：当治疗不稳定性骨折伴广泛软组织损伤时，最好用穿针框架固定器作为确定性的治疗方法。

二、骨穿针前准备

（一）闭合性骨折骨穿针前准备

(1) 检查伤肢外观畸形状况，以手触摸骨折部位进一步明确骨折的实际情况，认真研究 X 线片，明确骨折的移位、成角及旋转的情况。并对复位固定的效果及可能出现的情况有所估计。制订出骨折复位与安置框架固定器的计划，设计手法整复方案。

(2) 遵循“欲合先离，离而复合”的原则牵引复位。在骨折复位牵引器配合下，手法整复。纠正旋转移位，重叠移位、侧方移位。先由两助手对抗牵引小腿远近端。大致纠正成角及旋转畸形。

(3) 备骨钻及骨锤各 1 把，3mm 直径克氏针数枚。

(4) 活力碘、酒精消毒穿针部位皮肤，铺无菌巾。

(5) 穿针前要在皮肤上将进出针部位以龙胆紫定点画线。肢体畸形矫正后准备骨穿针。

（二）新鲜开放骨折骨穿针前准备

(1) 麻醉下彻底清创：

① 用无菌刷子刷洗伤口周围皮肤，清除污油等。

② 再用第 2 把刷子刷洗术野的皮肤。

③ 双氧水、生理盐水交替冲洗。

(2) 清创术，将污染、坏死、异物及没有活力的组织清除，要由外向内，由浅到深层。

(3) 对于大块骨清洗后，置于原位，不可去除。

(4) 开放创口可用灭滴灵或活力碘浸泡。

(三) 感染性开放骨折骨穿针前准备

(1) 清创去除感染创面、坏死组织、脓性分泌物。

(2) 创面有死腔、瘘道者，切开引流，消灭死腔。

(3) 感染创面较大，分泌物多，感染严重者，每天换药 1 次，待新鲜肉芽组织生长覆盖外露创面，逐渐长平创口愈合为止。

(4) 对较大创面，可采用点状植皮或邮票植皮法，加速创面愈合。

(5) 配合使用抗生素控制污染。

(四) 迟延愈合与不愈合骨折骨穿针前准备

胫骨的延迟愈合与不愈合常发生于中下 1/3 段，胫骨中下段肌肉少，血运差，骨折愈合能力低，骨折的不利因素也导致本病的发生。

(1) 对有感染不愈合的创面，采取清创、覆盖、封闭的办法。

(2) 清创部位与术野要分开。

(3) 应用抗生素。

(4) 腓骨愈合，胫骨不愈合者，胫骨间隙超过 1.5mm 者，在穿针框架固定前，要将腓骨在中下段斜行 45°截断，加压时，使其胫骨能接受生理应力刺激。

(5) 用内置钢板、螺丝钉、髓内针、钢丝等内固定影响使其不愈合，要取出内固定物。

(6) 用框架固定器的同时，对缺损较大的骨断面可行植骨移植手术。

(五) 胫腓骨畸形愈合骨穿针前准备

胫骨畸形愈合多因早期处理不当造成，如夹板固定不稳，钢板移动，弯曲成角畸形，也有个别病例早期未处理靠自然愈合造成。

(1) 麻醉下行手法折骨术矫正。

(2) 手术截骨术矫正。

(3) 选择能单侧延长和加压结构的框架固定器。

三、骨穿针操作技巧

总的说来本器械在纠正前后向移位时靠压板，纠正侧向移位时主要靠针的作用。我们总结此术式为：手法→器械→手法→器械。以此可充分发挥闭合手法复位和切开器械复位两者之长。

(一) 胫腓骨穿针特点

胫腓骨骨折跟骨牵引，长期卧床或超关节石膏固定影响踝膝关节功能。穿针框架固定疗法采取局部穿针框架固定，上下关节活动，把床上牵引变为肢体局部机械牵引，在穿针的这个横断面上，胫骨位于前内侧，腓骨位于后外侧，腓深神经和胫前动脉位于胫骨前外侧，胫神经和胫后动脉位于胫骨后侧，距离稍远，故不会损伤血管神经束。通过钢针形成固定梁与外固定器联系产生多种约束，使肢体、钢针、框架固定器组成一个空间框架系统，实现骨折端解剖复位，弹性固定，规范锻炼，早期愈合的目的。

钢针作用在骨体上形成固定的弹性梁。这一梁的位置，穿针部位与解剖学关系十分重要。

(1) 小腿解剖特点：胫骨形态呈三角形，胫骨前内侧位于皮下，外侧肌肉较丰满，后侧肌肉丰满伴有血管神经。

(2) 小腿穿针应以远近端各穿 1 枚骨针，疑难骨折加空间调节器采用空间几何穿针固定为宜。

(3) 上端穿针经过腓总神经前方，穿入胫前肌起始部，穿过胫骨上端松质骨区，穿过胫骨内侧骨皮质。大隐静脉及隐神经均位于针后侧较远部位。

(二) 穿针的设计

1. 骨穿针设计要求：

(1) 要结合小腿解剖特点，肌肉分布，神经血管走向及关节功能活动特点，选出进针点。

(2) 考虑骨折部位，骨折类型，局部创口情况，皮肤条件。

(3) 具备框架固定器种类、医者掌握技术条件。

局部解剖神经血管分布对穿针设计有其重要意义。如小腿前内侧骨骼位于皮下，外侧附有肌肉，后侧肌肉丰厚有神经、血管。骨的形态，上端为三角形向下顺延呈螺旋形，下 1/3 近似四方形，穿针设计时必须考虑这些因素。

(4) 对抗牵引加压针，小腿穿针设计在胫骨两端为合适。近端针设计由腓骨小头与胫骨结节连线外 1/3 处与膝关节面平行进针；远端骨针设计由胫骨内踝上 2.0cm 处与关节面略呈 150° 夹角为宜，也可设计在跟骨上。

(5) 空间立体针的设计应在骨折移位或成角畸形应力最大的点上进针。

(6) 空间压板固定位置的设计应在轻微的成角移位、皮肤能耐受不致造成压伤的条件下应用。

(7) 经临床与解剖学研究，分析 212 例小腿骨折的穿针位置，认为近端在胫骨结节下，远端在踝关节上或跟骨为最佳穿针点，也称为常规穿针点。这两点适用于小腿各种骨折的穿针框架固定，对骨折复位、固定、规范锻炼均能取得满意效果。

(8) 穿针点设计要考虑是胫骨的最近端和最远端，因为这两点能包括小腿的各部位骨折，穿针点安全，没有复杂的解剖关系，对纠正骨折的各种畸形有利。

2. 空间固定针设计：不稳定性骨折用压板矫正畸形无效时，平面牵引或加压达不到理想复位效果时，需加 1 枚空间固定针。此针要求穿在远端，胫骨内侧面，针不透过对侧皮质，调整旋转、成角方向，复位满意后将锁针器固定，形成空间多维平面立体固定。若疑难骨折闭合复位固定困难者，可在骨折端做有限手术小切口，直视复位穿针固定，亦能达到解剖复位的目的。几何空间穿针，要根据骨折类型，损伤程度具体情况布针。

(三) 穿针部位 (图 27-12)

近端穿针在腓骨小头与胫骨结节连续中点，由胫骨内侧缘斜面缘穿出。自外侧向内侧进针，与膝关节面平行。

远端穿针，在外踝尖向上 4cm 靠腓骨前缘。垂直胫骨纵轴线，自胫骨中心，由胫骨内侧中线穿出，针与内踝至高点距离在 3.0～4.0cm。上下两针要求近似平行。

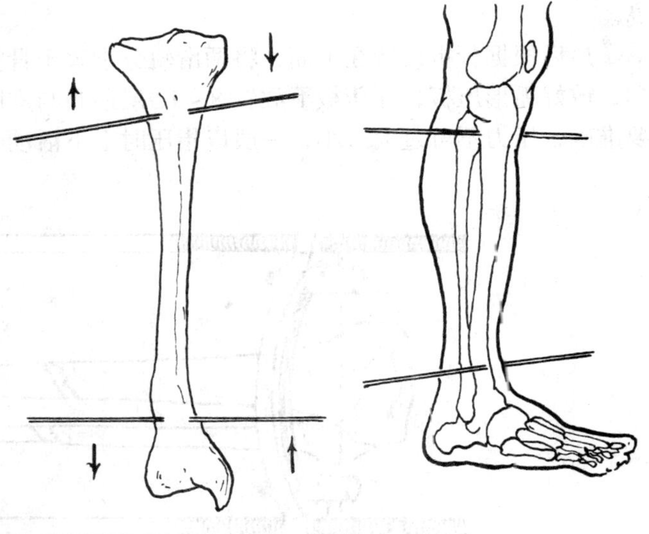

图 27-12　穿针部位

由术者按照预先定好的穿针部位及

角度分别由胫骨近端、远端钻入克氏针 2 枚。远端穿针部位在外髁上方 3 ~ 5cm，于腓骨的前缘进针，要与髁关节面平行。不得误入关节腔（图 27-13）。

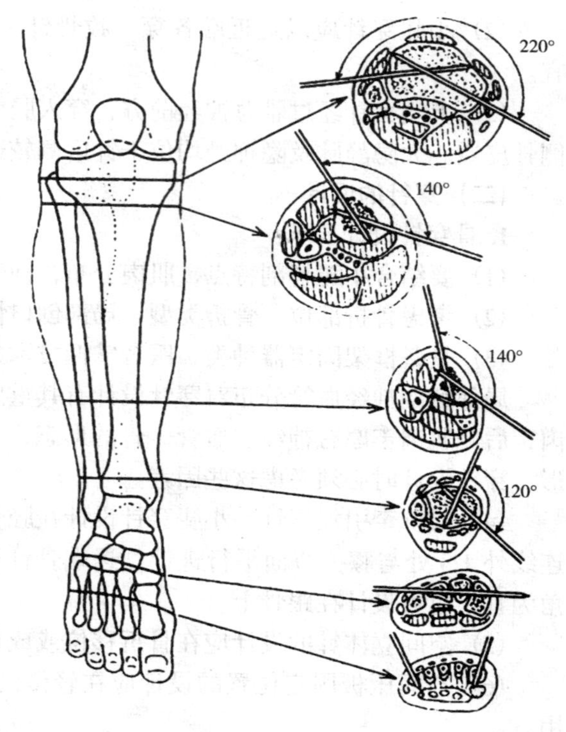

图 27-13 穿针方法

四、安装框架固定器

按穿针距离先大致调好支撑杆上两半环框架的距离，将固定器戴于患肢上，将克氏针两端穿入克氏针固定座，紧固。根据肢体长短，锁针器可分别置于半环框架的内侧、外侧或一端内侧一端外侧。调节可调螺母，使胫骨上端半环框架带动克氏针升或降，从而对骨折端进行牵引或加压。重叠畸形纠正后如此时还残留少许成角畸形或侧方移位，再以手法进行纠正。通过远近两端的克氏针在半环框架的滑槽内的转动即可纠正骨折端的旋转畸形。如果穿针未能做到与关节面平行或穿针后骨折端有侧方移位以手法不能矫正者，则需在锁针器下加金属垫片以矫正。具体做法如图 27-14 所示。

当胫骨近端向内侧移位而锁针器位于半环框架的外侧时，可将垫片加在近端针的外侧锁针器下方，从而使针向外侧抬高而使骨折端复位（图 27-15）。当胫骨近端向外侧移位时，可将垫片加在内侧锁针器下方，从而使针向内侧抬高。

当胫骨远端向内侧移位而锁针器位于半环框架固定器的内侧时，可将垫片加在远端针的内侧锁针器下方，从而使针向内侧抬高而使骨折端复位（图 27-16）。

当胫骨远端向外侧移位时，可将垫片加在远端针的外侧锁针器下方，从而使针向外侧抬高。

最后根据骨折线所在平面，将两滑轨分别置于骨折部位的远近两端，根据骨折移位的特定方向，放好弧形压板，在压板下放置 8 ~ 12 层纱布与皮肤接触。用胶布粘好，以防滑落。压板位置要准确，压力不可过大过小，一般以指压时上下活动 0.5cm 左右为宜。

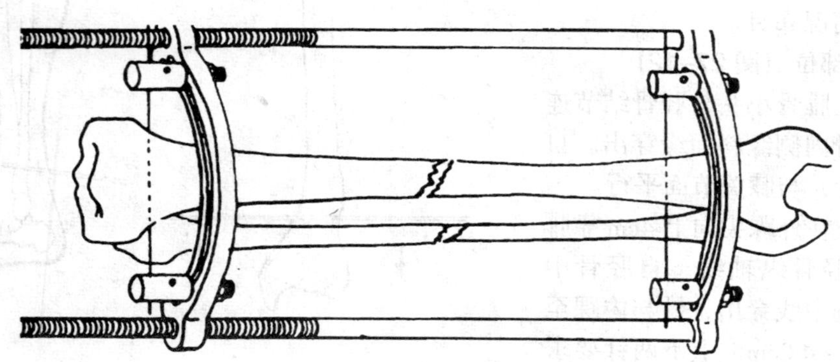

图 27-14 框架固定器固定胫腓骨折

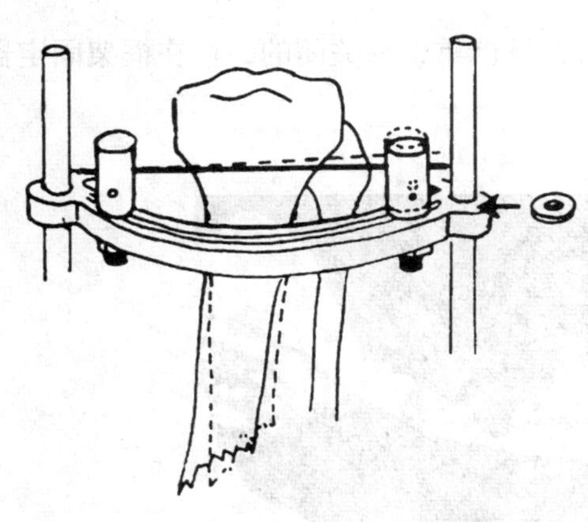
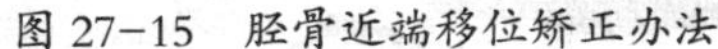
图 27-15　胫骨近端移位矫正办法

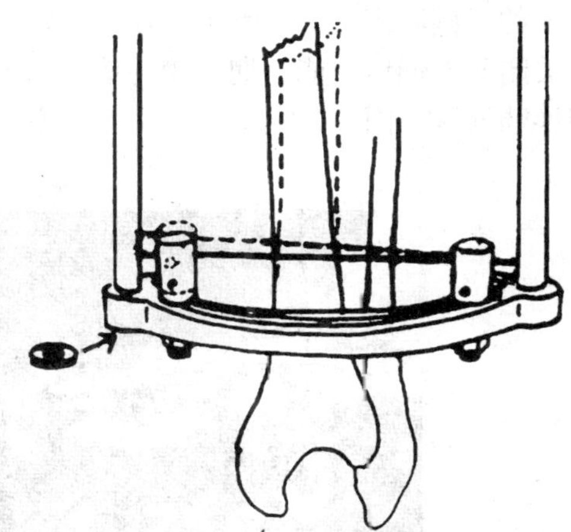
图 27-16　胫骨远端移位矫正办法

(一）闭合性骨折

遵循“欲合先离，离而复合”的理论，在手法复位的基础上，利用骨折牵引复位器使骨折大致复归于旧，再行穿针框架固定。

(1) 按肢体长度，选好支撑杆，使其长度超过两针距离。

(2) 定好骨针固定位置，将锁针器、连接杆、骨针固定。

(3) 对残余的旋转畸形，通过桥架上的滑动杆轴向调整和骨针的夹角变化以纠正之。

(4) 对斜面形、螺旋形和粉碎性骨折不可过度加压，只要对位保持软组织有相应的紧张度，对骨折块和折端产生一定的约束，发挥筋束骨的作用，使骨折端稳定。

(5) 对轻微的成角或侧移位，用压板矫正，难以用压板奏效者改用空间穿针用空间调节器纠正。

(二）胫 / 腓骨开放骨折

1. 新鲜胫腓骨开放骨折：局部处理首先是早期彻底清创。对于较大的骨块且污染严重者，清洁后置于原位，不可去除，以防骨缺损。将骨折复位对线，在骨折的远近两端各穿 1 枚克氏针。如骨折系多段，可于上下两针中间再穿 1 针以使骨折更好地固定。

具体操作方法：首先穿远端针，然后中段穿针，此针要求与骨段纵轴垂直。穿好针后安置框架固定器，通过调节锁针器和支撑杆的位置，配合手法复位将远端骨折段复位固定。然后与膝关节平行穿入近端针，将针锁好如同前述调节器械结合手法使骨折近端复位固定。

对创面较大、无法应用压板辅助固定时，则需采用 4 针固定法安装框架固定器，即分别于骨折远近端各穿入 2 枚克氏针。完成针与支架的联结后，调整框架固定器对骨端进行适当加压或维持牵引，然后闭合伤口。

2. 胫腓骨感染性开放骨折：在无菌及麻醉下，于胫骨远近两端健康的组织上经皮各穿过克氏针 1 枚或 2 枚，安装骨折框架固定器，调整框架固定器使骨折端对位维持稳定。

创面内有死腔和渗出者，切开引流，消灭死腔，若经处理可二期缝合者闭合伤口。苦创面较大、较深、感染严重，可采用中西医结合的办法处理创面。我们主要以各种中药药膏处理创面。它可以消炎止痛、去腐生肌。视分泌物的多少可每天换药 1 次或隔天换药 1 次。经过换药，坏死组织逐渐脱落，新鲜红润的健康肉芽组织不断生长。若条件许可，采用邮票植皮术以加速创面愈合，缩短疗程。

(1) 选用直径 3.0 ~ 3.5cm 骨针，用空间立体固定。因开放骨折皮肤破损，不易用压板固定。

(2) 框架固定器选用以曲杆式空间立体固定器为宜。

(3) 单臂半弧形框架固定器固定。这种固定方法采用骨针不贯穿对侧肢体半针固定，框架固定器在小腿的一侧固定，固定针不是在同一轴线上。

(4) 关闭开放创口，能一期关闭的就一期关闭，污染严重不易关闭的，可在框架固定器固定下，中药换药处置（图 27-17）。

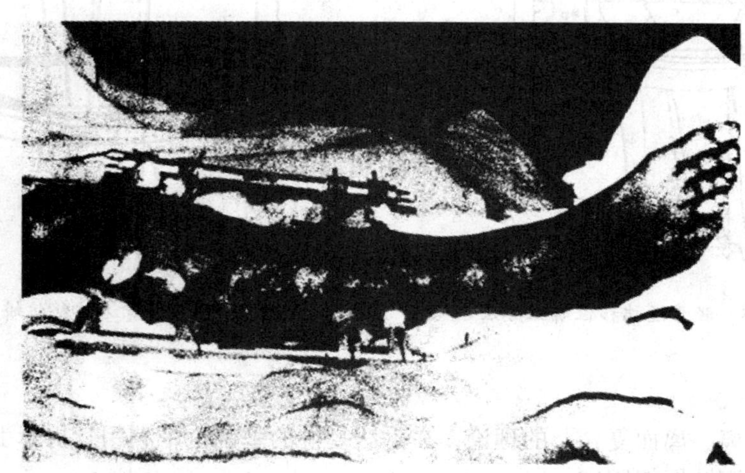

图 27-17 框架固定器固定感染性开放骨折，以利伤口换药处理

(5) 凡开放性骨折，必须事先将框架固定器灭菌消毒方可使用。

（三）胫 / 腓骨骨延迟愈合与不愈合

对于无内固定物的横断形胫 / 腓骨骨折不愈合的患者，可将胫骨斜形截断（自外下向内上方向），在胫骨两端穿针安置框架固定器，使骨折端紧密接触，勿加压，安置好压垫。术后每天嘱患者扶拐行走，以骨折端不感疼痛为度。这样，通过行走，骨折端即受到间断性的生理压力从而骨折可达到愈合。

对于斜面的移位较大或伴有骨质缺损的骨折不愈合患者，宜手术切开暴露骨端，于骨折端行鱼鳞状植骨术加以骨端间松质骨植骨。然后安装框架固定器使骨端稳定。闭合切口，术后 2 周后持拐行走。

对于预先有钢板、螺丝钉、髓内针等内固定物而骨折不愈合的患者，应手术取出内固定物，进行松质骨植骨及骨端鱼鳞状植骨，然后以框架固定器固定。术后 2 周后持拐下地行走。

对于感染性不愈合，若有窦道则进行清创搔刮，病灶清除术。若为慢性感染伤口，则用中药进行创面换药。若条件允许则可进行肌皮瓣转移以闭合创面。

(1) 选用框架式框架固定器或单臂式半弧形多维框架固定器固定。调整框架固定器与骨针固定角度，折端受到轴向压应力，骨折面获得生理性应力刺激，并能控制骨折端的旋转、成角、侧方移位等不利因素，保持骨折端稳定。

(2) 发挥骨针在骨体内弹性梁的作用。

（四）胫 / 腓骨骨折畸形愈合

胫 / 腓骨骨折畸形愈合原因多为骨折早期处理不当。如未很好的复位便用石膏或夹板固定，或内固定失败，钢板弯曲或断裂，甚至一些患者未经早期处理任其自然愈合而成畸形，或者处理后没有进行合理的功能锻炼而引起复位后的骨折端再度发生移位而畸形愈合。所以骨折的早期复位，固定和正确的管理，合理的功能锻炼是预防骨折畸形愈合的关键。

具体操作方法，应用框架固定器治疗小腿骨折畸形愈合，疗程短，并发症少，收到很好效果。一般采用手法折骨术，手术凿断术或截骨术，然后穿针安置骨折框架固定器。术后早期进行功能锻炼。对于重叠畸形而致肢体短缩者，框架固定器显示出独特的优点。在行手术凿断术安装框架固定器后可对重叠的骨干进行逐渐牵开，而不致造成血管神经损伤。

五、操作注意事项

以上施术均需在麻醉及无菌条件下进行。骨骺牵开者，要求钢针位于骺板平面上或下0.2～0.3cm处。干骺端截骨延长者，要求在关节面上或下1.5～2cm处为宜。骨骺或骨干延长时，穿过骨骺端后缘的1根骨圆针，要尽可能贯穿腓骨小头，以防止胫腓关节脱位。为防止外踝上移，需将外踝上7～8cm处横断的腓骨于踝上5cm处贯穿于胫骨上。进针时，提倡慢速度和间断停止的进针方法，忌用动力钻，以免发生热损伤。进针口宜先用尖刀沿纵轴方向切开数毫米。

本疗法进针点的选择必须适当，离断面太近，可致骨质劈裂，骨针倾斜或脱出；离断面太远，调节困难。骨针必须与骨干中轴水平线垂直，有倾斜或未穿过对侧骨皮质应重穿针，否则牵引时易发生重叠成角。本框架固定器在肢体上安妥后，其作用只能靠调节螺母、螺杆来完成，不能再加用手法，否则会使骨针螺纹与骨质衔接处松动，影响骨断端稳定及骨的愈合。

六、术后处理及并发症防治

（一）正确的体位放置

术后，由术者或助手护送病人去拍摄X线片，将伤员送回病房，安置在病床上。将伤肢摆在事先已准备好的2～3个枕头上，平稳垫好，抬高，略高于心脏，以促进静脉回流，减少肿胀。对存有向前成角未能纠正者，可将胭窝与足跟垫高而逐渐加以纠正。如存在后成角者，可将骨折端部垫高。令足跟及腘部悬空，使畸形得以逐步矫正。故若术后肢体位置不当，就有造成骨折移位的可能。因此，必须对术后肢体的位置给予足够的重视。

（二）针道的护理与创面换药

每次查房时询问伤员在针道处有无不适。每2～3天要用碘酒、酒精擦拭针道周围皮肤。以无菌干纱布更换敷料1次。如发现针道周围皮肤有炎性反应要及时换药。必要时应用抗生素。在应用框架固定器期间，如肢体存在创面，可应用各种纱条或中药换药，尚可进行游离皮瓣植皮术。

（三）无痛性保持功能与肢体活动

术后即嘱伤员行伤肢的股四头肌收缩及足背伸跖屈活动，以利血液循环和在骨折端产生生理性应力。一般术后1～2周患者可持双拐步行锻炼，负重力大小要以骨折端不感疼痛为限，循序渐进。行走时要求全足着地。

1. 上下床时体位及姿势：下床时医护人员一手持着足部防止旋转，另一手托住腘部或骨折处以防止成角与剪切移位的发生。将伤肢徐徐离开床面，同时令伤员两手撑在床上，使上身逐步移至床边，在健足着地的同时，把伤肢也放在地面上，于床边站稳后，再使用双拐。

2. 用拐及迈步：下地行走时要根据伤员的身材高低事先选好合适的拐杖。迈步时伤肢在前，要全足着地，使健肢在后支撑体重的绝大部分，然后将拐置于前方，在地面上使两拐与人体形成等腰三角形。负重程度应视骨折类型而定。短斜面粉碎性骨折在负重时要轻些，横断骨折者则可重些，总之要以伤员不感到疼痛为限，亦即生理性活动。伤员迈出一脚距离，随后健肢也以同样距离迈出。在此，始终保持伤肢在前，健肢在后的步态，步幅要小。这时要有医护人员在伤员身旁，保护并指导其锻炼。经3～5天后，伤员即能自己掌握锻炼要领，而且形成了习惯，便可令其自行锻炼，并逐步增加锻炼时间、次数、迈步的幅度。

3. 床上锻炼与床下锻炼结合：下肢以负重为其固有功能，欲促进骨折修复，使功能及早恢复，早期下床活动是很重要的，但不可让伤员在床下长时间静止性站立或坐在椅子上休息，应在活动之后立即回到床上，继续抬高伤肢，并进行股四头肌收缩及踝背伸锻炼。因此，床上锻炼与床下锻炼相结合的方式有利于促进伤肢血液循环和代谢，自然有利于骨折的修复。

（四）如何防止针的松动与针道渗液

要注意穿针时骨质热坏死问题，为预防之，目前穿针时多主张采用手摇钻技术即预先用钻头以慢速手钻钻孔。为减少针道松动，提倡采用螺纹针，螺纹部分的长度应相当于骨直径。穿针框架固定的薄弱环节是针骨界面，不适当的针设计和插入，在针下骨承受太多的应力，太长的时间就会发生骨破坏、感染，因而针松动。无限制的负重必须避免。

(1) 要经常注意观察针周围皮肤张力改变，如张力过大要及时切开受压侧皮肤进行减压。

(2) 要经常清洁针孔，必要时可全身或局部应用抗生素。

(3) 如针已出现松动，应以厚层敷料或绷带卷置于针孔周围以避免框架固定器内外移动。

(4) 如果针松动引起持续分泌物并且炎症不能控制者，则应将针去除，改用其他固定方法。

（五）骨折框架固定器的拆除

一般要在骨折达临床愈合时拆除框架固定器。具体依据如下。

(1) 患者自觉伤肢步行有力，弃拐后步态接近正常。

(2) 骨折处无压痛，无纵向叩击痛，无异常活动感。

(3) X 线片显示骨折线模糊，有连续性骨痂通过。

(4) 在临床应用中常以伤肢负重力达体重的 100% 作为临床愈合力学标准。这时，拆除框架固定器后多不用其他外固定。

如拆除框架固定器后感到骨愈合尚不坚固，可再以小夹板外固定 2 ~ 3 周保护之。对于因穿针角度不合适，骨折侧向成角不易纠正者及因针道有渗液者可提前拆除框架固定器，以小夹板继续固定。

第五节 胫腓骨骨折常用框架固定器介绍

一、胫腓骨骨折框架固定器

（一）结构简介（图 27-18）

该框架固定器由以下部分组成：2 个半环，分为踝上部半环和胫骨结节半环；半环上有供移动式锁针器滑动的槽。锁针器可根据进针的需要，固定在半环上的任何位置；支撑杆 2 根，胫骨结节部半环及踝上部半环有支撑杆穿入孔，旋动调节螺母，可推动胫骨结节半环，从而带动固定针起到牵引和加压作用。另有滑轨 2 个，借助挂钩与支撑杆联结，其上安装有定位螺母和弧形压板，起到纠正侧方成角的作用。

（二）适应范围

胫腓骨横断、斜形、螺旋形及粉碎性骨折。

（三）操作方法

在局部麻醉或硬膜外麻醉下，患者仰卧位，两助手对抗牵引患肢，大致纠正成角和旋转畸形。2 枚穿针要平行膝踝关节面，选用 2.5 ~ 3.5mm 直径克氏针，从外侧向内侧分别穿入胫骨近端及远端，安装好框架复位固定器。调节两支撑杆上可调螺母以纠正骨折移位，复位后要有一些轻微过牵、残余移位可通过端提挤按等手法予以纠正。根据骨折移位的倾向，放置压板以防止再移位。对于横断骨折可稍加轴向压缩，但斜形和粉碎骨折不可加压。复位完毕后拍 X 线片，根据 X 线片再作适当调整。

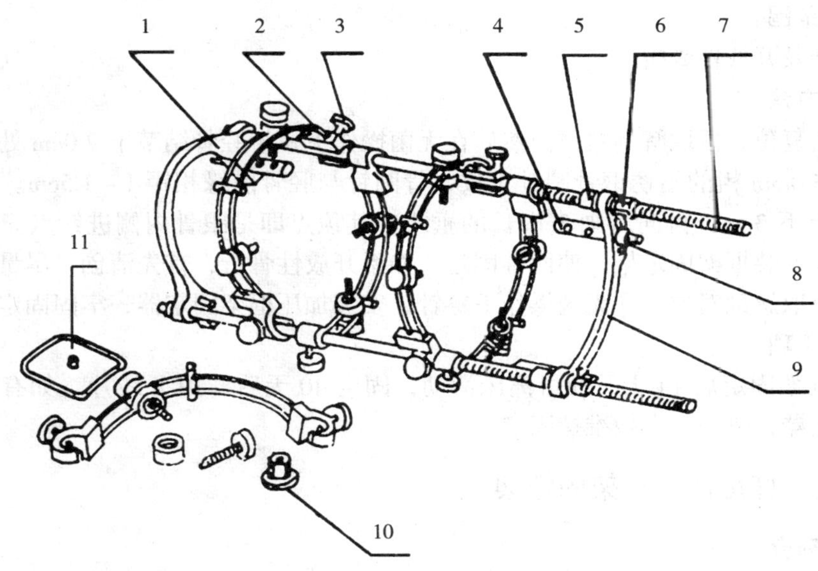

1.踝上部半环 2.滑轨 3.紧固螺母 4.移动式锁针器 5.调节螺母 6.六角螺母
7.支撑杆 8.螺母 9.胫骨结节部半环 10.定位螺母 11.弧形压板

图 27-18 胫腓骨骨折框架固定器

（四）注意事项

骨折框架固定后，鼓励患者尽早做患肢踝关节跖屈背伸活动。1 周后患者可持双拐于床旁活动。2～3 周后，逐渐增加活动范围。4～5 周后患者感到活动轻松，6～7 周后多数患者可以正常步态行走，当板状骨痂形成后，框架固定器即可拆除。

二、胫腓骨应力加压框架固定器

（一）结构简介（图 27-19）

本框架固定器是由以下几个部分组成。①起固定支撑作用的固定杆，固定杆两端有螺纹；②固定调节器的固定螺母；③调节器、调距螺母。拧紧固定螺丝孔的螺钉，可固定穿过横孔的骨圆针，活动调距螺丝，可使调节器沿固定杆任意滑动而达到牵引、复位、固定的目的。拧紧固定螺丝，可使调节器固定。

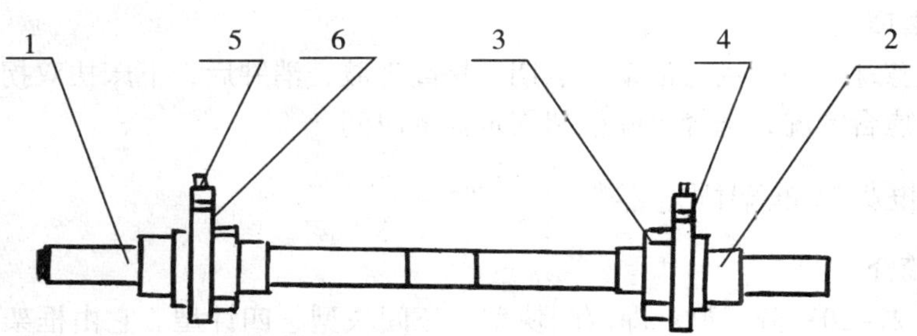

1.固定杆 2.固定螺母 3.调节螺母
4.调节器 5.固定螺钉 6.横孔

图 27-19 胫腓骨应力加压框架固定器

（二）适应范围

胫腓骨闭合及开放性骨折。

（三）操作方法

首先，手法复位，争取解剖对位。然后在无菌操作下，于胫骨结节下2.0cm处，由胫骨外侧向内水平钻入3.0mm粗的不锈钢骨圆针1枚，骨圆针与胫骨前缘相距1～1.5cm。另于跟骨内相当于内踝尖顶点下3cm，再向后画3cm长的垂线，其顶点即是跟骨内侧进针点。穿针时，两针尽量保持平行，安装框架固定架，使两针固定。如系开放性骨折，首先清创，尽量闭合伤口，然后手法整复，争取解剖对位，在无菌操作下穿针，安装加压框架固定器，牢固固定。

（四）注意事项

病人穿针框架固定后14天，便可离床活动，固定40天后，拍X线片，如有骨痂形成，即可解除框架固定器，改用小夹板维持固定。

三、小腿单杆可调式框架固定架

（一）结构简介

本器械分为杆和连接锁两大部分。杆又分为主杆和支杆，主杆固定于胫骨上下端、它是由左旋杆、右旋杆及旋转杆组成。左右旋转杆上有针孔，骨圆针通过针孔可钉入骨内。左右旋杆各有钉孔，通过顶线将左右旋转杆与旋转杆固定。支杆套入到主杆上。用于治疗胫骨髁部骨折。连接锁可套入主杆或支杆上，在杆上可沿杆的纵轴上下滑动和沿杆的垂直轴进行旋转活动。它包括两页钳口、螺栓、垫圈和螺母等。骨钉通过连接锁螺栓的栓孔钉入骨内。连接锁套入杆上，预先上好垫圈，旋紧螺母，使连接锁的钳口与杆，栓孔与骨针之间同时旋紧，有可靠的牢固性。

（二）适应范围

(1) 胫骨开放性骨折。

(2) 胫骨髁部骨折。

(3) 胫骨骨折骨不连。

(4) 小腿延长术。

（三）操作方法

根据骨折类型不同，主杆预先套入不同数量的连接锁。骨端复位后，于骨折上下段的胫骨嵴上，选好部位。通过左右旋杆的针孔，钉入2枚骨圆针，骨针尖端通过对侧骨皮质，如复位满意，再将骨折端加压压缩，使骨折部稳定。然后骨针通过连接锁的栓孔。于骨折的上下段通常分别各钉入2枚骨圆针，进针的部位一般在胫骨内侧面上，尽可能避开创口。各螺帽旋紧。骨折端加压，骨折处施力无异常活动，骨针与皮肤处无菌包扎，结束固定。

（四）注意事项

术后即可做膝踝屈伸活动，活动间歇期，抬高患肢，消肿后，下床扶双拐活动。根据不同骨折类型，及临床愈合情况，选择拆除框架固定器的时间。

四、钢针框架式框架固定器

（一）结构简介

本装置（图27-20）分三型：即双间块型、三间块型、四针型。它由框架、螺母、螺杆、间块、螺丝、针孔组成，长约15.7cm，宽3.3cm，厚6mm，重约230g。钢针孔共8个，直径约3mm。根据胫骨前内侧面较宽（约2.8～3.3cm）的解剖特点，骨面可平行穿放2枚2.5mm粗的钢针，使两骨折端形成4个点的矩形固定，故两间块上各有2个针孔及侧面各2个螺丝与针孔相通为固定钢针用。间块两侧各有上滑槽，框架上有两条滑道及两端上各有一螺母槽，其中心线上各有一螺杆孔，螺杆通过螺杆孔与螺母、间块的中心点连接，形成滑动系统。当拧动螺母1圈，间块可移动0.7mm，故具有加压、牵伸功能。框架两端各有2个针孔及顶端螺丝孔，可任意选择1~2个使用。

（二）适应范围

(1) 小腿多段骨折、横折。

(2) 小儿小腿及股骨干骨折。

（三）操作方法

在无菌操作下，并通过X线透视，将一导尺放在胫骨内侧面投影的两骨折端的皮外正中区。由导尺孔先在近侧骨折端约1cm处，穿入2枚针，装上框架固定器，并用螺丝将钢针固定。使骨折复位，在框架固定器间块上的针孔内，骨折的远端即骨折线向下1cm处，穿入第二枚钢针并固定。调节螺母，做加压或牵伸，待骨折端位置满意后，在框架两端的针孔内，各穿1枚针并固定。术后抬高患肢，作踝关节背伸活动。如系横断骨折，可早期下床扶拐功能锻炼，2个月左右，骨折端达临床愈合，可拆除框架固定器。

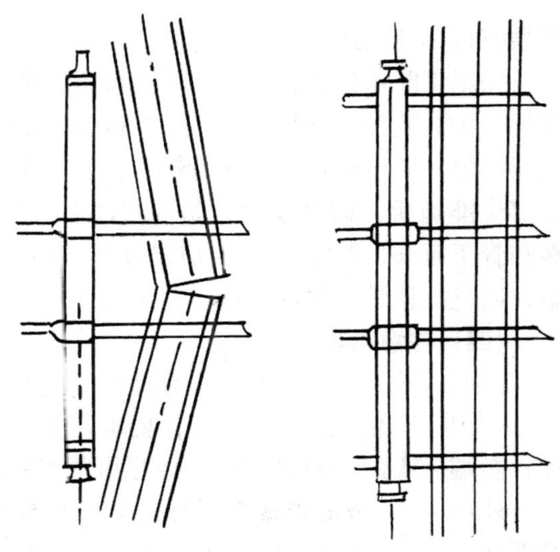

图 27-20　钢针框架式框架固定器

（四）注意事项

术后若发生骨折端再错位，一方面可能是骨内钢针松动，另一方面是固定针的螺丝松动，失去了固定性。因此，要经常检查固定的松紧。

五、小腿框架固定器

（一）结构简介

本固定器（图27-21）由延长螺丝杆2根，直径10mm，长280mm，杆上刻有刻度，供对骨折端纵向牵开延长或加压。穿针附件4个，其中骨骺端穿针附件2个，骨干穿针附件2个，附件中均有定位钢针孔道，可使穿针准确。螺母4个，其作用可固定和推移附件。弹簧2个，由直径3mm的钢丝绕成，用于测定牵引力或用于骨折端持续加压。可调式穿针附件3个，供实施多平面穿钢针用，该附件可上下左右任意旋转，从不同角度选择进针方向。另有固定弓固定在螺杆上的螺帽2个。

（二）适应范围

(1) 胫腓骨闭合性骨折。

(2) 下肢骨骺牵开和干骺端延长。

（三）操作方法

首先，把穿针附件套在延长螺纹杆上，并用螺母固定，再将固定弓连接于骨骺端穿针附件和螺纹杆尾端，在骨折端两侧各贯穿1枚直径3~3.5mm的骨圆针，而后安上框架固定器。用螺丝把钢针固定于固定架上。整复骨折，检查对位对线满意后，再根据骨折类型，选用可调式穿针附件，从不同平面和角度，穿入1~3枚骨圆针，最后通过套在延长螺纹杆上的弹簧和螺母，对骨

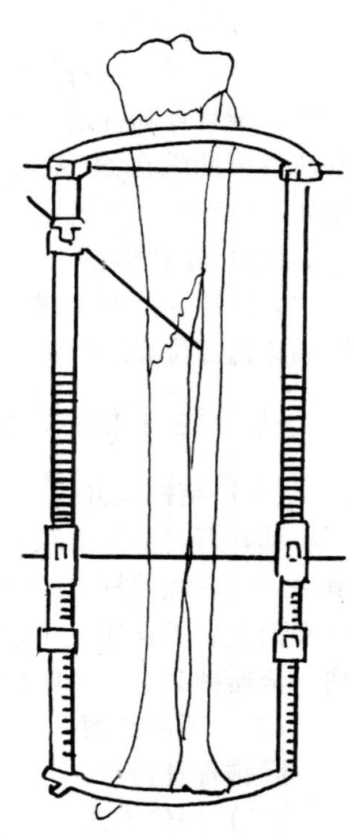

图 27-21　小腿框架固定器

折端施行持续加压，直至骨愈合。

如用于肢体延长，应先在小腿前方安装上框架固定器，由助手扶持，通过骨干穿针附件，在胫骨下 1/3 部位，经皮钻入 2 枚 3.5mm 粗的骨圆针。要求进针方向与骨干纵轴垂直，接着将骨骺端穿针附件的定位钢针调至骨骺平面，根据透视或拍片的结果。再对定位钢针作相应调整，在穿针部位准确后，即可通过骨骺端附件上的相应孔道钻入 2～3 枚 2.5～3mm 的骨圆针。对于骨骺端和骨干延长的病例，还要辅以外科切口，经适当处理后方能进针固定。术后一般从第 7 天开始，通过推移骨干附件螺母，每天以 1mm 速度做进一步延长，直至达到临床所需要的长度。

（四）注意事项

以上施术均需在麻醉及无菌条件下进行。骨骺牵开者，要求钢针位于骺板平面上或下 0.2～0.3cm 处。干骺端截骨延长者，要求在关节面上或下 1.5～2cm 处为宜。骨骺或骨干延长时，穿过骨骺端后缘的一枚骨圆针，要尽可能贯穿腓骨小头，以防止胫腓关节脱位。为防止外踝上移，需将外踝上 7～8cm 处横断的腓骨于踝上 5cm 处贯穿于胫骨上。进针时，提倡慢速度和间断停止的进针方法，忌用动力钻，以免发生热损伤。进针口宜先用尖刀沿纵轴方向切开数毫米。

六、JW－Ⅱ型单臂半环式框架固定器

（一）结构简介

本器械主要由单臂、转向块、半环支架、固定杆、拉杆等部件组成。单臂由 2 根直径 6mm 钢棒组成，两端配有螺杆，穿入转向块内可进行牵引或加压。转向块能调整支架角度达60°，进针方向如有偏差，可通过支架角度调整。转向块上有滑槽，半环支架可在槽内以骨干为圆心转动，校正旋转移位。半环支架两端为槽孔，放在骨圆针上穿入螺丝并与固定杆连接。整复满意后，通过拉杆把固定杆与支架连接形成三角形结构。

（二）适应范围

胫腓骨骨折。

（三）操作方法

在骨折远近端各贯穿 2 枚直径 3.5～4mm 的骨圆针，把半环支架槽孔套于骨圆针上，装上固定杆，旋紧骨圆针定位螺丝，然后便可进行手法整复或在器械牵引下手法整复。本框架固定器具有使骨折两端在 60°范围内任意摆动功能，并能使两端骨折旋转 45°，当整复满意后，分别旋紧角度定位螺丝及旋转定位螺丝，安上连接杆，固定完毕。

（四）注意事项

远折端穿针部位越靠近重心，剪力越小，因此，远折端穿针部位尽可能远离骨折线为佳。近折端穿针部位靠近骨折端一些，以缩短重心距离，一般在距骨折线 4cm 左右。

七、胫骨框架固定器

（一）结构简介

具有万向节的螺纹杆上套一滑块，滑块的两端装有压缩及撑开螺母各一个。旋转螺母，推动滑块，沿着螺纹杆上的槽收缩或撑开滑动，借此对骨折端加压或撑开。滑块上的 2 个固针柱在同一平面上，万向节上 2 个钳状臂环抱小腿两侧，臂端各有一个在不同平面，不同截面上的固针柱。全器械共有 4 个圆针柱。分别在 3 个平面上，形成骨折的立体固定。

（二）适应范围

胫腓骨骨折。

（三）操作方法

旋紧固定器的万向节，骨折复位后，将框架固定器置于胫前合适位置，第 1 枚针自滑块近侧

固针柱内钻入胫骨。调整固定器的高度，以骨折的另一端固定器钳状臂上固针杆内的钢针能钻入胫骨为度。从钳状臂固针杆内向胫骨分别钻入钢针各 1 枚，最后钻入滑块远侧与第 1 针在同一平面的第 4 针，持紧固针柱上的螺钉，将针紧固。再将撑开的螺母后退，压缩螺母前进，使骨折端加压，缝合皮肤。

（四）注意事项

万向节能调整一定范围内的骨折成角或旋转畸形。骨折固定后，如位置不满意，松开万向节，就可进行矫正。本框架固定器只固定骨折端，不影响关节活动，固定期无明显肌萎缩及关节挛缩，去除固定后肌力及关节功能均能在 1 周左右恢复正常。

八、小腿经皮钳夹

（一）结构简介

为不锈钢材料制作，形状类似手术用的布巾钳。分环形与柄两部分，根据需要可制成多种型号。环柄结合部为环部最粗部位，至尖端逐渐变细。成为锐尖，以便钳入骨质。钳柄有活动柄与固定柄两种，活动柄末端无固定齿，而在近铰链轴部有锁紧齿和锁紧螺钉，以便固定完毕后，进行锁牢。以防滑脱。锁紧齿的下方有活动接头，柄可接上和去掉。固定柄结构跟布巾钳一样，只是大小不同而已（图 27–22）。

（二）适应范围

(1) 适用于小腿斜形、螺旋形不稳定性骨折。

(2) 下胫腓关节分离。

(3) 用于跟骨牵引。

(4) 股骨髁间骨折、髁上骨折固定并牵引。

（三）操作方法

复位固定前，患肢常规消毒铺巾，并采用局麻或坐骨神经阻滞麻醉。首先，采用对抗牵引、旋转、推挤等手法复位后，经 X 线透视下根据骨折形状以手指确定经皮钳的钳夹位置，钳夹力的方向力求与骨折线垂直。然后经皮钳锐尖直接刺入皮肤，直达骨质进行加压固定，务使两尖端稍进入骨皮质内，以防滑脱。再经透视检查骨折复位后对线确实良好，而且患者做自动内外旋转和抬起，而骨折不再发生错位时，用酒精敷料无菌包扎两个钳尖入口，再用胫腓骨小夹板辅助固定患肢。下 1/3 段骨折复位后，用超踝关节塑形夹板固定。术后抬高患肢，防止肿胀，可进行膝踝关节伸屈活动。根据骨折稳定程度，早期扶拐下地锻炼。6～8 周，骨折处已达临床愈合，可拆除钳夹，继续小夹板固定。

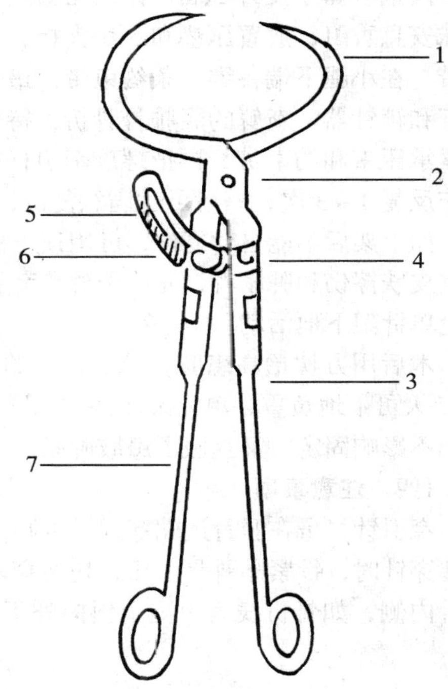

1.钳环 2.铰链轴 3.钳柄 4.固定齿
5.紧锁齿 6.锁紧螺丝钉 7.活动柄

图 27–22 小腿经皮钳夹

（四）注意事项

用钳夹的夹持力已将骨折复位后，应上下晃动活动柄，使尖部能进入骨质。同时注意勿将尖部放置在胫骨嵴上，以防滑脱，失去固定作用。应定期检查锁紧装置，发现松动，及时调整。

九、单针复位框架固定器

（一）结构简介

单针复位固定架主要由以下部分构成（图 27–23）：

(1) 承压带。
(2) 特制木板。
(3) 约束带。
(4) 顶压板。
(5) 顶丝。
(6) 螺旋牵引杆。
(7) 骨圆针。
(8) 锁针器和方垫。
(9) 方垫。

(二) 适应范围

(1) 新鲜的胫腓骨骨折。
(2) 轻度开放性以及手术后再骨折的胫腓骨骨折。

(三) 操作方法

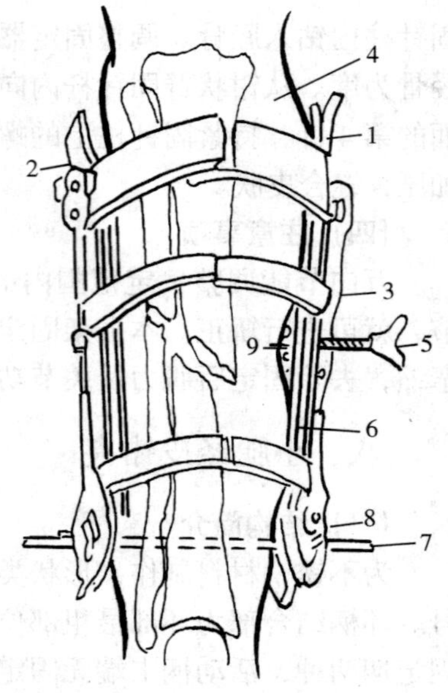

1.承压带 2.特制木板 3.约束带
4.顶压板 5.顶丝 6.螺旋牵引杆
7.骨圆针 8.锁针器 9.方垫

图 27-23 单针复位框架固定器

在患肢小腿远端于外踝顶部腓骨上缘，垂直于胫骨穿入 1 枚 3～3.5mm 直径的骨圆针，针尖从对侧内踝顶部穿出，两端各露于皮外 3cm，针眼无菌敷料包扎。小腿余部涂抹安息香酊，放置压垫和 5 块夹板，在小腿近端绑上承压带、在小腿下端各绑一条约束带，最后安装两侧螺旋牵引杆和锁针器。新鲜的胫腓骨骨折，待单针架安装后，先绑紧承压带和约束带，再把螺旋牵引杆向两端延长 2～3cm，然后将约束带和螺旋杆放松。以上操作反复 1～3 次，一般可达满意复位，以后每天按以上程序操作 3 次，每次 3～4h 后再适当放松。如上架后不能自动复位，可用顶压板复位即可成功。对于轻度开放性骨折和闭合性骨折而有严重皮肤擦伤和肿胀者，先给予滑动牵引，控制感染，保护皮肤，待伤口愈合及骨折复位后，方可上单针架下地活动。

术后用方枕抬高患肢，第 2 天开始髋、膝、踝和趾关节以及下肢各肌群的功能锻炼。术后 3～7 天可下地负重，单针架保持“二紧一松”，下地负重和床上练功时绑紧，休息时稍放松，这些既不影响固定，又克服了患肢肿胀。

(四) 注意事项

牵引针尽量在胫骨远端穿入，否则，因足部重量的关系，易造成骨折远端上翘移位。在外踝顶部穿针时，针紧贴腓骨上缘，切勿穿入趾长伸肌腱鞘和穿破对侧大隐静脉，一般将顶压板放于胫骨内侧，如骨折线为由内上斜向外下者，顶丝顶于胫骨骨折远端，如骨折线相反，则顶于近端。

十、工字式机械调整骨折框架固定器

(一) 结构简介

该框架固定器由铝合金和不锈钢材料制成，重 450g，长度调整范围在 10～35cm 之间，角度调整范围 50° 以内，平移调整在 ±5cm 之间，旋转在 ±10° 之间。“工字架”由以下三部分组成：

1. 调整臂：调整臂中部是有球形螺丝控制带有臂长的万向节，通过调整球形螺丝可使调整臂完成各方向成角。臂两端各有一螺杆和套在其上的方形套管，通过调整螺杆，可使套杆在臂上滑动，完成伸缩位移。

2. 滑动架：方形滑动架和弧形活动架各一个，架断面上有可供固定持针器套滑动的轨道，架上下及侧面各有供滑动套上螺丝滑动与固定的滑道。

3. 持针器：滑动套内有 4 个钩形针座及套在其上的 8 个斜形垫套构成持针器。

（二）适应范围

（1）胫腓骨骨折。

（2）肱骨骨折。

（3）股骨骨折。

（三）操作方法

1. 选择穿针平面：在确定好骨折范围后，分别在骨折近端和骨折远端各选 1 个穿针平面，近折端平面尽可能靠近骨折线，远折端平面尽可能远离骨折线。

2. 穿针：骨针最好旁开骨折线 2cm 以上，穿过对侧骨皮质 2mm 为宜；针距 4 ~ 8cm 之间。针与骨之间夹角应小于 60°（纵轴上），在横轴上看，两针夹角应在 30°~60°之间为佳。上架高度针距应在 3 ~ 10cm 之间。肱骨选用直径 3 ~ 4mm 骨针，胫骨选用 3.5 ~ 4.5mm 骨针，股骨用直径 4 ~ 5.5mm 骨针。

3. 骨折复位与固定：穿好骨针后，用手法将骨折大致复位，然后上框架固定架，注意上架前应先将旋钮放松，固定架调整至上架后与骨针不扭转为佳，防止强行上架导致骨折再移位。架在不妨碍骨折处理情况下尽可能靠近肢体。

（四）注意事项

患者回病房后，即可行患肢肌肉收缩及踝关节屈伸活动，3 ~ 7 天在医生指导下可扶拐下地活动，依情况逐渐先由脚尖负重直至全足负重。4 周后可扶单拐行走，6 ~ 7 周大部分患者可带框架固定器拐行走。

十一、环形移动式骨框架固定器

（一）结构简介（图 27–24）

（1）全环式钢管 2 个，此环由两个半环钢管连接而成。环的一侧连接是铰链结构，另一侧为插扣结构，可张开闭合。

（2）调节螺杆 3 根，此杆由两个正反螺纹的螺栓与 1 个相对应的槽状调节螺母组成，螺杆两头为弓夹式结构，可在环上移动固定。

（3）延伸杆 4 根。此杆一头也是弓夹式结构，能在弓上移动固定。

（4）钢针固定钩 8 个。

（5）顶压器 2 只，通过调节螺母推进钢针从侧方顶压骨折部位。

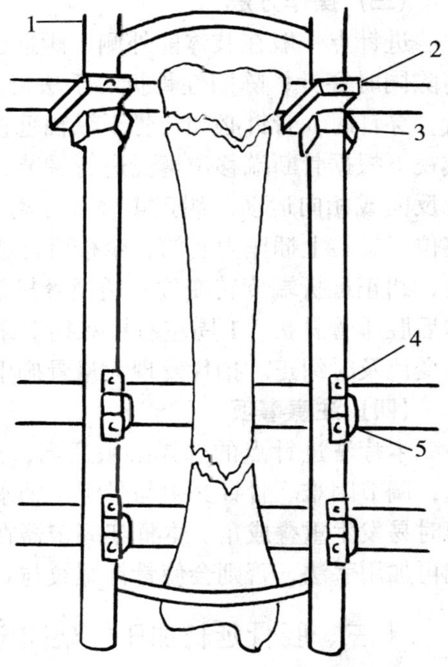

1.全环式钢管　2.调节螺杆　3.延伸杆
4.钢针固定钩　5.顶压器

图 27–24　环形移动式骨框架固定器

（二）适应范围

（1）胫腓骨骨折。

（2）股骨骨折。

（3）肱骨骨折。

（4）尺桡骨骨折。

（5）骨延长术及膝内翻矫正术。

（三）操作方法

根据骨折类型及部位选择 3 ~ 4 个穿针平面，每个平面交叉穿1枚或2枚不锈钢针，也可穿半针，然后安装外固定器。根据需要在环上安装数根延伸杆，杆紧贴斯氏针，用固定钩将针固定于杆上，在环两侧安装2根调节螺杆。调节延长螺杆，将骨折端牵开，随即手持两环纠正旋转及侧方移位，复位成功后，拧紧螺钉固定，调节螺杆缩短加压。再于肢体前方安装另一螺杆，增强骨折固定稳定性。如遇斜形或蝶形骨折，可在延伸杆上安装顶压器，从侧方直接顶压使骨块复位。复位后当天行关节功能锻炼。下肢1周左右下地负重行走，8周检查骨折愈合情况，如达临床愈合，可拆除框架固定器。

（四）注意事项

本器械应用范围较广，穿针时一定要熟悉局部解剖，防止损伤重要血管和神经。肢体活动时要在医护人员的正确指导下进行，下肢下床活动时，一定要借助拐杖，防止力矩过大引起骨折移位和松动。

十二、842-Ⅲ型骨折框架固定器

（一）结构简介

该框架固定器系单边、双圈钳式结构。主支架由2根纵螺杆，固定板及滑板组成。纵螺杆全长3/4有螺纹。固定板与纵螺杆无螺纹一端连接固定，滑板套在螺纹一端，以螺母推动和定位。两板上均有上下滑槽、上下骨针插座及横螺杆，两侧各有一块钻孔的弧形板，上插座置入上滑槽，以螺母定位，其中有与骨针衔接的内套筒，下插座套入下滑槽内的梯形板孔中，后端与横螺杆连接。副支架由2个可伸缩铝制圆圈和4根可伸缩凿有方孔的撑板组成，以皮带连接。骨针前段有特制螺纹，后段为普通螺纹。

（二）适应范围

(1) 适用于新鲜、陈旧、闭合、开放及感染的四肢长管骨不稳定性骨折。

(2) 下肢延长术。

（三）操作方法

进针点一般在肢体前外侧，距远近骨折断面4~7cm之间。开放及感染骨折，在清创或病灶清除同时穿针；陈旧性骨折、手法折骨或开窗凿骨同时穿针。定进针点及穿针，均在X线下进行，穿针时，骨针必须与骨干纵轴垂直，且宜穿过对侧骨皮质0.5~1.0cm左右。安装固定针。在透视下根据骨断端移位情况进行调节，以扳手旋转滑板远、近端螺母，滑板沿纵螺杆滑动、2骨针反向或相向运动，纠正重叠或分离。旋转横螺杆，下插座带骨针向前或向后移动，纠正前后移位；旋转上插座内套筒，牵椎骨针或内或外移动，纠正侧方错位；扳动上插座或向前或向后旋转，纠正远折端旋转变位。透视骨折复位满意后，调节滑板远近端螺母以加压，使两断面嵌插。术后胫腓骨骨折，1周左右扶双拐下床；股骨骨折，10~15天左右扶双拐下床；定期透视检查，有变位及时纠正。拍片发现大量骨痂生长后，可拆掉框架固定器，小夹板保护下继续锻炼。

（四）注意事项

本疗法进针点的选择必须适当，离断面太近，可致骨质劈裂，骨针倾斜或脱出；离断面太远，调节困难。骨针必须与骨干中轴水平线垂直，有倾斜或未穿过对侧骨皮质应重穿针，否则牵引时易发生重叠成角。本框架固定器在肢体上安妥后，其作用只能靠调节螺母、螺杆来完成，不能再加用手法，否则会使骨针螺纹与骨质衔接处松动，影响骨断端稳定及骨的愈合。

十三、胫骨延长加压框架固定器

（一）结构简介

主要部件有四部分（图27-25）组成。

1. 导向螺杆2根：连接固定稳定弓和对骨断端纵向加压或牵伸延长。螺杆的横断面约2/3为带有螺纹的弧面，余 1/3 弧面纵向切平，切面上有一供穿针附件平移导向用的槽。

2. 骨干穿针附件 4 个：凹形结构，两端有供穿针用的针孔，中间凹槽嵌一螺母，旋转螺母可带动附件沿导向滑槽平移，以调整选择骨干的穿针部位。

3. 骨骺穿针附件 2 个（备用 2 个）：长方形嵌于螺母螺纹的延长部分，与螺母成 T 形结构。旋转螺母可带动穿针附件上下移动，以调整选择骨骺的穿针部位。

4. 稳定弓 2 个：定在双侧的螺杆远、近端，使之成一整体，以增强器械的稳定性。

（二）适应范围

(1) 胫骨骨不连及畸形愈合。

(2) 股、胫骨骨骺或干骺端截骨延长，也可用于胫骨远、近侧骨骺或干骺端同时延长（双延长）。

（三）操作方法

首先在麻醉下，手术切除骨端间纤维结缔组织及断端硬化骨，两骨端修整为相对应“V”形，以接受镶嵌加压。在骨折的远近侧骨干或远侧干骺端上下或前后贯穿直径 4mm 或 3mm 骨圆针 2 枚，切除腓骨的长度等于骨端缺损的长度。根据骨髓穿针附件针孔间距，在胫骨近侧骨骺前后贯穿直径 3mm 骨圆针 2 枚，两组针与骨干垂直并相互保持平行。于胫骨近侧骨骺针下 0.5cm 横行截断，调整好穿针附件位置，小腿两侧安装延长加压器。双侧螺杆远、近侧各安装一稳定弓，小螺母分别固定钢针与稳定弓，骨折处镶嵌加压至断面接触紧密，骨端牢固稳定为止。术后根据伤肢情况即开始延长，其间不断活动膝、踝关节，延长至缺损长度为止。

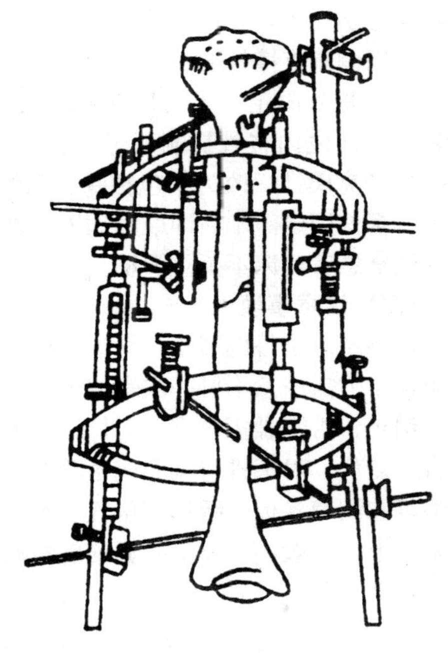

图 27-25　胫骨延长加压框架固定器

（四）注意事项

(1) 创伤小，方法简易。在加压固定治疗骨不连的基础上，同时行骨骺牵伸或干骺端截骨延长，不影响骨折端的加压固定及关节的早期活动。

(2) 快。胫骨干骺端血供丰富，成骨能力强，截骨上下端各有独自的血供来源，骨形成快，质量好，是截骨延长矫正下肢短缩的理想部位。

十四、胫腓骨骨折支撑杆

（一）结构简介

(1) 杆 2 根。每根支撑杆两端各有一孔，供穿克氏针用，孔的大小以能通过克氏针为度。孔旁有一固定克氏针的小螺钉。支撑杆的中央有一螺管，用以调节支撑杆的长度。支撑杆的作用，一是连接上下 2 枚克氏针，稳定骨折端；二是对骨折端实施纵向牵伸或加压。

(2) 3mm 的克氏针 2 枚。

(3) 小腿夹板 1 副。

（二）适应范围

不稳定性胫腓骨骨折。

（三）操作方法

按胫骨结节和跟骨牵引操作常规，于胫骨结节和跟骨各穿入 1 枚直径 3mm 的克氏针。安装支撑杆，支撑杆置于小腿内外侧，胫骨结节克氏针的两端分别穿入两支撑杆的上孔，跟骨克氏针的两端分别穿入两支撑杆的下孔，拧紧固定克氏针的螺钉。根据骨折畸形情况，旋拧支撑杆上的螺管，以调节支撑杆的长度，矫正骨折重叠畸形。骨折端的错位和成角畸形可配合手法整复，然后以小夹板外固定。术后摄X线片复查骨折复位情况，并酌情调整夹板、纸垫和连接杆长度，尽量在3天之内将骨折端理想复位。术后4周根据临床检查和X线片骨痂生长情况，弃夹板、支撑杆和克氏针，改为不包括膝、踝的小腿管形石膏外固定。术后7～8周骨折临床愈合后方可除去石膏外固定。术后即鼓励病人作踝关节屈伸及股四头肌收缩锻炼，术后2周行膝关节屈伸锻炼并鼓励患者离床不负重活动。

（四）注意事项

重叠畸形是每例胫腓骨斜形骨折几乎都存在的畸形，调节支撑杆的长度可使重叠畸形轻易得到矫正，但需注意不可一次牵伸过多，以免影响血运，以少量分次牵伸为宜。强调重叠畸形必须充分纠正，否则骨折端难以对位。临床实践证明，只有重叠畸形矫正充分，在捆绑夹板后骨折多可自行复位。对于骨折端的成角畸形，一是通过调整两侧支撑杆的长度来矫正；二是联合使用手法整复和调整夹板、纸垫的位置。至于骨折的旋转畸形，关键是穿克氏针，只要2枚克氏针在同一平面上，一般不会发生明显的旋转畸形，小的旋转畸形还可通过手法整复和小夹板外固定进一步纠正。

十五、SW-Ⅰ型平衡牵引框架固定器

（一）结构简介

分为三部分（图27-26）。

1. 皮革制成的固定套：宽为8～10cm，长20～25cm，分大、中、小三型。一端有两条宽1.5cm、长13cm的皮带，固定在套的一端，另一端有2个固定扣锁。内外侧位于宽度的中部有宽0.4cm、长6cm的滑槽，其内安置固定栓，可轴向移动，以利矫正骨折的前后移位及成角畸形。

2. 两条牵引杆：牵引杆也由三部分组成，两条长12cm，直径1cm的全长螺丝形合金铝棍；

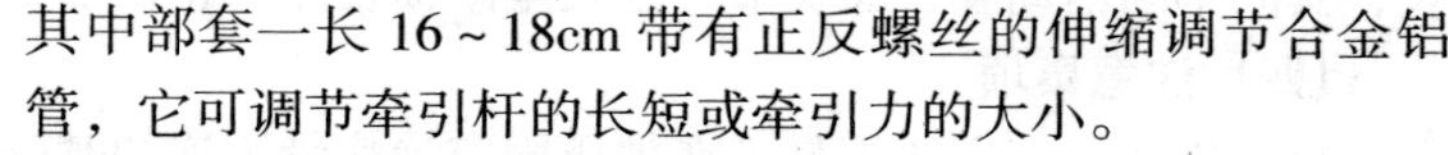

其中部套一长16～18cm带有正反螺丝的伸缩调节合金铝管，它可调节牵引杆的长短或牵引力的大小。

3. 2.5mm粗的克氏钢针1枚。

（二）适应范围

各种类型的新鲜胫腓骨骨干骨折。

（三）操作方法

开放性骨折不需要内固定者清创缝合伤口后，先行滑动骨牵引，待伤口愈合拆线后，再安置牵引框架固定器，然后下床行功能锻炼。陈旧性胫腓骨干骨折可先行闭合折骨或切开凿断。对新鲜不稳定性胫腓骨骨干骨折，在股神经加坐骨神经阻滞麻醉下，于跟骨结节处或踝关节上2.5cm处，紧靠腓骨前沿垂直于胫骨轴线穿针，行拔伸牵引，提按端挤等手法复位，纸压垫三点挤压，夹板外固定。然后，将固定套安置在小腿根部夹板外面，把牵引杆的上端安装在固定栓内，下端通过针孔套在钢针上，扭紧各螺母，调节螺旋管，见钢针略有弯曲，肢体长度恢复为止。牵引框架固定器安装后，患肢抬高，练习踝关节跖屈背伸和股四头肌收缩活动。术后7～10天扶双拐患肢不负重下床活动，待患肢肿胀消减可扶拐负重逐渐行走。

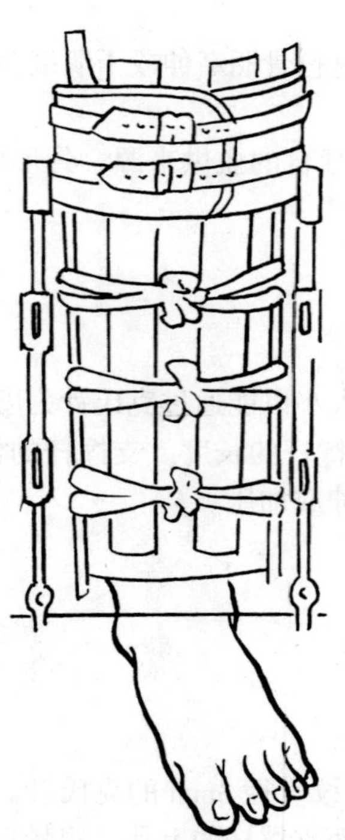

图27-26　SW-Ⅰ型平衡牵引框架固定器

（四）注意事项

每天检查固定套，以及纸压垫小夹板位置是否正确及松动，调节牵引杆及夹板的松紧度，并根据 X 线检查骨折对位情况，调节牵引杆力的大小和固定套内外侧固定栓的轴间移动，均衡两侧牵引力，通过改变牵引力的方向和病人的下床活动来纠正近折端的成角和移位。

十六、穿针夹板

（一）结构简介

该穿针夹板固定结构简单，主要有以下部分（图 27–27）组成：①小腿柳木塑形夹板 1 副；②斯氏针 2 枚；③双向撑开螺杆 3 根；④针头锁固帽 4 个。

（二）适应范围

胫腓骨骨折。

（三）操作方法

患者平卧，采用股神经加坐骨神经阻滞麻醉。膝踝关节置于中立位，上针穿针部位与胫骨结节牵引相同，下针部位在距踝关节面上 1.5cm 腓骨前缘，击入方向上针由外向内，下针由内向外。在 2 针间的内外侧各架一根双向撑开螺杆，用活动扳手旋动撑开螺母，使螺杆撑开，配合手法，使骨折复位。测量上下针间距离，在内外侧夹板的相应部位用手锥钻孔，依次套入克氏针端。放置前后侧夹板，待接触撑开杆时，转动双向螺母使之回缩，绑紧 4 根夹板带子，以不影响血液循环为度。用咬丝钳将克氏针夹板外露多余部分剪除，针两端分别用针头锁固帽锁固。术后练习踝关节背伸和股四头肌锻炼，3 ~ 5 天扶双拐下地，骨折愈合后可去除固定。

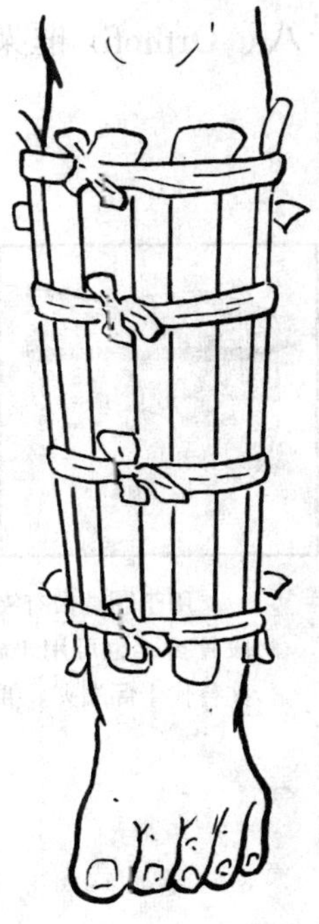

图 27–27　穿针夹板

（四）注意事项

每天检查调整一次夹板松紧度，下地功能锻炼时，要由轻到重，正步行走步幅要小，循序渐进，以折端无不适感为度。

十七、半环式框架固定器

（一）结构简介

本固定器（图 27–28）由单纯支撑环、锁针器、双向联接器构成。联接器联结支撑杆和半环式支架，两半环支架相距 15.6cm，中间有直径 3mm 的金属管相连，半环顶离支撑杆的距离为 11cm。本器械使用时，局部需配合应用小夹板，外敷伤药。

（二）适应范围

(1) 胫骨骨折。

(2) 股骨骨折。

（三）操作方法

以胫骨骨折为例，在无菌操作局麻下，将斯氏针 2 枚分别在胫骨结节部及踝上 2 ~ 4cm 处横向平行穿过胫骨，必要时在骨折端上下 2 ~ 3cm 处穿 2 枚克氏针，安装半环式框架固定器，并拧松各活动部位螺丝。而后手法整复骨折，触摸或透视对位

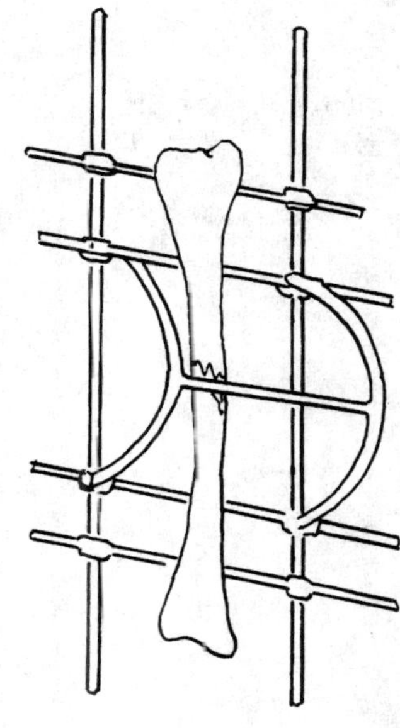

图 27–28　半环式框架固定器

对线满意后，拧紧各固定螺丝。折端局部外敷伤药，用合适的压垫和小夹板包扎固定患肢。定期检查，及时纠正移位，更换敷药和调整包扎的松紧度。一般 2～3 周后，开始下地扶拐锻炼行走，6 周拆除支架，小夹板继续固定 2～4 周。

（四）注意事项

本支架经过一系列生物力学测试结果表明，其具有较好的抗压、抗弯强度和刚度，其抗扭强度也比较强。它组合成了一个封闭的结构力学体系，稳定性明显增强，受力也比较合理，传达应力均匀，因而断端比较稳定，承载能力高，有利于促进骨折愈合。

十八、Orthofix 框架固定器（图 27-29～图 27-32）

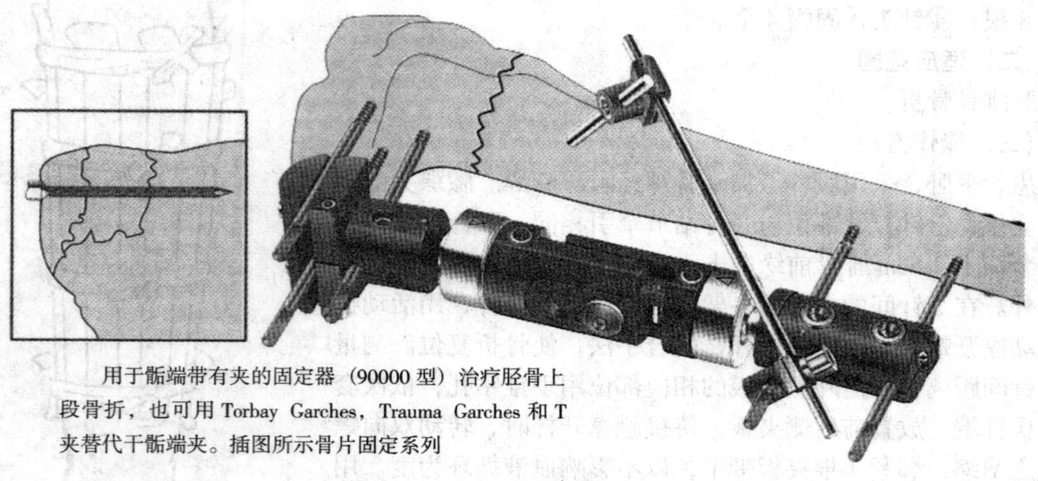

用于骺端带有夹的固定器（90000 型）治疗胫骨上段骨折，也可用 Torbay Garches，Trauma Garches 和 T 夹替代干骺端夹。插图所示骨片固定系列

图 27-29　胫骨上段骨折

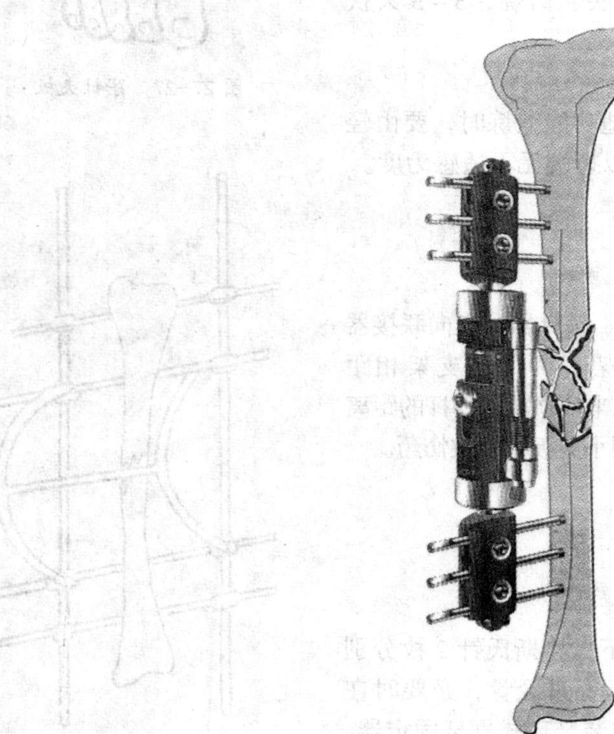

图 27-30　固定器（90000 型）治疗胫骨干骨折

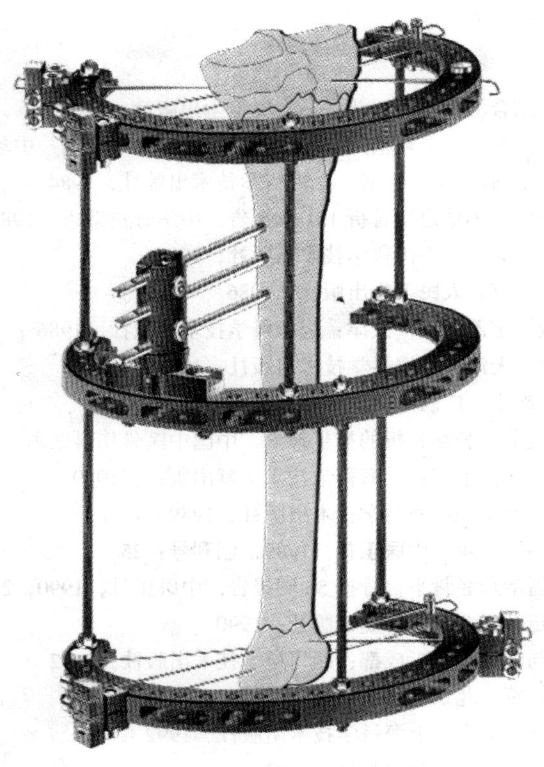

图 27-31　用 SHFA 组合固定器治疗长骨干骨折

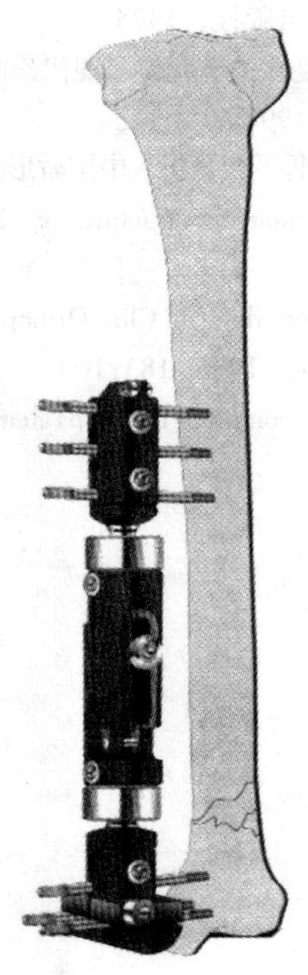

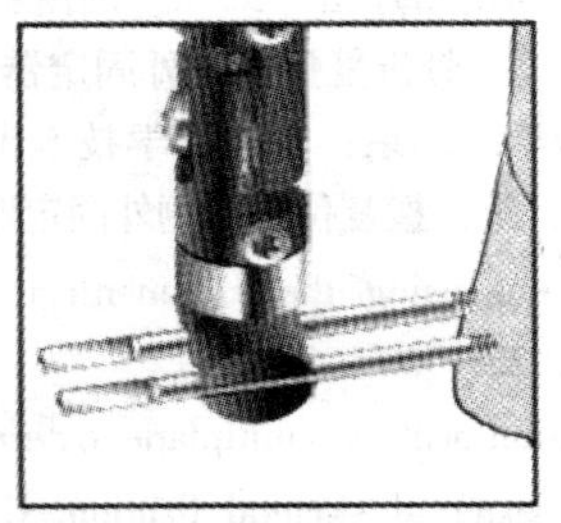

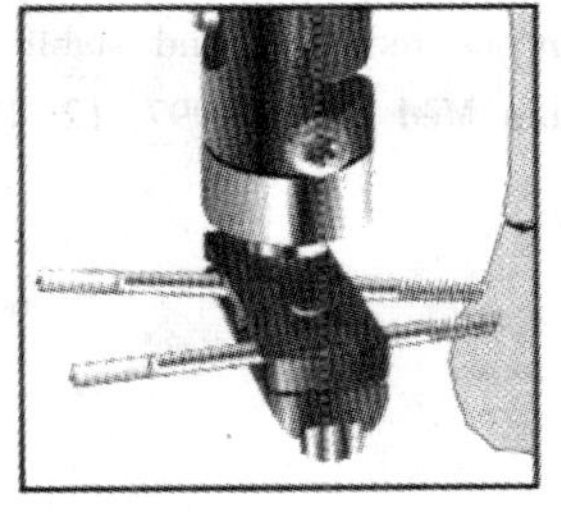

用干骺端带夹的固定器（90000 型）固定胫骨下段骨折。插图所示 T 夹和 TG 夹有替代干骺端夹的作用

图 27-32　用固定器（90000 型）治疗胫骨远段骨折

主要参考文献

1 方先之，尚天裕．中西医结合治疗骨折．北京：人民卫生出版社，1966
2 李起鸿，曾宪政，区伯平，等．一个环槽式外固定器的研制和临床应用．中华骨科杂志，1984，4：332
3 孟继懋．中国医学百科全书·骨科学．上海：上海科学技术出版社，1984
4 付光瑞．钳夹固定治疗胫腓骨不稳定型骨折 151 例报告．中华骨科杂志，1985，5:336
5 孙玉林．中国骨科新技术．北京：中国科学技术出版社，1985
6 王亦璁．骨与关节损伤．北京：人民卫生出版社，1986
7 孟和，黄克勤．骨科复位固定器疗法．天津：天津科学技术出版社，1986
8 郭世绂．临床骨科解剖学．天津：天津科学技术出版社，1988
9 郭维淮．中国骨伤科学．南宁：广西人民出版社，1988
10 姜延州．外固定器治疗关节和骨端骨折的初步报告．中国中医骨伤科杂志，1989，5:19
11 陆辰照．踝关节损伤和治疗．上海：上海科学技术文献出版社，1989
12 尚天裕．中国骨伤科学．南宁：广西科学技术出版社，1989
13 许鸿照．双爪固定器的临床应用．中医正骨，1989，创刊号：25
14 宋广献．钩拉复位固定器治疗胫骨平台骨折 30 例报告．中医正骨，1990，2:5
15 黄克勤．现代创伤外固定学．北京：华夏出版社，1990
16 李起鸿．骨外固定原理与临床应用．成都：四川科学技术出版社，1992
17 孟和．中国骨伤外固定博览．北京：华夏出版社，1992
18 赵定麟．实用创伤骨科学．上海：上海科学技术出版社，1992
19 张志刚．中国骨伤科学．北京：科学出版社，1993
20 孟　和．中国骨折复位固定器疗法．北京：中国协和医科大学、北京医科大学联合出版社，1993
21 顾云五，尚天裕．骨折、骨骺、软组织损伤治疗学．天津：天津科学技术出版社，1994
22 俞宏亮，马　亮，赵立登，等．柜式小腿外固定架的研制与临床应用．中华骨科杂志，1994，14:601
23 辛景义．三维踝关节复位固定器．中国骨伤，1994，7（增刊）：198
24 孙永强，胡福增．骨折外固定器疗法．郑州：河南科学技术出版社，1995
25 刘国平，杜靖远，陈汝轻，等．骨折复位机和外固定器治疗难复性关节脱位．现代诊断与治疗，1996，7:38
26 刘国平．骨外科临床诊治学．北京：中国科学技术出版社，1997
27 刘国平，杜靖远，陈汝轻，等．拨复位加双侧外固定器治疗胫骨平台骨折．中国矫形外科杂志，1997，4:26
28 Robert. Results of treatment using the Hoffmann external fixator for fracture of the tibial diaphysis. The Journal of Trauma, 1982, 22: 960
29 Darid A. Skeletal stabllization with a multiplane external fixation device. Clin Orthop, l983，180: 50
30 Green S. Complications of external skeletal fixation. Clin Orthop, 1986, 183:109
31 Liu GP, Du JY. Percutaneous reduction and stabllization of complex tibial p1ateau fractures by bi1ateral groove external fixator. Chin Med Sci J. 1997, 12: 184

第二十八章 踝部骨折框架固定技术

第一节 踝部应用解剖

一、踝部标志投影

1. 跟腱：位于内、外踝后方。
2. 跟结节：跟骨后方突出部为跟腱的止点。
3. 舟骨粗隆：足内侧缘中点稍后方的突起。
4. 第5跖骨粗隆：足外侧缘中部的突起。
5. 内踝：胫骨远端内侧向下突出为内踝。
6. 外踝：腓骨下端膨大下突，成为外踝。
7. 后踝：胫骨远端后缘稍向后突出呈唇状，称为后踝。
8. 足背动脉：从内外踝连线的中点到第1跖骨间隙之间，画一连线，即为足背动脉体表投影。

二、踝部骨性结构

人体在站立、行走、下蹲等动作中，踝关节的稳定性与灵活性十分重要，其功能上的特点是由踝关节的骨性结构、韧带与关节囊以及通过踝关节的肌肉的动力作用共同完成的。

（一）胫骨远端

胫骨干近2/3呈三棱柱状，远侧1/3近似圆柱状，两叚交接处较细，小腿外伤时，此处容易发生骨折。胫骨远端呈方形膨大，其内大部分为松质骨，因此，坠落伤时容易发生塌陷骨折。胫骨远端下面有软骨关节面与距骨相关节。胫骨远端外侧有连接腓骨的三角形凹陷，称为腓骨切迹。胫骨远端内侧向下突出为内踝，与距骨内侧相关节。内踝内侧面居于皮下，内踝后侧有一骨沟，有胫后肌腱通过。

（二）腓骨远端

腓骨细长，位于胫骨的外侧，较胫骨细，腓骨体略呈四棱柱状，有前缘、内侧嵴、后缘及骨间缘。承重甚小，分上、下端和体部。上端为腓骨头，有关节面与胫骨相连；下端膨大下突，成为外踝。外踝内侧有踝关节面，关节面的后下方有外踝窝。远端膨大突出形成三角形的骨突，称为外踝。外踝外侧面居于皮下，内侧面有底边在上的三角形关节面，与距骨外侧相关节。外踝后方有一骨槽称为踝沟，其内有腓骨长短肌通过。

（三）距骨解剖特点

距骨体前宽后窄，其横径之差为0.6mm，平均为2.4mm，并形成向前开放的24°~25°角，过去曾认为当踝关节伸屈运动时，踝穴可以适应距骨体前宽后窄的解剖特点，通过下胫腓联合而增宽2~3mm（Arshust 1922年），但是，近年来一些学者的研究改变了这种看法，Grath（1960年）在活体上直接测量结果踝穴宽度的增加仅为0~1.6mm，这一数值小于距骨体前后横径之差。

（1）距骨可分为头部、颈部和体部。体部又有外侧突和后侧突。后侧突有内、外侧结节

(图 28–1)。两结节中有屈拇长肌腱通过。外侧结节如果和距骨体未融合即成为游离三角骨。

(2) 距骨表面 60% ~ 70%为关节面。有 7 个关节面分别与周围邻骨形成关节。其上方滑车关节面与胫骨远端形成踝关节，外侧与外踝相关节，内侧与内踝相关节，下方在 3 个关节面分别与跟骨上相应关节面形成距下关节。前方与舟骨相关节。距骨骨折后易发生关节内骨折脱位，因此，对治疗提出了较高要求。

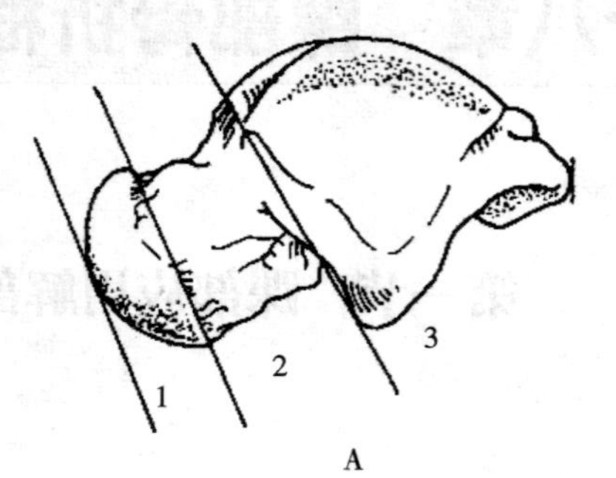

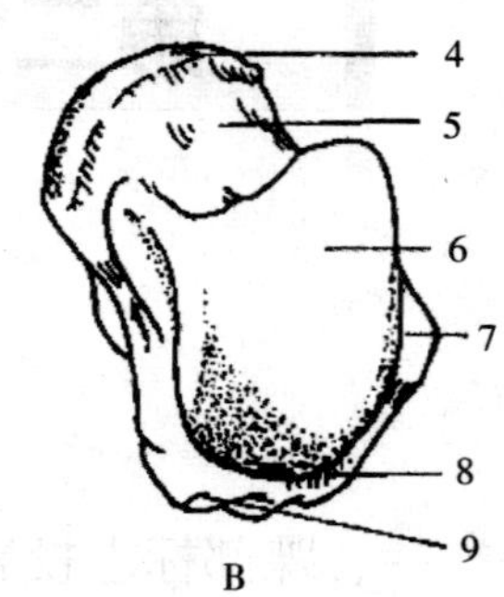

A.侧位 1.头部 2.颈部 3.体部
B.正位 4.距骨头 5.距骨颈 6.距骨滑车关节面 7.距骨外侧夹 8.距骨后侧突外侧结节 9.距骨后侧突内侧结节

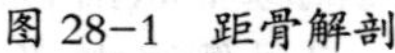
图 28–1 距骨解剖

(3) 距骨颈向内及跖侧各倾斜平均 24°。因而距骨颈内侧粉碎骨折多见，且易遗留内翻畸形愈合。

(4) 距骨体前宽后窄，踝背伸稳定，而跖屈不稳定。易受到旋转暴力作用发生脱位、半脱位。

(5) 距骨表面无肌肉肌腱附着，其血运主要通过关节囊和滑膜进入距骨，一旦骨折移位，很易损伤血运，造成距骨缺血坏死。

(6) 距骨血循环可分为外循环和内循环两部分 (图 28–2)。

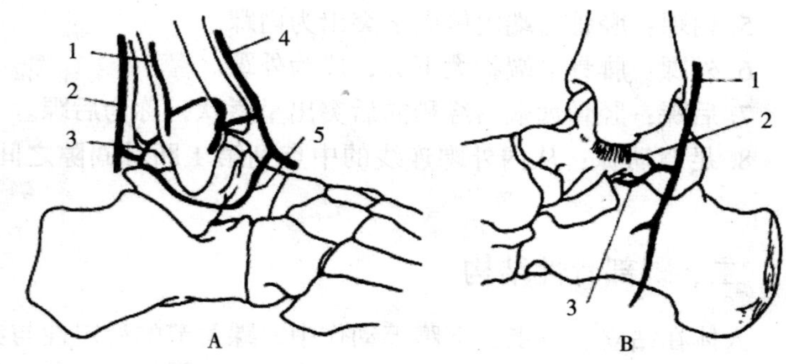

A. 1.腓动脉 2.胫后动脉 3.跗骨管动脉 4.胫前动脉 5.跗骨窦动脉
B. 1.胫后动脉 2.跗骨管动脉三角支 3.跗骨管动脉

图 28–2 距骨血供的外循环与内循环

外循环：环绕于距骨颈和跗骨窦，由胫前、胫后动脉，腓动脉发出分支组成。跗骨窦动脉来自胫前动脉和腓穿动脉分支供应距骨颈和距骨体远侧部分。跗骨管动脉来自胫后动脉分支并经三角韧带分支进入距骨供应距骨体内 1/3 血供，最后和跗骨窦动脉相连。

内循环：由进入距骨内的血管吻合而成。距骨头血运丰富，主要来自胫前动脉。距骨体的内侧和近侧部分主要由跗骨管动脉供应，而前外侧和后外侧相对缺乏血运。

三、踝部关节韧带

(一) 踝关节 (又叫距上关节)

踝关节由胫腓骨远端和距骨组成。由胫、腓骨下端与距骨上关节面构成。由股骨远端关节面、内踝、外踝和后踝构成踝穴。踝穴跨距骨体之上形成踝关节。腓骨虽只有胫骨承重的 1/6，但其远端构成的外踝是踝关节的重要组成部分，其尖端比内踝长 0.5cm，略偏后 1cm。距骨颈有骨膜覆盖和营养血管进入；距骨分为体、颈和头三部分，有 6 个关节面。体前宽后窄，上方鞍状关节面与踝穴凹形关节面相接，两侧面与内外踝关节面相对合，下面有 3 个关节面与相应关节面对合；头部与舟骨构成距舟关节。踝关节背伸时，距骨与踝穴紧密接触，而跖屈时，距骨可有两侧轻微活动。距骨体滑车关节面在前后方向上凹陷，滑车在矢状面向前外侧斜行，而距骨颈则斜向前内侧，因此，距骨本身是扭转的，胫骨下端关节面与距骨体滑车关节面相适应，在矢状面胫骨下端关节面前后方向上有一隆起的嵴适应距骨体滑车。

（二）胫腓下关节

由胫腓下联合韧带联结。此韧带坚强富于弹性。足背屈时距骨上关节面较宽的部分进入踝穴，踝穴可增宽 1.5～2.0mm，使胫腓下关节面处于紧张状态，Moms（1977 年）指出下胫腓联合正常情况下可增宽 0.13～1.8mm。Lindsjo（1979 年）用断层 X 线摄影从横断面观察踝关节伸屈活动时距骨体与踝穴的接触完全适合，上述研究均表明下胫腓联合仅有轻微的增宽。

（三）韧带与关节囊

1. 踝关节关节囊：前侧由胫骨下端前缘至距骨颈，后侧由胫骨下端后缘全距骨后结节。前、后关节囊松弛、薄弱，两侧关节囊由侧副韧带加强。踝关节囊前后部较松弛，便于关节活动。前后薄弱而松弛，无韧带附着，有利于足的背屈和跖屈。并有胫骨后肌、趾长屈肌和拇长屈肌腱加强。关节周围有三组主要韧带：

2. 内侧副韧带又称三角韧带：踝关节内侧面有坚强的三角韧带，由内踝向下呈扇形展开。分别附着于舟骨、距骨和跟骨。分深浅两层，浅层由四部分组成，即胫舟韧带、距胫前韧带、跟胫韧带和距胫后韧带；深层呈三角形或扇形由内踝顶端向下附于距骨颈和体部。限制距骨向外侧移动，当三角韧带完整时距骨向外移位不超过 2mm。三角韧带十分坚固并与关节囊紧密相连，当踝关节受到外翻、外旋应力时，常发生内踝骨折而不发生三角韧带断裂。内踝顶端分成两个钝性突起即前丘与后丘，有内踝韧带附着。

3. 外侧副韧带：起于外踝顶端，由距腓前韧带、跟腓韧带和距腓后韧带构成。外踝韧带自前向后又分为腓距前韧带、腓跟韧带和腓距后韧带。腓距前韧带薄弱，在踝关节跖屈位有限制足内翻活动的作用，而在踝关节中立位时，有对抗距骨向前移位的作用。当切断距腓前韧带以后，可以出现踝关节前抽屉试验阳性。腓跟韧带较坚强，在踝关节 90° 位限制足内翻活动。腓跟韧带断裂后，当被动使足内翻时，距骨在踝穴内发生倾斜，外侧降低、内侧升高。腓距后韧带最强，可限制踝关节过度背伸活动，Leonard 指出一切断腓距后韧带以后可以增加踝关节背伸活动的范围。腓距前、后韧带加强关节囊，而腓跟韧带与关节囊之间相互分开。

4. 胫腓韧带：位于胫骨远端与腓骨远端之间。此外，下横韧带和骨间膜也参与连接两骨远端。下胫腓韧带又分为下胫腓前韧带、骨间韧带、下胫腓后韧带与下胫腓横韧带，其中骨间韧带是骨间膜的延续，最坚固。骨间膜由胫骨斜向外下止于腓骨。当踝关节背伸活动时，腓骨轻微上移，并向外后方旋转，骨间膜由斜行走向变得较为水平。

深层靠后主要由胫距后韧带组成，起于内踝的后丘止于距骨内结节及其前方。三角韧带内、外踝与侧副韧带一起共同维持踝关节侧方的稳定。在矢状面胫骨下端后缘较前缘更向下方延伸形成后踝，下胫腓横韧带又加深了这个延伸，可以防止距骨在踝穴内的后移。

四、踝部肌肉筋膜

踝关节的运动主要是屈伸运动，使踝关节跖屈的肌肉主要是腓肠肌与比目鱼肌，其次是胫后肌、屈拇长肌和腓骨长肌。踝关节背伸肌有胫前肌、伸趾长肌、伸拇长肌和第 3 腓骨肌，它们所做的功只相当于跖屈肌的 1/5～1/4。当以全足放平站立时（负重期的中期），在矢状面身体的重力线经过踝关节的前方，足有外翻趋势，由于踝关节跖屈肌与足的内翻肌肌力强于踝背伸肌与足外翻肌，可以达到踝与足的稳定与平衡，对抗踝背伸与足外翻的活动。

踝前区有伸肌上支持带和伸肌下支持带。后者由外向内呈“Y”形，其深面由内向外有胫骨前肌腱、拇长伸肌腱、足背动脉、腓深神经和趾长伸肌腱等通过。

内踝后方与跟骨内侧面之间的深筋膜增厚形成屈肌支持带。它与跟骨共同形成踝管。踝管内自前向后胫骨后肌腱、趾长屈肌腱、胫后动脉及静脉、胫神经和拇长屈肌腱通过。外踝后方的深筋膜增厚形成腓骨上、下支持带，它们将腓骨长、短肌腱约束于外踝后方。

五、踝部血管神经

踝管：伸肌下支持带向深面发出纤维隔，形成3个骨纤维性管，由小腿诸伸肌腱、血管及神经通过。其排列次序由内向外：内侧管为胫骨前肌腱；中间管为拇长伸肌腱、足背动脉、腓深神经；外侧管为趾长伸肌腱和第3腓骨肌腱。诸肌腱经支持带深处，均有腱鞘包绕。

第二节 踝关节生物力学

踝关节的作用和下肢的其他关节一样，参与运动功能和负荷。这个关节复合体包括胫距关节、腓距关节和远侧胫腓关节（图28-3），踝关节的解剖形态酷似髋关节，具有内在稳定性，其稳定性比膝关节为强。膝关节需要韧带和肌肉的制约以获得稳定，而踝榫是由三个关节的形态来维持，加上内侧副韧带（三角韧带）系统、外侧副韧带系统、关节囊和骨间韧带。

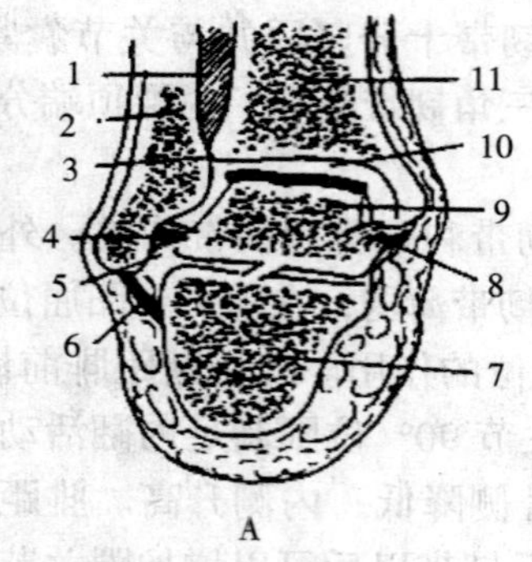

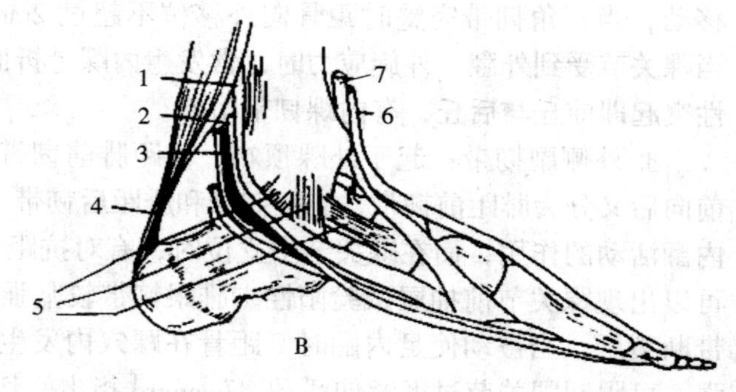

A. 1.骨间膜 2.腓骨 3.远侧胫腓关节 4.前胫腓韧带 5.腓距关节 6.跟腓韧带 7.跟骨 8.三角韧带 9.距骨 10.胫距关节 11.胫骨

B. 1.胫骨后肌腱 2.趾长屈肌腱 3.胫后动脉 4.跟腱 5.浅三角韧带 6.拇长伸肌腱 7.胫骨前肌腱

图28-3 踝关节复合体

踝关节与髋关节的另一相同点是对解剖形态的轻微变化很少有反应。严重扭伤所造成的运动性与结构性的制约性能的丧失将危害踝关节的稳定性，能产生踝关节面的对线错误。即使是轻微的对线错误也可造成明显的病理变化。

一、踝关节生物力学特点

(1) 踝关节是由胫距关节、腓距关节和远侧胫腓关节所组成。

(2) 距骨运动主要发生于矢状面，沿横轴面活动。横轴在额状面上的后方，偏外侧。

(3) 即刻运动中心在整个踝关节屈伸活动中处于距骨内。

(4) 行走时，作用于踝关节上的力可超过体重的5倍。

(5) 腓距关节承受小腿下传的力为整个力的1/6。

(6) 胫距关节和腓距关节的轻微解剖变异，可引起距骨上应力的幅度变化和应力在距骨上的明显方向变化。

二、踝关节运动学

踝关节基本是一个单面铰链关节。距骨主要是在矢状面上沿横轴而运动，这横轴自额状面上来看，在外侧略偏厚（图 28–4）。其运动为足的背屈和跖屈。距骨在臼（榫）内也可沿矢轴旋转数度，骨骺损伤、韧带损伤或胫骨骨折的不良连接可引起踝关节轴斜度的偏离，造成踝关节的严重病理变化。胫腓关节只有度数活动，因为胫骨与腓骨被骨间膜紧密连接在一起。

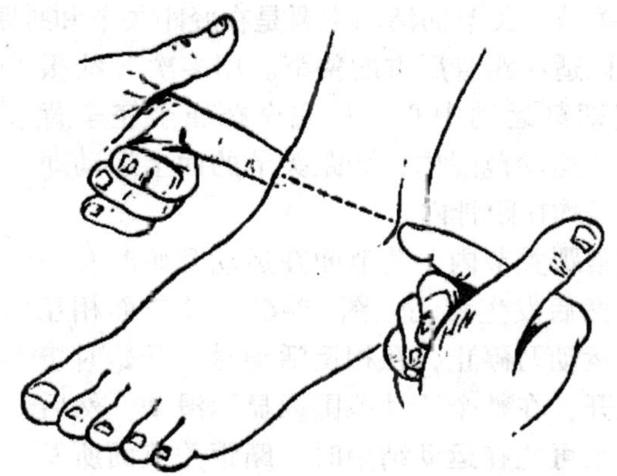
横轴不太坚实，在踝运动时可有轻度变化。在临床上可用两踝的触诊来估计其位置

图 28–4 踝关节（胫距关节）背屈和跖屈的轴线在外侧的额状面上向后方偏斜

（一）运动范围

在矢状面上踝关节的全范围运动为 45°，背屈为 10°~20°，跖屈为 25°~35°，这可随病人的年龄而异。

对踝关节于行走时的正常运动模式，曾进行广泛研究（图 28–5）后跟着地时，踝有一些跖屈。待足放平，跖屈将增加，但运动很快转为背屈，身体移至支持足上。待站立相后期后跟离地后，运动回复到跖屈，在摆动相开始足趾离地时，踝处于跖屈位，在摆动中期，运动返回至背屈，在后跟着地时，踝再转至微跖屈位。从后跟着地至足放平，跖屈的幅度取决于鞋跟的高度。鞋跟越高，跖屈也越大。在步态周期内，鞋跟加高，踝关节的总的运动量将减小。Sammarco 等用 X 线摄片来研究踝关节的总运动量，并记录在行走时矢状面上的平均运动范围。总的运动范围为 24°~75°（平均为 43° ± 12.7°）。随着年龄的增长，活动度也会减少。背屈平均为 21°，跖屈为 23°。

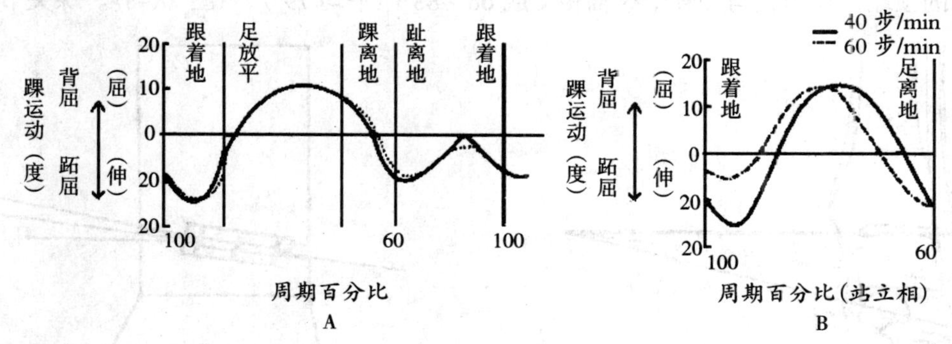

A. 平地行走，在矢状面上踝关节的运动范围，一个步态周期。点线区为差异范围

B. 在两种不同速度时步态站立相时，正常踝关节的运动范围。快速节奏时的幅度在跟着地时较小，而在站立相中期，跖屈顶峰发生较早

图 28–5 周期百分比

在两个不同速度下，观察其步态，在较快速度时，跟着地时的跖屈消失，至站立相中期，跖屈达到顶峰；在两个节奏中，背屈基本不变。说明随着人的步伐加速，关节运动也增大。踝关节疾病可因不同病人而影响总的踝关节运动。与正常人比较，矢状面上的活动显示整个运动幅度均减小，背屈减小最大。

（二）关节面运动

在踝关节，关节面活动主要是在胫距关节和腓距关节。在跖屈时，在远侧胫腓关节内可有一些活动，以适应距骨后方的狭窄。用多次X线摄片，测定即刻运动中心，从完全跖屈至完全背屈，在整个运动范围内，胫距关节的面上运动即刻中心行径均在距骨内。

在正常踝关节内，关节面在运动开始时有一定分离，然后发生移动（图28–6）。关节面相互卡住后，运动乃停止，在相反活动时，开始时挤压而被拉开，在整个活动范围内显示滑动，然后再卡住。很可能在运动结束时，跖距关节面所发生的拉开和卡住，是关节润滑的重要作用。

在异常踝关节内，接触点变位的方向没有恒定形式。胫距关节面的拉开没有一定规律，可在中和位出现卡住现象而不是在背屈位的终了。

距骨的内侧面与外侧面的曲线各不相同，这说明胫距关节的屈伸轴线的斜度是不是不变的，而是在运动时有轻度变化。在临床上，可用摸诊检查两踝，以估计轴线的位置。

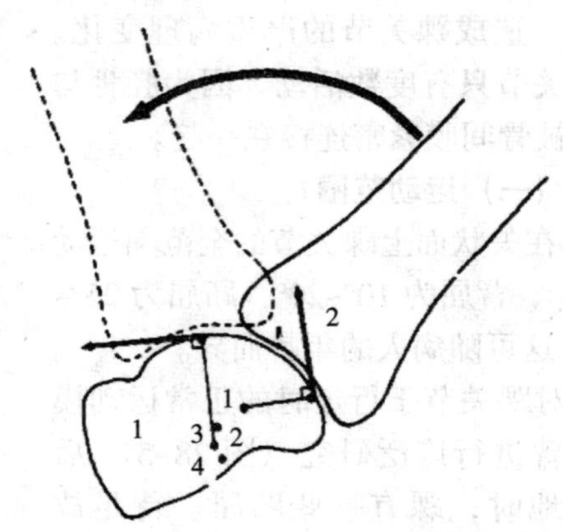

1.距骨 2.胫骨

所有即刻中心均在距骨内。接触点变位的方向表现在运动开始时（点1和点2）被拉开，然后再滑移（点3和点4）

图28–6 从完全跖屈位至完全背屈位，正常踝关节的胫距关节面运动的即刻中心行径的示意图

踝关节运动的方式是由距骨体滑车关节面的形状所决定的，从侧方观察距骨体滑车并不是圆柱体的一部分，而是圆锥体的一部分，圆锥体的基底在腓侧，腓侧的曲率半径大于胫侧（图28–7）。因此，当踝关节屈伸运动时，腓侧运动的范围较胫侧长，而发生水平方向上的旋转运动，踝关节也不是真正的铰链关节。当跖屈时伴有水平方向的内旋；当背伸时伴有水平方向的外旋。踝关节在矢状面屈伸运动的运动轴不是水平的，内侧恰通过内踝前丘的稍下方与稍后方，外侧通过外踝的顶端，运动轴与胫骨干纵轴相交成68°~88°（平均79°） （图28–8）。踝关节屈伸运

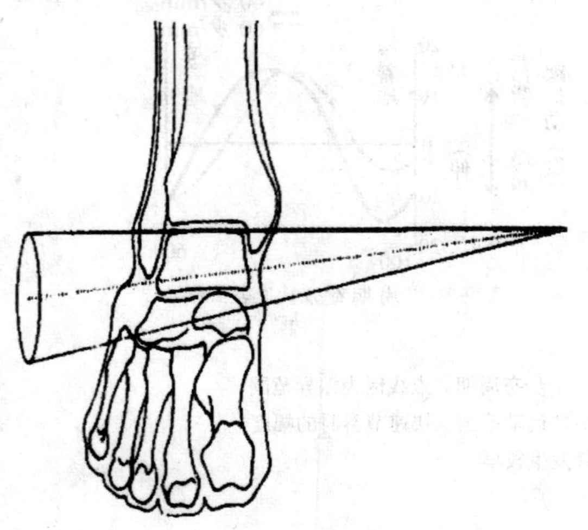

图28–7 腓侧曲率半径大于胫侧

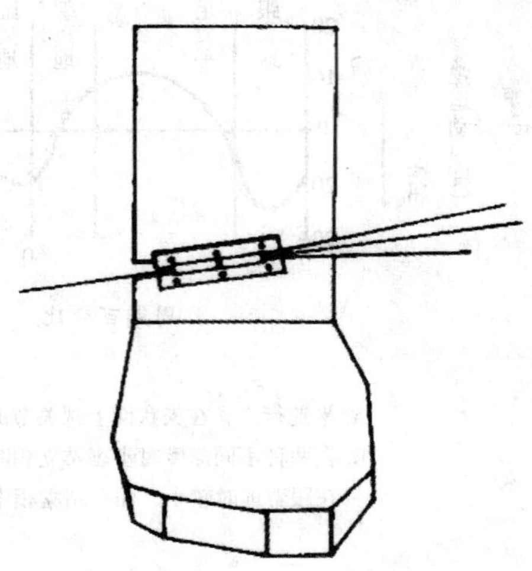

图28–8 踝关节运动轴

动轴自内上向外下倾斜，并且也不是恒定不变的，但是在正常步态中，踝关节屈伸运动的瞬时转动中心均位于距骨体内而且十分靠近，以至于可以认为是一个点（Stauffer 等，1977 年）。

踝关节的屈伸运动与距下关节和足的运动是联合的，当踝跖屈时足内翻、内旋；踝背伸时足外翻、外旋。踝跖屈时足内侧缘抬高，外侧缘降低，足尖朝内称之为旋后。踝背伸时足外侧缘抬高，内侧缘降低，足尖朝外称之为旋前。踝关节屈伸运动轴在水平面（横断面）与膝关节屈伸运动轴相交成 20° ~ 30°角（图 28–9）。

正常踝关节屈伸活动范围约为 60°~70°，其中背伸活动约为 20°，跖屈活动约为 40°~50°。正常步态时踝关节背伸 10°左右，跖屈 15°~ 20°左右，共约 30°活动范围。负重期的抑制期（足跟触地），踝关节轻微跖屈；中期（全足放平）的开始为跖屈，当重心超越负重足以后立即转为背伸；推进期（从足跟离地到球部着地，进而足趾离地）跖屈（图 28–10）。摆动期的加速期（足趾离地）踝关节跖屈；中期（对侧足处于负重期中期）踝关节背伸；减速期（足跟触地之前）轻微跖屈。在足跟触地时踝关节跖屈的程度与穿鞋足跟的高度有关，足跟离地越高，触地时踝关节跖屈越多。但是在整个步态周期中，足跟越高，则全部周期中踝关节屈伸运动的范围越小。在步态周期中，踝关节屈伸运动的范围平均为 24.4°（20°~31°），年龄越大，屈伸运动范围越小。不同速度下的步态，踝关节屈伸运动范围也不相同，在快速的步态中，负重期的抑制期踝关节跖屈的程度变小，而背伸不变，但在负重期中期由背伸转为跖屈的时间提前（图 28–11）。一般来说，患病的踝关节（如创伤性关节炎等）在步态周期中全部踝关节运动范围部减小，其中以背伸运动减小最显著。

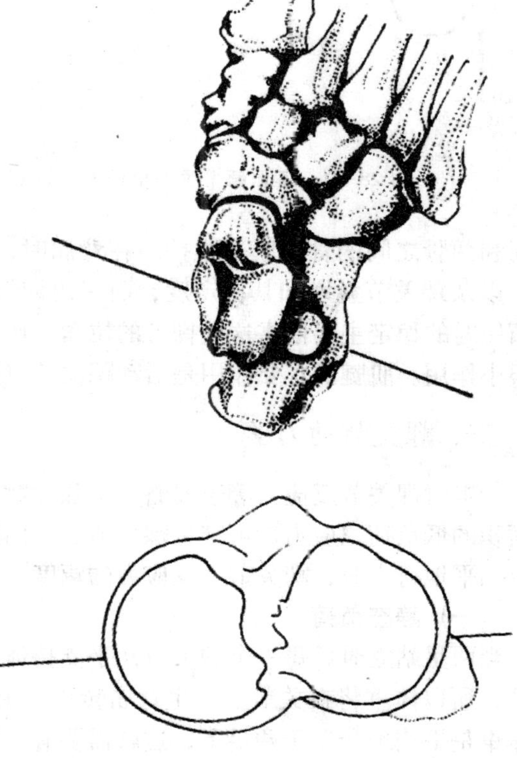

图 28–9　踝关节屈伸运动轴与膝关节屈伸运动轴在水平面相交 20° ~30° 角

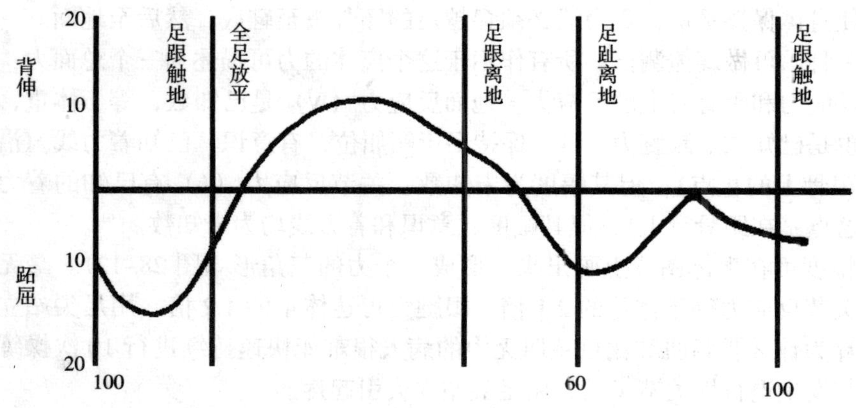

图 28–10　步态周期中踝关节的运动

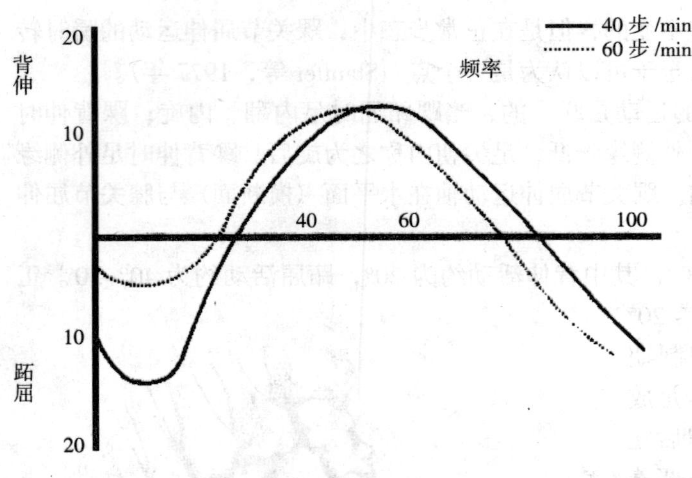

图 28-11 不同频率步态中踝关节的运动

（三）踝关节的稳定性

踝关节最稳定。此时若遇暴力作用常致骨折。足跖屈时，距骨上关节面较窄的部分进入踝穴。胫腓下关节靠拢，韧带松弛，此时踝关节稳定性较差，若遭外力常引起韧带损伤。当人体直立时，全身重量落在踝关节上。踝关节既能负重又灵活，所以在治疗踝关节扭伤时，应注意恢复这两种功能。踝关节骨折是关节内骨折，要求解剖对位，如治疗不当可引起创伤性骨关节炎。

踝关节的杵臼主要是依赖距骨的形状，紧密地贴合于胫骨与腓骨之间和两骨之间的骨间膜来维持。在背屈时，其稳定力最大。杵臼又有前距腓韧带和后距腓韧带，以及踝关节囊增加其稳定度，而三角韧带稳定内侧（图 28-3A）由于距骨后侧狭窄，杵臼在跖屈时的稳定主要依靠这些韧带的拉紧。环绕踝关节内侧和外侧的肌腱结构对踝关节的稳定性起很小作用。肌腱的主要作用是活动踝关节（图 28-3B）。

三、踝关节动力学

行走时踝关节反应力等于或略大于膝和髋关节反应力。由于踝关节有较大的负重面，每一单位面积的低负荷（应力）可穿过踝关节。下面所描述的静态与动态分析是用以分析一脚在足尖站立位和平地行走时，踝关节上反应力的幅度。

（一）静态负荷

当两足站立时，每一个踝关节几乎支持体重的一半。身体的重力线通过踝关节横轴前的数厘米处，所以体重将在关节上产生背屈转矩，由于身体的摆动，转矩可于 3 ~ 24Nm 之间。所以站立体重是平均地分布于两足上，这就需要有一定跖屈肌活动。当这些肌肉和小腿的其他肌肉在平衡人体时，踝关节的关节反应力的增加和需用这些平衡活动的肌力将成正比。

对踝关节应力的静态分析，可用总面力简化离体技术算出腓肠肌和比目鱼肌通过跟腱所产生的幅度，以及关节反应力的幅度。可在一个足的足尖站立时测算经跟腱传导的肌力和踝关节上的反应力。为了使身体保持平衡，重力线必须穿越足的跖骨头至鞋底，然后至地面。

足，包括距骨，可做离体测试。所有作用于这个离体的力可描述为三个总面力：经跟腱的拉张肌力、地面反应力和距骨穹上的反应力。地面反应力（W）是已知数，等于体重，有意识，着力线和着力点也是已知数。跟腱力（A）保持足于跖屈位，有意识，已知着力线（沿跟腱）和着力点（跟腱于跟骨上的止点），但其幅度为未知数。关节反应力（*J*）有已知的着力点（可从 X 线片上估计出这点是在距骨穹上），但其幅度、意识和着力线均为未知数。

A 和 *J* 的幅度可在离体图像上画出来，形成一个力的三角形（图 28-12）。毫无疑问，这些力是很大的。关节反应力等于体重的 2.1 倍。跟腱力可达体重的 1.2 倍。用足尖站立需使用很大的力，这可解释为什么腓肠肌和比目鱼肌无力的病人很难能快速持续进行 10 次操练，这也能解释为什么踝关节发生退行性关节炎后，用足尖站立会引起疼痛。

在研究腓骨的负重功能时，从膝经腓骨传至踝关节，有一部分挤压力形成踝关节反应力，是由腓骨承担的。用踝关节的静态模式，包括腓骨，可测出小腿负荷的 1/6 是由腓骨承担的。这是

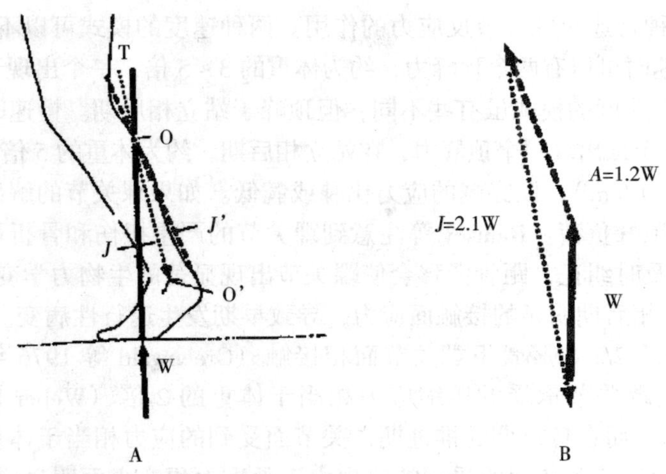

A. 包括距骨在内，延长 W 和 T 着力线，直至两线交叉。*J* 为着力线（虚线）可自胫距接触点画至 W 和 T 的两线交叉点 *O*。

B. 构成的三角形。力 *A* 为体重的 1.2 倍，力 *J* 为体重的 2.1 倍。

图 28-12 足的离体图像

（引自过邦辅编译的骨科生物力学基础 1993）

由于距骨与腓骨连接，通过下胫腓韧带承担。也有一小部分力是通过骨间膜传导。

（二）动态负荷

踝关节的动态研究有其重要意义，因为它可了解于操练时，正常踝关节的负荷幅度，被损害的踝关节在正常活动时的负荷，以及预计踝关节假体能承受的负荷。这项研究工作可通过力板、高速摄影、X 线摄片和离体图像来测算。Stauffer 等曾对站立相时作用于踝关节上的挤压和剪切的反应力，这些力组成可在正常人身上计算，也可在使用踝关节假体置换术前、后的病人身上计算。

正常人于行走时，穿越踝关节的主要挤压力来自腓肠肌和比目鱼肌的收缩，经跟腱向下传导。胫骨前肌收缩所产生的力只作用于站立相早期，而且很轻（小于体重的 20%）。在站立相后期，跟腱力很大，启动离地足的跖屈。这时在关节上的挤压力最大，约为体重的 5 倍（图 28-13A）在后跟离地的站立相后期，剪切力最大，约为体重的 0.8 倍。

采用力板和追踪系统检查踝的三维模式。在行走时，正常踝关节承受的最高平均挤压力为体重的 4 倍。Proctor 发觉胫前肌群的真实活力等于体重。

患病踝关节的挤压力较小，约为体重的 3 倍（图 28-13A）。力的顶峰出现比正常人早。剪切力也低（图 28-13B）。进行关节置换术的病人 1 年随访，挤压力模式可以无变化。剪切力的幅度和模式与正常人几乎相等。

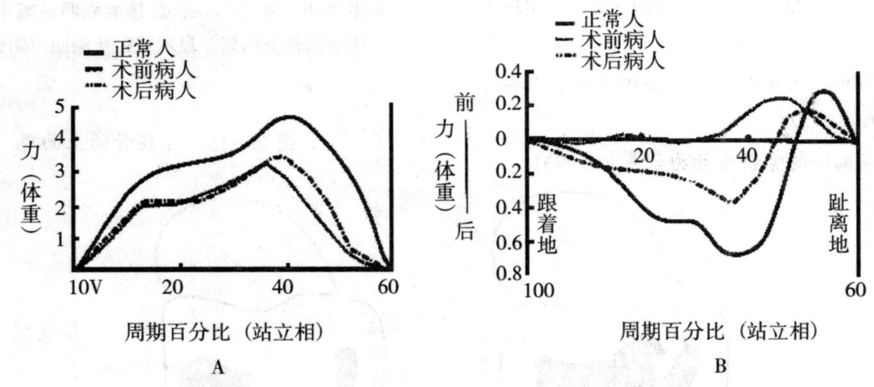

A. 此曲线代表正常人和踝关节置换术前后在站立相时的踝关节反应力的挤压部分

B. 此曲线代表 A 组病人和正常人的剪切力

图 28-13 周期百分比

（引自过邦辅编译的骨科生物力学基础，1993）

Stauffer 等的研究显示正常人的两种行速对踝关节反应力的作用。两种速度的模式可以不同，但峰力的幅度则相等（图 28-14）。快速时可以有两个顶峰力，约为体重的 3 ~ 5 倍，一个出现于站立相早期，一个出现于站立相后期两个速度的模式虽有些不同，但顶峰于站立相后期。慢速时只有力的幅度是相同的。在快速时，有两个顶出现一个顶峰力，在站立相后期，约为体重的 5 倍。

由于踝关节有较大的负荷面（11 ~ 13cm²），以穿越的应力比膝或髋低。如果踝关节的解剖略有偏异，就会有大的负荷变化，造成顶峰负荷。Ramsey 等注意到踝关节的严重扭伤和骨折可造成距骨的侧向滑移（图 28-15），若不及时纠正，距骨滑移会使踝关节出现显著的生物力学变化。只要有 1 ~ 2mm 滑移，就会出现于站立相后期明显的接触面应力，导致早期发生退行性病变。

完全负重时距骨滑车关节面的大约 2/3 与胫骨下端关节面相接触（Greenwald 等 1976 年）。静止情况下以全足放平站立负重时，踝关节承受的压缩应力相当于体重的 2 倍（Weber 1972 年），以前足站立时相当于体重的 3 倍，而在负重期的推进期，关节面受到的应力相当于体重的 5 倍左右。如果距骨在踝穴内有轻度倾斜，关节面所受到的应力由于承重面积变小而明显增加，图 28-16 所示为距骨没有倾斜情况下，主要接触面位于外侧以及距骨倾斜时（外侧降低 2mm）则全部接触面减少，并且主要接触面改在内侧（Ramsey 和 Hamilton 1976 年），接触面减少，局部应力增加，是导致踝关节创伤性关节炎的原因。

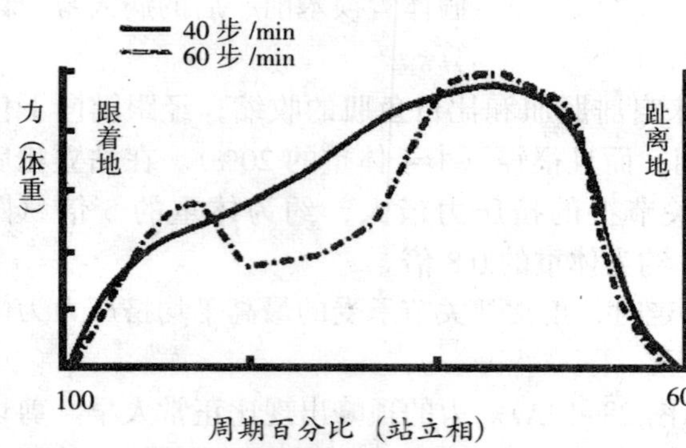

两个速度的模式虽有些不同，但顶峰力的幅度是相同的。在快速时，有两个顶峰，为体重的 3 ~ 5 倍，一个出现于站立相早期，一个出现于站立相后期。

在慢速时，只有一个顶峰力，为体重的 5 倍，只出现于站立相后期。

图 28-14　两种不同行速在站立相内按体重来表达踝关节的反应力

（引自过邦辅编译的骨科生物力学基础 1993）

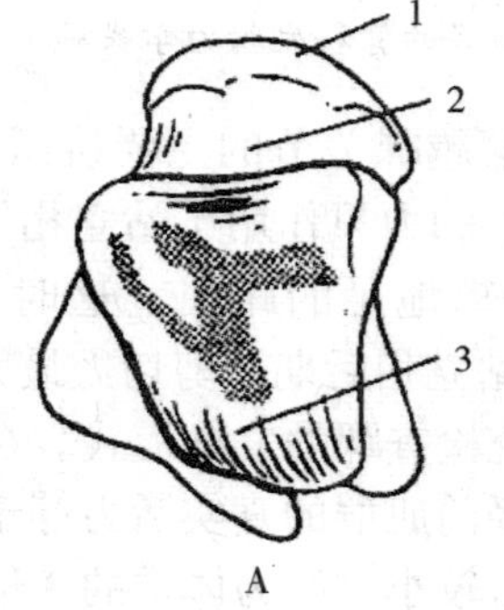

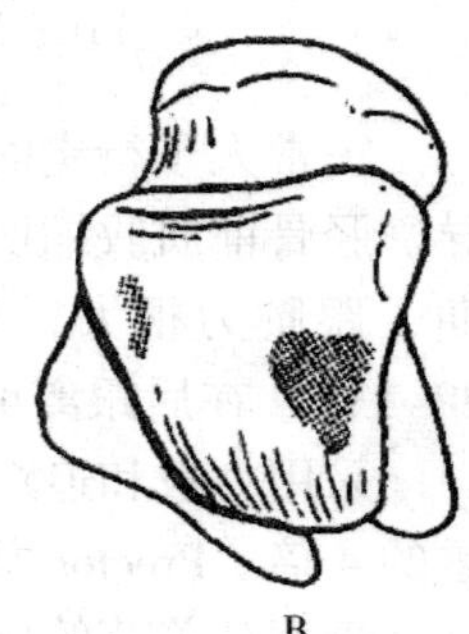

A.无距骨滑移（变位），主要接触区在外侧

1.头　2.颈　3.体显示腔距接触面（阴影）

B.距骨如果外移 2mm，总接触面明显减小，主要接触区转至内侧。显示胫距接触面（阴影）

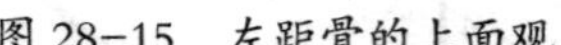
图 28-15　左距骨的上面观

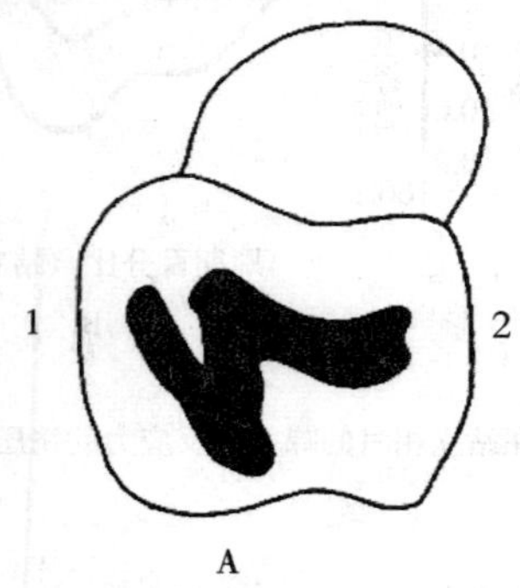

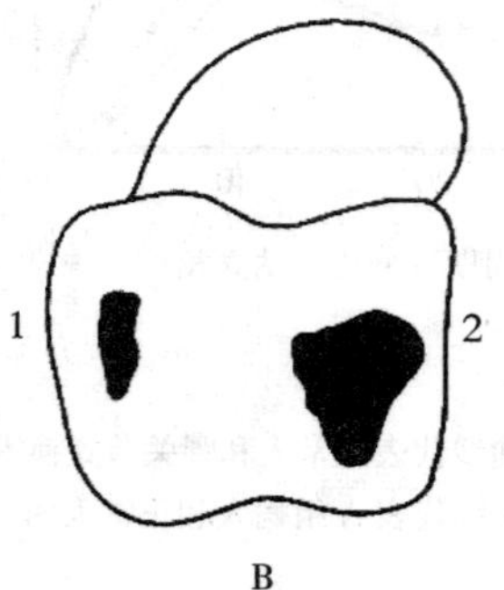

A. 距骨无倾斜 1.外　2.内　B. 距骨向内侧倾斜，外侧降低 2mm　1.外　2.内

图 28-16　胫距接触面

第三节 胫骨远端爆裂性（Pilon）骨折

骨折线波及踝关节面并伴有关节塌陷的胫骨远侧 1/3 段骨折称为 Pilon 骨折，约有 20%不伴有腓骨骨折，80%伴有腓骨骨折，且多为横形骨折，极少数为粉碎性骨折。踝关节爆裂性骨折较少见，多因高能损伤，如坠落伤、车祸、滑雪事故等引起胫骨远端关节面嵌压和胫骨远侧 1/3 段粉碎性骨折。1991 年，Destot 曾用“Pilon（锤子）骨折”这个名词来描述这种严重损伤。此类骨折治疗非常困难，疗效往往不满意。以往保守治疗优良率只有 43%～55%，随着骨折治疗概念的更新，采用跨关节双边框架固定器固定，使临床治疗效果得到提高（74%～90%）。

一、Pilon 骨折致伤机理

（1）Pilon 骨折多发生于高处坠落伤，机动车突然停车和滑雪失足跌下时，强大的暴力，从远至近通过距骨拱顶轴向撞击于胫骨远侧关节面，使之粉碎压缩。

（2）距骨将劈裂的胫骨远端撞击成为大小不等的许多骨块，嵌入踝上区松质骨内。

（3）腓骨远端常常同时受累，造成踝关节畸形，软组织严重损伤。有的学者认为作用力中轴向压力和旋转力同时存在。

二、Pilon 骨折临床类型

根据胫骨远端骨折移位的方向，是在纵轴方向移位、矢状轴方向移位，还是冠状轴方向移位，以及关节面是否平整来进行分类。这种分类法对于选择骨折复位和固定方法有指导意义，非常实用（图 28–17）。

Ⅰ型：骨折平行压缩，关节面平整无明显移位。可利用骨牵引进行骨折复位。

Ⅱ型：骨折压缩移位，关节面不平整，有明显移位。除了利用骨牵引进行骨折复位外，还要进行撬拨复位和关节活动磨合复位，即在牵引状态下，上下推移关节使关节面进行磨合复位。

Ⅲ型：劈裂骨折分离移位，关节面尚在同一平面，骨折线明显增宽，需在牵引状态下进行钳夹复位，即用跟骨夹从内外踝或肢体前后进行钳夹复位。

Ⅳ型：劈裂骨折分离移位，关节面高低不平，骨折线明显增宽。除了在牵引状态下

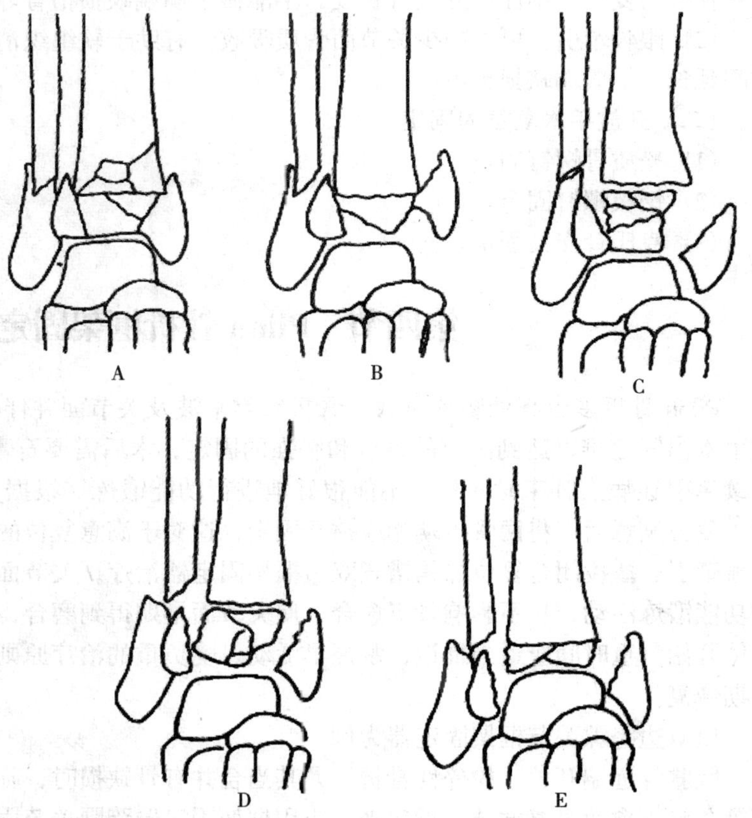

A.Ⅰ型 B.Ⅱ型 C.Ⅲ型 D.Ⅳ型 E.Ⅴ型

图 28–17 骨远端骨折分类

进行钳夹复位外，还需穿针进行撬拨复位和上下推移、活动关节使关节面进行磨合复位。

V 型：骨折压缩、劈裂、分离移位，关节面凹凸不平，需综合应用牵引、钳夹、上下推移磨合、撬拨复位法进行复位操作。

三、Pilon 骨折诊断方法

（一）临床表现

局部肿胀和明显压痛，皮下瘀血，有骨擦音及关节异常活动，伴有明显踝内翻和缩短畸形。

（二）X 线检查

轴向负荷力导致踝关节包括股骨远端的严重畸形，应考虑可能是 Pilon 骨折。

(1) 拍摄清晰的正位、斜位 X 线片可帮助确诊。

(2) 对粉碎性骨折、伴有关节内骨折和干骨后端移位严重者 CT 扫描可以弥补 X 线片的不足，并为手术设计提供依据。

(3) 必要时拍摄健侧踝关节 X 线片，以作为手术复位后对照。

(4) 此类骨折常合并严重的软组织创伤、血管神经损伤、跟骨骨折、胫骨平台骨折、腓骨端骨折、骨盆和脊柱骨折等。均需做详细检查，防止漏诊。

四、Pilon 骨折治疗方法

（一）闭合手法复位外固定

(1) 石膏外固定：石膏模型可用于无移位骨折或无法手术复位的严重骨折。缺点是不能使关节骨片确切复位，不能恢复股骨长度，不能做干骺端缺损植骨。

(2) 跟骨牵引：可以减少关节面骨质吸收，有助于软组织消肿，可望早期活动。缺点是卧床时间延长，干骺端缺损也不能植骨。

（二）开放手术复位内固定

(1) 松质骨螺钉固定。

(2) 钢板螺钉固定。

(3) 克氏针交叉固定。

第四节　Pilon 骨折框架固定技术

Pilon 骨折多由高处坠落所致，骨折线常常波及关节面并伴有关节塌陷，治疗非常困难，往往手术内固定难以达到满意的复位和坚强的固定，术后需要石膏外固定，妨碍了早期功能锻炼。持续牵引让病人卧床时间长，不能很好地进行功能锻炼。根据其受伤机制，复位时必须给予牵引，复位满意后需将两骨折端相应撑开固定，这对于满意复位的维持和固定是十分重要的。采用机械牵引、撬拨闭合复位加钩槽式双边框架固定器治疗，关节面可获得满意复位，关节可进行早期功能锻炼活动，且不影响骨折愈合，使关节面早期得到磨合，有利于踝关节功能的恢复。然而肢体开始负重时间应适当推迟，掌握早活动、晚负重的治疗原则，有利于骨折愈合和关节功能的早期恢复。

以双边跨踝关节框架固定器为例。

胫腓骨远端开放、粉碎性骨折，尤其当合并有骨缺损时，临床上治疗比较困难，有的因合并感染久治不愈而最终截肢。近年来，应用框架固定器跨踝关节固定结合肌皮瓣移植，松质骨植骨等方法治疗胫腓骨远端开放、粉碎性骨折并骨缺损 26 例，效果满意。80% 的 Pilon 骨折病人合并有腓骨远段骨折，由于骨折线波及关节面并伴有关节塌陷，治疗十分困难，以往国外采用切开复位内固定治疗效果不佳，我们近年来采用机械牵引、撬拨闭合复位加框架固定器固定，获得骨折愈合和关节功能完全恢复的满意疗效。

一、框架固定适应证

Pilon 骨折。

二、骨穿针前准备

1. 术前牵引（图 28-18）：首先在 Braun 架上进行跟骨牵引 2～7 天，既有利于消除肢体肿胀，又有利于塌陷的骨折复位，往往有部分病人经单纯跟骨牵引后关节面骨折得到良好复位。

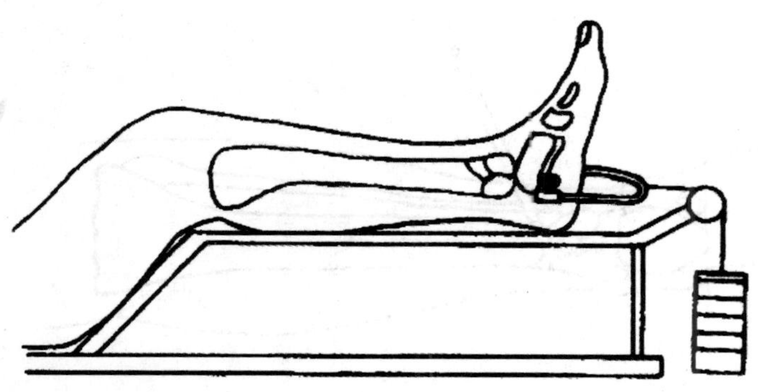

图 28-18　胫骨远端骨折术前牵引

2. 术中牵引（图 28-19）：经牵引骨折未能得到很好复位者，可在硬膜外麻醉下利用骨折牵引床进行牵引复位。

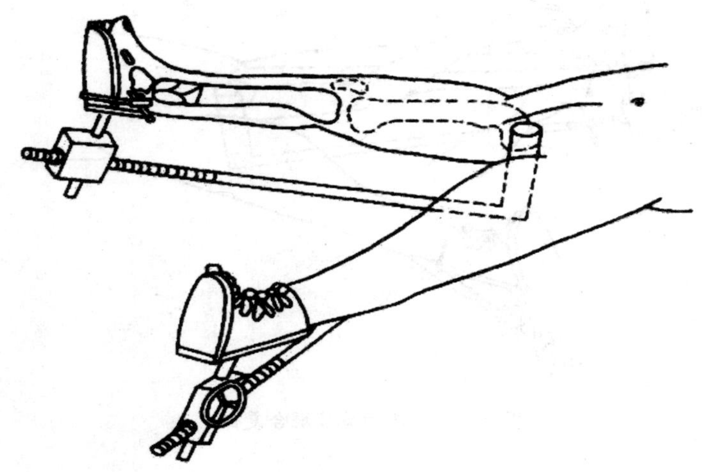

图 28-19　胫骨远端骨折术中牵引

3. 钳夹复位（图 28-20）：有内外后踝分离移位者，在牵引状态下用跟骨夹从肢体两侧及肢体前后进行钳夹复位。

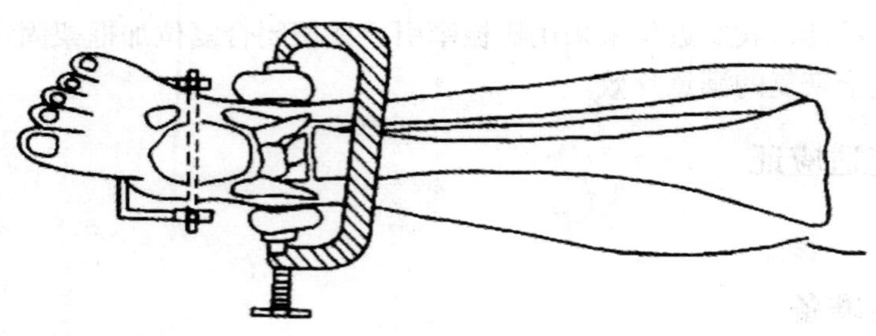

图 28-20 骨远端骨折钳夹复位

4. 撬拨复位（图 28-21）：经骨牵引骨折未能得到很好矫正的骨折塌陷移位，可利用经皮穿针撬拨复位。

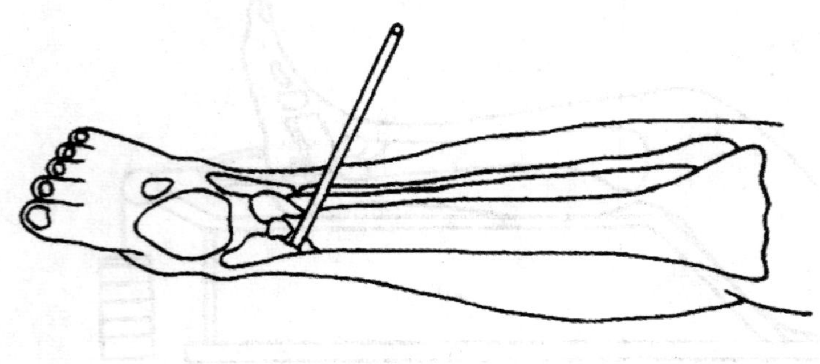

图 28-21 骨远端骨折撬拨复位

5. 关节活动磨合复位（图 28-22）：关节面有塌陷不平者，在牵引状态下，上下推移活动关节使关节面进行磨合复位。

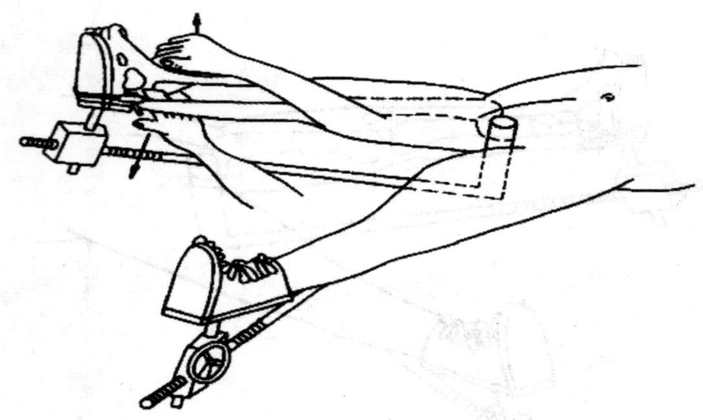

图 28-22 活动关节磨合复位

三、骨穿针技巧

穿入固定针（图 28-23）骨折复位满意后，用慢速电钻在骨折线上方以间隔分别钻入 2 枚固定针，在较大的骨折片上钻入 1~2 枚固定针进行固定。对没有骨缺损的骨折可行初步复位，于骨折近端经皮穿 2 枚骨圆针（注意两根骨圆针要平行并保持同一平面，与小腿纵轴垂直）再于跟骨横穿 1 枚骨圆针。

四、安装框架固定器

连接杆（图 28–24）将上述固定针向肢体近侧撑开，将跟骨牵引针向肢体远侧撑开，然后在肢体两侧分别装上框架固定器连接杆，调整骨折位置后固定框架固定器连接杆。对胫骨缺损的骨折，可在穿针前行腓骨骨折骨圆针髓腔内固定，安装连接杆时注意保持肢体长度。

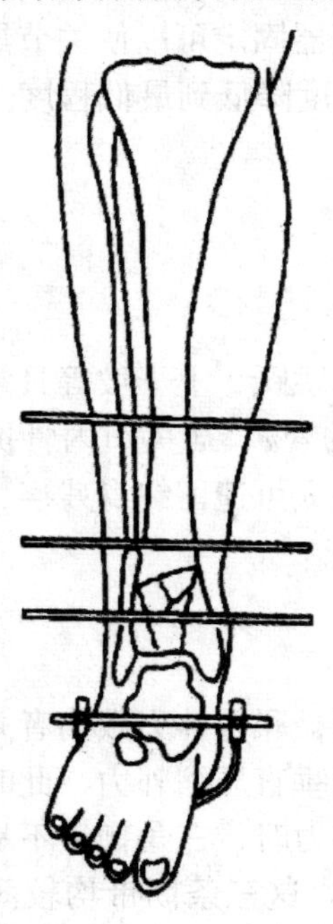
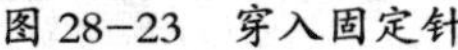

图 28–23 穿入固定针

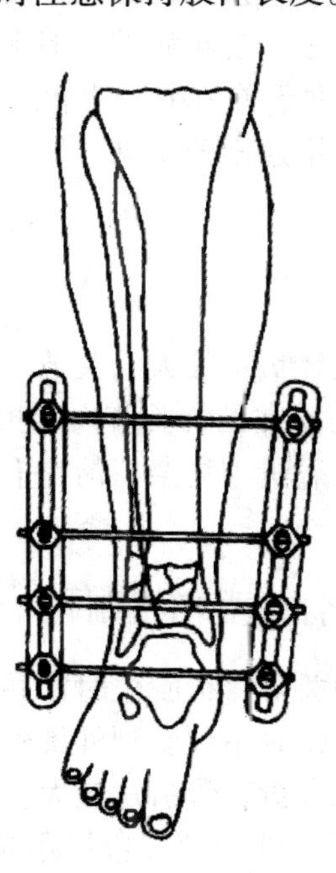

图 28–24 安装连接杆

五、操作注意事项

Pilon 骨折多为爆裂骨折或嵌压骨折，根据其受伤机制，复位时必须给予牵引，复位满意后需将两骨折端相应撑开固定，这对于满意复位的维持和固定是十分重要的。

Pilon 骨折约有 20% 不伴有腓骨骨折，80%伴有腓骨骨折，且多为横形骨折，极少数为粉碎性骨折。当伴有腓骨横形骨折时，首先使断骨骨折复位并固定，重建腓骨后可十分容易的矫正胫骨骨折缩短移位，明显有助于 Pilon 骨折的复位和固定。

六、术后处理及并发症防治

（1）术后患肢置于布朗架上 1 ~ 2 周，以利于消除肢体肿胀。术后第 2 天即可开始进行踝关节背伸和跖屈活动，并随着时间的推移逐渐加大活动范围，以使关节早期进行磨合。

（2）1 ~ 2 个月后拍 X 线片，见骨折线模糊，骨折大部分愈合后，去除跟骨固定针，以便于踝关节更大范围的活动。3 个月后拍 X 线片见骨折基本愈合，去除框架固定器进行负重功能锻炼。

（3）针眼护理:框架固定针眼宜暴露，使其保持干燥而不易感染。每天滴 75%乙醇溶液 2 次。若针眼有分泌物则进行换药即可。

（4）并发症及预防：Pilon 骨折的并发症很多，早期可有浅表感染、皮肤坏死。晚期可有内固定物外露、骨髓炎、骨不连、骨缺血坏死、骨关节病，严重者导致截肢。关节强直、关节肿胀、疼痛发生率也极高。

不合适的固定往往可导致关节僵硬，严重粉碎骨折，仅靠内固定往往不稳定，必须加石膏外固定。关节损伤太严重，无法早期手术重建，关节融合也是很困难的。无移位骨折以采用保守治疗为宜，如石膏外固定等。如果处理后的踝关节存在不协调的内翻或外翻，排列不均匀，就无法避免踝关节创伤性关节炎的发生。术中及术后及时使用抗生素对于预防关节感染极为重要。

关节僵硬是这种损伤的常见并发症。某些严重的关节内粉碎骨折治疗后发生关节僵硬是难以避免的，尤其是中、老年病例。但牢固的跨关节双边框架固定器固定可以使关节早期活动，术后3天开始理疗有助于关节主动功能锻炼，有可能使关节僵硬程度降低到最低程度。胫骨远端的骨折延迟愈合、骨不连十分少见。

第五节　踝部骨折

踝关节是人体负重最大的关节，其背伸跖屈活动对走路、跳跃、上下坡等日常活动起重要作用。踝部骨折是最常见的关节内骨折，约占全身各部位骨折的4%，居关节内骨折的首位。多见于青壮年，因发病机理复杂，治疗上仍存在一定问题，部分病人可遗留终身残疾，影响工作及生活。

一、踝部骨折受伤机制

必须指出踝关节骨折脱位时常并非单一的间接外力所引起，联合外力致伤者并不少见，如足部处于旋后位，距骨不仅受到外旋外力，而且同时还可以受到垂直压缩外力，此时后踝骨折则不表现为单纯撕脱骨折，骨折片较大。当踝部受到外旋、外翻暴力时，三角韧带不易断裂，往往造成内踝撕脱骨折。外侧韧带包括距腓前、后韧带和跟腓韧带。这三条韧带均较薄弱，虽有腓骨长、短肌腱加强。但仍不如内侧的三角韧带坚强。所以踝关节易造成跖屈内翻型扭伤，外侧副韧带发生断裂或外踝骨折。

二、踝部骨折临床类型

可以波及胫骨下端关节面的1/4甚或1/3以上。

（一）Ashurst 和 Brominer　分类

Ashurst 和 Brominer（1922年）将踝关节骨折分为外旋型、外展型、内收型与垂直压缩型，又根据骨折的严重程度分为单踝、双踝和三踝骨折。

（二）Lauge—Hansen 分类

Lauge—Hansen（20世纪40年代末与50年代初）提出另一种分类方法，相比之下 Lauge—Hansen 分型更符合于临床的实际情况。Lauge—Hansen 以尸体标本上的实验证实了临床常见的骨折脱位类型，并阐明了损伤发生的机制。根据受伤时足部所处的位置、外力作用的方向以及不同的创伤病理改变而分为旋后 - 内收型、旋后 - 外旋型、旋前 - 外展型、旋前 - 外旋型和垂直压缩型，其中以旋后 - 外旋型最常见。Lauge—Hansen 分类法强调踝关节骨折波及单踝、双踝或三踝是创伤病理的不同阶段。在重视骨折的同时必须也重视韧带的损伤，只有全面地认识损伤的发生与发展过程，才能正确估价损伤的严重程度，确定恰当的治疗方案。

1. 旋前 - 外展型（Pronation-Abduction type）简称为P-A型：足处于旋前位，距骨在踝穴内受到强力外翻的外力，内踝受到牵拉，外踝受到挤压的外力。发生机制主要因为足部处于旋前位时遭受外展暴力所致可分为以下三度（图28-25）：

I°：内踝撕脱骨折或内侧三角韧带断裂。内踝骨折位于踝关节水平间隙以下。

Ⅱ°：I°加以下胫腓韧带部分或完全损伤，其中下胫腓前韧带损伤也可表现为胫骨前结节撕脱骨折，下胫腓后韧带损伤也可表现为后踝撕脱骨折。此型可出现下胫腓分离。

Ⅲ°：Ⅱ° 加以外踝上部位的短斜形骨折或伴有小蝶形片的粉碎骨折，蝶形骨折片位于外侧。少见的旋前－外展型损伤为(Dupuytren) 骨折脱位、腓骨高位骨折、胫骨下端腓骨切迹部位撕脱骨折、三角韧带断裂同时有下胫腓分离。

2. 旋后－内收型 (supination-adduction type) 简称为 S-A 型：足于受伤时处于旋后位，距骨在踝穴内受到强力内翻的外力，外踝受到牵拉，内踝受到挤压的外力。换言之，此型损伤机制主要是足部旋后位时突然遭受到内收的暴力所致。一般又分为两度 (图28-26)：

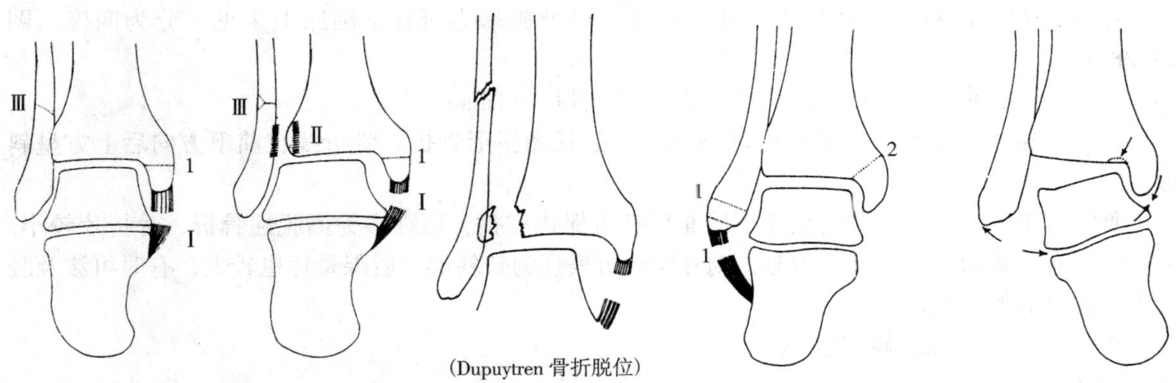

图 28-25　旋前外展型分三度　　　　图 28-26　旋后内收型分两度

Ⅰ°：外踝韧带断裂或外踝撕脱骨折，外踝骨折常低于踝关节水平间隙，多为横断骨折或外踝顶端的撕脱骨折。

Ⅱ°：Ⅰ° 加以骨折位于踝关节内侧间隙与水平间隙交界处，即在踝穴的内上角，骨折线呈斜形斜向内上方，常合并踝穴内上角关节软骨下方骨质的压缩，或软骨面的损伤。

Hughes (1955 年) 指出在外踝韧带损伤中 50%有踝穴内上角关节面的损伤，以后有可能形成游离体。

3. 旋前－外旋型 (pronation-external rotation type)简称为 P-E-R 型：足于受伤时处于旋前位，三角韧带被牵扯而紧张，当距骨在外踝内受到外旋外力时，踝 kyJ 内侧结构首先损伤而丧失稳定性，距骨以外侧为轴向前外侧旋转移位。此型系足处于旋前位受外旋暴力所致，临床上多见，分为四度 (图 28-27)。

Ⅰ°：内踝撕脱骨折或三角韧带断裂。内踝骨折的骨折线可呈斜形，在矢状面自前上斜至后下，于踝关节侧位 X 线片中显示得更为清楚，不同于旋前－外展型第 1° 内踝撕脱骨折，后者内踝骨折为横形，且位于踝关节水平间隙以下。

Ⅱ°：Ⅰ° 加下胫腓前韧带、骨间韧带断裂。如果下胫腓前韧带保持完整，也可发生 Tillaux 骨折 (胫骨下端腓骨切迹前结节撕脱骨折)。

Ⅲ°：Ⅱ° 加外踝上方 6～10cm 处短螺旋形或短斜形骨折。

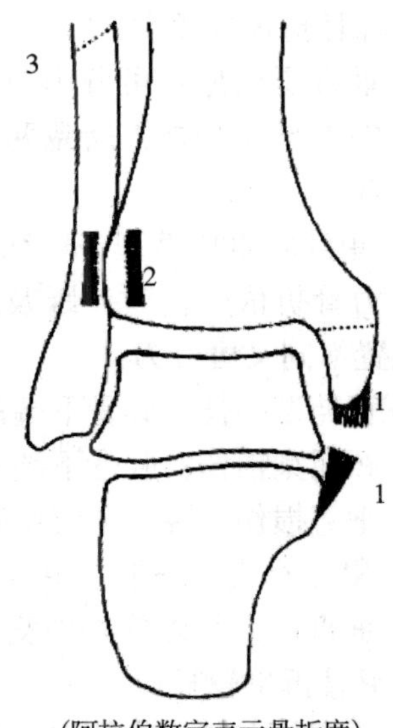

(阿拉伯数字表示骨折度)

图 28-27　旋前外旋型分为四度

IV°：Ⅲ° 加下胫腓后韧带断裂，导致下胫腓分离，或下胫腓后韧带保持完整，而形成后踝撕脱骨折，同样也发生下胫腓分离。

在第Ⅲ° 中如果腓骨骨折位于腓骨上 1/4 部位并呈螺旋形，下胫腓可以发生完全分离，骨间膜损伤可一直达到腓骨骨折的水平，称为 Maisonneuve 骨折。

旋前－外旋型骨折中腓骨骨折位置高，常于中下 1/3 水平，骨间膜的损伤又常与腓骨骨折在同一水平，故下胫腓分离较旋后－外旋型明显。

4. 旋后－外旋型（supination-external rotation type）简称为 S-E-R 型：足处于旋后位，距骨受到外旋外力或小腿内旋而距骨受到相对外旋的外力。距骨在踝穴内以内侧为轴向外后方旋转，冲击外踝向后移位。此型系足处于旋后位受外旋暴力所致，临床上多见，分为四度（图 28-28）。

Ⅰ°：下胫腓前韧带断裂或胫骨前结节撕脱骨折（Tillaux 骨折）。

Ⅱ°：第Ⅰ° 加外踝在下胫腓联合水平的冠状面斜形骨折，骨折线自前下方向后上方呈斜形。

Ⅲ°：第Ⅱ° 加后踝骨折由于下胫腓后韧带保持完整，后踝多为撕脱性骨折，骨折片较小。但如合并有距骨向外上方的外力时，则外踝骨折表现为长斜形，后踝骨片也较大，有时可波及胫骨下端关节面的 1/4 甚或 1/3。

Ⅳ°：第Ⅲ° 加内踝骨折或三角韧带断裂。

旋后－外旋型中第Ⅳ° 可以合并有下胫腓分离，由于外踝骨折位于下胫腓联合水平，骨折位置不很高，故下胫腓分离的程度较旋前－外旋型为轻，且于原始 X 线片中可不显现，而于外旋－外展应力下摄片时方可显现，但如同时合并有垂直外力，外踝骨折线较长，且向上延伸较多时，下胫腓分离则可明显，同时后踝骨折片也较大。

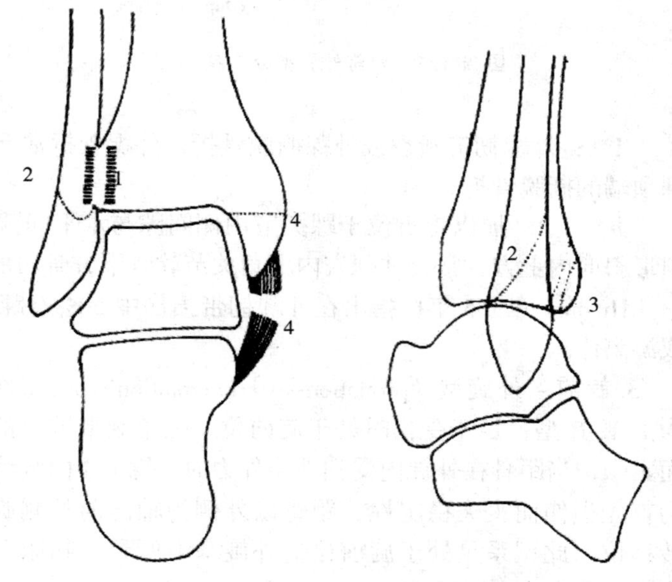

（阿拉伯数字表示骨折度）

图 28-28 旋后外旋型分为四度

5. 垂直压缩型：可分为单纯垂直压缩外力与复合外力所致两种不同的骨折。

(1) 单纯垂直压缩型：单纯垂直压缩外力骨折依受伤时，踝及足所处的位置不同又可分为：

① 背伸型损伤：胫骨下端前缘压缩骨折。

② 跖屈型损伤：胫骨下端后缘骨折。

③ 垂直损伤：胫骨下端粉碎骨折，常同时有腓骨下端的粉碎骨折或斜形骨折。

(2) 复合垂直压缩型：由复合外力引起的垂直压缩骨折，可分为：

① 垂直外力与外旋外力复合引起者，多见于旋后－外旋型骨折中，后踝骨折较大，腓骨冠状面斜形骨折也较长。

② 垂直外力与内收外力复合引起者，内踝或胫骨下端内侧呈粉碎或明显压缩骨折。

③ 垂直外力与外展外力复合引起者，外踝或胫骨下端外侧呈粉碎或压缩骨折。

（三）Denis 分类

Dents（1949 年）提出一种从病理解剖方面进行踝关节骨折脱位的分类方法，比较适用于手术治疗，1972 年，Weber 等对这种分类进行改进而形成 AO（ASIF）系统的分类法，主要根据腓骨骨折的高度以及与下胫腓联合、胫距关节之间的关系而将踝关节骨折脱位分为三型：

Ⅰ型：外踝骨折低于胫距关节（可为外踝撕脱骨折或为外踝韧带损伤），如同时合并内踝骨折则多为接近垂直的斜形骨折，也可发生胫骨下端内后侧骨折。此型主要由内收应力引起（图 28-29）。

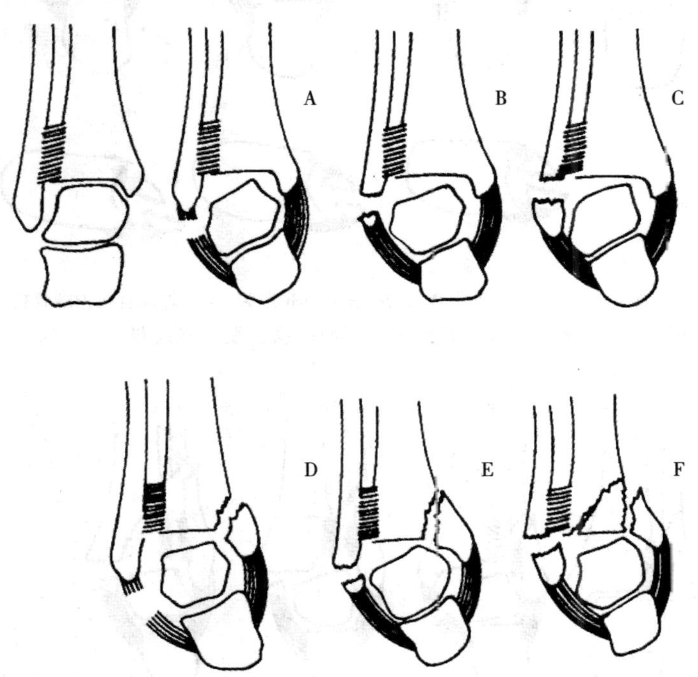

A. 外踝韧带断裂；B. 外踝撕脱性骨折；C. 外踝于踝关节水平间隙的横形骨折
D. 内踝斜形骨折；E. 内踝近垂直骨折；F. 合并胫骨后缘斜向内后方的骨折

图 28-29　AO 分型法Ⅰ型——下胫腓联合保持完整

Ⅱ型：外踝骨折位于胫腓联合水平，下胫腓联合有 50%损伤的可能性，内侧结构的损伤为三角韧带损伤或内踝骨折，也可发生胫骨下端外后侧骨折，此型一般由强力外旋暴力引起（图 28-30）。

Ⅲ型：腓骨骨折高于下胫腓联合水平，个别病例可以没有腓骨骨折，比型均有下胫腓韧带损伤，内侧结构损伤为内踝撕脱骨折或三角韧带断裂，也可发生胫骨下端外后侧骨折。此型又分为两种，单纯外展应力引起者，外踝骨折位于下胫腓联合水平上方，如外展与外旋联合应力引起者，多为腓骨中下 1/3 骨折（图 28-31）。

（四）根据骨折碎裂程度分类

此类骨折习惯分型方法较多。Riedi 和 Allgowen 认为损伤机制是垂直压缩作用并根据 X 线所见的骨折粉碎和移位程度提出损伤分为三型：

Ⅰ型：劈裂骨折无明显关节面移位。

Ⅱ型：关节面骨折严重移位，无粉碎骨片。

Ⅲ型：胫骨远侧压缩，有粉碎性骨片。

这种分型对指导治疗和评价疗效很有帮助，也被较广泛采用。

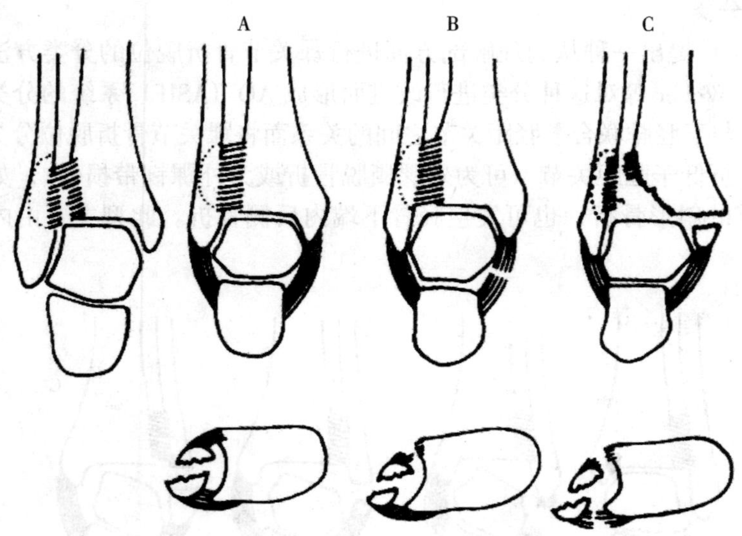

A．外踝斜形骨折；B．外踝骨折合并三角韧带断裂；C．外踝骨折内踝骨折

图 28-30 AO 分型法Ⅱ型——下胫腓联合或完整或损伤（50%）

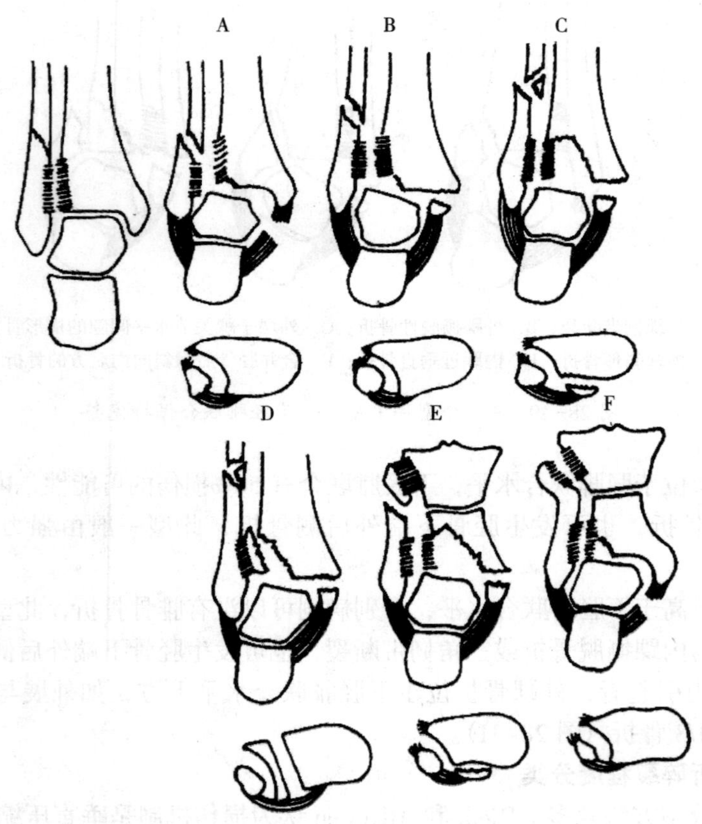

A．合并三角韧带断裂 B．合并内踝骨折 C．合并胫骨后缘骨折
D．胫骨腓骨切迹部位矢状面骨折 E．Maisonneuve 骨折 F．下胫腓分离不合并骨折个别病例腓骨无骨折（以上三型均有下胫腓韧带损伤）

图 28-31 AO 分型法Ⅲ型——腓骨骨折高于下胫腓联合水平

（五）根据骨折移位分类

Kellam 和 Waddell 认为损伤机制是旋转力和轴向压力共同作用的结果，将胫骨远关节面骨折分为：

Ⅰ型（旋转型）：多为骨折远端发生旋转，双重骨折时，远侧骨折线的骨折近端也可发生旋转移位。

Ⅱ型（压缩型）：描述为胫骨前侧骨皮质粉碎，距骨上移，踝关节狭窄。

（六）根据骨折移位方向分类

根据胫骨远端骨折移位的方向，是在纵轴方向移位、矢状轴方向移位，还是冠状轴方向移位，以及关节面是否平整来进行分类。这种分类法对于选择骨折复位和固定方法有指导意义，非常实用。

Ⅰ型：骨折平行压缩，关节面平整无明显移位。可利用骨牵引进行骨折复位。

Ⅱ型：骨折压缩移位，关节面不平整，有明显移位。除了利用骨牵引进行骨折复位外，还要进行撬拨复位和关节活动磨合复位，即在牵引状态下，上下推移关节使关节面进行磨合复位。

Ⅲ型：劈裂骨折分离移位，关节面尚在同一平面，骨折线明显增宽，需在牵引状态下进行钳夹复位，即用跟骨夹从内外踝或肢体前后进行钳夹复位。

Ⅳ型：劈裂骨折分离移位，关节面高低不平，骨折线明显增宽。除了在牵引状态下进行钳夹复位外，还需穿针进行撬拨复位和上下推移、活动关节使关节面进行磨合复位。

Ⅴ型：骨折压缩、劈裂、分离移位，关节面凹凸不平，需综合应用牵引、钳夹、上下推移磨合、撬拨复位法进行复位操作。

三、踝部骨折诊断方法

（一）临床表现

踝部有明显外伤史，局部肿胀、疼痛功能障碍、翻转畸形，局部有明显压痛及皮下瘀斑。

（二）X 线检查

踝关节正侧位 X 线片可确定诊断及骨折类型。由于外旋、外翻及内翻骨折在 X 线片上可有相似的改变，故对外旋、外翻及内翻骨折应结合病史、体征及 X 线片进行判断鉴别，以便正确复位和固定。

（1）外旋骨折有足外旋受伤病史，外踝部骨折处压痛范围较大，骨折呈斜形或螺旋形，骨折面为冠状，内踝骨折部压痛范围小，骨折多为横形，位于内踝中部，足有外旋畸形，骨折向外移位并外旋畸形，被动外旋足部可引起踝部疼痛加剧而被动内旋足部则疼痛不明显。

（2）外翻骨折时内踝压痛局限于骨折部，骨折多呈横形，外踝及腓骨骨折部压痛较广泛，骨折多呈斜形，被动外翻踝关节疼痛明显加剧而被动内翻踝关节时疼痛不明显，骨折块及距骨可向外移位。

（3）内翻骨折时外踝压痛较局限而内踝压痛较广泛，外踝骨折为横形而内踝骨折呈斜形，被动内翻踝关节时疼痛明显而被动外翻踝关节时疼痛不明显，内、外踝骨折块向内侧移位，距骨可向内侧脱位。

四、踝部骨折传统治疗

（一）闭合手法复位外固定

1. 石膏固定：待局部肿胀消退后，手法复位成功后采用石膏固定。

2. 跟骨牵引：持续跟骨牵引位置改善后 2 周再改用石膏固定，既可缩短病人卧床时间，又能很好地进行功能锻炼。

（二）开放手术复位内固定

骨折多由高处坠落所致，骨折线常常波及关节面并伴有关节塌陷，治疗非常困难，往往手术内固定难以达到满意的复位和坚强的固定，术后需要石膏外固定。最常用的有松质骨加压螺钉、钢板螺钉、克氏针或张力带固定等。

第六节 踝部骨折框架固定技术

胫腓骨远端开放、粉碎性骨折，尤其合并骨缺损，以前一直未有一种既有效地固定骨折端，又便于处理开放伤口的骨折固定方法而成为临床的一道难题。我们根据跟骨牵引治疗小腿骨折的原理，采用框架固定器跨踝关节固定结合肌皮瓣移植和骨移植术治疗胫腓骨远端开放性、粉碎性骨折并骨缺损有以下体会：

(1) 框架固定器有牵伸和压缩的功能，利用其牵伸功能超踝关节固定，能使股骨远端压缩骨折或塌陷骨折维持有效的复位和骨缺损维持正常的肢体长度。

(2) 牢稳的框架固定是促进创面愈合和治疗感染的必要生物学环境，能远离创面穿针，不会加重局部损伤，避免发生感染；能架空创口，使创口暴露，有利于引流，方便创口换药、肌皮瓣移植和骨移植术等的治疗。

(3) 肌瓣充填残腔后植皮，能改善局部的血液循环，防治创口感染，为植骨创造条件，并可缩短治疗周期。

(4) 松质骨植骨治疗骨缺损，方法简便，效果确切，适合设备简陋和技术条件差的基层医院。

(5) 断骨骨折髓内固定可增强框架固定的牢稳性，有效地保持肢体长度，并为提早拆除框架固定器进行踝关节功能锻炼提供条件。

(6) 跨踝关节固定会影响踝关节部分功能的恢复。但胫骨远端开放性粉碎性骨折并骨缺损尚没有更好的固定方法。

同其他关节内骨折的治疗一样，踝部骨折要求准确复位，恢复关节的解剖生理关系，才能收到良好的疗效。对多数踝部骨折，采用手法复位、夹板、纸压垫超关节外固定或石膏外固定，均可获得满意的疗效。但对各种类型的III°骨折、胫骨下关节面前缘大块骨折及胫骨下端关节面纵向挤压粉碎性骨折等严重损伤，骨折常有明显的侧方及重叠移位，单用夹板或石膏常不能有效地控制重叠移位，若加用骨牵引则增加病人卧床时间，不利于功能的恢复。手术切开复位内固定操作复杂，且常因骨折损伤广泛而无法开展。穿针框架固定能有效地控制重叠及翻转移位，稳定骨折，早期下床行走，对踝部骨折是一个简便而有效的方法。

一、框架固定适应证

适用于各种类型的三踝骨折（III° 骨折）、移位明显而不宜用其他外固定的Ⅱ°骨折（如双踝开放性骨折等）、有明显脱位的大块胫骨下端关节面前缘骨折等。

二、骨穿针前准备

1. 麻醉与体位：硬膜外麻醉或局麻，患者仰卧位。

2. 手法复位：患者仰卧位，膝屈曲 90°，一助手握腘窝部，另一助手握足跟及前足部进行对抗牵引，牵引时踝关节跖屈，先顺原骨折移位方向牵引，即内翻骨折先内翻牵引，外翻骨折外翻牵引，无内外翻骨折则垂直牵引，牵引力应轻而稳妥。重叠移位纠正后，术者用拇指在骨折线处上、下推挤骨折的内、外踝，以解脱嵌入骨折裂隙内的软组织（韧带及骨膜等）。然后内、外旋转及翻转踝关节以纠正旋转及内、外翻畸形，助手由远侧将足从原来骨折移位的方向向其反方向旋转并翻转，即内翻骨折将足从原来的内翻位逐渐变为外翻位；外翻骨折则从外翻位变为内翻位。同时术者两手侧向推挤踝关节使骨折侧移位复位。纠正踝部旋转及侧向移位后，术者一手向后推胫骨，另一手向前拉足部，同时远侧助手逐渐将踝关节背伸至 90°位。

三、骨穿针技巧

（一）穿针特点

跟骨：固定跟骨的框架固定器，采用骨穿针有横向交叉固定、牵引，和纵向撬拨固定两个作用。其进针点需要注意的是，偏于内侧针的针尖，不宜穿过内侧骨皮质，防止损伤胫后动静脉及胫后神经。

跖骨：其进针点要从跖骨的背外侧和背内侧进针，不宜从正中部进针，防止伸趾肌腱被钉在跖骨上。克氏针以刚好穿出对侧骨皮质为宜，针与跖骨纵轴垂直。对于基底部及颈部的骨针，可超关节进针固定。

（二）穿针部位及方法

在维持牵引下，在胫骨结节处由外向内用 1 枚直径 3mm 的克氏针贯穿胫骨并穿出对侧皮外，保持针与胫骨纵轴垂直（图28-32）。另在跟骨结节部用同样针径的克氏针贯穿跟骨并穿出皮外，针的角度根据骨折类型而定，内翻骨折者内侧针眼靠上而外侧针眼稍靠下，以便安装外固定器后使踝关节轻度外翻；外翻或外旋骨折则相反，即内侧针眼靠下而外侧针眼靠上，使固定后踝关节呈轻度内翻位；纵向挤压及胫骨下关节面前缘大块骨折者，则跟骨穿针应保持与关节面平行，并与上一枚针平行。

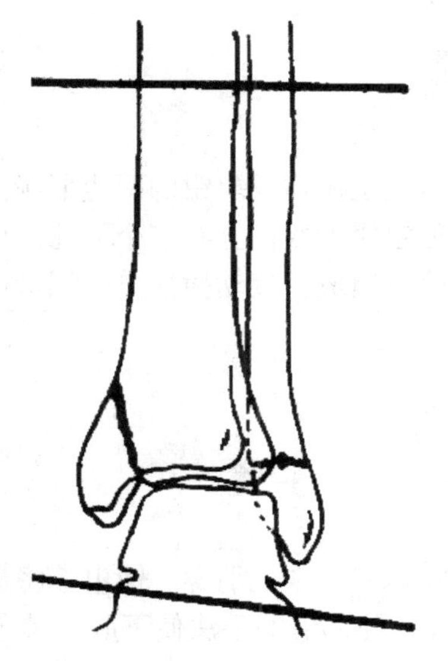

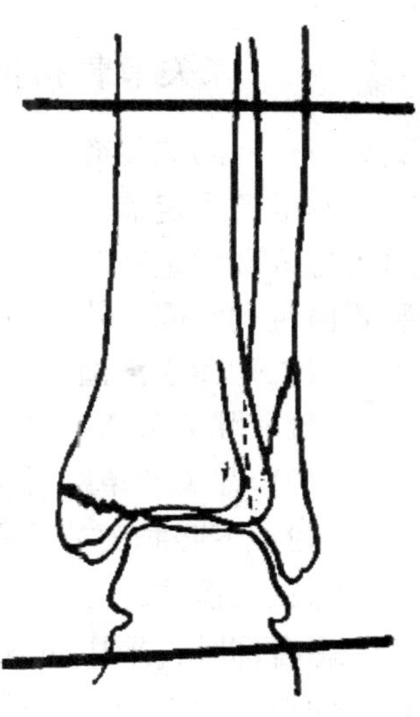

图 28-32 踝部骨折穿针示意图

四、安装框架固定器

将两枚克氏针与框架固定器相连固定，调节框架固定器支撑杆上的可调螺母进行牵引，纠正重叠移位并适当过牵。经上述手法及穿针牵引整复后，骨折已基本复位，但内踝、外踝、后踝及股骨下端关节面前缘骨折块仍可残留少许移位，下胫腓联合亦可有轻度分离，可采用扣挤等手法纠正残余移位。恢复正常关节面及踝穴的解剖关系。再分别在内、外、后踝及胫骨下端关节面前缘相应的部位安放压板，压板与皮肤之间垫以塔形纱布垫，用滑轨上的加压螺丝将各压板顶住，防止骨折再移位，并可在固定过程中进一步纠正残余移位。最后再次调节支撑杆上的螺母纠正整复时的过牵状态，维持骨折对位，调节压板的加压螺丝至适当部位，拧紧各部位的螺母以维持固定，术毕。

五、操作注意事项

在进行骨折整复固定、经皮穿针时，按严格的无菌操作技术进行。

（1）穿针应在严格的无菌操作下进行，胫骨结节部克氏针保持与胫骨干轴线垂直，跟骨结节部克氏针应根据是否需足内翻或足外翻固定而调整其角度，需内翻固定时针应由内下向外上倾斜，而需外翻固定时则克氏针由外下向内上倾斜。

(2) 压垫安放位置应准确，加压不宜过紧，以免出现皮肤压疮（踝部软组织较薄，压力稍大即可发生压迫性坏死）。

六、术后处理及并发症防治

功能活动应尽早开始，但固定期间是否允许负重应根据胫骨下关节面损害程度而定，关节面损害较轻（如后踝骨折块小于关节面的1/3者）者可早期负重，而关节面损害较重者（如后踝骨折块占关节面的1/3以上者）应早活动、晚负重。

术后处理针道用无菌剪口纱布覆盖，保持局部清洁干燥，每隔3～5天清洁换药1次。

术后即可开始足趾屈伸及膝关节屈伸活动，抬高患肢，2～3天后即可扶双拐患肢免负重下地行走，若关节面损伤不严重则可逐渐负重，术后6～8周，骨折临床愈合，即可拔针拆除框架固定器，拔针拆除框架固定后，仍需跨关节夹板、纸压垫保护1～2周，并加强踝关节功能锻炼，同时配合应用中药外洗，以促进踝关节功能的恢复。

第七节　踝部骨折常用框架固定器介绍

一、踝关节骨折框架固定器

（一）结构简介

本框架固定器是由“门”形加压固定钳构成。钳的两边下端分别有带螺纹钢针，其借助螺旋力可拧入和固定在胫腓骨下段；在固定钳的横框上有多个圆孔，可安放牵拉复位装置。牵拉复位装置由锐利的固定钩、拉杆及提升螺母组成。旋动横框上的螺母可牵拉固定钩，使折端复位。

（二）适应范围

(1) 踝关节双踝骨折。

(2) 踝关节单踝骨折。

(3) 下胫腓关节分离。

（三）操作方法

患者仰卧，采用局麻或神经阻滞麻醉，常规消毒、铺巾。将加压钳放置踝关节前侧，旋转钢针，使钳固定在内、外踝上方3～5cm处，借助手法使下胫腓关节及内外踝复位，紧固钢针，固定下胫腓关节。而后将固定钩刺入内、外踝，并将复位杆从横框的圆孔中穿过，旋动提升螺丝，使内、外踝复位和加压固定。透视下观察折端复位情况，紧固各部螺丝，手术完毕。术后即可进行踝关节背伸、跖屈锻炼，术后2周下床扶拐不负重锻炼，3周后可逐渐负重行走，5周拆除框架固定器，可行中药熏洗和理疗，加速功能恢复。

（四）注意事项

术后应尽早行踝关节功能锻炼，以磨造残留不平的关节平面；但切勿过早负重锻炼，防止器械松动而移位；应及时调整螺母松紧度，以保持良好固定。

二、踝部自动加压框架固定器

（一）结构简介（图28-33）

本框架固定器由以下几部分组成。

(1) 尖端呈棱锥形，体部为台阶形的固定针，长度为5cm，穿刺于骨折远端。

(2) 穿入胫骨，用于支撑固定牵引架的支撑钢针。

(3) 固定针架长 10cm，前端有孔套入一固定针尾，旋紧固定螺母为一体。

(4) 两块滑块，可沿支撑杆及固定针架上下滑动，其中有一梯形滑块可沿导轨左右滑动。另外还有加压弹簧和压簧螺母。

(二) 适应范围

内踝骨折、外踝骨折。

(三) 操作方法

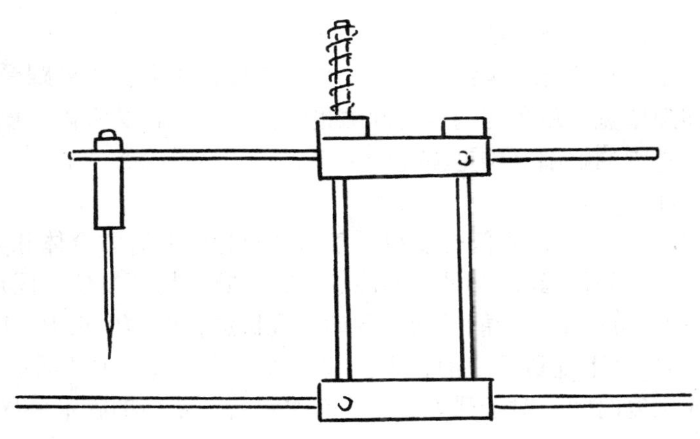

图 28-33　踝部自动加压框架固定器

患部局麻，消毒铺巾，自骨折远端刺入固定针，并针拨复位，尽可能使针尖通过骨折线 10cm。按滑块套入各针顺序安装框架固定器，按框架固定器相应部位刺入支撑钢针，使之刺入胫骨内 2.0 ~ 3.0cm，安放加压弹簧，旋扭压簧螺母，至被动活动踝关节时，骨折远端固定不动。旋紧固定滑动螺钉，用酒精纱布包绕针眼处，结束固定。

(四) 注意事项

安放固定架后 3 天，即可扶单拐下地行走。支撑杆不可刺入过浅或过深，以免针松动或刺入关节腔。2 个月后，经检查骨折愈合即可拆除框架固定器。

三、踝关节加压复位器

(一) 结构简介（图 28-34）

该器械是利用机械力代替徒手复位，然后经皮穿针固定治疗踝关节骨折脱位。这种复位器结构简单。它由一对扣盘、一对螺杆和“U”形钢架组成。扣盘是按标准人体内、外踝形取模锤制而成，螺孔为铜质防锈，余为硬质钢材制造。

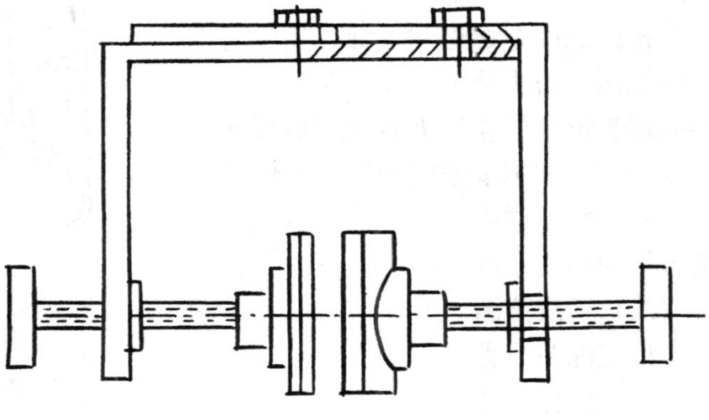

(二) 适应范围

踝关节骨折脱位合并下胫腓分离。

图 28-34　踝关节加压复位器

(三) 操作方法

患者在局麻与无菌条件下，先行手法整复，再将扣盘安放在垫有 24 层新纱布的内、外踝部，装上加压复位器，边加压边复位。在闭路电视（或拍片）下，见复位满意，随即以直径 1.5mm 或 2.5mm 克氏针在外踝和盘下端的斜孔，自下外向内上斜行穿过腓骨下端，下胫腓间隙，直至股骨内侧皮质外 0.3cm；另 1 枚针在扣盘近侧，自外上经腓骨干，向内下穿过胫骨，达胫骨内侧皮质外0.3cm。经 X 光检查复位与固定满意后，去掉加压器，剪去针尾，针孔部包绕酒精纱条，用 12 层石膏纱布，“U”形夹板固定之。完成上述步骤需 15 ~ 20min。术后抬高患肢，踝关节背屈活动。4 周去托，床上活动。6 周拍片。骨折愈合。拔针后持拐活动，逐步负重锻炼。

（四）注意事项

手法复位外固定治疗踝关节骨折脱位，失败在于外踝骨折，脱位距骨与外踝同时外移，下胫腓间隙增宽，距骨与内踝的间隙也增大，距骨在踝穴内失稳，终致踝关节创伤性关节炎。实践证明，外踝的解剖复位是治疗的关键。

此加压复位器：

(1) 解决了双手闭合复位难于保持外移的距腓联合体和分离的下胫腓间隙的难题。

(2) 同时行经皮穿针框架固定术，免除了切开复位内固定手术的痛苦。

(3) 可以早期功能活动，调动了骨折愈合中的生物力学因素，加速骨折愈合。

(4) 在下地负重之前，踝关节通过运动磨造，关节活动范围接近正常，大大地缩短了住院与功能恢复时间。对于踝关节表皮有水疱者，要择期施术，尽早治疗。

四、三维踝关节框架固定器

（一）结构简介（图 28-35）

材料由不锈钢构成。结构包括螺旋夹针、后踝加压针、内踝顶针、内翻加压垫、外侧臂、内侧臂、外踝可调螺杆、槽形可调螺母、后踝弧形固定板等。本装置可在三个平面(矢状面、冠状面、水平面)、四个方向（侧方挤压、外侧牵引、内踝加压及后踝从后向前顶挤力）进行调节，以适应踝关节骨折多向移位的特点。其原理：①通过调节螺旋夹针的伸缩，纠正外踝和距骨的侧方移位及下胫腓分离。②调节外踝固定螺杆的长度，增加外侧两针间距，完成对外踝的牵引，克服短缩。③使用内踝顶针、推挤内踝固定螺母和夹针，完成对内踝的加压，防止分离。④后踝加压针利用后踝弧形板的作用力直接对后踝加压。⑤利用不锈钢框架固定器的弹性应变力，对下胫腓弹力框架固定，有利于踝关节早期功能锻炼。

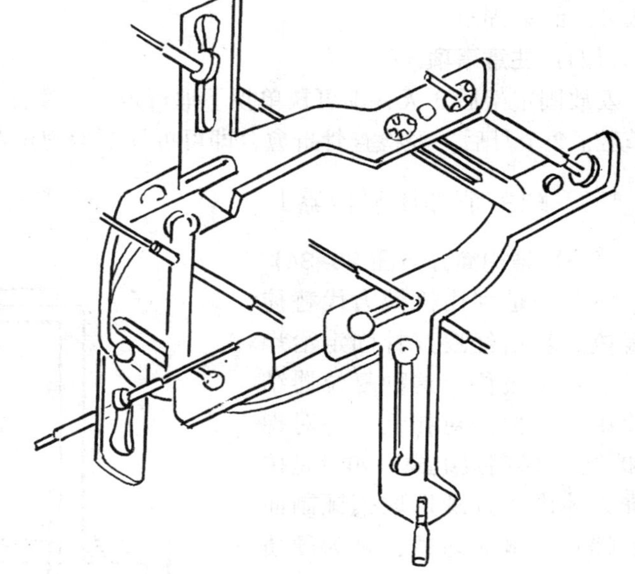

图 28-35 三维踝关节框架固定器

（二）适应范围

不稳定踝关节骨折。

（三）操作方法

采用坐骨神经、股神经阻滞麻醉或局麻。先令助手牵引使足维持在中立位。外侧两针 1 针位于下胫腓上方 3～5cm 处，1 针平胫距关节水平或下方 2～3mm，一般顶在腓骨上，但如需要也可顶在同一水平胫骨骨皮质上，内侧夹针，1 针位于外侧两针中点，另一针进入内踝骨折块中部。后踝加压针位于胫距关节上方 0.5～1cm 处。注意进针前先在预进针部穿孔，防止压伤皮肤。为防止滑动可先在进针部位钻一浅孔，也可呈半针固定。透视下调节框架固定器各夹针幅度，纠正骨折各方向移位，达到满意复位。术后 24h 后开始练习足背屈活动，1～2 周屈膝 90°，练习踏床。3 周扶拐下地，4～6 周去除框架固定器。

（四）注意事项

踝关节骨折的特点是骨折移位方向多变，可同时出现内踝分离、外踝短缩及后踝后上移位，传统的外固定方法缺乏多向应力调节，因此，内踝不愈合率较高，后踝也常随距骨向后上移位。本固定器可在三个平面，四个方向进行应力调节，同时完成对内踝的加压、外踝的牵引及后踝的顶挤。利用框架固定器的不锈钢的弹力应变特性，对下胫腓弹性外固定，生物力学测定是在背屈时下胫腓移位 2 ~ 3mm。符合正常生理需要。进针部位可通过滑槽调节有小面积外伤及水泡者不影响框架固定使用。

五、多平面框架固定器

（一）结构简介

本器械是根据单臂式框架固定器原理改良而成。其组成包括：外套筒、骨穿针、内套筒、固定螺栓、螺母、顶压板螺杆、销轴、支板、调节螺丝、脚登板（图 28–36）。

（二）适应范围

踝关节骨折。

（三）操作方法

以手法复位按损伤机理及类型以中医传统治疗踝部骨折进行手法复位。复位后应辅以摇、拨、捋、按。对嵌顿、移位的肌腱韧带予以理顺。对有明显移位的内髁骨折、后踝骨折超过关节面 1/3 的不稳定骨折，主张应以闭式穿针内固定，在患处安装框架固定器，以外翻骨折为例：原则上螺纹针在外踝前缘上方 4 ~ 6cm 处（也可根据腓骨下段骨折情况变换穿针位置，避开骨折线），垂直于胫骨干，针端出对侧皮质 0.1cm，将固定杆固定于 2 针尾处调整顶压板及脚板，将足固定于内翻 10°~15°，背伸位 90°。若胫距关节尚有残余移位可调节顶压板将其顶压复位。内翻骨折固定方法相反，外踝辅夹板或闭式穿针固定。术后常规针道护理。第 2 周开始患足改中立位背伸 90°固定。卸下顶压垫及脚板，每天中草药熏洗，尔后再继续固定。以此方法每 3 天踝部活动增加 1 ~ 3 次。并可开始离床做轻度负重活动，下胫腓分离 5 周后负重。

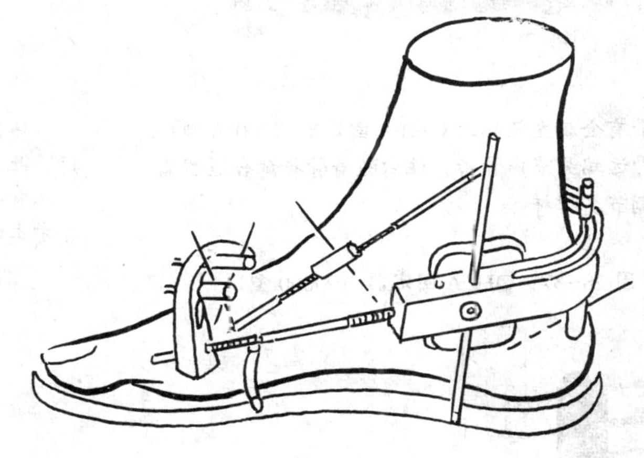

图 28–36　多平面框架固定器穿针示意图

（四）注意事项

本固定法是采用螺纹针与固定杆的刚性固定，既使顶压处组织与压垫之间的压应力为零，已复位的踝关节或骨折端也不会有明显移位（因针与器械的弹性变形在 2500g 外力下约为 0.2cm，踝部没有可造成再移位的强大肌力）。所以此装置的顶压垫固定效应力不必太大。若采用夹板固定，其约束力为环形，若过松则整个固定失去效应。顶压垫效应力在固定时大约只需夹板固定的 1/5。应用本方法可完全达到解剖学对位，保证了踝穴正常生理宽度及关节面平整。对于内后踝针拨穿针固定不仅可满足上述要求，而且对防止骨不愈合、为早期功能锻炼提供了保证。此方法简便易行，创伤极小，同时对胫距关节的轻微移位，下胫腓关节的分离应用顶压板可完全矫正。配合早期的功能锻炼和熏洗，降低了韧带的瘢痕挛缩、粘连，促进了骨折愈合，防止关节粘连，利于关节磨造，减少了创伤性关节炎的发生。

六、Orthorfi 框架固定器（图 28–37 ~ 图 28–41）

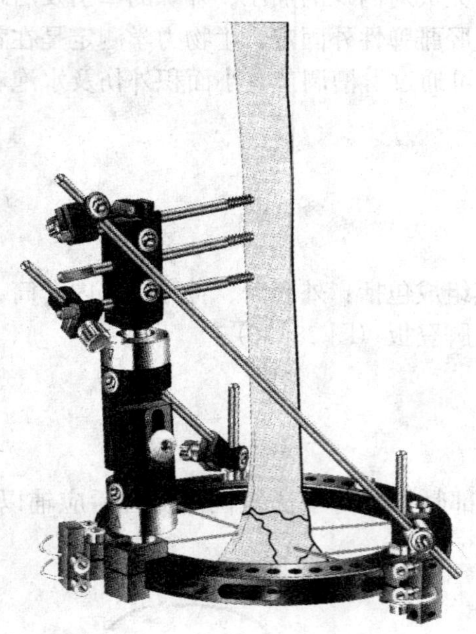

用带有金属支架环的 OHFA 固定器（90000 型）固定胫骨远端关节内骨折，注意随着骨折愈合过程需要随时调节支撑杆

图 28–37 OHFA 固定器（90000 型）

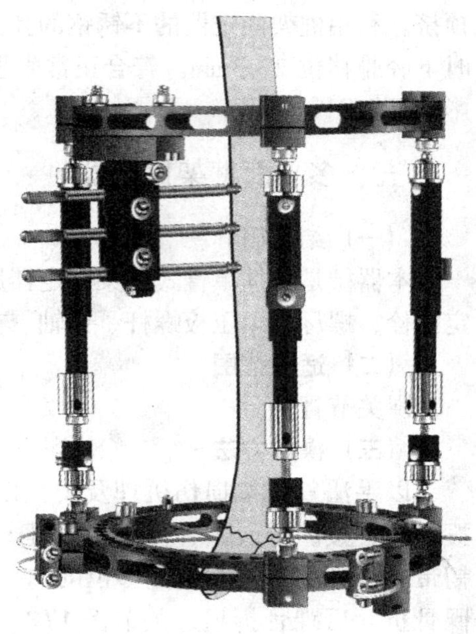

使用 SHFA 组合式固定器治疗胫骨远端关节内骨折，此固定器由复位杆连接两个环组成。一个环连接远端骨折端骨折，另一个带 Sheffield 夹的环连接在胫骨干上的螺钉

图 28–38 Sheffield 固定器

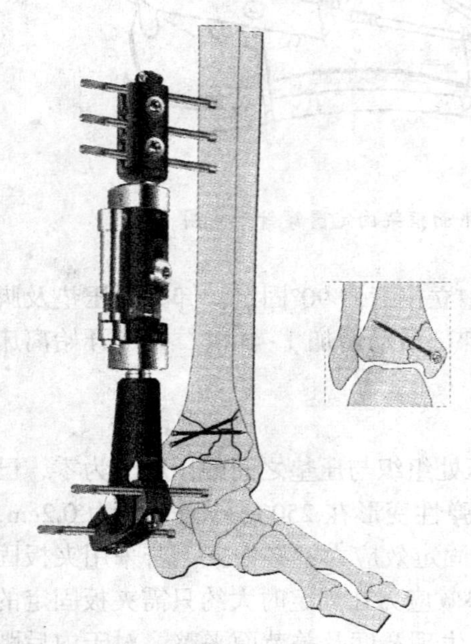

用 FFSI（骨片钉）恢复关节面，再用可透射线的远端针夹的固定器治疗胫骨远端关节内骨折

插图所示 FFS 同垫圈联合使用

图 28–39 胫骨远端关节内骨折

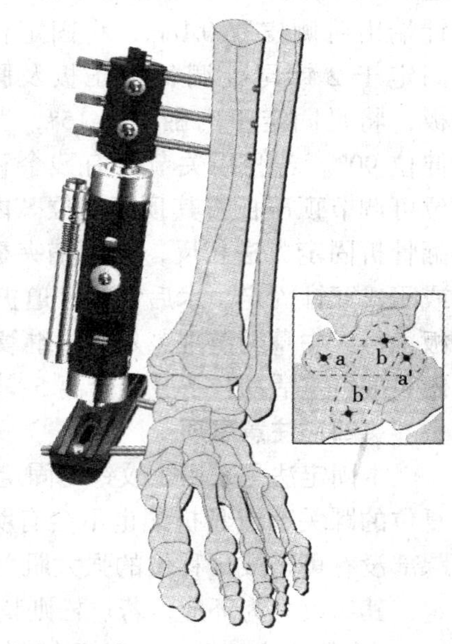

远端有 TG 夹的 Procallus 固定器（90000 型）以利于在距骨上螺钉（插图中 a，a' 处）。垂直夹可在远端使用。一个螺钉在距骨，另一个螺钉在跟骨（插图中 b，b' 处），使得胫骨—距骨双融合

图 28–40 踝关节融合（胫骨—距骨）

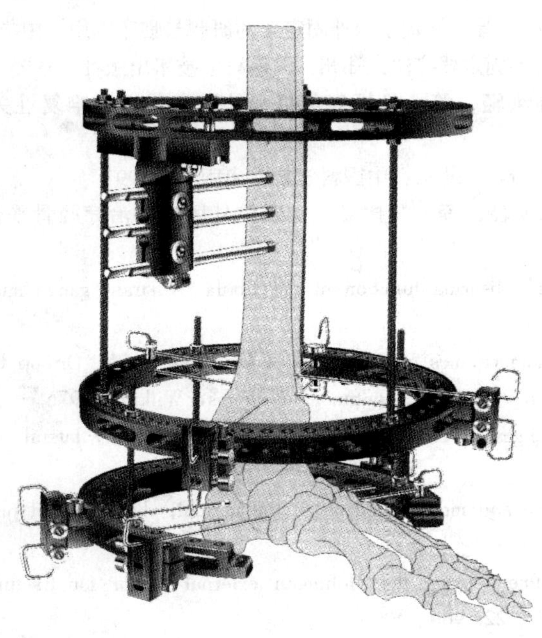

图 28-41 踝关节融合

主要参考文献

1 方先之，尚天裕．中西医结合治疗骨折．北京：人民卫生出版社，1966
2 李起鸿，曾宪政，欧伯平，等．半环槽式外固定器的研制和临床应用．中华骨科杂志，1984，4:332
3 孟继懋．中国医学百科全书．骨科学．上海：上海科学技术出版社，1984
4 付光瑞．钳夹固定治疗胫腓骨不稳定型骨折 151 例报告．中华骨科杂志，1985，5:336
5 孙玉林．中国骨科新技术．北京：中国科学技术出版社，1985
6 王亦璁．骨与关节损伤．北京：人民卫生出版社，1986
7 孟和，黄克勤．骨科复位固定器疗法．天津：天津科学技术出版社，1986
8 郭世绂．临床骨科解剖学．天津：天津科学技术出版社，1988
9 郭维淮．中国骨伤科学．南宁：广西人民出版社，1988
10 姜延州．外固定器治疗关节和骨端骨折的初步报告．中国中医骨伤科杂志，1989，5:19
11 陆辰照．踝关节损伤和治疗．上海：上海科学技术文献出版社，1989
12 尚天裕．中国骨伤科学．南宁：广西科学技术出版社，1989
13 许鸿照．双爪固定器的临床应用．中医正骨，1989，创刊号：25
14 宋广献．钩拉复位固定器治疗胫骨平台骨折 30 例报告．中医正骨，1990，2:5
15 黄克勤．现代创伤外固定学．北京：华夏出版社，1990
16 顾云五．加压外固定器治疗关节内骨折的实验临床研究．中国骨伤，1990，3:55
17 李起鸿．骨外固定原理与临床应用．成都：四川科学技术出版社，1992
18 孟　和．中国骨伤外固定博览．北京：华夏出版社，1992
19 赵定麟．实用创伤骨科学．上海：上海科学技术出版社，1992
20 孟　和．中国骨折复位固定器疗法．北京：中国协和医科大学、北京医科大学联合出版社，1993
21 张志刚．中国骨伤科学．北京：科学出版社，1993
22 顾云五，尚天裕．骨折、骨骺、软组织损伤治疗学．天津：天津科学技术出版社，1994
23 李景义．三维踝关节复位固定器．中国骨伤，1994，7（增刊）：198

24 俞宏亮，马 亮，赵立登，等．框式小腿外固定架的研制与临床应用．中华骨科杂志，1994，14：601
25 孙永强，郑福增．骨折外固定器疗法．郑州：河南科学技术出版社，1995
26 刘国平，杜靖远，陈汝轻，等．骨折复位机和外固定器治疗难复性关节脱位．现代诊断与治疗，1996，7：38
27 刘国平．骨外科临床诊治学．北京：中国科学技术出版社，1997
28 刘国平，杜靖远，陈汝轻，等．撬拨复位加双侧外固定器治疗胫骨平台骨折．中国矫形外科杂志，1997，4：269
29 Lambert LL：The weight-bearing function of the fibula. A strain gauge study.Jour Bone Joint Surg 1971, 53A: 507
30 Sammarco GJ et al：Biomechanics of the ankle, A kinematic study. Orthop Clin North Am.1973，4：75
31 Inman VT：The Joints of the Ankle. Baltimor，Williams&Wilkins, 1976
32 Ramsey PL et al：Changes in tibiotalar area of contact caused by lateral talar shift. Jour Bone Joint Surg 1976, 58A: 356
33 Stauffer RN et al：Force and motion analysis of the normal，diseased and prosthetic ankle joint. Clin Orthop 1977, 127：189
34 Robert.Results of treatment using the Hoffmann external fixator for fracture of the tibial diaphysis. The Journal of Trauma, 1982, 22: 960
35 Proctor P et al: Ankle joint biomehanics. J Biomech 1982, 15：627
36 Darid A. Skeletal stabilization with a mu1tiplane external fixation device. Clin Orthop, 1983, 180: 50
37 Weber BG, Magerl F. The external fixator. Berlin: Springer-Verlag, 1985
38 Green S. Complications of external skeletal fixation. Clin Orthop, 1986, 183: 109
39 Liu GP, Du JY. Percutaneous reduction and stabilization of complex tibial plateau fractures by bilateral groove external fixator. Chin Med Sci J.1997, 12: 184

第二十九章　足部骨折框架固定技术

第一节　足部应用解剖

踝关节以远部位为足，其基本结构与手相似，计有跗骨 7 块、跖骨 5 块及趾骨 14 块。此 26 块骨形成众多的关节以满足足部的不同功能要求。按足的功能解剖部位，足又分为前足、中足和后足（图 29-1）。前足由 5 块跖骨和 14 块趾骨组成。中足由 5 块跗骨组成，即 3 块楔骨、舟骨和骰骨。后足由跟骨和距骨组成。足是由 26 块骨骼以及肌肉、韧带、神经和血管等构成的一个统一体。为满足各种不同的生理要求，足有时变得非常坚硬，有时又很柔韧，而在正常的步态行走中则介乎上述两种情况之间。在足本身的结构中，之所以有各种各样的活动，是由于人类赖以活动的地面情况千变万化及足部关节结构的特殊性之故。

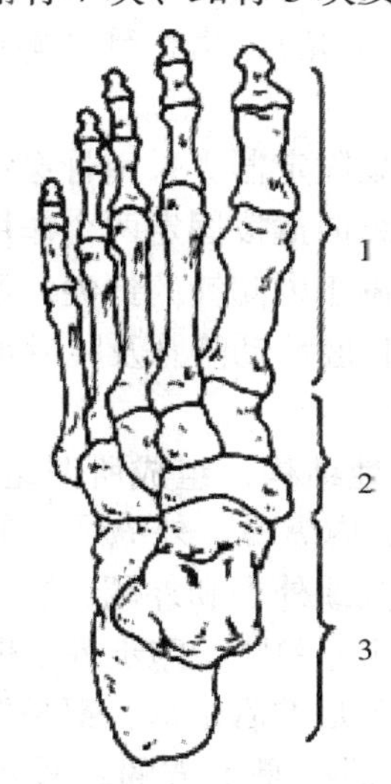

1.前足　2.中足　3.后足

图 29-1　足的功能解剖分区

一、足部标志投影

足骨由近侧（后）到远侧（前）依次为跗骨、跖骨和趾骨，都可在皮外扪得。

二、足部骨性结构

（一）跟骨解剖特点

（1）跟骨是足部最大一块跗骨，是由一薄层骨皮质包绕丰富的松质骨组成的不规则长方形结构。

（2）跟骨形态不规则，有六面和四个关节面，其上方有三个关节面，即前距、中距、后距关节面（图 29-2）。三者分别与距骨的前跟、中跟、后跟关节面相关节组成距下关节。中与后距下关节间有一向外侧开口较宽的沟，称跗骨窦。

（3）跟骨前方有一突起为跟骨前结节，分歧韧带起于该结节，止于骰骨和舟骨。跟骨的关节面呈鞍状与骰骨相关节。

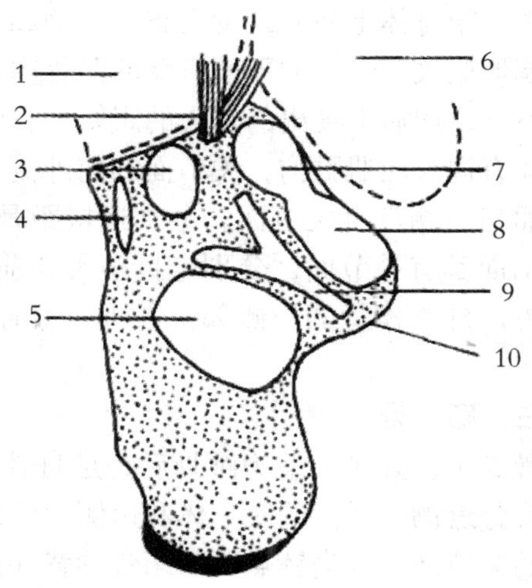

1.骰骨　2.分歧韧带　3.伸趾短肌起点　4.伸侧支持带　5.后距关节面　6.舟状骨　7.前距关节面　8.中距关节面　9.跟距骨间韧带　10.载距突

图 29-2　跟骨的距下关节面

(4) 跟骨外侧皮下组织薄，骨面宽广平坦。前面有一结节为腓骨滑车，其后下方和前上方各有一斜沟分别为腓骨长、短肌腱通过。

(5) 跟骨内侧面皮下软组织厚，骨面呈弧形凹陷。中 1/3 有一扁平突起，为载距突。其骨皮质厚而坚硬。载距突上有三角韧带，跟舟足底韧带（弹簧韧带）等附着。跟骨内侧有血管神经束通过。

(6) 跟骨后部宽大，向下移行于跟骨结节，跟腱附着于跟骨结节。其跖侧面有两个突起，分别为内侧突和外侧突，是跖筋膜和足底小肌肉起点。

(7) 跟骨骨小梁按所承受压力和张力方向排列为固定的两组，即压力骨小梁和张力骨小梁。两组骨小梁之间形成一骨质疏松的区域，在侧位 X 线片呈三角形，称为跟骨中央三角。

(8) 跟骨骨折后常可在跟骨侧位 X 线片上看到两个角改变。跟骨结节关节角（Bohler 角），正常为 25°~40°，由跟骨后关节面最高点分别向跟骨结节和前结节最高点连线所形成的夹角。跟骨交叉角（Gissane 角），由跟骨外侧沟底向前结节最高点连线与后关节面线的夹角，正常为 120°~145°（图 29-3）。

固定跟骨的框架固定器，采用骨穿针有横向交叉固定、牵引，和纵向撬拔固定两个作用。其进针点需要注意的是，偏于内侧针的针尖，不宜穿过内侧骨皮质，防止损伤胫后动静脉及胫后神经。

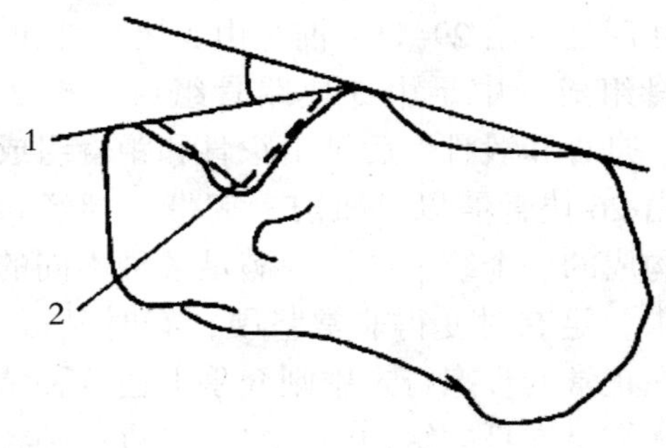

1.跟骨结节关节角　2.跟骨交叉角

图 29-3　跟骨结节关节角（Bohler 角）和跟骨交叉角(Gissane 角)

（二）跗　骨

跟骨的拱形弹性结构，组成所谓足的弓 Arcas plantaris 包括横弓、内纵弓、外纵弓，通过跟距关节可使足内收、内翻或外展和外翻，满足了人类进化过程中负重、行走、弹跳、跑步等生理条件。

跗骨 7 块，位于足的后半部，都是短骨，分为后、中、前三列。后列是上方的距骨和下方的跟骨；中列是足舟骨；前列由内侧到外侧依次为内侧、中间和外侧楔骨及骰骨。距骨前端为头，头的前面有舟关节面；头后方为距骨颈，其余部分为距骨体。距骨体上面有距骨滑车，内侧和外侧有内踝关节面和外踝关节面，此三关节面与小腿骨的下端形成关节。体的下面有深的距骨沟，沟的前方和后方都有关节面与跟骨相连接。跟骨位于距骨下方，向后下突出的是大的跟结节；向内侧的突为载距突，载距突的上面有关节面，接距骨，下面有拇长屈肌腱沟，关节面的前外侧有斜位的跟骨沟，与距骨沟相对应，合成跗骨窦。跟骨的上面与前端都有关节面，分别连接距骨和骰骨。足舟骨在足的中部，位于距骨头前方，其后面与前面都有关节面，分别连接距骨与前方的三个楔骨。内侧、中间、外侧三个楔骨并列于舟骨前方。外侧楔骨的外侧邻接骰骨。骰骨居足外侧，前接跖骨，后接跟骨。其外侧有腓骨长肌腱沟。

（三）跖　骨

跖骨 5 个，并排于前为趾骨后为足舟骨和骰骨之间，由内侧至外侧按序号命名为第 1 ~ 5 跖骨。跖骨分近侧（后）的底、体和远侧（前）的头三部分，前后端都有关节面，跖骨底之间也有相连接的关节面。其进针点要从跖骨的背外侧和背内侧进针，不宜从正中部进针，防止伸趾肌腱被钉在跖骨上。克氏针以刚好穿出对侧骨皮质为宜，针与跖骨纵轴垂直。对于基底部及颈部的骨针，可超关节进针固定。

（四）趾　骨

趾骨 14 个，拇趾为两节，其余 4 趾各 3 节，命名为近侧趾骨、中间趾骨和远侧趾骨。各趾骨后端为底；远侧趾骨前端有远节趾骨粗隆，其他趾骨前端皆为趾骨滑车。

三、足部关节韧带

（一）距下关节

距下关节是由距骨和跟骨形成的关节。其活动轴是舟状骨内背侧到跟骨外侧的连线（图 29-4）。

距下关节的活动为内、外翻。其构造类似于阿基米德螺旋的一段，即右距下关节像一个右手螺丝，而左距下关节像左手螺丝。其活动范围各家意见颇不一致，但内翻要比外翻明显。正常足在平地行走时，内外翻活动范围约为 60°，平足者可减少，此即为功能活动范围。有人将踝关节距下关节复合体的活动比喻为万能关节，即此复合体可在各种方向自由活动，当其中一个关节活动受限时，另一关节活动则增加，如在踝旋时，踝关节的活动减少，而距下关节的活动则增加。当踝关节内旋或处于中立位时，踝关节本身活动增加而距下关节活动则减少。因此，就使得足能在各种不同的地面上自如的行走及运动。之所以有这两个关节活动的相互代偿，是因为此两关节轴倾斜的关系并非固定之故。

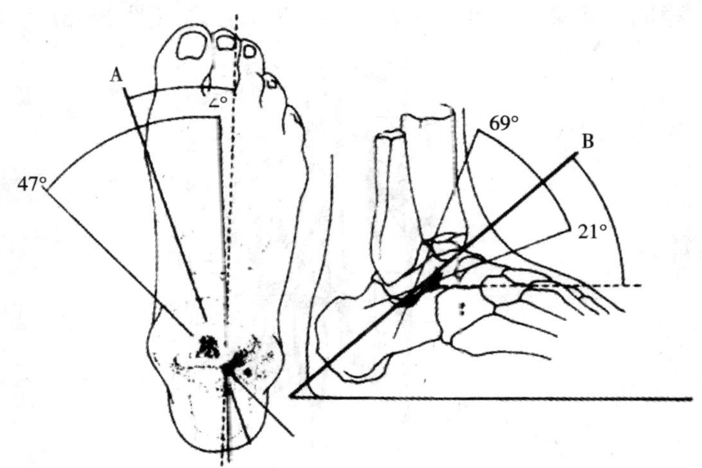

A. 该轴与足中线成 23°角　B. 该轴与水平面成 41°角

图 29-4　距下关节运动轴

（二）跗横关节（Chopart 关节）

跗横关节即距舟和跟骰关节，又称中跗关节。其活动为内收及外展，并有轻微跖屈背伸和旋前及旋后活动。已经证明跗横关节的功能主要受距下关节的控制。当距下关节外翻时，距舟及跟骰关节轴是相互平行的（图 29-5A）。如此则可有上述两关节某种程度的活动自由。而在距下关节内翻时，此两关节活动轴不再平行（图 29-5B）。故而两关节的活动将受限，但关节的稳定性增加。

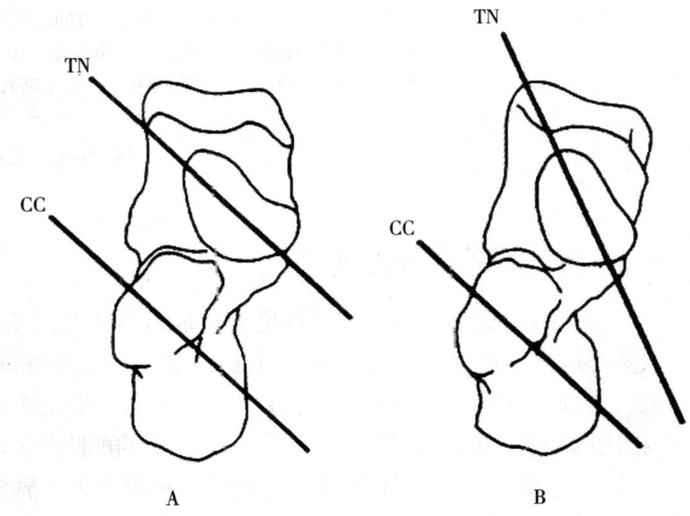

A. 足外翻时，两轴相互平行　B. 足内翻时，两轴不再平行
CC- 跟骰关节轴　TN- 距舟关节轴

图 29-5　距舟及跟骰关节轴在足内外翻时的关系

（三）跖跗关节（Lisfranc 关节）及跗骨间关节

此一区域的各个关节很少有明显的活动，是足部比较稳定的一个部位。在骨间有强力韧带加强其稳定。第 2 跖骨又深入到第 3 个楔骨所形成的马蹄样结构的中心，其在维持这一位置的稳定

性上有重要的作用。

（四）跖趾关节

主要活动为跖屈及背伸。在行走时，最大范围的背伸发生在起动前，而在正常行走时几乎无跖屈活动。

（五）趾间关节

趾间关节无背伸活动，行走时趾间关节处于伸直位。跗横关节及跖跗关节等骨间联结则十分稳固，除关节囊外，尚有许多韧带加强之（图 29-6）。

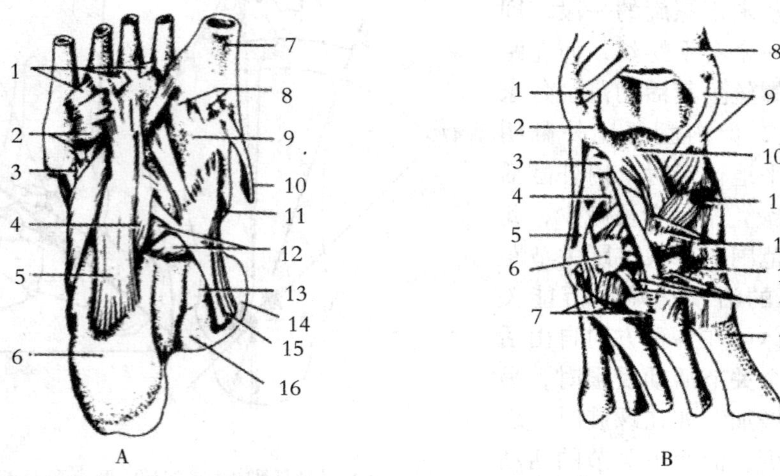

A. 1.跖侧跖骨间韧带 2.跖侧跗侧间韧带 3.骰骨 4.短跖韧带及跖侧跟骰韧带 5.跖长韧带 6.跟骨 7.跖骨 8.跖侧跗跖韧带 9.第 1 楔骨 10.胫前肌 11.舟状骨 12.跖侧跟舟韧带 13.载距突 14.内踝 15.胫后肌腱 16.屈拇长肌腱沟

B. 1.前下距腓韧带 2.前距腓韧带 3.骨间距跟韧带 4.分歧韧带 5.骰骨 6.第 3 楔状骨 7.骨侧跖骨间韧带 8.内踝 9.三角韧带 10.背距舟韧带 11.舟状骨 12.背侧楔舟韧带 13.第 1 楔骨 14.背侧跗跖韧带 15.第 1 跖骨

图 29-6 足部的韧带

四、足部肌肉筋膜

控制足部活动的肌肉来自足内在肌及外在肌。足内在肌多集中在足底，由浅到深可分四层（图 29-7），足外在肌分别来自小腿的前、后及外侧间隔。控制足部活动的肌肉及其功能前已述及，控制足部活动的肌肉有外在肌及内在肌。但是未经特殊训练的足与上肢及手的良好肌肉控制相比则相差甚远。这是因为在活动中，足部的肌肉多以间隔化的形式发挥作用之故。在考虑这些肌肉的功能时，如能注意到其与踝关节和距下关节轴的位置关系，则对理解这些肌肉的功能会很有益的。通常将控制足部活动的肌肉分为四组，即小腿前、外及后侧间隔肌肉和足内在肌。

足内在肌也作为一个整体发挥作用。主要肌肉有外展踇短肌、屈趾短肌、外展小趾肌、跖方肌、蚓状肌、屈趾短肌、内收踇肌、屈小趾短肌和骨间肌等。这些肌肉的活动在步态周期的 30% 时开始并持续到负重期终了。其功能主要是维持跖趾关节的稳定及维持足弓。有关控制足部活动的肌肉在步态中的动作状态可借助于肌电活动图显示出来。

五、足部血管神经

足部肌肉的神经支配及皮肤感觉神经来自胫后神经及腓深和腓浅神经。足外侧缘和内侧缘的

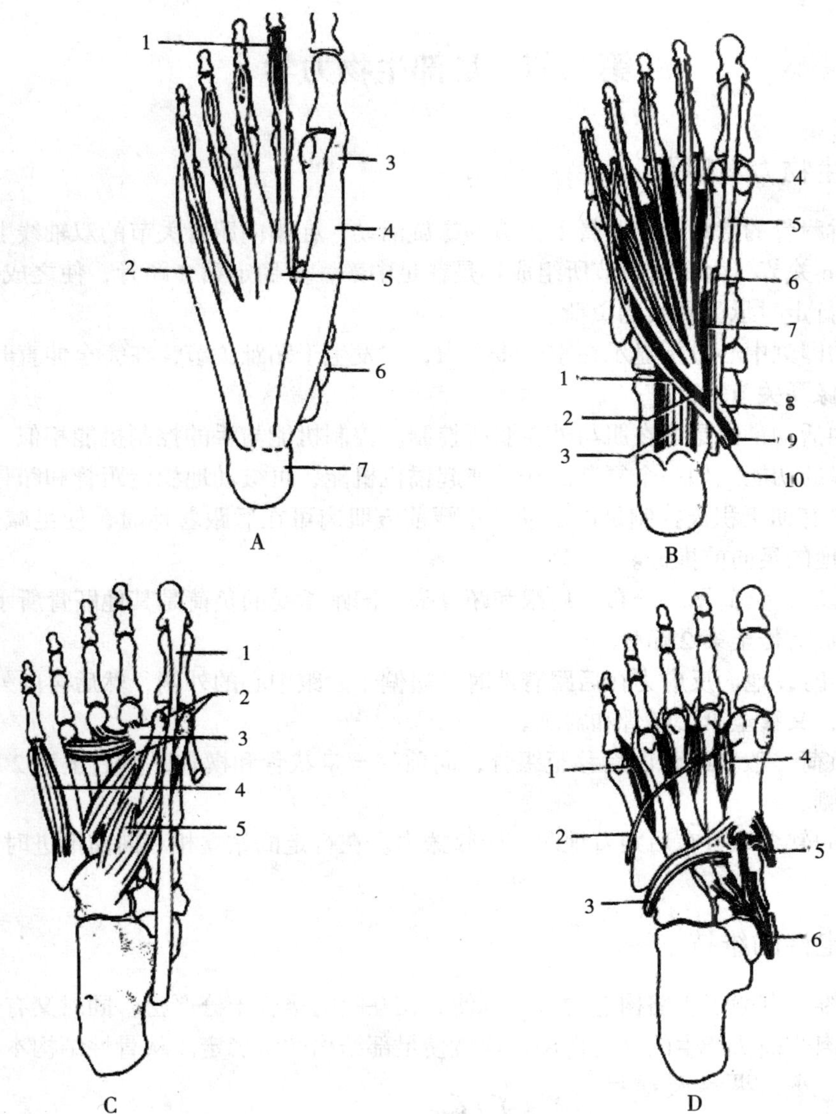

A. 足底第 1 层肌肉　1.屈指长肌腱　2.外展小趾肌　3.籽骨　4.外展踇肌　5.屈指短肌　6.距骨头　7.跟骨结节

B. 足底第 2 层肌肉　1.外侧跖神经　2.外侧跖动脉　3.跖方肌　4.第 1 蚓状肌　5.屈踇长肌腱　6.跖内神经　7.跖内动脉　8.屈指长肌腱　9.胫后动脉　10.胫神经

C. 足底第 3 层肌肉　1.屈踇长肌腱　2.籽骨　3.内收　4.屈小趾短肌　5.屈踇短肌

D. 足底深层肌肉　1.第 3 跖侧骨间肌　2.外侧跖神经深支　3.腓骨长肌腱　4.第 1 背侧骨间肌　5.胫前肌腱　6 胫后肌腱

图 29–7　足部的肌肉

感觉神经还来自腓肠神经及隐神经。胫后神经在足底又分为足内及足外神经以支配足底肌肉，其皮支分布在足底及足趾。腓深及腓浅神经支配小腿前侧及外侧间隔内肌肉，皮支分布在足背及趾背。足部血管主要为胫后动脉及足背动脉。胫后动脉在足底又分为足底内侧和足底外侧动脉，后者同足背动脉的足底深支构成足底下，并发出供应足趾的跖背动脉及趾背动脉。足背动脉在第 1 跖骨背侧分出第 1 跖骨背动脉及足底深支，后者穿过第 1 背侧骨间肌与足底外侧动脉吻合而形成足底动脉弓。

第二节 足部生物力学

一、足部生物力学特点

(1) 行走时跗骨的活动是在距骨下关节的螺旋活动，在横向跗骨关节的双轴线上产生运动。

(2) Lisfranc 关节（由跖跗关节所组成）是在足中部，可稳定第 2 跖骨，使之成为前足最坚实的部位，能在行走时承受最大的负荷。

(3) 跟骨的即刻中心分析显示在整个步态内，它发生于跖趾关节，在完全伸直时发生卡夹，其面关节运动不像踝关节。

(4) 小趾的活动是由足内在肌与外在肌所控制。控制机能与手的控制机能相似。

(5) 跖筋膜的功能犹如一个复杂的托带或起锚机机能，可被动地稳定跗骨和跖骨。

(6) 外在肌有助于积极控制足的活动。小腿前方肌肉可在后跟着地时，使足减速，而小腿后方肌肉可使离地的足向前推进。

(7) 在站立时，负荷平均分布于后跟和跖骨头。䠈趾承受的负荷是其他跖骨所承受的 2 倍，在行走时，多数负荷传至第 2 跖骨。

(8) 在行走时，地面反应力在后跟着地时，略偏于后跟中心的外侧，然后再向外移至骰骨，最后在趾离地时，又移至第 2 跖骨和䠈趾。

(9) 足内负荷一般自距骨向后移至跟骨，向前移至舟状骨和楔骨，然后至第 2 跖骨；只有最小的力传至外侧。

(10) 足底的软组织可在后跟着地时，吸收振力。在行走的站立相和向前推进时，它可保护骨结构。

二、足稳定性的维持

足稳定性的维持有赖于骨骼构造的特点，使其相互间的接合十分严密，同时又有关节囊及韧带的加固以及肌肉收缩所产生的动力作用，这就使足部结构非常稳定。从骨性结构本身观察，在足底则形成内、外、纵弓及横弓（图 29-8）。

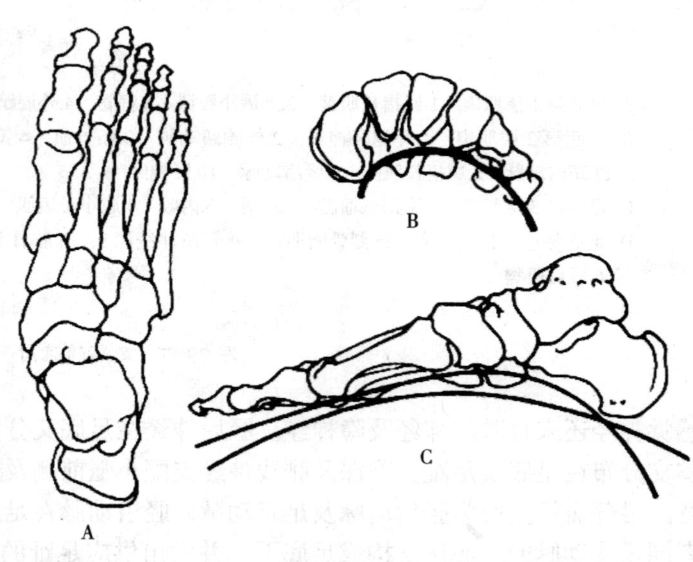

A. 足纵弓的上面观 B. 横弓 C. 足纵弓侧位观

图 29-8 足弓的构成

内侧纵弓由跟骨、距骨、舟骨及内侧三排跖趾骨组成；内侧纵弓在行走中可发生结构上的一些变化，并被认为是足的动力部分。

外侧纵弓由跟骨、骰骨及外侧两排跖趾骨组成。外侧纵弓相对较稳定，是足的负重部分。

足横弓存在于跖骨头下。足纵弓除在行走时可发生一定的变化外，还可由于胫骨、跟骨及前足的位置变化而相应发生一定的改变。如胫骨外旋、跟骨内翻及前足内收时纵弓可抬高，而胫骨内旋、跟骨外翻及前足外展时纵弓较为平坦。足横弓实际上只在非负重情况下存在。足纵弓还可由跖腱膜的作用而进一步得到稳定。跖腱膜的功能类似于一个绞盘机制，起于跟骨结节，向前行而止在近节趾骨基底，当足趾背伸时，其就包绕在跖骨头周围而导致足弓抬高，此种作用以在足内侧较明显。如因某种原因而切除跖骨头或近节趾骨基底，此种机制就破坏了。此外，足内在肌也可帮助稳定足弓及抬高足弓。外在肌本身对足弓也有一定影响，某些肌肉可使足内翻，因而可使足纵弓升高。又如当外在肌维持踝跖屈时，足趾的背伸就增强了跖腱膜及内在肌的功能。此外，距舟关节的接触也对足的稳定有影响，在跖屈时，距舟关节接触面变大而相对稳定。

三、足的运动学

足的大体活动是很复杂的，它可在几个面上同时活动。在内翻时，足底面向内侧；在外翻时，足底面向外侧。足在环绕时，踝与足可屈伸，而足本身则内翻和外翻。足趾活动包括屈、伸、外展和内收。

从实际出发，足的运动可分为两种类型：一种是载重性的，一种是非载重性的。做被动的非载重活动时，可握住小腿，移动后跟，使后足能在距骨下关节上内翻和外翻。若抓住后跟，前足可做外展和内收。固定后跟后，可做前足的旋后和旋前扭转动作。也可做跖跗关节和足趾的屈曲和伸直。

足的自动载重运动与被动运动不同，因为体重和肌肉收缩产生的力可以稳定关节。若用跖骨头站立，后足有轻度内翻，而足中部处于增屈位，而前足则有一些旋前扭转，产生足弓。足在小腿外旋位站立时，也可因后跟轻度内翻移动而抬高足弓，使前足扭至旋前位。将小腿内旋将起到相反作用，使足弓下沉。

（一）行走时足的活动

于正常行走速度时（每小时约 5.63km），每人每分钟平均操作 60 周期，在每一周期内，站立相占 62%（图 29-9）。部分时间花在两足均着地的双侧支持阶段，每一足是在站立相的不同部位。当步态速度加快时，消费在双足支持阶段的时间将减少，而较多时间花在摆动相。

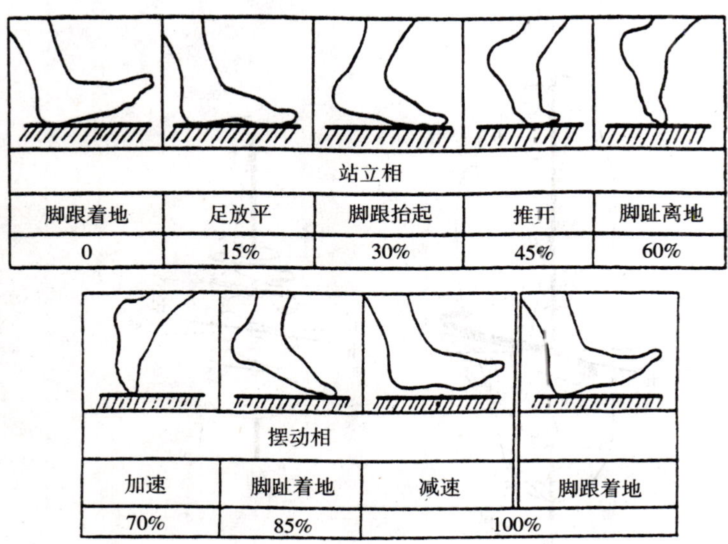

图 29-9　正常步态周期

60%属站立相，40%属摆动相。跟着地后，负荷中心很快移至踇趾，这时趾离地产生于步态周期的60%阶段。

在正常行走时，整个下肢，包括骨盆、股骨和胫骨，在摆动相时向内旋转，直至站立相起始的15%。在站立相中期和足离地时，整个下肢开始做反动作，包括距骨，一同外旋，使之在足趾离地的站立相末期，下肢，包括足在内，达到最大的外旋。一旦外旋开始，沿髋关节内侧，膝、踝和足的稳定力增加。在这段步态周期，有些肌肉也收缩，韧带和肌肉均参与足的稳定作用，直至足离开地面。

（二）跗骨的活动

足内不同关节的活动随步态相和足下表面的类型而异。有时足作为一个单位而发生功能，而在另一情况下，成为柔软的抓握件。实际上，正常足原是一个有抓握潜能的肢体，如一个人的上肢缺如，穿衣、饮食，甚至写字全靠足和足趾。

(1) 距骨下关节的活动：距骨下关节处于距骨与跟骨之间。距骨本身是没有肌肉附着的骨块，像腕舟状骨一样。它坐在跟骨上，完全靠韧带和所有自小腿至足的肌腱来维护稳定。踝关节和距骨下关节复合体是一个通用关节，从功能来看，犹似一个单位。距骨下关节的旋转轴是自后跟的地面向上向前伸延，成42°。这条轴线从足的中线向内侧倾斜16°（图29-10）。距骨下关节面很像“阿基米德螺旋”（spiral of Archimedes）的节段，右足像右手螺钉，左足像左手螺钉，从后关节面至前关节面（图29-11）。

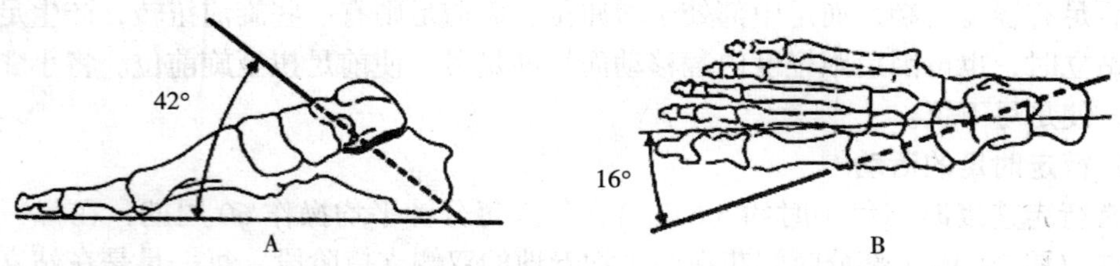

A. 矢状面（侧影） 轴自跖面向上，成42° B. 横状面（上面观） 轴定向为自足中线向内16°

图29-10 距骨下关节的简化旋转轴

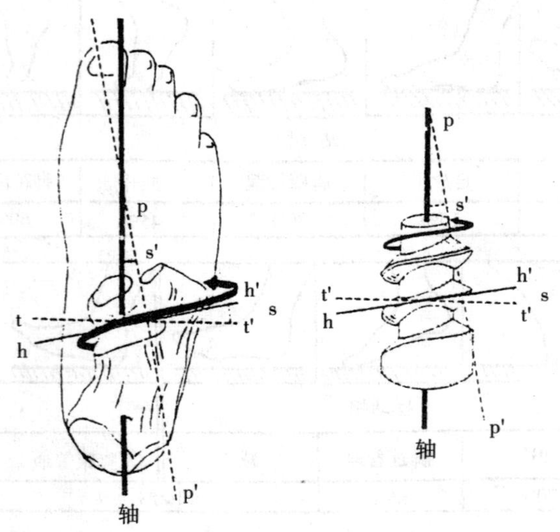

箭头表明螺丝钉的行径。hh' 为发生运动的水平面；tt' 是与螺丝钉轴垂直的平面；s 是螺丝钉的螺旋角，与 s' 角相等，s' 角是自轴线向下垂直的线所形成（pp'）。

图29-11 右距骨下关节的后跟骨头节面与右手螺丝钉相比的示意图

总的来说，距骨下关节能内翻 20°，外翻约 5°。在整个站立相，距骨下关节的平均运动范围只有 6°在摆动相，足处于轻度旋后（内翻）位。后跟着地时，它略旋前或外翻。小腿后的肌肉和足主动稳定距骨下关节，控制后跟于这个小运动范围内。

（2）横向跗骨关节的活动：横向跗骨关节，又称 Chopart 关节，恰处于距骨和跟骨的前方，与距骨下关节紧密连接。它代表距骨与舟状骨之间的动作和跟骨与骰骨之间的动作。在这复合关节上，通过两个轴线，产生两种活动：内外旋转轴和屈伸轴，前者是一个旋转纵轴，起自地面，向前向背侧成 15°指离足的中线，向前向内侧成 9°（图 29–12）。在行走时，为了适应足处于不同的跖侧面，足中部的内旋和外旋发生在此轴上。足中部的屈和伸发生于后一个轴上。这后一个轴是一个较斜的轴，自地面向前向背侧，约 52°，方向是离开足的中线，向前向内 57°（图 29–13）。这轴随年龄和足的形状而大有区别，所以很难说明什么是“正常”。

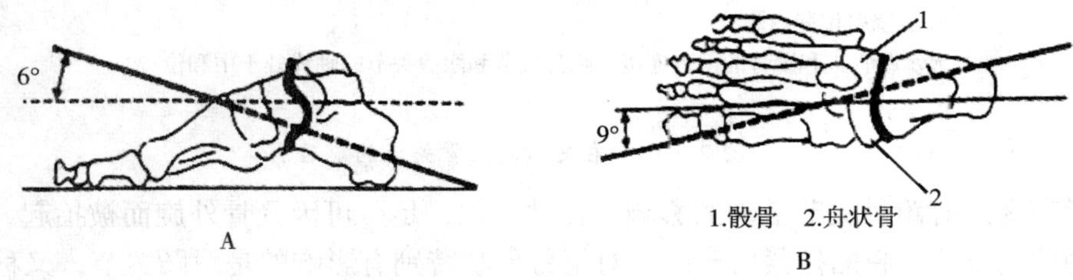

A. 侧面观　B. 上面观

图 29–12　横向跗骨间关节的纵向旋转轴

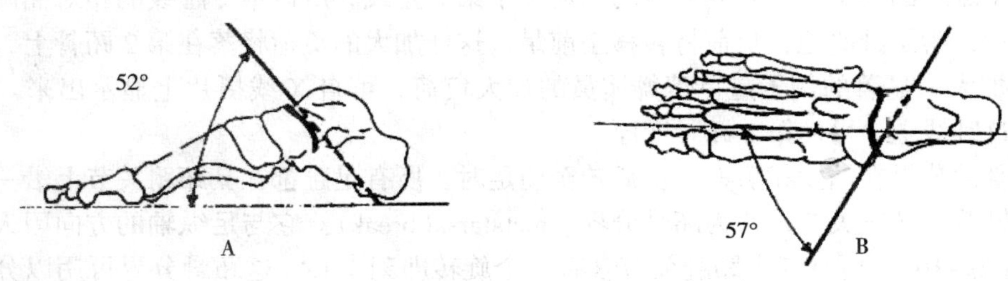

A. 侧面观　　B. 上面观

图 29–13　横向跗骨关节屈伸约斜轴

有人形容足中部的屈伸是指经距骨和跟骨的平行轴线而言（图 29–14），是从其独特的功能来谈论横向跗骨关节。这两轴线处于额状面，上轴穿越距骨颈，下轴穿越跟骨体。这些轴线分别与距舟关节和跟骰关节有关。当足于外翻位时，即转向扁平位或旋前位，这两轴线呈平行对线。这两轴线在同一平面上平行时，足中部可以很容易在后足（后跟）上屈和伸。如果后跟内翻时，即足弓抬高或足旋后，两轴线乃分叉。这两轴线在同一平面上交叉时，足中部在后足的屈和伸将明显受限。屈和伸的受限可以解释为什么病人对旋前足或扁平足，比内翻足或旋后足（如马蹄内翻足）更容易耐受。

（3）跗骨间关节和跗跖关节的活动：跗骨间关节和跗跖关节的面活动受几个因素的限制，如骨的形状、许多制约性韧带（足有 108 条韧带）和能收缩的肌肉。在行走时，骰骨与楔骨间、跗骨与跖骨间有滑动。由于任何两骨之间的总活动度很小，从实际目标出发，运动是属位移性的或平行性的（滑动），足中部的总活动度只有数度背屈至约 10° 跖屈。这些活动由所有的跗骨来承担。

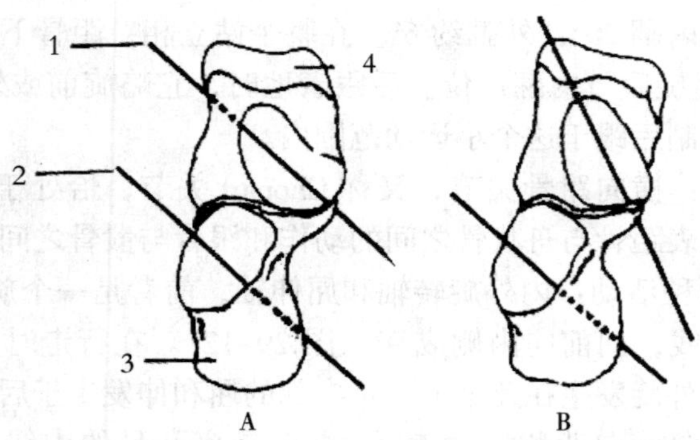

A. 呈平行状和内翻位　1.距舟轴　2.跟骰轴　3.跟骨　4.距骨
B. 呈辐射位和内翻位
显示距骨头和跟骨的前方连接。距舟关节和跟骰关节的轴线处于中和位

图 29-14　右足横向跗骨关节的前后影

足弓的形态受所有跗骨关节活动的影响。在站立位，足弓可因胫骨外旋而被抬起，也可因在站立位足趾的伸直或跖筋膜的拉紧而升高。对足弓形状特别有影响的是跗跖关节，又称为 ilsfranc 关节（图 29-15）。第 1 跖骨线的上下活动（趾的跖骨和趾骨），第 2 至第 5 跖骨线活动将相继减小。相反，第 4、5 跖骨线的同样活动将使足的内侧线活动减小。

第 2 跗跖关节在足中部回缩，与中间楔骨形成一个关键性形态。这形态限制第 2 趾线的运动，加强第 1 趾线的稳定力。外侧趾线的活动大于第 2 趾线。所以第 2 趾线的相对僵硬在站立后期起重要作用，为了趾离地，负荷将转移至前足，这样加大的负荷将落在第 2 跖骨上，第 2 趾线的强度必须加大。显著的例子是芭蕾舞演员的加大负荷，可自 X 线摄片上显示出来。过高的重复负荷传至这趾线上，可使第 2 跖骨变厚。

（4）跖骨的分界在站立相后期：负荷转至前足时，所有足趾都在其跖跗关节上沿一个轴线伸直。这个斜轴跨越跖趾关节，称为跖骨分界（metatarsal break）。它与足纵轴的方向因人而异，自 50°~70°（图 29-16），所有 5 个跖趾关节含有一个旋转即刻中心。这跖骨分界可用以分析鞋的磨损和适合。

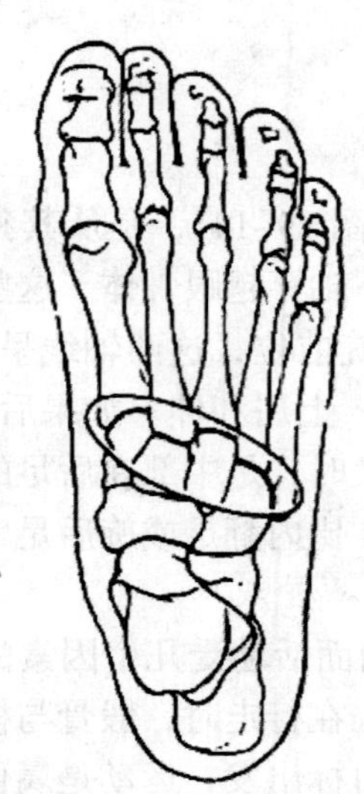

图 29-15　跗跖关节，又称为 Lisfranc 关节（圈内）

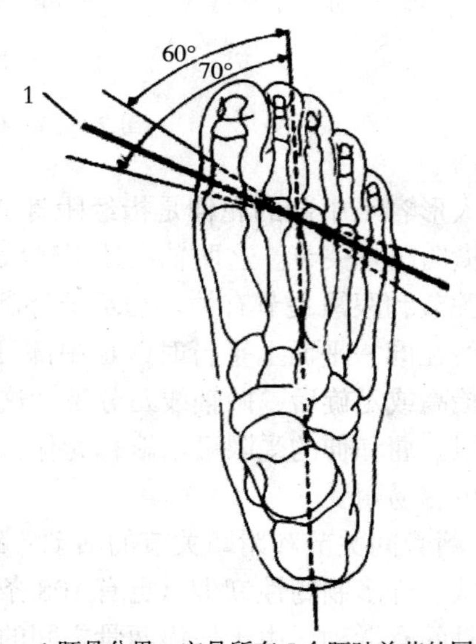

1.跖骨分界　它是所有 5 个跖趾关节的同一旋转即刻中心，与足纵轴方向呈 50°~70°

图 29-16　跖骨分界（上面观）

(5) 踇趾的活动：前足的活动可用四趾的跖趾关节活动来说明。踇趾有广泛的运动范围，以完成其大量工作。踇趾的跖趾关节的活动度很大，从30°屈曲至90°伸直。踇趾屈曲时的钩状动作可支持身体。若用足外缘站立，仅有足趾支持身体时，就要依靠脚趾的屈曲来支持体重。为了完成这个任务，足趾必须屈曲，所有肌肉必须收缩，所以近代爬岩石和上树的爬行靴均用坚实的鞋帮和厚的上部分来保护足和粗糙鞋底，能“钩住”岩石和树杈。这样设计有助于用靴功能来替代足功能。对短距快速运动员来说，起跑时用足踩在备跑板上时，应能使踇趾跖趾关节伸直接近90°。在步态周期的足离地时，踇趾的跖趾关节也将伸直至接近90°的位置。

在矢状面分析踇趾的活动显示即刻中心往往在第1跖骨头内（图29-17）。从矢状面反映出来的即刻中心可显示出接触点的移位方向，表明其滑动发生于所有能动关节的运动范围，即关节运动在正常活动时，从数度屈曲至几乎是90°的伸直。在行走时，变位方向与关节面平行，而运动发生于跖骨和近侧趾骨之间。在完全伸直时，在伸直极限时，如棒球接手蹲于击球板后时，变位方向显示关节受压或挤紧，在这种下蹲位，同样动作也发生于踝部。

踇趾跖趾关节的侧副韧带有些松弛，所以有一定的侧向活动。此活动的即刻中心离关节面甚远（图27-18）。从实际考虑，这活动是两骨之间的位移。

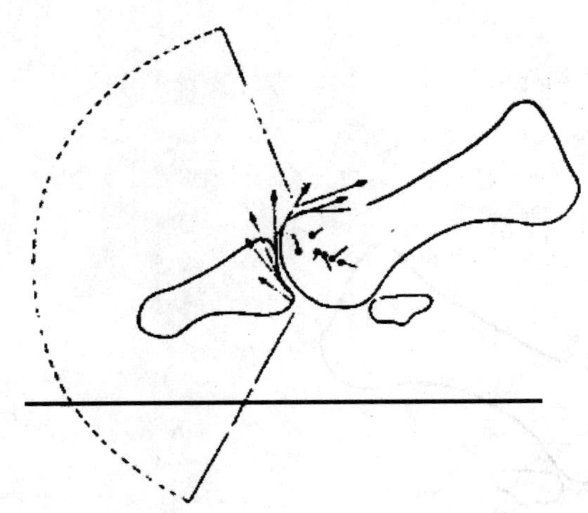

每一箭头指出接触点的变位方向，符合于相同数字的即刻中心。多数活动均属滑动；只有在伸直极限时（发生于步态周期的趾离地和下蹲时），才会发生挤压。弧代表踇趾的运动范围即正常负荷

图29-17 在正常负荷时，矢状面上的踇趾跖关节的即刻中心

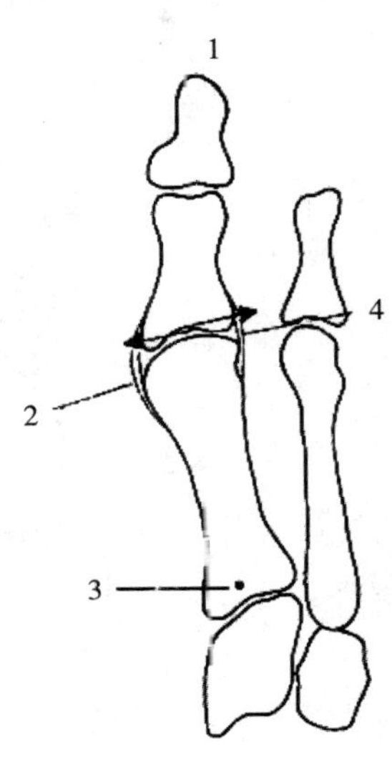

1.正常负荷 2.内侧副韧带
3.即刻中心 4.外侧副韧带
即使在小范围内活动，滑动（箭头）仍在关节面上发生

图29-18 正常负荷时，在横状面上踇趾跖趾关节即刻中心的分析

踇外翻时，踇趾向内旋转，有外翻成角倾向，外侧副韧带缩短，而内侧副韧带牵伸，跖骨头形成一个内侧骨赘（踇囊炎）（图29-19）。由于踇趾处于一个异常位，接触点的位移方向乃变型。因此，在正常情况下所发生的滑动，乃变成挤压和拉开（图29-20）。

(6) 小趾的活动：外侧四趾各有3个趾骨。第2趾可能比踇趾要长些或短些或等长。跖趾关节的活动为90°伸直，50°屈曲，比踇趾活动略大些。小趾活动的机能与手的小指活动是相似的。控制跖趾关节和趾间关节的肌肉起于足内（内在肌）和小腿内(外在肌)。在站立相后期，即达到趾离地阶段，肌肉停止活动，使足趾在推离地面时可以伸直。这种伸直也可使跖筋膜拉紧，将跗骨和跖骨变得僵硬。

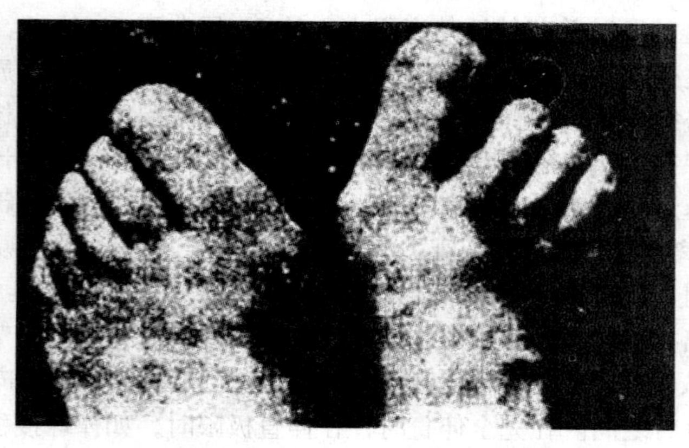

蹈外翻是指蹈趾的位置，两侧蹈趾指都指向外侧。
刚在蹈趾的近侧，可见骨隆突，即蹈囊炎

图 29-19 蹈外翻蹈囊炎

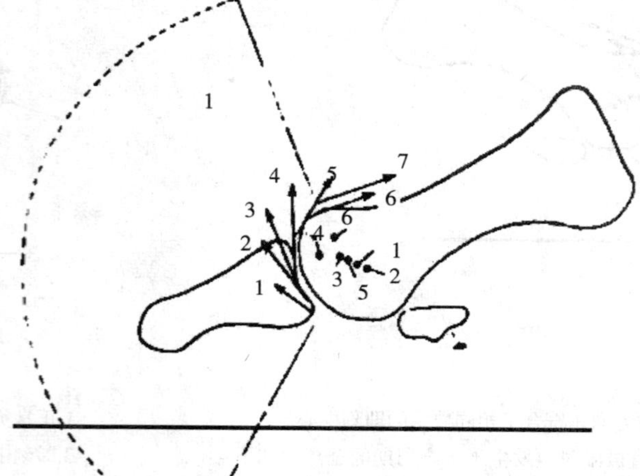

这可见于蹈趾跖趾关节在矢状面上的活动的分析。每一箭头指出接触点变位的方向，
用数字来表明。弧代表蹈趾活动范围，比正常足更受限制（与图 29-17 相比）

图 29-20 蹈囊炎将改变其即刻中心

足趾于屈曲位活动是由较弱的蚓状肌和骨间肌作用于跖趾关节上（图 29-21），(图 29-22)，但止于中节趾骨和远侧趾骨的趾短屈肌和趾长屈肌提供较强的屈曲力（图 29-23）跖趾关节可通过伸肌悬吊带被趾长伸肌来伸直，此悬吊带支持近侧趾骨的近侧部分（图 29-24），趾长伸肌是一块强大的肌肉，是活动的主要运动肌。中节趾骨和远侧趾骨的伸直是通过伸肌罩的媒介作用，很像手，是被蚓状肌和骨间肌所控制的。

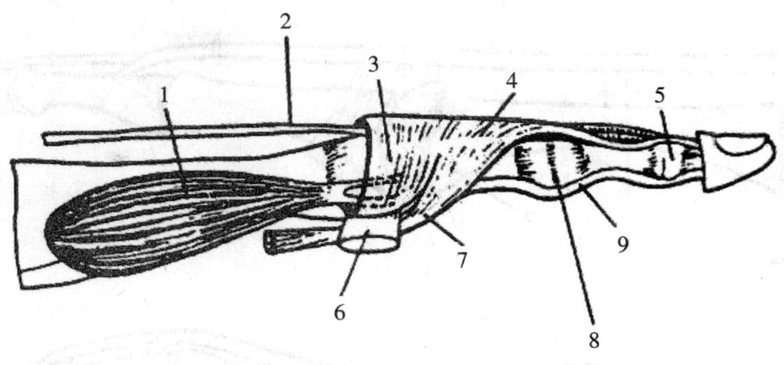

1.骨间肌　2.趾长伸肌腱　3.吊带　4.伸肌罩　5.趾长伸肌腱止点
6.深横韧带　7.蚓状肌　8.趾短伸肌腱止点　9.屈肌腱鞘

图 29-21　一个足趾的侧位图

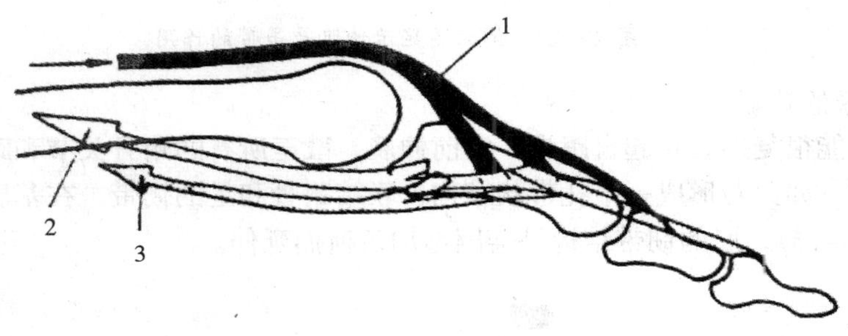

1.伸肌　2.骨间肌　3.蚓状肌

图 29-22　蚓状肌和骨间肌作用于跖趾关节上

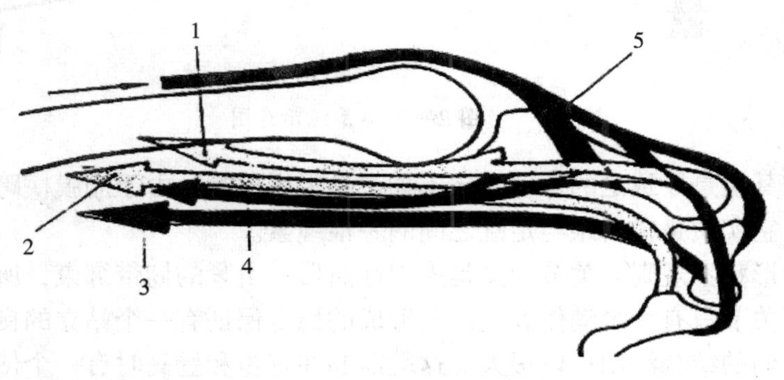

1.骨间肌　2.趾长伸肌　3.趾短屈肌　4.蚓状肌　5.伸肌

图 29-23　蚓状肌、骨间肌、趾短长屈肌一同牵拉

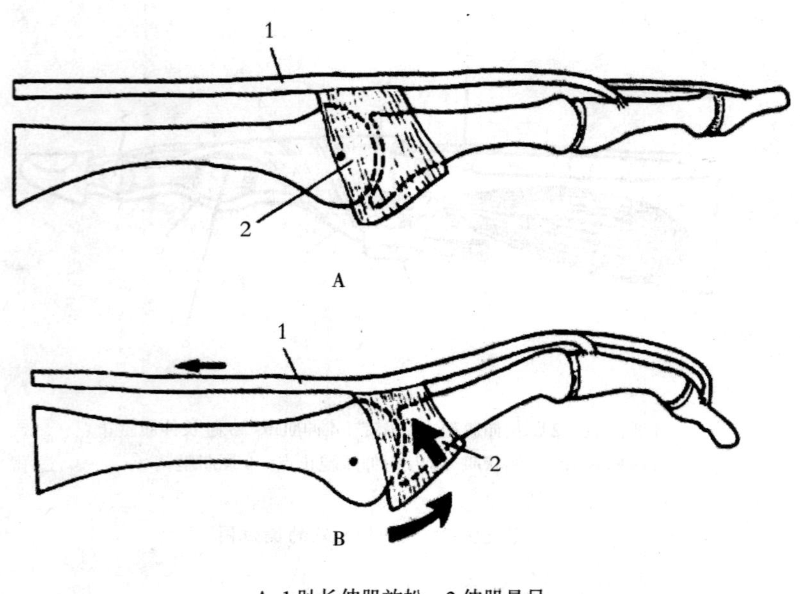

A. 1.趾长伸肌放松 2.伸肌悬吊
B. 1.趾长伸肌收缩 2.吊带牵引

图 29-24 侧面图显示伸肌悬吊带的作用

（三）跖筋膜的功能

跖筋膜的功能很复杂。它起自跟骨，向前伸展，散至所有的跗骨关节和跖趾关节，并接连于近侧趾骨的跖侧。如此乃形成一个托带状结构，联结跗骨和足的韧带，在基底部被系绳，即跖筋膜所持住（图 29-25），厚的韧带结构是会因增加负荷而延伸。

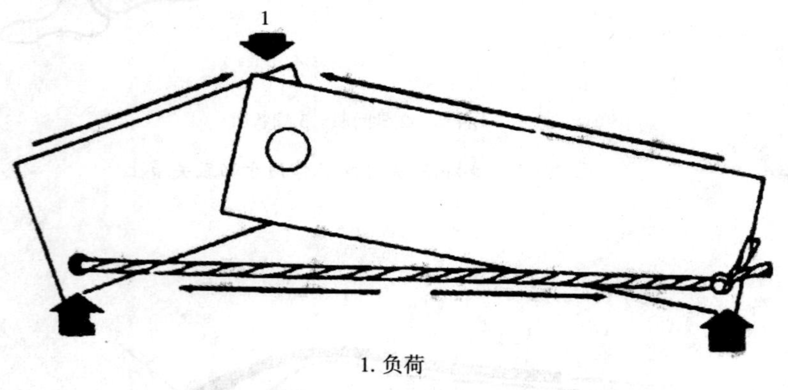

1. 负荷

图 29-25 系绳示意图

这种延伸与其说是导致足的运动，还不如说是吸震机能。由于筋膜横跨整个纵弓，很少有增长的内在能力，它实质是在后跟与足趾之间的一根缆索。

由于足骨的形状不规则，关节面又是多面性曲形，由紧的韧带绑束，所有的距骨下关节、跗骨间关节和附跖关节只有少量动作。它们所形成的稳定保证有一个站立的良好平台，但由于其活动部件较多，它们的结合活动可以很大。这就需要在跑步和登高时有一个使足僵硬的机能。这种机能是由小腿肌肉，如小腿三头肌、腓骨长肌、腓骨短肌和胫骨后肌的强力收缩所致，它们都附着于跗骨上，足的内肌在跗骨上有肌起。当它们全部收缩时，足就变得更坚实，犹如一根强硬的弹簧。

跖筋膜的作用是使所有跗骨关节被动地交锁在一起。在筋膜的跖趾关节附着处形成一个西班牙式起锚机的机能（图 29–26）。当跖趾关节被动伸直时，如跖骨头负荷站立，跖筋膜就向远侧拉，越过跖趾关节，缩短跟骨与跖骨头之间的距离。这个程序是将托带缩短。由于系绳缩短，后跟与跖骨头之间的距离缩小，跗间关节乃交锁于强力屈曲位，足的纵弓高度也增加（图 29–25）。

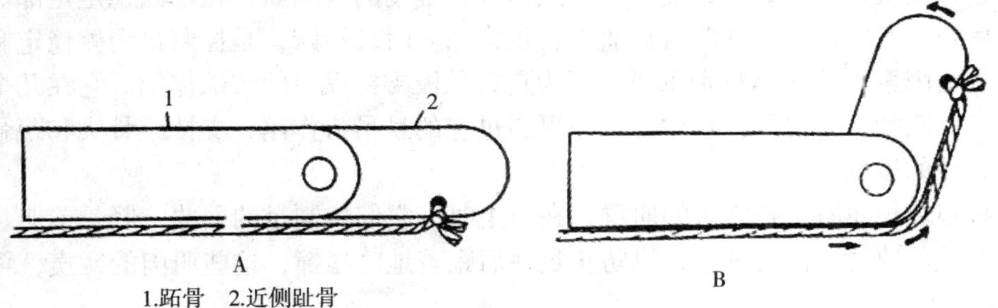

1.跖骨　2.近侧趾骨

A. 跖骨好似固定的木块，近侧趾骨好似活动的木块，系于活动木块的绳索好似连接于近侧趾骨的跖筋膜。

B. 当活动木板旋转时，绳索乃前进

图 29–26　西班牙式起锚机示意图

在站立时，跖筋膜也能防止足纵弓的塌陷，因为它会防止足趾的被动屈由，因为足趾屈曲将使跖筋膜放松，足弓略有扁平。因此，当焊工、短跑运动员或棒球接手下蹲时，这种机能迫使12块跗骨和跖骨形成一个坚固结构（图 29–27），以支持身体。

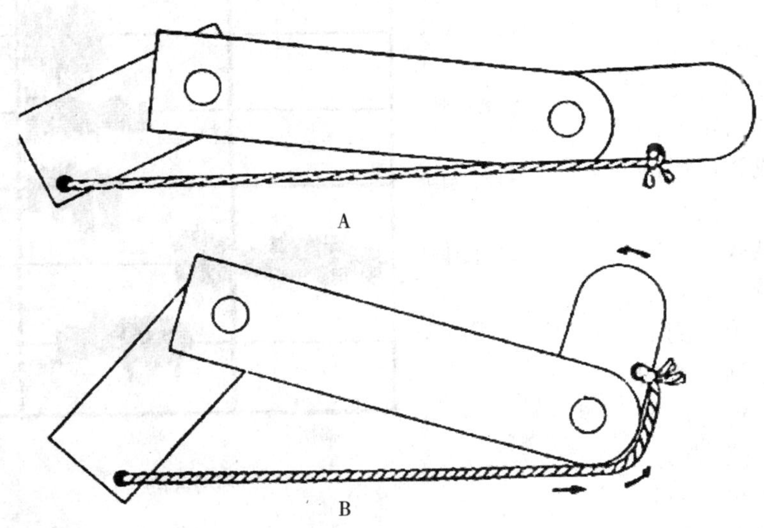

A. 表现跖筋膜抬举足弓的功能，同时又锁关节　B. 使许多个别骨与关节形成一个单位

图 29–27　结合系绳和西班牙式起锚机的示意图

跖筋膜的被动功能是在站立、行走、奔跑、下蹲和其他活动时成为协助肌肉的主动功能，所以现在很少做跖筋膜切除术，否则切除术必须在术后使用足弓托。

（四）足的肌肉控制

整个足受 13 条外在肌和 19 条内在肌控制。外在肌提供自动控制。在小腿内，腓肠肌和比目鱼肌联合为跟腱，附着于跟骨，是踝关节最强大的屈肌。其功能是通过距骨下关节（在矢状面上较坚硬)，将力直接传至跗骨和足。腓骨长肌在很大程度上控制第1跖骨的向下压力，也控制踇趾的细微动作。此肌肉的损伤或瘫痪将大大减少传至第1跖骨上的负荷，常导致背侧踇囊炎的产生，高山滑雪运动员常用腓骨长肌在转弯时控制滑板的内侧缘，与胫骨后肌一起，腓骨长肌犹如一个悬吊带，积极支持足的纵弓，而腓骨短肌则成为辅助的踝屈肌，在外侧稳定足部。

踝关节后内间室的肌肉，如胫骨后肌，在正常站立时较活跃，是控制足内侧稳定和作为踝的辅助屈肌的重要因素。此肌肉特别重要，因为它有积极支持纵弓的特殊作用。它在几个跗骨上有广泛的附着点，它的牵拉可屈曲足中部，也可通过它的悬吊带作用，支持距骨头和距骨颈。它的断裂将导致足弓的塌陷。

踇长屈肌和趾长屈肌也是强大的肌群，在行走时，它们控制足的屈曲。胫骨前肌、踇长伸肌和踇短伸肌在足着地时，使足减速，以防止足在后跟着地时猛撞，这些肌肉的瘫痪，可引起猛踏步态（图 29-28）。

踇趾是通过足的内在肌和外在肌腱来得到控制的。近侧趾骨的横切面显示屈肌、伸肌、外展肌和内收肌的相对位置。它们可在韧带的控制范围内活动踇趾（图 29-29）。在踇短屈肌腱内有两个踇跗趾的籽骨，直接处于第1跖骨头之下。这些籽骨有几个功能。它们将负荷从地面通过前足的软组织传至跖骨头。它们在踇短屈肌腱内的位置可增加力矩臂的长度，提供肌肉成为屈肌的较大机械效能。其作用犹似髌骨在膝部的机械效应。籽骨与近侧趾骨保持一个固定的距离，在近趾骨上有踇短屈肌附着，所以在站立相的后期，踇趾伸直，籽骨向前拉，这样就在地面反应力、踇趾的软组织脂肪垫和跖骨头之间保持一个优化关系。

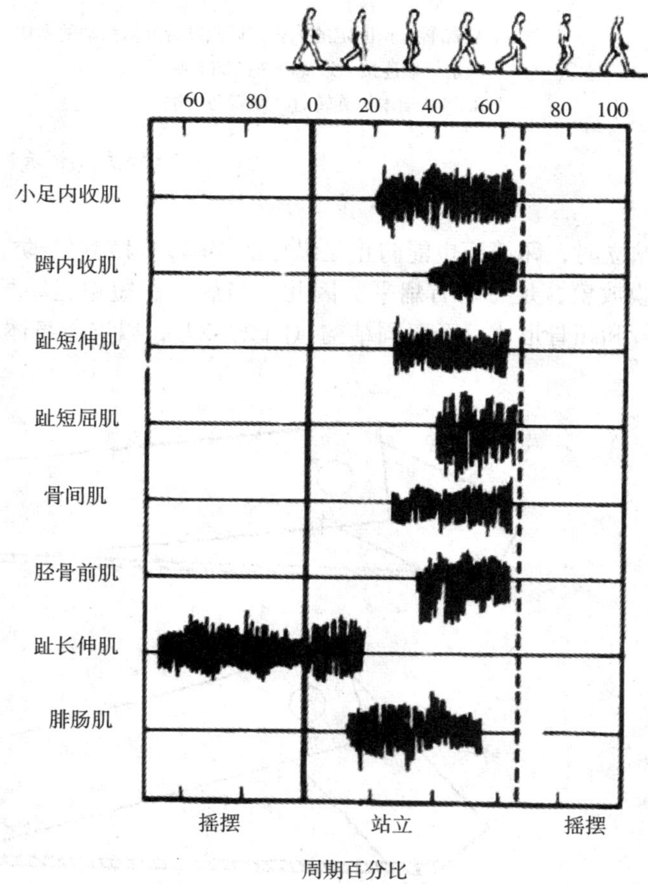

图 29-28 行走时小腿后侧肌肉与足肌的肌电图像

四、足的动力学

从19世纪中叶起，对站立时足下负荷的分布已有很广泛的研究。正常站立时负重显示所有跖骨头均与地面接触，但也有不同意见，认为在足内始终存在一个“横向跖骨弓”。的确，在非负重位，跖骨头的曲线是存在的。可是在行走时，跖骨头的活动立即将它们都与地面接触。

正常站立时，接触地面的部分有50%负荷在后跟，50%负荷在跖骨头。踇趾跖骨头上的负荷是外侧四个跖骨的每一个头上的2倍（图 29-30）。所以第1跖骨头传导2倍于每一个外侧跖骨头上的负荷，每一个跖骨头承受其余部分负荷的等量至前足。足内结构的轻微变化将改变负荷

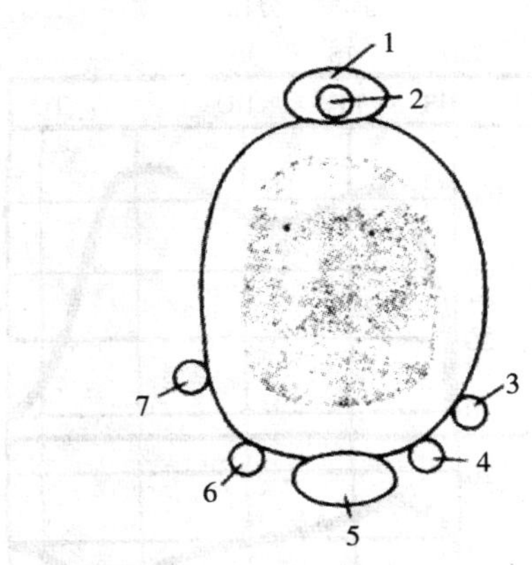

图 29-29 踇趾的横断面

的分配。负重的轻微改变也会改变负荷的分布。例如在站立时侧向摇动或前后摇动，士兵在立正位过久，都会改变分布，重量的轻微移动可减少跖部软组织的压力，减少足部软组织因疲劳而引起的灼伤感和疼痛。

在步态站立相时，负荷中心向前很快伸延至拇趾。在站立相后期，增加的负荷倾向于传递至第 2 跖骨头（图 29-31）。增加负荷的原因有二：第 1 跖骨比其他跖骨均长，所以后跟抬高，负荷向前移动时，由于第 2 跖骨头比其他跖骨头更在远侧，有倾向将地面反应力集中于第 2 跖骨头。此外，与其他足中部关节比较，第 2 跗跖关节较僵硬，因而在负荷下很少会屈服。

在后跟着地的站立相时，地面反应力略偏于跟垫中央的内侧。当足滚动至轻度外翻，力加于站立足的扁平位时，地面反应力逐渐移向外侧至骰骨下，然后至第 1 跖骨的基底部（图 29-32，图 29-33）。至站立相末期，反应力自内侧移至第 2 跖骨头以下，然后在足趾离地时转至踇趾（图 29-34）。显示在站立相时，每一部分的不同幅度、部位和地面反应力的方向。

足下负荷于坐和站时是不同的，因为足的位置与躯干的关系有差异。坐时检查足的负荷而在膝部施加外负荷，当足的所有肌肉放松时，80%的负荷分散于后跟，20% 通过跖骨头。在正常行走时，身体承担的负荷通过足的中心而达到平衡，处于踝的前方。小腿肌肉（胫骨前肌和小腿三头肌）可调节至平衡。

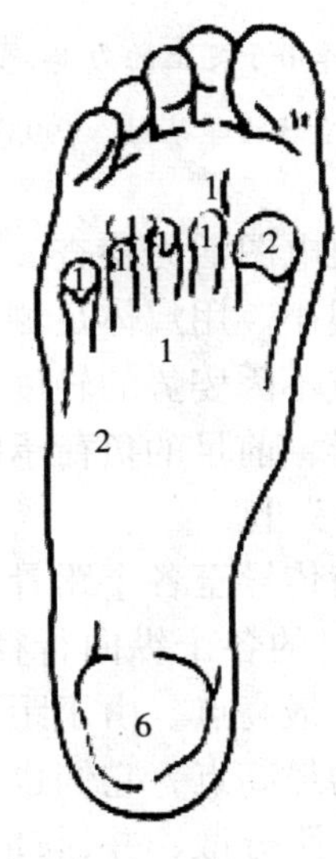

数字代表每个结构上承受总负荷的比例，约一半于后跟，其他一半在跖骨头上。踇趾的负荷是外侧 4 个跖骨头的 2 倍。

图 29-30 正常站立时的足下负荷

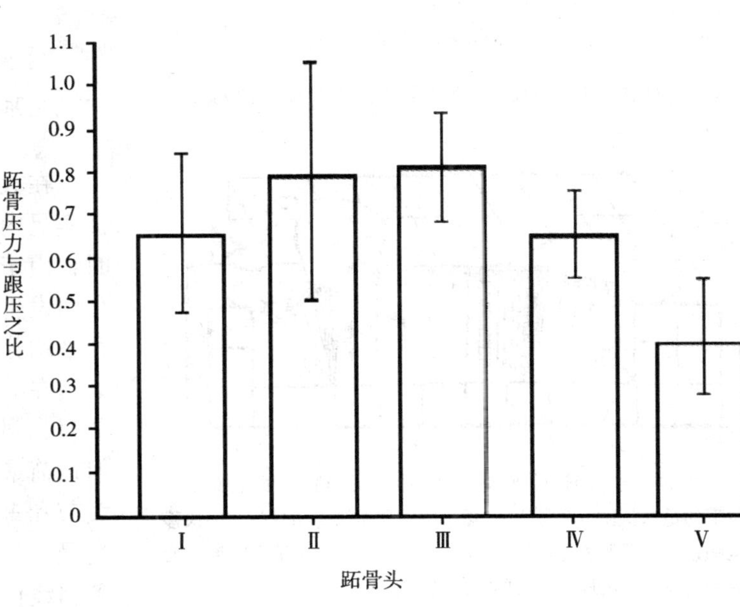

图 29-31 在站立相后期跖骨承受的压力与后跟承受的压力平均比例和标准差

（引自过邦辅编译的临床骨科生物力学基础，1993）

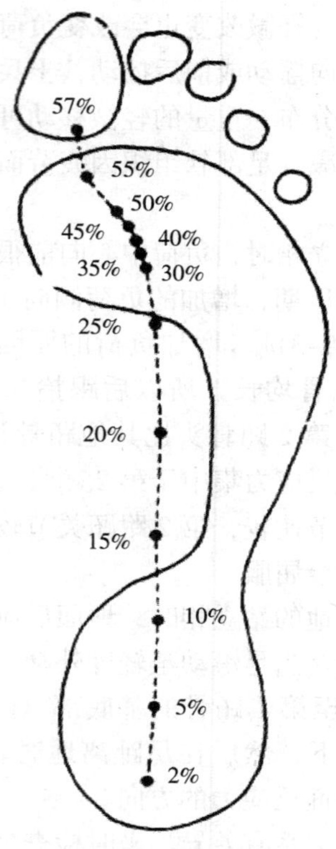

它通过后跟中线，略偏内侧，并沿足的内侧缘而移动。图中显示步态周期的百分比。周期的30%的力中，力是在第2跖骨头下。从周期的30%~50%，进展缓慢，力移向内侧至第1跖骨以下。然后很快沿踇趾跖侧传递

图 29-32 地面反应力（虚线）在行走时很快传遍整个足

（引自过邦辅编译的临床骨科生物力学基础，1993）

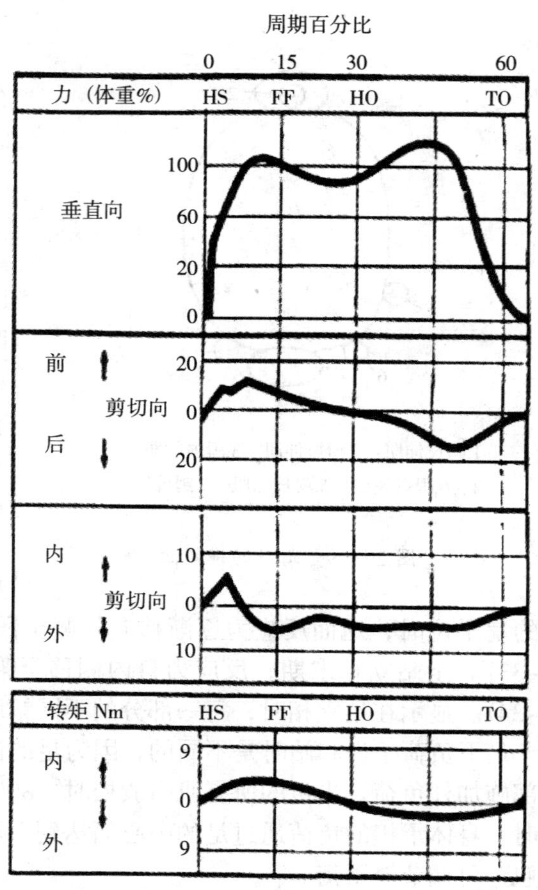

HS：后跟着地；FF：足放平；HO：后跟离地；TO：足趾离地

图 29-33 步态周期内作用于足上的力

（引自过邦辅编译的临床骨科生物力学基础，1993）

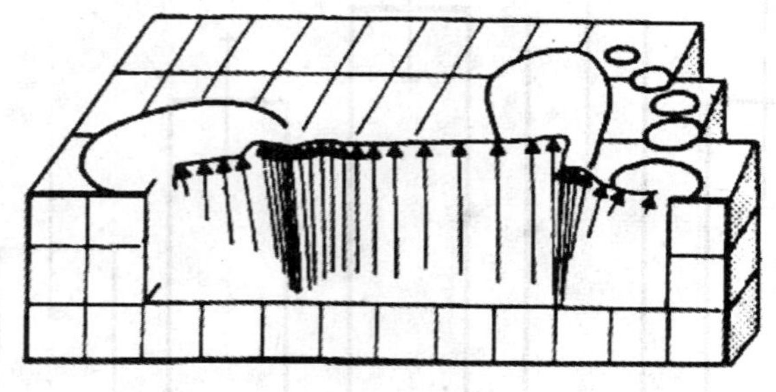

力的着力点经过后跟和足的内侧缘，达到第2跖骨头水平位下的足球状体（跖骨头），然后向内移至第1跖骨头，很快移至跖趾，在后跟着地时，力是直接向下向前，在站立中期，变成垂直位，在离地时，力的方向乃向下向后

图 29-34 力板的描绘显示在步态周期的站立相时，地面应力的分布、幅度和方向

（引自过邦辅编译的临床骨科生物力学基础，1993）

在放松位站立，用肌电图活力检查，可证实足内肌肉的活动力很小。用尸体足测试时，由于没有肌肉收缩或不因姿势的轻度变化而发生负荷位置的变异，前足的负荷承担乃平均分布于所有的跖骨头上。

在分析站立相时负荷传导至各个跗骨关节时，虽无法追踪力通过的各个纵向行径，但负荷最大处应在纵弓的最高点。由于距舟关节和舟楔关节是纵弓的最高点，它们也承受最大的负荷。负荷向后跟分散，并通过两条路线传至前足。较大的负荷穿过纵弓的最高点，然后经跗骨关节传至第1、第2跖骨和跖骨头，较小的负荷则向外侧传导，经骰骨至第5跖骨基底，然后再至第5跖骨头。这些路线是足内的高峰力。应当理解，负荷

是传至所有的跗骨和跖骨。

足内骨小梁的方向指示大的应力模式。骨小梁方向是按负荷从距骨穹传至足的应力板层方向。在跟骨，有些骨小梁是指向跟的后方，其他指向前方，在中央呈三角形，其中仅见很少的骨小梁。这个区域不能误认为是跟骨内的囊肿。在跗骨和跖骨内的骨小梁呈纵向，在足中部的足弓顶端，骨小梁呈横向，表示骨内力分布的方向。

足内软组织提供强度和抗力，以改善外来力对足的危害。足背皮肤薄而柔软，便于在活动时可使它下面的结构容易滑动。相反，足底皮肤与深层组织较坚实，后跟和足外侧缘与跖骨头部均较厚，内侧变薄。足底的皮纹有些向外侧弯曲，在后跟绕成曲线。这些线表明皮下结构的分布，致使在正常行走和跑步时提供衬垫作用（图 29-35）。足底皮肤在后跟和跖骨头部以下与下层组织牢固附着。跟骨脂肪垫的附着对足推离时的站立相后期很重要。这时足趾在跖趾关节处可伸直至 50°，而在跖骨头下交锁脂肪垫。

为了在后跟着地时吸收地面反应力的能量，皮肤和软组织将发生独特的吸震机能的间室化。在厚的皮肤下，有斜向螺旋室，内有跟骨的脂肪组织。这个室很深，起自跟骨，向后向外弯曲，与皮肤联结。第二个螺旋系统是在跟骨的表浅部分，当向外侧旋转时，相互聚拢。这两个系统代表右向螺旋，在跟骨下，向外侧开口。第二螺旋在向外侧延伸时闭合，在第一螺旋的表浅处（图 29-36），这种系统的衬垫作用可使后跟有能力对抗长期的反复负荷，特别是在长途跋涉时，更需这种衬垫作用。

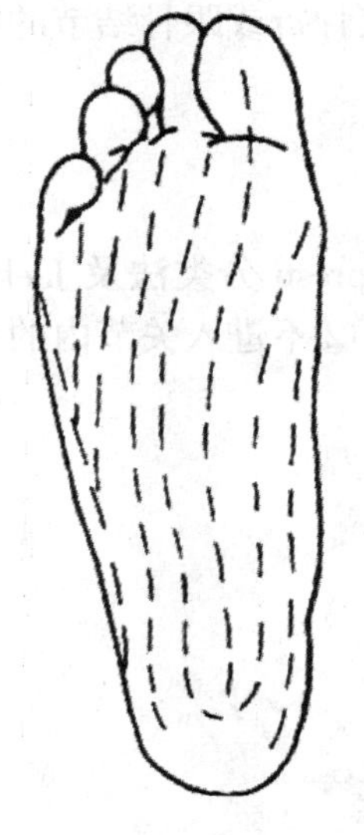

图 29-35　在足的跖侧，皮纹呈纵向方向，略带曲线

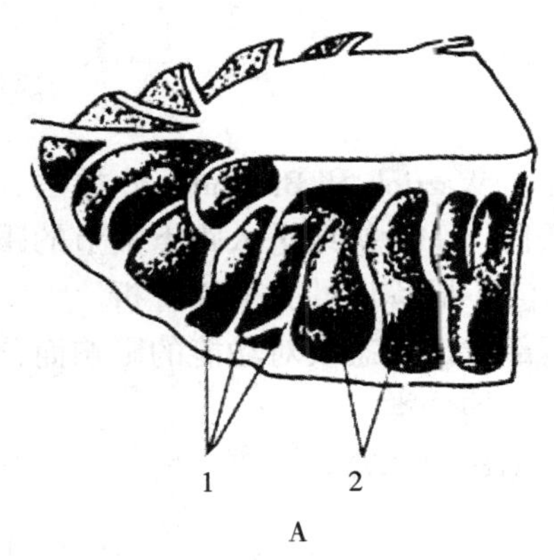

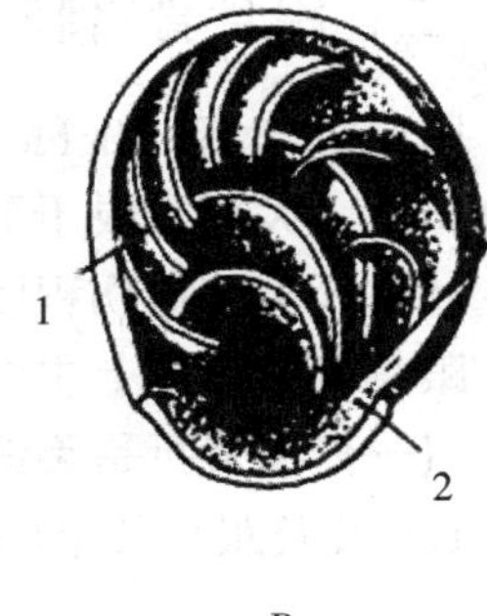

A．1.纤维螺旋隔（厚皮）　2.螺旋茎（脂肪组织）
B．1.深隔　2.浅隔

图 29-36　后跟垫的结构

第三节　跟骨骨折

跟骨骨折属常见损伤。以青壮年伤者最多，跟骨骨折是跗骨最常见的骨折，占全身骨折的 1.8%，多由高处跌下或跳下，足跟着地所致。近 10 年来，已在治疗此类骨折方面取得较大进展。使用 CT 分类骨折，使我们对跟骨关节内骨折认识更加清楚。像其他部位关节内骨折一样，解剖复位、坚强内固定。早期活动是达到理想功能效果的基础。尽管很多学者为改善治疗效果做了大量工作，但跟骨骨折特别是关节内骨折的治疗效果一直不能令人满意，严重损伤后易遗留伤残。至今仍没有一种大家都能认可的分类及治疗方法；治疗以保守疗法为主，多数病人都可获得

满意的疗效，但部分病人亦可遗留不同程度的残疾。跟骨骨折的合理治疗，对预防病废发生有其重要意义，近年来已引起国内外学者重视。

一、跟骨骨折致伤机制

（一）直接暴力

为跟骨后结节处骨折，其多系外力直接撞击所致。由高处坠下足跟于外翻着地，跟骨结节向正移位，临床上最多见。在直接暴力下，应力状态超越了破坏准则，使跟骨在复合应力下受到完全破坏，导致跟骨粉碎、塌陷，跟骨体增宽，足弓变低或消失，足底变长，跟骨结节升高，Bohler 氏角变小，跟骨体足外翻畸形。跟骨前端骨折时，跟骰关节受累将导致创伤性关节炎。

（二）垂直压力

约有 80% 的病例系因自高处跌下或滑下所致。视坠落时足部的位置不同，作用力的方向亦不一致，并显示相异的骨折类型，但基本上以压缩性骨折为主。此外，尚依据作用力的强度及持续时间不同，其压缩的程度呈一致性改变。跟距关节塌陷骨折，骨折线多通过跟距关节外侧，扭转伤力影响致外侧跟距关节面塌陷，对移位塌陷严重而关节面粉碎者，需手术切开整复或框架固定治疗。关节面一旦严重破坏，容易发生距下关节紊乱、痛性骨性关节炎。

（三）肌内拉力

多见于腓肠肌突然猛烈收缩牵拉跟腱附着部发生跟骨后部撕脱骨折又称泪滴样骨折或鸟嘴样骨折。如足内翻应力过猛则引起跟骨前结节撕脱；而外翻应力则造成载距突骨折或跟骨结节的纵向骨折，但后者罕见。

二、跟骨骨折临床类型

国内外学者、Bohler 的分类法、Warriok 和 Brermner 分类法、Essex-Lopresti 分类法及 Jaekle 等分类法，大部着眼于下述几个条件：①骨折线进入距下关节的跟骨骨折；②不进入关节内的骨折；③进入关节损伤程度的骨折；④不同程度的关节面骨折。

跟骨骨折临床上主要根据骨折部位、形态及对功能的影响而分为以下类型。

（一）按骨折是否波及跟距关节的分类

1.不波及跟距关节的跟骨骨折（图 29-37）。

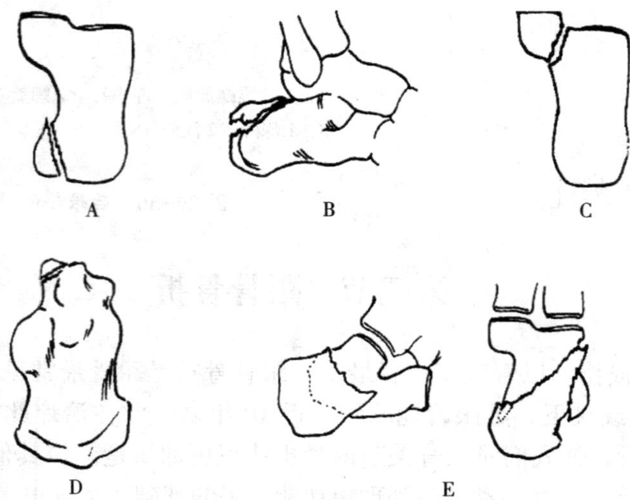

A. 结节纵形骨折　B. 结节横形骨折　C. 载距突骨折　D. 前端骨折　E. 接近跟距关节的骨折

图 29-37　不波及跟距关节骨折

(1) 跟骨结节纵形骨折（图 29-37A）：由于高处下坠，跟骨在外翻位结节底部触地，即可造成骨折，骨折线呈纵向行走，位于跟骨结节的内后下方，将跟骨结节的后内侧部分劈裂，骨折可无移位，部分病人骨折块可向后、内、上方移位，造成跟骨结节底部不平整，若不予整复，则可能影响日后站立及行走。

(2) 跟骨结节横形骨折（图 29-37B）：又称为鸟嘴样骨折，为跟骨撕脱骨折的一种。骨片超过 1/3 移位可用穿针外固定或其他方法治疗。为小腿三头肌强力收缩牵拉所致的撕脱性骨折，骨折线呈横形，骨折块常包括整个跟腱的附着部，骨折移位轻者骨折块稍稍翘起，而移位明显者，骨折块较大，向后上方移位。

(3) 载距突骨折（图 29-37C）：足外翻位时，伤力作用于内侧突受距骨内侧下方的扭矩易引起骨折，极少见，一般没有复杂移位。极少见。多由于足部强力内翻，距骨内侧下方向下冲击跟骨载距突所致。骨折很少移位。

(4) 跟骨前端骨折（图 29-37D）：足受强大扭矩处于内翻位时，造成撕脱性损伤，折线斜向跟骰关节，严重者可引起跟骰关节面的不平。极少见。由于前足强力扭转所致。骨折线可能通过跟骶关节，但很少移位。

(5) 接近跟距关节的骨折（图 29-37E）：多由高处坠落，跟骨体后部着地所致。骨折线通过跟骨主要负重部分的跟骨体，呈斜形，正位骨折线从内下方斜向外上方，跟骨体向两侧增宽，骨折线不经过跟距关节面。侧位骨折线从后上方斜向前下方，骨折近端向后上旋转移位，使跟骨跖侧部凸出，成摇椅状，结节关节角减少或消失，严重者可呈负角。

此骨折接近跟距关节，前折线斜形，大致由后内方到前外方，不通过跟距外侧关节面。骨折受垂直应力影响，跟骨体在正位时两侧增宽，跟骨前端下陷，侧位可见跟骨体后部向上移位，跟骨腰部向下凸起，跟骨结节上移，腓肠肌张力减弱，跟腱功能减弱，跟骨腰部呈船底形改变，足的模式弹性结构发生破坏，行走、站立失稳。治疗主要是恢复 Bohler 氏角（图 29-38）。

测量方法：在侧位 X 光片上，通过跟距关节引一直线，沿跟骨结节上缘再引直线，交叉的锐角为 Bohler 氏角，正常为 30°~45°，跟骨骨折后此角变小或负数。

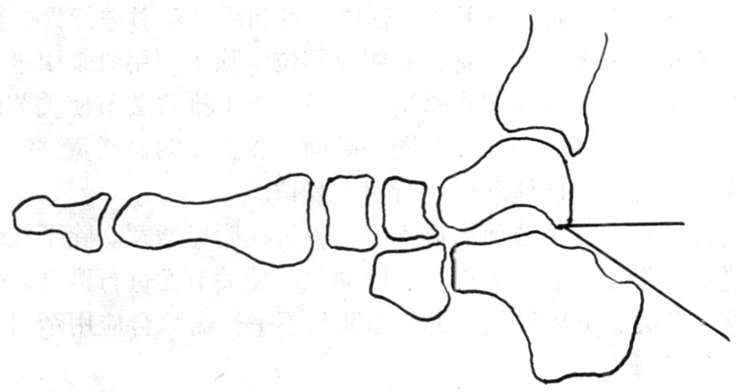

图 29-38　Bohler 角

2. 波及跟距关节的跟骨骨折（图 29-39）。

(1) 外侧跟距关节塌陷骨折：由高处坠落足跟着地所致。骨折的形态及移位方向与接近跟距关节的骨折相似，但骨折线通过跟距关节的外侧部，同时由于重力的作用使跟骨的外侧跟距关节面向下塌陷。骨折线多通过跟距关节外侧，扭转伤力影响致外侧跟距关节面塌陷，对移位塌陷严重而关节面粉碎者，需手术切开整复或穿针框架固定治疗。关节面一旦严亘破裂，容易发生距下关节紊乱、痛性骨性关节炎。

(2) 全部跟距关节面塌陷骨折：是最常见的跟骨骨折，亦由高处坠落足跟着地所致。跟骨体

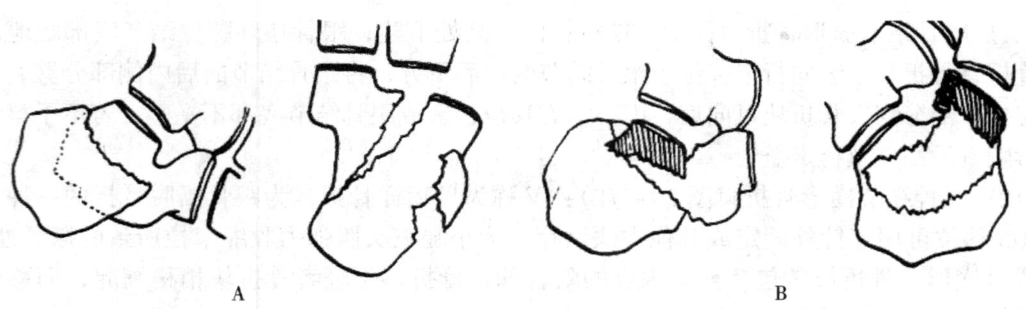

A. 外侧跟距关节塌陷骨折 B. 全部跟距关节塌陷骨折

图 29-39 波及跟距关节的跟骨骨折

部因受挤压完全粉碎下陷，跟骨体增宽，跟距关节面中心塌陷，跟骨结节上升，体部外翻，跟骨前端亦可能骨折，波及跟骰关节。为中心的塌陷骨折，此类骨折为最常见的跟骨骨折。在直接受力下，应力状态超越了破坏准则，使跟骨在复合应力下受到完全破坏，导致跟骨粉碎、塌陷，跟骨体增宽。足弓变低或消失，足底变长，跟骨结节升高，Bohler 氏角变小，跟骨体足外翻畸形。跟骨前端骨折时，跟骰关节受累将导致创伤性关节炎。

3. 关节型骨折：视其形态及受损程度等又可分为以下四型：

（1）舌形（Tongue type）骨折：多系垂直暴力所致。

（2）压缩型（Depussion type）骨折：亦因纵向垂直外力所引起。

（3）残株型（Stump type）骨折：即波及距骰及跟距关节的纵（斜）向骨折。

（4）粉碎性（Crush type）骨折：多由强烈的压缩暴力所致。

（二）根据跟骨远端骨折移位的方向分类

在纵向移位，以及关节面是否平整来进行分类。这种分类法对于选择骨折复位和固定方法有指导意义，非常实用。

Ⅰ型：骨折平行压缩，关节面平整无明显移位。可利用骨牵引进行骨折复位。

Ⅱ型：骨折压缩移位，关节面不平整，有明显移位。除了利用骨牵引进行骨折复位外，还要进行撬拨复位和关节活动磨合复位，即在牵引状态下，上下推移关节使关节面进行磨合复位。

Ⅲ型：劈裂骨折分离移位，关节面尚在同一平面，骨折线明显增宽，需在牵引状态下进行钳夹复位，即用跟骨夹从内外踝或肢体前后进行钳夹复位。

Ⅳ型：劈裂骨折分离移位，关节面高低不平，骨折线明显增宽。除了在牵引状态下进行钳夹复位外，还需穿针进行撬拨复位和上下推移、活动关节使关节面进行磨合复位。

Ⅴ型：骨折压缩、劈裂、分离移位，关节面凹凸不平，需综合应用牵引、钳夹、上下推移磨合、撬拨复位法进行复位操作。

（三）Paley 分类法

关节内骨折有多种分类方法。过去多根据 X 线平片分类，如最常见的 Essex－Lopresti 分类法把骨折分为舌状骨折和关节压缩型骨折。其他人根据骨折粉碎和移位情况进一步分类，如 Paley 分类法（图 29-40）。

（四）Sanders 分类法

根据 X 线平片分类的缺点是不能准确地了解关节面损伤情况。对治疗和预后缺乏指导意义。因此，大量 CT 分类方法应运而生。现将较常见的 Sanders 分类法介绍如下。

其分型基于冠状面 CT 扫描。在冠状面上选择跟骨后距关节面最宽处，从外向内将其分为 A、B、C 三部分，分别代表骨折线位置。这样，就可能有四部分骨折块，三部分关节面骨折块和两

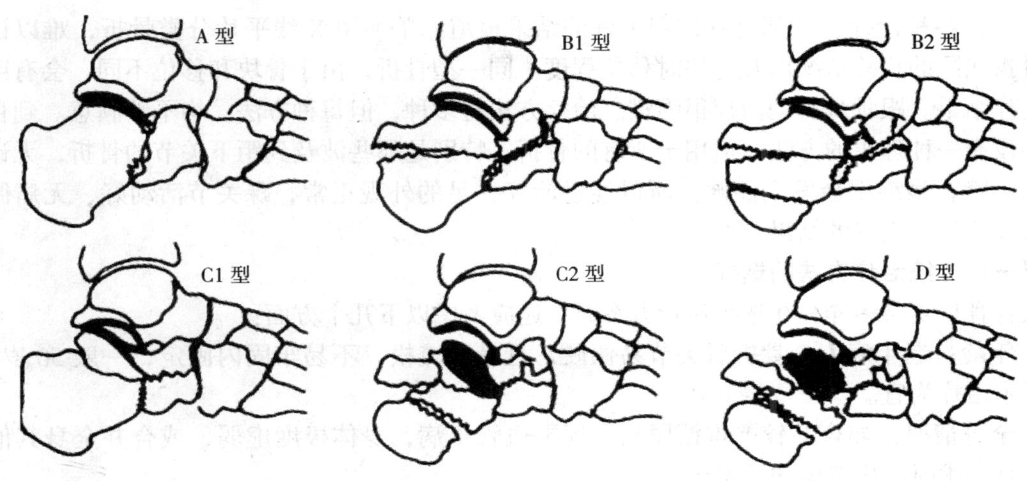

A 型：无移位骨折　B1 型：舌状骨折　B2 型：粉碎舌状骨折　C1 型：关节压缩型　C2 型：粉碎的关节压缩型　D 型：粉碎的关节内骨折

图 29-40　Paley 分类法

部分载距突骨折块。

Ⅰ型：所有无移位骨折。

Ⅱ型：两部分骨折，根据骨折位置在 A、B 或 C 又分为Ⅱa、Ⅱb、Ⅱc 骨折。

Ⅲ型：三部分骨折，同样，根据骨折位置在 A、B 或 C 又分为Ⅲab、Ⅲbc、Ⅲac 骨折。典型骨折有一中央压缩骨块。

Ⅳ型：骨折含有所有骨折线，Ⅳabc。

三、跟骨骨折诊断方法

（一）临床表现

患者多有典型的外伤史，骨折多发生于高处坠落或交通事故。男性青壮年多见。伤后足在数小时内迅速肿胀，皮肤可出现水疱或血疱。如疼痛剧烈，局部肿胀和皮下瘀血明显，足感觉障碍，承重困难，被动伸趾引起剧烈疼痛时，应注意足骨筋膜室综合征可能。足跟部疼痛，严重者可见足后跟的高度变低，横径增宽及外踝下部的正常凹陷消失，距下关节活动受限。但跟骨周边骨折则仅有局部肿胀和疼痛，距下关节活动多不受限。跟骨骨折常合并脊柱等部骨折，亦应注意全身其他合并损伤。故应注意检查，以免漏诊。

（二）X 线检查

跟骨的侧位及轴位 X 线片可以明确诊断及骨折类型。

足前后位可见骨折是否波及跟骰关节。侧位可显示跟骨结节角（Boller 角）和交叉角（Gissane 角）变化，跟骨高度降低。跟骨轴位可显示跟骨宽度变化及跟骨内、外翻。Broden 位是一常用的斜位，可在术前、术中了解距下关节面损伤及复位情况。投照时，伤足内旋 40°，X 线球管对准外踝并向头侧分别倾斜 10°、20°、30°、40°。

关节内骨折应常规 CT 检查，以了解关节面损伤情况。

四、跟骨骨折传统治疗

对于跟骨骨折是手术或非手术治疗，多年来一直存在争论。由于缺乏同一的分类方法和术后评价标准，各种治疗方法都有好的和不好的结果报道。单纯用X线平片分类骨折，难以识别关节内骨折实际的粉碎情况以及骨块时移位程度。同一型骨折，由于骨块和移位不同，会有明显不同的治疗结果。跟骨骨折的治疗很困难。治疗方法有多种，但每种方法，均不够满意。到目前为止，还没有一种理想的方法，适用于所有的骨折。特别是那些波及到距下关节的骨折，无论用什么方法治疗，最终都会发生僵硬。所以经过治疗，足的外观正常，踝关节活动好，无痛僵硬的足，可以认为是良好的结果。

（一）传统治疗方法的选择

跟骨骨折复杂多样，在选择治疗方案时，还应考虑以下几个方面：

1. 年龄：老年病人，骨折后关节易僵硬，且骨质疏松，不易牢固内固定，一般50岁以上，以非手术治疗为宜。

2. 全身情况：如合并较严重糖尿病，周围血管疾病，身体极度虚弱，或合并全身其他部位损伤不宜手术时，应考虑非手术治疗。

3. 局部情况：足部严重肿胀，皮肤水疱，不宜马上手术，应等1～2周肿胀消退后方可手术。开放损伤时，如软组织损伤较重，可用框架固定器固定。

4. 损伤后时间：手术应在伤后3周内完成。如果肿胀、水疱或其他合并损伤而不能及时手术时，采用非手术治疗。

5. 骨折类型：无移位或移位小于2mm时，采用非手术治疗。SandersⅡ、Ⅲ型骨折应选用切开复位。虽然关节面骨折块无明显移位，但跟骨体骨折移位较大，为减少晚期并发症，也应切开复位，内固定。关节面严重粉碎骨折，恢复关节面形态已不可能，可选用非手术治疗。如有条件，也可在恢复跟骨外形后一期融合距下关节。

6. 医生的经验和条件：手术切开有一定的技术和设备条件要求，如不具备时，病人应转到其他有条件医院治疗或选用非手术方法治疗。不能达到理想复位及固定的手术不如不做。

（二）闭合手法复位外固定

1. 功能疗法

（1）适应证：适用于无移位或少量移位骨折，或年龄较大、功能要求不高或有全身并发症不适于手术治疗的病人。目前仍有些医生采用这种方法，对年龄大者，尤为适用。

（2）具体方法：对骨折本身不做任何处理，采用加压包扎，卧床休息，抬高患肢，并用冰袋冷敷患足。早期活动来促进功能的恢复。因跟骨血运良好，极少发生不愈合，没有必要做内固定及外固定，这种方法简便易行，最终能获得一定的功能要求。24h后开始主动活动足踝关节。3～5天后开始用弹性绷带包扎。1周左右可开始拄拐行走，3周在保护下或穿跟骨矫形鞋部分负重，6周后可完全负重。伤后4个月可逐渐开始恢复轻工作。这种方法可遗留足跟加宽，结节关节角（Bbhler角）减小，足弓消失及足外翻畸形等，影响参加较剧烈的活动。但也有些患者能达到很满意的结果。拍摄X线照片时，会发现距下关节面及结节关节角，均有不同程度的恢复。结节关节角减小，足弓消失及足内、外翻畸形等，患者多不能恢复正常功能。因此，对于经验较少的医生，或不具备其他条件者，采用这种方法，最为稳当。

2. 闭合复位疗法：用手法结合某些器械或钢针复位移位的骨折。有两种方法：

（1）Boller法：在跟骨结节下方及胫骨中下段各横穿1钢针，做牵引和反牵引，以期恢复结节关节角和跟骨宽度以及距下关节面，再将ehler夹置于内、外踝下，逐渐夹紧则可将跟骨体部恢复正常，透视位置满意后，石膏固定足于中立位，并将钢针固定于石膏之中。内、外踝下方及足跟部仔细塑形。4～6周去除石膏和钢针，开始活动足踝关节。此方法由于不能够较好恢复距下关节面，疗效不满意。现已很少采用。

（2）Essex－Lopresti法：在1952年用跟骨轴位穿针，做闭合复位。这种方法简易可行，效果可靠。麻醉后，患者取俯卧位，在跟腱止点处，插入1枚Steinmann针，针尖沿跟骨纵轴向前并略微偏向外侧，对准后关节面下方，将该关节面撬起，在轴位X线片上观察，针尖应略偏向外侧，撬拨复位后，再用双手在跟骨体部做侧方挤压，摄片证实复位良好后，即将该钢针固定在小腿石膏管型内，4~6周后除去石膏及钢针，锻炼关节功能活动。这种方法不需特殊器械，复位的结果也较好，是目前常用的闭合复位方法之一，它最适于撕脱骨折及某些压缩型骨折。其缺点是需用石膏做外固定，除去石膏后，足跟关节活动，往往恢复较慢，需数月之久。

（三）切开手术复位内固定

近10年来，在治疗跟骨骨折的主要进展之一是采用了CT分类骨折，以及在手术方法上的改进。CT分类使我们对关节内骨折的病理变化更加清楚，使用标准入路和术中透视可明显减少手术并发症。各种专用钢板的出现，使内固定更加稳定，病人可早期活动。大量病例已证明跟骨关节内骨折如要获得好的功能，应该解剖复位跟骨关节面及跟骨外形，但即使是达到解剖复位也不能保证一定可以获得好的功能。切开复位可在直视下复位关节面骨块和跟骨外侧壁，结合牵引可同时恢复跟骨轴线并纠正短缩和内、外翻。使用钢板螺钉达到较坚强固定，可使病人早期活动。尽快地恢复足的功能，避免了由于复位不良带来的各种并发症。

具体方法：

（1）体位：单侧骨折侧卧。如为双侧骨折，则取俯卧位。

（2）切口：外侧L形切口。

纵形切口位跟腱和腓骨长短肌腱之间，水平切口位外踝尖部和足底皮肤之间。切开皮肤后，从骨膜下翻起皮瓣，显露距下关节和跟骰关节，用3根克氏针从皮瓣下分别钻入腓骨、距骨和骰骨后向上弯曲以扩大显露。腓肠神经位于皮瓣中，注意不要损伤。

（3）复位：掀开跟骨外侧壁，显露后关节面。寻找骨折线，认清关节面骨折情况。取出载距突关节面外侧压缩移位的关节内骨折块。使用Schanz针或跟骨牵引，先内翻跟骨结节，同时向下牵引，再外翻，以纠正跟骨短缩及跟骨结节内翻，使跟骨内侧壁复位，用克氏针维持复位；然后把取出的关节面骨折块复位，放回外侧壁并恢复Gissane角和跟骰关节，克氏针固定各骨折块。透视检查骨折位置，尤其是Broden位查看跟骨后关节面是否完全复位。如骨折压缩严重，空腔较大，可使用骨移植，但一般不需要骨移植。

（4）固定：根据骨折类型选用钢板和螺钉固定。如可能螺钉应固定外侧壁到对侧载距突下骨皮质上，以保证固定确实牢靠。少数严重粉碎骨折，需要加用内侧切口协助复位固定。固定后，伤口放置引流管或引流条，关闭伤口。

①跟骨结节撕脱骨折：骨折块有明显的移位，手法复位不成功者，应做切开复位，复位后用松质骨螺丝钉固定。

②跟骨纵形骨折：骨折块向内移位较多者，不能用手法复位时，应切开复位内固定。

③前结节骨折：如骨块较大，或进入跟骰关节者应予切除。

④严重的跟骨粉碎骨折：常导致距下关节创伤性关节炎。常需在晚期做关节固定术，以解除症状。因此,在严重粉碎骨折时，于伤后早期即行距下关节融合术。晚期做距下关节融合术，对于足部畸形的纠正不如早期效果好。有时距下关节融合术，不能解除症状，必需做距下、跟骰与距舟三关节融合术，才能消除疼痛。

（5）术后处理：两周拆线。伤口愈合良好时，开始活动，6~10周穿行走靴部分负重。12~16周去除行走靴负重行走，逐渐开始正常活动。

（四）跟骨骨折引起病废原因

1.跟骨增厚变宽：跟骨的拱式弹性结构遭受破坏，足变形，行走困难。由于外踝嵌夹，可引起疼痛和继发性腓骨肌肌腱炎，此类系因各种纵形或粉碎骨折，骨折片向两侧移位引起。

2. 跟腱松弛：跟骨结节向上移位的撕脱性骨折，使跟腱上行，影响足趾站立，和足在动态中弹性减弱，过早出现疲劳。

3. 足跟外翻畸形：继发跗骨间关节创伤性关节炎，加之距下关节创伤性关节炎，常继发骨肌痉挛、扁平足。此类病变常由纵形骨折，骨折片向外侧移位未予矫正的结果。

4. 距下关节与跟骰关节创伤性关节炎：此类并发症多由骨折进入关节，关节面有严重损伤，反复固定没有达到解剖复位而引起的。表现为患足疼痛，行走困难。

5. 跖骨筋膜纤维粘连、跟骨骨刺增生：跟骨周围损伤瘀血，沿跖趾关节肌间隙扩散、机化，使横弓弹性减弱，强力减低，行走时疼痛加重。

第四节 跟骨骨折框架固定技术

跟骨框架固定器治疗跟骨骨折，是根据跟骨骨折特点、病废因素，采用三角几何图形空间固定方式，既能轴向延长支撑，又能对跟骨侧向挤压，跟骨后弓环可任意选择方位，穿针固定跟骨结节骨折的移位，恢复 Bohler 氏角及生理性足弓。对中心粉碎性骨折，跟骨腰部下凹呈船底样改变的病例，可通过后弓环的克氏针向下、向足纵轴两端牵引固定，足心固定在凸心鞋托上，可恢复跟骨正常形态。对无移位的跟骨骨折采用石膏或夹板固定治疗效果好。但对骨折近端向上移位、跟骨体增宽及跟距关节面塌陷的骨折，则疗效欠佳，而跟骨骨折需固定于膝关节屈曲、踝关节跖屈位，不利于功能锻炼。手术切开复位只适用于极少数骨折块较大、关节面不粉碎的骨折，而且手术操作复杂，效果亦不尽人意。因此，对部分有严重移位的跟骨骨折，可采用穿针框架固定治疗，以弥补石膏或夹板等外固定与手术治疗的不足。

对跟骨头部骨折和跟骰关节损伤的病例，在足前横弓克氏针固定牵引，大块骨折穿克氏针固定即可达到目的。

进行骨折框架固定技术整个过程必须按严格的无菌操作技术进行。整复固定过程按手法→器械→手法→器械的程序进行。

一、框架固定适应证

跟骨骨折。

二、骨穿针前准备

1. 麻醉体位：硬膜外麻或腰麻，患者仰卧位。

2. 复位方法

(1) 手法复位：患者仰卧或俯卧，屈膝 90°，一助手把住小腿以对抗牵引，另一助手把住患足并尽量跖屈。术者两手手指交叉置于足底，用两手掌跟部扣挤跟骨两侧，纠正跟骨体向两侧的增宽，同时尽量向下牵拉跟骨结节部以恢复结节关节角。若为跟骨结节部骨折骨块向上移位者，单纯牵拉跟骨结节即可初步复位。

(2) 器械复位：因牵引力与足底凸心托板的挤压力共同作用使近端骨折块发生旋转而纠正骨折向跖侧成角。若近端骨折块较小，则下端克氏针可经跟腱附着点侧方中点穿过软组织中，并穿出皮外。将上、下两枚克氏针与框架固定器相联结，调节支撑杆上的可调螺母进行牵引，纠正近端骨折块的重叠或翻转移位。

(3) 再手法复位：再对残余的侧方移位及向跖侧成角，先用扣挤手法纠正侧方移位及跟骨体增宽，然后一手扣挤握住骨折近侧骨折块，另一手从足底部骨折线处向上推挤以进一步改善结节关节角，同时令助手做前足小范围屈伸活动，以利于关节面恢复平整。

三、骨穿针技巧

（一）穿针解剖学特点

跟骨骨折框架固定器是按照足生理解剖特点，生物力学结构要求进行合理穿针固定。足是一个复杂的多层次拱形结构，跟骨可看作是这一复杂拱式结构的重要拱构件，跟骨结节为拱的拱角，骨折后，力系被破坏，三角几何图形不变体系破坏，致使跟骨下面全部与地面接触。当跟骨框架固定器采用多平面穿针固定后，用反牵引力、水平力、跟骨两侧挤压力、足底凸心托板顶托力配合，可恢复足心正常和结构足的伤前形态，完成了骨折的复位固定全过程。

跟骨骨折框架固定器，体积小，轻便，呈空间三角形反力，固定牢固，可随时调整各方面支撑牵引加压螺杆。克氏针在任一方向均可固定，不仅对跟骨骨折复位固定有效，而且对距骨骨折脱位、三踝骨折及足的跖骨骨折均可达到穿针复位目的。

（二）穿针部位及方法

穿针在跟骨结节部按常规方法从外向内穿一直径 3mm 的克氏针，穿出对侧皮外，针与膝关节面平行。另在跟骨结节部近端骨折块从内向外贯穿一枚同样直径的克氏针并穿出皮外，两针保持平行。下一枚针的进针点应偏于骨折块的后下部，有利于骨折块复位并恢复结节关节角（图 29-41）。

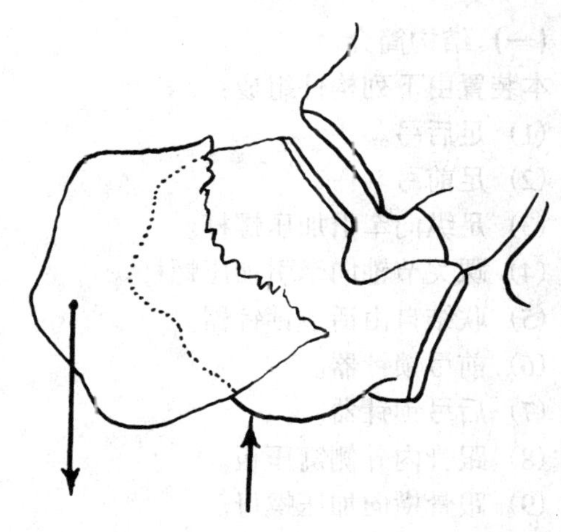

图 29-41　跟骨骨块穿针部位

四、安装框架固定器

经上述手法与器械结合复位，骨折多可获得满意复位，即可安装足底凸心托板及侧方压板。先在有侧方移位的骨块相应部位安放适当的压板，压板与皮肤之间垫 12 ~ 18 层厚的纱布垫，用滑轨上的加压螺丝钉对压板进行加压，压力可稍大，再安装足底凸心托板，收紧托板的固定带进一步整复。最后将压板的松紧度调节适当，托板固定于适当的角度，拧紧各部螺母维持固定，术毕。若经上述手法与器械复位后，距下关节仍塌陷不平整者，则应在透视下穿针撬拨整复塌陷的关节面，复位满意后再安装压板及足底凸心托板以维持固定。若下端克氏针经皮穿过软组织者，应在小腿下端的前内、前外及后内、后外侧安放四块压板，并用滑轨上的加压螺丝钉顶住固定，以增加固定的稳定性，防止框架固定装置不稳而出现窜针现象。

五、操作注意事项

(1) 本疗法主要用于有严重移位的闭合性跟骨骨折，对开放性骨折，若穿针部位皮肤完整，则可清创缝合伤口后再用本法治疗。

(2) 跟骨部穿针应尽量靠后，不可靠骨块前侧，否则不易纠正骨折向跖侧成角以恢复结节关节角。

六、术后处理及并发症防治

(1) 跟骨为松质骨，且负重量大，故功能锻炼时应以早下床活动而晚负重为原则，开始负重时间宁晚勿早。

(2) 由于足踝部软组织较薄，在放置压板的部位易发生压疮，故应经常检查以避免之。

(3) 术后针道用剪口无菌纱布覆盖，保持干燥清洁，每隔 3～5 天清洁换药一次。

(4) 术后抬高患肢，麻醉恢复后开始做足趾屈伸活动及膝关节屈伸活动，术后 3～5 天开始下床扶双拐练习行走，患肢不负重。术后 6～8 周，骨折临床愈合，即可拔针拆除框架固定器，并加强踝关节功能活动，同时配合理疗及中药外洗，以促进踝关节功能的恢复。拆除框架固定器后，患者仍需扶双拐或单拐患肢免负重行走，直至术后 3～4 个月才开始逐渐负重，这样可防止因过早负重而造成的关节面再度塌陷。

第五节 跟骨骨折常用框架固定器介绍

一、跟骨骨折固定器

(一) 结构简介

本装置由下列构件组成：

(1) 足后弓。

(2) 足前弓。

(3) 足纵向牵引加压螺杆。

(4) 踝关节轴向牵引加压螺杆。

(5) 联结自由活节锁针器。

(6) 前弓锁针器。

(7) 后弓锁针器。

(8) 跟骨内外侧窝压板。

(9) 跟骨横向加压螺母。

(10) 凸心型足托。

(11) 踝关节固定弓。

该装置是按照足生理解剖特点、生物力学结构要求，进行合理多平面穿针固定，利用牵引力、水平力、跟骨两侧挤压力、足底凸心托板顶托力相配合，随时调整各方面支撑牵引加压螺杆，恢复足的正常结构和足的伤前形态，完成骨折的复位固定的全过程。

(二) 适应范围

跟骨骨折。

(三) 操作方法

首先，踝关节用固定弓固定，跟骨后结节穿 2 枚交叉克氏针，第 1 跖骨处垂直穿 1 枚克氏针与前足弓固定。跟骨两侧用夹板固定防止跟骨增宽，踝关节轴向牵引加压杆双侧同时进行支撑延长，足纵轴两侧牵引杆延长，跟骨结节处交叉的克氏针向下牵引，足心的凸心托板在足弓应力点向上推顶固定、X 线透视或拍片检查跟骨复位情况。固定 4 周后解除框架固定器，不负重扶拐功能锻炼。

(四) 注意事项

足是一个复杂的多层次拱形结构，跟骨可看作是这一拱式结构的重要构件，跟骨结节为拱的拱角。骨折后，力系被破坏，三角几何图形不变体系紊乱，跟骨下面全部与地面接触。术前必须了解这些特点和本器械的性能，方能收到很好疗效。由于克氏针在任一方向均可固定，不但对跟骨骨折复位固定有效，而且对距骨骨折脱位、三踝骨折及足的跗骨骨折均可起到穿针复位的目的。

二、跟骨骨折框架固定器

（一）结构简介

本框架固定器结构简单。由 2 根双向可调节的螺纹杆及上下端针座式锁针器组成。

（二）适应范围

跟骨骨折。

（三）操作方法

坐骨神经加股神经阻滞麻醉，取侧卧位，患侧在上，屈膝 90°，使小腿三头肌放松。一助手环抱大腿及膝关节。另一助手握前足及足跟，于跖屈位牵引，并将跟骨顺势向下牵引。术者以双手掌分别置于跟骨两侧并用力扣挤，同时反复向下挤压跟骨结节，内翻和外翻足跟，待跟骨增宽畸形纠正，骨擦感消失后，即于跖屈位维持牵引。无菌操作下，于跟骨骨折块由内向外打入一枚 2.5mm 粗的克氏针，然后于胫骨中下 1/3 处打入另两枚克氏针，安放框架固定器，锁紧克氏针，在电视 X 线机透视下，旋动螺纹杆的调节部，至 Bohler 氏角恢复正常，跟距关节面恢复为止。术后抬高患肢，次日即可扶拐下地行走行功能锻炼，6～8 周去除框架固定器。

（四）注意事项

治疗过程中应首先行手法复位纠正跟骨增宽，必要时可配合应用 Bohler 氏夹，但应注意时间不宜过长，以防皮肤坏死。对波及距下关节者，应在电视 X 线机监视下，通过调整固定器，力争复位。另外，术后可配合应用中药汤剂活血化瘀、消肿止痛，以利肢体早日康复。

三、跟骨骨折多平面框架固定器

（一）结构简介

由上端的半环形及下端的马蹄形固定弓与两侧的支撑杆组成框架式结构，固定弓上有锁针器固定槽，锁针器可根据不同的穿针方向固定于槽的任何位置。支撑杆上有可调螺母，调节上下两固定弓间的距离达到牵引或加压的目的。下端固定弓通过铰链与足底凸心托板相连，足底凸心托板前端通过可调尼龙带与两侧支撑杆相连，可调节足的不同屈曲角度。在支撑杆的任何部位均可安装附加固定滑轨及加压螺钉，用于对各部位压板加压固定，可用于整复及固定骨折的侧方移位及跟骨体增宽。

（二）适应范围

跟骨骨折

（三）操作方法

1. 穿针方法：穿针在跟骨结节部按常规方法从外向内穿一直径 3mm 的克氏针，穿出对侧皮外，针与膝关节面平行。另在跟骨结节部近端骨折块从内向外贯穿 1 枚同样直径的克氏针并穿出皮外，两针保持平行。下 1 枚针的进针点应偏于骨折块的后下部，有利于骨折块复位并恢复结节关节角。固定跟骨的框架固定器，采用骨穿针有横向交叉固定、牵引和纵向撬拨固定两个作用。其进针点需要注意的是，偏于内侧针的针尖，不宜穿过内侧骨皮质，防止损伤胫后动静脉及胫后神经。

2. 安装框架固定器：将上、下两枚克氏针与框架固定器相联结，调节支撑杆上的可调螺母进行牵引，纠正近端骨折块的重叠或翻转移位。再对残余的侧方移位及向跖侧成角，先用扣挤手法纠正侧方移位及跟骨体增宽，然后一手扣挤握住骨折近侧骨折块，另一手从足底部骨折线处向上推挤以进一步改善结节关节角，同时令助手做前足小范围屈伸活动，以利于关节面恢复平整。经上述手法与器械结合复位，骨折多可获得满意复位，即可安装足底凸心托板及侧方压板。先在有侧方移位的骨块相应部位安放适当的压板，压板与皮肤之间垫 12～18 层厚的纱布垫，用滑轨上的加压螺丝钉对压板进行加压，压力可稍大，再安装足底凸心托板，收紧托板的固定带进一步整复。最后将压板的松紧度调节适当，托板固定于适当的角度，拧紧各部螺母维持固定，术毕。若经上述手法与器械复位后，距下关节仍塌陷不平整者，则应在透视下经皮穿针撬拨整复塌陷的关节面，复位满意后再安装压板及足底凸心托板以维持固定。若下端克氏针穿过软组织者，应在小腿下端的前内、前外及后内、后外侧安放4块压板，并用滑轨上的加压螺丝顶住固定，以增加固定的稳定性，防止框架固定装置不稳而出现窜针现象。

3. 术后处理：术后针道用剪口无菌纱布覆盖，保持干燥清洁，每隔3～5天清洁换药一次。术后抬高患肢，麻醉恢复后开始做足趾屈伸活动及膝关节屈伸活动，术后3～5天开始下床扶双拐练习行走，患肢不负重。术后6～8周，骨折临床愈合，即可拔针拆除框架固定器，并加强踝关节功能活动，同时配合理疗及中药外洗，以促进踝关节功能的恢复。拆除框架固定器后患者仍需扶双拐或单拐患肢免负重行走，直至术后3～4个月才开始逐渐负重，这样可防止因过早负重而造成的关节面再度塌陷。

（四）注意事项

（1）本疗法主要用于有严重移位的闭合性跟骨骨折，对开放性骨折，若穿针部位皮肤完整，则可清创缝合伤口后再用本法治疗。

（2）跟骨部穿针应尽量靠后，不可靠骨块前侧，否则不易纠正骨折向跖侧成角以恢复结节关节角。

（3）跟骨为松质骨，且负重量大，故功能锻炼时应以早下床活动而晚负重为原则，开始负重时间宁晚勿早。

（4）由于足踝部软组织较薄，在放置压板的部位易发生压疮，故应经常检查以避免之。

四、经跟距反弹框架固定器

（一）结构简介（图29-42）

该固定器为一个用不锈钢材料制成的10cm×1.6cm×1.6cm的长柱体，内有供钢针滑动的“十”字槽；针锁3个。直径3.5～4mm的骨圆针2～9枚，钳夹1副。

（二）适应范围

跟骨压缩性骨折，舌形骨折。

（三）操作方法

（1）术前必须拍照双侧跟骨侧、轴位片。整复时，患者侧卧于整复床，患侧在上，屈膝45°，神经阻滞麻醉，在X线透视下根据骨折类型采取相应方法整复固定。

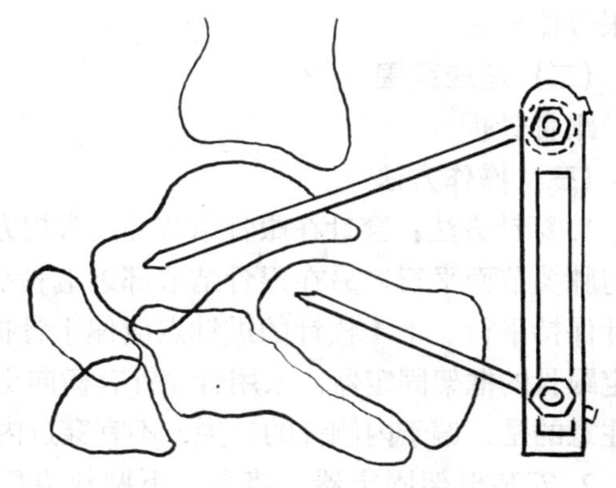

图29-42 经跟距反弹框架固定器

（2）跟骨舌形骨折。先采用Essex-Lopresti的跟骨轴位穿针法，撬起舌形折块复位。然后在跟腱止点上方5～7cm处，将第2枚针通过跟腱中央由后向前钉入距骨体至颈处，将距骨轴位针固定于固定器的一端上，然后加大两针的夹角，利用钢针的反向弹性变化所产生的压力恢复Bohers角（跟骨结节角）至正常。双针固定后控制了骨折的再移位，保持了跟骨形态的最大恢复。

（3）压缩型与冲压型骨折。该两型骨折的整复方法大同小异，整复前，术者在患侧屈膝40°下，先用钳夹横向夹持跟骨结节，然后三位助手分别握持股骨下段后侧、前足及钳夹，行三向对抗牵引，使跟结节向后向下移动，恢复足弓弧度与跟骨纵轴长度。在牵引的同时，握持钳夹的助手将钳夹向床面平行下压，配合手法矫正侧方错位。若合并跟骨轴位向外成角，握持钳夹者在牵引下抬高钳夹尾部，变轴位成角为侧方错位，然后下压钳夹，缩小跟骨的横径宽度，达到满意复位。术者在足维持中立位下，分别将2枚钉钉入跟、距骨内，跟骨轴位针在未穿过骨折线前，需边向下撬压边将针打入。最后从跟骨外侧撬起压陷的关节骨折块。使之上升恢复其高度，并挤压外踝下，回纳增宽的骨块，去除钳夹，安装框架固定器并包扎针眼。避免负重6周。

(4) 压碎性。该固定疗法也适合于该型骨折，中跟结节部有较大骨块的病例，虽然不能将骨折完全复位，但可以恢复跟骨大体形态，为日后手术治疗创造有利条件。

(5) 陈旧性跟骨骨折。根据骨折后的时间、骨折类型、关节面的完整程度，采取切开复位，跟骨颈楔形截骨，跟结节截骨下移术，跟距骨穿针，反弹固定器固定6～8周。

（四）注意事项

术后应用中西药活血祛瘀，利尿消肿，抗感染治疗。密切注意针眼是否干燥，并于术后无痛下主动活动踝、趾关节。防止软组织粘连与关节僵硬，7天下床不负重活动，4～6周拔针去固定，8周渐负重活动，主动跖屈、背伸踝关节。

第六节　跖骨骨折

跖骨骨折是足部最常见的骨折。跖骨与趾骨骨折在临床上十分多见，约占全身骨折的7%左右，其中2/3为趾骨骨折，1/3为跖骨骨折。多因扭伤、车轧伤或重物打击足部所致。可分为基底部、干部及颈部骨折三种，其中以基底部骨折最多见，干部次之，颈部最少。骨折形态可有斜形、横断形及粉碎性。由于跖骨相互支持，骨折移位不明显，但有少数骨折可向跖侧成角畸形或远折端移至近折端下方形成重叠畸形。大多数断骨骨折可用手法复位，夹板或石膏固定治疗，并获满意疗效。手术切开复位内固定对开放性骨折及移位明显的跖骨骨折是行之有效的治疗方法。但对骨折严重重叠移位，皮肤肿胀严重出现张力性水疱，或开放性损伤伤口已不宜清创缝合者，可考虑用穿针框架固定的方法治疗。

一、跖骨骨折致伤机理

5个跖骨及相应趾骨构成前足。造成跖骨骨折的主要原因为直接外力，如重物的压砸及车轮的碾压等。扭转应力也可造成骨折，如前足固定，后足的转动就可在跖骨部形成扭矩而引起骨折。造成跖骨骨折的暴力可因扭伤或传导而来的间接外力，但更多的病例系重物的直接打击或撞击所致。因此，除第1跖骨外，少有单发。且其中不少病例与脱位伴发。

二、跖骨骨折临床类型

跖骨干骨折：较为多见，可为单发也可多发。由直接外力致伤者多呈横断及粉碎骨折，由扭转及其他传导外力致伤者可造成斜形或螺旋形骨折。因屈肌及骨间肌的牵拉作用，骨折多向背侧成角。与骨同时存在的软组织损伤应特别注意。常有在骨折复位后而发生皮肤坏死者，故在伤后需密切观察。对骨折的处理应视不同情况而定。

视骨折的部位不同一般将其分为：

1. 跖骨头骨折：多因直接暴力所致，前方关节面亦同时受累，临床上较为少见。

2. 跖骨颈骨折：较前者多，骨折后头部易向跖侧移位，需复位处理。

3. 跖骨干骨折：亦多因外力撞击或挤压所致，多见，常多跟跖骨同时发生。

4. 跖骨基底部骨折：可因直接暴力或足部扭伤所致，尤其是第5跖骨基底部骨折，90%以上是由于足内翻损伤时被腓骨短肌牵拉所引起，此时应注意与骨髓（儿童患者）及籽骨相鉴别。

此外，在跖骨上易出现疲劳骨折，多见于第2及第3跖骨干处，以长途行军的军人为多见，故又称之为行军骨折。由于重复的、超负荷的压应力作用于足的纵弓处形成骨折。第2及第3跖骨受力大，而其骨骼强度又不如第1跖骨，因此，易在此处出现骨折。

三、跖骨骨折诊断方法

足部有明显外伤史，前足部明显肿胀、皮下瘀斑、压痛，足不能负重，有重叠移位者相应的足趾回缩相对变短，局部可有骨擦音及异常活动。诊断时应注意是否有合并动脉损伤及足部肌腱断裂。主要临床症状表现为踝关节的肿胀、疼痛及活动受限，压痛点多局限于踝关节下方，且与骨折分型的部位与骨折线的走行相一致。除距骨后突骨折者外，下肢负重功能多有障碍。诊断与分型跖骨骨折的诊断一般均较容易，其外伤史多较明确，且该骨骼表浅，易于检查，加之X线片显示一般较清晰；但跖骨基底部裂缝骨折，可出现X线投照角度不当而难以辨认，此时，应以临床诊断为主。临床上要表现为局部痛、压痛、疲劳无力感及使继续行军受限等症状；X线平片早期难以显示，1~2周后方出现骨折线，后期则有骨膜增生反应改变。X线平片（正位、侧位及斜位）可明确诊断及骨折移位程度。

四、跖骨骨折传统治疗

根据骨折处有无移位及复位情况，根据骨折的类型及具体情况不同，酌情采取相应的治疗措施。

（一）闭合手法复位外固定

（1）无移位及可获得满意复位者，伤后或复位后患肢以小腿石膏或短靴石膏固定6周。

（2）行军骨折，症状较轻者可行弹性绷带固定及适当休息3~4周，骨折线明显者则需石膏固定。

（3）跖骨头跖曲移位，如局部嵌插稳定时，仅辅以石膏外固定。

（二）开放手术复位内固定

适用于有移位的骨折：

（1）跖骨头跖曲移位，可行开放复位，对合后仍不稳定者，则需用克氏针交叉固定，7~10天后拔除，再换小腿石膏制动。

（2）跖骨干骨折，一般移位无需手术，严重错位，尤其是影响足弓者则需切开复位，而后视骨折线形态选用钢丝、克氏针或螺丝钉固定。

（3）第5跖骨基底部骨折，仅极个别患者需行切开复位+内固定术（小螺丝钉或克氏针等），术后仍需辅加石膏制动。

第七节　跖骨骨折框架固定技术

一、框架固定适应证

跖骨骨折。

二、骨穿针前准备

1. 麻醉体位：局麻，患者仰卧位。

2. 手法复位：一助手牵引小腿，术者一手四指放在足背，踇趾置于足心，另一手抓足趾，牵引1~2min，开始时牵引足趾向背侧，约与跖骨纵轴成20°~30°角，重叠移位拉开骨折端对顶后，再翻转向跖侧屈曲牵引，同时置于足心的踇趾由跖侧推挤骨折远端使之对位。然后在相应的跖骨间隙对向夹挤跖骨，纠正残余侧移位。

三、骨穿针技巧

首先采用手法纠正重叠和侧方移位。而后一助手维持牵引足趾，在骨折远、近端，尽量远离骨折线的部位，从跖骨的背外侧或背内侧用2枚直径1.5mm的克氏针穿过跖骨，以刚好穿过对侧骨皮质为度，针应与跖骨纵轴垂直。其进针点要从跖骨的背外侧和背内侧进针，不宜从正中部进针，防止伸趾肌腱被钉在跖骨上。克氏针以刚好穿出对侧骨皮质为宜。针与跖骨纵轴垂直

四、安装框架固定器

将微型框架固定器与克氏针联结固定，调节伸缩螺母进行牵引，进一步纠正重叠移位，将各部螺母锁紧维持固定。

五、操作注意事项

(1) 穿针应在严格的无菌技术下进行操作，若骨折远、近端各穿一针骨折仍不稳定者，可在远折端或近折端再加穿一枚克氏针，即可获较稳定的固定。

(2) 固定后患足不宜过早负重，以免影响骨折的固定。

六、术后处理及并发症防治

(1) 针道用无菌剪口纱布覆盖，保持干燥清洁，每隔3~5天清洁换药一次。

(2) 术后可开始足趾屈伸活动及足踝屈伸活动，抬高患肢。

(3) 3~5天后开始扶双拐下床行走，患肢不负重。

(4) 术后4~6周拔针拆除外固定器，并开始逐渐负重，并应用中药外洗以促进局部肿胀消退及恢复足部功能。

第八节 跖骨骨折常用框架固定器介绍

一、跖骨骨折固定器

(一) 结构简介

为微型棒状单边框架固定器。主要由套管式固定支撑杆、伸缩调节螺母、锁针器等组成。通过穿入骨折两断端的克氏针的连接作用，组成新的力学体系，既可牵引，又可加压，从而起到整复和固定作用。

(二) 适应范围

跖骨骨折。

(三) 操作方法

首先采用手法纠正重叠和侧方移位。而后一助手维持牵引足趾，在骨折远、近端，尽量远离骨折线的部位，从跖骨的背外侧或背内侧用2枚直径1.5mm的克氏针穿过跖骨，以刚好穿过对侧骨皮质为度，针应与跖骨纵轴垂直。将微型框架固定器与克氏针联结固定，调节伸缩螺母进行牵引，进一步纠正重叠移位，将各部螺母锁紧维持固定。术后开始足趾屈伸活动及踝关节屈伸活动，抬高患肢，5天后开始扶拐下床活动，患肢不负重，5周左右拆除框架固定器，并开始逐渐负重。

(四) 注意事损

对跖骨基底部骨折，上1枚克氏针可穿在与之相关节的跗骨上。跖骨颈骨折，下1枚克氏针

可穿在相应的趾骨基底部。若在骨折远、近端各穿1针骨折仍不稳定者，可在远折端或近折端再加1枚克氏针，以达到稳定的固定。固定后，患足不要过早负重，以免影响骨折的固定。

二、跖骨微型棒状单边框架固定器

（一）结构简介

用于跖骨骨折的框架固定器为微型棒状单边框架固定器，主要由套管式固定支撑杆、伸缩调节螺母、锁针器等组成，通过穿入骨折两断端的克氏针的连结作用，组成新的力学体系，既可牵引，又可加压，从而整复和固定骨折。

（二）适应范围

跖骨骨折。

（三）操作方法

1. 穿针：应在无菌操作下进行，一助手维持牵引足趾，术者在骨折远近折段尽量远离骨折线的部位，从跖骨的背外侧或背内侧用两枚直径1.5mm的克氏针穿过跖骨，以克氏针刚好穿出对侧骨皮质力度，针应与跖骨纵轴垂直。对跖骨基底部骨折，上1枚克氏针可穿在与之相关节的跗骨上，跖骨颈骨折可将下1枚针穿在相应的趾骨基底部。

2. 安装框架固定器：再次用手法再纠正残余侧方移位，使之准确对位。将微型框架复位固定器与克氏针联结固定，调节伸缩螺母进行牵引，进一步纠正重叠移位调整框架复位固定器的伸缩螺母至适当位置，将各部螺母锁紧维持固定。

（四）注意事项

(1) 穿针应在严格的无菌技术下进行操作，若骨折远、近端各穿1针骨折仍不稳定者，可在远折端或近折端再加穿1枚克氏针，即可获较稳定的固定。

(2) 固定后患足不宜过早负重，以免影响骨折的固定。

(3) 术后处理：针道用无菌剪口纱布覆盖，保持干燥清洁，每隔3～5天清洁换药一次。

术后可开始足趾屈伸活动及足踝屈伸活动，抬高患肢，3～5天后开始扶双拐下床行走，患肢不负重，术后4～6周拔针拆除框架固定器，并开始逐渐负重，并应用中药外洗以促进局部肿胀消退及恢复足部功能。

三、Orthofix框架固定器（图29-43～图29-52）

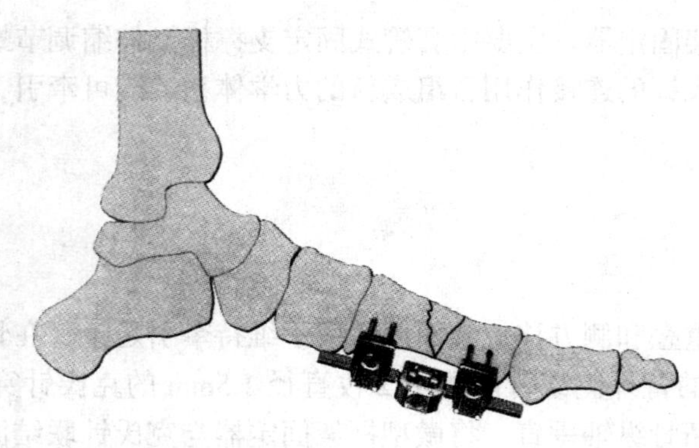

用固定器（M400型）治疗第1跖骨干骨折，也可用（M100型）固定器

图29-43 第1跖骨干骨折

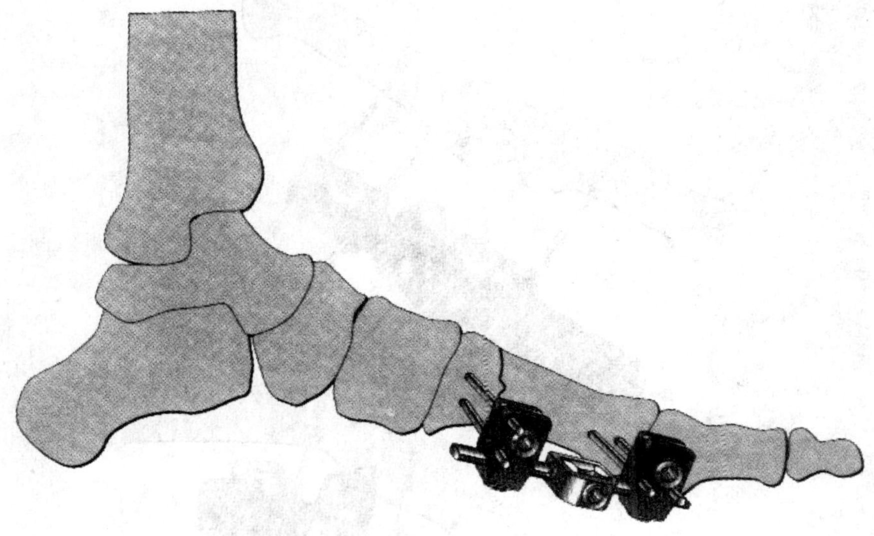

用固定器（M400型）治疗第1跖骨近端骨折，也可使用M100型固定器

图 29-44　第1跖骨近端骨折

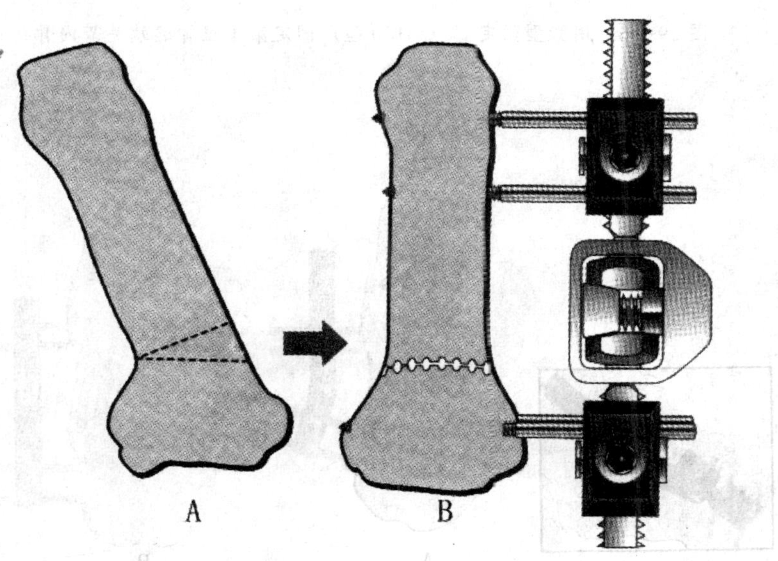

A. 趾骨近端畸形，截除部分骨骼
B. 将两骨端靠拢并用微型固定器（M400型）固定

图 29-45　趾骨近端畸形

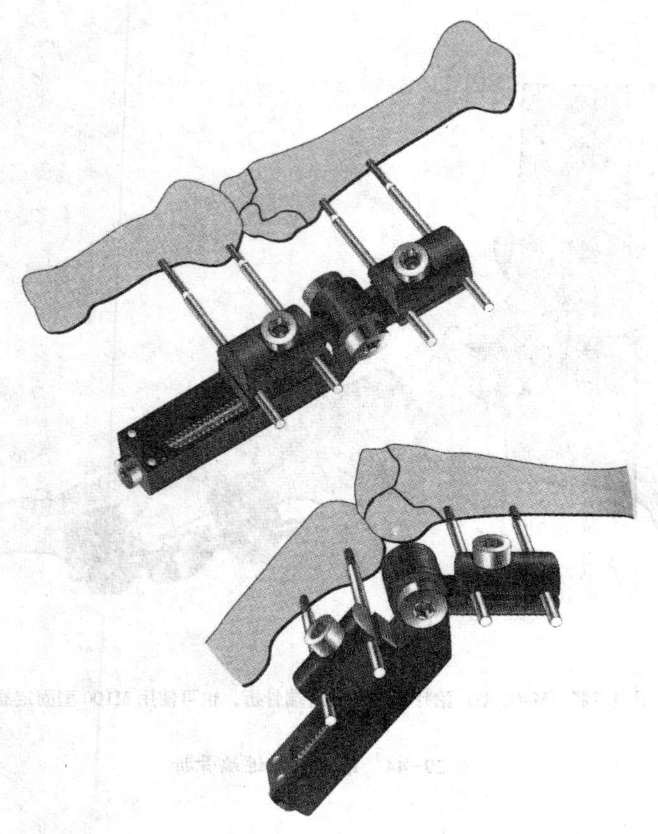

图 29-46 用微型固定器（M100 型）固定第 1 趾骨远端关节内骨折

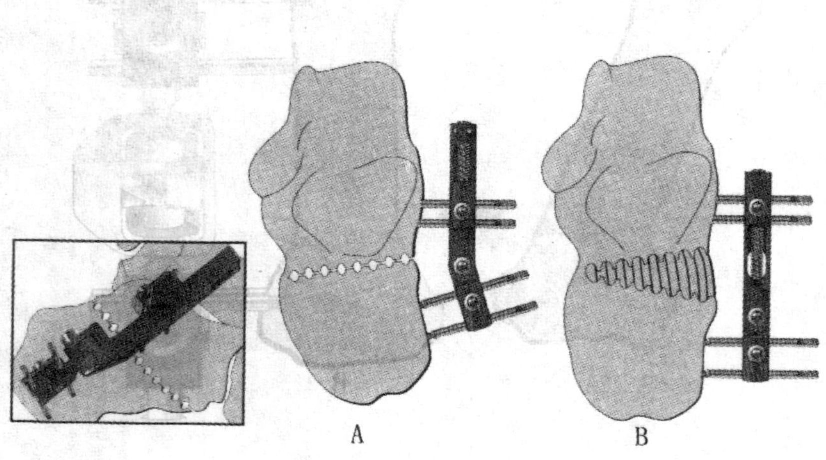

A. 截骨后用 M121 固定器
B. 进一步矫正畸形，插图所示为侧面观

图 29-47 用微型固定器（M100 型）治疗跟骨轴心偏离

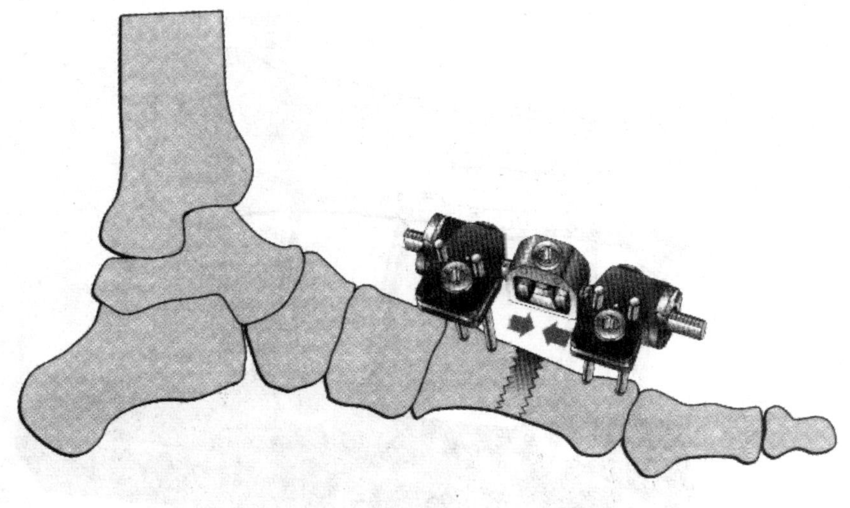

用微型压缩固定器（M400 型）治疗跖骨无菌性感染，也可用 M100 型固定器

图 29-48　跖骨无菌感染

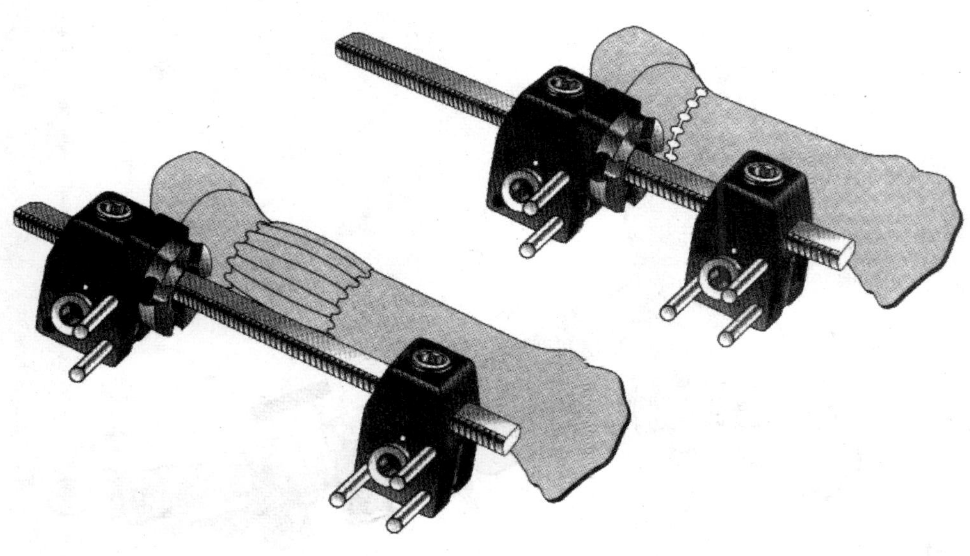

用微型固定器（M400 型），通过压缩延展杆延长趾骨，也可用 M100 型固定器

图 29-49　跖骨延长

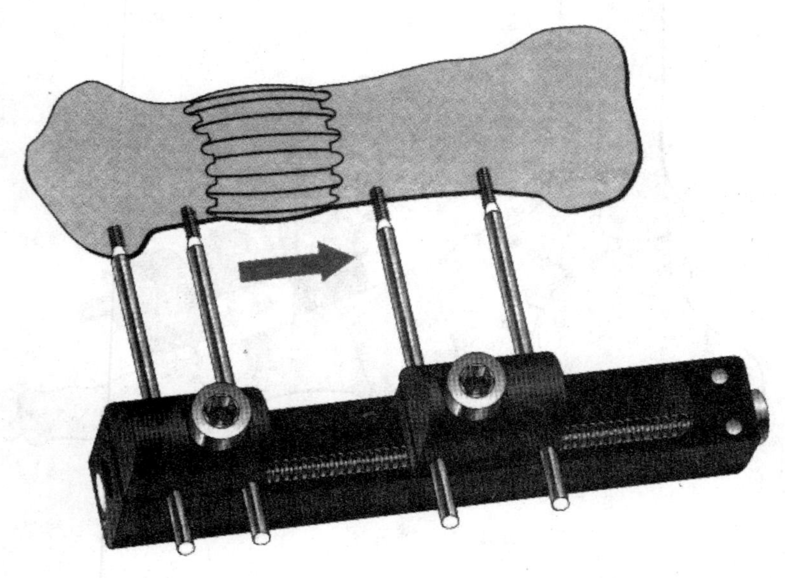

图 29-50 用 M100 型固定器延展跖骨

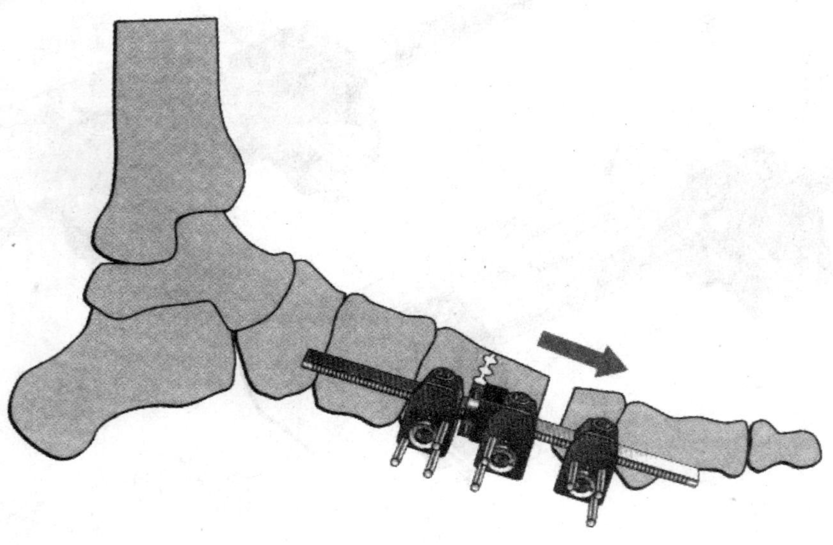

将骨移植到第二跖骨缺损处，用带有 3 个夹子和 1 根延展杆的 M400 型固定器固定，箭头所示为中间夹子的移动方向

图 29-51 第 2 跖骨延长

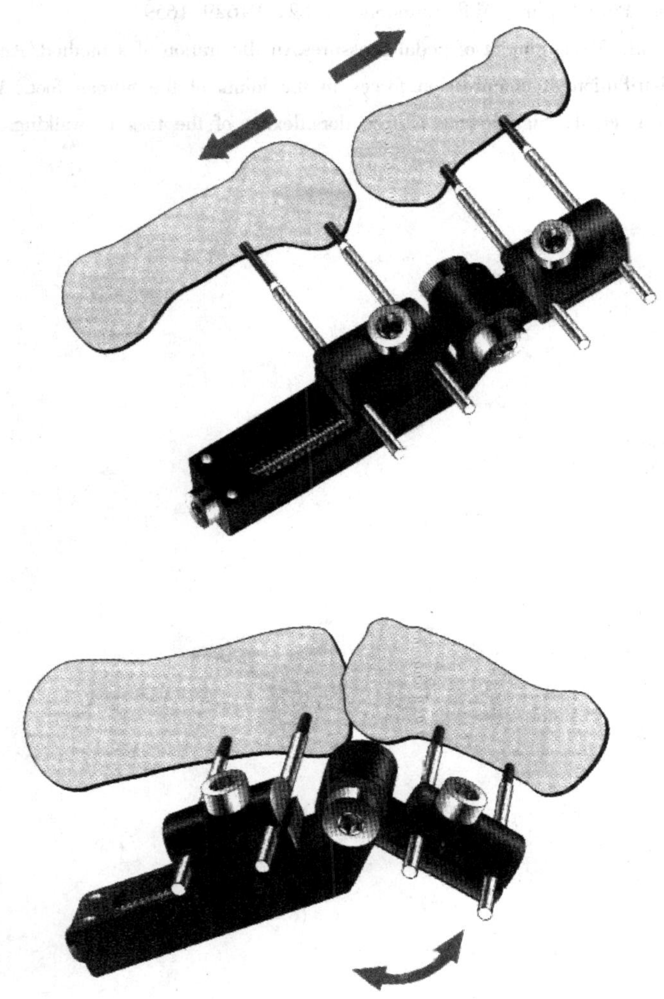

图 29-52　用微型固定器（M100 型）治疗第 1 跖趾关节脱位长时间固定引起的关节僵硬

主要参考文献

1 Isman RE et al: Antrometric studies of the human foot and ankle, Biomechanics Labcratory, University of California, San Francisco and Berkeley, Technical Report 58, San Fransciso, The Laboratory, 1968

2 Blais MM et al：Length of the growing foot. Jour Bone Joint Surg 1956，38A：998

3 Crelin ES：The development of the human foot as a vesum'e of its evolution. Foot Ankle. 1983，3: 305

4 Sarrafian SK：Anatomy of tht Foot and Ankle. Philadelphia，Lippincott，1983

5 Mann RA：Biomechanics of the Foot. In Atlas of Orthotics，Biomechanical Principles and Application. Am Acad Orthop Surg.St Louis.CV Mosby1975，P 257-266

6 Sammarco GJ: The Foot and Ankle in Classical Ballet and Modern Dance. In Disorders of the Foot, Vol 2,

Ed M.H. Jahss, Philadelphia, WB Saunders, 1982, P1629-1659

7 Collis WJMF et al: Measurement of pedal pressures.An illustration of a method. Ann Rheum Dis 1972, 31: 215

8 Manter JT: Distribution of compression forces in the joints of the human foot. Anat Rec 1946, 96: 313

9 Bojsen-MΦller F et al: Significance of free dorsiflexion of the toes in walking. Acta Orthop Scand 1979, 50: 471

第三十章　肩部骨折框架固定技术

第一节　肩部应用解剖

一、肩部标志投影

1. 锁骨：位于颈根部皮下，锁骨全长可清楚摸到。

2. 肩胛冈：为肩胛背面横形的骨嵴，沿肩峰向后内可摸到肩胛冈。

3. 肩峰：锁骨外侧端连接为肩峰。

4. 喙突：位于锁骨中、外 1/3 交界点下方 2.5cm 处，向后可触及之。

5. 肱骨大结节：肩峰的下外方为肱骨大结节。

6. 锁骨下动静脉：相当于自胸锁关节向上外至锁骨中点的弧线，线的最高点距锁骨上缘约 1cm。

7. 腋动脉：腋动脉是锁骨下动脉的延续，自第 1 肋外侧缘，斜向下外经过腋区，至大圆肌下缘进入臂，易名为肱动脉。腋动脉被其前方的胸小肌跨过分成 3 段，肌近侧的为第 1 段，肌后方的为第 2 段，肌远侧的是第 3 段。

8. 臂丛：自胸锁乳突肌后缘中、下 1/3 交点，至锁骨外 1/3 交点稍内侧的连线。

二、肩部骨性结构（表 30–1）

（一）锁　骨

锁骨为一弯曲的长骨，呈 S 形。呈致密的蜂窝状结构，无明显的髓腔，其内侧端膨大为胸骨端。有胸骨关节面与胸骨的锁骨切迹相关节；外侧端是扁平的肩峰端，具有小的肩峰关节面与肩峰相关节。两端之间呈棒状，即锁骨体。整个锁骨的内侧 2/3 凸向前，外侧 1/3 曲凹向后。体内侧部为圆柱形，外侧 1/3 部较扁平，后面有滋养孔，下面有浅沟，内 1/3 呈棱柱状。中 1/3 之间，此处为两个弯曲交界处，是圆柱形与扁平形两部分的交界处，也是为锁骨下肌附着处。中 1/3 骨直径最小是锁骨的薄弱点。轴向负荷作用于弯曲的锁骨，会形成一剪式应力，在中 1/3 容易造成骨折。锁骨中 1/3 没有韧带和肌肉的附着加固，因此，也是中 1/3 易于骨折的原因。

（二）肩胛骨

肩肿骨包括体部、肩胛冈、肩峰、喙突、肩胛颈以及肩盂。

喙突是喙肱肌。肱二头肌短头及胸小肌的起点。腋动脉及臂丛神经位于胸小肌腱深层，经喙突的内下方通过。喙突基底的内侧、肩胛骨的上缘部分是肩胛切迹。切迹上有肩胛横韧带桥架相连。肩胛上神经在肩胛横韧带下通过肩胛切迹走向背侧。肩胛上动脉在该韧带上方通过。

肩峰与锁骨形成肩锁关节，从而使肩胛骨通过肩锁关节、锁骨。胸锁关节连接。此外，肩胛骨通过肌肉与躯干形成软组织连接。肩胛骨的稳定主要由肌肉连接来完成。上臂上举过程中，1/3 的活动发生于肩胛胸壁间。肩胛胸壁之间虽不具备典型的关节结构，但却提供相当于关节功能的活动。

肩关节的活动是盂肱关节和肩胛胸壁之间协调一致的活动，将肩胛骨旋转到外展位，以便于上臂前屈、内收、上举、外展活动。肩胛骨的活动限定于胸壁的床内。肩胛骨骨折后，肌肉、软组织瘢痕粘连、骨折畸形愈合，可影响肩胛骨的协调运动，从而可使肩关节的活动范围受限。

（三）肱骨近端

肱骨近端包括肱骨头、大结节、小结节及肱骨干骺端组成。肱骨是典型的长骨，上端膨大成半球形的肱骨头，朝向内后上方，有相应的关节面。其前外侧的两个隆起，分别为大结节与小结节。肱骨头关节面边缘与大小结节之间的浅沟为解剖颈，而大、小结节下方的变细部分为外科颈；是骨折的易发部位。大、小结节向下延伸为大结节嵴与小结节嵴。两结节与两嵴之间有结节间沟，沟内有肱二头肌长腱通过。肱骨体上半部呈圆柱形。

三、肩部关节韧带（表 30–1）

表 30–1　肩关节的主要组成

骨	关节	韧带	肌肉
锁骨	滑膜性关节	盂肱韧带（囊性）	**肩胛 – 肱与锁 – 肱群肌肉**
肩胛骨	盂肱关节	上方	浅层群
肱骨近端	肩锁关节	内侧	三角肌
	胸锁关节	下方	胸大肌（锁骨头）
	骨–肌肉–骨连接	喙肱韧带	深层群
	肩胛–胸关节	喙肩韧带	旋袖肌群
		肩锁韧带（囊性）	肩胛下肌
		喙锁韧带	冈上肌
		锥形韧带	冈下肌
		斜方韧带	小圆肌
		胸锁关节	其他
		胸锁韧带（囊性）	大圆肌
		锁骨间韧带	**肩胛 – 桡群肌肉**
			肱二头肌（长头与短头）
			肩胛 – 尺群肌肉
			肱三头肌
			胸肱群肌肉
			背阔肌
			胸大肌（胸肋头）
			胸 – 肩胛群肌肉
			前锯肌
			胸小肌
			斜方肌
			肩胛提肌
			菱形肌
			胸锁肌肉
			锁骨下肌

（一）肩关节

肩关节的特点是关节头大，关节盂浅，关节囊薄而松弛。是全身运动最灵活的关节。肩关节由肱骨头与肩胛骨的关节盂构成。是典型的球窝关节。肱骨头大而有呈半球形的关节面，关节盂小而浅，虽有盂缘加深，但仍只能与 1/4~1/3 的肱骨头关节面相接触。

（二）肩关节囊

关节囊松弛而薄弱都有利于肩关节做较大幅度的运动。关节囊起自关节盂的周缘，向下附着于肱骨解剖颈并延续到外科颈。关节囊内有肱二头肌长头肌腱穿过，向下经结节间沟穿出关节囊。肩关节的稳固性很大程度上取决于紧贴肩关节囊周围的诸短肌的主动收缩。如冈上肌、冈下肌、小圆肌和肩胛下肌的肌腱在关节囊周围连成腱板，围绕肩关节上、后和前方，分别止于肱骨大、小结节，并与关节囊附着，对肩关节起稳定作用，称为肌腱袖或肩袖。如肩关节扭伤或脱位，可致肩袖撕裂或肱骨大结节撕脱性骨折。关节囊下方无肌肉附着，成为肩关节的薄弱处且关节囊上方有喙韧带、前上方有喙突、后上方有肩胛冈保护，故肱骨头最易向前下方脱位。

四、肩部肌肉筋膜（表 30–1）

1. 三角肌：自锁骨外侧半、肩峰、肩胛冈，止于肱骨外侧面的三角肌粗隆，从前、后、外三面包裹关节。作用使上臂外展 90° 。如肱骨在三角肱止点以下骨折，骨折近侧断端可被三角肌牵拉而外展移位，远侧断端被肱二头肌和肱三头肌向上牵拉呈缩短畸形。

2. 冈上肌：起自冈上窝，经肩峰深面止于肱骨大结节上部。大结节部受暴力可发生撕脱性骨折并向内侧移位。

3. 冈下肌：起自冈下窝，向外止于大结节中部。

4. 小圆肌：起自肩胛骨腋缘背面，止于肱骨大结节下部。

5. 大圆肌：起自肩胛下角背面，止于肱骨小结节。

6. 肩胛下肌：起自肩胛下窝，止于肱骨小结节。

7. 胸大肌：起自胸前壁，止于肱骨大结节嵴。当肱骨外科颈骨折时，近侧断端可被冈上肌牵拉而外展移位，而远侧断端被胸大肌牵拉而内收。骨折端最易损伤腋窝的血管神经束。

8. 背阔肌：起自背部，止于肱骨小结节。可使上臂后伸并内旋。

9. 肱二头肌：长头起自盂上粗隆，短头起自喙突，肌腹在肱骨前面向下止于桡骨粗隆。如肱骨髁上骨折，前方受肱二头肌牵拉，后方受肱三头肌牵拉可造成重叠缩短畸形。

10. 肱三头肌：长头起自盂下粗隆，内侧头起自桡神经沟内下方，外侧头起自桡神经沟外上方，三头合并成肌腹以扁腱止于尺骨鹰嘴。主要作用为伸肘，其次为伸肩。

五、肩部血管神经

（一）锁骨下动脉

锁骨下动脉是上肢动脉主干的近侧段。动脉干在肋以上为单干，根据该干经过的不同部位，从近侧至远侧分别命名为锁骨下动脉、腋动脉和肱动脉。左锁骨下动脉起自主动脉弓。右侧锁骨下动脉在胸锁关节后方自头臂干分出。锁骨下动脉斜跨胸膜顶的前方到颈根部，然后穿过前斜角肌间隙，到第 1 肋外侧缘移行为腋动脉。

（二）腋动脉

腋动脉是锁骨下动脉的延续，自第 1 肋外侧缘，斜向下外经过腋区，至大圆肌下缘进入臂，移行为肱动脉。腋动脉由其前方的胸小肌跨过分成 3 段，肌近侧的为第 1 段，肌后方的为第 2 段，肌远侧的为第 3 段。

（三）肩胛动脉网

主要由肩胛上动脉、颈横动脉降支和旋肩胛动脉在肩胛背面吻合而成。前二者为锁骨下动脉的分支，后者为肩胛下动脉的分支。在肩胛下动脉发出之前绕腋动脉时，该动脉网对建立侧副循环有重要意义。

（四）关节囊的血供

主要来自腋动脉的旋肱前、后动脉和来自胸肩峰动脉的肩峰支，分别从上下两个方向分布于关节囊。

（五）臂丛神经

臂丛是脊神经丛中最复杂的一个神经丛，由颈5～8和胸1脊神经前支组成。组成臂丛的各脊神经的前支称为臂丛的根，各根丛发出处开始，趋向第1肋上面，经过斜角肌间隙，出现于颈后三角下分，继经锁骨后方，进入腋窝。在上述行程中，各根的纤维经过反复的分合，先是颈5颈6组成上干；颈7独成中干；颈8胸1组成下干。继而各干分为前后两股，接近锁骨时，上中两干的前股已合成外侧束，下干的前股独成内侧束。三个干的后束共同组成后束。臂丛的根、干、束都有分支。在腋窝内，臂丛的束和支与腋血管的关系密切。在胸小肌后方，臂丛的外侧、后侧和内侧束正好列于腋动脉第2段的外侧、臂丛在腋内的部分称为锁骨下部；腋窝以上的部分称为锁骨上部。

第二节 肩部生物力学

肩关节是自肩至指尖的杠杆机械链上的第一个交联。从广义上来说，它是一组连接臂与胸的结构。与其他关节相比，肩关节是人体最复杂的一个关节复合体。四个关节，即盂肱关节、肩锁关节、胸锁关节和肩胛胸关节的联合与协同动作，可使臂置于最有效的空间位置（图30–1）。它的活动范围比任何一个关节都容易达到最广泛的空间，肱骨的活动空间可超过半球形。

肩关节复合体不同部分的解剖学，显示其结构是如何能达到有效的生物力学功能。由于肩有广泛的活动幅度，不同组合的数目又较大，在大小和形状不同病人之间又有明显差异，所以很难对肩关节作出完全定量，而病人之间又有明显差异，所以很难对肩关节作完全定量的生物力学的系统性阐述，只能用真实情况简单化的方法以求得其机能和力。因此肩关节的运动学和动力学只能在此限制下进行阐述。

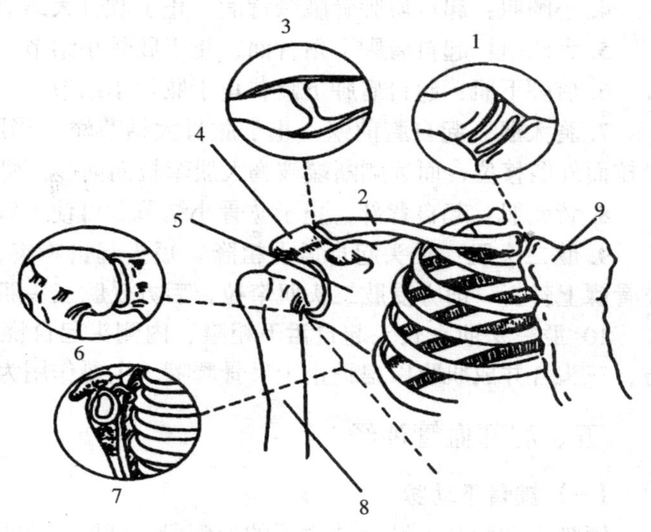

1.胸锁关节 2.锁骨 3.肩锁关节 4.肩峰 5.肩胛骨 6.盂肱关节 7.肩胛胸关节 8.肱骨 9.胸骨

图30–1 肩及四个关节的接联

一、肩关节生物力学特点

（1）肩关节复合体包括四个明确的接联：盂肱关节、肩锁关节、胸锁关节和肩胛胸接联。肩关节的广泛运动范围（超过半球形）是相互协同和同步活动的结果。

（2）盂肱关节的杵臼形状有其极小的制约，所以肩关节复合体的运动范围广泛。由于它缺乏内在的骨稳定，关节依赖静态与动态的软组织稳定因素，包括关节囊、盂唇和旋袖肌。稳定取决于盂唇的大小恰当、向后倾斜的关节盂臼、肱骨头的后倾、关节囊与盂唇的完整性，以及有完整功能的旋袖。

（3）盂肱关节面的活动，包括旋转、滚动和滑动（位移）。

（4）肩活动，特别是抬举、受力的匹配作用所控制。显著的例子是三角肌和斜旋袖肌群（肩胛下肌、冈下肌和小圆肌）的相互作用，使肩关节能抬举。

（5）通过简化设想的计算，盂肱关节的反应力在上臂外展90°时，接近体重，因此，这个关节应考虑为主要的负荷承受关节。

(6) 最近的研究资料显示，超过头位的工作容易引起肩肌疲劳。应考虑到体力劳动者的上肢应放在一个什么最佳位置，才能减少疲劳。

二、肩关节运动学

肩关节可做三轴运动。在冠状轴上的屈伸运动总和 110°~140°，屈大于伸；在矢状轴上做收展运动，若肩胛骨不动外展可达 90°；在垂直轴上可做旋内旋外运动，总和为 90°~120°，旋内大于旋外；三轴联合运动即环转运动。

肩关节抬举（elevation）是指肱骨在任何一个面上离开胸侧。从垂直位测量度数。按所选用的运动平面，肩关节可做不同类型的抬举。

前屈是在矢状面上抬举（图 30–2A），外展则是在额状面上抬举（图 30–2B）。前屈的正常范围约为 180°。这个度数随年龄的增长而减小，但在体力强壮者来说，其减小幅度明显减小。外展范围约为 180°。

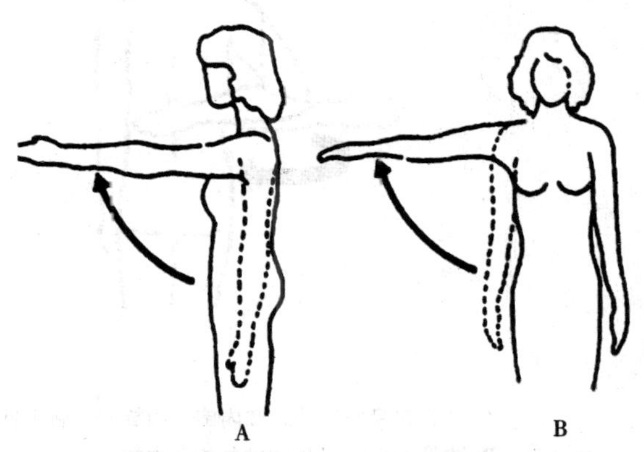

A.前屈：肱骨是在矢状面上 B.外展：肱骨是在额状面上

图 30–2 肩关节的前屈和外展

在肩胛骨平面上的向前抬举被认为是抬举的最有效功能形式（图 30–3），因为在这个平面上，盂肱关节囊的下方没有扭旋，三角肌和冈上肌为臂的抬举有最理想的对线（在文献中谈到在肩胛骨平面上抬举称为“在肩胛骨平面上外展”），由于肩胛骨是在额状面前方约 30°~45°，在肩胛骨平面上抬举乃处于向前屈曲和外展的中间位。在这个平面上抬举的测量显示女性的抬举范围比男性大，女性有 28%超过 180°，而男性只有 4%超过 180°（表 30–2）。

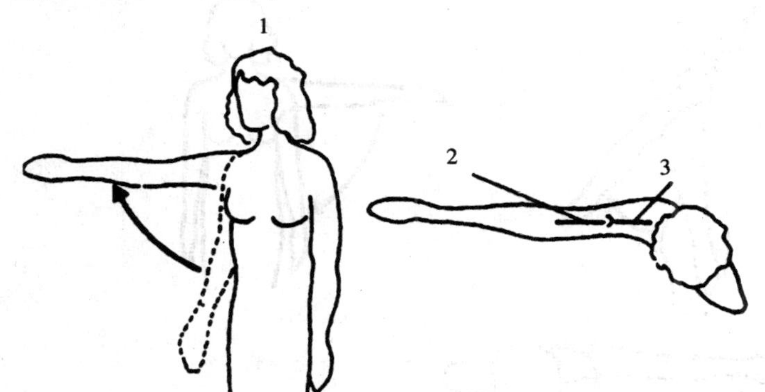

1.肩胛平面抬举 2.肱骨长轴 3.肩胛骨长轴

肱骨在肩胛骨面上抬举，即在前屈和外展中间位抬举，所以肱骨乃处于肩胛骨的面上

图30–3 肱骨的上举

表 30–2 在肩胛骨面上，肩关节的最大抬举

性别	>180° (%)	171°~180° (%)	161°~170°	<160° (%)
男	4	33	46	17
女	28	60	12	0

在肱骨长轴上旋转是另一个重要的功能性活动。内旋和外旋可发生于肱骨的任何一个不同程度的抬举。若肱骨是在胸侧，肘屈于 90°，内旋是将前臂移向身体，而外旋则是将前臂旋离身体（图 30-4A）。在这个体位，由于上臂接触身体，内旋受到限制，若肱骨外展至 90°位，肘屈于 90°，内旋将使手指向下方，外旋则将手指向上方（图 30-4B）。

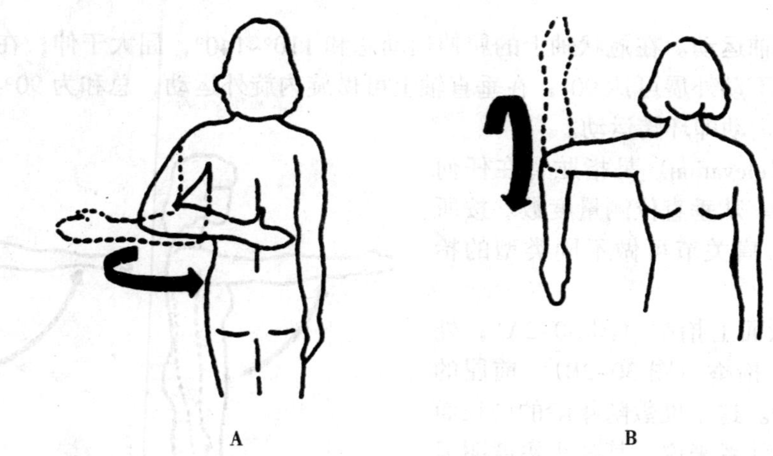

A. 肱骨在身侧的外旋和内旋。内旋表明将上臂放到后背，这是一个很重要的功能性运动方式
B. 肱骨于 90° 外展位的外旋和内旋

图 30-4 环绕联骨轴的旋转

外旋与内旋的范围随上臂的抬举程度而异，但一般来说，每一次旋转可达 90°，总的最大运动范围可达 180°。还可能发生几个其他肩关节活动。向后抬举或在矢状面上伸直，可达到约 60°（图 30-5A）。内收或上臂下沉是将肱骨更贴近胸侧，一般受与身体的接触而限制（图 30-5B）。

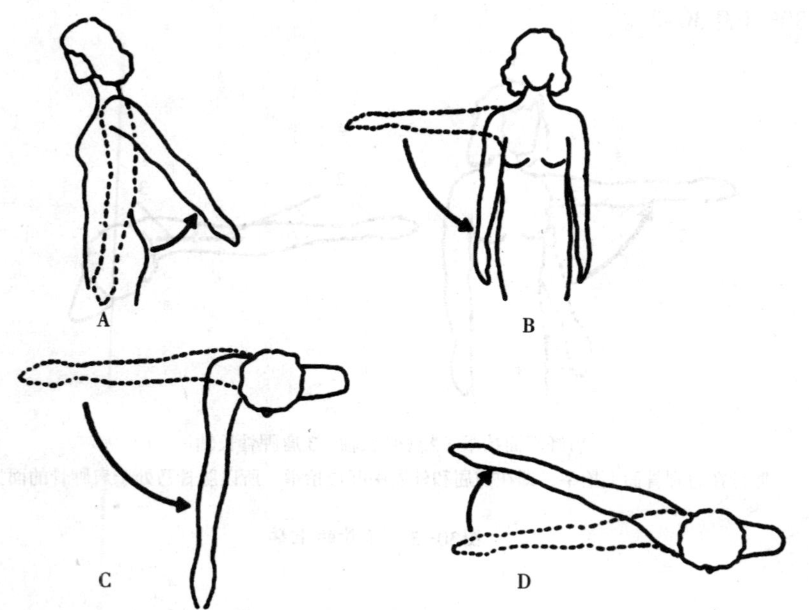

A. 向后伸直：肱骨处于矢状面上。B. 内收或下沉：它可发生于任何平面上。此图显示肱骨处于额状面。C. 于水平位屈曲。D. 于水平位伸直 135°。从同一个起点向相反方向活动，水平位伸直的正常幅度约为 45°。因此，肩关节能在水平面上约有 180°的活动

图 30-5 肩关节后伸、内收、屈曲和平伸的活动

若将上臂移至身体前方，超过中线，处于向上平面时，内收可达到约 75°。水平位屈曲是指上臂在水平（横状）面的向前活动（图 30-5C）。以外展 90°为起点测量，水平位屈曲的正常幅度约为 135°，从同一个起点向相反方向活动，水平位伸直的正常幅度约为 45°（图 30-5D）。因此，肩关节能在水平面上约有 180° 的活动。

三、四个肩接联的运动

四个肩接联的同时协同活动可达到全功能，如投掷标枪或在环圈上做体操。这种全肩功能要比许多日常生活所需的活动大得多。若颈椎、前臂、腕和手的功能正常，一个人可保持整个肩关节复合体不动，保持肱骨于身侧，而能正常进食。若盂肱关节已做融合术，病人仍能用手接触面部和口。若病人有钉成螺丝钉穿通锁骨和喙突，固定肩锁关节，他仍可有功能性肩关节活动范围，接近完全抬举。所以，虽然全肩关节活动需要所有的四个肩关节均有正常运动，但一个或数个关节功能受限时，其他关节能有足够的代偿性活动。

(一) 盂肱关节

盂肱关节是肱骨头与肩胛骨盂臼之间的滑膜性接联，包括接近半球形凸状肱骨关节面和骨与软组织的臼（图 30-6）作为一个制约极小的杵臼关节，它比更坚实的杵臼关节，如髋关节要有更大的运动自由度，这样就提供肩关节更广的运动范围。

肱骨球形关节面的直径为 37 ~ 55mm。肱骨头与肱骨干之间的成角约为 135°，它与肘的屈曲轴成后翻角，约为 32°。盂臼含有一个小的梨状软骨覆盖的骨陷迹，纵向约 41mm，横向约 25mm。盂臼表面面积仅为肱骨头的表面面积的 1/3 ~ 1/4。盂臼的纵直径约为肱骨头的 75%，横直径为 60%。Saha 指出 75%的正常人的盂面向后倾斜，平均为 7.4°。唇臼的周边有关节囊的纤维软骨反折、盂肱韧带和肱二头肌长头所排列。这些反折统称为盂唇（glenoid labrium）。盂臼虽因盂唇而加深，但它的浅态仍能使肱骨头在盂面上自由活动。盂的骨结构在肩臼上的量很小，如此可减少骨与骨之间的接触，以加大运动范围，而两个接联面的接触区则较小（图 30-6）。

由于盂肱关节的解剖形态允许较大的活动，关节会变得不够稳定。它的不稳定可发生于前、后、下和 / 或上方。所以，肩关节脱位和复发性半脱位比较多见。

不象坚实的杵臼关节，肩关节还有一定的内在稳定因素。盂肱关节主要依赖软组织结构，以求得稳定（图 30-6）。在前方，盂肱关节囊有三个盂肱韧带（上、中和下）来加强其稳定力；上方还有喙肱韧带，自喙突基底至肱二头肌沟的近侧端。像肩韧带与肩峰一起形成一个弓，可防止肱骨头的过度向上变位。肩峰下滑囊有利于肱骨头的滑动，并在其弓的下方，有旋袖肌肉。它们四个肌肉的肌腱，即肩胛下肌、冈上肌、冈下肌和小圆肌的肌腱与盂肱关节囊结合、形成旋袖肌群，形成动态制约因素，制约肱骨头的向前、向后和向下的变位。这些肌腱均附着于肱骨近侧的小结节和大结节上。

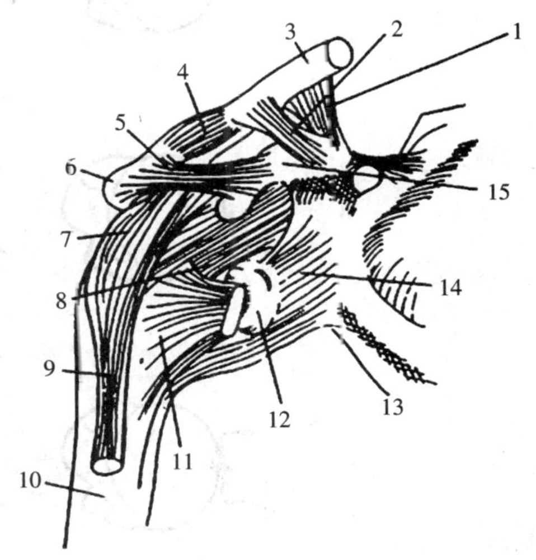

1、2.喙锁韧带 3.锁骨 4.肩锁韧带 5.喙肩韧带 6.肩峰 7.喙肱韧带 8.盂肱韧带 9.肱二头肌（长头） 10.肱骨 11.肩胛下肌腱 12.肩胛下滑囊 13.关节囊 14.喙突 15.上横肩胛韧带

盂肱关节和肩锁关节的示意图，显示主要韧带和肩胛下滑囊。肩峰下滑囊被喙肩韧带遮盖，故未能显示出来

图 30-6 肩关节的主要韧带和滑囊

有下列几个重要因素提供盂肱关节的稳定力：

(1) 盂臼的大小恰当。Saha 指出如果盂臼比肱骨头的纵径小于 75%，横径小于 57%，说明关节盂发育不全。

(2) 盂臼的后倾。Saha 报道在 21 例不稳定的肩关节内，80%有盂臼前倾，而在 50 例正常肩关节内，前倾的发生率为 27%。

(3) 肱骨头的后倾。

(4) 完整的关节囊与盂唇。年轻病人而其肩关节前方不稳定者，很可能有盂唇分离；年龄较大的病人很可能是由于关节囊被牵伸。

(5) 控制肱骨头前后位置的肌肉功能（肩胛下肌、冈下肌和小圆肌的上部分）：灵活的盂肱关节表现为其表面运动属典型的杵臼关节，在这个关节内，在任何一个平面上可有三类表面运动，即旋转、滚动和位移（滑动）。在旋转时，臼内的接触点保持恒定；在臼内旋转时，只是球上的接触点有所变化（图 30–7A）。

在滚动时，每一个关节面上的接触点有等量变化（图 30–7B）。在位移时，球上的接触点保持恒定，而臼上的接触点发生变化（图 30–7C）。

盂肱关节的表面运动主要是旋转，但也结合滑动和滚动。若运动不是单纯的旋转，肱骨球将随盂的条件而变位（图 30–7B、C）。从 0°抬举到 30°，也往往从 30°抬举到 60°，肱骨球在盂臼内向上移动约 3mm，说明有滚动和／或滑动现象。每抬举 30°，肱骨头仅上下活动 1 ± 0.5mm，说明这几乎是纯粹的旋转。在上臂抬举的早期，可见肱骨头向上活动，这可能是由于在运动初发时，肱骨头在下垂位下沉。

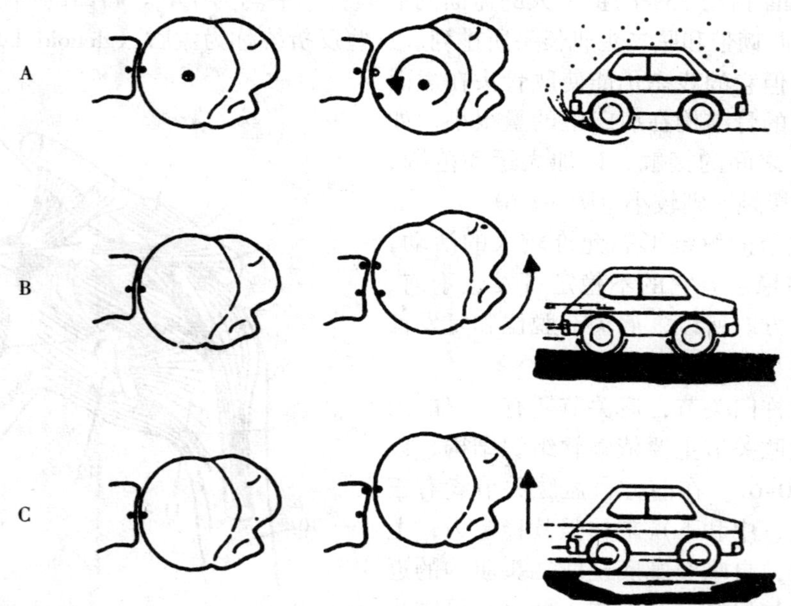

A. 旋转时，盂面的接触点保持恒定，只是肱骨头面上的接触点随肱骨头在关节盂内的旋转而变化（汽车后轮在雪地上旋转相似）。原来的接触点用实心点表示，新接触点用空心点表示

B. 在滚动时，关节面上的每一个接触点呈等量变化（与汽车轮胎沿完全牵引状态下滚动相似）

C. 在位移（滑动）时，肱骨头的接触点不变，但在关节盂的接触点则发生变化（与汽车轮胎在冰上刹车时的滑动相似）

图30–7 盂肱关节的表面运动（上面观）

Poppen 等在分析盂肱关节的即刻旋转中心时，证实关节面的运动基本是旋转。两者的即刻中心非常接近，与肱骨球的几何学中心也很接近，肱骨球的中心距离平均为 6 ± 2mm。过去曾有

过盂肱关节脱位、旋袖肌撕裂或损伤而有明显肩痛者，肱骨头有明显的活动度和较大的即刻中心值。

肩肱关节运动：上臂运动可分解为在矢状面的屈伸，在额状面的外展内收，绕其长轴的内旋外旋。从最大的伸直位置，由三角肌前部，胸大肌锁骨头和胸大肌胸骨头作用，可使之屈曲。当喙肱肌和肱二头肌［奥士姆杰（Basmajian）和拉提夫（Latif）认为长头比短头作用大］，将期待到侧面时，手臂才能活动自如。完全屈曲时，除非受到阻力，手臂会被重力拉值。以下肌肉参与作用：三角肌后部，背阔肌，胸大肌的胸骨和肋骨部分（手臂被带到侧面），大圆肌和肱二头肌的长头。后两种肌肉是手臂的次要伸肌。身体一旦做适当的屈伸活动时，手臂得以向前内收或向后内收。位于前面的内收肌是胸大肌，三角肌的前部，大圆肌，三角肌的后部，肱三头肌的长头。肌电图表明，三头肌的后部肌纤维是非常活跃的，可能阻止主要内收肌（背阔肌和胸大肌）所产生的内旋。

上臂可向外或向内旋转。上臂位于侧面时，内旋 80°，外旋 60°，而当上臂外展 90°时，外旋增加到 90°时，内旋减少到 70°。上臂在肱骨关节盂上的内旋肌是肩胛下肌，大圆肌，背阔肌，胸大肌只在抵抗时才有转动作用，此外，还有前方的三角肌。上臂的外旋肌是冈上肌，小圆肌以及三角肌的后部。

上臂如果外旋，外展可达到 180°，充分内旋时，其外展则小于 90°。这个基本事实是迪歇纳（Duchenne）熟知的。上臂的外展肌是三角肌（大部为中部的肌纤维）以及旋转肌冈上肌，冈下肌，小圆肌和肩胛下肌。

这两组肌群的作用包括上臂外展所需要的一对旋转力偶的上部和下部。这种解释与临床上肩袖被撕裂的症状密切关联。完全撕裂时，最重要的一个发现是减弱外展肌力，从 0° ~ 90°。

为了从肌电图和解剖学两个方面寻求垂直稳定因素，贝士姆杰（Basmajian）和巴简特（Bajant）研究防止肱骨头向下移位。所有垂直肌肉（三角肌，肱二头肌和肱三头肌）凡是在重力垂直牵拉下都是不活跃的。冈上肌和三角肌的后纤维都十分活跃。他们结论是：冈上肌和上臂关节囊能防止向下的半脱位和脱位。这种情况恰好与 Duchenne 所解释的肌肉可以被认为是一种“活动的韧带”观点相吻合。

在对肩关节的生理进行深入探讨后，Inman 阐明了在肩抬举时，肩复合体的四个组成部分的作用。当手臂从 0°外展到 180°时，在盂肱关节和肩胛胸廓机制之间的关系密切，在抬举初期（0° ~ 30°），主要运动是盂肱关节活动度可变性很大的肩胛骨。他可能保持固定移向内侧和外侧，或者来回摆动已达到稳定。这就是肩胛的“起动相”。从 30° ~ 180°外展在盂肱关节和肩胛胸廓之间有一种确定的关系。每外展 15°，在盂肱关节上产生 10°的运动在肩胛与胸廓之间产生 5°的运动。作用比例如下：

SH / ST= 盂肱关节 / 肩胛胸廓 =2/1

肩胛胸廓的运动量为 5°，而盂肱关节运动量是 130°。

肩胛骨向上旋转相对上臂外展 5°，所以，盂肱关节强直的病人仍然可以将上臂提高 5°。某种肩部联合达到最佳期，要取得肩关节融合术最好的效果，必有肩胛骨的某些旋转肌。

（二）肩锁关节

肩锁关节是锁骨远端和肩胛骨肩峰近侧的一个小的滑膜性接联（图 30–8）。这个关节由致密的纤维关节囊所包围，包括上肩锁韧带和下肩锁韧带。关节的稳定性主要来自喙锁韧带的两个部分，即锥形韧带和斜方韧带。它们将肩胛骨悬挂于锁骨上。这些韧带可使肩胛骨在锁骨上按三个轴活动：

（1）锥形韧带自肩胛骨的喙突至锁骨后曲线的顶端，成为肩胛骨旋转（肩胛骨的伸展和回缩）的纵轴（垂直轴，图 30–8，Ⅰ轴）。

(2) 斜方韧带处于锥形韧带外侧，呈四边形方块结构，起自肩胛骨的喙突，止于锁骨，广泛与锥形结节连接至肩锁关节之间。它好似肩胛骨在额状面上的横（水平位）轴，形成肩胛骨活动的转折点（图 30–8，Ⅱ轴）。

(3) 肩胛骨也对通过肩锁关节本身而活动。肩胛骨在锁骨上向后旋转时，喙锁韧带会伸长，使肩胛骨沿横轴而旋转（Ⅱ轴）。在矢状面，这个横轴穿越肩锁关节（图 30–8，Ⅲ轴）。

肩锁关节内有软骨盘，使关节分成几个功能单位。通过锥形韧带（Ⅰ轴）的旋转活动，它发生于肩峰与软骨盘之间；通过斜方韧带（Ⅱ轴）的屈曲活动，它发生于软骨盘与锁骨之间。

锁骨与肩胛骨之间的运动范围是锥形韧带（Ⅰ轴）上的 30°旋转，斜方韧带（Ⅱ轴）上的 60°运动弧和肩锁关节在矢状面上横轴（Ⅲ轴）上的 30°运动弧。肩于外展和前屈时，肩锁关节上的锁骨抬举为 20°，主要是在开始活动时的臂抬举于 30°和最后的 45°。

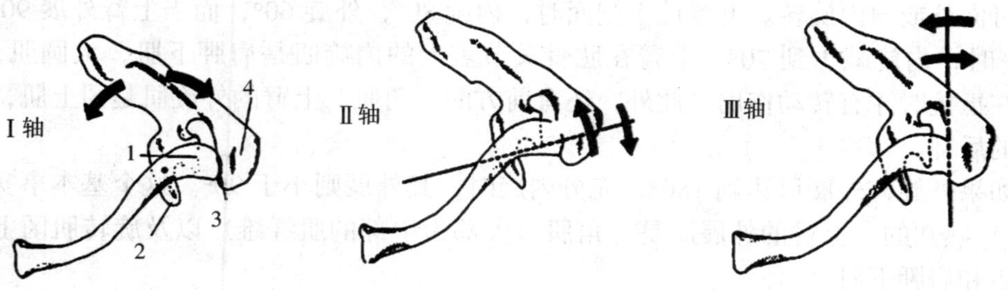

1.盂窝 2.喙突 3.肩锁关节 4.肩峰

显示肩锁关节的运动轴。锥形韧带和斜方韧带在锁骨后面（图 30–6）

Ⅰ轴：纵（垂直）轴（黑点）。通过锥形韧带产生肩胛骨旋转（伸展和回缩）

Ⅱ轴：在额状面上的横（水平面）轴，通过斜方韧带产生肩胛骨旋转

Ⅲ轴：在矢状面上的横轴，通过肩锁关节本身，产生肩胛骨旋转

图 30–8 锁骨和肩胛骨的上面观

(三) 胸锁关节

胸锁关节是胸骨柄和锁骨近侧之间的滑膜性关节（图 30–9）。与肩锁关节一样，也有一个纤维软骨盘，介于两骨面之间。这个关节的主要稳定结构是胸锁韧带，它将锁骨固定于第 1 肋骨上，控制锁骨与胸骨柄之间的扁平关节面，成为肩关节活动时明显滑动的一个支点。

软骨盘在上方与锁骨接联，下方与第 1 肋软骨接联。前后的滑动（锁骨的伸展和回缩）发生于胸骨与软骨盘之间（图 30–10A），上下滑动（锁骨的抬举和下沉）发生于软骨盆与锁骨之间（图 30–10B）。锁骨则沿其纵轴而旋转（图 30–10C）。

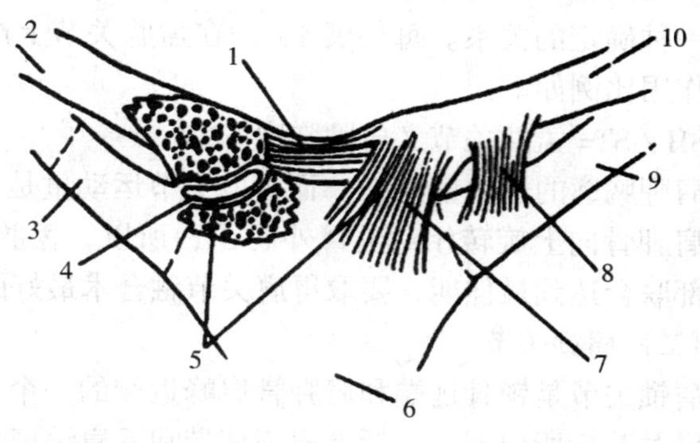

1.锁骨间韧带 2.右锁骨 3.第 1 肋软骨 4.半月板 5.胸锁关节 6.胸骨 7.前胸锁韧带 8.肋锁韧带 9.第 1 肋骨 10.左锁骨右侧关节的韧带已去除，以显露其关节结构。

图 30–9 胸锁关节的前面观

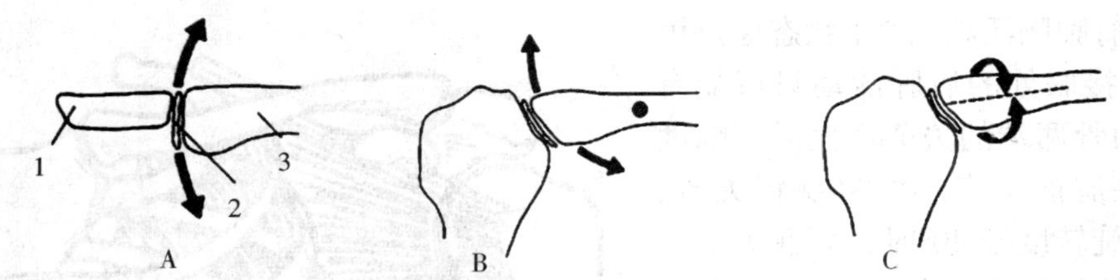

A. 上面观显示锁骨的伸展和回缩（前后滑动），它发生于横状面上，沿纵轴（黑点）通过肋锁韧带而活动。此图已将肋锁韧带删除，故未能显示出来。1 胸骨　2 半月板　3 锁骨

B. 前面观显示锁骨的抬举和下沉（上下滑动），它发生于额状面上，沿肋锁韧带的矢状轴（黑点）而活动。此图也将肋锁韧带删除，故未能显示出来。这个运动发生于软骨盘与锁骨之间。

C. 前面观显示锁骨沿锁骨的纵轴旋转。

图 30-10　胸锁关节的活动

胸锁关节的运动范围按上臂的不同面上的活动而异，上臂在额状面和矢状面上的抬举如为40°，则在抬举开始时每抬举10°锁骨将抬高4°；若超过90°，不再考虑锁骨在胸锁关节上的活动。沿锁骨纵轴的旋转幅度约为40°。正常人都能摸到肩胛带的活动，所以，通过对自己肩关节活动的摸觉，就能体会上述的肩关节的活动度。

当锁骨伸展和回缩、抬举和下沉时，胸锁关节的活动与肩锁关节的活动恰相反，只有在旋转活动时两者是一致的。例如，锁骨内侧端下沉时，锁骨的外侧端必然抬举；当锁骨外侧端伸展时，其内侧端必然回缩，而锁骨两端在旋转时则是一致的。这个规律很容易理解，因为锁骨是一根骨干，两端各有一个关节接联，活动必然如此。

胸锁关节与肩锁关节的活动：锁骨介于肩胛和胸骨之间。只要肩锁关节和胸锁关节活动，肩胛骨便出现活动。锁骨能上升或下降，伸展或退缩，沿其长轴转动，在上臂抬举一半时，胸锁关节产生运动。每外展10°，锁骨上升4°；在上臂抬高全部活动一半时，总的活动范围是36°。肩锁关节的运动限制更大，仅仅只有20°，活动仅发生在手臂外展的开始相（0°~30°）和终止相（135°~180°）。到外展的终止相，锁骨在它的长轴方向上旋转近似40°~50°（后缘下降）。这种转动时圆锥形和斜方形韧带的张力放松，从而允许肩胛骨进一步向上旋转。

肩关节是自肩至指尖的杠杆机械链上的第一个交联。从广义上来说，它是一组连接臂与胸的结构。其主要组成可见表30-1。与其他关节相比，肩关节是人体最复杂的一个关节复合体。四个关节，即盂肱关节、肩锁关节、胸锁关节和肩胛胸关节的联合与协同动作，可使臂置于最有效的空间位置。它的活动范围比任何一个关节都容易达到最广泛的空间，肱骨的活动空间可超过半球形。

（四）肩胛胸关节

肩胛骨除肩锁关节和胸锁关节有接联外，它与胸壁没有骨性或韧带性接联。这种不稳定情况犹如肩“挂在锁骨上”，以至肩胛骨可有很广泛的活动度。这些活动包括伸展、回缩、抬举、下沉和旋转。在前后方向，则按不同的轴而活动。

肩胛骨的活动可因肩胛胸关节，即肩胛骨与胸壁的骨－肌肉－骨的接联，而加强（图31-11）。肩胛骨的宽阔前骨面由前锯肌和肩胛下肌将肩胛骨与胸壁分开，这两个肌肉在肩胛骨的不同活动内相互滑动。在肩胛骨活动的大幅度全过程，前锯肌始终保持肩胛骨与胸壁的密切对合，以防止肩胛骨的翼状飘起。虽然肩胛胸接联不是一个真性关节，但它能使肩胛骨有很大的活动范围，从而大大增加整个肩关节复合体的活动度。当上臂在额状面和矢状面上抬举（外展和前屈）时，约有2/3的活动（约120°）发生于盂肱关节，其他1/3活动（约60°）发生于肩胛胸接联处。上臂在抬举开始的30°~60°时，肩胛骨活动很不规则，好似有赖于肩胛的休息位置。以后

以盂肱活动与肩胛胸活动以 2:1 状态保持恒定。在肩胛胸接联处的肩胛活动只可能有 60°，因为在锁骨两端的关节产生同等幅度的活动，20°在肩锁关节，40°在胸锁关节。此外，锁骨的旋转度于 40°时，两侧关节才能有活动。锁骨如果没有旋转，上臂的抬举不会超过 120°。

对这个 2:1 目前有不同意见。Freedman 等认为从 0°～135°，盂肱关节运动到上臂抬举的最后阶段，其比例为 1.5:1（即 3:2）。Doody 等认为从 0°～180°，平均比例为 1.74:1。如手中持重，抬臂早期将增加肩胛胸接联的活动。Poppen 等认为在抬举开始的 30°，其比例为 4.3:1，从 30°～180°，其比例变为 1.25:1（5:4）。Saha 认为抬举从 30°～135°，其比例为 2.3:1。这些比例的差异可能是由于使用不同的技术测定，上臂抬举测量时的不同平面、测试者的差异，特别是肩胛骨于开始测量的不同位置等因素而引起。

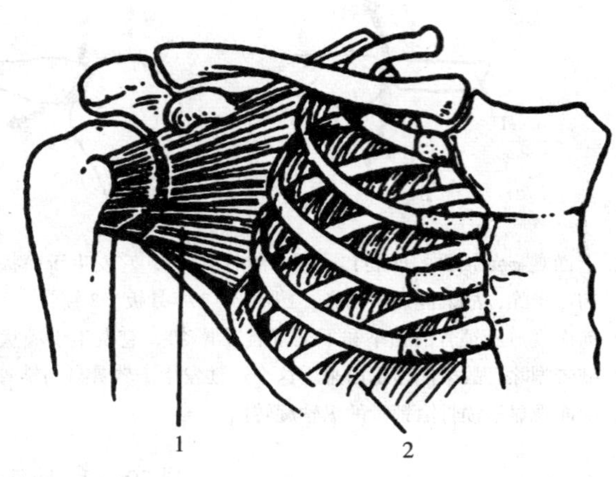

1.肩胛下肌 2.前锯肌

在肩胛骨与胸壁之间有骨－肌肉－骨接联。当肩胛骨活动时，在肩胛骨肋面上广泛附着的肩胛下肌在前锯肌上滑动，前锯肌起于第 1～8 肋骨，沿其椎体侧缘、附着于肩胛骨的肋缘

图 30-11 肩胛胸关节的前面观

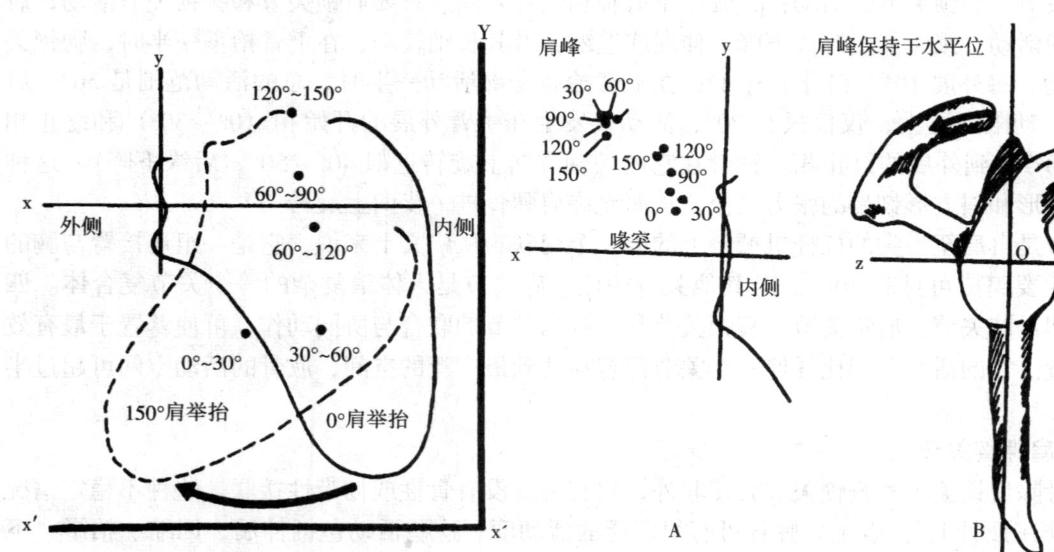

在每 30°的运动，画出一个旋转即刻中心（黑点）。在肩胛骨平面上，肩关节自 0°~150°的抬举，可出现五个中心点。X 轴和 Y 轴固定于肩胛骨上，而 X' 轴和 Y' 轴固定于胸壁上。从 0°～30°，肩胛骨在其下方中间位旋转；从 60°向上，在关节盂发生旋转，导致关节盂面向上向内变位，肩胛骨的下尖顶有很大的向外侧变位

图 30-12 在肩胛骨平面上，肩胛骨在胸壁上旋转的行动图

（引自过邦辅编译的临床骨科生物力学基础 1993）

A. 在肩胛骨面上，在上臂抬举的连续间隙拍摄的 X 线片上，点出肩峰与喙突的顶点，通过与盂面的关系，可看出喙突的向上活动和肩峰仅有轻微移动。这表明在 X 轴上肩胛骨的扭转或外旋

B. 这个活动的肩胛骨侧影可显示喙突向上活动，而肩峰仍与关节盂在同一水平面上

图 30-13 上臂上升时，肩胛骨在横平面上旋转

（引自过邦辅编译的临床骨科生物力学基础 1993）

Poppen 等分析上臂在肩胛骨平面上抬举时的肩胛骨的即刻旋转中心与胸部固定轴的关系时，发现上臂移至最大抬举位时，盂面向内侧转移，然后向上倾斜，最后向上活动（图 30–12）。在序列 X 线片上，点出肩峰顶端和喙突的行程，他们观察到上臂抬举时，肩胛骨在横轴上扭旋（图 30–13）。上臂在最大抬举时，肩胛骨的横轴度平均为 40°。这种扭旋主要是肩胛的外旋，肩胛骨的上尖顶离开胸壁，下尖顶移向胸壁。肱骨的外旋可显示肩胛骨有明显的旋转，一般发生于上臂抬举超过 90°。可见肩胛骨与肱骨呈同步活动，在一定程度上，肩胛骨旋转的量有赖于肱骨旋转的程度。

四、肩胸机制

当肩胛在胸壁活动时，所涉及到的基本运动时上提和下降，旋上和旋下，内收和外展。在上提期间，例如，在提重物或耸肩时，肩胛面上运动，四块肌肉与这种运动有关：提肩胛肌，斜方肌上部，大菱形肌和小菱形肌。

前锯肌是否参与提肩胛活动尚有争议。英曼（Imman）等人指出：前锯肌上方的分支为提肩胛的肌肉。迪歇纳（Dnchenne）经过观察和电刺激，分析研究这种作用，结论是当人们肩部负荷时，这块肌肉不能收缩。霍林斯里德（Hollinshead）将这块肌肉划为肩胛提肌。在扶拐杖步行或在平行杆中练习行走，人们发现肩胛的下降，或者向尾端位移，是由胸大肌下部，背阔肌和斜方肌下部主动控制的。胸大肌和背阔肌通过将肱骨向下拉，起到降肌的作用，附加的降肌是胸小肌和锁骨下肌，可能还有前锯肌的下部。

当抬起肩峰时，肩胛下角被带着向前、向外时，可产生向上的旋转运动。关节面肩胛盂则指向前方。这种肩胛的旋转运动有一对力偶提供，向上方向的矢量是由斜方肌的上部和中部的作用组成的，下方矢量由斜方肌的下部以及前锯肌的下肢所提供。上肢外展或屈曲时，肩胛向上旋转对肩部复合体是一重要的作用。

当肩胛向下旋转时，肩峰向下，肩胛角向内侧运动。例如，当手接近背的下部时，就会出现这种运动。这种旋转运动是由提肩肌的提及，包括提肩胛肌，小菱形肌和大菱形肌以及肩胛的降肌，包括背阔肌，胸大肌的下部和胸小肌的联合作用所控制的。

外展时肩胛骨向前和向外侧运动，并且由前锯肌和胸小肌所控制。这是一个带动假肢的重要活动。内收时肩胛骨向中线移动。这个移动是由斜方肌的中部，小菱形肌和大菱形肌带动的。菱形肌既是提肌又是内收肌，背阔肌既是内收肌又是降肌。同时作用时，提升被下降中和，其最终结果是单纯内收。

五、肩关节动力学

由于肩活动将涉及很大量的肌肉（图 30–14），要正确计算作用于肩关节复合体上的负荷是非常复杂的工作，但可用简化的设想来做出估价。下面将描述影响肩关节的不同肌肉的作用，并讨论盂肱关节上的负荷。在四个肩关节接联上，盂肱关节承受最大的负荷，估计将接近体重的量。最后一节将谈到上臂的位置与肩部肌肉疲劳的关系。

肩部共有 17 块肌肉（表 30–1）。肩关节动力学的内在复杂性是由于肩部有大量肌肉，以及其肌肉动作有三个不寻常的问题：

（1）由于盂肱关节缺乏坚实的稳定力，作用于肱骨的肌肉必须与其他肌肉协调配合，才能防止在关节上产生脱位的力。与肘关节相比，肘关节可依靠肱三头肌的伸直来求得稳定而不需其他肌肉收缩来协调，肩关节就不是如此。

（2）肩关节存在的多骨交接，如锁骨、肩胛骨和肱骨，产生一个有兴趣的情况，即单一肌肉可以跨越几个关节，在每一关节上都能起作用。例如，背阔肌起于胸壁，止于肱骨，它跨越肩胛

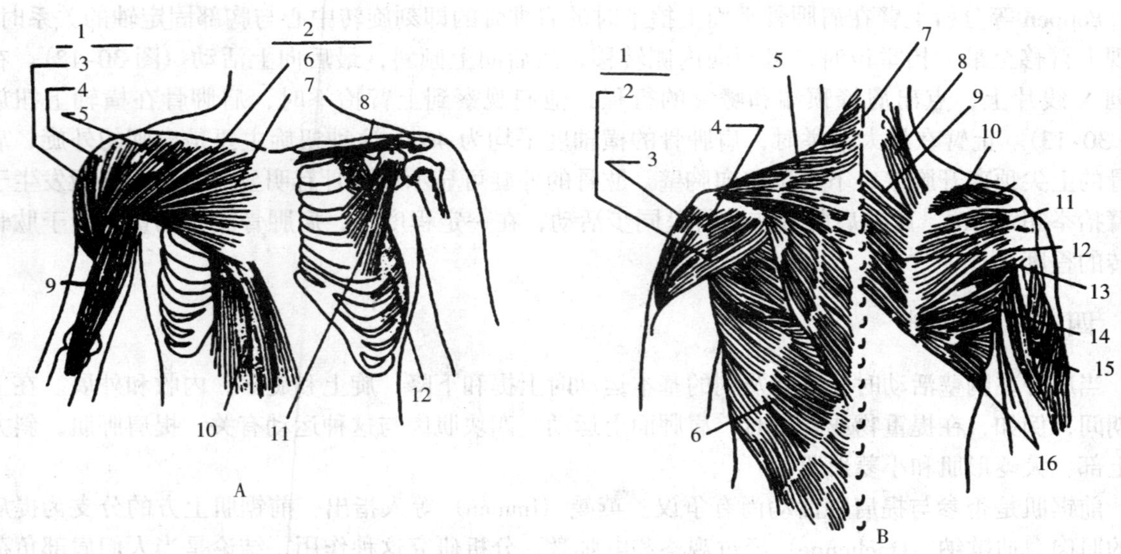

A. 前侧显示表浅肌肉（左肩）和在三角肌和胸肌群以下的深肌（右肩）

1.三角肌 2.胸大肌 3.后 4.中 5.前 6.锁骨头 7.胸骨头 8.锁骨下肌 9.肱二头肌 10.腹直肌前鞘 11.胸小肌 12.前锯肌

B. 后侧显示浅肌（左肩）以及其下的肌肉（右肩）

1.三角肌 2.后 3.前 4.中 5.斜方肌 6.背阔肌 7.项韧带 8.肩胛提肌 9.小菱形肌 10.冈上肌 11.冈下肌 12.大菱形肌 13.大圆肌 14.小圆肌 15.肱三头肌 16.前锯肌

图 30-14 肩关节复合体肌肉群的示意图

胸接联、胸锁关节、肩锁关节和盂肱关节。

(3) 肩关节运动的广泛范围可造成肌肉作用的不同改变，取决于上臂在空间的位置。例如，肱骨在外旋时，肱二头肌长头成为肩外展的辅助肌肉，但在肩内旋时，它就无此作用。

Inman 等研究肩关节运动时肌肉作用的复杂问题，他们采用肌电图研究在不同负荷下肩关节外展时的肌肉活动。在额状面无抗力下抬举肩关节，又在矢状面无抗力下抬举肩关节，发现三角肌、胸大肌锁骨头、冈上肌、冈下肌、肩胛下肌、小圆肌、斜方肌上部分和下部分、前锯肌和菱形肌均有显著的肌电图活动。若在抗力下外展，大圆肌也有显著活动。

有许多方法用以研究在不同活动中肩部肌肉所产生的力。Inman 等对肱三头肌作肌电图，可以记录肌力产生的张力及其作用的潜在幅度之间的直接关系，然后用这个关系来估计前屈时不同肩部肌肉所产生的力。结果是肩胛下肌、小圆肌、冈下肌、冈上肌、胸大肌的锁骨头和三角肌在肩关节屈曲的整个幅度中都很活跃。其真正力值虽未能测出，但可以了解每一块肌肉在整个前屈活动中都起重要作用。

Colachis 等在肩胛上神经和腋神经进行阻滞的前后，研究在肩不同部位不同活动时的强度。肩胛上神经阻滞后，冈上肌和冈下肌的活动被消除，在肩胛骨平面上，肩的抬举力在0°时，减少35%，在60°位减少60%。在60°以上，力的消失不明显，只有在150°时减少30%。外旋力减少50%。腋神经阻滞后，在额状面、肩胛骨面和矢状面上，三角肌的活动均消失，在0°时减少35%的抬举力，在150°时约减少60%～80%。外旋力将减少45%，上臂在水平位的活动力将减少60%。

Celli 等用不同方法研究腋神经、肩胛上神经、肩胛下神经所支配的肌肉。他们不是用神经阻滞的方法来测量所产生的肌肉缺欠，而是用神经刺激来记录肩关节的活动。腋神经刺激后（测试三角肌和小圆肌）只能有 40°外展。肩胛上神经刺激后（测试冈上肌和冈下肌），可外展至90°，外旋至 45°。肩胛下神经刺激后（肩胛下肌），可内旋 25°，前屈 20°。若同时刺激肩胛上神经和肩胛下神经，可产生部分肩关节活动，但不能获得完全活动。此外，冈上肌和冈下肌瘫痪的病人只能有不超过45°的自动性外展，从而说明这两肌肉对肩关节的抬举起重要作用。

Ekholm 等企图找出肩关节在不同活动时的主要肌肉的动态。用“最大”等长收缩时的肌电图活动和抗重量－滑车电路（weight-and-pulley circuit）观察的特殊操练活动进行比较。前屈－外展－外旋将广泛激活冈下肌和所有三角肌的三个部分；前屈－内收－外旋将显著激活冈下肌和三角肌的全部分与后部分；后伸－外展－内旋将剧烈地激活三角肌的后部分；后伸－内收－内翻将强大地激活胸大肌的胸肋部分。虽然肌电图活力表现许多肩部肌肉的综合活动，但一些肌肉的每个活动都显示出最高的活动水平。

肌电图的改进可显示上臂于抬举时更多信息。Celli 等用肌电图记录结合选择性神经刺激可识别肩关节肌组的三种类型：①增加肌电图活动的肌肉，它们承担肩的活动，如外展时的三角肌和斜方肌上部；外旋时的冈下肌；②恒定肌电图活动的肌肉，它们承担肩于活动时的保持稳定作用，如外展和外旋时的冈上肌；③不活动的肌肉。在外展和外旋时，这些不同肌群的肌电图活动（图 30–15）。

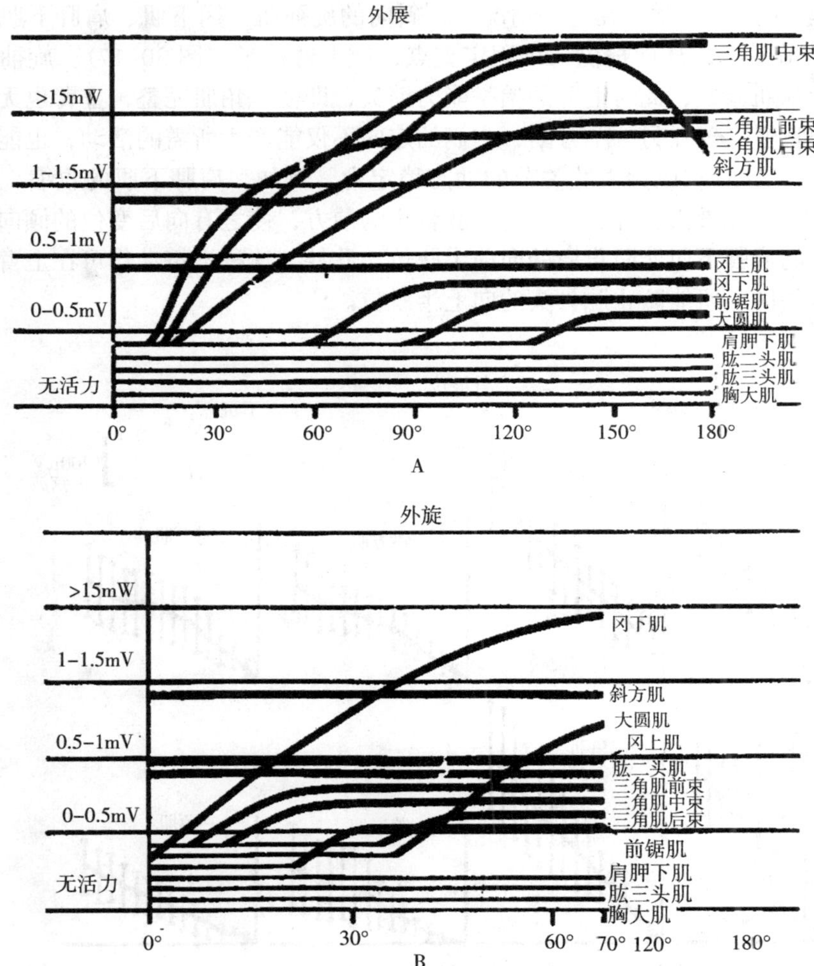

A. 于外展时，曲线显示上升的运动肌肉有三角肌和斜方肌的上部分；曲线显示稳定的稳定肌内有冈上肌、冈下肌、前锯肌和大圆肌

B. 外旋则由冈下肌和大圆肌（在第一个30°后曲线上升）所激活。而示稳定曲线的肌肉有冈上肌、肌斜方肌上部分、肱二头肌和前锯肌

图 30–15 外展和外旋时，正常肩关节各个肌肉的肌电图活动

（引自过邦辅编译的临床骨科生物力学基础，1993）

Sigholm 等用肌电图技术观察手操作工具重量和肩肌负荷时上臂的位置进行研究。他们发觉手持比 1kg 重量或 2kg 重量时，所有测试的六块肌肉的肌电图信号均增加。他们也发觉上臂抬举的程度与肌电图活动比手内负荷量所表现的肌电图活动更密切相关。换言之，上臂抬举的程度是肩肌肉负荷的最重要决定因素。手内负荷会影响稳定性肌肉（特别是冈下肌，其次是冈上肌和斜方肌上部分），比影响抬举肌肉（三角肌的三个部分）要大。Sigholm 等也观察上臂的旋转和肘屈曲对肩肌肉负荷无影响。这个结论对体力劳动者如何能最好的预防损伤，采用肩的位置起更重要作用。

Ito 用同样方法观察在肩胛骨面上和前屈时，对比抬举和下沉。下沉活动所显示的肌电图活动总比抬举时要小，但模式相同（图 30–16）。肩胛骨抬举和前屈达到 140° 时，肌电图活动随上臂抬举的增加几乎呈直线上升。

一般而论，任何肌肉的动作虽与其肌起和肌止有关，但肩关节则不然。例如，上臂垂于身侧，三角肌中部纤维的收缩只能作用于纵轴而将肱骨上提，不会产生抬举活动，因为三角肌中部纤维的收缩主要与肱骨的纵轴平行。可是，如果三角肌中部纤维的动作与其他主动或被动的稳定力相“匹配”，就可产生抬举。在这种情况下，斜向的旋袖肌（冈下肌、肩胛下肌和小圆肌）可稳定肱骨头在关节盂上，从而提供一个固定支点，使上臂抬举（图 30–17）。旋袖肌稳定作用的重要性可见于旋袖肌撕裂，此时上臂的抬举能力消失，即使三角肌完整，上臂也无法抬举。

旋袖肌的独特性表现在另一个方面，它们的定向不仅能产生所需的活动，也能抵制肱骨头的变位（图 30–18）。这时它成为盂肱关节的动态稳定力。例如，肩胛下肌的收缩，可将肱骨头紧挤于关节盂内，内旋肱骨头，并由于压迫于肱骨头的前方，使之有向后变位的倾向。这是当正常肩活动时，强大的肩胛下肌能防止肩的向前半脱位。此外，这种推挤动作可在上臂内收而三角肌强力收缩时，可使冈上肌能防止肱骨头的向上半脱位。

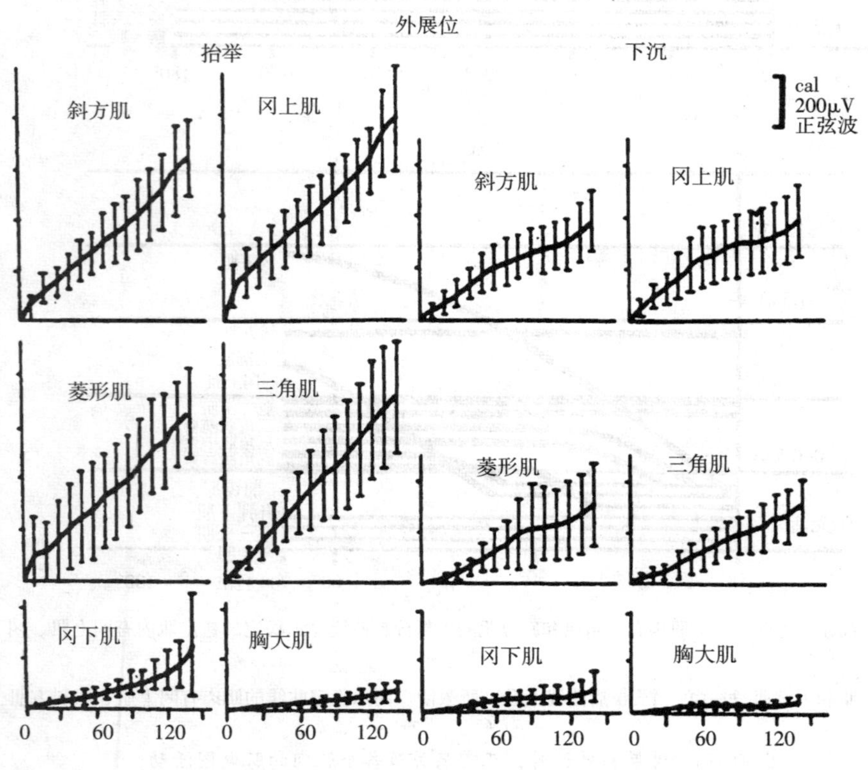

A

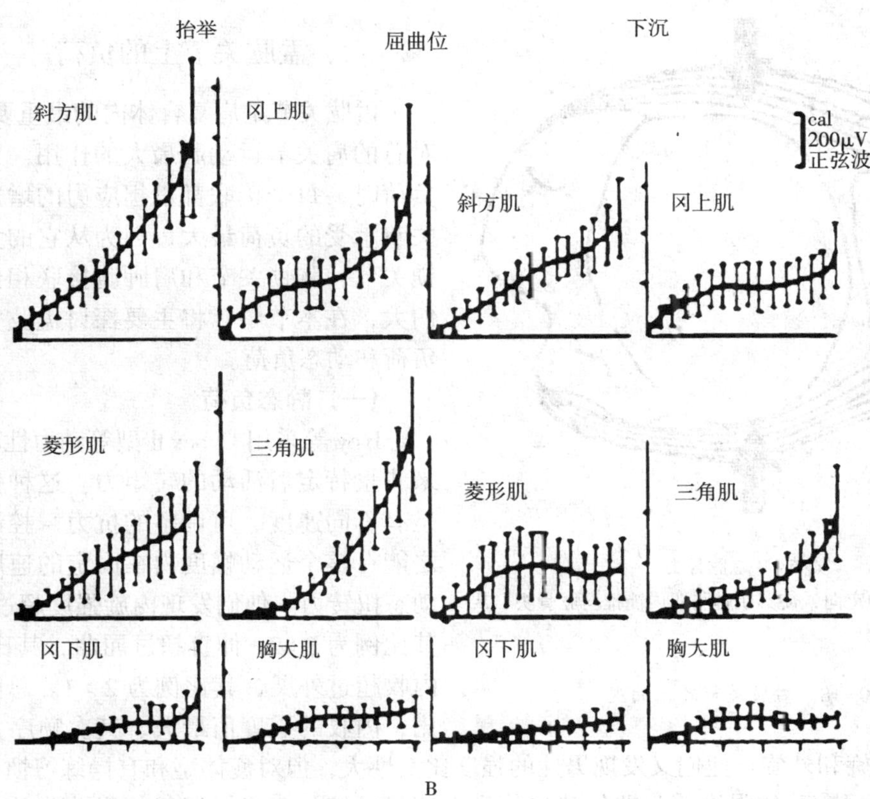

A、B. 每块肌肉显示在挤压时的活力比在抬举时的活力要小，但肌电图的模式是相似的。杆表明为标准差

图 30-16 在外展 A 和前屈 B 时，10 位病人所显示的肌电图线形包迹

（引自过邦辅编译的临床骨科生物力学基础，1993）

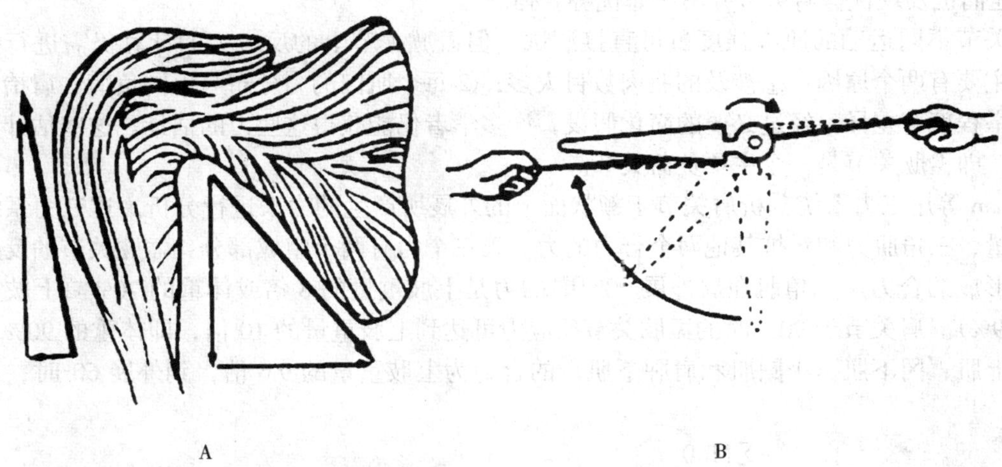

这是依靠力的匹配作用（两力的幅度相等，但方向相反）。上臂在身侧时

A. 三角肌方向力是向上向外，主要看肱骨的方向；斜向旋袖肌的力则是向下向内。这两个方向力可成为垂直成分和水平成分。三角肌的水平力作用于盂肱关节旋转中心之下，与斜向旋袖肌的水平力方向相反；后者作用于旋转中心之上。这两个力作用于相反方向，在旋转中心各侧，产生强大的匹配，如上臂信号

B. 所示垂直力相互补偿，从而将肱骨头稳定于关节盂上，产生抬举

图 30-17 三角肌和斜向旋袖肌（冈下肌、肩胛下肌和小圆肌）综合产生上臂的抬举

（引自过邦辅编译的临床骨科生物力学基础，1993）

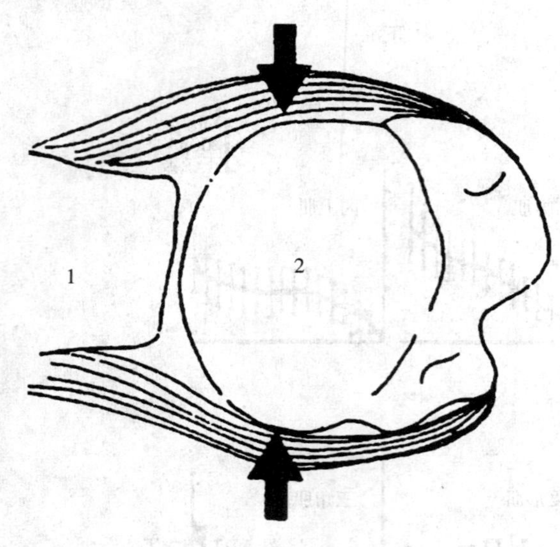

1.关节盂 2.肱骨头
显示旋袖肌的定向，使其肌腱与肌内能推向肱骨头，从而稳定肩关节

图30-18 盂肱关节的上面观

六、盂肱关节上的负荷

盂肱关节是肩复合体内的最重要组成部分，对总的肩关节运动起最大的作用。当肩复合体负荷时，每个接联都承担应力的增加，而盂肱关节承受的负荷最大，因为从它的大小，与肩锁关节、胸锁关节和肩胛胸接联相比，都比它们大，在本节中，将主要探讨盂肱关节的静态负荷和动态负荷。

（一）静态负荷

Ivey 等采用 Cybex Ⅱ型等动力性动力测定仪来测量特定肩活动的转矩力。这种仪器的特点是有不同速度，可调整的抗力－控制装置，使之能在整个运动幅度内在固定的速度下，记录动态扭转力。他们发现内旋强度超过外旋强度，其比例为 3∶2；伸直超过屈曲，其比例为 5∶4；内收超过外展，其比例为 2∶1。总的强度值相比，内收的强度值最大，其次顺序为伸直、屈曲、外展、内旋和外旋。他们又发现男性的强度比女性大，但对瘦体型和有操练习惯者，差别不太显著。优势肩关节的强度值与非优势的值没有明显的统计意义，但优势肩关节总有较大的强度。

Murray 等测量男性与女性的最大等长性肩肌肉强度是否与年龄有关，比较 25～36 岁和 55～66 岁。他们发现女性的强度值只有男性的 45%～66%。年长者的强度值只有年轻者的 66%～93%。他们也发现优势肩关节并不比非优势者强。

肩关节不同运动的肌肉强度虽可直接测试，但盂肱关节上的反应力的计算仍需进行探索工作。它主要有两个原因：①涉及的肌肉数目太多；②每个肌肉的力分布与不同负荷、肩抬举的平面和抬举程度有差异。经过必要的简化假设，许多学者仍能获得这些力的估计。这些估计支持这个观点，即盂肱关节是一个主要负荷关节。

Inman 等用三力系统分析肩关节于额状面上的外展所产生的力来进行分析。这三力系统是上肢的重量、三角肌力和对抗其他两个合力的力。第三个力有两个组成部分：盂肱关节的反应力和旋袖肌形成的合力。三角肌在肩外展 90° 时的力是上肢重量的 8 倍或体重的 70%（上肢重量为体重的 9%）。肩关节于 90° 时的盂肱关节反应力可达到上肢重量的 10 倍，即体重的 90%。旋袖肌（冈上肌、冈下肌、小圆肌和肩胛下肌）的合力为上肢重量的 9.6 倍，到外展 60°时，可达到最大度。

$$\sum M=0$$
$$(30cm \times 0.05BW) - (M \times 3cm) = 0$$
$$M = (30cm \times 0.05BW) / 3cm$$

M 约为体重的一半。由于 M 和 J 平行但方向相反，它们形成等量力的匹配，所以关节反应力也约为体重的一半。同样方程式也可用以计算 M 值。当手持重量等于体重的 0.025 倍，上臂于 90°外展时，

$$\sum M=0$$
$$(30cm \times 0.05BW) + (60cm \times 0.025BW) - (M \times 3cm) = 0$$

$$M=(30cm \times 0.05BW) + (60cm \times 0.025BW)/3cm$$

同样，M 和 J 基本相等，但方向相反，形成一个力匹配。如此，关节反应力约等于体重。(C) 上臂处于相同部位，但肘关节现在完全屈曲，屈肘将使上臂的重力小心移向内侧，重力杠杆臂缩短至 15cm。盂肱关节上的反应力 (J) 可用相同的平衡方程式来计算

$$\sum M=0$$

$$(15cm \times 0.05BW) - (M \times 3cm) = 0$$

$$M=(15cm \times 0.05BW)/3cm$$

M 约为体重的 1/4，关节反应力也是如此。

Poppen 等也进行上臂于额状面外展时，盂肱关节上承受的力的静态分析，其结论是在上臂外展 90°和肘关节伸直时，只有三角肌是活跃的。图 12-19A 是静态负荷的离体图解。Poppen 等也分析上臂等长伸直在肩胛骨面上的力。这项工作基于一种假设，即肌内的力与其面积乘以集成肌电图信号之积成正比。假设所有肌肉均活跃，总的盂肱关节反应力在肩胛骨面上抬举 90° 时，最高可达体重的 89%，关节盂面上的剪切力在抬举 60° 时，最高可达体重的 42%。

通过三角肌腱的力 (M) 与上臂的纵轴平行，肩的旋转中心与肌力施加的线 (M 的杠杆臂) 之间的距离约为 3cm。上臂重量产生体重 0.05 倍的重力，杠杆臂为 30cm，在盂肱关节上的反应力可用平衡方程式来计算，即身体在力矩平衡时，力矩总和必须等于零 (图 30-19A)。需要保持上臂于这个位置的肌力 (M) 等于体重的 0.5 倍。由于 M 和 J 相平行，但方向相反，它们形成一个力匹配而量相等，因此，关节反应力 (J) 也是体重的 0.5 倍，即上肢重量的 10 倍。应注意，这是最低值，因为只考虑到三角肌的力，同时也采用未称重的肢体来计算。

上臂在 90° 外展位，肘伸直，手持 2kg 重量时，作同样的计算 (图 30-19B)。若体重为 80kg，手持重量为体重的 2.5%。在这种情况下，在外撑上臂上即使增加较轻的重量，盂肱关节的反应力将加倍，等于体重。

简化模式的进一步应用，对临床有实用信息。盂肱关节反应力的计算可在上臂同样的外展位，但肘应完全屈曲 (图 30-19C)。静态分析与第 1 例相同，只是肘屈曲将使上臂的中心向内移动，如此重力的杠杆臂将从 30cm 缩短至 15cm。盂肱关节的反应力 (J) 也可用同样的简化平衡方程式来计算，为体重的 25%。与上臂伸直相比，肩外展时肘于最大屈曲位，肌力将缩小，盂肱反应力也只有原来的 50%。

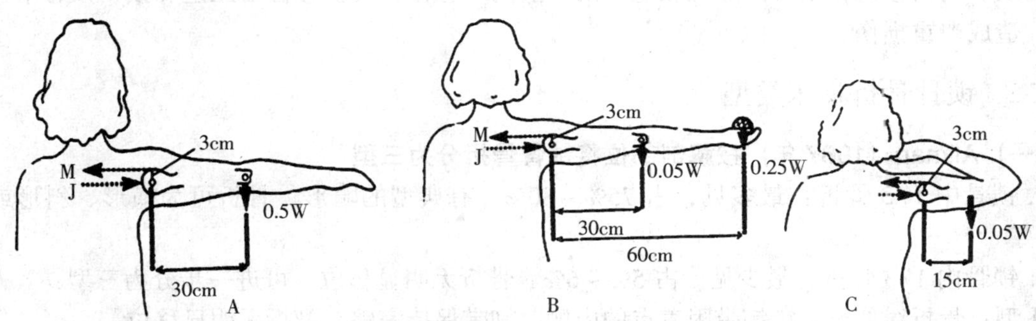

A、B、C. 上臂于 90°外展位时，只有三角肌活跃。通过三角肌腱 (M) 产生的力，作用于离关节旋转中心 3cm 处 (空圈代表中心)。上臂重量产生的力为体重 (W) 的 0.05 倍 (BW)，作用于离旋转中心 30cm 处。在盂肱关节 (J) 上的反应力，可用平衡方程式来计算。这个方程式说明身体在力矩平衡时，力矩总和必须等于零。此例说明顺时针方向的力矩为正数，逆时针方向的力矩为负数

图 30-19 用简化假设来估计盂肱关节的反应力

(引自过邦辅编译的临床骨科生物力学基础，1993)

(二) 动态负荷

用肩肌肉功能的动态状况曾观察肌肉的疲劳，以及它与损伤的关系。Hagberg 等用肌电图监护来研究肩抬举与肌肉疲劳的关系。一个姿势是 90° 前屈，一个是 90° 外展。多数病人在数分钟内斜方肌上方和冈上肌均出现疲劳。这对抬手工作的工人有一定意义。冈上肌腱炎和斜方肌邻近的颈痛是常见的疲劳性疾病。

Herberts 等在肌肉疲劳时对肩和肘位置的作用进行分析。他们发现局部肌肉疲劳均发生于所有的肌肉，如三角肌的前 1/3 和中 1/3、冈上肌、冈下肌和斜方肌上部分，病人的工作都是在头上方或与肩平行，甚至在腋水平位上，特别是做头上方的工作。低疲劳值见于肩 45° 或 90° 外展位时的前三角肌，比肩于 0° 位外展要低；冈上肌疲劳在外展 45° 位要比在 0° 或 90° 要低得多。在肩水平位工作，斜方肌上方在 90° 外展位要比在 45° 外展位容易疲劳。在腕水平位工作，中度肩外展不产生明显的局部肌肉疲劳。他们也发现冈下肌是所有测量肌肉中有最高的局部疲劳值。

这些疲劳资料不仅能提供肩肌肉内在的动态功能的重要信息，也可指导体力劳动者工作时上肢应置放的体位，如此，可对职业性肩紊乱的发病率提供重要的依据。

第三节 锁骨骨折

锁骨骨折极为常见，可发生于任何年龄组，以儿童时期发病率最高，根据北京积水潭医院 13339 例病人资料统计，约占全身各种骨折的 6%。

一、锁骨骨折致伤机理

以往认为大多为间接外力所致。摔倒时手掌虽首先着地，但是，由于患者的体重直接的传导应力造成的锁骨骨折最为多见。多为跌倒或碰撞肩部，应力传导至锁骨的两个弯曲的移行部形成剪切应力而造成骨折。少数骨折发生在锁骨内端或外端。骨折多为斜形或短斜形，锁骨前方上方的直接打击、压砸可以直接作用于锁骨造成骨折，此时骨折为横形、短斜形或粉碎性型。近年来一些报告和研究表明，锁骨骨折绝大多数是直接外力引起，而伸展位摔倒经传导外力所致骨折只占极少数。幼儿骨折多为青枝型或横断型。成人骨折则多内、外侧重叠移位，近端受胸锁乳突肌牵拉向上、向后移位，远端因受上肢重力的牵引向下移位，骨折移位可压迫和损伤锁骨下血管或神经，造成严重损伤。

二、锁骨骨折临床类型

(一) Allman (1967 年) 按解剖部位将锁骨骨折分为三型

1. 锁骨中 1/3 骨折：最多见，占 75% ~ 80%。有典型的畸形，骨折可为横形、斜形或粉碎性。

2. 锁骨内 1/3 骨折：最少见。占 5% ~ 6%。骨折无明显移位。可进一步分为三型：

Ⅰ型：骨折线位于肩锁韧带附着点的内侧，韧带保持完整，骨折无明显移位。

Ⅱ型：肩锁韧带损伤，骨折有明显移位。

Ⅲ型：锁骨内端关节面骨折，易形成晚期胸锁关节退行性病变。

3. 锁骨外 1/3 骨折：较少见。占 12% ~ 15%。为较大暴力所引起，如喙锁韧带完好，骨折移位不显著。如喙锁韧带已有损伤，骨折移位显著。

(二) 根据喙锁韧带与骨折部位相对关系，可再分为几种类型

Ⅰ型：骨折位于喙锁韧带和肩锁韧带之间，或位于锥形韧带与斜方韧带之间，韧带未受损

伤，因此，骨折断端相对稳定。此型最为常见（图 30-20A）。

Ⅱ型：锁骨外 1/3 骨折，喙锁韧带与内侧端分离（图 30-20）。可再分两型：

$Ⅱ_A$型：为锁骨外端关节面的骨折，喙锁韧带保持完整。如骨折没有移位，早期诊断有一定困难。必要时需 CT 检查才能确诊。

$Ⅱ_B$型：常发生于 16 岁以下儿童。锁骨外端骨折后，骨与骨膜易发生分离，骨折近端可穿破骨膜袖，受肌肉的牵拉向上移位，而喙锁韧带仍与骨膜袖或部分骨块相连。因此，有时称为假性肩锁脱位。

Ⅲ型：多见于老年人，为楔形或粉碎性骨折，喙锁韧带与远、近主骨折块失去连接，但仍保持与主骨折块之间的骨块的连接。

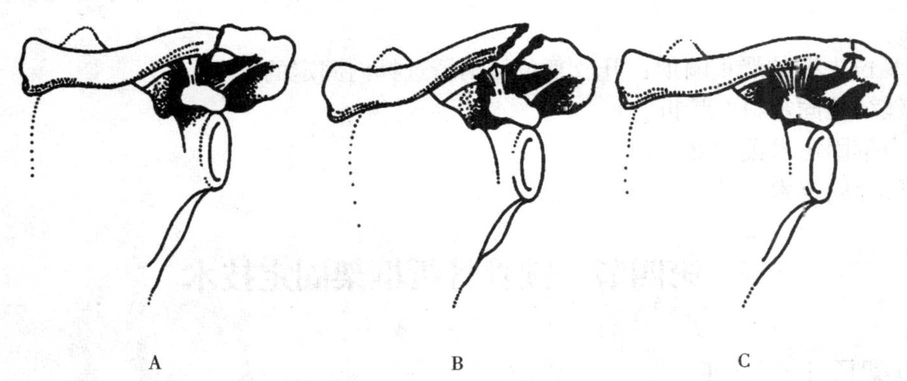

A. 骨折无移位 B. 喙锁韧带损伤骨折移位 C. 关节面骨折

图 30-20 锁骨骨折类型

三、锁骨骨折诊断方法

（一）临床表现

伤后引起疼痛，锁骨上凹处迅速肿胀，上肢活动因疼痛而受限。为缓解疼痛，患者常采用一种自然保护体位——健手托扶伤肢，伤肩低于健肩，头颈部向伤肩倾斜，以缓解因胸锁乳突肌牵拉引起的疼痛。于骨折处可触及骨擦音及处于皮下的骨折端，触痛明显。严重的锁骨骨折可以合并臂丛神经损伤，锁下血管损伤、上位肋骨骨折和气胸等，而表现出相应的临床症状和体征，检查中切莫忽略。

（二）X 线拍片

临床诊断锁骨骨折并不困难，但拍 X 线片仍是必要的，以便详细了解骨折情况。

1. 前后位片：可显示锁骨骨折的上、下移位。

2. 45°斜位片：即向头倾斜 45°，可观察锁骨骨折的前、后移位。

3. 应力 X 线片：拍片时患者直立位，双手各悬重物 4.54kg，放松上肢肌肉，拍摄双肩正位片，以帮助了解有无喙锁韧带是否损伤。喙突与锁骨近骨折段距离明显增宽时，说朋喙锁韧带损伤。反之，喙锁韧带完整正常。

四、锁骨骨折传统治疗

以往传统治疗锁骨骨折的方法有：

(一) 闭合手法复位外固定

1. “8”字形绷带固定法：适用于儿童的青枝骨折或成人的无移位的锁骨骨折。

2. “8”字形石膏固定法：适用于有移位的锁骨骨折复位后可以防止再移位。

(二) 开放手术复位内固定

锁骨骨折切开复位内固定应十分慎重。有以下情况时才能选用：

1. 有并发症：有血管神经受压症状经一般处理无明显改善或加重者，或合并有锁骨下神经血管的损伤者。

2. 软组织嵌入：骨折断端嵌入周围的软组织，影响愈合。

3. 非单纯骨折：开放骨折、多发骨折，尤其是同一肢体多发骨折。

4. 畸形明显：在成人，尤其是年轻的女性。因职业关系需双肩外形对称美观者，可放宽手术标准。

5. 手法复位失败的严重畸形：开放复位可酌情选择内固定的方法：

(1) 钢丝结扎固定斜形骨折。

(2) 张力带固定术锁骨外侧端骨折。

(3) 克氏针固定术。

第四节 锁骨骨折框架固定技术

一、框架固定适应证

各类型新鲜锁骨骨折。

二、骨穿针前准备

(1) 详细查体，排除并发症。

(2) 常规摄 X 线片，了解骨折的部位及类型。

(3) 所需手术器械：手摇钻 1 把；2～4mm 的克氏钢针 2～4 枚；锁骨框架固定器一副；缝合包 1 个。

(4) 麻醉与体位：患者肩部垫枕，使之极度挺胸位，常规消毒铺巾。用 2%的普鲁卡因 5～10ml，根据预先标出的穿针部位，采用局部浸润麻醉。

三、骨穿针技巧

(一) 锁骨穿针解剖特点

锁骨为一弯曲的长骨，无髓腔，其内侧端膨大为胸骨端，有胸骨关节面与胸骨的锁骨切迹相关节；外侧端是扁平的肩峰端，具有小的肩峰关节面与肩峰相关节。两端之间呈棒状，即锁骨体。体内侧部为圆柱形，外侧部较扁平，后面有滋养孔，下面有浅沟，为锁骨下肌附着处。整个锁骨的内侧 2/3 凸向前，外侧 1/3 曲凹向后。因间接暴力所至的骨折多出现于锁骨外、中 1/3 之间，此处为两个弯曲交界处，是圆柱形与扁平形两部分的交界处，也是结构上的弱点。

(二) 穿针部位

穿针部位应距骨折端约 1～2cm 处，针距约 1.5cm。穿针的数量应根据骨折类型不同而不同：锁骨中段横形骨折，骨折端内、外侧段各穿两根；锁骨内侧 1/3 外骨折，内侧穿骨针 1 枚，外侧穿骨针 2 枚；锁骨外侧 1/3 骨折，内侧穿骨针 2 枚，外侧穿骨针 2 枚。

四、安装框架固定器

术者用一把持骨钳先将下沉侧锁骨断端钳夹拉起，然后装上轴心，套上另一把持骨钳，再将另一骨断端钳夹。根据患者骨折情况，可左右、上下移动钳夹，调整骨断端位置，如仍有错位，再调节轴心的螺母，轻轻将钳间距离拉开，确定整复满意后，旋紧螺母，固定好钳子，垫上棉垫，逐个套上夹板，旋紧加压螺丝，上好固定夹，手术结束。

五、操作注意事项

锁骨由于特殊的形状，使介入固定物为钢针和钳爪。穿针时，骨针一定要由前下向上进针，并与皮肤呈 35°~45°角，防止针尖滑脱；固定针要尽量穿过截面的核心，穿透对侧皮质稍许。钳爪固定时，应在局麻下将进爪点处的皮肤切开，并切开包绕锁骨的坚韧骨膜鞘，使钳爪介于锁骨和骨膜鞘之间，防止损伤锁骨下动、静脉和臂丛神经。

六、术后处理及并发症防治

（1）在操作中应防止钳夹过深，而损伤锁骨下血管、神经。因此，在钳夹锁骨时，要求钳子夹持其柱状面 2/3 以上处。

（2）术后定时检查螺旋松紧度，防止器械松脱及夹板压迫过紧导致皮肤坏死。

（3）术后患肢用绷带或三角巾悬吊于胸前两周，并逐渐行肩、手功能锻炼。

第五节 锁骨骨折常用框架固定器介绍

一、简易锁骨骨折框架固定器

（一）结构简介（图 30-21）

1. 持骨钳：2 把。

2. 轴心：1 枚长约 6cm。

3. 螺母：套在轴心两端的各 2 枚，用于固定持骨钳及调节两钳在轴心间的距离。

4. 加压螺丝：在轴心中央有一枚活动螺丝，用于对“十字夹板”加压，使器械稳定在胸壁上。

5. 加固夹：1 副，用于加强固定持骨钳。

6. 杉木片：1 块。

7. 十字夹板：有槽小方板 1 块，交叉成十字夹板，协助固定锁骨断端。

（二）适应范围

锁骨骨折。

（三）操作方法

患者平卧位，肩背垫一小枕，骨断端周围行无菌操作下局麻，助手轻柔地将患者双肩往下压，使骨断端拉开，初步进行整复。术者用一把持骨钳先将下沉侧锁骨断端钳夹拉起，然后装上

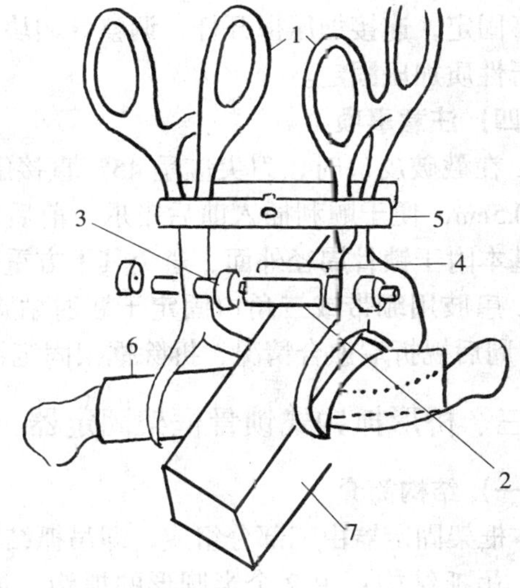

1.持骨钳 2.轴心 3.螺母 4.加压螺丝
5.加压板 6.杉木板 7.小方板

图 30-21 简易锁骨骨折框架固定器

轴心，套上另一把持骨钳，再将另一骨折断端钳夹。根据患者骨折情况，可左右、上下移动钳夹，调整骨断端位置，如仍有错位，再调节轴心的螺母，轻轻将钳间距离拉开，确定整复满意后，旋紧螺母，固定好钳夹，垫上棉垫，逐个套上夹板，旋紧加压螺丝，上好固定夹，手术结束。

（四）注意事项

(1) 在操作中应防止钳夹过深，而损伤锁骨下血管、神经。因此，在钳夹锁骨时，要求钳子夹持其柱状面 2/3 以上为宜。

(2) 术后定时检查螺旋松紧度，防止器械松脱及夹板压迫过紧导致皮肤坏死。

(3) 术后患肢用绷带或三角巾悬吊于胸前两周，并逐渐行肩、手功能活动。

二、微型锁骨框架固定器

（一）结构简介

该固定器由合金材料制成，重量仅 100g，为了适应锁骨周径差异，分大中两种型号。

1. 可拆卸的抱骨固定钳夹：由槽状弓连接前钳爪、后钳爪及锁定螺杆组成。

2. 可调整的导向装置：由导向块、固定螺丝、导向轴组成。为了适应骨折移位的变化，可在 35°范围内调整导向块的角度，以达到骨折复位最佳效果。

3. 加压撑开杆：长 8cm，半圆柱式螺杆，应用时，一端螺丝固定锁紧，另一端连接固定钳爪，通过旋拧达到撑开复位，撑开最大范围 4cm，加压最大力 150kg。

（二）适应范围

锁骨骨折。

（三）操作方法

患者取坐位，戴手术帽，颈根部常规消毒，离骨折端左右各 1cm 处，行皮肤、骨膜下局麻。并在麻醉点用尖刀与皮肤呈 45° 戳出皮口，约 0.2 ~ 0.3cm，深达锁骨。术者一手握住锁骨骨折远端，另一手先将前爪贴骨插入，再将后爪通过槽状弓插入旋紧锁定螺杆固定。常规手法整复，尽量使锁骨远端由外下移位变成前上位，同前法，于骨折近端麻醉处戳破皮口插入前后钳爪，旋紧螺杆固定，连接加压撑开杆，调整导向块。旋拧加压撑开杆。撑开之后，骨折对位满意时，可视骨折性质加压固定。

（四）注意事项

1. 在戳破皮口时，刀尖应呈 45° 直接触到锁骨上，并应将包绕锁骨的坚韧骨膜鞘向左右划开约 0.5cm，便于顺利插入前后钳爪。前后钳爪插入后，其咬合齿受力部环抱锁骨周径 2/3，钳爪尖基本附于锁骨周径外面，避免其下方重要毗邻部位受损伤。

2. 患肢用绷带或三角巾固定于屈肘贴胸位，1 周后拍片复查，如对位满意，嘱患者早日活动，5 周后视折端愈合情况，拆除框架固定器。

三、桥形抓钩式锁骨框架固定器

（一）结构简介

本框架固定器由三部分组成，即吊抓结构，加压结构，桥架结构。

1. 吊抓结构：由 2 个半圆形的抓钩、抓钩体外壳、抓钩螺杆和抓钩螺母所构成，共两组；通过旋转吊抓加压螺母，使抓钩在抓钩体外壳内上移，每组抓钩有两个轴性活动关节。当抓钩上移时受抓钩体外壳两侧的挤压。迫使两抓钩同时内收，产生抓力钳制住骨折部位。抓力的大小取决于吊抓加压螺母的旋力

2. 加压结构：由加压螺杆和加压支撑针式板所组成；通过旋转螺母，使螺杆上下移动，作

用于折端，有维持折端稳定和上撬复原作用。

3. 桥架结构：由 2 支双头螺杆和 8 个小螺母所组成。。骨折重叠移位可通过调整抓钩与桥梁间的距离达到牵引作用，牵引距离 2.5 ~ 4.0cm。加压固定针式板。

（二）适应范围

锁骨骨折。

（三）操作方法

术前基础麻醉，患者仰卧，头背部适当垫高。先用龙胆紫画出锁骨轴线的水平线，再画出以内侧折端为准与锁骨轴线交叉的垂直线，以垂直线为中心，向内外各移 1.0cm 分别画两点，再从内侧向内侧移 3.0cm 画一点，按长度比例 5、2、0 点两侧各旁开 1.8cm 处为抓钩入口。垂直线一为内侧骨折端的位置，二为加压针式板的位置。常规消毒，局部麻醉，采用“举臂抬肩”法整复移位重叠的锁骨，将预先灭菌的框架固定器，分组以内外顺序安放。先把一组抓钩按锁骨轴线垂直方向两侧标点 5 刺入皮下；深至锁骨两侧皮质最高水平，套好抓钩体外壳，旋紧加压螺母，然后放置加压板式加压针。加压针可直接刺笔入皮下达骨皮质。术毕可行 X 线片复查骨折对位情况，如有问题要及时调整。

（四）注意事项

(1) 术中注意勿将抓钩刺入过深，以防损伤锁骨下动、静脉及神经，或损伤胸膜形成气胸。

(2) 术后患肢屈肘 90° ，用绷带悬吊胸前。

(3) 术后定期检查固定器加压螺母，发现问题及时处理。

(4) 平均固定时间 1 个月，复查骨痂生长牢固时可去除框架固定器。

四、锁骨加压框架固定器

（一）结构简介

锁骨加压框架固定器为不锈钢材料制成，全重约 50g，分调节套管、调节螺栓、通孔、固定螺丝等部分组成。旋转调节套管，可调整锁骨的轴向移位 4cm，并可加压固定，调节钢针在通孔中的位置，可调整锁骨断端的横向移位。

（二）适应范围

锁骨骨折。

（三）操作方法

患者仰卧位，头偏向健侧，离锁骨断端约 2 ~ 4cm，分别作两处进针记号，局麻下将 2 枚直径约 2.5 ~ 3mm 钢针分别垂直打入锁骨约 3/4 ~ 4/5 深度，2 枚钢针分别置入通孔，旋转调节套管，纠正锁骨重叠移位，然后调整钢针在通孔中的位置，改变锁骨的横向移位，将固定螺丝拧紧以限制钢针在通孔中的位置改变，最后在透视下，确定其解剖对位后，旋转调节套管，将骨折断端紧密接触，剪去通孔上多余的钢针，无菌敷料覆盖，每天滴酒精一次。

（四）注意事项

患肢悬吊 2 周后，开始功能锻炼，X 线照片显示骨断端有骨痂形成，拆除固定器。

第六节　肱骨外科颈骨折

肱骨上端分为头、颈两部分与大、小结节。肱骨近端有大量网状松质骨骨小梁结构，其强度大于肩关节囊韧带。故在青壮年时期外力易致关节脱位而发生骨折较少。少年儿童时期，因肱骨近端骨骺是薄弱点，同样的外力常易发生骨骺分离，而在老人由于肱骨近端骨质疏松脆弱，轻微的外力，常可导致骨折。因此，在不同的年龄相同的外力，可发生完全不同种类的骨折。

肱骨近端骨折较为多见。北京积水潭医院的统计，约占全身骨折的2.5%。肱骨近端骨折是指包括肱骨头、颈部、大小结节和干骺端不同部位，不同机制的单一的或各种组合的骨折。临床上较多见。国内资料统计约占全身骨折的2%~3%，国外资料统计约占全身骨折的4%~5%。肱骨近端骨折中，年龄在40岁以上者占76%。女性患者发病率为男性的2倍。统计资料表明，与髋部骨折相似，老年患者、骨质疏松是肱骨近端骨折发生率较高的主要原因。因此，随着人类平均寿命的延长，流行病学调查显示该部位的骨折发生率有进一步增高趋势。

一、肱骨外科颈骨折致伤机理

（一）直接暴力：肩部外侧遭受直接外力作用，可造成肱骨大结节骨折。

（二）间接传导力：跌倒时手掌着地，暴力向上传导，外力使患肢外展时即产生外展型骨折。相反，外力使患肢内收时即产生内收型骨折。

（三）过度旋转力：尤其在上臂外展过度旋转时，肱骨近端与肩峰相顶触时，易发生骨折，常见骨质疏松的老年患者。

二、肱骨外科颈骨折临床类型

肱骨近端骨折已提出的分类方法很多。有按解剖部位、损伤的机制、骨折块的数目以及接触面的大小、骨折块的血液循环情况等分类系统。

（一）按解剖部位分类

Kocher（1896年）首先提出按解剖部位分为解剖颈、结节部位、外科颈骨折等。但没有考虑到骨折移位程度的大小和骨折数目的因素，因此，造成诊断上的混乱和治疗上的困难。

（二）按受伤机制分类

Watson-Jones根据外伤机制分为内收型和外展型骨折。因为肱骨近端骨折均有向前成角畸形，当肩内旋时表现为外展型损伤，而肩外旋时又表现为内收型损伤。因此，分类标准不够严格准确，容易对治疗形成错误引导。

Codman（1934年）提出将肱骨近端分为四部分骨折块的概念。大致按骨骺的闭合线将肱骨近端分为解剖头、大结节、小结节和肱骨干骺端四部分，所有不同类型的骨折是上述四部分骨块不同的组合结果。该概念为目前国际通用的Neer分类系统奠定了基础。

（三）Neer分类

Neer，C. S.（1970年）在Codman的四部分骨块分类基础上提出的新的分类方法。此类方法包含有骨折的解剖部位，骨块移位的程度和不同组合等因素在内。可概括肱骨近端不同种类的骨折，并可提供肌肉附着对骨折移位的影响和对肱骨头血供状况的估计，从而可更加准确地判断和评价肱骨近端骨折的预后，以便指导选择更合理的治疗方法。

Neer分类法考虑到骨折的部位和骨块的数目，但分类的主要依据是骨折移位的程度即以移位大于1cm或成角畸形大于45°为标准进行分类将其分为四部分六型，是目前国际上较为广泛的分类方法。

以往分类多按骨折线的部位（如解剖颈骨折、外科颈骨折、大结节、小结节骨折等），或者按外伤机理及成角方向来分类（外科颈分为内收型、外展型等）。这些分类方法，不能将骨折完全概括。目前，较为广泛应用的分类依据主要是根据Ncer的分类方法。将肱骨近端四个组成部分（肱骨头、大结节、小结节和肱骨上端）相互移位程度，分为六种基本类型。

Ⅰ型：轻度移位，可能是一处骨折（如单一肱骨外科颈骨折），也可能是多处骨折（如外科颈骨折合并大结节骨折等），但移位都不大于1cm，成角不大于45°。软组织损伤较轻，或骨折端嵌插，较稳定，愈合快。此型骨折占肱骨近端骨折的大多数。此型骨折约占肱骨上端的85%，这种没有明显移位的骨折，有软组织将骨折块连为一体，较为稳定，故称为“一部分骨折”。

Ⅱ型：关节段移位骨折。按解剖部位命名，即为解剖颈骨折，骨折移位大于 1cm，或成角大于 45°。因肱骨头血运受到破坏而常发生坏死。这种骨折因有明显的移位（或同时有轻度移位的大、小结节骨折），从而使肱骨头与肱骨干上端形成分离的两部分，因此，称为“二部分骨折”。

Ⅲ型：骨干移位骨折。由解剖部位命名，即肱骨外科颈骨折。骨折移位大于 1cm，或成角大于 45°。单一骨干移位，肱骨近端分成两个分离部分，因此，也属于“二部分骨折”。如同时再合并一个结节骨折且移位大于 1cm 以上时，因为肱骨近端分成三个各自分离的部分，因此，应属于“三部分骨折”。如同时合并两个结节骨折，且均有大于 1cm 的移位，肱骨近端则分成四个各自分离的骨块，即肱骨头、大结节、小结节和肱骨干上端。这种骨折属于“四部分骨折”。

Ⅳ型：大结节骨折且移位大于 1cm 以上。大结节有三个面作冈上肌、冈下肌和小圆肌的附着点。外伤时可造成整个大结节骨折移位，也可为大结节的一个面撕脱骨折。如为部分撕脱骨折且有明显的移位时，则说明肩袖有纵形撕裂。如大结节移位骨折同时有外科颈的移位骨折，则关节段骨块由受附着于小结节的肩胛下肌的牵拉而发生内旋。

Ⅴ型：小结节骨折。可单独撕脱骨折，移位大于 1cm 以上，即属“第二部分骨折”。如同时合并有外科颈移位骨折，则属于“三部分骨折”。此时关节段由于只受附着于大结节的肩袖牵拉，可发生外展、外旋移位。

Ⅵ型：肱骨近端骨折脱位。是指肱骨近端骨折同时合并盂肱关节的真正充分的脱位，而不是指肱骨头的旋转移位或关节内的半脱位现象。“二部分”或“三部分”骨折脱位的病例肱骨头仍可能有一定的血循环。如发生在“四部分”骨折脱位时，肱骨头血循环遭到破坏，易造成肱骨头缺血坏死。

Neer 将其分为三类。

1. 肩关节前脱位合并骨折：前脱位合并大结节移位骨折，为二部分骨折脱位。如再合并有肱骨颈移位骨折则为三部分骨折脱位。如同时尚有小结节移位骨折，则为四部分骨折。三、四部分骨折脱位，肱骨头血运将受极大影响，易于发生缺血性坏死。

2. 肩关节后脱位合并骨折：后脱位合并小结节移位骨折，为二部分骨折；如同时存在肱骨颈移位骨折则为三部分骨折；如尚合并有大结节移位骨折则为四部分骨折脱位。后两者发生时肱骨头缺血，易于坏死。

3. 肩关节合并肱骨头关节面骨折：是由于脱位是肱骨头与关节盂缘相撞击而造成，可以是关节面的压缩骨折，亦可形成劈裂骨折。通常前脱位时，此种骨折在肱骨头的后外侧；而后脱位时，骨折则在肱骨头的前内侧。无移位骨折外展型骨折后近折端内收肱骨大结节下移肩峰及大结节间隙加大远折段外展内收型骨折

这种分类法，可正确反映出损伤的严重程度，同时为治疗方法的选择，提供一明确的指导作用。

（四）AO 分类

在 Neer 分类的基础上，AO 学派进行了改良，分类时更加重视肱骨头血供状况，因为肱骨头缺血坏死的发生和骨折治疗的预后密切相关。根据损伤程度，将肱骨近端骨折分为 A、B、C 三种类型（见 AO 分类）。

三、肱骨外科颈骨折诊断方法

（一）临床表现

一般均有明显外伤史，外伤后疼痛，肩周及肱骨近端有明显的压痛、叩击痛与肩关节活动受限等共有的症状。损伤严重者，数日后肩、上胸壁及上臂皮下可出现瘀血斑。对骨折合并脱位者，由于没有典型的脱位肢体畸形，只靠体检难以作出正确的诊断。由于肩部肌肉丰满，又加上

软组织肿胀，因此，一般肢体畸形不明显。肱骨近端骨折畸形常因其的掩盖而难以发现，但肩周及肱骨上端部位有明显压痛、叩击痛。主动、被动活动时均可引起疼痛加重。有时可感到骨擦音。如有肩关节脱位时则会出现相应的体征（Douglas 征）。要特别检查上肢的神经、血管有否损伤，以免遗漏重要的合并损伤。

（二）X 线拍片

标准的 X 线投照位置和高质量的 X 线片是肱骨近端骨折正确诊断和分型的必要条件，也是决定治疗方案和总结评价治疗效果的重要依据。目前对肱骨近端骨折通常采用创伤系列投照方法。包括肩胛前后位、肩胛侧位及腋位，三个投照平面相互垂直，可以从不同角度显示骨折线、骨折块的移位方向。因此，可比较准确地评价骨折的分型。

1. 肩胛正位片：拍正位片时，需将患侧肩胛骨平面贴向胶片，对侧肩向前旋转 40°，X 线光束垂直于 X 线胶片。正位片上，颈干角平均为 143°，是垂直于解剖颈的线与平行肱骨纵轴线的交角，此角随肱骨外旋而减小，随内旋而增大，可有 30°的变化范围，可用来测定外科颈骨折时的成角畸形。

2. 肩胛侧位片（肩胛骨切线位或 Y 形位片）：拍侧位片时，将 X 线片匣放于患肩前外侧，对侧肩向前旋转 40°位，X 线球管在背后平行于肩胛冈。垂直于底片拍摄。侧位片上颈干角平均为 25°（9°～59°）。侧位照片影像类似英文大写字母 Y。其垂直一竖是肩胛体的侧位投影，上方两个分叉分别为喙突和肩峰的投影。三者相交处为肩盂所在。正常肩关节肱骨头的投影位于 Y 形三个臂的中央，也即在盂内。肱骨头脱位时，头可移向前方或后方。

3. 腋位片：拍腋位片时，患者仰卧，患肩需外展达 30°，片匣放于肩上球管自腋下方向上投照即可拍得腋位片。腋位片能为盂肱关节的前、后脱位，肱骨近端骨折的前、后移位及成角畸形，提供最为清晰、明确的影像。因此，在可能时应力求拍摄。

4. 改良腋位片（Velpeau 腋位片）：新鲜损伤后，由于患肩肿胀疼痛，外展活动受限，拍摄腋位片会有一定困难。可采用 Velpeau 腋位片拍摄，患者可不去除颈腕吊带或三角巾，可站位或坐位，身体向后倾斜 45°，底片放在肩下方，X 线球管由肩上方向下垂直拍照。

5. 穿胸位片：对诊断盂肱关节脱位也有一定诊断价值。但由于与肋骨胸部垂叠，影像不清晰，临床已很少应用。

（三）CT 检查

尤其对关节头面骨折的范围以及骨折移位的程度更优于 X 线拍片。但价格昂贵，目前尚未普及，暂使用不多。

四、肱骨外科颈骨折传统治疗

肩关节是全身活动度最大的关节，因此，某些骨折虽有一定程度的畸形愈合，因肩关节具有广泛的活动范围与代偿功能，一般不会造成明显的功能障碍，尤其对老年人或活动要求不大的某些患者更是如此。但是肱骨近端某些移位的骨折也会造成明显的功能障碍。因此，除根据骨折部位与移位程度，尚应参考其他因素综合判断，决定治疗方案。

（一）手法复位外固定

一般对“一部分骨折”与大多数“二部分骨折”均可采用非手术疗法。

(1) “一部分骨折”（轻度移位骨折）一般不需整复，只用三角巾固定即可。对有移位者，可行适当的整复以颈腕吊带或三角巾保护患肢 3 周，待骨折已有一定的连接后，可开始肩关节功能锻炼。

(2) “二部分骨折”一般可采用闭合复位后用包扎、牵引、肩人字石膏或外展架固定。不能复位者，根据骨折移位的情况，采用如下的方法。

(3) 移位的肱骨外科颈骨折。成人组分为三型。

① 骨端嵌插成角：骨端嵌插成角45°以上。一般向前成角，后方骨膜完整，正位X线片可显示向内向外成角畸形。均可采用闭合复位治疗。可用牵引手法，轻轻松动骨端间嵌插，但不能完全解脱嵌插以免使骨折不稳定。然后前屈上举上臂过头，利用骨折处后方软组织合页作用，矫正骨折向前、向内或向外周后开始练习肩关节活动。

② 骨端移位：骨端间互相有侧方移位。骨折远端因受胸大肌牵拉向前上方移位。此种骨折常不稳定，可行闭合复位，应将上肢置于内收、前屈位牵引，以放松胸大肌，同时提拉肱骨干上端部分向外，使其与骨折近端对合，然后放松牵引，以使骨折端间相互咬合，将患肢上臂置于轻度内收位包扎固定于侧胸壁。以缓解胸大肌的牵拉力量，减少再移位的机会。

如复位后很不稳定，在包扎前可试行经皮闭合穿针固定骨折端（应在透视下进行）。3周后拔除克氏针，开始练习肩关节活动。

个别病例因骨折端间夹有肌肉或骨膜等软组织不能复位时，可行切开复位，以螺丝钉或克氏针固定。

③ 粉碎骨折：外科颈骨折端呈粉碎状发生旋转和侧方移位畸形。对此种骨折可选用尺骨鹰嘴牵引，上臂置于中立位，使远骨折端适应近骨折端，牵引重量不宜过大，以免发生过度牵引，影响骨折愈合。3~4周后去除牵引，患肘以吊带保护，并逐渐开始肩关节功能锻炼。

④ 骨折脱位：肩关节骨折脱位是一种严重的损伤，前脱位常合并大结节骨折，后脱位常合并小结节骨折。一般脱位复位后，结节骨块多复位满意。对外科骨折合并脱位者，一般可试行闭合复位，不成功时行切开复位。

⑤ “三部分骨折”合并脱位时，需手术复位内固定。

（二）开放手术复位内固定

对移位的结节骨折、“三部分”与“四部分”骨折，多需手术治疗。

1. 关节段骨折移位（移位的解剖骨折）：这种骨折较少见，容易漏诊，由于肱骨头血循环受到破坏，因此不论何种治疗方法，容易发生肱骨头缺血坏死。新鲜骨折应切开复位，螺丝钉固定肱骨头可能得到满意的结果。如发生肱骨头坏死则可行人工关节置换术。

2. 大结节移位骨折：肱骨大结节有三个面作冈上肌、冈下肌与小圆肌的上点。大结节上移1cm，或其某一个面的明显移位，都会明显影响肩袖的功能。有时移位的骨块，也可阻挡肩关节活动，可造成肩外展、外旋活动受限。大结节移位骨折闭合复位不易成功（肩关节合并大结节骨折不同），应采用切开复位内固定，同时修补损伤的肩袖结构。

3. 小结节骨折移位：可单独发生也可合并外科颈骨折或肩关节后脱位。如骨块较大，双切开复位内固定。骨块小可不处理，有症状者切除骨块。

4. “三部分骨折”：肱骨近端分成三部分游离骨块，一般常为外科颈骨折合并大结节或小结节骨折，肱骨头仍有小结节或大结节相连，因只有一个结节相连，因此，肌肉牵拉力量不平衡，造成肱骨头旋转移位，闭合复位不易成功，应采用切开复位内固定。切开复位时可循肱二头肌腱沟辨明大小结节位置，勿损伤与肱骨头相连的软组织，以免发生肱骨头缺血坏死。手术时先复位移位的结节骨块，根据骨块大小，用螺丝钉或钢丝固定，然后再复位，固定于骨干部分。术后可用三角巾或包扎固定2~3周，然后开始肩关节功能锻炼。

5. “四部分骨折”：肱骨头分成四个各自分离的骨折块，肱骨头失去血液供应，缺血坏死率很高，一般可采用人工肱骨头置换术。术后早期开始肩关节功能锻炼。

6. “四部分骨折”合并脱位：需人工肱骨头置换术。

7. 肱骨头骨折：

(1) 肱骨头嵌压骨折：复发性肩关节前脱位常合并肱骨头后外侧嵌压骨折，而肩关节后脱位时，常造成肱骨头前外侧嵌压骨折。如损伤面积大至20%～40%关节面时，可导致关节不稳常需手术治疗，如达到关节面的50%时，则需人工肱骨头置换术。

（2）肱骨头粉碎骨折：较少见。由肱骨头与肩胛盂直接撞击引起。肱骨头劈裂，关节面可碎成数块，大小结节也可能有移位。多采用人工肱骨头置换治疗。

第七节 肱骨外科颈骨折框架固定技术

一、框架固定适应证

（1）肱骨解剖颈骨。

（2）肱骨外科颈骨折。

二、骨穿针前准备

肱骨外科颈内收型骨折，远折端肱骨干内收，肱骨头外展两折端向肱骨前外侧成角。采用常规手法复位后，如仍有一侧骨皮质嵌插，肱骨头还有旋转时，多有向前成角畸形。术者立于患肢外侧，双手拇指置于骨折部前面按压折端，余4指环握上臂背侧，在牵引助手徐徐前屈肩关节，形成举手礼式，这样向前成角即可得以矫正。

三、骨穿针技巧

肱骨外科颈骨折及肱骨解剖颈骨折，手法复位成功后，在无菌操作下，于肱骨上段的前外侧和后外侧，朝肱骨头方向各打入1枚骨圆针，在肱骨下段外侧于肱骨垂直打入1枚骨圆针。

四、安装框架固定器

双爪框架固定器由双爪、固定座、螺旋杆、微调螺母杆、固定螺母组成。双爪角度可根据穿针的方向进行调整。安装固定器，如骨折端稍有错位，还可进行调整。微调螺母杆：调节杆下端也有供远折端穿放钢针的针孔，固定螺母：其内有供近折端穿放钢针的针孔和固定螺母。调节螺旋杆：可起牵引及加压固定的作用。拧动螺旋杆，至适宜长度为止。

五、操作注意事项

（1）肱骨上端穿针时，前内侧骨圆针的进针点，在三角肌前缘外侧，避免损伤头静脉。

（2）上端2枚骨圆针达肱骨头软骨下即可，不得穿过软骨面，以免影响关节活动。

（3）肱骨下段骨圆针仅穿透内侧骨皮质，不进入软组织。

六、术后处理及并发症防治

针孔用酒精纱布保护，术后当天即可做肩关节功能锻炼。6周后拆除框架固定器。框架固定器安装后，要解除患者怕痛、怕骨折移位之虑，鼓励患者尽早做肩关节前屈、后伸运动，促进血液循环，加速骨折愈合。

第八节 肩锁关节脱位

肩锁关节脱位为一常见创伤，以青壮年多见。Rowe报道，占肩部创伤脱位的12%。而胸锁关节脱位仅占2.3%。肩锁关节损伤并不少见，患者多为青壮年。北京积水潭医院统计肩锁脱位及胸锁脱位占全身关节脱位的4.4%。其中以肩锁关节损伤多见。Row和Marble报道肩锁关节损伤的发生率为3.2%。

一、肩锁关节脱位致伤机理

（一）直接暴力

肩锁关节脱位最常见于摔倒时肩外侧着地，受直接外力引起。外力作用于肩峰，通过肩锁关节传至锁骨，可造成肩锁韧带损伤，也可造成锁骨骨折。外力较大时尚可使三角肌及斜方肌损伤。喙突由于受到喙锁韧带的牵拉偶可造成骨折。喙锁韧带完全损伤后，整个上肢及肩胛骨失去肩锁及像肩锁韧带的悬吊作用向下垂，而锁骨由于受胸锁关节的约束和斜方肌的牵拉相对只有轻度的上翘。

（二）间接暴力

外力也可造成肩锁关节的损伤，一般为上肢伸展位摔倒，手部先着地，外力通过上肢传导到肱骨头及肩峰，使肩肱骨向上移位，并可牵拉损伤肩锁韧带。由于外力的作用方向使喙锁间隙变窄，因此，肩锁韧带处于松弛状态，不会受到损伤。外力足够大时除造成肩锁关节损伤外，也可造成肩峰骨折及肩关节上方脱位。上肢被机器绞伤所致牵拉损伤，也可造成肩锁关节的损伤。多见于跌倒，肩部直接着地致伤；此外，也见于肩部外上方的直接打击、压砸。此时，肩部受力后向下方移位，而锁骨内端受第1肋抵触保护，不能继续下移，应力集中于肩锁关节和喙锁韧带，造成该处损伤而致脱位。

二、肩锁关节脱位临床类型

Ⅰ型或轻度损伤：外力使肩及锁骨向内下方移位，锁骨下缘抵于第1肋骨上，第1肋骨形成支点，从而使肩锁韧带及喙锁韧带受到牵拉力量，扭伤肩锁韧带，因韧带纤维仍保持完整结构，关节仍保持稳定。

Ⅱ型或中度损伤：如外力较大，可使肩锁韧带断裂，锁骨外端前后方不稳或有轻度向上移位。是为肩锁关节半脱位。

Ⅲ型或重度损伤：如外力更大则进一步造成三角肌和斜方肌纤维自锁骨及肩峰上撕裂以及喙锁韧带断裂，锁骨与肩峰完全分离并显著的向上移位，此即为肩锁关节全脱位。

Weaver和Dunn（1972年）按创伤程度分为三类：

Ⅰ型：肩锁关节囊及肩锁韧带的扭伤，X线片无阳性发现。

Ⅱ型：肩锁关节囊及肩锁韧带完全撕裂，X线片可见锁骨外端上移，关节间隙增大，超过1.1~1.3mm的正常范围，双侧对比拍片更容易判断。

Ⅲ型：肩锁关节囊、肩锁韧带、喙锁韧带均断裂，肩锁关节完全脱位。X线片可见锁骨外端上移、脱位，关节间隙增宽，超过5mm以上。

三、肩锁关节脱位诊断方法

（一）临床表现

外伤后肩部疼痛、肩活动受限。

体检时如病人全身情况允许，应采取坐位或站立位检查。患肢受重力的牵引作用，可使畸形表现的更为明显。

Ⅰ型损伤：肩锁关节部位有轻度或中度肿胀疼痛。无锁骨外端移位或不稳。肩锁关节部有压痛，上臂活动时疼痛加重，喙锁韧带无压痛，无明显畸形。不显示有锁骨外端移位。双上肢加重牵引照片，也不显示关节不稳现象。

Ⅱ型损伤：肩锁关节部位肿胀，疼痛较重。早期可发现锁骨外端高于肩峰，局部压痛。按压锁骨外端时有浮动感。握住患侧锁骨前后移动时，有时感到锁骨水平方向前后不稳。喙锁间隙常有压痛，X 线片显示锁骨外端轻度向上撬起，肩锁关节间隙稍加宽，偶有锁骨外端或肩峰骨折。患侧上肢加重牵引不显示喙锁间隙有明显加宽改变。

Ⅲ型损伤：患肩疼痛、肿胀明显。患者常以健肢托住患肢肘部向上以减轻疼痛。锁骨外端上撬顶起皮肤，使肩部外形呈阶梯状畸形，活动锁骨外端时，上下及前后方向均有不稳现象。肩部任何活动均可引起疼痛，尤其以外展活动为甚。正常喙锁间距离 1.1 ~ 1.3cm。双肩对比 X 线片，如患侧喙锁间隙增宽 3 ~ 4mm 以下说明喙锁韧带是扭伤或牵拉伤，只有增宽大于 5mm 时才说明喙锁韧带完全断裂。

（二）X 线检查

(1) Ⅰ型损伤时，肩锁关节部位有轻度到中等程度的肿胀及压痛。锁骨外端没有移位及不稳定的表现。喙锁韧带部位没有压痛。

X 线检查：双肩锁关节对比 X 线检查，锁骨外端无移位，肩锁关节、喙锁间隙无增宽表现。

(2) Ⅱ型损伤时，肩锁关节部位疼痛、肿胀较重。锁骨外端上翘高于肩峰。局部有压痛，按压锁骨外端有浮动感。锁骨外端水平方向前后移动范围增大。喙锁间隙可有压痛。

X 线检查：显示锁骨外端轻度上移，肩锁关节间隙轻度增宽。可伴有锁骨外端或肩峰的骨折。肩关节应力 X 线检查喙锁间隙无明显增宽现象。

(3) Ⅲ型损伤时，患者疼痛、肩部肿胀更为明显，患者常以健手托住患肢肘部，以减轻疼痛。锁骨外端明显上翘，从而使肩部外形成阶梯状畸形。由于喙锁韧带、斜方肌及三角肌在锁骨的附着处也有损伤，因此，锁骨外 1/4 均有压痛。锁骨外端按压时上下浮动，可出现钢琴键体征。

X 线检查：X 线片显示锁骨外端明显上移，喙锁间隙增宽。对不能肯定诊断是否为Ⅲ型损伤时，可拍双肩应力 X 线片。如显示喙锁间隙增宽，则有助于诊断。

(4) Ⅳ型损伤，临床表现与Ⅲ型损伤相似，惟锁骨外端明显向后方移位，有时锁骨外端卡入斜方肌肌腹内。肩活动时疼痛症状明显。

X 线检查：X 线片显示有锁骨外端上移，喙锁间隙增宽。在腋位 X 线片显示有锁骨外端明显向后移位。不能拍摄腋位片时，可行 CT 检查，帮助诊断。

(5) Ⅴ型损伤，是更为严重的三型损伤，由于软组织损伤严重，上肢下坠，从而使锁骨外端上移更为明显。有时可引起臂丛神经受牵拉的症状。

X 线检查：X 线片显示锁骨上移明显，喙锁间隙较正常增加 2 ~ 3 倍，锁骨外端上移的表现主要是由于肩胛骨下坠移位所致。

(6) Ⅵ型损伤时，由于锁骨外端向下方移位，因此，不显示有阶梯状畸形。由于肩部软组织损伤重，因此，肩部肿胀、疼痛明显。可合并锁骨、肋骨骨折以及臂丛神经损伤。

X 线检查：X 线片显示锁骨外端向下方移位。可分为肩峰下脱位及喙突下脱位两种。肩峰下脱位表现为喙锁间隙变窄。而喙突下脱位时，使喙锁间隙变成相反方向的间隙。

拍摄肩锁关节 X 线片时，应使患者站位或坐位，以使畸形明显。拍摄双肩对比。必要时牵引下拍摄 X 线片，以使诊断更为准确。

正位拍摄双肩 X 线片时，锁骨、肩胛冈、肩峰的影像有时会重叠，影响诊断。因此，建议拍摄向头倾斜 10° 双肩正位 X 线片，以便清楚显示双侧肩锁关节间隙。为了显示锁骨外端前、后移位，应拍摄肩腋位。

其他诊断方法有超声波检查，CT、磁共振等诊断方法，但是普通 X 线片仍是最为常用、可靠的诊断方法。

四、肩锁关节脱位传统治疗

（一）闭合手法复位外固定

Ⅰ型损伤，主要采用症状治疗并保护患肩免再遭受外伤。可休息或用吊带保护患肢 1 周。疼痛症状消失以前，功能活动未完全恢复时，避免肩部剧烈运动。以免加重损伤，可用三角巾或吊带悬吊患肢 3～5 天。

Ⅱ型损伤时，一般采用非手术方法治疗，可使用三角巾或吊带保护，症状减轻后可早期开始肩关节功能锻炼。对于年老体弱者尤其应早期开始肩关节功能锻炼。Ⅱ型损伤一般常用非手术疗法。目前常用的制动方法是在锁骨外端与肘下方各放置一块保护垫，用胶布条固定方法控制使锁骨外端向下，上臂向上固定 3～4 周。2 个月内避免提重物或剧烈运动。

Ⅲ型损伤时，对于年老体衰或活动量不大的患者，更宜首先采用非手术疗法。有时只在肩锁关节部位加压包扎，患肢悬吊，约 2 周后即开始早期功能锻炼。目前，对于Ⅲ型肩锁关节脱位的治疗，对年老、体弱或非体力劳动者宜采用非手术方法治疗。虽然推荐固定方法很多，但实际上任何外固定都难以维持历时数周的复位。患者也难以接受长时间的固定。因此，非手术治疗实际是接受锁骨外端的移位。早期开始肩关节功能锻炼，以恢复肩关节的功能活动为目标。一般可用三角巾或颈腕吊带保护患肩，同时辅以症状治疗。当疼痛症状减轻后，鼓励患者练习使用上肢，开始进行肩关节功能锻炼。伤后 2～3 周患肩可逐渐达到正常活动范围。

有关Ⅲ型损伤的治疗方法，一直存在不同的观点，2000 余年以前 Hippocrates 建议采用非手术方法治疗，并指出最终总要残存一定的畸形，但功能结果良好，19 世纪中叶以后，随着麻醉学和外科学的发展，手术治疗成为主流的治疗方法。报道了很多肩锁关节以及喙锁韧带修复固定的方法。到 20 世纪 30～40 年代，非手术治疗方法又再度兴起，成为治疗的主导方法，设计发展了不同类型的石膏、夹板以及固定带等外固定方法。20 世纪 50 年代以后，手术治疗又逐渐普及推广，大多数骨科医师仍以手术方法治疗Ⅲ型损伤。近些年来推崇非手术治疗者又再度兴起。一些作者报道非手术治疗与手术治疗效果近似。

（二）开放手术复位内固定

Ⅲ型损伤经治疗后仍持续疼痛，肩关节功能活动受限时，可能为关节内纤维软骨盘或关节软骨碎裂残留于关节内或由于损伤的关节囊卷入关节所致。行关节造影有助于诊断。

症状持续不减时，可行肩锁关节成形术。清除关节内游离碎片，如锁骨端关节面已有退行性改变，则可行锁骨外端切除术。因喙锁韧带完整，肩胛骨不会发生明显下坠。

对于青年患者或体力劳动者，可采用手术治疗。

手术治疗有四种基本方式：

（1）肩锁关节切开复位内固定，韧带修补或重建。

（2）喙突锁骨间内固定，韧带修复或重建。

（3）锁骨外端切除。

（4）动力肌肉移位。

目前，对Ⅲ型新鲜损伤较为常用的手术方法为切开复位，以克氏针固定肩锁关节，同时修复肩锁韧带及喙锁韧带。或以拉力螺钉固定锁骨及喙突，同时修复肩锁及喙锁韧带。术中注意清除肩关节内破损的纤维软骨板，修复关节囊。同时对三角肌及斜方肌在锁骨上的损伤部位进行修复，以达到增强关节的稳定，并有利于肩部肌肉力量的恢复。

术后采用颈腕吊带保护 1～2 周，如内固定较为牢固，可早期使用患肢进行日常活动。两周后可间断去除吊带进行功能锻炼。3 个月内避免患肢用力进行提拉活动。一般于术后 6～8 周去除内固定。

对于Ⅳ、Ⅴ、Ⅵ型损伤原则上均应手术治疗。尤其Ⅴ型损伤，由于损伤严重，锁骨外端移位较大，需手术复位，以拉力螺钉固定锁骨及喙突。Ⅳ及Ⅵ型损伤如能经手法复位，可行非手术方法治疗。对青年患者、体力劳动者宜行手术复位固定。

对陈旧性肩锁关节脱位的患者，如肩部疼痛、肩锁关节有退行性改变者，一般应行锁骨外端切除术治疗。切除范围至少应为2cm。切除太少，肩外展活动时，锁骨外端可与肩峰相顶撞，仍会引起疼痛。陈旧性Ⅱ型损伤切除锁骨外端时，应保留喙突至锁骨的锥形韧带，以免锁骨外端过度向上翘起。

其他类型的陈旧损伤，由于喙锁韧带均已断裂，锁骨外端切除后需重建喙锁韧带稳定锁骨外端，否则锁骨端可刺激周围的软组织引起疼痛症状。一般可用喙肩韧带重建喙锁韧带，同时用拉力螺钉固定锁骨及喙突。

也可采用动力肌肉移位方法治疗，即将喙肱肌、肱二头肌短头连同喙突移位至锁骨，并以螺钉固定，达到利用肌肉动力稳定锁骨的目的。可同时切除锁骨外端。

第九节 肩锁关节脱位框架固定技术

一、框架固定适应证

肩锁关节脱位。

二、骨穿针前准备

先在锁骨中外1/3交界处下方摸清喙突，作第一标志；再在锁骨远端内侧1cm处作第二标志；以两标志连线延伸在肩胛冈下缘作第三标志，龙胆甲紫定位（采用局部麻醉时可用针头刺探喙突位置）。

应熟悉肩锁关节脱位框架固定器的结构（图30-22）。

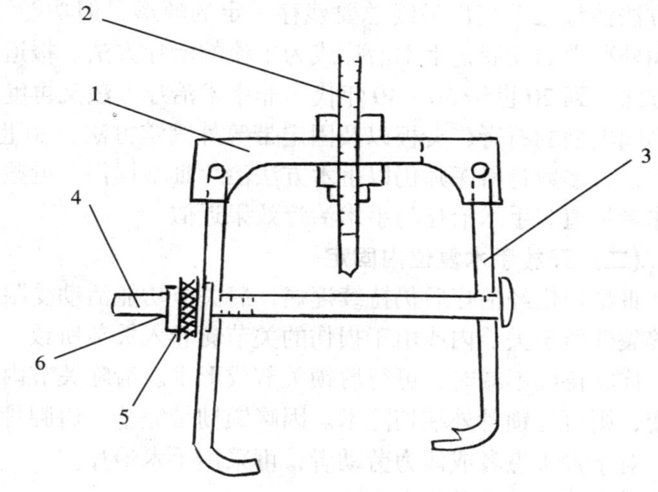

图30-22 肩锁关节框架固定器

1. 铰链架：是框架固定器的主体部件，为近长椭圆形，有纵向垂直加压螺杆滑动槽，槽内有固定螺母，以固定垂直复位加压螺杆于脱位锁骨远端的上方最佳位置。

2. 垂直复位加压螺杆：上为旋纽，下为阶梯状圆锥形，利用螺纹调节垂直加压力使肩锁关节复位。

3. 固定钩：两根对称呈“⌊⌋”形，上方与铰链架以铆钉相连接，可做开大与缩小方向活动，其下有螺杆孔。钩端为阶梯样圆和扇形，可将固定钩分别固定在喙突及肩胛冈。

4. 横向固定加压螺杆：由螺杆孔穿出，可根据肩部的外形以调节两钩间的间距和压力。

5. 加压螺母：旋于横向固定加压螺杆上，以调节其压力。

6. 螺帽：2枚，旋于垂直复位加压螺杆和横向固定加压螺杆上，复位固定完毕后旋紧螺帽防止松动。

三、穿针技巧

用尖刀在选定的皮肤位置上做刺破口，长约0.6cm，将前后固定钩分别扎到喙突。

四、安装框架固定器

肩胛冈及其下缘，将横向固定加压螺杆由螺杆孔穿出，旋拧螺母，加压嵌紧，扭动垂直复位加压螺杆旋扭对锁骨远端加压，直到复位成功。

五、操作注意事项

如脱位张力过大，不可力争一次复位，以免引起脱钩，可每日逐渐加压复位。肩锁关节复位固定的关键是克服锁骨向上的分离力，并对其旋以方向相反、力量相等或稍大的、持续的垂直下压力，只有这样，才能使复位固定可靠，固定器的两支点经皮固定在喙突及肩胛冈，旋紧横向固定加压螺杆的螺母。加压力可达150N／cm²。而垂直加压复位螺杆、经皮施力于锁骨上，通过螺纹调节垂直压力可达200N／cm²，此种力足可使肩锁关节始终维持在复位状态，为韧带的修复提供了必要的条件。三点固定符合力学要求，固定效果不会因患者体位改变而改变，三点皆经皮施力于骨骼，既能维持压力，又能避免压伤皮肤，既能复位，又能固定。

六、术后处理及并发症防治

复位后敷料剪口，贴敷包扎，屈肘90° 位悬吊患肢。克服上肢下垂的重力。3天后即可做适度的肩关节活动，每5～7天更换敷料，并注意调节固定器的松紧度。Ⅱ° 脱位固定6～8周，Ⅲ° 脱位固定8周。

第十节　肩部骨折脱位常用框架固定器介绍

一、肩锁、锁骨框架固定器

（一）结构简介

该框架固定器取材于皮革、织带、尼龙绸和海绵。四条带（上下各两条）后侧由一金属环相连。两侧在肩前由2个尼龙拉扣连接；前侧有一横带调节，并由尼龙拉扣连接，调节松紧度，保持、“定购”压力和弹性。

1. 肩锁关节固定装置：两侧加一固定带，固定肩锁关节部位，后侧带固定肩胛骨部位。两端固定使其达到有效的加压固定。

2. 锁骨固定装置：在肩锁固定装置前两侧分别由锁骨固定器连接。用尼龙制成一个长30cm的螺旋杆，两端有尼龙夹固定，可调节固定角度，尼龙螺旋杆上装有2个锁骨夹。调节范围180°，夹上各有一个弧度调节和4个加压螺母。

（二）适应范围

肩锁关节脱位。

（三）操作方法

1. 肩锁关节脱位：患者取坐位，局麻下，助手将患者双肩外展，或术者自行手法复位。肩锁脱位和锁骨外1/3骨折多向上、向后移位畸形，手法将锁骨远端向前、向下复位，与肩峰平行后即行外固定，固定牢靠后摄片，基本达到解剖复位后，双上肢置自然位置。术后即可练功。

2. 锁骨骨折：采用同样体位手法整复，将骨折断端调节呈正常“～”形锁骨解剖形态，根据骨折移位的不同角度，两个锁骨夹分别固定骨折的远近端后，被4个螺母加压固定。用肩锁带外展力，纠正骨折重叠移位，前侧由锁骨夹复位，达到解剖复位和牢固地维持固定。固定后拍片，了解复位情况，如稍有骨折移位或轻度半脱位，可在1～2周内逐渐调节，达到解剖复位。2～3周去锁骨夹，以后由固定带维持，4～6周去框架固定器。

（四）注意事项

患者术后做握拳、屈肘活动，如有神经、血管压迫症状，双肘屈曲，调节尼龙拉扣即可缓解。每天注意调节患者的肩锁带和螺旋以持续加压。

二、Lian-V2型微型加压骨折框架固定器

（一）结构简介（图30-23）

由侧杆和横杆组成。

1. 侧杆：侧杆上的面孔a、b、c、d与侧孔A、B、C、D相对，拧紧a孔的螺丝，可固定穿过A孔的克氏针。

2. 横杆：横杆中也有面孔和横孔，作用同上。横孔E与面孔e相对，拧紧e孔的螺丝钉，可固定穿过E孔的克氏针。

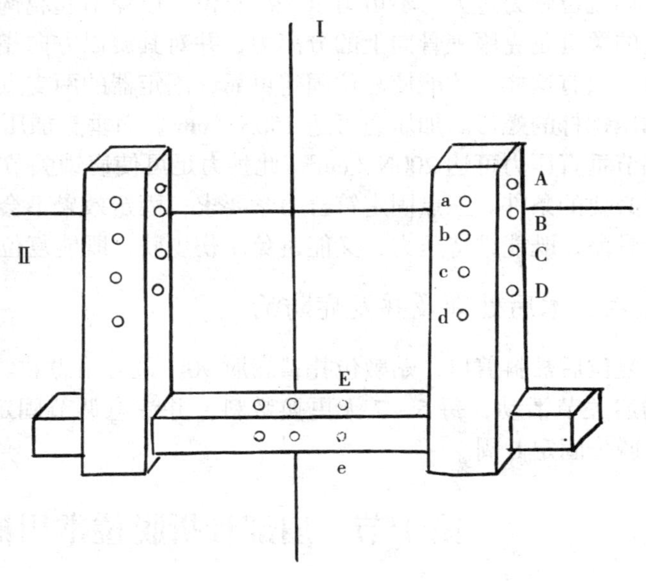

图30-23　Lian-V2型微型加压骨折框架固定器

（二）适应范围

肩锁关节脱位。

（三）操作方法

患者取仰卧位，患肩垫高，局麻下，沿脱位锁骨远端横行切开1.0～1.5cm，切开关节囊。显露关节，清除增生的纤维组织及破碎的关节盘，手法整复后使其再脱位。将克氏针沿锁骨远端中心穿入。在距锁骨远端3.0cm的锁骨上缘穿出。针尾留于锁骨内，重新复位，再将克氏针反向穿过肩峰关节面，于肩峰缘处肩部皮肤穿出，然后将克氏针近心端约0.5cm处弯成弯钩，于肩部皮外拉紧克氏针钩，使肩锁复位，关节间隙变小。于皮外通过肩峰在矢状面穿入克氏针Ⅱ，使其与前克氏针Ⅰ垂直，并穿过对面皮肤，然后将克氏针Ⅰ穿过横杆上的A孔，克氏针Ⅱ分别穿过两侧杆的E孔，拧紧a孔、e孔的螺丝，使框架固定器牢固固定。术后2周拆线，开始功能锻炼。

（四）注意事项

使用本固定支架，肩锁关节可保持解剖复位，使肩锁韧带、锥状韧带、斜方韧带有直接愈合的条件。8周后去除框架固定器，在无菌操作下，将克氏针旋转90°，于锁骨上缘即可模到针钩，切开0.5cm小口，取出克氏针即可。

三、肩锁关节框架固定器

（一）结构简介

由连接杆和伸缩螺母以及锁针器组成，另外，还需备有肩肘带。

（二）适应范围

肩锁关节脱位。

（三）操作方法

局麻、无菌并在透视下操作。在锁骨近端由锁骨内侧缘向后穿入一枚骨针，不透过对侧皮质，再由锁骨外侧缘向内侧穿一枚骨针，不透过对侧皮质，2 枚骨针呈交叉状，与锁骨平面呈 45°角。然后，在肱骨近端前外侧穿一枚骨针，将 3 枚骨针尾部连接在锁针器和框架固定连接杆上，形成“▽”形框架。调节两侧连接杆的伸缩螺母，使锁骨端 2 枚骨针向肱骨固定针加压，将翘起的锁骨远端复平与肩锁关节复位固定。6 周后解除外固定器。

（四）注意事项

解除框架固定后，仍需用肩肘带固定 2 周。

四、Orthofix 固定器（图 30–24 ~ 图 30–26）

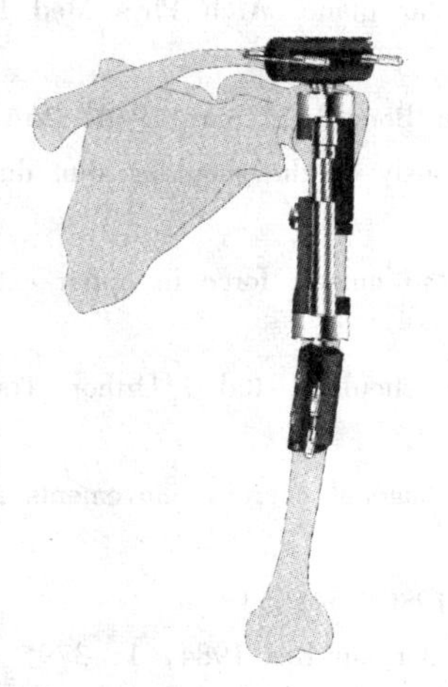

图 30–24　肩关节融合（固定器 90000 型）

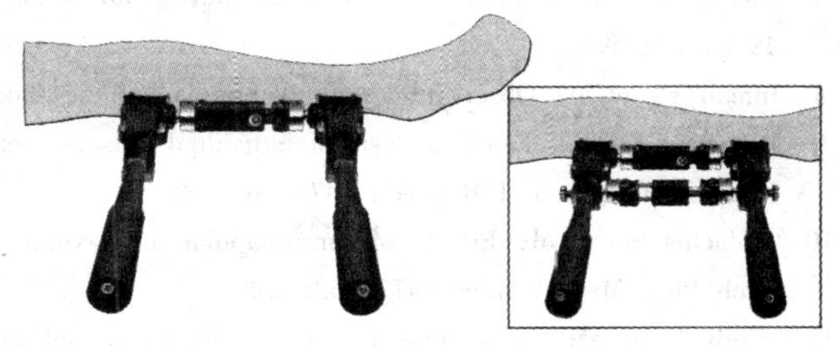

为了使外科医生的手不暴露在 X 线下做骨折复位，插图所示使用复位系统维持复位，完成矫正水准

图 30–25　维持骨折复位矫正水准

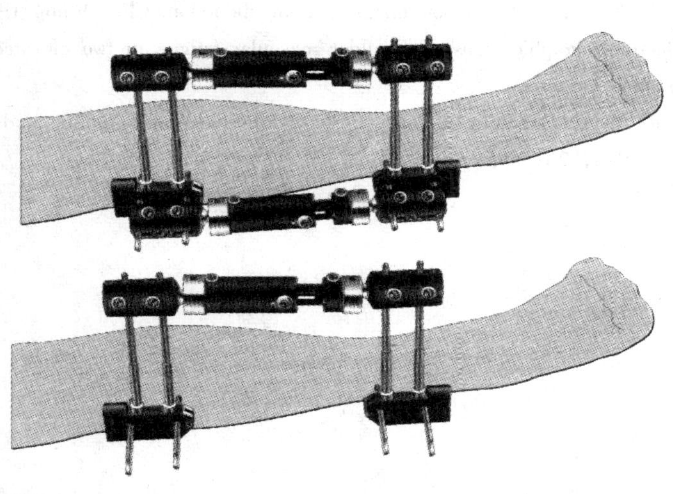

如果固定器暂时被移动以改变其大小或形式，或较易允许进入骨折部位或软组织，维持骨折复位

图 30–26　维持骨折复位

主要参考文献

1 Murray MP et al: Shoulder motion and muscle strength of normal men and women in two age groups. Clin Orthop 1985, 192: 268

2 Saha AK: Dynamic stability of the glenohumeral joint. Acta Orthop Scand 1971, 42: 491

3 Ovesen J et al: Stability of the shoulder joint: Cadaver study of stabilizing structures. Acta Orthop Scand 1985, 56: 149

4 Poppen NK et al: Normal and abnormal motion of the shoulder. Jour Bone Joint Surg 1976, 58A: 195

5 Last RJ: Anatomy, Region and Applied. Section 2. The Upper Limb.Endinburgh, Churchill Livingstone, 1972, 79: 111

6 Freedman L et al: Abduction of the arm in the scapular plane,scapular and glenohumeral movements. A roentgenographic study.Jour Bone Joint Surg 1966, 48A: 1503

7 Doody SG et al: Shoulder movements during abduction in the scapular plane. Arch Phys Med Rehabil 1970, 51: 595

8 Inman VT et al: Observations on the function of the shoulder joint.Jour Bone Joint Surg 1944, 26A: 1

9 DeLuca CJ et al: Force analysis of individual muscles acting simultaneously on the shoulder joint during i–sometric abduction. J Biomech 1973, 6: 385

10 Colachis SC et al: Effects of suprascapular and axillary nerve blocks in muscle force in upper extremity. Arch Phys Med Rehabil 1971, 52: 22

11 Celli L et al: Some new aspects of the functional anatomy of the shoulder. Ital J Orthop Traumatol 1985, 11: 83

12 Ekholm J et al: Shoulder muscle EMG and resisting moment during diagonal exercise movements resisted by weight–and–pulley circuit. Scand J Rehab Med 1978, 10: 179

13 Ito N: Electromyographic study of shoulder joint. J Jpn Orthop Assoc 1980, 54: 53

14 Sigholm G et al: Electromyographic analysis of shoulder muscle load.J Orthop Res 1984, 1: 379

15 Lucas DB: Biomechanics of the shoulder joint. Arch Surg 1973, 107: 425

16 Ivey FM et al: Isokinetic testing of shoulder strength. Normal values.Arch Phys Med Rehabil 1985, 66: 384

17 Poppen NK et al: Forces at the glenohumeral joint in abduction. Clin Orthop 1985, 192: 268

18 Hagberg M: Electromyographic signs of shoulder muscular fatigue in two elevated arm postions.Am J Phys Med 1981, 60: 111

19 Herberts P et al: Arm positioning in manual tasks. An electromyographic study of localized muscle fa–tigue. Ergonomics 1980, 23: 655

第三十一章　肱骨干骨折框架固定技术

第一节　上臂应用解剖

一、上臂标志投影

1. 肱二头肌隆起：即肱二头肌肌腹，屈肘时最明显。

2. 肱二头肌内侧沟：即肱骨内侧肱二头肌与肱三头肌之间。其深面有臂部主要血管神经束通过。

3. 肱二头肌外侧沟：皮下有头静脉通过。

4. 肱动脉的投影：在腋窝顶与肱骨内外髁中点间的连线上。

5. 正中神经的投影：在臂部与肱动脉一致。与肱动脉相同，惟其上部稍在肱动脉外侧，下部稍在肱动脉内侧。

6. 桡神经的投影：自腋后皱襞下，斜经臂后部至臂外侧面中下 1/3 交界处，再由此处至肱骨外上髁连一线。自腋后壁下缘外端与臂交点处，经肱骨后方至外上髁的连线。

7. 尺神经的投影：在上自腋窝顶，下至尺骨鹰嘴与肱骨内上髁中点间的连线上。

二、上臂骨性结构

肱骨（humerus）为上肢骨中最粗而且最长的管状骨，其平均长度男性左侧为 26.6cm，右侧为 26.9cm，女性左侧为 25cm，右侧为 25.2cm。肱骨体上半部顺圆柱形，下半部呈三棱形，下端前后扁平，微向前弯曲，体中部后面有自上内斜向下外的浅沟，称为桡神经沟，桡神经行经此沟。

三、上臂肌肉筋膜

上臂肌肉共有四块。分为前后两群，前群有肱二头肌、喙肱肌和肱肌。后群为肱三头肌，肱骨干的上部没有肌肉直接附着。在下部，肱肌、肱三头肌的内外侧头紧附于骨干上，肱二头肌的两端无法与肱骨干相连。

四、上臂血管神经

肱二头肌两侧各有一沟，内侧沟有臂部的血管神经束下行，束内有肱动、静脉，正中神经及尺神经等。肱动脉通常有两肱静脉伴行。

（1）肱动脉是腋动脉的直接延续。由大圆肌下缘开始，伴正中神经沿喙肱肌和肱三头肌内侧向下逐渐转至臂前面，至肘关节下方约 1cm，相当于桡骨颈平面处分为桡动脉及尺动脉两终支。肱动脉在臂上部位于正中神经的后内侧，至臂中部，动脉从后面或前面与正中神经交叉，至臂下部动脉位于神经的外侧。

（2）桡神经最初在肱动脉后方，然后与肱深动脉伴行共同进入桡神经沟中，呈螺旋状绕过肱骨，至肱骨外侧，在中下 1/3 交界处穿过外侧肌间隔进入前筋膜间隙中的肱肌和肱桡肌之间。神经在桡神经沟中与肱骨干紧密相贴，故于该部骨折时，容易并发桡神经损伤。在使用压板时，应注意勿使该神经受压。

(3) 正中神经在上部位于动脉外侧，在臂中部则由前方越过动脉，而于下部则行于动脉内侧。

(4) 尺神经在上部位于肱动脉的后内侧，至中部则与尺侧上副动脉及两条同名静脉伴行，共同穿过内侧肌间隔，进入后筋膜间隙。

五、上臂横断面解剖（图 31–1）

表面为皮肤及浅筋膜，于浅筋膜内肱二头肌内、外侧沟处，分别有贵要静脉和头静脉。贵要静脉在此平面已穿入深筋膜，位于肱血管的内侧。深筋膜包绕臂部屈、伸肌，并形成内、外侧肌间隔。肱骨前方为肱肌和肱二头肌。两肌间有肌皮神经。在肱二头肌内侧，内侧肌间隔的前方为肱动、静脉。其前方为正中神经。内侧肌间隔的后方有尺神经及尺侧上副动脉。桡神经与肱深血管位于肱骨肌管中。

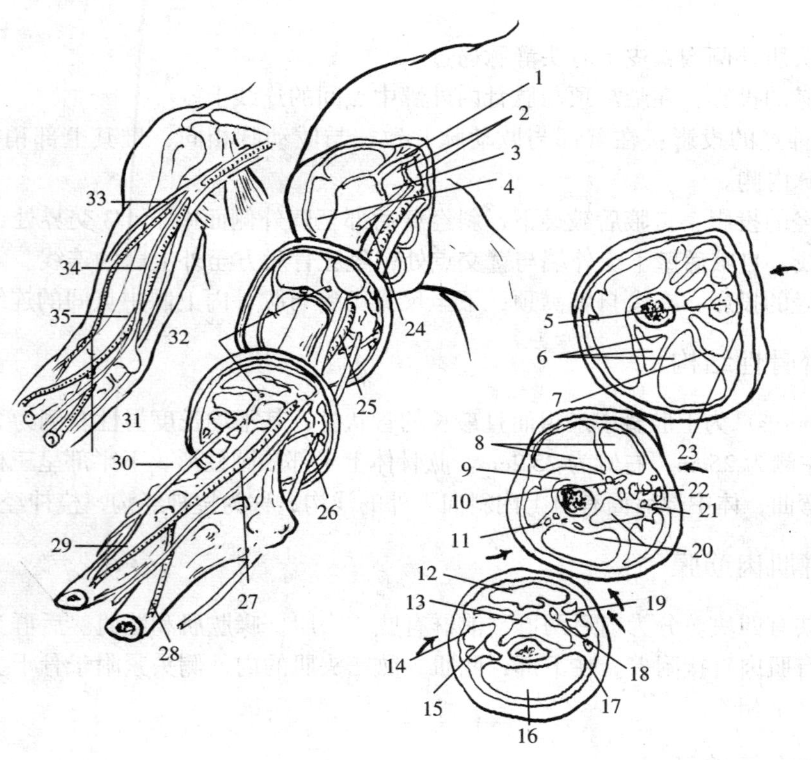

1.胸大肌 2、8、12.肱二头肌 3.喙肱肌 4.三角肌 5、10、19、27、34.正中神经 6、16、20.肱三头肌 7.大圆肌 9、13.肱肌 11、15、30.桡神经 14.肱桡肌 17、21、23、26、31.尺神经 18、22、25、35.肱动脉 24、32、33.肌皮神经 28.尺动脉 29.桡动脉

图 31–1 上臂部上、中、下段断面

第二节 上臂生物力学

肱骨干比较坚硬，在一定的范围内，其应力应变关系服从虎克定律，应变小于 0.5%时，应

力和应变呈线性关系（图 31–2）。

当应变大于 0.5%时，曲线弯曲，增加应力所产生的应变远大于弹性体所产生的应变力，增加到某一值时，骨将出现裂纹，发生骨折。骨折大多发生在应变为 1.5%处。肱骨的弹性模量为 1710kg/mm²，极限抗压强度为 13.93kg/mm²，极限抗张强度为 12.2kg/mm²，极限抗弯强度为 21.1kg/mm²。肱骨极限抗弯强度大于极限抗压强度。但极限抗压强度大于极限抗张强度。但极限抗弯强度随着年龄的增长，其值有所下降，70 岁以上比 20 ~ 30 岁可下降 25%。肱骨干的生物力学性能显示，其机械强度很高。因此，造成骨折的外力相当大，在估计骨折的损伤及伴发的软组织损伤时应充分认识到这一点。肱骨干比较坚硬，在一定的范围内，其应力 – 应变关系服从虎克定律，应变小于 0.5%时，应力和应变呈线性关系。当应变大于 0.5%时，曲线弯曲，增加应力所产生的应变远大于弹性体所应产生的应变。当应力增加到某一值时，骨将出现裂纹，发生骨折。肱骨干的生物力学性能显示，其机械强度很高。因此，造成骨折的外力相当大，在估计骨折的操作及伴发的软组织损伤时应充分认识到这一点。

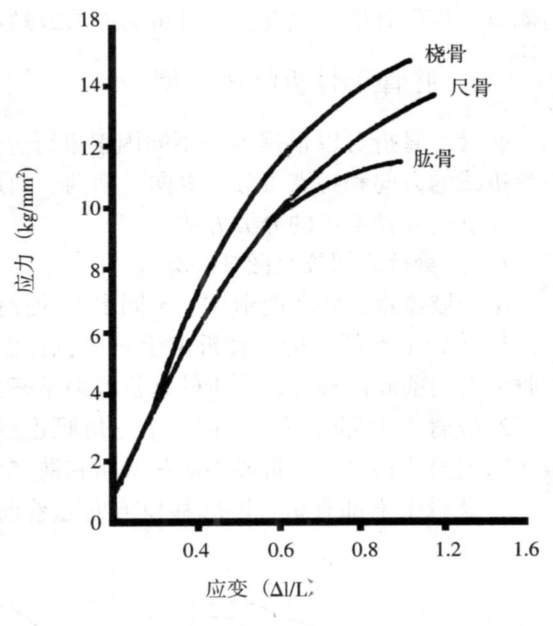

图 31–2　应力与应变关系

第三节　肱骨干骨折

肱骨干骨折一般是指肱骨外科颈以下 2cm 至肱骨髁上 2cm 之间的骨折，占全身骨折的 1.31% ~ 3.4%。可因直接打击，投掷扭转，高处坠落等杠杆作用造成，多见于成年人，骨折多发于肱骨干中下 1/3，上部较少。因受外力作用不同，肌肉的舒缩和重力牵拉的影响，可产生不同类型骨折。骨折部位大致分为上 1/3、中 1/3 和下 1/3。中 1/3 易出现桡神经损伤。肱骨干骨质坚硬，极限抗弯度高，一般状态下不易骨折，一旦发生骨折，外力相当大，同时伴有软组织损伤，在临床中要有充分估计。肱骨干骨折不愈合或迟延愈合很少发生，特别是各种改进的闭合疗法，使不愈合的倾向大大减少。可以根据各种具体情况选择治疗方法，如骨折类型和骨折线的水平、患者的年龄及合作程度、骨折移位程度及有否合并伤等均对治疗方法的选择有一定影响。

一、肱骨干骨折致伤机理

（一）直接暴力

多由于木棍、铁器、高速飞行物体如枪弹等直接打击致伤，常伴有开放性伤口，视致伤因素的能量释放，高速能常造成粉碎性骨折，低速能造成横断骨折。骨折常见于肱骨干中 1/3。

（二）旋转暴力

多由于投弹、掰腕子等运动损伤。由于一个突然暴发的扭转力矩作用造成骨折，常发生于肱骨干中下 1/3 部位，因此，处于肱骨干由圆柱形向三棱形过渡部位，容易产生应力集中，骨折多为螺旋形。

（三）传达暴力

多由于跌落、摔倒、挤压所致，骨干受弯或受偏心压，受拉应力侧常有一横形折线，受压应力侧有一蝶形骨块。也有少数骨折为斜形或螺旋形。

二、肱骨干骨折临床类型

肱骨干骨折可以根据各种不同因素进行分类，可按骨折的程度分为完全骨折和不完全骨折；按骨折线的方向和特点可分为纵向、横向、斜形、螺旋、分离、粉碎等几种形式。

以下是几种常见的分类方法：

（一）骨折的部位（图 31–3）

由于肢体重力和肌肉牵拉，不同水平的骨折移位方向不尽相同。

1. 肱骨干上部骨折：骨折位于三角肌止点以上时，骨折近段由于胸大肌、背阔肌及大圆肌的收缩而向前向内移位，骨折的远折段由于三角肌的作用而向上向外移位。

2. 肱骨干中部骨折：骨折位于三角肌止点以下部位时，骨折近段由于三角肌和喙肱肌的牵拉而向前向外移位，远折段因肱三头肌和肱二头肌的作用而向上移位。

3. 肱骨干下部骨折：断端移位方向随着前臂和肘关节的位置而异。伤后患者常将前臂贴附

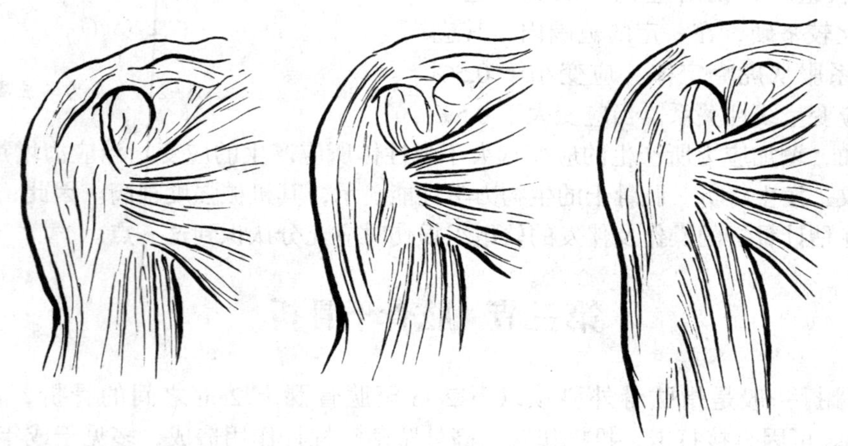

图 31–3　肱骨干骨折由肌牵拉力而引起的不同移位

胸壁，造成骨折远折段的内旋。

（二）AO 分类

见 Muller（1990 年）骨折分类 AO 分类法（见图 1–14）。

三、肱骨干骨折诊断方法

（一）临床表现

有移位的肱骨干骨折诊断比较明确，肢体肿胀，疼痛，短缩畸形，有异常活动及骨擦音，肢体的活动障碍等，骨科医师不应为证实骨折的存在而刻意检查骨擦者，以免增加伤者的痛苦和桡神经损伤。更应注意不要遗漏肩部和肘关节的检查。仔细检查病人的一般情况及可能存在的软组织合并伤及继发性的损伤，损伤可能是功能性的，也可能是解剖性的，可能是部分的，也可能是全部的。

（二）桡神经断裂

凡具备以下四种情况的桡神经断裂的可能性较大。

（1）机器绞伤，暴力较大。

（2）骨折线在肱骨干中下 1/3 交界处。

(3) 短斜面骨折或粉碎性骨折。

(4) 骨折远端向桡侧移位，且与桡神经走行方向一致者。

若骨折合并桡神经损伤，可出现典型腕下垂畸形和伸拇、伸掌指间关节功能丧失，手背虎口区感觉减退或消失。桡神经损伤多为牵拉、冲击、断端相互挤压或骨茬刺伤所致，后用骨痂包裹疤痕组织，组织粘连包埋压迫桡神经。

(三) 患肢血运情况

肱骨干骨折应常规检查患肢远端血运情况，包括对比双侧桡动脉搏动、甲床充盈、皮肤温度等。必要时可行血管造影，以确定有无肱动脉损伤。

(1) 上臂骨折后局部肿胀、疼痛，活动后疼痛加重，有反常活动，除不完全骨折外，可有上臂成角畸形及短缩畸形。

(2) 检查有骨擦音，活动受限，拒动，病人多采取手托肘部的被迫体位。

(3) 合并桡神经损伤者，有典型垂腕和伸拇指及伸掌指关节功能丧失，第1、第2掌骨间背侧皮肤感觉丧失等体征。

(四) X线检查

如果在闭合骨折当时很难确定是哪种病理变化或类型，或是无移位的或不完全的骨折时，单凭临床体检较难判断。除根据局部的压痛及功能受限外，还应该拍摄包括整个骨干的正、侧位X线片来证明。

四、肱骨干骨折传统治疗

(一) 闭合手法复位外固定

1. 悬吊石膏：Caldwell (1993年) 介绍悬吊石膏方法，目前成为一种广为接受的治疗方法，这种方法最适用于有短缩移位的骨折，亦可用于斜形或螺旋形骨折。

2. “U”形石膏夹板：另一种方法是应用带有领和袖的“U”形石膏对治疗骨折过牵的病例。本法最大优点在于固定过程中能使肩肘腕关节和手活动。Bohler.Charnley 和 Depalma 均认为此法优于悬吊石膏。

3. 肱骨外展夹板：Stewart 曾提倡在某些肱骨干骨折病例使用肱骨外展夹板，优点是比其他方法舒适，夹板将上臂及石膏维持在外展位，使肱骨干有很好的对线。由于这种方法限制了肩关节的活动，所以可能作为一种早期的过渡性治疗方法。

4. 肩人字形石膏：肩人字形石膏用于不稳定的肱骨干骨折的早期治疗及延迟愈合或不愈合，当骨折的对位改善后就应很快用更简单的方法代替。其最大缺点是使用不便，笨重，热天或潮湿天气患者难以忍受，特别是老年和肥胖病人。从实用的观点来看，肩人字形石膏并不能提供更好的制动。

5. 功能支架 (functional brace)：近年来，Sarmiento 等用充有树脂的石膏片对骨折肢体实行外固定，然后在关节处装有铰链关节，允许肢体做早期的功能活动。其应用原则及方法与我国的中西医结合方法相似，缺点是有些固定材料透气性不好，患者皮肤由于出汗及潮湿发生浸渍。

6. 骨牵引：在一些特殊情况下，如患者不能行走，应该用骨牵引。应用骨牵引的指征是：有其他骨骼损伤需要卧床的及广泛的开放骨折病人。使用此法时需要病人密切配合及医生严密观察，常用克氏针或斯氏针做尺骨鹰嘴牵引。

7. 吊带或绷带悬吊：某些年纪较大的病人可用吊带或绷带悬吊治疗。这些病人，对复位的要求并不很严格，应该尽量使患者感到舒适，并避免其他外固定方法的弊病。

8. 手法复位加夹板外固定法：此法适用于不合并血管神经损伤的闭合骨折，不论骨折线呈什么形状及其位置高低，均可应用。一般在针麻、局麻或臂丛麻醉下均能达到解剖复位或近似解剖复位。用夹板纸压垫固定直至骨折愈合，这是目前国内治疗肱骨干骨折的主要方法。

（二）开放手术复位内固定

1. 适应证：急诊的开放性骨折常需手术处理。对于伴有多处损伤的病人，首先要考虑呼吸道的通畅，出血和休克。然后根据医生的经验和具体条件，选择适当的内固定方法。对于闭合骨折，切开复位内固定的适应证应严格掌握，只在以下情况才能考虑手术治疗：

(1) 不能维持对位和对线的分段骨折。

(2) 病理骨折，需要清除病灶植骨者。

(3) 同时伴有肘部损伤需做早期活动的肱骨干骨折。

(4) 伴有血管神经损伤，需做探查修复者。

(5) 患有 Parkinson 氏病或其他神经及系统性疾病，不宜使用局部外固定者。

肱骨干的周围肌肉丰富，愈合良好，就是有轻度畸形也可由肩关节代偿。一般用保守疗法多数可治愈。

2. 内固定方法：对软组织挫伤严重，开放性肱骨干骨折用外固定夹板有困难者，可采用穿针框架固定器疗法。

(1) 拉力螺丝钉固定：单纯的拉力螺钉固定只能够用于长螺旋形骨折，而且术后常需要外固定保护一段时间，优点是骨折段软组织剥离较少，骨折断端的血运影响小，正确使用可缩短骨折愈合时间。

(2) 接骨钢板固定：这是目前仍在最广泛使用的内固定器材。钢板应有足够刚度，螺钉孔数目不得少于 6 孔，最好选用较宽的 4.5mm 动力加压钢板（DCP 或 LCDCP），远近骨折段至少由 3 枚螺钉固定，以获得足够的固定强度。对于短斜形骨折尽量使用一枚跨越骨折线的拉力螺钉，而粉碎性骨折最好同时植入自体松质骨。

AO（Henry 1966 年）推荐的手术入路是后侧切口，将钢板置于肱骨的后侧，而且在骨折愈合后不再取出。但国内多数骨科医师愿意采用上臂前外侧入路，将钢板放置在骨干的前外侧，在骨折愈合后取出内固定物也相对比较容易。

(3) 带锁髓内针固定：随着带锁髓内针的普及应用，以往的 Rush 针或“V”形针、矩形针已较少使用。使用带锁髓内针的优点是：软组织剥离少，术后可以适当负重，用于粉碎性骨折时其优点更为突出。由于是带锁髓内针，其尾端部分基本与肱骨大结节在同一平面，对肩关节功能影响不大（近期可能有一定影响）。使用时可采用顺行或逆行穿针方法，与股骨或胫骨不同的是，其近端锁钉一般不穿过对侧皮质（避免损伤腋神经），而远端锁钉最好采用前后方向（避免损伤桡神经）。

(4) Ender 针固定：采用多根可屈性的髓内针—Ender 针固定，现国内外的一些医院仍在应用。利用不同方向插针和三点固定原理，可较好地控制骨折端的旋转、成角。操作比较简单，即可顺行也可逆行打入。术前需要准备比较齐全的规格、型号，包括不同长度和直径。切忌强行打入，否则可造成骨质劈裂和髓内针穿出髓腔。

第四节　肱骨干骨折框架固定技术

肱骨干骨折多用单边固定方式，有多种比较成熟的框架固定器可供选择，治疗成功的关键在于熟悉和正确使用，而不在于框架固定器本身。

框架固定器治疗肱骨骨折的优点：

(1) 肱骨干骨折采用穿针框架固定器疗法，方法简单，固定稳定，愈合快，效果好，病人生理负担轻，避免了传统石膏固定之疗程长、关节僵硬和“骨折病”的发生。

(2) 采用穿针框架固定器治疗肱骨干骨折通过框架固定器械驱动加压使断面产生纵向生理性压力，骨组织代谢旺盛，成骨细胞活跃，促进骨折愈合。

(3) 穿针施布设计对骨折的稳定及功能锻炼有重要意义，框架固定器的选择与应用，要根据骨折类型，损伤程度决定使用单臂式框架固定器或框架式固定器。

(4) 采用穿针固定疗法治疗肱骨干骨折，减少手术的损伤。局部干扰小，早期功能锻炼，肩肘、关节不受影响，促进骨折愈合。

(5) 在穿针固定器固定条件下，可及时处理开放感染的伤口。

一、框架固定适应证

肱骨干骨折绝大多数可用保守疗法治疗，但对软组织挫伤较重，或开放性肱骨干骨折，局部外固定有困难者，可采用穿针框架固定治疗，以利于软组织的修复与伤面的处理。另有一些横断骨折断端分离，延迟愈合或不愈合者，也可用穿针框架固定的方法，通过外加压使断端接触，为骨愈合创造条件。

(1) 新鲜开放性肱骨干骨折：伤口超过 2cm，伴有严重的碾挫伤不能用夹板、石膏或开放伤口暴露时间较长，失去一期缝合机会者。

(2) 感染性肱骨骨折：有开放性感染伤口的骨折，软组织条件不利于内固定，可用穿针外固定，伤口用中药换药。

开放性软组织污染骨外露，不利于一期缝合，需用穿针框架固定保持骨折端稳定，伤口需要经常清洗换药者。

(3) 有分离倾向的横断骨折：由于肢体重力作用，骨折断端间有分离倾向者，可用穿针框架固定器，利用两个侧杆的调整螺丝做轴向加压，以克服分离移位。

远端骨折断因肢体重力影响，骨折断端有分离倾向，皮肤损伤严重用保守疗法困难者。

(4) 闭合性肱骨干骨折或闭合性骨折伴有软组织损伤不能用夹板、石膏固定者。

(5) 骨折延迟愈合及不愈合：此类骨折处理比较困难，多系经过两次以上治疗的病人，应根据病人的不同情况做不同的处理。经多种方法处理骨折断端形成假关节，骨痂质量低或内固定物断裂、松动，骨折端分离者可改为框架固定器治疗。

(6) 肱骨畸形愈合：肱骨干骨折很少发生畸形愈合，一旦发生，应根据畸形的程度及时间来决定处理方法。骨折畸形愈合影响外观功能者，肱骨干骨折发生畸形影响外观和功能，病人精神负担很重者。

(7) 断肢再植手术：可采用框架固定器疗法通过穿针固定，使骨骼恢复正常形态，保持断端稳定，有利血管神经吻合，并能及时处理伤口和观察。

(8) 婴幼儿骨折：不宜用穿针框架固定，对于单纯闭合骨折亦不提倡用穿针框架固定，对骨骺未闭合的青少年患者，穿针应注意避免损伤骨骺。

二、骨穿针前准备

(一) 闭合性肱骨干骨折

1. 麻醉体位：多采用局部麻醉或臂丛神经阻滞麻醉。仰卧位、侧卧位。

2. 先行手法复位

(1) 取仰卧位，患肩前屈 30°，骨折线在三角肌止点以上、胸大肌止点以下者，肩内收 30°。

(2) 骨折线在三角肌止点以下者，肩外展 40°~50°，屈肘 90°。

(3) 用宽布带绕过患侧腋下，固定于健侧手术台头端做对抗牵引，宽布带间用短木块撑开。

(4) 前臂置中立位，助手握住病人肘部及前臂，沿上臂纵轴拔伸牵引，矫正缩短移位及成角移位。若骨折处靠近桡神经，常用反折手法复位，因容易损伤桡神经。然后再用端提、捺正、回旋手法矫正侧方移位及旋转移位。有分离移位者则不宜应用牵引，在矫正侧方移位后在两手抵触肱骨干骨折近、远端使其紧密接触。先行手法复位，两助手维持复位后的骨折位置。

3. 牵引复位：如手法复位不满意者或不稳定性肱骨干骨折，可利用尺骨鹰嘴骨牵引（见图4–23、图4–24），病人取卧位，克氏针穿过尺骨鹰嘴下部，上臂肩关节前屈90°、屈肘90°持续骨牵引，使骨折端达到复位。

（二）新鲜开放性肱骨干骨折

1. 清创术：现代能源性损伤的特点是常出现开放性复杂骨折，软组织损伤严重，处理棘手，清创术的特点是：

(1) 彻底仔细的清创，操作时应注意避免加重血管和神经的损伤。

(2) 伤口做培养，及时正确处理。

(3) 开放创口在8h之内，可一期清创后缝合，也有主张开放伤口不缝合，特别是受污染的伤口要观察5～7天伤口无特殊变化时再缝合。伤口应常规清创，操作应慎重，避免血管和神经损伤。伤口做培养，确定有否病理因子存在。伤口在6～8h之内可以一期缝合，但有人亦主张所有的开放性损伤均不缝合，特别是受伤12h以后的伤口。对于污染的伤口枪伤及复合伤于伤后5～7天延期缝合，这无论在平时或战时都是比较安全、可靠的办法。

(4) 清创处理后要注射破伤风抗毒血清。

2. 骨折的处理：清创的过程中要注意保护骨膜，尽量不做骨膜下剥离。不要轻易摘除碎骨片，既使游离脱出的碎骨块，经彻底冲洗，用抗生素溶液浸泡后也可将其复回原位。使用的框架固定器应高压灭菌，穿针及安装框架固定器应严格无菌操作。在直视下对骨折断端加压，骨折端稳定即可关闭伤口。

骨折处理的要点是：

(1) 在彻底清创术同时，要注意保护骨膜，不要做骨膜下剥离。

(2) 碎骨片或游离骨片要用灭滴灵或新洁尔灭浸泡后复原。

(3) 骨折外露端，应仔细清除污染，并将外露骨端用抗生素溶液浸泡后再复原位。

(4) 对严重神经、血管和软组织损伤者，经清创后，因有不同程度的缺损和缩短。这时必须按照软组织缺损和短缩程度，适当在骨折端修剪缩短成锯齿形，断端嵌插，由远离骨折穿针用框架固定器加压固定稳妥后，行血管、神经、肌肉和肌腱的修复。

3. 对合并损伤的处理：对于合并血管神经损伤者，可在骨折远近段各穿2枚克氏针，为软组织的修复提供一个稳定的环境，尽量争取吻合血管神经。

（三）感染开放性肱骨干骨折

1. 感染伤口局部处理：感染伤口按外科处理原则进行。固定与石膏固定的不足。感染开放性骨折，伤口化脓，骨折端长期外露，软组织缺损，应用内固定物不适宜，石膏固定又有碍伤口处理，穿针框架固定技术可弥补内固定技术的不足。

感染开放骨折的处理感染开放骨折的病程一般都比较长，软组织缺损较多者常伴有骨质外露。使用内固定不易控制感染，使用石膏管型外固定又有碍伤口的换药。应用框架复位固定器可以克服以上两种方法的缺点。感染伤口处理得是否合适直接影响骨折的愈合。对于界线不清楚的坏死组织，可用降丹类药物去腐生肌，对于界限巳清楚的坏死组织则予以切除。然后用骨炎膏或生肌橡皮膏外敷，当肉芽组织新鲜、覆盖了裸露的骨面后，可行游离植皮覆盖伤口。

2. 骨折的处理：在远离骨折处的远近段各穿1枚骨圆针，在横断骨折可对断端适当加压。在有成角倾向的部位放置弧形压板，以加强局部的稳定性，对于已游离的死骨要给予摘除。对于有骨质缺损者，可在感染基本控制、全身情况允许的情况下做自体松质骨植骨。

（四）肱骨干骨折迟延愈合

肱骨干骨折延迟愈合或不愈合的原因很多，有方法选择不当造成，也有自身原因，没有按医嘱要求进行规范活动。这类病人大多数经过多种方法治疗奏效不大，内固定失败，如钢板断裂，弯曲。螺丝钉脱出或松动，髓内针弯曲、断裂，断端分离或旋转等。外固定失败，如夹板、石膏，功能固定不确切出现折端分离、畸形。

(1) 对肱骨干延迟愈合或不愈合的治疗，不同于前臂骨折或下肢骨折要求的严格，注意掌握其要点。如由内固定失败引起，可将内固定物取出，一般情况不处理断端，在直视下复位满意后，经皮穿针固定。穿针施布方向、部位要三维平面穿针可维持折端稳定，应采用空间框架固定器固定治疗。

(2) 有碎骨片或粉碎性骨折骨缺损者可植骨。取出内植物后，骨针施布要以三针固定或四针固定为宜。当框架固定器与针体联系后形成稳定铰链，千万不能再加压，保持折端对合即可。

(3) 对肱骨干长期不愈合的处理。

第一步，要排除各种不愈合因素。

第二步，可通过髓腔，断端修造成锯齿状，使断端嵌插对位，不要破坏骨膜。

第三步，也可将骨干的外侧做鱼鳞状凿面，按断面结构形式施布穿针。也可在穿针同时，将骨缺损部位做镶嵌植骨，如骨折断面骨质不好，也可加条状骨块做滑槽植骨。术后配合中药补肾强骨，生物电磁疗等辅助疗法。

骨折延迟愈合及不愈合的治疗：此类骨折病人大多经过两次以上手术治疗。造成延迟愈合及不愈合的主要因素有内固定失败，如钢板螺丝钉弯曲、断裂，髓内针弯曲、断裂，断端间存在分离及旋转等异常活动。

(4) 对骨折延迟愈合的处理：首先查明原因，如果钢板或髓内针固定失败，可将内固定物通过手术取出，不处理断端，直视下对位满意即可穿针，放置框架固定器。若系横断骨折，可利用两个侧杆适当加压；若系粉碎性或有缺损的骨折，可在取出内固定物的同时植骨。框架固定器不宜加压过大，若系不稳定的螺旋或斜形骨折，可直视下在骨折处用交叉克氏针临时固定，再用框架复位固定器（图 31–4）。

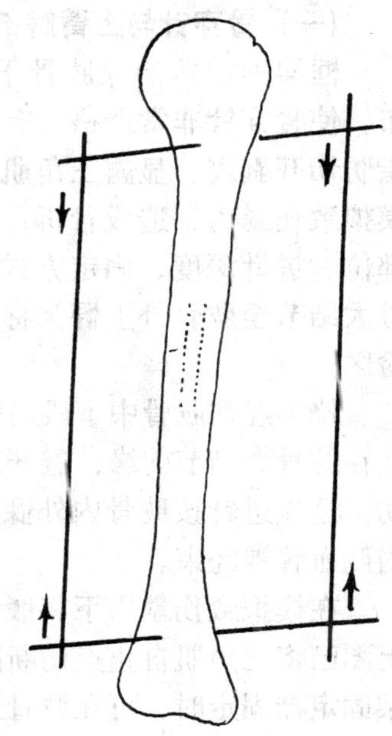

图 31–4 框架固定器穿针加压方向

(5) 对骨折不愈合的处理：首先要去除不利于骨折愈合的各种因素。在手术过程中不要做骨膜剥离，用锋利的凹凿将骨干的外 1/3 皮质连同骨膜一起呈鱼鳞状掀起，断端修成一侧凸一侧凹的楔形，用骨钻将髓腔钻通。直视下骨折对位满意后，穿针安装复位固定器，断端适当加压。若有骨缺损者，可行自体松质骨髓腔内外镶嵌植骨。没有骨质缺损者，可行骨折部位的骨滑移植骨，以利于断端稳定，诱导成骨反应。术后用接骨续筋的中药辨证施治，也可加用电或磁场刺激等方法促进骨折愈合。

（五）肱骨干畸形愈合

1. 适应证：

(1) 对肱骨干骨折畸形愈合者。

(2) 成角超过 15°~20°以上。

(3) 旋转超过 30°~40°以上。

(4) 肱骨干短缩已影响肌力和功能受障碍者，实行矫正畸形的病人要谨慎，特别是要根据病人的具体情况全面分析去实施。

骨折畸形愈合的治疗对于骨折成角不超过15°，旋转不超过30°，短缩而不影响肌力可随其自然。对于需要矫正畸形的骨折，根据情况选用以下方法。

2. 折骨术：骨折临床愈合，单纯成角超过15°，可施行闭合折骨术。用臂丛麻醉或静脉麻醉，在成角处放置三角形木垫，上敷一层棉垫，术者握持上臂的远近端，将成角的角尖转向木垫，徐徐用力反折，折断后再将远近段轻轻摇摆，然后穿针上框架复位固定器。折骨时，用力要持续增加，切忌暴力，以免损伤血管神经。按中医整骨折骨术手法与要求施术，麻醉选择臂丛或静脉麻醉，断端分离后按新鲜骨折处理，整复穿针固定。

3. 截骨术：重叠畸形愈合的骨折，肌力功能受到影响者，在重叠中心做一小切口，凿开远近端畸形愈合处，开通髓腔，修造断面使嵌插稳定；对旋转畸形者可采用杵臼式截骨，或根据断面具体情况截骨。穿针施布设计一般可采取半针固定（不穿透肢体，骨针尖部保持在对侧骨皮质处）。对肱骨干骨折重叠畸形愈合者，过于短缩肌力受影响者，采用有限手术小切口，用骨凿凿开畸形连接处，修通髓腔，处理断端使断面能稳定嵌插，正确穿针框架固定器加压固定。

4. 凿骨术：对于骨折重叠畸形愈合影响肌力者，可做一小切口，显露骨折端后，用骨凿将远近折段凿开，穿针后放置复位固定器，直视下将重叠的断端牵开，位置满意后缝合切口。对已骨性愈合的成角、旋转畸形，影响功能或影响外观，病人积极要求矫正者，可采用截骨术。单纯成角用楔形截骨，伴有旋转畸形者，可采用弧形（杵臼）截骨，矫正成角的同时矫正旋转。然后穿针安置框架复位固定器，直视下加压至截骨处稳定，缝合切口。

三、骨穿针技巧

（一）骨穿针与上臂解剖关系

框架固定器治疗肱骨干骨折，大多采用单臂或框架式结构。由于肱骨周围血管神经的分布，使骨穿针非常严格。有学者用新鲜尸体标本做上臂解剖学观察，将肩部和上臂皮肤、皮下脂肪切开剥离，显露三角肌，自止点切断翻向外侧，切除肱肌及部分肱桡肌，将肱骨外科颈部模拟致伤暴力，造成骨折，在骨折断端下方由四边孔穿出的腋神经、腋动脉，提示穿针的安全部位、进针深度、固定方式。从解剖显露的组织结构，肱骨干骨折的穿针设计进针点，应以肱骨大结节至肱骨外上髁为标志线选择进针。穿针切不可由前内侧向后侧进针固定，为穿针术危险区。

桡神经在肱骨中下段与肱骨干紧贴，在使用弧形压板时，应注意勿使该神经受压。近端穿针点在肱骨大结节前缘，避开肱二头肌长头腱，由前外向外后穿针，进针点要注意血管神经束的损伤，远端进针按肱骨内外髁间连线向上3.0cm，肱二头肌外缘，此进针点要注意外侧的桡神经及内侧血管神经束。

在模拟致伤暴力下将股骨中1/3骨折，观察骨折断端与周围肌肉，血管、神经的病理变化。上图已将三角肌自止点切断翻转，切除肱肌、肱桡肌，并将远端肱骨髁上解剖关系显露，选用框架固定器固定时，可在肱骨远近端各贯穿一枚2.5mm直径的骨针。

如采用单臂式框架固定器，穿针时，自肱骨大结节至肱骨外上髁作一连线，由该连线向外后穿针，针尖不穿透对侧骨皮质为安全。近端骨针不能在肱骨头下进针，该处四边孔有腋神经、腋动静脉走行。也可在三角肌粗隆上4～5cm，距臂内侧1.5～2cm处，自前向后穿针，远端穿针的部位要在内外髁连线向上5cm处，紧贴肱二头肌外缘，如需再向下穿针，需注意桡神经的走行，为稳妥安全起见可用尖手术刀将皮肤刺破，然后用血管钳分离到骨膜再进针。

选用框架固定器贯穿针固定的外观，框架固定器要安放在上臂的前外侧。折端成角，轻微畸形用压板矫正，如果畸形严重，因压板力不够，而继续加压又会造成压迫性溃疡时，改用空间针固定，由面的固定改为点的固定。

（二）针径选择

选用的克氏针不宜过粗，根据肱骨干直径测试，骨针承受应力不发生塑性变形的条件，骨针应选择直径为2.5mm为宜。若3.5mm以上的骨针，针径过粗，对骨质破坏大，易劈裂，目前，骨针的材料和制做的规格不统一，作为穿针框架固定用的骨针要求较为严格，要特别注意骨针的强度和刚度，当加载时是否会发生塑性变形。选用的克氏针不宜过粗，一般2.5mm直径者即可，穿针部位常规备皮，消毒，铺无菌单巾，穿针前要调整好框架复位固定器针座及侧杆的位置。骨圆针和螺纹钉相比较。在临床中体会到螺纹钉在骨内不易退出，固定比较稳定。骨圆针在骨内稳定性差，容易松动退出，还容易针道感染，而且对骨折愈合时间长。

（三）穿针部位

穿针部位选择在肱骨大结节与肱骨外上髁的连线上。从解剖学上看这个部位除肱骨中下1/3交接处有桡神经通过，其他部位都是很安全的。

定点画线：在肱骨大结节与肱骨外上髁用龙胆紫画一连线，根据骨折部位再选择穿针点。在肱骨中下1/3处禁穿针。穿针点应在骨折断端上下4cm处各定两点，两点相距2cm。肱骨干穿针要求，结合肱骨解剖学特点，上臂的神经、血管分布，由该连线向外后穿针，针尖不穿透对侧骨皮质为安全，选用半针单臂式空间框架固定器固定可满足稳定要求，构成几何不变体系。

1. 框架式固定器

（1）近端骨穿针部位：进针点应在肱骨大结节前缘，避开肱二头肌长头腱，由前外向外后侧进针，进针顺序要由前向后进针，此外不能在肱骨头下进针，该处四边孔有腋神经。

腋静脉走行。或在三角肌粗隆上4～5cm，距臂内侧1.5～2cm处，自前向后穿针。穿针时应注意避开臂内侧的血管神经束。

（2）远端骨穿针部位：下1/3为三角形，如同胫骨上1/3胫骨结节处，顺延肱骨髁呈扇面形薄宽面，贯穿针位置要在肱骨内外髁间连线上2～3cm处为好，肱二头肌腱外缘，穿针时注意一定贴着肱二头肌外缘，以免损伤外侧的桡神经及内侧血管神经束。必要时可做一小的局部切口，用止血钳分离局部软组织，达肱骨前侧面，在直视下穿针（图31-5）。

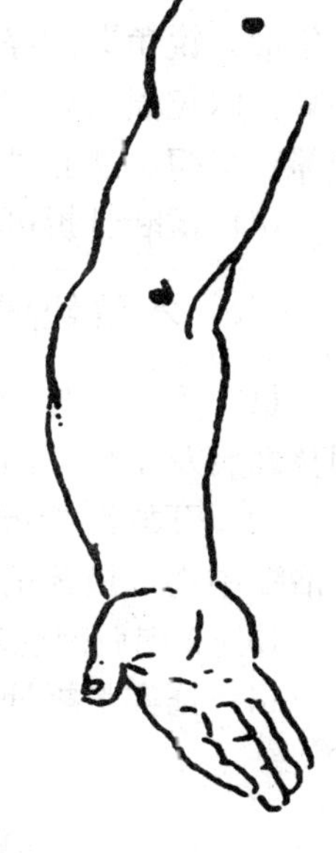

图31-5 穿针部位

2. 单臂式微型框架固定器：如选用单臂式微型框架固定器，骨折近折端穿2枚骨针，交叉形进针，远折端用一枚骨针不穿透对侧骨皮质，半针固定，调整近端外层螺母加压，使骨折端嵌插，防止分离。这种微型支架，小巧灵活，使用方便，穿针不受限制，能结合骨折类型根据需要在多平面进针固定。

（四）骨针施布

穿针框架固定技术是一种特殊的通过骨针与框架固定器联合固定骨折的形式。骨针施布必须根据几何图形选择达到骨折最稳定的进针角度和深度，针径大小、骨针的数量与框架固定器优化配合。由于穿针少断端不稳定，还需用小夹板与压垫固定。由于断端稳定性差，针道有渗出感染，所以，我们穿4根针，固定都很牢固，不需用小夹板做辅助治疗，而且针眼无渗出感染。看来穿针宜多不宜少。

（五）穿针方式

（1）双针固定法。

（2）三针固定法。

（3）四针固定法。

（4）多针固定法（空间穿针立体固定法）。

四、安装框架固定器

选用框架式固定器要安放在上臂的前外侧。折端成角，轻微畸形需用压板矫正，由于桡神经在肱骨中下段与肱骨干紧贴，在使用弧形压板时，应注意勿使该神经受压。如果畸形严重压板力不够，继续加压造成压疮时，改用空间针固定，由面的固定改为点的固定。

根据骨折端移位情况，调整螺旋及压垫，纠正重叠、成角畸形。经透视复位满意后，上紧固定部件。术者两手握住骨折上下端的骨圆针进行骨折复位，复位后上力臂式框架复位固定器，直至固定稳妥为止。

五、操作注意事项

(1) 新鲜的开放性骨折治疗，应先对伤口进行清创，穿针及安放框架固定器，应严格无菌操作，在直视下对骨折端加压，骨折端稳定后，即可关闭伤口。对感染开放性肱骨干骨折断端骨缺损者，在感染得到控制，全身情况允许条件下，可植骨，闭合伤口。可采用不贯穿肢体，只穿透对侧骨皮质，防止损伤内侧神经。

(2) 施针方向由外侧进针，近折端由 2 枚骨针组成一个桥架，用连结杆将桥架固定成一体，形成空间多维平面固定。近端穿针时，应注意避开内侧的血管神经束。也可采用框架式固定器，在骨折远近端各穿 1 枚 2.5mm 直径骨针固定。进针点要具体结合骨折类型和开放性骨折损伤程度选择适宜进针部位，一般情况要离开骨折端 2.0 ~ 3.0cm 进针，不宜离骨折端过近。

(3) 穿针时，要持稳钻柄，轻度慢摇，针尖进入骨皮质后，逐渐加压。肱骨中段的横切面呈三角形，锐角向前穿针时，容易滑脱落空，不管在哪个部位，远端穿针时，一定要贴着肱二头肌外缘，以免损伤外侧的桡神经及内侧的血管神经束。必要时可做一小的局部切口，用止血钳分离局部软组织，达肱骨前侧面，在直视下穿针。钢针穿过对侧骨皮质的深度以超出 2 ~ 3mm 为宜。

(4) 横断骨折可适当加压，斜形骨折或螺旋形骨折要严防加压，恢复解剖位置固定即可。

六、术后处理及并发症防治

(1) 术后早期每周摄 2 次正侧位 X 线片，根据 X 线情况进行调节。根据骨折端移位情况，调整螺旋及压垫，纠正重叠、成角畸形。经透视复位满意后，上紧固定部件。

(2) 开放性骨折，经清创缝合后使开放性骨折变闭合性骨折，经穿针上力臂式框架固定器，在治疗中伤口换药很方便。

(3) 2 周后嘱患者行肩关节、肘关节活动，定期拍片复查，发现问题及时调整。

(4) 证实骨折处有大量骨痂生长、局部无痛及异常活动，方可拆除框架固定器。

第五节 肱骨干骨折常用框架固定器介绍

一、肱骨骨折框架固定器

(一) 结构简介

本器械（图 31–6）是采用质地轻，具有一定机械强度，不妨碍 X 线穿透的合金铝为主要材料，由两部分组成。

1. 牵引加压部分：是主体部分，为半环框架式结构。在器械两端有 2 个半环固定架，半环上有克氏针插座的滑动槽，槽上各备一个克氏针插座。2 个大半环由 2 根可调支撑杆与六角形伸缩调节螺母相连接在一起。

2. 复位固定部分：由附加在2根支撑杆上的元宝形挂钩与滑轨上的固定螺母，复位固定螺杆及弧形托板等组成。

（二）适应范围

（1）肱骨干闭合及开放性骨折。

（2）肱骨骨折不愈合及延迟愈合。

（三）操作方法

在臂丛麻醉下，手法整复。基本对位后，分别在肱骨上端和肱骨髁上约5cm处定点画线，消毒局部皮肤。在三角肌粗隆上4～5cm、距臂内测1.5～2cm处，自前向后穿针。在肱骨内外髁连线上2～3cm，肱二头肌腱外缘、穿入第2枚针，安装复位固定器。根据骨折端移位情况，调整螺旋及压垫，纠正重叠、成角畸形。经透视复位满意后，上紧固定部件。2周后嘱患者行肩关节、肘关节活动，定期拍片复查，发现问题及时调整。证实骨折处有大量骨痂生长、局部无痛及异常活动，方可拆除框架固定器。

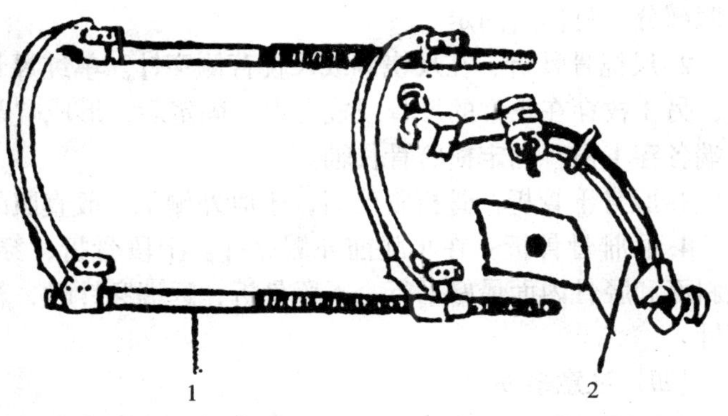

1.牵引加压部分　2.复位固定部分

图31-6　肱骨骨折框架固定器

（四）注意事项

（1）近端穿针时，应注意避开内侧的血管神经束。

（2）远端穿针时，一定要贴着肱二头肌外缘，以免损伤外侧的桡神经及内侧的血管神经束。

（3）必要时可做一小的局部切口，用止血钳分离局部软组织，达肱骨前侧面，在直视下穿针。

（4）新鲜的开放性骨折治疗，应先对伤口进行清创，穿针及安放框架固定器，应严格无菌操作，在直视下对骨折端加压，骨折端稳定后，即可关闭伤口。

二、桥式框架复位固定器

（一）结构简介

该框架固定器（图31-7）由以下部件组成：直径3.5mm，长100～150mm骨圆针，针尖部有特制粗螺纹；“U”形卡。小螺栓、螺母、垫圈；4条直径3.5mm，长250mm镀铬钢丝。

（二）适应范围

1. 肱骨干。
2. 尺桡骨。
3. 股骨。
4. 胫腓骨骨折。

（三）操作方法

根据病人情况及骨折部位选用局麻、臂丛阻滞、腰麻或硬膜外麻醉。首先牵引患肢，手法整复，用龙胆紫定穿针点，骨折远、近端各两点。助手固定骨折部，皮肤消毒后，术者将骨圆针卡在手摇钻上，按原定点穿针。

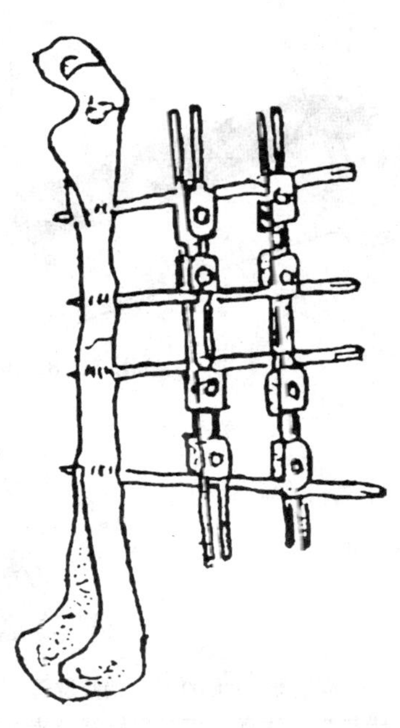
图31-7　桥式骨折框架固定器

1. 肱骨干骨折：近端骨针行程在肱二头肌与肱三头肌间隙内。骨折远端穿针时，注意神经，其两针分别穿在肱骨内及外上髁部分。复位后固定。

2. 尺桡骨骨折：在尺桡侧或尺桡背侧穿针。单纯尺骨或桡骨骨折穿 3 枚针，即骨折端各穿 1 枚，另 1 枚穿在正常的尺骨或桡骨上，固定后，形成“鼎”字之势。尺桡双折，穿 4 枚针，即骨折端各穿 1 根，固定横跨骨长轴。

3. 股骨干骨折：骨折复位后，于股外侧肌、股直肌的间隙内穿针固定一次完成。

4. 胫腓骨骨折：在小腿前外侧穿针。上段骨折，穿针时注意腓浅神经。中段骨折，穿针的倾斜面和胫骨内面最好平行。下段骨折，远端穿针时，若针距受限，可在同水平增大，径向夹角穿针。

（四）注意事项

⑴ 穿针时，要持稳钻柄，轻度慢摇，针尖进入骨皮质后，逐渐加压。

⑵ 肱骨中段的横切面呈三角形，锐角向前穿针时，容易滑脱落空，不管在哪个部位，出现此种情况，都有损伤血管神经组织的可能。

⑶ 钢针穿过对侧骨皮质的深度以超出 2～3mm 为宜。

三、Orthofix 框架固定器（图 31-8～图 31-19）

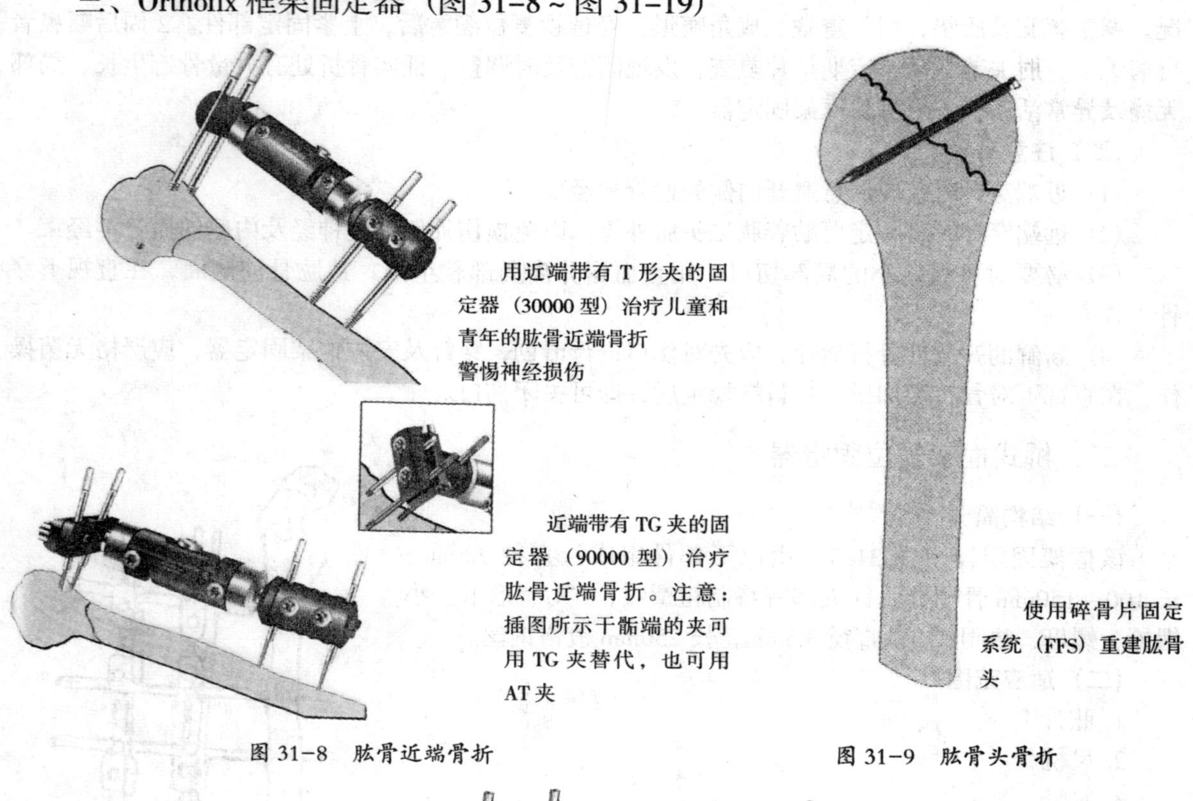

图 31-8 肱骨近端骨折

图 31-9 肱骨头骨折

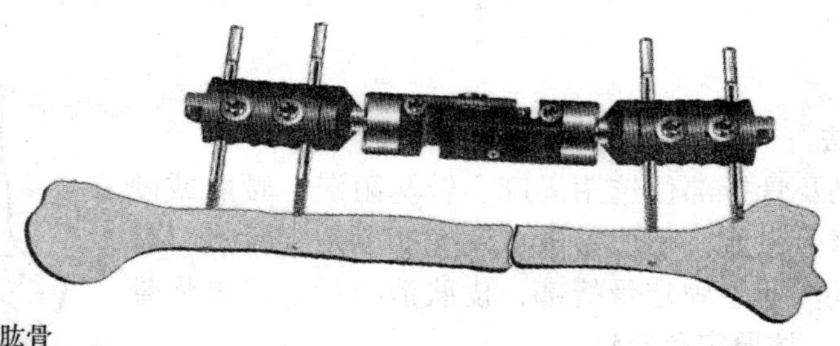

图 31-10 肱骨干骨折

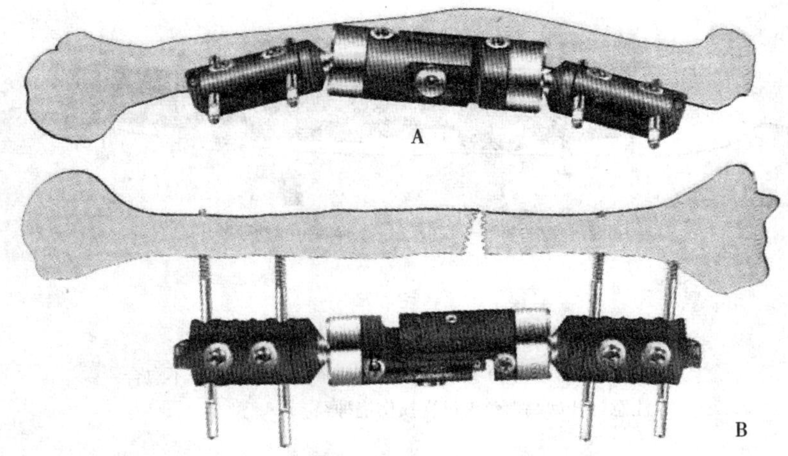

A.固定器（90000 型）治疗肱骨中段畸形
注意打开远端螺丝夹过程损伤桡神经
B.截骨并矫正畸形

图 31-11　肱骨中段畸形

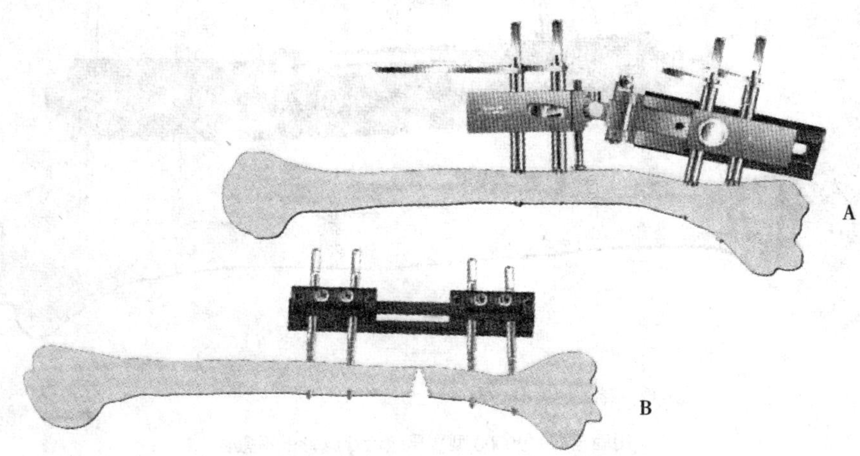

A.横杆上可调夹和尾部的快速矫正可调夹
注意打开远端螺丝夹过程损伤桡神经
B.截骨并矫正畸形，安放固定器的位置

图 31-12　用快速矫正调节的固定器（LRS）治疗肱骨成角畸形

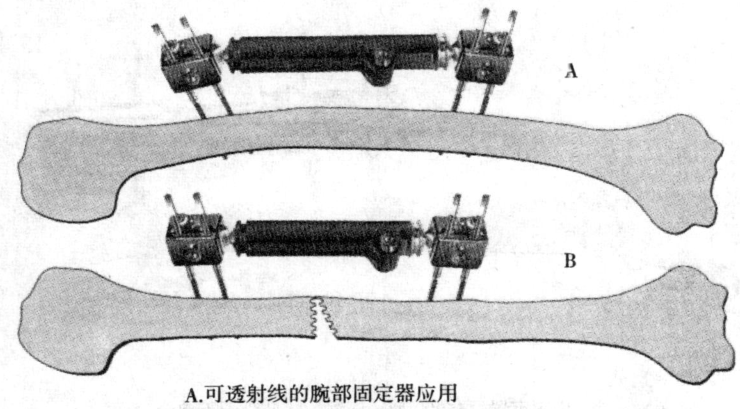

A.可透射线的腕部固定器应用
注意打开远端螺丝夹过程损伤桡神经
B.截骨并矫正畸形

图 31-13　儿童肱骨中段畸形

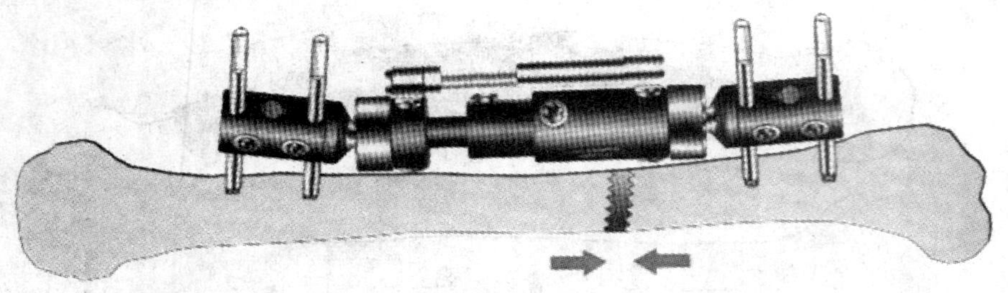

用固定器（30000 型）压缩治疗儿童或青年肱骨干不愈合
注意打开远端螺丝夹过程损伤桡神经

图 31-14　固定器（30000 型）治疗儿童肱骨干不愈合

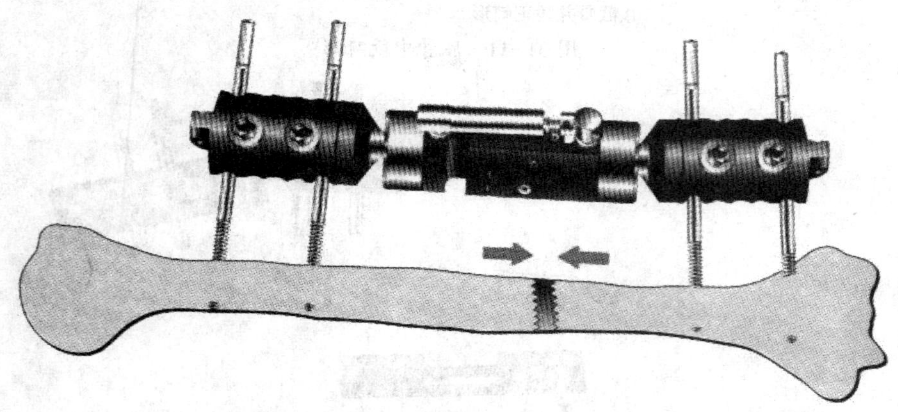

用固定器（90000 型）压缩治疗肱骨干不愈合
注意打开远端螺丝夹过程损伤桡神经

图 31-15　固定器（90000 型）治疗肱骨干不愈合

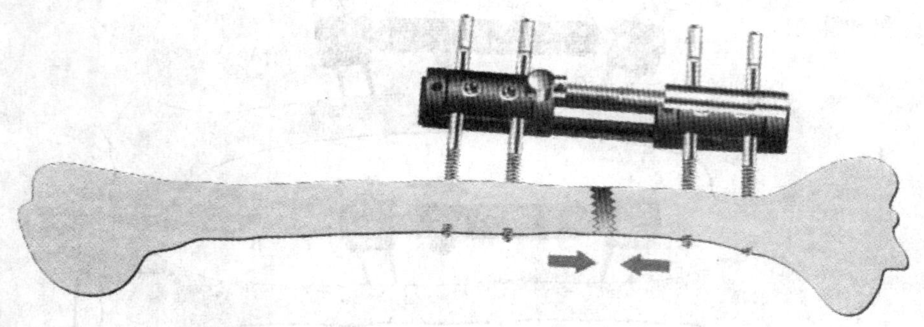

用固定器（55000 型）压缩治疗肱骨干不愈合
注意打开远端螺丝夹过程损伤桡神经

图 31-16　固定器（55000 型）治疗肱骨干不愈合

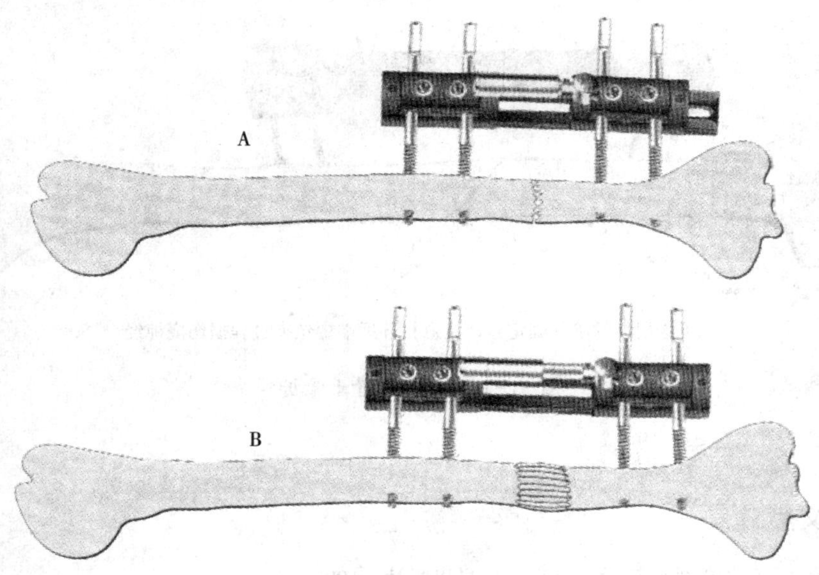

A.截骨后安装固定器延长肱骨干
B.持续延长。注意打开远端所有螺丝夹过程损伤桡神经

图 31-17 固定器（55000 型）延长肱骨干

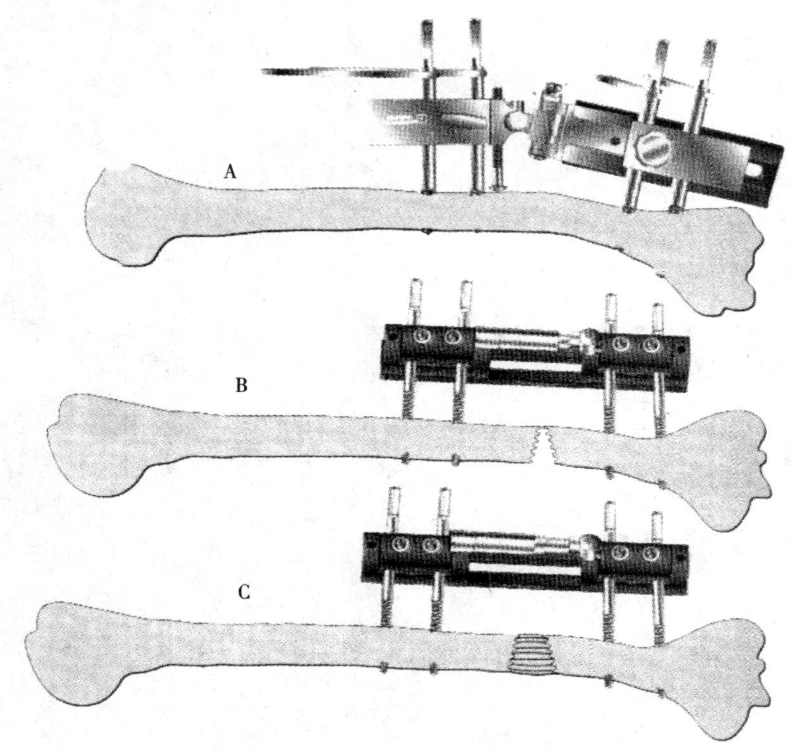

A.横杆上可调夹和尾部快速矫正可调夹
B.截骨并矫正畸形，安装固定的位置
C.在原畸形处延长，注意打开远端所有螺丝夹过程损伤桡神经

图 31-18 固定器（LRS）治疗肱骨中段短缩畸形

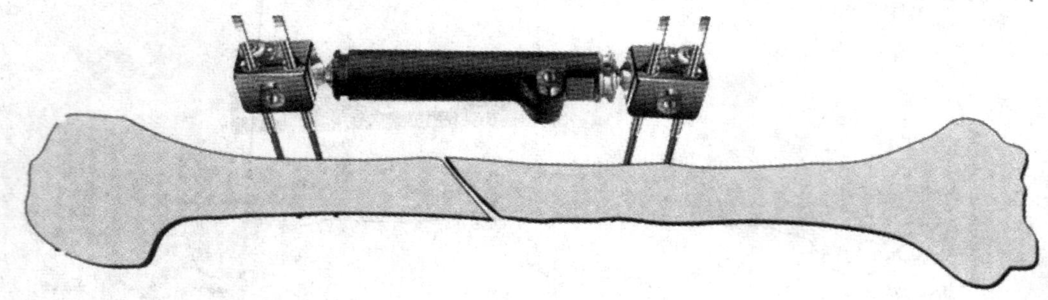

用可透射线的腕部固定器，注意打开远端螺丝夹过程损伤桡神经

图 31-19　儿童肱骨干骨折

主要参考文献

1　黄克勤主编. 现化创伤外固定学. 北京：华夏出版社，1990

2　王亦璁主编. 骨与关节损伤. 北京：人民卫生出版社，2001

3　孟和，黄克勤主编. 骨科复位固定器疗法. 天津：天津科学技术出版社，1986

第三十二章　肘部骨折框架固定技术

肘部骨折常见于青少年，处理不好会遗留终身残废。大部分肘部骨折可以用闭合复位、局部外固定治疗。本章介绍肱骨髁上、髁间和尺骨鹰嘴骨折的穿针框架固定疗法。

第一节　肘部应用解剖

一、肘部标志投影

1. 肱骨内髁：即肱骨下端内侧的突起。
2. 肱骨外髁：即肱骨下端外侧的突起。
3. 尺骨鹰嘴：尺骨上端的突起。
4. 桡骨小头：于外上髁远侧的皮肤凹陷处。
5. 肱二头肌腱：位于肘窝中部。
6. 尺神经沟：位于内上髁与鹰嘴之间。有尺神经通过，易于在此部位损伤神经。除尺神经沟处能触及神经外，肘后区无其他重要血管和神经，所以，肘关节手术多采用后面和外侧入路。外上髁的下方可以触知肱桡关节间隙和桡骨小头的旋转运动。
7. 提携角：臂轴与前臂轴呈一向外开放的 165°~170° 角，其补角为 10°~15° ，称提携角。
8. 肘外偏角：此角若大于 20° 为肘外翻，小于 0°~10° 为肘内翻，0°~10° 为直肘。
9. 肘后三角：肘关节有三个显而易见的标志，它们是尺骨鹰嘴突、肱骨内上髁和外上髁。肘关节伸直时，此三点标志处于同一水平线上，屈曲时此三点标志构成一个等腰三角形。当肱骨髁上骨折时，虽然骨折可发生移位，但三点标志的关系不变。而当肘关节脱位时，三点标志的关系就会发生改变，伸肘时鹰嘴突移至内外上髁连线之上，屈肘时鹰嘴突向后侧突出。

二、肘部骨性结构

（一）肱骨远端

肱骨远端前后位扁平，其远端有两个关节面——滑车和肱骨小头。滑车关节面的紧上方有两个凹陷，前侧者为冠状突窝，屈肘时容纳尺骨冠状突，后侧为鹰嘴突窝，伸肘时容纳尺骨鹰嘴突。有时两窝如此之深，以致间隔的薄骨板缺如，两窝相沟通。肱骨远端的坚实部分位于窝的两侧，形成叉状支柱，一个终止于内上髁，一个终止于外上髁（图 32–1）其间，肱骨小头 – 滑车关节复合体受到支持。下端微曲向前，前后扁平，其内侧有突出的内上髁及外上髁；前者后方有尺神经沟。两髁之间的内侧部分是肱骨滑车，外侧部分是突向前下方的肱骨小头，此两结构都有关节面。

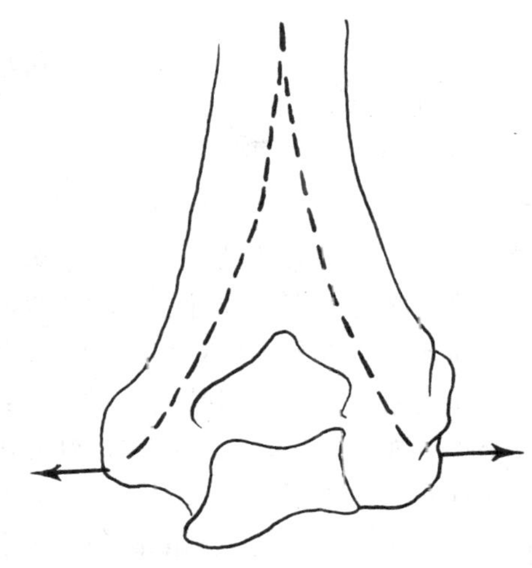

图 32–1　骨下端叉状支柱

滑车上方的前后面分别为冠突窝，鹰嘴窝，肱骨小头上方有桡窝。下半部呈三棱形。体中部后面有自上内斜向下外的浅沟，称为桡神经沟，桡神经行经此沟。下端微屈向前，前后扁平，其两侧有突出的内上髁及外上髁；前者后方有尺神经沟。两髁之间的内侧部分是肱骨滑车，外侧部分是突向前下方的腕骨小头；此两结构都有关节面。滑车上方的前后面分别为冠突窝、鹰嘴窝，肱骨小头上方有桡窝（此段移至肱骨干）。肱骨远端侧面观时，向前凸出，与肱骨干成 45° 角，以致肱骨小头 – 滑车复合体处于骨干轴线的前方。

（二）肱骨小头

位于滑车的外侧方，为一半球形关节面。小头的正上方有一浅凹称桡骨头窝，肘屈曲时容纳桡骨小头的边缘。

（三）尺骨鹰嘴滑车

位于内侧，线轴形，带有位于矢状位的中心沟和两个凸唇界线。滑车和肱骨小头所形成的关节复合体就像一个球体和一个线轴穿在同一个轴上，这个轴大致上是肘关节的屈伸轴。

（四）小头滑车沟

截锥形，其较宽的基底部位于滑车的外侧唇上，小头滑车沟在前臂旋前时与桡骨头的半月形斜坡相关节。

三、肘部关节韧带

（一）肱尺关节

尺骨的滑车切迹与滑车相关节，称肱尺关节。滑车切迹上有一纵行的棋形嵴，起于上方的鹰嘴突，向下向前延伸，止于尺骨冠状突。此嵴的形态与滑车中央沟形态相一致。嵴的两侧为凹面恰与滑车的凸缘相吻合，因而肱尺关节的剖面形态好像由一个峡两个沟形成的波浪。

（二）肱桡关节

桡骨头近侧关节面称杯形面，浅凹形，与肱骨小头关节面相关节，称为肱桡关节。由于肱骨小头关节面位于骨轴线的前侧，且为半球形，所以，当肘关节完全伸直时仅桡骨头杯形面的前侧与之接触，而后侧并无接触。

桡骨头的柱状唇与尺骨的桡骨头切迹借环状韧带形成上尺桡关节，虽然解剖上为肘关节的一部分，但主司旋转功能，留待前臂功能解剖中讨论。

肱桡、肱尺关节由于环状韧带的作用，实际上可将尺骨滑车切迹和桡骨头的杯形面看作为一个关节面。

肘关节囊围成单一的解剖关节腔，包括了两种功能不同的关节：真正的肘关节（肱桡和肱尺关节）和上尺桡关节。

（三）肘关节

肘关节特点是一个关节囊包裹着三个关节即肱尺、肱桡和桡尺近侧关节，故称复合关节，在外伤情况下某一个小关节处理不当都会影响肘关节的功能。

肘关节由肱骨下端的肱骨小头和肱骨滑车与桡骨小头凹和尺骨滑车切迹相关节，桡骨小头的环状关节面与尺骨外侧面的桡切迹相关节并被环状韧带所固定。关节囊前后薄弱，两侧有副韧带加强。环状韧带附着于尺骨桡切迹的前后缘，与桡切迹共同构成一个上口大、下口小的纤维环。使桡骨小头既能自由旋转又不脱出。幼儿因桡骨小头尚未发育完全，环状韧带也较松弛，故当用力牵拉前臂时易发生桡骨小头半脱位。

肱尺关节属滑车关节，只能做屈身运动；肱桡关节因受肱尺关节及环状韧带的限制只能做旋前旋后和屈伸运动，桡尺近侧关节属车轴关节，只能做旋转运动。

当肘关节呈半屈曲状态时，如遇向后的暴力最易向后脱位，即较小的尺骨冠突滑到尺骨滑车的后下方。当屈肘 90°时，肱骨内、外上髁与尺骨鹰嘴三点呈一尖向下的等腰三角形；当伸肘 180° 时，三点在一直线上。若肘关节脱位、尺骨鹰嘴或内外上髁骨折时，上述关系即发生改变。从外侧观察肱骨外上髁，桡骨小头与尺骨鹰嘴后角，三点之间呈一尖朝前的三角形，其中央点是肘关节穿刺进针的部位。肘关节屈伸总和约 145°，其功能位 90°。

（四）肘关节韧带

韧带的作用是保持关节面的对应关系，防止移位。

1. 内侧韧带：扇形，起于内上踝的近侧向远端分散，越过关节轴，止于滑车切迹的内侧周缘部。该韧带可分为三部分（图 32–2）：前部纤维，其一部分加强环状韧带；中部纤维，为最强韧的部分；后部纤维，或称 Bardinet 韧带，并被 Cooper 韧带的横形纤维加强，达于鹰嘴突。

2. 外侧韧带：扇形，起于外上髁近侧，向下分散，越过关节轴，止于环状韧带周边部。该韧带也可分为三部分（图 32–3）：前部纤维，加强环状韧带的前部；中部纤维，加强环状韧带的后部；后部纤维，加强后关节囊，达于鹰嘴突。

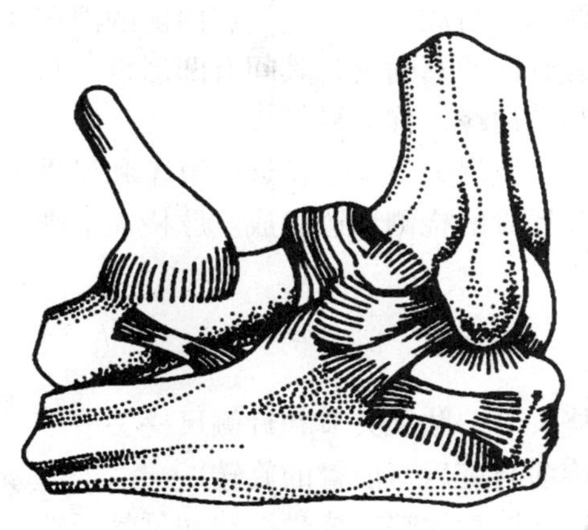

图 32–2　肘的内侧面

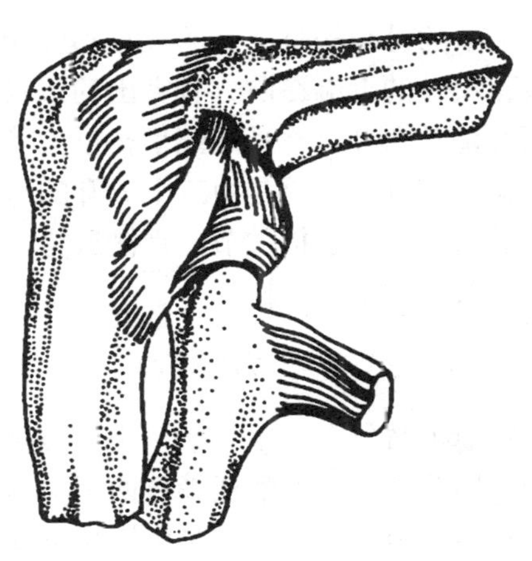

图 32–3　肘的外侧面

四、肘部肌肉筋膜

（一）肘关节的屈肌

有三个固有屈肘肌：

1. 肱肌：起于肱骨下半的前面，止于尺骨结节。其功能为屈曲肘关节，是少见的具有单一功能的肌肉之一。

2. 肱桡肌：起于肱骨髁上的外侧嵴，止于桡骨茎突。主要作用为屈肘，当前臂旋前时成为一个旋后肌。

3. 肱二头肌：为主要的屈肘肌，其长头起于盂上结节，其短头起于肩胛喙突，两头在肱骨前侧汇合而止于桡骨结节。由于肱二头肌起于肩胛骨，所以能保持肩关节面的接触，但其主要作用为屈曲肘关节。其次，它在前臂旋后运动中也起了重要作用。当肘关节屈曲时该肌的强烈收缩可造成桡骨头脱位。

（二）肘关节的伸肌

1. 肱三头肌：内侧头起于肱骨的桡神经沟水平以下，整个肱骨的背面；外侧头起于桡神经沟上方肱骨的外侧边缘；长头起于肩胛骨盂下结节，三个头汇集于一个肌腱，止于尺骨鹰嘴突。

2. 肘后肌：起于肱骨外上髁止于尺骨上端的外侧面。仅仅施加了一个可以忽视的伸肘作用，但也有作者认为该肌虽小，但作用犹如肩袖，不可忽视。

五、肘部血管神经

肘窝：呈倒三角形，上界为肱骨内外上髁的连线，下外界为肱桡肌，下内界为旋前圆肌所成的浅窝。浅面为深筋膜和肱二头肌腱膜，深面为肱肌和肱二头肌腱。

其中通过的结构有：肱二头肌腱外侧有桡神经于肱肌和肱桡肌之间下行，分浅深两支至前臂背面分布于前臂面分布于前臂伸肌群及皮肤。肱二头肌腱内侧为肱动脉、静脉，最内侧为正中神经。肱动脉在肘窝中点远侧 2cm 处分为桡动脉和尺动脉。二者在肘窝内均发出返动脉参加肘关节动脉网。正中神经从尺神经前方穿旋前圆肌入前臂。当肱骨髁上骨折时，因受肱二头肌、肱三头肌的牵拉，骨折近端向前移位，远端向后上移位，极易损伤肱动脉、静脉及正中神经。

第二节　肘关节生物力学

肘关节的骨结构是肱骨的远端和桡骨与尺骨的近侧端所组成。肱骨远端有内侧的滑车和外侧的小头；尺骨的近端在前方有突出的冠状突，在后方有突出的鹰嘴突，其间有凹形滑车窝，在其外侧面有桡骨切迹。桡骨近端呈杯形关节面，并有抬高的边缘，称为桡骨头。

肘关书复合体主要是由三个分开的滑膜关节所组成。肱尺关节是肱骨远端滑车和尺骨近端相反形状的滑车窝的连接关节。近侧尺桡关节由桡骨头和尺骨的桡侧切迹组成。肱桡关节则由肱骨远端的小头和桡骨头相连。

一、肘关节生物力学特点

(1) 肘关节复合体主要是三个关节接合为一：肱桡关节、肱尺关节和近侧尺桡关节。

(2) 肘关节复合体的活动有两个类型：屈与伸、旋前与旋后（前臂的旋转）。

(3) 肘关节的稳定主要是由于关节周围的韧带结构和肱骨远端、桡骨近端和尺骨近端的相互交锁而形成。

(4) 较大数量的肌肉在肘部产生各种不同的活动，使关节复合体的正确力分析造成困难。数据表明静态负荷接近体重，而动态负荷则超过体重。

二、肘关节运动学

（一）屈和伸

肘关节复合体可有两种自由活动：屈与伸和旋前与旋后。肱尺关节和肱桡关节的屈伸功能使肘关节成为一个屈戌关节。近侧尺桡关节只能使前管旋转，即旋前和旋后，称为滑车样关节（trochoid joint）。所以肘关节是一个组合的滑车屈戌关节（trochoginglymoid joint）。肱桡关节从解剖学来看，是一个杵臼关节，很像肩的盂肱关节；但从形态来看，它不完全是一个球形活动，因为它与肱尺关节和尺桡关节的结合，制约在两个轴上的活动。

肘关节的屈伸运动是沿其冠状轴进行的，这个轴大致可看作是肱骨滑车的轴线，但它不是固定不变的，而是在屈伸过程中，时时在一定的范围中变化。因此，严格地说，肘关节的屈伸只有瞬时的运动轴，而无一个固定不变的运动轴。

造成这种情况的原因是：

(1) 肱骨小头－滑车复合体的横截面并非是绝对的几何圆形，而有一定的曲率变化。

(2) 肘屈伸过程中若伴有前臂的旋转运动，则尺骨在肱尺关节处亦有一侧方摆动。

(3) 滑车的中央沟并非垂直位而系斜行，其倾斜形态有不同的变化而其生理结果亦不同：

① Ⅰ型：最常见。前侧观滑车中央沟呈垂直位，而后侧观，该沟斜向远侧和外侧，亦即该

沟绕着滑车中轴螺旋行走。因此，伸直期间滑车中央沟的后侧部与尺骨相接触，使前臂向外方倾斜，肱骨干轴线和前臂纵轴之间形成一定角度，即为携带角，于女性更为明显。屈曲时，该沟的前侧部控制着前臂方向，使前臂恰巧处于肱骨前方。

② Ⅱ型：少见。前侧观滑车中央沟斜向近侧和外侧，后侧观该沟斜向远侧和外侧，其走行方向为一真正绕着滑车轴的螺旋形。因此，伸直时与Ⅰ型一样有携带角，而屈曲时前臂在上臂的偏外方。

③ Ⅲ型：极少见。前面观滑车中央沟斜向近侧和内侧，而后面观，该沟斜向远侧和外侧，因此，伸肘时携带角正常，屈曲时前臂处于上臂的内侧。

肘关节的运动范围以完全伸直为0°计算，则其主动伸屈范围为0°~145°，当肌肉完全放松被动伸屈时，其范围可达0°~160°。有些妇女和儿童由于他们的韧带松弛度较大，因而有5°~10°的过伸。

肘关节的功能位是指屈肘90°，旋转中立位。肘关节的功能位也是肘关节的固定位置。当肘关节完全伸直，前臂完全旋后时，肱骨长轴和尺骨长轴成外翻角，又称为携物角（图32-4）。在成人为100°~15°，女性往往比男性大。

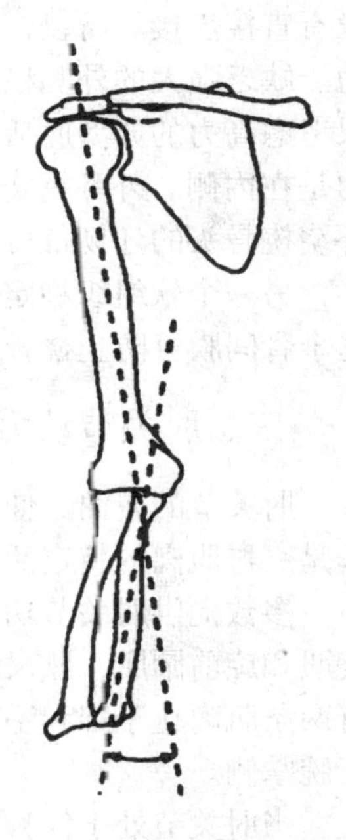

图32-4　肘的携物角是由肱骨与尺骨的长轴交叉所形成的角（见两虚线）。肘于完全伸直和前臂旋后时，外翻角的正常幅度为10°～15°

这种外翻成角的形成是由于滑车比肱骨小头更多地向远处伸延。此外，滑车不对称，其内唇比外唇更多地向远端伸延。由于这种不对称，肘关节自0°~120°时，携物角也自11°外翻至6°内翻。但也有持不同意见，认为肘关节自完全伸直至完全屈曲时，携物角的变化小于1°。Morrey所指出的携物角变化是指位置的功能，而不代表真正关节运动的特征。

为了认识不同测试的结果，安介南根据骨骼的解剖学和几何学资料，对肘关节运动学进行严格的理论分析。他们形容三种不同的携物角意义，认为从完全伸直至完全屈曲，携物角的变化取决于所使用的具体定义。另一个重要因素是滑车与肱骨之间的斜角和鹰嘴与尺骨之间的斜角，它们曾被称为“关节屈曲角”（joint flexion angle），Morrey、赵以甦和London之间的差异主要是对携物角各有不同的定义，同时也起于对采用标本的人体测量术（arthropometric）的差异。安介南的结论是携物角的动态性变化，即发生于肘关节屈和伸时的变化，可能没有临床意义。

（二）旋前和旋后

旋前和旋后是指前臂在一个纵轴上旋转时出现的活动，这个纵轴穿越桡骨头中心和尺骨远端关节面。所以此轴线和桡骨与尺骨的纵轴呈斜形。此旋转包括肱桡关节和近侧尺桡关节。在旋前时，如果肘伸直，则手掌向后；肘屈至90°时，手掌向下；在旋后时，如果肘伸直，则手掌向前；肘屈至90°时，手掌向上。

Carret等曾详细研究在不同旋前与旋后位时的近侧尺桡关节和远侧尺桡关节的即刻旋转中心，他们发现近侧的即刻中心将随不同人的桡骨头曲线而异。赵以甦等按尺骨的位置来观察旋前和旋后的作用。当肘完全伸直时，前臂的旋前和旋后没有明显的轴位旋转或尺骨的外翻倾斜。

正常人前臂的旋前和旋后幅度，不同学者有不同的结论。例如，Steindler认为是120°~140°，Wagner认为旋前平均为71°，旋后为88°。美国骨科医生学院（AAOS）规定旋前约为70°，旋后为85°。Morrey等采用三轴电量角器测量正常人的旋前平均为68°，而旋后为74°。

(三) 肘关节的稳定性

肘关节复合体不像肩关节，它有明显的自身稳定性，因为关节面有交锁形态。骨稳定的主要因素是肱骨滑车和尺骨滑车窝之间的连接。尺骨冠状突提供一个重要的阻滞肘屈曲时向后变位的结构。肱桡关节可抵制经肘的外翻应力，阻滞在 90° 屈曲位时的向后脱位。近侧尺桡关节对肘稳定无明显作用，仅方便前臂的旋前和旋后。

软组织的稳定力起于环绕肘部的韧带结构。最重要的是内侧副韧带，它是对外翻应力的主要稳定结构。它起于远侧肱骨的内上踝，沿鹰嘴内侧缘，止于前方的冠状突和鹰嘴的中部。它包括两个部分：前斜韧带和后斜韧带；前者在伸直时被拉紧，后者在屈曲时被拉紧。前斜韧带是较重要的稳定成分。

肘关节并没有真正的外侧副韧带。其解剖结构起于远侧肱骨的外上髁，与环韧带接连，与骨没有直接连接。所以，外侧稳定结构只能抵制极小的拉张力。肘外侧的肘后肌可抵制一些内翻应力。缺乏强大的外侧稳定结构不是一个重要问题，因为外翻稳定在功能上比内翻稳定更重要。如果考虑高力的典型肘活动，如掷物，使用重工具或在外撑臂的状态下摔跤，可以感到主要拉张应力是在内侧。外翻携物角可能起重要作用，因为在内侧增加拉张应力，将增加外侧的挤压应力，环绕桡骨头的环韧带可便于旋前和旋后，同时可防止桡骨头的变位。

另一个软组织稳定因素是骨间膜，结合桡骨干和尺骨干，纤维方向是从桡骨向下向内偏斜。这个骨间膜可防止桡骨和尺骨的分离及移动。

三、肘关节动力学

肘关节的屈曲、伸直、旋前和旋后活动是环绕肘关节肌肉动作的结果（图 32–5）。每一个动作是一群肌肉的特定活动；此外，有些肌肉参予产生几个特定活动。

多数提供肘关节功能与稳定的肌肉起于肱骨，止于桡骨或尺骨。肱桡侧肌肉有肱二头肌、肱桡肌和旋前圆肌。肱尺侧肌肉有肱肌、肱三头肌和肘后肌。尺桡侧肌肉有旋后肌和旋前方肌。还有两条肌肉止于腕和手。桡侧腕伸肌起于肱骨远端，止于手背侧；桡侧腕屈肌起于尺骨近侧，止于腕掌侧。

当肘关节处于伸直位时，肌肉收缩的方向几乎平行于杠杆臂的轴线（图 32–6），向心分力作用在关节中心方向，此力虽大，但无机械效应。而惟一有效的屈曲力量 – 横向分力却甚小。

当肘关节处于中度屈曲位，屈肌处于最佳工作状态。此时肌肉的牵拉力方向与杠杆臂垂直（图 32–7），以致向心分力为零，而切线分力就是肌肉的牵拉力，亦即肌肉牵拉力完全用于屈曲肘关节。

对肱二头肌而言，最佳工作状态为屈肘 80° ~ 90° ；对肱桡肌而言为屈肘 100° ~ 110°

(一) 屈曲时的肌肉动作

根据肌电图资料，肱肌起于肱骨前方，止于尺骨近侧前方，是肘关节的主要屈肌。不论前臂在何部位，它的功能总是屈肘，故常称为“肘关节的工作马”。肱二头肌长头起于肩盂上结节，短头起于肩胛骨的喙突。止于桡骨的二头肌结节，它只有在前臂旋后和中和位时才能屈曲肘关节。肱桡肌起于肱骨远侧肱骨的外 2/3，止于桡骨茎突附近桡骨远端外侧，在前臂迅速屈曲活动时积极活动或在缓慢屈曲活动时举起重量。

安介南等用系列横切面分析和特殊解剖技术分析肘关节的肌肉，测算肌容量，如此可确定每块肌肉的工作容量，结果是肱肌、肱二头肌、肱桡肌和桡侧腕伸肌是肘关节的主要屈肌，其中肱肌的工作容量最大。

其他学者，如 Steindler，Panly，Larson 等用各种方法来分析肘屈肌，获得不同的结果。多数采用肌电图分析，但定量分析不能符合最大肌力的分析。Larson 测试肘的等长肌力认为肘 65°

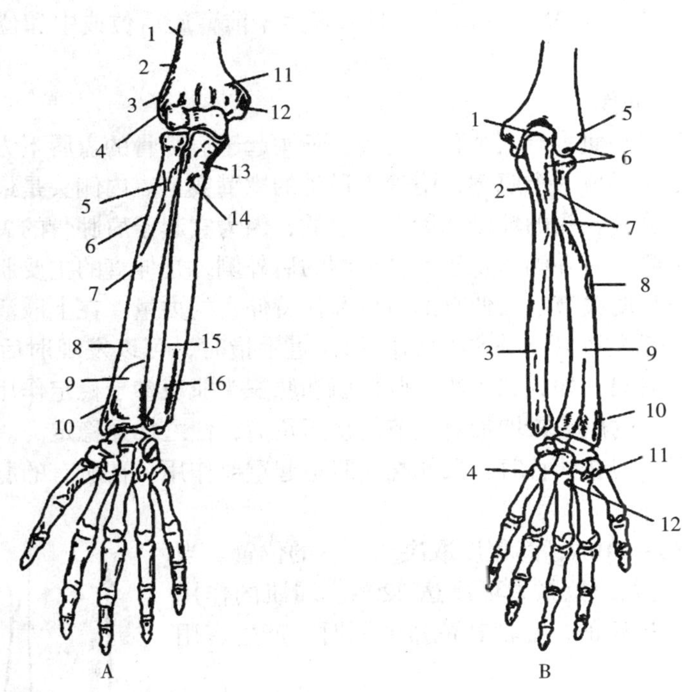

显示主要肌肉的附着点，产生肘关节的功能与稳定

A. 右上肢的前影　1.肱桡肌　2.桡侧腕长伸肌　3.桡侧腕短伸肌　4.伸总肌腱　5.肱二头肌　6.旋后肌　7、11.旋前圆肌　8.桡骨　10.肱桡肌　12.屈总肌腱　13.肱肌　14.旋前圆肌（尺骨头）　15.尺骨　9、16.旋前方肌

B. 右上肢的后影　1.肱三头肌　2.尺侧腕屈肌　3.尺骨　4.侧腕伸肌　5.总伸肌腱　6.肘后肌　7.旋前肌　8.旋前圆肌　9.桡骨　10.肱桡肌　11.桡侧腕长伸肌　12.桡侧腕短伸肌

图 32-5　前臂骨示意图

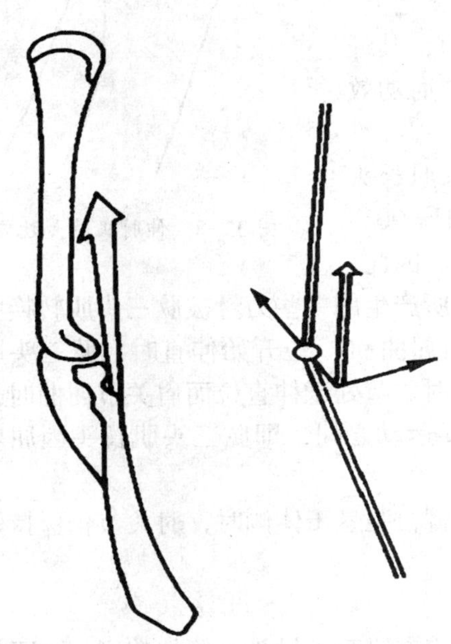

图 32-6　屈肘肌在伸直位机械效应最差

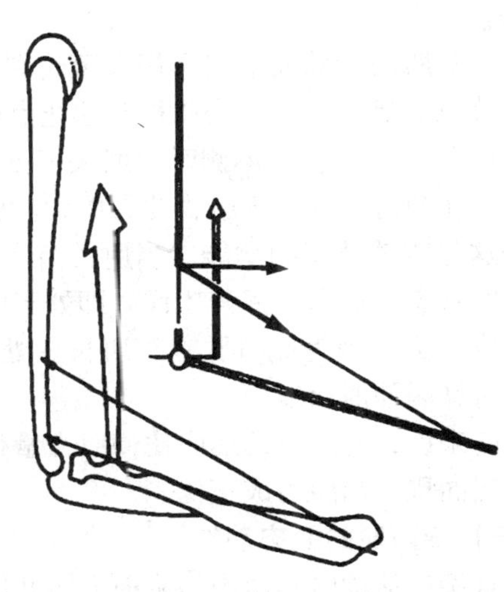

图 32-7　屈肘时双层肌牵拉力

屈曲时可发生肌力，平均为 420N。这最大的肌力发生于前臂旋后位或中和位；而最小的肌力发生于旋前位。

（二）伸直时的肌肉动作

肘的主要伸肌为肱三头肌，有三个独立的头。长头起于肩胛骨的盂唇下方，内侧头和外侧头起于肱骨后方。这三个头形成一个肌腱，附着于尺骨的鹰嘴突上。内侧头是最主要的伸肌，而外侧头与长头作为后备。这种长头的辅助功能是肯定的，因为它起于肩胛骨的关节盂。

肘后肌起于肱骨远侧的后外侧，止于尺骨近侧的后外侧，是伸直的主要肌肉。在细致的肌电图上，可能发现肘后肌是肘关节起始伸直的力量和保持伸直的力量。在上肢活动时，特别在抗衡内翻力时，起稳定肘关节的作用。在强力屈曲和伸直手指时，可以发现肘后肌有积极的收缩能力。肘关节周围的其他肌肉，如肱二头肌、肱桡肌和肱三头肌也参予稳定作用，但不参予起始活动，只是在以后利用拮抗的肌肉来增加对关节的挤压负荷，使之加强稳定力。安介南等确认肱三头肌和肘后肌是伸直肌，但在伸直时，尺侧腕屈肌也起重要作用。在所有的肘伸肌上，肱三头肌的工作容量最大。

伸直力的幅度为 80～110N，其程度取决于上臂的位置。当上臂于 90° 屈曲时，最大的拉张力可高达 220N。屈肌的作用是按照杠杆的物理规律进行的，在消耗能量的同时，产生有用的运动范围和速度。

肱三头肌的伸肘效应，随肘关节的屈曲期相而发生变化。

当肘关节完全伸直时，肱三头肌的牵拉力分解为两个分力，即向心分力和切线分力。前者的趋向是使尺骨向后脱位，而后者为伸肘力量。

肱三头肌伸肘的最大效应位置为肘关节屈曲 20°～30° 位，此时向心分力为零，而切线分力就是肌肉的牵拉力（图 32-8）。

当肘关节进一步屈曲时，有效的切线分力逐渐减少而向心分力逐渐增加，因而肱三头肌的伸肘效应逐渐减低。

当肘关节完全屈曲时，肱三头肌腱折在尺骨鹰嘴突之上，犹如卷在轴上的画，这将减低其伸肘功效。但另一方面，其纤维最大程度的延伸，又会使其收缩力增大，而弥补了伸肘功效的损失。

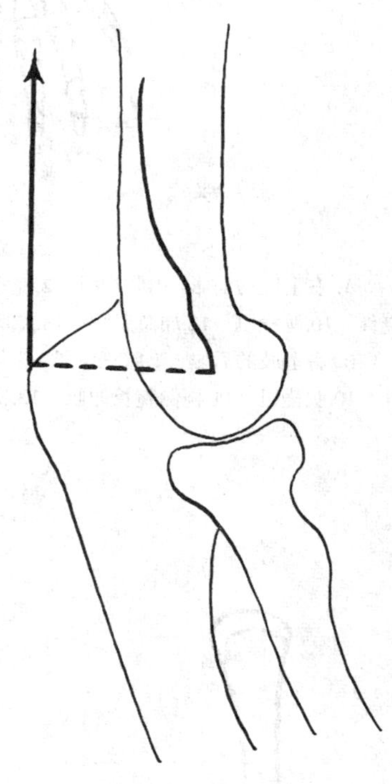
图 32-8 伸肘肌最大效应位置

肱三头肌的功效还取决于肩关节位置，因为肱三头肌长头为双关节肌。显然，肱三头肌长头起止点间的距离在屈肩 90° 时大于肩关节垂直悬于体侧时（肘关节处于同一位置）。因此，当肩关节屈曲时，肱三头肌收缩力更大。肩关节屈曲肌所产生的一些力量被肱三头肌转换为伸肘力量，这是双关节肌的功能。当肘关节和肩关节同时由屈曲 90° 位开始伸直时，肱三头肌处于最有力的状态，伐木者挥斧砍伐时即处于此种位置。当肘关节处于伸直位而肩关节屈曲时，肱三头肌最为无力，因为此时肱三头肌长头处于两种对抗性运动之间，即肱三头肌长头因屈肩而伸长，同时又因伸肘而缩短。

总的来说，肘关节的屈肌比伸肌力量稍强，所以，臂松弛悬于体侧时，肘关节仍保持轻度的屈曲，屈曲程度与肌力成正比。

（三）旋前时的肌肉动作

前臂旋前活动时的肌肉为旋前方肌和旋前圆肌。旋前方肌起于尺骨远侧的掌侧，止于旋后桡骨的远侧和外侧。旋前圆肌处于近侧，起于肱骨内侧外上髁，止于桡骨近中心的外侧。

用肌电图分析，旋前方肌是前臂的主要旋前肌肉，与前臂的部位无关，与肘关节的屈度也无关。旋前圆肌是次要的旋前肌肉，不论是在迅速自动旋前或抗阻力旋前，它都处于次要地位。过去认为肘屈度与旋前圆肌的活力无影响，但目前的研究认为肘于屈曲时，旋前圆肌可有较好的功能，因为在完全伸直时，此肌肉的杠杆臂最短。Steindler 曾认为其他肌肉，如桡侧腕屈肌可作为辅助的旋前肌肉，但目前认为桡侧腕屈肌、肱桡肌和尺侧腕伸肌在旋前时均不发生作用。

前臂旋前时，肱二头肌更为拉长，因此，力量也大，前臂旋前与旋后时屈肘肌的效能比为 5∶3。

（四）旋后时的肌肉动作

前臂旋后的肌肉有旋后肌和肱二头肌。旋后肌起于肱骨的外上髁和尺骨近端的外侧，止于旋后的桡骨近侧的前方。肱二头肌的肌起与肌止可参阅图 32–4。

旋后肌是前臂的主要旋后肌。它的独立活动是慢而无抗力的旋后，与肘的位置无关；但肘屈曲时的迅速无抗力的旋后，或抗力的旋后（不论肘处于什么位置），均需有肱二头肌的协助。由于肱二头肌也是肘的屈肌，不论它是否有旋后活动的功能，必须有肘的伸直肌（肱三头肌和肘后肌）来抵消其屈曲功能。过去一直认为肱桡肌有前臂的旋后功能，但实际它毫无旋后作用。

（五）肘的关节力

由于大量肌肉参予肘关节的屈伸活动，必须采用一些简单的方法来估计在一定的静止状态和动力状态下所发生的关节反应力。下面所举的静态例子是用简单的离体技术来分析手于取物和不取物时肘屈曲的关节反应力（图 32–9）。它主要分析在肘部的三个主要并合平面（coplanar）力，以及分析施加的力矩和力的平衡方程式。肘屈至 90° 时，肘的屈肌假定为肱肌和肱二头肌，这些肌肉 M 经肌腱产生力与前臂纵轴垂直。肘关节的旋转中心与这些肌腱附着点之间的距离（M 的杠杆臂）约为 5cm。前臂重量（2kg）产生的重力 W 等于 20N。W 的杠杆臂，即肘关节的旋转中心至前臂中点的距离为 13cm。手内任何持重的力 P 是作用于离开肘关节旋转中心的 30cm 处。

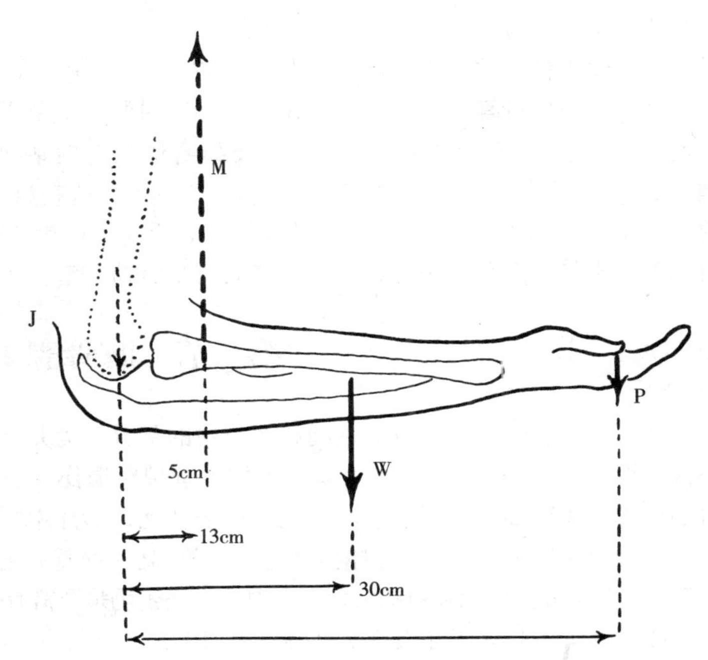

描述力矩总和，以及作用于肘关节的总和力必需为零。主要屈肌为肱二头肌和肱肌。这些肌腱所产生的力 M 离关节旋转中心为 5cm（旋转中心以空圈为代表）。前臂重量 W 所产生的力作用于离旋转中心 13cm 处为 20N。手内物产生的力 P 作用于离旋转中心的距离为 30cm

图 32–9　肘关节屈曲时不论手内是否持物所产生的反应力，可用并合平面力的简单离体技术来计算

保持肘关节于屈曲位的肌力 M 可用力矩的平衡方程式来计算。再用力的平衡方程式计算滑车窝上的关节反应力 J。若手不持物，肌力为 52N，关节反应力为 32N。与之对比，若手持 1kg 重量的物体在离旋转中心距离 30cm 处所产生的重力 P 所需要的肌力 M 将上升至 112N，关节反应力也将超过 1 倍，达 82N。所以，即使手持少量负荷，关节反应力将会大大增加。

肘伸直时也可算出关节反应力。肘保持 90° 屈曲位，将前臂放在头上，使之与地面平行

(图 32–10)。如此，肘伸直肌需要抵制肘屈曲的重力。伸直的关节反应力可以不在肘伸直时计算出来。

可以假设肱三头肌是主要伸肌，经肌腱而传导的力应与前臂的纵轴垂直。作用于肘关节的三个主要并合平面力为臂重产生的力（W）、肱三头肌产生的拉张力（M）和尺骨滑车窝上的关节反应力（J）。肘关节的旋转中心与肱三头肌腱附着点之间的距离（M 的杠杆臂）约为 3cm。

M 和 J 可用平衡方程式来计算。肘伸直时的关节反应力为 107N，屈曲时为 32N。这种超过 3 倍的力是由于肘伸肌力的杠杆臂比屈肌力者要短，3cm 与 5cm 之比。如此，为了保持前臂于伸直位，需有较大的肌力（87N 对 52N），结果是关节反应力也较高。

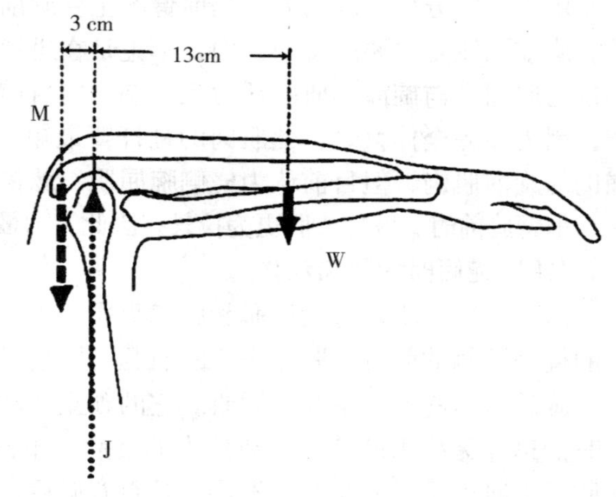

图 32–10 肘关节反应力的计算

这种简单的计算方法可在肘置位和提轻物时测出关节反应力。在穿衣和进食时，肘关节的挤压负荷（关节反应力）为 300N，用手支撑身体从椅内站起，肘内侧的关节反应力为 1700N，外侧为 800N。拉桌子时出现的关节反应力为 1900N。这些数字只估计一个人的体重为 70kg 时测试的，产生的重力为 700N。所以一般常使用的活动可产生 2 倍于体重的关节负荷。这些资料可说明肘关节不是一个负荷关节，也不可能是一个负荷关节。

第三节 肱骨髁上骨折

多发生于肱骨干与肱骨髁之间相对扁薄的部分，为儿童中最常见的骨折之一，占肘部骨折的 55%。此损伤并发症颇多，可原发或继发血管神经损伤、前臂肌肉缺血挛缩。治疗不当容易导致肘部畸形或关节僵硬而影响肘关节及前臂的功能，治疗中要引起足够的重视。根据近年国内文献报道，无论保守或手术治疗肘内翻发生率仍很高，前臂缺血挛缩与关节僵硬等严重并发症仍时有发生。因此，儿童髁上骨折的治疗至今对临床医生仍是个富有挑战性、值得重视和需要提高的课题。

肱骨髁上骨折多见于儿童，多发生于 10 岁以下儿童，6～7 岁为发病高峰。肱骨髁上骨折发生率占肘部骨折首位。根据骨折的发病机制及移位特点，临床将其分为伸直型、屈曲型和粉碎型三类。以伸直型发病最高，占 90%以上，屈曲型最少，粉碎性多发生在成年人。肱骨髁上骨折多可采用手法复位，夹板或功能支架固定治疗。骨折愈合不成问题，但肘内翻畸形一般在 30%左右。对于肘部肿胀严重者，可采用滑动悬吊牵引，但患者需要卧床，护理不便。

肱骨髁间骨折较少见，约占全身骨折的 0.47%，多为粉碎型骨折，累及关节，固定不稳且需早期活动，其整复固定方法与肱骨髁上骨折相同。

一、肱骨髁上骨折致伤机理

由于肱骨远端解剖上的特点，肱骨干逐渐由菱柱状变为扁宽形的肱骨髁上段，前有冠状窝，后有鹰嘴窝，形成两窝之间宽扁较薄的骨质结构，所以肱骨髁上容易发生骨折。通常将骨折分为伸展型与屈曲型。

（一）间接暴力伸展型

间接暴力伸展型多见，约占肱骨髁上骨折的 90%以上。跌倒时手着地，同时肘关节呈半屈或伸直位，间接暴力沿前臂向上传递而达肱骨远端，将肱骨髁推向后上方，人体倾斜的体重冲击力作用于肱骨干下部，此时，形成了上下剪切力集中于肱骨髁上最薄弱处而发生骨折。骨折的近折端向前下移位，远折端向后上移位，近折端向前方穿过骨膜，可造成正中神经、桡神经及肱动脉的损伤。伸展尺偏型可因来自肱骨髁前外侧的暴力，使远折端向尺侧或后侧移位，同时伴有旋转，呈现肘内翻畸形。骨折整复时必须予以纠正。伸展桡偏型来自肱骨髁前内侧的暴力，使骨折的远端向桡侧和后侧移位，此类骨折肘部畸形多不明显。

（二）直接暴力屈曲型

直接暴力屈曲型骨折约占 10%，多由直接暴力所致。跌倒时肘关节屈曲，肘后着地，暴力自下而上，尺骨鹰嘴直接撞击肘髁部，使髁上部骨折。骨折线从后下方斜向前上方，远折端向前上方移位，可有合并向外侧及内侧移位。合并神经、血管等损伤较少。

二、肱骨髁上骨折临床类型

肱骨髁上骨折有两种分类方法，一种按受伤机制而分，另一种按骨折移位程度，两种分类均与临床治疗有密切关系。

（一）按受伤机制分类

可分伸展型与屈曲型，伸展型骨折多见，占 90%以上，屈曲型只占 2%～10%。

1. 伸展型骨折：由于肘过伸、手撑地跌倒致伤，尺骨鹰嘴向前施加杠杆应力而引起干骺端骨折。多为斜形骨折，折线自前下向后上，远折段向后倾，近断端向前下方移位。前侧骨膜断裂，后面近侧骨膜剥离。近断端可刺破肘前端肌肉及神经血管。移位严重骨折常有肌肉或血管神经夹于两断端间（图 32–11）。

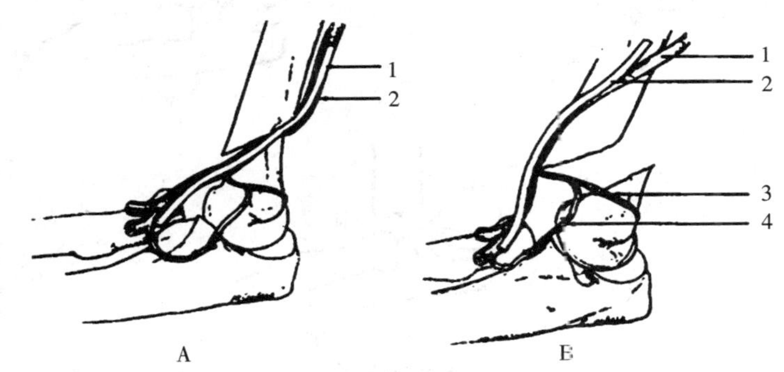

A. 神经血管嵌夹在两骨折端间 1.正中神经 2.肱动脉

B. 神经血管被尖锐的骨端顶压 1.肱动脉 2.正中神经 3.滑车上动脉 4.尺侧返动脉前支

图 32–11 伸展型肱骨髁上骨折

伸展型骨折又根据侧方受力不同分为尺偏（内收）型与桡偏（外展）型，尺偏型骨折外侧骨膜断裂，内侧骨膜大多保持完整，远折段通常内旋，向尺侧移位，内侧皮质较薄常有压缩骨折，容易内翻位愈合；桡偏型骨折创伤病理与尺偏型相反，内侧骨膜断裂，远折段外旋，向桡侧移位。外侧皮质较内侧坚固，压缩骨折少见。

（1）尺偏型（内收型）：当暴力来自肱骨髁前外方，肱骨髁被推向前内方发生骨折时，内侧皮质首先受到挤压产生一定程度的塌陷，骨折移位后，前外侧骨膜因近段向前外方移位而断裂，内后侧骨膜仍保持完整，但骨折近段内侧骨膜被掀起与皮质骨分离，因此，复位后的骨折容易向尺侧再移位，发生肘内翻畸形。

（2）桡偏型（外展型）：与尺偏型相反，当暴力来自肱骨髁前内方，肱骨髁被推向后外方发生断裂时，骨折断端桡侧骨皮质因挤压而塌陷，外侧骨膜保持连续，而内侧骨膜断裂，骨折远端向桡侧移位。

2. 屈曲型骨折：屈曲型较少见，只占 2%～10%。肘关节在屈曲位跌倒，肘后部触地，暴力由后下方向前上方撞击尺骨鹰嘴，使肱骨髁上脆弱部断裂，远折段向前移位，骨折线与伸直型相反，常由后下方斜向前上方，很少发生血管神经损伤。偶见远折段前倾或向前移位近断端可刺入肱三头肌内或挫伤尺神经。

3. 粉碎性多见于成年人（见肱骨髁间骨折）。

（二）按骨折移位程度分类

1959 年 Gartland 把伸展型骨折分为三型，Ⅰ型骨折无移位；Ⅱ型骨折远折段后倾，或同时有横向移位，后侧皮质仍完整；Ⅲ型骨折断端完全移位，皮质无接触。

1988 年 Pirone 等对此分类略加修改，把Ⅱ型骨折分两个亚型，Ⅱa 型骨折单纯远折段后倾，后侧皮质完整；Ⅱb 型骨折有横向移位，或兼有远折段倾斜，断端仍有接触（图 32–12）。

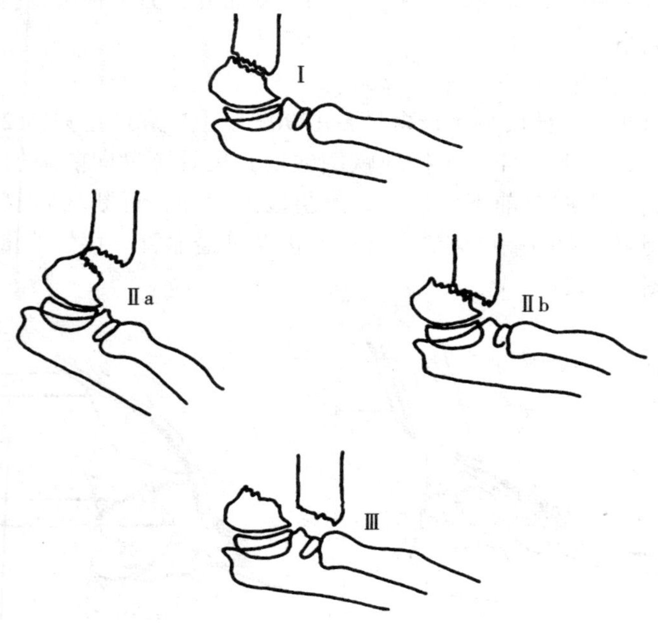

图 32–12 肱骨髁上骨折三型分类法

1994 年 McIntyre 对传统的三型分类再作补充，每一型都分 a、b 两个亚型（表 32–1），使分类

表 32–1 McIntyre 肱骨髁上骨折分类表

类 型	移 位	骨折远段倾斜（伸展型）
Ⅰa	无移位	后倾<5 度
Ⅱb	无移位	后倾≤15°~20°内（外）侧间隙≤1mm
Ⅱa	移位 0~2mm	后倾<15°~20°或内（外）皮质压缩或骨折间隙>1mm
Ⅱb	移位 2~15mm，断端有接触	不同程度倾斜
Ⅲa	断端无接触，重叠≤20mm 或旋转移位>15mm 断端尚有接触	不同程度倾斜
Ⅲb	断端距离很大或重叠>20mm 或旋转移位>15mm，断端无接触	不同程度倾斜

更为细微，让同道重视那些原始移位不大、但颇具移位潜势，容易在外固定中进一步移位的骨折。

三、肱骨髁上骨折诊断方法

（一）临床表现

临床诊断比较容易，有跌倒的外伤史，肘部肿胀、压痛，肘三角关系正常，多数骨折可以根据临床特有畸形做出诊断。

1. 疼痛：一般骨折均有疼痛表现，检查局部有明显压痛，患儿常伴有剧烈哭闹。

2. 肿胀：肘部明显肿胀，尤其是移位较明显而未及时整复的病人，肘部可高度肿胀，皮肤发亮，甚至出现张力性水泡，此时肘后三角较难分辨清楚。

3. 畸形：根据骨折类型不同，移位多有明显差异，伸展型肘关节呈现向后移位。屈曲型骨折者肘关节向前移位，但肘后三角多正常。尺偏型移位时肘关节偏向尺侧，桡偏型移位则偏向桡侧。伤后肘部弥漫性肿胀，或呈枪托样双曲畸形，肱骨干骺端明显压痛。

4. 功能受限：患肢呈强迫体位，肘部活动明显受限，可出现反常活动及骨擦音。或有异常活动，患肢抬举与肘关节活动因痛受限。

5. 局限性紫癜：偶见肘前皮肤有局限性紫癜或皮肤皱缩陷窝，后一体征乃近骨折端穿透肘前肌与深筋膜进入真皮层尚未退出的表现。

6. 缺血挛缩：少数肱骨髁上骨折常合并血管损伤。早期为肢端剧烈疼痛，桡动脉搏动消失，手部皮肤出现苍白、发凉、麻痹等征。晚期发生前臂肌肉缺血性坏死，纤维化后形成缺血性肌挛缩，导致爪形手畸形。损伤严重病人延误治疗或处理不当可出现前臂缺血症状，表现为肢痛难忍（pain），桡动脉搏动消失（pulselessness），皮肤苍白（pallow），感觉异常（paresthesia）和肌肉无力或瘫痪（paralysis），即所谓“5P”征。手指伸直引起剧烈疼痛为前臂屈肌缺血早期症状，很有参考价值，但若神经缺血同时存在则此征可为阴性。

急性前臂屈肌缺血常因患肢严重创伤出血，或外固定包扎过紧使筋膜间室压力升高而致组织微循环障碍所致，又称间室综合征。由于肱动脉挫伤断裂，血流受阻引起的前臂缺血相对较少。单纯由于微循环受阻引起的组织缺血，桡动脉搏动有可能存在。

当腕部肿胀明显，手测脉搏不准确，应使用多普勒仪测量，并可用其探测骨折部位肱动脉搏动轨迹，若动脉搏动已从前方转到肱骨后面，则肱动脉有被夹于骨断端可能。此项也可用超声双功血管诊断仪进行检测。

7. 应注意其他合并伤

（1）肘关节脱位：低位的经髁骨折或肱骨远端复位，肘关节脱位复位后比较稳定，而骨折时关节稍一伸直，畸形立即出现。

（2）肱骨小头骨骺分离：肱骨小头骨骺分离时，肱桡关系改变，桡骨颈的纵轴线不通过肱骨小头骨骺中心。而肱骨远端骨骺分离时肱桡关系不变，即桡骨颈的纵轴线通过肱骨小头骨骺中心。肱骨远端骨骺分离时，肘部有环形肿胀和压痛，而肱骨小头骨骺分离则肿胀和压痛限于外侧。

（3）骨折移位大时可使神经血管挫伤或受压，伸展型骨折容易挫伤桡神经与正中神经，屈曲型骨折易损伤尺神经。

（二）X 线检查

肱骨髁上骨折一般通过临床检查多能作出初步诊断，放射学检查有助于了解骨折类型和移位情况，裂纹骨折有时需照斜位片才能看清楚骨折线。肘关节的正侧位 X 线片可以确定诊断。

通过 X 线片测量判断髁上骨折对位情况有三个指标：

（1）肋骨小头角，又称小头前倾角，在侧位片测量，此角由肱骨小头化骨中心近侧边缘与肱骨干纵轴的垂线相交而成。通常此角 35°～40°，但个体差异大（24°～65°），年龄越小差异越大，因此，判断此角是否正常必须与健侧对比。

(2) 在肘侧位片上沿肱骨干前缘画一纵轴线，正常此线远段通过小头骨化中心中 1/3 与后 1/3 交界部位。通过以上测量可以区分Ⅰa 与Ⅰb 型骨折，或判断骨折复位可否接受。临床屡见不少极似无移位骨折经过对比测量竟发现小头前倾角较健侧减少 20°～30°，若不手法矫正将会留下肘后翻。

(3) 鲍曼（Baumann）角在前后位片测量，由肱骨小头骺线或外侧干骺缘平行线与垂直于肱骨干轴线的横线相交而成，正常为 10°～20°，此值与携带角不相等，但二者呈正相关关系。鲍曼角改变 2°约相当于携带角改变 5°，判断鲍曼角是否正常需参考健侧此角大小。骨折复位不充分或投照角度偏斜大于 20°都会使此值失真。3 岁以下幼童由于真正骺板尚未形成，骨化中心尚未出现平直骨板，测量易出误差。

四、肱骨髁上骨折传统治疗

应及时、准确的复位，恢复骨折端的对位和对线，防止肘部畸形愈合，纠正神经、血管损伤的严重合并症，治疗要求达到解剖复位，尽早恢复患肢功能。复位前应先麻醉，使肌肉完全放松，并有影像增强，C 形臂 X 线机配合是复位成功的关键。助手握持上臂近段反牵引，并保持在旋转中立位，术者握持前臂旋后位牵引，开始半屈肘牵引，随牵力增加逐渐伸直，先克服重叠移位，后矫正旋转与侧方移位。尺偏型骨折常伴远折段内旋，加大前臂旋后角度便可矫正。透视前后位对位满意则术者一手持续牵引，另只手 4 指放在近折端前面，拇指放在尺骨鹰嘴后面，在加大牵引力同时，分别施加向前推与向后压剪力矫正断端前后移位，并屈肘致 100°～120°，前臂充分旋前，屈肘角度视肢体肿胀程度和脉搏消失角大小而定。透视复位满意用长臂后托固定。

对软组织张力大、重叠位移难以克服的横断骨折可用“折顶”办法复位，即过伸远折段使两断端后缘相触或靠近，然后，以此为支点双手分别握持并稳住两断端用力向后反折，借助杠杆力克服后侧软组织拉力而使骨折端对合。

判断髁上骨折复位可否接受，主要观察远折段有无前后与侧向倾斜，恢复对线比对位重要，对位不良可通过骨膜再生功能重新塑形。成角的矫正依赖于邻近骨髓的纵向生长潜力，肱骨远端骨髓在四肢长骨中生长潜力最小，因而矫正成角畸形能力最低，不论肘内翻或过伸，超过 20°～30°则很难完全自动矫正。

（一）闭合手法复位外固定

1. 手法复位：对骨折轻、中度移位者则局部肿胀较轻，桡动脉搏动正常者可采用手法复位。

(1) 体位与麻醉：选用局部麻醉或臂丛麻醉。病人仰卧位，屈肘 50° ，前臂中立位。

(2) 放置对抗牵引带：用宽布带绕过患侧腋下，固定于健侧手术台上做对抗牵引，布带间用短木块撑开，以免压迫病人胸部，影响病人呼吸。

(3) 矫正缩短及成角移位：助手用一手握患肢前臂远端，使前臂旋后位，另一手按压前臂上方，屈肘 50° 进行手力持续牵引，逐渐矫正缩短及成角移位。

(4) 矫正尺偏和旋前移位：如矫正尺偏和旋前移位，在牵引下术者两手分别置于上臂远端的前后方，以两手 2～5 指固定近折端的桡侧，两拇指置于远折端尺侧，用力向桡侧推挤矫正旋前及尺偏移位。

尺偏复位后防止发生肘内翻，术者一手固定骨折处，另一手握住前臂略伸直肘关节，将前臂向桡侧外展，使两骨折的桡侧骨皮质嵌插，稍偏向桡侧防止发生肘内翻畸形。

(5) 矫正桡偏移位：不必完全复位，为了防止肘内翻畸形，可适当保留少许桡偏移位。

(6) 矫正远折端后移位：术者用两拇指顶住病人肘后远折端后方，用力向前推挤，其余指放在近侧骨折端前方，并向后挤按，同时将患肢肘关节屈曲至90°或大于90°。

2. 外固定方法

(1) 固定体位：骨折复位满意后，伸展型和屈曲型骨折固定体位稍有不同。

① 伸展型：固定于屈肘90°～120°位，一般固定3～5周即可开始功能锻炼。

② 屈曲型：固定于屈肘40°～60°位，屈肘角度以桡动脉搏动存在为准，若搏动减弱应稍加伸直。术后2周内严格限制肘关节屈曲活动，防止再移位发生。

(2) 固定方式：可选用长臂石膏托、上臂U形石膏、长臂管型石膏、石膏夹板或上臂超肘小夹板，辅以上臂外旋支具固定，也可辅以铁丝扶模肩外展支具、可调节肩外展支具、金属框肩外展支具或塑料板肩外展支具等外固定。

在上述方法固定治疗10～12周X线片示骨折愈合后可去除石膏、小夹板或支具外固定，改用布兜或弹力肘套具固定，促进肱骨髁周围软组织的完全恢复，预防再骨折或再损伤。

Ⅰa型骨折无移位或远段有5°以内后倾，可不必整复，使用长臂石膏后托固定患肢于屈肘90°～120°，前臂旋转中立位2～3周。

Ⅰb型骨折无移位，远段后倾5°～20°，断端张开间隙＜1mm，此型骨折有移位趋势，要求固定于稳定位置，即尺偏型骨折需固定于屈肘120°，前臂最大旋前位，桡偏型骨折固定于屈肘90°～100°，前臂旋后90°位。远段后倾角度需矫正。

为控制前臂旋转，石膏固定远侧应过腕关节，肘部深层绷带应“8”字形缠绕，使肘窝前留有空间。锐角屈肘固定者应以颈腕带悬吊患肢于适当位置，保持上臂垂于体侧，肩前屈0°～30°。

3. 持续骨牵引：对骨折端明显移位，或者受伤时间较长，肘部严重肿胀已有水泡形成，桡动脉搏动减弱，肢端末梢循环欠佳者，可选用持续骨牵引。病人取仰卧位，屈曲肘关节，肘部消毒后在尺骨鹰嘴下方局麻，从骨质中穿入克氏针，装张力牵引弓，做持续骨牵引，悬吊重量1～3kg。也可采用上肢螺旋牵引架牵引复位，一般在3～5天后肿胀消退，可进行适当手法矫正复位，再用上述外固定方法进行外固定。

牵引技术：通常采用Dunlop牵引，根据年龄、体重选择皮肤或骨牵引。鹰嘴骨牵引针应在屈肘90°位、距鹰嘴尖2～3cm（相当于桡骨头水平）自内侧向外钻入，进针前向前推开肌肉，以免损伤尺神经。牵引体位以肩外展60°、前屈20°为宜。为避免患儿身体上下移动而致牵引体位改变与克氏针内外滑动，宜将枕头定位并与床单固定。牵引重量1.5～2.5kg。前臂皮牵引屈肘不宜太大（20°～60°），否则牵引力量小。在骨折平面近侧加一悬吊布带，利用下压力量协助和维持骨折复位，并起调控屈肘角度效果。牵引在3～5天内做床边拍片复查骨折对位情况，调整牵引重量，必要时辅以手法整复。皮牵引2周后可练屈肘，骨牵引需持续3～4周，去牵引后开始活动肘关节。

(二) 开放手术复位内固定

近年来，国外治疗严重移位或不稳定肱骨髁上骨折多用内固定方法，疗效明显提高，肘内翻发生率降低到5%～10%以下，医源性缺血挛缩已十分少见，个别因穿针引起的尺神经症状都在拔针后很快消失。本疗法效果优劣与复位和内固定质量有直接关系，好的技术水平是成功的保证。国内开展这一疗法虽然不多，也有成功的报道，1996年李桂明等报道196例尺偏型肱骨髁上骨折经皮外侧穿针固定治疗结果，优级（恢复正常）达0.4%，良级（屈伸受限＜5°，肘内翻＜5°）达3.6%，优良率达100%。同年张辉等报道经皮内外交叉针固定治疗18例肱骨髁上骨折无尺神经并发症，12例获随诊，全部功能恢复正常，无肘内翻并发症。合并血管成神经损伤，应行切开复位内固定。

手术治疗：国内文献有关手术治疗肱骨髁上骨折满意率低，肘内翻与关节活动障碍发生率高，主要原因有三方面：①采用后侧或外侧入路，前者对肱三头肌损伤大，后者术野可直视范围小，操作过程易损伤关节囊；②接受手术治疗多为损伤严重曾经多次闭合复位失败或延误治疗的疑难病例；③治疗医师实践经验少，骨折复位与固定技术不到位。

Ⅱa 型骨折移位 0～2mm，远段后倾＞20°或内侧皮质压缩，或骨折间隙＞1mm。此型仅后侧皮质保持连续，手法复位要轻柔，以免失去稳定。内侧皮质压缩明显者，单靠前臂旋前固定难以防止肘内翻或携带角丧失，有条件可经皮穿入钢针固定。

Ⅱb 型骨折移位明显，侧移＞2mm，两断端仍有接触，软组织损伤较Ⅲ型骨折轻，若为横断形或内侧皮质无压缩的稳定骨折，可在麻醉下闭合复位石膏固定，尽可能屈肘＞90°，若条件不容许可暂时固定在 90°位，1 周后肿消再换石膏，加大屈曲角度，或先牵引 3～5 天消肿后再行整复。若为长斜形骨折或内侧皮质有压缩可根据具体情况选择闭合复位经皮穿针固定或牵引治疗。

Ⅲa 型骨断端完全移位，仅旁侧皮质有接触，重叠移位＜2cm，或旋转移位＞1.5cm，断端仍有很小接触。若无合并损伤处理原则与Ⅱb 型骨折相似，因软组织损伤较Ⅱb 型重，骨折不稳定潜势也较前者大，更适于牵引或内固定治疗。

Ⅲb 型两断端横向分离大，其间夹有软组织；或旋转移位＞1.5cm，两断端无接触。此型骨折容易产生原发或继发性血管神经并发症，手法复位难度大，有风险。处理前应详细检查和记录有无神经血管损伤症状，复位过程需注意脉搏变化。由于软组织损伤重，肢体肿胀显著，骨折大多不稳定，复位成功应以克氏针固定，若无闭合穿针条件，选择牵引治疗较为适宜。许多有经验专业医师推荐切开复位内固定治疗Ⅲb 型骨折，尤其是合并神经损伤或有血运窘迫征兆的病例。手术治疗可使骨折充分复位，肘前筋膜间室高压得到缓解，避免了闭合复位可能引起的各种严重并发症。由于断裂肌肉得到修补，有利于早期关节功能锻炼。

自影像增强 C 形臂机问世后，闭合复位经皮穿针固定治疗髁上骨折在世界范围得到推广。早期病例由于缺少经验采用交叉穿针固定法并发尺神经症状颇多，为避免此并发症亦有改用外侧两针固定法，以外侧两针平行或两针在骨外交叉进骨后张开的模式固定效果较好。外侧两针固定方法较安全，适于专科实践经验较少的医师采用。

经皮穿针固定技术：以尺偏型骨折为例，患儿仰卧位，骨折复位后，助手扶持患肢于屈肘、前臂旋前、肩外展外旋位，此体位骨折最稳定。术者摸清楚内上髁位置，并注意尺神经有否前移。幼童屈肘时尺神经容易向前滑脱，且多为双侧性，因此，术前应先检查健侧，若有滑脱情况则在患侧做小切口，钝性分离皮下，小心解剖并牵开尺神经，在内上髁偏前进针，与肱骨纵轴成 35°～40°角，向后 10°钻入直径 1.5～2mm 克氏针，接近对侧皮质时将远折段外翻 20°，然后穿过皮质，有突破感即停止，进针过程应在 C 形臂机配合下进行。外侧针在外上髁近缘偏后进针，或在肘侧位透视下在滑车外侧柱前后皮质构成的圆弧中心进针，紧贴肱骨外嵴向内上方推进，使之在近骨折段与内侧针交叉后穿过内侧皮质。检查内固定是否稳固，肘屈伸范围和携带角大小，并拍正侧位片与健侧对比。克氏针尾留在皮外，弯曲 90°后剪短，敷料包裹后长臂后托固定于屈肘 70°～80°，前臂轻度旋前位。

对屈肘位尺神经前移患者，亦可先在外侧穿入 1～2 枚钢针，使骨折基本稳定，然后伸肘待尺神经回位再钻入内侧固定针。

近年来，国外大量文献报道经皮穿针固定与切开复位内固定治疗移位型髁上骨折的优良效果，改变过去对严重移位或不稳定骨折完全依赖牵引治疗，合并神经损伤骨折传统手法复位的局面。手术治疗对许多有经验的医师已由过去的被动与无奈转变为积极主动的选择。国内手术治疗病例不多，由于上述多种原因，总体治疗效果尚不满意。但也有个别疗效上好的报道。1995 年陈博昌报道切开复位治疗移位型髁上骨折 35 例，按 Flynn 标准结果全部属优，即肘关节活动受限＜5°，携带角改变＜5°。无肘内、外翻或其他并发症，合并原发神经损伤 9 例均在术后 1 个月内恢复。

第四节 肱骨髁上骨折框架固定技术

一、框架固定适应证

对于以下情况，可以考虑应用穿针框架固定治疗：

(1) 开放性骨折。

(2) 合并血管神经损伤，需要探查处理。

(3) 软组织严重肿胀，出现张力性水泡，其他框架固定措施无法应用。

(4) 陈旧性骨折，需折骨、切骨矫形者。

二、骨穿针前准备

1. 麻醉与体位：在臂丛阻滞麻醉下，患者取仰卧位，肩外展 70° 。

2. 先行复位：按手法－器械－手法－器械的程序进行治疗。沿原始移位方向牵引（伸直型骨折伸直位牵引，屈曲型骨折屈曲位牵引），矫正重叠移位后，用推挤或提按手法矫正侧方移位。两助手对抗牵引维持对位，对于残余的侧方移位，再用推挤和提按手法加以矫正。

三、骨穿针技巧

首先采用局部麻醉，术者在患肢的近端（喙突与三角肌粗隆连线中点自前向后垂直于肱骨干）和尺骨鹰嘴各穿入 1 枚直径 1.5～2.0mm 克氏针，在肱骨上段，肱三头肌与三角肌之间，将螺钉垂直于肱骨干旋入。而后，屈肘 90° ，前臂旋前 80° ，在尺骨背侧，桡骨小头水平，将牵引螺钉穿于尺骨上，分别将两螺钉钉尾插入。因是在前臂旋前位置下置入尺骨牵引螺钉，牵引该螺钉后，骨折处内侧软组织链被拉紧，外侧则相对松弛，故可防止肘内翻的发生。

四、安装框架固定器

用锁针器将 2 枚克氏针分别固定在半环上，调节支撑杆上的可调螺母，牵引至断端稳定，锁紧固定螺母。在骨折近折段的前、外侧，骨折远折段的后侧放置压板，用滑轨上的加压螺母将压板顶住，将各部位的螺丝拧紧固定，框架固定器纵横臂滑槽内，固定纵横臂交角于 90°，在 X 线透视下，首先调整纵臂长度以纠正骨折短缩移位，并维持适度牵引力。调整肱骨固定螺钉在纵臂弧形滑槽内位置，纠正骨折旋转。调整尺骨牵引螺钉在横臂滑槽内位置，以纠正骨折前后移位，调节纵横臂交角，纠正肱骨远端前倾角的失常。最后将框架固定器束于患肢上。

五、操作注意事项

该框架固定器使骨折复位固定的原理是牵引复位，由于儿童骨膜厚，肱骨髁上骨折一般软组织绞链完整，通过牵引紧张软组织铰链，使其产生袖套作用而达到骨折复位。操作时要注意置入肱骨上的螺钉应避开腋神经和桡神经；钉入尺骨螺钉，不要误伤尺骨关节面。

六、术后处理及并发症防治

术毕。拍正侧位 X 线片，再次检查对位情况。针道用无菌剪口纱布覆盖，每隔 3～5 天清洁换药一次。

麻醉消失后，即嘱病人握拳活动。

根据前臂长度，调整托板位置，将前臂放于托板上。拍片骨折复位满意后，定期复查。术后3～4周，可去除固定器，用三角巾屈肘90° 悬吊1周，练习做小云手、大云手。

第五节　肱骨髁上骨折常用框架固定器介绍

一、关节内骨折加压框架固定器

（一）结构简介

该框架固定器由钛合金不锈钢制成，量轻而质坚，分大、中、小、微型四种型号。长4~6cm，重量3~60g。各型机械结构相同（图32-13），均包括下列部件：

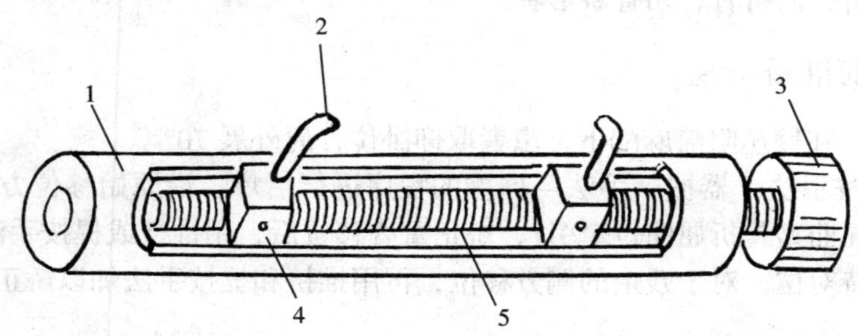

1.开槽套筒　2.加压针　3.调节手柄　4.持针柱　5.左右螺旋螺杆

图32-13　关节内骨折加压框架固定器

1. 开槽套筒。
2. 左右旋结构螺杆。
3. 移动式多方位的持针柱。
4. 调节手柄。
5. 多种形状加压针：加压针可用克氏针、斯氏针预制，其形状有对角、三角、四角，针尖有尖钩状、弧钩状、直角状、旗杆状。拧动调节手柄，使套在左右旋结构螺杆上的持针柱在开槽套筒内做对向移动，产生靠拢夹挤力。

（二）适应范围

1. 肱骨内外髁骨折。
2. 肱骨髁间骨折。
3. 尺骨鹰嘴骨折。
4. 孟氏骨折。
5. 盖氏骨折。
6. 髌骨骨折。
7. 胫骨平台骨折。
8. 双踝骨折。
9. 跟骨骨折。
10. 肩锁关节脱位。

（三）操作方法

无菌操作下，一般采用局麻。先行骨折手法复位或撬拨复位，个别难整复病例或开放性损伤可采用开放复位。根据骨折不同部位，选择适当型号的框架固定器和不同形状规格的加压针，先在骨折断端上下或左右对称部位（或邻近骨）用手摇钻钻入骨皮质 2~4mm（不穿透骨皮质），然后，将针尾插入持针柱固定孔内，顺时针方向拧动调节手柄，随着持针柱的移动，加压针可起到夹挤作用。经 X 线透视如见骨折对位满意，将螺杆紧固帽拧紧即可。以后如出现松动，可随时拧动调节手柄，控制加压力度，术后根据部位不同，进行功能锻炼。4 周后拆除框架固定器。拆除框架固定器时，只需拧动手柄。将加压针顺皮肤孔方向拔出。

（四）注意事项

对肌肉丰厚部位的骨折，如股骨髁间骨折，不主张使用本框架固定器；肱骨髁间骨折，可采用切开复位，三脚加压针固定。

二、肱骨髁上骨折撬式框架固定器

（一）结构简介

撬式架由 8 号铁丝握制而成。由分压力端、压力端内环、双臂杆、撬柄、绳圈五部分组成。分大、中、小三个号。同时还有内外侧小夹板各一块，外侧小夹板下端弯成 45°角弧形，内侧小夹板为长方形（图 32-14）。

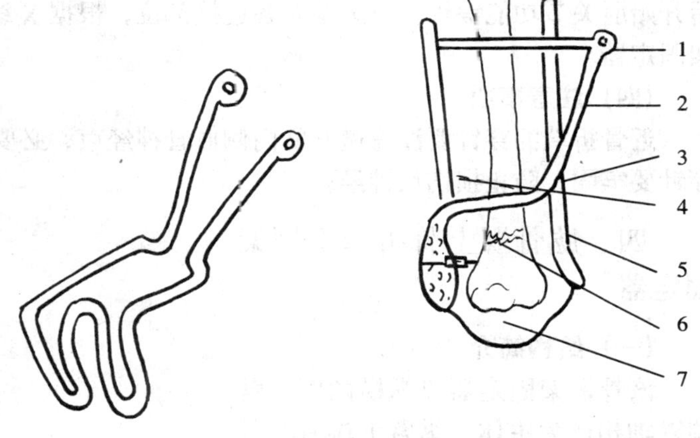

1.绳圈　2.撬柄　3.外侧夹板　4.内侧夹板
5.撬柄支点　6.环臂杆　7.压力端

图 32-14　肱骨髁上撬式框架固定架

（二）适应范围

儿童肱骨髁上尺偏型骨折，包括横断、粉碎、低位髁上及斜形骨折。

（三）操作方法

先进行闭合手法复位，由助手固定维持复位后的位置，术者撑开撬式架套于患肢上.使压力端置于远折端的内侧（即尺侧），然后将干净敷料放在环臂杆下包绕肘关节及肱骨髁上部，再将外侧弧形小夹板弯头朝下，垫于外侧两撬柄下面，将两撬柄的支点处用短带子结扎。根据骨折变位大小和折端复位后的稳定性，进行调整撬柄和环臂杆间的角度，以确定压力端压力的大小。将直夹板放于上臂的内侧，下端接近压力端的上缘，用中长的带子在肘关节上方环绕撬柄及内外侧小夹板下端结扎固定，最长的带子两头穿过绳圈，反绕患肢 2 周，拉紧撬柄结扎。结扎的松紧度以小带子能在夹板表面上下活动 1~2cm 为宜。然后以腕颈带悬吊患肢于屈肘前臂中立位。肘关节屈曲角度的大小，是根据骨折端前后变位和前倾角大小而定。

（四）注意事项

撬式架是利用杠杆原理设计而成的，只要使用得当，即撬力仅为 1kg，扎带能在夹板上下活动 1~2cm，及时调整，一般不会发生并发症。若使用不当，则会出现外侧皮肤压迫性溃疡和缺血性肌挛缩，故应及时观察调整，以防并发症发生。

三、肱骨髁上骨折可调框架固定器

（一）结构简介

可调框架固定器主体由有机玻璃半环槽架及固定于两端的可调式连杆组成。半环槽的两侧中央各有一横形空槽，分别置有一直径 5mm 可调式钢钉，并供其在槽中自由前外后内滑移，旋动内外侧螺丝可将钢针固定。可调式连杆的上端各有一个横形小孔，用于固定近端横穿肱骨固定针。通过延长两连杆将骨折上下端牵开，缩短连杆使骨折两端对压，一侧延长或短缩可矫正骨折部的内外成角。可调式钢钉一侧加压或减压可矫正骨折端的侧方移位，前外或后内滑移，可矫正远骨折端的旋转移位。

（二）适应范围

伸直型、粉碎性肱骨髁上骨折。

（三）操作方法

常规消毒铺巾，臂丛神经阻滞麻醉下，经透视手近端骨折线上 8~12cm 处，由内向外用横穿 1 根直径 2~2.5mm 的克氏针。将可调框架固定器两连杆近端孔分别套于针的两端，采用拔伸、屈肘等手法使骨折端复位，而后将半环形槽架置于肘后，分别将直径 5mm 可调式钢针固定于肱骨内外髁上，借助钢针在槽中的自由滑移，纠正残留移位。调整框架固定器至骨折端复位满意，锁固钢针与槽架处螺丝。以伸屈肘关节骨折端稳定为宜。术后即可行手部的活动，第 2 周肿胀消退后开始肘关节功能锻炼。每天检查各连接部位，根据 X 线检查骨折端愈合情况，3 周拆除可调框架固定器。

（四）注意事项

近骨折端的穿针要注意避开臂内侧血管神经束，必要时做一小切口，直视下穿针。远端内侧穿针要牢固，防止损伤尺神经。

四、肱骨髁上骨折牵引框架固定器

（一）结构简介

该骨框架固定器以纵横两臂，臂端以轴相连为主体。纵臂上端有与其长轴垂直的半弧形滑槽，弧的半径大于上臂半径 1cm，供作为上牵引力点的特制肱骨固定螺钉在其内滑动，纵臂长度可根据患肢长度随意调节，横臂近端有与长轴一致的滑槽，供作为下牵引力点尺骨牵引螺钉在其内滑动，横臂远端连一托板，托板可根据前臂长度沿横臂移动（图 32-15）。

（二）适应范围

肱骨髁上骨折。

（三）操作方法

首先采用局部麻醉，在肱骨上段，肱三头肌与三角肌之间，将螺钉垂直于肱骨干旋入。而后，屈肘 90°，前臂旋前 80°，在尺骨背侧，桡骨小头水平，将牵引螺钉穿于尺骨上。分别将两螺钉钉尾插入。固定器纵横臂滑槽内，框架固定纵横臂交角于 90°，在透视下，首先调整纵臂长度以纠正骨折短缩移位，并维持适度牵引力。

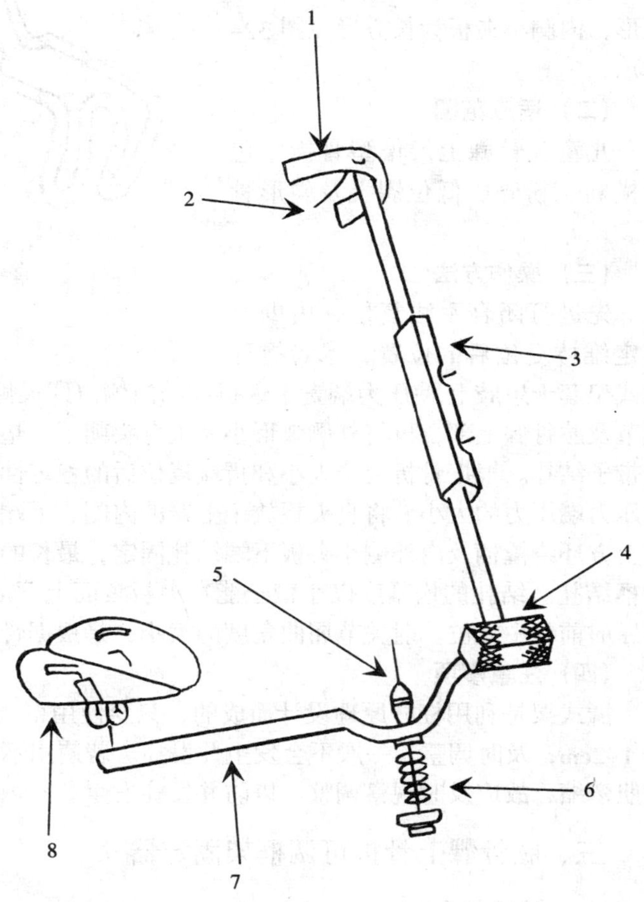

1.纵臂弧形滑槽　2.肱骨固定螺钉　3.纵臂　4.纵横臂连接　5.尺骨鹰嘴牵引螺钉　6.弹力牵引装置　7.横臂　8.托板

图 32-15　肱骨髁上骨折牵引框架固定器

调整肱骨固定螺钉在纵臂弧形滑槽内位置，纠正骨折旋转。调整尺骨牵引螺钉在横臂滑槽内位置，以纠正骨折前后移位，调节纵横臂交角，纠正肱骨远端前倾角的失常。因是在前臂旋前位置下置入尺骨牵引螺钉，牵引该螺钉后，骨折处内侧软组织链被拉紧，外侧则相对松弛，故可防止肘内翻的发生。根据前臂长度，调整托板位置，将前臂放于托板上。最后将框架固定器束于患肢上，拍片骨折复位满意后，定期复查，4 周拆除框架固定器。

（四）注意事项

该框架固定器使骨折复位固定的原理是牵引复位，由于儿童骨膜厚，肱骨髁上骨折一般软组织铰链完整，通过牵引紧张软组织铰链，使其产生袖套作用而达到骨折复位。操作时要注意置入肱骨上的螺钉应避开腋神经和桡神经；钉入尺骨螺钉，不要误伤尺骨关节面。

五、肱骨髁上骨折穿针框架器

（一）结构简介

本器械由框架固定器和穿针器组成：固定器由非金属材料板 2 块，两板的一端用合页固定成为活动的连接，能伸直至 0°，折叠至 180°。上、下托板用于固定肘关节屈曲位。上下托板各凿两道小槽，系软固定带各一条。设两条硬固定条，它们的一端固定在下托板的两侧边，另一端设有顺卡和反卡各 8 节，套在上托板的卡锁，起到牢靠固定上下托板的作用。在下托板面近连接端，刻上三个同底边但底边不等长的等腰三角形，它们的等腰边与底边的夹角度数分别是 33°、36°、39°，使它们的同侧边延长后都交集于一点，此点是指针最佳固定点。穿针器有指针和导针，指针呈扁平状，长 16.5cm，宽 1cm，厚 3.5mm，针头直角弯状，钻一孔固定在指针最佳固定点上。指针尾部呈叉状，在指针扁平部钻三孔，每孔相距 0.5cm，可选择各角度以固定指针尾。叉状尾长 4.5cm，两叉各钻三螺孔，两叉间距 3.5mm。导针为管状，长 8cm，管腔内径 3mm，在导针长度 1/3 和 2/3 交界处焊有导针垂直柄，长 8cm，宽 4.5cm，厚 2.5mm。

（二）适应范围

肱骨髁上骨折。

（三）操作方法

臂丛麻醉或氯胺酮麻醉，采用手法复位并屈肘关节，将框架固定器的下托板贴在上臂后侧，软固定带固定上臂，肘尖对向连接部；上托板贴在前臂背侧，软固定带固定前臂。用硬固定条从内外侧固定上下托板，上好锁卡，拍 X 线片正侧位示对位满意。

用龙胆紫标出内髁进针点和外髁进针点，标出外侧出针点和内侧出针点，还要量出内髁进针点至外侧出针点的长度和外髁进针点至内侧出针点的长度，它们的长度是相等的。将此长度减去 1.5cm 就是实际穿针的长度。当克氏针的刻号到进针点即停钻。再次拍 X 线片正侧位，示穿针准确，剪断克氏针，残端埋于皮下。最后解除框架固定器。

（四）注意事项

本器械经皮穿针固定后可解除框架固定器，肘关节活动时不会使骨折再移位。

六、肱骨髁间骨折框架固定器

（一）结构简介

本器械由 2 个克氏针固定栓，2 枚特制骨针，2 个可起牵引及加压作用的螺杆和环形连接钢架组成（图 32–16）。

（二）适应证范围

适用于伸直型和屈曲型肱骨髁间Ⅱ°、Ⅲ°、Ⅳ°骨折。

（三）操作方法

在电视X线透视下进行。无菌操作，患肢局麻，近端在骨折线上2~3cm处穿1枚克氏针，用手法复位，纠正骨折远端的前后移位及尺偏移位，上固定器。将远端的2枚骨针分别插入肱骨内外髁，把连接骨针的半环形钢架固定后，调节螺杆，加大与骨针的距离起牵引作用；缩短与两骨针的距离起加压作用。左右两骨针各有两个活动关节，由2个可调节的螺丝控制，根据需要调整螺丝，可使骨块上下移动或前后移动及旋转。复位满意后，旋紧螺丝，固定螺杆。待麻醉消失后即可进行功能锻炼。4~6周拆除框架固定器。

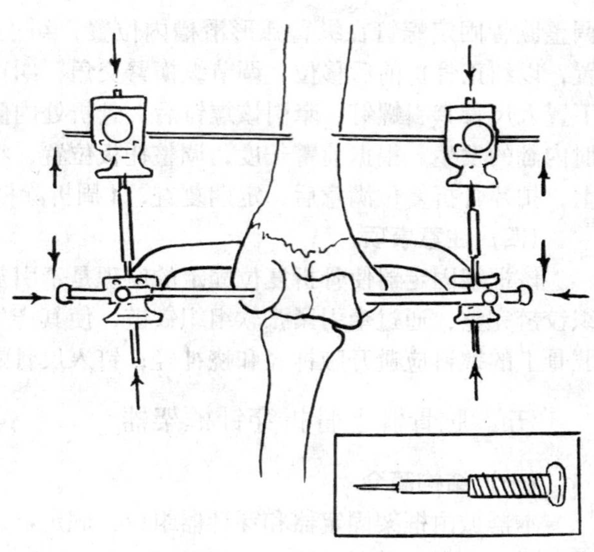
图32-16 肱骨髁间骨折框架固定器

（四）注意事项

肘关节于80°~100°之间伸屈活动时，骨折局部处于稳定状态，屈肘低于80°时，骨折近端向前移位，两髁向前张开分离。屈肘超过100°时，骨折近端向后移位，两髁向后张开分离。故伸直型骨折开始锻炼时，肘关节活动范围由80°至可能屈曲的最大角度，2周后逐渐增加伸肘的角度。屈曲型骨折固定后，前2周在100°~0°间进行功能锻炼，2周后逐渐增加屈曲活动范围。

七、体外自身牵引框架固定器

（一）结构简介

本框架固定器是在上臂紧抵腋窝上设有上臂固定套，上臂固定套前侧、下方设有调节螺杆，肘窝上设有肘弯固定套，肘弯固定套为直角形。一侧固定在上臂下方，另一侧固定在前臂上部，肘弯固定套上设有调节螺杆，经两端分别设有左右螺旋的调节螺母，与上臂固定套上设有的调节螺杆相连接（如图32-17）。

（二）适用范围

肱骨髁间骨折。

（三）操作方法

臂丛神经阻滞麻醉，取坐位或仰卧位，一助手握上臂，另一助手握前臂，肘关节屈曲90°，前臂中立位，对抗牵引，不需猛力，术者双手抱拢肘部（肱骨内、外髁）用力推挤，以将髁间瘀血挤出，纠正内、外髁骨块向两侧的分离、旋转，然后再矫正远近端的侧方移位，同时纠正前后移位，小夹板加纸压垫固定，透视骨折如复位满意，即安装牵引框架固定器，调节螺旋杆，以维持牵引固定，并指导病人功能锻炼。自身牵引固定3~4周解除，继续挎肘夹板固定2~3周解除，中药烫洗，嘱患者加强功能锻炼。

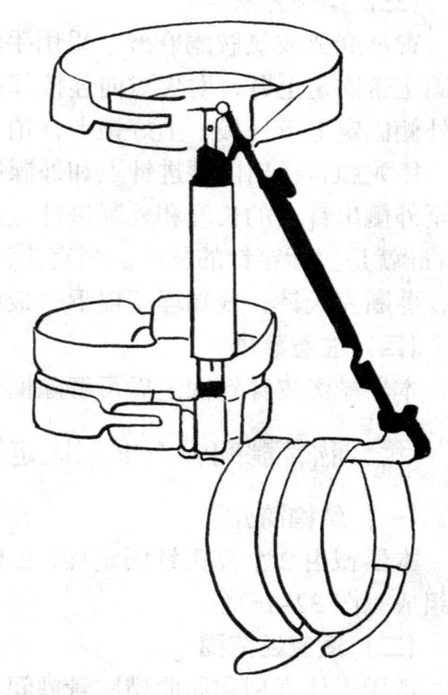
图32-17 体外自身牵引框架固定器

（四）注意事项

体外自身牵引固定，能够达到所需要的牵引力，牵引框架固定器可随身携带，此种牵引能使骨折远端连同软组织（肢体本身的重量）一起牵引，骨折远端内、外侧骨块不向两侧分离、旋转移位，在手法复位、小夹板纸压垫的效应力的作用下，骨折比较稳定，部分骨块可自行复位。在复位的过程中，要始终保持抱拢两髁骨折块。如骨折复位不理想可重复手法，定期复查，发现问题及时纠正。

八、上臂携带式牵引框架固定器

（一）结构简介

本装置分三个部分。

（1）固定带：以皮带为主，两条带扣上长下短；以适应于上臂近端三角肌膨隆形态，增加固定带与夹板的摩擦阻力，固定带可随肢体粗细进行调节，以达到足够的牵引力。

（2）“U”形传导阻力板：在铅板的两端分别有3个孔，用于调节长度，阻力板的弧形部分有7个孔，用于调整尺桡偏的作用力方向。

（3）“Y”形牵引弓：主干部分为螺旋动力杆，以螺丝逼紧通过“U”形阻力板而产生牵引力，两分支分别有克氏针固定孔。另有克氏针1根，夹板4块。

（二）适应范围

（1）肱骨髁间粉碎性骨折。

（2）肱骨髁上骨折不稳定型。

（3）肱骨头粉碎性骨折。

（4）肱骨外科颈。

（5）解剖颈不稳定型骨折。

（三）操作方法

首先在局麻下，行鹰嘴骨牵引。根据不同骨折类型，施以牵引手法复位，纠正各种移位状态。术者双手保护住复位后的骨折端，令助手置上薄棉花，放好加压棉花垫，将上臂的4块夹板绑上，扎上固定带，装上“U”形阻力板，配上牵引。主干穿过阻力板的弧形中心，逐渐拧紧螺丝，至患者自觉断端至鹰嘴段有紧缩感为止。经X线检查，复位满意，置前臂于肘关节90°，前臂中立位。

（四）注意事项

（1）注意患肢桡动脉搏动及末梢血循环，练习握拳伸指活动。

（2）嘱患者固定带的正常位置在三角肌下方，带的松紧要适度，防止上移。

（3）观察针眼情况，防止感染及克氏针滑动。

器械与性能：由近端半环，远端半环，通过中间全环，由4根装有可调螺母的金属杆组成框架结构，在半环和全环上均有滑槽锁针器可以在槽内移动，调整至满意的旋转角度后，用锁紧螺母固定在半环上。前臂托板可将前臂固定在所需要的屈肘角度。滑轨上的定位加压螺母与压板相结合，起预防肱侧方移位的作用。

第六节　尺骨鹰嘴骨折

尺骨鹰嘴骨折多发生于老年人，Gartsman，G M（1981年）报道其平均年龄为57岁。

一、尺骨鹰嘴骨折致伤机理

造成骨折的原因与髌骨骨折相似，多由于间接暴力所致。当肱三头肌急剧收缩时，将尺骨鹰嘴撕脱骨折，近端被肱三头肌牵拉而向上移位。直接暴力亦可造成骨折，多系粉碎骨折、移位不多。

（一）直接暴力

引起的骨折或者无移位，或者为粉碎性骨折。见于跌倒，肘部直接着地，或肘后部的直接打击、碰撞。在治安不好的地区，鹰嘴骨折亦常为利器砍削所致。

（二）间接暴力

引起的骨折常见于跌倒手撑地所致，肱三头肌强烈收缩使鹰嘴骨折，此时，骨折多为横形或斜形。

（三）联合暴力

直接和间接暴力联合作用（如间接暴力引起骨折后，肘后部又直接触地）则会造成移位而粉碎性骨折。

二、尺骨鹰嘴骨折临床类型

Delee，J C（1984年）改良了以往的分型将移位骨折分为四型（图32-18）。

Ⅰ型：撕脱骨折（A_1关节内；A_2关节外）。

Ⅱ型：横形或斜形骨折（图32-18B）。

Ⅲ型：粉碎性骨折（图32-18C）。

Ⅳ型：靠近冠状突水平的骨折常造成前脱位（图32-18D）。

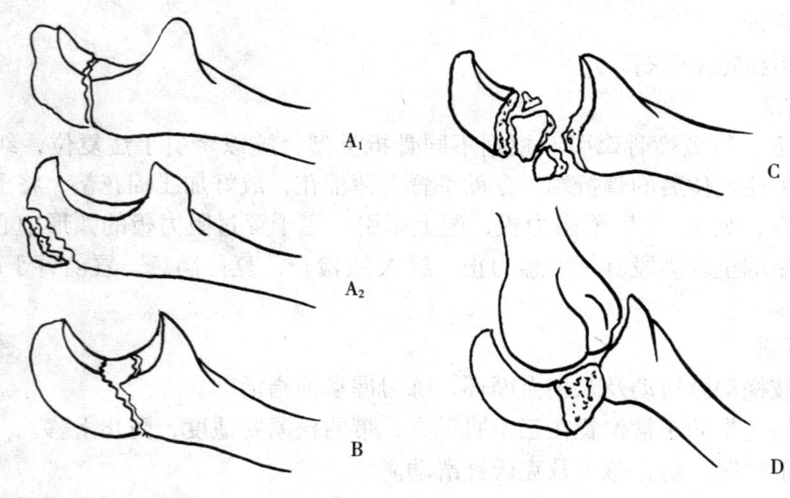

图32-18 尺骨鹰嘴骨折分型

无移位骨折必须满足三个条件：

（1）骨折块分离小于2mm。

（2）肘关节屈曲90°时，移位无增加。

（3）可以主动抗重力伸肘。

三、尺骨鹰嘴骨折诊断方法

诊断比较容易，伤后尺骨鹰嘴部局限性肿胀及明显压痛，肘关节活动障碍，如系直接暴力所致局部皮肤多有挫伤痕迹，有时局部可触及明显的骨折裂隙或骨擦感。应注意检查有无尺神经损伤。

四、尺骨鹰嘴骨折传统治疗

尺骨鹰嘴骨折除小块撕脱骨折外，都涉及关节，因此，强调正确对位、早期活动。

（一）闭合手法复位外固定

对于裂纹骨折，可以不加整复，如有移位，尽量手法复位，用石膏托固定于伸肘位 2～3 周后去托活动。

（二）开放手术复位内固定

对于有移位的涉及关节骨折，多采用切开复位。（1）螺丝钉内固定，虽可获准确对位，但有时螺钉松动，影响治疗效果。（2）张力带固定。（3）克氏针固定。

第七节 尺骨鹰嘴骨折框架固定技术

20 世纪 70 年代以来，国内一些作者开始采用穿针框架固定器治疗尺骨鹰嘴骨折（顾云五等，1986 年、徐从波，1988 年），收到了很好的疗效。器械的结构及原理大同小异，均在骨折的远近骨折块分别穿针或用半针，向中间加压，使断端稳定，并能早期活动。

在治疗尺骨鹰嘴骨折的固定中，最常用的有臂带式鹰嘴钩、鹰嘴钩、鹰嘴钳和微型框架固定器。

一、框架固定适应证

应该严格掌握框架固定器治疗尺骨鹰嘴骨折的适应证和禁忌证，以免影响尺骨鹰嘴骨折的治疗效果和肘关节功能的正常恢复。

（一）适应证

（1）适用于尺骨鹰嘴骨折块较大的新鲜骨折。

（2）尺骨鹰嘴骨折块较大的、6 个月以内的陈旧性骨折。

（3）严重的尺骨鹰嘴粉碎性骨折，臂带式鹰嘴钩、鹰嘴钩、鹰嘴钳和鹰嘴爪等框架固定器难以抓持住小骨折碎片使其聚合，可选用微型框架固定器，将固定针穿入肱三头肌腱近止点处，进行复位和固定。

（4）尺骨鹰嘴骨折块分离较远、6 个月以上的陈旧性骨折，由于尺骨鹰嘴骨折片向近侧移位较远，加之肱三头肌挛缩，骨块周围粘连，框架固定器的复位力量不足，难于将骨折片聚拢复位。应将肱三头肌松解或延长后，方可将尺骨鹰嘴骨折块复位，用框架固定器固定。

（二）禁忌证

（1）肘关节后侧及前臂近端表面皮肤挫伤、擦伤的尺骨鹰嘴骨折。

（2）污染严重的开放性尺骨鹰嘴骨折。

（3）患有严重糖尿病而未能得到良好控制的病人。

二、骨穿针前准备

以微型的钩槽式框架固定器为例。

（1）体位与麻醉：病人仰卧或坐位。常规消毒铺巾。可选择臂丛麻醉或关节浸润麻醉。

（2）先行手法复位：助手一手握患肢前臂，将肘关节维持在屈肘 45° 、前臂完全旋后位，另一手用力将尺骨鹰嘴骨折块向远侧推挤、靠拢，轻轻按压尺骨嵴表面，并缓慢屈伸活动肘关节，反复交替进行 3 次，让尺骨滑车切迹关节面与肱骨的滑车关节面反复磨合，使关节面对合得更为平整。直至关节面摩擦音消失，表示复位满意。

三、骨穿针技巧

术者用一手顶住尺骨鹰嘴外侧缘，另一手持钻具将已消毒的直径 2mm 固定针直接刺入皮肤，横行穿经骨折块中央直至尺骨鹰嘴外侧缘皮肤外 30mm。再在骨折线远侧 25 ~ 30mm 处，垂直尺骨嵴纵轴，横行穿入 1 枚固定针。

四、安装框架固定器

双手稳稳地把持住固定针，在尺骨两侧分别装上钩槽连接杆，将 2 根固定针稍靠拢固定，使骨折端紧密嵌插，达到骨折复位、固定和加压聚合的作用（图 32–19）。

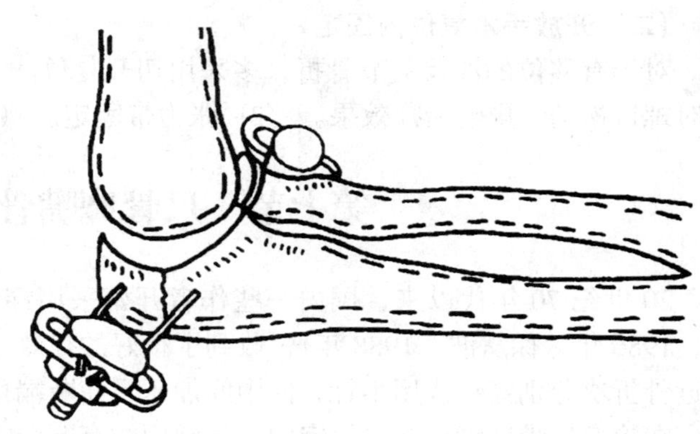

图 32–19 微型钩槽式框架固定器固定尺骨鹰嘴骨折

让助手慢慢放松推挤尺骨鹰嘴的手，确定尺骨鹰嘴骨折已被牢牢聚拢后，缓慢屈曲肘关节至 90°，检查微型钩槽式框架固定器把持尺骨鹰嘴骨折的牢稳度。

用电视 X 线机透视或拍肘关节 X 线侧位片，检查尺骨鹰嘴骨折复位及对合情况。

五、操作注意事项

进行操作时，首先要确定膺嘴钩三个尖锐的穿刺部位，在肿胀非常严重的情况下，应当用力将血肿推挤开或抽吸净，摸到尺骨，确定穿刺位。电视 X 线机透视或拍肘关节 X 线侧位片，检查尺骨鹰嘴骨折复位及对合情况。

六、术后处理及并发症防治

（1）术后无需加用任何其他外固定，患肢置于屈肘功能位，卧床休息时用软枕将患侧上肢垫高。下床行走时用三角巾悬吊前臂于胸前，便于肢体消肿，手术当天可练习肱三头肌的等长舒缩。

（2）术后第 2 天练习握拳活动，可在无痛范围内轻轻屈伸患侧肘关节，有利于关节面骨折线的磨合，防止肌肉萎缩。

（3）术后第 3 周开始逐步加大伸屈肘关节的活动范围和强度。

（4）每月拍 2 次 X 线片复查。术后 8 周，肘关节屈伸接近正常 X 线片示骨折愈合，即可去除鹰嘴钳。皮肤针眼用酒精纱布覆盖 3 天即愈。

第八节 尺骨鹰嘴骨折常用框架固定器介绍

一、尺骨鹰嘴钳夹框架固定器

（一）结构简介

钳夹框架固定器由不锈钢制成。分固定钳与固定钩两部分，根据临床需要制成大、中、小三种型号。固定钳由环部及柄部组成，柄部长 120 ~ 140mm，直径 3 ~ 4mm，柄的末端有固定齿和指环。环部最大直径 3mm，向尖端渐细，环部开口间距 0.4 ~ 0.6mm。固定钩又分钩与滑动部两部分，其钩部最大直径 4mm，末端尖锐。滑动部分呈扁平形，中间有长方形孔，以便在固定钳旋扭螺丝时前后滑动（图 32–20）。

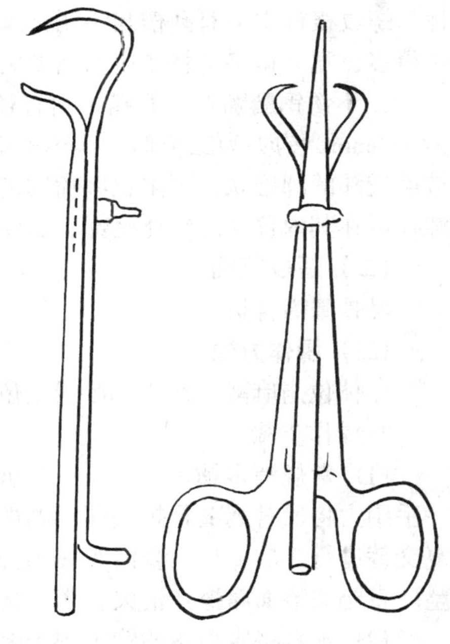

图 32–20　鹰嘴钳夹固定器

（二）适应范围

尺骨鹰嘴横断、斜形及粉碎性骨折。

（三）操作方法

患者半侧卧位，患肢在上，助手扶持患肢前臂。肘部在常规消毒铺无菌巾下，分 3 点局部浸润麻醉，于骨折线下 5 ~ 10mm 处先用固定钳对应两爪经皮固定尺骨，然后推骨折块复位，用固定钩经皮穿透皮质钩住鹰嘴骨块，而后将滑动部套入固定钳旋扭螺丝，一手推挤骨块，一手拉紧固定钩，触摸骨折片是否复位（或透视下）。如已复位，将螺帽拧紧，酒精敷料包绕固定钩部，肘屈 90° 位，腕颈带吊前臂于胸前。2 周后即可适当伸屈肘关节活动，4 周局部无压痛及异常活动或拍片复查后即可去固定。一般儿童固定 3 周，成年人固定 4 周左右。

（四）注意事项

此法的要点为伸肘位手法闭合复位，而后钳夹固定，固定后变伸肘位为屈肘位，便于病人活动。固定后 3 天，第 1、第 2 周各复查一次，如无分离情况可维持固定，否则要重新调整。

二、尺骨鹰嘴钳

鹰嘴钳的原理：利用鹰嘴钩抓持住鹰嘴骨块，双齿卡钳固定于尺骨嵴两侧，距尺骨鹰嘴尖 60 ~ 80mm 处，借助与尺骨嵴平行的螺杆伸缩聚拢、螺母加压固定的机械作用原理，将横向螺旋加压转变为直线弧形加压，使尺骨鹰嘴骨折块聚拢复位、固定（图 32–21）。

（一）鹰嘴钳的构造

卡钳式鹰嘴钩由双齿卡钳和不锈钢鹰嘴钩两大部分构成（图 32–22）。

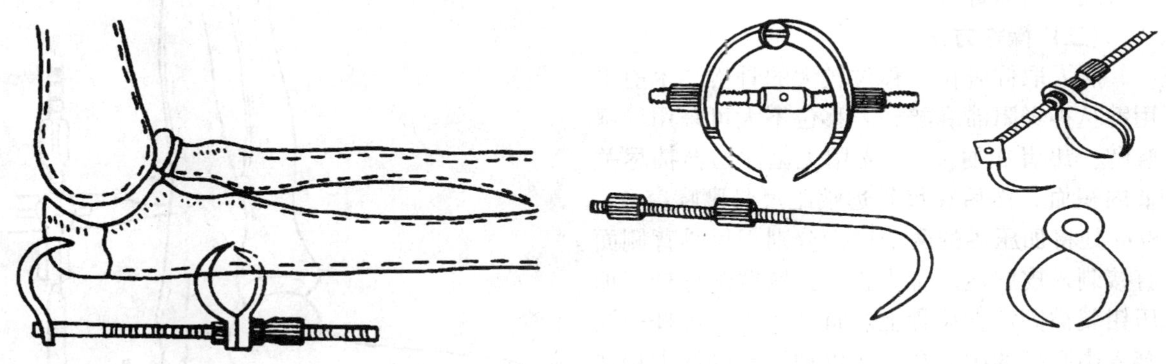

图 32–21　尺骨鹰嘴钳的作用原理　　　　图 32—22　鹰嘴钳的构造

1. 双齿卡钳（特制巾钳）：双齿卡钳用不锈钢制成，为两个圆弧形尖爪，一端呈尖齿形，另一端借助一螺栓将两弧形尖爪连接。弧形尖爪中央有螺纹横杆穿通，借助螺母使两尖齿向中央靠拢，螺纹横杆中央有孔槽与不锈钢鹰嘴钩的钩体圆杆连接。与普通巾钳相比，前面两弧形尖齿要长得多，宽大得多。特制巾钳借助关节处螺栓与不锈钢鹰嘴钩的扁形钩体连接。

2. 不锈钢鹰嘴钩：鹰嘴钩由直径 4mm 的不锈钢斯氏针制成，钩尖与扁形钩体构成，总长度为 180mm。钩尖为三角形，钩体前端为弓形，弓形后部延续为圆形直杆，钩尖与钩体之间呈一坡度较陡的圆锥状，可阻止鹰嘴钩进入尺骨鹰嘴内过深。钩体部呈扁薄形，中央开有长槽，紧固螺栓可在其内移动。钩体尾部有 50mm 长螺纹，配有紧固螺母。

（二）适应范围

尺骨鹰嘴骨折。

（三）操作方法

1. 体位与麻醉：病人仰卧或坐位。可选择臂丛麻醉或肘关节腔内浸润麻醉。

2. 操作步骤

(1) 常规消毒铺巾。助手一手握患肢前臂，将肘关节维持在屈肘 45°、前臂完全旋后位，另一手用力将尺骨鹰嘴骨折块向远侧推挤、靠拢轻轻按压尺骨嵴表面，并缓慢屈伸活动肘关节，反复交替进行 3 次，让尺骨滑车切迹关节面与肱骨的滑车关节面反复磨合，使关节面对合得更为平整。直至关节面摩擦音消失，表示复位满意。

(2) 术者将鹰嘴钳的钩尖刺入鹰嘴尖端皮肤，直至尺骨鹰嘴尖端骨质内；在距尺骨鹰嘴尖端远侧 60 ~ 80mm 处的尺骨嵴两侧，分别刺入巾钳两弧形尖齿，扣紧巾钳尾端卡齿，使双齿靠拢卡紧尺骨嵴。将巾钳螺栓置入鹰嘴钩钩体长槽内，拧紧紧固螺母加压固定。

(3) 让助手慢慢放松推挤尺骨鹰嘴的手，确定尺骨鹰嘴骨折已被牢牢聚拢后，缓慢屈曲肘关节至 90°，检查鹰嘴钳把持尺骨鹰嘴骨折的牢稳度。

（四）注意事项

用电视 X 线机透视或拍肘关节 X 线侧位片，检查尺骨鹰嘴骨折复位及对合情况。

三、鹰嘴钩

（一）结构简介

鹰嘴钩由加压钳、中心杆及加压钩三部分组成（图 32-23）、中心杆带螺纹的部分不完全是圆形，而是有两个与加压钳侧方的长方孔相适应的平面，用以防止在固定加压钳时发生旋转。

（二）适应范围

尺骨鹰嘴骨折。

（三）操作方法

病人取仰卧位。移位较大的骨折，术前采用臂丛神经阻滞麻醉，若移位不大可采用局部麻醉。患者屈肘 90°，先用无菌注射器抽尽关节内积血，然后在尺骨远端距尺骨鹰嘴突 6 ~ 8cm 处将加压钳的两个锐尖分别于尺骨背侧面直接刺入皮肤达尺骨为止，拧紧两侧螺杆，加压钳就被固定在尺骨上。将加压钩的螺杆一端穿入中心杆的中心孔内，以加压钩的钩尖钩住尺骨鹰嘴突，拧紧加压钩远端螺杆，尺骨鹰嘴块便会随之逐渐向骨折远端靠拢复位（图 32-23）。如对位不满意，可用双手拇指将骨折块向股骨滑车及肱骨远端方向挤按，使骨折复

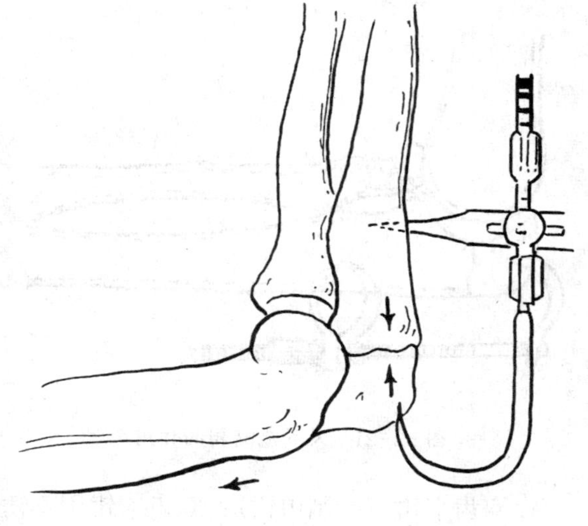

图 32-23　鹰嘴钩使用方法示意图

位。再进一步拧紧加压钩远端的螺杆，直到对位满意固定牢靠为止。操作完毕后，肘关节屈曲90°，前臂中立位，三角巾悬吊。3～7天后开始练习肘关节伸屈活动，伸屈活动的幅度随时间的延长而逐渐加大。4～6周去掉鹰嘴钩。

（四）注意事项

进行操作时，首先要确定鹰嘴钩三个锐尖的穿刺部位。在肿胀非常严重的情况下，应当用力将血肿推挤开或抽吸净，摸到尺骨，确定穿刺部位。在固定可靠的前提下，加压钩的钩尖越靠近尺骨鹰嘴突的背侧越好，如果偏于前侧，则可能引起骨折断端背侧分离。另外，中心孔应与加压钩的钩尖位于同一轴线上，否则易于发生扭转而导致骨折再移位。在练习肘关节活动过程中，要经常检查鹰嘴钩的螺杆，防止松动。

四、尺骨鹰嘴微型框架固定器

（一）结构简介

由不锈钢材料制作。包括下列部件（图32-24）：

⑴ 螺杆2根，长50mm，直径4mm。供连接固定夹和骨折端轴向加压或延伸，螺杆近端5mm一段无螺纹，以便使近端固定夹自由转动。近端头部有4个小孔供转动时加压或延伸。

⑵ 锁针器4个。

⑶ 螺母2个。为固定钢针夹而设计这一螺母，以防近端固定夹向远端转动。

⑷ 螺钉4个，固定钢针用。

⑸ 特制螺丝刀1把。

（二）适应范围

尺骨鹰嘴骨折。

（三）操作方法

在臂丛神经阻滞麻醉或局麻下进行。肘部常规消毒与铺巾，肘关节屈曲100°～110°位。在骨折远、近端与骨纵向垂直各穿入1.5～2.0mm克氏针1枚，针距以20～25mm为宜。固定器组装后，先拧紧固定夹顶端螺钉，卡牢钢针。一助手将近端骨折块向远端推移。同时用手掌把骨折内外侧向尺骨体中心挤压，使之对合复位，并转动螺杆，屈肘数次于骨折端靠拢对位后再加压固定。对粉碎性骨折或骨折块过小而难于穿针时，可将钢针紧贴鹰嘴顶端穿于肱三头肌附着部，同样可起到稳定的固定作用。

（四）注意事项

本方法操作比较简便，创伤小，对骨纵轴成90°穿针是点状固定，骨折断面受力均匀，固定牢靠。术后3天可开始肘关节伸屈活动，有骨折愈合快和功能恢复好的优点。术后3～4周拍片复查，骨折愈合后可拆除固定。

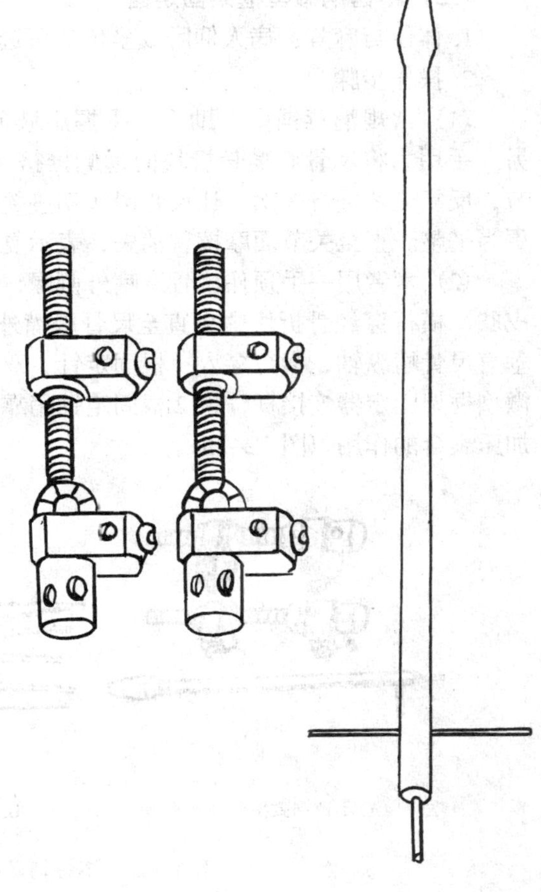

图32-24　尺骨鹰嘴微型框架固定器

五、微型框架固定器

主要有微型钩槽式框架固定器和不锈钢微型

框架固定器两种，其构造详见第十八章第六节，下面分别介绍将它们用于治疗尺骨鹰嘴骨折的操作方法。

（一）微型的钩槽式框架固定器

1. 体位与麻醉：病人仰卧或坐位。可选择臂丛麻醉或关节浸润麻醉。

2. 操作步骤。

(1) 常规消毒铺巾。助手一手握患肢前臂，将肘关节维持在屈肘 45°、前臂完全旋后位，另一手用力将尺骨鹰嘴骨折块向远侧推挤、靠拢，轻轻按压尺骨嵴表面，并缓慢屈伸活动肘关节，反复交替进行 3 次，让尺骨滑车切迹关节面与肱骨的滑车关节面反复磨合，使关节面对合得更为平整。直至关节面摩擦音消失，表示复位满意。

(2) 术者用一手顶住尺骨鹰嘴外侧缘，另一手持钻具将已消毒的直径 2mm 固定针直接刺入皮肤，横行穿经骨折块中央直至尺骨鹰嘴外侧缘皮肤外 30mm。再在骨折线远侧 25 ~ 30mm 处，垂直尺骨嵴纵轴，横行穿入 1 枚固定针，双手稳稳地把持住固定针，在尺骨两侧分别装上钩槽连接杆，将 2 根固定针稍靠拢固定，使骨折端紧密嵌插，达到骨折复位、固定和加压聚合的作用(图 32–19)。

让助手慢慢放松推挤尺骨鹰嘴的手，确定尺骨鹰嘴骨折已被牢牢聚拢后，缓慢屈曲肘关节至 90°，检查微型钩槽式框架固定器把持尺骨鹰嘴骨折的牢稳度。

3. 注意事项

用电视 X 线机透视或拍肘关节 X 线侧位片，检查尺骨鹰嘴骨折复位及对合情况。

（二）不锈钢微型框架固定器

1. 体位与麻醉：病人仰卧或坐位。可选择臂丛麻醉或肘关节腔浸润麻醉。

2. 操作步骤

(1) 常规消毒铺巾。助手一手握患肢前臂，将肘关节维持在屈肘 45°、前臂完全旋后位，另一手用力将尺骨鹰嘴骨折块向远侧推挤、靠拢，轻轻按压尺骨嵴表面，并缓慢屈伸活动肘关节，反复交替进行 3 次，让尺骨滑车切迹关节面与肱骨的滑车关节面反复磨合，使关节面对合得更为平整。直至关节面摩擦音消失，表示复位满意。

(2) 术者用一手顶住尺骨鹰嘴外侧缘，另一手持钻具将已消毒的直径 2 mm 固定针直接刺入皮肤，横行穿经骨折块中央直至尺骨鹰嘴外侧缘皮肤外 30mm。再在骨折线远侧 25 ~ 30mm 处，垂直尺骨嵴纵轴，横行穿入一根固定针，双手稳稳地把持住固定针，在尺骨两侧分别装上不锈钢微型框架固定器连接杆，将 2 根固定针稍靠拢固定，使骨折端紧密嵌插，达到骨折复位、固定和加压聚合的作用（图 32–25）。

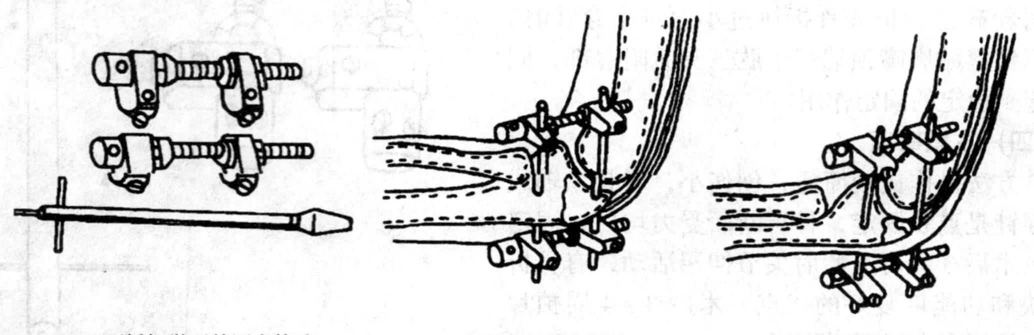

A. 不锈钢微型外固定构造　　B. 经骨折片穿针固定　　C. 经肱三头肌附着部穿针固定

图 32–25　不锈钢微型框架固定器固定尺骨鹰嘴骨折

(3) 让助手慢慢放松推挤尺骨鹰嘴的手，确定尺骨鹰嘴骨折已被牢牢聚拢后，缓慢屈曲肘关节至 90°，检查不锈钢微型框架固定器把持尺骨鹰嘴骨折的牢稳度。

（三）注意事项

(1) 术后无须加用任何其他外固定，患肢置于屈肘功能位，卧床休息时用软枕将患侧上肢垫高。下床行走时用三角巾悬吊前臂于胸前，便于肢体消肿，手术当天可练习肱三头肌的等长舒缩。

(2) 术后第 2 天练习握拳活动，可在无痛范围内轻轻屈伸患侧肘关节，有利于关节面骨折线的磨合，防止肌肉萎缩。

(3) 术后第 3 周开始逐步加大伸屈肘关节的活动范围和强度。

(4) 用电视 X 线机透视或拍肘关节 X 线侧位片，检查尺骨鹰嘴骨折复位及对合情况。每月拍一次 X 线片复查。术后 8 周，肘关节屈伸接近正常 X 线片示骨折愈合，即可去除鹰嘴钳。皮肤钩眼用酒精纱布覆盖 3 天即愈。

六、体外张力带加压框架固定加压器

（一）结构简介

主要构件（图 32–26）有：

1. 滑动槽座与钩形爪：为长 3cm、宽 1.2cm，中间带有滑槽的座牌，两个滑槽中间相距 1.6cm 有半弧形爪刺，由座的两端伸出，长 4.5cm，向远端渐细呈锌形。滑槽座两端平面的中央部，有直径 0.35cm 的圆孔，此孔有横向螺纹杆通过，两端有螺母固定，旋转螺母时钩形爪能沿滑动槽座左右移动。

2. 纵向螺旋杆与活节：一条长 8cm、直径 0.4cm 的全长螺纹杆，中央部有 0.12cm 宽的纵向滑槽，近端与活节相连接，装置在滑动槽座内的槽向螺杆上（通过圆孔）。活节是一圆柱体，远端固定在纵向螺杆上，近端纵向的中央部有圆孔，其内装置端带球形的螺纹杆，与滑动槽座相连，调节固定螺母时，它可使该滑动槽座旋转 360°，前及左右倾斜各 45°，以利矫正各种不同类型骨折的张应力。

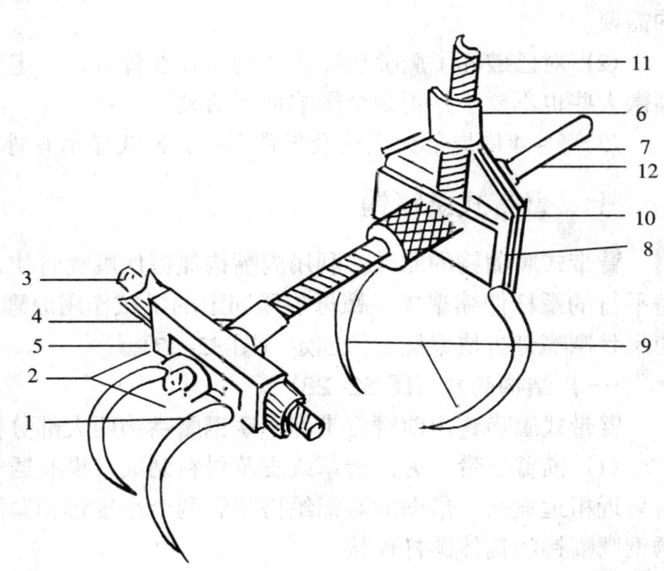

1.滑动槽座　2.钩形爪　3.横向螺纹杆　4.活节　5.滑槽　6.螺母　7.纵向螺纹杆　8.移动牌及固定钳　9.双齿　10.伸缩力臂　11.竖的螺纹杆　12.弹簧

图 32–26　体外张力带加压框架固定器

3. 移动牌与固定钳：一块两头带有沟槽的合金板，中央部备一圆孔，有纵向螺杆通过。固定钳的形状与手术用的巾钳相似，双齿与移动牌两头的沟槽形成关节，上段与“伸缩力臂”相连接，左右力臂在末端通过金属环相连，金属环套在固定于移动牌竖的螺纹杆上，环与牌之间有套在螺纹杆上的弹簧相撑，旋转环上方的螺母时固定钳可开放合拢。

（二）适应范围

(1) 尺骨鹰嘴横断、斜形骨折，粉碎性骨折，小块撕脱性骨折合并桡骨头脱位，或孟氏骨折、桡骨颈骨折及肘关节前脱位的病例。

(2) 开放性骨折清创缝合术后。

（三）操作方法

在臂丛麻醉生效后，患者取侧卧或坐位，屈肘 30° 或伸直位，术者左手拇指摸准尺骨鹰嘴骨块后，向远端推挤矫正分离移位，右手持体外张力带将钩形爪穿透皮肤刺入鹰嘴骨块的后方，并用左手拇、食指固定住钩形爪，右手牵拉纵向螺旋杆向下，将固定钳固定于距钩形爪 5～6cm 的尺骨上，使其达到满意对位，再将纵向螺杆上的螺母扭紧加压固定。肘关节屈曲 90°位，前臂悬吊胸前固定，摄片检查。如系粉碎性骨折，已破坏了鹰嘴骨块的完整性时，术者可一手握前臂，另一拇、食指呈“八”字形从鹰嘴后方及两侧捏挤分离的骨块使其靠拢复位，把钩形爪刺入鹰嘴后方较大的骨块上。在操作的同时应将肘关节徐徐做被动屈伸活动，以利关节面挤压平整。术毕如鹰嘴粉碎呈横向增宽者，肘关节需屈曲 90°位铁丝固定；若纵向延长者应小于 90°位固定。2 周后解除铁丝托，进行肘关节伸屈功能锻炼。

（四）注意事项

（1）注意检查固定钳及钩形爪的松紧度；从侧位 X 线片上测量移动牌上平面与固定钳尖端的垂直距离，如相距 0.6～0.8cm 时，则张力带承受的应力为 1.5～2kg，满足了固定及功能锻炼的需要。

（2）对已破坏了鹰嘴块完整性的粉碎性骨折，一定要达到鹰嘴外形的完整性。半月切迹宁肯稍微大些也不要小，否则会影响伸屈活动。

（3）3～4 周局部无压痛及异常活动，X 线显示有骨痂形成，即可解除固定。

七、臂带式鹰嘴钩

臂带式鹰嘴钩的原理：利用鹰嘴钩抓握住鹰嘴骨块，前臂皮带固定于前臂近侧，借助与尺骨嵴平行的螺杆伸缩聚拢、螺母加压固定的机械作用原理，将横向螺旋加压转变为直线弧形加压，使尺骨鹰嘴骨折块聚拢复位固定（图 32-27）。

（一）结构简介（图 32-28）

臂带式鹰嘴钩由前臂皮带和不锈钢鹰嘴钩两大部分构成。

（1）前臂皮带：为人造革或皮革材料制成，设有透气孔，外形为近宽远窄的梯形，卷成筒状后呈近粗远宽状，借助的对锦纶搭扣和两个小皮带扣紧固。前臂皮带中央借助铆钉、固定孔与不锈钢鹰嘴钩的钩体圆杆连接。

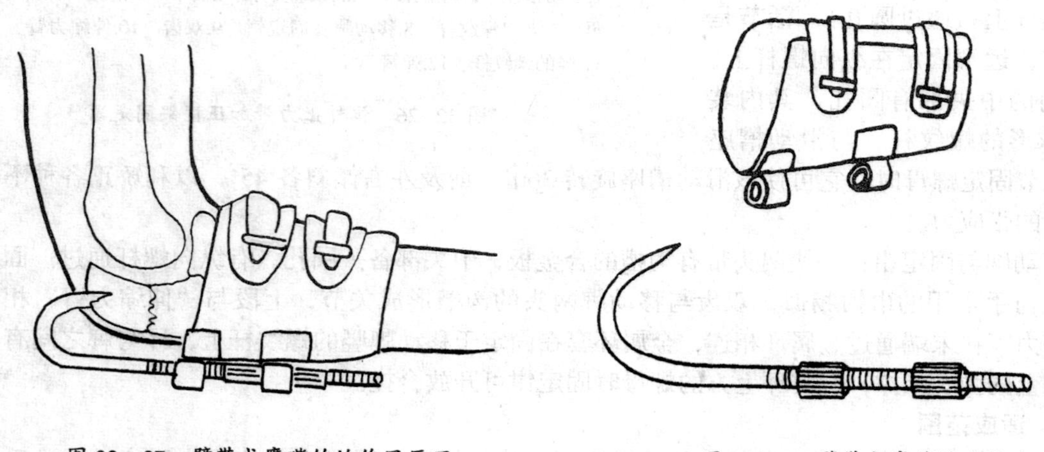

图 32—27 臂带式鹰嘴钩的作用原理　　图 32-28 臂带式鹰嘴钩的构造

（2）不锈钢鹰嘴钩：鹰嘴钩由直径 4mm 的不锈钢斯氏针制成，总长度为 180mm。钩尖为三角形，钩体前端为弓形，弓形后部延续为圆形直杆，钩尖与钩体之间呈一坡度较陡的圆锥状，可阻止鹰嘴钩进入尺骨鹰嘴内过深。钩体尾部有 50mm 长螺纹，配有紧固螺母。

（二）适应范围

尺骨鹰嘴骨折。

（三）操作方法

首先，在尺骨鹰嘴尖端行局部麻醉，术者一手握患肢前臂，将肘关节保持在微屈前臂旋后位，另一手拇、食、中三指分别放在鹰嘴骨折块的内、外、后侧，并用力将骨折块向下推挤，逐渐伸屈肘关节，至粗糙的骨擦音消失，表示复位成功。术者将鹰嘴钩的钩尖透过皮肤插入鹰嘴尖端的骨质内，助手将皮带固定在患肢前臂中下段，并使鹰嘴钩穿过框架固定器的小孔，拧紧螺母。屈肘功能位固定，颈腕带悬吊于胸前。

1. 体位与麻醉：病人平躺仰卧或坐位。可选择臂丛麻醉或肘关节腔内浸润麻醉。

2. 操作步骤

(1) 常规消毒铺巾。如果关节腔内充满积血，可用粗针头抽出积血。然后助手一手握患肢前臂，将肘关节维持在屈肘 45°、前臂完全旋后位，另一手用力将尺骨鹰嘴骨折块向远侧推挤、靠拢，轻轻按压尺骨嵴表面，并缓慢屈伸活动肘关节，反复交替进行 3 次，让尺骨滑车切迹关节面与肱骨的滑车关节面反复磨合，使关节面对合得更为平整。直至关节面摩擦音消失，表示复位满意。

(2) 术者将鹰嘴钩的钩尖刺入鹰嘴尖端皮肤，直至尺骨鹰嘴尖端骨质内；前臂皮带系于前臂近段、肘窝前部，内衬棉垫，尤其是肘窝前部应衬垫较厚的棉垫。将鹰嘴钩钩体螺纹段插入前臂皮带固定孔内，拧紧紧固螺母加压固定。

(3) 让助手慢慢放松推挤尺骨鹰嘴的手，确定尺骨鹰嘴骨折已被牢牢聚拢后，缓慢屈曲肘关节至 90°，检查臂带式鹰嘴钩把持尺骨鹰嘴骨折的牢稳度。

（四）注意事项

(1) 为了便于整复时定位清楚，或因肿胀而造成皮带压伤，一般在固定前抬高患肢，局部外敷消肿止痛膏，内服活血消肿之剂，约 1 周后肿胀消退，再手法复位，鹰嘴钩固定。

(2) 固定后第 1 周做握拳活动，第 2 周以后可适当屈伸肘关节，4 周后无局部压痛，已达临床愈合，可去除框架固定器。

(3) 定期复查，并根据肿胀消退情况，调整皮带的松紧度和旋紧螺母。

(4) 用电视 X 线机透视或拍肘关节 X 线侧位片，检查尺骨鹰嘴骨折复位及对合情况。

八、加压框架固定器

（一）结构简介（图 32–29）

加压框架固定器由两个固定钩、固定支架、加压器和两枚固定螺钉组成，重 74.5g。使用时由两枚螺钉穿过皮肤将框架固定器固定在尺骨干上，将固定钩穿过肘后皮肤固定在尺骨鹰嘴骨折块上，旋转加压器的旋钮推动固定钩对骨折端产生加压作用。框架固定器上的螺母可以

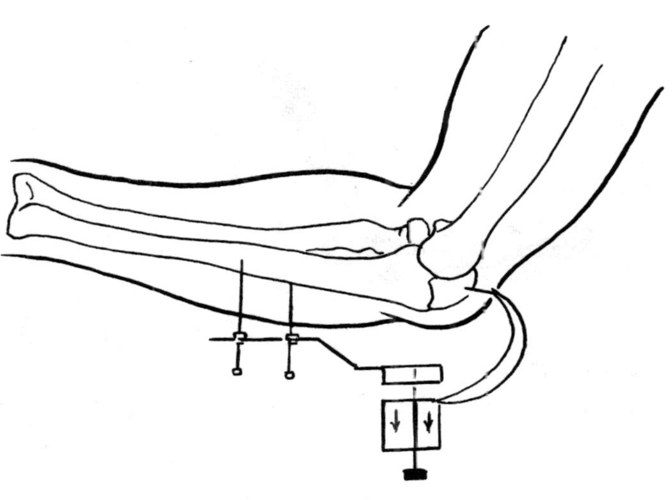

图 32–29　加压框架固定器

调节加压器的升降，从而达到调节骨折端成角移位的目的。同固定器上有滑槽式螺钉孔可以调节固定器沿尺骨干的纵向活动，用来调节骨折块的位置，必要时用来重新复位。

（二）适应范围

(1) 尺骨鹰嘴骨折。

(2) 肱三头肌腱撕脱骨折。

（三）操作方法

采用臂丛麻醉。肘关节屈曲 90°，在原尺骨鹰嘴所在部位相应的皮肤处将两钩置入皮下，将肘关节伸直，同时将钩沿皮下向骨折块方向移动，钩住骨折块顶端牵拉，使骨折两断端对位，然后屈肘至 90°，选择螺钉在尺骨上的入点，选用 35mm 的钻头沿尺骨干钻两个孔，需穿透对侧皮质，将螺钉拧入，两螺钉相距 3cm。使固定器固定在尺骨中上 1/3 部位。透视下进一步调整钩和骨折块的位置，复位过程中可以做肘关节的屈伸活动，以便关节面恢复平整。在复位良好的情况下，旋转加压器旋扭使骨折端加压。固定术后，可以立即开始肘关节活动，可达到加压器允许的最大范围，一般为 30° ~ 100° 。不练习活动时，肘关节悬吊在屈曲 90°位或小于 90°位，固定过程中，特别是固定后期，应尽可能地鼓励病人增加肘关节屈伸活动范围。固定 3 周时骨折线处有骨小梁出现，4 周时可见有明显的骨小梁通过骨折处，去除框架固定器。

（四）注意事项

在固定过程中弹簧钩作用力的方向与尺骨干纵轴方向相平行，由于加压作用和弹簧钩的弹性作用，可以持续地维持管端的加压效应，使骨折端继续产生紧密的嵌合，特别是在练习肘关节活动后，这一作用更加明显。如复位固定后发现骨折块有成角移位，可以通过固定架上的螺母加以调整不需附加其他外固定，并可以早期进行肘关节功能锻炼。

九、Orthofix 固定器（图 32-30 ~ 图 32-33）

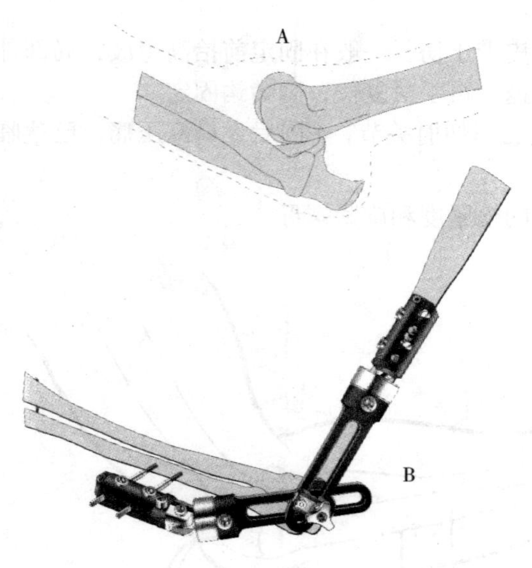

A. 肘关节骨折或脱位

B. 肘关节固定器，调节尺骨上螺丝夹位置要注意不要损伤桡神经

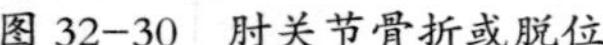

图 32-30 肘关节骨折或脱位

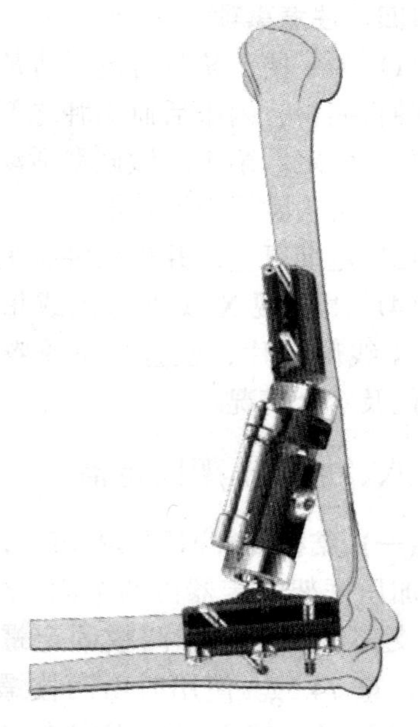

带有尺骨 TG 夹的固定器（90000 型）

注意：不要损伤桡神经

图 32-31 肘关节融合

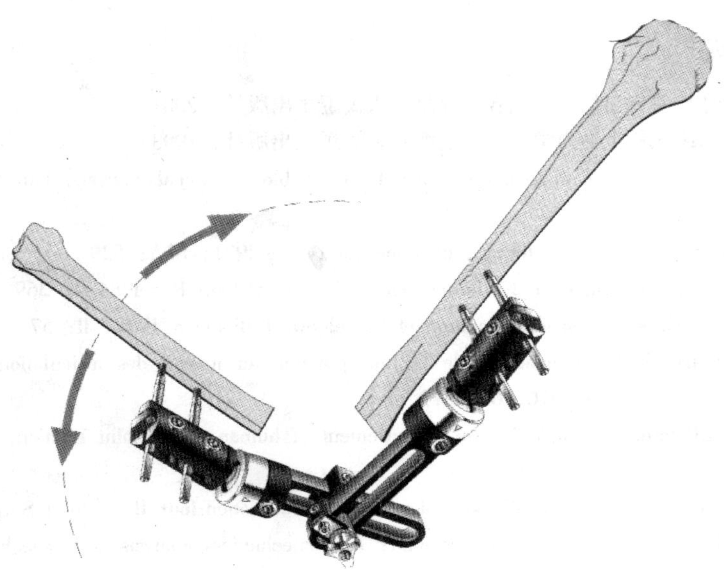

切除感染骨骼，用肘关节固定器作为一种临时过渡方法，以维持或替代原关节的活动，小心桡神经损伤

图 32-32 感染性骨折

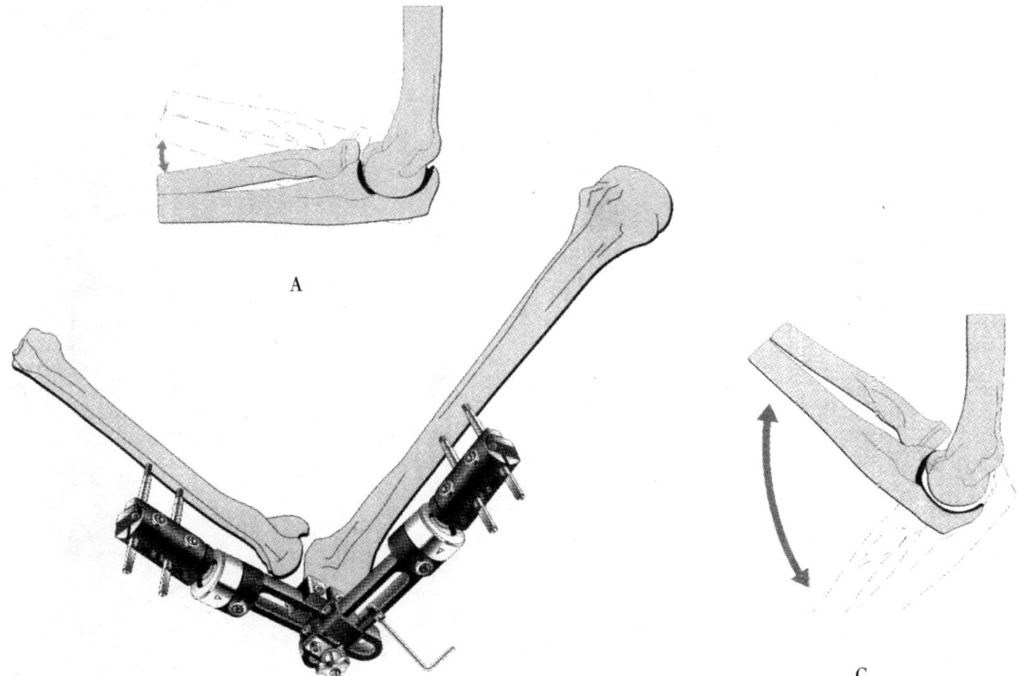

A. 肘关节僵硬，活动受限

B. 在适当位置安装肘关节固定器并分开无嵌插的关节面

C. 术后立即增大关节活动范围，通过理疗将进一步改善

图 32-33 肘关节僵硬

主要参考文献

1 王亦璁主编. 骨与关节损伤，第三版. 北京：人民卫生出版社，2001

2 过邦辅编译. 临床骨科生物力学基础. 上海：上海远东出版社，1993

3 Morrey BF et al：Passive motion of the elbow Joint. A blomechanical analysis. Jour Bone Joint Surg 1976，58A:501

4 London JT：Kinematics of the elbow. Jour Bone Joint Surg l981；63A：529

5 An KN et al：Carrying angle of the human elbow joint. J Orthop Res l984, l：369

6 Chao EY et al：Three–dimensional rotation of the elbow. J Biomech 1978，ll：57

7 Carret J–P et al：Etude cinematique de la prosupination au niveau des articulations radiocubitales（radio ulnaris）. Bull Assoc Anat 1976，60：279

8 Chao EY et al:Electrogoniometer for the measurement of human elbow joint rotation. J Biomech Eng 1980，102：301

9 Morrey BF et al：A biomechanical study of normal elbow motion.Jour Bone Joint Surg 1981，63A：872

10 An KN et al：Muscles across the elbow joint：A biomechanical analysis. J Biomech 1981，14：659

第三十三章　前臂骨折框架固定技术

第一节　前臂应用解剖

一、前臂标志投影

1. 桡动脉：自肘窝中点远侧 2cm 处至腕上桡动脉搏动处的连线。自肘窝中点远侧 2cm 处至腕上桡动脉搏动处的连线。

2. 尺动脉：自肘窝中点至豌豆骨桡侧缘的连线；自肘窝中点至豌豆骨桡侧缘的连线。

3. 正中神经：自肘窝中点稍内侧至腕关节掌侧面中点间的连线至腕前面正中（即掌长肌腱深面）处画一线，基本上代表正中神经的行程。自喙肱肌内侧缘起，经内上髁后方，至豌豆骨之间的连线代表尺神经的行程，至腕前面正中（即掌长肌腱深面）处画一线，基本上代表正中神经的行程。

4. 桡神经：自外上髁至桡骨茎突的连线为桡神经浅支的投影，自外上髁至前臂背侧中、下 1/3 交界处的连线，为腕神经深支的投影。桡神经浅支是自外上髁至桡骨茎突的连线。深支是自外上髁至前臂背侧中下 1/3 交界处的连线。

5. 尺神经；自尺神经沟至豌豆骨桡侧缘的连线。自喙肱肌内侧缘起，经内上髁后方，至豌豆骨之间的连线代表尺神经的行程。

二、前臂骨性结构

（一）桡　骨

桡骨本身具有两个弯曲（图 33-1，图 33-2），称为旋转弓。桡骨颈斜行向远侧及尺侧，桡骨干的近侧则斜行向远侧及桡侧，两者之间形成了一个夹角，称旋后弓（supinator bend），恰处于桡骨结节的水平。桡骨干的远侧斜行向远及尺侧，因之与近侧段之间又形成了一个夹角，称旋前弓（pronator bend），此角恰位于旋前圆肌粗隆处。旋后弓和旋前弓分别处于桡骨远近端连线（桡骨旋转轴）的两侧。这两个旋转弓并不在同一平面上，以致桡骨的正侧面都可见到这两个弯曲。

（二）桡骨头

桡骨头并非正圆形，而系椭圆形，我们在新鲜成人尸体上测定的结果为长轴 24mm，短轴 21mm，长短轴之比为 8：7。

桡骨头表面被有软骨，中部凹入呈杯状与肱骨小头关节面相对。当伸直肘关节时仅桡骨头的前半部与之相接触；屈肘时两者完全吻合。杯状面的尺侧为一半月形的倾斜面，于旋前时与滑车的桡侧边缘相接触。桡骨头的周边部也被有软骨，称柱状唇（cylindricalrim），与尺骨的桡骨头切迹组成上尺桡关节（图 33-3）。

（三）尺　骨

尺骨近端粗大，远端细小。近端的冠状突、鹰嘴突所围成的半月切迹，与肱骨的滑车相关节，称肱尺关节，为解剖上肘关节的主要部分。半月切迹的弧度为 180°，而滑车的弧度为 320°。

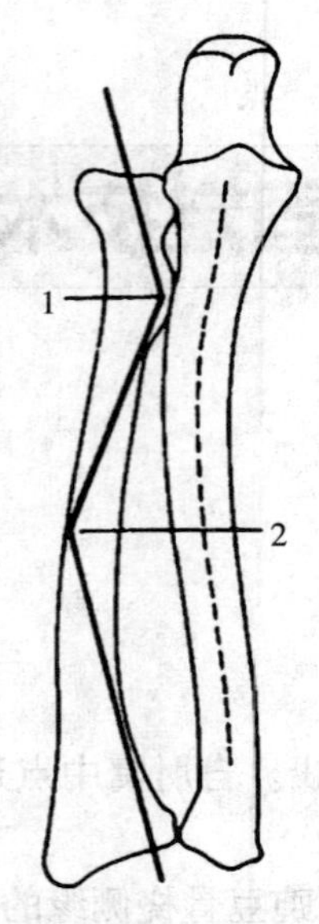

1.旋后弓 2.旋前弓

图 33-1 旋后弓和旋前弓

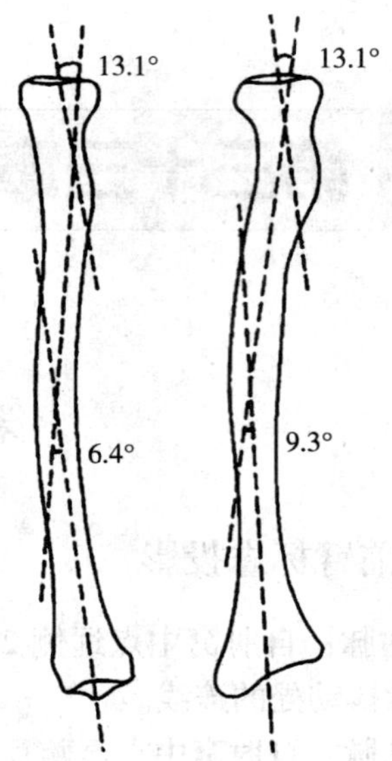

图 33-2 旋转弓角度

尺骨远端变圆形成尺骨小头，小头远侧为圆形关节面与三角纤维软骨盘相对，侧方的拱桥形关节面与桡骨的尺骨切迹关节面相关节，称下尺桡关节。

尺骨体上粗下细，体的下 1/4 向内突曲。下端有尺骨及位于其内侧的尺骨茎突。尺骨截面呈三角形，全长均处于皮下，因而易造成开放骨折。尺骨的远 1/3 处有轻度的向尺侧的弯曲。

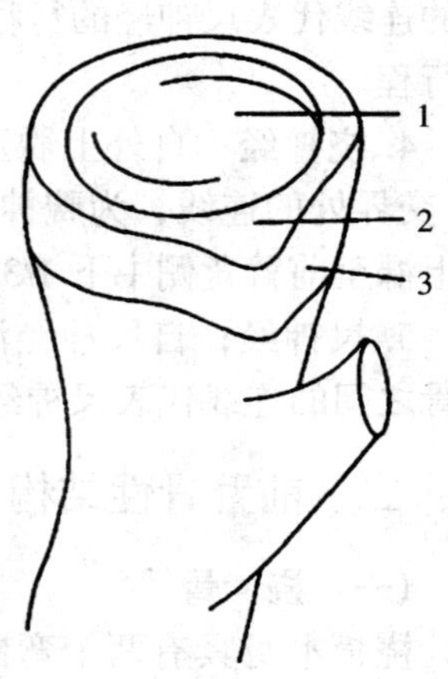

1.环形面 2.倾斜面 3.柱状面

图 33-3 桡骨头的形态

三、前臂肌肉筋膜

(一) 韧 带

前臂前区深筋膜近肘部有肱二头肌腱膜加强，近腕部有环形纤维增厚，包绕屈肌腱形成腕掌侧韧带。深筋膜从两侧伸入屈伸两肌群之间，分别附着于尺、桡骨骨膜，形成前臂前区筋鞘。并在各肌之间形成筋膜隔及血管神经鞘。前臂骨髓腔内径值变化很大，骨穿针术中，要注意髓腔变化特点与针体在骨骼上固定的稳定程度关系，防止针体松动。

由桡骨头的柱状唇与尺骨的桡骨切迹所组成。环状韧带与尺骨的桡骨切迹共同围成一个纤维骨环，包绕着桡骨头的柱状唇。环状韧带约占纤维骨环的 3/4，因之可以适应椭圆形的桡骨头的转动。环状韧带被肘关节外侧和内侧韧带的前部纤维所加强。

该关节的下部被方形韧带所加强。方形韧带(guadrate ligament)前后边缘与环状韧带相连,内侧附着于尺骨的桡骨切迹的下缘,外侧联结桡骨颈。桡骨头在纤维骨环中的旋转运动受方形韧带的制约。旋前时,方形韧带的后部纤维紧张;旋后时,方形韧带的前部纤维紧张(图 33-4)。

(二) 骨间膜

骨间膜为一致密的纤维结缔组织，膜状，远近侧均较薄弱，而中部较厚韧。掌侧纤维起于尺骨骨间嵴，斜向近侧止于桡骨骨间嵴；背侧纤维则方向相反，走向近侧和尺侧。近侧部有一束加厚的纤维称为斜索 (obligue cord) (图 33-5)。

前臂骨间膜不仅为前臂肌肉提供了肌止，也由桡骨向尺骨传导应力。更重要的是骨间膜为前

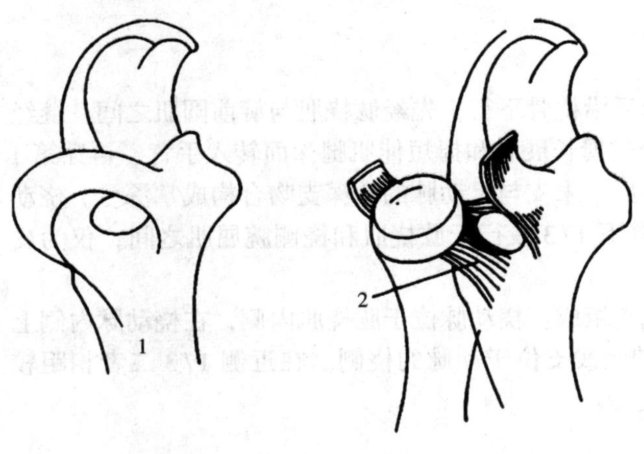

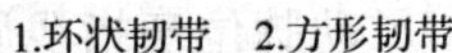

1.环状韧带　2.方形韧带

图 33-4　环状韧带和方形韧带

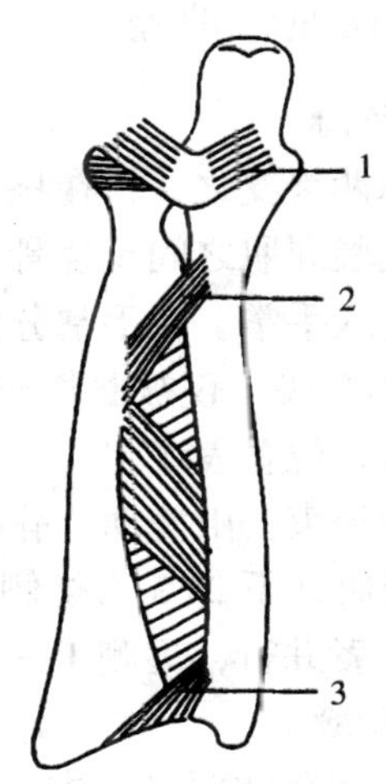

1.肘内侧副韧带　2.斜索　3.下尺桡掌侧副韧带

图 33-5　前臂骨间膜

臂的旋转活动，限定了一个最大活动范围。前臂的旋转活动时不能超越此一范围则将受到骨间膜的制约。骨间膜的瘢痕挛缩将造成前臂旋转功能障碍。

(三) 前臂肌肉

(1) 前臂前群肌：共 9 块，分浅深两层。浅层 6 块，由桡侧向尺侧排列依次为：肱桡肌、旋前圆肌、桡侧腕屈肌、掌长肌、指浅屈肌和尺侧腕屈肌。深层 3 块有拇长屈肌、指深屈肌和旋前方肌。主要作用是屈肘、屈腕、屈指和前臂旋前。

(2) 前臂后群肌：位于尺、桡骨及骨间腹后面和桡骨外侧。共 10 块，分浅深两层。浅层 5 块由桡侧向尺侧排列依次为：桡侧伸腕长肌、桡侧伸腕短肌、指伸肌、小指伸肌和尺侧腕伸肌。深层 5 块有旋后肌、拇长展肌、拇短伸肌、拇长伸肌和食指伸肌。它们的作用是伸腕、伸指和前臂旋后。

(3) 前臂的旋转肌：按其功能，前臂的旋转肌可分为两组，即旋前肌组：旋前方肌，旋前圆肌；旋后肌组：旋后肌及肱二头肌。

但就其结构特点而言，这四个肌肉应另行分为两组：一为短而扁的旋转肌——旋前方肌和旋后肌。它们的特点是：止点在桡骨的两端，均远离旋转弓，前臂旋转时，此两个肌肉一个收缩，一个放松，犹如两个绞盘一紧一松。它们属于静力肌。另一组肌肉是旋前圆肌和肱二头肌，其止点均在旋转弓上。如将桡骨的形态比拟为曲柄，这两个肌肉就恰止于曲柄的两个突出点上。它们均为长肌，属于动力肌。旋前圆肌和肱二头肌的收缩，即牵拉着旋前弓和旋后弓沿着前臂的旋转轴旋转。旋转弓存在的重要意义在于提供了一个旋转力臂（图 33-6）。

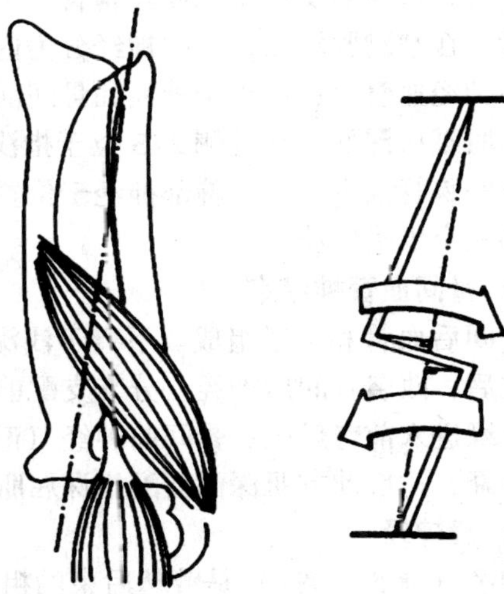

图 33-6　前臂的旋转力臂

四、前臂血管神经

（一）桡动脉

为肱动脉两终支之一，在桡骨颈平面发出后沿桡骨下行，先经肱桡肌与旋前圆肌之间，继经肱桡肌与桡侧腕屈肌之间至桡骨下端，斜行经过拇长展肌和拇短伸肌腱深面转入手背，再穿第 1 骨间背侧肌进入手掌。在手掌分出拇主要动脉后，末支与尺动脉的掌深支吻合构成掌深弓。桡动脉在前臂上 2/3 段，仅被肱桡肌覆盖，在前臂下 1/3 段行于肱桡肌和桡侧腕屈肌之间，仅为皮肤和筋膜掩盖，位置表浅。

桡血管神经束：由桡动、静脉和桡神经浅支组成。桡动脉位于肱桡肌内侧，在桡动脉内侧上 1/3 为旋前圆肌，下 2/3 为桡侧腕屈肌。桡神经浅支位于动脉的桡侧。在近侧 1/3 二者相距较远，中 1/3 二者并行，远侧 1/3 二者又分开走行。

（二）尺动脉

尺动脉为肱动脉两终支中较大的一支，在桡骨颈平面开始经前臂浅深两层屈肌之间斜向下内，尺神经伴行于尺动脉下 1/3 的尺侧，在接近桡腕关节时，尺动脉位于指浅屈肌和尺侧腕屈肌腱之间，位置较浅，继续下行至豌豆骨桡侧，经腕掌侧韧带和腕横韧带之间进入手掌，立即分出掌深支入手掌深处，尺动脉主干则转向外，与桡动脉的掌浅支吻合构成掌浅弓。从掌浅弓的下缘向远侧发出 3 条指掌侧总动脉。掌深弓向远处发出 3 条小支，与指掌侧总动脉吻合。每一指掌侧总动脉又分为两支指动脉，分布于第 2～5 指的相邻面的掌侧。

尺血管神经束：由尺动、静脉和尺神经组成。尺动脉由旋前圆肌深面穿指浅屈肌腱弓，在前臂近侧 1/3 位于指浅屈肌深面，自肘窝中点下方 2cm 处斜向下内，在远侧 2/3 位于指浅屈肌与尺侧腕屈肌之间经腕掌侧韧带深面达豌豆骨桡侧入手掌，终支与桡动脉掌浅支吻合成掌浅弓。尺神经由尺神经沟下行经尺侧腕屈肌深面在上 1/3 距尺动脉较远，在下 2/3 与尺动脉伴行，居尺动脉内侧一起进入手掌，分支分布于尺侧腕屈肌，指深屈肌尺侧半，小鱼际、骨间肌、第 3、4 蚓状肌和前臂及手的尺侧皮肤。

（三）正中神经

由臂丛内、外侧束分别发出的内、外侧根在胸小肌下缘，腋动脉前方合并构成。正中神经（颈 5 至胸 1）初行于腋动脉和肱动脉的外侧，至臂中部在喙肱肌止点附近，它越过肱动脉的前方至其内侧。在肘部它穿过旋前圆肌的两起点之间进入前臂，继续在指浅、深屈肌之间，紧贴浅肌深面下行，在屈肌支持带深面经腕管入手掌。此时，神经位于拇长屈肌腱和指屈肌腱之间，后方为腕骨。在掌腱膜深面，正中神经分为内、外侧两终支。

正中神经血管束：由正中神经和骨间前动脉的分支组成。正中神经于尺动脉前方穿旋前圆肌经指浅屈肌腱弓深面，在近侧 2/3 位于指浅深屈肌之间，在远侧 1/3 位于桡侧腕屈肌与掌长肌之间，向下经腕管入手掌。近腕部神经于位置较浅易受损伤。分支分布于前臂大部屈肌和大鱼际及手掌桡侧三个半指皮肤。

（四）骨间血管神经束

由骨间后血管和神经组成。下行于浅深两层肌之间。桡神经深支于桡骨头下方 5～7cm 处穿旋后肌之后，改名骨间后神经。分支支配前臂后群肌和皮肤。骨间后动脉是骨间总动脉的分支穿骨间膜上缘进入前臂后区。骨间前神经（正中神经的分支）和骨间前动脉组成。二者并行于骨间膜前方下降，达旋前方肌深面支配指深屈肌桡侧半和拇长屈肌及旋前方肌。

（五）桡神经

桡神经（颈 5 至胸 1）是臂丛后束的粗大终支。桡神经在腋动脉后方下降，经大圆肌腱前方进入臂部，与腕深动脉伴行，在肱三头肌长头与内侧头之间向后绕至桡神经沟内，再行向下外至臂的下 1/3，穿至外侧肌间隔前面继续向下行，经肱肌与肱桡肌之间，约在肱骨外上髁的前方分为浅、深两支。

（六）尺神经

尺神经是臂丛内侧束的终支之一。尺神经先在腋动脉内侧，继在尺动脉的内侧下行至腕骨三角肌止点平面以下，穿至内侧肌间隔后方继续下降，达肱骨内上髁的尺神经沟。尺神经在此处贴靠骨面，位置表浅，故易受损伤。尺神经穿过尺侧腕屈肌的肱二头肌之间进入前臂，并在尺侧腕屈肌和指浅屈肌之间和尺动脉的内侧下行到豌豆骨外侧，继经屈肌支持带的前面（浅面）入掌，分为浅深两支。

五、前臂横断面解剖（图 33-7）

皮肤及浅筋膜内，桡侧有头静脉及前臂外侧皮神经，尺侧有贵要静脉及前管内侧皮神经。深筋膜与尺骨后缘、桡骨外侧缘之间有肌间隔。各层肌肉间有筋膜隔和血管神经鞘。

肌肉在前鞘中包括四块浅屈肌及其深面的指浅屈肌，深层为指深屈肌及拇长屈肌。后鞘中浅层为桡侧腕长伸肌、腕短伸肌、指伸肌、小指伸肌及尺侧腕伸肌；深层为拇长展肌、拇短伸肌、拇长伸肌和食指伸肌。

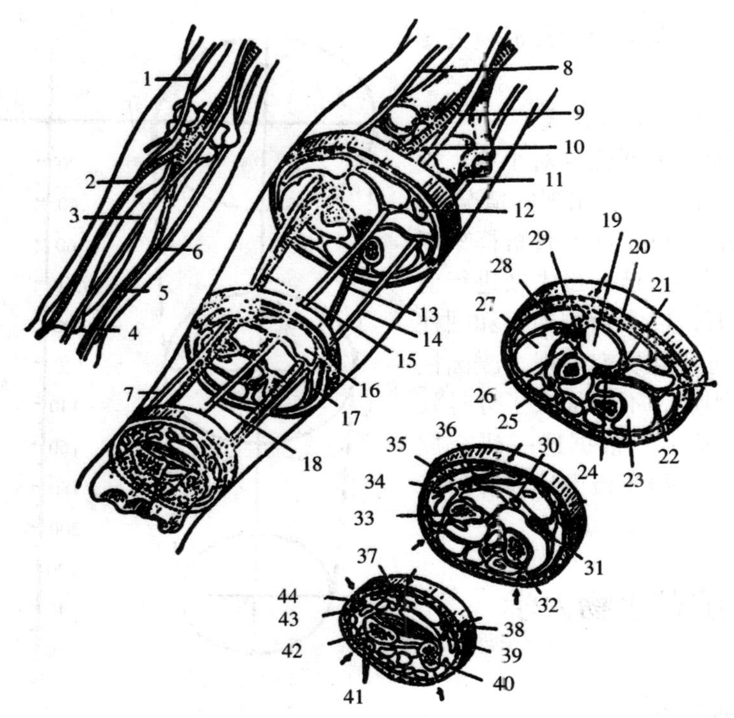

1、8、35.桡神经　2、15、29、36、44.桡动脉　3、9、18、21、30、37.正中神经　4、11、14、22、39.尺神经　5、6、13、24、38.尺动脉　7、43.桡神经浅支　10.肱动脉　12.掌神经　16.指浅屈肌　17.尺侧腕屈肌　19.旋前圆肌　20.桡侧腕屈肌　23.指深屈肌　25.桡神经深支　26.旋后肌　27、41.桡侧腕长短伸肌　28、34.肱桡肌　31.尺动脉及尺神经　32、40.尺骨　33、42.桡骨

图33-7　前臂横断面

桡神经浅支位于桡血管桡侧，肱桡肌与桡侧腕屈肌之间的桡骨前方。尺神经位于血管的尺侧，指浅屈肌与尺侧腕屈肌之间，指深屈肌前方。正中神经血管位于指浅、深屈肌之间。骨间前

血管神经位于骨间膜的前方，骨间后血管神经位于浅、深层伸肌之间。

有学者曾对100例成人，150个肢体的外形进行测定，其结果为：

1. 长度：男为21～26.5cm，平均23.46cm；女为19～23cm，平均21.34cm。

2. 宽度（尺桡骨径）与厚度（掌背径）见表33-1。

表33-1 前臂外形测量表（宽度与厚度测量结果，单位mm）

部位	性别	宽度	平均	厚度	平均
上1/3	男	73~99	84.92	60~81	70.20
	女	64~86	71.70	52~77	63.30
中1/3	男	60.83	71.80	47~65	55.86
	女	56~76	64.30	42~60	51.32
下1/3	男	52~64	54.70	34~44	40.30
	女	50~63	51.42	31~44	36.52

（引自孟和，黄克勤主编骨科复位固定器疗法，1986）

并根据下述材料绘制成前臂外形模式图（图33-8）：

男：粗于女性。且上下变化大。

女：整体细，而上下变化相对小些；虚线表示与男性相同变化率时会出现的情况。

根据以上数据，进行了前臂骨折框架固定器的滑轨及支撑杆的设计，过去在进行前臂骨折复位后固定时，以掌背侧夹板和圆柱状分骨垫为主，通过实验研究发现，改圆柱状分骨垫为塔形垫固定，不仅加大了分骨效应，还减少了压疮发生。根据这一研究成果，前臂骨折框架固定器压板设计为蝶形压板。

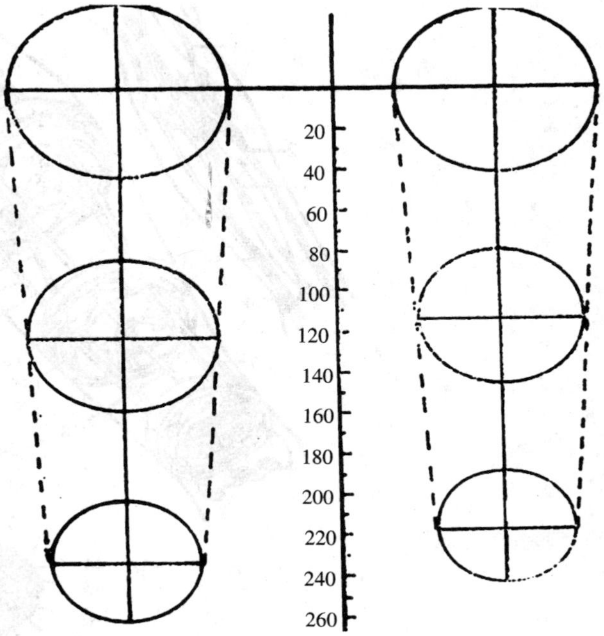

20 40 60 80 100 120 140 160 180 200 220 240 260

图33-8 前臂外形示意图

第二节 前臂生物力学

一、前臂的旋转运动

屈肘90°位，前臂的旋转度为旋后90°，旋前85°（差别很大，因年龄、性别、职业等而异）。如肘在伸直位，则前臂的旋转活动将参入肩关节活动。例如，前臂垂于体侧时，旋转范围约360°。上肢外展90°位，旋转范围为360°。肩前屈90°位肘伸直时，前臂旋转范围为270°。

前臂的旋转运动是个相当复杂的运动，在尺骨保持固定的情况下，其旋转轴是由桡骨头的中心点到达尺骨茎突基部，三角纤维软骨盘附着处。沿此轴心，桡骨头在上尺桡关节处做“自转”运动，而桡骨远端则在下尺桡关节处围绕尺骨头做“公转”运动。

但是桡骨头系椭圆形，所以，桡骨头在旋转中其轴心是变动的，变动范围约 1.5mm（长轴，短轴之差的一半，见图 33-9。

此外，正常前臂旋转运动中，尺骨也在运动，即桡骨由旋后位至旋前位运动时，尺骨也同时向背侧及桡侧方向做短弧线运动。此种运动在肱尺关节处发生，即尺骨近端在前臂旋转运动中做着轻度伸展及向桡侧的摆动（图 33-10）。

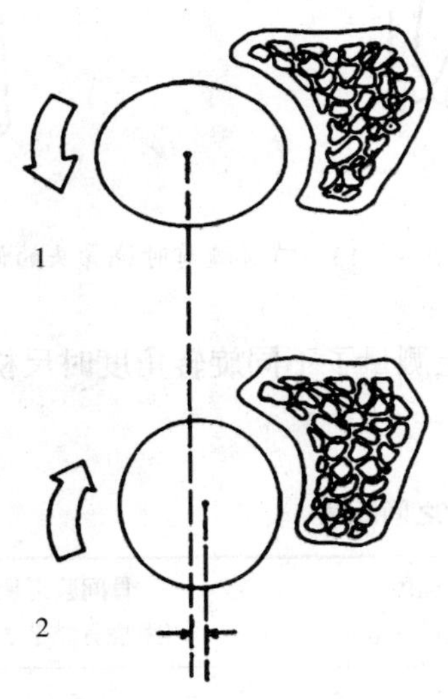

1.旋前 2.旋后

图 33-9 桡骨头旋转时轴心的移动

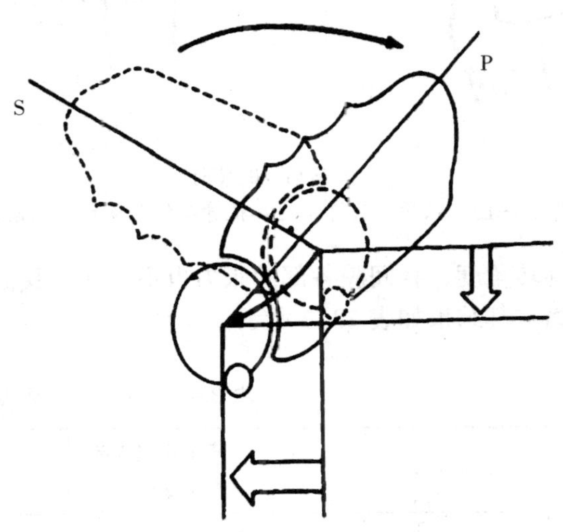

图 33-10 前臂旋转运动中尺骨的运动

尺骨固定和不固定的情况下，前臂的旋转运动轴不同，其运动轨迹也不相同。尺骨不固定时，前臂的旋转幅度亦较尺骨固定时为大（图 33-11）。

综上所述，不难看出：前臂旋转运动中，前臂的旋转轴是在一定的范围之内变动的。

除此而外，当前臂在旋转时，尚有以下的相关运动：①桡骨头杯状面与肱骨小头之间的旋转活动；②桡骨头的半月形倾斜面与肱骨小头滑车沟之间的滑动（图 33-12）；③桡骨头近侧关节面平面于旋前运动期间向远侧及外侧的倾斜运动。这是因为：在旋后位时，桡骨长轴平行于尺骨，而旋前终结时桡骨的长轴与尺骨交叉，因而桡骨头势必发生向远侧及外侧倾斜而与关节水平线之间形成一个角度（图 33-13）。

前臂在旋转运动中，尺桡骨骨间距离随着旋转角度的不同而时时变化着，因之骨间膜的张力也在随之而变化着。由于旋转弓的存在，即使同

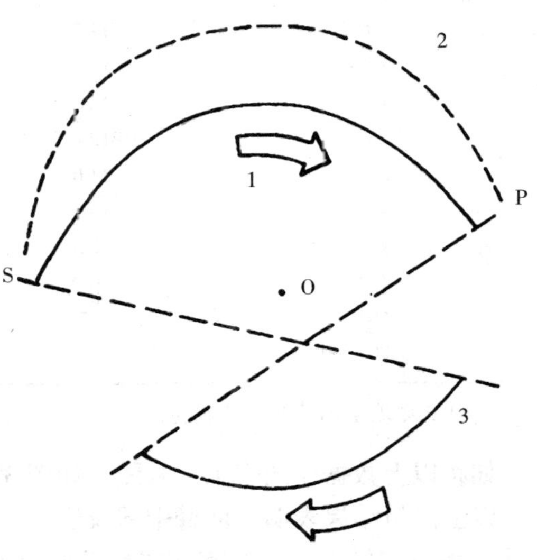

1.桡骨（尺骨不固定时） 2.桡骨（尺骨固定时） 3.尺骨

图 33-11 尺骨固定和尺骨不固定时尺桡骨运动轨迹

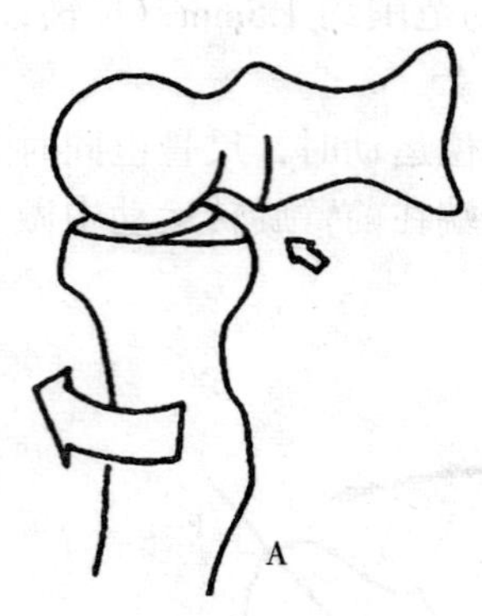

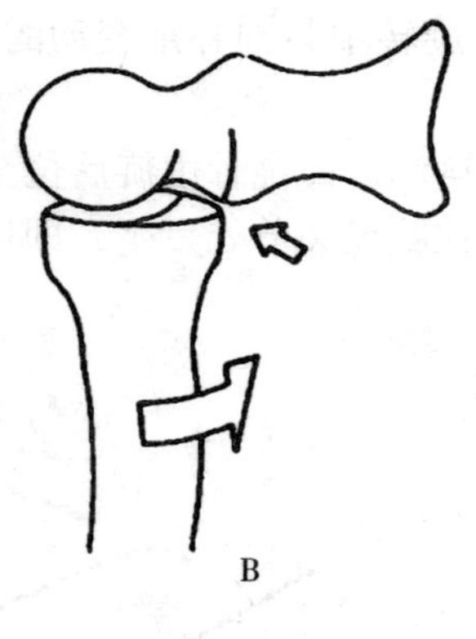

A. 旋后 B. 旋前

图 33-12 肱骨小头滑车沟和桡骨头倾斜面之间的滑动

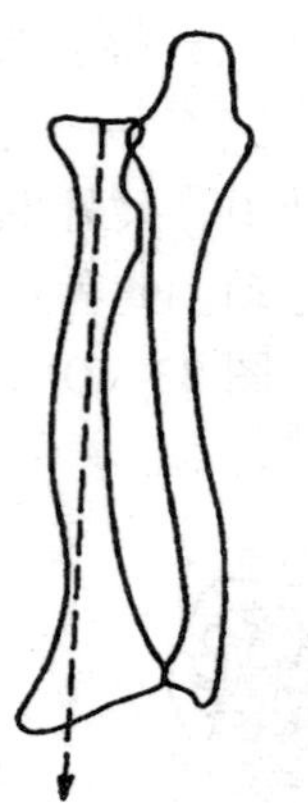

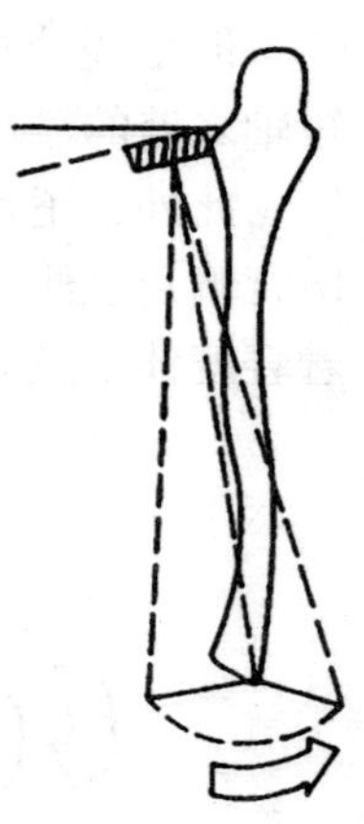

图 33-13 前臂旋前时桡骨头的倾斜

一旋转角度，骨间膜各部的张力也不相同。我们在新鲜尸体上测量了不同旋转角度时尺桡骨骨间距离，其结果如表 33-2 所示。

表 33-2 前臂不同旋转方位时，尺桡骨之间距离

测量部位		骨间膜中部（旋前弓最高点 mm）	骨间膜远侧（距桡骨远端 5cm）	骨间膜近侧（距桡骨结节 5cm）
旋前↑	60°	11.0	10.5	5.7
	50°	11.5	11.0	6.5
	40°	11.6	11.3	6.9
	30°	11.8	12.0	7.0.
	20°	11.8	12.8	7.3
	10°	12.0	14.2	7.8
	0°	12.4	15.0	8.5
	10°	12.5	15.0	9.2
	15°	12.5	15.2	9.8
	20°	12.5	15.5	10.0
	25°	12.4	15.3	10.0
	30°	11.0	15.2	10.5
	40°	10.9	15.2	10.5
↓旋后	45°	10.5	15.1	11.0
	50°	10.0	15.0	11.2
	60°	9.7	15.0	11.5
	70°	8.5		

（引自王亦璁主编骨与关节损伤）

如将以上数据作图表示，其图形如图 33-14。

以上测量结果表明：前臂中部及远侧，骨间距离在轻度旋后位时最大，亦即此时骨间膜最为舒展，张力亦最大。继续旋前或旋后时反而松弛；而在前臂近侧，则以完全旋后时骨间距离最大。骨间膜最为紧张，旋前时逐渐松弛。

所以正常状态下，前臂沿前臂旋转轴所进行的旋转活动，是在骨间膜宽度所允许的最大活动范围之内进行的，仅在某些方位上此运动才达到骨间膜宽度所允许的最大值（例如，在前臂中段为旋后 10°～20° 时。换言之，骨间膜对前臂的旋转活动是有制约作用的，它为前臂的旋转运动

限定了一个范围。如果在某些情况下，前臂按旋转轴所进行的旋转运动，超出了此一范围，那么，前臂的旋转活动必将受到骨间膜的牵扯而受限。例如，当桡骨中段发生向掌侧的成角畸形愈合时，此时，由于尺桡骨与旋转轴的关系发生改变，因而旋后运动将超出骨间膜宽度所允许的范围，即旋后运动将因骨间膜牵扯而受限（图 33-15）。

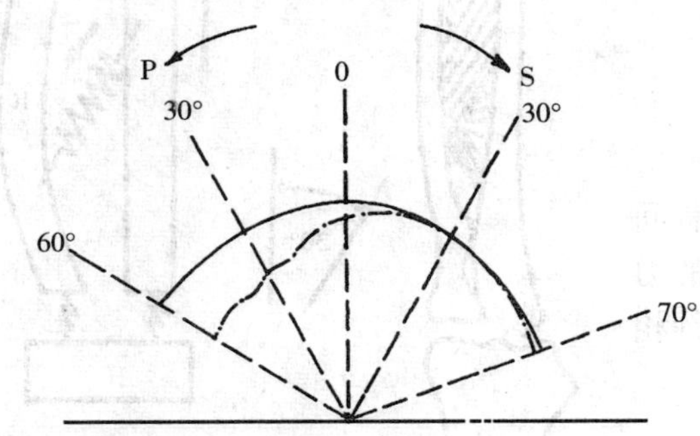

图 33-14 桡骨远段的运动轨迹不同部位，不同旋转角度，骨间距离的变化

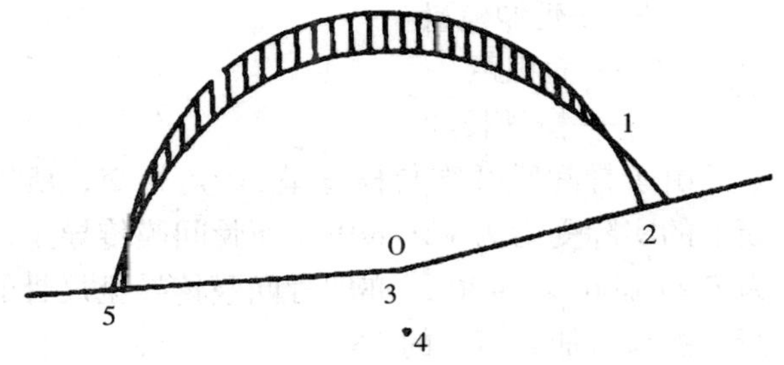

1.桡骨 2.旋前 3.旋转轴 4.尺骨 5.旋后

图 33-15 桡骨中段骨折向掌侧成角畸形愈合时前臂旋转断面图，斜线部分示旋转受限

二、前臂的静力学

（1）生活和工作中，手总是在不断持物的。当屈肘 90° 位，手部持物时，肱二头肌和肱肌的总收缩力可按下列公式计算：

肱肌、肱二头肌收缩力 = 重力 × 重臂 / 力臂

若重臂为 300mm，力臂为 50mm，持重为 10N，则收缩力为 60N（图 33-16）。

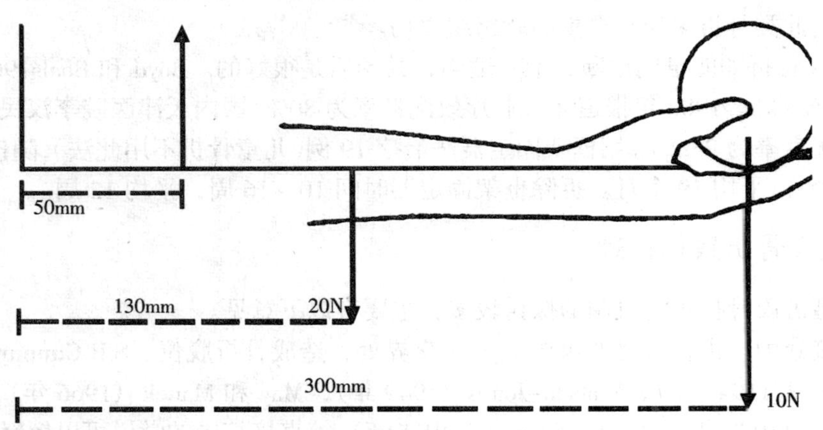

图 33-16 手持重物时屈肘肌肌力（肱二头肌）的计算

此种计算方法较为简单，但实际上前臂自身亦有重量，也应计算在内。若前臂的自重为 20N，前臂重心至肘关节运动轴距离为 130mm 时，则：

$$肌肉收缩力 = \frac{10N \times 300 + 20N \times 130}{50} = 112N$$

（2）骨间膜的传导力 1977 年 Walker 的实验表明，除在旋前位骨间膜纤维不紧时外，骨间膜是可以将力由桡骨传至尺骨的。其所以能传导力，是由于当腕部受力时会引起桡骨的偏移，如受力为 500N 时，桡骨的偏移经测定为 0.06mm，如切断骨间膜，则桡骨的偏移增加至 0.69mm。桡

骨的偏移将牵动骨间膜（中部厚韧处），而骨间膜将力传导至尺骨（图 33-17）。

引起桡骨偏移的力（F）可由下式计算：

$$F=48EI\delta/L3$$

式中：δ——桡骨偏移距离

E——延伸模量

I——面积距

L——桡骨长度

由于骨间膜纤维与桡骨呈 30°角相交，所以，骨间膜上的实际受力为 F×cos0°；而骨间膜传导至尺骨的力为 F×cos60°×cos30°。亦即骨间膜传导至尺骨的力约相当于腕部所加载荷力的 16%。

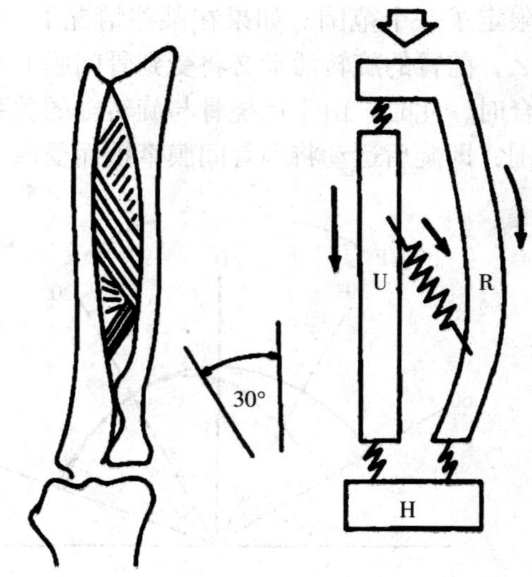

图 33-17 腕部受力时，骨间膜传导应力对尺骨的作用（模式图）

第三节 孟氏骨折

孟氏骨折（Monteggia fracturc）系指尺骨近侧 1/3 骨折合并桡骨头脱位而言。意大利学者 Monteggia 于 1814 年首先对此种骨折脱位加以描述，后即以其名字称呼此种骨折脱位。1976 年，Bado 氏将尺骨骨折合并桡骨脱位者统称为 Monteggia 损伤。占全身骨折的 1.25%。桡骨头可从上尺桡关节脱位，也可从肘关节脱位，根据尺骨骨折成角的方向，可以向前脱位，或向后脱位。1840 年，J.S.Speed 和 H.Boyd 统计 62 例 Monteggia 骨折，桡骨头向前脱位占 83.3%，后脱位占 10%，外侧脱位占 6.7%。据天津医院 1983 年对 259 例成人孟氏骨折分析的统计，Ⅰ型骨折占 62.9%，Ⅱ型骨折占 5%，Ⅲ型骨折占 25.9%，Ⅳ型骨折占 6.2%。在Ⅳ型骨折中，尺、桡骨干双骨折不但伴有桡骨头向前脱位，而且也有向前外、后外和后侧脱位者。此类骨折多伴有严重的软组织损伤。

Monteggia 骨折如能早期诊断，治疗适当，其预后是很好的。Boyd 和 Boals1969 年报道疗效优良率为 77%，Reckling1982 年报道 40 例，疗效优良率为 80%。国内天津医院李汉民等报道 124 例孟氏骨折疗效优良率为 95.2%。用框架固定器法治疗 19 例（儿童骨折不用此法），随诊时间最短 1 年，最长 4 年 2 个月，平均 19 个月。拆除框架固定器时间 10～16 周，平均 12 周。

一、孟氏骨折致伤机理

对于Ⅰ型孟氏骨折发病机制的探讨较多，主要有以下意见。

（1）直接暴力打击在尺骨背侧中上 1/3 交界处，造成骨折脱位。S.R.Cunninghan（1934 年），Speed and Boyd（1940 年），Watson-Jones（1949 年），May 和 Mauck（1966 年），Vuillard（1970 年），Bensahel（1972 年），L D Anderson（1975 年）等直接打击的学说可以解释骨折向前和桡骨头向前脱位，但有时桡骨头脱位呈旋前位，桡骨结节向后（Bado1959、1976 年），而且有些骨折很少见到皮下瘀血（Evans 1949 年），因此，不支持直接打击学说，有人提出了另一种学说。

（2）前臂强力旋前同时轴向受压可造成Ⅰ型骨折脱位（Evans1949 年，Bado 1967 年，Lapeyre 1968 年）。当前臂极度旋前时，桡骨头脱位和尺骨骨折，然而，这又不能解释骨折为什么会向前成角，如果桡骨跨于尺骨前方，暴力由前向后作用尺骨，骨折应该向后成角（Berquet and Caresani 1980 年），于是有人提出另一种意见。

（3）前臂于过伸位时，肱二头肌强力收缩造成桡骨头脱位，而后由于轴向压力使尺骨骨折（Thedoron 1969 年，Tompkins 1975 年）。

有关 Monteggia 骨折的受伤机制，文献中有大量讨论。大多数学者认为Ⅱ型骨折为旋前暴力或尺骨背侧的直接打击伤所造成的。Evans（1950 年）在尸体上进行实验，将肱骨固定后强力使前臂旋前，造成了桡骨头前脱位和尺骨骨折。Evans 指出，跌倒时手和前臂通常是完全旋前的，当手固定于地面时，体重迫使上肢外旋，即造成了前臂的极度旋前而发生孟氏骨折。Bado 同意 Evans 的观点，并指出Ⅰ型骨折的肘关节侧位 X 线片上，桡骨结节处于后侧，表明桡骨处于完全旋前位。

另一方面，临床上可见到一定数量的Ⅰ型骨折并无跌伤史，而系玩棒球或叠球时，直接打击尺骨背侧所致。所以，第Ⅰ型 Monteggia 骨折既可因跌倒，前臂极度旋前所造成，亦可因尺骨背侧的直接打击所造成。

Peurose（1951 年）描述了Ⅱ型骨折的创伤机制，他认为相似于肘关节后脱位，但此种类型者其尺骨上端附着的韧带较尺骨骨质更为坚固，这样，向后传导的暴力（跌倒、屈肘、手撑地）造成桡骨头后脱位，尺肘关节保持完好，而尺骨发生了骨折。

Bado指出Ⅲ型的受伤机制是肘内侧面的直接打击伤所造成的。此种损伤仅见于儿童而成人鲜见。

Ⅲ型骨折系由于内收暴力损伤的同时，还有成角和旋转暴力参与（Mullick1977 年），但直接暴力打击前臂内侧也可造成Ⅱ型骨折（Bado1967 年）。

Bado 未描述Ⅳ型骨折的受伤机制，多数人认为其发生与Ⅰ型骨折相同，但又合并了桡骨骨折，可能在桡骨头脱位后，桡骨又受到第二次创伤所致。Ⅰ型孟氏骨折的发病机制与肘关节后脱位相似（Penrose 1950 年，Evans 1950 年，Anderson 1975 年），但是，直接冲击亦可造成屈曲型孟氏骨折（Payal 1965 年）。

Ⅳ型损伤的发病机制与Ⅰ型损伤类似，一般首先发生Ⅰ型损伤，桡骨头脱位后可防止桡骨骨折，但如果暴力过于强大遭受第二次打击，桡骨也可能发生骨折（Anderson 1975 年，Bergwet and Caresani 1980 年）。我们的观察发现，直接和间接暴力均可能造成孟氏骨折，但没有看到由于肌肉收缩牵拉桡骨头脱位再造成骨折的，我们看到了千百个单纯尺骨干骨折，但没有发现一例单纯桡骨头脱位。随着工、农业和交通运输业的发展，孟氏骨折的发病率有上升的趋势，在 259 例统计中，骑自行车撞车造成的骨折占 26.3%，机器绞伤占 12.7%，从高处坠落占 42.5%，打击伤占 12.7%，其他损伤占 5.8%。

孟氏骨折既有骨折又有脱位，损伤的瞬间哪个首先发生，一直引起人们很大的兴趣。1949 年 Evans 用 18 个上肢标本做旋前损伤的模拟实验，有 12 例发生Ⅰ型孟氏骨折。他发现在旋转时尺骨首先骨折，继续旋转，桡骨头旋出关节囊，关节囊在不断扭绞下慢慢撕开，突然劈裂，桡骨头完成脱位。这点可由近年骨骼的生物材料力学性能的测试结果得到证明，尺骨在发生 15.2° 扭转时即发生骨折，而桡骨若与尺骨同时旋转 15.2° 时还在其正常活动范围。我们在对尺骨上 1/3 同时加一弯曲力矩的实验应力分析实验中观察到，首先发生尺骨弯曲，继而骨折，骨折时尺骨承受的弯矩为 5.4±0.6kg.m。在尺度弯曲变形的时候，桡骨头呈半脱位，由于尺骨上端附着的韧带比较强韧，而桡骨头的环状韧带弹性变形大，在桡骨头半脱位时尺骨承受的应力更大，首先发生尺骨骨折。尺骨断裂以后，桡骨头失去尺骨干的支持与保护，便发生了脱位。桡骨头脱位后，桡骨干就免于骨折。两个实验的结果都支持先骨折后脱位的观点。因此，我们主张，在手法整复时应逆损伤机制，先整复桡骨头脱位，再整复骨折。

二、孟氏骨折临床类型

按受伤机理分型：J.S.Speed 和 H.Boyd 按受伤机理分为四型；Bado（1967 年）正式将其归纳为四型：

Ⅰ型（伸直型）：常见于尺骨中端或上 1/3 骨折，向掌侧成角畸形，合并桡骨头向前脱位。多由前臂旋前位跌倒，间接暴力所致；外力直接打击尺骨背侧，亦可造成伸直型骨折。桡骨头向前脱位，尺骨干任何水平发生骨折并向前成角。

Ⅱ型（屈曲型）（Postero）：桡骨小头向后方脱位，尺骨中段或上 1/3 骨折，向背侧成角畸形。肘关节屈曲前臂旋前位跌倒，手掌着地可呈此类骨折。约占 15%，为尺骨干骨折，向后侧（背侧）成角，并合并桡骨头后脱位。

Ⅲ型（内收型、幼儿型）（lateral）：桡骨小头向桡侧脱位，尺骨骨折向桡侧成角，多见于儿童。骨折位于骺端，横断纵裂。常发生于伸肘上肢处于内收位跌倒，肘内侧受直接外力。桡骨头向外脱位，尺骨骨折向背成角，占 20%。约占 20%，为尺骨近侧干骺端骨折，合并桡骨头的外侧或前侧脱位，仅见于儿童。

Ⅳ型（特殊型）（specific）：桡骨头向前脱位，尺桡骨干双折，此型少见，多发生于成人。约占 5%，为桡骨头前脱位，桡骨近 1/3 骨折，尺骨任何水平的骨折。

其他学者的分类虽有不同，但第Ⅰ型均居绝对多数。1940 年，Speed 和 Boyd 报道的 Monteeia 骨折中，第Ⅰ型占 83.3%（图 33-18）。

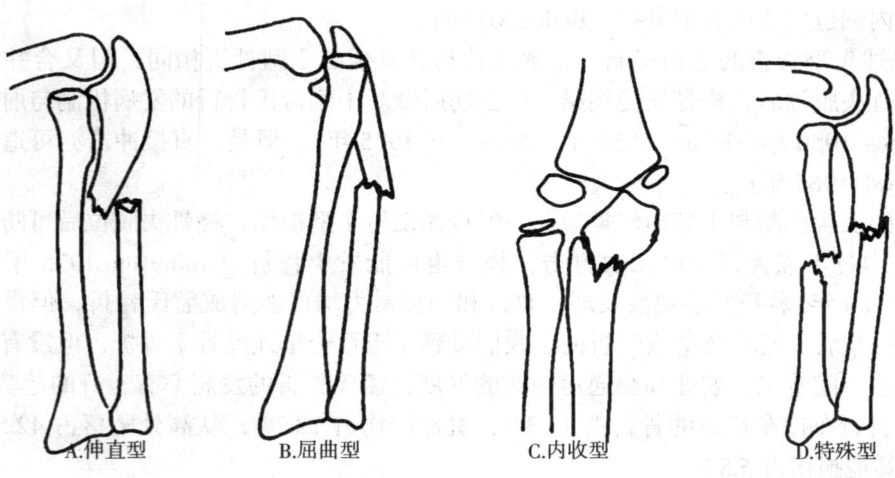

图 33-18 Montegna 骨折的分型

1982 年，F.W.Reckling 报道 10 例类Ⅰ型骨折，即尺骨骨折合并桡骨头或颈骨折，2 例类Ⅱ型骨折，即肘关节脱位，尺骨干骨折向后成角伴桡骨头或颈骨折。

根据分型为治疗服务的原则，我们认为 Bado 的分类可以作为孟氏骨折的分类基础，但应该注意到各种类型骨折脱位中的特殊改变，采取相应的处理方法。

三、孟氏骨折诊断方法

（一）临床表现

Monteggia 骨折：孟氏骨折的症状和体征因骨折的不同类型而异。

Ⅰ型骨折在肘窝前可以摸到脱位的桡骨头，前臂短缩，并可看到尺骨向后成角；可于肘前窝触到桡骨头，前臂短缩，尺骨向前成角。

Ⅱ型骨折在肱骨下端的后方可摸到脱位的桡骨头，尺骨向后成角；可于肘后触及桡骨头，尺骨向后成角。

Ⅲ型骨折可在外侧触及脱位的桡骨头，尺骨向桡侧成角。可于肘外侧触及桡骨头和尺骨近端向外侧成角。

Ⅳ型骨折桡骨头的脱位可在前方或前外方，后方或后外方触及，尺桡骨的相应骨折部位可发现异常活动及骨擦音，局部会有剧烈疼痛。桡骨头处于肘前，尺桡骨骨折处有畸形及异常活动。

所有四型骨折，肘关节及前臂均有明显肿胀、疼痛、压痛。病人不能活动肘关节和旋转前臂。所有类型的孟氏骨折在肘部都有剧烈的疼痛，患者拒绝做任何屈伸肘关节或旋前旋后前臂的动作。

桡神经深支麻痹是最常见的合并损伤，约占 1/10，但多可于伤后 3 个月内自动恢复，不主张做常规探查。桡神经深支损伤为最常见的合并症，应检查相应的神经功能。

（二）X 线检查

对孟氏骨折的 X 线检查常遗漏桡骨头脱位，据 1940 年 Speed 和 Boyd 报道 62 例中，52%病人在伤后 4 周以上才发现桡骨头脱位。到 1965 年 Boyd 和 Boals 再次报道的病例中，又增加了 97 例。陈旧性骨折达 24%。尺骨骨折很少被遗漏，在 Boyd 后期报道的 97 例中，骨折发生在鹰嘴或干骺端的 19 例，上 1/3 者 69 例，中 1/3 者 8 例，下 1/3 者仅 1 例。12 例伴有桡骨头骨折，6 例Ⅳ型骨折。

1. 造成桡骨头脱位漏诊的原因可能有：

（1）X 线片没有包括肘关节。

（2）X 线投照中心没有放在肘部，所以，即使包括了肘部，但脱位可能显得不明显。

（3）初诊的医生可能不熟悉这种骨折，没有辨认出桡骨头脱位。可能在他整复骨折时不自觉将桡骨头复了位。

（4）可能原始 X 线片表现为轻度移位的尺骨干骨折，而桡骨头仍在正常位置。用屈肘 90°的长管石膏将伤肢固定后，再来复查时可能发现桡骨头又脱位了，也可能是病人在损伤后为了缓解疼痛，自己牵拉使骨折脱位复位。所以，急诊检查时应仔细观察肘前侧、后侧、外侧有无明显压痛，要拍摄包括肘和腕关节的 X 线片，对于尺骨上 1/3 骨折，无论有无桡骨头脱位，均应按孟氏骨折处理。

2. X 线鉴别要点：Speed 和 Boyd 报道 62 例中有 52%的病例在伤后 4 周才发现桡骨小头脱位，故在 X 线诊断中应注意以下几点：

（1）投照部位包括肘关节。

（2）要拍照包括腕肘关节正侧位 X 线片。

（3）尺骨骨折整复固定后，也要拍肘关节 X 线片。

（4）对尺骨上 1/3 骨折的病人临床未发现桡骨小头脱位时也应细致观察拍屈肘位 X 光片。

（5）桡骨结节旋转变化关系（图 33–19）。

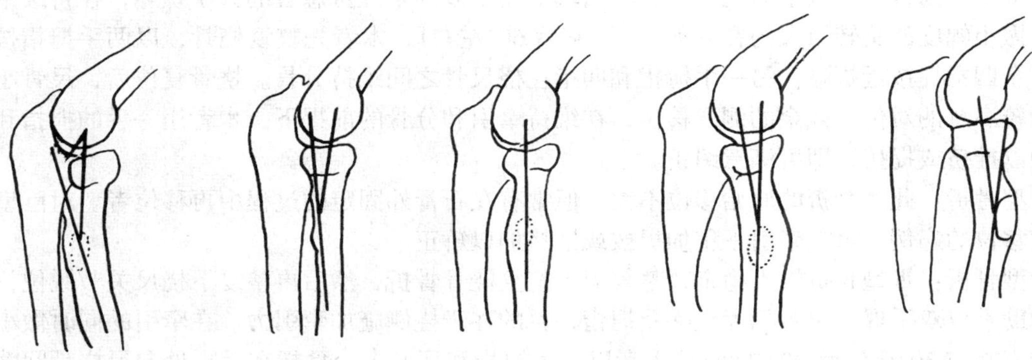

图 33–19 桡骨近端旋转时角度变化

① 桡骨结节向尺侧突出最大，桡骨颈干角10°～15°，向尺侧成角，中立位0°。

② 桡骨结节向尺侧突出最小，桡骨颈干角5°～10°，向尺侧成角，旋后60°。

③ 桡骨结节消失居中，桡骨颈干角0°～5°，基本成直线，旋后60°。

④ 桡骨结节明显突向掌侧，桡骨颈干角5°～10°，向掌侧成角，旋后120°。

⑤ 桡骨结节向掌侧突出，桡骨颈干角1°～5°，向掌侧成角，旋后90°。

桡骨头脱位和尺骨骨折在X线片下极易判断，但孟氏骨折的漏诊率却出乎意外的高。其原因首先是X线片未包括肘关节；其二是X线机球管未以肘关节为中心，以致于桡骨头脱位变得不明显；其三是体检时忽略了桡骨头脱位的存在，以致读片时亦未注意此种情况；其四是患者伤后曾做过牵拉制动，使脱位的桡骨头复了位，以致来院检查时未发现脱位，但固定中可复发脱位。

四、孟氏骨折传统治疗

对于儿童的孟氏骨折处理意见比较一致，用闭合手法复位，石膏固定。但在成人孟氏骨折的治疗，争论一直很大。

（一）处理孟氏骨折的基本原则

Anderson 提出，处理孟氏骨折的基本原则应该是：

(1) 早期明确的诊断。

(2) 坚强内固定尺骨骨折。

(3) 完全整复桡骨头脱位。

(4) 石膏管型固定在适当的体位，固定时间6周左右。

（二）闭合手法复位外固定

手法整复骨折脱位，用小夹板或石膏托固定治疗孟氏骨折国内许多医院取得成功。天津骨科医院用此法治疗259例，功能优良率89.9%，满意率95.5%。

这种方法主要适用于以下类型骨折：

(1) 新鲜闭合孟氏骨折，特别是儿童骨折。

(2) 伤口不超过2cm，污染不严重的开放骨折，清创缝合后仍可闭合复位。

(3) 有桡神经深支损伤症状者，亦可手法复位，夹板或石膏托固定。在固定过程中观察神经恢复情况，再做相应处理。

(4) 3周以内的陈旧骨折，仍可试行闭合复位。

根据不同类型的骨折，整复手法各异。

Ⅰ型骨折：此型骨折为15岁左右少年，桡骨骨折多向掌成角，尺骨小头骨就向背侧滑脱。此型骨折要求尽可能达到解剖复位，否则遗有畸形，影响发育，前臂的旋转功能受限。

两助手在前臂中立位下对抗牵引，牵引端的助手以两手握持患者的大小鱼际，在持续牵引的同时，做小幅度的旋转（大约在旋前30°至旋后60°左右），术者先整复桡骨，以两手拇指按远折端，其余四指提按近折端。另一手拇指和四指在桡尺骨之间维持分骨。桡骨复位后，尺骨小头多可获得较满意的对位，残余的侧方移位，在维持牵引和分骨的前提下，术者用一手的拇指和其他四指加以推挤或提按，即可满意纠正。

Ⅱ型骨折：此型骨折的原始移位不大，但常有在石膏外固定的过程中再移位者。对巨型骨折中轻度移位的病例，可在牵引下稍加提按或推挤加以矫正。

Ⅲ型骨折：Ⅲ型骨折极不稳定，整复应先整复桡骨骨折，然后再整复下桡尺关节脱位，牵引远端的助手以双手握持患者的大鱼际及拇指，目的在于桡侧施加牵引力。在牵引的同时做小幅度的旋转（旋前30°至旋后60°之间）。术者以一手拇指和环、中、食指在骨折处向尺桡骨间隙夹挤分骨，另一手的拇指和食、中、环指在梯骨骨折处提按（掌背移位）或推挤（尺桡侧移位），桡骨对位满意后，下桡尺关节脱位有的可以同时复位，至少桡骨短缩造成的远近移位可以纠正。残余的掌背移位或尺桡侧向分离，可用端提对叩的手法将其矫正。

Ⅳ型骨折：Ⅳ型骨折先按尺桡骨双骨折处理，骨折整复满意后，再处理下桡尺关节脱位。牵引远端的助手要同时牵患者手的大小鱼际，术者在持续分骨的同时，辅以端提，推挤或折顶的手法，将尺桡骨骨折复位。按Ⅳ型骨折的方法整复下桡尺关节脱位。

在一个世纪内，这种损伤的治疗问题未能得到解决．1940 年以前，总的治疗结果是令人失望的。儿童 Monteggia 骨折，闭合复位治疗是满意的，但如何治疗成人孟氏骨折，存在着争论。英国著名创伤学家 Reginald Watson-Jones 报道 34 例 Montoggig 骨折 - 脱位中，只有 2 例效果良好，其他 32 例有严重的永久性病废。根据这项研究提出治疗原则，才使这种骨折的大多数问题获得解决。内固定已成为此种骨折治疗的一种主要方法。

（三）开放手术复位内固定

J S Speed（1940 年）发现大多数成人孟氏骨折经闭合复位治疗，其结果并不满意，因而主张切开复位并内固定尺骨，同时重建环状韧带（以筋膜为主）。Evans（1949 年）则主张旋后位复位并维持 6 ~ 8 周。Bado（1967 年）同意 Evans 观点，认为保守治疗是新鲜的成人 Monteopa 骨折的最好治疗办法。Boyd 和 Boals（1969 年）建议以加压钢板固定 Monteggia 骨折。

第四节　孟氏骨折框架固定技术

用框架固定器疗法治疗孟氏骨折应贯彻手法 - 器械 - 手法 - 器械的程序，即首先争取手法复位成功，然后安装框架固定器，再用手法矫正残余畸形，最后调整框架固定器，使骨折脱位稳定在理想的对位对线上。

一、孟氏骨折治疗要点

（1）恢复尺骨正常形态与长度。

（2）还纳桡骨小头。

（3）前臂在旋前 60° 固定。

（4）下桡尺关节穿针要在恢复尺骨长度，桡骨小头还纳条件下进行。

（5）当尺骨、桡骨双折或多段骨折时，穿针施布采用空间固定方法，选用组合式框架固定器或空间调节式框架固定器。用两侧双向驱动支撑杆通过锁针器将远近端骨针与支撑杆连接起来，再用曲杆式桥杆联结四端，在未锁固之前均具备多维方向调节，在牵引下桡骨小头自动复位，骨折端用空间调节针固定。

前臂骨折解决旋转畸形是重要步骤。选用框架固定器调整困难，穿针固定后，骨针角度不能再改变。当针与框架联结后，受各方力距的影响，即使已手法复位的骨折，也会错位并出现难以克服的逆效应。故而，此种固定不宜采用。

经临床大量病例验证，采用组合式多维框架固定器较理想。它的每个针位上具备四个自由度，空间固定针位也保持四个自由度。既使在固定条件下也可以按骨折类型要求，调整复位，改变固定角度。

二、组合式多维框架固定器优点

（1）能实现尺骨单独牵引与加压。

（2）能矫正旋转畸形。

（3）能调整骨间膜紧张度。

(4) 靠框架固定器各活动铰链，可使桡骨小头还纳固定。

(5) 可调节骨针夹角，使上下桡尺关节固定在稳定位上。

(6) 通过组合式支撑杆的牵引，加压装置可解决骨折端重叠或分离的器械复位。

(7) 空间调节器能解决压板力不足和压疮之忧。

(8) 构成多维框架固定形式。

(9) 组合式多维框架复位固定器，小巧轻便，灵活复位率高，固定后，骨折端稳定无异常活动。

三、框架固定适应证

(1) 开放性孟氏骨折，骨端外露需清创处理者。新鲜开放孟氏骨折，伤口超过 2cm，骨端外露需清创处理者。

(2) 经多次手法整复失败，肢体肿胀，采取石膏、夹板固定不能奏效者。经过多次手法复位失败，肢体肿胀明显，或夹板固定或石膏固定失败 2 次以上者。

(3) 陈旧性孟氏骨折。陈旧性孟氏骨折，失去闭合复位外固定机会者。

(4) 皮肤破损，需要换药处理等待后期植皮者。伤肢严重肿胀，或皮肤破损，需要换药处理等待后期植皮者，不宜采用夹板或石膏外固定者。

(5) 肌间隔室危象手术减压者。

四、骨穿针前准备

用框架固定器疗法治疗孟氏骨折应贯彻手法－器械－手法－器械的程序，即首先争取手法复位成功，然后安装框架固定器，再用手法矫正残余畸形，最后调整框架固定器，使骨折脱位稳定在规划的对位对线上。

（一）麻醉与体位

臂丛麻醉、局部麻醉。仰卧位，肩关节外展，屈肘各 90°，前臂与手术台垂直。

（二）先行骨折复位

手法要点。运用中医整骨手法，桡尺骨保持中立位，使骨间嵴旋转在相互对峙位置，骨间膜紧张状态，分骨牵引。运用中医手法整骨，使骨折部位大致复归于旧，后设计穿针。

应根据不同类型的骨折脱位，采取不同的整复手法，分别处理之。

Ⅰ型（伸直型损伤 Anterior）：首先整复桡骨头脱位，两助手沿桡骨头脱位方向对抗牵引，术者用拇指由前向后内侧推挤桡骨头，牵远端的助手在牵引的同时轻轻旋转前臂，术者常可听到或感到桡骨头复位的声音。桡骨头复位后，桡骨恢复了原来的长度，逐渐曲肘关节，利用桡骨的支撑作用及肱三头肌对尺骨近折段的牵拉作用，纠正尺骨的重叠和成角畸形。当中立位曲肘至 110° ~ 130° 时，前臂曲伸及旋转肌群的张力相等，肱二头肌、肱肌松弛，肱三头肌、肘后肌被动牵拉，张力增高，尺骨近折段向前移位的因素消失，骨间膜由于桡骨头而对骨远折段向前牵拉的力量消失，尺骨向前移位的因素消失。对于残余的侧方移位，稍加推挤，提按即可纠正。整复时要注意两点：一是桡骨头没复位时不要强迫屈肘；二是术者推挤桡骨头与远端助手旋转前臂的动作要协调。在旋转和推挤的同时作用下，使桡骨头复位，“挤”到关节囊内。桡骨头复位后可于极度屈肘位获得稳定固定。因为此时桡骨头的前方有肱骨远端阻挡，后方有被牵拉紧张的关节囊韧带，内侧有尺骨近端，外侧有桡侧副韧带。使其无法再移位。有桡骨的支撑，尺骨亦相对稳定。

Ⅱ型（屈曲型损伤 Posterior）：Ⅱ型骨折亦先整复桡骨头脱位，术者用拇指自后向前内推挤桡骨头，牵远端的助手一边牵引一边轻轻旋转前臂，桡骨头复位后，逐渐伸直肘关节，利用桡骨的支撑作用，尺骨的重叠式成角多可矫正。当肘关节伸直时，肱二头肌被动受拉，张力增高，牵拉桡骨头向前，使桡骨头稳定，肱三头肌松弛，对尺骨近折段的牵拉缓解，肱肌受拉紧张，牵拉尺骨近折段向前，尺骨的成角因素消失，在桡骨的支撑下，骨折比较稳定，而且伸肘时肘后破裂的关节囊亦松弛，利于损伤的修复。

Ⅲ型（内收型损伤 Lateral）：儿童内收型骨折可用拳击法，方法如下，前臂中立位，掌心朝下，肘关节屈曲 90° 置于桌面上，术者用拳向尺侧骤然打击脱出的桡骨头，常可一次复位成功。

成人内收型骨折的骨折线位置较高，常累及尺骨的滑车关节面，多为粉碎性或长斜形骨折，桡骨头多向前外或后外脱位，整复时术者以拇指向尺侧推挤桡骨头，牵远端的助手在维持对抗牵引的同时逐渐外展远折段，术者的另一手也可协助外展．亦采用中立位时过屈位固定。此型骨折愈合较快，应注意早期功能锻炼，伤后 4～5 周开始做小的手活动。病人解除外固定后早期伸肘可能受限，通过自主练功及肢体自身重力作用，伸肘功能在 3 个月以后多可满意恢复。

Ⅳ型（特殊型 Specific）：此型骨折病例不多，但病变复杂，处理困难，预后不良。对于肢体肿胀不重，没有严重软组织合并症的新鲜闭合的骨折，可行手法复位，首先整复桡骨头，整复时则以拇指逆脱位的方向推挤桡骨头使之复位，不要用力牵引，因为伴有桡骨骨折，牵引力由于桡骨断端的缓冲作用，很难作用到桡骨头上，而且增高了软组织张力，不利于整复，桡骨头复位后再按尺桡骨干双骨折处理。

五、骨穿针技巧

运用中医手法整骨，使骨折部位大致复归于旧，后设计穿针。

1. 穿针体位：患者平卧手术台上，肩外展 70°，肘屈曲，以酒精 – 碘酒 – 酒精消毒皮肤，铺无菌巾，置前臂于旋后 60°位，上肢固定在掌屈 25°左右穿针。

2. 针径选择：选用 2.0mm 直径骨针，克氏针的直径在 1.5mm 左右为宜。

3. 穿针部位：第 1 枚针在桡骨茎突上 2cm 水平，第 2 枚针位于尺骨鹰嘴冠状突由内侧向外侧穿出，两针近于平行。由尺骨茎突向近端 1.0cm 为进针点。

4. 穿针要点：术者要注意在穿针过程中保持稳准，不要施术过重，以防骨折移位。进针角度方向要按术前设计操作。近于桡尺骨轴线，水平穿过桡骨远端，针与桡尺关节面呈 30° 角。由尺侧向桡侧穿入克氏针 1 枚，横贯尺桡双骨，从桡侧皮肤穿出，针与尺骨长轴垂直。另 1 针穿过尺骨鹰嘴，亦由尺侧向桡侧穿出。

5. 穿针方法：

(1) 尺骨为不稳定型骨折时，可加用空间调节器，在远断端处加设空间固定针。

(2) 上 1/3 骨折前臂旋后 15°，中 1/3 骨折、下 1/3 骨折可在中位穿针。

六、安装框架固定器

将两枚克氏针固定在骨折框架固定器的克氏针固定插座上，再调整骨折框架固定器支撑杆上的伸缩螺母进行适当的牵引，纠正尺骨的短缩与成角畸形（可适当过牵），再做适当旋转，同时，推挤桡骨头使之复位。为防止尺骨的再移位与桡骨头的脱出，可用框架固定器上的蝶形压板与弧形压板置于桡骨头脱出部位，利用蝶形压板的分骨作用保持尺骨弧度与尺桡骨间隙，利用弧形压板对桡骨头的直接挤压作用，保持骨折与脱位。

七、操作注意事项

贯彻动静结合的原则，早期进行功能锻炼，术后即可进行握拳及腕关节的活动。术后 2 周可以进行肘关节的屈伸运动，开始时屈伸范围在 20° 左右，以防桡骨头脱位，4 周以后加大活动范围。

对于新鲜开放骨折，应在早期彻底清创；直视下，骨折端用框架固定器牵引对位满意后再做缝合。肢体严重肿胀，皮色灰白，压痛剧烈，手指感觉及运动障碍者，应及时行广泛的筋膜切开减压，穿针框架固定后，不缝合皮肤，可在手术后第2天用钢丝将两侧切缘逐日拉拢，或二期游离植皮覆盖创面。

八、术后处理及并发症防治

(1) 针道护理：

① 术后将针道口用无菌干燥纱布封闭包扎。

② 纱布要剪口套在骨针上，不要将纱布扎孔穿入。

③ 每隔3~4天换药一次。

④ 针道口有轻度炎性反应时，可用庆大霉素、灭滴灵湿敷覆盖。

(2) 固定器用护套防护。

(3) 经常检查锁针器是否有松动。

(4) 术后每隔7天要适当调整牵引加压螺母，保持针对骨有一定约束力，不可松动。

(5) 早期规范锻炼。

(6) 孟氏骨折穿针固定疗效判定预后：

孟氏骨折如能早期诊断，治疗恰当，其预后是很好的。Boyd 和 Boals 1969年报道疗效优良率为77%，Rckling 1982年报道40例，疗效优良率为80%。国内天津医院李汉民等报道124例孟氏骨折疗效优良率为95.2%。

用框架固定器法治疗（儿童骨折不用此法）随诊时间最短1年，最长4年2个月，平均19个月。拆除框架固定器时间10~16周，平均12周。

疗效评定标准分四级：

优：骨折对位愈合，桡骨头复位，肘关节伸屈功能正常，前臂旋转功能正常或减少在15°以内者。

良：骨折对位愈合，桡骨头复位，肘关节伸屈正常，前臂旋转功能正常或功能受限在16°~30°者。

可：骨折有轻度畸形愈合，桡骨头半脱位，肘关节伸屈功能差10°，前臂旋转功能少31°~45°。

差：骨折畸形愈合或不愈合，桡骨头半脱位或虽复位，前臂旋转功能受限在45°以上者；或骨折对位愈合而桡骨头仍脱位者。

第五节 盖氏骨折

桡骨中下1/3骨折，合并下尺桡关节脱位具有许多名称。早在1929年法国人即称之为反Monteggia骨折。1934年Galeazzi详细描述了此种损伤，并建议强力牵引拇指整复之。此后即称此种损伤为盖氏骨折。还曾被称为Piedmont骨折。Compbell称之为“必须危折”（racture of necessity），因其确信此种损伤必须手术治疗。盖氏骨折（Galeazzi`s Fracture）即桡骨干骨折合并下桡尺关节脱位，与孟氏骨折相似，也是一种极不稳定的骨折，1822年Asely Cooper首先报道，1934年意大利学者Riccardo Galeazzi报道18例此类损伤，以后即以其命名。据天津医院自1973~1977年收治的36922例骨折的统计，盖氏骨折共125例占0.33%，占前臂骨折的2.94%。有部分盖氏骨折因忽略了下桡尺关节脱位而被漏诊，误诊为单纯桡骨骨折亦不少见。此种损伤较Monteggia骨折更为多见，其发生率约高于后者6倍。

一、盖氏骨折致伤机理

盖氏骨折可由直接暴力或间接暴力引起，Hughston 认为直接暴力作用于前臂桡背侧为常见原因。方氏报道前臂被卷入旋转的机器输送带中引起的骨折多见，但多数学者认为，前臂过度旋前，腕关节背伸位下手部桡侧着地的跌扑伤为常见原因，暴力通过腕关节面作用于桡骨上产生骨折，同时撕裂三角纤维软骨使下桡尺关节失去联系，导致下桡尺关节分离。在一组 236 例统计资料中，发现盖氏骨折因摔伤 109 例，占 46.2%；机器绞伤 69 例，占 32.9%；打击伤 40 例，占 16.9%。

二、盖氏骨折临床类型

盖氏骨折是一种复杂损伤。桡骨骨折多见于中下 1/3，骨折线多呈短斜形或螺旋形，其次为横断，少数呈长斜形及粉碎性。

（一）下桡尺关节脱位类型

(1) 桡骨远端向近端移位。

(2) 尺骨小头向掌或背侧移位。

(3) 下桡尺关节左右分离。

Hughston（1957 年）指出，导致桡骨远折段移位的因素有四：

(1) 手的重力有导致强力向掌移位的倾向。

(2) 桡骨骨折线位于旋前方肌止点以上，该肌迫使桡骨远折段向尺掌侧移位并产生旋转畸形。

(3) 肱桡肌止于桡骨茎突部，以下桡尺关节韧带为支点，使骨折远折段尺侧移位并产生重叠成角。

(4) 拇外展肌及伸拇肌的收缩力使桡侧副韧带松弛，易使桡骨远折段尺移位。

Mikic（1975 年）进一步指出，盖氏骨折不稳定的原因是三角纤维软骨破裂，下桡尺关节的稳定性遭受破坏。有学者从新鲜尸体标本的实验解剖中观察到，下桡尺关节间解剖结构不同程度的破坏，直接影响到桡尺关节的稳定性。桡骨远折段短缩，常累及三角纤维软骨，常从桡骨茎突上撕脱。尺骨头向掌或背侧移位，常伴有背侧掌侧桡尺间韧带损伤。向左右分离者必伴有掌背侧韧带、三角纤维软骨损伤。

（二）按损伤病理分型

1958 年，我国学者方先之等为分析损伤病理，估计预后，决定治疗方法，将盖氏骨折分为五个临床类型：

Ⅰ型：桡骨干下 1/3 骨折（一般多为青枝骨折）合并尺骨下端骨骺分离。

Ⅱ型：桡骨干下 1/3 横断骨折，断端移位极微，下桡尺关节无脱位，或桡骨干下 1/3 骨折，但骨折平面较一般病例低，接近 Co1le's 骨折平面，不再施行内固定，手法整复后比较稳定。

Ⅲ型：桡骨干下 1/3 横断，螺旋或斜面骨折，移位很多，下桡尺关节脱位严重，此类骨折极不稳定，常需切开复位内固定。

Ⅳ型：桡骨干下 1/3 骨折，下桡尺关节脱位合并尺骨干骨折或屈曲畸形者。

Ⅴ型：陈旧性骨折。

（三）新鲜盖氏骨折分型

1979 年天津医院黄庆森等又进一步将新鲜盖氏骨折分为三型：

Ⅰ型（稳定型）：无移位或轻度移位的桡骨骨折（多系青枝骨折），合并下桡尺关节脱位（包括尺骨下端骨骺分离），占 22.4%。

Ⅱ型（不稳定型）：移位的桡骨骨折合并下桡尺关节脱位，根据骨折和脱位的方向，又分为尺偏型（36%）和桡偏型（20.8%），两个亚型。

Ⅲ型（特殊型）：尺桡骨干双骨折合并下桡尺关节脱位，占 2 0 .8%。

(1) 伴有严重软组织损伤的新鲜骨折。

(2) 外固定失败，再移位 2 次以上的闭合骨折。

(3) 骨折畸形愈合，延迟愈合或不愈合者。

(4) 下桡尺关节严重损伤者。

三、盖氏骨折诊断方法

（一）症状和体征

症状及体征因不同的损伤暴力及移位程度而异。无移位或移位很小的骨折，只是骨折的局部肿胀、压痛。如果移位很大，桡骨短缩，局部可出现弯曲，向背向尺侧成角畸形，由于尺骨小头的突出及下桡尺关节局部压痛，下桡尺关节脱位或半脱位很容易诊断。骨折多为闭合。机器绞伤者多伴有皮肤损伤或其他软组织碾挫伤。有些骨折由于近折段骨刺穿破背侧皮肤造成开放伤口，很少并发血管、神经损伤。症状及体征因不同的损伤暴力及移位程度而异。无移位或移位很小的骨折，只是骨折的局部肿胀、压痛。

发生在骨折桡骨中 1/3 和下 1/3 交界处的骨折线常为横断或短斜形，大部分没有粉碎，如果骨折移位很大，下桡尺关节就会脱位。在前后位 X 线片上，桡骨表现为相对缩短，桡尺远侧关节间隙增大，侧位 X 线片通常可见桡骨向背侧成角，尺骨小头向背侧突出。脱位后可能造成腕部韧带拉伤，也可能使尺骨茎突撕脱骨折。

（二）X 线诊断

发生在桡骨中 1/3 和下 1/3 交界处的骨折线常为横断或短斜形，大部分没有粉碎，如果骨折移位很大，下桡尺关节就会脱位。在前后位 X 线片上，桡骨表现为相对缩短，桡尺远侧关节间隙增大，侧位 X 线片通常可见桡骨向背侧成角，尺骨小头向背侧突出。脱位可能造成腕部韧带拉伤，也可能使尺骨茎突撕脱骨折。

四、盖氏骨折传统治疗

Hughston（1957 年）报道 38 例闭合复位石膏外固定治疗效果不满意率 92%，20 例切开复位内固定效果不满意率 30%。Vonff（1967 年）报道 34 例闭合复位石膏外固定效果不满意率 91%，10 例切开复位效果不满意率 70%，Reckling（1968 年）报道 8 例闭合复位效果不满意率 37.5%，12 例切开复位内固定效果不满意率 25%，Mikic（1975 年）报道 125 例闭合复位 80%失败，切开复位内固定 20 例，效果不满意率 45%，我国学者方先之等报道用切开和闭合治疗 40 例，疗效满意率为 90%。天津医院黄庆森等（1979 年）报道 125 例用闭合复位、小夹板固定治疗效果满意率为 93.2%。

（一）闭合手法复位外固定

国内外文献报道，闭合复位、小夹板外固定治疗盖氏骨折是我国目前普遍应用的行之有效的方法。它主要适用于下列类型骨折：

(1) 各型新鲜闭合盖氏骨折。

(2) 伤口不超过 2cm，伤后 8h 以内的新鲜开放骨折。

(3) 伤后 3 周以上，骨折对位不良，下桡尺关节仍有半脱位或脱位，X 线片显示断端有外骨痂出现，但没有连续性骨痂者。

（二）开放手术复位内固定

用保守方法治疗盖氏骨折疗效不满意，一致趋向于用切开复位内固定的方法治疗。切开复位内固定虽可直视下将骨折满意对位，但也面临一些技术上的困难，除感染、延迟愈合及不愈合等一般合并症外，还可能出现下桡尺关节继发脱位等问题。加压钢板在横形骨折可以应用，但对斜形及粉碎骨折其加压作用就受到影响。普通钢板在强度上有时不够，所以术后还需用石膏外固定加以辅助。髓内针内固定方法虽然简单，但由于桡骨远端髓腔呈喇叭状，不利于控制断端间的旋转。

目前常用的方法有：

(1) 切开复位加压钢板内固定。

(2) 切开复位普通钢板内固定。

(3) 切开复位髓内针内固定。

Galeazzi 骨折，牵引下复位并不十分困难，但维持闭合复位的位置却颇为困难，正如 Hughston（1957 年）所指出的有几种力量造成复位位置难于维持：

(1) 旋前方肌的收缩，使桡骨远折段向尺骨靠拢，并牵拉其向近侧及掌侧移位。

(2) 肱桡肌牵拉桡骨远折段使之向近侧短缩移位。

(3) 外展拇肌及伸拇肌使桡骨远折段向尺骨靠拢，向近侧移位短缩。

即使手腕尺偏位固定于石膏中，以上几种造成移位的力量依然存在。因此，闭合复位的成功率不高，其治疗结果极不理想（图 33-20）。

为了获得良好的前臂旋转功能；避免下尺桡关节紊乱，桡骨骨折必须解剖复位。因之，切开复位内固定术几乎是必选的方法。

髓内针于此处宽大的髓腔内难于提供坚固的固定作用，以防止骨折端间的旋转。

小的钢板也难于对抗肌肉牵拉产生的再移位力量。在这种移位力量的作用下，钢板可能弯曲，螺钉可能松动而造成畸形愈合和不愈合。所以，钢板必须有足够的长度和强度，我们习惯使用加压钢板，而手术切口采用 Henry 切口，钢板 9RAO 8JI 置于伤骨掌面。术后短臂石膏前后托，前臂旋转中立位制动 4～6 周，以使下尺桡关节周围被损伤的组织获得愈合。去除石膏后，积极进行功能锻炼。

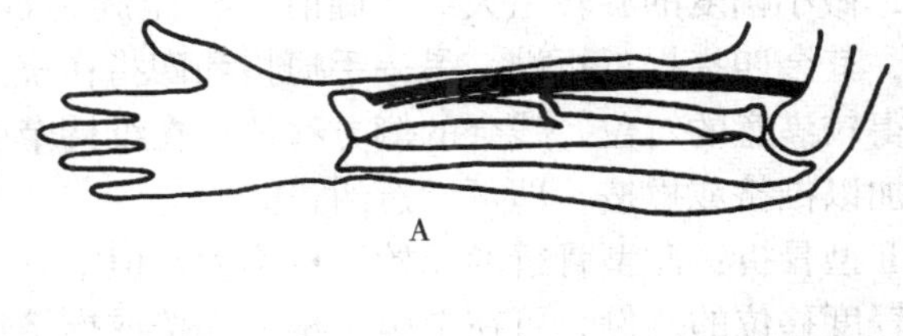

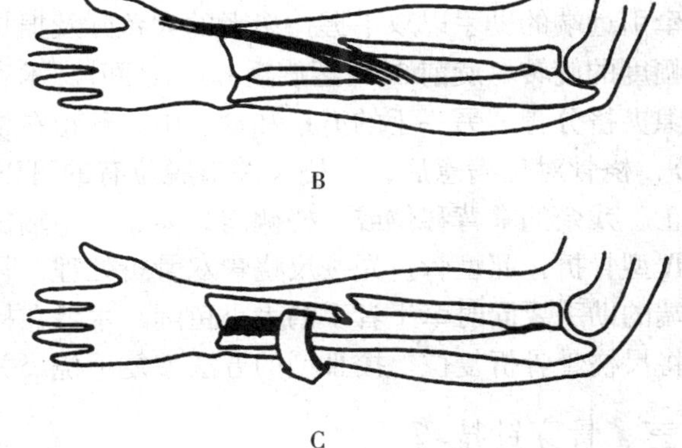

A. 肱桡肌　B. 伸拇长肌　C. 旋前方肌

图 33-20　Galeazzi 骨折肌肉的移位作用

盖氏骨折很不稳定，国外作者多主张手术治疗，我国骨科工作者用手法复位小夹板固定治疗收到良好效果，但对一些开放骨折，软组织肿胀严重的骨折，还应采用框架固定器疗法。

第六节　盖氏骨折框架固定技术

用框架固定器治疗盖氏骨折，亦应按照手法－器械－手法－器械的过程，才能满意地将骨折脱位整复，维持理想的对位直至骨折愈合。

一、框架固定适应证

(1) 伴有严重软组织损伤的新鲜开放骨折。

(2) 外固定失败，再移位 2 次以上的闭合骨折。

(3) 骨折畸形愈合，延迟愈合或不愈合者。

(4) 下桡尺关节严重损伤者。

二、骨穿针前准备

先行手法整复，根据不同类型的骨折，整复手法各异。

(一) 麻醉与体位

患者仰卧位，肩外展 70°，肘屈曲 90°，前臂中立位，常用腋窝臂丛麻醉。

(二) 整复方法

Ⅰ型骨折：此型骨折多为 15 岁左右少年，桡骨骨折多向掌侧成角，尺骨小头骨骺向背侧滑脱。此型骨折要求尽可能达到解剖复位，否则遗有畸形，影响发育，前臂的旋转功能受限。

两助手在前臂中立位下对抗牵引，牵远端的助手以两手握持患者的大小鱼际，在持续牵引的同时，做小幅度的旋转（大约在旋前 30° 至旋后 60° 左右），术者先整复桡骨，以两手拇指按远折端，其余四指提近折端。另一手拇指和四指在桡尺骨之间维持分骨。桡骨复位后，尺骨小头多可获得较满意的对位，残余的侧方移位，在维持牵引和分骨的前提下，术者用一手的拇指和其他四指加以推挤或提按，即可满意纠正。

Ⅱ型骨折：此型骨折的原始移位不大，但常有在石膏外固定的过程中再移位者。对此型骨折中有轻度移位的病例，可在牵引下稍加提按或推挤加以矫正。

Ⅲ型骨折：此型骨折极不稳定，整复应先整复桡骨骨折，然后再整复下桡尺关节脱位。

牵引远端的助手以双手握持患者的大鱼际及拇指，目的在于桡侧施加牵引力。在牵引的同时做小幅度的旋转（旋前 30° 至旋后 60° 之间）。术者以一手拇指和环、中、食指在骨折处向尺桡骨间隙夹挤分骨，另一手的拇指和食、中、环指在桡骨骨折处提按（掌背移位）或推挤（尺桡侧移位），桡骨对位满意后，下桡尺关节脱位有的可以同时复位，至少桡骨短缩造成的远近移位可以纠正。残余的掌背移位或尺桡侧向分离，可用端提对扣的手法将其矫正。

Ⅳ型骨折：此型骨折先按尺桡骨双骨折处理，骨折整复满意后，再处理下桡尺关节脱位。牵引远端的助手要同时牵患者手的大小鱼际，术者在持续分骨的同时，辅以端提，推挤或折顶的手法，将尺桡骨骨折复位。按Ⅲ型的方法整复下桡尺关节脱节。

三、骨穿针技巧

当 X 线透视证实下桡尺关节解剖关系恢复后，即从尺骨茎突上 1cm 处向桡侧穿 1 枚直径 1.5mm 的克氏针，针应在桡骨茎突上 2cm 水平穿出，穿针时注意不要穿向掌侧，以免误伤掌侧血管神经。针穿好后，尺桡两侧向中间挤一挤以免尺桡分离，使下尺桡关节不致由穿针再次分离。两边针孔用无菌纱布覆盖。于尺骨鹰嘴下 1.5～2cm 处自尺侧向桡侧穿入另 1 枚直径为 1.5mm 的克氏针。

四、安装框架固定器

上前臂框架固定器，根据需要，适当加压或牵引。

五、操作注意事项

压板的压力不可过大，其松紧度以按压压板时可调整螺杆的一端能外露 4/5 为宜。亦不可过松，随着伤肢肿胀的消退，适当调紧压板。

六、术后处理及并发症防治

（一）折除框架固定器时间

一般8~12周，平均10周。

（二）盖氏骨折框架固定器治疗的疗效

框架固定器治疗23例。随诊时间最短者1年，最长者8年，平均4.5年。无不愈合或再骨折病例。

（三）疗效评定标准

分四级：

优：骨折对位愈合，下尺桡关节复位，腕背伸掌屈正常，前臂旋转功能正常。

良：骨折对位愈合，下尺桡关节复位或半脱位，腕背伸掌屈正常，前臂旋转功能差15° 以内。

可：骨折轻度畸形愈合，下尺桡关节半脱位，腕背伸掌屈差30° ，前臂旋转功能差16° ~30° 者。

差：骨折畸形愈合或不愈合，下尺桡关节脱位，腕背伸掌屈差30° 以上，前臂旋转功能差30° 以上者。

依上述标准本组23例中骨折全部对位按期愈合，除1例下尺桡关节未完全恢复其解剖学形态外，就其功能优22例，占96%，良1例，占4%。

第七节 前臂双骨折

前臂骨折（fractures of the forearm）为日常生活和劳动中常见的损伤，占全身骨折脱位（包括脱位）的11.2%~16.6%，多发生于青壮年。前臂骨折移位较复杂，常见有尺桡骨干双骨折、单骨折、尺骨干骨折合并桡骨小头脱位，桡骨干骨折合并下桡尺关节分离。闭合整复困难，局部外固定不稳定，若处理不当，遗留畸形，则严重影响前臂的功能。

成人桡尺骨干骨折的预后决定于很多因素，诸如骨折是否开放，如果是于放，损伤的程度怎样？骨折是否有移位，是否有粉碎？这些因素是不能为骨科医生所控制的，这决定于损伤的当时。但是，可以相信，骨科医生的努力，包括早期的适当治疗，是可以影响到与这些因素直接相关的预后的。

有很多因素骨科医生可以直接控制，即治疗方法的选择（切开还是闭合）；开放骨折实行内固定种类与时间；手术技术操作及预防感染等。

尺桡骨干双骨折：此种骨折在前臂骨折中仅次于桡骨远端骨折而居第二位，且治疗较为复杂，预后差；为临床上的难题之一，应加以重视。

一、前臂双骨折致伤机理

前臂受到不同性质的暴力，会造成不同特点的骨折，可分为以下几类。

（一）直接暴力

直接暴力打击、碰撞等直接暴力作用在前臂上，能引起尺骨双骨折。其骨折线常在同一水平，骨折多为横形，蝶形或粉碎性。除直接打击、碰撞及前臂着地跌倒外，多见于打击伤，机器、车轮、挤压、冲击伤，骨折多为横断形或粉碎性，两骨的骨折线常在同一平面上，偶发一骨或两骨多段骨折，常伴有较严重的软组织损伤。

（二）传导暴力

暴力间接作用在前臂上，多见于高处跌落、跌伤时手掌着地所产生暴力，暴力沿桡骨纵轴向上传达，至桡骨中上1/3交界处，在生理弯曲部位使桡骨干受到偏心压，发生骨折。由于外力由下而上传递，从桡骨远端经骨间膜到尺骨，以致形成尺桡骨双骨折。然后由于身体重力作用，尺骨在中1/3生理弯曲处发生骨折。尺骨的骨折线低于桡骨干骨折线，桡骨为横断形或锯齿形，尺骨为短斜形。骨折移位较少，但软组织损伤严重。偶尔因暴力大，骨折端移位多，断端刺破皮肤，造成开放骨折。

（三）扭转暴力

多见于机器绞伤。由于前臂的过度旋前或旋后，造成两骨的螺旋形骨折，骨折线多数由内上（尺骨内侧）斜向外下方（桡骨外侧）。其方向是一致的，但平面不同，尺骨干骨折线在上，桡骨干骨折线在下，常伴有皮肤、筋膜等软组织损伤、工伤所引起的机器绞压性损伤亦占相当比例，且后者软组织损伤严重，更增加了治疗上的困难，是构成预后不佳的直接因素。也可由外力扭曲所致。骨间膜纤维走向及应力的传导，系由桡骨的上方斜向尺骨的下端，故桡骨骨干骨折平面一般高于尺骨骨折平面。多为工作中不慎将前臂卷入转动的机器中致伤。此种损伤常造成尺骨的多段骨折。并易于合并肘关节及肱骨的损伤。软组织损伤常很严重，常有皮肤挫裂、撕脱。因之开放骨折多见，肌肉、肌腱常有断裂。也易于合并神经血管损伤。

二、前臂双骨折临床类型

按有否与外界交通的伤口分为闭合性开放性骨折，按骨折的部位分为近段、中段和远段骨折等。通常混合使用。

（一）按骨折部位分类

前臂双骨折通常根据骨折的平面分为上1/3骨折，中1/3骨折和下1/3骨折。由于不同平面的肌力作用不同，前臂骨折后因受肌肉的牵拉，易发生桡骨旋转性移位。其移位规律也有区别：

1. 上1/3骨折（桡骨近1/3旋前圆肌止点以上骨折）：骨折线位于旋前圆肌止点上缘，由于肱二头肌和旋后肌这对旋转力偶的作用，桡骨的近端向后旋转，桡骨的远端由于旋前圆肌和旋前方肌的旋前力矩作用，桡骨发生旋前畸形。尺骨由于失去支持作用，可发生短缩，成角及侧方移位。

2. 中、下1/3骨折（桡骨中1/3旋前圆肌止点以下骨折）：骨折线位于旋前圆肌止点下缘，由于旋后肌和肱二头肌的旋后力矩可被旋前圆肌的旋前力矩抵消。所以，骨折的近段可处于中立位，而骨折的远侧段则由于旋前方肌的作用，发生旋前移位。

如前臂桡尺骨同时骨折，骨折线可在同一平面，亦可不在同一平面。由于前臂旋转肌、伸肌、屈肌和展肌的作用，使骨折移位更加复杂，骨间隙可因受挤压而变窄，骨折整复时应特别注意。

（二）按骨折后是否稳定分类

依据骨折的特点及临床治疗上的要求不同，一般分为：

1. 稳定型：指复位后骨折断端不易再移位的横形骨折、无需复位的不完全骨折、青枝骨折及裂缝骨折等。此型适合非手术疗法。

2. 不稳定型：指手指复位后骨折断端对位难以维持者，包括斜形、螺旋形及粉碎性骨折，或上下尺桡关节不稳者，或尺桡骨骨干双重骨折等。因其不稳定，在治疗上困难较多。

三、前臂双骨折诊断方法

（一）临床表现

伤后前臂肿胀、疼痛、活动受限，可出现成角畸形，前臂局部有压痛，骨折有移位时，可触及骨折端，并可感知骨擦音和骨折处的异常活动。骨擦音和异常活动并无必要特意检查，因其有可能造成附加损伤。

尺桡骨双骨折：成人前臂双骨折无移位者极少见，因为损伤暴力可以造成两条骨干发生骨折，这是足以促其移位的。由于骨折端的移位，其临床症状和体征是很明显的。疼痛、肿胀、畸形、功能障碍，骨折的局部有剧烈的疼痛，软组织肿胀程度常与损伤的暴力及伤后的时间有关。

检查前臂骨折病人时要注意桡神经、正中神经、尺神经的损伤情况。是否有前臂及骨干部运动或感觉障碍存在。特别是开放骨折，常伴有血管、神经的损伤，必须仔细检查，及时处理。但软组织损伤的程度不要在急诊确定，可在清创术中加以鉴别，这样可避免进一步损伤及减少感染。临床检查中容易遗漏对上下尺桡关节的检查和对手部血运、神经功能的检查。尺桡骨双骨折在诊断上多无困难。除注意一般骨折症状外，尚应注意有无血管、神经及肌肉组织的伴发伤。尤其是被机器绞碾者，软组织的损伤可能重于骨的损伤，易引起挤压综合征或缺血性挛缩等，在临床检查时必须反复加以强调。

（二）X 线检查

前臂骨折的病人最好拍照肘关节和腕关节的前近上侧位 X 线片，仔细分析骨折的 X 线解剖特点，掌握其移位规律。首先应注意，上下桡尺关节是否有脱位，正常的肱桡关系应该是桡骨颈轴线的延长线应通过肱骨小头中点，正常的下桡尺关节间隙不应超过 2 ~ 3mm。其次要注意断端间的旋转畸形。

尺骨骨折的诊断多可依靠以上的临床体征而确定。但骨折的详细特点必须依靠 X 线片来了解。所拍 X 线片必须包括腕关节及肘关节，并需拍摄正侧两个位置的 X 线片。X 线片包括腕及肘关节。既可避免遗漏上下尺桡关节的合并损伤，又可判断桡骨近折段的旋转位置，以利整复。

X 线正侧位平片检查不仅能明确诊断，且有助于分型、随访观察及疗效对比。应常规拍摄，并包括尺桡上关节及尺桡下关节，以防漏诊。前臂骨折的病人最好拍照包括肘关节和腕关节的前臂正侧位 X 线片，仔细分析骨折的 X 线解剖特点，掌握其移位规律。首先应注意，上下桡尺关节是否有脱位，正常的肱桡关节应该是桡骨颈轴线的延长线应通过桡骨小头中点，正常的下桡尺关节间隙不应超过 2 ~ 3mm。其次要注意断端间的旋转畸形。

判断断端间是否有旋转移位可用以下比较简单的方法：

（1）远近骨折段的骨间隙不相等。

（2）远近骨折段皮质骨阴影不延续。

（3）桡骨近端的旋转畸形可根据桡骨结节阴影及其颈干角的改变来判断（图 33–21）。

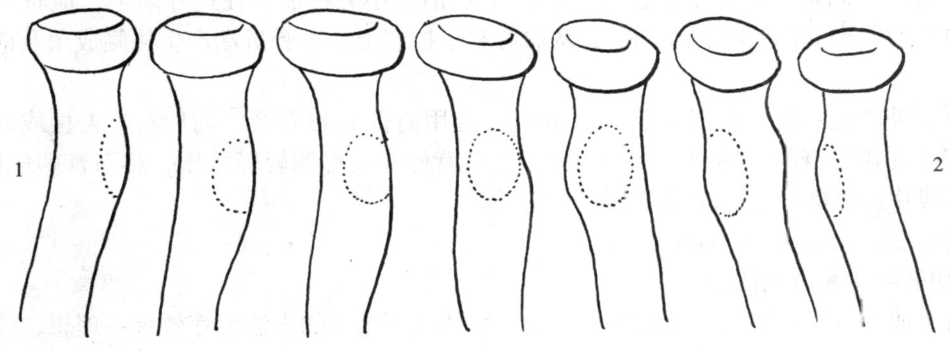

1.旋后　2.旋前

图 33–21　桡骨旋转角度投影

四、前臂双骨折传统治疗

骨折的分型与治疗的选择及其预后有关。例如，开放骨折预后较闭合骨折要差，粉碎性及多段骨折治疗要复杂，及桡骨近段骨折。闭合复位成功机会较少。

前臂主要功能为旋转活动，治疗前臂骨折除应完成骨折复位，更应注意旋转的特殊功能。影响功能的主要原因：

(1) 骨端畸形。

(2) 上下尺桡关节损伤和脱位。

(3) 肌肉或骨间膜的损伤。

(4) 挛缩。

前臂不仅使人类上肢具有一定长度，其旋转功能对手部灵巧功能的发挥也具有重要作用，因此前臂双骨折如何最大可能地恢复其功能，是个至关重要的问题。闭合整复困难，局部外固定不稳定，若处理不当，遗留畸形，严重则影响前臂的功能。治疗尺桡骨骨折，关键在于恢复前臂的旋转功能。

尺桡骨双骨折移位比较复杂，有重叠、侧方、成角及旋转移位，而旋转移位是矛盾主要方面，应予重点解决。传统治疗有两种方法：

(一) 闭合手法复位外固定

1. 体位与麻醉：病人取仰卧位，肩关节外展 90°，前屈 30°~40°，肘关节屈曲 90°。选择臂丛或局部麻醉，尽量使前臂肌肉松弛。

2. 手法复位原则

(1) 尺桡骨上 1/3 骨折，因尺骨较粗，皮下易扪及，可考虑先整复尺骨，再整复桡骨。同理，下 1/3 骨折先整复桡骨再尺骨，中段骨折则宜在牵引下同时整复。

(2) 双骨折时如一根为横断形稳定骨折，另一根为斜形不稳定骨折，则宜先整复稳定骨折，再整复不稳定骨折。

(3) 手法复位的整个过程中，应注意骨间膜的作用。如两骨折端靠拢或成角移位，则骨间膜日后会发生挛缩，宜及时将两骨分开，才利于复位的顺利进行。

3. 复位手法：对准方向，拔伸牵引，利用分骨手法矫正重叠及侧方移位，使骨折变成单一掌背方向移位，使用折顶、按捺、端提或回旋等手法矫正其他移位。

4. 外固定方法：一般需固定 6~10 周，根据临床及 X 线检查情况，决定去除外固定的适宜时间。此法简单，病人痛苦小，安全可靠，目前的主要方法有以下几种：

(1) 小夹板外固定：前臂小夹板（图 2–35）或前臂小夹板加圆柱托外固定，应正确放置分骨垫，复位后前臂中立位后托板外固定，从而有利于控制上、下骨折端产生桡侧成角及前臂旋转活动。

(2) 石膏外固定：复位后肘关节屈曲 90° ，选用前臂 U 形石膏、前后石膏夹板或前臂管型石膏外固定。先用石膏绷带缠绕，再用手掌在患肢背侧及尺桡侧轻轻挤压，将石膏塑成椭圆形，2 周后拍 X 线片对位良好后，改用前臂石膏托固定。

(3) 闭合复位功能支架外固定。

(二) 切开手术复位内固定

国外对于成人有移位的尺桡骨骨干骨折，一般认为用闭合的方法治疗效果不理想，使之不能被人们接受。所以，主张切开复位，坚强内固定。骨折愈合率在 95%左右。Sage 报道的用三角髓内针治疗的愈合率为 93.8%，Anderson 报道用加压钢板治疗的病例愈合率 97.3%，大约有 90% 的病人第一次手术后，疗效满意。其他近年报道的用加压钢板治疗的病例结果与之相似。Jinkin、

Lockhart 和 Eggers 报道一组用滑动钢板治疗的病例，95.8%愈合。Caden 报道用滑动钢板治疗的病例中 92.5%愈合。其他关于用较坚强内固定和髓内钉固定的病例组，疗效亦相似。以上报道的愈合率均超过 90%，其重要特点是实行了坚强的固定。如果使用髓内针，必须控制骨折段之间的旋转，并且有足够的强度来抗成角力。国外一些作者（Smith;Anderson）主张切开复位的时机最好选在伤后 7 ~ 21 天为好。

圆形髓内针或不适当的钢板内固定，其疗效是比较差的，用小钢板固定桡尺骨干骨折不愈合率高达 20%。圆形髓内针的不愈合率 14% ~ 16%。Smith 和 Sage 报道克氏针内固定的不愈合率达 38%。

对于有大块皮肤或软组织缺损的桡尺骨干开放骨折，往往需要做几次手术，包括早期清创、固定、植皮或带蒂皮瓣移植。后期的骨重建、腱移植等，如果合并感染，还要做死骨摘除和药水深入。即使骨折能愈合，其功能也不如正常前臂。

切开复位内固定是国外治疗桡尺骨干骨折的主要方法。经几十年的努力，无论是手术方法还是固定技术都有了较大进展，尽管切开复位内固定可以使断端满意对位固定，但由于手术对骨折局部血运的干扰及内固定器材对骨折局部应力的替代，常有感染和延迟愈合的危险。由于对两条并列的骨干做手术，对于手术本身的技术操作要求也较高，需要有一定经验的骨科医生才能完成。所以，对于切开复位内固定的适应症应该严格掌握，只有在以下情况才考虑应用切开复位内固定。

1. 适应证：尽管切开复位内固定可以使断端满意对位固定，但由于手术对骨折局部血运的干扰及内固定器材对骨折断端应力的替代，还常有感染延迟愈合的危险。由于对两条并列骨干做手术，对于手术本身的技术操作要求也较高，需要有一定经验的骨科医生才能完成，所以，必须严格掌握切开复位内固定的手术适应证，只有在以下情况才考虑应用。

(1) 需要做血管神经肌腱修复的开放性骨折。

(2) 需要做植骨手术的有骨质缺损的骨折或需做桡尺骨干长度均衡者。

(3) 某些病理性骨折需要同时清除病灶者。

(4) 软组织严重挫伤，肢体肿胀严重者。

(5) 骨间膜严重撕裂，骨折端异向分离移位者。

(6) 桡骨上 1/3 骨折或断端有软组织嵌入，反复手法复位失败者。

(7) 陈旧性骨折手法复位及夹板外固定有困难者。

2. 禁忌证：凡能以手法复位、小夹板或石膏外固定能成功的尺桡骨双骨折，Monteggia 骨折及 Caleazzi 骨折均为禁忌证。

3. 内固定方法：切开复位内固定是国外治疗桡、尺骨干的主要方法，经过几十年的努力，无论是手术方法还是固定技术有了较大进展，目前普遍的方法有如下种类：

(1) 切开复位加压钢板螺丝钉固定。

(2) 切开复位普通钢板螺丝钉固定。

(3) 切开复位髓内针固定。

第八节　前臂双骨折框架固定技术

成人前臂骨折由于软组织挫伤较重，或开放性骨折局部外固定困难者；或粉碎性双骨折整复有困难者；或一些陈旧性骨折需要牵引或外加压纠正成角、重叠畸形及骨端分离者，可用穿针框架固定的方法（图 33-22）。

有学者在应用前臂框架固定器治疗 48 例前臂骨折中，25 例为陈旧性骨折（包括不愈合与迟延愈合 15 例，畸形愈合 10 例），新鲜骨折 23 例（包括开放性骨折 10 例，余为闭合性骨折）。

新鲜骨折愈合最短时间为 33 天，最长 59 天，平均 42.6 天；在陈旧性骨折中愈合最短时间为 30 天，最长时间为 140 天，平均 70 天。无不愈合及再骨折病例。

功能恢复评定标准以 1975 年骨折评定标准草案评定：优 39 例，占 81.3%；良 8 例，占 16.6%；可 1 例，占 2.1%。

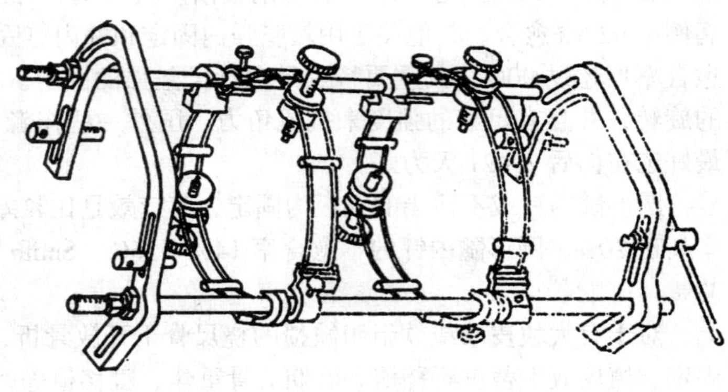

图 33-22 前臂框架固定器

一、框架固定适应证

(1) 经手法多次整复失败者或上 1/3 不稳定性骨折，软组织严重撕裂，局部肿胀较重者。桡骨上 1/3 骨折，经手法整复两次以后不成功者。

(2) 骨折端有严重的异向分离。骨间膜损伤严重者。骨间膜严重撕裂，骨折断端有异向分离移位者。

(3) 陈旧性骨折畸形愈合，保守疗法不能奏效者。陈旧性骨折畸形愈合，手法整复夹板固定有困难者。

(4) 陈旧性骨折不愈合或延迟愈合，合并内固定物松动、折断、弯曲或钉板电解，折端出现异向活动者。陈旧骨折不愈合或延迟愈合，同时有内固定物存在且已电解、松动、弯曲、折断片或断端硬化分离需外加压者。

(5) 断端骨硬化和分离需要加压固定者。

(6) 折端受应力遮挡作用出现骨萎缩、骨不连者。

(7) 开放骨折伴软组织挫伤，肢体肿胀回流障碍者。严重的开放性骨折。

(8) 血管、神经和肌腱严重损伤，需要清创、吻合处理者。

二、骨穿针前准备

(1) 进一步检查骨折、肌肉、血管、神经和关节功能损伤程度。

(2) 摄 X 线片，设计穿针位置。

(3) 术前常规用药，备皮。

(4) 框架固定器械选择，零部件是否齐全，机械性能是否完好。

(5) 骨针长度、针径、螺纹针，针尖规格等，术前应备好。

(6) 无导线驱动电钻，断线钳子、导向器、定位器等。

(7) 麻醉与体位：采用仰卧位，特殊情况也可采用侧卧位。常用腋路或锁骨上臂丛阻滞麻醉，有些病人可用局部浸润麻醉。

(8) 严格遵守无菌操作技术。

三、骨穿针技巧

(一) 穿针部位

远近端骨穿针的位置，决定着穿针术的成败。近端骨穿针在尺骨半月切迹下方尺骨冠状突与尺骨轴线垂直向下 1.0cm 处为好，此点进针安全，拉力强度大。远端穿针时，要特别注意桡骨远端向掌侧有一凹陷，背侧向上凸起状，穿针时要掌屈，针略偏向背侧进针，针的方向要在对侧尺骨茎突上。自桡骨茎突上 1.5cm 处穿入至尺骨茎突上 1cm 穿出。进针时要稍靠背侧，并令腕部轻度屈曲，防止损伤单侧的血管神经。穿针时第一助手要将尺桡骨远折段作分骨并维持之，以防两骨靠拢。近端穿针部位：尺骨鹰嘴下 2cm，由尺骨桡侧穿入，尽量与前针平行。2 枚克氏针的直径以 1.5mm 为宜。

（二）穿针方法

患者平卧手术台上，肩外展 70°，肘屈曲，以酒精 – 碘酒 – 酒精消毒皮肤，铺无菌巾，麻醉生效后，先以手法做大体复位后并由两助手维持远端穿针部位（图 33–23）。

置前臂于旋后 60°位，在桡骨茎突上 1.5 ~ 2cm 水平，自尺侧向桡侧穿入克氏针一枚，克氏针的直径在 1.5mm 左右为宜。横贯尺桡双骨，至尺骨茎突上 1cm 穿出。针与尺骨长轴垂直。另一针穿过尺骨鹰嘴，亦由尺侧向桡侧穿出。进针时要稍靠背侧，并令腕部轻度屈曲，防止损伤掌侧的血管神经。穿针时第一助手要将尺桡骨远折段作分骨并维持之，以防两骨靠拢。近端穿针部位：尺骨鹰嘴下 2cm，由尺骨向桡侧穿入，尽量与前针平行。2 枚克氏针的直径以 1.5mm 为宜，可用手摇钻钻入，也可用锤子直接打入。在穿针前要仔细分析骨折的平面与类型，对上 1/3 骨折，需将前管远段置旋后 60°位穿针，对中 1/3 或下 1/3 骨折可将前臂远段行中立位穿针。可用手摇钻钻入，也可用锤子直接打入。在穿针前要仔细分析骨折的平面与类型，对上 1/3 骨折，需将前臂远段片旋后 60°位穿针，对中 1/3 或下 1/3 骨折可将前臂远段行中立位穿针。

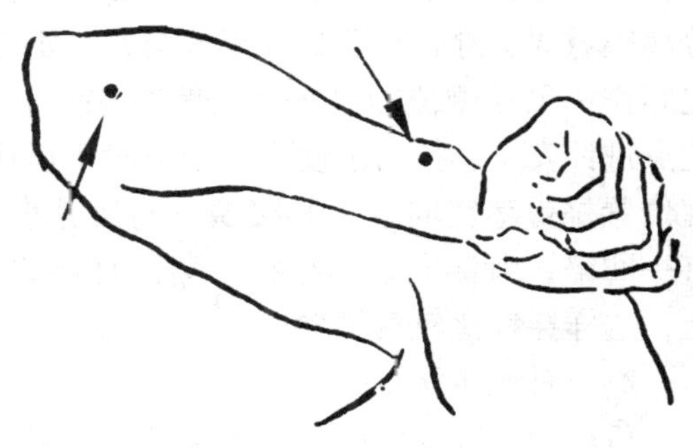
图 33–23 穿针部位

前臂骨穿针的选择应为前臂骨直径的 15% ~ 20%。前臂骨髓腔内径值变化很大，骨穿针术中，要注意髓腔变化特点与针体在骨骼上固定的稳定程度的关系，防止针体松动。

当 X 线透视证实下桡尺关节解剖关系恢复后，即从尺骨茎突上 1 cm 处句桡侧穿一枚直径 1.5mm 的克氏针，针应在桡骨茎突上 2cm 水平穿出，穿针时注意不要穿向掌侧，以免误伤掌侧血管神经。针穿好后，自尺桡两侧向中间挤一挤尺桡骨，佼下尺桡关节不致由穿针再次分离。两边针孔用无菌纱布覆盖。于尺骨鹰嘴下 1.5 ~ 2cm 处自尺侧向桡侧穿入另一枚直径为 1.5mm 的克氏针。安装前臂框架固定器，根据需要，适当加压或牵引。由于 Galeazzi 骨折的病理解剖学变化的特殊性，应用前臂复位框架固定器治疗这类的Ⅲ、Ⅳ型骨折较为理想可靠。

（三）骨针施布原则

（1）骨折部位施针设计是关系到安装框架固定器后是否能保持骨折端的良好对位与稳定，保证规范锻炼下的骨折早期愈合的关键。

（2）骨针的施布设计要因伤情而异不能强求一致。骨针的施布设计要按几何图形学原理，构成多平面布针为宜。而单平面布针固定稳定性能较差。

（3）进针点离骨折部位太远，稳定性不如较近于骨折线固定稳妥。

（4）针径的选择根据骨针与前臂骨围径的比例关系，一般为 15% ~ 20% 为宜。

（四）固定种类

1. 双针穿针固定法

（1）在常规消毒后，由远折端自桡骨茎突上 1.5 ~ 2.0cm 处向尺骨茎头上 1.0cm 处将骨针穿出。针与腕关节平面有5°~7°夹角。穿针时令其腕关节轻度屈曲，针走行方向稍靠背侧，以防止损伤掌侧血管神经。

(2) 穿针时，要在肩关节外展90°，前臂旋前屈肘90°，掌屈牵引分骨固定进行穿针。

(3) 近端穿针部位，尺骨鹰嘴下2.0cm处，由尺侧向桡侧穿入，两针呈水平。

(4) 骨针选择针径2.0~2.5mm为宜。

(5) 进针方法，针可采用锤击入法或钻入法。

(6) 上1/3骨折穿针体位要求在前臂旋后60° 位进针；中下段骨折前臂置于中立位进针。

(7) 安装框架式固定器，根据移位情况调节牵引或加压装置，按整复步骤将骨折复位满意。

(8) 如果骨折移位严重，可本着"欲合先离，离而复合"的原则处之。

前臂穿针术治疗骨折，远近端2枚骨针为牵引加压针，对稳定骨折端，控制异向运动，解决分离很重要，穿针位置选择正确与否决定穿针术的成败。尺桡骨中立位时，在鹰嘴处与半月切迹之间作一尺骨侧位轴线通过尺骨颈突前缘，这一连线在鹰嘴冠状突下方桡骨小头环状韧带后侧，此点进针安全，拉力强度大，牵引时不至在鹰嘴处拉开，控制关节和前臂异向活动有利。远端穿针位置桡骨茎突向上2.0~2.5cm与尺骨小头关节面呈水平位进针，特别要注意桡骨远端向掌侧有一凹陷，背侧向上凸起状，穿针时要掌屈，针略偏向背侧进针，针的方向要在对侧尺骨茎突上，这样穿针比较有把握。

2. 三针固定法

(1) 当双针复位固定有困难者，可用三针固定法将平面固定，变成空间固定。采用单臂式框架固定器，骨针不穿透对侧骨皮质，形成半针固定。远近端骨折段用两个小半环杆联结骨针，通过可调式驱动支撑杆和半环联结杆形成空间固定，保证骨折端稳定控制异常活动，达到初期刚性固定，后期弹性固定的目的。

在前臂骨折中选用框架固定器治疗时，单平面穿针外固定对骨折中出现的侧方移位、形成畸形或不稳定性骨折难以控制，既使用压板也难纠正，尸体解剖中模拟致伤外力尺桡骨干双骨折，用新鲜尸体3具，固定标本4具共14个前臂实验，双针固定、三针固定、几何空间四针固定，固定器选用框架式、桥架空间立体式、单臂式、单臂空间式、组合力臂式等分别试验，并做穿针固定后模拟人体功能活动，观察骨折端稳定程度，此项工作必须是在尸体上有一定差异。

在测试过程中体会如下：将前臂背侧皮肤、皮下脂肪切开显示鹰嘴处骨突向远端1.0~2.0cm处由尺侧向桡侧进针安全，抗拉力强。

(2) 采用三针或四针固定时，空间针要从背侧骨体显露明显处进针，进针点的骨截面为安全区域，尽量不要从掌侧进针，空间针无需穿透对侧骨皮质，空间针对克服成角、侧方移位和旋转非常实用，效果确切。能起到压板所不及的作用。

(3) 平行穿针固定不稳，难以控制异常活动，特别是在模拟人体功能时，骨折端错动移位。双针平行固定难以控制骨折的各种移位，对稳定性骨折适用。将前臂背侧肌群的旋后肌、肘肌、拇长展肌、拇长伸肌、拇长短肌、食指固有伸肌切除，显露前臂中断尺桡骨折，重叠移位。

(4) 应用桥架式空间框架固定器固定时，发挥两端骨针牵引作用，使其达到欲合先离的目的，而后用2枚空间固定针控制侧方移位和成角畸形，使骨折端解剖复位，固定器的几何空间形或总体效应得到发挥，消除了骨折端的异常活动。

(5) 空间固定针进针要求：

① 在骨的表浅处进针。

② 尽量从肌肉间隔处进针。

③ 陈旧性骨折畸形连接者可在有限手术下直视穿针固定。

(6) 使用空间针固定时，可以在空间调节器的滑槽内调节穿针角度。单臂式框架固定器一侧固定不稳，易成角，其纠正办法，选用在骨折远近端均能调节的单臂框架固定器，至少用3枚骨针固定，按骨轴调整牵引或加压，采用单臂式多功能框架固定器穿针固定：①桡骨重叠移位；②侧位X线片显示远折端偏于尺侧，X线片，穿针框架固定后复查，解剖复位。

四、安装框架固定器

针穿好后，上框架固定器，根据固定需要将前臂置于框架复位固定器上进行牵引或加压。只要按要求穿针，前臂与框架复位固定器相连接成为一体后，整复是比较有力而且易于进行的。要按手法－器械－手法－器械的过程进行装置框架复位固定器的方法。然后将2枚克氏针固定在骨折框架复位固定器的克氏针固定插座上，再调整骨折框架复位固定器支撑杆上的伸缩螺母进行适当的牵引，纠正尺骨的短缩与成角畸形（可适当过牵），再做适当旋转，同时，推挤桡骨头使之复位。由于尺骨的重叠短缩和成角畸形，在框架固定器上得到有力纠正，桡骨头的脱位即可得到满意的整复，而且也易于保持其稳定。为防止尺骨的再移位与桡骨头的脱出，可用框架固定器上的蝶形压板与弧形压板置于桡骨头脱出部位，利用蝶形压板的分骨作用保持尺骨弧度与尺桡骨间隙，利用弧形压板对桡骨头的直接挤压作用，保持骨折与脱位的稳定。贯彻动静结合的原则，早期进行功能锻炼，术后即可进行握拳及腕关节的活动。术后2周可以进行肘关节的屈伸活动，开始时屈伸范围在20°左右，以肱桡骨头脱位，4周以后加大活动范围。

五、操作注意事项

(1) 桡、尺两骨上下关节联系。

(2) 两骨间又有骨间膜联系。

(3) 桡骨可围绕尺骨旋转160°，构成唯一的旋转特殊功能。

(4) 骨折后可出现重叠、旋转、成角、侧方四种移位畸形。

(5) 尺桡骨骨折的两根骨四个断面可出现八个方向移位。

六、术后处理及并发症防治

（一）术后处理

(1) 伤肢用三角巾悬吊于屈肘90°位置，以利静脉回流，减少肿胀。

(2) 麻醉作用消失后，即鼓励病人做耸肩及握拳活动，以促进血液循环及恢复肌力。

(3) 压板的压力不可过大，其松紧度以按压压板时可调整螺杆的一端能外露4/5为宜。亦不可过松，随着伤肢肿胀的消退，适当调紧压板。

(4) 保持针道周围清洁、干燥，每周至少更换一次无菌敷料。

（二）拆除框架固定器的条件与时间

(1) 患者自觉伤肢有力，双手握力接近相等。

(2) 骨折处无压痛，无轴向叩痛，无异常活动感。

(3) X线片显示骨折线模糊，有连续性骨痂通过骨折线。

(4) 拆除框架固定器后保留克氏针检查1、2两项，达到要求后再拔出克氏针。

(5) 如果1、2两项检查不够满意，而框架固定器又无继续使用的必要，可用夹板外固定1～2周保护之。

（三）合并症及处理

桡尺骨干骨折合并症因素很多，损伤程度、污染范围、骨折类型、病人伤情状况及治疗方法的选择、技术条件等等。

(1) 桡尺骨干骨折连接或交叉愈合这类病例在临床并不少见，如果处于功能位，尽量不做手术矫治，有严重畸形功能障碍者可考虑做截骨术，一般效果不理想，有的骨桥切除后出现再次连接，形成新的骨桥。有人报道在127例前臂双骨折中，遇到9例。3例交叉愈合做了功能手术；6例骨桥连接；4例做截骨术切除骨桥，采用单臂框架固定器治疗，桡尺骨分别固定，术后即功能锻炼，效果满意。

(2) 血管损伤前臂有两条动脉——尺动脉、桡动脉供血，一旦伴有严重的神经血管和肌腱损伤，两侧动脉供血中断，肢体就难保住。要立即接通一条动脉、2~3条静脉，有条件最好将尺、桡动脉均吻合，如损伤严重也可将尺桡动脉交叉吻合，以保全肢体。骨折端要修剪短缩2~3cm，保证修复的血管、神经、肌腱张力不大。骨折部位可用框架固定器固定，保持正常骨形态，使局部稳定，伤口便于换药。

(3) 神经损伤现代创伤带来的结果常并发复合伤。严重软组织损伤中常有神经的损伤。要细微检查肢体功能，疑有神经断裂应急诊探查。发现神经断裂，可一期吻合；有困难者做明显标志固定断端，后期修复。

(4) 软组织疤痕粘连前臂骨折旋转受限，除骨折畸形交叉连接因素外，肌肉及软组织疤痕粘连及上下桡尺关节损伤，也可导致旋转功能障碍。要细微检查妨碍功能的原因，根据具体情况，行桡骨小头切除术、尺骨小头切除术或疤痕松解术等。

(5) 桡尺骨畸形愈合畸形明显、功能障碍者，常合并感染开放性骨折。畸形因素多见于外固定夹板、石膏应用不当，整复固定不确切，内置钢板断裂、弯曲，髓内针弯曲等。

(6) 针道感染浅表的针道感染，清洁换药多可控制，自应用本法尚未见到深部针道感染。

(7) 针道松动多系穿针方向不对，远近侧穿针不平行，经过一段时间后针道骨质吸收，出现克氏针在骨通道内松动。可先适当调整支撑杆，增加针与骨通道的摩擦力，如不奏效，改换穿针位置。

(四) 疗效评定标准

优：骨折对位愈合，桡骨头复位，肘关节伸屈功能正常，前臂旋转功能正常或减少在15°以内者。

良：骨折对位愈合，桡骨头复位，肘关节伸屈正常，前臂旋转功能正常或减少在16°~30°者。

可：骨折有轻度成角愈合，桡骨头半脱位，肘关节伸屈功能差10°，前臂旋转功能31°~45°者。

差：骨折畸形愈合或不愈合，桡骨头半脱位或虽复位，前臂旋转功能减少45°以上者；或骨折时对位愈合而桡骨头仍脱位者。

第九节 特殊骨折的处理

一、对室间隔综合征的处理

对于手法整复两次以上不成功者，不主张继续用手法复位，利用穿针框架固定实行机械复位，调整轴向伸缩螺母。使之将断端重叠牵开，然后调整针座，纠正旋转畸形。此过程中可配合分骨、推挤手法，使断端对位，然后以蝶形压板维持至骨折愈合。

新鲜闭合性骨折多次手法复位易出现软组织肿胀严重，循环障碍，有肌间隔综合征危险者，应立即做切开减张手术。术中要注意持续增高的肌间隔内压，要及时广泛切开筋膜，切口从肘到腕。若术后出现间隔综合征，是因止血不彻底，深筋膜缝合过紧所致。在穿针上框架固定器时，直视下观察骨折复位效果。然后穿针上框架固定器，可在直视下对骨折端牵引或加压至满意对位，断端稳定；然后以蝶形压板作用在断端处使骨间膜紧张，尺桡骨对线，维持对位，如果断端不稳定，可在框架固定器上加空间调节器装置，由平面2枚针固定改为空间固定，达到桡尺骨对位对线，并可随时观察创口换药。待伤势平稳后，二期关闭伤口。肢体严重肿胀，皮色灰白，压痛剧烈，手指感觉及运动障碍，应及时行广泛的筋膜切开减压，穿针外固定后，不缝合皮肤，可手术后第二天用钢丝将两侧切口，逐日拉拢，或待肿胀消退后，二期关闭切口，二期游离植皮覆盖创面。

二、对新鲜开放骨折的处理

桡尺骨开放性骨折，在临床中常见，由于开放伤口污染，软组织损伤，夹板石膏固定不易处理伤口，选择穿针框架固定疗法为宜。

与清创同时，分别在前臂远近端穿针，与框架固定器联结，直视下对位，直至满意后，还可适当加压，以利折端稳定，再关闭伤口。伤口较大，软组织损伤严重，先彻底清创，然后用框架固定器牵引，整复、固定。对断端不稳定的粉碎性骨折，可暂时穿入髓内针，维持轴向稳定，直视下断端稳定后，再考虑有条件时进行一期闭合伤口或留待二期处理。对有感染创面者，固定后伤口可换药处理，待肉芽新鲜，二期植皮关闭伤口。

对于新鲜开放骨折，应在早期彻底清创；直视下，骨折端用框架固定器牵引对位满意后再做缝合。

对遗有窦道的感染伤口，可行换药，或用碘酒棉球填塞。如有骨质缺损，可于伤口肉芽新鲜，分泌物减少后植骨。但必须首先彻底清创，清创时不要轻易去除断端的碎骨块，以免造成骨质缺损。穿针框架固定，直视下复位，骨针施布设计要空间立体能保持折端稳定，达到在活动中不移位为原则。直视下确定骨折对位满意后，用持骨器将断端临时固定，手术台上拍X线片，下桡尺关节对位满意后即从尺侧向桡侧穿一克氏针。穿针时应由一助手固定下桡尺关节，再穿入近侧克氏针，安装框架固定器，调节侧杆，视断端稳定后，去掉持骨器，有条件可一期闭合伤口，放引流条，24h后拔出。没条件可留待二期闭合。拍摄前臂正侧位X线片，一定要包括上下桡尺关节。

三、对各种陈旧骨折的处理

（一）单纯成角的畸形愈合

一般半年内的病例均可进行在臂丛麻醉下闭合折骨，小夹板外固定。折骨时注意持续用力，不要用突然的冲击暴力，防止别处骨干发生骨折。对于畸形愈合时间较长，断端已骨性连接者，可行截骨术。在成角的夹角处楔形或U形截骨，然后穿针，用框架固定器固定。

成角畸形6个月以上，断端已有骨性连接，闭合矫正不能奏效者可做有限手术。在成角夹角处做楔形截骨，直视下复位，行穿针框架固定，适当加压断面嵌插。为稳定起见，可在穿针平面上加1枚空间固定针固定。

骨折畸形愈合的处置：尺骨成角畸形愈合必伴有桡骨头脱位，可行尺骨斜形截骨延长，亦可同时自体髂骨植骨，框架固定器加压固定，尺骨长度恢复后，视桡骨头的具体情况处理之。若仍能闭合复位，争取闭合复位，轻度脱位不影响功能亦可听其自然，脱位影响前臂旋转者可切除。

（二）重叠和旋转畸形愈合

断端已近骨性连接者，不宜行闭合折骨，以免造成更大的副损伤。可行切开凿骨术，术中尽量避免少剥离骨膜，穿针、安装框架固定器，直视下用轴向螺杆牵引，至对位满意，关闭切口。

重叠、旋转畸形愈合，影响功能者X线片显示断端已骨性连接，做有限手术切口，在尽量保护骨膜下行凿骨术，修造断面达到对位后稳定，选择适当安全部位远近端各穿1枚2.5mm直径的骨针，安装框架式或曲杆式框架固定器，通过驱动支撑杆做轴向牵引，观察折端对位情况。如果有异向移位，可按逆方向距折端 2.0 ~ 3.0cm 处，从远端加固 1 枚空间针，使整个框架结构形成空间体系固定，控制折端不再移位。

（三）延迟愈合或骨不愈合

骨折时间 1 年以上，断端仍没有连接，触诊有异常活动，X 线片显示骨折端萎缩或硬化，髓腔闭死，可考虑为骨折不愈合。首先应弄清延迟愈合的原因，延迟愈合与不愈合的原因很多，如内固定物钢板松动、髓内针弯曲，螺钉脱出、断裂；取出内固定器，穿针框架固定。外固定不适，如石膏松动、断端极其不稳，小夹板控制局部剪力不理想，石膏或夹板固定后断端不稳定，约束力不能有效控制等，均可产生延迟愈合或不愈合。亦可改用穿针框架固定。如框架固定器支撑杆机械性能失调，使骨折端长期间隙过大；单平面固定两端针距过长，不能克服因断面、剪力造成移位，可在直视下对骨折轴向加压，断端稳定即可，不用骨剥皮术广泛剥离骨膜，断端硬化者可切至新鲜骨面，无硬化者不需做特殊处理。闭合骨折的延迟愈合在穿针框架固定之前，可将骨折端轻轻摇摆，使之出现新鲜创面，然后穿针。在穿针框架固定的同时，可以用电刺激或磁场刺激等辅助方法，促使骨折加速愈合。

应做手术处理断端，将硬化的骨端切至新鲜骨面，凿通髓腔。萎缩型的不愈合，应将假关节切除，同时做髓内外植骨，加用髓内针做轴向稳定（术后 4 ~ 5 周拔出），继续穿针外固定，加压至断端没有异常活动。

可采取以下措施：

(1) 在去除内置物的同时，修造断端，开通髓腔，适当去除硬化死骨，缺损严重可充填植骨。

(2) 修造断端，这对保持复位后的稳定有其重要意义。修造断端原则，即不使骨折端缺损过多，保持长度，又要使修造后的两个断面吻合稳定。

可利用框架固定器轴向加压。骨折端有硬化者可予以切断。断端萎缩或有缺损者，如果缺损过多，可将尺骨切除对应长度，然后利用复位加压，但短缩不应超过 5mm。如果缺损在 2cm 以内，则可行自体髂骨嵌入植骨。早期握拳功能受影响，但可逐渐恢复。尺骨不愈合或延迟愈合者，可行切开复位植骨框架固定器固定术。骨折面用骨凿切开，有骨质缺损者可行自体髂骨块嵌入植骨，无缺损者可用弯凿在骨折端附近凿出一些小鱼鳞坑，将骨膜连同部分皮质骨掀起，在骨皮质上造成许多新创面，当关闭切口时，这些鱼鳞状骨块，即成为许多带蒂骨瓣，植在有新鲜创面的骨干上，再穿针用框架固定器固定。这样可以使骨折局部减少异物刺激，通过调整框架固定器，使断端保持可靠的轴向挤压或牵引力，为骨愈合创造有利条件。用这种方法治疗 19 例，结果功能优良率 89.5%，满意率 100%。

四、对假关节形成的处理

对萎缩性不愈合形成假关节的骨折端，采取骨折端修造镶嵌植骨，直视下穿针框架固定器安设空间调节器，保持折端相对稳定。轴线加压，使骨折端接受生理应力刺激。

五、对畸形愈合的盖氏骨折处理

对于畸形愈合的盖氏骨折，应尽量采用闭合折骨夹板固定，如果骨折端短缩畸形严重，夹板不易满意控制，可用闭合折骨、穿针框架固定，利用框架固定器两侧支撑杆的持续牵引力，渐纠正短缩。此时，穿针应按尺桡相对位置尺低桡高穿针，即尺骨茎突上 1cm 处穿入。

在桡骨茎突上 2 ~ 2.5cm 处穿出，其固定原理（图 33-24）是利用穿针的夹角，在尺侧加压，桡侧拉伸，利用桡侧的单向拉伸使桡骨的短缩得到纠正。

对于坚强愈合的成角畸形，可采用骨凿断术，采用背桡侧切口进入，在骨断端最大成角处凿骨，凿断后如果断端遗有间隙，可取髂骨植骨，为防止桡骨短缩，下桡尺关节脱位或半脱位，不主张做太大的楔形截骨。

如果桡骨愈合的位置很好，但下桡尺关节损伤较重，后遗疼痛，影响前臂旋转功能，可做以下处理：①三角纤维软骨切除术；②尺骨远端切除术。

实践证实轻微成角或控制成角畸形发生，可应用压板，压力大时，皮下压疮，有时处理不当感染深达骨膜，长久不愈，应用时要细心观察，空间针是以点的形式，代替压板面的形式，局部皮肤不受压迫，作用点确切。

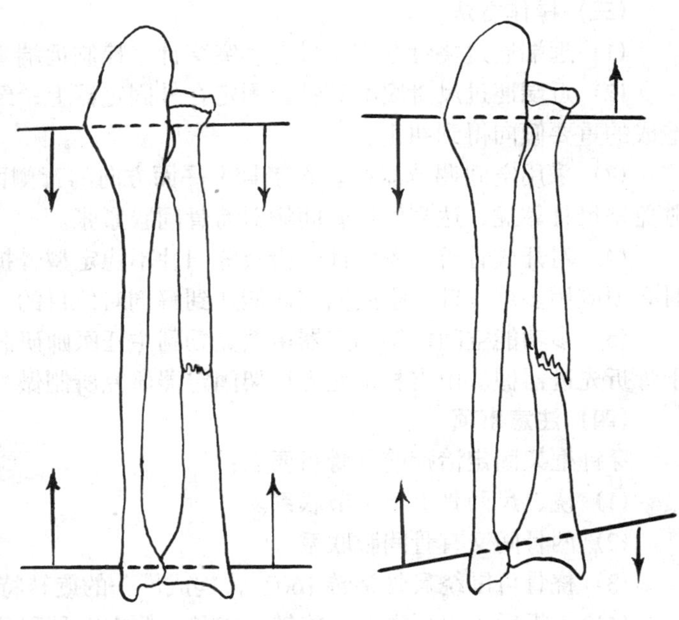

图 33-24　利用穿针夹角牵引加压纠正畸形

第十节　前臂骨折常用框架固定器介绍

一、前臂骨折框架固定器

（一）结构简介

为半环式框架结构，大部分零件采用铝合金，部分采用黄铜及不锈钢制成。全重 500g，可以进行牵引、加压、侧方挤压及旋转调节，能够适应空间稳定结构的需要。

1. 牵引加压部分：包括肘部半环和腕部半环两半环上各有两相应的长槽，克氏针固定座可在长槽内调整至合适的位置。然后用固定螺母锁紧。两半环由两根可调支撑杆相连。肘部半环通过调节螺母可调节其在支撑杆上的位置，其可调长度为 15cm，牵引、加压的作用是通过肘部半环带动其上的克氏针，改变其在支撑杆上的位置来实现的。

2. 侧方挤压部分：由滑轨、定位螺母、可调螺杆、压板、紧固螺钉等组成。滑轨两端的“L”形挂钩可在支撑杆上滑动。任意调节其位置，然后用紧固螺钉紧固。定位螺母可以在滑轨上任意滑动，调节位置，再用其上的圆螺母锁紧。用可调螺杆、定位螺母调整压板的固定方向，即可实现不同方向的侧方挤压。可调螺杆和压板的数量，可根据需要加减，压板的形状亦可根据需要使用方形、蝶形等。

（二）适应范围

前臂框架固定器应遵循手法－器械－手法－器械的程序应用，其操作如下：

(1) 手法以牵引、分骨、挤按等手法将骨折复位。

(2) 器械定点画线，闭合穿针，安放固定器。

(3) 手法复位：在固定器牵引下，对残余移位做进一步手法矫正。

(4) 器械：最后锁紧固定螺丝，放置蝶形压板。根据前臂骨折特点，控制六个自由度和八个方向的移位，是整复的重要环节。

（三）操作方法

(1) 远端通过桡骨茎突、尺骨茎突穿针，控制远端旋转。

(2) 近端通过尺骨鹰嘴穿针，固定在外固定器上；经轴向牵引，使骨干轴由走行的伸屈肌群造成的重要倾向得到纠正。

(3) 采用空间调节器在垂直于骨干平面方向的背侧面穿入一枚 2.5mm 空间针，以纠正旋转。避免桡尺骨靠拢，达到桡尺骨间嵴对峙骨间膜紧张。

(4) 对开放骨折、粉碎性骨折及陈旧性不稳定型骨折，采用蝶形压板效应显得无能为力。这时必须应用多维穿针，空间固定才能达到解剖对位目的。

(5) 多功能空间框架固定器由黄克勤副主任医师研制，经临床验证是目前理想的治疗桡尺骨干骨折先进器械。由吉林市北方框架固定器研究所制做（专利）。

（四）注意事项

穿针框架固定治疗前臂骨折要点：

(1) 桡、尺两骨上下关节联系。

(2) 两骨间又有骨间膜联系。

(3) 桡骨可围绕尺骨旋转 160°，构成惟一的旋转特殊功能。

(4) 骨折后可出现重叠、旋转、成角、侧方四种移位畸形。

(5) 尺桡骨骨折的两根骨四个断面可出现八个方向移位。

二、前臂骨折框架固定器

（一）结构简介

本框架固定器组成（图 33-25）有：半环形腕上部托板，托板滑动槽，克氏针固定板与孔，支撑杆，克氏针固定螺栓。L 形挂钩与定位螺母，滑轨，蝶形压板，定位螺母，复位固定调节螺杆，加压螺丝卡，六角形伸缩（调节）螺母。

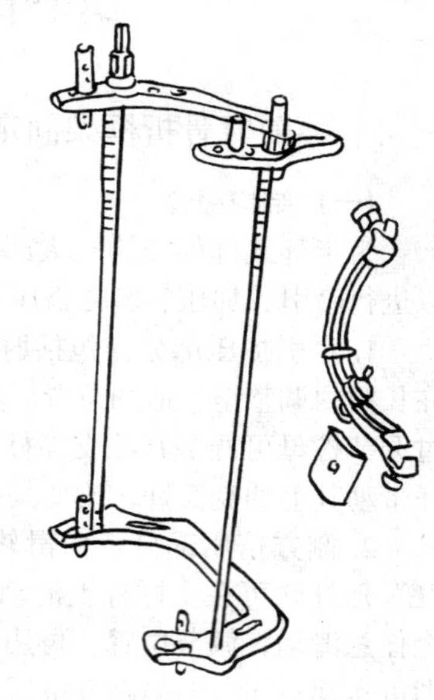

图 33-25 前臂骨折框架固定器

（二）适应范围

(1) 新鲜、陈旧、开放性尺桡骨骨折。

(2) 盖氏骨折。

(3) 孟氏骨折。

（三）操作方法

1. 新鲜骨折的治疗：臂丛麻醉，平卧，上臂外展 90°，由助手扶持前臂与手术床呈垂直。根据骨折所在平面取不同旋转位：上 1/3 者旋后 45°；中 1/3 与下 1/3 者取中立位或旋后 15°位。首先，在桡骨茎突上 1cm 处由桡向尺或由尺向桡穿克氏针，贯穿两骨，进针时要稍靠背侧，并令腕部轻度掌屈，以防止损伤掌侧的血管神经。穿针时助手要将尺桡骨远段做分骨并维持之。再于尺骨鹰嘴处由尺向桡穿入第 2 枚针，尽量与前针平行，将上下牵引针与固定器连接。按骨折平面不同，将前臂分别置于前述适当旋转位。稳妥后，以六角扳手旋拧支撑杆上的伸缩螺母。首先，纠正重叠移位，再结合 X 线片所示移位情况，用手法将骨折复位，然后安置复位固定部分，放置蝶形压板，纠正残余移位，完成固定。

2. 开放性骨折：首先进行清创缝合，包扎后按上述方法处理。也可将复位固定器经灭菌消毒，在手术台上直视复位后予以固定。

3. 盖氏骨折：首先整复下尺桡关节脱位，有分离移位者用合骨手法，有掌背侧移位者，用提按手法，有短缩移位者用牵引手法复位，在畸形纠正后再行穿针。

4. 孟氏骨折：根据尺骨骨折及桡骨头脱位情况不同，按伸直、屈曲、内收等型进行复位，复位后穿针固定。

5. 陈旧性骨折的治疗：对畸形愈合用手法整复，然后按新鲜骨折处理。迟延愈合或不愈合者，切开取出内固定物，修整骨断端，同时植骨，以框架固定器固定直至愈合。

（四）注意事项

复位固定后，次日即可进行肩、肘、腕及掌指关节功能活动，旋转功能则需在去除框架固定器后，进行锻炼才能恢复。拆除框架固定器的时间，新鲜骨折一般 4～6 周，陈旧性骨折为 8～12 周。拆除固定器后仍需夹板保护 1～2 周，直到临床愈合。

三、前臂骨干骨折弹力框架固定器

（一）结构简介

需要的材料为 0.4mm 厚的聚氯乙烯塑料板，3～5cm 宽的弹力带和锦纶粘扣。由大小不等、长短不一、规格不同的三块塑料板，制成掌、背、尺侧的固定板，在板的远近端各造成两个长孔，由孔内穿过弹力带，将 3 块板连成一体，板与板之间相距 1cm，弹力带两端缝上反正的锦纶粘扣。

（二）适应范围

新鲜闭合的尺桡骨骨折。

（三）操作方法

首先，在臂丛麻醉下行手法复位。骨折复位后，屈肘 90°放前臂于尺侧板上，保持前臂中立位，患手置于手托上，由助手保持患肢不动，然后将掌背侧板扶起，将防旋角放在肱骨内上髁上，在桡侧粘合尼龙扣，即为固定完毕。功能练习从固定第一天开始进行，在固定 1～2 周内做手指伸屈握拳和提肩活动。2 周后，做腕关节和肩关节活动。

（四）注意事项

弹力框架固定器是为了适应骨折后 2 周内有伤肢肿胀和消肿，折端周围有血肿形成和血肿吸收的过程而设计，它只有持续存在的弹性回缩力及控制旋转移位力。同时不会因过度紧张引起压疮或缺血性挛缩。适应不同愈合时期骨端的应力状态需要，固定稳妥。应注意固定时，在腕部周围，肱骨内上踝和骨折部可根据情况放上纱布垫，将弹力带拉长 1cm 左右粘合尼龙扣，固定后将伤肢屈肘悬吊于胸前；选用掌背侧板要适合；骨折端临床愈合前，要控制前臂的旋转活动。

四、前臂骨折牵引框架固定器

（一）结构简介

前臂骨折牵引固定器有牵引装置与固定装置两部分。牵引装置有牵引套、牵引环、弹簧拉力器、牵引用尼龙活扣。固定装置有掌、背、尺、桡四块夹板，专用捆扎带，其背侧夹板为带有一定弧度的加长夹板，并在背侧夹板的远端两面均有尼龙活扣。从而具有了牵引与固定两种作用。

（二）适应范围

不稳定性尺桡骨骨折。

（三）操作方法

以尺桡骨远端骨折为例，先将手腕牵引套戴在手腕处，然后行手法牵引整复，待复位满意后把尼龙扣带松松地环绕在距骨折近端 3～5cm 处的前臂上，背侧夹板近端上的尼龙扣对准粘上（防止牵引时滑动），再依次摆放掌尺桡侧夹板，用带子捆扎固定夹板后，把拉力计两端分别与牵引套背侧环及尼龙扣相连接，依据所需拉力大小牵拉拉力计远端尼龙带扣与背侧夹板上端尼龙扣扣紧即可。前3天每天观察一次，1周拍片，根据情况调整拉力及固定带，半月后再拍片复查，根据骨折愈合情况30天左右去除夹板。

（四）注意事项

(1) 背侧夹板有一定的弧度，对科雷氏骨折与斯密氏骨折的牵引固定仅将背侧夹板180° 翻转即可。

(2) 牵引力大小因人而异，可随时调整避免过牵。

(3) 若需纠正尺偏、桡偏，可在牵引套背侧两边环上进行调整。

五、单边钩槽框架固定器

（一）结构简介

钩槽框架固定器结构简单，由槽形连接杆、钩式螺栓、螺母和钢针四部分组成。

（二）适应范围

适用于不稳定的粉碎性尺骨或桡骨骨折。

（三）操作方法

1. 选用固定针：选用直径3mm的固定针。

2. 确定进针部位：尺骨骨折宜从前臂背侧沿尺骨嵴进针，尺骨嵴突出紧贴皮下，沿此嵴进针，对肌肉舒缩、前臂旋转及腕、肘关节活动影响最小。桡骨骨折宜从前臂背侧进针。

3. 固定针的布局：主体结构以扇形布局为最佳，即靠近骨折线的两针垂直于长管骨进针，远离骨折线的两针向骨折线方向倾斜进针（图33-26）。这样可减小槽形连接杆的型号，固定针不易脱出，且离关节更远一点，便于关节活动。

4. 进针方法：在复位满意的状态下采用慢速气钻或慢速电钻进针，选择好进针部位后，进针时无需做皮肤小切口，可将直径3mm固定针直接穿破皮肤和软组织至骨膜，当感觉到第一个落空感时，针尖进入骨髓腔，当感觉到第二个落空感时，针尖刚好穿过对侧骨皮质约3mm长度。

5. 安装连接杆：以距离前臂宽松一横指（2cm）为宜。穿针时应尽量使所有固定针保持在同一平面或平行双平面内，槽形连接杆一面或双面上连接固定针，对于有少许偏移的针可放置平垫固定，对于有少许偏斜的针可用坡形垫固定。

（四）注意事项

在固定妥当后，仍应再用电视X线机透视或拍片，复查一次骨折对位和对线情况，及半针固定的针尖是否穿入过深，必要时可进行适当再调整或将针退出些许。

术后应严密观察患肢血供，并根据血供及时调整松紧度。

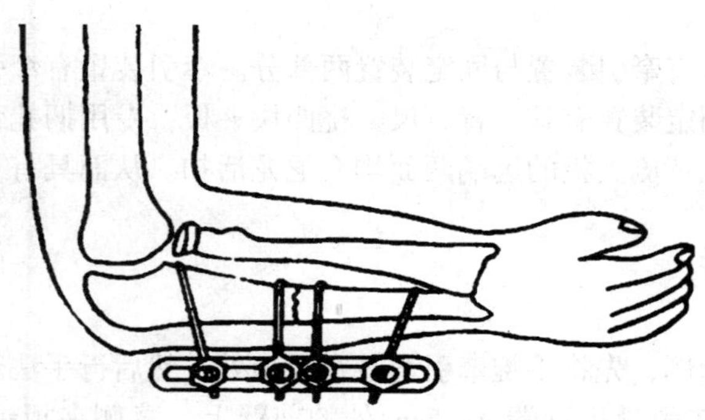

图33-26 尺骨骨折固定针扇形布局

六、Orthofix 框架固定器（图 33-27 ~ 图 33-31）

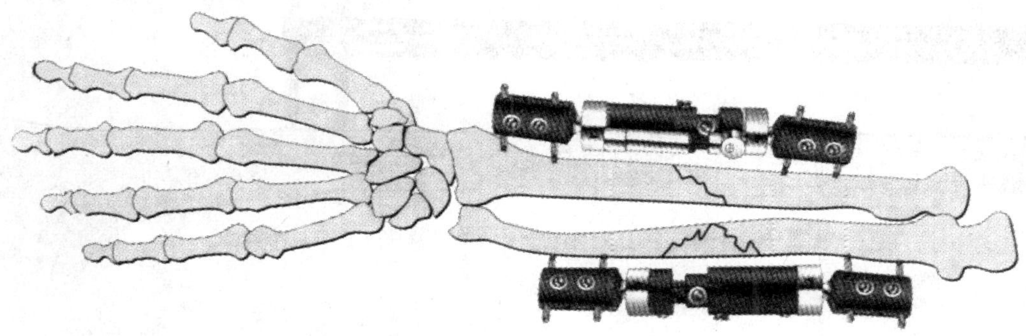

图 33-27 固定器（30000 型）治疗桡骨和 / 或尺骨干骨折

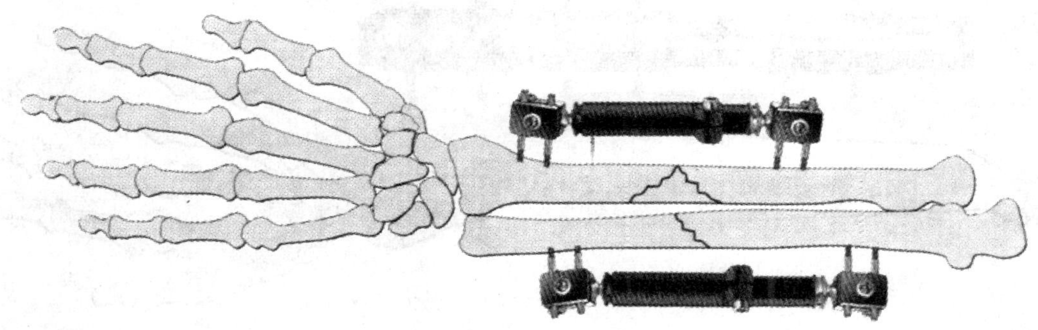

图 33-28 可透射线的固定器治疗桡尺骨干骨折

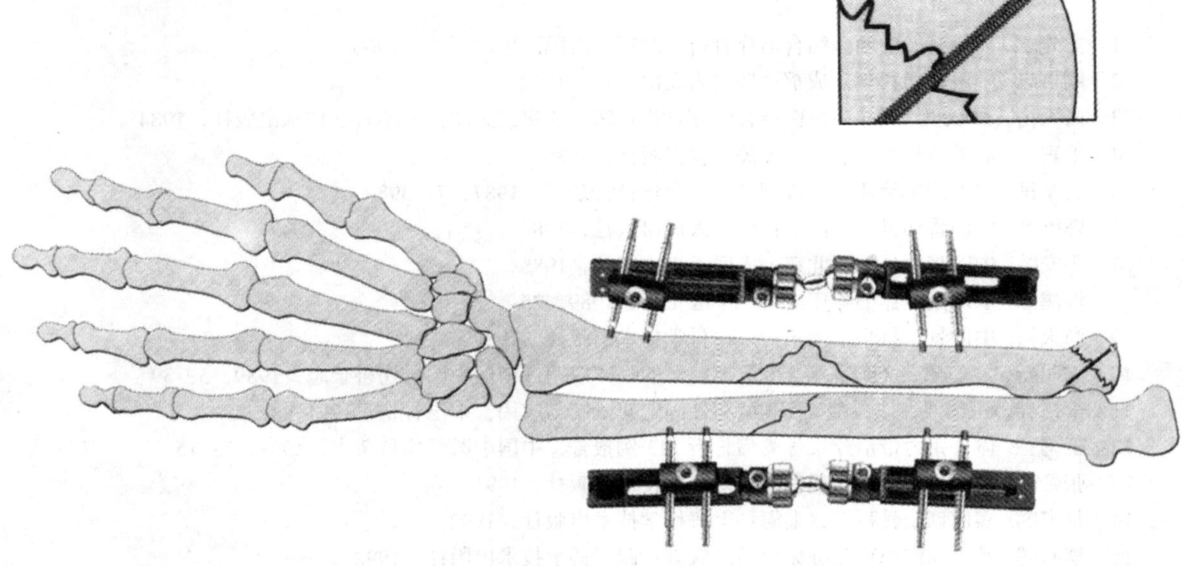

图 33-29 固定器（37000 型）治疗桡 / 尺骨干骨折用骨碎片固定系统（FFS）固定桡骨头骨折

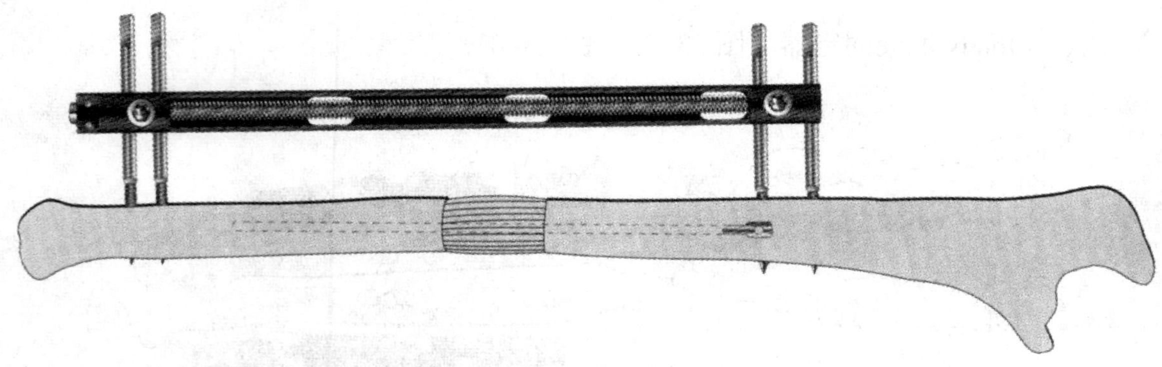

图 33-30 用固定器（M100 型）延长尺骨优于 Ender's 钉

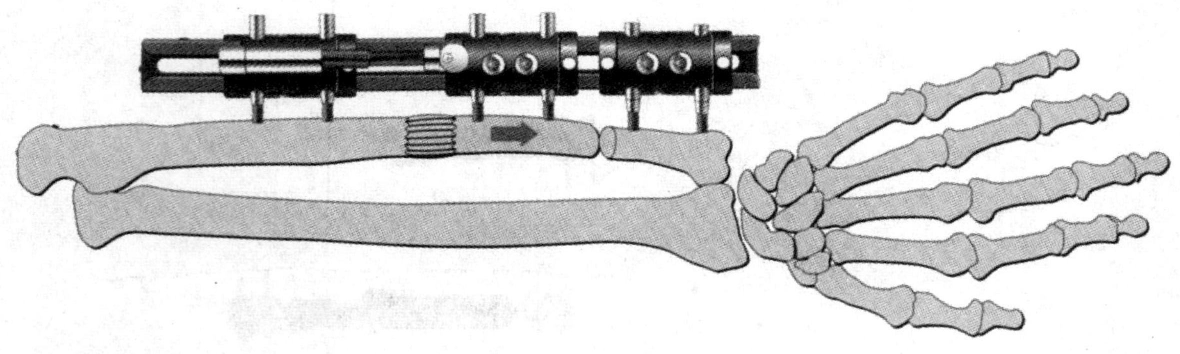

图 33-31 用固定器（55000 型）加骨移植治疗尺骨缺损

主要参考文献

1 方先之，尚天裕．中西医结合治疗骨折．北京：人民卫生出版社，1966
2 阙再忠．中医骨伤科学．成都：四川人民出版社，1982
3 尚天裕，顾云五，等．中西医结合治疗骨折临床经验集．天津：天津科学技术出版社，1984
4 毛宾尧．肘关节外科．北京：人民卫生出版社，1986
5 姜友民．钳夹固定治疗尺骨鹰嘴骨折．中华骨科杂志，1987，7：398
6 郭维淮．中国骨伤科学．南宁：广西人民出版社，1988
7 张安帧．中医骨伤科学．北京：人民卫生出版社，1988
8 许鸿照．双爪固定器的临床应用．中医正骨，1989，25
9 尚天裕．中国骨伤科学．南宁：广西科学技术出版社，1989
10 雷明新，杨宽宏，刘辉，等．髌鹰抓持器的临床应用．中国中医骨伤科杂志，1989，5：39
11 李树春，王云飞，李景晟，等．微型外固定架研制与应用．中国骨伤，1991，4：28
12 王菊芬．体外张力带治疗尺骨鹰嘴骨折 113 例报告．中国中医骨伤科杂志，1991，7：15
13 张希彬．中医骨伤科学．成都：四川科学技术出版社，1991
14 赵定麟．实用创伤骨科学．上海：上海科学技术出版社，1992
15 李起鸿．骨外固定原理与临床应用．成都：四川科学技术出版社，1992
16 庞桂根．应用鹰嘴钩治疗尺骨鹰嘴骨折．中华骨科杂志，1992，12：264
17 顾云五，尚天裕，等．骨折、骨骺、软组织损伤治疗学．天津：天津科学技术出版社，1994

18　张志刚. 中国骨伤科学. 北京：科学出版社，1993
19　孙永强，邓福增，等. 骨折外固定器疗法. 郑州：河南科学技术出版社，1995
20　刘国平，杜靖远，陈汝轻，等. 单侧多针平行双平面外固定器的研制. 中国医疗器械杂志，1996，20：22
21　刘国平. 骨外科临床诊治学. 北京：中国科学技术出版社，1997

第三十四章 腕部骨折框架固定技术

第一节 腕部应用解剖

一、腕部标志投影

1. 三条腕横纹：很显易见。

(1) 近腕横纹：腕近纹平尺骨小头。

(2) 中腕横纹：腕中纹不太恒定，平桡、尺骨茎突。

(3) 远腕横纹：较恒定明显，微凸向远侧，相当腕中关节线；适平屈肌支持带的近侧缘；其中点正对掌长肌腱隆起。

2. 腱隆起：当强力握拳、屈腕时，腕前可见三条纵行肌腱隆起。

(1) 掌长肌腱隆起：居腕前中线的隆起。

(2) 桡侧腕屈肌腱隆起：位于掌长肌位的桡侧。该腱与桡骨茎突间有桡动脉，为诊脉的常用部位。

(3) 尺侧腕屈肌腱隆起：位于最内侧，其远端止于豌豆骨，适对腕远纹的尺侧端。

3. 尺骨茎突：尺骨远端的突起。

4. 桡骨茎突：腕背部可触及桡骨远端的突起。

5. Lister 结节：桡骨茎突背侧结节，称 Lister 结节。

6. 正中神经：位于掌长肌腱隆起深面。

二、腕部骨性解剖

(一) 桡骨远端

桡骨远端膨大略呈方形，有掌、背、尺、桡四个面，四个面中的掌侧面光滑凹陷，有旋前方肌附着。背侧面稍凸，有伸肌腱通过的骨性沟。桡侧面向远端延伸形成桡骨茎突，肱桡肌附着其上，并有伸拇短肌和外展拇长肌通过。桡骨下端关节面向掌侧呈 10°~15° 倾斜，向尺侧呈 20°~25° 倾斜，桡骨茎突比尺骨茎突长 1~1.5cm。桡骨下端由松质骨构成，松质骨与皮质骨交界处更易于发生骨折。三角纤维软骨的基底与桡骨远端相连，尖端附着于尺骨茎突伸面，是尺桡骨远端之间的重要连接带。桡骨远端骨折合并远折端移位者，多半由于三角纤维软骨的牵拉所致。

(二) 尺骨远端

尺骨茎突周缘的 3/4 为关节软骨，即环状关节面，与桡骨远端尺切迹组成桡尺远侧关节，具有旋转运动。远端则与三角纤维软骨复合体相对成关节。尺骨茎突位于尺骨头内侧，由尺骨干内侧皮质延续而成，为三角纤维软骨复合体尺侧附着部之一。其形态变异大。尺骨远侧关节面与桡骨远端关节面尺侧边缘或平齐，或高或低错落呈台阶状。这一现象称尺骨变异。尺骨远端长于桡骨者，即尺骨正向变异，易发生尺腕骨撞击综合征。

(三) 腕 骨

从传统描述来看，八块腕骨分成近侧与远侧两排，纵分内、中、外三列（图 34–1）。远侧排的所有 4 块骨为舟骨、月骨、三角骨和豌豆骨，紧密地相互匹配，并有坚韧骨骨间韧带持远侧排为大多角骨、小多角骨、头状骨和钩骨，组成相对的不太活动的横向单位，与掌骨接连成腕掌关节。近侧排腕骨包括外侧列腕骨为单一的舟骨构成，中央列腕骨由远排腕骨和月骨组成，内侧列腕骨包括三角骨和豌豆骨。较灵活的近侧排包括月骨和三角骨，与桡骨连接，形成桡腕关节。舟状骨在解剖上和功能上，跨于两排腕骨之间。第 8 块腕骨为豌豆骨，其功能犹似籽骨，加强腕关节最强大的尺侧腕屈肌的运动功能的机械效益，与三角骨形成自己的一个小关节。腕的掌侧面总的来说呈凹面，构成腕管的底部和管壁（图 34–2）。

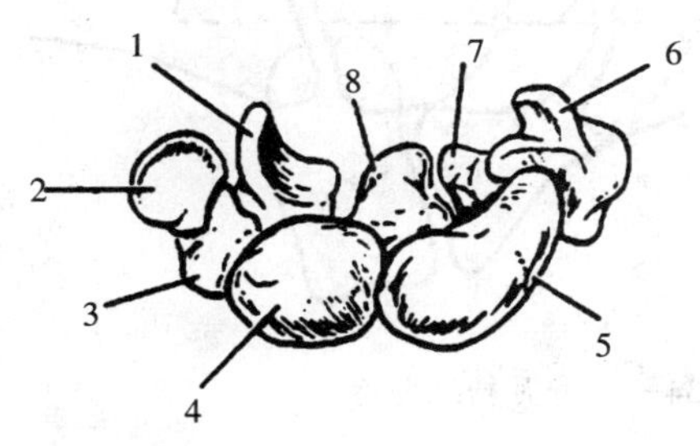

1.钩骨　2.豌豆骨　3.三角骨　4.月骨　5.舟状骨
6.小多角骨　7.大多角骨　8.头状骨

图 34–1　腕骨横分远、近两排，纵分内、中、外三列

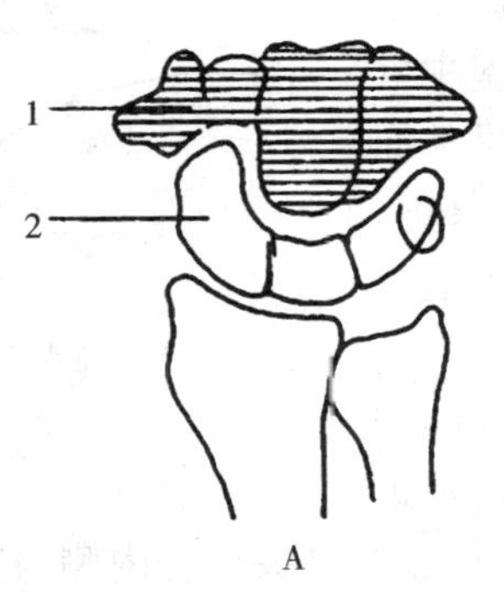

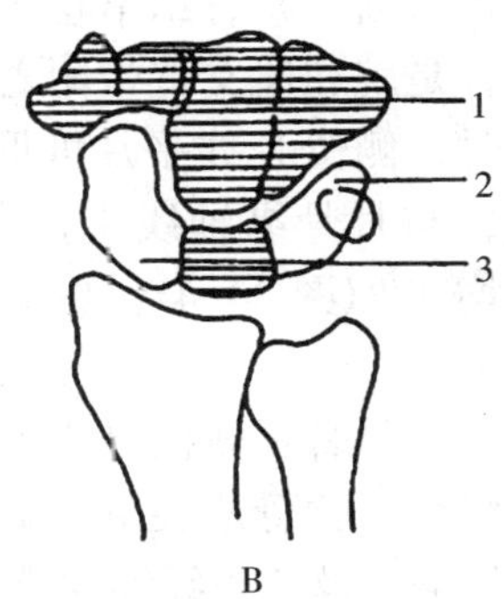

A．1.远排腕骨　2.近排腕骨
B．1.中央列腕骨　2.内侧列腕骨　3.外侧列腕骨

图 34–2　右手自近侧至远侧的纵向观

远侧桡骨和尺侧腕骨（月骨和三角骨）经韧带与软骨结构和远侧尺骨相连接，形成尺腕复合体（图 34–3）。

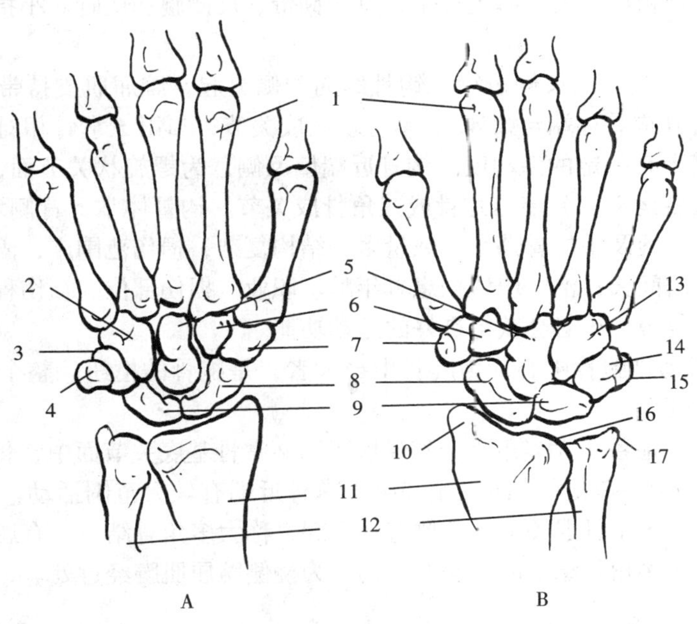

显示 8 块腕骨与掌骨头及其间连接。右手掌侧观 B 和背侧观 A。
1.掌骨　2、13.钩骨　3、4、15.豌豆骨　5、8.头状骨　6.小多角骨　7.大多角骨　9 月骨
10.桡骨茎突　11.桡骨　12.尺骨　14.舟骨　16.桡骨乙状切迹　17.尺骨茎突

图34–3　腕关节复合体

1. 舟骨：不论是解剖形状还是在关节运动方向，都是腕骨中最复杂的。其远端与大、小多角骨相关节，为滑动型关节；尺侧中远部与头状骨成关节，为臼状关节；近端尺侧则与月骨相关节，有前后向的旋转运动；近端与桡骨远端关节面相对，组成桡舟关节，具有屈伸、桡尺偏斜及少许旋转运动。舟骨跨越腕中关节，与远近两排腕骨相连，是两排腕骨运动的连杆，也是维持腕骨稳定的重要结构。遭受暴力作用时比其他腕骨易受损折断。舟骨结节位于舟骨远端掌侧，是腕屈肌支持带附着处。腕中立位时，侧位X线平片可见舟骨呈掌屈位，与月骨纵轴线夹角为30°～60°，平均47°(图34-4)。纵向负荷可增加其掌屈。

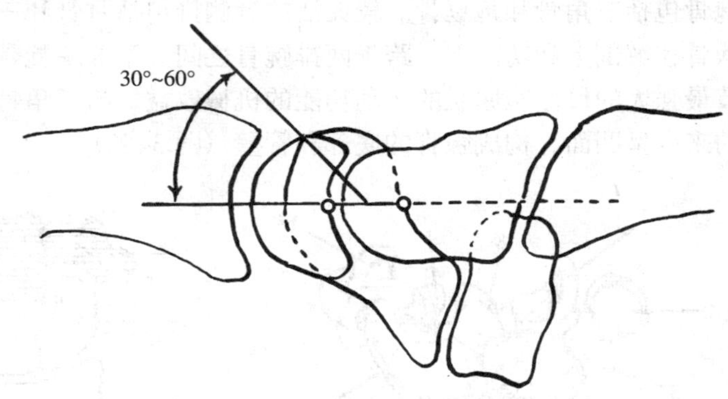

图34-4 舟月轴线夹角

2. 月骨：侧面呈半月形。远端与头状骨、钩骨成关节。近端与桡骨远端尺侧半及三角纤维软骨复合体构成桡月关节。内侧与三角骨成关节。外侧则与舟骨近端尺侧面相对。掌侧角比背侧角高大，在纵向负荷作用下有背伸趋势。

3. 三角骨：呈锥状，位于月骨、钩骨和三角纤维软骨复合体之间，并与之成关节。掌侧有椭圆形关节面与豌豆骨相接。三角钩骨间关节为鞍状关节面。腕关节尺偏时，三角骨沿钩骨头节面滑向远侧，以减小腕关节尺侧高度，保证腕尺偏运动完成。与此同时，三角骨呈现背伸，带领近排腕骨一同背伸。

4. 豌豆骨：尺侧腕屈肌位止于其上，是惟一有肌跨止点的腕骨。背面光滑平坦，与三角骨组成豌豆骨关节。掌面粗糙，为屈肌支持带、豆钩韧带、尺侧腕屈肌腱。小指展肌和三角纤维软骨复合体附着部。

5. 钩骨：构成远排腕骨的尺侧边缘。钩骨约向掌侧突起，腕屈肌支持带、三钩韧带、小指短屈肌和对掌肌附着其钩骨远端与第4、5掌骨基底成关节，与第5掌骨相对的关节面类似鞍状关节，允许掌骨在其上有一定的活动度。钩骨近端偏尺侧，为螺旋状关节面，与三角骨成关节，使后者有掌背向的旋转运动。尖端与月骨或三角骨成关节。钩骨体掌、背侧均有滋养血管供血。与肢体其他部作相比，腕及手的骨骼小，数量多，结构复杂，损伤范围广，固定难度大，术后运动功能障碍重，康复时间长；治疗应依据患者年龄、职业、损伤部位、损伤程度及术者技术水平而定。一味追求解剖复位，未必会获得良好的运动功能。

6. 头状骨：位于远排腕骨中心，为腕骨中最大者，是腕骨的枢纽。整个远排腕骨的活动中心，位于头状骨的头部。

7. 小多角骨：紧密地系于大多角骨上，深埋于第2掌骨基底关节面中，骨折发生少。

8. 大多角骨：远端为鞍状关节面，允许第1掌骨近端有较大范围活动。近端与舟骨成关节为滑动关节。尺侧与小多角骨成关节。掌侧有一凸起，称大多角骨结节，有屈肌支持带、拇短展肌和拇对掌肌附着。大多角骨结节的尺侧有一沟，为桡侧腕屈肌腱经过处。

三、腕部关节韧带

（一）腕关节

位于手与前臂之间，是一个由腕掌关节、腕中关节、桡腕关节和桡尺远侧关节组成的复合关节，具有传导应力以及屈伸、偏斜、旋转、回旋运动等功能。由尺桡骨下端、8块腕骨和5块短管状掌骨的近端、三角纤维软骨复合体、韧带及关节囊组成，包括有桡腕关节、尺腕关节、腕骨关节和腕掌关节。

（二）下尺桡关节

由尺骨头的侧方关节面及桡骨的尺骨切迹组成，为前臂下端旋转活动的枢纽。切迹的远侧缘有三角纤维软骨盘附着，此软骨盘止于尺骨茎突的基部。三角纤维软骨盘的功能有三：①连接尺桡两骨，稳定下尺桡关节；②供给平滑关节面，近侧对尺骨头，远侧对近排腕骨；③间隔下尺桡关节和腕关节。有时三角纤维软骨盘中央部有小孔存在，沟通下尺桡关节和腕关节。旋转活动中三角纤维软骨盘在尺骨头上前后滑动，旋前时其背侧缘紧张，旋后时其掌侧缘紧张（图 34–5）。

桡骨远端关节面向掌侧及尺侧倾斜，倾斜度称掌倾角及尺偏角。掌倾角约 9°～20°，平均 13.54°，尺偏角约 20°～35°，平均 27.05°。桡骨茎突与尺骨茎突不在同一水平，桡骨茎突较尺骨茎突远约 10～12mm（图 34–6）。

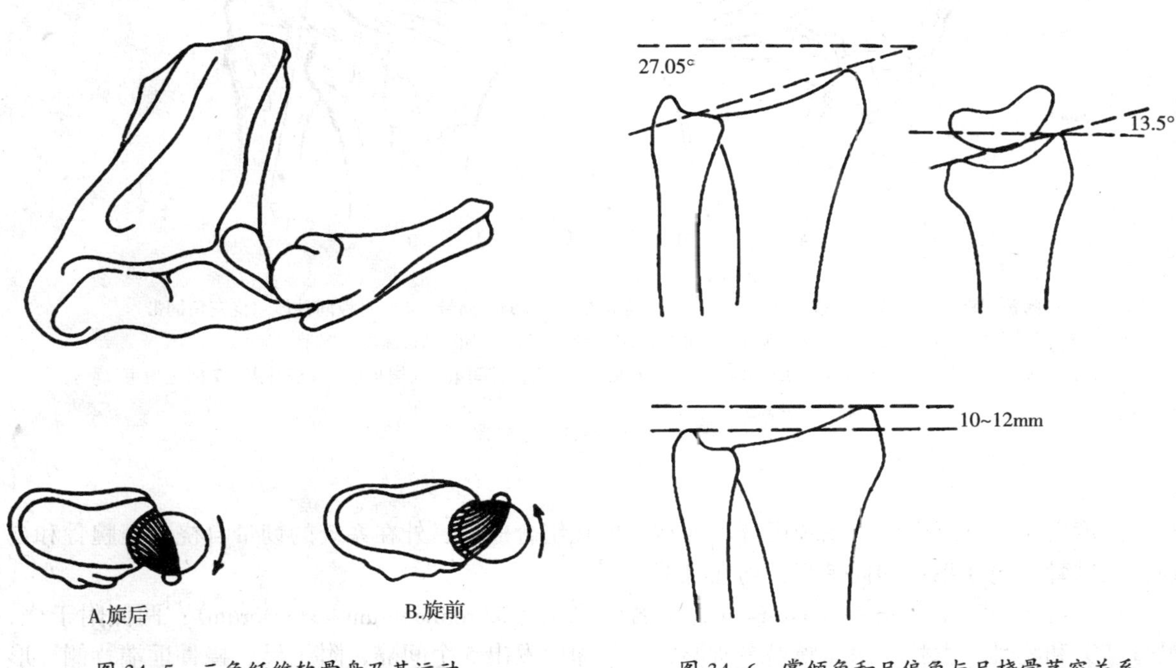

图 34–5　三角纤维软骨盘及其运动

图 34–6　掌倾角和尺偏角与尺桡骨茎突关系

下尺桡关节的掌侧和背侧有下尺桡前、后韧带加强之。旋前时，下尺桡后韧带紧张；旋后时，下尺桡前韧带紧张。

（三）桡腕关节

与舟骨及月骨近端构成桡腕关节。于与前臂通过它进行负荷传递。

（四）腕骨间关节

在腕骨近侧排与远侧排之间为腕骨间关节。

（五）腕　管

前臂筋膜在桡腕关节附近明显增厚，形成环形韧带，分别称为腕掌侧韧带和腕背侧韧带。在腕侧韧带深面还有一条坚韧的腕横韧带，架于大多角骨、舟骨结节与豌豆骨、钩骨沟之间，它与腕沟之间围成腕管。腕管内有指浅屈肌腱、指深屈肌腱、拇长屈肌腱和正中神经穿过。由于腕管的作用，当手屈曲时，屈指肌腱才不致脱离手腕。此外，还可把腕横韧带看作弓弦，补充腕弓的弹性，加大在腕弓受猛力作用下的缓冲作用。

（六）腕部韧带

多数关节的韧带功能是局限于制约关节的活动，并支持关节的完整性。但对腕韧带来说，它们能诱导一定距离的骨变位和传递精确的负荷。掌侧腕韧带（图 34-7A）厚而强大，而背侧环带较薄而力量小。因此，掌侧系统应足以稳定其背屈，以较小的稳定力抵制掌屈。

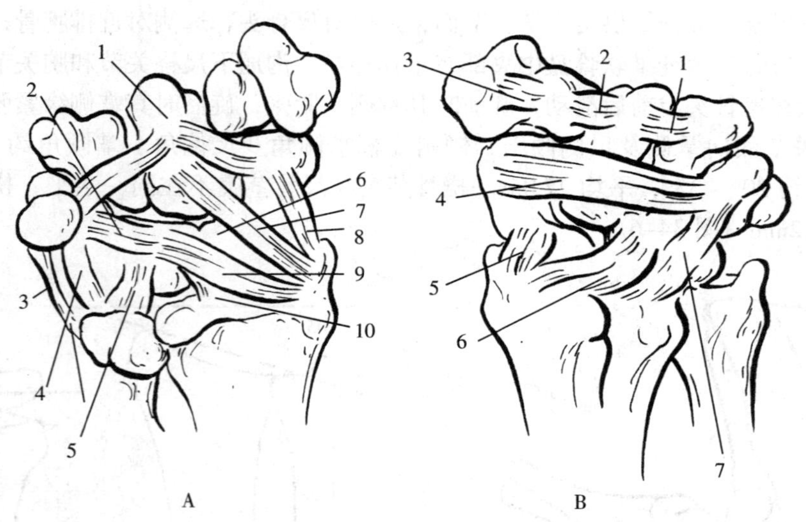

A. 1.掌侧腕间韧带（又称三角或 V 形韧带）2.月三角韧带　3.尺侧副韧带　4.半月板同种体（桡三角韧带）　5.尺月韧带　6.舟月韧带　7.桡舟头韧带　8.桡侧副韧带　9.桡月韧带　10.桡舟月韧带

B. 1.头状钩束　2.小多角头状束　3.小多角－小多角束　4.背侧腕骨间束　5.桡舟束　6.桡月束　7.桡三角束

图 34-7　腕关节的韧带

高度发展的腕复合韧带系统可分为外在与内在组合成分。外在系统的韧带自桡骨至腕骨和自腕骨至掌骨。内在系统的韧带起止均在腕部。

1. 腕横韧带（fig.carpi transversum，又名伸肌支持带 retinaculum extensorum）：两侧附于桡、尺骨茎突和腕骨，由腕背深筋膜增厚所形成。其深面发出 5 个间隔，附于尺、桡骨远端背侧，形成 6 个骨纤维性管道，有前臂 9 块伸肌的肌腱及其腱鞘通过。各滑膜鞘均超过韧带上、下缘各约 2.5cm。从桡侧至尺侧，穿过 6 个管道的肌腱及其腱鞘，依次为：

（1）拇长展肌与拇短伸肌腱。

（2）桡侧腕长、短伸肌腱。

（3）拇长伸肌腱。

（4）指伸肌与食指伸肌腱。

（5）小指伸肌腱。

（6）尺侧腕伸肌腱。

2. 外在韧带：外在韧带连接腕骨与桡、尺骨远端（桡腕韧带、尺腕韧带）及掌骨基底（腕掌韧带）。

(1) 桡侧副韧带：系关节囊增厚形成的韧带。起自桡骨茎突掌侧缘，止于舟骨结节及桡侧腕屈肌腱管沟的壁。沿桡腕掌侧韧带的桡侧走行，位于腕关节屈伸运动轴的掌侧。

(2) 桡腕掌侧韧带：分浅、深两层。浅层韧带，为致密的关节囊纤维层，韧带纤维相互交织，结构难于分辨清楚。深层韧带，以起止点命名。最外侧为桡舟头韧带或称桡头韧带，起自桡骨茎突止在头状骨体部，途中有少许纤维与舟骨相连；内侧为桡月韧带；最内侧是桡舟月韧带，起自桡骨茎突止于舟月骨相对关节面的边缘。深层桡腕掌侧韧带是维持桡舟、桡月、舟月骨间关节稳定的重要结构。

(3) 桡腕背侧韧带：起自桡骨远端关节面背侧缘，走向远侧及内侧，分成两束止于三角骨及月骨。此韧带扁而薄，与厚韧带的指伸肌腱间隔纤维性鞘管融合一起。

(4) 尺腕复合组织：腕关节尺侧的结构相当复杂。所有腕尺侧的韧带及支持组织构成一大腕复合组织。此处常发生疼痛，而又常无临床及 X 线阳性发现。尺腕复合组织不仅起自尺骨，而且也连接桡骨背侧与腕骨，是维持关节尺侧稳定的重要结构。其组成有：

① 腕尺侧半月板：起自桡骨下端尺背角，然后围绕腕关节尺侧向掌侧及远侧行走，止在三角骨和豌豆骨掌侧。

② 腕关节盘：又称三角纤维软骨，呈水平位，起止于桡骨远端关节面尺侧缘和尺骨茎突尖及基底之间。它与半月板之间为一三角，名为骨茎突前隐窝，为滑膜炎好发区。

③ 尺月韧带和尺三角韧带：扁而宽，起自三角纤维软骨掌侧缘及尺骨茎突基底部，止于月骨和三角骨掌面。

④ 腕尺侧副韧带：为一束薄弱纤维，起自尺骨茎突尖或尺侧基底，沿腕关节囊止于三角骨和豌豆骨。

⑤ 桡尺远侧关节掌、背侧韧带：分别起自桡骨远端尺掌角和尺背角，行经三角纤维软骨的掌侧缘和背侧缘，止在尺骨茎突处。它与关节囊、三角纤维软骨连接紧密，极难区分。

⑥ 桡尺远侧关节掌侧韧带。

⑦ 桡尺远侧关节背侧韧带。

3. 内在韧带：是腕骨间韧带，起止点均在腕骨上。掌侧内在韧带较背侧韧带厚而坚韧。根据其长度，允许腕骨间关节有不同活动度，韧带可分成三组：短、中、长内在韧带。

(1) 短内在韧带：纤维坚韧，如远排腕骨间韧带，将远排四块腕骨连成一个功能单元。

(2) 中长内在韧带重要的有四条：

① 月三角韧带及月三角骨间韧带：前者为关节囊内韧带，位于月骨与豌豆骨关节面基底之间。后者为关节内韧带，位于月三角骨掌、背及近侧相对关节缘之间。

② 舟月骨间韧带：同月三角骨间韧带一样也为关节内韧带，介于舟、月骨掌，背及近侧关节缘之间。从月骨斜向远侧止于舟骨，允许舟骨与月骨间自一定活动度。当舟月骨充分旋转时紧张，处于中立住时松弛。

③ 舟大多角骨间韧带：位于舟大多角骨间关节的掌侧、桡侧和背侧。掌侧部分与桡侧腕屈肌腱鞘相连，并有纤维止到小多角骨上。桡侧部分较强韧，起自舟骨结节，止于大多角骨结节。背侧部分则是膜状——是由关节囊所构成。

(3) 长内在韧带分掌侧与背侧两部分。

① 掌侧长内在韧带称腕骨间掌侧韧带（图 34–7A），分布广泛，又名三角韧带、放射状韧带、弓状韧带。它由头状骨体部呈扇形向近侧扩展，上在舟骨、月骨及三角骨，有稳定头状骨的作用。此韧带至月骨的纤维常缺如，韧带变成 V 形，使舟骨位于中空处。头状骨与月骨之间缺乏支持组织，可能与腕关节不稳定有关。当掌侧关节囊断裂时，可导致腕中关节不稳定。

② 背侧长内在韧带称腕骨间背侧韧带（图 34–7B），较薄带状结构，起于三角骨背侧，止于骨和大多角骨上。多数关节的韧带功能是局限于制约关节的活动，并支持关节的完整性。但对腕韧带来说，它们能诱导一定距离的骨变位和传递精确的负荷。掌侧腕韧带厚而强大，而背侧韧带较薄而力量小。因此，掌侧系统应足以稳定其背屈，以较小的稳定力抵制掌屈。

四、腕部肌肉筋膜

腕关节复合体有 10 条腕的肌腱在其表层环围，这些肌肉及其肌腱列举如表 34–1。3 个屈肌和 3 个伸肌是腕的运动肌肉，既控制屈伸，也控制桡偏与尺偏。另有 4 条额外肌肉控制前臂的旋前和旋后。8 块肌肉起于前臂，肱肌和桡侧腕长伸肌这两块肌肉起于肘以上。除尺侧腕屈肌连接于豌豆骨外，所有腕肌腱均横越腕骨，止于掌骨，因此，腕部的动态稳定力有所限制。

表 34–1 腕的肌肉及其动作

部 位	肌 肉	动 作
屈肌	尺侧腕屈肌	屈腕和手的尺偏
	桡侧腕屈肌	屈腕和手的桡偏
	掌长肌	拉张掌筋膜
伸肌	桡侧腕长伸肌	伸腕和手的桡偏
	桡侧腕短伸肌	
	尺侧腕伸肌	腕和手的尺偏
旋前肌	旋前圆肌	前臂旋前
	旋前方肌	前臂旋前
旋后肌	旋后肌	前臂旋后
肱桡肌		旋前或旋后

五、腕部血管神经

（一）来自桡动脉和尺动脉

(1) 豌豆骨滋养血管甚多，血液供应丰富，无缺血坏死发生。

(2) 舟骨滋养血管分别由舟骨腰部背侧和结节部入骨，然后分支供血至近侧 2/3～3/4 和远侧 1/4～1/3。舟骨近端由腰部入骨的血管逆行供血，骨折可致逆行血管损伤或断裂，易发生缺血坏死。

(3) 大多角骨背侧、外侧和掌侧均有滋养血管，是腕关节中最富有血液供应的腕骨之一。

(4) 头状骨的头部为软骨覆盖，没有血管进入，其血液完全由从头骨体掌、背侧入骨的血管逆行输送。1/3 的头状骨，头部仅由掌侧滋养血管单独供血，颈部骨折后易发生缺血坏死或骨折不愈合。

(5) 钩骨钩部则由另些小动脉滋养，与钩骨体动脉在骨内有吻合。

(6) 三角骨掌、背侧均有滋养血待进入供血，但以背侧为主。

(7) 月骨掌、背侧均有滋养血管存在。但少数人则一侧缺如，只由一侧滋养血管供血，后者一旦有血管损伤，易出现缺血坏死。

（二）腕部由桡神经浅支和尺神经手背支支配

1. 尺神经深支：位于骨间掌侧筋膜与骨间肌之间 r.profundus n.ulnaris:平豌豆骨远侧起自尺神经，经钩骨钩尺侧弯向下外，伴行于掌深弓的近侧或远侧，发出分支支配小鱼际诸肌、第 3、4 蚓状肌、拇收肌及 7 块骨间肌。

2. 尺神经浅支 r.superficialis n.ulnaris：伴行于尺血管的尺侧，经掌短肌深面，分为两支。一支分为小指尺侧固有神经，另一支为掌侧总神经。后者再分为两支指掌侧固有神经，3 支布于尺侧一个半指掌侧的皮肤。

3. 正中神经指支：位于掌浅弓深面。通常先发一返支，绕屈肌支持带远侧缘，行向近侧，有桡动脉掌浅支伴行，后者是识别返支的标志，支配除拇收肌以外的鱼际诸肌，损伤时丧失拇指的对掌功能。3 支指掌侧总神经 nn.digitals volares communes 与同名动脉伴行于同一筋膜鞘（蚓状肌管）中，平掌骨小头处，各分为两支掌侧固有神经，分布于桡侧三个半指掌侧及其中、远节背侧的皮肤；并发出分支支配第 1、2 蚓状肌。

第二节 腕部生物力学

一、腕关节生物力学概要

(1) 腕关节是一个结构复杂的关节复合体，包括 8 块腕骨和桡骨远端的多面性连接，尺腕间隙内的结构，掌骨以及其间的相互接连，腕骨一般分为近侧排和远侧排。

(2) 腕关节运动包括屈、伸、桡偏与尺偏。在桡偏和尺偏时，稳定力来自双“V”系统，由掌侧内在韧带、桡 – 月韧带和尺 – 月韧带所构成。

(3) 腕关节的功能性运动需要有 65° 的屈伸弧，腕关节有较大的活动范围，可稳定手，并可在空间内给予最佳的位置。

(4) 近侧排和远侧排形成一个双肌肉链和双连接链，使之在挤压时呈锯齿形塌陷。稳定来自关节面的精确对合和内在韧带与外在韧带的紧密制约。

(5) 尺侧腕伸肌、拇短伸肌和拇长展肌的作用是腕的动态性侧副系统。

(6) 腕的位置会影响手指的屈曲和伸直的最大功能，并使手达到有效的捏握。

(7) 尺 – 腕复合体对震吸挤压负荷，穿越腕关节起显著作用。

(8) 尺侧腕屈肌是最强的腕运动单位，它有将腕关节置于屈曲和尺偏位的倾向。

二、腕关节运动

腕关节复合体的活动是极其复杂的，自使用新技术，如音速计数器（sonic digitizer）、立体镜摄像术（stereocopic photography）、六度自由器械空间联结（six–degree–of–freedom instrumental spatial linkage）和放射线 – 立体摄影图像（roentgenstereophotogrammetry）以来，对腕关节活动逐渐有所了解。但目前我们只知活动是如何发生的，离完全了解还有一定距离。

（一）运动范围

腕关节复合体的接连可使之在两个平面上进行活动，在矢状面，可有启伸（即掌屈和背屈）活动；在额状面，可有尺偏和桡偏（即外展和内收）。两者也可联合行动，其最大运动范围可自桡偏伸直至尺偏掌屈。

头状骨的近端呈圆球形，说明头状骨 – 舟状骨 – 月骨的接连可形成一个杵臼关节，使之能形成轴向旋转。对有些个别腕关节，这个连接处虽可有小量轴向旋转，但从实际出发，这种旋转不发生于这个腕复合体。手的轴向旋转表现为旋前和旋后不完全是起于腕关节远侧和近侧的运动，实则有赖于它们的正常对线。

1. 屈和伸：正常腕关节的屈曲幅度为 85° ~ 90°，伸直幅度为 75° ~ 80°，但不同人有很大差异。正常人的腕部 X 线检查发现总的平均屈伸弧为 121°，其幅度可自 84° ~ 169°、屈曲的平均弧为 66°，其幅度自 38° ~ 102°；伸直平均为 55°，其幅度自 31° ~ 70°。由于远侧桡骨板有轻微掌侧倾斜，屈曲超越伸直平均为 10°。

近侧与远侧腕骨排对整个屈伸弧也有不同影响。约 60%的屈曲发生于腕中关节，而 40%发生于桡腕关节；约 67%伸直发生于桡腕关节，而 33%发生于腕中关节（图 34–8）。27%的腕关节显示桡腕关节屈曲大于腕中关节屈曲；14%腕关节显示腕中关节伸直大于桡腕关节伸直。

2. 桡偏和尺偏：桡尺骨偏斜的总弧度约为 50°，15°～20°为桡偏，35°～37°为尺偏。在屈伸时，桡腕关节和腕中关节的作用比较容易识别，但尺偏和桡偏的分析比较复杂。手于桡偏时，近侧腕骨排移向尺侧，而远侧腕骨排则移向桡侧。若尺桡偏斜发生于一个（额状）面，则远侧排在桡偏时向桡侧摇摆，一直到舟状骨撞及桡骨茎突，抑制其动作。当然，偏斜比上面所述的要复杂得多。

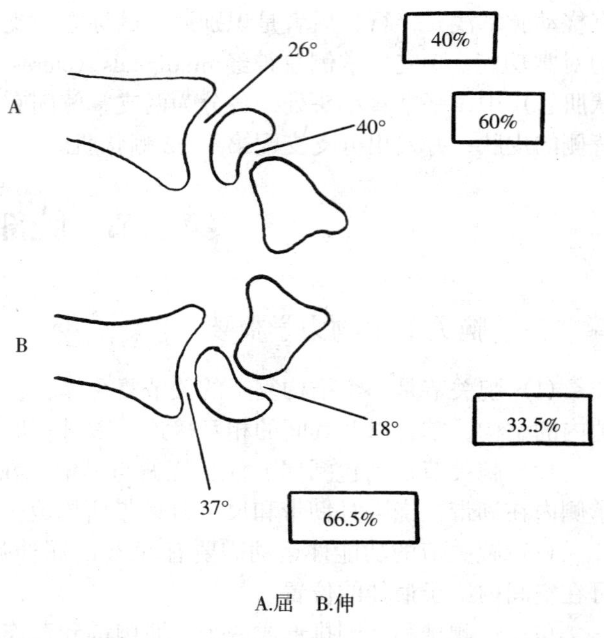

A.屈 B.伸

图 34–8 腕关节活动部位

在桡偏时，舟状骨的远端发生移动，这是由于舟状骨和小多角骨卡压于桡骨茎突所发动（图 34–9A）。舟状骨的远端旋向手掌。这种舟状骨活动经舟月韧带传至近侧排，因而在桡偏时，舟状骨屈曲，反过来，远侧排也导致一些屈曲。当手于尺偏时，舟状骨位置变化则相反（图 34–9B）。舟状骨及其韧带接连的近侧排发生伸直。

三角骨的功能与舟状骨相似，但方向相反。在尺偏时，三角骨在钩骨上向远侧滑移和伸直，使月骨处于伸直位。

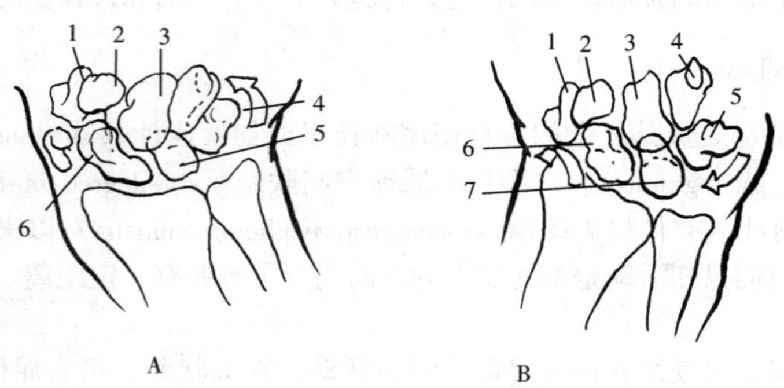

A. 尺偏 1.大多角骨 2.小多角骨 3.头状骨 4.三角骨 5.月骨 6.舟状骨
B. 桡偏 1.大多角骨 2.小多角骨 3.头状骨 4.沟骨 5.三角骨 6.舟状骨 7.月骨

图 34–9 腕关节不同部位的 X 线片

掌侧腕骨间韧带和桡月韧带，以及尺月韧带形成双“V”系统，有助于支持桡尺偏斜(图34–10)。近侧“V”的尖端对准月骨，远侧“V”的尖端对准头状骨。在尺偏时，近侧“V”的内侧臂，即尺 – 月韧带成为横向，抑制月骨的向桡侧变位，而外侧臂，即桡 – 月韧带成为直向，抑制月骨的伸直。“V”形乃变成“L”形。远侧“V”形也变成“L”形，但方向相反。外侧内在韧带纤维连接舟状骨和头状骨，变成横向。阻碍运动时的头状骨的中央向尺侧移位。三角骨至头状骨的内侧纤维移成纵向，控制头状骨的屈曲。在横偏时，形态则相反。

3. 前臂的旋前 – 旋后：前臂的旋前与旋后活动发生于远侧尺桡关节。这个动作虽不是腕关节本身的活动，但它在腕关节功能中和手于空间位置中起到复杂的作用。旋前 – 旋后，或称轴向

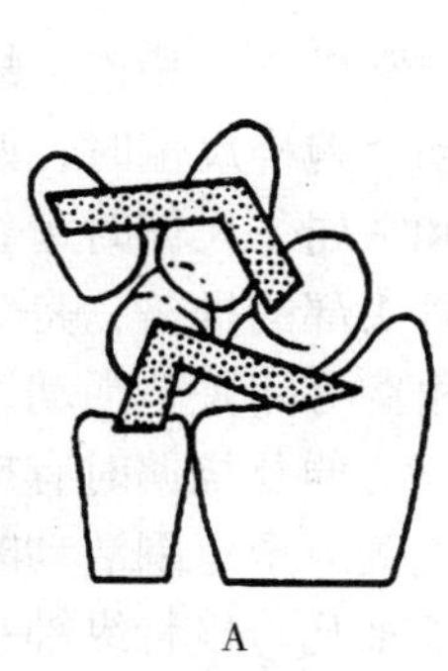
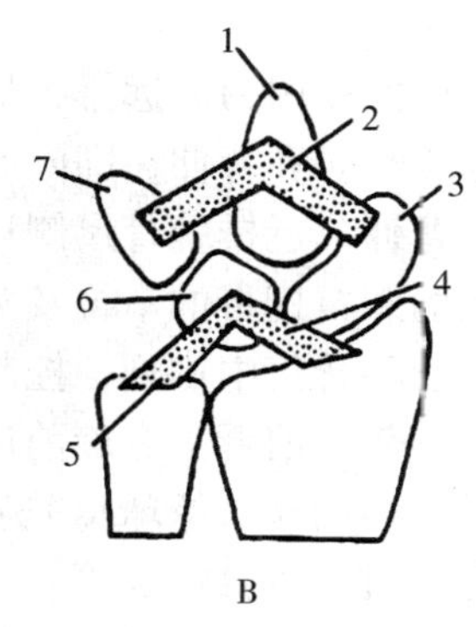

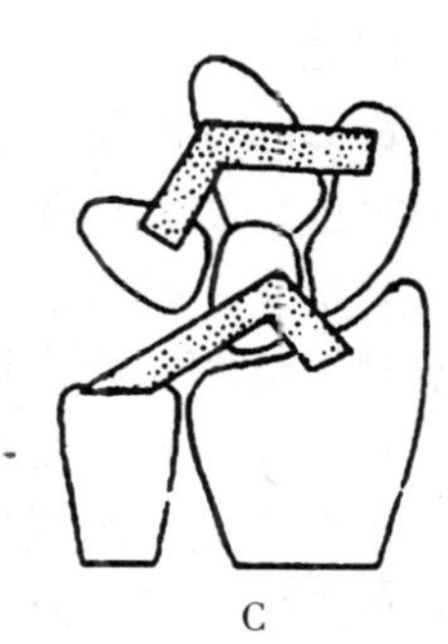

A　　　　B　　　　C

A. 尺－月韧带和桡－月韧带形成的双"V"系统，以及掌侧腕骨间（"V"或三角形）韧带在横偏时的变化
B. 中和位的变化　1.头状骨　2.掌侧腕间韧带（"V"）　3.舟状骨　4.桡月韧带　5.尺月韧带　6.月骨　7.大多角骨
C. 尺侧位的变化

图 34-10　腕关节韧带的双"V"形系统

旋转，在远侧尺桡关节可达 150°，桡侧远端和下方的手在尺骨上旋转。在活动时，尺骨头向桡骨远端的相反方向有中度外侧活动，高达 9°。尺骨头在桡骨的乙状切迹上滑动，自背侧远端位至掌侧近端位，使前臂能从完全旋前位至完全旋后位。

（二）腕关节的功能性活动

腕关节功能位：桡骨下端关节面，正常约向尺侧倾斜 20°～25°，向掌侧倾斜 10°～15°，手自然伸出时微向掌侧和尺侧倾斜。故当尺、桡骨远端骨折复位时必须保持上述关系，对上肢的功能发挥有重要意义。因此，腕横韧带是维持腕"穹隆"结构的重要韧带。一旦腕管内结构肿胀、增生均可影响腕及手的功能。

由于腕的近侧关节可发生代偿性活动，所以，即使腕关节功能明显消失，日常活动不会受太大的影响。用电测角器测试腕的屈伸幅度，经 14 种活动测验，显示 45°的运动弧（10°屈曲和 35°伸直）足以完成多数的活动。

（三）关节面的活动

由于腕关节接连的多向性和关节运动的复杂性，屈伸和尺偏－桡偏的即刻运动中心很难能确定。以头状骨于不同位置时的前臂为基础，研究手的桡偏和尺偏时的即刻中心，包括头状骨的头（头状骨近端）、体（头状骨远端）和颈。采用改良的 Reuleaux 方法查明头状骨近侧 1/4 内的尺－桡偏斜时的即刻中心。

手与前臂相关的屈伸所见也是不恒定的。Volz 认为在头状骨的头部只有一个单一的旋转中心，也有人认为屈伸轴是在桡－舟－头韧带和头－三角韧带的交接处。另一些学者则认为屈伸的即刻中心是在头状骨近侧，近月骨，比尺桡偏斜的即刻中心部位略偏近侧。

（四）腕关节的稳定性

腕关节具有屈伸、桡尺偏斜、旋转及回旋运动。

过去讲腕关节结构及功能，习惯将腕骨分成远、近两排，将腕关节运动归结是桡腕关节与腕中关节运动的总和，稳定源于韧带的支持。实际上，腕关节更像一个链状关节。从侧面看，远排腕骨、近排腕骨及桡骨远端各为一个链节，在张力下近排腕骨稳定，压力下有过度屈、伸趋势。正面看，两排腕骨与桡骨远端构成三条纵链，即内、中、外腕骨列（图 34-1）。由于远排腕骨连接紧密，腕骨间关节活动小，可将其看作是一个运动单位。若将近排腕骨两两融合，腕关节各向运动幅度会显著减小。与横排腕骨论相比，纵列腕骨论，即将腕骨纵分内、中、外三列，更有助于我们了解和认识腕关节的生物力学特性。

腕关节运动依靠止于腕骨以远的肌肉的作用力。远排腕骨因与掌骨紧密相连，故与手一起活动。当腕掌屈、背仰时，两排腕骨也随着掌屈和背伸，即同向运动。腕桡尺偏时，两排腕骨为相向运动，即桡偏时远排腕骨桡侧移位和背伸，近排腕骨尺侧移位和掌屈；尺偏时远、近两排腕骨运动方向则各自反过来。月骨活动的动力来自韧带的牵拉及头状骨头部的推挤，舟骨是它们运动的连杆。腕关节掌、背侧长内在韧带向三角骨集中排列，控制三角钩骨间关节活动，由此产生腕骨的旋转运动。当腕关节掌屈及尺偏时腕骨在前臂上有旋前运动，背伸及桡偏时有旋后运动。

腕关节是由多个小关节组成的关节，运动起来像球窝关节。腕关节全范围活动时，桡腕及腕中关节都有不同程度的活动。腕充分背伸时，舟骨接近直立位，长轴凡与桡骨纵轴平行，远近两端恰好分别被大、小多角及月骨所固定，此时，月骨与远排腕骨稳固地相连，而无腕中关节活动，整个腕骨形成一功能整体，只能在桡骨远端关节面上允许有桡腕关节的活动。当腕充分掌屈时，舟骨长轴与桡骨纵轴接近垂直，从掌背侧看时，舟骨变短，腕中关节解锁而变松弛，远排腕骨可向桡侧移动。

腕关节的近侧关节和腕中关节的结构产生一个双铰链系统，提供内在稳定性。按控制双肌肉和双接连链的定律，其结构属于在挤压负荷下承受的锯齿状塌陷。由于腕骨上无肌肉附着，不提供动态性稳定，长屈肌和长伸肌的挤压力应预期在近侧排和腕中关节内能将腕骨缚住。复杂的韧带制约力和多面关节面的精确匹配可产生稳定力。

腕关节的纵形矢状面可显示舟状骨和月骨均呈楔形，两骨的掌侧面均比背侧面宽。由于挤压力挤压桡骨时所出现的力于其最狭部分，月骨和舟状骨倾向于旋至伸直位。这种安排比对称性双关节系统更为有利，因为不稳定仅集于一个方向，而只有在一个方向的不稳定，可用于反方向的单一力来获得抗衡。

由于舟状骨和月骨有强迫至伸直位的倾向，稳定力应主要是针对屈曲。从这一点可以理解舟状骨的作用发挥必须介于远侧腕骨排与近骨排之间。舟状骨的自然倾向是在腕中关节水平位得到稳定；小多角骨连接于舟状骨的背侧，推动舟状骨的远端至屈曲位，以此来抗衡月骨，使舟状骨推至伸直位的倾向，如此可在屈伸时，借一些稳定力施加于双关节腕复合体（图 34-11）。

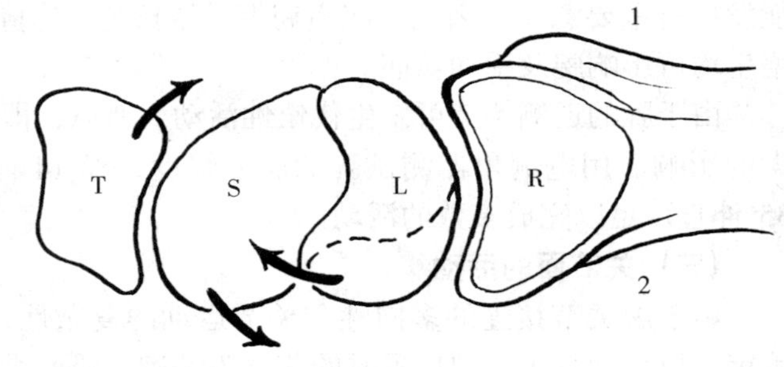

1.背侧 2.掌侧
在矢状面：T.小多角骨 S.舟状骨 L.月骨 R.桡骨
图 34-11 腕骨矢状面

在观察腕的韧带上为拉张性能时，发觉桡 - 舟 - 头韧带（170N）比半月板同种体（桡 - 三角韧带）（210N）或背侧桡腕韧带（240N）要小。桡 - 舟韧带最弱，力达到 54N 时，就消失其张力；而半月板同种体比桡 - 舟 - 头韧带（在衰竭时分别为 57%和 74%延伸）要坚硬得多。桡侧副韧带是侧副韧带中最弱的一条，在 70N 张力时就会衰竭。这个发现显示腕骨与前臂之间的交接最弱，而这个桡 - 舟 - 头韧带和桡侧副韧带又都是在腕的桡侧，所以，腕的稳定力主要依靠半月板同种体和背侧桡腕韧带。

当手指和拇指的肌肉活动时，腕关节复合体的动态性稳定需要外在力和内在力的一个精确平衡。环绕腕轴的手指伸屈系统和腕伸屈系统的排列成为运动肌力的抗衡组合。指总伸肌和食指固有伸肌成对的对抗桡侧腕屈肌和拇长屈肌。尺侧腕伸肌与拇短伸肌抗衡，以及拇长展肌和桡侧长展肌和桡侧长伸肌配合以对抗尺侧腕屈肌和拇指屈肌。

尺侧腕伸肌 - 拇短伸肌 - 拇长展肌轴的作用可在腕屈曲时用肌电图来评估。除显示其预期的肌肉作用外，这些肌肉的活动可评估为一个动态性能调节的“侧副系统”，表现为真性“侧副系统”；尺侧腕伸肌在腕的尺侧，而拇短伸肌和拇长展肌在桡侧，起到尺、桡侧的支持作用。

（五）腕与手活动时的相互关系

腕关节活动可加大手与手指的精细运动的控制。腕的置位方向与手指的置位方向相反时，它将改变指肌腱的功能长度，以便能获得最大的手指活动。腕的伸直活动与手指的屈曲活动是协同的，并可增长手指屈肌的长度，增加其屈曲度，还带有牵伸力（图 34–12A）。相反，若腕长伸肌腱处于张力状态，手将自动张开，使手指能伸直（图 34–12B）。

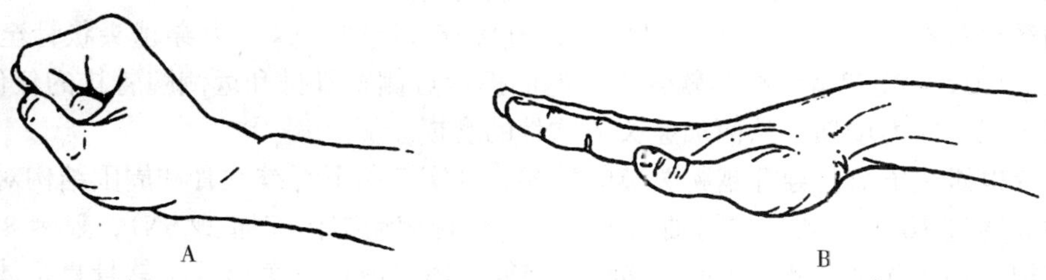

A. 腕于轻度伸直位时，屈肌可获得最大的功能性长度，它完全有全屈功能
B. 腕轻度屈曲时，手指的伸肌腱有张力，可自动地将手张开，并帮助手指伸直

图 34–12 腕置位对手指功能的作用

腕伸肌和较强的手指屈肌的协同活动与腕的结构有密切关联。手指屈肌腱在腕弓深处跨越腕关节，并与腕的屈伸轴紧密接触，很少会影响腕的位置。相反，腕的外在屈肌和伸肌广泛处于手的外围。提供使腕置位的最大力矩臂。

由于腕位置的改变，从而改变指屈肌腱的功能性长度，将随之而产生不同的合力，影响捏握的能力。Volz 等用肌电图来估计捏握强度和腕位置的关系。分析腕于 40°屈曲、50°屈曲、中和位、20°伸直和 40°伸直五个不同位置对 67N、134N、201N 和 268N 的捏握强度，他们发现在 20°伸直位时，捏握强度最大，腕屈曲于 40°时最小，腕于伸直位和中和位时，捏握强度略小于最大值。

在分析中节指骨和远节指骨受腕关节位置影响而产生的力时，发现腕于尺偏时可产生最大的力，其次是在伸直位，最小是在掌屈位。因此，为了获得有效的捏握和产生最大的力，腕关节必须稳定，必须于微伸和尺偏位。Linscheid 的关节切开造影研究进一步支持这个观点，即腕于轻度伸直位和尺偏位，桡腕关节面的接触区最大。

腕关节的位置也可改变拇指与手指的位置，并影响捏握能力。当腕屈曲而手指放松时，拇指的指垫只能达到食指的 PIP 关节水平；当腕伸直时，拇指的指垫与食指能被动接触；产生捏握或捏夹的最佳位置（图 34–13）。

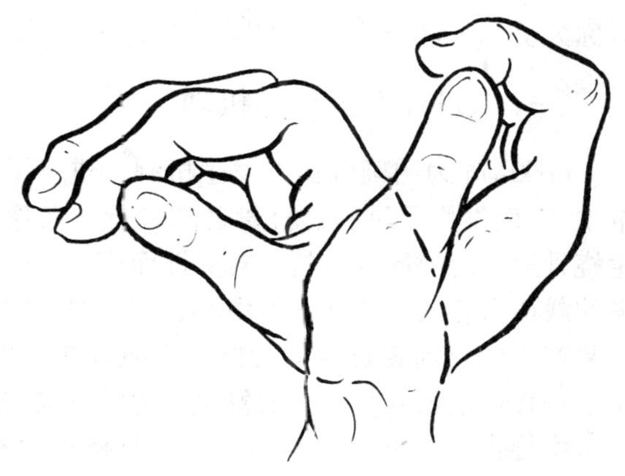

当腕屈曲时，拇指尖可达到食指远侧之间关节的水平
当腕伸直时，拇指指垫能与食指的指垫相互接触
图 34–13 腕于不同位置时，拇指与食指的接触

三、腕关节动力学

腕骨主要的动力性功能是将挤压负荷自手传

至前臂，和自前臂传至手。这种功能研究比较复杂，因为腕小关节间面和桡腕关节间面的关节接连的程度不同。在腕中关节，相对合的关节面接触比较精确，而近侧腕－桡复合体的接触平整关系较差。

Volz 的研究方法是在舟状骨、月骨和三角骨的凸面涂上石墨溶液，将关节复合体置于 0° 伸直位，施加挤压负荷，用转换印刷（transfer print）分析近侧腕骨排和远侧尺－桡面之间的接触模型，进行分析，在小负荷量时，起始的接触区是在舟状骨、月骨和远侧桡骨板之间；待负荷增加，接触伸延至覆盖尺骨远侧端的纤维软骨面。移除三角形纤维软骨后，月骨与远侧尺－桡面之间的接触区减少，从而增加这些结构每单位区域的应力。

Volz 的结论是挤压负荷沿一个矢量模式，直接穿越腕骨。这个力穿越头状骨至舟－月交接处，然后至远侧尺－桡三角形纤维软骨面。他们提示近侧腕骨排和远侧腕骨排的任何对线变化，将导致局限区域内应力增加，从而加速关节软骨的磨损。

Palmar 等也研究负荷传导穿越腕关节的模式，证实三角形纤维软骨和周围结构对振吸挤压负荷的重要性。通过 16 个上肢标本的轴向负荷（穿越腕运动结构施加 22.5N），显示 82%的负荷由远侧桡骨承担，18%由远侧尺骨承担。移除尺腕复合体（或称三角形纤维软骨复合体）后，每一个尺桡骨远侧端的负荷将各减少 12%。

Volz 等分析腕即刻运动中心周围的肌力表明尺侧腕屈肌是所有腕运动单位中最强的一个，有倾向将腕置于屈曲和尺偏位。这些观察说明所有肌力的总和在穿越腕骨时，有将腕关节置于屈曲和尺偏向的倾向。

第三节 桡骨远端骨折（Colles 骨折）

Colles 骨折系指发生于桡骨远端的松质骨骨折，且向背侧移位者而言。Pouteau（1783 年）曾论及此种骨折，40 年后，Abraham Colles （1814 年）才加以详细描述。从此将这种骨折称为 Colles 骨折，而沿用至今。Colles 骨折为人体最常发生的骨折之一，约占所有骨折的 6.7%～11%，多发生于中老年，女性多于男性。

桡骨远端骨折较常见的为伸直型骨折（Colles 骨折），占全身骨折的 6.7%；屈曲型骨折（Smith's 骨折）及桡骨远端前后缘骨折伴桡腕关节脱位（Barton 氏骨折和反 Barton 骨折），对其发病率的统计较少报道。骨折远端向掌侧及桡侧移位者为 Smiths 氏骨折，仅桡骨远端掌侧缘骨折者称为反 Barton 氏骨折，实际上是变异型的 Colles 骨折，常有典型的餐叉状畸形。

一、Colles 骨折致伤机理

Frykman 为明确骨折的发生机制，进行了新鲜尸体的静力学和动力学实验。于 48 个肢体标本中 32 例发生了试验性桡骨远端骨折。在静力学实验中证实了腕于背屈 40°～90° 之间，可产生桡骨远端的松质骨骨折；对男性而言，产生骨折的外加载荷大于女性。腕背伸角度的大小与所需的载荷力有关，背伸角度愈小，造成骨折时所需的载荷力愈小，反之亦然。腕背伸小于 40° ，实验产生的是前臂近端的骨折；而腕背伸大于 90° 时，多产生腕骨骨折。在动力学实验中亦证实了桡骨远端松质骨骨折的发生与力的方向密切相关。

由骨折的 X 线片特点看，可能是桡骨远端掌面的骨皮质在张力的作用下发生骨折，而背侧系受压应力的作用，发生松质骨的嵌插和粉碎。

Colles 骨折多为间接暴力所引起，常见于跌倒，肘部伸展，前臂旋前，腕关节背伸，手掌着地，应力作用于桡骨远端，使得这一脆弱部分发生骨折。直接暴力作用造成 Colles 骨折较少见，早年，当汽车使用摇柄发动时，摇柄反弹，击于桡骨远端背侧，造成此种骨折者时有见之。

(一) 间接暴力

致伤者多发生在年老、体弱的患者，因跌倒时以手掌（或手背）撑在地面上的反作用力作用在桡骨远端形成剪切而发生骨折。由于老年人步态不稳，行走较慢，身体失重跌倒时，前臂与地面是90° 交角，暴力恰易在桡骨远端1.5cm左右发生作用，在桡骨干的中下部，这是造成桡骨中下1/3短斜面骨折、下尺桡关节脱位和前臂双骨折的发生率较高的原因。

(二) 直接暴力

多发生在青壮年，骨折线为粉碎性，且常累及关节面，软组织损伤较重，皮肤因辗挫而破溃、坏死，使治疗较困难。

二、Colles骨折临床类型

骨折的分类多种多样，被大家广泛采用的有以下几种。

(一) Tayler和Persons分类法

Tayler和Persons（1938年）按是否存在下尺桡关节及纤维软骨盘损伤分为两大组。有纤维软骨盘损伤按是否粉碎骨折进一步细分。

(二) Nissen-Lie分类法

Nissen-Lie（1939年）根据骨折是否涉及关节面，关节损伤的程度，移位的方向和程度分为五组：裂纹骨折，无移位；关节外骨折，骨折向背侧桡侧移位；粉碎骨折，一个或数个骨折线通达关节；骨折有错位，桡骨茎突骨折；骨折向掌侧移位。

(三) Cartland和Werley分类法

以后的Cartland和Werley（1951年）根据关节面损伤情况将其分为三类。

(四) Lidstrom（1959年）分类法

根据移位的方向，程度，关节受累情况和粉碎程度也将其分为三类。

(五) Frykman分类法

鉴于关节面的损伤，下尺桡关节的损伤，尺骨远端是否骨折与预后紧密相关。该分类法细致合理是值得推荐的。按照此种分类，桡骨远端骨折可分为八类：

(1) 关节外骨折，无尺骨远端骨折。

(2) 关节外骨折，合并尺骨远端骨折。

(3) 关节内骨折波及桡腕关节，但无尺骨远端骨折。

(4) 关节内骨折波及桡腕关节，合并尺骨远端骨折。

(5) 关节内骨折波及下尺桡关节，但无尺骨远端骨折。

(6) 关节内骨折波及下尺桡关节，合并尺骨远端骨折。

(7) 关节内骨折波及桡腕关节及下尺桡关节，但无尺骨远端骨折。

(8) 关节内骨折，波及桡腕关节及下尺桡关节，合并尺骨远端骨折。

(六) 临床分类法

按骨折移位和关节方面的情况，临床上将桡骨远端伸直型骨折分为以下五种类型。其他三种桡骨远端骨折分型，可参考此分型方法。

Ⅰ型：骨折断端向掌侧成角，骨折线未进入关节。

Ⅱ型：骨折断端向掌侧成角，骨折线已进入关节，但关节面未粉碎。

Ⅲ型：骨折远段向背侧移位，骨折线未进入关节。

Ⅳ型：骨折远段向背侧移位，骨折线已进入关节，但关节面未粉碎。

Ⅴ型：骨折完全移位，关节面已粉碎。

三、Colles 骨折诊断方法

（一）临床表现

有外伤史，伤后腕部疼痛并迅速肿胀，常波及手背及前臂之下 1/3，骨折移位严重者，可出现“餐叉状”畸形。腕关节前臂旋转运动手指的活动均因疼痛而受限（图 34-14）。

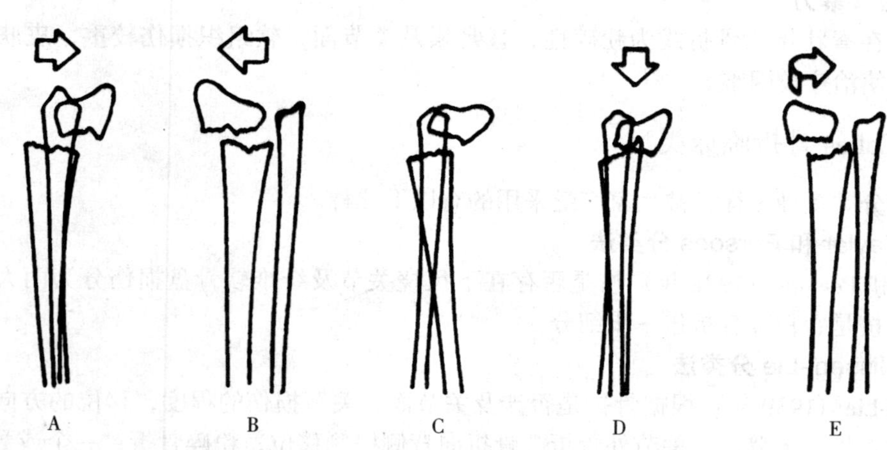

A. 背移 B. 桡偏 C. 掌侧成角 D. 嵌入短缩 E. 旋后

图 34-14 Colles 骨折引起的各种畸形

新鲜骨折局部肿胀、疼痛、压痛、腕关节功能障碍，骨折远端向背侧及桡侧移位，陈旧性骨折常因明显畸形，腕及中指关节活动受限而就诊。于桡骨远端有压痛可触及向桡背侧移位的远折端，如系粉碎性骨折，可触及骨擦音。仔细检查可发现尺桡骨茎突关系异常，如桡骨茎突与尺骨茎突在同一水平或尺骨茎突较桡骨茎突更向远侧突出。

（二）X 线检查

可了解骨折类型、移位情况和骨折线是否通过关节面，尺骨茎突是否有骨折，下尺桡关节及腕关节是否脱位等。

X 线片上，典型的错位表现为以下几点：

（1）桡骨远端骨折块向背侧移位。

（2）桡骨远端骨折块向桡侧移位。

（3）骨折处向掌侧成角。

（4）桡骨短缩，骨折处背侧骨质嵌入或粉碎骨折。

（5）桡骨远端骨折块旋后。

以上的错位，组成一典型“餐叉状”畸形，使得掌倾角及尺偏角减小或呈负角。

X 线片上常见合并有尺骨茎突骨折，骨折的尺骨茎突不同程度的分离，严重者并向桡侧移位。如无尺骨茎突骨折，而桡骨远折端向桡侧移位明显时，说明有三角纤维软骨盘的撕裂。

四、Colles 骨折传统治疗

（一）闭合手法复位外固定

无移位的 Colles 骨折，一个功能位的石膏托，制动 4 周，即已足够；有移位的 Colles 骨折绝大多数人均采用闭合手法复位外固定的方法治疗。

被广泛应用的是 Bohler（1923 年）所描述的整复技术。其具体做法是：患者卧位或坐位，术者沿前臂长轴方向牵拉患者手掌及拇指，使腕部尺偏，并使前臂旋前。然后使腕关节掌曲并同时在桡骨之远骨折段上向掌侧及尺侧推压。保持腕部在旋前及轻度掌屈尺偏位，应用外固定。

Sposeln（1965 年）沿用 Ceiring（1937 年）的主张，除开放骨折和背侧移位甚重者均延迟整复（伤后 24 小时之后），以免加重骨折处的血肿。但绝大多数人都主张尽早复位，显而易见，延迟整复不仅增加患者的痛苦，也会增加整复时的困难。反之，早期整复才是减轻创伤后肿胀的关键。因此我们主张尽早整复。

文献中关于外固定方法分歧很大，从无外固定到长臂管型石膏固定均有应用。

Bohler、Lidstrom 应用背侧短臂石膏托，在欧洲曾被广泛应用。但许多人怀疑这种简单的固定能否防止再移位，因之采用短臂管型石膏外固定。Guttman、Schwetlik、Soren 等人更进一步建议应用肘上石膏管型以固定那些不稳定性、粉碎性的 Colles 骨折。

大多数学者的看法是，裂纹，无移位的骨折，可采用简单的短臂石膏托固定。有移位的骨折，整复后采用短臂前后石膏托固定，或采用石膏夹固定。石膏夹简便易行，牢固可靠。其要点是：石膏剪开处恰在桡骨茎突顶部，石膏长度自掌横纹至肘下，以便肘关节和手指的充分活动。当然，小夹板固定也是常用的方法。

固定期限：Chaponnieve（1886 年）、Petersen（1894 年）对 Colles 骨折不使用外固定，这种极端的看法早已不再为人采纳。Van Tippen（1964 年）主张外固定制动期限为 3 周，而 Smaill（1965 年）则主张固定 4 周。多数作者建议为 5～8 周。Frykman 建议无移位者固定期限不多于 2～3 周，而粉碎性骨折者固定 12 周。

从临床实践看，4 周的固定期限已然足够，再长的固定期，对防止骨折的再移位不起作用，相反却会影响腕关节功能的恢复。

固定位置：Bohler（1919 年）指出，于固定于掌屈尺偏位，特别是极度的掌曲尺偏位时，有压迫正中神经的危险，出现有如腕管综合征的表现。因此，他建议整复后应固定于伸腕，中度尺偏和前臂旋转中立位，这为许多人所采纳。但是应该指出，一个不稳定的粉碎性骨折，于此种位置固定是极易再度错位的。因而，Lidstrom（1959 年）指出，在此种情况下，应固定于掌曲尺偏位，待 10～14 天之后，骨折端间发生了纤维粘连，再更换中立位石膏。

大多数学者都同意 Lidstrom 的观点，对那些粉碎性、不稳定性骨折固定于掌屈尺偏位。不但如此，由于原始损伤时桡骨的远折端常有旋后畸形，因此，不仅应固定在掌屈尺偏位，而且应该固定在旋前位，以防再度错位。

应该提到，Sarmiento A（1975 年）分析了肱桡肌的作用之后，主张旋后位固定。他认为此种位置可放松肱桡肌，从而避免该肌牵拉桡骨远折端旋后而造成再度错位。

（二）开放手术复位内固定

1949 年 Rush 提出采用闭合复位，Rush 针内固定方法治疗 Colles 骨折。其后，Thornton 和 Warner（1949 年）、Edwards（1959 年）、Mark（1959 年）、Lucas（1981 年）也应用了此法，取得较好的治疗效果。George L.R.（1981 年）采用经皮克氏针内固定的治疗方法，此法较为简便。

主张切开复位者甚少。Jung 和 Heineman（1961 年）曾主张切开复位，克氏针内固定，但对粉碎性骨折而言，其困难程度是可以想见的。

总之，治疗的办法虽多，但我们应该牢记，一个未经治疗的 Colles 骨折，虽然遗留有畸形和活动障碍，但通常病人对前臂和手的功能仍觉得是满意的。因此，重要的是，在我们选择各种治疗时，应想一想能否得到更好的最终结果。

第四节 桡骨远端骨折框架固定技术

毋庸讳言，一些不稳定性粉碎性 Colles 骨折，即使严格按上述原则处理，也仍有些发生再度错位，后果不良。Werley 和 Gartland 报道的 60 例 Colles 骨折，采用闭合复位石膏固定治疗，60%发生再度错位，恢复到原始畸形。Bacon 和 Kurtzke（1953 年）报道了 200 例 Colles 骨折，随诊中有功能障碍者占 24%。他们指出，畸形与功能障碍有直接的关系；关节骨折和近关节骨折的治疗原则是应当做到解剖复位，并维持此种位置直至骨折愈合。为达此目的，许多人采取了更为复杂的治疗方法，例如，各种横行穿针及石膏外固定的方法曾普遍使用于英国和德国。其方法为在前臂近端和掌骨横穿克氏针（或斯氏针）牵引复位，然后将克氏针固定在石膏管型之内，起维持牵引，防止再移位的作用。此法 Bohler 于 1929 年首次提出，之后许多改良办法相继应用。

一、框架固定适应证

(1) 新鲜开放性骨折。

(2) 软组织挫伤肿胀严重的骨折。

(3) 关节面粉碎必须依靠牵引维持其稳定和关节面平整的骨折。

(4) 陈旧性骨折畸形愈合。

二、骨穿针前准备

采用徒手复位法。对骨折在 8 周以上畸形愈合很坚强者，手法闭合折骨困难较多，则应采取手术截骨或凿断术进行治疗。麻醉生效后仰卧，上气囊止血带达 300~500mmHg。取腕背桡侧“S”形切口 5~8cm，术中勿损伤桡神经背侧支。显露骨折线后或用钝、锐相间法将畸形部位松解，或做桡背侧斜形截骨，或做横断截骨术，同时另做小切口，取部分尺骨作为桡骨处植骨之用，直视下位置矫正满意后，取平卧位，采用臂丛神经阻滞麻醉。对骨折后 5~7 周内畸形愈合，但不甚坚强者，可采用闭合折骨，手法复位不宜采用牵拉复位，

三、骨穿针技巧

（一）骨针选择

取直径 1.0~0.5mm 的克氏针一枚，再取 1.0~1.5mm 直径的克氏针一枚。

（二）穿针部位

在尺骨鹰嘴部由内侧向外穿过尺骨，注意勿损伤尺神经；在第 2、3 掌骨颈部由桡侧向尺侧钻过第 2、3 掌骨，穿针要求两针分别与尺骨及掌骨的长轴垂直（图 34-15）。

Anderson 和 Oneil（1944 年）、Coone（1979 年）采用 Roger Anderson 框架固定器治疗 Colles 骨折，其原理同上，仅以框架固定器代替了石膏外固定（图 34-16）。

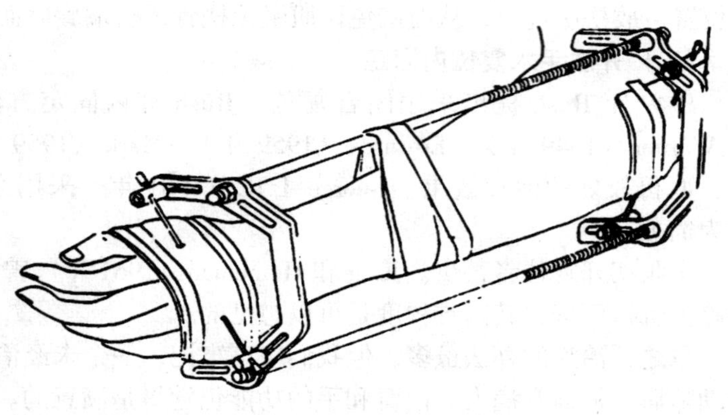

图 34-15 腕部骨折框架固定器

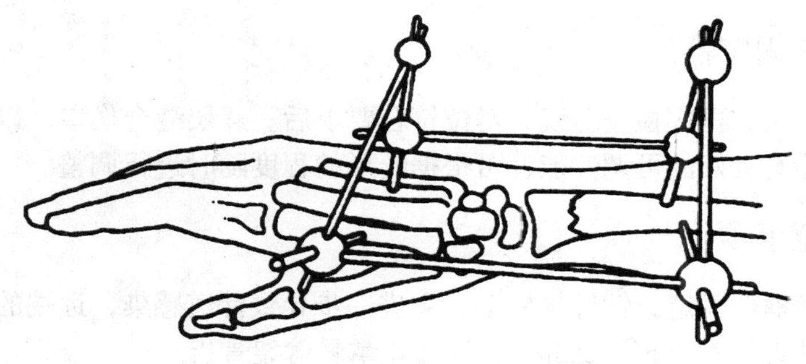

图 34-16 Roger Anderson 框架固定器

Gole 和 Obletz（1966 年）于 4、5 掌骨及桡骨中段横行穿针。而 Green 则于尺骨近端横行穿针（图 34-17）。

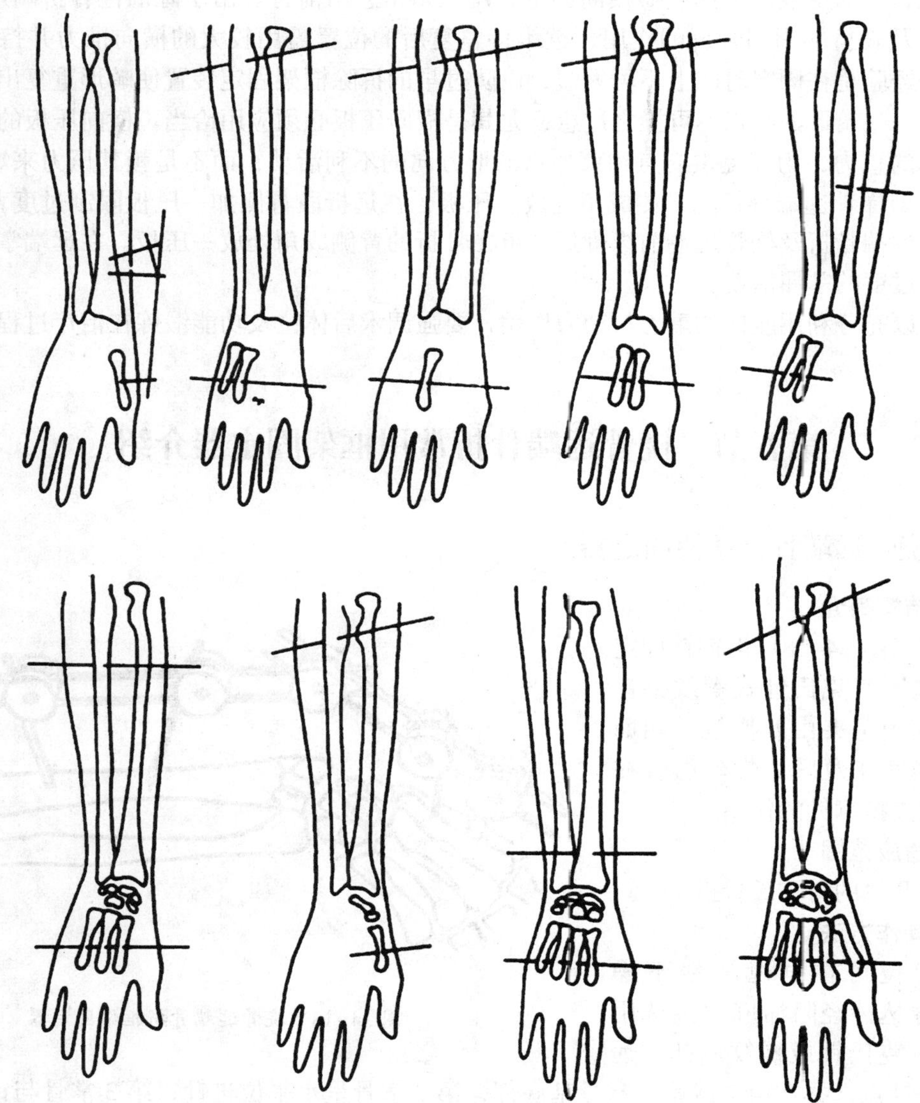

图 34-17 Colles 骨折框架固定器固定

四、安装框架固定器

将前臂置于中立位。再次检查对线、对位符合要求后。逐层缝合伤口，以无菌纱布覆盖切口及针孔。框架固定器有良好的可调性能，可根据畸形的程度随时进行调整。

五、操作注意事项

因采用半针技术框架固定，钢针易松动，会进一步导致针道感染，远端的穿针部位应尽量靠近掌骨基底部。钢针直径不应超过 2.5mm，以防止掌骨劈裂骨折。

六、术后处理及并发症防治

(1) 使用以上办法时，应注意感染问题，特别是较长时间使用时，因为钢针由体内穿出体外，是个感染的通道。

(2) 然后应用框架固定器进行矫正畸形和维持固定，术后早期功能锻炼。术后抬高患肢，第二天可下地，用弧形及蝶形压板做横向固定，用三角巾悬吊前臂。由于陈旧性骨折畸形愈合后，软组织挛缩及骨折端周围骨痂的作用，欲维持整复后的位置需用较大的横向推力并持续较长时间。另一个经验是在固定时间上不可太短，以防过早的拆除框架固定装置使畸形重复出现。

(3) 对一些畸形的纠正不可操之过急，尤其是横向压板必须应用恰当。横向压板的作用是利用远段肢体的重力，为其提供支点约束加重畸形方向的不利活动，而不是赖其压力来矫正畸形。例如，伸直型梯骨远端骨折的掌侧成角处放一压板，在远折段背侧加一压板限制过度背伸活动。屈曲至桡骨远端骨折及桡骨远端前缘骨折，可在骨折的背侧成角处放一压板。在远端掌侧放一压板，限制其过度的掌屈活动。

(4) 可以充分利用肢体的重力与动力作用，要强调术后体位及功能锻炼在治疗过程中的重要性。

第五节 桡骨远端骨折常用框架固定器介绍

一、桡骨远端骨折框架固定器

(一) 结构简介

本器械（图 34-18）由钢针固定夹、矫形垫圈、克氏针式螺纹钢针组成。钢针固定夹由四槽垫、四面垫片、双槽底座及紧固螺丝组合在一起，起到夹持钢针的作用。

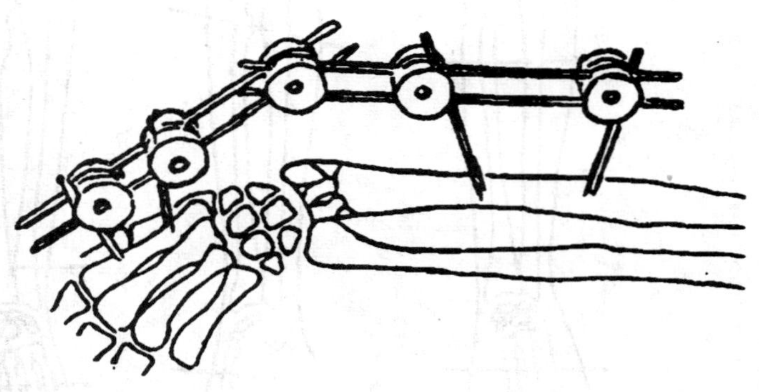

图 34-18 桡骨远端骨折框架固定器

(二) 适应范围

闭合及开放的科雷氏骨折。

(三) 操作方法

骨折复位可在电视 X 线下操作。采用臂丛神经阻滞麻醉。选用 2.0 ~ 2.5mm 克氏针或螺纹钢针，远端进针。进针点选择在第 2 或第 3 掌骨基底部，第 2 掌骨呈水平位进针，第 3 掌骨与针成 60° ~ 90°角进针。近端选择在桡骨远端 1/3 处，近端 2 根针应尽量与远端 2 根针平行。患肢牵引，用手法进行骨折端复位，注意矫正重叠、侧方及旋转移位。在维持复位的状态下，由助手安放框架固定架，若有偏斜，可用矫形垫圈调整，拧紧各部紧固螺丝，以固定骨折端。

（四）注意事项

因采用半针技术固定，钢针易松动，会进一步导致针道感染，远端的穿针部位应尽量靠近掌骨基底部。钢针直径不应超过 2.5mm，以防止掌骨劈裂骨折。

术后，患肢抬高，尽早开始手指及关节的功能锻炼，去除框架固定器的时间一般在术后 4～6 周。

二、Orthofix 框架固定器（图 34-19～图 34-25）

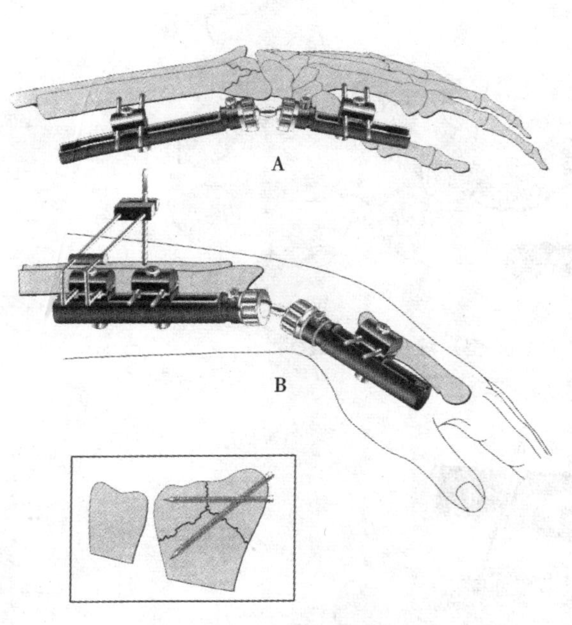

A. 固定器（37000 型）治疗桡骨远端关节内不稳定骨折

B. 任意调节固定器能防止尺骨旋前或旋后。插图所示：用骨片针（FFS）固定碎骨

图 34-19　固定器（37000 型）治疗桡 / 尺远端关节内不稳定性骨折

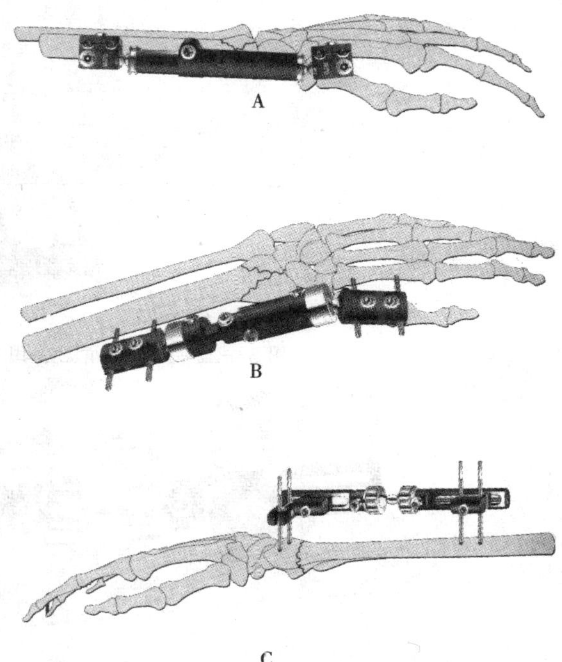

A. 用可透射线的腕部固定器治疗桡骨远端关节内不稳定骨折

B. 固定器（3000 型）治疗桡骨远端关节内不稳定性骨折

C. 带有 T 形夹的固定器（37000 型）治疗桡骨远端关节外骨折

图 34-20　不同固定器治疗桡骨远端关节内、外骨折

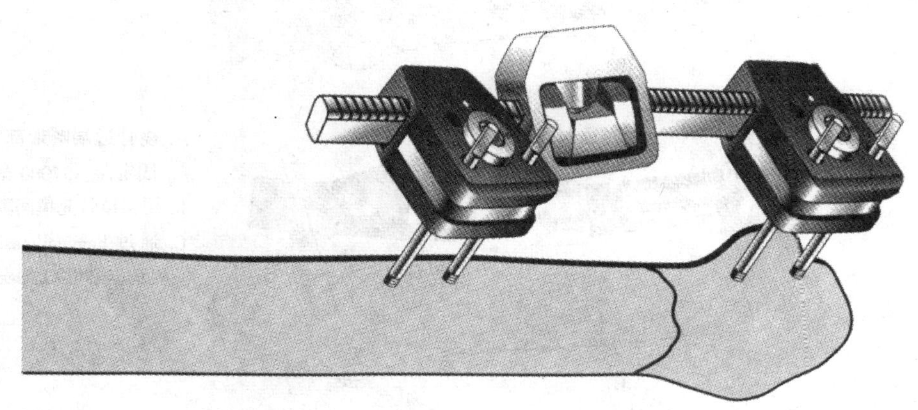

图 34-21　固定器（M400 型）治疗尺骨远端关节外骨折

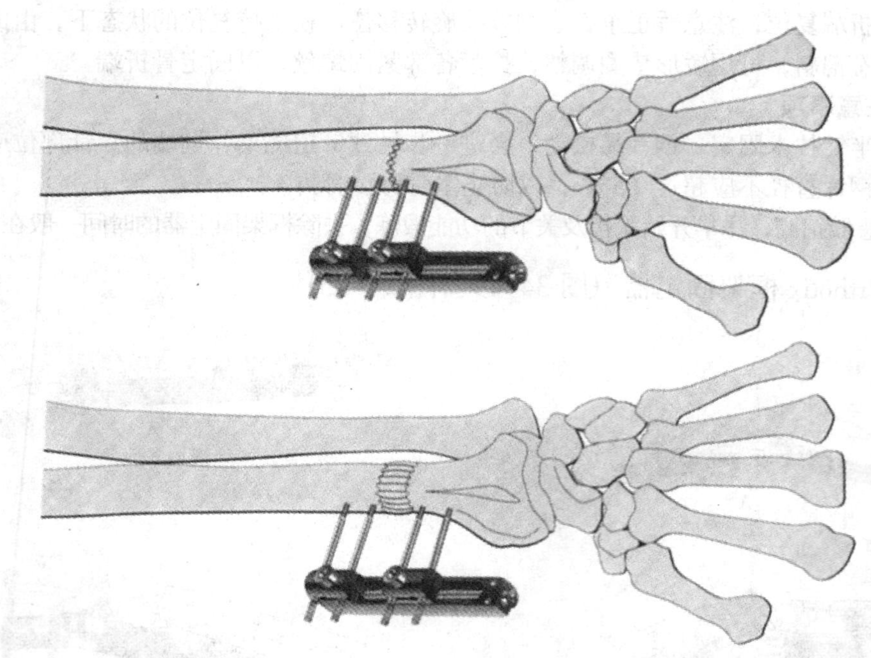

图 34-22 A、B 截骨后，固定器（M100 型）缩短或延长桡骨

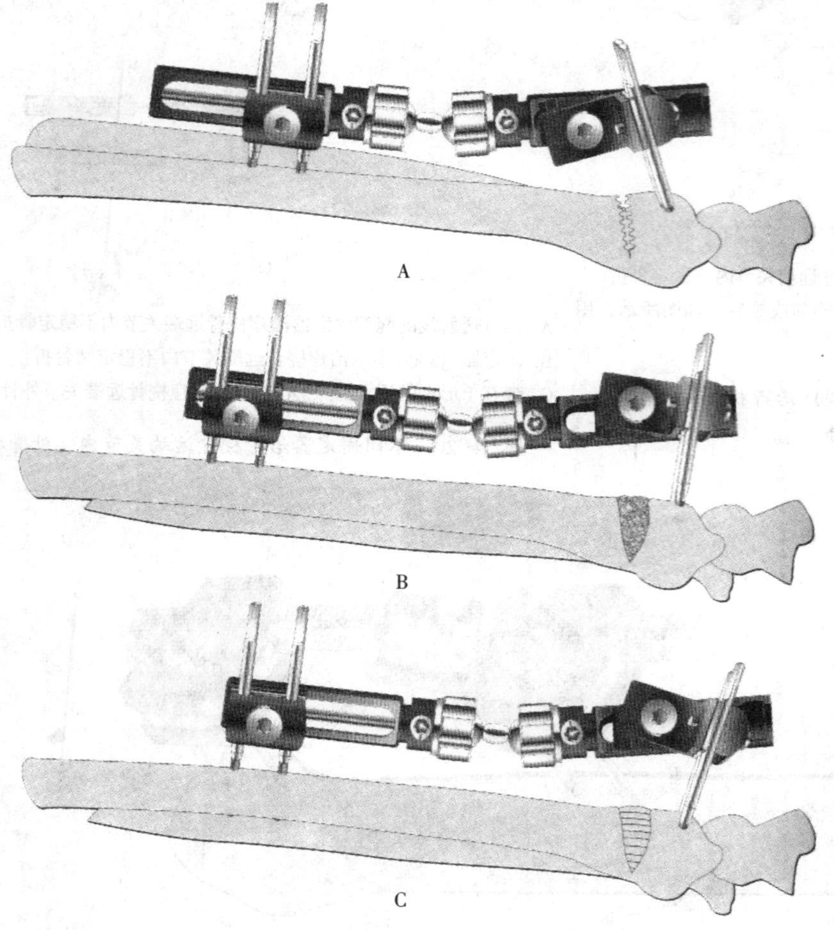

A. 桡骨远端畸形部分截骨后用固定器（37000 型）固定
B. 用移植骨充填间隙迅速矫正
C. 通过 hemicallotasis 和新生骨痂充填间隙逐步矫正

图 34-23 固定器（37000 型）矫正桡骨远端畸形

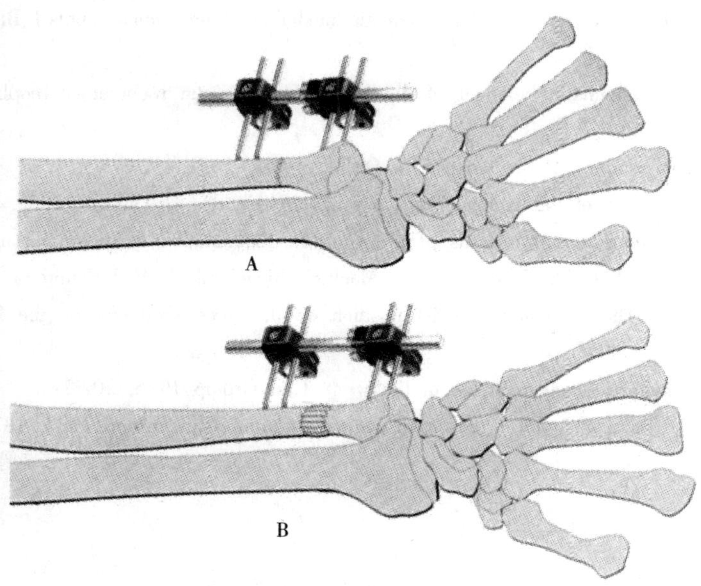

图 34-24 A、B.截骨后，用固定器（M400 型）缩短或延长尺骨

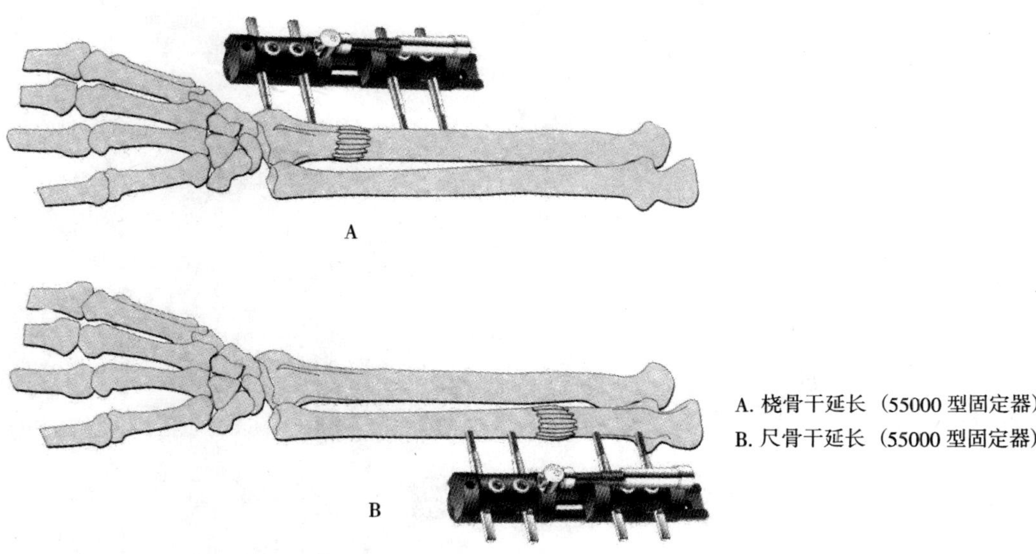

A. 桡骨干延长（55000 型固定器）
B. 尺骨干延长（55000 型固定器）

图 34-25 截骨后用固定器（55000 型）延长桡 / 尺骨

主要参考文献

1 王亦璁主编. 骨与关节损伤. 北京：人民卫生出版社，2001

2 过邦辅编译. 临床骨科生物力学基础. 上海：上海远东出版社，1993

3 Teleisnik J：The Wrist. New York. Churchill Livingstone, 1985

4 Weber ER：Concepts governing the rotational shift of the intercalated segment. Orthop clin North Am, 1984, 15:193

5 Brumbaugh RB et al：An in vivo study of normal wrist. kinematics. J Biochem Eng 1982，104:176

6 Peterson SW et al：Analysis and display of human wrist motion. In Biostereometrics 1982, Ed by RE Herron. proc SPIE 361. 1983, P757

7 Sommer HG III et al: A technique for kinematic modeling of anatomical joints.J Biomech Eng 1980, 102: 311

8 Lange A de et al: kinematic behavior of the human wrist joint:a roentgen-stereophotogrammetric analysis.J Orthop Res.1985, 3:56

9 Volz RC et al:Biomechanics of the wrist. Clin Orthop 1980, 149: 112

10 Steindler A: Kinesiology of the Human Bosy. Springfield. Charles C Thomas, 1955, P534

11 Tubiana R: Architecture and Functions of the Hand.In Examination of the Hand and Upper Limb. Ed by R Tubiana.philadelphia, J.-M. Thomine and E.Mackin phicaclelphia, WH Saunders, 1984, P1~97

12 Hazerton FT et al: The influence of wrist position on the force produced by the finger flexors.J Biomech. 1975, 8: 301

13 Linscheid RL: Kinematic considerations of the wrist. Clin Orthop 1986, 202:27

14 Palmar AK et al: Biomechanics of the distal radioulnar joint. Clin Orthop 1984, 187: 26

第三十五章　手部骨折框架固定技术

第一节　手部应用解剖

一、手部标志投影

1. 三条掌纹

(1) 鱼际纹：斜行于鱼际尺侧，近端与腕远纹中点相交，其深面有正中神经通过；该纹远端弯向外侧达手掌的桡侧缘，适对第2掌指关节。

(2) 掌中纹：形式不一，其桡侧端与鱼际纹大多重叠，尺侧端止于第4指蹼向近侧的延长线上，有的人缺失，该纹与掌正中线（腕远纹中点至中指近侧横纹中点连线）的交点，标志掌浅弓的顶点。

(3) 掌远纹：横行，从第2指蹼处达手掌的尺侧缘，适对第3~5掌指关节线，少数人后两纹连成一线，称通贯手。

2. 鱼际与手心

(1) 手心：手掌的近侧部为腕前区，远侧部的中央呈三角形凹陷，称手心。

(2) 大鱼际 thenar：掌心外侧的隆起称大鱼际。

(3) 小鱼际 hypothenar：掌心内侧的隆起为小鱼际。

3. 解剖学“鼻烟壶”：位于腕和手背的侧面，当伸、展拇指时，呈尖向拇指的三角形凹陷，其桡侧为拇长展肌和拇短伸肌腱，尺侧为拇长伸肌腱，三角的近侧界为桡骨茎突，窝底为舟骨及大多角骨，并可触及桡动脉搏动，手舟状骨骨折时，压痛点位于窝内。

4. 肌性标志：伸指肌腱隔皮可见。当拇指内收时，第1骨间背侧肌形成隆起，其近侧端为桡动脉入手掌处。

5. 掌浅动脉弓：掌中纹与掌正中线（腕远纹中点至中指近侧横纹中点连线）的交点，标志掌浅弓的顶点。

6. 掌深动脉弓：掌深动脉弓顶平掌浅弓近侧1~2cm。

二、手部骨性结构

（一）掌　骨

掌骨5个，有桡侧向尺侧按序号命名为第1~5掌骨。近端是掌骨底，第1掌骨最粗最短，其底有鞍状关节面接大多角骨。

第2~5掌骨呈放射状排列，其基底部与远排腕骨相对应，组成腕掌关节。掌骨体微弯曲，凹面在掌侧。

（二）指　骨

第2~5指骨共14节。拇指2节，其他四指各3节，依次命名为近节指骨、中节指骨和远节指骨。

三、手部关节韧带

(一) 拇指腕掌关节

拇指腕掌关节由两个相对的鞍状关节面所组成。掌骨基底掌侧部分稍长，为掌尺侧结节。拇指腕掌关节韧带共有4条:

1. 外侧韧带：较宽，起、止于大多角骨和第1掌骨基底外侧部。

2. 掌侧韧带：起自大多角骨结节，然后向远侧斜行止于第1掌骨基底的掌尺侧结节。

3. 背侧韧带：也称为斜行韧带，起自大多角骨背侧部，止在第1掌骨基底掌尺侧结节。

4. 掌骨间韧带：很短，起自第2掌骨基底桡背侧部，呈扇状止于第1掌骨基底尺侧部，并有纤维与掌、背侧韧带汇合，止在第1掌骨基底掌尺侧结节。

掌骨间韧带有制约第1掌骨基底向桡侧脱位的作用。但也有人认为，掌侧韧带对第1腕掌关节的稳定更重要。拇指腕掌关节韧带及关节囊相对松弛，故该关节活动范围较大，除屈、伸、内收、外展外，还有旋转动作。

(二) 拇指掌指关节

拇指掌指关节近似髁状关节，可屈、伸、内收、外展及少许旋转。活动范围因人而异，正常变异很大。关节两侧有侧副韧带，维持侧方稳定性。关节伸直时韧带呈紧张状态，屈曲时松弛。

(三) 腕掌关节

第2~5掌骨基底与远排腕骨相对，组成腕掌关节。其掌、背侧以及掌骨基底之间有纵横交织的韧带，背侧较掌侧的更厚韧。第2、3、5掌骨基底掌、背侧有腕屈、伸肌腱附着，进一步加强腕掌关节的稳定性。第3掌骨与头状骨形成的关节基本无活动功能。第2掌骨与小多角骨的关节有少许屈伸活动，第4掌骨与钩骨的关节有15° 左右的屈伸活动。第5掌骨与钩骨的关节有20° ~30° 的屈伸活动。

(四) 掌指关节

第2~5指的掌指关节为髁状关节，有屈、伸、收、展及一定程度的回旋动作。掌骨头近似球形，相对的近节指骨基底关节面呈凹面。前者曲率较后者稍大，便于关节活动。掌骨头掌侧关节面较背侧宽。关节的稳定靠侧副韧带及掌板维持。侧副韧带位于掌指关节的侧方，分成两部分。偏背侧的呈索条状，由掌骨头背侧方斜行到近节指骨基底侧方，名侧副韧带。另一部分则由掌骨头侧方连接到掌板侧方，成扇形，名韧带或侧副韧带。后者较薄软，关节屈时可以皱起。掌骨头侧面观呈偏心圆形，从屈伸轴心到掌骨头远侧关节面的半径较短，而到掌侧关节面的半径较长，故关节伸直时侧副韧带松弛，屈曲时紧张。因此，掌指关节固定在伸直位时间过长，侧副韧带会短缩，关节变僵。正常情况下，关节在屈曲时较稳定，无侧方活动。

掌板位于掌指关节掌侧，是一种较厚的纤维软骨样组织（近、远指间关节者基本相同），构成掌侧关节囊。远端与近节指骨基底掌侧紧密相连。近端由疏松的膜状部分与掌骨颈相接，当关节屈曲时，该部分可以自身皱起。四个掌指关节的掌板由掌骨深横韧带紧密连在一起，此韧带又称掌板间韧带。

(五) 近侧指间关节

近侧指间关节接近合页式关节，只有屈伸活动，结构上比掌指关节稳定。近节指骨远端关节面的两髁较平，掌侧中央有一三角形凹陷，关节屈曲时容纳中节指骨基底掌侧的舌状突起。侧面观，近节指骨头关节面偏心程度远不如掌骨头明显，所以关节屈伸时，凸轮作用也不如掌骨头显著。

侧副韧带走行方向与指骨纵轴接近平行，其掌侧有侧副韧带止于掌板。由于该关节凸轮作用不明显，所以屈伸时侧副韧带的松紧变化不大。屈曲时，整个侧副韧带紧张；伸直时，韧带的掌侧部分仍紧张。

近侧指间关节屈伸范围较大，一般为0°～110°，有些可过伸20°或更多。掌板结构同掌指关节，但较小，活动度也少。其掌侧、背侧以及掌骨基底部之间有纵横交错的韧带，背侧较掌侧更厚韧，远端与掌骨深横韧带相连。当掌指关节伸直时，侧副韧带松弛，允许关节有侧方活动。屈曲时，侧副韧带变紧张，关节稳定而不能侧方活动。此解剖特点，致使掌指关节不能长期制动在伸直位，否则侧副韧带会挛缩变短，导致关节不能屈曲。

四、手部肌肉筋膜

（一）手内肌（表35-1）

表35-1　手　内　肌

肌群	名　称	起　点	止　点	作　用	神经节段
外侧群	拇短展肌	腕横韧带和舟骨结节	拇指近节指骨底外侧及外侧籽骨	外展拇指	正中神经（C6、C7）
	拇短屈肌	浅头：腕横韧带 深头：腕横韧带，大多角骨	拇指近节指骨底及两籽骨	屈拇掌指关节	正中神经（C6、C7）
	拇对掌肌	腕横韧带和大多角骨	第1掌骨桡侧缘	拇指对掌（屈+旋前）	正中神经（C6、C7）
	拇收肌		拇指近节　指骨底	拇指内收，屈曲	尺神经(C8)
中间群	蚓状肌	斜头：头状骨,横韧带 横头：第3掌前面食、中指指深屈肌腱桡侧	第2~5指近节指骨背面及指背腱膜	屈2~5指的掌指关节和伸指间关节	正中神经（C6、C7）
	骨间掌侧肌	4、5指指深屈肌腱相对缘 第2掌骨尺侧缘 第4、5掌骨桡侧缘	经食指尺侧止于指背腱膜 经4、5指桡侧止于指背腱膜 经2、3指桡侧止于近节指骨底和指背腱膜	2、4、5指内收，屈掌指关节和伸指间关节	尺神经（C8） 尺神经深支（C8）
	骨间背侧肌	各掌骨间隙第1~5掌骨相对缘	经3、4指尺侧止于近节指骨底，指背腱膜	2、4指外展，屈掌指关节，伸指关节	尺神经（C8）
内侧群	小指展肌	豌豆骨和豆钩韧带	小指近节指骨底尺侧缘	屈及外展小指	尺神经（C8）
	小指短屈肌	钩骨及腕横韧带	小指近节指骨底尺侧缘	屈小指关节	尺神经（C8）
	小指对掌肌	钩骨及腕横韧带	第5掌骨尺侧缘	小指对掌	尺神经（C8）

（二）手内筋膜鞘

手掌骨筋膜鞘及其内容：手掌骨筋膜鞘由深筋膜浅、深层和内、外侧肌间隔围成，分为外侧鞘、内侧鞘和中间鞘（图35-1）。

1. 外侧鞘：也叫鱼际鞘，由大鱼际筋膜、外侧肌间隔和第2掌骨围成，内有鱼际肌（拇收肌除外）、拇长屈肌腱及其腱鞘和血管神经等。

2. 内侧鞘：亦名小鱼际鞘，由小鱼际筋膜、内侧肌间隔和第5掌骨围成，内有小鱼际肌、小指屈肌及其腱鞘以及至小指的血管、神经等。

3. 中间鞘：位于掌腱膜、骨间掌侧筋膜和内、外侧肌间隔之间。其内容主要有指浅、深层肌的8条肌腱、4块蚓状肌和屈肌总腱鞘，以及位于它们和掌腱膜之间的掌浅弓及指血管、神经等。

五、手部血管神经

（一）血　管

1. 掌浅弓 arcus palmaris superficialis：一般由尺动脉终支与桡动脉掌浅支吻合而成，并与静

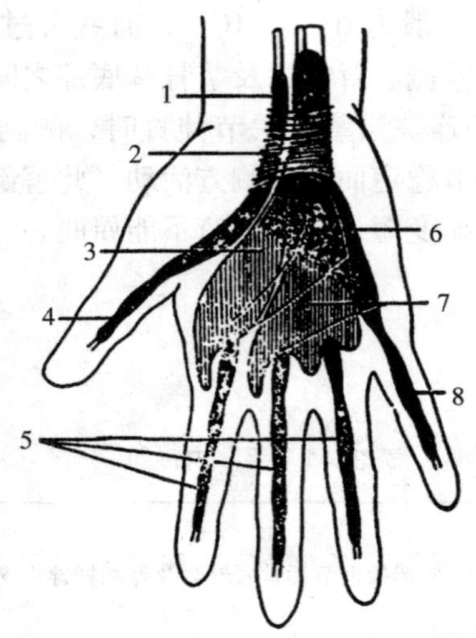

1.拇指屈肌腱鞘 2.屈肌支持带 3.鱼际间隔
4.拇长屈肌腱鞘 5.指屈肌腱鞘 6.屈肌总腱鞘
7.掌中间隙 8.小指屈肌腱鞘

图 35-1 手部腱鞘及筋膜间隙

脉伴行。从弓的远侧发出一支小指掌侧固有动脉及三支指掌侧总动脉 aa.digitales volares communes，在蚓状肌浅面向远侧达掌骨小头平面，分为指掌侧固有动脉，分布于相邻两指相对缘的皮肤。

2. 掌深弓 arcus volaris profundus：由桡动脉终支与尺动脉掌深支吻合而成，有静脉伴行，适在第 2～第 4 掌骨底远侧跨过各骨。弓顶平掌浅弓近侧 1～2cm。从弓的远侧发出 3 条掌心动脉 aa. metacarpeae volares 与指掌侧总动脉末端汇合。另发出返支与穿支，分别与腕掌网、腕背网相交通，因此，它是手部的吻合动脉。

(二) 神 经

1. 有桡神经浅支和尺神经手背支：各分为 5 条指背神经 n.Digitales dorsales，分布于手背桡、尺侧半及两个半手指背侧的皮肤。两神经支之间有交通支且重叠分布。

2. 正中神经指支：位于掌浅弓深面。通常先发一返支，绕屈肌支持带远侧缘，行向近侧，有桡动脉掌浅支伴行，后者是识别返支的标志，支配除拇收肌以外的鱼际诸肌，损伤时丧失拇指的对掌功能。3 支指掌侧总神经 un.digitales volares communes 与同名动脉伴行于同一筋膜鞘（蚓状肌管）中，平掌骨小头处，各分为两支指掌侧固有神经，分布于桡侧 3 个半指掌侧及其中、远节背侧的皮肤，并发出分支支配第 1、第 2 蚓状肌。

3. 尺神经浅支 r.superficialis n. ulnaris：伴行于尺血管的尺侧，经掌短肌深面，分为两支。一支为小指尺侧固有神经，另一支为指掌侧总神经。后者再分为两支指侧固有神经，三支分布于尺侧一个半指掌侧的皮肤。

4. 尺神经深支 r.profundus n.ulnaris：平豌豆骨远侧起自尺神经，经钩骨钩尺侧弯向下外，伴行于掌深弓的近侧或远侧，发出分支支配小鱼际诸肌，第 3、第 4 蚓状肌，拇收肌及 7 块骨间肌。

六、手指解剖特点

手指借掌指关节与手掌相连，运动十分灵活。拇指粗短，仅有两节指骨，由于拇腕掌关节为鞍状关节，运动范围大增，它与食、中、环、小 4 指，处于对立位置，完成手的握、持、捏、拿功能。

1. 皮肤：手指皮肤掌侧比背侧厚，富有汗腺与指纹，但无毛和皮脂腺。指掌侧皮纹有三条：

近侧纹适对近节指骨的中部，中、远纹与指关节相当。它们的两端，是指掌侧与背侧的分界标志。在指腹处，神经末梢特别丰富。

2. 指甲 unguis：是指背皮肤的衍生物，由真皮增厚而成。指甲下真皮为甲床，甲根部的表皮生发层，是指甲的生长点，围绕甲根及其侧缘的皮肤皱襞，称甲廓。

3. 浅筋膜：指掌侧皮下脂肪组织积聚成球，且有纤维隔界于其间，将皮肤连于指屈肌腱鞘，在指横纹处，无皮下组织，皮肤直接与腱鞘相连；刺伤感染时，常导致腱鞘炎（图 35–2）。

4. 手指的血管和神经：手指的静脉，主要位于背侧；浅淋巴管与指腱鞘、指骨骨膜的淋巴管相交通，故感染时，可互相蔓延。手指的动脉，每指均有 4 条，即两条指掌侧固有动脉 aa. digitales volares propriae 和两条指背动脉 aa.digitales dorsales，分别与同名神经伴行。均位于指掌、背侧面与侧面的交界线上。指背的血管神经较细而短，指的掌侧及末两节背侧的皮肤和深层结构，均分布有掌侧的血管神经。

5. 指髓间隙：又称指髓。位于远节指骨远侧结的皮肤和骨膜之间，有纤维隔连于指远纹的皮下和指深屈肌腱的末端，形成一指端密闭间隙，纤维隔将指腹的脂肪分成小叶，其间分布有血管和神经末梢。指端感染肿胀时，压迫血管和神经末梢，引起剧烈难忍的疼痛。应及时进行指端侧方切开减压，但必须切断纤维隔，引流才能通畅（图 35–2）。

6. 手指腱鞘 vaginae tendinum digitorum manus：包绕浅、深屈指肌腱，由两部分组成。

（1）手指腱纤维鞘 vaginae fibrosae tendinum digltorum manum：由手指深筋膜增厚而成。其纤维分环状部和交叉部，在关节处较薄弱。对肌源起约束、支持和滑车作用；并加强肌的拉力。

（2）手指腱滑膜鞘 vaginae synoviales tendlnum dlgltorum manus：是包绕肌腱的双层管状的滑膜鞘，分脏、壁两层；两端密闭，在指背侧与指骨间，有腱系膜相连。拇指及小指的腱滑膜鞘，分别与桡、尺侧囊相连（图 35–3）

7. 指浅、深屈肌腱的附着：指浅屈肌腱在近节指骨处覆盖并包绕指深屈肌腱；向远侧分为两股，附于中节指骨的侧缘，形成腱裂孔，容深屈肌腱穿过。自此以远、深腱浅出，上于远节指骨底。深腱主要屈远侧指关节；浅腱屈近侧指关节。两腱各有独立的滑动范围，又互相协同增强肌力（见图 35–4）。

8. 伸指肌腱的附着：伸指肌腱越过掌骨小头后，向两侧扩展，包绕掌骨小头和近节指骨的背面，叫指背腱膜 aponeurosis digitalis dorsalis，又称伸肌腱帽。它向远侧分为三束：中间束止于中节指骨底；两条侧束在中节指骨背侧合并后，止于远节指骨底（图 35–5）。侧束的近侧部有骨间肌腱参加；远侧部有蚓状肌腱加强。伸指肌腱可伸全部指关节；在骨间肌和蚓状肌协同下，尚可屈掌指关节，伸指关节。与中间束断裂时，不能伸近侧指间关节；两侧束断裂时，远侧指关节不能伸直，呈"锤状指"畸形；三束皆断时，全指呈屈曲现象。

9. 手的功能位：如手握网球拍的姿势。

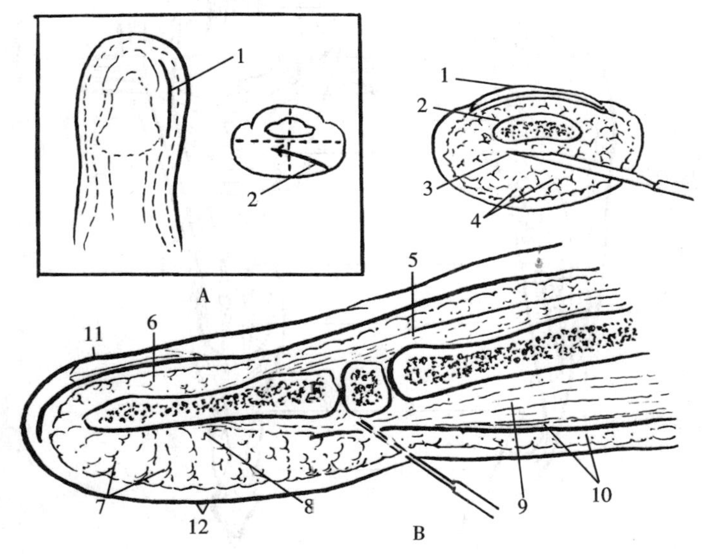

A：1.切口 2.切开方向

B：1、11.指甲 2.指骨 3.神经血管 4、7.纤维隔 5.伸肌腱 6.甲床 8.指掌侧固有动脉 9.屈肌腱 10.腱鞘 12.指髓间隙

图 35–2 指端解剖

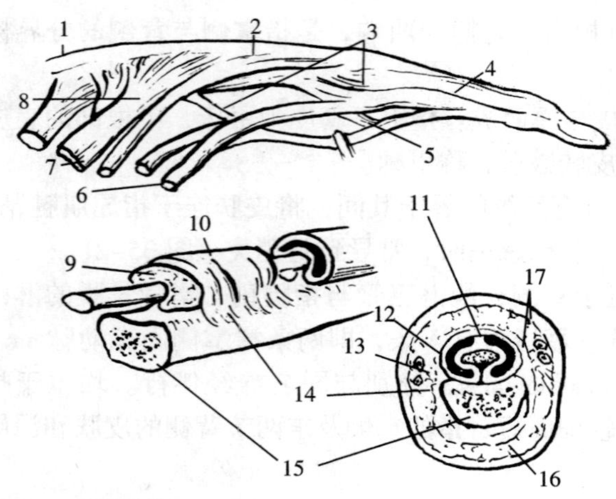

1.伸指肌腱 2、16.指背腱膜 3.腱纽 4、13.腱系膜 5.指深屈肌腱 6.指浅屈肌腱 7.蚓状肌 8.骨间肌 9.指屈肌腱滑膜鞘 10.腱纤维鞘 11.腱滑膜鞘壁层 12.腱滑膜鞘脏层 14.纤维韧带 15.指骨 17.指掌侧固有神经血管

图 35-3 手指屈肌腱及腱鞘

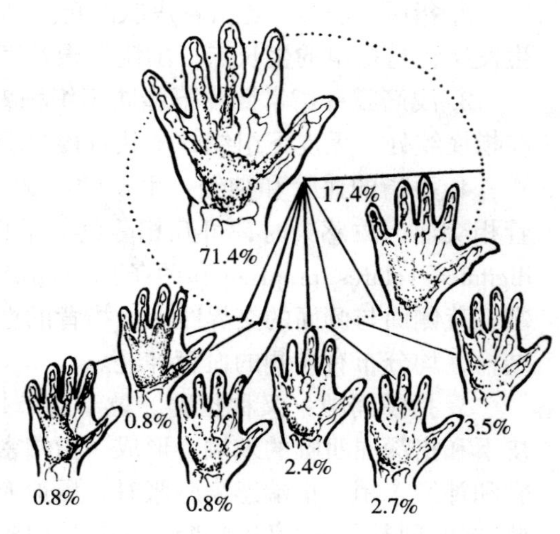

图 35-4 手指腱滑膜鞘类型

(1) 桡腕关节伸 30°。

(2) 掌指关节屈 30°～45°，指关节半屈位。

(3) 拇指微屈，对掌位。

(4) 手指分。当指骨骨折固定时，多取此势。当掌骨或指骨骨折，需要牵引时，应以舟骨结节为中心向远侧做放射状牵引，以保持手和指的功能（图 35-6）。

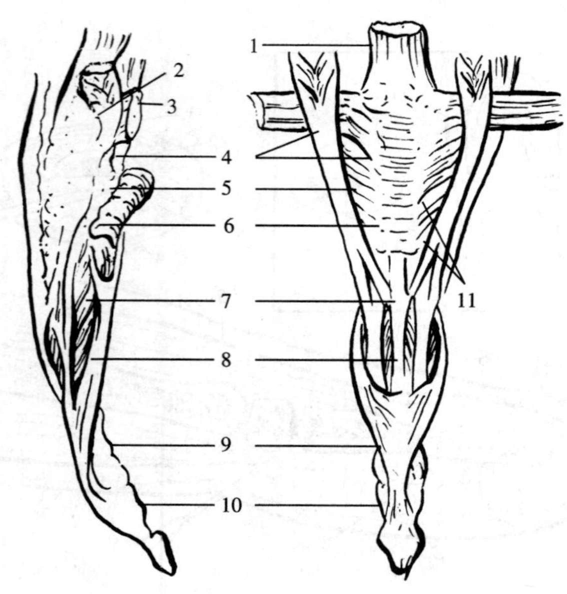

1.掌骨 2.腱帽 3.掌骨深横韧带 4.骨间肌 5.蚓状肌 6.指伸肌腱 7.中间束 8.侧束 9.中节指骨 10.远节指骨 11.腱膜

图 35-5 伸指腱鞘的附着

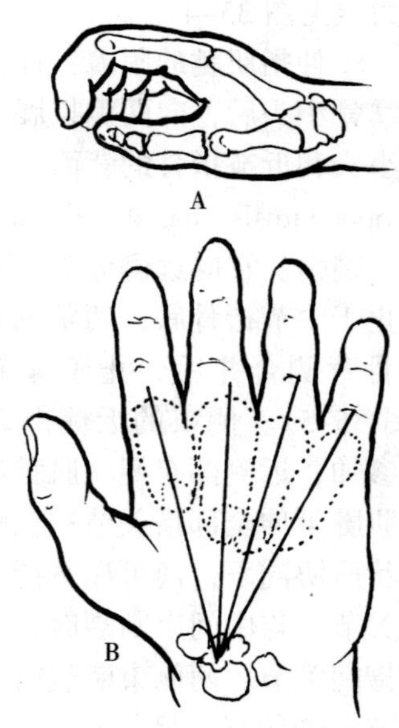

A. 手的功能位 B. 手舟骨结节

图 35-6 手的功能

第二节　手部的生物力学

一、手部生物力学特点

(1) 手的 19 根骨排列成三个弓，一个是纵弓，两个是横弓。这个弓系统的紊乱或塌陷可始于骨损伤、风湿病或手的内在肌瘫痪，引起严重病残和畸形。

(2) 手是触觉的重要工具。感觉与运动功能的结合使手成为一个有信息和技能的器官。

(3) 小多角骨、头状骨和第 2、3 掌骨，以及其紧密连接而形成一个手的不动单位。钩骨和第 4、5 掌骨有中度掌向变位。这是能捏握的重要运动。

(4) 从功能上来看，拇指的最重要功能为对掌。外展结合腕掌关节（carpometacarpal jiont，以下简称 CMC）的旋转可使拇指移向小指的指尖。

(5) 指线是受外在肌系统和内在肌系统的协同动作而控制。每一个指线的运动和相邻结构并不是完全独立的。

(6) 伸肌组合的成分，特别是斜支持韧带可使远侧指骨放松，近侧指间关节（proximal interphalangeal joint，以下简称 PIP）和远侧指间关节（distal interphalangeal joint，以下简称 DIP）运动相匹配。

(7) 掌指关节（metacarpo phalangeal joint，以下简称 MCP）的独特性是其不对称性，表现在掌骨头的骨形态、侧副韧带的接触点和骨间肌的排列。

(8) 掌指关节（metacarpo phalangeal joint，以下简称 MCP）的稳定主要是由于桡侧副韧带和尺侧副韧带所造成，横掌骨间韧带也将掌板相互交链在一起，起到一定的稳定作用。

(9) 屈肌腱鞘的滑车系统的重要性是在于允许屈肌腱维持于一个较恒定的力矩臂，在肌腱与腱鞘间有最小的应力升起作用。A2 和 A4 环状滑车在这方面起到特别重要的作用。

(10) 指浅屈肌腱比指深屈肌腱有更大的活动量。屈肌的活动比伸肌大，外在肌腱的活动比内收肌腱更大。

(11) 双关节链模式系统显示如果外在肌只在手指伸直时活动，近侧指骨将反转（MCP 关节过伸），中节指骨前屈（interphalangeal joint，以下简称 IP，关节屈曲）。临床称之为爪形畸形。

(12) 由于滑车系统的破裂而发生的额外活动将导致不恰当的动作和更远侧的关节将无力。

(13) 内在肌，特别是蚓状肌是第三种力量，使手指造成典型的“抗爪形倾向”。通过背侧皮肤牵伸，在屈曲时掌板受挤压，这个作用将加剧。

(14) 手指的屈肌强度 2 倍于伸肌。

(15) 有效的抓握功能取决于拇指的 CMC 关节和第四、第五 MCP 关节的活动度，第二、第三 CMC 关节的强硬度，外在肌和内在肌之间的协同 - 拮抗，以及恰当的感觉输入、掌骨、指骨和指线的相对长度也很重要。

(16) 拇指的位置和手与前臂的关系是用力捏挟和精确操纵之间的最重要区别。

(17) 由于外负荷力矩臂正交于指尖，从最远关节至最近关节极度增加；通过指深屈肌腱产生的主要抗衡力的力矩臂，从远侧至近侧仅中度增加。因此，除指深屈肌外，其他肌肉必须用来平衡外力的伸直力。

(18) 虽然从 DIP 至 MCP 关节的反应力幅度增加，最高的平均接触压力还是在 DIP 关节，这主要是由于其接触区最小。在捏挟时，DIP 的压力比在捏握时高。

(19) 钮孔状畸形和鹅颈畸形都是在手指的三个关节系统内有锯齿塌陷。其特征是一个关节的过伸，就有相邻两个关节的反向屈曲。

二、手部运动学

手是一个非常灵活的器官，能协调任何活动的变化，发挥每一组成部分的作用。手和腕的功能结合可使手能适应物体的形状，能摸、能握。手的最大能动性是由于关节形态，骨间相互关系的位置和肌肉内在系统的动作。

（一）运动的范围

手指 CMC、MCP 和 DIP 关节的不同形状是造成这些关节活动度差异的因素。拇指的独特定向、大的指蹼间隙和特殊的拇指 CMC 关节形状给予拇指以较大的活动度和通用性。

1. 手指:第 2、3 掌骨与小多角骨和头状骨连接，它们之间有紧密凑合的关节相联，基本无动作。结果是这些掌骨与腕骨形成手的“无动单位”。第 4、5 掌骨与钩骨之间的连接可有一定活动度：在第四 CMC 关节有 10°～15°屈伸，在第 5 指有 20°～30°屈伸。如此，这些掌骨可产生有限的向掌侧变位或下降。这些动作可使手呈杯形，这对捏握很重要，这将在下面详叙。

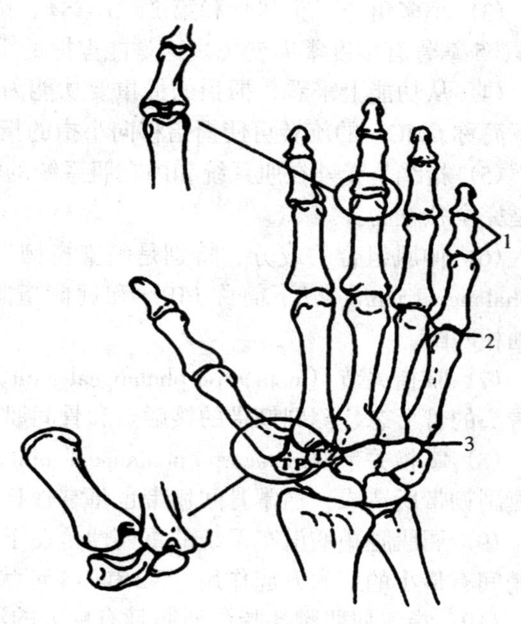

1.远侧和近侧指间（IP）关节（屈伸） 2.掌指（MCP）关节（多面活动） 3.腕掌（CMC）关节

图 35-7 指线关节（右手背侧面观）

四个手指的 MCP 关节为单髁的动关节（图 35-7、图 35-8）。它们可在三个面上活动：屈－伸（矢状面）；外展－内收（额状面）和少量的旋前－旋后（横状面）；后者可与外展内收相匹配。MCP 的屈曲幅度可自 0°～90°（图 35-8A），但各个手指可各有所不同，如小指可屈至 95°，而其他手指只能达到 70°。伸直度也因人而异，视关节的松弛度而定。

手四个指的 PIP 关节和 DIP 关节为双髁铰链关节，这是由于其舌—沟凑合的关节面所致（图 35-7）。这些关节面在整个屈伸范围内均紧密配合，所以它们只能有屈伸动作。屈曲的测量是手指在手的平面上为零的位置。在 PIP 关节，最大的屈曲幅度为 110° 或更大些（图 35-8B）。在 DIP 关节，屈曲约为 90° （图 35-8C）。伸直超过零位置为过伸，这在 DIP 关节和 PIP 关节是正常现象，但主要视韧带的松弛度而定，特别是 PIP 关节。

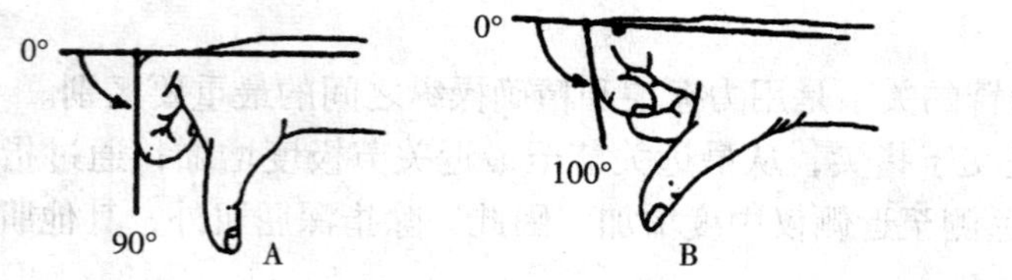

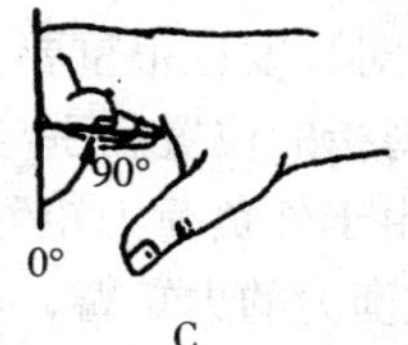

A. 掌指关节 B. 近侧指关节 C. 远侧指间关节

图 35-8 手指三个关节的屈曲自中和位开始，中和位是指伸直手指在手背侧和腕背侧的平面上

2. 拇指:在 CMC 水平，第 1 掌骨基底呈鞍状，与大多角骨（TP）接连（图 35-9）。此形态可使第 1 掌骨通过一个圆锥间隙，向掌侧方向延伸至掌面，呈一个广泛运动幅度。第 1 掌骨的运动应以向第 2 掌骨外展的度数来表达，并从手的平面来看活动的面。拇指的“屈”和“伸”应从 MCP 和 DIP 关节的运动来考虑。

MCP 和 DIP 关节的屈曲将拇指移近小指。第 4、5 掌骨的向掌侧变位或下降，以及小指的 MCP 和 PIP 关节的屈曲，使拇指与小指形成指尖接触。

从功能来说，拇指最重要的活动为对掌。在 CMC 关节，外展与旋转匹配，使拇指移向小指。MCP 和 DIP 关节的屈曲是将拇指凑近指尖（图 35-9）。拇指的 MCP 关节类似其他手指的 MCP 关节。从零度位的屈曲幅度因人而异，有时小到 30°，大至 90°；伸直可自 0°位至约 15°。

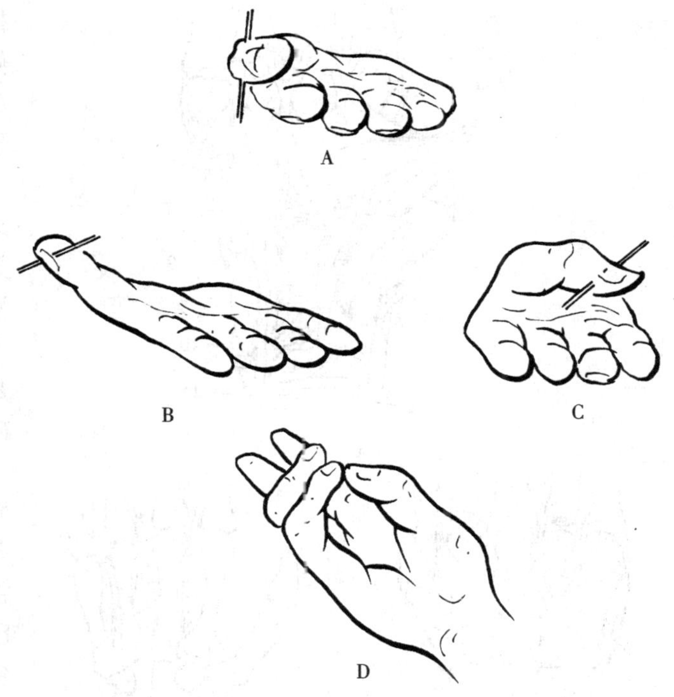

A. 0°启动部位 B. 外展 C. 旋转 D. 屈曲

图 35-9 拇指的对掌始于伸直的拇指与食指在一条线上，这是 CMC 关节外展和旋转的联合活动

（二）手的稳定与控制

手不同关节的稳定与控制有许多解剖因素。手的外在肌和内在肌的协调动作可控制指线，背侧肌腱复合体称为伸肌组合，提供 DIP 关节的稳定与控制。发育良好的屈肌腱滑车系统能使关节有一个平滑而稳定的屈曲。MCP 关节的骨与韧带的不对称性可按其关节形态与特殊的韧带制约力获得稳定。

所有的手指接连有一个重要的共同点：它们的结构均集中于屈曲功能。每个关节在两侧均有坚实的侧副韧带和厚的前关节囊，并有纤维软骨结构来加强，这称为掌板（palmar plate）。与之相比，背侧关节囊则薄而松弛。掌侧肌腱器有两根屈肌腱，比背侧伸肌腱组合要强；即使皮肤，掌侧也比背侧厚。

1. 手指的外在肌和内在肌：指线是受外在肌和内在肌所控制。外在肌起源于上臂和前臂。内在肌则完全局限于手内（图 35-10）。虽然每一个系统的作用截然不同，但两系统的协同功能，是手满意完成大量工作的重要因素。

每一手指的独立动作是受手中部伸肌腱之间的交接程度的一定制约。中指、环指和小指的独立功能更受制约，因为它们的指深屈肌腱来自同一块肌肉。食指能有较大的独立功能，因为它的指深屈肌来自比较独立的肌腹。

2. 手指伸肌的组合（图 35-11）：长伸指肌腱是扁平结构，自腕背侧的滑膜鞘内穿出，越过 MCP 关节，并有矢状带固定。在近侧指骨背侧，这些伸肌腱和部分骨间肌交织在一起，形成一个肌腱复合体。这种伸肌组合称为伸肌机能，延伸两个 DIP 关节。

伸指长肌腱的三叉和骨间纤维的扇状形成一个内侧带和两个外侧带。内侧带（或称中央条）在背侧经越近侧指骨的滑车，止于中节指骨的基底。而外侧带在 PIP 关节肩部越过。这些带向远端行进，接连中节指骨背侧，形成终端肌腱，止于远侧指骨的背侧结节上。这个终端肌腱有斜支

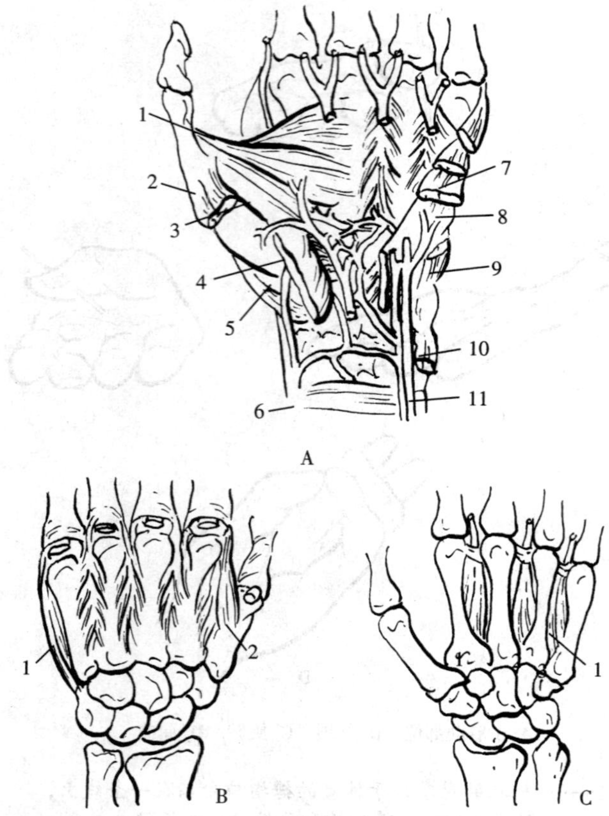

A. 左手掌侧：1.拇内收肌 2.拇短展肌 3.拇短屈肌 4.横腕韧带 5.拇对掌肌 6.旋前方肌 7.小指对掌肌 8.小指屈肌 9.小指展肌 10.尺侧腕屈肌 11.尺神经

B. 左手背侧：显示四个背侧骨间肌和小指的外展肌。这些肌肉使手指展开，离开手的中线。1.小指展肌 2.背侧骨间肌

C. 左手掌侧：显示三个掌侧骨间肌。这些肌肉内收第 2、4 和 5 个手指，屈曲 MCP 关节，伸直 PIP 关节。1.掌侧骨间肌

图 35-10 手的内在肌

持韧带接连至近侧指骨。这些韧带起自近侧指骨，向外侧环绕 PIP 关节，恰在这个关节于伸直位活动中心的掌侧，与终端肌腱相连。

只有一部分松弛部分可提供 PIP 关节的屈曲，因为这些带比中央条更接近这个关节的运动中心，所以，它仍保留其松弛性，准许远侧指骨的被动或自动屈曲，但不能自动伸直。这个“松弛”的远侧指骨是 DIP 和 PIP 关节匹配的屈与伸功能的基础。

相反，如果 DIP 能自动屈曲，整个伸肌组合将向远侧变位，这样乃放松中央条，同时增加斜支持带的张力，这个张力将在 PIP 关节上产生屈曲力。由于中央条已不再负荷，这个关节的屈曲亦无法避免。远侧指骨的放松是指皮与指皮捏夹的基础。它也可通过指深屈肌的间歇性收缩，从指皮对指皮转变为指尖对指尖的捏夹。有利于精确的操纵，如进行缝纫工作等。

Sarrafian 等采用应变测试器测算手指在屈曲和进一步活动时，观察不同伸肌机能的拉张状态。他们发觉如果 PIP 关节屈曲超过 60° ，中央条张力将增加；屈至 90° 时，外侧带将完全松弛。

3. 掌指关节：掌指关节的一个独特特征是其不对称性。表现在其掌骨头的骨形态及其桡侧副韧带与尺侧副韧带附于其上的部位。MCP 关节的侧副韧带呈斜向伸延，自掌骨头的背侧位至其在近侧指骨基底的掌侧位。此韧带附着处的两侧不对称性使这些关节 – 内收的不对称范围内表现出来。这种不对称性也见于骨间肌的两侧排列，使 MCP 关节呈全面不对称性 (见图 35-8)。

4. 近侧指间关节：PIP 关节的“舌于沟内”的形态提供其稳定度，特别对剪切力和旋转力产生阻力。此处的韧带稳定力由两个强大的侧副韧带来承担，加上三面摇篮式的支持，使该关节更为稳定；后者由掌板与中节指骨基底和附属性侧副韧带相连接而成（图 35-12）。这种韧带的汇合与近侧指骨和屈肌腱鞘受到掌板近侧和外侧延伸部分的牢固钩结，后者称为箝制韧带 (check-rein ligament)。

5. 手指屈肌腱鞘的滑车系统：在一定程度上，手的多数肌腱受腱鞘和支持带制约，与骨面紧密联结，以维持其恒定的力矩臂，而不早跨越关节的弓弦。车内屈肌腱鞘的滑车系统是发展最高的制约体。

由于它们是自其肌肉伸延，手指屈肌腱在分别至各个手指以前，先穿越腕管。指浅屈肌止于中节指骨，而指深屈肌止于一远侧指骨。在每一手指，这两肌腱由滑膜鞘包围，并有纤维鞘保持

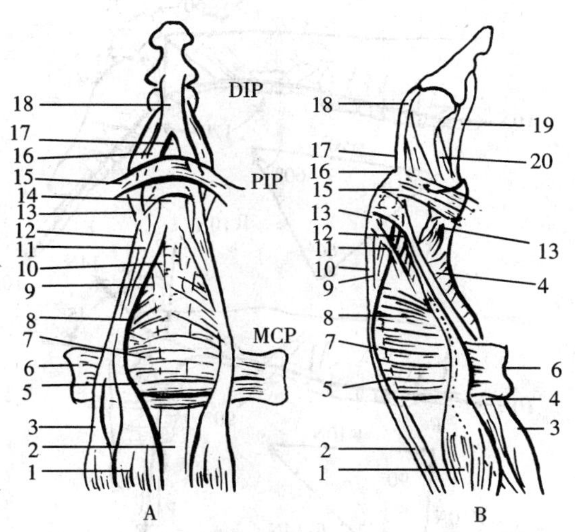

1.骨间肌　2.指总伸肌腱肌　3.蚓状肌　4.屈肌腱鞘　5.矢状带　6.掌骨间韧带　7.骨间突冠的横纤维　8.突冠的斜纤维　9.长伸肌腱的外侧带　10.长伸肌腱的内侧带　11.骨间肌腱的中央带　12.骨间肌腱的外侧带　13.斜支持韧带　14.中央条内长伸肌腱的内侧带　15.横支持韧带　16.伸肌腱的外侧带　17 三角韧带　18.终端肌腱　19.指深屈肌　20.指浅屈肌

A．背侧位：恰在 PIP 关节的近侧，长伸肌腱在中央肌腱条内分成三个带，一个内侧带，两个外侧带。内侧带止于中节指骨的基底，外侧带通过中节指骨背侧，形成一个终端肌腱，止于远侧指骨

B．矢状位：斜支持韧带始于近侧指骨，在外侧环绕 PIP 关节，恰在运动中心的掌侧，与终端肌腱接连。MCP 为掌指关节　PIP 为近侧指间关节 DIP 为远侧指间关节

图 35-11　伸肌组合的解剖示意图

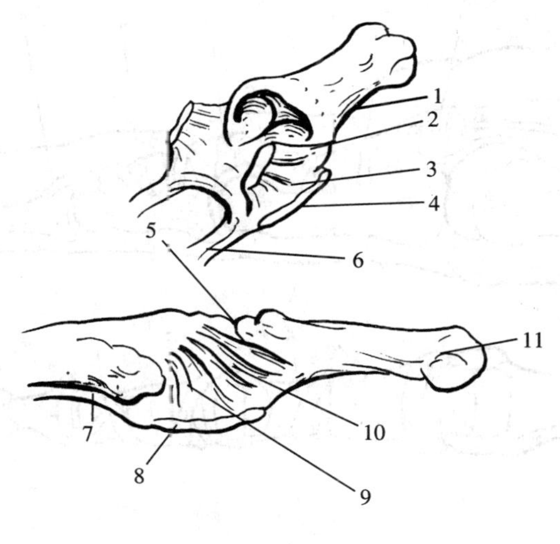

1、10.侧副韧带　2、9.附属侧副韧带　3、8.掌板　4、7.箝制韧带　5.PIP 关节　6.近侧指骨　11.中指韧带

图 35-12　近侧指间关节韧带的稳定作用

与指骨接触。在鞘的关键点上，有五个致密环状滑车（称为 A1、A2、A3、A4 和 A5）和三个较薄的十字滑车（称为 C1、C2 和 C3），（图 35-13）。这些滑车形成一个平滑曲线，使肌腱在移动过程中，不会形成锐性或成角性条带，从而减少肌腱与鞘间的局部高压（应力升高）点。

在 A3 横跨 PIP 关节的一点，关节屈曲时腱作用于 A3 滑车的力不是将滑车拉离它在骨上的附着点，就是将骨拉出关节。这在一个正常而稳定的关节，不是一个问题，但对一个已不是稳定的关节，如类风湿性关节炎，就会因关节不稳定而产生问题，有发生严重半脱位的危险。

为了认识这些半脱位力的幅度和屈曲对增大如何会增加半脱位的力，可考虑 PIP 关节在 60°和 90°屈曲位的状态。在 60°位时，屈肌腱的两方形成一个 120°（图 35-14A）。在这个点上，制约滑车的张力必须等于肌腱的张力，以保持系统的平衡。在屈至 90°时，则滑车必须要比肌腱大 40%的张力（图 35-14B）。

（三）肌腱的活动

手指活动时，每根肌腱均将滑动一段距离，这称为肌腱活动。在关节运动时，屈肌腱活动和伸肌腱活动同时进行。主缩肌的肌腱向一个方向移动，而拮抗肌的肌腱向另一个方向移动，以适应运动的运行。肌腱活动的知识可用于许多理论性计算，如肌腱修复后手的支具使用和康复的肌力和肌腱移位手术后的肌力。

使用几何学基本方法可测算关节成角活动时的肌腱活动。当一个杠杆沿一个角（θ）用的轴旋转，在杠杆上每一个点的活动距离（E）与其离轴距离 r 成正比[E＝r（θ）]。特别是当一个杠杆经一个弧度（约 60°）的角沿轴旋转，杠杆上每一个点的移动距离等于它自己离轴（E＝r）的

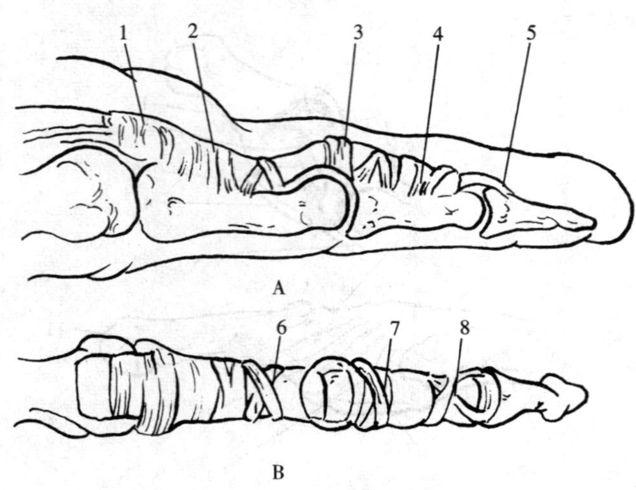

A.侧面观：1、2、3、4、5 为五个坚实环状滑车架持肌腱与指骨紧贴，以保证手指的有效活动

B.掌面观：6、7、8 提供鞘的能屈性，以维持其完整度

图 35-13　手指屈肌腱鞘的组成

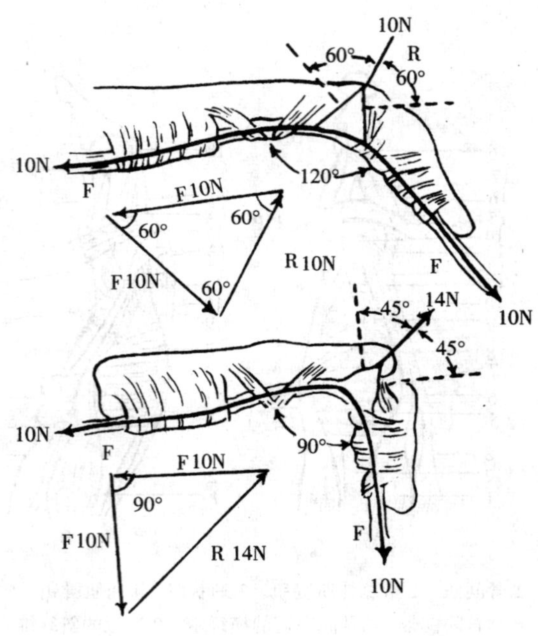

图 35-14　PIP 屈肌腱鞘滑车系统的侧影

距离，即力矩臂（图 35-15）。

在手指肌腱，近侧关节的力矩臂及其活动比较大（图 35-16）。指浅屈肌的总活动比指深屈肌要大。屈肌的活动要比伸肌大，外在肌的活动也比内在肌腱的活动大（表 35-2）。

肌腱活动值是指紧接骨的正常肌腱的值。在关节运动时，肌腱力矩臂和关节轴保持恒定。在运动时，如果关节轴的位置改变或力矩臂长度有变化，算出的每一弧的肌腱活动就是这个运动的平均力矩臂。

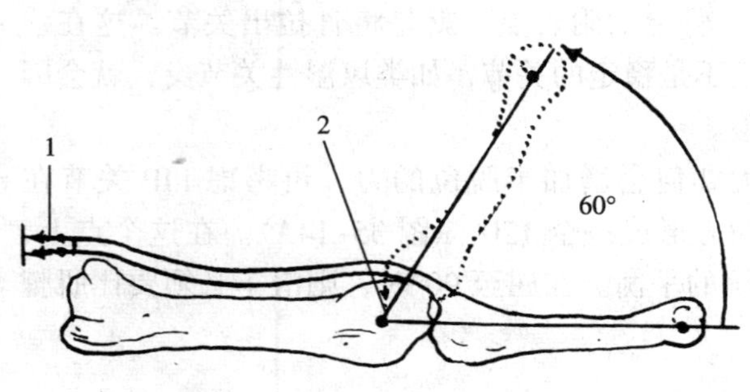

1.活动（E）力矩臂　2.肌腱力矩臂（r）

掌指关节屈于 60° 位（约为一个弧度）时，肌腱活动 E 等于肌腱力矩臂 r；后者是肌腱与关节运动中心之间的垂直距离

图 35-15　掌指关节屈曲时的运动作用

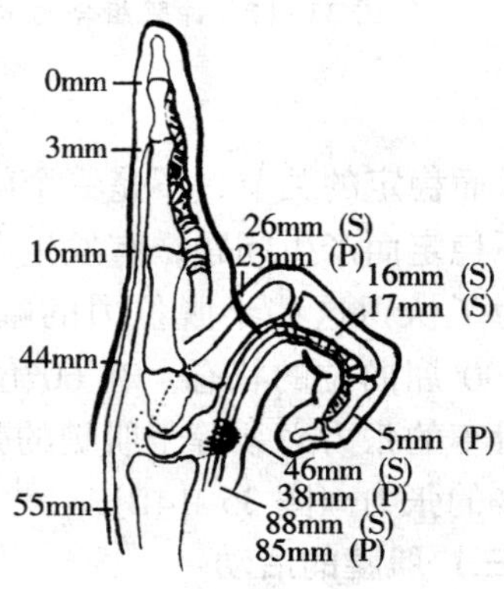

伸肌腱背侧的数字代表在每一水平上对所有远侧关节从完全屈曲至完全伸直的伸肌腱活动度。屈肌腱掌侧的数字代表在每一水平上对所有浅肌 S 和深肌 P 的活动度，以毫米计算

图 35-16　在 DIP、PIP、MCP 和 CMC 关节的屈肌腱和伸肌腱活动时，手指于矢状面的示意图

滑车系统的断裂是肌腱活动在关节运动时改变其长度的一个例子。在这种情况下，跨越一个或数个关节的滑车将呈弓弦状，增加肌腱活动的需要。Strickland 的实验是将 A2 滑车的远侧一半切除，C1、A3 和 C2 滑车完全切除和 A4 滑车的近侧一半切除，发现手指屈肌滑车系统的生物力学大为改变，导致指深屈肌力矩臂和 PIP 关节的肌腱活动需要明显增大（图 35-17）。

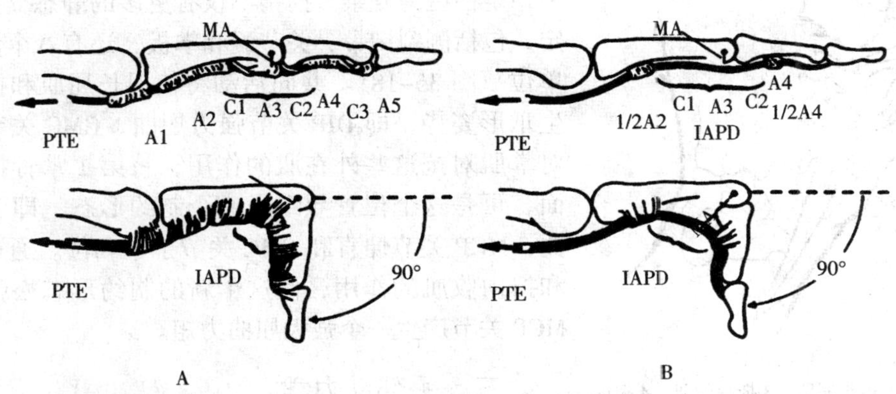

A. 正常手指而有完整滑车系统，指深屈肌的力矩臂 MA 很小，在完整骨纤维管内的肌位活动 PTE 最小
B. 切除 A2 滑车的远侧一半，所有的 C1、A3 和 C2 滑车和 A4 滑车的近侧一半后产生的滑车系统的生物力学变化。指深屈肌力矩臂 MA 极度增大，需更大的指深屈肌活动才能达到 90°屈曲，这是由于滑车支持失去后而引起的弓弦，它显示五个环状滑车 A1 ~ A5 和三个十字滑车 C1 ~ C3
IAPD 是指 A2 和 A4 滑车之间的环状滑车间的距离

图 35-17　手指腱鞘系统，PIP 关节于伸直位和 90° 屈曲位的示意图

任何一个关节的额外活动可导致更远侧的不恰当活动，从而进一步无力。若这种无力影响 PIP 或 DIP 关节，这个手指无法触及手掌。不能触及手掌是可以测算出来的，并可用以评估该滑车或一组滑车的重要性。这个方法显示只有正常屈肌腱功能所需的滑车才是最宽环状带，A2 和 A4 分别具有这类横跨的环状带。

在这两个重大滑车中，A2 更为重要，因为 A2 的完整性（12 ~ 15mm）对指尖能触及手掌比 A4 的完整性（20 ~ 25mm）更需要。

（四）指内肌力的平衡

3 个手指关节的屈 - 伸活动不完全是由长屈肌和长伸肌的相互拮抗作用。内在肌（骨间肌和蚓状肌）起到调和这两个力的作用。其作用犹似一个间介骨节段的交联系统，这个节段的关节有韧带、肌腱和肌肉相连。多数手内肌腱跨越两个或两个以上的关节成双关节或多关节系统或链，应考虑为一个解剖单位。最简单的形式是一个双关节链，含有两个关节，由两根肌腱跨越。关节间的骨称为间介骨。

内在肌的解剖位置能稳定中节指骨，对抗外在肌的爪形倾向。在 MCP 关节的内在肌腱处于关节运动中心的掌侧，其作用倾向于对抗长指伸肌，并加强长指屈肌。在 DIP 关节水平，内在肌具有背侧位置，所以其作用与指伸肌协调。

肌电图也证实蚓状肌赋于手指典型的“抗爪形”倾向性，这在手张开和闭合时较明显。蚓状肌是自动保证手张开的部分机能，以致 IP 关节伸直时不落后于 MCP 关节的伸直；此外，此机能也保证手于被动闭合时，DIP 关节屈曲与 MCP 屈曲同时进行，或稍退于 MCP 关节屈曲。

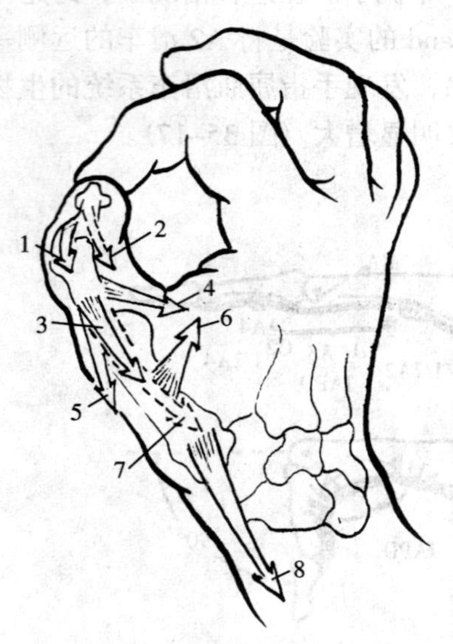

1.拇长伸肌 2、8.拇长屈肌 3.拇短伸肌 4.拇内收肌 5、7.拇短屈肌 6.拇对掌肌

图 35-18 作用于拇指的肌腱力（箭头）

屈曲时背侧皮肤的牵伸和掌侧垫的挤压也倾向于产生抗爪形效应。Brand 报道手指背侧皮肤在屈曲 90° 时延长 12mm，若因软组织水肿而增厚 5mm，指皮延长将增至 19mm，这就将限制屈指范围，关节可能会发生僵硬。

拇指链就不象手指关节链那样交联，所以，它的链动力稳定性更为复杂。拇指不仅有更多的静态支持以保持稳定，包括侧副韧带、关节囊和掌板，还有八个活跃的肌腱单位（图 35-18）。共同活动将使拇长屈肌和拇长伸肌产生爪形姿势，即 DIP 关节强力屈曲，CMC 关节伸直。拇对掌肌对抗这些外在肌的作用，将第 1 掌骨拉离手的平面，可是这个位置导致另一个制约形态，即 DIP 关节屈曲，MCP 关节伸直和 CMC 关节于中和位。通过拇短屈肌和拇内收肌的作用，使这个新的制约形态松弛，它们在 MCP 关节产生一个强大屈曲力矩。

三、手部动力学

讨论作用于自由活动时，作用于手指和拇指的力；于手的基本抓握功能时，当外负荷施加于指尖时，手关节承受的力；以及用两种方法握砖时，拇指 DIP 关节所承受的力。

（一）手内肌力

手外在肌的强度可见表 35-2。屈肌比伸肌约强 2 倍。

表 35-2 手外在肌的强度值

肌 肉		强 度 (N·m)
拇长屈肌		12
拇长伸肌		1
拇长展肌:	作为腕屈肌	1
	作为腕展肌	4
拇短伸肌		1
指浅屈肌		48
指深总屈肌		45
指总伸肌		17
食指固有伸肌		5

（二）手抓握功能的形式

手的抓握活动是抓住物体，在手的界限内能部分或全部持住。活动有用于进行目的性操纵的广泛范围，包括操纵所有形状和大小的物体。有效的抓握功能有赖于因素的幅度，最重要的是：

(1) 拇指 CMC 关节的活动度，次要的是第 4、第 5MCP 关节。

(2) 第 2、第 3CMC 关节的相对硬度。

(3) 手指和拇指纵弓的稳定。

(4) 长外在肌和内在肌的协调与抗拮的平衡和。

(5) 手所有区域的恰当感觉输入。每一指线的长度、活动度及其位置的精确关系也起重要作用。

区分手的抓握功能不同型式有很多方法。Napier 区分两种正常手的明确抓握活动的型式：用力捏握（power grip）和精确捏握（Precision grip）。他强调每个姿势有其抓握和稳定的基本条件。

用力捏握是一个强有力的动作，手的三个关节都要屈曲，使物体能握于手指和手掌之间，拇指处于物体的掌侧，稳固地迫于手掌内（图 35-19A）。一般腕偏向尺侧并微背屈，以扩大屈肌位内的张力。精确提握是在拇指与手指屈侧，用细微控制状态，操纵小的物体（图 35-19B）。腕的位置可调节，以增强操纵幅度。下指一般处于半屈位，拇指处于外展和对掌位。不论是用力捏握和精确捏握，都应有一定的抓握活动（图 35-19C）。

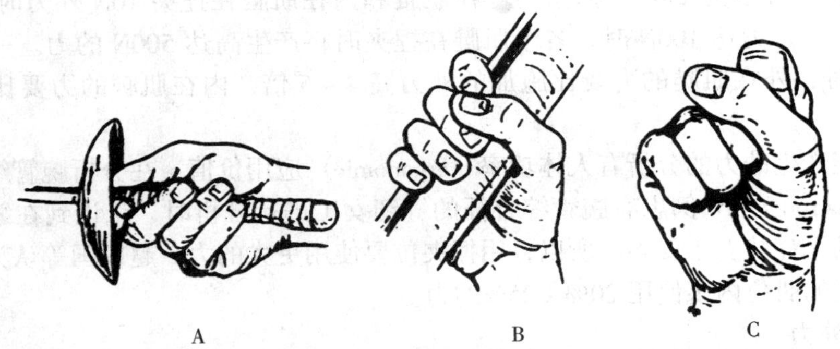

A. 剑柄捏握是一种用力捏握姿势，精确度占重要地位，不仅要求拇指包住手指背侧，而且拇指应与柄的长轴在一条线上，以便于控制用力的方向。这时拇指就不会成为手外侧的一个有力柱。为了精确需要，必然要牺牲一些捏握力

B. 煤锤捏握和空手握拳

C. 是强力捏握而不需精确的例子，两例均有用力捏握的尺偏特征

图 35-19 用力捏握和精确姿势的不同作用

将拇指旋至对掌位几乎是所有手功能的需求，不论是用力提握或细致的精确捏夹。但有时拇指也并不一定都参与，如钩形提握，只需手指屈曲，使指垫与手掌平行或略偏离而形成一个钩。这个姿势很少需用肌活动来维持，有时需精确功能时和需要持续一个长时期时，才需要一些肌力。有时只需指尖来维持，如托起拉窗，就需一些肌活动。在正常人，这种捏握只有有限性的潜能，很少使用；但对内在肌瘫痪的残疾人来说，这才是惟一需要的抓握形式。

许多研究工作对不同情况下手的等长功能（表 35-3），进行手指功能内在力的三维分析，即检查用力捏握，以及不同类型的拇指食指捏夹（thumb-index pinch）。

用指端和指垫捏夹时，力分别施加于远侧指骨的指尖和指垫上。扶钥匙时，力施加于小节指骨的桡侧。抓握时，力施加于每一指骨的中部。

从捏夹到抓握来打开一个大口瓶，指深屈肌要采用 2 ~ 5 倍以上的力。指浅屈肌主要用于指尖捏夹和抓握，比外力要大 2 倍。在使用侧方捏夹钥匙时，指浅屈肌只用最小的力，拇长伸肌和两块桡侧内在肌则出更大的力。桡侧骨间肌上要是用以防止 MCP 关节尺侧偏斜所需的平衡力，为了抗衡长伸肌的力，在这个关节上产生一个屈曲力矩。捏夹需要内在肌产生比抓握时更大的力来稳定 MCP 关节。

三个手指关节在不同手功能时所施加的挤压力（表 35-4）。这些力在 DIP 关节最小，然后在 PIP 和

表 35-3 在等长手功能时，食指的平均强度

受功能	强 度（N·m）
指端捏夹	24~95
捏夹钥匙	37~106
用指垫捏夹	30~80
抓握	
远侧指骨	39~109
中节指骨	7~38
近侧指骨	23~73

表 35-4 食指的 DIP、PIP 和 MCP 关节在等长手功能时所承受的关节挤压力

手功能	DIP	PIP	MCP
端提夹	2.4~2.7	4.4~4.9	3.5~3.9
捏夹钥匙	2.9~12.5	4.9~19.4	14.7~27.1
指垫提夹	3.0~4.6	4.8~5.8	4.0~4.6
抓提	2.8~3.4	4.5~5.3	3.2~3.7
捏握公文包	0.0~0.0	1.7~1.9	1.0~1.3
擦玻璃杯	2.5~2.9	4.3~4.4	4.0~4.1
开大口瓶	5.2~9.5	7.2~14.2	14.8~24.3

MCP 关节 L 逐渐加大。最大的挤压力发生于侧向钥匙捏夹时，特别在 MCP 关节，因为肌肉的力用以防止尺偏。第二种最大的力是在打开大口瓶的相应活动时所用的力。

拇指内在力的研究显示用外力捏夹时，DIP 关节上的挤压力为 24～36N，在 MCP 关节为 40～66N，在 CMC 关节为 I34N。拇指的外在肌腱和内在肌腱在捏夹 10N 外力时，将承受 10～30N 的拉张力。若外力达 100N 时，各个肌腱在捏夹时将产生高达 500N 的力。一般而论，在正常捏夹和捏握时，外在肌腱的力要比施加的外力高 4～5 倍，内在肌腱的力要比施加的外力高 1.5～3 倍。

不同手功能产生的力的分析有人体功率（ergonomic）应用价值。在分析腕管综合征所用的评估方法时，Armstron 对 18 例患有腕管综合征的缝纫女工进行分析时，认识到在缝纫中采用捏夹手位比对照组的无症状女工要多。所以，用捏夹位要使用更大的力。赵以国等认为捏夹要比捏握在正中神经邻近的肌位内多使用 20%～25%的力。

（三）指的外力

若外力在正交位（orthogon）加压于指尖，负荷的力矩臂将从最远的关节（DIP）极度增大至近侧关节（CMC）。主要抗衡的力矩臂通过指深屈肌从最远侧关节至最近侧关节仅有中等程度的增大（图 35-20A）。所以，除指深屈肌外，其他肌肉是用来平衡外施加负荷的伸直力。

例如，20N 负荷于正交位施加于食指尖端，在 DIP 关节产生 0.4Nm 的伸直力矩，在 PIP 产生 1.1Nm，在 MCP 关节产生 2.1Nm，在 CMC 关节产生 4.0Nm（图 35-20B）。在 DIP、PIP、MCP 和 CMC 关节上的指深屈肌力矩臂将分别为 0.5cm、0.75cm、1.0cm 和 1.25cm。

在这种情况下，如果只有指深屈肌活动，它将在 DIP 关节产生 80N 的拉张力［0.4Nm / 0.005m（力矩臂）］，拉张力将在更近侧关节大为增大［CMC 关节高达 320N（4.0 / 0.0125m）］以达到平衡（即力矩总和为零）。由于肌腱拉张力沿整个长度是相等的，这个工作不能单由指深屈肌来完成。

虽然指深屈肌能用 80N 的拉张力来平衡关节上的外伸直力矩（0.4Nm），但它仍缺 0.5Nm 力矩来平衡 PIP 关节的伸直力矩［1.1Nm-（80N × 0.0075m）］。在 PIP 关节的这种屈曲力矩不足必将由指浅屈肌来补偿，在这个关节将需产生 66.6N（0.5Nm / 0.0075m）的拉张力。

DIP PIP MCP CMC 0.50cm 0.75cm 1.0cm 1.25cm
2.0cm 5.50cm 10.50cm 20.00cm
20N 外负荷 外力的力矩 TI

A

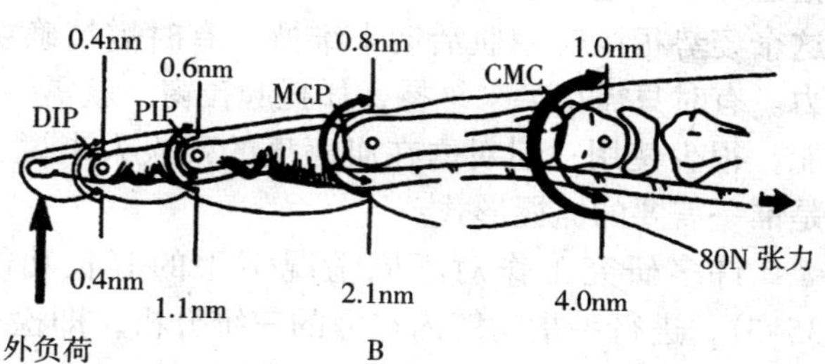

B

A. 指深屈肌在 DIP、PIP、MCP 和 CMC 关节的设想力矩臂，但也是真实的力矩臂。空圈代表关节的运动中心。也显示指尖承受外负荷 20N 时每个关节上的力矩臂。当肌腱力矩臂自远侧中度增大至近侧时，外负荷的力矩臂大大增加

B. 指尖掌侧的外力 20N 在指关节上产生伸直力矩，从远至近增加幅度，这是由于力矩臂的显著增加。这些伸直力矩仅能由指深屈肌产生的屈曲力矩来部分抗衡

图 35-20 在食指，施加于指尖掌面的 20N 负荷得到平衡

指浅屈肌的力矩臂可以认为与指深屈肌是相同的，将也要在 MCP 关节［0.667Nm=（66.6N × 0.0lm）］和 CMC 关节［0.833Nm=（66.6N × 0.0125m）］增加屈曲力矩，即使如此，指浅屈肌仍缺少 0.63Nm 力矩来平衡 MCP 关节（2.1Nm-［80N × 0.01m］-［66.6N × 0.01m］）的伸直力矩。在 MCP 关节的屈曲力矩必须由内在肌来提供。CMC 关节的屈曲力矩不足［4.0Nm-（80N × 0.0125m）-

(66.6N×0.0125m)］必须由一个或数个腕屈肌来提供，例如，桡侧腕屈肌提供 2.0cm 力矩臂(106.6N×0.02m) 见表 35–5。

必须注意，这组举例的数字只是一个约数，关节位置或其他肌肉的作用未包括在内。但可以

表 35–5 为了支持施加于指尖的 20N 外力，DIP、PIP、MCP 和 CMC 关节所需的肌拉张力和力矩

肌 肉	抗张力 (N)	力矩或转矩 (Nm)			
		DIP	DIP	DIP	DIP
指深屈肌	80.0	0.4	0.6	0.8	1.0
指浅屈肌	66.6	—	0.5	0.67	0.83
内在肌	—	—	—	0.63	—
腕屈肌	—	—	—	—	2.17
总 计	106.6	0.4	1.1	2.1	4.0

指出当外负荷在远端时，较近侧的关节的拉张力需求是如何逐渐增大的。这组数字也显示一个肌腱不可能控制链内的几个关节。

第三节 手部骨折治疗原则

近年来由于工厂企业的保护措施日益加强，手外伤较以前明显减少。但农业机械的广泛使用，农村发生手部外伤却明显增加。统计表明，手腕部伤占全身损伤的 10%左右，应引起大家的重视。

手腕部属人体解剖中最复杂、精细的组织之一，就整个上肢功能而言，如何最大限度地发挥手的作用是治疗学的重要课题之一。

手位于上肢最远端，活动量大，受伤机会最多，损伤类型复杂，治疗方法也不统一。最常见的损伤有：拇指腕掌关节脱位、拇指掌骨骨折、拇指掌指关节脱位、腕掌关节脱位、掌骨骨折、掌指关节脱位、掌指关节交锁、指间关节脱位及指骨骨折等。手指骨折和指节间关节脱位经常被当作轻微的损伤而被忽视，可是事实上，甚至一个手指的轻度损伤可引起强直，比肩关节或肘关节的大的骨折更会遭致残废，经济上损失更大。如果手残废，整个上肢残废。所有的手损伤治疗应特别当心。先罗列一些治疗原则，以后再谈手指。

一、手部损伤的初期治疗

(一) 彻底清创

伤手初期治疗的第一条原则是对任何伤口进行彻底的清创，甚至是最小的损伤，应切除坏死组织；对严重损伤的手需切除大量的坏死组织。但应尽一切可能保留神经和肌腱，而其他的一些组织可去除，如果有明显损害，应广泛切除。对任何死亡组织，不论属厌氧菌，还是需氧菌，都将是感染的潜在根源。但广泛切除又将导致组织水肿、纤维变性和不可避免地瘢痕组织挛缩。在广泛手外伤时，最好是在全身麻醉或臂丛阻滞下做伤口切除。局部麻醉引起的增厚组织将导致进一步水肿和组织死亡。伤口的切除是一个精细的手术，必需使用止血带，但不可用 Esmarch 绷带来使肢体驱血；在使用止血带以前，肢体必须抬高 5min。伤口的恰当冲洗很重要，应由称职的医生来进行，因为许多医源性手损害是初期治疗不当的结果。如果损伤严重，不可在这个阶段做重建手术，如神经或肌腱的修复，甚至截指。惟一能做的初期修复手术是进行断层植皮，覆盖皮肤缺损。

（二）手的包扎

这是伤手初期治疗的第二条重要原则。对这个原则的充分理解，对后期重建手术将使困难减至最小限度，因为韧带不会缩短，瘢痕不会收缩，关节将保持活动。手的有效包扎可能很困难，必须由外科医生亲自操作，不能交给护士或年轻的住院医生去做。腕关节应保持于中和位或轻度背屈位，掌指关节应屈至 90°，指节间关节保持于完全伸直位，宁可有 5°～10°屈曲。拇指应完全外展。若包扎正确，需要的话，手可保持 3 周不换药。在包扎时，腕关节往往处于掌屈位，掌指关节包扎于伸直位；绝不可忘记不仅是手，而腕关节也会僵硬，腕关节僵硬于掌屈位将是一个无用的手。可以看到 Colles 骨折治疗时放于 Cotton—Loder 位的结果，就能理解腕关节固定于屈曲畸形位所起的残废后果。

为什么掌指关节和指节间关节的位置如此重要？掌管的外形表明侧副韧带和关节囊只有在屈曲时，才会绷紧，而指节间关节则相反。手的整个跨距取决于拇指外展和伸直的能力，所以，除非采取特别措施来保证拇指外展，否则手将会包扎在一起，结果几乎可以肯定会引起皮肤和第 1 指蹼间隙内肌肉的挛缩。

（三）手的抬高

伤手治疗成功的第三条原则是抬高，预防水肿。如果对手部损伤的严重性不能确定，病人必需入院，手用毛巾卷抬高。在使用这个方法时，应保证手放在直的位置。为了做到这一点，毛巾卷的基底部应与肘关节放在同一水平上，而上臂则保持于横位。如果不这样做，手将倾向于下垂。简单的臂部吊带绝不能对严重伤手起到预防水肿的作用。最好是将病人收入病房，用上法抬高患手。吊带如果使用不当，肯定会增加水肿，手则下垂。宁可没有吊带，反而可鼓励病人活动手和臂部。

二、手指损伤的治疗原则

（一）开放性指骨骨折必须彻底清创

指骨开放性骨折可能比股骨的开放性骨折更为严重，从功能观点来看，治疗结果更为重要。伤口应彻底洗净，并在无菌技术的所有条件下缝合，很少需要切除皮肤边缘。血供应良好的被掀起皮瓣应恢复原位，切断的肌腱和指神经可以不缝合，除非伤口已清洁地切开而没有污染，最后等伤口愈合后，安排迟缓缝合。大多数因尖锐器械或劈开的伤口可以缝合，偶尔最好是用纱布和绷带覆盖伤口。若皮肤已被破坏，可暂时用游离断层植皮覆盖。在关闭伤口以前，局部可用些抗生素；若有明显污染，可全身应用抗生素。

（二）必要时可考虑做及时的手指截除

在成人，严重挤压的手指必将引起永久性僵硬，与其迟做，不如早做截指术，特别是感染病例，更应早做。这类损伤后，损伤手指引起最后病废是次要的。而持续感染所引起的其他手指的僵硬则是更大的功能不全，而这种病废原来是可以用早期伤指截除来避免的。在儿童，永久性关节僵硬的倾向较小，用保守疗法还是可以的。偶尔，可離出生存无望的损害手指骨，可利用皮肤作为手的其他缺损的带蒂皮瓣。

（三）拇指不应做截除，应尽可能保留

早期截除拇指的根治疗法绝不可用于拇指损伤，因为它的功能几乎相等于整个手的一半。因为近节指骨的骨折不连接而进行拇指截除，应视为是一个灾难。可是，若经过修补，而残端被无感觉或感觉过敏的皮肤所覆盖，功能效果也很差，但外科医生绝不能持截除的态度。对 20 例拇指截除进行详细的复习，Pringle 认为一个有功能的拇指没有比健康的皮肤和满意的正常感觉更重要，他的结论是拇指截除虽减弱功能性力量，但很少会使病人残废。

（四）指骨骨折应正确整复

若折断的指骨干在连接时向前成角，这样手指的屈曲活动不但限制于相应的角度，同时也因屈肌腱粘着于腱鞘管内而引起运动受限，指骨是腱鞘管的底部，腱鞘管将被变位的骨断端或骨折块所充塞。侧向成角的纠正也很重要，特别是近侧指骨基底骨折，可引起永久性畸形，必须早期予以纠正。应该记住，用屈曲来整复指骨骨折时，如果手指不对准大鱼际，将引起旋转畸形。为了防止手指的僵硬和畸形，指骨骨折必须尽可能地正确整复。

（五）必须认识指节间关节暂时性半脱位的重要性

手指关节的单纯性扭伤可能引起很长时间的病废，有时可长达数月。这种所谓扭伤往往是暂时性脱位，并有关节囊撕裂或骨的边缘断端的撕脱。若当它是一个自发性整复的脱位处理而部分固定 2～3 周，然后自动性操练，不用被动性牵伸，可在 3～6 个月内完全复原。

（六）必须给予固定

1. 受伤的手指应予以支持和保护：预防受伤手指的僵硬不能用立即的剧烈操练而不给予适当的支持。若损伤组织能够保护 10～14 天，直至创伤性反应消失，手指的动作是能够较快地恢复的。此外，受伤的手指必须给予固定，方能解除疼痛；疼痛的解除能鼓励病人活动其他手指，在此能防止手部其他部分的僵硬。

2. 受伤的手指不能完全固定：用木夹板或直的金属夹板绑扎受伤手指是有害的。关节于伸直位的固定将增加骨折的变位 / 难使之恢复屈曲动作。此外，除食指和拇指外，若一指固定于伸直位，其他手指几乎不可能屈曲，它们也会变得僵硬。没有一个手指的骨折或脱位需要所有三个关节都固定于完全伸直位。

3. 如果需要固定，应该是最小的：应抵制绷带在包扎时只讲究整洁和美观。有些裂伤和扭伤根本不需要包扎。如果因为疼痛而手指必须固定，在正常情况下，只需用松紧带包扎即可。如此可使受伤手指仍能部分操练，并能保持旋转。

（七）重视功能锻炼

1. 每个未损伤的手指必须自动操练：让未受伤的手指自由活动是不够的，外科医生的职责是亲眼看见他们是真正在活动。每个关节应每日自动操练数次，每次都应按照正常的活动范围活动。把手仅在中间活动范围内摇动是错误的；应达到屈伸的极限活动度。

2. 必须防止被动牵伸：对于行将僵硬的手指，外科医生往往很难能抵制诱惑力而不去帮助病人推拉扳动手指。每帮助病人扳动一次，关节将变得更肿胀。强力的被动活动能引起永久性僵硬。应当鼓励病人自己操练。很少需在麻醉下进行僵硬手指的手法治疗。

第四节 掌骨骨折

掌骨骨折是手部常见的损伤，多发于掌骨颈和掌骨基底骨折，单纯掌骨干骨折较少见。如果桡骨的 Colles 骨折多见于妇女，那么，90%的掌骨骨折则发生于男性，常见的骨折部位是拇指的掌骨基底部。复习 1200 例手部骨折，有 700 例掌骨骨折，其中 173 例发生于拇指掌骨基底部，145 例是在第 4 和第 5 掌骨干，120 例是在第 5 掌骨颈，其他的掌骨颈、掌骨干和基底骨折仅占少数。

一、掌骨骨折致伤机理

由于前斜韧带及第 1 掌掌间韧带的强力牵拉所致直接暴力打击，重物砸压多引起横断或粉碎骨折。间接暴力打击，多引起螺旋式斜形骨折。

二、掌骨骨折临床类型

（一）拇指掌骨骨折

1. 骨干骨折：比较少见，因直接暴力引起，以横断或粉碎骨折较多。

2. 单纯基底骨折：由间接暴力引起，骨折多位于第 1 掌骨基底 1cm 处，以横断型多见。

3. 掌骨基底骨折合并腕掌关节脱位：又名 Bennett's 氏骨折，由传达暴力引起，骨折线由掌骨基底部掌内侧斜面背上而进入腕掌关节，内侧三角形小骨片与大多角骨的关系不变，外侧的骨折断端自大多角骨关节面向外侧背侧移位，并向掌侧屈曲。

（二）其他掌骨骨折

1. 掌骨颈骨折：由传达暴力引起，以第 4、5 掌骨为好发部位，多为横断骨折。

2. 掌骨干骨折：多由直接暴力，如打击或挤压伤所造成，多横断或粉碎骨折。由传达及扭转暴力引起的骨折，多为斜面或螺旋形骨折，向背侧成角移位。

3. 掌骨头骨折：多为直接暴力所致，如握拳时暴力直接作用掌骨头等。少数为挤压、切割伤和扭转暴力所致，骨折多位于侧副韧带止点的远侧，为关节内骨折。

三、掌骨骨折诊断方法

有明显的外伤史，骨折局部肿胀、疼痛，掌指或腕掌关节活动受限，轴向叩痛剧烈，向背侧成角畸形，正侧位 X 线片可以确定骨折部位及类型。

四、掌骨骨折传统治疗

第 1 掌骨骨折合并拇指腕掌关节脱位称为 Bennett 骨折脱位。掌骨骨折是手部常见的损伤，多发于掌骨颈和掌骨基底骨折，单纯掌骨干骨折较少见。

（一）闭合手法复位外固定

1. 单纯第 1 掌骨干或掌骨基底骨折可用外展 30°的夹板固定。
2. 其他掌骨颈骨折可用直角竹板固定。
3. 第 1 掌骨基底骨折脱位可用鸭式固定板治疗。
4. 斜形骨折可用骨牵引方法治疗。
5. 掌骨干不稳定性骨折采用骨牵引固定。
6. 稳定性掌骨干骨折可用掌背侧夹板加分骨垫固定。

（二）开放手术复位内固定

1. 细骨圆针内固定。
2. 各种型号小钢板固定。

第五节 掌骨骨折框架固定技术

用稳定的牵引或加压装置，克服使骨折移位的倾向力，附加灵活的调节装置，保证固定过程中对骨折对位做适当调整，在维持骨折局部稳定的前提下，保证腕掌及掌指关节的早期功能活动。

一、框架固定适应证

(1) 新鲜开放骨折。
(2) 软组织挫伤，肿胀严重的骨折。
(3) 夹板固定不稳定的斜面骨折。

(4) 陈旧骨折畸形愈合不愈合者。

二、骨穿针前准备

1. 体位与麻醉：患者平卧位，用臂丛神经阻滞麻醉。
2. 先行复位：大体纠正旋转、重叠及侧方移位。

三、骨穿针的技巧

透视下在掌骨基底和颈部分别距骨折远近端 1.0cm 处自背侧向掌侧各钻入 1 枚直径 1～1.5mm 克氏针，针距不超过 2cm，以穿透对侧骨皮质 1～2mm 为宜。克氏针刺入皮下后应将肌腱拨开，进针位置应略偏于指骨背侧，以免误伤指动脉与指神经。

四、安装框架固定器

用于掌骨骨折的为微型力臂式半边框架复位固定器，其基本结构为调整螺杆 1 根，锁针器 4 个，固定夹 4 个，锁紧螺母 4 个，克氏针 4 枚。用锁紧螺母将针及固定夹锁紧，再根据需要适当进行牵引或加压。如需对骨折加压，则先将调整螺杆拧长些，穿针时将皮肤向两侧拉开，反之，如需对骨折牵引，则将调整螺杆拧紧些。

五、操作注意事项

通过调整调节螺杆的长度对该骨折施加牵引或加压，通过调节锁针器的位置纠正骨折端的旋转畸形。穿针时将皮肤向中间推挤一些。检查骨折对位满意后，剪去外面过长的针。

六、术后处理及并发症防治

针道用无菌纱布覆盖保护。1 个月后，骨折端达临床愈合后，可拆除框架固定器。

第六节　手部骨折常用框架固定器介绍

一、掌骨骨折框架固定器

(一) 结构简介

本固定器为微型力臂式半边固定器，其基本结构为调整螺杆 1 根，锁针器 4 个，锁紧螺母 4 个，克氏针 4 枚。通过调整调节螺杆的长度，对骨折端施加牵引或加压，通过调节锁针器的位置纠正骨折端的旋转畸形。

(二) 适应范围

掌骨骨折。

(三) 操作方法

首先，采用手法大体纠正旋转、重叠及侧方移位，在掌骨基底和颈部各穿一枚直径 1～1.5mm 的克氏针，安放框架固定器，用锁紧螺母将针及固定夹锁紧，再根据需要适当进行牵引或加压。如需对骨折加压，则先将调整螺杆拧长些，穿针时将皮肤向两侧拉开。反之，如需对骨折牵引，则将调整螺杆拧紧些，穿针时将皮肤向中间推挤一些。检查骨折对位满意后，剪去外面过长的克氏针。1 个月后，骨折端达临床愈合后，可拆除框架固定器。

(四) 注意事项

经常检查锁紧螺母，以免发生松动，而失去固定作用。

二、折叠可调式框架固定器

（一）结构简介

本器械是由中轴部分和双臂组成（图 35–21）。双臂上有凹槽，凹槽内有可合上的折叠夹，用于夹持克氏针。调整中轴关节，可纠正骨折端的成角，并有加压作用。

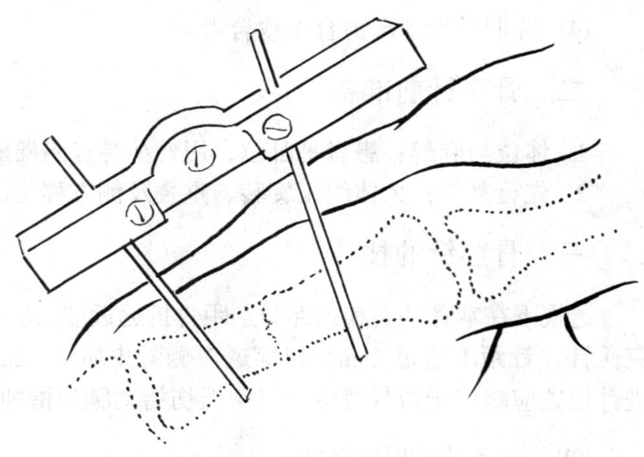

图 35–21 折叠可调式框架固定器

（二）适应范围

(1) 掌骨横形骨折。

(2) 斜形骨折。

(3) 粉碎性骨折。

（三）操作方法

局麻和臂丛阻滞麻醉，常规消毒铺巾。透视下分别距骨折远近端 1.0cm 处自背侧向掌侧各钻入一枚 1.5mm 克氏针，克氏针刺入皮下后应将肌腱拨开，然后继续进针，以穿透对侧骨皮质 1～2cm 为宜。穿刺完毕后，整复骨折，并保持骨折位置，将克氏针嵌入框架固定器两臂上的凹槽内，合上折叠夹，夹紧克氏针，拧紧螺钉以固定克氏针。调整中轴关节，矫正成角，并使骨折端适当加压，保持良好的对位对线。术后 4 周拆除框架固定器及克氏针。

（四）注意事项

克氏针刺入后，一定将伸指肌腱拨开，而后钻入骨质，以免使肌腱被钉在掌骨上，而影响手指活动。在使用框架复位固定器期间，患指活动不受限制，框架固定器拆除后，手指功能也恢复较好。

三、指骨分离加压框架固定器

（一）结构简介

选用薄质铝片剪成，如图 35–22 所示，各臂长度按手指情况确定。剪成的锯齿，齿尖指向远侧（分离框架固定器）或近侧（加压框架固定器），使钩在其上的克氏针不会脱落。近侧剪三个缺口，以固定穿近节指骨的克氏针。

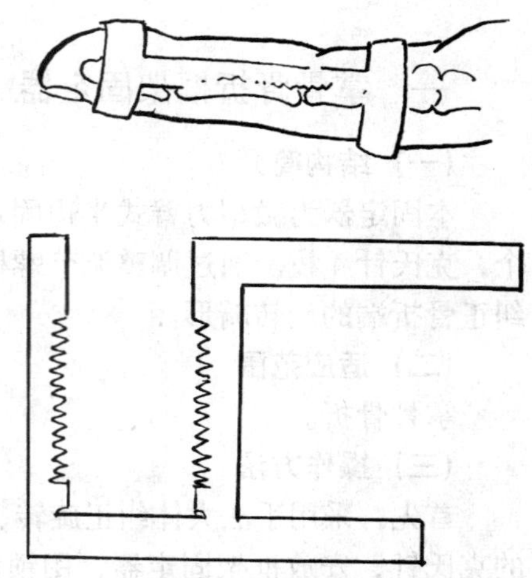

图 35–22 指骨分离加压框架固定器

（二）适应范围

开放闭合性指骨骨折。

（三）操作方法

将剪成的铝片弯成圆桶状，套在患肢上。横穿近节指骨的克氏针卡入缺口内。如为严重粉碎性骨折、斜形等不稳定性骨折或骨折缺损，则将横穿远端指骨的克氏针向远侧牵拉，直至获得最佳复位。透视复查后将克氏针两端弯曲固定在分离器锯齿内或以橡皮筋缚住固定。如为横形骨折，则将骨折复位后横穿远端指骨的克氏针两端弯曲固定在加压器锯齿内。骨折临床愈合后，可拆除框架固定器。

（四）注意事项

本框架固定器既有良好的固定作用，又能防止旋转，适合对线不良和短缩等合并症。对横形骨折可采用加压固定，促进骨折愈合。

四、手指框架延长器

（一）结构简介

该框架延长器是由两根带正反螺纹的支撑杆组成（图35-23）。其上有克氏针孔，及顶丝式锁针器，当拧动推进螺母，可双向推动，受力均匀，每半圈可推进0.75mm，可逐步达到所需延长度。

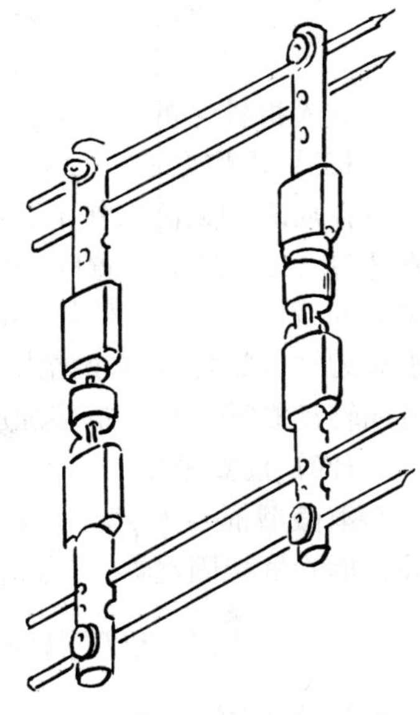

图35-23 手指框架延长器示意图

（二）适应范围

(1) 单纯拇、食指缺损。

(2) 环、小指缺损一半以上者。

（三）操作方法

在臂丛麻醉和气囊止血带，距指端0.5～1cm处，自手指背侧向掌侧钻入0.2cm克氏针1枚。距残端钻孔1～1.5cm以上做指旁正中切口，长1cm，剥离骨膜，并凿断指骨，全层缝合皮肤，再在腕横纹上3～4cm的骨下端，由掌侧向背侧钻入0.2cm粗克氏针1枚。必须避开桡动脉。装上延长器，在延长器的上孔，再钻入0.2cm克氏针1枚、术后第2天开始延长，每天上下午各一次，每次延长0.75mm，每天最多延长1.5mm。待延长的长度满意后即行植骨。可取胎儿骨或自体髂骨，做成适应长度的骨条，嵌入骨缺损处，再用克氏针做纵向固定，拆除框架延长器。

（四）注意事项

(1) 进针点的选择应距残端1.0cm左右为宜，否则在延长时残端指骨因轴线偏离，容易发生翻转移位。

(2) 正确把握延长速度是另一关键，过快延长容易造成残指血循环障碍，最重者可造成残指坏死。若延长过慢，由于腕关节不能活动，制动时间长可能发生骨质疏松、腕关节僵硬等不良后果。每天延长最大限度为1.5mm，并分上午下午两次延长。

(3) 手术切口部位的选择也是手术成功的关键、手指有四条动脉，主要在掌面及桡尺侧各两条，若有一条指动脉完好，手指血液供应就能保证，不会发生缺血性坏死。故选择在指旁正中切口，可以避免血管损伤。

五、手部微型框架固定器

（一）结构简介

本器械（图35-24）由不锈钢材料制成，重量仅25g。包括：

(1) 螺杆2根，长3cm，直径4mm，供连接固定夹，并可对骨折端轴向加压或延伸。螺杆近端有0.5cm一段无螺纹，以便使近端固定夹自由转动，近端顶部有一横槽，供螺丝刀转动螺杆用。

(2) 固定夹4个，每个固定夹上有一直径1.5mm小孔，供穿放固定钢针，该夹顶端有一螺钉将钢针穿上固定。

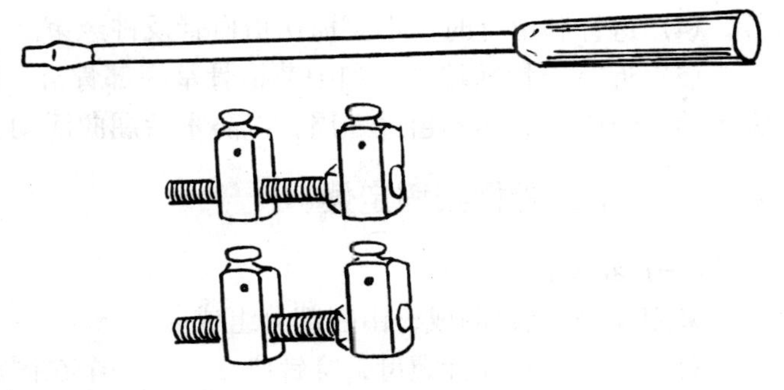

图35-24 手部微型框架固定器

(3) 为防止近端固定夹向远端移动的螺母2个。

(二) 适应范围

成人指骨骨折和第1掌骨骨折。

(三) 操作方法

在局麻和无菌操作下，在骨折远端、近端与指骨垂直各穿入0.8~1.0mm克氏针一枚，针距不超过2cm，进针位置应略偏于指骨背侧，以免误伤指动脉与指神经。第1掌骨骨折固定时要将钢针向背侧倾斜20°左右，框架固定器组装后，先拧紧固定夹顶端螺丝，将钢针固定，然后用小螺丝刀插入螺杆近端小槽内，转动两侧螺杆，此时，骨折端牵伸复位，充分复位以后，再向相反方向转动螺杆，使骨折端加压复位。

(四) 注意事项

本微型框架固定器由于结构微小，故穿针时，骨折远、近端钢针距离不宜过大。术后4~6周，拆除框架固定器，可进行掌指关节和指间关节活动。本固定器也适用于开放性及斜形骨折。

六、"V"形双铝板牵引框架固定器

(一) 结构简介

采用铝板厚1.3mm，呈30°角"V"形，两侧板宽均为6mm。长20mm、30mm两种，板上有直径2mm洞孔，洞孔间距1mm。另备有直径1.5mm的克氏针2枚（图35-25）。

(二) 适应范围

成人中节和近节指骨横断，斜形及粉碎性骨折。

(三) 操作方法

在X线下，局麻。骨折复位后，在骨折两端适当的部位，经皮与指骨垂直，平行穿2枚克氏针。对斜形或粉碎性骨折，在稍有牵引力的情况下，穿入适当的洞孔，横断骨折则需保持一定的压力，使骨折端靠紧，然后以橡皮膏缚贴即可，不需其他外固定。对于近节指骨远端和中节指骨近端，靠近关节的骨折，采用3cm跨越关节的"V"形夹板固定。

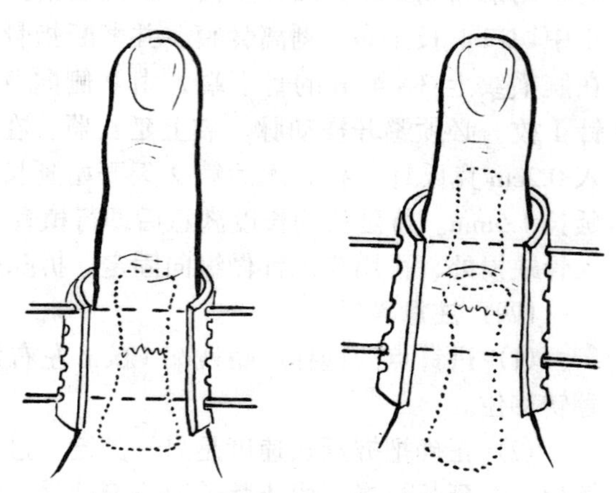

图35-25 "V"形双铝板牵引框架固定器

(四) 注意事项

(1) 夹板做成"V"形，是为了避免压迫两侧的指血管和神经，小儿指骨短不宜应用。

(2) 近节指骨基底部骨折，因指蹼影响固定，不宜应用。

(3) 不要在骨髓上穿针。

(4) 进针和出针时，不要损伤指血管及神经束。

(5) 近节指骨远端骨折和中节指骨基底部骨折，以长"V"形双铝夹板跨越关节，伸直位固定为佳，但固定时间不超过3周，以防术后屈曲活动受限。

七、掌指骨框架固定器

(一) 结构简介

采用45号钢材制成，由三部分组成：

(1) 穿针座与锁针螺母，穿针座2个，一个在固定器远端，一个在中间套管上，穿针座上各有一个锁针螺母，起固定克氏针作用。

(2) 外套管与支撑杆各 1 根，套管内有螺纹与螺杆连接，可以伸缩。

(3) 手柄 1 个，连接在支撑杆上，可随意调节，具有牵引加压、固定的作用（图 35–26）。

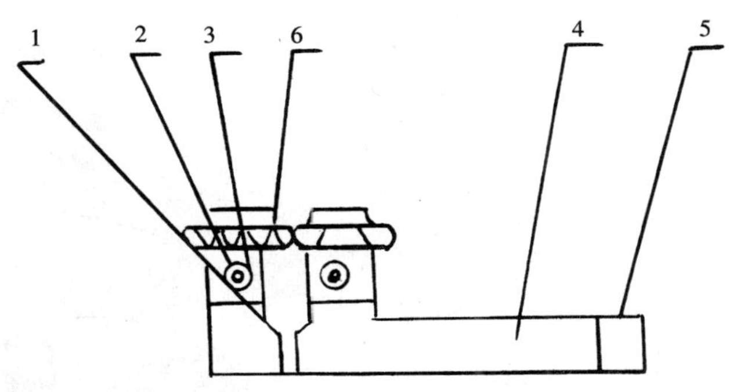

1.支撑杆　2.穿针孔　3.穿针座　4.外套管　5.手柄　6.锁针螺母

图35–26　掌指骨框架固定器

（二）适应范围

开放性、闭合性、新鲜、陈旧性掌指骨骨折，指间关节融合等。

（三）操作方法

采用局部麻醉，分别将 1mm 克氏针在骨折远、近端各钻入一枚，以穿透对侧骨皮质为宜，然后行手法复位，使骨折复位或基本复位后，安放框架固定器，再根据骨折断端的复位情况，调整螺母直至复位满意为止。

（四）注意事项

只要合理穿针恰当调整螺母，先以手法复位再以器械调节的复位方法，一般均能复位固定稳定不易松动。本器械是一种不包括关节的固定方法，在骨折愈合期间关节可基本正常活动，早期的活动为功能恢复创造了条件。

八、Orthofix 框架固定器（图 35–27 ~ 图 35–38）

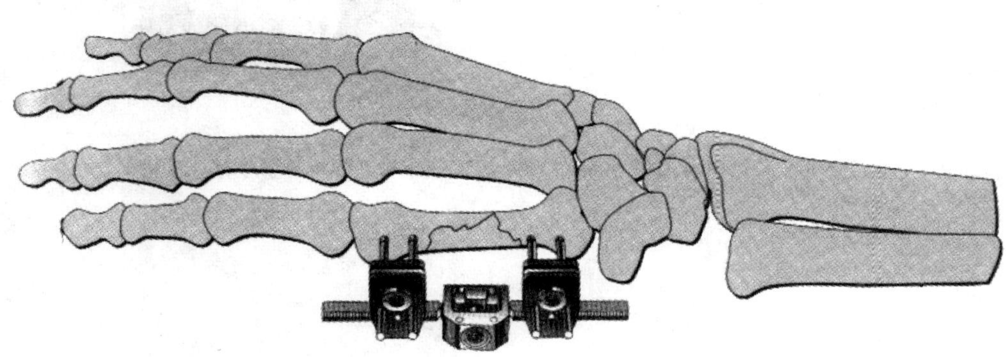

图 35–27　固定器（M400 型）治疗第 5 掌骨干骨折

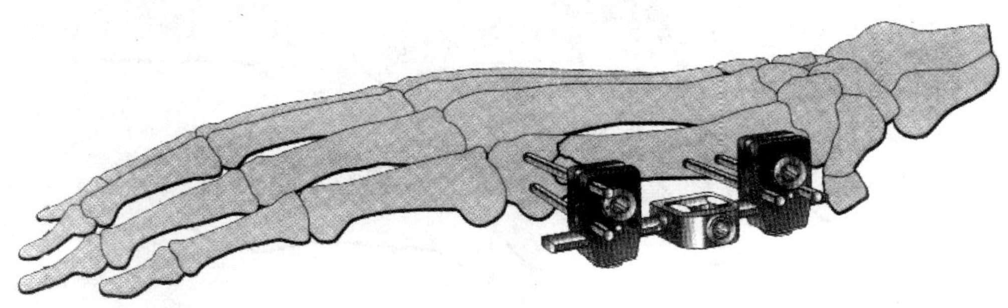

图 35–28　固定器（M400 型）治疗第 5 掌骨远端骨折

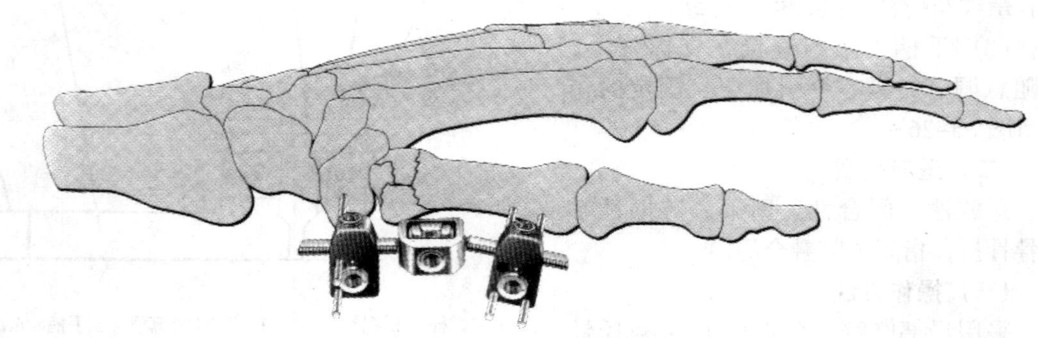

图 35-29 固定器（M400 型）治疗第 1 掌骨基底部关节内骨折

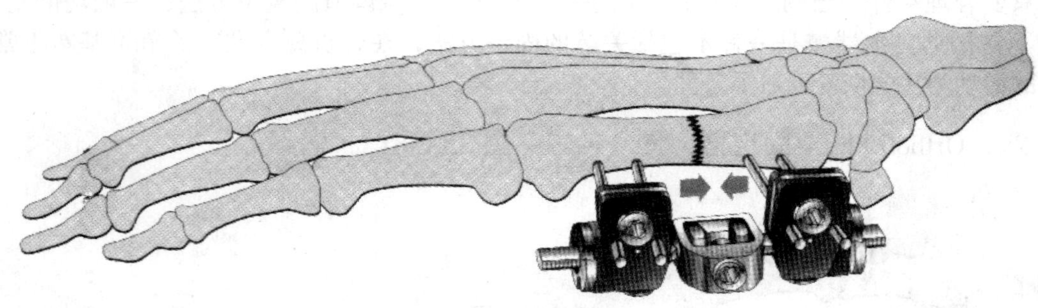

图 35-30 用微型固定器（M400 型）压缩治疗无菌感染的掌骨骨折不愈合

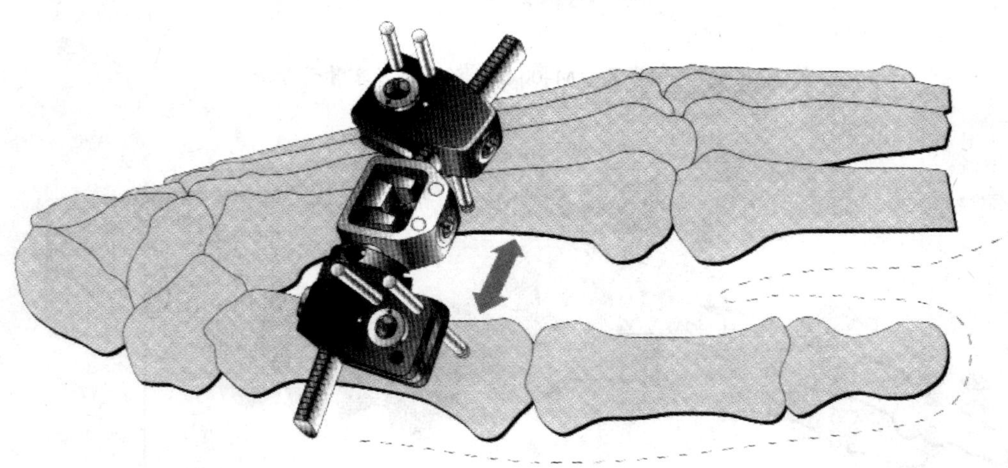

图 35-31 用微型固定器（M400 型）撑开治疗第 1 趾蹼间软组织挛缩

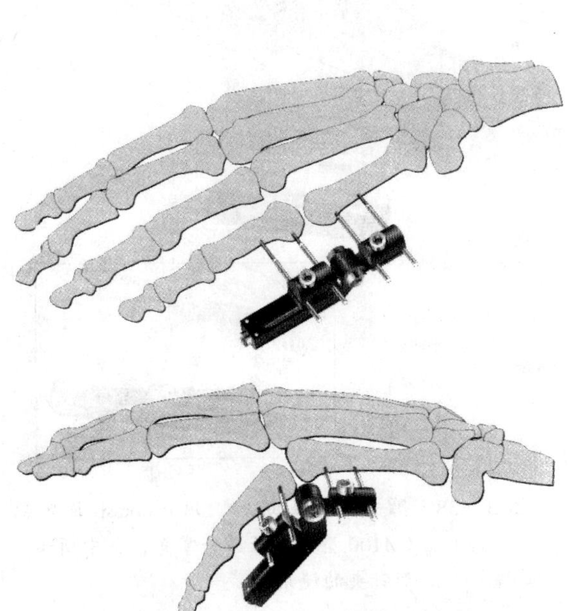

图 35-32　用 3mm 螺钉或细针连接固定器（M100 型）治疗陈旧性第 2 与第 5 掌指关节脱位所致的关节僵硬

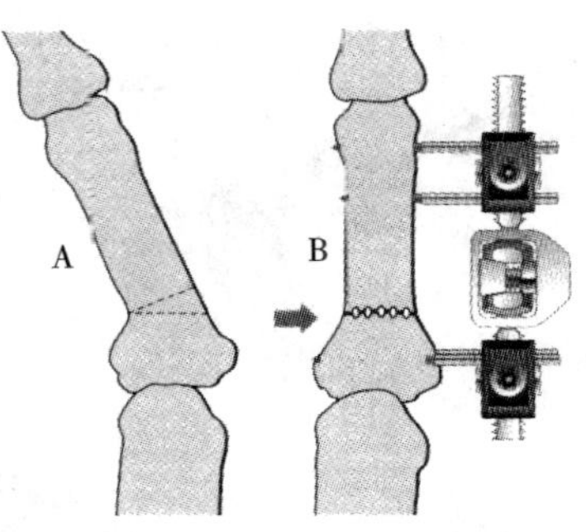

A.食指近端畸形，图示截除的骨部分

B.楔形截骨后的骨断端用微型固定器（M400 型）固定

图 35-33　微型固定器矫正指骨畸形

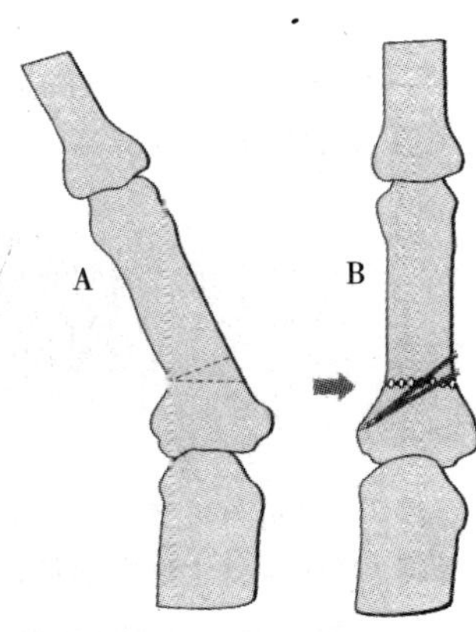

A.食指近端畸形，图示截除的骨部分

B.楔形截骨后的骨断端用骨片钉（FFS）固定

图 35-34　食指截骨后用 FFS 固定

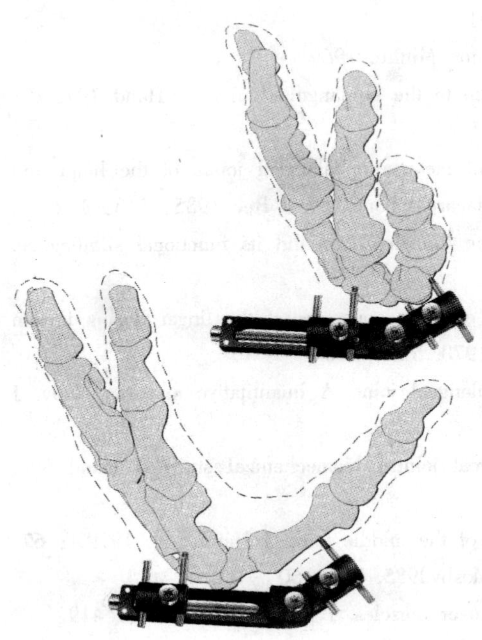

图 35-35　用固定器（100 型）撑开治疗第 1 指蹼间软组织挛缩

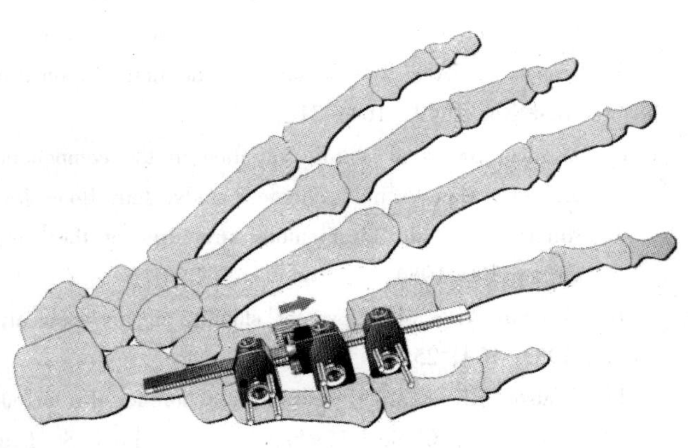

图 35-36　用移植骨充填第 2 掌骨缺损处再用固定器（M400 型）固定，箭头表示中间针夹移动的方向

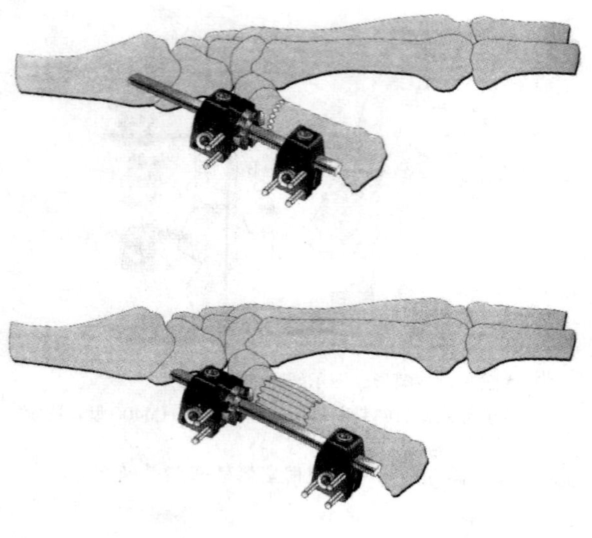

图 35-37 第一拇指离断后，用 callotasis 固定器（M400 型）延长第一掌骨

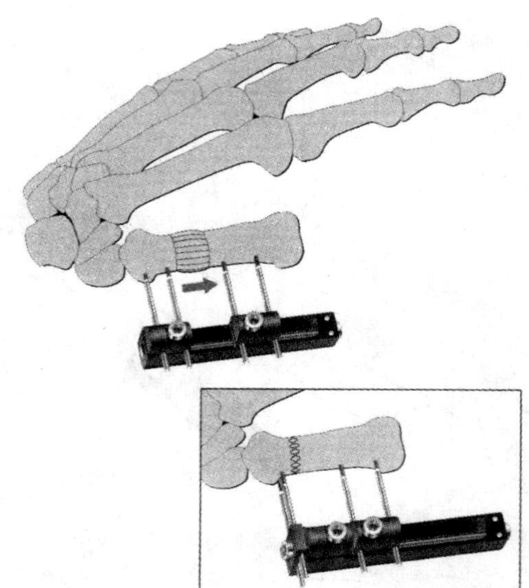

图 35-38 第一拇指离断后，用 callotasis 固定器（M100 型）延长第一掌骨，图中所示 T 形针夹的使用

主要参考文献

1 过邦辅，等编译. 骨折与关节损伤. 上海：上海科学技术出版社，1984

2 过邦辅，等编. 临床骨科生物力学基础. 上海：上海远东出版社，1993

3 Strickland JW：Anatomy and kinesiology of the Hand. In Hand Splinting, Principles and Method. 2nd Ed by E.E. Fess and C.A. Phillip. St. Louis, CV Mosby, l987, P3~41

4 Haggart VE Jr：Fibonacci and Lucas Mumbers. Boston, Houghton Mifflin, 1969

5 Littler JW：On the adaptability of ma's S hand（with reference to the equiangular curve）. Hand 1973, 5：187

6 Batmanabane M et al：Movements at the carpometacarpal and metacarpophalangeal joints of the hand and their effect on the dimensions of the articular ends of the metacarpal bones. Anat Rec 1985，213：102

7 Landsmeer JAF：The anatomy of the dorsal aponeurosis' of the human finger and its functional sifnificance. Anat Rec 1949，104：31

8 Sarrafian SK et al：Strain variation in the components of the extensor apparatus of the finger during flexion and extension. A biomechanical study. Jour Bone Joint Surg 1970, 52A：980

9 Minami A et al：Ligamentous structures of the metacarpophalangeal joint. A quantitative anatomy study. J Orthop Res 1984，1：364

10 Minami A et al：Ligament stability of the metacarpophalangeal joint.A biomechanicaI study. J Hand Surg 1985, 10A; 255

11 Watson HK et al：Checkrein resection for flexion contraction of the middle joint. J Hand Surg 1979,4：67

12 Brand PW：Clinical Mechanics of the Hand. St. Louis, CV Mosby,l985, PP30–60

13 An KN et al：Tendon excursion and moment arm of index finger muscles. J Biomech 1983，16：419

14 Elliot D et al：The excursion of the long extensor tendons of the hand. J Hand Surg 1986，11B：77

15 Strickland JN：Mana

16 Brand PW et al：Te gement of acute flexor tendon injuries. Orthop Clin North Am 1984；14：827.

ndon and pulleys at the metacarpophalangeal joint of a finger. Jour Bone Joint Surg 1975, 57A: 779

17 Spoor C et al: Analysis of the zigzag movement of the human finger under Influence of then extensor digitorium tendon and the deep flexor tendon. J Biomechanics 1976, 9: 561

18 Ranney DA et al: Lumbrical function: Interaction of lumbrical contraction with the elasticity of the city extensor finger muscles and its effect of metacarpophalangeal equilibrium. J Hand Surg 1987, 12A: 566

19 Napier JR: The prehensile movements of the human hand. Jour Bone Joint Surg 1956, 38B: 902

20 Landsmeer JMF et al: Power grip and prehension handling. Am Rheum Dis 1962, 21: 164

21 Chao EY et al: Three dimensional force analysis of finger joints in selected isometric hand function. J Biomech 1976, 9: 387

22 An KN et al: Forces in the normal and abnormal hand. J Orthop Res 1985; 3: 202

23 Cooney WP et al: Biomechanical analysis of static forces in the thumb during hand function. Jour Bone Joint Surg 1977, 59A: 27

24 Armstrong TJ et al: Carpal tunnel syndrome and selected personal attributes. J Occup Med 1979, 21: 481

25 Moran JM et al: Finger joint contact areas and pressures, J Orthop Res 1985, 3: 49

26 Hadler NM et al: Hand structure and junction in an industrial setting.Influence of three patterns of stereotyped, repetitive usage. Arthritis Rheum 1978, 21: 210

图书在版编目(CIP)数据

骨科框架固定学/李景煜主编. —沈阳：辽宁科学技术出版社，2007.7
ISBN 978-7-5381-4022-4

Ⅰ.骨… Ⅱ.李… Ⅲ.骨折固定 Ⅳ.R687.3

中国版本图书馆 CIP 数据核字(2003)第 056014 号

出 版 者：辽宁科学技术出版社
（地址：沈阳市和平区十一纬路 25 号 邮编：110003）
印 刷 者：沈阳新华印刷厂
经 销 者：各地新华书店
幅面尺寸：210mm × 285mm
印　　张：78.75
插　　页：4
字　　数：1800 千字
印　　数：1~3000
出版时间：2007 年 7 月第 1 版
印刷时间：2007 年 7 月第 1 次印刷
责任编辑：宋纯智　楚　才
封面设计：刘　枫
版式设计：于　浪
责任校对：周　文　王春茹

书　　号：ISBN 978-7-5381-4022-4
定　　价：188.00 元

联系电话：024-23284360
邮购热线：024-23284502　23284357
E-mail:lkzzb@mail.lnpgc.com.cn
http://www.lnkj.com.cn